JN440521

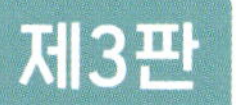

쉽게 배우는

운동생리학

Exercise Physiology

Integrating Theory and Application

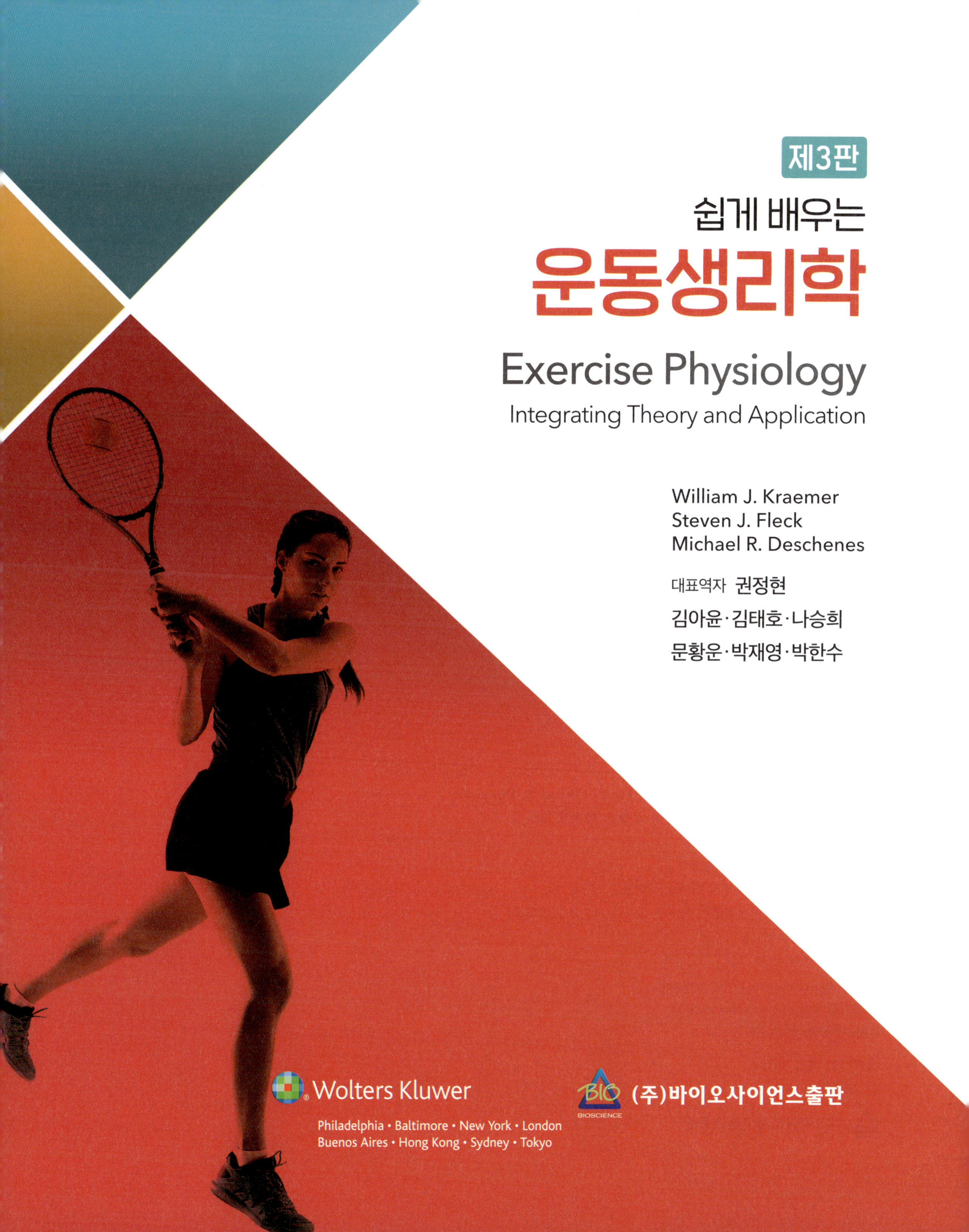
제3판
쉽게 배우는
운동생리학
Exercise Physiology
Integrating Theory and Application
William J. Kraemer
Steven J. Fleck
Michael R. Deschenes
대표역자 권정현
김아윤·김태호·나승희
문황운·박재영·박한수
Wolters Kluwer
Philadelphia • Baltimore • New York • London
Buenos Aires • Hong Kong • Sydney • Tokyo
BIO
BIOSCIENCE
(주)바이오사이언스출판

This is a translation of *Exercise Physiology: Integrating Theory and Application, Third Edition by William J. Kraemer, Steven J. Fleck, Michael R. Deschenes,* Published by arrangement with Wolters Kluwer Health Inc., USA.

Copyright © 2021 Wolters Kluwer.

Copyright © 2016 Wolters Kluwer; Copyright © 2012 Lippincott Williams & Wilkins, a Wolters Kluwer business. All rights reserved. No part of this book may be reproduced or transmitted in any form or by any means, electronic or mechanical, including photocopying, recording or by any information storage retrieval systems without permission from the copyright owner, except for brief quotations embodied in critical articles and reviews.

KOREAN language edition published by Bioscience Publishing Co., Ltd.

Copyright © 2026. Bioscience Publishing Co., Ltd. All rights reserved.

Disclaimer

Wolters Kluwer Health did not participate in the translation of this title and therefore it does not take any responsibility for the inaccuracy or errors of this translation.
Accurate indications, adverse reactions, and dosage schedules for drugs are provided in this book, but it is possible that they may change. The reader is urged to review the package information data of the manufacturers of the medications mentioned. The authors, editors, publishers, or distributors are not responsible for errors or omissions or for any consequences from application of the information in this work, and make no warranty, expressed or implied, with respect to the contents of the publication. The authors, editors, publishers, and distributors do not assume any liability for any injury and/or damage to persons or property arising from this publication.

이 책에는 약물에 대한 상세 설명, 부작용, 복용법 등이 제시되어 있으나, 변경될 가능성도 있다. 따라서, 독자는 해당 의약품 제조사가 제공하는 정보도 반드시 함께 검토해야 한다. 저자나 역자, 편집자, 출판사는 이 책의 오류나 정보 누락, 또는 이로 인한 어떠한 결과에도 책임을 지지 않으며, 이 책의 내용에 대한 어떠한 명시적, 묵시적인 보증도 제공하지 않는다. 또한, 이 책으로 인해 발생하는 인명 피해나 재산 손해에 대해 어떠한 법적 책임도 지지 않는다.

이 도서의 한국어판 저작권은 Wolters Kluwer, Inc. 와의 독점 계약으로 ㈜바이오사이언스출판에 있습니다. 저작권법에 의해 보호를 받는 저작물이므로 무단전재와 무단복제를 금합니다.

쉽게 배우는 운동생리학 제3판

초판 인쇄: **2026년 2월 27일**
초판 발행: **2026년 3월 5일**

저 자: **William J. Kraemer · Steven J. Fleck · Michael R. Deschenes**
역 자: **권정현 · 김아윤 · 김태호 · 나승희 · 문황운 · 박재영 · 박한수**
발행인: **문 정 구**
발행처: **(주)바이오사이언스출판**
본 사: **10860 경기도 파주시 탄현면 국화향길 10-56, 1동**
서울 사무소: **06569 서울특별시 서초구 도구로 115, 1층(방배동)**
전 화: (02)581-4057~8
팩 스: (02)581-4059
이메일: biosciencepub11@hanmail.net
홈페이지: http://www.biobooks.co.kr
ISBN: 978-89-6824-189-5 93470

등록번호: 제22-3079호
값 38,000원

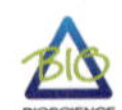
(주)바이오사이언스출판

저자 소개

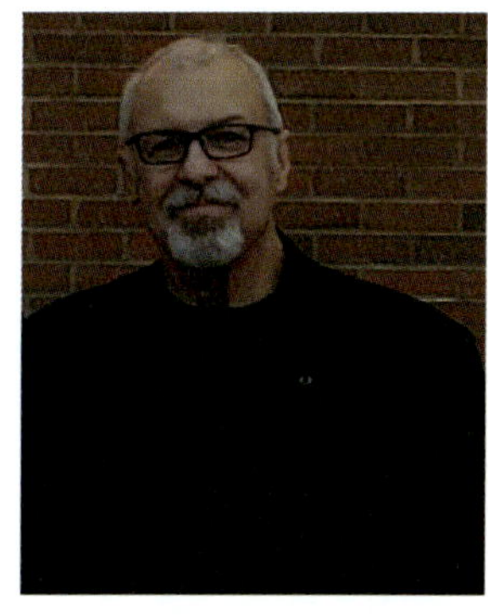

윌리엄 J. 크레이머(William J. Kraemer) 박사는 미국 오하이오주립대학교 교육·인간생태대학(College of Education and Human Ecology) 인간과학과(Department of Human Sciences)의 정교수로 재직하고 있다. 현재 직위 이전에는 코네티컷대학교, 볼주립대학교, 펜실베이니아주립대학교에서 정교수로 근무하였으며, 각 대학 의과대학에서도 겸임 교수로 활동하였다. 또한 중등교육 및 대학 교육 현장에서 교사와 코치로 활동한 경력을 지니고 있으며, 미 육군 장교(대위)로 복무하며 매사추세츠주 나티크(Natick)에 위치한 미 육군 환경의학 연구소에서 근무하였다. 크레이머 박사는 미국스포츠의학회(ACSM)와 미국체력컨디셔닝협회(NSCA) 등 다수의 전문 학술단체의 펠로우로 활동하고 있으며, ACSM 이사회 및 행정위원회 위원을 역임하였고, NSCA 회장을 지낸 바 있다. 그는 지금까지 500편이 넘는 동료심사 학술 논문을 발표하거나 공동 집필하며, 운동과학 분야의 학문 발전에 지대한 공헌을 해오고 있다. 그의 연구 성과는 학술적으로 인정받았으며, 2020년 ACSM 공로상, ACSM 조셉 B. 울프 기념 강연상, 그리고 NSCA 평생공로상을 수상하였다. 또한 2016년에는 핀란드 위배스퀼래 대학교로부터 명예 박사 학위를 수여받았다.

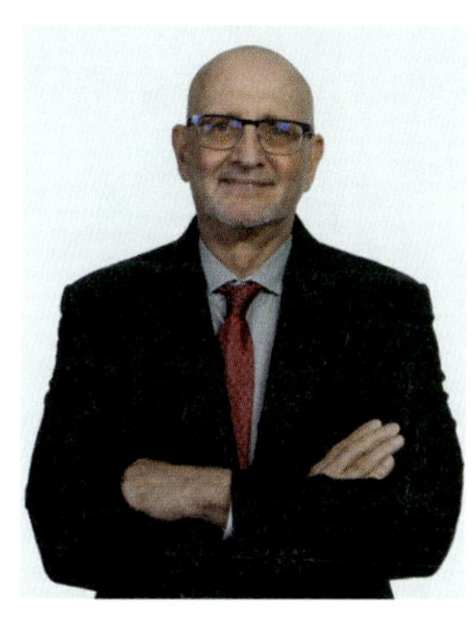

스티븐 J. 플렉(Steven J. Fleck) 박사는 여러 대학에서 운동학 및 스포츠과학 학과장을 역임하였으며, 민간 부문에서는 스포츠과학 행정가로 활동한 바 있다. 그의 주요 연구 분야는 저항운동에 따른 생리적 적응과 연구 결과를 기반으로 한 최적의 저항운동 프로그램 설계에 있다. 플렉 박사의 연구는 엘리트 선수의 훈련뿐만 아니라, 아동·청소년부터 노인에 이르는 일반인, 그리고 암, 맥아들병, 낭포성 섬유증 등 다양한 질환을 가진 사람들의 운동 훈련까지 폭넓게 아우르고 있다. 이는 운동과학이 특정 집단에 국한되지 않고 전 생애 주기와 다양한 건강 상태에 적용될 수 있음을 보여준다. 그는 경력 전반에 걸쳐 일반 건강과 체력 향상에 관심 있는 유명 인사들을 비롯하여, 고등학교, 대학, 프로, 올림픽 선수에 이르기까지 다양한 종목의 선수들을 대상으로 컨디셔닝 프로그램을 설계해 왔다. 또한 운동 트레이닝과 체력 관리 분야 전반에 걸쳐 다수의 동료심사 학술 논문과 여러 전문 서적을 집필하며 학문적·실무적 발전에 크게 기여하였다. 플렉 박사는 미국체력컨디셔닝협회(NSCA)와 미국스포츠의학회(ACSM) 양 기관의 펠로우로 활동하였으며, 미국체력컨디셔닝협회 회장을 역임하였다. 그의 공로는 학계와 산업계 모두에서 높이 평가받아, NSCA 올해의 스포츠과학자상, 평생공로상, 그리고 2020년 피트니스 및 컨디셔닝 산업에 중대한 영향을 미친 인물에게 수여되는 임팩트상 등 다수의 권위 있는 상을 수상하였다.

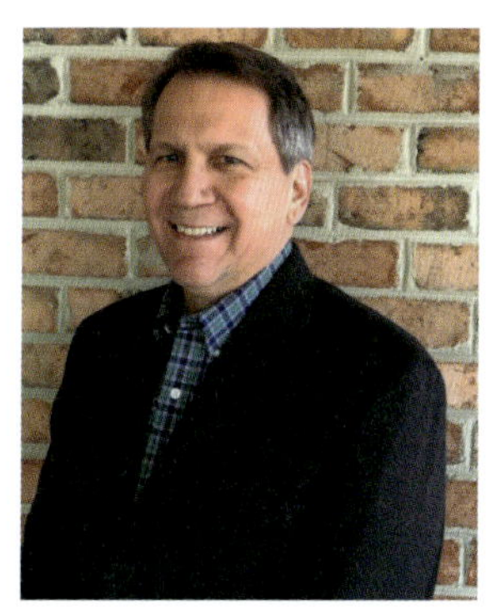

마이클 R. 데셰인즈(Michael R. Deschenes) 박사는 1992년 코네티컷대학교 생리학 및 신경생물학과(Department of Physiology and Neurobiology)에서 박사 학위를 취득하였다. 이후 뉴욕주립대학교 업스테이트 의과대학의 생리학과에서 박사후 연구과정을 수행하였다. 박사후 과정 이후, 그는 현재 재직 중인 윌리엄 앤 메리 대학교 운동학 및 건강과학과(Department of Kinesiology and Health Sciences) 교수로 부임하였으며, 현재 학과장으로 재직하고 있다. 또한 동 대학 신경과학 프로그램의 교수진으로도 활동하고 있다. 데셰인즈 박사의 연구는 '신경근육계(Neuromuscular system)'를 중심으로, 운동과 같은 활동 증가 상황과 근비사용(muscle unloading)과 같은 활동 감소 상황에서 나타나는 기능적·형태학적 적응 기전을 규명하는 데 초점을 두고 있다. 그의 연구는 운동 트레이닝과 근신경계 적응에 대한 이해를 심화시키는 데 중요한 학문적 기여를 해 왔다. 그는 미국스포츠의학회(ACSM) 펠로우로 활동하고 있으며, *Medicine and Science in Sports and Exercise* 저널의 부편집장, *Journal of Strength and Conditioning Research* 저널의 수석 부편집장으로도 활동하며 운동과학 분야의 학문적 발전을 이끌고 있다.

역자 소개

대표역자 **권정현**
중원대학교 스포츠지도학과

김아윤
인천재능대학교 스포츠재활과

김태호
유한대학교 스포츠재활전공

나승희
조선이공대학교 운동치료헬스케어학부

문황운
을지대학교 레저산업전공

박재영
경일대학교 스포츠재활의학과

박한수
상명대학교 스포츠건강관리전공

(가나다 순)

역자 서문

운동생리학은 인체가 운동과 신체 활동이라는 자극에 어떻게 반응하고 적응하는지를 과학적으로 탐구하는 학문으로, 스포츠과학, 체육학, 운동처방, 재활, 건강증진 등 다양한 분야의 이론적 기반을 형성하고 있다. 특히 현대 사회에서 신체 활동의 중요성이 건강, 질병 예방, 노인 복지, 스포츠 성과 향상 등 여러 영역으로 확장됨에 따라, 운동생리학은 단순한 기초 학문을 넘어 실제 현장과 밀접하게 연결된 응용 학문으로 그 중요성이 더욱 커지고 있다.

『쉽게 배우는 운동생리학(*Physiology of Exercise: Integrated Theory and Application*)』은 이러한 학문적·실천적 요구를 충실히 반영한 교재로, 전 세계적으로 운동생리학 분야의 대표적인 표준 교재로 평가받아 왔다. 본서의 가장 큰 특징은 세포 및 분자 수준의 기초 생리학부터 전신 반응, 트레이닝 적응, 환경 생리, 특수 집단(노인, 만성질환자 등)에 대한 적용까지를 유기적으로 연결하여 설명함으로써, '이론과 현장의 통합'을 일관되게 구현하고 있다는 점이다.

이번에 번역한 제3판은 최신 연구 성과와 과학적 근거를 반영하여 기존 내용을 한층 더 보완하였으며, 운동 강도 조절, 에너지 대사, 근신경계 적응, 심폐계 반응, 호르몬 조절, 피로와 회복, 환경 스트레스(고온·저온·고지) 등 핵심 주제들이 보다 체계적이고 명확하게 정리되어 있다. 또한 실제 스포츠 현장, 임상 및 운동처방 상황에서 활용할 수 있는 사례와 적용 중심의 설명이 강화되어, 학부생은 물론 대학원생, 연구자, 현장 지도자와 운동 전문가에게도 실질적인 도움을 줄 수 있도록 구성되어 있다.

본 역서는 원서의 학문적 깊이와 논리적 구조를 최대한 충실히 유지하는 것을 최우선 목표로 삼았다. 동시에 국내 독자들이 보다 쉽게 이해할 수 있도록 용어의 일관성과 가독성 확보에 각별한 노력을 기울였다. 특히 운동생리학 분야에서 혼용되어 사용되던 전문 용어들은 국내 학계와 교육 현장에서 통용되는 표현을 기준으로 정리하였으며, 불가피하게 새로운 용어나 개념이 필요한 경우에는 원문의 의미를 훼손하지 않는 범위 내에서 설명을 보완하였다.

이 책은 운동생리학을 처음 접하는 학생들에게는 체계적인 학습 지침서가 될 것이며, 이미 현장에서 활동 중인 지도자와 전문가들에게는 과학적 근거에 기반한 실천적 판단을 돕는 참고서가 될 것이다. 나아가 연구자들에게는 최신 연구 흐름을 정리하고 새로운 연구 질문을 도출하는 데 유용한 토대를 제공할 것으로 기대한다.

본 번역서가 운동생리학을 공부하고 가르치며 적용하는 모든 이들에게 의미 있는 길잡이가 되기를 바라며, 이 책을 통해 과학적 지식과 현장 실천이 보다 긴밀하게 연결되기를 기대한다.

끝으로, 본서의 출간을 위해 애써주신 출판 관계자 여러분과 학문적 발전을 위해 끊임없이 연구와 교육에 힘쓰는 모든 체육·스포츠 과학 관계자들께 깊은 감사의 뜻을 전한다.

2026년 2월

대표역자 **권정현**

서문

『쉽게 배우는 운동생리학(*Exercise Physiology: Integrating Theory and Application*)』 제3판은 제2판의 강점을 바탕으로, 운동생리학에 대한 과학적 이해의 확장과 함께 실무 적용 영역을 더욱 폭넓게 강화하였다. 이 책은 기존의 운동생리학 교재들과는 다소 다른 비전을 가지고 기획되었는데, 이는 주 독자층을 학부생으로 설정하였기 때문이다. 이들 중 상당수는 대학원에 진학하기보다 퍼스널 트레이너, 근력 및 컨디셔닝 전문가, 피트니스 지도자, 운동 테크니션, 물리치료 보조사, 스포츠 트레이너, 웰니스 교육자, 레크리에이션 피트니스 전문가, 보건·체육 교사 등 다양한 현장 직무로 진출하게 된다. 물론 이 책은 석사과정 학생들에게도 향후 전문 경력을 발전시키는 데 필요한 기초 지식을 제공하는 데 큰 도움이 될 것이다. 우리는 운동생리학을 학습하는 것이 인체라는 경이로운 존재를 이해하는 가장 효과적인 방법이라고 믿는다. 인체는 결코 정적이고 좌식적인 존재로 설계된 것이 아니며, 다양한 통합 시스템에 부하가 가해질 때 비로소 그 진정한 기능적 잠재력과 정교한 구조를 드러낸다. 이 책의 목표는 학생들의 흥미와 학습 동기를 자극하는 데 있다. 학생들이 인체의 작동 원리와 운동에 대한 반응에 매료되기를 바라며, 훈련을 통해 어떻게 수행능력을 향상시킬 수 있는지, 그리고 이러한 적응이 각 구조와 기능에서 어떠한 생리학적 기전에 의해 발생하는지를 이해하도록 돕고자 한다. 스포츠의 대중화와 함께, 우리는 학생들이 스포츠 수행력과 컨디셔닝의 생리학적 기반을 이해하기를 바란다. 더 나아가, 운동이 지니는 건강 증진 효과의 중요성을 강조하고자 '운동은 약이다(Exercise is Medicine)'라는 장을 새롭게 추가하여, 전 생애에 걸친 신체활동의 중요성을 조명하였다. 또한 운동 훈련이 신체에 미치는 다양한 유익한 효과를 보다 깊이 이해할 수 있도록, 면역계와 운동이 건강 및 질병 저항성을 향상시키는 기전에 관한 장도 포함하였다. 운동의 효과는 특정 요구를 가진 집단에서도 관찰되며, 이는 특수 집단에 관한 장에서 체계적으로 다루고 있다.

현재의 많은 교재들이 학부생에게는 지나치게 방대하고, 한 학기 수업에서 다루기에는 교수자에게도 부담이 된다는 점을 경험적으로 인식하고 있다. 운동생리학의 거의 모든 주제는 이미 수많은 연구 논문과 서적으로 다루어져 있으며, 이 책을 고급 대학원 수준의 지나치게 세부적인 교재로 확장시키는 유혹을 의도적으로 피하고자 하였다. 실제 현장에서는 학생들이 이러한 개념을 실무에 연결하지 못하는 경우가 많다. 예를 들어, 고등학교 높이뛰기 선수가 "시합 전에 어떻게 스트레칭해야 하나요?"라고 묻거나, 고객이 퍼스널 트레이너에게 "광고에서 본 것처럼 6주 만에 복근을 만들 수 있나요?"라고 질문할 수 있다. 이러한 상황에서 제시되는 설명과 선택은 교육 경험과 훈련 수준을 그대로 반영한다. 이번 제3판에서는 이러한 실제 질문들을 둘러싼 운동생리학의 기초적 이해를 다시 한 번 강조한다. 우리의 목표는 기본 운동생리학을 핵심 요소로 통합하여, 학생들이 다양한 질문에 대한 답이 무엇일 수 있는지를 이해하고, 연구 기반 관점에서 그 답을 찾아가는 방법을 익히도록 돕는 데 있다. 이를 통해 학생들이 사실을 확인하고 현대 사회의 정보를 비판적으로 평가할 수 있도록 하고자 한다. 우리는 학생들이 운동 스트레스에 대한 인체의 급성 반응을 이해하고, 더 나아가 운동 및 환경 스트레스에 대한 적응 과정을 통합적으로 이해하기를 바란다. 이러한 개념들이 학생들이 곧 직면하게 될 다양한 실무 직무와 어떻게 연결되는지를 제시함으로써, 운동생리학을 실천적 관점에서 이해하고 각자의 업무 환경에 적용할 수 있도록 돕고자 한다. 이러한 전문적 준비를 통해, 학생들이 젊은 전문가로서 직면할 도전과 문제를 보다 효과적으로 해결할 수 있기를 기대한다.

이 책은 운동전문가에게 필요한 핵심 개념들을 유기적으로 연결하여 이해할 수 있도록 구성되었다. 각 장은 고유한 내용 영역을 지니고 있지만, 정보는 서로 교차 참조되며 특정 주제에만 국한되지 않는다. 운동에 대한 적응 개념은 하나의 장에만 제한되지 않고, 교재 전반에 걸쳐 자연스럽게 통합되어 제시된다. 또한 영양, 훈련 향상, 체중 감량 등 학생들의 관심 주제를 다양한 예시와 함께 활용하여, 여러 장에 걸쳐 주제를 통합적으로 연결한다. 생리학적 개념을 사례나 맥락과 연결하여 장기 기억으로 전이시키는 과정은 학습에서 매우 중요하다.

저자들은 각자의 다양한 경험을 바탕으로, 학생들의 운동생리학 학습을 돕기 위한 실천적 적용 사례들을 풍부하게 제시하였다. 본 교재는 운동생리학을 포함한 운동과학 학부 교과목을 위해 설계되었으나, 전문적 준비에 이러한 정보가 필요한 다른 교과목에도 충분히 활용될 수 있다. 오랜 기간 대학에서 운동생리학을 강의해 온 저자들은, 교수자들이 이 책을 기반으로 각자의 교수 스타일과 전문성을 확장할 수 있도록 최대한 활용하기 쉬운 교재를 만들고자 하였다. 이 책이 학생들의 탐구심과 학문적 관심을 촉진하고, 전문적 준비도와 근거 기반 실천 역량을 향상시키는 데 기여하기를 바란다.

이번 개정판의 새로운 특징

- "운동은 약이다(Exercise Is Medicine)"와 "면역계(Immune System)"에 관한 신규 장 추가
- "전문가 관점" 글상자 대폭 확대
- 더욱 세련되고 직관적인 디자인 적용

교재의 특징

이번 제3판은 학습자가 내용을 효과적으로 이해하고 기억하며 실제로 적용할 수 있도록 돕는 다양한 교육적 장치를 포함하고 있다. 각 장의 시작 부분에는 **학습 목표**가 제시되어, 학생들이 해당 장에서 반드시 집중해야 할 핵심 내용을 명확히 파악할 수 있도록 안내한다. 이어지는 **'서론'**에서는 장 전체의 주제와 학습 방향을 간략하게 제시한다.

각 장에는 학습, 이해, 적용을 유기적으로 연결하기 위한 다양한 학습 글상자가 포함되어 있다. **속성 검토** 글상자는 핵심 내용을 간결한 항목 형태로 정리하여 주요 개념을 빠르게 복습할 수 있도록 돕는다. **알고 있습니까?** 글상자는 본문 범위를 확장하는 흥미롭고 심화된 정보를 제공하여 학습자의 지식 폭을 넓혀준다. **응용 연구** 글상자는 연구 결과가 실제 현장 상황에서 어떻게 적용될 수 있는지를 구체적으로 설명한다. **학생들의 실제 질문** 글상자는 학생들이 자주 궁금해하는 질문에 대해 상세한 해설을 제공하여 학습 이해도를 높인다. **전문가 관점** 글상자는 해당 분야 전문가들의 실제 경험과 견해를 통해 현장 중심의 통찰을 제공한다. **더 알아보기** 글상자는 장의 주제를 더욱 심층적으로 탐구할 수 있도록 돕는다. 마지막으로 **사례 연구**는 실제 상황을 바탕으로 한 사례와 질문, 그리고 가능한 대응 방법과 그 근거를 제시하여 토론과 비판적 사고를 촉진한다. 각 장의 끝부분에는 다양한 형식의 **복습 문제**가 수록되어 있다. 학생들은 빈칸 채우기, 선다형, 참/거짓, 단답형 또는 연결하기, 비판적 사고하기 문제 등을 통해 학습 내용을 점검하고 적용해 볼 수 있다. 또한 **주요 용어** 목록을 통해 중요한 전문 용어의 정의를 정리하며 개념 이해를 확고히 할 수 있다.

William J. Kraemer, PhD
Steven J. Fleck, PhD
Michael R. Deschenes, PhD

사용자 안내

본 사용자 안내는 **쉽게 배우는 운동생리학 제3판**이 제공하는 다양한 학습 기능을 소개하여, 학습 경험을 더욱 효과적으로 향상시키는 데 목적이 있다.

이 장을 읽은 후에는 다음을 할 수 있어야 한다.

1. 연구 과정을 설명한다.
2. 운동생리학의 역사적 발전을 이해하고 감사한다.
3. 연구의 유형을 구별하고 분류한다.
4. 과학적인 사실과 비과학적인 관행에 기반한 사실의 차이를 설명한다.
5. 연구 논문을 읽고 이해한다.
6. 정보의 정확성과 신뢰성을 평가한다.
7. 동료 평가(peer review) 과정을 설명한다.
8. 연구 결과를 다른 연구와의 맥락에서 해석한다.
9. 증거 기반 실천 과정(evidence-based practice)의 개념을 설명한다.
10. 스포츠 과학과 분석의 개념을 설명한다.

학습 목표는 각 장의 핵심 내용을 제시하여, 학습자가 본문을 읽는 동안 중요한 정보에 집중할 수 있도록 돕는다.

우리가 세상을 이해하려는 노력에서 연구는 지식을 축적하는 핵심 과정이 되어왔다. 연구는 운동이 질병을 예방하거나 스포츠 분석이 운동선수를 평가하는 데 어떻게 도움을 줄 수 있는지 탐구하는 등 다양한 방식으로 적용된다. 운동 과학 및 스포츠 과학에서 연구는 중요한 역할을 한다. 이 장에서는 연구가 우리의 질문에 답을 찾는 데 어떻게 도움을 줄 수 있는지, 연구의 결과가 운동생리학을 어떻게 발전시키는지에 대해 논의할 것이다. 또한 증거 기반 의사 결정에서 연구가 하는 역할도 살펴볼 것이다.

운동생리학 연구는 신체가 운동에 어떻게 반응하고 적응하는지 이해하기 위한 수많은 발견을 가능하게 했다. 이 주제에 대한 연구 문헌은 다양한 방향으로 크게 확장되었다. 연구자들은 예를 들어, 자기공명영상(MRI)을 활용해 심장의 적응을 연구하거나 유전자 연구를 통해 운동 훈련이 신체에 미치는 영향을 분석하는 등 다양한 과학적 방법을 사용한다. 운동생리학은 오랜 시간 동안 발전해왔으며, 오늘날 우리가 있는 자리로 우리를 이끌었다(글상자 1-1).

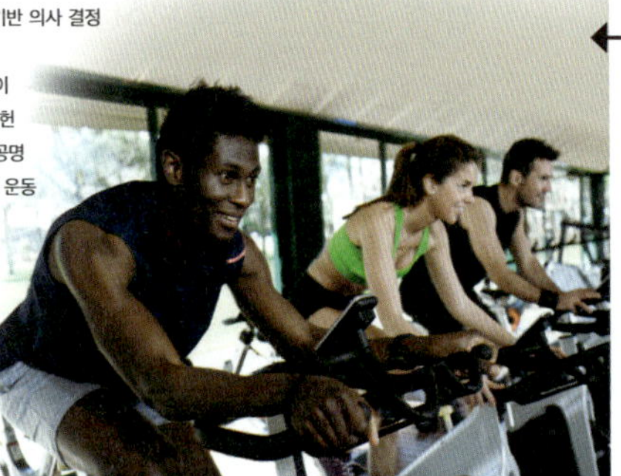

서론은 해당 장에서 다루는 주제와 학습 방향을 간략하게 개관한다.

속성 검토

- 연구는 특정 운동 및 스포츠 과학 분야에서 질문에 대한 답과 작업 방식을 변화시킬 수 있다.
- 연구를 맥락에서 해석하고 평가하는 능력은 연구 결과를 이해하고 적용하는 데 중요하다.
- 연구에서 독립 변수는 연구자가 통제하는 변수이다.
- 연구에서 종속 변수는 연구의 결과 변수이다.

속성 검토 글상자는 핵심 내용을 간결한 항목 형식으로 정리하여, 학습 진행 중 자신의 이해도를 점검할 수 있도록 한다.

전문가 관점 글상자는 해당 분야 전문가의 직접적인 견해와 통찰을 제시하여, 장에서 다루는 내용에 대한 현장 중심의 시각을 제공한다.

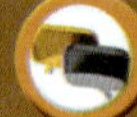

글상자 1-1
전문가 관점

운동생리학: 시대를 넘어

Howard G. Knuttgen, PhD
선임 강사
신체 의학 및 재활학과
하버드 대학교 의과대학
매사추세츠주 찰스타운

신체 운동의 생리적 요구와 건강상의 이점에 대한 관심은 고대 그리스와 고대 중국에서 기원전 8세기까지 거슬러 올라간다. 보존된 원고와 그림들에 따르면, 두 문화 모두 정기적으로 계획된 신체 활동이 체력과 근력을 향상시키고 전반적인 건강과 웰빙에 유익하다고 믿는다. 체계적인 신체 활동은 결국 경쟁 스포츠로 발전했으며, 이에는 레슬링, 육상 경기(달리기, 점프, 투척), 역도 등이 포함되었다. 고대 그리스에서는 기원전 8세기 말에 고대 올림픽 경기가 설립되었다.

그러나 18세기 말이 되어서야 유럽 여러 나라에서 개발된 실험실 연구 기법을 통해 신체 운동에 대한 생리학적 요인이 과학적으로 고려되기 시작했다. 인간의 신체 운동에 대한 생리적 반응과 적응에 관한 최초의 연구는 1790년대 초, 프랑스 화학자 앙투안 라부아지에에 의해 발표되었다. 그는 실험 대상자가 한쪽 다리로 리듬감 있게 레버 시스템에서 걷는 동안 산소 섭취를 연구했다. 이후 19세기 동안 독일, 이탈리아, 스위스, 심혈관, 호흡기, 그리고 골격근 생리학 분야에서 심도 있는 연구를 진행했다. 또한 스톡홀름에서는 GCI와 Karolinska 병원에서 니들 펀치 생검 기법을 도입하여 인간 대상자의 골격근 조직을 얻고, 운동과 운동 조건화 프로그램의 결과로 아데노신 삼인산(ATP), 크레아틴 인산, 글리코겐, 젖산 변화 등을 분석했다.

미국에서는 1920년대부터 운동생리학에 대한 관심이 본격적으로 확대되었다. 웨슬리안 대학교의 에드워드 C. 슈나이더와 스프링필드 칼리지의 피터 V. 카르포비치가 이러한 발전에 기여했으며, 1933년에는 슈나이더가 *Textbook of Muscular Activity*를 출판했다. 미국 최초의 주요 운동생리학 연구소는 1927년 하버드 대학교에 설립된 *Harvard Fatigue Laboratory*로, 과학 책임자인 데이비드 브루스 딜의 지도 하에 1927년부터 1947년까지 300편 이상의 연구 논문이 발표되었다. 이 연구소에는 덴마크, 스웨덴, 이탈리아, 프랑스, 벨기에에서 온 과학자들이 참여해 협력했다. 이후, 이 연구소 졸업생들은 1940년대에 미국 여러 대학교에서 자신의 연구 프로그램을 설립했다.

1950년까지 유럽과 미국에 20개 이하로 국한되었던 운동생리학 연구소는 오늘날 수백 곳으로 증가했으며, 아시아, 아프리카, 중남미, 태평양 지역에도 연구 시설이 확장되었다. 이 연구소들은 생리학, 생물학, 운동학, 보건 과학, 체육학과 관련된 학부 및 대학에 소속되어 있거나 의과

알고 있습니까? 글상자는 본문에서 다루는 개념과 관련된 흥미롭고 확장된 정보를 제공한다.

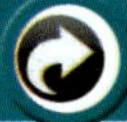

글상자 1-5
알고 있습니까?

스포츠에서의 의례와 미신

운동선수들은 특히 다른 사람들보다 자신들의 수행에 긍정적인 영향을 미칠 것이라 믿는 의례적(ritual) 행동을 자주 사용한다. 스포츠에서 대부분의 의례는 경기에 앞서 이루어지며, 다가오는 이벤트에 대비하기 위해 사용된다. 많은 선수와 코치들이 미신적(superstitious) 성향을 가진다고 흔히 언급되는데, 이는 사실일까? 그렇다면, 그것이 해로울 수도 있는 것일까? 이는 미신의 효능에 따라 다르며, 종종 경기 전 준비 과정에서 개인의 심리 상태와 더 밀접하게 관련된다. 일부 심리학 연구에서는 특정 의례적 행위가 경우에 따라 효과를 가질 수 있음을 시사한다. 예를 들어, 경기 전에 버스에서 내려 경기장으로 들어가는 축구 선수들이 헤드셋을 착용한 채 등장하는 모습을 본 적이 있을 것이다. 이는 자신이 듣고 있는 음악이나 소리가 경기 준비에 도움을 준다고 가정하기 때문이다. 또한 일어, NBA 슈퍼스타 르브론 제임스(LeBron James)의 분필 의식(chalk ritual)은 소셜 미디어와 팬들과 함께 주목을 받으며 변화해 왔다. NBA 전설 마이클 조던(Michael Jordan)은 시카고 불스 유니폼 바지 안에 항상 노스캐롤라이나 타힐스(North Carolina Tar Heels)의 반바지를 착용했다. 명예의 전당에 오른 야구 선수 웨이드 보그스(Wade Boggs)는 매 경기 전에 닭고기를 먹어 "치킨 맨(Chicken Man)"이라는 별명을 얻었다. 축구 선수 미아 햄(Mia Hamm)은 불안을 줄이기 위해 신발 끈을 항상 오른쪽 신발 끈을 왼쪽 위로 묶었으며, 테니스 선수 세레나 윌리엄스(Serena Williams)는 한 대회 동안 같은 양말을 신거나, 경기 중 특정 순간에 공을 특정 횟수만큼 바운드시키는 의례적 행동을 했다(첫 서브 전에는 5회, 두 번째 서브 전에는 2회). WNBA 인디애나 피버(Indiana Fever)의 타미카

응용 연구 글상자는 연구 결과가 실제 현장에서 어떻게 적용될 수 있는지를 구체적으로 설명한다.

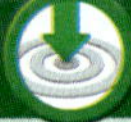

글상자 1-4
응용 연구

가설 재검토

가설은 어떤 것이 작동하는 방식에 대한 하나의 개념 또는 추측일 뿐이라는 점을 이해하는 것이 중요하다. 연구에서 어떤 현상을 이해하는 것은 결과 변수(종속 변수)에 영향을 미치는 조건(독립 변수)이나 현상을 측정할 수 있는 우리의 능력에 기반한다. 가설을 재검토하는 것은 대안이 존재할 수 있다는 개념을 중심으로 이루어진다. 연구에서 기본적으로 "영가설(null hypothesis)"이라는 것을 테스트한다. 이는 비교에 있어 어떤 차이도 존재하지 않을 것이라는 조건이다. 차이가 존재한다면, 우리는 영가설을 기각하고 이를 초래한 조건에 기반하여 "대립가설(alternative hypothesis)"을 수용해야 한다. 가설 재검토는 단순히 대립가설의 타당성을 다른 조건에서 테스트하는 과정이다. 2018년, Science에 발표된 Ludwig 등 동료 연구진의 리뷰는 가설 재검토 개념에 대한 생생한 예를 제시했다. 높은 지방 함유 식단이 당뇨병, 비만, 기타 건강 문제를 초래하며 전반적으로 건강에 나쁘다는 것이 정말 사실일까? 수십 년 동안 이러한 믿음이 존재해 왔으며, 저지방 및 고탄수화물 식단이 권장되어 왔다. 그러나 역설적으로, 지난 50년 동안 전 세계적으로 비만과 당뇨병은 기하급수적으로 증가했다. 어쩌면 우리는 저지방, 고탄수화물 식단이 모두가 따라야 할 이상적인 식단이라는 가설을 재검토해야 할지도 모른다. 현재 더 많은 연구가 이 문제에 초점을 맞추기 시작했다. 올바르게 조정된 저탄수화물 식단이 당뇨병 예방 및 치료에 매우 효과적일 뿐 아니라 비만과의 싸움에서도 도움을 줄 수 있다는 것이 점차 밝혀지고 있다. 올바르게 조정된 저탄수화물 식단과 관련된 긍정적인 변화의 매개 기전으로서 "케톤체"와 생리적 케토시스(ketosis)가 주요 역할을 하는 것으로 보이며, 하루 동안 반복적으로 발생하는 인슐린 급증의 부정적 역할이 제거된다는 정도 밝혀졌다. 또한 각 개인은 자신만의 탄수화물 섭취 허용 수준이 있다는 사실도 나타났다. 따라서 식단 내 지방의 역할은 패러다임 전환을 겪었으며, 이는 오랜 기간 사실로 여겨졌던 것에 반하는 내용이기 때문에 많은 이들에게 받아들이기 어렵게 느껴질 수 있다. 추가적으로, 연구의 맥락을 고려하지 않으면 일반 대중 사이에서 혼란을 초래할 수 있으며, 이는 연구가 서로 모순적으로 보이게 만든다. 운동 과학 전문가로서 과학적 과정을 이해하면 연구 결과를 해석하고 일반화하는 데 통찰력을 제공할 수 있다.

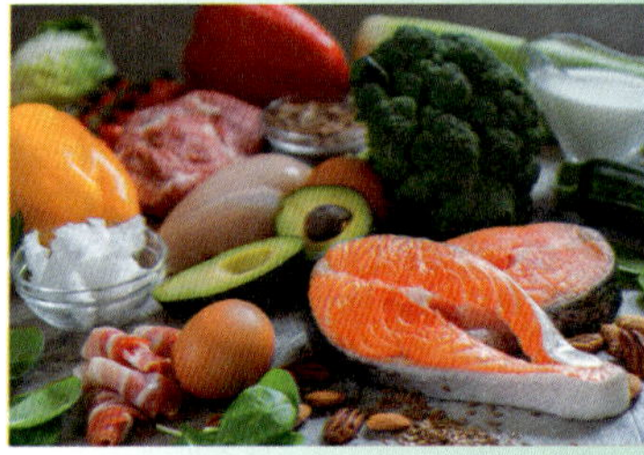

추가 참고문헌

1. Bhanpuri NH, Hallberg SJ, Williams PT, et al. Cardiovascular disease risk factor responses to a type 2 diabetes care model including nutritional ketosis induced by sustained carbohydrate restriction at 1 year: an open label, non-randomized, controlled study. *Cardiovasc Diabetol.* 2018;17(1):56.
2. Ludwig DS, Willett WC, Volek JS, et al. Dietary fat: from foe to friend? *Science.* 2018;362(6416):764-770.
3. Miller VJ, Villamena FA, Volek JS. Nutritional ketosis and mitohormesis: potential implications for mitochondrial function and human health. *J Nutr Metab.* 2018;2018:5157645.
4. Volek JS, Freidenreich DJ, Saenz C, et al. Metabolic characteristics of ketoadapted ultra-endurance runners. *Metabolism.* 2016;65(3):100-110.

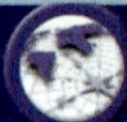

글상자 10-10
더 알아보기

보충제에 HMB가 포함되는 이유는 무엇인가?

최근에는 유청 단백질(whey protein)과 같은 인기 있는 보충제에 조직 재생과 회복을 돕기 위한 다양한 성분들이 추가되고 있다. 그중 대표적인 성분으로는 β-하이드록시 β-메틸뷰티르산(β-hydroxy β-methylbutyric acid), 또는 β-하이드록시 β-메틸뷰티레이트(β-hydroxy β-methylbutyrate, HMB)가 있다. HMB는 분지쇄 아미노산인 류신의 대사산물로, 1990년대 초반부터 보충제로 사용되기 시작했으며, 그 효과에 대한 연구도 이어져 왔다. HMB는 근육량 증가를 도와 궁극적으로 근력 향상에 기여할 수 있으며, 운동 후 회복에도 긍정적인 영향을 준다고 알려져 있다. HMB가 근육량과 근력을 증가시키는 기전에는 류신이 mTOR 신호전달 경로를 통해 단백질 합성을 자극하는 긍정적인 효과, 운동에 의한 단

droxy-β-methylbutyrate free acid and cold water immersion on expression of CR3 and MIP-1β following resistance exercise. *Am J Physiol Regul Integr Comp Physiol.* 2014;306(7):R483-R489.

4. Kraemer WJ, Hatfield DL, Volek JS, et al. Effects of amino acids supplement on physiological adaptations to resistance training. *Med Sci Sports Exerc.* 2009;41(5):1111-1121.
5. Molfino A, Gioia G, Rossi Fanelli F, et al. Beta-hydroxy-beta-methylbutyrate supplementation in health and disease: a systematic review of randomized trials. *Amino Acids.* 2013; 45(6):1273-1292.
6. Nissen S, Sharp R, Ray M, et al. Effect of leucine metabolite beta-hydroxy-beta-methylbutyrate on muscle metabolism during resis-

더 알아보기 글상자는 장의 주제를 더욱 심층적으로 탐구할 수 있도록 안내한다.

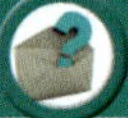

글상자 1-10
학생들의 실제 질문

PubMed 검색 방법

귀하의 대학교 도서관 웹사이트에는 PubMed 데이터베이스로 연결되는 링크가 있어야 한다: http://www.ncbi.nlm.nih.gov/pubmed/

접근 방법을 잘 모를 경우, 참고도서관 사서에게 문의하라. 많은 대학교에서는 참고 데이터베이스 사용법에 대한 워크숍을 제공한다. 대개 도서관은 관심 있는 저널에 대한 온라인 구독 서비스를 제공하며, PubMed의 링크를 통해 해당 논문의 PDF 버전에 직접 접근할 수 있다. PubMed 데이터베이스는 과학 및 의학 분야 문헌에 대한 가장 최신 정보를 제공한다.

PubMed에서는 주제, 키워드, 저자, 날짜, 출판 유형 등 다양한 방식으로 검색을 수행할 수 있다. 또한 정확히 필요한 정보를 찾기 위해 검색을 제한할 수 있는 다양한 옵션을 제공한다.

키워드 검색

키워드를 사용하여 기본 검색을 수행하려면, 첫 번째 단계로 연구 질문에서 주요 개념을 식별해야 한다. 예를 들어, 아동의 저항 훈련에 대한 반응에 대한 논문을 찾으려면, 중요한 용어(resistance training 및 children)를 검색창에 입력할 수 있다. "검색(Search)" 버튼을 누르면, 키워드와 관련된 참고문헌 목록이 나타나며 이를 검토할 수 있다.

저자 검색

저자의 이름으로 검색하는 것도 유용할 때가 있다. 예를 들어, William J. Kraemer가 발표한 모든 논문 목록을 보고 싶다면, 저자의 성을 먼저 입력한 후 이름의 이니셜을 입력하는 형식인 "Kraemer WJ"를 검색창에 입

1. AND
   - 검색어를 결합하여 각 결과가 모든 검색어를 포함하도록 한다.
   - AND는 검색을 좁히는 데 사용한다.
   - **예시: exercise AND children**(운동과 아동이라는 두 가지 검색어를 모두 포함하는 기록을 찾는다.)
   - **예시: growth hormone AND Kraemer WJ**(성장 호르몬을 주제로 하고 *W.J. Kraemer*가 작성한 기록을 찾는다.)
2. OR
   - 검색어를 결합하여 각 결과가 적어도 하나의 검색어를 포함하도록 한다.
   - OR는 검색을 넓히는 데 사용되며, 동의어나 유사 개념의 변형을 그룹화할 때 유용한다.
   - **예시: strength training OR resistance training**(근력 훈련 또는 저항 훈련이라는 검색어 중 적어도 하나를 포함하는 기록을 찾는다.)
3. NOT
   - 특정 검색어를 제외하여 결과가 NOT 연산자 다음에 오는 검색어를 포함하지 않도록 한다.
   - NOT은 검색을 집중시키는 데 사용된다.
   - **예시: flexibility NOT passive stretching**(유연성을 포함하되, 수동 스트레칭을 포함하지 않는 기록을 찾는다.)
   - **제한(Limits):** Limits 옵션을 사용하면 검색을 더욱 구체적으로 지정

학생들의 실제 질문 글상자는 학생들이 자주 궁금해하는 질문에 대해 상세한 해설을 제공하여, 이해가 어려운 개념이나 주제에 대한 학습을 돕는다.

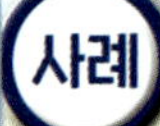

사례 연구

시나리오

당신은 지역 헬스클럽에서 18세에서 76세 사이의 남녀를 훈련시키는 데 도움을 줄 수 있는 한 근육 잡지에서 읽은 식이 보충제의 효능을 평가하려고 한다. 해당 기사에서는 이 허브 보충제가 힘을 극적으로 향상시킬 수 있다고 주장한다. 당신은 참고문헌을 찾아보고 연구 논문을 읽는다. 이 연구는 저항 훈련 프로그램을 수행하는 동안 허브 보충제를 섭취한 것이 힘에 미치는 영향을 조사했다. 연구 대상은 Division I 대학 여성 축구팀이었으며, 20명의 여성이 12주 동안 주기화된 시즌 전 저항 훈련 프로그램을 수행했다. 각 여성은 운동 전후에 보충제를 섭취했다. 12주 후, 벤치프레스와 스쿼트에서 1회 반복 최대치(1 RM)가 향상되었다. 저자들은 이 보충제가 힘을 향상시켰다고 결론지었다. 이 연구가 이 보충제가 힘을 향상시킨다는 광고의 주장을 뒷받침한다고 볼 수 있을까?

옵션

논문의 실험 설계의 품질과 효능을 신중히 읽고 비판하며, 결론이 결과에 의해 뒷받침되는지 확인하는 것이 중요하다. 연구 대상은 여성

때문에 열질환(heat illness)에 대한 우려가 제기되었다. 회의에서는 미국 스포츠 의학회(ACSM)의 "운동성 열질환(Exertional Heat Illness)" 지침에 따라 필요한 조치들이 논의되었다. 또한 열탈진이나 열사병이 의심되는 사람들을 위해 찬물/얼음 목욕 시설도 준비되었다. 한 위원회 멤버는, 장이나 직장 온도 측정 외의 방법으로 체온을 측정해야 찬물 목욕을 해야 할지 판단할 수 있다고 주장했다. 이에 여러 가지 온도 측정 장치가 제안되었다. 이를 듣고, 당신은 저비용 장치를 사용한 체온 측정에 의문을 제기한 연구를 떠올렸다. 당신은 위원회에 이러한 장비나 절차를 사용하면 체온이 과소평가될 가능성이 있고, 이로 인해 적절한 치료가 누락될 수 있는 심각한 우려가 있을 수 있다고 말한다. 이 상황에서 당신은 무엇을 제안할 수 있는가?

옵션

당신은 체온을 측정하는 데 사용된 다양한 방법에 관한 논문을 신중히 검토한다. 2009년 Ganio et al.의 논문에 따르면, 연구에서는 직장, 위장관, 이마, 구강, 귀, 측두부, 겨드랑이 체온이 일반적으로 사용되는 온도 측정 장치로 측정되었다. 체온은 환경 챔버에 들어가기 전과 20

사례 연구는 실제 상황을 바탕으로 한 사례와 질문, 그리고 가능한 대응 방법과 그 근거를 제시하여, 토론을 유도하고 비판적 사고 능력을 확장한다.

복습 문제는 빈칸 채우기, 선다형, 참/거짓, 단답형, 비판적 사고하기 문제를 통해 학습 내용을 적용하고 자기 점검할 수 있도록 한다.

복습 문제

빈칸 채우기

1. ______________는/은 전자전달계에서 전자의 이동이 ATP 생성으로 이어지는 과정이다.
2. NADH가 전자를 전자전달계로 전달할 때, ________개의 ATP 분자가 생성된다.
3. 유산소 호흡이 일어나는 세포 내 소기관은 ________(이)라고 한다.
4. ____________는/은 지방산이 2탄소 아세트산 분자로 분해되는 과정이다.
5. (RER)이 1.00일 때, 약 100%의 ________ 적으로 대사된다.

주요 용어 목록을 통해 장에서 다룬 주요 전문 용어의 정의를 정리하여 개념 이해를 강화한다.

주요 용어

간접 칼로리 측정법(indirect calorimetry) 소비된 산소와 생성된 이산화탄소 양을 통해 생물의 대사율을 추정하는 방법.

기초대사율(basal metabolic rate, BMR) 열중립 환경에서 식사 후 12~18시간 경과 후, 안정된 누운 자세로 기상 직후 측정된 대사율.

능동적 회복(active recovery) 운동 직후 가벼운 신체 활동을 수행하여 회복을 돕는 것.

미오글로빈(myoglobin) 헤모글로빈과 유사하며 근섬유 내에서 산소를 결합하고 운반하는 분자.

베타 산화(beta oxidation) 지방산이 분해되어 아세틸-CoA를 생성하는 일련의 반응.

산소 결핍(oxygen deficit) 특정 작업 부하를 수행하기 위해 필요한 산소량과 실제로 소비된 산소량의 차이.

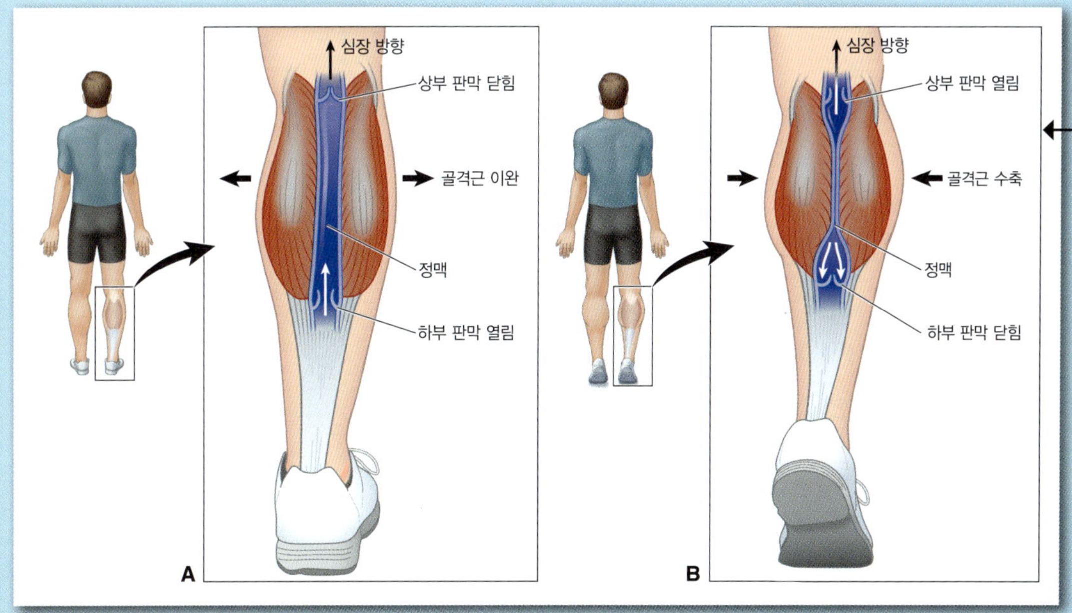

교재 전반에 수록된 **고해상도 4색 컬러 일러스트**는 중요한 개념을 시각적으로 강조하여, 학습자의 이해와 흥미를 효과적으로 높여 준다.

복습 문제와 주요 용어는 저희 웹사이트 www.biobooks.co.kr 자료실에서 다운로드할 수 있습니다.

차례

복습 문제, 주요 용어, 참고문헌은
저희 웹사이트 www.biobooks.co.kr
"자료실"란에서 다운로드하세요.

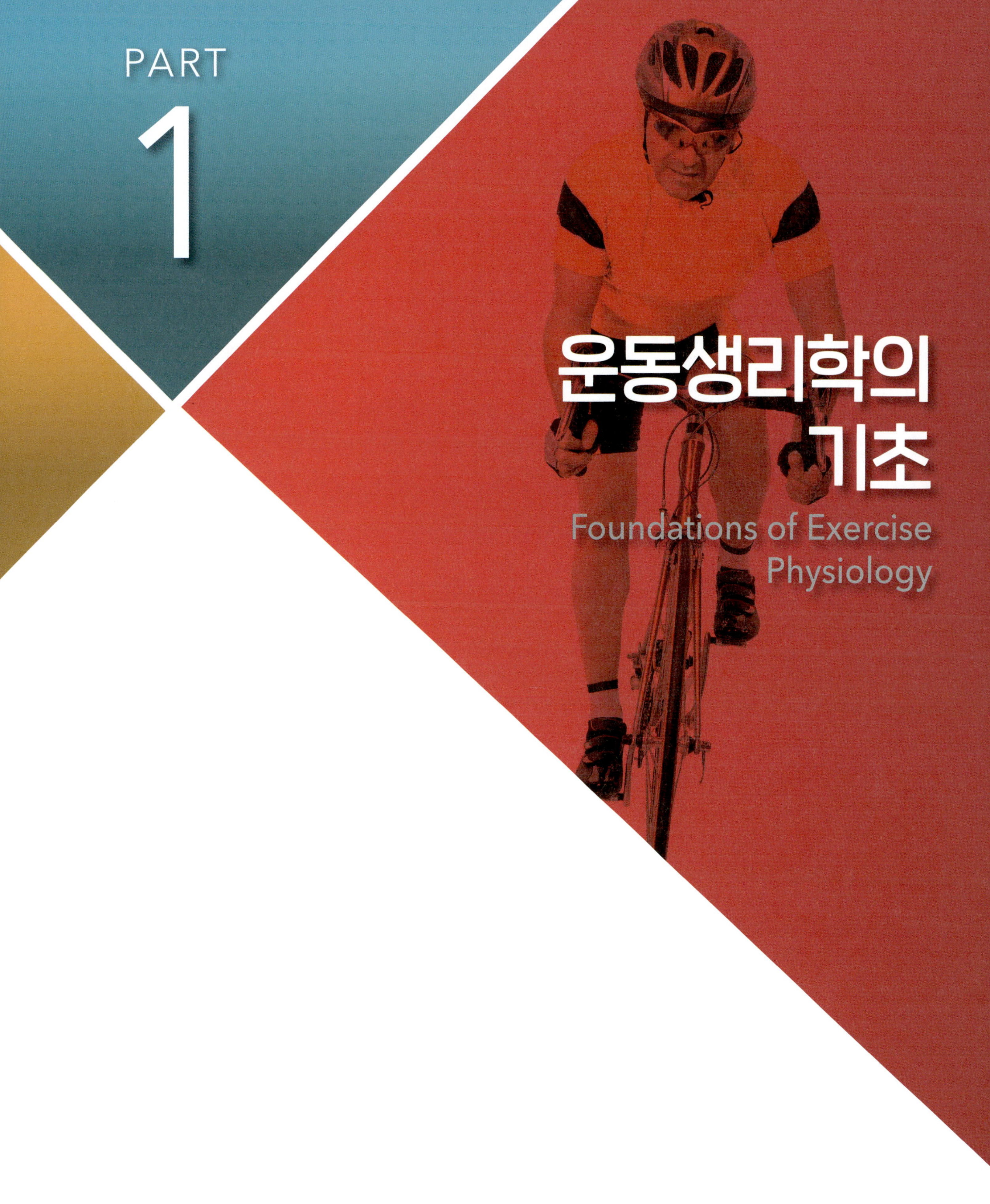

PART

1

운동생리학의 기초

Foundations of Exercise Physiology

CHAPTER 1

일상 운동생리학에의 연구 적용

Applying Research to Everyday Exercise Physiology

이 장을 읽은 후에는 다음을 할 수 있어야 한다.

1. 연구 과정을 설명한다.
2. 운동생리학의 역사적 발전을 이해하고 감사한다.
3. 연구의 유형을 구별하고 분류한다.
4. 과학적인 사실과 비과학적인 관행에 기반한 사실의 차이를 설명한다.
5. 연구 논문을 읽고 이해한다.
6. 정보의 정확성과 신뢰성을 평가한다.
7. 동료 평가(peer review) 과정을 설명한다.
8. 연구 결과를 다른 연구와의 맥락에서 해석한다.
9. 증거 기반 실천 과정(evidence-based practice)의 개념을 설명한다.
10. 스포츠 과학과 분석의 개념을 설명한다.

우리가 세상을 이해하려는 노력에서 연구는 지식을 축적하는 핵심 과정이 되어왔다. 연구는 운동이 질병을 예방하거나 스포츠 분석이 운동선수를 평가하는 데 어떻게 도움을 줄 수 있는지 탐구하는 등 다양한 방식으로 적용된다. 운동 과학 및 스포츠 과학에서 연구는 중요한 역할을 한다. 이 장에서는 연구가 우리의 질문에 답을 찾는 데 어떻게 도움을 줄 수 있는지, 연구의 결과가 운동생리학을 어떻게 발전시키는지에 대해 논의할 것이다. 또한 증거 기반 의사 결정에서 연구가 하는 역할도 살펴볼 것이다.

운동생리학 연구는 신체가 운동에 어떻게 반응하고 적응하는지 이해하기 위한 수많은 발견을 가능하게 했다. 이 주제에 대한 연구 문헌은 다양한 방향으로 크게 확장되었다. 연구자들은 예를 들어, 자기공명영상(MRI)을 활용해 심장의 적응을 연구하거나 유전자 연구를 통해 운동 훈련이 신체에 미치는 영향을 분석하는 등 다양한 과학적 방법을 사용한다. 운동생리학은 오랜 시간 동안 발전해왔으며, 오늘날 우리가 있는 자리로 우리를 이끌었다(글상자 1-1).

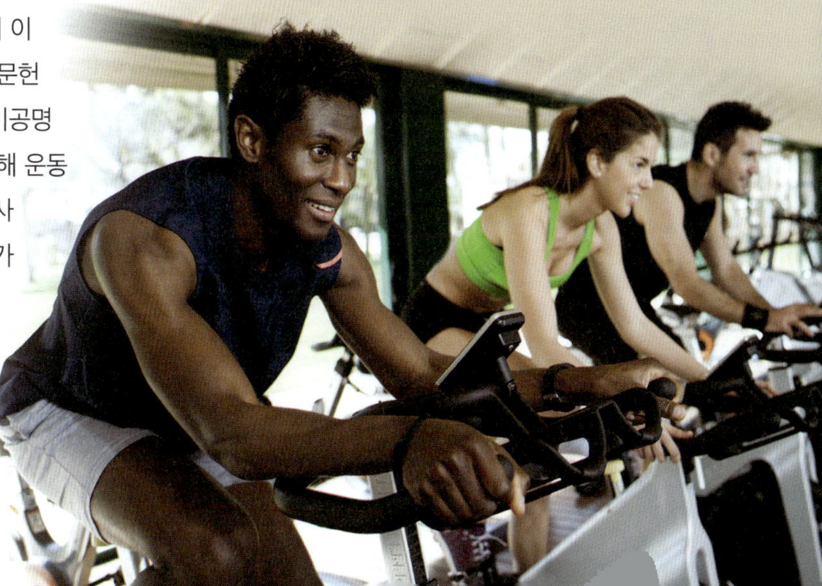

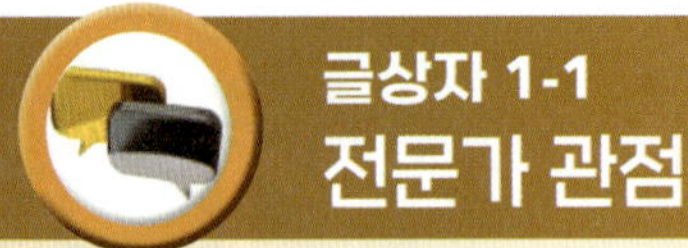

글상자 1-1
전문가 관점

운동생리학: 시대를 넘어

Howard G. Knuttgen, PhD
선임 강사
신체 의학 및 재활학과
하버드 대학교 의과대학
매사추세츠주 찰스타운

신체 운동의 생리적 요구와 건강상의 이점에 대한 관심은 고대 그리스와 고대 중국에서 기원전 8세기까지 거슬러 올라간다. 보존된 원고와 그림들에 따르면, 두 문화 모두 정기적으로 계획된 신체 활동이 체력과 근력을 향상시키고 전반적인 건강과 웰빙에 유익하다고 믿는다. 체계적인 신체 활동은 결국 경쟁 스포츠로 발전했으며, 이에는 레슬링, 육상 경기(달리기, 점프, 투척), 역도 등이 포함되었다. 고대 그리스에서는 기원전 8세기 말에 고대 올림픽 경기가 설립되었다.

그러나 18세기 말이 되어서야 유럽 여러 나라에서 개발된 실험실 연구 기법을 통해 신체 운동에 대한 생리학적 요인이 과학적으로 고려되기 시작했다. 인간의 신체 운동에 대한 생리적 반응과 적응에 관한 최초의 연구는 1790년대 초, 프랑스 화학자 앙투안 라부아지에에 의해 발표되었다. 그는 실험 대상자가 한쪽 다리로 리듬감 있게 레버 시스템에서 걷는 동안 산소 섭취를 연구했다. 이후 19세기 동안 독일, 이탈리아, 스위스, 오스트리아, 덴마크, 스웨덴에서 생리학 연구 활동이 계속되었다. 1928년에는 독일의 *Arbeitsphysiologie*(후에 *Internationale Zeitschrift für angewandte Physiologie*)라는 저널이 발행되었으며, 제1권에는 골격근 생화학 및 일상 생활과 직업 활동에서의 인간 운동과 관련된 연구가 실렸다.

운동생리학 전용 연구소 중 최초로 설립된 곳 중 하나는 1928년 덴마크 코펜하겐 대학교에 세워진 *Gymnastikteoretiske Laboratorium*이다. 생리학자인 아우구스트 크로와 의사 요하네스 린드하르드가 이끌었다. 덴마크 초중등학교 커리큘럼에는 이미 수년간 정기적인 신체 운동 수업이 포함되어 있었으며, 린드하르드는 운동과 스포츠 수행에서의 생리적 반응과 적응을 과학적으로 확인하기를 원했다. 이 연구소의 연구원들은 영어, 덴마크어, 스웨덴어, 독일어로 수백 편의 생리학 연구 결과를 발표했다. 1941년에는 이 연구소의 졸업생인 에릭 호후 크리스티안센이 스웨덴 스톡홀름으로 초청되어 *Gymnastik Central Institut*(GCI)에서 운동생리학 연구소를 설립했다. 이 연구소는 Per-Olof Åstrand와 Bengt Saltin을 포함한 뛰어난 운동생리학 연구자를 배출했다. 이들은 인간의 심혈관, 호흡기, 그리고 골격근 생리학 분야에서 심도 있는 연구를 진행했다. 또한 스톡홀름에서는 GCI와 Karolinska 병원에서 니들 펀치 생검 기법을 도입하여 인간 대상자의 골격근 조직을 얻고, 운동과 운동 조건화 프로그램의 결과로 아데노신 삼인산(ATP), 크레아틴 인산, 글리코겐, 젖산 변화 등을 분석했다.

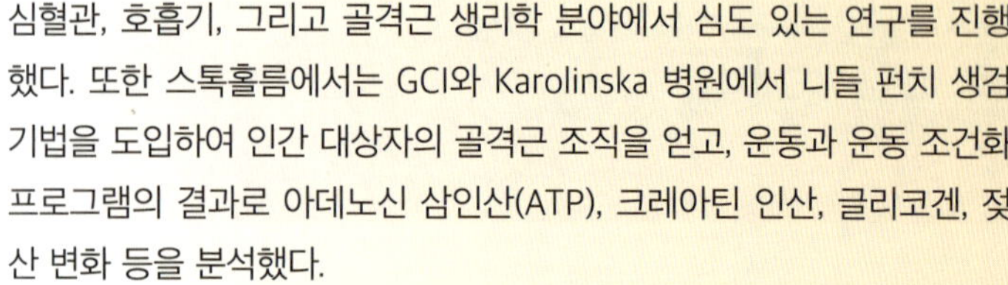

미국에서는 1920년대부터 운동생리학에 대한 관심이 본격적으로 확대되었다. 웨슬리안 대학교의 에드워드 C. 슈나이더와 스프링필드 칼리지의 피터 V. 카르포비치가 이러한 발전에 기여했으며, 1933년에는 슈나이더가 *Textbook of Muscular Activity*를 출판했다. 미국 최초의 주요 운동생리학 연구소는 1927년 하버드 대학교에 설립된 *Harvard Fatigue Laboratory*로, 과학 책임자인 데이비드 브루스 딜의 지도 하에 1927년부터 1947년까지 300편 이상의 연구 논문이 발표되었다. 이 연구소에는 덴마크, 스웨덴, 이탈리아, 프랑스, 벨기에에서 온 과학자들이 참여해 협력했다. 이후, 이 연구소 졸업생들은 1940년대에 미국 여러 대학교에서 자신의 연구 프로그램을 설립했다.

1950년까지 유럽과 미국에 20개 이하로 국한되었던 운동생리학 연구소는 오늘날 수백 곳으로 증가했으며, 아시아, 아프리카, 중남미, 태평양 지역에도 연구 시설이 확장되었다. 이 연구소들은 생리학, 생물학, 운동학, 보건 과학, 체육학과 관련된 학부 및 대학에 소속되어 있거나 의과대학과 병원, 기타 임상 장소와 연계되어 있다. 특히, 심혈관 질환 위험 요인의 식별과 심장 재활에 초점을 맞춘 프로그램이 많이 진행되고 있다.

운동과 스포츠가 수천 년 동안 남녀노소의 건강과 복지에 긍정적인 영향을 미친다고 여겨졌으나, 과학적 근거는 최근 100년 동안에야 얻어졌다. 운동생리학은 이제 인간의 기능과 건강을 이해하는 데 중요한 연구 분야로 인정받고 있다.

추천 참고문헌

1. Golden M. *Sport and Society in Ancient Greece.* Cambridge University Press, Cambridge, United Kingdom, 1948.
2. Horvath SM. *The Harvard Fatigue Laboratory, Its History and Contribution.* Prentice Hall, Upper Saddle River, N.J., USA, 1973.
3. Knuttgen HG, Ma C, Wu Z. *Sport in China.* Human Kinetics, Champaign, IL, USA, 1990.
4. Tipton CM. *History of Exercise Physiology.* Human Kinetics, Champaign, IL, USA, 2014.

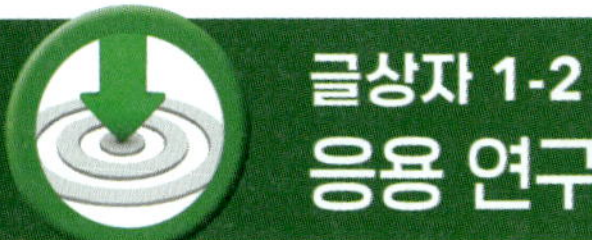

글상자 1-2
응용 연구

운동 및 스포츠 과학에서 동료 검토(peer-reviewed)를 거친 주요 학술 저널 목록

1. 미국 스포츠 의학 저널
2. 응용 생리학, 영양 및 대사 저널
3. 호주 스포츠 과학 및 의학 저널
4. 영국 스포츠 의학 저널
5. 임상 스포츠 의학 저널
6. 임상 운동생리학 저널
7. 스포츠 의학 클리닉 저널
8. 최신 스포츠 의학 보고서
9. 유럽 응용 생리학 저널
10. 운동 및 스포츠 과학 리뷰
11. 국제 스포츠 영양 및 운동 대사 저널
12. 국제 스포츠 의학 저널
13. 국제 스포츠 생리학 및 성과 저널
14. 등속 운동 및 운동 과학 저널
15. 응용 생체역학 저널
16. 응용 생리학 저널
17. 운동 트레이닝 저널
18. 정형외과 및 스포츠 물리치료 저널
19. 신체 활동 및 건강 저널
20. 스포츠 의학 저널
21. 스포츠 의학 및 신체 건강 저널
22. 스포츠 과학 저널
23. 스포츠 과학 및 의학 저널
24. 근력 및 컨디셔닝 연구 저널
25. 스포츠와 운동의 의학 및 과학
26. 의학 및 스포츠 과학
27. 소아 운동 과학
28. 운동 및 스포츠 연구 계간지
29. 스칸디나비아 스포츠 의학 및 과학 저널
30. 스포츠 생체역학
31. 스포츠 의학

연구의 목표는 이해를 증진하고, 우리의 분야에서 실천에 영향을 미치는 질문에 대한 답을 찾는 것이다. 일반적으로, 우리는 연구 결과가 우리의 업무 수행을 개선하는 데 도움이 되기를 기대한다. 질문에 대한 답을 찾기 위해 가장 먼저 참고하는 곳은 기존의 **지식 체계(body of knowledge)**이며, 오늘날 인터넷과 소셜 미디어의 세계에서는 이러한 정보가 매우 방대할 수 있다. 그러나 정보의 정확성과 타당성은 반드시 평가되어야 한다. 이상적으로는, 우리는 먼저 동료 검토(peer-reviewed)를 거친 연구나 관심 주제에 대한 검토 논문이 포함된 과학 저널을 참고한다. 운동 및 스포츠 과학 분야에는 많은 저널이 존재하며, 영양학, 생리학, 의학, 그리고 역학(epidemiology)과 같은 관련 분야에는 더욱 많은 저널이 존재한다(글상자 1-2). 책과 전문 학술지는 특정 주제에 대한 질문을 이해하거나 답을 찾는 데 중요한 역할을 한다. 만약 기존 자료에서 답을 찾을 수 없다면, 새로운 통찰을 제공하기 위해 추가적인 조사가 필요하게 된다. 이 과정에서 정보에 대한 탐구는 경험적인 이야기에서부터 올바른 실험 설계와 과학적 방법론을 사용하는 연구까지 이어진다.

정식 과학 연구는 속도가 느리고, 다룰 수 있는 질문의 수가 제한적이며, 때로는 불완전할 수 있지만, 여전히 지식 기반의 "최고의 기준(gold standard)"으로 여겨진다. 그러나 한 과학자가 말했듯이, "하나의 연구만으로는 모든 것을 설명할 수 없다." 이는 연구가 사용된 실험 조건(예: 참가자의 연령, 성별, 체력 수준 등)에 따라 해석될 수 있기 때문이다. 따라서 특정 실험 조건 내에서 무슨 일이 일어나는지를 확립하려면 많은 연구의 축적이 필요하다. 전 세계의 연구실에서는 데이터를 축적하고 다양한 주제의 여러 차원을 다룬 연구를 발표하기 위해 끊임없이 과학 연구가 진행되고 있다. 시간이 지남에 따라 우리의 이해도 발전하게 된다. 그림 1-1은 동료 검토(peer-reviewed)를 거친 과학 저널에 연구가 발표되기까지의 정식 연구 과정을 보여준다.

그러나 과학적 연구는 다른 목표를 가지며, 따라서 "기초 연구"와 "응용 연구"의 차이를 이해하는 것이 중요하다. 커리어 초기에는 연구 과정을 공부하고, 연구의 맥락, 한계, 강점과 약점을 이해하며 관점을 넓히는 것이 필요하다. 또한 "근거 기반 실천(evidence-based practice)"의 개념은 특정 주제를 공부하며 얻은 정보를 더 나은 맥락에서 이해하고 활용하는 데 중요한 역할을 한다. 따라서 정보와 그 정확성 및 관련성을 분류하고 평가하는 방법을 배우는 것이 중요하다. 이는 여러분

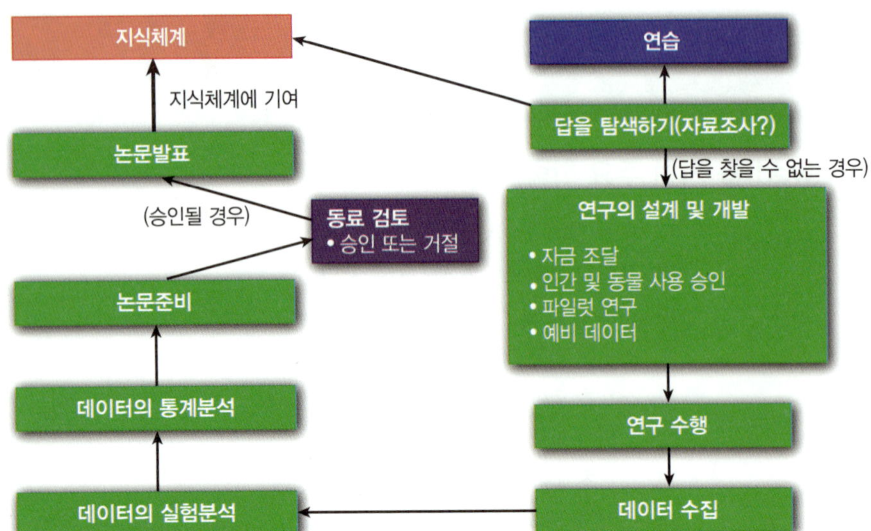

그림 1-1 연구과정의 여러 단계. 연구의 주요 목적은 한 분야의 지식 체계에 새로운 지식을 더하는 것이다.

이 직장에서의 질문과 결정에 더 잘 대응할 수 있도록 돕는다. 이를 통해 임상 환경에서 스포츠 과학 환경에 이르기까지, 연구 결과를 근거 기반 실천(evidence-based practice)으로 전환하는 능력을 향상시킬 수 있다. 이 과정은 연구 논문을 검색하고 읽는 기본적인 방법을 이해하는 것에서 시작되며, 이는 이 장에서 다룰 내용이다.

앞서 언급했듯이, 특정 주제에 대한 지식 기반은 일상적인 관찰에서 정식 과학 연구에 이르기까지 연속성을 가진다. 이 장에서는 이러한 연속성을 모두 검토하여, 특정 주제에 대한 지식 기반이 개발되는 다양한 방법의 장단점(예: 의사과학적 방법 포함)을 이해할 수 있도록 돕는다. 또한 실질적인 환경에서 실무자들이 결정을 내릴 때 매우 중요한 "근거 기반 실천"이라는 핵심 개념을 다룰 것이다. 마지막으로, 이 장에서는 연구에서 실질적인 응용 방법을 추출하여 일상 업무에 활용할 수 있는 방법을 학습할 수 있도록 도와준다.

연구의 개요

과학적 연구는 **과학적 방법(scientific method)**을 준수하여 실험을 수행하는 것으로 시작된다. 이 과정에서 데이터가 수집되고, **가설(hypothese)**이 검증되며, 특정 질문에 대한 답을 도출한다(그림 1-1). 이러한 여러 실험의 축적된 결과를 분석하면 사실, 이론, 원칙이 도출된다. 연구는 크게 기본 연구와 응용 연구의 두 가지 범주로 나눌 수 있다(글상자 1-6 및 1-7 참조).

실험적 연구에 사용되는 연구 과정을 자세히 다루기 전에, 모든 과학적 연구에 내재된 다음과 같은 한계들을 이해하는 것이 중요하다.

1. 완벽한 연구라는 것은 존재하지 않는다.
2. 단일 연구가 특정 질문에 대한 전체적인 이야기나 답을 제공할 수는 없다. 이는 사용된 독립 변수와 종속 변수에 의해 생성되는 다양한 맥락 때문이다.
3. 모든 연구는 왜 수행되었는지에 대한 특정 맥락을 가지며, 유사한 상황에 일반화하는 데 잠재적인 한계를 가질 수 있다.
4. 연구 결과는 종종 명확히 흑백으로 구분되지 않고, 실질적인 적용 측면에서 회색 영역에 속한다. 이러한 결과는 전문가가 열린 마음을 가지고 경험, 신중한 판단, 상식을 활용하여 연구 결과를 해석하거나 확장하며 "전문성의 예술"을 실천하도록 요구한다. 이때 근거 기반 실천 과정을 활용하는 것이 의사결정에서 매우 중요하다.
5. 대부분의 경우, 연구는 답을 제시하기보다 더 많은 질문을 제기한다. 따라서 연구는 지속적인 과정이며, 근거 기반 실천의 사용은 직장에서 최신 상태를 유지하기 위해 반복적이고 동적인 과정으로 수행되어야 한다.
6. 세월이 지나면서 새로운 발견이 기존의 오랜 개념과 원칙을 바꿀 수 있으며, 이에 따라 특정 질문, 실천, 또는 특정 주제에 대한 접근 방식도 변화할 수 있음을 인지해

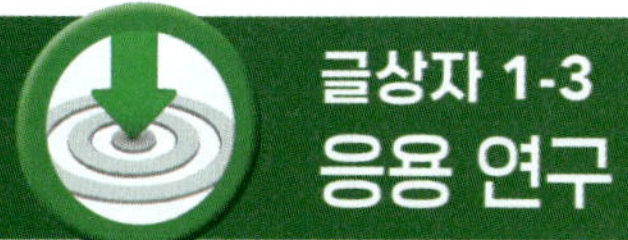

글상자 1-3
응용 연구

스트레칭, 워밍업에 포함해야 할까?

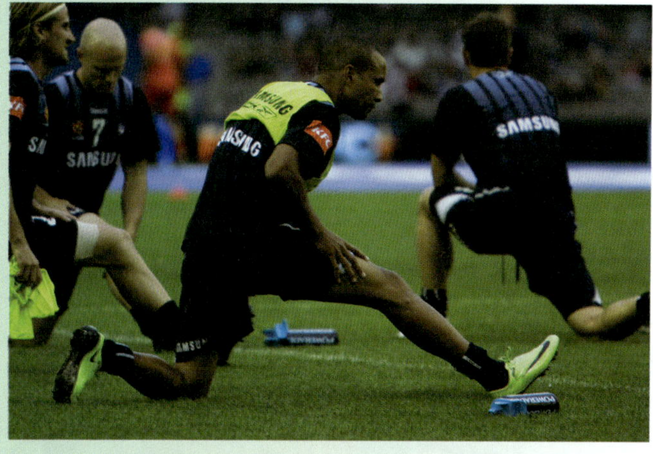

어떠한 단일 연구도 특정 주제에 대한 모든 것을 설명할 수는 없다. 더욱이, 모든 연구에는 연구의 맥락을 설명하는 종속 변수가 있으며, 질문에 대한 답변은 실험의 맥락에 따라 달라질 수 있다. 오랫동안 코치와 운동선수들은 운동 경기와 컨디셔닝 세션 전에 워밍업의 일환으로 스트레칭을 해왔다. 스트레칭은 부상의 위험을 줄이고 신체를 운동에 준비시키는 데 도움을 줄 것이라는 이론에 기반하였다. 유연성 훈련이 관절 가동 범위를 개선하는 것으로 입증되었지만, 그것이 워밍업의 일부로 포함되어야 하는지에 대해서는 의문이 제기되었다.

1970년대에서 1990년대에 걸쳐, 가끔 몇몇 연구 보고서들이 워밍업의 일부로 유연성 훈련의 사용에 의문을 제기했다. 그러나 지식 체계가 축적되고 실무에 영향을 미치기까지는 시간이 걸린다. 이 주제가 점점 더 주목받게 되고 연구 비용이 비교적 저렴해지면서, 스트레칭이 부상을 예방하거나 운동 수행 능력을 향상시키지 않을 수 있다는 데이터를 제시하는 연구가 점차 늘어났다. 실제로, 연구들은 정적 스트레칭(static stretching)이 근육 활성 감소와 중추신경계 억제 기전(central nervous system inhibitory mechanisms)으로 인해 힘 생성력을 감소시킴으로써 운동 수행에 해로울 수 있음을 보여주기 시작했다. 또한 정적 스트레칭과 고유수용성 신경근 촉진(proprioceptive neuromuscular facilitation, PNF) 스트레칭은 근육의 탄성 성분(예: 결합조직)의 변형 또는 스트레칭으로 인해 근력과 파워 생성에 결핍을 초래하는 것으로 나타났다. 이는 신장-단축 주기(stretch-shortening cycle)의 효과를 감소시키고 중추신경계 억제 기전을 증가시킨다.

반면, 수년간 금기시되었던 동적 스트레칭(dynamic stretching)은 워밍업 활동으로 사용될 때 동적 수행 능력을 향상시키는 효과적인 방법으로 입증되었다. 따라서 언제 스트레칭을 해야 하고, 어떤 종류의 스트레칭을 수행해야 하는지에 대한 질문이 코치와 선수들이 고려해야 할 중요한 결정 사항이 되었다. 워밍업의 일환으로 스트레칭을 수행하여 운동 수행 능력을 최적화하기 위한 모든 측면에서 연구가 이루어져 왔으며, 지금도 계속 진행 중이다. 이는 연구가 실무에 영향을 미치기 시작하는 한 가지 사례이다. 그렇다면, 여러분은 어떤 결정을 내리겠는가? 운동이나 경기를 준비하기 위해 선수들을 워밍업시켜야 한다면, 가장 신중한 접근법은 무엇일까? 어떤 종류의 스트레칭이 사용되어야 할까? 만약 스트레칭을 한다면, 경기나 운동 몇 분 전에 수행해야 할까? 현재의 지식 상태를 바탕으로 어떤 결정을 내릴 수 있을까? 연구 결과를 어떻게 자신의 특정 상황에 맞출 수 있을까? 이 모든 질문은 워밍업의 일부로 스트레칭을 사용할지 여부에 대해 근거 기반의 결정을 내리기 위해 반드시 고려해야 할 사항들이다.

추가 참고문헌

1. Amiri-Khorasani M, Mohammad Kazemi R, Sarafrazi S, et al. Kinematics analysis related to stretch-shortening cycle during soccer instep kicking after different acute stretching. *J Strength Cond Res.* 2013;26(11):3010-3017.
2. Bradley PS, Olsen PD, Portas MD. The effect of static, ballistic, and proprioceptive neuromuscular facilitation stretching on vertical jump performance. *J Strength Cond Res.* 2007;21(1):223-226.
3. Cramer JT, Housh TJ, Weir JP, et al. The acute effects of static stretching on peak torque, mean power output, electromyography, and mechanomyography. *Eur J Appl Physiol.* 2005;93(5-6):530-539.
4. Kay AD, Blazevich AJ. Effect of acute static stretch on maximal muscle performance: a systematic review. *Med Sci Sports Exerc.* 2012;44(1):154-164.
5. Marek SM, Cramer JT, Fincher AL, et al. Acute effects of static and proprioceptive neuromuscular facilitation stretching on muscle strength and power output. *J Athl Train.* 2005;40(2):94-103.
6. Rubini EC, Costa AL, Gomes PS. The effects of stretching on strength performance. *Sports Med.* 2007;37(3):213-224.
7. Shrier I. Stretching before exercise does not reduce the risk of local muscle injury: a critical review of the clinical and basic science literature. *Clin J Sport Med.* 1999;9(4):221-227.
8. Winchester JB, Nelson AG, Landin D, et al. Static stretching impairs sprint performance in collegiate track and field athletes. *J Strength Cond Res.* 2008;22(1):13-19.
9. Young WB, Behm DG. Effects of running, static stretching and practice jumps on explosive force production and jumping performance. *J Sports Med Phys Fitness.* 2003;43(1):21-27.

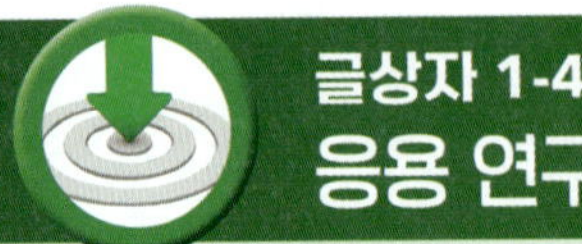

글상자 1-4 응용 연구

가설 재검토

가설은 어떤 것이 작동하는 방식에 대한 하나의 개념 또는 추측일 뿐이라는 점을 이해하는 것이 중요하다. 연구에서 어떤 현상을 이해하는 것은 결과 변수(종속 변수)에 영향을 미치는 조건(독립 변수)이나 현상을 측정할 수 있는 우리의 능력에 기반한다. 가설을 재검토하는 것은 대안이 존재할 수 있다는 개념을 중심으로 이루어진다. 연구에서 기본적으로 "영가설(null hypothesis)"이라는 것을 테스트한다. 이는 비교에 있어 어떤 차이도 존재하지 않을 것이라는 조건이다. 차이가 존재한다면, 우리는 영가설을 기각하고 이를 초래한 조건에 기반하여 "대립가설(alternative hypothesis)"을 수용해야 한다. 가설 재검토는 단순히 대립가설의 타당성을 다른 조건에서 테스트하는 과정이다. 2018년, Science에 발표된 Ludwig 등 동료 연구진의 리뷰는 가설 재검토 개념에 대한 생생한 예를 제시했다. 높은 지방 함유 식단이 당뇨병, 비만, 기타 건강 문제를 초래하며 전반적으로 건강에 나쁘다는 것이 정말 사실일까? 수십 년 동안 이러한 믿음이 존재해 왔으며, 저지방 및 고탄수화물 식단이 권장되어 왔다. 그러나 역설적으로, 지난 50년 동안 전 세계적으로 비만과 당뇨병은 기하급수적으로 증가했다. 어쩌면 우리는 저지방, 고탄수화물 식단이 모두가 따라야 할 이상적인 식단이라는 가설을 재검토해야 할지도 모른다. 현재 더 많은 연구가 이 문제에 초점을 맞추기 시작했다. 올바르게 조정된 저탄수화물 식단이 당뇨병 예방 및 치료에 매우 효과적일 뿐 아니라 비만과의 싸움에서도 도움을 줄 수 있다는 것이 점차 밝혀지고 있다. 올바르게 조정된 저탄수화물 식단과 관련된 긍정적인 변화의 매개 기전으로서 "케톤체"와 생리적 케토시스(ketosis)가 주요 역할을 하는 것으로 보이며, 하루 동안 반복적으로 발생하는 인슐린 급증의 부정적 역할이 제거된다는 점도 밝혀졌다. 또한 각 개인은 자신만의 탄수화물 섭취 허용 수준이 있다는 사실도 나타났다. 따라서 식단 내 지방의 역할은 패러다임 전환을 겪었으며, 이는 오랜 기간 사실로 여겨졌던 것에 반하는 내용이기 때문에 많은 이들에게 받아들이기 어렵게 느껴질 수 있다. 추가적으로, 연구의 맥락을 고려하지 않으면 일반 대중 사이에서 혼란을 초래할 수 있으며, 이는 연구가 서로 모순적으로 보이게 만든다. 운동 과학 전문가로서 과학적 과정을 이해하면 연구 결과를 해석하고 일반화하는 데 통찰력을 제공할 수 있다.

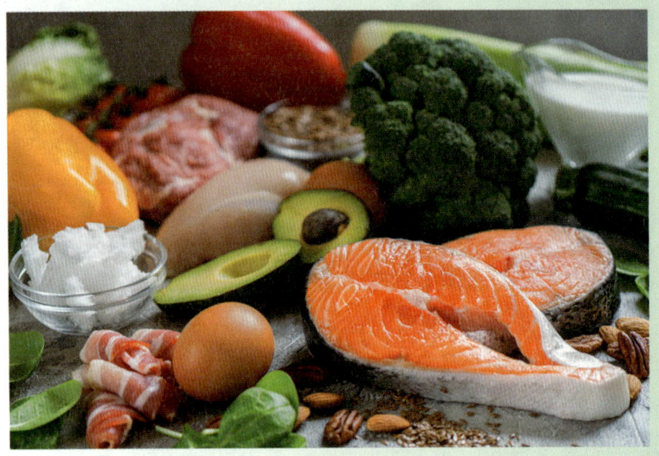

추가 참고문헌

1. Bhanpuri NH, Hallberg SJ, Williams PT, et al. Cardiovascular disease risk factor responses to a type 2 diabetes care model including nutritional ketosis induced by sustained carbohydrate restriction at 1 year: an open label, non-randomized, controlled study. *Cardiovasc Diabetol.* 2018;17(1):56.
2. Ludwig DS, Willett WC, Volek JS, et al. Dietary fat: from foe to friend? *Science.* 2018;362(6416):764-770.
3. Miller VJ, Villamena FA, Volek JS. Nutritional ketosis and mitohormesis: potential implications for mitochondrial function and human health. *J Nutr Metab.* 2018;2018:5157645.
4. Volek JS, Freidenreich DJ, Saenz C, et al. Metabolic characteristics of ketoadapted ultra-endurance runners. *Metabolism.* 2016; 65(3):100-110.

야 한다(글상자 1-3 및 1-4 참조). 또는 최소한 해당 질문에 대한 대안적인 관점을 제시할 수 있다. 이는 근거 기반 실천(evidence-based practice) 방법을 사용하여 질문을 재평가하는 과정이 동적인 프로세스가 되어야 하며, 질문과 가능한 답변이 정기적으로 수정되어야 함을 의미한다.

과학적 방법의 단계

본질적으로, 과학적 방법은 데이터를 생성하여 질문에 대한 사실적 기반의 답을 제공하는 데 사용되는 여러 기본 단계로 구성된다.

1. 질문이 무엇인가? 과학자는 현상이나 현상 그룹을 관찰하

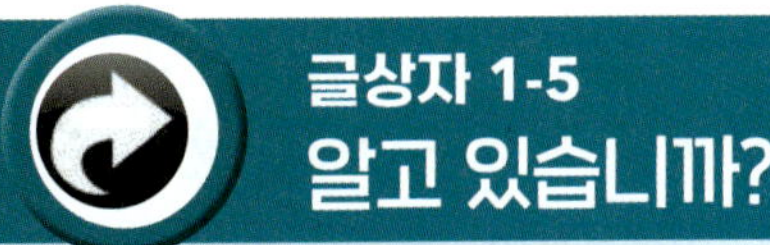

글상자 1-5
알고 있습니까?

스포츠에서의 의례와 미신

운동선수들은 특히 다른 사람들보다 자신들의 수행에 긍정적인 영향을 미칠 것이라 믿는 의례적(ritual) 행동을 자주 사용한다. 스포츠에서 대부분의 의례는 경기에 앞서 이루어지며, 다가오는 이벤트에 대비하기 위해 사용된다. 많은 선수와 코치들이 미신적(superstitious) 성향을 가진다고 흔히 언급되는데, 이는 사실일까? 그렇다면, 그것이 해로울 수도 있는 것일까? 이는 미신의 효능에 따라 다르며, 종종 경기 전 준비 과정에서 개인의 심리 상태와 더 밀접하게 관련된다. 일부 심리학 연구에서는 특정 의례적 행위가 경우에 따라 효과를 가질 수 있음을 시사한다. 예를 들어, 경기 전에 버스에서 내려 경기장으로 들어가는 축구 선수들이 헤드셋을 착용한 채 등장하는 모습을 본 적이 있을 것이다. 이는 자신이 듣고 있는 음악이나 소리가 경기 준비에 도움을 준다고 가정하기 때문이다. 또한 일부 선수들은 경기장이나 코트로 나가기 전, 벽에 쓰인 문구나 팀 이름을 손바닥으로 치거나, 동상이나 머리를 문지르는 행동을 하기도 한다. 이러한 미신은 과거의 성공 경험과 연관되어 원인과 결과가 명확하지 않음에도 불구하고 큰 역할을 한다. 또한 이러한 의식은 식단과 영양으로도 확장될 수 있으며, 경우에 따라 영양 과학에 대한 이해에 따라 매우 긍정적이거나 부정적인 결과를 가져올 수 있다. 과거와 현재의 유명 운동선수들 사이에는 다양한 의례(ritual)와 미신(superstition)이 존재한다. 예를 들어, NBA 슈퍼스타 르브론 제임스(LeBron James)의 분필 의식(chalk ritual)은 소셜 미디어와 팬들과 함께 주목을 받으며 변화해 왔다. NBA 전설 마이클 조던(Michael Jordan)은 시카고 불스 유니폼 바지 안에 항상 노스캐롤라이나 타힐스(North Carolina Tar Heels)의 반바지를 착용했다. 명예의 전당에 오른 야구 선수 웨이드 보그스(Wade Boggs)는 매 경기 전에 닭고기를 먹어 "치킨 맨(Chicken Man)"이라는 별명을 얻었다. 축구 선수 미아 햄(Mia Hamm)은 불안을 줄이기 위해 신발 끈을 항상 오른쪽 신발 끈을 왼쪽 위로 묶었으며, 테니스 선수 세레나 윌리엄스(Serena Williams)는 한 대회 동안 같은 양말을 신거나, 경기 중 특정 순간에 공을 특정 횟수만큼 바운드시키는 의례적 행동을 했다(첫 서브 전에는 5회, 두 번째 서브 전에는 2회). WNBA 인디애나 피버(Indiana Fever)의 타미카 캐칭스(Tamika Catchings)는 미신적 행동을 좋아하지 않기 때문에 다른 행동을 하려고 했다. 반면, WNBA 피닉스 머큐리(Phoenix Mercury)의 다이애나 타우라시(Diana Taurasi)는 준비를 위해 매 경기 전, 심지어 정오 경기라도 낮잠을 잔다. 이처럼 의례와 미신의 효능은 논쟁의 여지가 있지만, 선수들은 그것이 자신을 준비시키고 경기력을 향상시키는 데 도움이 된다고 믿는다.

고, "왜", "어떻게", "언제", "누가", "어떤 것", 또는 "어디서"와 같은 질문을 생성해야 한다.

2. **이미 축적된 지식 체계에서 무엇을 알고 있는가?** 과학자는 문헌에 있는 기존 연구들을 검토하여 해당 질문이 기존 정보로 답변될 수 있는지 확인한다.
3. **현재의 지식 체계로 질문에 답할 수 없다면, 가설을 세워야 한다.** 가설은 실험에서 발생할 수 있는 결과에 대한 과학적 문헌 또는 경험적 관찰(예: 자신이나 다른 사람들이 사실로 관찰한 것)을 기초하여, 실험에서 어떠한 결과가 발생할 것인지에 대한 학문적 추측을 의미한다. 가설은 연구의 원초적 질문에 답할 수 있어야 하며, 측정 가능한 변인을 통해 검증 가능해야 한다.
4. **가설을 실험을 통해 검증되어야 한다.** 이를 위해서는 가설의 타당성을 평가할 수 있도록 적절히 설계된 연구가 수행되어야 하며, 이와 같은 실험 과정은 과학자와 과학 분야 대학원생들이 주력하는 핵심 활동이다. 연구 조건이 특정 집단이나 관심 대상 조건에 더욱 구체적으로 부합할수록, 그 연구 결과가 특정 상황에 적용될 가능성은 더욱 높아진다. 예를 들어, 노년 남성을 대상으로 한 근력 강화 프로그램을 개발하고자 할 때, 두 가지 근력 훈련 프로그램 중 어느 것이 절대적 근력 증가에 더 효과적인지를 검증하기 위해서는 연구 대상 집단이 젊은 남성이 아니라 실제 관심 집단인 노년 남성으로 구성되어야 한다.
5. **데이터를 분석하고 결론을 도출한다.** 데이터를 수집한 후, 이를 통계적으로 분석하고 해석하여 가설이 지지되었는지 여부를 판단한다. 실험은 가설을 지지하거나 반박하며, 질문은 실험 조건(예: 남성 또는 여성, 연령 범위, 훈련 상태) 내에서 답변된다. 이러한 결과는 일반적이거나

구체적으로 적용될 수 있다(**글상자 1-3** 및 **1-4** 참조). 다시 말해, 추측이 맞았는지, 그리고 가설을 지지하거나 반박하며 원래 질문에 답할 데이터가 있는지 확인한다.

6. **결과를 전달하라.** 연구의 결과는 **동료 평가(peer review)**를 거친 학술지에 발표될 때만 비로소 검증된다. 동료 평가 저널에서는 과학자들의 동료들이 연구를 평가하며, 정확성, 해석, 일반적인 과학적 절차, 방법론의 적절성, 데이터의 신뢰도를 바탕으로 연구를 승인하거나 거부한다(**글상자 1-2** 참조). 유명한 근육 생리학자 필립 골닉(Philip Gollnick)이 예전에 말한 것처럼, "발표되지 않은 연구는 수행되지 않은 연구이며, 발표되지 않은 연구는 존재하지 않는 연구다."

비과학적 방법

운동 및 스포츠 과학의 실질적인 세계에서 질문에 대한 신속한 답변이 필요할 때, 때로는 이러한 답변이 비과학적 방법의 사용에서 비롯된다. 이러한 방법이 때로는 올바른 답을 생성할 수 있지만, 종종 인식과 현실 사이의 괴리를 초래한다(**글상자 1-5** 참조). 근거 기반 의사결정(evidence-based decision-making)에는 출판된 과학적 연구에서 발견된 명확한 증거로 뒷받침되지 않을 수도 있는 정보의 측면이 포함될 수 있지만, 정보의 출처를 신중히 검토하고 이해하는 것이 중요하다. 모든 결정을 과학적 연구에 기반할 수는 없지만, 전문가들은 비과학적 방법과 이러한 방법이 만들어낼 수 있는 의심스러운 사실들에 대해 인지해야 한다. 다음은 질문에 대한 답을 찾기 위해 사용되는 몇 가지 비과학적 접근법이다. 이 중 일부는 친구, 선생님, 또는 코치와의 경험에서 본 적이 있을지도 모른다.

직관

직관(intuition)은 어떠한 이유나 이를 뒷받침할 증거 없이 무언가를 아는 것을 의미한다. 질문에 대한 답이 이전 경험이나 경험적 지식과 무관하게 옳다고 느껴지거나 직감적으로 판단되는 것이다. 직관은 직업적 의사결정 과정, 심지어 과학 분야에서도 종종 사용되지만, 이는 추측이나 직감이라는 본질로 이해해야 한다. 어떤 사안에 대해 본능적인 느낌(gut feeling)을 가질 수 있지만, 그 느낌은 실제로 많은 이전 경험에 기반을 두고 있을 가능성이 크며, 질문과 관련된 과학적 이해에 기반하지 않을 수도 있다. 직관을 하나의 도구로 사용하는 것은 의사결정 과정에서의 "예술"의 일부일 수 있지만, 그 직관적 느낌 아래에 어떤 사실적 근거가 있는지 확인하는 것이 중요하다. 이러한 근거가 없다면, 직관은 잘못된 방향으로 이끌거나 오도될 수 있다. 다음에 제시된 몇 가지 직관적 생각들은 모두 최신 연구에 근거할 때 잘못된 것으로 밝혀졌다.

1. 우리 웨이트 트레이닝 프로그램은 단일 관절 운동(single-joint exercises)만 사용하는 것이 좋을 것이라고 생각한다.
2. 풋볼 경기를 몇 시간 앞두고 큰 스테이크를 먹는 것이 좋을 것이라고 생각한다.
3. 높이뛰기 마지막 시도 직전에 정적 스트레칭(static stretching)을 하는 것이 좋을 것이라고 생각한다.
4. 매우 이른 아침이 경기를 치르기에 가장 좋은 시간이라고 생각한다.
5. 여성이 마라톤을 달리는 것은 너무 스트레스가 많다고 생각한다.
6. 여성이 근력 운동을 하면 몸이 너무 커질 것이라고 생각한다.
7. 장거리 경주 중에는 물을 아무리 많이 마셔도 지나치지 않다고 생각한다.

전통

전통(tradition)은 "우리는 항상 이렇게 해왔고 성공적이었으니 바꿀 필요가 없다"는 생각을 의미한다. 이러한 문제 해결 접근법은 전통의 사실적 근거에 따라 성공적일 수도, 실패할 수도 있다. 스포츠에서 전통은 흔히 나타나며, 일반적으로 부정적인 영향을 거의 미치지 않거나 전혀 미치지 않는 경우가 많다. 예를 들어, 미국 풋볼 헬멧은 학교 전통의 일환으로 수년간 동일한 로고를 유지할 수 있다. 그러나 구식 전통이 현재의 과학적 사실이나 주제에 대한 이해와 상충할 때 문제가 발생할 수 있다. 예를 들어, 스포츠 연습 중 적절한 수분 보충을 위한 휴식 시간이 충분하지 않거나, 단순히 항상 그렇게 해왔다는 이유로 더운 한낮에 연습을 강행하는 경우가 이에 해당한다. 전통은 과학적 효능과 현재의 사실적 근거를 기준으로 평가되어야 한다. 이러한 전통들이 무엇에 영향을 미치는지, 그리고 그것들이 해로울 가능성이 있는지 생각해 본다. 아래는 전통에 기반한 개념의 몇 가지 예시이다.

1. 선수가 매 홈경기 전에 학교의 마스코트를 문지르면 이길 수 있다고 믿는다.
2. 매 경기 전에 동일한 워밍업 루틴을 사용한다.
3. 선수는 항상 동일한 경기 전 식사를 섭취한다.
4. 스포츠 컨디셔닝 프로그램에서 단 한 가지 유형의 인터벌 트레이닝 프로그램만 사용한다.

시행착오

"시행착오(trial and error)"는 흔히 답을 찾기 위해 사용되는 방법이지만, "성공하거나 실패하는(hit or miss)" 기술이다. 이 접근법은 기본적으로 행동을 시도한 후, 원하는 결과를 도출하는지 확인하는 방식이다. 이는 운동 및 스포츠의 많은 영역에서 일반적으로 사용되며, "소규모 실험(mini-experiments)"으로 간주될 수 있다. 만약 과학적 사실과 주제에 대한 이해가 이 접근법과 결합된다면, 이는 효율적인 결과를 가져올 수 있다. 그러나 이 방법을 사용할 때는 항상 주의가 필요하다. 무작위로 시도하는 것은 진정한 실험이 아니며, 질문에 대한 잘못된 답을 초래할 수 있다. 이러한 오류는 실험의 맥락과 조건이 통제되지 않는 경우에 자주 발생한다.

그러나 이 접근법이 인기가 있는 이유는, 공식적인 실험 연구에서 테스트 결과로 나타나는 평균 또는 평균 반응이 모든 개인에게 동일하게 적용되지 않기 때문이다. 따라서 개별 운동선수들은 자신에게 어떤 식단이나 훈련 방법이 효과가 있는지 확인하거나, 특정 식단이나 훈련 유형에 대해 "반응자(responder)"인지 또는 "비반응자(nonresponder)"인지 알아보기 위해 다양한 방법을 시도한다. 사람들은 특정 주제에 대한 과학적 연구가 부족할 때 이러한 방법에 의존하는 경우가 많다. 이와 관련하여 "반응자"와 "비반응자" 문제를 다루는 많은 연구자들은 평균 반응(mean response) 외에도 각 대상의 반응을 보여주어 독자가 개인 반응의 변동성을 확인할 수 있도록 한다(예시를 보려면 그림 1-2를 참조). 다음은 시행착오 방법의 몇 가지 예시이다. 각각의 사실적 근거를 생각해 보고, 이 접근법을 사용하여 답을 찾을 때 발생할 수 있는 부정적인 효과가 무엇인지도 고려해 본다. 또한 모든 개인이 동일한 방식으로 반응하지 않는다는 것이 의미하는 바를 생각해 본다.

1. 체중 감량에 가장 효과적인 식단을 찾기 위해 다양한 식단을 시도해 보기.
2. 운동 처방을 위한 목표 심박수 반응을 유도하는지 확인하기 위해 달리기 속도를 조절해 보기.
3. 운동 처방에서 원하는 반복 횟수를 수행할 수 있는지 확인하기 위해 무게를 들어보기.
4. 근육 형성에 도움이 되는지 확인하기 위해 특정 양의 단백질을 섭취해 보기.
5. 더 나은 커브볼을 던질 수 있는지 확인하기 위해 야구를 던질 때 그립을 바꿔 보기.
6. 더 빠른 출발을 할 수 있는지 확인하기 위해 스프린트를 시작할 때 앞에 두는 발을 바꿔 보기.

편향

편향(bias)은 일반적으로 부정적인 것으로 여겨지며, 이는 질문에 대한 공정한 답변을 방해할 수 있는 선호도나 성향을 의미한다. 그러나 만약 편향이 과학적 사실에 기반한다면, 이는 긍정적일 수도 있다.

반대로, 만약 사실적 증거가 아닌 요인에 기반하여 결론을 내린다면, 편향은 의사결정 과정에 해로울 수 있다. 아래는 편향의 몇 가지 예시이다. 각각의 예시에 대해 사실적 근거가 있는지, 그리고 만약 사실적으로 틀렸을 경우 어떤 부정적인 영향을 미칠 수 있는지 생각해 본다.

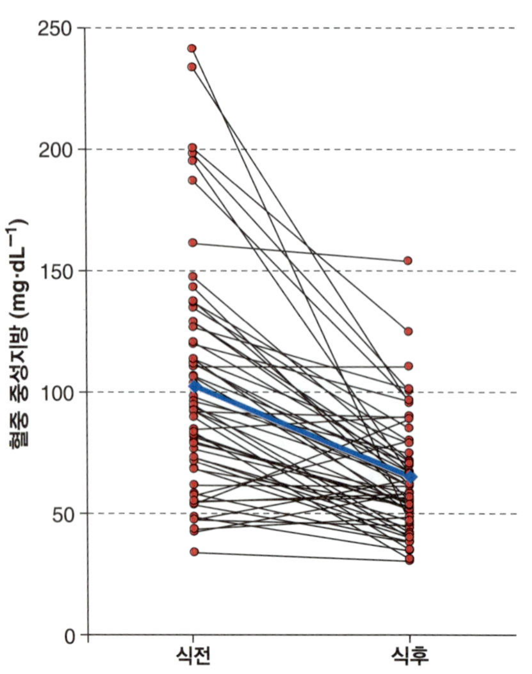

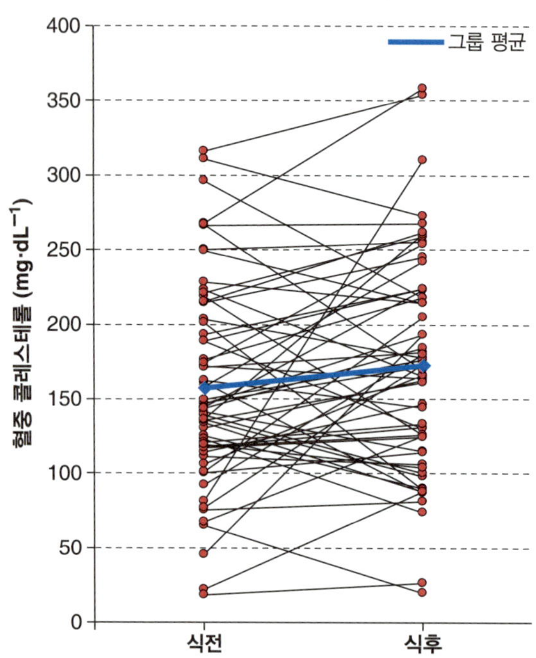

그림 1-2 개별적인 실험 처치에 대한 반응은 다양하다. 저탄수화물 식단에 대한 혈청 중성지방(triglyceride)과 콜레스테롤의 개별 반응도 마찬가지로 다양하다. 일부 개인은 수치가 증가하고, 다른 일부는 감소하며, 또 다른 일부는 변화를 보이지 않다. 파란 선은 그룹 평균을 나타내며, 검은 선은 개별 실험 대상자의 반응을 나타낸다.

1. 아이스하키는 남성만 참여해야 한다는 편향을 가지고 있다.
2. 우리 팀이 경기 전날 밤과 경기 전에 충분히 수분을 섭취해야 한다는 편향을 가지고 있다.
3. 팀의 모든 구성원이 동일한 방식으로 훈련해야 한다는 편향을 가지고 있다.
4. 여성이 웨이트 트레이닝을 해서는 안 된다는 편향을 가지고 있다.
5. 선수들이 더운 여름의 습한 프리시즌 훈련 동안 더 열심히 훈련해야 한다는 편향을 가지고 있다.
6. 어린 운동선수들이 웨이트를 들어서는 안 된다는 편향을 가지고 있다.
7. 추운 날씨가 경기력에 미치는 영향은 단지 정신적인 것에 불과하다는 편향을 가지고 있다.
8. 해발 2,200미터에서의 경기가 육상 대회의 필드 종목 경기력에 영향을 미치지 않을 것이라는 편향을 가지고 있다.

권한

권위자의 의견에 기반하여 질문에 답하는 것은 그 권위자의 자격, 사실적 근거, 그리고 역사적 관련성에 따라 긍정적일 수도, 부정적일 수도 있다. 예를 들어, 운동선수들이 지나친 운동으로 인해 심장이 비대해질 수 있다고 경고한 오래된 의학 저널의 의사 기사와 같은 것은 잘못되었거나 시대에 뒤떨어진 권위에 의존한 결정의 한 사례이다. 운동 훈련에 따른 심장 근육의 적응과 기능적 해석에 관한 해당 정보는 이제 구식이다. 권위를 가진 인물의 자격, 답변이 제공된 맥락, 정보의 시의성, 그리고 다른 알려진 사실들을 신중히 검토해야 한다. 새로운 연구가 끊임없이 등장하면서, 몇 년 전 권위가 있었던 내용이 현재는 그렇지 않을 수 있다. 다음은 "해당 분야의 권위자"라고 불릴 수 있는 예시들이다. 다음 권위자들의 권고를 신뢰할 때 긍정적인 측면뿐만 아니라 주의해야 할 이유도 고려해 보자.

1. 선수들의 식단 관행에 대해 논평하는 전문적인 체력 및 컨디셔닝 코치

2. 유산소 운동 성능 및 체지방 감소에 변화를 가장 잘 가져오는 운동 프로그램에 대해 논평하는 등록된 영양사
3. 팀 훈련의 최적 방법에 대해 논평하는 미국 프로풋볼 명예의 전당 코치
4. 중요한 경기를 준비하기 위해 팀을 동기부여하는 최적 방법에 대해 논평하는 농구 명예의 전당 코치
5. 축구 경기 전 선수의 최적 수분 공급 방법에 대해 논평하는 운동 과학 교수
6. 고지대 경기 준비 방법에 대해 논평하는 월드컵 축구 선수
7. 1991년에 출간된 고전적인 운동 과학 교과서
8. 1989년에 권위 있는 운동 과학 학술지에 게재된 고전적인 동료 심사 논문
9. 아이들에게 수영 전에 음식을 먹지 말라고 말하는 어머니

합리적인 방법

이 접근법은 사실을 도출하기 위해 추론을 사용하는 것에 기반한다. 이 방법의 효과는 설정된 가정의 진실성과 그 가정이 사실에 기반하고 있는지에 달려 있다. 추론은 결정을 내리는 데 있어 견고한 방법이지만, 추론만으로 지식을 생성하는 것은 과학적으로 타당한 접근법이 아니다. 이 과정의 핵심 요소는 제시된 전제의 진실성과 그것들 간의 관계이다. 다음은 합리적 방법을 사용하여 결론에 도달한 몇 가지 예시이다. 각 예시에서 도출된 답이 합리적인지 판단한다.

1. 대전제: 미식축구 선수들은 덩치가 크다.
   소전제: 존은 덩치가 크다.
   결론: 존은 미식축구 선수다.
2. 대전제: NFL의 라인맨들은 일반적으로 300파운드 이상이다.
   소전제: 짐은 작은 대학에서 라인맨으로 뛰며 몸무게가 240파운드이다.
   결론: 짐은 NFL에서 라인맨으로 뛸 수 없다.
3. 대전제: 성장호르몬은 22kD의 폴리펩타이드이다.
   소전제: 혈액에서 분석한 성장호르몬은 다른 분자량 형태를 가진다.
   결론: 성장호르몬의 다른 분자량 형태가 존재해야 한다.
4. 대전제: 체중 감량은 섭취한 칼로리와 소모한 칼로리의 함수이다.
   소전제: 총 칼로리가 동일하고 단백질 함량이 정상인 식단에서, 지방 함량이 높은 식단이 탄수화물이 많고 지방이 적은 식단보다 더 많은 체중 감량을 유발한다.
   결론: 음식에서 얻는 칼로리가 대사에 미치는 영향은 동일하지 않다.

경험적 방법

경험적 방법은 개인의 관찰과 경험에 기반을 둔다. 이 방법은 데이터 수집을 포함하기 때문에 과학적 방법의 일부로 간주된다. 그러나 이 방법으로 도출된 결론은 관찰과 경험이 개인적 맥락에 기반을 두고 있다는 점, 그리고 자신에게 효과가 있었던 것이 다른 사람들에게는 적합하지 않을 수 있다는 점에 영향을 받는다. 경험적 방법은 코칭, 군대, 그리고 체력 및 컨디셔닝 분야에서 자주 사용된다. “나에게 효과가 있었다면 너에게도 효과가 있을 것이다”라는 격언은 많은 잘못된 정보와 실수를 낳게 한 사고방식이다. 개인의 배경, 자격, 그리고 경험의 사실적 기반에 따라, 경험적 방법이 올바른 결론을 제공할 수도 있고 그렇지 않을 수도 있다. 경험적 방법의 예는 아래에 나열되어 있다. 이 예들에서 사실과의 일치 또는 불일치는 무엇인지 확인해 보자.

1. 축구 코치는 비 오는 추운 날씨에 방한복을 입지 않았기 때문에 팀에게도 방한 장비를 지급하지 않을 것이라고 말한다.
2. 의사는 자신의 진료 경험에서 웨이트 트레이닝을 심장 재활 프로그램에 포함한 적이 없기 때문에 환자에게 이를 하지 말라고 말한다.
3. 크로스컨트리 코치는 자신이 전미 올스타 경력을 쌓는 동안 웨이트 트레이닝을 했기 때문에 팀원 전원이 스포츠 특화 웨이트 트레이닝 프로그램을 수행해야 한다고 말한다.

4. 군대장은 자신이 군화를 신고 달렸을 때 부상을 입지 않았기 때문에 부대원 모두가 군화를 신고 달려야 한다고 지시한다.
5. 프로골퍼는 웨이트 트레이닝이 골프 경기에 해로울 수 있다며 이를 할 필요가 없다고 말하며, 자신도 웨이트 트레이닝을 하지 않았다고 주장한다.
6. 수영 코치는 자신이 하루 20,000미터를 수영했으므로 팀원들도 동일한 훈련량을 소화해야 한다고 말한다.

신화

신화(myth) 또는 널리 퍼져 있지만 근거가 없는 믿음은 또 다른 비과학적인 답변의 원천이다. 운동에 관한 일부 신화는 장비와 제품의 마케팅 및 광고에서 기인한다. 스포츠 음료에서 운동 기구에 이르기까지, 이러한 제품들의 기원, 사용법, 효능과 관련된 신화가 형성되고 번창해 왔다. 신화와 사실을 구별하는 것은 의사 결정 과정을 최적화하고 필요한 문제 해결을 수행하는 데 중요한 요소이다. 궁극적으로, 모든 결정은 문헌에 존재하는 사실적 증거에 근거해야 한다.

예를 들어, 얼마 전만 해도, 코치와 운동선수들 사이에서는 웨이트 트레이닝이 운동선수를 근육으로 뭉치게 하고 유연성을 부족하게 만든다는 이유로 수행해서는 안 된다는 것이 일반적인 상식이었다. 그러나 지난 30~40년 동안, 과학적 연구를 통해 잘 설계된 저항 운동이 유연성을 제한하지 않을 뿐만 아니라, 실제로는 유연성을 증가시킬 수 있다는 것이 입증되었다. 결과적으로, 이 신화는 과학적 탐구를 통해 불식되었다.

속성 검토

- 과학적 방법: 연구 질문에 대한 사실적 근거를 제공하기 위해 사용되는 체계적인 접근 방식.
- 비과학적 방법: 운동 및 스포츠 과학에서 종종 사용되며, 사실에 기반하지 않은 결론을 도출할 수 있음.
- 중요성: 과학적 방법과 비과학적 방법을 구별하는 것은 문제 해결과 의사 결정의 최적화를 위해 필수적임.

사실, 이론, 그리고 원칙

개별 실험 또는 일련의 실험 결과는 사실, 이론, 그리고 원칙의 확립으로 이어진다. **사실(fact)**은 여러 독립적이고 숙련된 관찰자들에 의해 반복적으로 확인된 관찰 데이터를 의미한다. 그러나 사실은 맥락에서 벗어나 존재하지 않는다. 특정 조건에서는 어떤 것이 유익할 수 있지만, 다른 상황에서는 해로울 수 있다. 예를 들어, 물은 탈수나 저수분 상태를 예방하여 최적의 건강과 성능을 유지하는 데 필수적이다. 반면, 지구력 경주 전후 또는 도중에 지나치게 많은 물을 마시는 것은 건강에 해로울 수 있다. 이는 체내 전해질이 희석되어 장기 기능에 영향을 미치거나 심한 경우 사망에 이를 수 있는 저나트륨혈증(hyponatremia)을 유발할 수 있다.

이론(theory)은 일반적으로 특정 주제에 대한 아이디어나 추측의 개념적 틀로, 이상적으로는 실험적 사실에 기반을 둔다. 과학적 맥락에서, 이론은 "주어진 데이터 세트에 기반을 두고 반복적인 관찰과 실험을 통해 확인되었으며, 과학 공동체 내에서 일반적으로 받아들여졌으나 아직 결정적으로 입증되지 않은 포괄적인 설명"[1,3,4]으로 묘사된다. 과학에서는 이론이 완전히 입증될 수 없고 오직 반증될 수 있다고 흔히 말한다. 그러나 항상 맥락을 고려해야 한다. 새로운 관찰이나 실험이 오랜 이론(예: "저탄수화물 다이어트는 건강에 좋지 않다")과 상충할 가능성이 있으며, 적어도 일부 맥락에서는 이를 다르게 생각해야 할 수도 있다. 새로운 사실이 더 많이 밝혀짐에 따라, 이론은 이를 반영하기 위해 수정될 수 있다. 따라서 이론은 변할 수 있다.

사실과 이론에서 파생된 것이 바로 특정 상황에서 문제를 접근하거나 행동하는 방법을 안내하는 **원칙(principle)**이다. 원칙은 변경 가능성이 적은 이론에서 도출된다. 원칙의 정의는 무엇일까? 원칙은 무언가가 어떻게 실행되어야 하는지, 생리학적 과정을 설명하는 규칙, 또는 과업의 최적 수행(예: 운동 처방)에 따라야 할 지침을 설명한다. 운동 과학에서 원칙의 예로는 운동 특이성의 원칙과 점진적 과부하의 원칙이 있다. 각각은 운동 처방의 다양한 측면에 대한 지침을 설명한다. 운동생리학에는 기능을 설명하는 많은 원칙(예: 항상성)

이 존재한다. 생리학 및 운동 처방과 관련된 많은 지침은 연구에서 생성된 사실에 기반하며, 이론으로 발전하여 안내 원칙을 개발하는 데 기여한다. 이론과 마찬가지로, 원칙 역시 연구 분야에서 새롭게 등장하는 사실에 대응하기 위해 수정된다. 이는 운동생리학에서 운동이 뇌하수체 기능에 미치는 역할을 이해하는 것부터 운동 중 부상 예방 및 관리까지 다양한 주제에 적용된다.

기초 및 응용 연구

연구는 기초 연구와 응용 연구로 분류될 수 있으며, 두 유형 모두 운동과 신체 수행을 이해하는 데 중요한 역할을 한다. 기초 연구의 목표는 연구 중인 주제에 대한 더 깊은 이해를 얻는 것이며, 이 정보가 구체적으로 어떻게 활용될지는 고려하지 않는다. 이는 특정한 실질적 문제를 해결하기보다는 지식 기반을 확장하는 데 중점을 두며, 일반적으로 과학자의 호기심이나 과학적 질문에 대한 관심에 의해 추진된다(글상자 1-6). 그러나 기초 연구는 연구 분야와 우리 삶에 혁신적인 발전을 가져올 잠재력을 지니고 있다. 예를 들어, 운동이 근육과 뼈에 미치는 영향을 연구하는 데 널리 사용되는 두 가지 대표적인 영상 기술은 핵자기공명분광법(nuclear magnetic resonance spectroscopy)과 자기공명영상법(magnetic resonance imaging)이다. 이 기술들은 1940년대 후반에 시작된 기초 연구에서 비롯되었으며, 오늘날 임상 평가와 과학 연구에서 보편적으로 사용되는 기술로 자리 잡았다.

반대로, 응용 연구는 단순히 지식을 얻기 위한 것이 아니라, 현실 세계의 실질적인 문제를 해결하기 위해 설계된다. 응용 과학의 목표는 인간 삶의 조건을 개선하는 것이라고 할 수 있다. 운동의 경우, 응용 연구의 목표는 운동의 다양한 이점을 더 깊이 이해하고, 특정한 신체 수행 목표나 건강 목표를 최적으로 달성하기 위해 운동 처방이나 프로그램 설계를 개선하는 것이다(글상자 1-7). 이러한 연구는 지난 50년 동안 운동 및 스포츠 과학 연구의 주요 동기가 되어 왔다. 응용 연구는 운동 훈련의 이점을 얻는 데 도움이 되는 다양한 운동 지침과 원칙을 발전시키는 데 기여했다.

이처럼 응용 연구는 이론적 이해를 현실적인 문제 해결로 전환하며, 건강 증진 및 신체 능력 향상에 직접적으로 기여하는 중요한 역할을 한다. 궁극적으로, 지식은 기초 과학에서 응용 과학에 이르기까지 연속체를 이루며, 과학자들은 이 연구 연속체 전반에 걸쳐 활동하고 있다. 일부 과학자들은 기초적인 유전적, 세포적, 분자적 메커니즘을 연구하며, 다른 과학자들은 연구의 응용 분야에서 작업한다. 이 연속체는 운동 및 스포츠 과학의 학술 문헌에서도 존재한다. 과학자들은 세포 및 분자 생물학의 기초 연구 기법을 사용하여 응용 연구에서 관찰된 적응 현상을 중재하는 메커니즘을 활용한다. 예를 들어, 지구력 훈련 프로그램이 최대 산소 소비량의 증가와 10 km 경주 기록 단축으로 이어질 때, 이러한 현상을 중재하는 세포적 또는 생리학적 메커니즘은 무엇일까? 이러한 과정이 어떻게 일어나는지 연구하기 위해 기초 연구가 수행될 수 있다. 기초 과학자들에게 흥미로운 도전 중 하나는 응용 과학이 가장 효과적인 훈련 유형에 대해 무엇을 보여주는가 하는 것이다. 만약 운동 처방이 신체 수행 능력을 향상시키는 데 효과적이지 않다면, 세포 수준에서 그 효과를 연구하는 것은 큰 의미가 없을 것이다. 따라서 기초 과학 연구에서 사용되는 운동 프로그램은 연구의 외적 타당성과 중요성을 확립하는 데 매우 중요하다.

예를 들어, 과학자가 지구력 훈련의 세포적 효과를 연구하면서 효과적인 유산소 지구력 훈련 프로그램(10 km 달리기 시간을 단축시킬 수 있는 프로그램)을 설계하지 못한다면, 효과가 거의 없거나 전혀 없는 프로그램을 선택하게 되어 10 km 달리기 시간이 변화하지 않고 세포적 변화도 관찰되지 않을 수 있다. 이 경우, 지구력 훈련이 세포적 변화를 유발하지 않는다는 결론에 이를 수 있지만, 실제로는 훈련 프로그램이 효과적이지 않았기 때문에 세포적 변화가 발생하지 않은 것이다. 연구의 결론은 특정 유산소 지구력 훈련 프로그램이 10 km 경주 시간에 영향을 미치지 않았으며, 세포적 변화도 유발하지 않았다는 점이 되어야 한다. 이는 연구를 읽을 때 맥락에 주의를 기울이는 것의 중요성을 강조한다. 반대로, 10 km 경주 기록이 개선되고 관련된 세포적 변화가 관찰된다면, 이러한 세포적 변화가 수행 능력 향상을 중재하는 데 기여했을 수 있다는 결론을 내릴 수 있다. 통합 생물학의 개

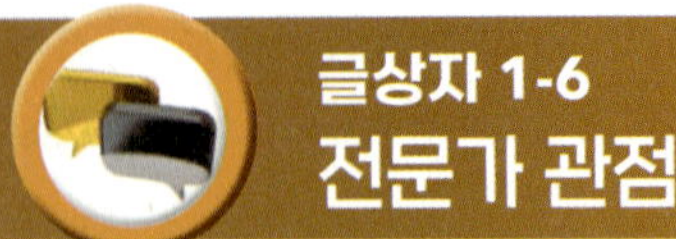

글상자 1-6
전문가 관점

운동 과학에서 기초 연구의 역할

Scott E. Gordon, PhD, FACSM
부학장 겸 운동 과학 교수
웰스타 보건복지대학
케네소 주립 대학교
조지아주 케네소

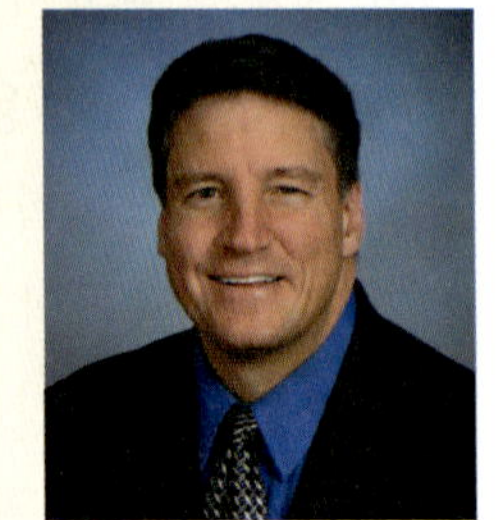

기초 연구가 운동생리학 분야와 그 발전에 왜 중요한가? 이 질문에 대한 답은 비과학자들에게는 명확하지 않을 수 있다. 일반적으로 순수 기초 연구는 즉각적이거나 명백한 이점 없이 인간의 탐구심과 지식 확장을 위한 동기로 추진된다. 이는 순수 응용 연구, 즉 결과가 즉시 적용 가능한 연구와는 연속체의 반대편에 위치한다. 기초 연구의 개별 실험이 미래에 어떻게 응용될지 예측하기는 어렵지만, 기초 연구와 응용 연구는 본질적으로 연결되어 있다. 기초 연구는 응용 연구를 구축하고 이해하는 데 필요한 기반을 제공한다.

운동생리학과 같은 생물학적 과학에서 기초 연구는 주로 세포, 분자, 유전적 수준에서 일어나는 현상을 탐구하며, 특히 세포가 즉각적인 환경 변화에 어떻게 반응하는지에 초점을 맞춘다. 예를 들어, 근섬유는 호르몬 변화, 에너지 요구, 기질(연료) 가용성 또는 수축으로 인해 세포에 가해지는 장력과 같은 다양한 자극을 어떻게 그리고 왜 감지하고 반응하는가? 세포 내부의 어떤 "신호 분자"가 근섬유가 이러한 자극에 반응하도록 하는가? 세포는 이러한 자극에 의해 DNA, RNA, 단백질 분자의 발현을 어떻게 변화시키는가? 이러한 메커니즘은 세포 내부와 외부에서 정확히 어디에서 발생하며, 미세해부학적 구조는 이러한 메커니즘의 올바른 기능에 어떤 역할을 하는가? 각각의 질문에 대한 답변은 독립적으로는 완전한 이야기를 제공하지 않지만, 사실상 인간이 경험하는 모든 신체 움직임과 운동 훈련에 대한 신체 적응은 신체의 다양한 세포와 조직에서 수천 개의 서로 다른 분자가 조화롭게 작용한 결과이다.

운동생리학자들은 기초 연구 기술을 사용하여 세포, 분자, 유전적 발견을 응용 기능과 연결하는 데 탁월한 능력을 발휘한다. 예를 들어 엘리트 마라토너의 경우, 응용 수준에서는 그의 뛰어난 지구력 운동 능력을 쉽게 관찰할 수 있지만, 기초 연구는 이 능력이 특정 세포, 분자, 유전적 메커니즘의 조합에서 비롯된다는 것을 보여준다. 최적의 지구력 운동 능력은 근섬유 내부와 외부의 분자적 구성이 산소와 기질 공급, 피로를 피하면서 기질에서 에너지를 추출하는 생물에너지 경로의 능력, 느린 수축에 적합한 칼슘 처리, 그리고 느리지만 지속적인 수축을 위한 에너지 사용을 최적화하는 데 기여한다. 이러한 모든 요소는 분자 수준에서 조절되며, 개인의 유전자에 따라 다르다. 따라서 각 개인의 지구력 능력과 훈련 반응은 서로 다르다. 반대로, 다른 분자 및 유전적 구성이 사람의 단거리 훈련이나 저항 훈련 수행 및 반응을 최적화한다. 경우에 따라 염색체의 단 하나의 뉴클레오타이드 차이(단일 뉴클레오타이드 다형성 또는 SNP)가 누군가의 운동 수행이나 훈련 반응에서 중요한 역할을 할 수 있다.

운동생리학에서 기초 연구가 중요한 역할을 하는 또 다른 측면은 신체 활동의 유익한 건강 효과를 담당하는 메커니즘을 규명하는 것이다. 미국과 세계 다른 지역에서 신체 활동이 부족한 생활 방식은 비만, 제2형 당뇨병, 다양한 심혈관 질환 등 대사증후군의 높은 발병률과 밀접하게 관련되어 있다. 규칙적인 신체 활동이 이러한 질병 및 수많은 다른 건강 문제를 예방하거나 발생을 지연시킬 수 있다는 것은 잘 알려져 있지만, 이러한 효과가 발생하는 분자적 메커니즘은 여전히 불분명한 경우가 많다. 신체 활동 부족으로 인해 발생하는 많은 질환이 만성적이라는 점에서, 생애 초기의 위험 요인을 줄이는 것이 조기 예방의 핵심이 될 수 있다. 운동 중재에 의해 영향을 받는 분자적 수준의 위험 요인을 규명하면 개별적으로 훈련 프로그램을 최적화하여 이러한 위험 요인을 목표로 하고 감소시킬 수 있으며, 이를 통해 질병이 명백하게 나타나기 전에 예방하거나 질병의 발생을 지연시킬 가능성이 있다. 또한 신체 활동이 건강에 미치는 영향을 뒷받침하는 분자적 메커니즘을 규명하면 극도로 허약하거나 비만한 개인, 척수 손상 환자 등 운동이 불가능한 사람들을 위한 식이 보충제, 처방 약물, 유전자 의학 전략, 세포 요법 또는 기타 방법을 고안하는 과학적 근거를 제공할 수 있다.

요약하자면, 지난 40년 동안 분자 생물학 도구의 발전으로 운동생리학 분야에서 엄청난 기초 연구의 진보가 이루어졌다. 이러한 연구는 인간 수행과 건강 모두에서 급성 운동 및 운동 훈련에 대한 신체 반응의 메커니즘을 더 잘 이해하는 데 기여했다. 더욱이 과학자들에게 제공되는 급속히 발전하는 연구 기술은 가까운 미래에 운동이 신체에 미치는 영향을 세포, 분자, 유전적 수준에서 훨씬 더 깊이 이해할 수 있도록 할 것이다.

추가 참고문헌

1. Booth FW, Chakravarthy MV, Gordon SE, et al. Waging war on physical inactivity: using modern molecular ammunition against an ancient enemy. *Journal of Applied Physiology*. 2002;93(1):3-30.

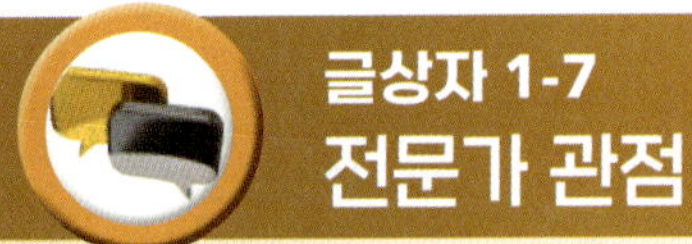

글상자 1-7
전문가 관점

운동 과학에서 응용 연구의 역할

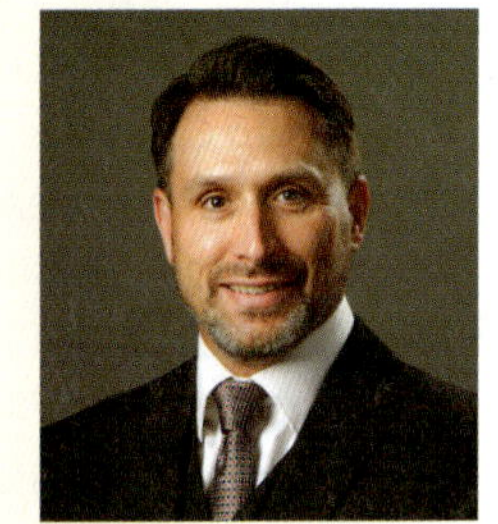

David J. Szymanski, PhD, CSCS*D, RSCC*E, FNSCA
교수 및 학과장
키네시올로지학과
루이지애나 공과대학교
루이지애나주 루스턴

운동 과학 분야에는 일반적으로 두 가지 연구 범주가 있다. 기초 연구와 응용 연구이다. 기초 연구는 체계적인 조사의 한 형태로, 기본적인 생리학적 원리를 이해하는 데 목적이 있다. 이 연구는 인간 생리학이 어떻게 작동하는지를 설명하는 이론을 입증하거나 반박하는 데 초점을 맞춘다. 운동 과학은 종종 기초 연구와 관련이 있으며, 운동 및 훈련에 대한 생물학적 반응과 적응을 조사한다(Haff 2010). 현재 운동 과학은 주로 건강, 건강 관련 성과 및 그 기저 메커니즘에 중점을 둔다(Haff 2010). 반면, 응용 연구는 과학의 실질적 응용을 포함하는 체계적인 조사 형태이다. 이 연구는 이용 가능한 기초 연구 지식, 방법, 기술 또는 이론의 일부를 실제 상황에 적용한다(Haff 2010). 운동 과학과 관련된 응용 연구는 실증적인 연구를 통해 실질적인 문제를 해결하는 것을 다룬다. 이는 건강과 건강/피트니스 성과에 관심이 있을 뿐만 아니라 스포츠 성과를 향상시키는 방법에도 관심이 있다. 응용 연구는 운동의 이러한 구성 요소를 향상시키는 여러 가지 방법을 조사하기 때문에 연구자들은 특히 관심을 갖는 특정 연구 분야를 발전시켜 왔다.

스포츠 과학은 응용 연구 분야에서 발전된 특정 학문이다. 이는 스포츠 성과를 이해하고 개선하기 위해, 적절한 시기와 장소에서 올바른 사람에게 최적의 성과를 제공하는 실증적 연구와 실질적 경험을 결합한 지식이다(Haff 2010). 스포츠 과학은 성과를 정기적으로 테스트하고 훈련에 대한 피드백을 제공하는 것뿐만 아니라 응용 연구를 포함한다. 응용 연구는 훈련 프로그램이 구축되는 기반을 형성한다. 추가적으로, 응용 연구에서 수집된 정보는 운동 성과를 예측하는 데 유용하며, 성공 가능성이 높은 대학 또는 프로 선수의 선발 및 모집을 돕는 데 기여할 수 있다(Haff 2010).

특히, 야구 스포츠에 대해 수행된 연구는 장비와 코치의 가용성 덕분에 선수들이 연구 조사에 참여할 수 있도록 하여 지속적으로 발전해 왔다. 기초 및 응용 연구에 따라 변화하고 있는 야구 훈련의 두 가지 측면은 투수들의 컨디셔닝과 회복 방법이다. 전통적으로 투수들은 심혈관 지구력을 향상시키기 위해 특정 반복 수 또는 전체 시간 동안 "폴 러닝"(왼쪽 필드 폴에서 오른쪽 필드 폴까지 달리는 훈련)을 해왔다(Szymanski 2009). 1992년, Potteiger 등은 투수들이 주당 4일, 10주 동안 심박수 예비력의 60~90% 수준에서 하루 40분씩 에어로빅 댄스 컨디셔닝 프로그램을 완료한 결과, 체지방률은 유의미하게 감소했지만, 투구 속도나 무산소성 파워(수직 점프)는 변화하지 않았다고 보고했다. 반면, 웨이트/스프린트 훈련 그룹의 투수들은 투구 속도가 3.0%, 무산소성 파워가 4.2% 유의미하게 개선되었다. 이는 투수들이 훈련 프로그램의 일부로 고강도 단거리 스프린트를 포함한 무산소 활동을 수행해야 함을 시사한다. 가장 최근에는 Rhea 등(2008)이 18주 동안 대학 야구 시즌 동안 에어로빅 또는 무산소 컨디셔닝의 효과를 조사했다. 모든 선수들에게 제공된 저항 및 플라이오메트릭 훈련 운동, 세트 및 반복은 동일했으며, 유일한 차이는 수행된 컨디셔닝 유형이었다. 한 그룹은 중고강도 심혈관 지구력 훈련을 수행했으며, 다른 그룹은 주 3~4일 동안 스피드/스피드 지구력 훈련(15~60미터 반복 전력 스프린트)에 참여했다. 결과적으로, 스피드/스피드 지구력 훈련을 수행한 선수들은 하체 파워(수직 점프)가 15.3% 유의미하게 개선된 반면, 에어로빅 훈련 그룹은 하체 파워가 2.6% 감소했다. Rhea 등(2008)은 야구 시즌 동안의 에어로빅 훈련이 야구 선수의 훈련 목표와 일치하지 않으며, 야구 선수들이 주로 속도와 파워에 의존하여 성공하기 때문에 무산소 훈련을 해야 한다고 제안했다. 이 연구는 또한 야구 선수들이 성과를 향상시키기 위해 무산소 인터벌 컨디셔닝 훈련을 완료해야 함을 시사했다.

이러한 응용 연구 결과에도 불구하고, 투수들은 여전히 혈류를 증가시키고 투구 팔의 뻣뻣함을 줄이며, 젖산을 "배출"하기 위해 특정 반복 수 또는 전체 시간 동안 폴 러닝을 수행한다. 그러나 이 유형의 컨디셔닝은 투구 후 24~48시간 동안 투수 팔에서 젖산을 "배출"하는 것과는 관련이 없다. 사실, 혈중 젖산 수치는 투수의 기량을 제한할 만큼 높게 상승하지 않는다(Szymanski 2009). 투수가 한 이닝 동안 많은 투구 수(35구 이상)를 기록하며 투구 사이의 휴식 시간을 매우 짧게(3초 미만) 가져간다면 평소보다 높은 젖산 수치를 보일 가능성은 있다(Szymanski 2009). 그러나 대학 투수의 투구 간 평균 시간은 15~20초이므로(Potteiger et al. 1992), 실제 경기 중에 이러한 상황이 발생할 가능성은 매우 희박하다. 또한 투수가 피로를 느껴 젖산 수치가 높아지더라도 투구 사이에 의도적으로 시간을 더 끌어 경기 속도를 늦출 수 있다. 설령 그것이 통하지 않더라도, 해당 이닝이 종료된 후 팀이 공격하는 동안 벤치에 머무르면 혈중 젖산 수치는 대부분 정상 수준으로 돌아온다. 마지막으로, 투구 중에는 발생하지 않는 고농도의 혈중 젖산 축적(>12 $mmol \cdot L^{-1}$)이라 하더라도, 운동 후 회복 방식(산소 섭취량 35% 수준의 능동적 회복 또는 휴식을 취하는 수동적 회복)에 따라 40~60분 이내에 기저 수준으로 회복된다(Szymanski 2001). Potteiger 등(1992)은 6명의 대학 투수가 7이닝 시뮬레이션 게임을 마친 후, 비투구 측 팔의 정맥 혈액 검사를 통해 투구 전(0.76 mmol·L^{-1})과 투구 후(0.94 mmol·L^{-1})의 혈중 젖산 수치가 모두 낮았음을 입증하였으며, 두 수치 사이에 유의미한 차이가 없음을 밝혔다. 이러한 결과는 Beiser 등(2012)에 의해서도 뒷받침된다. 그는 7명의 대학 투수가 참여한 5이닝 시뮬레이션 게임(2.53 및 2.83 mmol·L^{-1})과 청백전(2.17 및 2.04 mmol·L^{-1})에서 투구 전후 혈중 젖산 수치에 차이가 없음을 보여주었다. 이러한 결과는 투구 후 24시간 이상이 지난 시점에서 투수의 팔에 쌓인 젖산 농도를 낮추기 위해 수행하는 '플러시 런(Flush run)'이 불필요함을 시사한다. 투구 후의 혈중 젖산 수치가 경기 전 휴식 상태의 수치와 유사하기 때문이다. 투수의 최적 컨디셔닝을 위해 연구자들은 30~200야드 사이의 단·중거리 스프린트와 인터벌 훈련, 그리고 플라이오메트릭 훈련을 권장하였다. 가장 최근에 Warren 등(2015)은 Beiser 등(2012)과 유사하게 21명의 대학 야구 투수들이 5이닝으로 구성된 세 번의 시뮬레이션 경기를 마친 후, 비투구 손에서 채혈한 혈중 젖산 농도(3.22, 3.86, 3.58 mmol·L^{-1}) 사이에 차이가 없음을 보여주었다. 그러나 이 연구는 투구 후 혈중 젖산 농도를 가장 효과적으로 감소시키는 회복 방법이 전기근육자극(EMS)임을 보고했다. 이러한 결과는 투수가 이닝이나 경기 중 비정상적으로 많은 투구 수를 기록하여 혈중 젖산 농도가 높아진 경우, EMS 회복 프로토콜이 회복을 도와 투구 성과를 향상시키는 데 유용할 수 있음을 시사한다.

기초 연구와 응용 연구는 급성 및 만성 운동에 대한 신체의 반응과 스포츠 성과 개선에 대한 기저 메커니즘을 더 잘 이해하는 데 도움을 주었다. 응용 연구가 계속 발전함에 따라, 과학과 스포츠 간의 격차를 줄이는 데 도움이 되는 실증적 연구가 더 많이 제공될 것이며, 이는 궁극적으로 모든 수준에서 스포츠 성과를 최적화하는 데 기여할 것이다.

추가 참고문헌

1. Beiser EJ, Szymanski DJ, Brooks KA. Physiological responses to baseball pitching during a simulated and intrasquad game. *J Strength Cond Res*. 2012;26:S80.
2. Haff GG. Sport science. *Strength Cond J*. 2010;32:33-45.
3. Potteiger JA, Blessing DL, Wilson GD. The physiological response to a single game of baseball pitching. *J Appl Sport Sci Res*. 1992;6:11-18.
4. Potteiger JA, Williford HN Jr, Blessing DL, et al. Effect of two training methods on improving baseball performance variables. *J Appl Sport Sci Res*. 1992;6:2-6.
5. Rhea MR, Oliverson JR, Marshall G, et al. Noncompatibility of power and endurance training among college baseball players. *J Strength Cond Res*. 2008;22:230-234.
6. Szymanski DJ. Physiology of baseball pitching dictates specific exercise intensity for conditioning. *Strength Cond J*. 2009;31(2):41-47.
7. Szymanski DJ. Recommendations for the avoidance of delayed-onset muscle soreness. *Strength Cond J*. 2001;23:7-13.
8. Warren CD, Szymanski DJ, Landers MR. Effects of three recovery protocols on range of motion, heart rate, rating of perceived exertion, and blood lactate in baseball pitcher during a simulated game. *J Strength Cond Res*. 2015;29:3016-3025.

념으로, "현상을 이해하기 위해서는 세포적 및 유전적 수준까지 내려가야 하지만, 그 영향을 이해하기 위해서는 전체 생물체에 미치는 영향을 살펴보아야 한다"는 점이 지적되었다. 각 연구는 우리의 이해에 기여하지만, 연구 결과가 관찰된 조건을 기반으로 한 과학적 접근 패러다임에 통합되어야 한다. 예를 들어, 매우 낮은 강도의 유산소 훈련 프로그램만을 처방할 경우, 훈련된 지구력 운동선수의 10 km 경주 시간을 최대한으로 개선할 수 있는 세포 적응을 유발하지 않을 것이다. 그림 1-3은 운동 및 스포츠 과학 연구에서 상류 및 하류 조절 요소의 기본 사항을 개괄적으로 보여준다. 운동 처방의 유형(즉, 응용 연구)에 대한 결정은 훈련 결과에 영향을 미치며, 훈련에 의해 발생하는 적응(즉, 기초 연구)은 성능 향상을 가져오는 다양한 세포 및 생리학적 시스템의 영향을 받는다. 따라서 기초 과학자가 응용 연구를 이해하고, 응용 과학자가 기초 연구를 이해하는 것이 필수적이다.

연구의 유형

위에서 논의된 기초 연구와 응용 연구 외에도, 연구는 여러 방식으로 추가 분류될 수 있다. 첫째, 연구는 수행되는 장소를 기준으로 분류될 수 있으며, 예를 들어 현장(Field)에서 수행되는 연구와 실험실(laboratory)에서 수행되는 연구로 나눌 수 있다. 둘째, 연구는 접근 방식에 따라 질적 연구(qualitative research) 또는 양적 연구(quantitative research)로 분류될 수 있으며, 다양한 연구 설계가 사용될 수 있다. 양적 연구는 현상을 설명, 예측하거나 증명하기 위해 수치 데이터를 수집하며, 일반적인 개념에서 특정 개념으로 추론하는 연역적

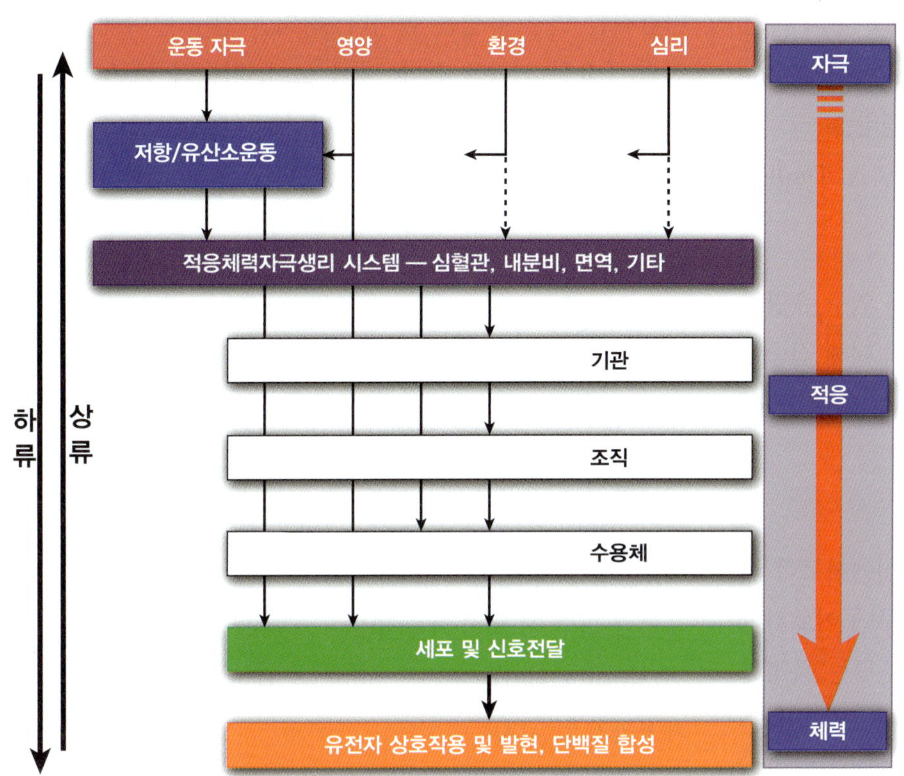

그림 1-3 운동 및 스포츠 과학 연구에서 상류와 하류의 조절 요소. 상류는 다른 자극이나 행동 이전에 발생하는 자극이나 행동을 의미한다. 하류는 다른 자극이나 행동 이후에 발생하는 자극이나 행동을 의미한다.

추론(deductive reasoning)과 통계 분석을 사용한다.

양적 연구에는 다음과 같은 유형이 포함된다:

1. 기술적 연구(descriptive research)
2. 변수 간의 관계를 예측하는 상관 연구(correlational research)
3. 원인-결과 연구(cause-effect research)
4. 실험 연구(experimental research)

질적 연구는 서술형 데이터를 수집하는 연구 접근 방식으로, 주로 운동 과학보다는 사회과학에서 널리 사용된다(예: 고등학교 체육 감독들이 자신들의 부서에서 인증된 근력 및 컨디셔닝 전문가의 필요성에 대해 가지는 태도 이해). 질적 연구는 현상을 설명하기 위한 상세한 설명과 분석을 제공하며, 통계 추론보다 귀납적 추론(inductive reasoning), 즉 구체적인 사실에서 일반적인 결론을 도출하는 과정을 사용한다. 질적 연구는 또한 민족지학적 연구(ethnographic research)라고도 불리며, 과거 사건이 아닌 현재 사건의 연구에 관여한다. 이 접근법은 자연스러운 환경에서 여러 변수에 대한 방대한 서술형 데이터(비수치 데이터)를 장기간에 걸쳐 수집하는 것을 포함한다. 단일 대상 집단을 다루는 사례 연구(Case Study)나 소규모 그룹 인터뷰(포커스 그룹)를 포함한 설계도 질적 연구로 간주될 수 있다.

질적 연구의 몇 가지 예는 다음과 같다.

1. 방과 후 피트니스 프로그램에서 부모의 참여에 대한 사례 연구
2. 저소득층 및 도시 중심지에 살지만 비만이 아니고 올바른 식습관을 가진 아동들에 대한 다중 사례 연구
3. 여성 운동선수에 대한 남성 근력 코치들의 태도 조사
4. 대학 운동 경기에서 운동 트레이너로 활동하는 데 따른 스트레스 조사

또 다른 질적 연구 형태는 역사적 연구(historical research)로, 과거 사건을 연구하는 것이다. 다음은 역사적 연구의 몇 가지 예시이다.

1. 여성과 스포츠에 관한 Title IX 법률을 이끌어낸 요인들

2. 농구 명예의 전당 코치인 돈 해스킨스가 다섯 명의 흑인 선수를 내세운 텍사스 웨스턴 농구 팀의 승리가 Division I 농구에서 인종 평등에 미친 역사적 영향
3. 근육 생리학 분야의 저명한 연구자인 Gary A. Dudley 박사의 공헌

다음으로, 운동 과학자와 가장 관련성이 높은 연구 유형인 현장 및 실험실 연구, 기술적 연구, 실험 연구에 대해 집중적으로 다룰 것이다.

현장 및 실험실 연구

연구는 대사 병동과 같은 고도로 통제된 실험실에서부터 체육관에서 열리는 레슬링 경기와 같은 현장 연구에 이르기까지 다양한 장소에서 수행될 수 있다. 실험실 연구는 특정하고 고도로 통제된 실험실 환경에서 이루어지며, 조건과 혼란 변수(confounding variables)를 매우 잘 통제할 수 있는 가능성이 있다. 반면에 현장 연구는 교실, 체육관, 운동장, 우주선, 마라톤 코스 또는 올림픽 경기와 같은 장소에서 이루어지며, 그러한 통제가 불가능할 수 있다. 사람들은 종종 현장 연구가 실험실 연구보다 열등하다고 생각하지만, 실제로 중요한 것은 질문에 정확히 답할 수 있는 능력이다(글상자 1-8). 예를 들어, 윔블던 테니스 결승전에서 센터 코트로 걸어나가기 직전의 생리적 각성 상태를 실험실에서 이해하기는 어렵다. 따라서 실험의 장소는 특정 질문에 답하기 위해 중요할 수 있으며, 각 실험에서 주목해야 한다. 실험의 품질은 장소가 아니라 질문에 답하기 위해 필요한 실험 설계와 통제에 따라 결정된다. 따라서 현장 연구와 실험실 연구 모두 기초 과학과 응용 과학을 발전시키는 데 중요한 역할을 할 수 있다.

기술연구

기술연구(descriptive research)는 다양한 현상을 설명하는 데 사용되며, 무언가가 어떻게 그리고 왜 발생하는지의 이유를 조사하지 않다. 많은 과학자의 관점에서, 이는 현상의 매개 메커니즘에 대한 통찰을 제공하지 않기 때문에 매우 바람직한 연구 유형은 아니다. 하지만 연구 분야에서는 여전히 중요한 역할을 한다. 예를 들어, 기술적 연구의 한 유형은 NBA 농구 선수, 올림픽 마라톤 선수, NFL 미식축구 선수, 월드컵 축구 선수들의 경기력과 신체 조성 프로필을 특성화하는 것일 수 있다. 이러한 데이터는 그들의 몸이 어떻게 적응하여 높은 수준의 성과를 내게 되었는지 설명하지는 못하지만, 선수들의 신체적 특성과 높은 수준의 경기력을 발휘하기 위해 필요한 생리적 및 성능적 능력에 대한 통찰을 제공할 수 있다. 또한 기본 메커니즘에 관심이 있는 과학자들에게 이러한 성과를 이해하기 위해 어떤 변수를 조사해야 할지 단서를 제공할 수도 있다. 기술적 연구는 특정 조건(예: 운동 A 대 운동 B)이나 특정 개인 집단(예: 대학 대 고등학교 농구 선수)의 프로필만을 제공하며, 연구된 변수의 메커니즘이나 원인과 결과를 이해하는 데에는 실질적인 통찰을 제공하지 않는다.

기술적 연구의 몇 가지 예:

1. 내셔널 풋볼 리그(NFL) 선수들의 신체 조성과 크기.
2. 평지 트레드밀 달리기와 오르막 트레드밀 달리기의 생리학적 반응 비교.
3. 대학 농구 경기를 관람할 때의 생리학적 반응.
4. 6주간의 운동 중단이 힘과 파워에 미치는 영향.

기술적 연구의 또 다른 형태는 **상관 연구(correlational research)**이다. 중요한 점은 상관관계가 인과관계를 나타내지 않는다는 것이다. 즉, 두 변수는 상관관계가 있을 수 있지만, 그 사이에 실제 인과 요인은 없을 수 있다. 이에 대한 대표적인 예로 젖산과 pH 변화의 역할을 들 수 있다. 젖산은 pH 변화와 상관관계가 있지만, 격렬한 운동으로 인해 pH가 감소하는 데 있어 원인이 되지는 않는다. 상관 연구는 두 개 이상의 수량화 가능한(숫자로 표현 가능한) 변수 간의 관계가 존재하는지, 그리고 어떤 정도로 존재하는지 결정하려고 시도한다. 두 변수가 상관관계가 있을 경우, 한 변수의 값을 알면 다른 변수의 값을 예측할 수 있다. 상관관계는 예측을 의미하지만, 인과관계를 의미하지는 않는다. 연구자들은 상관 연구의 결과나 두 변수 간 관계의 강도를 보고하기 위해 상관

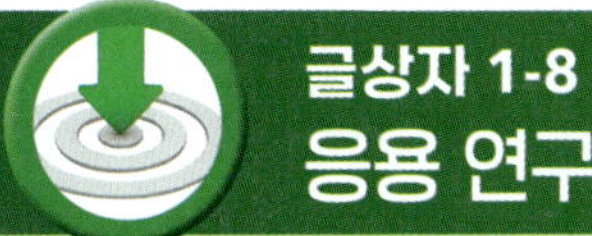

글상자 1-8 응용 연구

현장과 실험실에서 신체 활동 패턴을 정량화하고 정성화하기: 연구자들에게 주어진 도전 과제

우리는 건강과 체력을 위해 필요한 중등도 및 격렬한 신체 활동량에 대한 공중 보건 권고 사항이 끊임없이 변화하고 있음을 듣고 있다. 2007년에 미국 스포츠의학회와 미국 심장협회에서 제시한 기본 권고 사항은 다음과 같다:

- 중등도 강도의 심혈관 운동을 하루 30분, 주 5일 수행

또는

- 격렬한 강도의 심혈관 운동을 하루 20분, 주 3일 수행

그리고

- 근력 운동을 8~10회, 각각 8~12회 반복하세요, 일주일에 두 번.

신체 활동이 어떻게 정량화되고 정성화되는지 생각해 본 적이 있습니까? 신체 활동이란 골격근에 의해 생성된 신체 움직임으로 에너지가 소비되는 모든 활동을 포함하며, 가사 활동, 직업 활동, 교통 수단 활동, 여가 활동을 포함한다. 이와 같은 정의는 연구자들에게 도전 과제를 제시한다. 통제를 극대화하려면 신체 활동과 에너지 소비를 대사 병동에서 측정하는 것이 가장 좋을 수 있다. 그러나 실행 가능성을 고려할 때, 대사 병동에 갇힌 상태로 일상생활을 수행하는 것은 불가능하기 때문에 이는 해당 연구에 적합하지 않을 수 있다. 게다가, 비용과 노동력도 연구의 실행 가능성을 더욱 제한할 것이다.

이를 고려하여 신체 활동을 측정하기 위한 여러 평가 기법이 개발되고 테스트 되었다. 이러한 기법에는 다음이 포함된다.

- 직접 관찰 등급 척도
- 휴대용 대사 측정 장치
- 이중 표지수(doubly labeled water)
- 자기 보고 신체 활동 기록지, 일지 및 설문조사
- 걸음 수를 측정하는 만보계
- 신체 활동 중 수직 변위의 강도를 정량화하는 가속도계
- 심박수 모니터링 기술

실행 가능성, 현실성, 통제력을 고려할 때, 다양한 인구 집단에서 신체 활동을 평가하기에 가장 적합한 기법은 수행되는 연구의 유형(예: 현장 연구 또는 실험실 연구)과 연구의 맥락에 따라 달라진다.

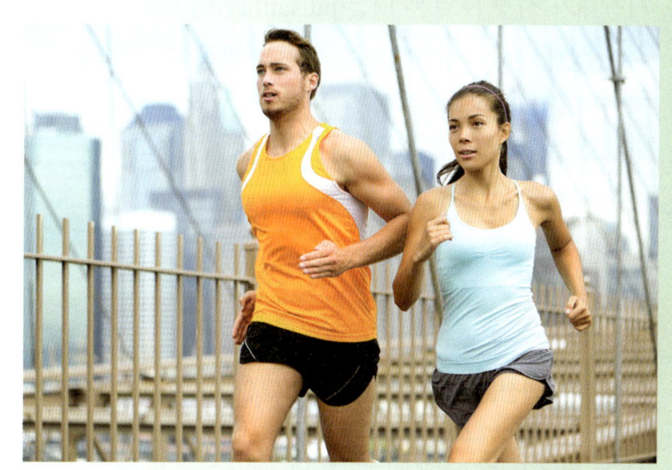

계수를 자주 사용한다.

기술적 상관 연구의 몇 가지 예:

1. 웨이트 트레이닝과 젊은 운동선수들의 자존감 간의 관계.
2. 일립티컬 트레이너의 저항 수준과 심박수 반응 간의 관계.
3. 운동 전 혈액 내 코르티솔 변화와 불안 간의 관계.

실험연구

대다수의 과학 연구는 본질적으로 실험적 성격을 띤다. 실험 연구는 실험실이나 현장에서 잘 통제된 연구를 수행하며, 실험 변수를 조작하여 무언가가 어떻게 작동하는지를 이해하고자 한다. 모든 실험 설계에는 두 가지 주요한 범주의 변수가 존재한다. **독립 변수(independent variable)**는 종속 변수의 반응을 통제한다고 가정되는 변수이다. 일반적인 독립 변수는 연구 대상 집단(나이, 성별, 체지방률)과 연구 매개변수(환경 온도, 고도)와 관련이 있다. **종속 변수(dependent variable)**는 독립 변수의 실험적 조작에 반응하거나 반응하지 않을 수 있는 산소 소비량, 근력과 같은 측정값이다. 기술적 연구와 실험적 연구 설계 모두 독립 변수와 종속 변수를 포함하지만, 실험적 연구는 독립 변수를 의도적으로 사용하여 종속 변수에 변화를 일으켜 원인과 결과 메커니즘을 이해하고자 시도한다. 이러한 유형의 연구는 일반적으로 집단

비교를 포함한다. 연구에 포함된 집단은 독립 변수의 값을 구성한다. 예를 들어, 성별(남성 대 여성), 연령(젊은 집단 대 노인 집단), 인종(백인 대 아프리카계 미국인) 등이 있다. 결국, 기술적 연구와 실험적 연구의 차이는 실험적 연구에서는 시스템이나 현상의 인과관계를 조사할 수 있도록 테스트 환경을 설계하고 통제한다는 점이다. 따라서 실험이나 기술적 연구를 구분하는 것은 측정값 자체가 아니라, 통제와 처치 조건 또는 집단을 포함하는 적절한 연구가 설계된다. 이로 인해 원인과 결과를 이해할 수 있는 능력이 결정된다. 다음은 원인-결과 실험 연구 질문의 몇 가지 예이다.

1. 분지사슬 아미노산(BCAA) 보충제 섭취 타이밍이 근육 단백질 합성에 미치는 영향
2. 시간대가 성장 호르몬 맥동(pulsatility)에 미치는 영향
3. 수분 상태가 근육 힘 생성에 미치는 영향
4. 걷기와 달리기에서 열이 중심 체온에 미치는 영향
5. 장기간 미세중력이 쥐의 II형 근섬유에 미치는 영향
6. 저탄수화물 식단이 혈중 지질에 미치는 영향

속성 검토

- 생리학적 과정을 설명하고 운동 처방을 안내하는 원리는 정보가 얻어진 맥락이나 조건을 고려해야 하는 사실과 이론에 기반한다.
- 운동 및 스포츠 과학에서는 기초 연구에서 응용 연구까지 이어지는 지식과 연구의 연속성이 존재한다.
- 연구는 질적 연구(역사적 연구 포함)와 양적 연구(기술적, 상관적, 원인-결과적, 실험적 연구 포함)로 분류될 수 있다.
- 기술적 연구는 변수를 특성화하는 데 중점을 둔다
- 실험적 연구는 실험 변수를 조작하여 무언가가 작동하는 방식을 이해하려고 한다.

과학 문헌

과학 문헌은 과학적 방법을 사용한 원래의 연구와 이들 연구에 대한 리뷰를 포함하여 모든 발표된 연구의 축적물이다.[6,7,9] 과학 문헌은 질문에 답하는 접근법의 사실적 근거와 맥락을 제공한다. 과학 문헌이 모든 질문에 대한 답을 담고 있는 것은 아니지만, 전문가들이 이를 능숙하게 활용할 경우 문제를 해결하는 방향을 제시하고, 질문에 대한 통찰을 제공하며, 운동에서의 많은 기저 메커니즘을 설명하는 데 도움을 줄 수 있다. 따라서 과학 문헌은 운동 및 스포츠 과학의 다양한 전문 직업군에서 최적의 의사 결정을 위한 기준을 설정할 수 있다. 이는 **근거 기반 실천(evidence-based practice)**으로의 전환에서도 명백하게 나타난다. 근거 기반 실천은 가능한 최고의 증거나 가장 적절한 정보를 활용하여 결정을 내리는 접근 방식이다(글상자 1-9). 우리의 지식 기반이 확장됨에 따라, 운동 및 스포츠 과학을 포함한 많은 전문 분야에서 근거 기반 실천의 증가가 관찰되며, 이는 해당 직업의 실천을 개선하는 데 기여할 것이다.

검색 엔진

과학적 정보가 급증함에 따라, 검색 엔진은 과학 문헌을 조사하는 데 중요한 도구가 되었다. 검색 엔진은 키워드나 구문을 사용하여 웹 문서를 검색하는 일련의 컴퓨터 프로그램이다. 오늘날 Google, Bing, Yahoo와 같은 다양한 검색 엔진이 존재하며, 이를 통해 정보 데이터베이스에 접근할 수 있다. 그러나 이러한 프로그램은 종종 수많은 웹사이트나 "검색 결과"를 나열하며, 그중 많은 정보는 신뢰도가 의심스러운 경우가 많다. 개인 트레이너의 피트니스 고객이나 근력 코치의 선수가 인터넷에서 얻은 운동 훈련 및 피트니스 프로그램 정보를 가지고 와서 "이 프로그램은 어떤가요? 또는 저 프로그램이 더 나은가요?"라고 질문하는 것은 흔한 일이다. 개인 트레이너와 근력 코치부터 의사까지, 전문가들은 매일 자신이 수행한 문헌 검색이나 타인의 검색 결과로 인해 유입되는 정보를 평가하는 도전에 직면해 있다.

운동 및 건강관리 전문가들에게 더욱 관련이 있는 것은 두 가지의 더 전문화된 검색 엔진이다. 의학 과학 분야에서 가장 일반적으로 사용되는 검색 엔진은 **PubMed**이다(글상자 1-10). PubMed는 미국 국립의학도서관(U.S. National Library of Medicine)의 서비스로, 생물의학 분야에 초점을 맞춘 MEDLINE(25만 건 이상의 학술지 논문 참고문헌을 포함, 특히 생의학에 중점) 데이터베이스와 생명과학 및 생물의

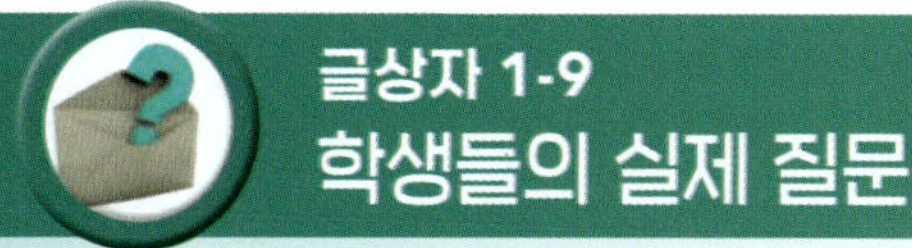

글상자 1-9
학생들의 실제 질문

근거 기반 실천이란 무엇인가요?

근거 기반 실천(Evidence-Based Practice)은 과학적 사실을 사용하여 특정 분야에서의 전문적 실천을 안내하는 것이다. 목표는 해당 분야에서 가장 신뢰할 수 있고, 정확하며, 깊이 있게 고안된 증거를 의사 결정에 활용하는 것이다. 이 과정에는 여러 단계가 포함된다. 예를 들어, 운동 처방은 운동 과정에 대한 사실적 이해를 바탕으로 이루어져야 한다. 이 과정은 관심 있는 운동 유형(예: 지구력 훈련 또는 웨이트 트레이닝)과 관련된 질문을 공식화, 명확화, 분류하는 것부터 시작된다. 이후, 주제와 관련하여 이용 가능한 최선의 증거를 검색하고 수집하며, 이를 평가한 다음 운동 처방 과정에 적용한다. 이러한 정보의 출처는 원본 연구 보고서, 포괄적 리뷰, 요약, 논평, 체계적 리뷰, 메타분석 및 출판된 지침 등이다. 운동과학의 여러 영역에서 이는 점점 더 성장하고 있는 연구 분야이다. 이 접근법을 사용하는 데 있어 주요 도전 과제는 해당 실천이나 질문과 관련된 증거의 품질과 관련이 있다.

추가 참고문헌

1. Brownson RC, Gurney JG, Land GH. Evidence-based decision making in public health. *J Public Health Manag Pract.* 1999;5(5):86-97.
2. Cavill N, Foster C, Oja P, et al. An evidence-based approach to physical activity promotion and policy development in Europe: contrasting case studies. *Promot Educ.* 2006;13(2):104-111.
3. O'Neall MA, Brownson RC. Teaching evidence-based public health to public health practitioners. *Ann Epidemiol.* 2005;15(7):540-544.
4. Shrier I. Stretching before exercise: an evidence-based approach. *British J Sports Med.* 2000;34:324-325.

학 저널을 포함하여 1,700만 개 이상의 인용문을 제공한다. PubMed는 1950년대까지 거슬러 올라가는 운동 과학 분야의 문헌도 포함하며, 전체 텍스트 기사 및 기타 관련 자원에 대한 링크를 제공한다. 이 서비스는 무료로 제공되며, 대부분의 대학 도서관에서도 이용할 수 있다(글상자 1-11). 또 다른 검색 엔진인 **SportDiscus**는 스포츠, 건강, 피트니스, 스포츠 의학 분야의 세계 최고의 데이터베이스로, 이러한 분야에서 더욱 특화된 연구 도구를 제공한다.

연구 유형

위에서 설명된 바와 같이, 과학 문헌에서는 다양한 유형의 연구를 찾아볼 수 있다. 과학 문헌에서 가장 중요한 논문 유형은 **원본 연구(original investigation)**이다. 원본 연구는 과학적 방법을 사용하여 가설 검증에 기반한 새로운 데이터를 생성한다. 이러한 연구는 특히 생물의학 및 생명과학에서 우리의 지식의 토대를 이루는 다양한 형태를 가지고 있다. 원본 연구에서 새로운 연구 데이터가 제시되는 반면, 다른 유형의 과학 출판물도 운동 및 스포츠 과학 문헌에 기여한다.

과학 리뷰(Scientific Reviews): 특정 주제에 대한 기존 문헌을 종합하여, 기존 원본 연구를 기반으로 중요한 새로운 통찰과 결론을 제공할 수 있다. 이러한 리뷰는 문헌의 통계적 분석(예: 메타 분석), 증거 기반 순위 매기기, 또는 의견 리뷰를 통해 이루어질 수 있다.

사례 연구(Case Studies): 예를 들어, 올림픽 금메달리스트의 훈련 프로토콜을 분석하는 연구처럼 그룹으로 재현할 수 없는 특정 상황을 조사하여 통찰을 제공한다.

심포지엄 발표물(Symposium Publications): 과학 회의에서 발표된 논문의 모음으로, 참석하지 못한 사람들도 발표된 정보를 공유받을 수 있도록 한다. 이러한 유형의 출판물에서 중요한 요소는 동료 검토(peer review)를 거친다는 점이다. 반면, 대부분의 인터넷 댓글이나 블로그는 동료 검토를 거치지 않는다.

동료 검토 과정

과학자가 연구를 완료한 후, 그것이 지식 체계의 일부가 되기 위해서는 반드시 출판되어야 한다(그림 1-4 참조). 각 학술지는 저자가 논문을 제출할 때 준수해야 하는 고유한 작성 지침과 형식이 있다. 그러나 평판이 높은 학술지에서는

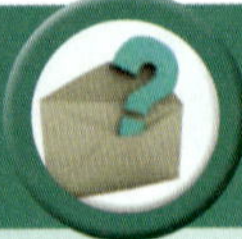

글상자 1-10 학생들의 실제 질문

PubMed 검색 방법

귀하의 대학교 도서관 웹사이트에는 PubMed 데이터베이스로 연결되는 링크가 있어야 한다: http://www.ncbi.nlm.nih.gov/pubmed/

접근 방법을 잘 모를 경우, 참고도서관 사서에게 문의하라. 많은 대학교에서는 참고 데이터베이스 사용법에 대한 워크숍을 제공한다. 대개 도서관은 관심 있는 저널에 대한 온라인 구독 서비스를 제공하며, PubMed의 링크를 통해 해당 논문의 PDF 버전에 직접 접근할 수 있다. PubMed 데이터베이스는 과학 및 의학 분야 문헌에 대한 가장 최신 정보를 제공한다.

PubMed에서는 주제, 키워드, 저자, 날짜, 출판 유형 등 다양한 방식으로 검색을 수행할 수 있다. 또한 정확히 필요한 정보를 찾기 위해 검색을 제한할 수 있는 다양한 옵션을 제공한다.

키워드 검색

키워드를 사용하여 기본 검색을 수행하려면, 첫 번째 단계로 연구 질문에서 주요 개념을 식별해야 한다. 예를 들어, 아동의 저항 훈련에 대한 반응에 대한 논문을 찾으려면, 중요한 용어(resistance training 및 children)를 검색창에 입력할 수 있다. "검색(Search)" 버튼을 누르면, 키워드와 관련된 참고문헌 목록이 나타나며 이를 검토할 수 있다.

저자 검색

저자의 이름으로 검색하는 것도 유용할 때가 있다. 예를 들어, William J. Kraemer가 발표한 모든 논문 목록을 보고 싶다면, 저자의 성을 먼저 입력한 후 이름의 이니셜을 입력하는 형식인 "Kraemer WJ"를 검색창에 입력할 수 있다. 그러면 William J. Kraemer가 저자 또는 공동 저자인 논문 목록이 표시된다. 또한 William J. Kraemer가 제1 저자인 논문만 표시되도록 선택할 수도 있다.

Boolean 연산자

Boolean 연산자는 검색에서 개념을 결합하는 데 사용된다. 주요 연산자는 AND, OR, NOT이다. (주의: 대문자로 입력해야 한다.)

1. **AND**
   - 검색어를 결합하여 각 결과가 모든 검색어를 포함하도록 한다.
   - AND는 검색을 좁히는 데 사용한다.
   - **예시: exercise AND children**(운동과 아동이라는 두 가지 검색어를 모두 포함하는 기록을 찾는다.)
   - **예시: growth hormone AND Kraemer WJ**(성장 호르몬을 주제로 하고 *W.J. Kraemer*가 작성한 기록을 찾는다.)
2. **OR**
   - 검색어를 결합하여 각 결과가 적어도 하나의 검색어를 포함하도록 한다.
   - OR는 검색을 넓히는 데 사용되며, 동의어나 유사 개념의 변형을 그룹화할 때 유용한다.
   - **예시: strength training OR resistance training** (근력 훈련 또는 저항 훈련이라는 검색어 중 적어도 하나를 포함하는 기록을 찾는다.)
3. **NOT**
   - 특정 검색어를 제외하여 결과가 NOT 연산자 다음에 오는 검색어를 포함하지 않도록 한다.
   - NOT은 검색을 집중시키는 데 사용된다.
   - **예시: flexibility NOT passive stretching**(유연성을 포함하되, 수동 스트레칭을 포함하지 않는 기록을 찾는다.)
   - **제한(Limits):** Limits 옵션을 사용하면 검색을 더욱 구체적으로 지정할 수 있다. 이 탭을 통해 다음 기준으로 검색을 제한할 수 있다:
     - 출판 유형
     - 언어
     - 연령 그룹
     - 인간 또는 동물 대상
     - 성별
     - 메타 분석
     - 출판 날짜

동료 검토(peer-review) 과정이 필수적이다. 저자가 과학 저널에 논문을 제출하면, 편집장이나 부편집장은 해당 논문을 해당 분야의 전문가인 다른 과학자들(동료)에게 엄격히 검토하도록 보낸다. 심사자는 논문을 읽고 다음과 같은 요소들을 점검한다.

- 누락된 정보
- 데이터 해석에 대한 의문
- 실험 설계나 방법론의 치명적인 결함(fatal flaws, 예: 대조군의 부재나 부적절한 측정 기법).

심사자는 논문을 검토한 후, 편집자에게 논문의 출판 가치

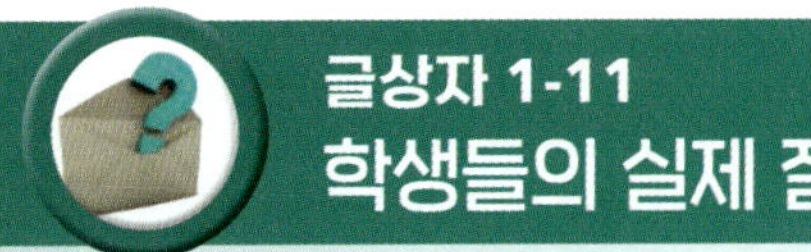

글상자 1-11
학생들의 실제 질문

PubMed에서 논문을 찾는 것이 쉬운가요?

PubMed에서 논문을 찾는 과정(예시: 주어진 논문 검색)

1. 초록 키워드를 사용하여 검색
   - 논문 초록에서 주요 키워드를 추출해 검색: "muscle hypertrophy AND periodized resistance training AND women"
   - PubMed 검색창에 입력 후, 검색 버튼을 클릭한다.
2. 검색 제한 설정
   검색 결과를 더욱 구체화하기 위해 다음 필터를 적용:
   - Humans(인간 대상 연구)
   - Women(여성 대상 연구)
   - English(영어로 작성된 논문)
   - Adult(성인 대상 연구)
   - 왼쪽의 "Filters" 메뉴를 사용해 설정한 후 결과를 새로 고친다.
3. 저자 이름으로 검색
   - 저자 이름 형식: Kraemer WJ
   - 검색창에 입력 후 검색
   - 검색 결과가 너무 많으면 위의 키워드와 함께 사용하여 검색 범위를 좁힌다.
4. Boolean 연산자를 사용해 키워드와 저자 결합
   - 키워드와 저자 이름을 결합해 검색: "muscle hypertrophy AND periodized resistance training AND women AND Kraemer WJ"
   - 이 방식은 가장 구체적인 결과를 제공한다.

결과 확인: 검색 결과에서 논문 제목과 저자 정보를 확인한 뒤, 원하는 논문을 클릭하여 초록 및 전체 텍스트를 확인한다. 필요시 도서관 계정이나 무료로 제공되는 링크를 통해 PDF를 다운로드할 수 있다. 이 과정을 통해 논문 검색은 효율적이고 체계적으로 수행될 수 있다.

추상적인

목적: 팔과 허벅지 근육 비대가 장기간의 다양한 주기화된 저항 훈련 프로그램에 적응하는 방식과 상체 저항 훈련의 영향을 조사했다.

방법: 총 85명의 비훈련 여성(평균 나이 = 23.1 ± 3.5세)이 다음 그룹 중 하나에 참여했다:

- 전신 훈련 그룹: TP(*N* = 18, 3–8 RM 훈련 범위), TH(*N* = 21, 8–12 RM 훈련 범위)
- 상체 훈련 그룹: UP(*N* = 21, 3–8 RM 훈련 범위), UH(*N* = 19, 8–12 RM 훈련 범위)
- 통제 그룹: CON(*N* = 6)

훈련은 24주 동안 주 3회 교대로 진행되었다. 체성분, 근육 성능, 자기공명영상(MRI)을 이용한 근육 단면적(CSA)은 훈련 전(T1), 12주 후(T2), 24주 후(T3)에 평가되었다.

결과:

- 팔의 근육 단면적(CSA)은 모든 훈련 그룹에서 T2(~11%)와 T3(~6%)에서 증가했다.
- 허벅지 CSA는 T2(~3%)와 T3(~4.5%)에서 TP와 TH 그룹에서만 증가했다.
- 스쿼트 1회 최대 반복(1 RM)은 T2(~24%)와 T3(~11.5%)에서 TP와 TH 그룹에서만 증가했으며, 모든 훈련 그룹에서 T2(~16.5%)와 T3(~12.4%)에서 벤치프레스 1 RM이 증가했다.
- 부하 점프 스쿼트 동안의 최대 파워는 TP(12%)와 TH(7%) 그룹에서만 T1에서 T3까지 증가했다.
- 발리스틱 벤치프레스 동안의 최대 파워는 T2에서 TP 그룹에서만 증가했으며, 모든 훈련 그룹에서 T1에서 T3까지 증가했다.

결론: 훈련 특이성이 지지되었으며(상체 훈련만으로는 하체 근육에 영향을 미치지 않음), 주기화된 저항 훈련 프로그램에 무거운 부하 범위를 포함하는 것이 유리할 수 있음을 보여준다. 이는 젊은 여성의 근육 조직량 발달을 목표로 하는 전신 컨디셔닝 프로그램에서 이점이 될 수 있다.

에 대한 권고를 한다. 심사자는 논문을 수락(accept), 수정 후 수락(accept with revisions), 또는 거절(reject) 중 하나를 권고한다. 편집자는 일반적으로 심사자의 권고를 따르지만, 의견이 불일치할 경우(예: 한 심사자는 거절을 권고하고 다른 심사자는 그렇지 않은 경우), 세 번째 심사자가 논문을 분석하거나 편집자가 최종 결정을 내린다. 최종적으로 논문의 수락 여부는 편집자의 책임이며, 심사자는 권고만 제공한다.

일반적으로 심사 과정은 **단일 블라인드(single-blind) 방식**이나 **이중 블라인드(double-blind) 방식** 중 하나로 진행된다. 단일 블라인드 심사 과정에서는 심사자가 논문 저자가 누

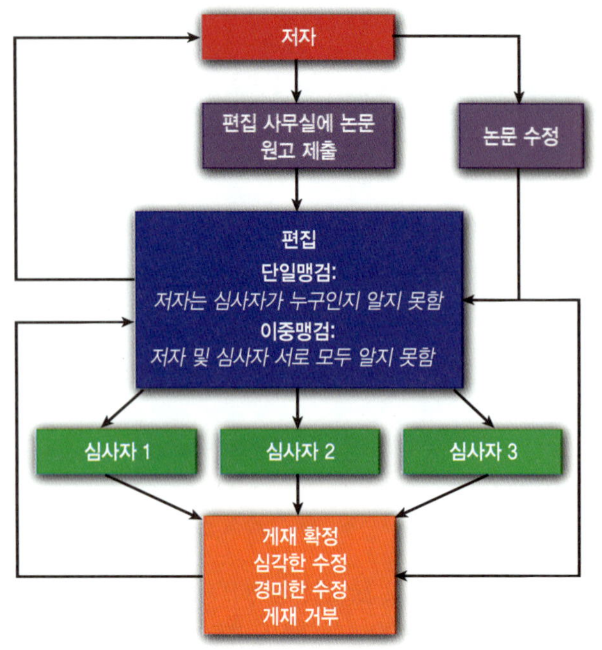

그림 1-4 동료 검토 과정. 동료 검토 과정은 출판된 논문의 품질을 보장하기 위해 일련의 단계를 포함한다. 대부분의 논문은 출판되기 전에 한두 번의 수정 단계를 거친다.

구인지 알지만, 저자는 자신의 논문을 심사하는 사람이 누구인지 모른다. 이중 블라인드 심사 과정에서는 저자와 심사자 모두 서로의 신원을 알지 못한다. 더 드문 경우에는, 일부 학술지가 오픈 리뷰(open review) 방식을 사용하여 모든 당사자가 서로의 신원을 모두 알 수 있도록 한다(글상자 1-12). 각 방식에는 장단점이 있지만, 대부분의 경우 검토 과정에서 편견이나 갈등을 제거하기 위해 논문은 블라인드 처리된다.

실험적 오류나 치명적 결함이 있는 경우 동료 검토 과정에서 밝혀지며, 편집자는 이러한 논문이 출판되지 않도록 한다. 논문 승인율은 일반적으로 10%에서 40% 사이로, 모든 논문이 수락되는 것은 아니다. 많은 논문이 다른 학술지로 다시 제출되거나, 프로젝트나 논문이 너무 결함이 커 출판 가치가 없다고 판단되기도 한다. 출판 과정은 대학교 교수, 산업계 과학자, 또는 정부 연구자들에게 학문적 삶에서 요구되는 엄격한 과정이다. 이 과정이 완벽하지는 않으며, 노벨상 수상자조차도 한 논문이 사이언스에서 거절당한 후 다른 저널에 게재되어 그 논문으로 노벨상을 받은 사례가 이를 보여준다.

속성 검토

- 과학 문헌은 과학적 방법에 기반한 원본 연구의 출판물 축적이다.
- 동료 검토 과정은 해당 분야의 전문가 과학자들이 제출된 원고를 엄격히 비평하여 논문이 출판에 적합한지 판단하는 것을 포함한다.

정보 정확성 및 의사 결정

인터넷을 통해 방대한 양의 정보가 제공되고, 그 품질이 다양해짐에 따라, 연구를 수행하거나 질문에 답할 때 정보의 정확성과 적용 가능성을 평가하는 것이 그 어느 때보다 중요해졌다. **비공식적인 관찰(anecdotal observation)**(즉, 엄격한 과학적 연구가 아닌 일반적인 관찰에 기반한 사실)에서부터 통제된 실험실 연구에 이르기까지, 정보를 분석하는 능력은 운동 및 스포츠 과학 분야에서 접근 방식과 의사 결정에 필수적이다.

의사 결정에 필요한 정보에는 몇 가지 특징이 있다. 질문과 관련이 있어야 하고, 정확하며, 시기 적절하고, 완전하며, 명확히 해석할 수 있을 정도로 단순해야 한다. 다음에 의사 결정을 내리는 데 필요한 정보를 평가할 때 고려해야 할 몇 가지 요인이 제시되어 있다.

1. 질문이 명확히 정의되었는가?
2. 결정을 내리는 데 필요한 정보는 무엇인가?
3. 결정을 내리는 데 필요한 최소한의 정보는 무엇인가?
4. 정보는 얼마나 정확하며, 적용하려는 상황에 얼마나 구체적인가?
5. 정보의 역사적 맥락과 현재 질문이나 문제에 대한 적용 가능성은 무엇인가?
6. 가장 정확한 정보는 무엇인가? 주제와 관련된 원리와 법칙의 형태로 제공되는 가장 정확한 정보에서 시작된다.

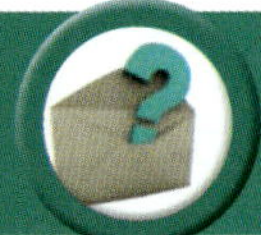

글상자 1-12
학생들의 실제 질문

심사자들은 논문을 심사할 때 실제로 무엇을 검토하나요?

심사자는 보통 논문의 초록을 살펴보는 것으로 검토 과정을 시작한다. 이를 통해 논문의 전반적인 주제, 논문의 유형, 그리고 해당 연구 분야의 기존 연구와의 비교를 이해한다.

다음으로, 심사자는 연구의 근거, 논리, 과학적 접근을 이해하는 데 주로 초점을 맞추며 논문을 비판적으로 읽는다. 심사자의 전반적인 목표는 과학적 완전성(scientific integrity)을 평가하는 것이다. 이는 연구 목적이나 가설을 개발하는 과정에서 사용된 논리, 과학적 원리의 적용성, 지식의 품질을 평가함으로써 이루어진다. 심사자는 또한 아이디어의 참신성과 연구가 해당 분야를 발전시키는 데 기여한 정도를 판단한다. 과학적 완전성을 갖추고, 방법론, 데이터, 결론에서 치명적인 결함이 없으며, 해당 분야에 새로운 정보를 제공하는 논문은 주제가 적합한 저널에 제출된 경우 출판될 가능성이 있다.

심사자는 다음과 같은 과학적 방법의 전반적인 결함을 찾는다.

- 논문에 모순점이 있는가?
- 저자의 결론이 데이터에 적합한가? 아니면 결론이 부적절한가?
- 생물학적으로 타당한가(어떤 메커니즘에 기반하여 가능성이 있어 보이는가)?
- 부적절한 추론이 있었는가?
- 저자가 순환논법을 사용했는가?
- 연구가 사소한 질문을 다루고 있는 것으로 보이는가?
- 통계 분석이 적절했는가?
- 논문의 발표가 체계적인가?
- 중복, 관련 없는 내용 또는 불필요한 논점이 있었는가?
- 용어가 적절히 정의되었는가?
- 논문이 명확하고 집중된 방식으로 작성되었는가?
- 연구의 논리가 명확히 제시되었는가?
- 방법론적 한계가 논의에서 다뤄졌는가?
- 저자의 결과와 다른 연구자들의 결과 간의 불일치 또는 일치 여부가 논의에서 충분히 다뤄졌는가?
- 인용된 참고문헌에서 잘못되거나 부정확한 진술이 있는가?

심사자는 보통 블라인드 리뷰(blinded review)를 작성한다. 이는 저자가 심사자의 정체를 알 수 없도록 하는 것이다. 리뷰는 일반적으로 연구의 전반적인 근거와 설계에 기반한 주요 의견으로 시작한다. 이후, 심사자는 논문의 각 줄에 대해 보다 구체적인 의견을 제시한다. 심사자가 논문이 문헌에 중요한 기여를 하고 과학적으로 타당하다고 판단하면, 수정을 위한 기회를 권고한다. 반면, 논문이 출판할 가치가 없다고 판단되면, 출판 거절을 권고하게 된다.

속성 검토

- 인터넷의 발전은 이용 가능한 정보의 양을 증가시켰을 뿐만 아니라 전문가들이 정보를 더 잘 평가하는 방법을 배워야 할 필요성을 만들었다.
- 이용 가능한 방대한 정보 때문에, 기본 원칙이나 법칙과의 일치 여부 및 정보나 데이터의 맥락을 평가해야 한다.

연구의 해부학

연구를 읽고 그 의미를 해석하기 위해서는 전형적인 과학 논문의 각 섹션을 이해하는 것이 중요하다. 연구의 각 섹션은 과학적 방법과 관련된 이야기의 일부를 포함하며, 논문 말미에는 저자들이 데이터에 대해 해석한 내용이 포함되어 있다.

서론

서론의 주요 목적은 연구 설계를 통해 검증될 가설을 개발하는 것이다. 이를 위해 저자들은 특정 가설을 개발하게 된 배경이 되는 과학 문헌을 간결하고 논리적으로 검토한다. 독자가 연구에서 다루는 질문과 문제가 명확하게 이해될 수 있어야 한다. 서론은 논문의 전체 맥락과 중요성을 설정하기 때문에 작성하기 어려운 부분이 될 수 있다. 특정 가설에 대한 지지가 독자에게 분명히 전달되어야 하며, 이 섹션에서는 문제, 가설, 방법론 및/또는 질문을 둘러싼 잠재적인 비판과 주요 논쟁을 저자가 다루는 것이 중요하다. 서론은 연구의 명확한 목적 진술 또는 연구가 답하고자 하는 구체적인 질문으로 끝을 맺는다.

방법들

방법 섹션은 다른 과학자들이 연구에서 무엇이 수행되었는지를 이해하고, 이를 재현할 수 있는 능력을 제공하기 때문에 매우 중요하다. 이 섹션은 독자들에게 연구의 맥락과 조건을 제공한다. 방법 섹션에서는 연구 설계를 설정하기 위해 일정하게 유지된 독립 변수와 측정된 종속 변수가 자세히 설명된다. 또한 논문의 방법 섹션에는 다음과 같은 세부적이고 구체적인 정보가 포함된다: 연구 대상의 유형, 사용된 특정 장비, 사용된 절차의 순서와 설명, 연구 가설을 검증하기 위해 결과 데이터를 통계적으로 분석한 방법, 추가적으로, 모든 연구는 동물 연구 또는 인간 연구 여부에 관계없이 기관심사위원회(IRB) 또는 윤리위원회의 승인을 받았다는 통지가 포함되어야 한다. 인간 연구의 경우, 참가자들에게 잠재적 위험과 이점을 설명한 후 동의서(informed consent)를 받았다는 점도 명시해야 한다.

방법 섹션은 저자들이 문제에 접근한 방법을 설명하며, 연구 설계가 서론에서 제시된 가설을 검증하고 질문에 답할 수 있는 방법을 보여준다. 여기에는 다양한 독립 변수와 종속 변수를 선택한 적절한 이유가 포함된다. 절차는 다른 사람이 연구를 재현할 수 있을 정도로 상세히 기술되어야 한다. 방법 섹션은 연구의 흐름과 절차의 순서를 독자가 이해할 수 있도록 안내해야 한다. 이 섹션은 일반적으로 생성된 데이터를 분석하기 위해 사용된 통계적 절차와 그 이유를 설명하며, 통계적 유의 수준(alpha level, 일반적으로 $P \leq 0.05$)도 포함하여 끝을 맺는다.

결과

많은 과학자들이 말하듯이, 연구의 설계와 방법이 명확하고, 잘 작성되었으며, 완전하다면, 결과가 논문의 핵심이 되며 가장 중요한 부분이 된다. 결과 섹션은 논문의 생명력을 부여하는 부분으로, 연구 결과가 제시되는 곳이다. 앞서 언급했듯이, 모든 연구 대상이 동일한 방식으로 반응하지 않을 수 있다는 점이 점점 더 분명해지고 있다. 따라서 평균(mean)과 표준편차(standard deviation)를 보여주는 것이 중요하지만, 독자가 모든 연구 대상의 반응에 대한 전반적인 패턴을 이해할 수 있도록 개별 대상의 데이터도 점점 더 자주 제시되고 있다.

논의

논문의 논의(discussion) 섹션은 연구자들이 논문의 중요성을 보여주고, 결과를 해석하며, 이를 기존 과학 문헌과 연결시키는 부분이다. 이 섹션은 논문에 맥락과 의미를 부여한다. 논의 섹션에서는 서론에서 제기된 질문에 대한 답과, 가설이 결과에 의해 지지되었는지 여부를 다룬다. 또한 연구를 수행하는 과정에서 새롭게 제기된 질문과 앞으로의 연구에서 해결해야 할 과제에 대해서도 논의한다.

속성 검토

- 연구의 출판은 과학적 방법의 최종 단계로 간주된다.
- 논문은 과학적 방법을 따르는 섹션(서론, 방법, 결과, 논의)으로 구성된다.

실질적인 응용 추출

결국, 실무 전문가는 자신의 의사 결정 과정, 방법 및 기술을 자신의 전문 분야에서 최첨단으로 유지하는 데 도움이 될 수 있는 연구에서 정보를 추출하는 데 관심이 있다. 이 과정에서는 열린 마음을 유지하는 것이 중요한다. 새로운 연구는 문제에 접근하는 방식에 변화를 가져올 수 있기 때문이다. 따라서 우리가 하는 일은 항상 "진행 중인 작업"이며, 근거 기반 실천을 유지하기 위해 현재의 연구를 지속적으로 읽고, 신중히 평가하며, 적절한 곳과 시점에서 이를 적용해야 한다.

연구의 맥락 이해

특정 상황에 연구를 어떻게 적용할 수 있는지 이해하기 위해서는 연구의 맥락을 이해하는 것이 중요하다. 연구의 맥락은 결과를 해석하고 이를 실질적으로 응용하는 데 매우 중요하다. 예를 들어, 중학교 농구 코치로서 선수들의 수직 점프 능력을 향상시키는 훈련 방법에 관심이 있을 수 있다. 중학교 농구 선수들을 대상으로 플라이오메트릭 훈련, 웨이트 트레이닝, 또는 이러한 방법의 조합을 테스트한 연구는 이 연령대의 선수 그룹에서 기대할 수 있는 훈련 결과를 이해하는 데 이상적일 것이다. 하지만 문헌을 읽는 중에 고등학생 또는 대학 선수들을 대상으로 한 연구만 발견된다면, 해당 결과를 중학교 선수들에게 어떻게 적용할지 해석하는 데 어려움을 겪을 수 있다. 이 경우 연령에 맞지 않는 프로그램을 직접 적용하지 않도록 주의해야 한다. 따라서 독립 변수와 종속 변수와 관련된 연구의 맥락을 이해하는 것이 중요하다.

독립 변수

독립 변수(independent variables)는 연구자가 통제하거나 선택하여 일정하게 유지하는 요인이다. 이러한 변수는 종속 변수의 반응을 변경하는지 확인하고, 그 영향을 이해하기 위해 조작될 수 있다(예: 온도, 훈련 프로그램 유형, 성별).

흥미롭게도, 실험에서 통제되지 않았지만 독립적으로 영향을 미치는 변수를 **혼란 변수**(*confounding variable*)라고 한다. 이러한 통제되지 않은 변수는 통제나 문서화의 부족으로 인해 결과 해석을 복잡하게 만든다. 예를 들어, 이전 근육통이 5K 달리기 기록에 미치는 영향을 조사하는 연구에서, 모든 실험 세션에서 온도와 습도가 유사하지 않았다면 결과는 근육통의 정도가 아니라 환경 조건에 의해 설명될 수 있다. 따라서 영향 요인의 통제와 인식은 과학적 연구에서 항상 중요한 요소이다. 연구 결과를 특정 상황이나 사람들에게 적용하려면, 연구의 독립 변수가 해당 상황이나 인구와 가능한 한 유사해야 된다.

일반적인 독립 변수:

- 나이
- 성별
- 훈련 상태
- 온도
- 체질량
- 체지방
- 월경 상태
- 영양 섭취
- 고도

종속 변수

종속 변수(dependent variable)는 **반응 변수**(*response variable*)라고도 하며, 연구 프로젝트에서 독립 변수의 설정에 따라 측정되는 값이다. 독립 변수와 달리, 종속 변수는 통제되지 않고 연구의 결과 변수로 작용한다. 변수의 **타당성(validity)**과 **신뢰도(reliability)**는 중요하다.

타당성: 측정값이 의도한 것을 정확히 측정하는지 여부를 의미한다. 예를 들어, 목의 경동맥을 촉진하여 1분 동안 맥박수를 세는 것은 심장 수축력을 직접적으로 측정하지는 않지만, 1분당 심박수(heart rate)를 결정하는 타당한 측정 방법이다. 이는 심박수의 직접 측정과 실험적으로 비교되었을 때 같은 결과(분당 박동수)를 보여주었기 때문이다.

신뢰도: 반복 측정 시 결과가 얼마나 일관성 있는지를 의미한다. 예를 들어, 월요일과 수요일에 동일한 사람이 40야드(36.7m) 달리기 시간을 측정했을 때, 두 결과는 비슷해야 한다. 연구 기준에서, 두 값 간의 차이가 5% 이내일 경우 신뢰도가 높은 것으로 간주된다. 흥미롭게도, 타당한 측정은 반드시 신뢰할 수 있어야 하지만, 신뢰할 수 있는 측정이 반드시 타당하지는 않을 수 있다.

종속 변수의 예:

- 40야드 달리기 시간
- 중심 체온(core temperature)
- 심박수(heart rate)
- 산소 소비량(oxygen consumption)
- 1회 반복 최대 근력(1-repetition maximum strength)
- 최대 토크(peak torque)
- 파워(power)
- 혈중 젖산 농도
- 근섬유 단면적(cross-sectional area of a muscle fiber)

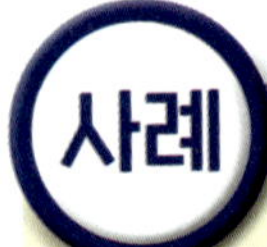

사례 연구

시나리오

당신은 지역 헬스클럽에서 18세에서 76세 사이의 남녀를 훈련시키는 데 도움을 줄 수 있는 한 근육 잡지에서 읽은 식이 보충제의 효능을 평가하려고 한다. 해당 기사에서는 이 허브 보충제가 힘을 극적으로 향상시킬 수 있다고 주장한다. 당신은 참고문헌을 찾아보고 연구 논문을 읽는다. 이 연구는 저항 훈련 프로그램을 수행하는 동안 허브 보충제를 섭취한 것이 힘에 미치는 영향을 조사했다. 연구 대상은 Division I 대학 여성 축구팀이었으며, 20명의 여성이 12주 동안 주기화된 시즌 전 저항 훈련 프로그램을 수행했다. 각 여성은 운동 전후에 보충제를 섭취했다. 12주 후, 벤치프레스와 스쿼트에서 1회 반복 최대치(1 RM)가 향상되었다. 저자들은 이 보충제가 힘을 향상시켰다고 결론지었다. 이 연구가 이 보충제가 힘을 향상시킨다는 광고의 주장을 뒷받침한다고 볼 수 있을까?

옵션

논문의 실험 설계의 품질과 효능을 신중히 읽고 비판하며, 결론이 결과에 의해 뒷받침되는지 확인하는 것이 중요하다. 연구 대상은 여성이며, 따라서 결론은 대학 연령대의 여성 운동선수와, 가능하다면 모든 대학 연령대의 여성에게 일반화할 수 있다. 그렇다면 이 결과를 다른 연령대의 남성과 여성에게도 일반화할 수 있을까? 연령대와 성별이 다를 경우 독립 변수, 또는 이 경우에는 허브 보충제에 대해 다르게 반응할 수 있기 때문에, 결과를 다른 성별과 연령대에 일반화하는 것은 문제가 될 수 있다. 또한 실험 설계와 해석에 대한 의문이 제기된다. 연구에는 대조군이 없었으며, 이는 논문의 결론에 어떤 영향을 미칠까? 특히 대조군이 없을 경우, 보충제가 힘에 미친 특정한 기여도를 훈련 프로그램과 구별해낼 수 있을까? 또한 관찰된 힘 향상에 심리학적 영향을 확인하기 위해 플라세보를 사용하는 것은 어떨까? 이러한 요인들은 허브 보충제가 힘을 증가시킨다는 결론을 매우 의심스럽게 만든다.

시나리오

지역 달리기 클럽은 전직 대학 육상 선수이자 운동 과학 전공자인 당신에게 클럽의 레이스 조직 위원회(Race Organization Committee)에 참여해달라고 요청했다. 클럽의 연례 마라톤 대회에 대한 첫 번째 회의에서, 대회가 5월 말에 열리며 그 시기의 더운 날씨와 습한 환경 때문에 열질환(heat illness)에 대한 우려가 제기되었다. 회의에서는 미국 스포츠 의학회(ACSM)의 "운동성 열질환(Exertional Heat Illness)" 지침에 따라 필요한 조치들이 논의되었다. 또한 열탈진이나 열사병이 의심되는 사람들을 위해 찬물/얼음 목욕 시설도 준비되었다. 한 위원회 멤버는, 장이나 직장 온도 측정 외의 방법으로 체온을 측정해야 찬물 목욕을 해야 할지 판단할 수 있다고 주장했다. 이에 여러 가지 온도 측정 장치가 제안되었다. 이를 듣고, 당신은 저비용 장치를 사용한 체온 측정에 의문을 제기한 연구를 떠올렸다. 당신은 위원회에 이러한 장비나 절차를 사용하면 체온이 과소평가될 가능성이 있고, 이로 인해 적절한 치료가 누락될 수 있는 심각한 우려가 있을 수 있다고 말한다. 이 상황에서 당신은 무엇을 제안할 수 있는가?

옵션

당신은 체온을 측정하는 데 사용된 다양한 방법에 관한 논문을 신중히 검토한다. 2009년 Ganio et al.의 논문에 따르면, 연구에서는 직장, 위장관, 이마, 구강, 귀, 측두부, 겨드랑이 체온이 일반적으로 사용되는 온도 측정 장치로 측정되었다. 체온은 환경 챔버에 들어가기 전과 20분 후, 더운 환경에서 90분 동안 트레드밀을 걷는 동안 매 30분마다, 그리고 온화한 환경 조건에서 60분간 휴식하는 동안 매 20분마다 측정되었다. 저자들은 각 장치를 사용한 체온 측정값을 직장 온도와 비교하여 장치의 타당성과 신뢰도를 다양한 통계적 방법으로 평가했다. 직장 온도와 장치 온도 간의 평균 편향(평균 차이)이 ±0.27℃(±0.50℉) 이상인 경우, 해당 장치는 유효하지 않은 것으로 간주되었다.

테스트된 장치의 결과는 다음과 같았다.

- 이마 스티커: +0.29℃ (+0.52℉)
- 저가형 구강 온도계: −1.13℃ (−2.03℉)
- 측두부 온도계(설명서에 따라 측정): −0.87℃ (−1.56℉)
- 측두부 온도계(수정된 방법으로 측정): −0.63℃ (−1.13℉)
- 고가형 구강 온도계: −0.86℃ (−1.55℉)
- 귀 온도계: −0.67℃ (−1.20℉)
- 저가형 겨드랑이 온도계: −1.25℃ (−2.24℉)
- 고가형 겨드랑이 온도계: −0.94℃ (−1.70℉)
- 위장관 온도 측정: −0.02℃ (−0.03℉)

이 데이터를 통해, 대부분의 장치가 직장 온도와 비교했을 때 체온을 측정하는 유효한 대체 장치로 간주될 수 없다는 것이 명확하다.

선택과 행동을 위한 기본 방향

연구 문헌을 읽는 것은 행동의 기본 방향을 제공한다. 예를 들어, 100미터 스프린트 전에 스트레칭이 워밍업 활동으로 사용되어야 하는가라는 질문에 답하려면, 먼저 과학 문헌에서 관련 논문을 찾아보는 것이 중요하다. 또한 해당 분야의 권위자가 작성한 책이나 책의 장도 참고해야 한다. 이 과정은 주제에 대한 완전한 배경 지식을 제공하여 정보에 입각한 결정을 내릴 수 있도록 한다. 궁극적으로, 결정을 내리는 데 사용되는 모든 정보는 적절한 맥락을 갖추고, 타당하며, 실질적으로 구현 가능해야 한다. 이와 같은 연구와 적용의 순환은 질문에 근거 기반으로 답변하기 위해 필요한 전문적 성장과 지적 성숙을 촉진한다.

속성 검토

- 연구는 특정 운동 및 스포츠 과학 분야에서 질문에 대한 답과 작업 방식을 변화시킬 수 있다.
- 연구를 맥락에서 해석하고 평가하는 능력은 연구 결과를 이해하고 적용하는 데 중요하다.
- 연구에서 독립 변수는 연구자가 통제하는 변수이다.
- 연구에서 종속 변수는 연구의 결과 변수이다.

가능성의 연속체

다양한 독립 변수가 존재하기 때문에, 결과 해석은 연구의 맥락에 달려 있다. 이것이 새로운 연구가 발표될 때, 대중이 기존에 사실로 여겨졌던 것과 모순된다고 느껴 혼란을 겪는 이유이다. 서로 모순되는 연구들은 서로 다른 독립 변수의 집합 하에서, 즉 서로 다른 상황에서 모두 사실일 수 있다. 따라서 연구 해석에는 연속적인 가능성이 존재한다.

또한 누가 과학자로 인정되는지를 이해하는 것도 중요하다. 일반적으로 과학자는 연구에 대한 정식 훈련을 받고, 최고 학위를 보유한 사람을 의미한다. 대부분의 과학자는 운동생리학이나 생리학과 같은 특정 분야에서 훈련을 받는다. 이들은 해당 분야에서 실제로 연구를 수행하고, 동료 심사를 거친 논문을 출판한 경험이 있다. 다른 전문 직업과 마찬가지로, 선택한 전문 분야에서 지속적인 전문성을 얻기 위해서는 시간과 노력이 필요한다. 이 장에서 강조한 바와 같이, 실험과 연구 결과의 전파는 과학적 방법의 핵심 요소이다. 따라서 진정한 과학자는 연구를 수행하고, 과학적 사실과 원칙으로 이어지는 이론과 가설을 생성한다.

근거 기반 실천

운동 또는 스포츠 과학, 스포츠 실무, 의학 분야에서 질문에 답하거나 문제를 해결하려고 할 때는 정보에 입각한 선택과 결정을 내리기 위한 프로세스를 사용하는 것이 중요하다. 이 장에서 살펴본 것처럼, 지식을 얻을 수 있는 다양한 출처가 있으며, 각각은 이른바 임상적 판단이나 코칭 결정을 내리는 데 있어 맥락과 한계를 가지고 있다. 이는 당신이 일하는 환자, 고객 또는 운동선수들에게 최상의 서비스를 제공하기 위한 것이다. 증거를 사용하고 이를 평가하는 것은, 흔히 "업무 수행에서 필요한 주의 의무를 다하는 것(doing your due diligence)"이라고 불리는 과정에서 중요한 단계이다. 이 이상적인 과정은 전문가 팀이 참여하는 것이 포함된다. 예를 들어, 퍼스널 트레이너라고 해도, 실무에서 발생하는 문제를 해결하기 위해 의학적 및 학문적 자원을 지원하는 다른 전문가들이 함께할 수 있다.

근거 기반 실천(evidence-based practices)은 경험적 또는 비공식적 이해에서부터 해당 주제에 대한 공식적인 출판 연구에 이르기까지 모든 형태의 지식을 고려한다. 이상적으로는 다양한 관점과 논의를 통해 여러 가지 유효한 지식에서 도출되거나 해석된 답변에 초점을 맞출 수 있다. 그 후, 행동 단계는 제기된 질문과 관련된 증거 또는 축적된 지식의 평가를 기반으로 해야 한다. 이 과정을 최적화하기 위해서는 노력, 학습, 논의가 필요한다.

따라서 연구를 읽고 해석하며, 이 장에서 논의된 다른 지식 출처에서 통찰을 얻어야 한다. 코치와 임상의들은 하나의 연구만으로 모든 질문에 대한 답을 얻거나 실천 결정을 내릴 수 없다는 것을 알고 있다. 그러나 다양한 유형의 지식은 그 맥락과 한계에 따라 평가되어야 하며, 종종 출판된 문헌에서의 공식적인 연구는 당신을 일반적인 방향으로 안내할 수 있

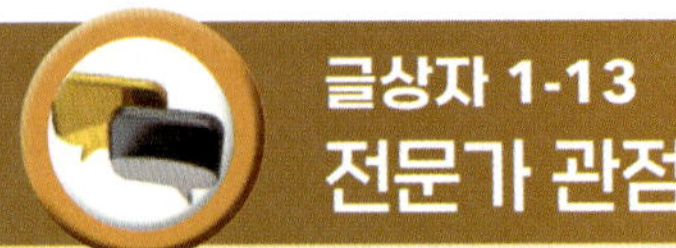

글상자 1-13
전문가 관점

근거 기반 실천

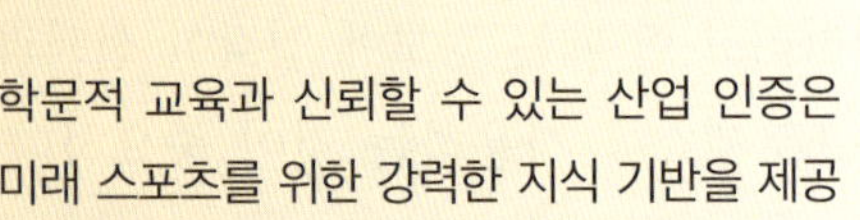

William E. Amonette, PhD, CSCS
운동 및 건강 과학 부교수 및 소장
운동 및 영양 건강 연구소 전무 이사
휴스턴-클리어 레이크 대학교
텍사스주 클리어 레이크

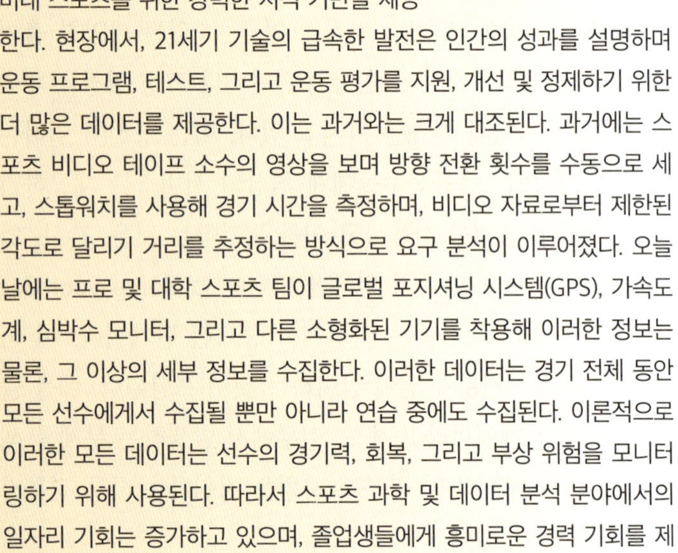

학문적 교육과 신뢰할 수 있는 산업 인증은 미래 스포츠를 위한 강력한 지식 기반을 제공한다. 현장에서, 21세기 기술의 급속한 발전은 인간의 성과를 설명하며 운동 프로그램, 테스트, 그리고 운동 평가를 지원, 개선 및 정제하기 위한 더 많은 데이터를 제공한다. 이는 과거와는 크게 대조된다. 과거에는 스포츠 비디오 테이프 소수의 영상을 보며 방향 전환 횟수를 수동으로 세고, 스톱워치를 사용해 경기 시간을 측정하며, 비디오 자료로부터 제한된 각도로 달리기 거리를 추정하는 방식으로 요구 분석이 이루어졌다. 오늘날에는 프로 및 대학 스포츠 팀이 글로벌 포지셔닝 시스템(GPS), 가속도계, 심박수 모니터, 그리고 다른 소형화된 기기를 착용해 이러한 정보는 물론, 그 이상의 세부 정보를 수집한다. 이러한 데이터는 경기 전체 동안 모든 선수에게서 수집될 뿐만 아니라 연습 중에도 수집된다. 이론적으로 이러한 모든 데이터는 선수의 경기력, 회복, 그리고 부상 위험을 모니터링하기 위해 사용된다. 따라서 스포츠 과학 및 데이터 분석 분야에서의 일자리 기회는 증가하고 있으며, 졸업생들에게 흥미로운 경력 기회를 제공한다.

스포츠 분야에서 기술, 보충제 및 훈련 이론의 급속한 발전과 연구 정보의 확산은 학생들이 연구를 읽고, 해석하고, 평가하며 이를 실제로 적용하는 능력을 갖추게 하는 학문적 프로그램의 필요성을 만들어낸다. 근거 기반 실천(Evidence-Based Practice, EBP)은 1990년대에 의학 분야에서 개발되고 등장한 패러다임으로, 2010년대에 이르러서야 운동 과학 분야에 통합되었다. EBP는 연구 기반 지식과 실질적인 경험을 통합하여 운동선수의 훈련과 테스트에 최적의 접근 방식을 도출하는 방법론적 접근법이다. EBP의 핵심은 스포츠 과학자가 학문 프로그램이나 인증 자료에서 배우지 못한 낯선 상황에 직면했을 때 시작되는 6단계 과정이다. 이러한 상황은 새로운 기술, 훈련 철학, 테스트 배터리, 영양 보충제/운동 보조제, 혹은 독특한 부상이나 건강 기록을 가진 운동선수를 포함할 수 있다. 단계는 다음과 같다.

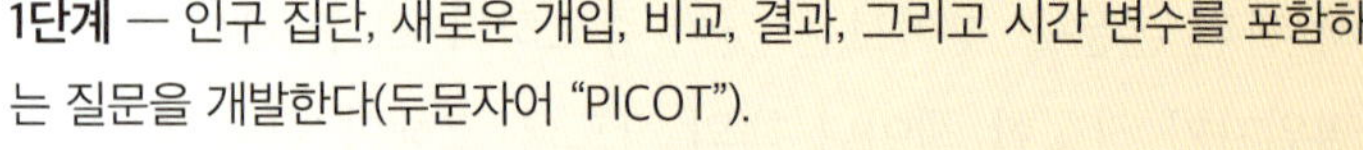

1단계 — 인구 집단, 새로운 개입, 비교, 결과, 그리고 시간 변수를 포함하는 질문을 개발한다(두문자어 "PICOT").

2단계 — PubMed나 Google Scholar와 같은 데이터베이스를 사용하여 동료 심사를 거친 연구 문헌을 검색하여 질문에 답할 수 있는 근거를 찾는다.

3단계 — 연구 설계, 품질, 그리고 편향을 평가하여 연구의 타당성과 관련성에 기반한 순위를 매긴다.

4단계 — 근거를 실천에 통합한다(또는 통합하지 않는다). 연구 근거의 강도를 실질적인 경험과 함께 평가함으로써 스포츠 과학자는 이 개입이 선수의 프로그램에 통합할 가치가 있는지를 결정한다.

5단계 — 개별 선수에 대한 근거를 확인한다. 체계적인 테스트 루틴이 이미 마련되어 있는 경우, 스포츠 과학자는 새로운 개입의 효과를 모니터링하고 이에 따라 지속 또는 중단 여부를 결정할 수 있다.

6단계 — 근거를 재평가한다. 근거 기반 접근법은 본질적으로 문헌을 정기적으로 재평가할 필요성을 내포한다. 매달 수천 편의 논문이 발표됨에 따라 새로운 연구 결과에 기반하여 질문에 대한 답변이 시간이 지나면서 변경될 가능성이 있다.

오늘날에는 성과 관련 데이터, 새로운 보충제/운동 보조제, 프로그램 이론 등이 풍부하며, 이러한 요소들이 선수들에게 얼마나 효과적이고 안전한지를 해석할 수 있는 차세대 및 경험 많은 스포츠 과학자들의 필요성이 제기되고 있다. 스포츠 과학 및 분석 전문가는 항상 연구의 최전선에서 실천하게 된다. 경쟁 환경은 스포츠 팀이 새로운 기술과 기법에 도전하도록 요구하며, 이를 통해 상대방보다 우위를 점하려고 시도한다. 따라서 모든 실천이 동료 심사를 거친 연구로 뒷받침되고 있는 것은 아니다—아직까지는 그렇지 않는다. 대신 과학은 실천을 이끄는 나침반 역할을 하며, 직업의 기초와 기둥을 제공한다. 따라서 스포츠 과학 및 분석 분야가 근거 기반 실천을 수용해야 할 시점이 도래했다.

참고문헌

1. Amonette WE, English KL, Ottenbacher KJ. Nullius in verba. *Sports Med.* 2010;40(6), 449-457.
2 Amonette WE, English KL, Kraemer WJ. *Evidence-based Practice in Exercise Science: The Six-step Approach.* Human Kinetics, 2016.

다. 이러한 접근 방식을 사용하는 데는 시간이 걸리며, 당신과/또는 전문가 팀이 이 과정에 헌신해야 한다. 이것은 지속적인 과정이 되어 우리가 일하는 분야에서 실천을 최적화하려는 노력과 헌신을 의미한다. 근거 기반 실천은 널리 다뤄져 왔으며, 일반적으로 여섯 가지 기본 단계(글상자 1-13)로 설명될 수 있다.[2]

스포츠 분석

스포츠 연구 과정에서 중요한 부분은 "스포츠 분석"의 발전이었다. 2011년에 개봉한 인기 영화 "머니볼(Money Ball)"을 통해 대중에게 처음 알려진 이 개념은, 선수들을 평가하고 성공에 필요한 경기 관련 지표를 제공하기 위해 통계 절차를 사용하는 방법의 중요성을 보여주었다. 쿼터백의 패스 릴리스 시간과 수비수가 리시버를 따라잡는 데 걸리는 시간을 분석하거나, 축구 선수들이 골을 향해 공을 이동시키는 관계와 속도, 또는 경기의 신체적 요구 사항을 분석하는 것 등 데이터 분석은 스포츠의 일상적인 부분이 되어가고 있다. 선수 개발, 회복, 재능 식별, 또는 팀 선발 과정에 대한 주요 분석은 스포츠 과학 연구 분야에서 급속히 등장하는 수많은 분석 응용 프로그램 중 일부에 불과하다. 또한 다양한 스포츠의 텔레비전 방송에서 이러한 데이터를 활용하는 것은, 50년 전 슬로우 모션과 리플레이 카메라가 제공했던 것처럼, 경기를 시청하는 팬들에게 새로운 통찰력을 제공한다.

데이터의 양과 그 해석은 스포츠 과학에서 데이터 분석이라는 완전히 새로운 분야를 만들어냈다. 스포츠에 대한 이해를 갖춘 전문가를 찾는 것이 생성될 수 있는 방대한 분석량을 처리하는 데 점점 중요해지고 있다. 핵심은 통계 절차, 데이터베이스 관리, 그리고 이제는 비디오 분석, 가상 현실, 웨어러블 센서, 생리학적 모니터, 실시간 피드백에 사용 가능한 최첨단 소프트웨어의 활용이다. 운동부서에서 군대에 이르기까지 다양한 조직이 스포츠 분석을 사용하는 방식은 성과와 회복 지표의 분석을 이 분야의 중심으로 자리잡게 했다(글상자 1-14와 1-15).

글상자 1-14
전문가 관점

스포츠 과학 및 분석의 활용을 통한 성과 향상 지원

Nick Domicone, BS
스포츠 과학 디렉터
체육학과
오하이오 주립대학교
오하이오주 콜럼버스

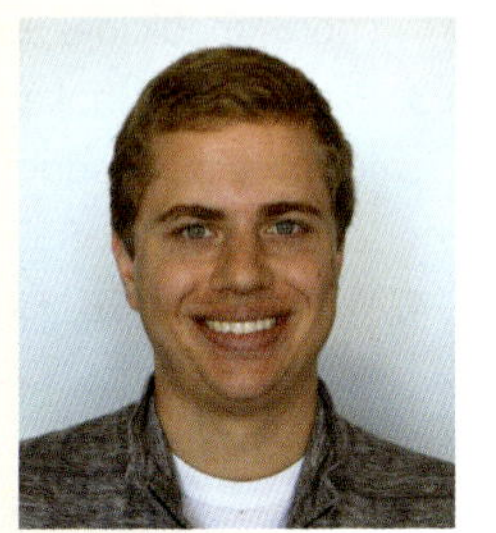

오하이오 주립대학교에서는 스포츠 과학을 사용하여 선수의 성과를 향상시키는 동시에 부상 위험을 줄이는 데 도움을 주는 여러 도구 중 하나로 활용한다. 다른 형태의 훈련 및 개입과는 달리, 스포츠 과학은 주관적 데이터와 객관적 데이터를 결합하여 코치나 트레이너의 의사 결정 과정을 지원한다. 이러한 데이터를 수집하는 장치는 간단한 설문지에서부터 진단 테스트 도구, 실시간 모니터링에 이르기까지 다양하다. 스포츠 과학자가 이러한 데이터를 수집하고 분석할 책임이 있을 수 있지만, 성과 팀 전체가 데이터를 해석하고 맥락을 추가하는 역할을 맡는다. 운동 분야의 모든 팀 간에 원활한 소통이 없다면, 최고의 과학자조차도 선수에게 도움을 주는 목표를 달성하지 못할 수 있다. 이러한 맥락이 없다면, 데이터는 쉽게 오해될 수 있으므로 스포츠 과학은 진정한 다학문적 분야이다.

스포츠 과학의 적용 범위는 고급 운동 경기 분야를 훨씬 넘어선다. 이는 군사 응용, 의학 연구, 심지어 일반 대중에게도 널리 사용된다. 운동 경기와 가장 유사한 점은, 군대가 전투원들이 언제든 싸울 준비가 되어 있도록 보장하기 위해 이를 사용한다는 것이다. 이는 그들이 건강하고 강하게 유지되며, 부상 없이 가용 상태를 유지하도록 돕는 것을 포함한다. 의학 연구에서는 스포츠 과학을 사용하여 환자와 참가자의 다양한 바이오마커를 모니터링하며, 이를 통해 기술을 배우고 개선하려고 한다. 일반 대중도 칼로리, 걸음 수, 수면을 추적하여 전반적인 건강 상태를 개선하려고 스포츠 과학을 활용한다. 스포츠 과학의 핵심은 데이터를 활용하여 사용자 전반적인 웰빙을 향상시키는 모든 과정이라 할 수 있다.

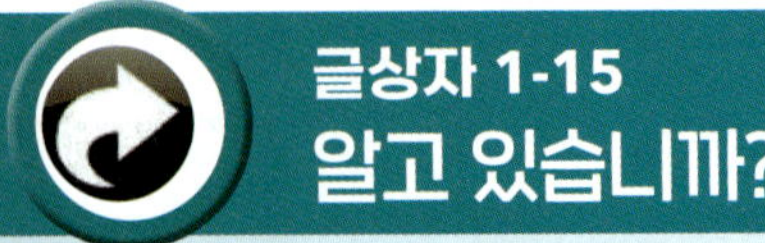

글상자 1-15 알고 있습니까?

"스포츠 분석" 전문가는 누구인가?

스포츠 분석 분야는 다양한 기술과 실시간 데이터를 컴퓨터 데이터 로그로 전송하는 모니터링 장치의 발전에 기반을 두고 있다. 이러한 기술은 심박수를 포함한 스트레스의 다양한 바이오마커를 측정할 수 있게 했다. 만보계, 가속도계/자이로스코프, 그리고 GPS(Global Positioning Satellite) 기기의 사용은 경기와 컨디셔닝 프로그램을 모니터링하는 방식에 혁신을 가져왔다. 움직임 속도, 위치, 거리 또한 게임 및 연습 시나리오에서 선수의 역학을 설명하기 위해 모니터링할 수 있다. 총 작업량과 훈련 요구량은 스포츠 의학 및 컨디셔닝 코치들이 과도 훈련 및 과훈련 증후군을 예방하고 부상 가능성을 예측하기 위해 선수의 스트레스를 모니터링할 수 있도록 해준다. 미국 프로풋볼리그(NFL)에서 전 세계 프로 축구 리그에 이르기까지, 이러한 기술은 선수 프로필, 경기 방송, 그리고 코칭 전략에 영향을 미쳤다.

대규모 데이터베이스는 통계 프로그램과 데이터 분석의 효율성을 시험하며, 방송 상업적 활용부터 선수 개발, 경기 전략, 그리고 선수 선발에 필요한 단기 및 장기 데이터 분석과 예측 모델을 제공하는 과제를 제시한다. 이 분야에 관심이 있는 사람들은 데이터 분석을 위해 사용되는 수학 모델링 기능을 개발하거나 프로그램 작성에 참여할 수 있으며, 특정 질문의 세부 요소를 심층적으로 분석하는 작업(예: 영화 머니볼에서 선수의 "출루율"을 분석하는 데 사용된 방법과 유사한 작업)에도 기여할 수 있다. 스스로를 "스포츠 분석 전문가"라고 칭하며 이 분야에서 전문적으로 일할 수 있는 다양한 기술 세트와 전문가들이 존재한다는 점은 의심할 여지가 없다.

이 분야의 직무는 주로 수학, 통계, 머신 러닝 또는 프로그래밍과 관련이 있으며, 특히 상업 방송의 발달로 관중들이 스포츠를 더 깊이 이해할 수 있도록 돕는 역할이 점점 증가하고 있다. 일부는 운동 및 스포츠 과학에 대한 이해를 가지고 있지만, 이 다각적인 직업의 초기 발전 단계에서는 드문 경우이다. 스포츠 분석 전문가와 그들의 기술 수준에는 극적인 차이가 있으며, 이는 보통 개인의 선호와 교육 배경에 따라 달라진다. 스포츠 분석의 핵심은 수학에 대한 기본적인 이해와 애정이다. 일부는 데이터 모델링에 더 익숙하고, 다른 일부는 머신 러닝 및 "빅 데이터"에, 또 다른 그룹은 데이터 시각화나 비즈니스 목표를 데이터 기반 솔루션으로 변환하는 데 더 강점을 가지고 있다. 이 모든 분야는 수학적 및 통계적 기술이 필요하지만 깊이의 수준은 다양하므로 자신의 관심사가 어디에 있는지 이해하는 것이 중요하다. 스포츠 분석의 수학적 및 통계적 측면은 선형 대수와 확률 방정식뿐만 아니라 다변수 미적분학 및 기타 고급 수학 과정을 통해 문제 해결 및 예측 모델링을 이해하는 것과 관련이 있다. 전통적인 추론 통계는 예측 모델링과 데이터 세트 관리에 사용되었으며, 베이즈 추론은 스포츠 확률의 다양한 측면에 대한 불확실성을 결정하는 데 활용된다. 회귀 모델 및 다변량 통계의 이해 외에도, 머신 러닝은 선형 및 로지스틱 회귀를 사용하는 다양한 유형의 알고리즘 개발을 위해 박사 수준의 작업을 요구할 수 있다. 마지막으로, 프로그래밍은 다양한 프로그래밍 방법을 배우고 코드를 작성하는 것을 포함한다. 결론적으로, 스포츠 분석 전문가로서의 직업 개발은 조직의 요구에 맞는 다양한 교육 및 전문 경험 수준에 기반하며, 많은 직업 개발 측면과 마찬가지로 자신의 기술 세트와 열정을 원하는 업무와 잘 맞추는 것이 중요하다.

추천 도서

1. Kniffin KM, Howley T, Bardreau C. Putting muscle into sports analytics: strength, conditioning, and ice hockey performance. *J Strength Cond Res.* 2017;31(12):3253-3259.
2. Li RT, Kling SR, Salata MJ, et al. Wearable performance devices in sports medicine. *Sports Health.* 2016;8(1):74-78.
3. Passfield L, Hopker JG. A mine of information: can sports analytics provide wisdom from your data? *Int J Sports Physiol Perform.* 2017;12(7):851-855.
4. Wasserman EB, Herzog MM, Collins CL, et al. Fundamentals of sports analytics. *Clin Sports Med.* 2018;37(3):387-400.

연구는 실시간 모니터링, 분석, 피드백을 포함하며, 소규모 및 대규모 데이터 기반 회고적 연구를 통해 성과와 회복 능력의 주요 지표를 찾아내고, 이를 개인에게 적용하기 위한 예측 알고리즘으로 이어진다. 부상 예측에서부터 연습 또는 경기 후 회복 시간에 이르기까지, 통계 분석에서 나온 지표는 스트레스, 훈련 가능성, 부상 가능성, 그리고 개인의 심리적 상태에 대한 통찰력을 제공한다.

운동생리학 연구는 신체교육에서의 교육부터 코치, 운동 트레이너, 또는 근력 및 컨디셔닝 전문가로서 운동선수와 협력하는 데 이르기까지 이 분야의 다양한 측면에서 전문적인 실천을 향상시키는 데 중요하다. 연구와 기본 개념을 이해하는 것은 우리가 함께 일하며 우리의 지식과 전문성을 신뢰하는 사람들에게 필수적이다(글상자 1-16 참조).

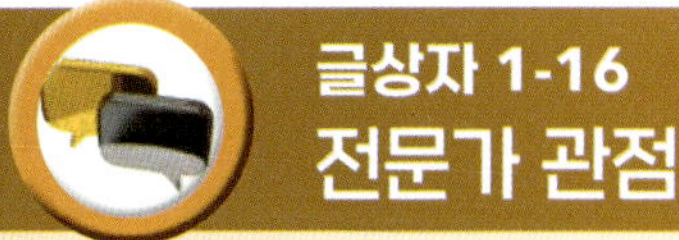

글상자 1-16
전문가 관점

운동 프로그램 개발을 위한 운동 과학의 중요성

Jon Kolb, MS
설립자 겸 운동 과학 디렉터-목적을 가진 훈련 모험(ATP)
펜실베이니아주 그로브 시티
부교수, 운동학
영스타운 주립대학교
오하이오주 영스타운
4회 슈퍼볼 우승 챔피언 "55" 피츠버그 스틸러스

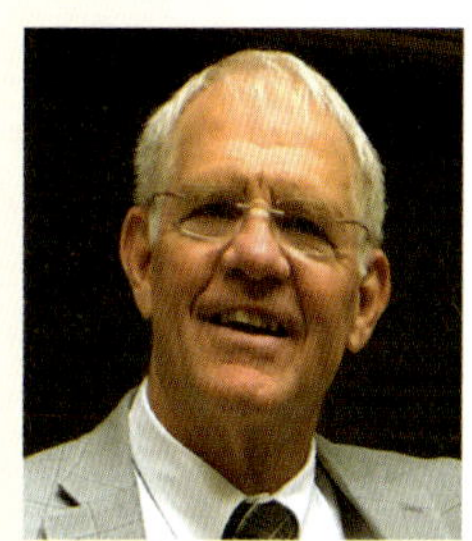

1960년대 근력 훈련의 초기에는 흔히 "벤치프레스 몇 킬로 들 수 있어?" 라는 질문이 일반적이었으며, 운동선수가 더 무거운 무게를 들어 올릴수록 선택한 스포츠에서 더 큰 성공을 거둘 것이라는 암묵적인 가정이 있다. 정말로 열정적인 진지한 운동선수라면 스쿼트 훈련도 했을 것이다. 그러나 "근육으로 움직임이 제한될 것"이라는 두려움 때문에 이 시기에는 근력 컨디셔닝이 대체로 "비밀스럽게" 존재했다.

서서히 니콜라이 베른스타인(Nikolai Bernstein)과 투도르 봄파(Tudor Bompa)와 같은 초기 과학자들의 연구가 출판되기 시작했다. 이들은 "자유도의 문제(degrees of freedom)"와 "안정화 근력(stabilization strength)"에 대해 언급했다. 이 연구자들은 훈련의 두 가지 주요 목적을 기능과 성과로 지목했다. 그러나 운동 기구의 인기가 이러한 개념들을 대중화시키지 못하게 했다. 결국, 근력 및 컨디셔닝 분야는 연구를 통해 유산소 및 무산소 능력, 파워, 충격(0.2초 동안 생성되는 힘의 양), 생체역학, 감각 통합 기술, 신경생리학 및 운동 제어와 같은 추가적인 기능적 요구 사항을 식별하고 훈련하는 것이 가치가 있다는 점이 입증되면서 확장되었다.

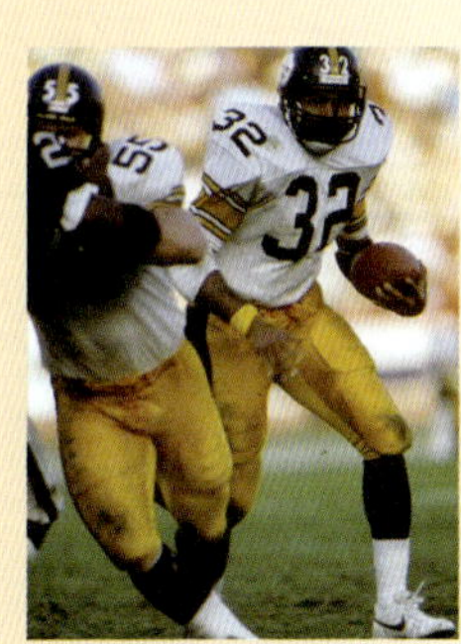

"총 기대 수명"이 증가했지만, "건강 수명"이 같은 속도로 증가하지 않은(만성 통증이 없고, 주요 질병이 없으며, 장애가 없는 상태로 정의됨) 상황에서, 점점 더 많은 훈련 프로그램이 건강과 웰빙에 초점을 맞추게 되었다. 이는 영양, 신경과학, 심폐 기능, 호르몬, 면역 기능에 초점을 맞춘 더 많은 연구의 필요성을 가져왔다.

운동학과 운동 과학을 전공하는 학생들의 중요한 과제는 이용 가능한 모든 연구를 통합하고, 새롭게 도입된 구체적인 원칙과 개념을 파악하며, 이 개념들을 정리해 훈련 프로그램에 적용하여 훈련자가 일상 업무나 스포츠의 요구를 충족하거나 초과 달성할 수 있도록 돕는 것이다.

운동생리학과 같은 수업을 통해 신체적 성과, 건강 및 웰빙을 개선하는 데 관련된 인간 기능의 다양한 측면을 배우게 될 것이다. 특정 방법이나 시스템에 빠르게 의존하려는 경향이 있는 시대에, 학생들은 멈춰서 각 개인의 요구를 평가하고, 연구 근거를 활용하여 건강과 성과를 위해 그 개인의 요구를 해결할 수 있는 구체적인 프로그램을 개발하게 될 것이다. 이 모든 것은 인간의 움직임과 기능에 영향을 미치는 많은 복잡한 시스템을 연구하는 것으로 시작된다.

추가 참고문헌

1. Madigan Jean Blaydes. *Action Based Learning*. http://www.abllab.com
2. McCredie Scott. Balance. New York, NY: Little, Brown and Company, 2007.
3. Plisk Steven. Functional training. *NSCA Hot Topic Series*. http://www.moodseutreino.com.br/wp-content/uploads/2014/05/Functional-Hot-Topics-Training.pdf
4. Ratey John J. *Spark*. New York, NY: Little, Brown and Company, 2017.

1장 요약

연구는 어떤 직업의 발전에도 중요한 역할을 한다. 실천의 패러다임은 연구에서 도출된 과학적 법칙, 원리, 이론, 그리고 개념을 사용하여 개발된다. 법칙을 넘어 원리, 이론, 개념의 해석과 개발은 새로운 연구가 발표되고 더 많은 지식을 얻게 되면서 모두 변화할 수 있다. 연구는 특정 주제에 대한 우리의 이해를 높이고, 과학적 방법에 기반한 질문과 실천에 대한 답을 제공한다. 운동 및 스포츠 과학의 실무자들은 연구를 통해 최신 지식을 유지하고 실천을 발전시킬 수 있다. 연구를 이해하면 운동 및 스포츠 과학 분야에서 현재 존재하는 방대한 지식에 대한 감사를 느낄 수 있으며, 이는 이후의 장에서 논의될 것이다.

CHAPTER 2

생물에너지학과 무산소 대사 경로의 기초

Essentials of Bioenergetics and Anaerobic Metabolic Pathways

이 장을 읽은 후에는 다음을 할 수 있어야 한다.

1. 세 가지 주요 대사 기질을 정의하고, 그것들이 에너지를 생성하여 작업을 가능하게 하기 위해 어떻게 대사되는지 이해한다.
2. 휴식과 다양한 유형의 운동 중 어느 대사 기질이 주로 사용되는지 판단한다.
3. 아데노신 삼인산-인산 크레아틴(adenosine triphosphate-phosphocreatine) 시스템과 해당과정(glycolysis)을 통한 에너지 생성 과정을 이해한다.
4. 인산화(phosphagen) 경로와 해당(glycolytic) 경로의 긍정적 및 부정적 특징을 이해한다.
5. 훈련에 따라 이러한 에너지 시스템에서 나타나는 적응 과정을 설명한다.

당신이 자고 있든, 깨어 있으면서도 움직이지 않든, 신체 활동을 하고 있든 관계없이 에너지는 신체 기능을 유지하기 위해 필요하다. 신체 활동을 할 때는 힘을 생성하고 신체 움직임을 만들어내기 위해 근육에서 에너지가 필요하다. 식물과 동물의 산물인 음식은 신체에 에너지를 제공하는 연료이다. 음식을 에너지로 전환하는 화학적 과정을 **생체에너지학(bioenergetics)** 또는 **대사(metabolism)**라고 한다. 이 과정은 연료 공급원(예: 석탄, 휘발유)이 작동 기계에 에너지를 제공하는 방식과 유사한 방식으로, 신체가 사용하는 연료에서 존재하는 화학 결합이 깨지면서 작업에 필요한 에너지를 방출한다. 에너지 생성에 필요한 일부 화학 반응은 **아데노신 삼인산(adenosine triphosphate, ATP)**을 생산하는데, 이는 충분한 산소를 필요로 한다. 그러나 다른 반응은 산소가 필요하지 않거나(인산화 시스템, phosphagen system) 산소가 충분하지 않을 때도 진행된다(해당과정, glycolysis). 이 장에서는 신체가 작업을 수행하는 데 사용하는 궁극적인 연료 공급원(식품 기질)과 운동 중에 우선적으로 사용되는 생체에너지 경로(인산화, 해당과정)에 초점을 맞춘다. 특히 짧은 시간 동안 강도 높은 작업을 수행할 때 이러한 경로가 어떻게 작동하는지 설명한다.

에너지원

태양빛은 지구상의 모든 에너지의 궁극적인 원천이다. 식물은 광합성 과정을 통해 빛 에너지를 활용하여 단순당 형태의 탄수화물을 생성하는 화학 반응을 수행한다. 인간과 동물은 식물이나 다른 동물을 섭취하여 신체 기능을 유지하는데 필요한 음식과 에너지를 얻는다. 에너지는 화학, 전기, 열, 기계적 에너지 등 여러 형태로 존재하며, 한 형태의 에너지는 다른 형태로 전환될 수 있다. 에너지를 한 형태에서 다른 형태로 전환할 수 없었다면, 음식이 신체에서 유용한 에너지로 전환되는 과정은 이루어질 수 없었을 것이다. 예를 들어, 대사 경로를 통해 신체 세포는 지방, 탄수화물, 단백질의 화학 결합 형태의 화학 에너지를 기계적 에너지로 전환하여 근육 수축과 신체 운동을 만들어낸다.

대사를 논의하기 전에, 대사할 수 있는 유기 물질에 대한 정보를 알고 있는 것이 중요하다. 또한 유산소 또는 무산소 대사를 통해 에너지를 얻고 신체가 기능하기 위해 필요한 효소의 중요성을 이해하는 것도 중요하다.

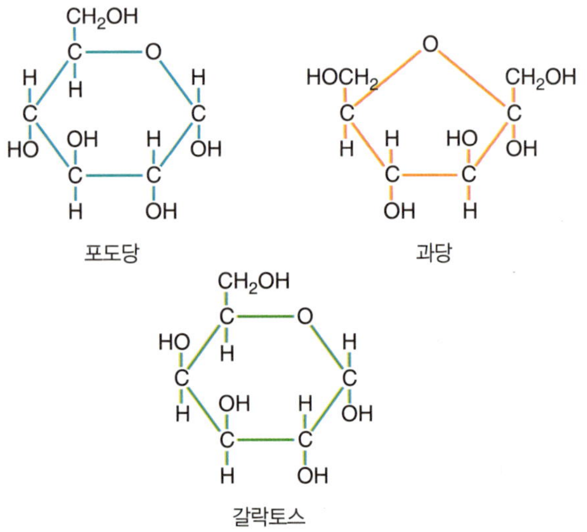

탄수화물

몸에 저장된 탄수화물은 빠르고 쉽게 이용할 수 있는 에너지원이 된다. 이러한 탄수화물은 단당류, 이당류, 다당류의 세 가지 형태로 존재한다. **단당류(monosaccharides)**는 포도당(glucose), 과당(fructose, 과일당), 갈락토스(galactose, 우유당)와 같은 단순당이다. 모든 단순당은 고리 구조로 된 여섯 개의 탄소 분자를 포함하고 있다(그림 2-1). 대사적 관점에서 포도당은 가장 중요한 단순당이며, 에너지를 얻기 위해 직접적으로 대사될 수 있는 유일한 탄수화물 형태다. 소화관은 포도당 이외의 단당류도 흡수할 수 있지만, 흡수된 후 다른 단순당은 간에서 포도당으로 전환된다. 혈당이라는 용어는 포도당을 의미한다.

포도당

과당

갈락토스

그림 2-1 단당류(Monosaccharides)는 6개의 탄소, 12개의 수소, 그리고 6개의 산소 원자로 구성되며, 이들은 서로 다른 배열로 여섯 개의 탄소 고리 구조를 형성한다. 대표적인 단당류에는 포도당(glucose), 과당(fructose), 갈락토스(galactose)가 있다. 이 단당류들은 모두 동일한 화학식을 가지지만, 원자 배열의 차이로 인해 서로 다른 특성을 보인다. 각 탄소 원자는 항상 총 4개의 화학 결합을 형성해야 한다는 점에 주목하라.

이당류(disaccharides)는 두 개의 단당류로 구성된다. 예를 들어, 두 개의 포도당 분자가 결합하여 말토스(maltose)를 형성하거나, 포도당과 과당이 결합하여 자당(sucrose, 설탕)을 형성할 수 있다(그림 2-2). 우리가 섭취하는 음식에 이당류가 포함되어 있지만, 이당류는 소화관에서 단당류로 분해

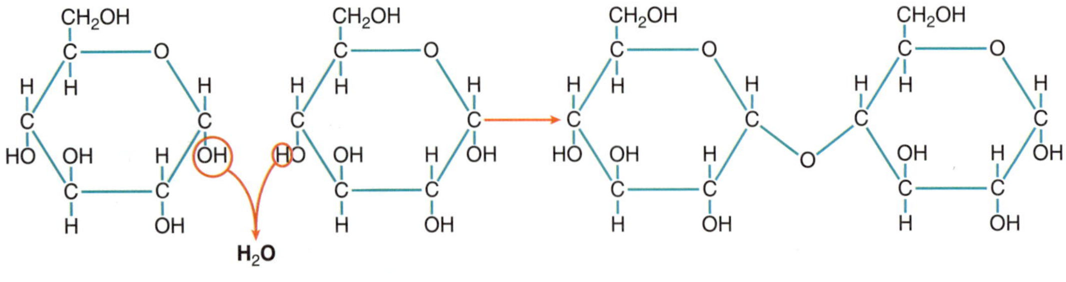

H_2O

그림 2-2 두 개의 포도당 분자로부터 이당류 말토스(maltose)가 생성되는 과정이 묘사되어 있다. 이 반응은 물 분자가 생성되기 때문에 *축합 반응(condensation reaction)*이라고 한다. 이 반응은 또한 역방향으로 진행될 수 있으며, 이 경우 두 개의 포도당 분자가 생성된다. 후자의 경우에는 물 분자가 필요하므로 이 반응을 *가수분해 반응(hydrolysis reaction)*이라고 한다.

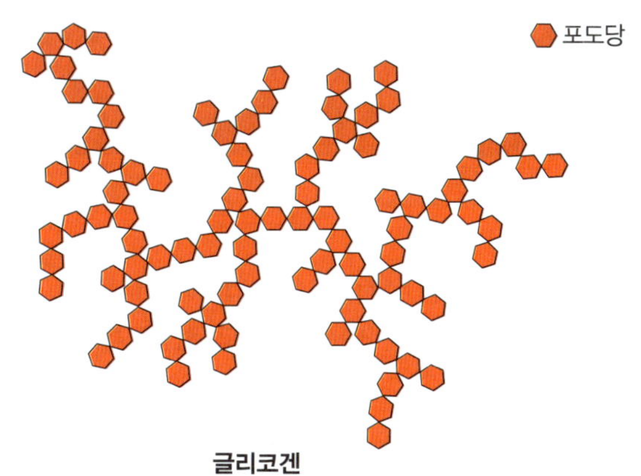

그림 2-3 글리코겐(glycogen)은 단당류 포도당(glucose)이 길고 고도로 분지된 사슬 형태로 결합된 구조로 이루어져 있다. 빨간색 고리 구조(⬣) 각각이 포도당 분자를 나타낸다.

되어야 혈류로 흡수될 수 있다.

다당류(polysaccharides)는 세 개에서 수백 개의 단당류로 이루어진 복합 탄수화물이다. 가장 흔한 식물성 다당류는 녹말(starch)과 섬유소(cellulose)이다. 곡물과 여러 일반적인 식물성 식품에서 발견되는 녹말은 인간이 소화할 수 있지만, 섬유소는 소화되지 않고 배설물로 배출되는 식이 섬유의 일부를 구성한다. 녹말은 소화될 수 있기 때문에 소화관에서 단당류 형태로 흡수되어 즉시 에너지로 사용되거나 글리코겐 형태로 저장될 수 있다.

글리코겐(glycogen)은 식물에서 발견되지 않으며, 동물이 탄수화물을 저장하는 다당류 형태다. 글리코겐은 수백에서 수천 개의 포도당 분자로 이루어져 있다(그림 2-3). 앞서 언급했듯이, 소화관에서 흡수된 모든 단순당은 간에서 포도당으로 전환된다. 포도당은 혈당으로 방출되거나 간 또는 근육 조직 내에서 결합하여 글리코겐을 형성하는 과정(글리코겐 생성, glycogenesis)을 거칠 수 있다. 몸 안의 세포는 혈류로 방출된 포도당을 대사하거나 이를 **글리코겐 생성(당원합성, glycogenesis)**에 사용하여 나중에 필요한 때를 대비해 글리코겐 형태로 저장할 수 있다. 운동 중에는 간에 저장된 글리코겐으로부터 포도당 분자가 제거되어, **글리코겐 분해(당원분해, glycogenolysis)**라고 불리는 과정을 통해 혈류로 방출되고, 몸의 다른 세포들에게 대사 기질로서 포도당을 제공한다(글상자 2-1 참조).

포도당과 글리코겐은 휴식 시와 운동 중 대사에 중요한 탄수화물이다. 운동 중 근육세포는 혈류에서 포도당을 흡수하거나 근육 내 글리코겐 저장소에서 글리코겐 분해를 통해 포도당을 얻을 수 있다(글상자 2-2 참조). 또한 간에서의 글리코겐 분해는 운동 중 및 식사 사이 휴식 시간 동안 혈당 수준을 유지하는 데 기여한다. 그러나 간과 신체의 다른 세포에 저장된 글리코겐의 양은 골격근에 저장된 글리코겐에 비해 상대적으로 적다.

지방

트리글리세리드 형태로 존재하는 지방은 몸 안에 매우 풍부하며, 에너지 생산을 위해 대사될 수 있다. 지방은 식물과 동물 조직 모두에 존재한다. 대사에 중요한 두 가지 지방은

글상자 2-1
알고 있습니까?

근육 글리코겐과 간 글리코겐에는 차이가 있는가?

간과 골격근 모두 글리코겐을 저장하며, 이는 운동과 같이 높은 에너지 수요가 있을 때 글리코겐 분해(glycogenolysis)를 통해 효소적으로 분해될 수 있다. 간 글리코겐의 분해는 운동 중 혈당 수치가 감소할 때 혈당을 정상 수준으로 회복시키는 역할을 한다. 그러나 간과 달리, 골격근은 자신의 글리코겐에 대해 매우 "이기적"이다. 즉, 골격근이 세포 내 글리코겐을 분해할 때, 생성된 포도당(실제로는 포도당-6-인산, glucose-6-phosphate)은 해당과정(glycolysis)의 기질로 사용되어 작업 중인 근육에 ATP를 제공한다. 근육 내 글리코겐의 분해는 혈당 수치를 정상으로 회복시키기 위해 발생하지 않으며, 그 역할은 간이 담당한다.

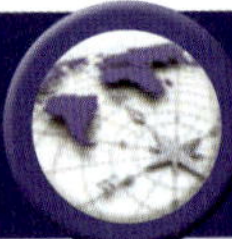

글상자 2-2
더 알아보기

글리코겐 함량의 섬유 유형 특이성

모든 근섬유 유형은 글리코겐을 저장하여, 높은 근육 활동과 에너지 수요가 있는 시기에 에너지 기질로 사용할 수 있다. 그러나 글리코겐 저장 능력은 근섬유 유형에 따라 달라지며, 이는 각 근섬유 유형 특유의 속성과 일치한다. 예를 들어, 느린 연축(slow-twitch) 또는 1형 섬유는 상대적으로 적은 양의 글리코겐을 저장하는 경향이 있다. 이는 이러한 섬유가 높은 미토콘드리아, 미오글로빈, 모세혈관 밀도를 갖추고 있어, 유리지방산을 전달하고 사용하는 데 유리한 특성을 제공하기 때문에 유산소 대사에 적합하다. 유리지방산은 유산소적으로 대사되어야 한다. 반면, 빠른 연축(fast-twitch) 또는 2형 섬유는 많은 양의 글리코겐을 저장한다. 이는 이 섬유 유형의 다른 특징과 관련이 있는데, 예를 들어 모세혈관 밀도와 미토콘드리아 밀도가 낮아 유산소 대사와 지방산 이용에 대한 의존도가 줄어든다. 더 나아가, 빠른 연축 섬유는 더 빠른 수축 속도를 가지므로, ATP가 비슷한 속도로 공급되어야 하며, 이는 산화적 인산화보다 해당과정을 통해 훨씬 용이하게 달성될 수 있다.

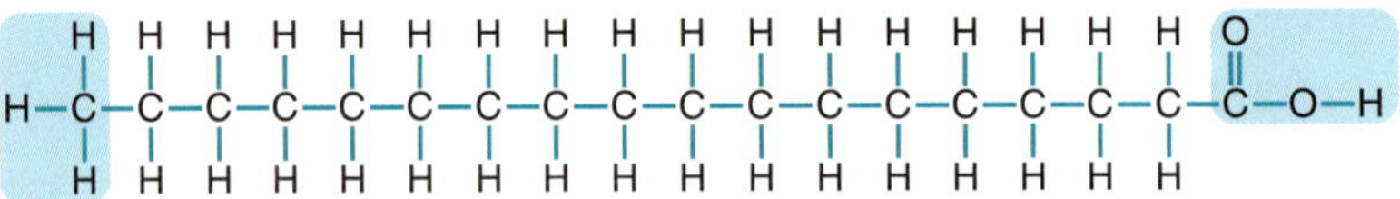

그림 2-4 18탄소 지방산은 우리가 섭취하는 음식에서 매우 흔하게 발견된다. 스테아르산(stearic acid)은 18탄소 지방산 중 가장 단순한 형태이며, 포화 지방산이다.

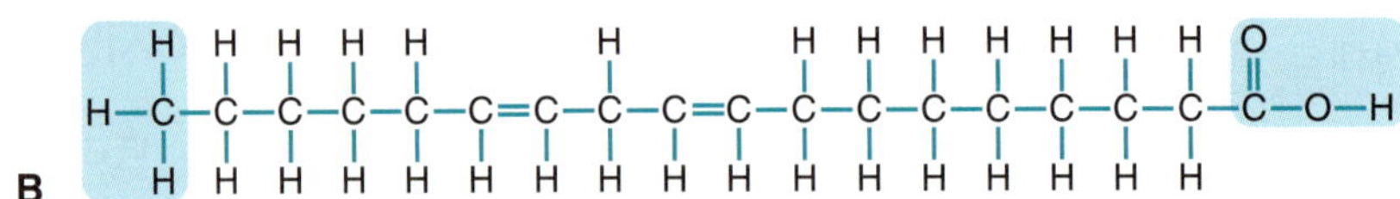

그림 2-5 두 개의 18탄소 불포화 지방산이 표시되어 있다. **(A)** 올레산(oleic acid)은 18탄소 단일불포화 지방산이다. **(B)** 리놀레산(linoleic acid)은 18탄소 다중불포화 지방산이다.

지방산과 트리글리세리드이다.

지방산(fatty acid)은 4에서 24개의 탄소 원자가 사슬 형태로 결합된, 짝수 개의 탄소 원자를 포함하고 있다(그림 2-4). 지방산 사슬의 양 끝에는 산성기(COOH)와 메틸기(CH_3)가 존재한다. 지방산은 포화지방산(saturated), 불포화지방산(unsaturated), 단일불포화지방산(monounsaturated), 또는 다중불포화지방산(polyunsaturated)으로 분류될 수 있다. 지방은 포화 또는 불포화로 나뉘며, 불포화지방산은 단일불포화와 다중불포화로 추가 분류된다. **포화지방산(saturated fatty acid)**은 최대한의 수소 원자를 포함하고 있으며, 이중결합이 없다(그림 2-4 참조). 반면, **불포화지방산(unsaturated fatty acid)**은 최대한의 수소 원자를 포함하지 않고, 탄소 분자 간에 최소 하나의 이중 결합을 가지고 있다(그림 2-5). **단일불포화지방산(monounsaturated)**과 **다중불포화지방산(polyunsaturated fatty acid)**은 각각 탄소 분자 간에 최소 하나 이상의 이중 결합을 포함하며, 따라서 최대한의 수소 원자를 포함하지 않는다. 단일불포화지방산과 다중불포화지방산은 올리브유와 같은 식물성 기름에 상대적으로 많이 포함되어 있으며, 총 혈중 콜레스테롤, 혈압, 혈액 응고 인자를 낮추는 등의 건강상의 이점이 이 지방산들에 기인한 것으로 보고된다.

몸 안에서는 지방산이 트리글리세리드 형태로 저장된다.

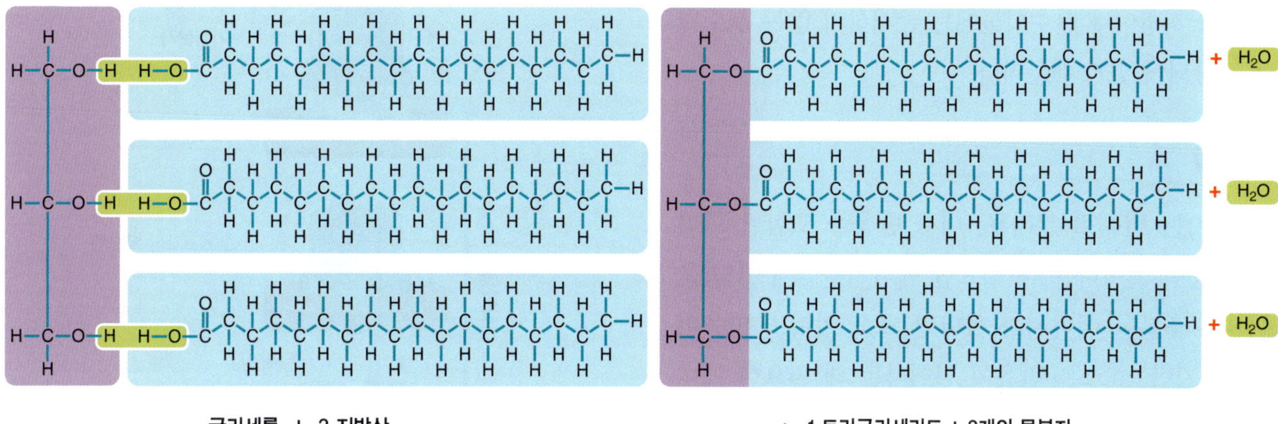

그림 2-6 트리글리세리드는 글리세롤 분자와 세 개의 지방산 분자로 구성된다. 트리글리세리드는 축합 반응(condensation reactions)을 통해 생성되며, 이 과정에서 세 개의 물 분자가 형성된다. 표시된 트리글리세리드는 글리세롤 분자와 세 개의 스테아르산 지방산(18탄소 포화 지방산)으로 구성된다.

트리글리세리드(triglyceride)는 하나의 글리세롤(glycerol) 분자와 세 개의 결합된 지방산으로 구성된다(그림 2-6). 트리글리세리드는 주로 지방세포(지방조직)에 저장되지만, 골격근과 같은 다른 조직에도 저장될 수 있다. 에너지가 필요할 경우, 트리글리세리드는 지방산과 글리세롤로 분해되며, 이 과정을 **지방분해(lipolysis)**라고 한다. 지방산은 대사를 통해 사용할 수 있는 에너지를 방출할 수 있다. 그러나 글리세롤은 골격근에서 직접 대사될 수 없지만, 간에서 글리세롤을 사용하여 포도당을 합성할 수 있으며, 이 포도당은 에너지를 제공하기 위해 대사될 수 있다.

지방 저장량은 매우 풍부하며, 심지어 매우 마른 개인에서도 그렇다. 따라서 장시간의 지구력 운동 중에도 지방이 에너지원으로 고갈되는 일은 없으며, 피로의 원인으로 지방 고갈이 발생하지 않는다.

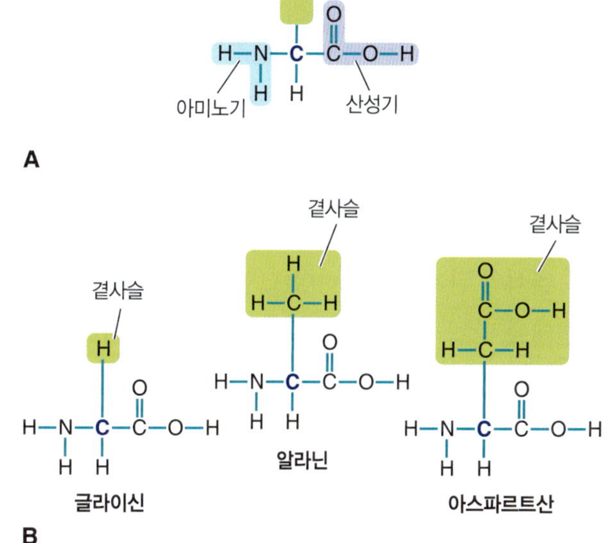

그림 2-7 모든 아미노산은 동일한 기본 구조를 가지고 있다. (A) 모든 아미노산의 기본 구조는 중심 탄소 분자, 아미노기, 산성기, 그리고 고유한 곁사슬로 구성된다. **(B)** 세 가지 아미노산이 각각의 고유한 곁사슬과 함께 묘사되어 있다.

단백질

단백질은 동물과 식물 모두에서 발견될 수 있다. 아미노산(amino acid)은 모든 단백질을 구성하는 기본 분자다. 모든 아미노산의 구조는 유사하며, 중심 탄소 분자는 수소 원자, 아미노기(NH_2), 산성기(COOH), 그리고 특정 아미노산에 고유한 곁사슬(side chain)과 결합되어 있다(그림 2-7). 이 곁사슬이 약 20개의 아미노산을 서로 구별하는 요소이다. **필수 아미노산(essential amino acid)**은 우리 몸에서 합성될 수 없기 때문에, 섭취하는 음식에서 반드시 얻어야 하는 아미노산 9종을 의미한다. 반면, **비필수 아미노산(nonessential amino acid)**은 전체 아미노산의 절반 이상을 차지하며, 신체가 스스로 합성할 수 있는 아미노산이다. 일반적으로 단백질이나 아미노산이 에너지를 제공하기 위해 대사되는 양은 적다. 이는 주로 지방이나 탄수화물에는 존재하지 않는 질소가 단백질에 포함되어 있기 때문이다.

효소의 역할

효소(enzyme)는 단백질 분자로, 대사 반응을 포함한 화학 반응에서 반응이 일어나는 데 필요한 에너지를 낮추어 반응을 촉진한다. 충분한 에너지가 있다면 효소 없이도 반응이 일어날 수 있지만, 효소는 반응이 일어나는 데 필요한 에너지(**활성화 에너지, energy of activation**)를 낮춘다. 효소는 반응을 일으키는 것이 아니라 반응이 더 빠르게 일어나도록 촉진하고, 그 결과 화학 반응의 산물이 생성되는 속도를 증가시킨다. 운동으로 자극받는 생화학적 반응에서 흔히 나타나는 다중 효소 화학 반응의 경우, 관련된 효소 중 하나가 속도 제한 효소(rate-limiting enzyme)로 식별된다. 이는 일련의 반응 전체가 진행되는 속도가 특정 효소의 작동 속도에 따라 결정된다는 것을 의미한다.

모든 분자와 마찬가지로, 효소는 고유한 3차원 구조를 가지고 있다. 이러한 고유한 구조는 화학 반응에 관여하는 기질(substrate)이 효소에 물리적으로 결합할 수 있도록 한다. 이는 자물쇠와 열쇠의 관계와 유사하다(그림 2-8). 기질은 효소의 고유한 형태에 맞춰 결합하여 효소-기질 복합체(enzyme-substrate complex)를 형성한다. 이 과정은 활성화 에너지를 낮추어 반응이 더 빠르게 일어나도록 한다. 반응이 완료된 후, 생성된 산물은 효소와 분리된다. 일부 효소는 두 가지 유형의 반응에 참여할 수 있다.

하나의 기질이 두 개의 생성물 분자로 분해되면서 에너지가 방출되는 **이화 반응(catabolic reaction)** 또는 두 개의 기질 분자가 결합하여 하나의 생설물 분자가 형성되며 에너지를 필요로하는 **동화 반응(anabolic reaction)**이다. 어떤 반응이 일어나는지는 여러 생리학적 요인에 따라 달라진다. 주요 요인 중 하나는 **질량 작용 효과(mass action effect)**이다. 질량 작용 효과에 따르면, 만약 효소가 기질 A와 B로부터 산물 AB를 생성하는 반응을 조절한다면, 반응은 AB를 생성하거나 A와 B를 생성할 수 있다. 반응이 진행되는 방향은 AB 또는 A와 B가 더 많은지에 따라 달라진다.

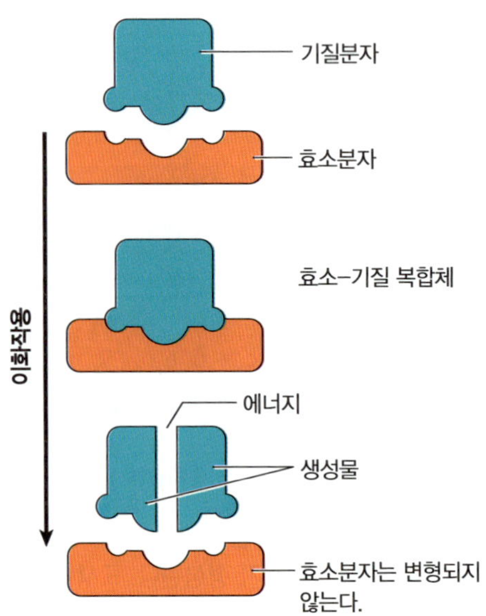

그림 2-8 자물쇠와 열쇠 개념은 효소가 이화 반응(catabolic reactions)과 동화 반응(anabolic reactions)을 촉진하는 방식을 설명하는 데 도움을 준다. 여기에는 이화 반응이 묘사되어 있다. 그러나 많은 효소는 이화 반응에서 생성된 산물을 이용하여, 이화 반응에 사용된 기질을 다시 생성하는 동화 반응도 수행할 수 있다.

- AB가 더 많으면 반응은 A와 B를 생성하는 방향으로 진행된다.
- A와 B가 더 많으면 반응은 AB를 생성하는 방향으로 진행된다.

아래의 화학 방정식에서 양방향 화살표는 효소가 AB 또는 A와 B 중 어느 쪽이든 생성하는 반응을 촉진할 수 있음을 나타낸다.

$$AB \leftrightarrow A + B$$

많은 효소의 이름은 접미사 *-ase*로 끝나며, 그 효소가 촉진하는 화학 반응에 대한 힌트를 제공한다. 예를 들어, 지방의 또 다른 용어는 리피드(lipid)이며, 리파아제(lipase) 효소는 트리글리세리드를 글리세롤과 지방산으로 분해하여 세포로 흡수될 수 있도록 한다.

여러 요인이 효소가 해당 반응을 촉진하는 속도에 영향을 미칠 수 있다. 신체 활동 중 매우 중요한 두 가지 요인은 온도와 산도(acidity)이다. 효소는 화학 반응을 촉진하는 데 최적의 온도를 가지고 있으며, 온도가 약간 상승하면 일반적으로 효소가 반응을 촉진하는 속도가 증가한다. 따라서 신체 활동 중 체온이 약간 상승하면, 에너지 생산에 관여하는 효소의 활동이 일반적으로 증가하여 사용할 수 있는 에너지 생성이 약간 증가한다. 마찬가지로, 개별 효소는 각각의 반응을 촉진하는 데 최적의 pH 또는 산도 수준을 가지고 있다. 신체 활동 중 근육 내 산도가 증가하면 pH가 감소할 수 있다. 특히 산도가 크게 증가하면, 생체에너지학(bioenergetics)에 관여하는 일부 효소의 활동이 감소한다. 이러한 효소 활동의 저하는 특정 유형의 신체 활동 중 피로를 초래하는 요인 중 하나이다.

속성 검토

- 탄수화물은 단당류(monosaccharides), 이당류(disaccharides), 다당류(polysaccharides)를 포함한 여러 형태로 존재하는 유기 물질이다. 포도당(glucose)과 글리코겐(glycogen)은 대사에 중요한 탄수화물이다.
- 트리글리세리드(triglyceride)는 글리세롤 분자와 세 개의 지방산 분자로 구성된다.
- 서로 다른 아미노산은 고유한 곁사슬에 의해 특징지어지며, 일반적으로 대사 과정에서 크게 사용되지 않는다.
- 효소(enzyme)는 화학 반응을 촉진하는 단백질 분자이다.

효소 기능과 관련된 또 다른 요인은 보조효소의 필요성이다. **보조효소(coenzyme)**는 단백질이 아닌 복잡한 유기 분자로, 효소와 밀접하게 연관되어 작용한다. 효소가 보조효소에 의존하는 경우, 해당 보조효소가 충분히 존재하지 않으면 효소는 최적의 기능을 발휘할 수 없다. 예를 들어, 비타민 B는 탄수화물, 지방산, 아미노산의 대사에 관여하는 많은 효소들의 보조효소로 작용한다. 보조효소가 존재하지 않으면 에너지 대사는 멈추며, 이러한 비타민이 충분히 공급되지 않으면 대사 반응 속도가 감소한다. 따라서, 생체에너지학(bioenergetics)의 많은 메커니즘이 정상적으로 작동하기 위해서는 보조효소와 효소가 모두 필요하다.

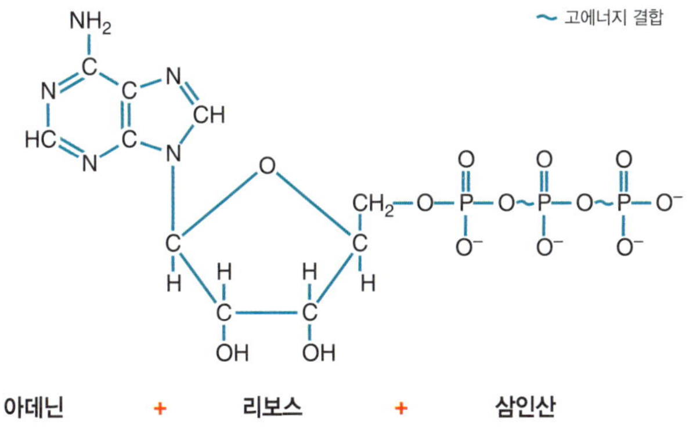

그림 2-9 아데노신 삼인산(ATP)은 아데닌(adenine), 리보스(ribose), 그리고 세 개의 무기 인산기로 구성된다. 인산기 사이의 물결선(wavy lines)은 고에너지 결합을 나타낸다.

ATP: 에너지 분자

아데노신 삼인산(ATP)은 세포 내의 유일한 에너지 분자는 아니지만, 가장 중요한 에너지 분자이다. 에너지가 무산소적(anaerobically) 또는 유산소적(aerobically)으로 생성되든 관계없이, 결과적으로 에너지 분자인 ATP가 생성된다. ATP의 분자 구조는 세 가지 주요 구성 요소로 이루어져 있다: 아데닌(adenine), 리보스(ribose), 그리고 세 개의 인산(phosphate)기(그림 2-9). 아데닌과 리보스가 결합된 구조를 아데노신 분자(*adenosine molecule*)이라고 한다. ATP는 **아데노신 이인산(adenosine diphosphate, ADP)**, 무기 인산(Pi), 그리고 수소이온(H^+)으로부터 생성될 수 있다(그림 2-10). ADP와 Pi를 결합하는 데 필요한 에너지는 무산소적 또는 유산소적 반응(다음 장에서 설명)에서 얻을 수 있다. ATP는 이후 ADP와 Pi로 분해되며, 이 과정에서 세포 내 다양한 작용(예: 근육 활동)에 사용될 수 있는 에너지를 방출한다. 이 반응 동안 ADP, ATP, 그리고 Pi 분자 자체는 파괴되지 않는다. 대신, 인산기를 결합하는 화학 결합이 깨져 에너지를 방출하거나, 에너지가 추가되어 Pi가 아데노신 분자의 남은 인산기에 결합하여 ATP를 재구성한다. ATP가 분해될 때 생성되는 수소이온은 중요하다. 이는 수소이온 농도가 증

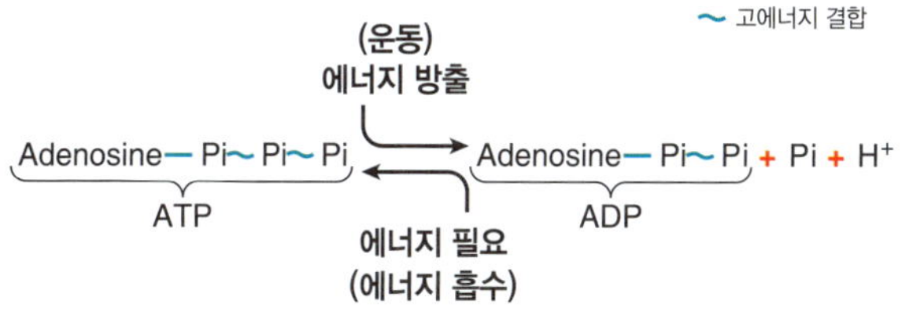

그림 2-10 아데노신 삼인산(ATP)은 아데노신 이인산(ADP)과 무기 인산(Pi)으로 분해될 때 에너지를 생성한다. ATP는 ADP와 Pi를 결합하여 생성될 수 있지만, 이 과정에는 에너지가 필요하다.

가하면 산도가 증가하기 때문이다. 반대로, ADP와 Pi가 결합하여 ATP를 생성할 때 수소이온이 필요하며, 이는 산도를 감소시킨다. 따라서 ATP의 사용량이 생산량보다 많으면 근육 내 산도가 증가하고, 사용량과 생산량이 균형을 이루면 근육 내 산도에는 변화가 없다.

속성 검토

- 아데노신 삼인산(ATP)은 신체에서 가장 중요한 에너지 분자이다.
- ATP는 뉴클레오타이드(아데노신)와 세 개의 인산기로 구성된다.
- ATP의 인산기를 연결하는 결합에는 많은 에너지가 저장되어 있으며, 이 결합이 끊어질 때 잠재 에너지가 방출되어 작업 수행에 사용될 수 있다.

ATP 생산

처음에는 신체 활동 중 사용된 ATP를 보충하기 위해 인산원(phosphagen, ATP-PC) 시스템이 사용된다. 이 반응에서는 크레아틴 인산(PC)의 인산기가 ADP로 전달되어 ATP가 생성된다. 그러나 이 경로는 약 30초 정도만 운동을 유지할 수 있다. 운동이 약 3분 정도까지 계속되면, ATP를 작업 중인 근육에 재공급하기 위해 주로 해당작용(글리콜리시스, glycolysis)에 의존해야 한다. 해당작용은 산소가 없어도 발생할 수 있으며, 따라서 비산화성 대사(nonoxidative metabolism)로 간주된다. 산소가 충분히 존재하는지 여부는 해당작용의 최종 반응에서만 중요해진다. 이 단계에서 최종 생성물인 피루브산(pyruvate)이 젖산(이온화된 형태로는 락테이트라 불림)으로 변환될지, 또는 미토콘드리아로 들어가 **유산소 대사(aerobic metabolism)**에 참여할지가 결정된다. 산소를 필요로 하는 이 유형의 에너지 생산(3장에서 설명)은 3분 이상 지속되는 운동 동안 ATP를 생성하는 주요 방법이다. 산소를 필요로 하지 않는 **무산소 대사(anaerobic metabolism)**에서 탄수화물이 제공하는 에너지와 인산원 시스템(ATP 및 PC)에서 제공되는 에너지는 스프린트나 역도와 같은 고강도 단시간 활동 동안 주요 에너지원이다. 이제 ATP를 생성하기 위해 인산원 경로와 해당작용 경로가 각각 어떻게 작동하는지, 더 잘 이해하기 위해 개별적으로 자세히 살펴볼 것이다.

ATP-PC 시스템

ATP-크레아틴인산(PC) 에너지 시스템(인산원 시스템이라고도 함)은 순간적으로 많은 에너지를 필요로 하는 신체 활동, 예를 들어 전력 질주나 무거운 물체를 드는 활동에서 중요한 에너지원이다. 그러나 이 에너지원은 상대적으로 짧은 시간 동안만 에너지를 제공할 수 있다. 예를 들어, 최대한 높고 빠르게 수직으로 점프하기 시작하면, 10~15초 안에 초기 몇 번의 점프 때만큼 높이 점프하지 못하는 것을 알 수 있다. 이는 ATP-PC 에너지 시스템의 특성과 한계 때문이다. ATP-PC 시스템을 이해하면 고강도 단시간 신체 활동에서 수행 능력을 이해할 수 있다.

근육세포를 포함한 세포 내 ATP 함량은 상대적으로 적다. 따라서 신체 활동 중 근육세포 내 ATP 농도는 매우 빠르게 감소하며, 대사 경로를 통해 에너지를 신속하게 보충하지 않으면 근육의 힘 생성이 함께 감소한다. 근육 내 **인산크레아틴(phosphocreatine, PC)**은 ATP를 생성하는 간단하고 빠른 생체에너지 경로를 제공한다(그림 2-11). 근육세포 내 효소 ATPase는 ATP를 ADP와 Pi로 분해하여 근육 활동에 필요한 에너지를 생성한다. 별개의 반응이지만 연결된 반응에서 효소 **크레아틴키나아제(creatine kinase)**는 PC를 Pi와 크레아틴으로 분해하여 Pi를 ADP에 전달함으로써 ATP를 형성한다(그림 2-12).

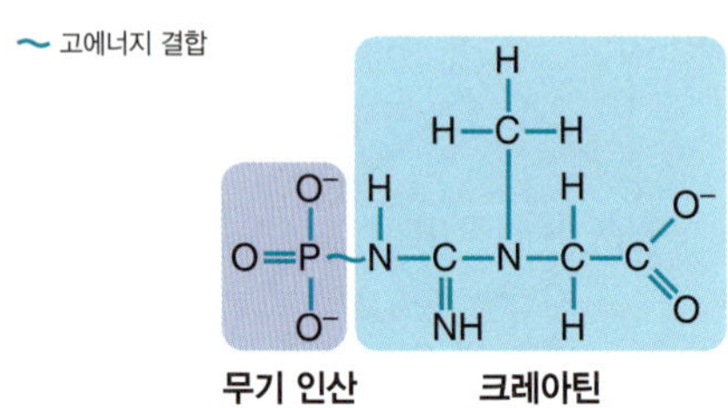

그림 2-11 크레아틴인산(Phosphocreatine, PC)은 크레아틴(creatine)과 무기 인산(inorganic phosphate, Pi)으로 구성되어 있다. 크레아틴과 무기 인산 사이의 물결선(wavy line)은 고에너지 결합(high-energy bond)을 나타낸다.

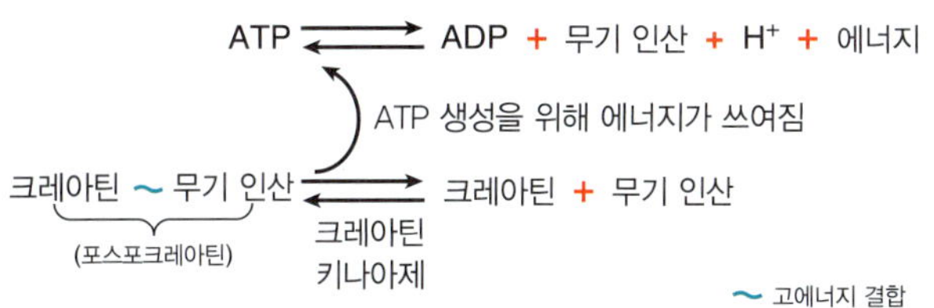

그림 2-12 크레아틴인산(phosphocreatine)의 분해로 방출된 에너지는 아데노신 삼인산(ATP)을 생성하는 데 사용된다. ATP의 분해로 방출된 에너지는 활동 강도가 감소하거나 운동 후 회복 중에 크레아틴인산을 재합성하는 데 사용될 수 있다.

ATP와 PC의 화학 구조와 3차원 모양이 다르기 때문에, PC는 근육에서 ATPase 효소에 의해 직접 분해될 수 없으며, 따라서 PC는 근육 수축을 위한 에너지를 직접적으로 제공할 수 없다. 근육 내 PC 함량은 약 80~85 mmol·kg^{-1}로, ATP 함량(약 20 mmol·kg^{-1})보다 약 4배 높다. 그러나 근육 내 PC 농도는 여전히 상대적으로 낮으며, ATP 재합성 과정에서 PC가 분해되기 때문에 ATP 사용과 함께 감소한다.

근육 내 PC 농도가 감소함에 따라, PC 분해를 통한 ATP 생성도 감소한다. 이 경로는 ATP-PC 시스템 또는 인산원 시스템이라고 불린다. 앞서 언급했듯이, 근육 내 ATP와 PC 농도는 적기 때문에 고강도 운동 중 이 두 인산원은 빠르게 고갈된다. 그러나 이 무산소 에너지원은 짧은 시간 동안 많은 양의 ATP를 빠르게 제공할 수 있다(글상자 2-3 참조).

ATP를 단시간에 빠르게 제공할 수 있는 능력 때문에 ATP-PC 시스템은 단거리 스프린트, 역도, 높이뛰기, 멀리뛰기와 같은 고강도 단시간 신체 활동에서 중요한 역할을 한다. 최대 강도 활동 동안 근육 섬유(예: 속근)의 ATP와 PC 농도는 약 4초 안에 고갈될 수 있다. 그러나 근육 내 ATP와 PC 농도 감소와 근육 힘 생성 불가능 사이의 직접적인 인과관계는 여러 요인 때문에 낮다. 예를 들어, 고강도 운동 중 근육 내 ATP 감소는 근육력 감소와 직접 상관관계를 보이지 않으

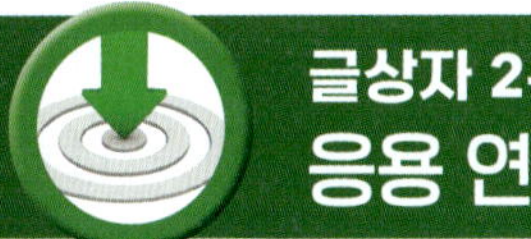

글상자 2-3
응용 연구

크레아틴 보충제

인산원(phosphagen) 생물에너지 경로는 근육에 저장된 ATP와 크레아틴키나아제 반응으로 구성된다. 이 반응에서는 크레아틴인산(PC)으로부터 ADP에 인산을 전달하여 ATP를 재합성하며, 이렇게 생성된 ATP가 작업 중인 근육에 사용된다. 이러한 ATP 공급의 중요성 때문에, 경쟁 스포츠 선수들 사이에서 크레아틴 보충제 섭취가 인기를 끌었다. 그러나 연구를 자세히 검토하면, 크레아틴 보충은 체내 수분 저류와 초기 체중 증가(약 1.36~2.72 kg)를 유발하며, 경구로 섭취된 크레아틴의 일부만이 실제로 근육에 흡수된다. 또한 흡수된 크레아틴도 훈련 중인 근육에서만 이용되며, 흡수된 크레아틴 전부가 크레아틴인산으로 전환되는 것은 아니다.

운동 수행 능력 향상 측면에서, 증거는 크레아틴 보충이 단시간(≤30초), 고강도 활동에만 영향을 미치며, 그 효과도 최대 약 10% 수준에 불과함을 보여준다. 이러한 향상은 특히 반복적인 노력이나 반복 횟수에서 두드러지게 나타난다. 요약하면, 크레아틴 보충제의 이점은 운동 수행 향상 정도와 해당 향상이 나타나는 운동 유형에 있어서 제한적이다. 또한 기존에 신장(콩팥) 문제가 있는 사람은 고용량(3~5 g·d^{-1}) 크레아틴 보충제를 섭취하지 않는 것이 권장된다.

추가 참고문헌

1. Chilibeck PD, Kaviani M, Candow DG, et al. Effect of creatine supplementation during resistance training on lean tissue mass and muscular strength in older adults: a meta-analysis. *Open Access J Sports Med.* 2017;2:213-226.
2. Gualano B, Roschel H, Lancha AH Jr, et al. In sickness and in health: the wide-spread application of creatine supplementation. *Amino Acids.* 2012;43(2): 519-529.
3. Kim HJ, Kim CK, Carpentier A, et al. Studies on the safety of creatine supplementation. *Amino Acids.* 2011;40:1409-1418.
4. Lanhers C, Pereira B, Naughton G, et al. Creatine supplementation and upper limb strength performance: a systematic review and meta-analysis. *Sports Med.* 2017;47:163-173.
5. Moon A, Heywood L, Rutherford S, et al. Creatine supplementation: can it improve quality of life in the elderly without associated resistance training? *Curr Aging Sci.* 2013;6(3):251-257.
6. Rawson ES, Volek JS. Effects of creatine supplementation and resistance training on muscle strength and weight lifting performance. *J Strength Cond Res.* 2003;17(4):822-831.

며, PC 감소도 근육력 감소와 다른 시간 경과를 나타낸다. 이는 근육력 감소의 원인이 근육 내 ATP와 PC 농도 변화 외의 요인임을 시사한다. 한 가지 요인은 무산소 활동으로 인해 증가하는 근육 내 산성도 또는 수소이온(H^+) 농도이다. ATP 분해는 에너지를 제공하는 동시에 수소이온도 생성한다. 또 다른 요인은 ATP의 구획화(compartmentalization)로, 근육 내 전체 ATP 수준이 높더라도 세포 내 에너지가 필요한 부위에는 ATP가 부족할 수 있다. 최근 연구에서는 ATP의 빠른 분해로 인한 Pi 축적이 근육 피로에 기여한다는 사실도 밝혀졌다.

아이러니하게도, 크레아틴과 Pi로부터 PC를 재형성할 수 있는 유일한 방법은 ATP 분해에서 방출되는 에너지를 사용하는 것이다. 고강도 활동 중에는 이 목적을 위한 근육 내 ATP가 거의 없거나 전혀 없다. 그러나 고강도 활동 후 회복 중에는 ATP가 유산소적으로 생성되어 근육 내 PC와 ATP 함량을 보충할 수 있다. 따라서 고강도 활동 중 근육 내 PC와 ATP가 고갈되면 운동 강도가 감소하거나, 운동 후 회복 중에야 효과적으로 보충될 수 있다. 고강도 단시간 활동을 반복하는 스포츠 및 훈련 활동(예: 농구, 웨이트 트레이닝, 인터벌 트레이닝)에서 근육 내 ATP와 PC 회복 능력은 중요한 고려사항이다. 훈련 프로그램 후에는 휴식 기간으로 분리된 고강도 단시간 활동을 반복할 수 있는 능력이 향상되며, 이는 근육의 인산원 수준을 재설정할 수 있는 능력이 강화되었기 때문이다.

모든 에너지원과 마찬가지로, 관련 효소의 증가 또는 기질의 가용성 증가는 ATP 생성 또는 보충을 증가시킬 수 있다. 이를 통해 ATP-PC 시스템에 크게 의존하는 활동에서 수행 능력도 향상될 수 있다. ATP-PC 시스템에 의존하는 활동에서 수행 능력을 잠재적으로 향상시키는 적응에는 크레아틴키나아제 효소 활성 증가와 휴식 중 근육 내 ATP와 PC 함량 변화가 포함된다.

운동에 대한 효소 적응 ATP-PC 시스템

ATP-PC 시스템에서 ATP 재생 속도는 관련 효소들의 활성이 중요한 역할을 한다. 특히 크레아틴키나아제(creatine kinase)는 크레아틴인산(PC)을 분해하여 ADP에 인산을 전달함으로써 ATP를 재생성하는 핵심 효소이다. 웨이트 트레이닝이나 스프린트와 같은 고강도, 단시간 운동 후 크레아틴키나아제 활성이 어떻게 변화하는지는 연구마다 다소 차이가 있지만, 일부 연구에서는 유의미한 증가가 관찰되었다.[7,13,19,24,25] 예를 들어, 등속성 저항 운동[7] 후 약 14% 증가한 사례와 초최대(super maximal) 스프린트 자전거 에르고미터 훈련 후 44% 증가한 사례가 보고되었다.[19]

운동에 대한 ATP 및 PC 적응

근육 내 ATP와 PC 농도의 증가는 단시간, 고강도 활동에서의 수행 능력을 향상시킬 수 있다. 웨이트 트레이닝[16,24]과 스프린트 유형[8,21]의 훈련은 근육 내 ATP와 PC 농도의 유의미한 증가를 유도하기도 하고, 변화가 없는 경우도 나타났다. 반면, 연구에 따르면 지구력 유형의 훈련은 근육 내 ATP와 PC 농도에 유의미한 영향을 미치지 않는 것으로 일관되게 나타났다.[1,14,16] 예를 들어, 5개월간의 저항 훈련 후 휴식 시 근육 내 PC와 ATP 농도는 각각 22%와 18% 증가했으며, 최대 근력은 28% 증가한 것으로 보고되었다.[16] 다른 연구에서는 6주간의 스프린트 유형 훈련 후 이러한 인산원(phosphagen)의 휴식 시 농도에는 변화가 없었지만, 40미터 스프린트 시간이 단축되고 반복 스프린트 능력(40미터 스프린트를 24초 간격으로 6회 수행한 총 시간)이 약 2% 향상된 것으로 나타났다.[8] 이 결과는 단시간, 고강도 활동에서의 수행 능력 향상이 근육 내 ATP와 PC의 유의미한 증가 여부와 관계없이 발생할 수 있음을 보여준다.

단시간, 고강도 수행 능력이 근육 내 ATP와 PC의 휴식 시 농도에 유의미한 변화 없이도 향상될 수 있는지는, 활동 중 이들 인산원이 고갈되는지 여부에 따라 달라질 수 있다. 한 번의 스프린트 운동 시 발생하는 ATP 고갈 추정치는 운동 전 수치와 비교했을 때, 30초 지속 시 약 45%, 10~12.5초 지속 시 약 14~32%인 것으로 나타났다.[6] 단발성 스프린트(10~30초)와 반복 스프린트(30초) 후 크레아틴인산(PC) 고갈 정도는 운동 전 값의 20%에서 60%에 이르는 것으로 추정된다.[6] 이는 30초 이하의 고강도 활동에서는 ATP와 PC가 완전히 고갈되지 않을 수 있음을 시사한다. 따라서 휴식 시 근육 내 ATP와 PC 농도의 증가가 단시간, 고강도 수행 능력 향상에 반드시 필요하지 않을 수 있다.

속성 검토

- 근육 내 아데노신 삼인산(ATP)과 크레아틴인산(PC)은 매우 단시간, 고강도 신체 활동에서 주된 에너지원이지만, 조직에 저장된 인산원(phosphagen)의 양은 매우 적다.
- ATP-PC 에너지 시스템에 대한 훈련 적응에는 일부 효소의 증가와 근육 내 ATP 및 PC 저장량의 증가가 포함될 수 있으며, 이는 특히 고강도 스프린트와 저항 훈련에서 두드러지게 나타난다.

해당작용

해당작용(glycolysis)은 포도당을 대사하는 일련의 효소 반응으로 구성된다. 이 경로는 산소가 없어도 작동할 수 있으므로, 세포 내 산소가 충분한 경우에는 미토콘드리아로 들어가 유산소 호흡에 참여할 수 있는 아세틸-CoA를 생성할 수 있다. 그러나 산소가 충분하지 않으면 해당작용은 젖산을 생성하며, 이는 생리학적 pH에서 즉시 수소이온을 방출하여 락테이트로 전환된다. 락테이트는 직접적으로 유산소 대사에 참여할 수 없지만, 해당작용은 유산소 및 무산소 활동 모두에 필요한 에너지를 제공하는 중요한 역할을 한다.

해당작용은 근육세포의 근형질(sarcoplasm)에서 10단계의 화학 반응을 통해 포도당을 분해하여 ATP를 생성한다. 포도당은 혈액이나 근육 내 글리코겐 저장소에서 공급될 수 있다. 포도당에서 ATP를 생성할 경우, 포도당-6-인산(glucose-6-phosphate)을 형성하기 위해 ATP가 필요하며(그림 2-13), 이를 **인산화**(*phosphorylation*)라고 한다. 반면, 글리코겐을 사용할 경우 **글리코겐분해**(*glycogenolysis*)를 통해 이미 존재하는 무기 인산(Pi)에 의해 포도당-6-인산이 생성되므로 ATP를 한 분자 절약할 수 있다. 포도당-6-인산이 형성된 이후에는 포도당과 글리코겐 경로 모두 동일하게 진행된다(글상자 2-4 참조).

해당작용 초기에는 에너지를 소비하는 단계가 존재한다. 첫 번째와 세 번째 반응에서 ATP가 필요하며, 포도당으로 시작하면 ATP 2개, 글리코겐으로 시작하면 ATP 1개가 소모된다. 하지만 해당작용 후반부에서 두 개의 개별 반응을 통해 총 4개의 ATP가 합성되므로, 최종적으로 포도당으로 시작할 때 ATP 순증가는 2분자, 글리코겐으로 시작할 때는 3분자가 된다.

해당작용의 네 번째 반응에서는 포도당의 6탄소 사슬이 2개의 3탄소 사슬로 분리된다. 여섯 번째 반응에서는 각각의 3탄소 사슬에서 수소 한 개가 제거된다. 이때 생성된 수소는 유산소 대사에서 ATP를 대부분 생성하는 데 필수적이다(3장 참조). 해당작용에서 생성된 수소는 수소 운반 분자인 **니코틴아마이드 아데닌 디뉴클레오타이드(NAD^+)**에 의해 수용되어 NADH를 형성한다. NADH는 이 수소를 미토콘드리아로 운반하여 유산소 대사에서 사용되도록 한다. NAD^+ 분자는 다른 수소 운반체와 마찬가지로 유산소 대사에서 수소를 운반한 후 파괴되지 않는다. NADH가 유산소 대사 과정에 수소를 제공하면 NAD^+는 다시 수소 수용체로 작용한다. NAD^+가 해당작용의 수소를 수용해야 해당 반응이 계속 진행될 수 있으므로, 해당작용의 지속 여부는 유산소 대사가 NADH에서 수소를 받아들일 수 있는지와 산소의 충분한 존재 여부에 따라 부분적으로 결정된다. 그러나 NADH가 수소를 기부하는 또 다른 방법도 존재한다.

해당작용의 마지막 반응에서는 3탄소 분자인 피루브산(pyruvic acid)이 생성된다. 유산소 대사가 NADH에서 수소를 받아들일 수 없는 경우, 피루브산이 수소를 받아 3탄소 분자인 락테이트(lactate)로 전환된다. 이 락테이트가 생성되는 과정 때문에 해당작용을 **락테이트 에너지 시스템**(*lactate energy system*)이라고도 한다.

요약하자면, 해당작용의 초기 반응에서는 ATP가 소비되지만, 후반부 반응에서는 ATP를 생성하고, 또한 유산소 대사에서 사용되거나 피루브산으로부터 락테이트를 생성하는 데 필요한 수소를 생산한다. 포도당으로 시작하면 ATP 순증가는 2분자이며, 글리코겐으로 시작하면 3분자이다. NADH가 운반하는 수소는 유산소 대사에서 추가적으로 약 2.5개의 ATP를 생성할 수 있지만, 이는 해당작용에서 직접 생성된

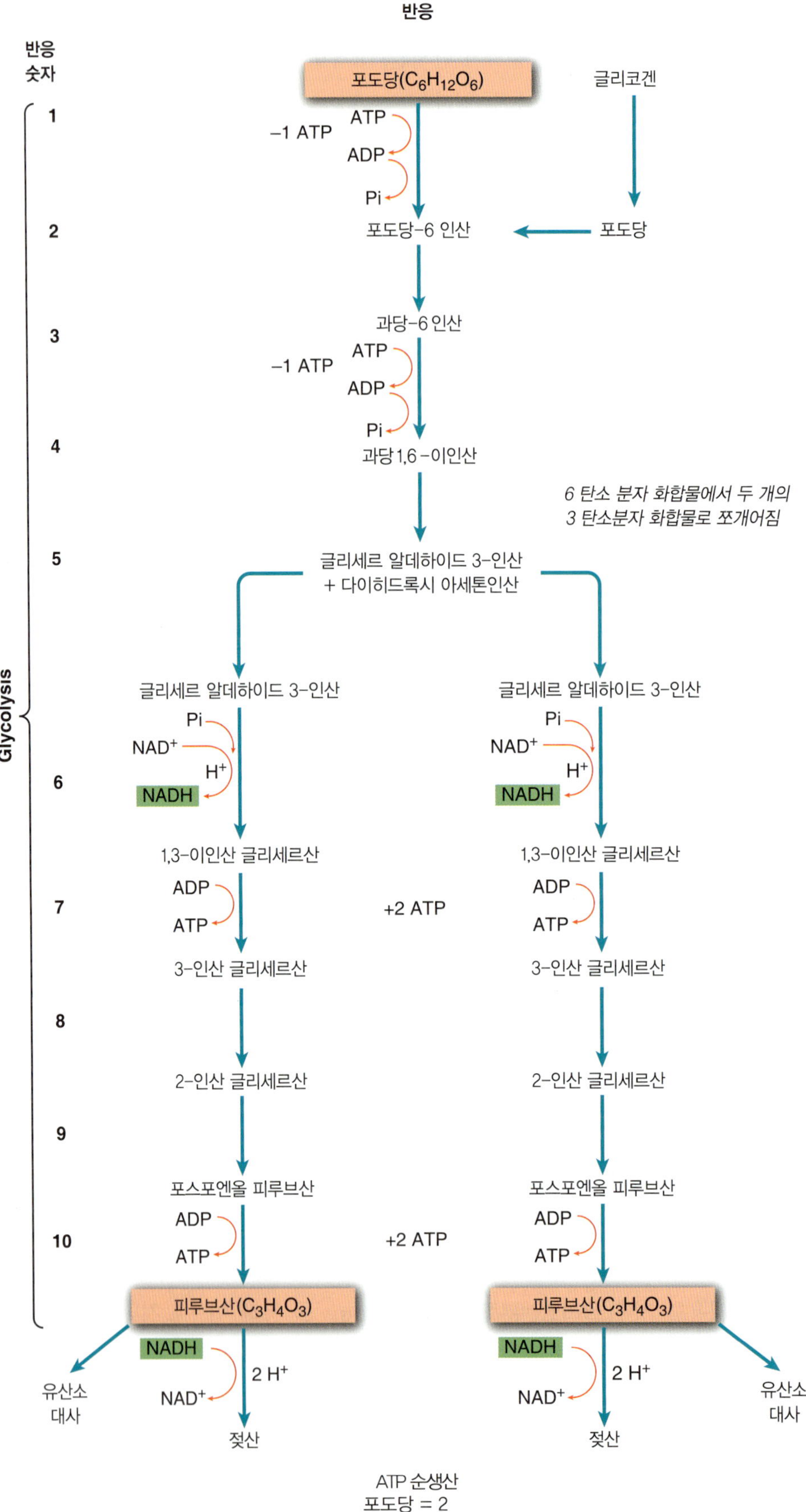

그림 2-13 해당작용 동안, 혈류에서 공급된 포도당이나 근육 내 글리코겐에서 유래한 포도당이 대사되어 피루브산(pyruvate)을 생성한다. 생성된 피루브산은 이후 유산소 대사에 참여하거나 락테이트(lactate)로 전환될 수 있다. 해당작용을 통해 포도당 한 분자당 ATP 순증가는 2분자, 글리코겐에서 유래한 포도당 한 분자당 ATP 순증가는 3분자이다. 이 과정의 다양한 반응에는 각각 특정 효소들이 관여한다. (출처: Powers SK, Howley ET. *Exercise Physiology Theory and Application to Fitness and Performance*. 5th ed. New York: McGraw Hill, 2004.)

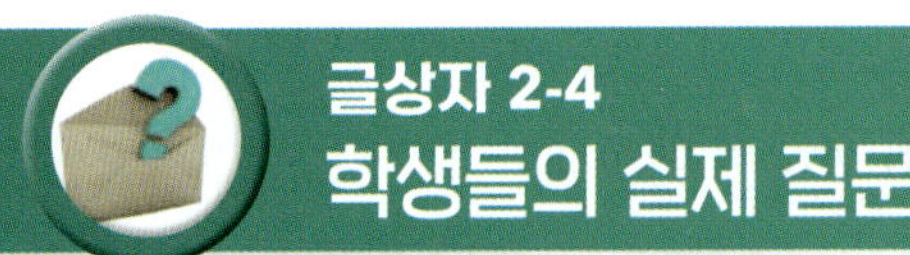

글상자 2-4
학생들의 실제 질문

포도당이 이렇게 효과적인 에너지 기질이고 해당작용 경로를 통해 근육조직에서 ATP를 생성하는 데 직접 사용된다면, 사탕이나 탄산음료 같은 단순당(simple sugars)을 많이 섭취하는 것이 유익하지 않을까요?

사실, 포도당이 근육에서 ATP를 생성하는 데 효과적인 에너지 기질이라고 해도, 사탕이나 탄산음료 같은 단순당(simple sugar)을 많이 섭취하는 것은 오히려 운동 수행에 부정적인 영향을 미친다. 단순당은 소화가 거의 필요 없기 때문에 혈류로 빠르게 흡수되어 혈당 수치를 급격히 올린다. 이에 따라 몸은 정상 혈당을 회복하기 위해 다량의 인슐린을 분비하게 되는데, 과도한 반응으로 인해 혈당이 정상보다 낮아지는 저혈당(hypoglycemia)이 발생할 수 있다. 결과적으로 근육은 필수적인 에너지원인 혈당을 충분히 공급받지 못하고, 운동 수행 능력이 저하된다.

ATP에는 포함되지 않는다.

근육 내 ATP와 PC와 마찬가지로, 해당작용 효소와 기질(근육 내 글리코겐)에도 훈련 적응이 발생할 수 있다. 락테이트의 부정적인 영향을 상쇄하기 위한 완충 능력(buffering capacity)도 훈련을 통해 증가할 수 있다. 이러한 적응 중 하나 또는 모두는 해당작용을 통한 ATP 생성과 수행 능력을 증가시킬 수 있다. 이러한 변화가 무산소 훈련 또는 유산소 훈련으로 인해 발생하는지, 그리고 성능에 긍정적인 영향을 미칠지는 특정 효소, 훈련 프로그램의 세부 사항(볼륨, 강도, 지속 시간), 그리고 성능의 정의(단발성 또는 반복 스프린트 능력, 단거리 또는 장거리 스프린트 능력)에 따라 달라질 수 있다. 이제 해당작용 효소, 근육 내 글리코겐, 완충 능력에 대한 훈련 적응을 살펴보겠다.

운동에 따른 해당작용 효소의 적응

해당작용 효소의 변화는 운동 중인 근육에 ATP를 더 많이 공급함으로써 수행 능력을 향상시킬 수 있다. 자주 연구되는 해당작용 효소로는 글리코겐 분해효소(glycogen phosphorylase), 포스포프럭토키나아제(phosphofructokinase, PFK), 락테이트 탈수소효소(lactate dehydrogenase, LDH)가 있다. 글리코겐 분해효소는 근육 내 글리코겐을 포도당으로 분해하는 반응을 촉매한다. PFK는 과당-6-인산을 과당-1,6-이인산으로 전환하며, 해당작용의 주요 속도 제한 효소(rate-limiting enzyme)이다. LDH는 피루브산(pyruvate)을 락테이트(lactate)로 전환하는 반응을 촉매한다. 이 효소들의 수준 증가는 웨이트 트레이닝,[3,7,24] 스프린트 훈련,[1,15,20,21] 지구력 훈련[1]의 결과로 나타난 것으로 보고되었다. 그러나 훈련에 따라 항상 이러한 효소들의 변화가 나타나는 것은 아니다. 예를 들어, 12주 미만의 지구력 훈련 프로그램은 일반적으로 PFK 활성 증가를 보여주지 않았지만, 5~6개월 동안 지속된 프로그램에서는 PFK 활성 증가가 관찰되었다.[1] 특정 효소의 활성 증가가 실제 수행 능력에 영향을 미칠지는 다른 요인에도 달려 있다. 예를 들어, LDH의 증가는 해당작용 기능에 변화를 일으키지 않을 수 있는데, 이는 LDH가 속도 제한 효소가 아니기 때문이다. 반면, PFK의 변화는 속도 제한 효소이므로 전체 해당작용 기능을 증가시킬 수 있다. 또한 훈련으로 인한 근육 비대(muscle hypertrophy)가 발생하면 효소 변화의 효과를 평가하기 어려울 수 있다. 근육 비대를 자극하는 웨이트 트레이닝은 PFK의 총량 변화가 없더라도 근육 크기 증가로 인해 PFK 활성[25] 감소가 나타날 수 있다. 결론적으로, 주요 해당작용 효소의 변화는 수행 능력을 향상시킬 수 있으며, 특히 무산소 훈련에서 이러한 변화가 나타난다. 그러나 효소 활성 증가가 발생할지는 수행한 훈련 프로그램의 구체적인 특징(강도, 볼륨, 지속 시간, 빈도)에 따라 달라지며, 효소 활성 변화가 실제 수행 능력 변화로 이어질지는 다양한 요인에 의해 달라진다. 예를 들어, 웨이트 트레이닝은 근육 비대와 최대 근력을 증가시키지만 동시에 특정 해당작용 효소의 활성 감소가 나타날 수 있고, 유산소 성능은 5K 능력이나 마라톤 능력으로 정의될 수 있으며, 스프린트 능력은 단발성 또는 반복 스프린트 능력으로 정의될 수 있다. 따라서 해당작용 효소의 활성 증가는 수행 능력을 향상시킬 수 있지만, 실제로 수행 능력에 미치는 영향은 명확하지 않으며 다양한 요인에 따라 달라진다.

운동에 따른 근육 내 글리코겐의 적응

근육 내 글리코겐의 증가는 해당작용 및 유산소적 ATP 생성에 긍정적인 영향을 미칠 수 있다. 지구력 훈련이 근육 내 글리코겐을 증가시킨다는 점은 널리 받아들여지고 있다. 그러나 웨이트 트레이닝과 스프린트 유형의 훈련 후 근육 내 글리코겐이 증가하거나 변화가 없는 경우도 보고되었다.

해당작용 효소 변화와 마찬가지로, 웨이트 트레이닝과 스프린트 유형 훈련으로 인해 근육 내 글리코겐이 증가할지는 훈련 프로그램의 길이와 수행된 훈련의 구체적인 유형 등 여러 요인에 따라 달라질 수 있다. 예를 들어, 짧은 스프린트 반복(<10초) 및 짧은 스프린트와 긴 스프린트(>10초) 반복을 혼합한 훈련은 근육 내 글리코겐 변화가 나타나지 않는 반면, 긴 스프린트 반복(>10초)은 근육 내 글리코겐 증가를 초래한다. 이는 ATP의 해당작용적 생성이 수행 능력에 더 중요한 역할을 하기 때문이다.[21]

속성 검토

- 해당작용(glycolysis)은 산소를 필요로 하지 않는 10단계의 화학 반응으로 구성되어 있으며, 혈액에서 흡수된 포도당이나 근육 내 글리코겐에서 얻어진 포도당을 분해하여 피루브산(pyruvate)을 생성한다. 이 과정에서 ATP와 유산소 대사로 운반될 수 있는 수소이온이 생성된다.
- 해당작용에 대한 훈련 적응에는 일부 효소 활성의 증가, 근육 내 글리코겐 저장량의 증가, 근육 내 완충 능력의 향상이 포함된다.

완충 능력 적응

근육 내 산도가 증가하는 활동에서 수행 능력과 회복을 향상시키는 한 가지 방법은 생성된 수소이온을 완충(buffering)하는 것이다. 예를 들어, 탄산수소나트륨(sodium bicarbonate, $NaHCO_3$)은 수소이온과 결합하여 약한 산인 탄산(H_2CO_3)을 형성함으로써 강한 산을 완충할 수 있다. 골격근에는 자체적인 세포 내 완충제가 존재하며, 가장 일반적인 완충제는 단백질과 인산기이다(표 2-1). 또한 세포 내 탄산수소염도 완충제로 작용할 수 있다. 지구력 훈련과 스프린트 유형 훈련 모두 완충 능력을 증가시키는 것으로 나타났지만, 모든 연구에서 이러한 향상이 관찰된 것은 아니다(글상자 2-5). 완충 능력이 증가하면 산도 상승으로 인한 근육 힘과 출력 감소가 발생하기 전에 더 많은 ATP를 생성할 수 있어 수행 능력을 향상시킬 수 있다.

무산소 대사와 유산소 대사의 상호작용

무산소 에너지원은 고강도, 단시간의 최대 신체 활동을 수행하는 데 필요한 ATP의 대부분을 제공한다. 반면, 유산소 대사는 저강도, 장시간 활동에서 필요한 ATP의 대부분을 공급한다. 이를 바탕으로 다양한 길이의 신체 활동(그림 2-14)뿐만 아니라 올림픽 역도, 200미터 수영, 축구와 같은 특정 활동에서 ATP가 무산소 및 유산소 대사로부터 각각 어느 정도 비율로 공급되는지 추정한 값들이 있다. 이러한 추정치는 일부 코치들이 특정 경기 준비를 위해 다양한 훈련 활동에 소요해야 할 훈련 시간 비율을 계획하는 데 사용되기도 한다. 그러나 이러한 수치는 에너지가 유산소 및 무산소 대사에 의존하는 정도에 관한 일반적인 가이드라인으로만 간주해야 한다. 개인별로 변동이 있을 수 있기 때문이다. 이러한 변동은 스포츠에서의 특정 포지션, 경기 전략, 플레이 스타일의 차이에 기인할 수 있다. 예를 들어, 축구에서는 필드 플레이어와 골키퍼 간, 농구에서는 빠른 공격과 느린 공격 간 ATP 공급에서 유산소와 무산소 대사의 비율이 크게 달라질 수 있다. 또한 어떤 ATP 에너지원도 완전히 꺼지지 않으며, 모든 에너지원이 항상 일정량의 ATP를 제공한다. 이후 섹션에서 논의되겠지만, 특정 유형의 활동에서 유산소 또는 무산소 대사가 ATP를 주로 공급한다고 하더라도, 많은 활동에서 이 두 대사 방식 간 상당한 상호작용이 이루어지고 있다는 점은 명확하지 않을 수 있다(글상자 2-6).

표 2-1 화학 완충 시스템

시스템	구성 요소	결과
탄산염	탄산수소나트륨($NaHCO_3$)	강산을 약산인 탄산(H_2CO_3)으로 변환
인산염	인산소나트륨(Na_2HPO_4)	강산을 약산으로 변환
단백질	단백질의 COO^- 그룹 단백질의 암모니아(NH_3^+) 그룹	과도한 산의 존재 시 H^+와 결합 과도한 산의 존재 시 H^+와 결합

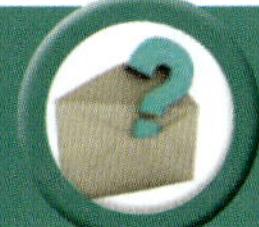

글상자 2-5 학생들의 실제 질문

고강도 무산소 운동으로 인한 산성도를 영양 보충으로 완화할 수 있나요?

고강도 무산소 운동으로 인한 산성도는 영양 보충을 통해 일부 완화될 수 있다. 앞서 언급했듯이, 산과 염기 사이의 생리적 균형은 항상성을 유지하기 위해 매우 엄격하게 조절된다. 세포, 혈액, 체액 내 다양한 완충 시스템은 pH를 좁은 범위로 유지하며, 강도 높은 무산소 운동으로 인한 극적인 변화를 완화하는 데 도움을 준다. 완충제(buffer)란 과도한 산이나 염기 변화가 발생할 경우 수소이온 농도의 변화를 억제하여 pH를 유지하는 물질을 말한다. 일반적으로 이온을 흡수하는 물질은 수산화이온(OH^-)을 흡수하는 약산이거나, 수소이온(H^+)을 흡수하는 약염기다. 체내에서 과도한 산성 또는 염기성 상태를 조절하는 다양한 시스템은 매우 효과적으로 작동하며, 각기 다른 속도로 반응한다. 이러한 시스템은 몇 초 내에 pH를 조정할 수 있다. 예를 들어, 호흡기관은 CO_2를 배출하여 혈액 pH를 상승시키고(더 염기성으로 만듦), 신장은 수소이온 배출과 탄산수소염(bicarbonate) 보존을 통해 pH를 장기적으로 조절한다. 단백질도 중요한 완충제로 작용한다. 단백질은 양전하를 가진 아미노기와 음전하를 가진 카르복실기를 포함하고 있으며, 이들 전하 영역이 수소이온(H^+)과 수산화이온(OH^-)에 결합하여 완충 역할을 한다. 실제로 단백질 완충작용은 혈액 완충력의 약 3분의 2를 차지하며, 세포 내 완충작용의 대부분을 담당한다.

흥미롭게도, pH 저하 및 과도한 수소이온(H^+) 축적과 함께 높은 수준의 무산소성 스트레스가 발생하는 조건에서, 경기력에 긍정적인 영향을 미치고 보다 빠른 효과를 돕기 위한 보충제 섭취의 역할로 인해 세 가지 완충 시스템이 주목받고 있다. 각 완충 시스템에 대한 연구가 진행되어 왔으며, 이들은 급성 무산소성 수행 능력에 긍정적인 효과가 있음이 입증되었다. 그중 베타알라닌(β-alanine) 보충제를 사용하는 카르노신 세포 내 완충 시스템이 가장 대중적이다. 젖산이 이러한 pH 변화의 직접적인 원인은 아니지만, 운동 시 그러한 상태가 존재함을 나타내는 관련 바이오마커 역할을 한다. 무산소 훈련(인터벌 및 짧은 휴식 위주의 서킷 웨이트 트레이닝) 방식 또한 신체의 여러 완충 시스템을 개선하는 데 중요한 역할을 해왔다.

보충제 섭취에 의해 영향을 받는 세 가지 완충 시스템은 다음과 같다.

1. 혈액 내 탄산수소염 완충 시스템

   이 시스템은 혈액 내 주요 완충 시스템 중 하나로, 운동 훈련과 보충제를 통해 영향을 받을 수 있다. 초기 탄산수소염 보충 연구에서는 위장 장애와 설사와 같은 부작용이 보고되었으며, 이러한 문제는 여전히 우려사항으로 남아 있다. 연구에 따르면, 운동 1~2시간 전에 체중 1kg당 약 0.3 g의 탄산수소나트륨($NaHCO_3$)을 섭취하면 혈액 내 탄산수소염 농도를 약 20% 증가시킬 수 있다. 이러한 농도 증가는 무산소 수행 능력을 향상시킬 가능성이 있다.

2. 세포 내 카르노신 완충 시스템

   카르노신은 세포 내 완충제로, β-알라닌 보충제 섭취(하루 3~6 g, 4~8주 동안)를 통해 강화될 수 있다. β-알라닌은 카르노신 형성에 있어 속도 제한 아미노산(rate-limiting amino acid)으로 간주되며, 이를 증가시키면 무산소 훈련 활동이나 경기 전 완충력을 높일 수 있다. 정상 조건에서 근육 카르노신은 전체 근육세포 내 완충력의 약 7%를 차지하지만, β-알라닌 보충 후에는 최대 15%까지 증가할 수 있다. β-알라닌은 천연 아미노산으로, L-히스티딘과 함께 카르노신을 형성하는 전구체 중 하나이다. 근육 세포 내에는 L-히스티딘이 β-알라닌보다 더 풍부하게 존재하기 때문에, β-알라닌이 카르노신 형성의 속도 제한 아미노산(rate-limiting amino acid)으로 간주된다.

3. 세포 내 인산염 완충 시스템

   스포츠 수행 능력 측면에서 상대적으로 덜 알려지고 연구된 인산염 완충 시스템(phosphate buffering system) 또한 조사되어 왔으나, 다른 두 시스템에 비해 무산소 수행 능력을 돕는 데 있어서는 성과가 다소 적었다. 하지만 그 중요성을 과소평가해서는 안 된다. 이 시스템은 근육 자체보다는 신장 세뇨관액과 세포 내액을 완충하는 데 더 중요한 역할을 한다. 수산화나트륨(NaOH)과 같은 강염기가 완충 시스템에 추가되면, OH^-는 H_2PO_4-에 의해 완충되어 추가적인 H_2PO_4-$+H_2O$를 형성한다. 인산염 완충 시스템의 pK(수소이온을 받아들이는 능력을 나타내는 척도)는 6.8로, 체액의 정상 pH인 7.4와 그리 멀지 않다. 세포 외액 내 인산염의 농도는 낮으며, 중탄산염 완충제 농도의 약 8% 수준에 불과하다

*Gatorade Sports Science Institute*의 권장사항

- 탄산수소나트륨 보충제: 운동 1~2시간 전에 체중 1 kg당 0.3 g(예: 70 kg 운동선수의 경우 약 20 g)을 섭취한다.
- 30~60분 동안 충분한 수분과 가벼운 탄수화물 기반 식사를 함께 섭취하면 위장 장애를 줄일 수 있다.
- β-알라닌 보충제: 하루 4~6 g의 β-알라닌을 6~8회로 나누어 4~6주 동안 섭취한다.

이러한 보충제들은 무산소 운동 수행 능력을 향상시키는 데 도움을 줄 수 있다.

글상자 2-6 전문가 관점

"무산소" 컨디셔닝에 대한 실무적 통찰

Lymeris "Perry" Koziris, PHD, FNSCA, CSCS*D
겸임 교수
McGill 대학교, 운동학 및 체육학
캐나다 퀘벡주 몬트리올

운동 훈련에서의 다양한 용어와 접근 방식을 이해하는 것은 중요하다. 스포츠 훈련이든 일반 피트니스든, 수행되는 운동 유형을 설명하고 분류하는 데 다양한 용어와 척도가 사용된다. 훈련 목표가 출력(일의 속도) 또는 작업 용량(총량)을 증가시키는 것이라면, 용어는 활동의 지속 시간, 강도, 또는 강조되는 대사 에너지 시스템(종종 "무산소" 및 "유산소" 운동의 구분 포함)에 초점을 맞춘다. 코치들이 사용하는 용어는 스포츠 훈련이 보다 과학적인 접근 방식을 채택했을 때의 인기 있는 표현에 기반하는 경우가 많다. "무산소"라는 용어는 근육에서 산소가 완전히 없어지는 상황을 의미하는 것이 아니라, 특정 활동이 대부분 비산화 대사에 의해 에너지를 공급받는다는 점을 강조하기 위한 것임을 이해해야 한다.

에너지 시스템 스펙트럼의 두 극단을 살펴보면, 무산소 대사 초점의 활동은 고강도·단시간 운동으로, ATP가 고에너지 인산 시스템에서 주로 생성되는 초기 단계에서 나타난다. 이러한 활동에서는 "무산소 알라틱(anaerobic alactic) 파워", 최대 근력, 피크 근력 등의 용어가 사용되며, 단일 폭발적 움직임이나 최대 강도의 움직임, 약 3초 이내 지속되는 고강도 활동이 대표적이다. 예로는 역도, 파워리프팅, 점프, 메디신볼 던지기 등이 있다. 반대로 유산소 대사 초점의 활동은 저강도·장시간 운동으로, 특정 수준 이하의 강도에서는 거의 무기한으로 수행할 수 있다. 이러한 활동은 혈중 락테이트 농도가 안정 상태를 유지하는 강도에서 가능하며, 탄수화물 고갈, 탈수, 체온 조절과 같은 피로 요인이 개입하기 전까지 지속될 수 있다. 유산소 운동은 심혈관·심폐 지구력, 장거리 달리기, 산화성 대사 등으로 분류된다.

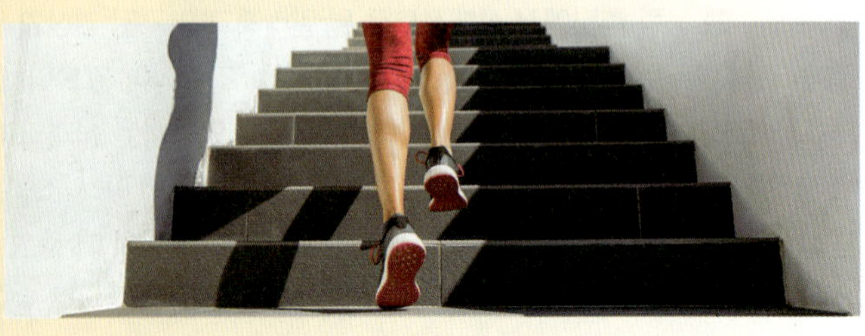

스펙트럼의 반대편 영역을 살펴보면, 운동 강도가 특정 수준 이하일 때 그 노력은 거의 무기한으로 유지될 수 있다. 이 수준은 때때로 임계 파워(critical power) 결정을 통해 추정되거나, 혈중 젖산 농도가 정상 상태(steady state, 일반적으로 4 $mmol \cdot L^{-1}$ 미만)를 유지하는 페이스를 파악하기 위한 효율성 또는 레이스 페이스 테스트를 통해 확인된다. 이론적으로는 탄수화물 기질 고갈, 탈수, 체온 조절 문제와 같은 요인으로 인해 피로가 발생하기 전까지 이러한 상태를 지속할 수 있다. 코칭 현장과 과학 문헌 모두에서 이러한 활동이나 훈련은 유산소(aerobic), 심혈관(cardiovascular), 심폐(cardiorespiratory), 지구력(endurance), 장거리(long distance), 롱-슬로우(long-slow), 산화적(oxidative), 산소 시스템(oxygen system) 등의 용어로 지칭된다.

이 두 극단 사이에는 강도와 지속 시간이 적절히 결합된 활동이 있다. 예를 들어, 인터벌 훈련이나 지속적인 훈련은 해당작용(무산소 글리콜리시스)의 기질 가용성, 효소 활성, 완충 능력 등에 도전하여 무산소 컨디셔닝을 향상시킬 수 있다. 이러한 훈련에는 고강도 인터벌, 반복 스프린트, 젖산 대사(락테이트 시스템) 등이 포함된다. 팀 스포츠에서는 반복적인 스프린트와 짧은 휴식 사이클이 주요 구성 요소가 된다.

물론, 무산소 컨디셔닝은 회복 구성 요소가 완전한 휴식이든 낮은 강도의 활동이든 상관없이, 거의 모든 형태의 훈련과 마찬가지로 인터벌(intervals)을 필요로 한다. 더욱이 인적 수행 능력의 모든 영역에서 그러하듯, 연령, 환경, 유전, 심리, 훈련 상태 등을 포함한 수많은 요인이 위에서 언급한 사항들뿐만 아니라 효과적인 운동 대 회복(또는 운동 대 완화, 운동 대 휴식) 인터벌의 선택에도 영향을 미친다.

훈련 비율과 구성에 있어서, 무산소 훈련은 인터벌 방식을 필요로 한다. 휴식 시간은 완전한 휴식이거나 저강도 활동으로 구성될 수 있으며, 운동:휴식 비율은 출발점으로만 활용되고 실험과 경험을 통해 조정된다. 예를 들어, 스프린트 시간이 길어질수록(10~20초에서 30~60초) 근육 내 크레아틴 인산 고갈과 혈중 및 근육 내 젖산 농도가 증가한다. 또한 운동 강도, 회복 시간, 반복 횟수 간의 상호작용은 대사 시스템의 여러 구성 요소에 영향을 미친다. 인터벌에서 최대 출력을 유지하고자 할 경우 능동적 회복이 권장되며, 이는 스포츠의 강도 프로필과 시즌 일정에 따라 달라진다.

스포츠 특이적 훈련은 대회 준비에 맞춰 계획된다. 훈련은 지치기 쉬운 후반부에 배치되거나, 피로 상태에서 민첩성과 기술을 연습하기 위해 초반에 배치될 수 있다. 예를 들어, 200미터 자유형 수영 선수는 유산소 대사를 위한 긴 인터벌과 고에너지 인산 시스템을 위한 짧은 인터벌 훈련을 혼합할 수 있다. 결론적으로, 훈련 프로그램 설계에는 과학적 지식뿐 아니라 예술적 접근도 필요하며, 제한된 시간과 회복 능력을 고려하여 조정해야 한다.

추가 참고문헌

1. Engel FA, Ackermann A, Chtourou H, et al. High-intensity interval training performed by young athletes: a systematic review and meta-analysis. *Front Physiol.* 2018;9:1012.
2. Gamble P. Challenges and game-related solutions to metabolic conditioning for team sports. *Strength Cond J.* 2007;29(4):60-65.
3. Hoffmann JJ, Reed JP, Leiting K, et al. Repeated sprints, high-intensity interval training, small-sided games: theory and application to field sports. *Int J Sports Physiol Perform.* 2014;9:352-357.
4. Nugent FJ, Comyns TM, Burrows E, et al. Effects of low-volume, high-intensity training on performance in competitive swimmers: a systematic review. *J Strength Cond Res.* 2017;31(3):837-847.
5. Pettitt RW, Clark IE. High-intensity exercise tolerance: an update on bioenergetics and assessment. *Strength Cond J.* 2013;35(2):11-16.

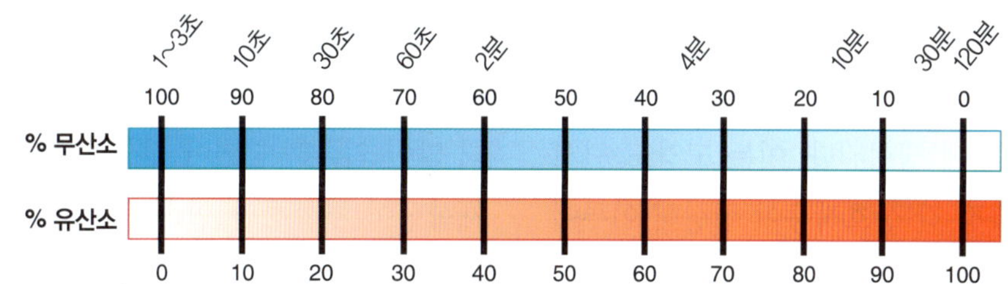

그림 2-14 무산소 대사와 유산소 대사의 에너지 기여도는 활동의 지속 시간에 따라 달라진다. 일반적으로 활동 시간이 길어질수록 유산소 대사가 에너지에 기여하는 비율이 커진다. 이러한 추정치는 활동이 지속 시간 동안 거의 최대 강도로 수행된다는 가정을 기반으로 한다. 예를 들어, 10분 달리기에 대한 무산소 및 유산소 에너지 기여도 추정치는 10분 동안 가능한 한 멀리 달리려는 의도로 수행되었음을 전제로 한다.

무산소 운동의 대사적 상호작용

올림픽 역도, 투포환, 높이뛰기, 다이빙과 같은 고강도·단시간 활동은 주로 근육 내 ATP와 크레아틴 인산(PC)에 의존하여 에너지를 얻는다. 그러나 약 3초 정도 지속되는 최대 출력 운동에서는 필요한 ATP의 더 높은 비율을 다른 대사 경로에서도 공급받기 시작한다. 예를 들어, 3초 스프린트의 경우 여전히 근육 내 ATP와 PC에 크게 의존하지만, 해당작용(glycolysis)을 통해 젖산이 생성되는 과정이 필요한 ATP의 약 10%를 제공하며, 유산소 대사도 소량의 에너지를 공급한다(그림 2-15). 스프린트 시간이 길어질수록 ATP의 공급에서 근육 내 ATP-PC가 아닌 다른 경로의 비율이 점점 더 높아진다. 예를 들어, 6초 자전거 스프린트에서는 필요한 ATP의 약 44%가 젖산 생성 해당작용에서, 50%가 근육 내 PC에서 유래한다고 추정된다.[10] 30초 자전거 스프린트에서는 ATP의 약 38%가 유산소 대사에서, 45%가 해당작용에서,

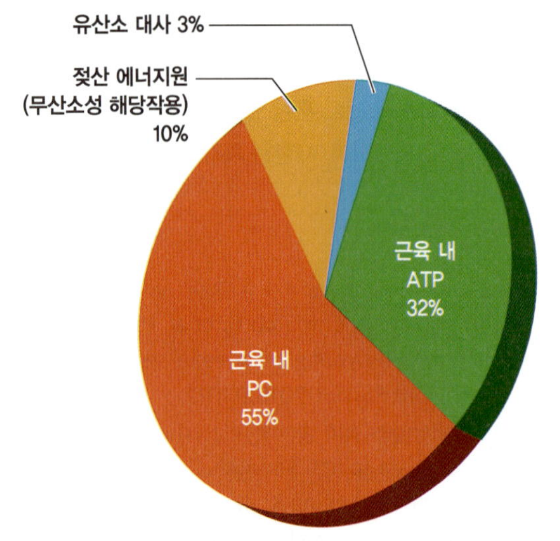

그림 2-15 3초 스프린트 동안의 아데노신 삼인산(ATP) 공급원 추정치는 다양한 에너지 시스템 간 상당한 상호작용이 있음을 보여준다. 비록 3초 스프린트가 일반적으로 무산소 운동으로 간주되더라도, 필요한 ATP의 일부는 유산소 대사에 의해 생성된다.
(출처: Spencer M, Bishop D, Dawson B, et al. Physiological and metabolic responses of repeated-sprint activities specific to field-based team sports. *Sports Med.* 2005;35:1025-1044.)

17%가 근육 내 ATP-PC에서 공급된다.[17] 따라서 단시간 스프린트도 일반적으로 무산소 운동으로 간주되지만, 스프린트 시간이 길어지고 최대 출력이 감소함에 따라 ATP의 상당 부분이 유산소 대사에 의해 생성된다. 이는 고강도 단시간 스프린트에서도 대사 과정 간 상호작용이 상당히 이루어짐을 보여준다.

반복 스프린트와 회복 시간 또한 중요한 영향을 미친다. 축구, 농구, 인터벌 트레이닝에서는 짧은 회복 시간과 함께 반복되는 단시간 스프린트가 흔히 발생한다. 예를 들어, 4분간의 회복 시간을 두고 수행한 두 번의 30초 자전거 스프린트에서는 첫 번째 스프린트에서 두 번째 스프린트로 넘어갈 때 무산소적으로 생성된 ATP의 양이 약 41% 감소했다.[5] 그러나 두 번째 스프린트에서는 산소 소비량이 약 15% 증가하여 출력 감소는 약 18%에 불과했다. 이는 연속 스프린트 동안 ATP의 공급 원천 간 상호작용이 변화함을 보여준다.

스프린트의 지속 시간과 스프린트 사이 회복 시간은 ATP 대사 과정 간 상호작용에 큰 영향을 미친다. 15 m, 30 m, 40 m 반복 스프린트를 각각 30초 수동 회복 시간으로 나누어 총 600 m를 달렸을 때, 30 m와 40 m 스프린트 후 초과 산소 소비량(Excess Post Oxygen Consumption, EPOC)(3장 참조) 이 15 m 스프린트보다 유의미하게 높았다. 이는 더 긴 스프린트에서 더 많은 무산소 에너지를 사용했음을 나타낸다. 또한 운동 후 혈중 젖산 농도는 30 m와 40 m 스프린트에서 15 m 스프린트보다 높아, ATP 생성에 해당작용 의존도가 더 높았음을 보여준다.

회복 시간의 길이 역시 중요한 변수다. 15 m 및 40 m 스프린트의 연속 수행과 혈중 젖산 농도를 비교한 결과, 30초, 60초, 120초의 회복 시간은 근육 내 ATP와 PC의 충분한 재합성을 허용하여 연속된 15 m 스프린트에서 필요한 ATP를 공급할 수 있었다.[2] 그러나 40 m 스프린트에서는 적절한 ATP-PC 보충과 스프린트 능력 유지를 위해 최소 120초의 회복이 필요했다. 짧은 회복 시간은 근육 내 ATP와 PC 재합성을 충분히 허용하지 못해, 더 많은 ATP가 해당작용에서 생성되고 젖산이 축적되었다. 결론적으로, 반복 스프린트의 길이가 길어질수록 유산소 대사와 해당작용에 대한 의존도가 높아지며 젖산 생성과 관련된 피로가 증가한다. 또한 스프린트 간 회복 시간이 짧으면 ATP를 공급하기 위해 해당작용에 더 많이 의존하게 되어 젖산이 축적되고, 근육 내 ATP와 PC 재합성이 부족하면 연속적인 스프린트 수행 능력이 감소할 수 있다(글상자 2-7).

속성 검토

- 무산소 대사(근육 내 아데노신 삼인산[ATP], 크레아틴인산, 해당작용)는 단시간, 고강도 신체 활동 중 필요한 ATP의 대부분을 제공한다.
- 그러나 무산소 운동의 지속 시간이 길어질수록 ATP를 공급하기 위해 해당작용과 유산소 대사에 대한 의존도가 증가한다.
- 신체 활동 시간이 약 3분을 초과하면 운동 강도가 감소하며, 무산소 대사보다 유산소 대사에 대한 의존도가 더 커진다.
- 특정 활동에서 ATP의 대부분을 한 에너지원에 의존하더라도, 대부분의 활동에서는 ATP 공급원 간 상호작용이 상당히 이루어진다.

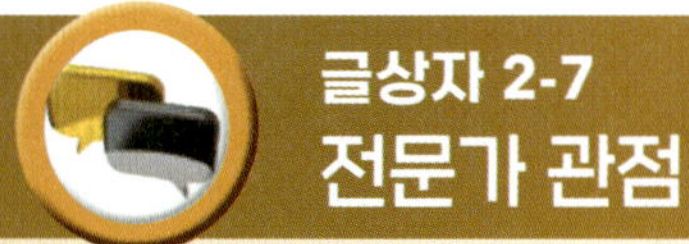

글상자 2-7
전문가 관점

고강도 훈련: 업계에서의 HIIT 열풍!

Ashley Artese, PhD
보건 및 운동 과학 조교수
보건 및 인간 수행학과
로어노크 칼리지
버지니아주 세일럼

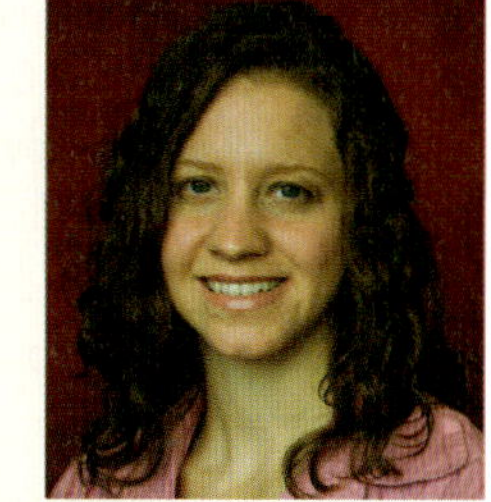

무산소 대사는 인산원 시스템과 무산소 해당작용이라는 두 가지 경로를 통해 빠르게 아데노신 삼인산(ATP)을 재합성하여 고강도, 단시간 운동에 필요한 에너지를 제공한다. 이러한 무산소 시스템은 점프, 스프린트, 파워리프팅과 같이 폭발적이고 고강도의 움직임이 요구되는 스포츠에서 주로 활용된다. 스포츠 성과를 향상시키기 위해 많은 운동선수들은 고강도 인터벌 트레이닝(HIIT)을 근력 및 컨디셔닝 프로그램에 포함한다. HIIT는 최대 또는 거의 최대 수준의 운동을 반복 수행한 뒤, 저강도 회복 단계를 갖는 훈련 방식이다. 이러한 훈련은 무산소 에너지 시스템을 활용하며, 근육 내 크레아틴 인산과 글리코겐 저장량, 인산원(크레아틴 키나아제) 및 무산소 해당작용(포스포프럭토키나아제와 젖산 탈수소효소)과 같은 에너지 시스템 효소 활동을 증가시키는 것으로 나타났다.[7] 또한 HIIT는 유산소 효소 활성 증가,[7] 근육 산화 능력 향상,[2] 최대 산소 섭취량($\dot{V}O_{2max}$) 개선,[3] 신체 구성 개선과 같은 유산소 및 전반적인 건강상의 이점도 제공한다.[4]

HIIT는 운동선수뿐만 아니라 일반 대중에게도 인기가 있으며, 많은 피트니스 시설에서 HIIT 기반 수업이나 소그룹 훈련 프로그램을 제공한다. STRONG by Zumba®, Tabata Bootcamp™, LES MILLS SPRINT™, GRIT™와 같은 인기 있는 그룹 운동 프로그램이 HIIT 원리를 기반으로 설계되었다. 미국 스포츠 의학회(ACSM)가 실시한 세계 피트니스 트렌드 조사에 따르면, HIIT는 2019년 3번째로 인기 있는 트렌드로 선정되었으며, 2014년 이후 매년 상위 5위 안에 포함되었다.[8] HIIT의 인기는 지속적인 유산소 지구력 훈련과 유사한 심혈관 적응 효과를 제공하면서도, 훈련 시간과 훈련량이 상대적으로 적기 때문일 수 있다. 예를 들어, Gibala와 동료들은 HIIT와 지속적인 유산소 지구력 훈련을 비교한 연구에서, HIIT 그룹이 훈련 시간이 8시간 적고 훈련량이 90% 더 낮았음에도 불구하고, 두 그룹 모두 근육 글리코겐 저장량 증가, 근육 완충 능력 향상, 전자 전달 사슬 효소 활성 증가, 운동 성과 향상 등 유사한 혜택을 경험했다고 보고했다. HIIT는 운동선수와 일반 대중뿐만 아니라 임상 현장에서도 적용이 가능하다. 이는 심혈관 질환, 뇌졸중, 대사 장애를 포함한 만성 질환을 가진 개인들에게 안전하고 효과적인 중재 방법임이 밝혀졌기 때문이다.[5]

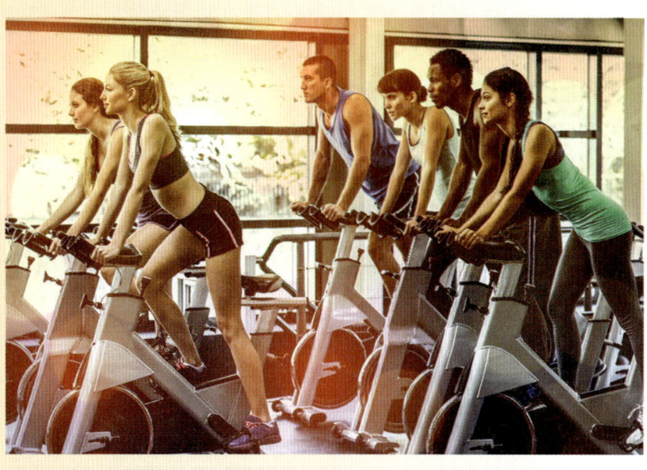

HIIT 운동 설계 시 고려사항

- 임상 적용 측면에서 HIIT는 심혈관 질환, 뇌졸중, 대사 장애 등 만성 질환을 가진 개인에게도 안전하고 효과적인 중재 방법으로 입증되었다. 다만, 높은 강도의 특성 때문에 충분한 회복 시간을 제공할 수 있도록 비연속적인 날에 수행하는 것이 권장된다. HIIT를 운동 일정에 포함하려는 경우, 주당 1회부터 시작하여 점진적으로 빈도를 늘리는 것이 안전하다.
- 무산소 대사를 통해 충분한 에너지를 얻으려면 운동 강도는 최대 심박수의 80~85% 이상이어야 하며, 자전거 타기, 스프린트, 로잉, 계단 오르기, 체중 및 저항 훈련 등 다양한 운동 방식이 활용될 수 있다. 회복 및 휴식 간격은 저강도 또는 중강도의 능동적 회복 혹은 수동적 회복으로 진행할 수 있다.
- 운동 강도는 운동 지속 시간과 반비례하므로, 고강도 운동 구간은 짧게 설정해야 해당 강도를 유지할 수 있다. 무산소 시스템은 약 2분 정도의 최대 지속 시간 동안 에너지를 공급하며, 고강도 폭발적 움직임(인산원 시스템)을 훈련하려는 경우 구간을 약 5~10초로 제한하는 것이 적절하다.
- 여러 구간의 고강도 운동을 수행하기 위해서는 충분한 휴식이 필요하며, 크레아틴 인산 저장량을 보충하고 젖산을 제거하기 위해 휴식 시간은 고강도 구간의 지속 시간과 같거나 더 길어야 한다.

결론

무산소 대사는 고강도 운동과 활동의 주요 에너지원으로 작용하며, HIIT 프로그램의 적절한 빈도, 강도, 운동 구간 지속 시간, 운동 대 휴식 비율은 무산소 에너지 시스템의 생리학적 특성과 운동선수 또는 참여자의 목표를 고려하여 설계해야 한다. 또한 안전을 위해 HIIT 프로그램에 참여하기 전 기본적인 피트니스 수준과 규칙적인 유산소 운동, 적절한 운동 기술을 갖추는 것이 중요하다.

참고문헌

1. Boyne P, Dunning K, Carl D, et al. High-intensity interval training in stroke rehabilitation. *Top Stroke Rehabil.* 2013;20(4):317-330.
2. Gibala MJ, Little JP, van Essen M, et al. Short-term sprint interval versus traditional endurance training: similar initial adaptations in human skeletal muscle and exercise performance. *J Physiol.* 2006;575(3):901-911.
3. Gibala MJ, McGee SL. Metabolic adaptations to short-term high-intensity interval training: a little pain for a lot of gain? *Exerc Sport Sci Rev.* 2008;36(2):58-63.
4. Gremeaux V, Drigny J, Nigam A, et al. Long-term lifestyle intervention with optimized high-intensity interval training improves body composition, cardiometabolic risk, and exercise parameters in patients with abdominal obesity. *Am J Phys Med Rehabil.* 2012;91(11):941-950.
5. Jelleyman C, Yates T, O'Donovan G, et al. The effects of high-intensity interval training on glucose regulation and insulin resistance: a metaanalysis. *Obes Rev.* 2015;16(11):942-961.
6. Lavie CJ, Arena R, Earnest CP. High-intensity interval training in patients with cardiovascular diseases and heart transplantation. *J Heart Lung Transplant.* 2013;32(11):1056-1058.
7. Rodas G, Ventura JL, Cadefau JA, et al. A short training programme for the rapid improvement of both aerobic and anaerobic metabolism. *Eur J Appl Physiol.* 2000;82(5-6):480-486.
8. Thompson WR. Worldwide survey of fitness trends for 2019. *ACSM's Health Fit J.* 2018;22(6):10-17.

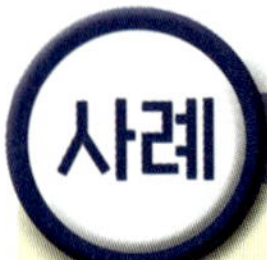

사례 연구

시나리오

당신은 총 무산소 능력을 향상시키고자 하는 열정적인 피트니스 애호가를 지도하는 개인 트레이너이다. 현재 그녀는 5초 길이의 짧은 인터벌 스프린트 훈련만 수행하고 있으며, 이러한 훈련은 주로 인산원 시스템을 자극하여 폭발적인 단기 에너지 생산 능력을 높이는 데 초점을 두고 있다. 최근 그녀는 총 무산소 능력을 더욱 향상시키기 위해 어떤 방법을 추가로 활용할 수 있을지에 대해 궁금해하고 있다.

옵션

먼저, 그녀가 총 무산소 능력을 향상시키고자 하는 열정과 노력에 대해 칭찬한다. 이어서, 총 무산소 능력은 단기적인 ATP-PC 시스템뿐만 아니라 에너지원으로서 장기적인 무산소 해당작용도 포함된다는 점을 설명한다. 일반적으로 다양한 형태의 스프린트 훈련은 근육 내 ATP와 크레아틴 인산(PC)의 저장량을 증가시키고, ATP-PC 및 해당작용 에너지 시스템의 효소 활성을 높이며, 스프린트 중 발생하는 산성 환경을 견딜 수 있는 근육의 완충 능력을 강화시키는 데 도움이 된다. 총 무산소 능력을 더욱 향상시키기 위해서는 근육 내 글리코겐 저장량을 증가시키는 적응이 필요하며, 이를 위해 10초 이상의 긴 스프린트를 포함한 훈련이 효과적이다. 따라서 그녀의 인터벌 훈련 프로그램에 10초 이상의 스프린트를 추가하여 총 무산소 능력을 향상시키는 것이 바람직하다.

시나리오

한 고등학교 운동선수가 3~5초의 짧은 스프린트 능력을 향상시키는 것을 목표로 하고 있다. 이를 위해 그는 높은 볼륨의 유산소 훈련을 지속적으로 수행해왔으나, 몇 달이 지나도 스프린트 능력에는 뚜렷한 향상이 없음을 느꼈다. 이에 그는 자신이 다니는 학교의 근력 및 컨디셔닝 코치를 찾아가, 현재의 훈련 방식이 적절한지와 짧은 스프린트 능력을 향상시킬 수 있는 보다 효과적인 훈련 방법에 대해 조언을 구했다.

옵션

먼저, 짧은 스프린트 능력을 향상시키기 위해 꾸준히 훈련하고자 하는 노력에 대해 칭찬한다. 이어서, 유산소 훈련이 심혈관 지구력을 높이는 데에는 효과적이지만, 3~5초 길이의 스프린트를 수행하는 데 필요한 에너지를 거의 제공하지 않는다는 점을 설명한다. 실제로, 3초 동안의 스프린트에 필요한 에너지 중 약 3%만이 산소 또는 유산소 시스템을 통해 생성된다. 따라서 유산소 능력을 향상시키는 것은 단기적인 스프린트 능력 향상에 큰 영향을 미치지 않는다. 결론적으로, 짧은 스프린트 능력을 높이기 위해서는 무산소 대사를 최대한으로 자극할 수 있는 짧은 인터벌 스프린트 훈련을 수행하는 것이 필요하다고 조언한다. 또한 그가 이러한 훈련 프로그램을 체계적으로 설계하고 실행할 수 있도록 지원한다.

2장 요약

생체에너지 경로(bioenergetic pathways)는 우리가 섭취한 음식 기질의 화학적 결합을 이용해 ATP를 생성하는 일련의 효소 반응으로 구성된다. 이 ATP는 근육 수축을 비롯한 신체의 다양한 기능에 직접적인 에너지를 제공한다. 작업량이 증가할수록 근육 수축 과정에서 사용된 ATP를 보충해야 하는 필요성도 함께 커지며, 결국 신체의 작업 수행 능력은 운동이나 활동 중 소모된 ATP를 얼마나 효율적으로 재생성할 수 있는지에 달려 있다. 조직, 특히 골격근에 저장된 ATP의 양은 매우 제한적이지만, 필요한 경우 ATP를 생성할 수 있는 여러 효소 경로가 조직 내에 존재한다. 가장 먼저 활성화되는 생체에너지 경로는 비산화 대사(nonoxidative metabolism)로, 이 과정에서 크레아틴 키나아제(creatine kinase) 효소가 조직 내 저장된 크레아틴인산(PC)으로부터 인산기를 분리하여 ADP를 ATP로 재합성한다. 근육 내 PC 저장량이 감소하기 시작하면, 해당작용(glycolytic pathway)을 통해 탄수화물이 분해되어 ATP가 생성된다. 이 과정은 산소가 충분하지 않은 환경에서도 일어날 수 있으며, 이를 무산소 대사(anaerobic metabolism)라 한다. ATP-PC 경로와 해당작용 경로는 매우 빠르게 ATP를 생성할 수 있지만, 생성할 수 있는 총 ATP의 양은 제한적이다. 따라서 이러한 경로는 주로 고강도·단시간 활동에서 중요한 역할을 한다. 반면, 인간의 신체는 비산화 및 무산소 대사에 의존하는 스프린트나 점프 같은 폭발적 활동뿐만 아니라, 낮거나 중간 강도의 요구를 가지지만 지속 시간이 긴 마라톤과 같은 활동에서도 뛰어난 수행 능력을 보인다. 이러한 장시간 지구력 활동의 에너지원이 되는 유산소 대사(aerobic metabolism)는 다음 장에서 다루어진다.

유산소(산화적) 대사
Aerobic (Oxidative) Metabolism

CHAPTER 3

이 장을 읽은 후에는 다음을 할 수 있어야 한다.

1. 유산소 대사가 발생하기 위해 충분한 양의 산소가 필요한 이유를 이해한다.
2. 유산소 대사에 관련된 기본적인 생화학적 에너지 순환을 이해한다.
3. 유산소 대사의 ATP 생성 능력이 더 크다는 점을 인식한다.
4. 유산소 운동 중 다양한 에너지원 사용에 영향을 미치는 다양한 요인을 이해한다.
5. 산화 대사에서 미토콘드리아의 역할을 설명한다.
6. 유산소 대사에서 산소의 역할을 설명한다.
7. 다양한 급성 운동 스트레스에 대한 유산소 대사의 반응을 설명한다.
8. 유산소 대사의 능력을 향상시키는 훈련 유형을 설명한다.
9. 간접 열량 측정법과 직접 열량 측정법을 구별한다.
10. 유산소 대사를 통해 더 많은 ATP 생산을 가능하게 하는 생리적 적응을 설명한다.
11. 대사가 어떻게 회복을 조절하는지 설명한다.

이전 장에서는 생물에너지학의 기본 원리와 함께 세 가지 주요 식품 기질인 탄수화물, 지방, 단백질의 화학 구조를 설명하고, 음식물 속 에너지를 아데노신 삼인산(ATP) 형태로 전환하는 데 사용되는 두 가지 주요 대사 경로인 인산화 시스템과 해당작용을 다루었다. 이번 장에서는 세 번째 대사 경로인 유산소 대사(aerobic metabolism)에 초점을 맞춘다. 이 경로는 충분한 산소의 공급이 필요하며, ATP 생성 속도는 비교적 느리지만, ATP를 대량으로 생산할 수 있는 높은 효율성을 가진다는 특징이 있다. 이러한 이유로 유산소 대사는 휴식 상태뿐만 아니라 중·저강도의 장시간 지속 운동 중에도 신체의 주요 에너지원으로 작용한다. 실제로 유산소 대사는 마라톤이나 철인 3종 경기와 같은 지구력 운동에서 운동 수행 능력을 결정짓는 핵심적인 대사 과정이라 할 수 있다.

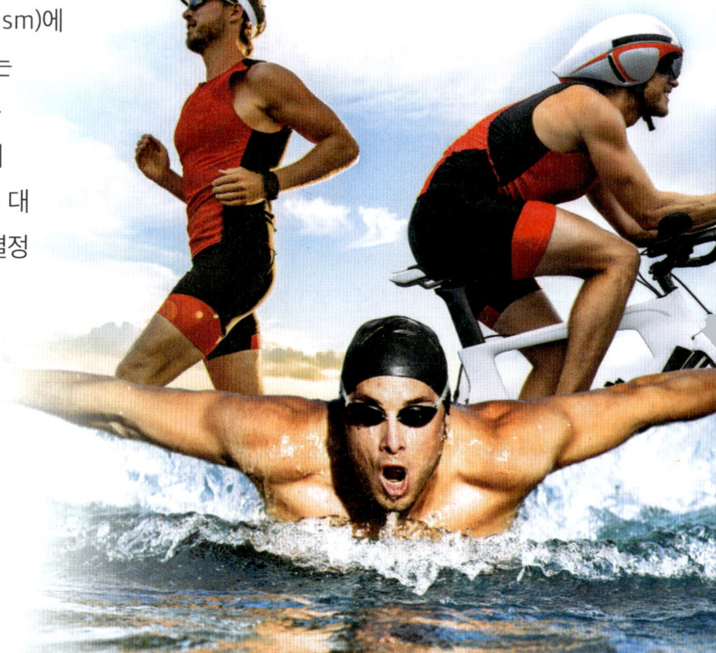

유산소 대사

2장에서 우리는 인산화 시스템이 ATP를 생성하는 가장 즉각적이고 강력한 경로임을 배웠다. 이 경로는 운동 중 사용된 ATP를 신속하게 보충할 수 있어 매우 효율적이지만, 근육 조직 내에는 ATP와 인산크레아틴(PC)이 제한된 양만 저장되어 있기 때문에 운동이 약 30초 이상 지속될 경우 ATP를 생성하기 위해 해당작용, 즉 무산소 대사를 활용해야 한다. 해당과정의 최종 생성물은 피루브산(pyruvate)이며, 세포 내 산소 공급 상태에 따라 서로 다른 운명을 갖게 되는데, 산소가 부족할 경우 피루브산은 젖산(lactate)으로 전환되며 이 과정에서 탄수화물의 분해가 무산소 대사로 이루어지고, 반대로 충분한 산소가 공급될 경우 피루브산은 미토콘드리아로 이동하여 유산소 대사(Krebs 회로, 전자전달계[ETC])에 참여하게 되어 젖산이 생성되지 않고 세포 내 산성 환경 형성을 방지할 수 있다.

유산소 대사의 주요 이점으로는 산성 환경을 방지할 수 있다는 점과 동일한 포도당 분자로부터 무산소 대사보다 훨씬 더 많은 ATP를 생성할 수 있다는 점, 탄수화물뿐만 아니라 지방과 단백질 등 다양한 기질을 에너지원으로 활용할 수 있다는 점이 있으며, 반면 무산소 대사는 주로 탄수화물만을 사용한다.

유산소 대사와 에너지원 선택은 식단, 운동 강도, 훈련 수준, 운동의 요구 조건 등 다양한 요인에 의해 결정되며,[33] 예를 들어 케토제닉 식단을 따르는 운동선수는 글리코겐을 사용하는 시점이 지연되어 더 오랜 시간 동안 지방을 주요 에너지원으로 활용할 수 있고, 이로 인해 글리코겐 소모가 늦춰져 지구력이 향상되며 세포 내 효소 시스템과 대사 메커니즘의 적응으로 지방을 활용한 에너지 생성 경로가 더 효율적으로 작동하게 된다.[27,29,33,34]

또한 유산소 대사는 ATP를 생성하는 동안 이산화탄소(CO_2)와 물(H_2O)도 함께 생성되며, 생성된 ATP는 신체 기능 유지에 사용되고 CO_2는 혈액을 통해 폐로 운반되어 배출되며 물은 체내 수분 균형 유지에 기여하므로 체내에서 쉽게 활용되거나 배출될 수 있다. 이러한 이유로 유산소 대사는 높은 ATP 생산 능력과 성능을 제한하는 부산물이 거의 없다는 장점을 가지며, 충분한 산소가 공급되는 휴식 상태나 장시간 지속되는 저강도 신체 활동에서는 유산소 대사가 주된 에너지원으로 활용된다.

유산소 효소 시스템

ATP를 호기적으로 생성하면 피로와 관련된 부산물 없이 대량의 ATP를 생산할 수 있으므로, 지구성 운동 수행에서는 호기성 ATP 생성이 매우 중요하다. 호기성 ATP 생성은 미토콘드리아에서 이루어지며, 두 가지 주요 효소 반응계를 포함한다. 첫 번째 반응계는 **크렙스 회로(Krebs cycle, 또는 시트르산 회로)**로, 크렙스 회로의 기능은 다양한 기질(substrates)로부터 수소와 전자를 제거하여 산화시키고 일부 ATP를 생산하는 것이다. 탄수화물, 지방, 단백질의 대사 과정에서 생성된 산물은 모두 크렙스 회로로 들어갈 수 있다. 크렙스 회로에서 제거된 모든 수소는 수소 운반 분자에 의해 두 번째 주요 반응계인 **전자전달계(electron transport chain, ETC)**로 운반된다. 2장에서 배운 바와 같이, NAD^+와 **플라빈 아데닌 다이뉴클레오타이드(FAD)**는 대표적인 수소 운반 분자로, 이들은 수소와 전자를 ETC로 전달한다. 수소와 전자를 ETC로 운반하는 과정은 매우 중요한데, 그 이유는 호기성 대사 동안 생성되는 대부분의 ATP가 ETC를 통해 만들어지기 때문이다. 폐를 통해 흡입된 산소는 ETC의 마지막 단계에서 수소와 전자를 받아들이는 최종 수용체 역할을 하며, 산소 원자 하나에 수소 두 개가 결합해 물(H_2O)이 형성된다. ETC를 통한 ATP 생산 과정은 **산화적 인산화(oxidative phosphorylation)**라고 부른다. 산소는 크렙스 회로 자체의 반응에는 직접 관여하지 않지만, 크렙스 회로는 일반적으로 호기성 대사의 중요한 일부로 간주된다. 탄수화물, 지방, 단백질이 호기적으로 대사되든 상관없이, 이 과정은 세 가지 주요 단계로 이루어진다. 첫째, 크렙스 회로에 들어갈 수 있는 분자들을 생성하는 반응, 둘째, 크렙스 회로를 통해 이러한 분자들을 산화시키고 일부 ATP를 생성하는 단계, 셋째, 전자전달계(ETC)를 통한 산화적 인산화 과정에서 ATP를 생성하

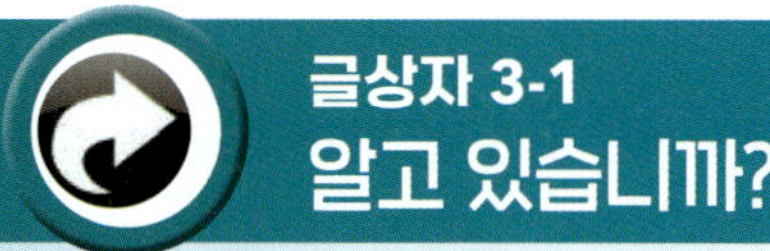

글상자 3-1
알고 있습니까?

알코올의 칼로리

사람들은 단백질, 지방, 탄수화물뿐만 아니라 알코올로부터도 칼로리를 섭취한다. 일부 사람들에게 알코올은 전체 칼로리 섭취에서 상당한 비중을 차지할 수 있다. 알코올은 1 g당 7칼로리(7 cal·g^{-1})를 제공하며, 한 잔의 음료에는 약 15 g의 에탄올이 포함될 수 있어, 알코올만으로도 약 105 칼로리에 해당한다. 이 수치는 고칼로리 믹서가 포함되지 않은 양이다. 따라서 체중을 관리하려는 사람들은 알코올로 섭취되는 칼로리를 신경써야 한다.

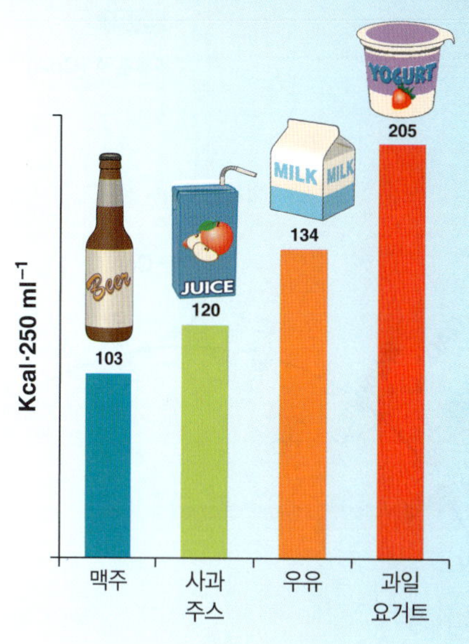

는 단계다. 또한 알코올도 대사될 수 있지만(글상자 3-1), 일반적으로 알코올은 영양소로 간주되지 않는다. 이는 알코올이 일부 암이나 심혈관 질환의 위험을 증가시키는 등 건강에 부정적인 영향을 미치기 때문이다.

크렙스 회로

이제 크렙스 회로(Krebs cycle)와 전자전달계(ETC)가 유산소 대사에서 어떻게 기능하는지 살펴본다. 먼저, 해당작용(glycolysis)은 피루브산(pyruvate)이라는 세 개의 탄소로 이루어진 분자를 생성한다. 피루브산은 분해되어 두 개의 탄소로 이루어진 아세틸-CoA(acetyl-CoA)를 형성하며, 아세틸-CoA는 크렙스 회로로 들어갈 수 있다. 이 과정에서 피루브산의 한 개 탄소와 두 개 산소 원자는 이산화탄소(CO_2)로 전환되어 폐를 통해 배출된다. 크렙스 회로의 주요 과정은 다음과 같다. 아세틸-CoA는 네 개의 탄소로 이루어진 옥살로아세트산(Oxaloacetate)과 결합하여 여섯 개의 탄소를 가진 시트르산(Citrate)을 형성한다(그림 3-1). 옥살로아세트산은 크렙스 회로의 마지막 반응에서 재생되며, 이를 반복적으로 사용해 회로가 지속되므로 '회로(cycle)'라고 불린다. 시트르산은 크렙스 회로를 거치면서 CO_2 두 분자와 ATP 한 분자를 생성한다. 이 과정에서 여러 지점에서 수소와 전자가 수소 운반체인 NAD^+와 FAD와 결합하여 NADH와 $FADH_2$를 형성한다.

크렙스 회로 자체에서 생성되는 ATP는 단 한 번의 반응(구아노신 삼인산, GTP의 형성)으로 소량 생성되며, 대부분의 ATP는 이후 전자전달계에서 생성된다. 결론적으로, 크렙스 회로에 들어간 각 아세틸-CoA는 CO_2 2개, ATP 1개, NADH 3개, $FADH_2$ 1개를 생성한다.

전자전달계(ETC)에서 ATP 생성 과정은 두 가지 과정이 동시에 일어난다. 먼저, 전자가 사이토크롬(cytochrome)을 따라 이동하며, 이 과정에서 세 지점에서 충분한 에너지가 방출되어 ADP가 ATP로 인산화된다(그림 3-2). 하지만 이것만으로는 ATP가 실제로 어떻게 생성되는지를 완전히 설명하지 못한다. 미토콘드리아는 내막과 외막, 그리고 내부 및 외부 구획을 가지고 있다(그림 3-3). 동시에, 전자의 이동에서 방출된 에너지는 미토콘드리아 내부에서 외부 구획(막간 공간)으로 수소이온(H^+)을 펌핑하는 데 사용된다. 이로 인해 외부 구획에서 수소이온의 농도가 높아져 농도 기울기가 형성된

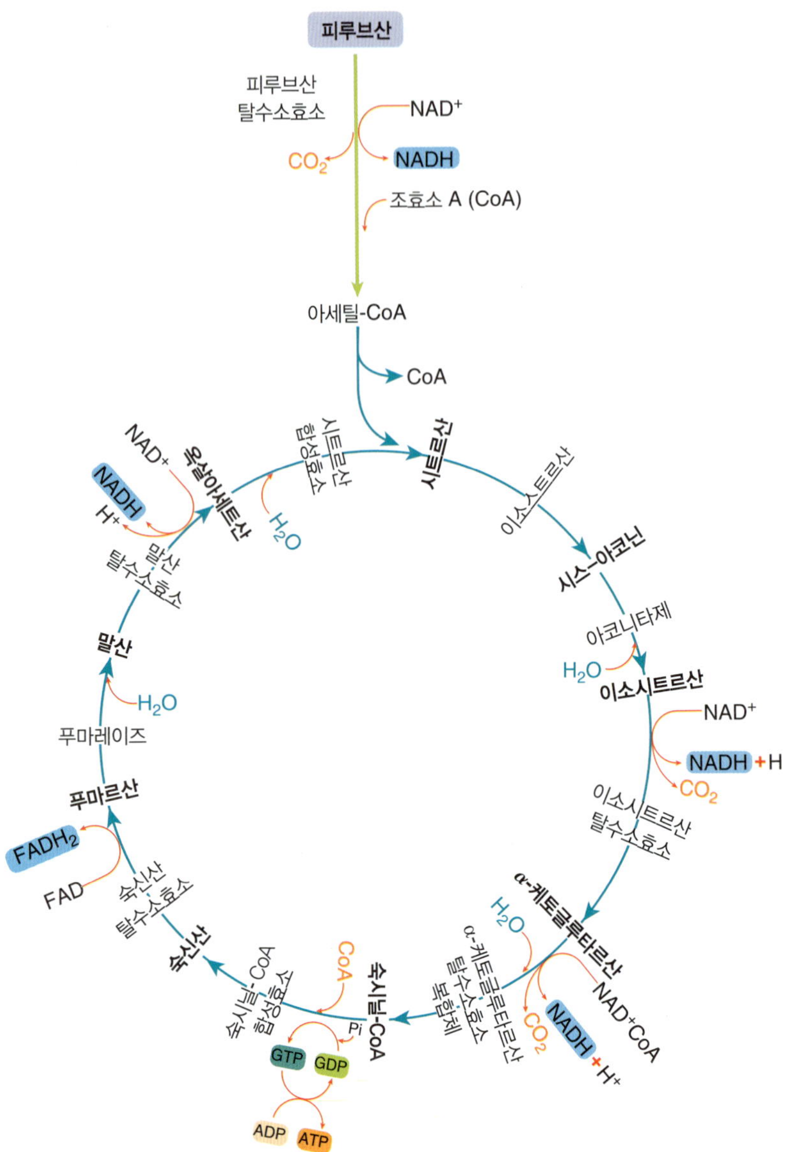

그림 3-1 피루브산이 분해되어 생성된 아세틸-CoA는 크렙스 회로로 들어간다. 크렙스 회로에서 각 아세틸-CoA는 ATP, 이산화탄소(CO_2), 그리고 수소이온을 생성하며, 이 수소이온은 전자 운반체 분자에 의해 전자전달계(ETS)로 운반된다. 전자전달계에서 호기성 대사를 통해 대부분의 ATP가 생성된다.

다. 이러한 농도 기울기가 바로 ATP를 생성하는 에너지원이다. 미토콘드리아 내막 안에는 세 개의 펌프가 존재한다(그림 3-3). 수소이온은 농도 기울기를 따라 다시 내부 구획으로 이동하려 하지만, 미토콘드리아 내막은 H^+에 대해 투과성이 없다. 대신 **호흡 조립체(respiratory assembly)**라는 특수 채널을 통해 수소이온이 이동하며, 이때 ATP 합성효소(ATP synthase)가 활성화되어 ADP가 ATP로 인산화된다. NADH와 $FADH_2$는 전자전달계에서 ATP 생성에 차이를 보인다. NADH는 전자전달계의 첫 번째 펌프에 진입하여 총 10개의 수소이온을 펌핑할 수 있어 약 2.5개의 ATP를 생성한다. 반면 $FADH_2$는 첫 번째 펌프 이후에 진입해 총 6개의 수소이온만 펌핑할 수 있어 약 1.5개의 ATP를 생성한다.

마지막으로 산소는 전자전달계의 최종 전자 수용체로 작용하여 두 개의 수소와 결합해 물(H_2O)을 형성한다. 산소가 없으면 전자전달계는 작동을 멈추므로, 산소는 ETC 기능 유지에 필수적이다. 다음 섹션에서는 탄수화물, 지방, 단백질의 유산소 대사와 이들로부터 생성되는 ATP의 양에 대해 자세히 논의한다.

탄수화물의 유산소 ATP 생성량

탄수화물이 산화될 때 생성되는 총 ATP 양은 해당작용(glycolysis), 크렙스 회로(Krebs cycle), 전자전달계(ETC)에서 만들어지는 ATP 양에 따라 달라진다(표 3-1). 혈류에서 유래한 포도당과 근육 글리코겐에서 얻은 포도당은 해당작용 과정에서 차이를 보이는데, 그 차이는 첫 번째 반응에서 나타난다. 혈류 포도당을 사용할 경우, 포도당-6-인산(glucose-6-phosphate)을 생성하기 위해 ATP 1분자가 필요하다. 반면 글리코겐에서 유래한 포도당은 이미 인산화된 형태이므로 이 과정에서 ATP를 소비하지 않아 최종적으로 생성되는 ATP가 1분자 더 많다. 따라서 해당작용에서 순수하게 생성되는 ATP는 혈류 포도당의 경우 2분자, 글리코겐의 경우 3분자이다. 크렙스 회로에서는 포도당 한 분자당 ATP 2분자가 생성되며, 해당작용과 피루브산의 아세틸-CoA 전환, 크렙스 회로에서 만들어진 수소는 NADH와 $FADH_2$를 통해 전자전달계로 운반되어 산화적 인산화(oxidative phosphorylation)를 거쳐 추가 ATP가 생산된다. 결과적으로 혈류 포도당을 산화하면 총 32분자의 ATP가 생성되고, 글리코겐을 산화하면 총 33분자의 ATP가 생성된다. 다만 전자전달계에서 수소 펌핑, ATP 합성, 수소 전자

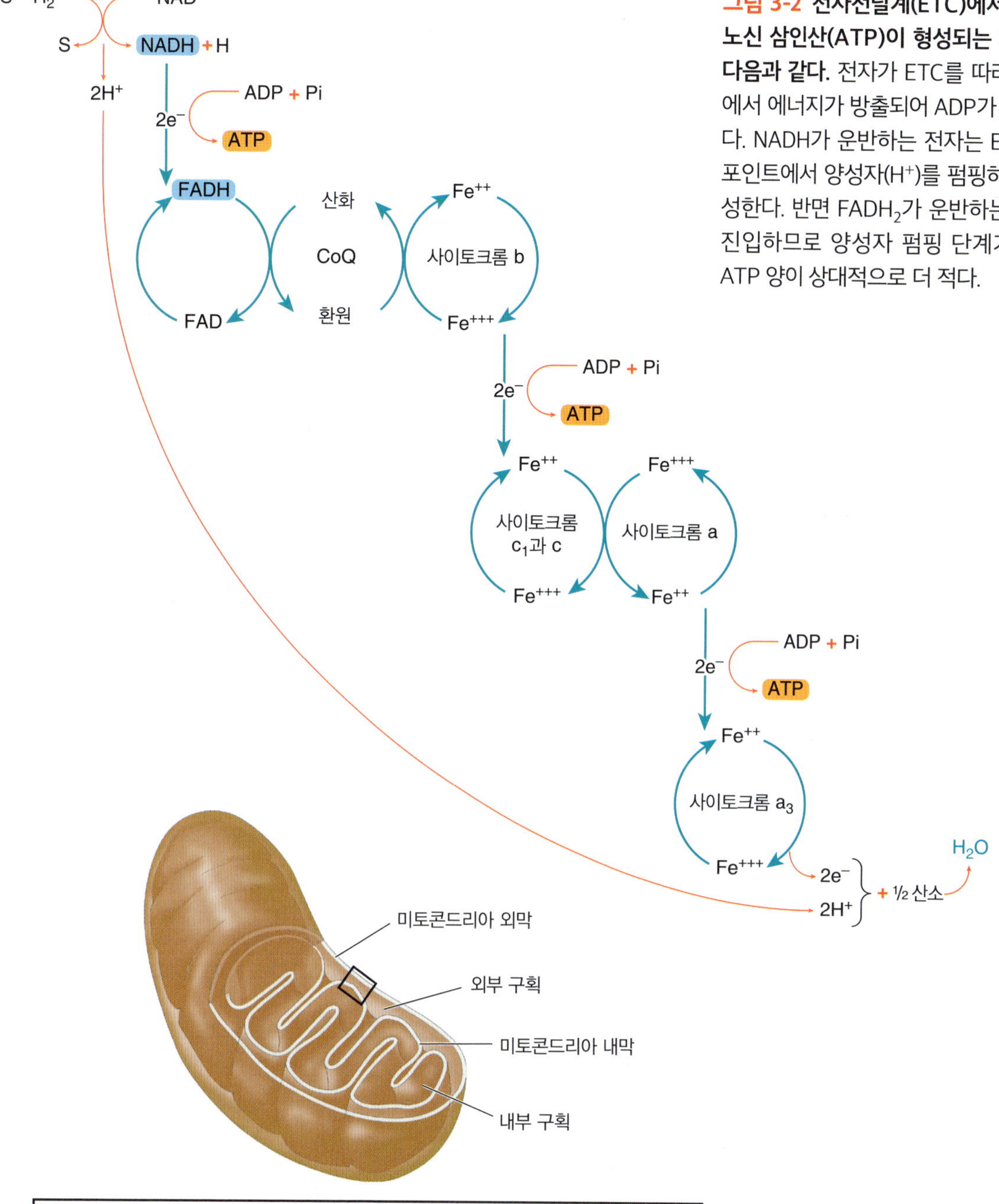

그림 3-2 전자전달계(ETC)에서 세 가지 지점에서 아데노신 삼인산(ATP)이 형성되는 과정을 간단히 요약하면 다음과 같다. 전자가 ETC를 따라 이동하면서 여러 단계에서 에너지가 방출되어 ADP가 ATP로 인산화되는 것이다. NADH가 운반하는 전자는 ETC 초기에 진입하여 세 포인트에서 양성자(H^+)를 펌핑하므로 더 많은 ATP를 생성한다. 반면 $FADH_2$가 운반하는 전자는 NADH 이후에 진입하므로 양성자 펌핑 단계가 하나 적어, 생성되는 ATP 양이 상대적으로 더 적다.

미토콘드리아 외막
외부 구획
높은 수소이온(H^+) 농도
첫 번째 펌프
H^+
유비퀴논
두 번째 펌프
H^+
사이토크롬 *c*
H^+ 세 번째 펌프
호흡복합체
미토콘드리아 내막
e−
내부 구획
$4H^+$
NADH
NAD^+
$4H^+$
$2H^+$
$2H + ½O_2$
H_2O
ADP
ATP
H^+
낮은 수소이온(H^+) 농도

그림 3-3 수소이온(H^+) 펌프는 미토콘드리아 내부 구획에서 외부 구획으로 H^+를 이동시킨다. 이로 인해 외부 구획에는 H^+ 농도가 높아져 농도 기울기가 형성된다. 형성된 이 기울기는 호흡 조립체를 통해 ATP를 합성하는 데 사용된다.

표 3-1 유산소 대사 중 탄수화물로부터 생성된 총 아데노신 삼인산(ATP)[a]

해당작용(Glycolysis)	포도당에서 생성된 ATP	글리코겐에서 생성된 ATP
포도당의 인산화	−1	0
과당-6-인산의 인산화	−1	−1
해당작용의 두 단계에서 ATP 생성	+4	+4
NADH 2분자가 전자전달계(ETC)로 전달됨	+5	+5
피루브산에서 아세틸-CoA로 전환		
NADH 2분자가 ETC로 전달됨	+5	+5
크렙스 회로(Krebs Cycle)		
구아노신 삼인산(GTP)에서 생성	+2	+2
NADH 6분자가 ETC로 전달됨	+15	+15
FADH2 2분자가 ETC로 전달됨	+3	+3
총합	+32	+33

[a] 계산은 NADH당 2.5 ATP, FADH2당 1.5 ATP를 기준으로 함.

의 운반 방식 등 미세한 차이로 인해 실제 ATP 생성량은 약간의 변동이 있을 수 있다.

대사에서 사용되는 탄수화물의 원천

유산소 대사에서 사용되는 포도당(glucose)은 혈당 또는 근육 내 글리코겐(glycogen)으로부터 얻을 수 있다. 혈당 농도가 낮을 경우, 예를 들어 식사 간격이 길거나 대사로 인해 포도당이 소모된 경우, 간은 글리코겐을 분해하여 혈류로 포도당을 방출한다. 반대로 혈당 농도가 높을 경우, 예를 들어 탄수화물이 풍부한 식사를 한 직후에는 간과 골격근, 뇌를 포함한 기타 조직(글상자 3-2 참조)이 혈액에서 포도당을 제거하여 즉시 대사에 사용하거나 글리코겐으로 저장한다. 혈당 농도(8장 내분비계 참조)를 정상 범위로 유지하는 과정은 간, 근육조직, 췌장(글루카곤 및 인슐린 호르몬 분비), 부신(에피네프린 호르몬 분비) 간의 상호작용으로 이루어진다. 저강도 활동 시 근육 조직은 주로 혈당을 사용하여 유산소 대사를 수행하며, 중강도 운동에서는 근육섬유가 혈액 내 포도당과 근육 내 글리코겐을 모두 활용하여 유산소 대사를 수행한다. 대부분의 경우, 운동 중 포도당 대사는 잘 조절되지만, 맥아들병과 같은 유전적 이상에서는 포도당 대사가 심각하게 손상될 수 있다(글상자 3-3).

또한 근육 내 글리코겐, 간 글리코겐, 혈당 외에도 대사에

글상자 3-2
알고 있습니까?

뇌의 에너지 소모

뇌는 체중의 약 2%에 불과하지만, 전체 체내 포도당 사용량의 약 25%를 차지한다. 뇌는 주로 포도당을 에너지원으로 선호하며, 뇌 세포에는 포도당을 저장할 수 없기 때문에 혈액 순환을 통해 지속적으로 공급받아야 한다. 그러나 기아 상태나 당뇨병과 같이 포도당이 제한적으로 사용 가능한 상황에서는, 뇌는 특수한 적응 능력을 통해 에너지를 생성할 수 있다. 이때 케톤체, 즉 지방 대사의 산물(인슐린 수치가 낮거나 칼로리 섭취가 제한될 때 생성됨)을 에너지원으로 사용할 수 있다. 저탄수화물 식단에 적응된 사람들의 경우, 뇌는 이러한 케톤체를 효과적으로 에너지원으로 활용할 수 있다.

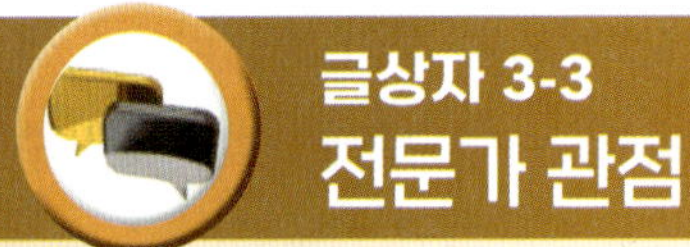

글상자 3-3 전문가 관점

맥아들병(McArdle Disease): 대사에 글리코겐을 사용하는 데 발생하는 유전적 문제

Alejandro Lucia, MD, PhD
마드리드 유럽 대학교
스페인 마드리드

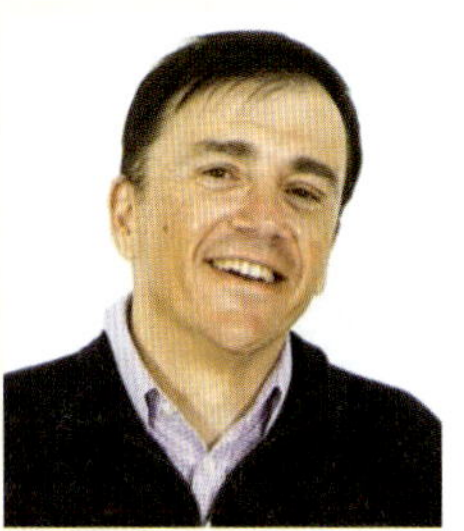

맥아들병은 골격근 섬유에서 글리코겐을 분해하는 효소인 마이오포스포릴레이스(myophosphorylase)의 결핍으로 나타나는 유전적 질환이다. 비교적 드문 질환으로, 예를 들어 스페인에서는 인구 약 167,000명당 1명의 빈도로 발생한다. 환자는 150가지 이상의 유전자 돌연변이 중 하나를 보유하고 있으며, 이러한 돌연변이는 단백질 단절이나 mRNA 결핍과 같은 다양한 변화를 초래해 효소를 비활성화시키고, 결과적으로 골격근 섬유에서 저장된 글리코겐을 분해할 수 없게 만든다.

이 질환은 1951년 스코틀랜드 의사 브라이언 맥아들(Brian McArdle)에 의해 처음 보고되었다. 그는 30세 남성 환자를 진단했는데, 이 환자는 모든 형태의 신체 활동에서 심한 운동 불내성과 근육통(myalgia)을 경험했다고 보고했다. 맥아들병의 전형적인 증상과 운동 불내성의 정도는 개인마다 매우 다양하다. 일부 환자에게는 심각한 장애를 초래하지만, 다른 환자들에게는 질병이라기보다 특이성(idiosyncrasy)에 가까운 양상을 보인다. 대부분의 경우 맥아들병은 양성 질환으로 간주되지만, 일부 사례에서는 영아 돌연사 증후군이나 치명적인 호흡 부전 등 심각한 결과를 초래할 수 있다. 환자들의 삶의 질은 일반적으로 저하된다. 거의 모든 환자가 어느 정도의 운동 불내성을 가지고 있으며, 일상적인 신체 활동에서도 기능적 제한을 경험한다. 전형적인 증상으로는 운동 시작 후 10~20초 동안 주로 무산소 해당작용에 의존하는 짧은 운동에서 조기 근육 약화와 피로, 때로는 경련이 발생하는 것이 있다. 걷기나 자전거 타기와 같은 큰 근육군을 사용하는 지구력 운동의 초기 5~10분 동안에는 근육통, 약화, 호흡곤란, 심박수 증가(최대 160회/분)와 같은 불쾌한 증상이 나타난다. 이는 기질 제한적 산화적 인산화와 혈중 연료(포도당, 유리지방산)의 낮은 가용성에 기인한다. 맥아들병 환자만 경험할 수 있는 독특한 현상으로 "두 번째 바람(second wind)"이 있다. 약 10분 후 혈중 포도당 매개 산화적 인산화가 증가하면서 초기 증상이 완화된다. 운동 30~40분 전에 75 g의 설탕을 섭취하면 두 번째 바람 현상이 나타나지 않고, 혈당 가용성이 증가하여 운동 불내성이 완화된다.

환자들의 기능적 능력은 일반적으로 매우 낮으며, 최대 산소 섭취량($\dot{V}O_{2peak}$)은 건강한 사람의 1/2 또는 1/3 이하(≤ 20 mL·kg^{-1}·min^{-1}) 수준이다. 동적 운동 중에는 심박출량 증가($\dot{V}O_2$ 비율 상승)와 같은 과도한 심혈관 반응이 나타나는데, 이는 유산소 해당작용이 차단되어 근육이 산소를 소비하는 능력이 낮아진 것을 반영한다. 또한 혈중 젖산 수치는 무산소 해당작용을 위한 포도당 부족으로 인해 운동 시작부터 점차 감소하며, 젖산 산증(lactic acidosis)이 없더라도 환자들은 빠른 근육 약화와 피로를 경험한다. 이는 젖산 산증이 인간의 근육 피로의 주요 원인이나 유일한 원인이 아님을 시사한다.

맥아들병 환자의 운동 불내성을 최소화하기 위해 몇 가지 개입 방법이 제안되었다. 운동 전 탄수화물 섭취, 크레아틴 로딩, 케톤식(ketogenic diet), 지구력 훈련 등이 있으며, 3개월간의 유산소 훈련은 환자의 최대 작업 능력을 최대 36%까지 증가시킬 수 있음이 보고되었다. 초기 연구 데이터는 운동 훈련으로 근육 성장 자극이 맥아들병에서 흔히 나타나는 근육 손상에 대한 취약성을 어느 정도 상쇄할 수 있음을 시사한다. 이러한 효과는 운동 훈련 후 혈중 크레아틴 키나아제(CK) 수치 감소로 반영되며, 이는 횡문근 융해증(rhabdomyolysis)의 지표로 인정된다.

참고문헌

1. DiMauro S, Servidei S, Tsujino S. Disorders of carbohydrate metabolism: glycogen storage diseases. In: Rosenberg RN, Prusiner SB, DiMauro S, et al., eds. *The Molecular and Genetic Basis of Neurological Disease*. 2nd ed. Boston, MA: Butterworth-Heinemann, 1996:1067-1097.
2. Santalla A, Nogales-Gadea G, Ortenblad N, et al. McArdle disease: a unique study model in sports medicine. *Sports Med*. 2014; 44:1531-1544.

서 사용 가능한 간접적인 탄수화물 원천이 있다. 예를 들어 아미노산은 포도당으로 전환될 수 있으며, 트리글리세리드의 글리세롤 부분도 포도당으로 전환될 수 있다. 그러나 일반적으로 이러한 **신생합성(gluconeogenesis)** 경로는 최소한으로 사용된다. 운동 중에는 젖산(lactate)도 탄수화물 대사의 한 원천으로 활용될 수 있다. 젖산은 유산소 대사에서 두 가지 방식으로 사용되며, 그 중 하나가 코리 회로(Cori Cycle, 그림 3-4)이다. 골격근이나 다른 조직에서 생성된 젖산은 혈액

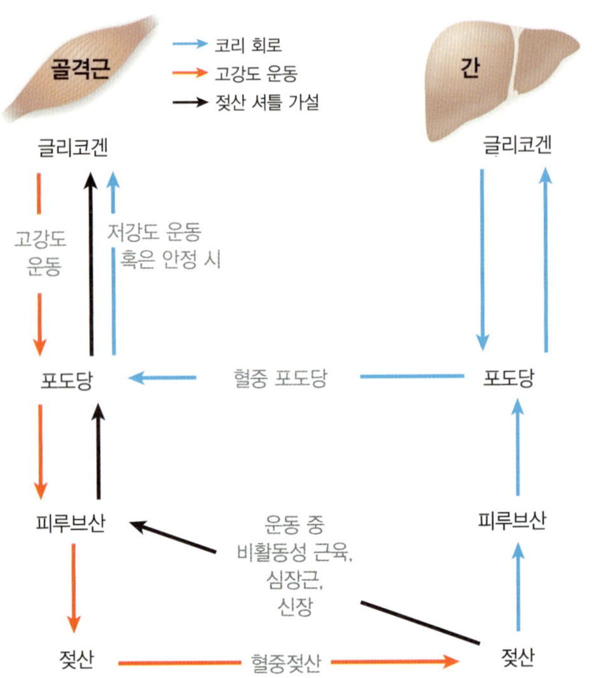

그림 3-4 코리 회로(Cori cycle)와 젖산 셔틀 가설(lactate shuttle hypothesis)의 단순화된 단계가 제시되어 있다. *빨간색 화살표*는 고강도 운동으로 인해 생성된 젖산(lactic acid) 생산을 나타낸다. *파란색 화살표*는 코리 회로를 따라 이동하는 젖산을 나타낸다. *검은색 화살표*는 코리 회로 외의 젖산 셔틀 가설을 따라 이동하는 젖산을 나타낸다.

을 통해 간으로 운반되고, 간에서는 젖산이 포도당으로 전환된다. 이렇게 생성된 포도당은 혈당 수준을 유지하거나 간 글리코겐으로 합성되어 다시 에너지원으로 활용될 수 있다. **젖산 셔틀 가설(lactate shuttle hypothesis)**은 포도당이 대사에 활용될 수 있은 또 다른 방법이다.[6,12] 이 이론에 따르면 젖산은 근육을 떠나 혈액으로 들어간 후, 간의 코리 회로뿐만 아니라 골격근, 심장근육, 신장과 같은 다른 조직에서도 활용될 수 있다. 젖산은 글리코겐으로 합성되거나 피루브산으로 전환되어 유산소 대사에 참여할 수 있다(그림 3-4). 젖산 활용의 예를 들면, 혈중 젖산 농도가 상승할 경우, 예를 들어 무산소 활동 중에는 비활성 골격근이 젖산을 이용해 글리코겐이나 피루브산으로 전환함으로써 혈중 젖산 농도를 낮출 수 있다.[5,6] 또한 무산소 활동 후에는 젖산을 생성했던 동일한 골격근이 혈액에서 젖산을 가져와 글리코겐이나 피루브산으로 전환하여, 혈중 젖산 농도를 낮추는 동시에 근육 내 글리코겐 저장을 보충할 수 있다. 결론적으로, 젖산 셔틀 가설은 젖산을 단순한 무산소 대사의 부산물로 보는 것이 아니라, 몸 전체에서 다양한 조직이 활용할 수 있는 탄수화물 형태로 간주한다.

트리글리세리드 유산소 대사

트리글리세리드의 유산소 대사로 생성되는 총 ATP 양은 트리글리세리드를 구성하는 세 개의 지방산의 길이와 포화 여부에 크게 좌우된다. 트리글리세리드는 지방산 부분과 글리세롤 부분 모두 대사될 수 있는데, 이는 두 개의 글리세롤(3탄소 분자)이 간에서 6탄소 분자인 포도당으로 전환될 수 있기 때문이다. 이렇게 생성된 포도당은 유산소 또는 무산소 대사에 모두 활용될 수 있다. 또한 글리세롤은 또 다른 3탄소 분자인 피루브산으로도 변환되어 미토콘드리아에서 유산소 대사를 통해 ATP를 생성할 수 있으며, 이때 생성되는 ATP 양은 혈류 포도당이나 피루브산의 산화 대사에서 생성되는 ATP와 동일하다(그림 3-5). 지방산(fatty acid)은 최대 24개까지의 짝수 탄소로 구성된다. 지방산은 2탄소 단위로 분해되어 아세틸-CoA로 전환되고 이후 유산소적으로 대사된다. 지방산의 길이가 길수록 더 많은 아세틸-CoA가

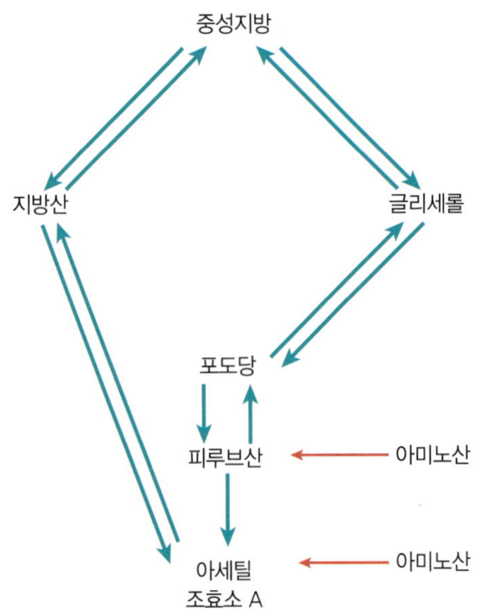

그림 3-5 탄수화물, 아미노산, 지방산, 글리세롤이 트리글리세리드 합성에 관여할 수 있는 상호작용 단계를 단순화한 버전이다. 포도당과 아미노산은 글리세롤과 지방산으로 전환될 수 있으며, 이렇게 생성된 글리세롤과 지방산을 결합하면 트리글리세리드를 합성할 수 있다.

생성되므로 결과적으로 더 많은 ATP가 생성된다.

이 과정을 **베타 산화(beta oxidation)**라고 하며, 지방산이 2탄소 단위(초산)로 분해되어 아세틸-CoA로 전환된 후 크렙스 회로에 들어가는 과정을 포함한다. 해당 작용과 마찬가지로 베타 산화를 시작하려면 활성화 에너지를 공급하기 위해 지방산 한 분자당 2개의 ATP가 필요하다. 지방산의 탄소 사슬 길이에 따라 생성되는 아세틸-CoA의 수가 달라지는데, 예를 들어 16탄소 지방산은 8개의 아세틸-CoA를 생성한다. 아세틸-CoA 단위가 생성되는 각 베타 산화 회차마다(16탄소 사슬의 경우 7회 진행), 1개의 NADH와 1개의 $FADH_2$가 형성되어 최종적으로 전자전달계(ETC)에서 ATP 합성에 사용된다. 크렙스 회로에서는 아세틸-CoA 한 분자당 1개의 ATP, 3개의 NADH, 1개의 $FADH_2$가 생성된다. 이에 따라 아세틸-CoA 한 분자당 생성되는 순 ATP는 총 14개이다. 그러나 지방산 탄소 사슬의 마지막 2탄소 사슬은 더 이상 분해될 필요가 없으므로, 베타 산화의 마지막 단계에서는 NADH나 $FADH_2$가 생성되지 않는다. 결과적으로 전형적인 16탄소 지방산에서는 총 106 ATP(표 3-2), 18탄소 지방산에서는 추가적인 아세틸-CoA 생성으로 인해 순수하게 120 ATP가 생성된다. 트리글리세리드나 지방산은 탄수화물보다 훨씬 더 많은 ATP를 생성하는데, 이는 크렙스 회로와 전자전달계에서 사용 가능한 탄소 및 수소 분자의 수가 더 많기 때문이다. 이러한 높은 에너지 밀도는 지방을 대량의 에너지를 저장하는 효과적인 방법으로 만든다(글상자 3-4, 3-5).

지방산의 주요 출처는 지방세포에 저장된 트리글리세리드이다. 지방세포 내 **호르몬 민감성 리파아제(hormone-sensitive lipase)**는 트리글리세리드를 글리세롤과 지방산으로 분해하여 혈액으로 방출한다. 세포가 이러한 물질을 기질로 필요로 할 때 혈액에서 흡수하여 유산소적으로 대사한다.

또한 포도당과 아미노산으로부터 지방산과 글리세롤을 합성할 수 있다. 포도당은 글리세롤로 전환될 수 있으며, 포도당이나 글리코겐에서 얻어진 2탄소 분자인 아세틸-CoA는 지방산 합성에 사용된다. 이렇게 만들어진 지방산과 글리세롤은 지방세포에서 트리글리세리드를 합성하는 데 활용된다(그림 3-5). 피루브산 합성에 쓰일 수 있는 탈아미노화된 아미노산은 포도당(글리세롤로 전환 가능)이 되거나 아세틸-CoA(지방산 합성에 이용 가능)가 될 수 있다. 아세틸-CoA로 직접 전환 가능한 아미노산 또한 지방산 합성에 활용될 수 있다. 결론적으로 탄수화물과 단백질을 과잉 섭취하면 지방산과 글리세롤, 그리고 최종적으로 트리글리세리드를 합성할 수 있는 능력 때문에 체지방이 증가할 수 있다.

단백질의 대사

단백질은 여러 경로를 통해 에너지를 공급할 수 있다. 많은 아미노산(amino acid)은 포도당으로 전환될 수 있으며, 이러한 아미노산을 당원성(gluconeogenic) 아미노산이라고 한다. 전환된 포도당은 포도당 신생합성(gluconeogenesis)을 통해 에너지 생산에 사용될 수 있다. 또한 특정 아미노산(예: 알라닌[alanine], 류신[leucine], 이소류신[isoleucine])은 대사 중간체(metabolic intermediates)나 생체에너지 과정(bioenergetic process)에 직접 진입할 수 있는 분자로 전환될 수 있다. 하지만 모든 아미노산이 대사 과정에 들어가

글상자 3-4
알고 있습니까?

지방으로부터 얻을 수 있는 에너지는 얼마나 될까?

몸무게 150파운드(약 68 kg)에 체지방이 15%인 사람은 약 22.5파운드(약 10.2 kg)의 지방을 보유하고 있다. 지방 1파운드는 약 3,500 kcal를 제공하므로, 이 사람의 전체 체지방에서 얻을 수 있는 에너지는 약 78,750 kcal(22.5 × 3,500)이다. 달리기 1마일(약 1.6 km)에 약 100 kcal가 필요하다고 가정하면, 체지방만으로 약 787.5마일(약 1,267 km)을 달릴 수 있다. 즉, 이론적으로 체지방은 장거리 지구력 운동을 수행할 수 있는 상당한 에너지원이 된다.

표 3-2 16탄소 지방산 분자로부터 생성된 총 아데노신 삼인산(ATP)

대사 과정	ATP
베타 산화	
지방산당 활성화 에너지	−2
NADH/아세틸-CoA 한 분자가 전자전달계(ETC)로 전달	+2.5
$FADH_2$/아세틸-CoA 한 분자가 ETC로 전달 (마지막 아세틸-CoA에서는 NADH 또는 $FADH_2$가 생성되지 않음)	+1.5
총 ATP/아세틸-CoA (활성화 에너지 및 마지막 아세틸-CoA 제외)	+4
크렙스 회로	
아세틸-CoA당 ATP 1분자	+1
NADH 3분자가 ETC로 전달	+7.5
$FADH_2$ 1분자가 ETC로 전달	+1.5
총 ATP/아세틸-CoA	+10
총 ATP/아세틸-CoA	
베타 산화 + 크렙스 회로 (아세틸-CoA당)	+14
베타 산화에서 생성된 ATP 4분자 + 크렙스 회로에서 생성된 ATP 10분자 (활성화 에너지 및 마지막 아세틸-CoA 제외)	
16탄소 지방산 분자로부터 생성된 총 ATP	
7개의 아세틸-CoA에 대한 베타 산화와 크렙스 회로 (7 × 14 ATP)	+98
마지막 아세틸-CoA에 대한 베타 산화와 크렙스 회로	+10
지방산당 활성화 에너지	−2
총 ATP	+106

참고: 각 제목 아래에는 해당 반응 집합의 전체 ATP 수가 표시되어 있다. 106 ATP의 총합은 오른쪽 열에 있는 마지막 세 개의 합성 행을 더한 값이다.

기 전에 먼저 아미노기(−NH_2)를 제거해야 한다. 이 아미노기 제거 과정은 주로 두 가지 방식으로 이루어진다. 첫 번째는 **전이아미노화(transamination)**로, 아미노산의 질소를 포함한 아미노기가 케토산(keto acid)으로 이동한다. 두 번째는 **탈아미노화(deamination)**로, 아미노산에서 제거된 아미노기가 암모니아(NH_3)를 형성한다. 암모니아는 강한 염기성을 가져 체내 산-염기 균형을 방해할 수 있으므로, 간(liver)은 암모니아 2분자와 이산화탄소(CO_2)를 결합하여 요소(urea, N_2H_4CO)와 물을 생성한다. 생성된 요소는 혈류를 통해 신장으로 이동한 후 소변으로 배출된다.

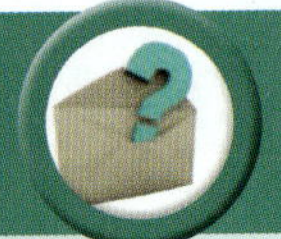

글상자 3-5
학생들의 실제 질문

몸이 운동 중 에너지원으로 포도당을 선호한다면, 왜 대부분의 에너지는 지방으로 저장될까?

지방은 저장할 때 많은 추가적인 물을 필요로 하지 않는 반면, 글리코겐은 구조상 물과 함께 저장되어야 한다. 글리코겐 1 g당 약 2.6 g의 물이 결합되어 저장된다. 반면 트리글리세리드는 이러한 물과의 결합 없이도 저장이 가능하다. 이를 비교하면, 1파운드(약 0.45 kg)의 지방이 포함하는 에너지를 동일하게 저장하려면 약 6파운드(약 2.7 kg)의 글리코겐이 필요하다.

아미노산은 이후 다양한 경로를 통해 생체에너지 대사에 참여할 수 있다(그림 3-6). 일부 아미노산은 피루브산으로 전환되어 유산소 대사에 사용될 수 있으며, 다른 아미노산은 아세틸-CoA로 전환되어 대사 과정에 참여한다. 또 일부 아미노산은 크렙스 회로에 직접 진입할 수도 있다. 아미노산의 유형에 따라 대사 경로가 달라진다. 피루브산으로 전환될 수 있는 아미노산은 포도당으로 전환 가능하므로 **당원성**(*glucogenic*) 아미노산이라고 한다.[15] 반면, 아세틸-CoA로 전환되는 아미노산은 포도당으로 전환될 수 없으며, 대사 과정에서 반드시 사용된다. 크렙스 회로에 직접 진입하는 아미노산도 마찬가지로 포도당 신생합성에 사용될 수 없다.

일반적으로 단백질이나 아미노산은 에너지 생성에 소량만 사용된다. 그러나 특정 상황에서는 단백질 대사가 증가할 수 있다. 극단적인 다이어트(extreme dieting)에서는 신체가 필요한 열량보다 매우 적은 칼로리를 섭취하므로, 골격근을 포함한 조직에서 아미노산을 얻어 에너지원으로 사용하게 되고, 이로 인해 근육량이 감소할 수 있다. 또한 고단백 식단(high-protein diet)을 섭취하면 단백질 대사가 증가하여 더 많은 단백질이 에너지원으로 사용될 수 있다.

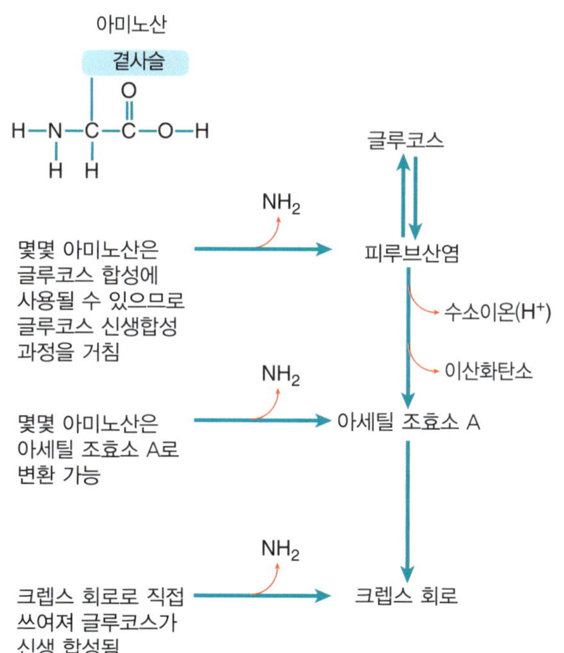

그림 3-6 아미노산은 탈아미노화(deamination) 또는 전이아미노화(transamination)를 거친 후, 세 가지 방식으로 유산소 대사(aerobic metabolism)에 참여할 수 있다. 또한 일부 아미노산은 피루브산(pyruvate)으로 전환될 수 있기 때문에, 포도당을 합성하는 데 사용될 수 있다.

속성 검토

- 유산소 대사는 포도당의 해당작용(glycolysis), 지방의 베타 산화(beta-oxidation), 그리고 크렙스 회로(Krebs cycle) 및 전자전달계(electron transport)를 포함한다. 대부분의 ATP는 전자전달계에서 생성된다.
- 혈액에서 흡수된 포도당 또는 근육 내 글리코겐으로부터 유래한 포도당은 해당작용에 들어갈 수 있다. 해당작용에서 생성된 피루브산(pyruvate)은 아세틸-CoA로 전환되어 크렙스 회로에 들어갈 수 있다. 해당작용과 크렙스 회로에서 생성된 수소와 전자는 $FADH_2$와 NADH에 의해 전자전달계로 운반되어 유산소 대사를 완료한다.
- 지방산(fatty acids)은 베타 산화에 들어간다. 베타 산화에서 생성된 2탄소 분자(아세트산, acetic acid)는 아세틸-CoA로 전환되어 크렙스 회로에 들어갈 수 있다. 크렙스 회로에서 생성된 수소와 전자는 $FADH_2$와 NADH에 의해 전자전달계로 운반되어 유산소 대사를 완료한다.
- 글리세롤(glycerol)은 피루브산으로 전환될 수 있으며, 이는 다시 아세틸-CoA로 전환되어 크렙스 회로에 들어갈 수 있다.
- 젖산(lactate)은 피루브산으로 전환되어 대사되거나 포도당 합성에 사용될 수 있다.
- 모든 아미노산은 유산소 대사에 들어가기 위해 탈아미노화(de-amination) 또는 전이아미노화(transamination) 과정을 거쳐야 한다.
- 일부 아미노산은 피루브산으로 전환될 수 있으며, 이는 아세틸-CoA로 전환되어 크렙스 회로에 들어갈 수 있다.
- 일부 아미노산은 아세틸-CoA로 직접 전환되어 크렙스 회로에 들어갈 수 있다.
- 일부 아미노산은 크렙스 회로에 직접 진입하여 대사될 수 있다.

지구력 운동(endurance exercise)에서는 일반적인 혼합식단(탄수화물, 지방, 단백질)을 섭취할 경우 ATP 생성에 사용되는 단백질의 양은 소량에 불과하며, 이는 분지사아미노산(BCAA)과 아미노산인 알라닌의 가용성에 달려 있다. 하지만 장기간 지속되는 지구력 운동 중에는 근육 내에서 단백질을 분해할 수 있는 효소인 **프로테아제(protease)**가 활성화되어 아미노산 대사가 소폭 증가하게 된다.

근육 손실을 최소화하려면 운동을 병행하는 것이 중요하

다. 한 연구에서는 12주 동안 다이어트만 수행한 그룹과 다이어트에 운동을 병행한 그룹을 비교했다. 참가자들은 평균 9.0~9.6 kg(약 19.8~21.1파운드)의 체중 감소를 경험했으며, 다이어트만 한 그룹에서는 감량된 체중 중 69%가 체지방 감소에 해당했다. 반면, 다이어트와 유산소 운동을 병행한 그룹에서는 체지방 감소 비율이 78%로 증가했고, 다이어트와 유산소 및 근력 운동을 병행한 그룹에서는 체지방 감소 비율이 97%에 달했다. 결론적으로, 운동을 병행하면 체지방 감량 비율이 증가하고 근육 손실은 최소화된다. 즉, 운동은 지방 연소를 촉진하면서 단백질 대사를 억제하여 근육 손실을 방지하는 역할을 한다.

휴식 및 운동 시 대사 기질

어떤 기질(substrate)이 특정 시점에 대사되는지는 여러 요인에 따라 달라진다. 일반적으로 특정 기질이 체내에서 다량으로 존재하면, 그 기질이 우선적으로 대사된다. 운동 중에는 사용 가능한 기질의 종류와 양 또한 중요한 역할을 한다. 예를 들어, 장거리 경주의 후반부에서는 탄수화물이 고갈되어 경기를 지속하기 위해 트리글리세리드가 더 많이 대사되는 상황이 발생할 수 있다. 각 기질이 대사될 때 생성하는 에너지의 양도 우선적으로 대사되는 기질을 결정하는 중요한 요인이다. 탄수화물, 지방(트리글리세리드), 단백질 중 어느 기질이 먼저 사용될지는 운동 강도(intensity)와 지속 시간(duration)에 따라서도 달라진다. 다음 섹션에서는 휴식 시와 운동 중에 어떤 기질이 주로 대사되는지, 그리고 이를 결정하는 다양한 요인들을 자세히 살펴보겠다.

기질 간의 상호작용

휴식 시 또는 운동 중 어떤 기질이 우선적으로 대사되는지는 여러 요인에 의해 결정된다. 식사 후 일정 시간 동안 체내에 가장 많이 존재하는 기질이 우선적으로 대사되며, 장기간 고지방(high-fat) 또는 고탄수화물(high-carbohydrate) 식단을 섭취할 경우에도 가장 쉽게 이용할 수 있는 기질이 선호되어 대사된다.

단백질의 경우, 휴식 시나 운동 중 유산소 대사에서 극히 적은 비율로 사용된다. 지구력 훈련(endurance training)을 통해 아미노산을 유산소 대사에서 더 많이 활용할 수 있도록 효소적 적응(enzymatic adaptation)이 일어날 수 있지만, 일반적으로 60분 미만의 운동 동안 단백질이 기질로 사용되는 비율은 2% 미만이다. 장시간(예: 3~5시간) 운동에서는 운동 후반부에 단백질 대사의 기여도가 5~15%까지 증가할 수 있으나, 대부분의 운동에서는 ATP 생성의 절대적인 비율을 차지하는 것은 여전히 트리글리세리드(지방)와 탄수화물 대사이다.

무산소 대사(anaerobic metabolism)에서는 근육 내 저장된 ATP와 인산크레아틴(PC) 사용, 혈류로 유입된 포도당(glucose) 또는 글리코겐(glycogen) 분해를 통한 해당작용(glycolysis)이 주요 에너지원이다. 단백질과 지방(트리글리세리드)은 무산소 대사에서 거의 에너지원으로 사용되지 않는다. 반면 유산소 대사(aerobic metabolism) 동안에는 ATP의 대부분이 탄수화물 또는 트리글리세리드 대사에서 생성된다. 운동 강도(intensity)와 지속 시간(duration)에 따라 탄수화물과 지방 중 어떤 기질이 더 많이 사용되는지가 달라지며, 다음 섹션에서는 운동 강도와 지속 시간이 기질 사용에 미치는 영향을 보다 자세히 살펴보겠다.

운동 강도: 트리글리세리드 대사 또는 탄수화물 대사

운동 강도가 기질 대사에 미치는 영향은 뚜렷하게 나타난다. 휴식 시에는 ATP 생성의 약 33%가 탄수화물 대사에서, 나머지 66%는 지방(트리글리세리드) 대사에서 유래한다. 지방 대사가 휴식 시 가장 높은 비율을 차지하지만, 운동 강도가 증가함에 따라 점차 감소하고, 에너지 생산은 지방 중심에서 탄수화물 중심으로 전환된다. 이론적으로 최대 운동 강도에서는 근육이 필요로 하는 ATP의 100%가 탄수화물 대사에서 공급된다(그림 3-7). 이는 최대 강도 운동 시 무산소 대사가 ATP의 일부를 제공하며, 트리글리세리드와 단백질은 해당작용에서 사용될 수 없기 때문에 탄수화물 의존도가 높아지기 때문이다.

기질별 에너지 효율성을 비교하면, 1 g당 에너지량은 지방이 9.4 kcal, 탄수화물이 4.1 kcal, 단백질이 4.1 kcal이다. 그러

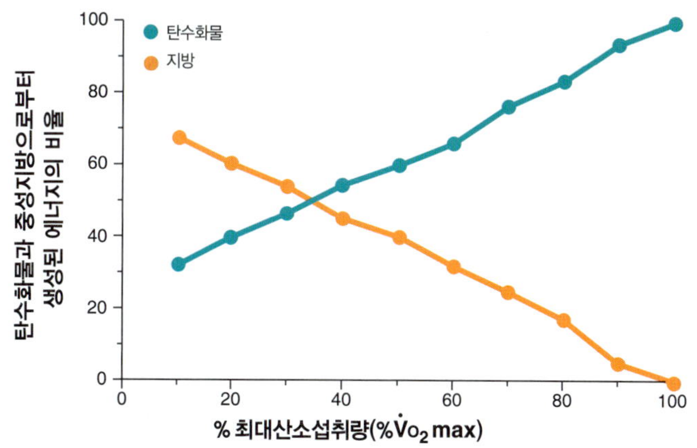

그림 3-7 운동 강도에 따른 탄수화물과 트리글리세리드의 에너지 기여 비율. 운동 강도가 증가할수록(최대 산소 섭취량의 백분율로 표현됨), 트리글리세리드로부터 얻는 에너지 비율은 감소하고, 탄수화물로부터 얻는 에너지 비율은 증가한다.

나 소비된 산소 1 L당 생성되는 에너지는 탄수화물 5.0 kcal, 지방 4.7 kcal, 단백질 4.5 kcal로, 같은 산소량으로는 탄수화물이 더 많은 에너지를 생산할 수 있다. 따라서 최대 운동 강도에서는 탄수화물 대사가 유리하다.

운동 강도가 증가할수록 탄수화물 대사가 증가하는 이유는 여러 가지다. 첫째, 근육섬유 유형의 변화가 있다. 강도가 높아지면 속근(Type II) 근섬유가 더 많이 동원되며, 속근은 해당작용 효소(glycolytic enzyme)가 풍부하고 유산소 효소(aerobic enzyme)가 적어 무산소 해당작용에 적합하다. 둘째, 호르몬 변화도 영향을 미친다. 운동 강도가 증가하면 에피네프린(아드레날린) 분비가 증가하여 탄수화물 대사를 촉진한다. 이는 에피네프린이 해당작용 효소들에 대해 갖는 자극 효과 때문이다. 셋째, 젖산(lactate) 농도의 증가도 작용한다. 빠른 해당작용으로 젖산이 축적되면 지방 대사가 억제되고, 탄수화물 의존도가 높아진다.[32]

한편, 운동 강도가 증가하면 지방 대사는 감소하지만, 어느 지점에서는 지방 대사가 최대에 도달한다. 일반적으로 최대 심박수(heart rate)의 65~75% 수준에서 트리글리세리드 대사가 최고치에 이르며, 이는 운동 시간, 식단, 개인의 대사 특성 등 다양한 요인에 따라 달라질 수 있다. 하지만 글상자 3-6에서 설명했듯이 이는 답의 일부일 뿐이다.

운동 지속 시간: 트리글리세리드 대사 또는 탄수화물 대사

장시간 저강도 운동, 예를 들어 30분 이상 조깅을 할 때는 운동 강도가 일정하게 유지되더라도 에너지 대사에서 점진적인 변화가 나타난다. 초기에는 주로 탄수화물이 사용되지만, 시간이 지남에 따라 트리글리세리드(지방) 대사로 서서히 전환된다. 이러한 변화는 자유 지방산(free fatty acid, FFA)이 유산소 대사에서 활용 가능해지는 다양한 요인과 관련이 있다. 트리글리세리드 대사 증가에 영향을 미치는 주요 요인 중 하나는 호르몬 반응이다. 운동 중 에피네프린, 노르에피네프린, 글루카곤 등의 호르몬 농도가 증가하면 지방분해효소(lipase) 활동이 촉진된다. 그 결과 트리글리세리드는 자유 지방산과 글리세롤로 분해되어 유산소 대사에서 사용 가능해진다(자세한 내용은 8장 내분비계 참조).

반면, 인슐린은 호르몬 민감성 리파아제(hormone-sensitive lipase)의 활동을 억제하여 자유 지방산의 가용성을 감소시키고 지방 대사를 줄이는 대신 탄수화물 대사를 증가시킨다. 따라서 탄수화물이 풍부한 식사나 스포츠 음료를 섭취하면 혈중 인슐린 농도가 상승하여 리파아제 활동이 억제되고 포도당이 골격근으로 더 많이 유입된다. 이로 인해 탄수화물 대사가 증가하고 트리글리세리드 대사는 감소하게 된다. 이는 운동 중 스포츠 음료 섭취 시 탄수화물 대사가 증가하는 이유 중 하나이다. 그러나 탄수화물을 섭취하지 않는 저강도 장시간 활동 중에는 혈중 인슐린 농도가 점진적으로 감소하며, 그 결과 활동에 필요한 ATP를 공급하기 위해 트리글리세리드(중성지방) 대사 이용률이 증가하게 된다.

저강도 장시간 운동, 예를 들어 마라톤 달리기 동안에는 결국 근육과 간의 글리코겐 저장량이 고갈된다. 탄수화물 대사가 제한될 정도로 글리코겐이 고갈되기까지는 일반적으로 최소 60분 이상의 지속적인 운동이 필요하며,[10] 이 시점에서 필요한 ATP를 공급하기 위해 트리글리세리드 대사가 증가하게 된다. 중요한 점은, 약 60분 미만의 지속적인 운동에서는 탄수화물을 섭취해도 지구력 성능이 크게 향상되지 않을 가능성이 크다는 것이다. 따라서 운동 중 스포츠 음료가 실제로

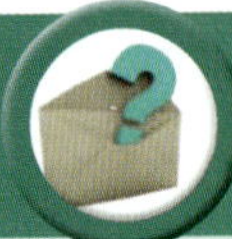

글상자 3-6 학생들의 실제 질문

어떤 유산소 운동 강도에서 지방이 가장 많이 대사될까?

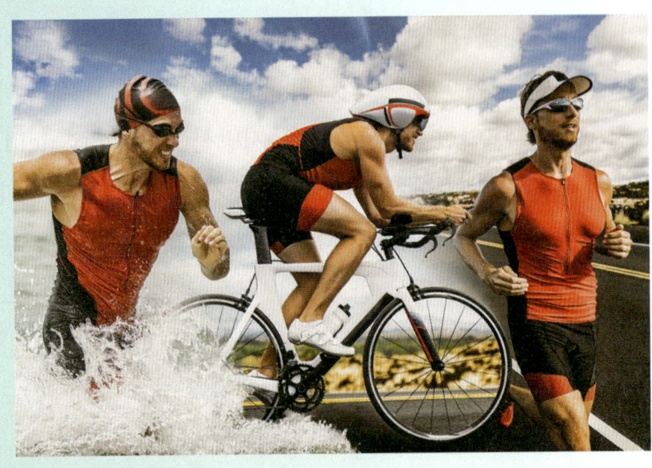

많은 사람들이 건강한 체중과 적정 체지방 비율을 유지하기 위해 유산소 운동을 수행한다. 이를 위해서는 지방 대사가 최대화되는 운동 강도에서 운동하는 것이 효과적이다.

운동 강도와 지방 대사의 관계를 살펴보면, 운동 강도가 휴식 수준에서 최대 수준으로 증가할수록 ATP 생성의 주 에너지원이 지방에서 탄수화물로 점진적으로 전환된다. 잘 훈련된 사이클 선수의 경우, 지방 대사가 최대화되는 평균 운동 강도는 최대 산소 섭취량(VO_{2max})의 약 64%, 최대 심박수(HR max)의 약 74% 정도이다. 다만, 지방 대사가 최대화되는 강도는 정확한 한 지점이 아니라 특정 범위(zone) 내에서 발생하며, 최대 심박수의 68~79%, 최대 산소 섭취량의 55~72% 범위에서 거의 최대 수준으로 유지된다. 반대로 운동 강도가 최대 심박수의 92%를 초과하면 지방 대사는 거의 무시할 수 있을 정도로 감소한다.

하지만 지방 대사를 극대화하는 운동 강도를 아는 것만으로는 충분하지 않다. 지방이 실제로 대사되기 위해서는 해당 강도를 충분한 시간 동안 유지해야 한다. 예를 들어, 최대 심박수의 83%에서 지방 대사가 가장 높다고 하더라도, 이를 단 3분만 유지하면 대사되는 지방의 양은 매우 적다. 최대 지방 대사율이 0.6 g/분이라면 3분 동안 운동할 경우 총 1.8 g ($0.6\ g \cdot 분^{-1} \times 3분$)의 지방만 대사되며, 이는 체지방 감량에 거의 영향을 미치지 못한다.

따라서 최적의 운동 강도를 설정할 때는 두 가지 요소를 고려해야 한다. 첫째, 운동 강도 증가에 따른 지방 대사량의 변화, 둘째, 해당 강도를 얼마나 오래 유지할 수 있는지이다. 대부분의 사람들은 최대 심박수와 최대 산소 섭취량의 하위 범위에서 지방 대사를 극대화할 수 있으며, 특히 유산소 지구력이 부족한 사람일수록 낮은 강도에서 지방 대사가 최대화된다.

(출처: Achten J, Gleeson M, Jeukendrup AE. Determination of the exercise intensity that elicits maximal fat oxidation. *Med Sci Sports Exerc.* 2002;34:92-97.)

운동 성능을 향상시키는지는 운동 지속 시간에 따라 달라진다. 장거리 지구력 운동 중 글리코겐 저장량이 고갈되는 현상을 "벽에 부딪힘(*hitting the wall*)"이라고 하며, 이는 지구력 경기에서 피로를 유발하는 주요 요인 중 하나이다. 마라톤과 같은 장시간 지구력 운동에서 탄수화물 음료(스포츠 드링크)나 스포츠 젤을 섭취하면 혈중 포도당 농도를 유지하고 빠르게 사용할 수 있는 에너지를 공급할 수 있으며, 이를 통해 운동 성능을 향상시킬 수 있다. 단, 이는 탄수화물 기반 식단을 따르는 경우에 해당하며, 저탄수화물(키토제닉) 식단에 적응한 초장거리(ultra-distance) 러너에게는 이러한 현상이 나타나지 않을 수도 있다(10장 참조).[27,34]

젖산 역치

젖산 역치(lactate threshold, LT)와 **혈중 젖산 축적 개시점(onset of blood lactate accumulation, OBLA)**은 종종 같은 의미로 사용되지만, 실제로는 서로 다른 개념이다. **젖산 역치**는 혈중 젖산 농도가 안정 상태(rest)보다 증가하기 시작하는 운동 강도를 의미한다(그림 3-8). *OBLA*는 혈중 젖산 농도가 특정 수치인 4.0 mM에 도달하는 운동 강도를 의미한다. 훈련 수준에 따라 젖산 역치는 차이를 보인다. 훈련되지 않은 사람은 젖산 역치가 최대 산소 섭취량($\dot{V}O_2$ max)의 약 50~60% 수준에서 나타나는 반면, 지구력 훈련을 받은 사람은 $\dot{V}O_2$ max의 약 65~80% 수준에서 나타난다. 그 결과, 지구력 훈련을 한 사람은 더 높은 운동 강도에서도 혈중 젖산

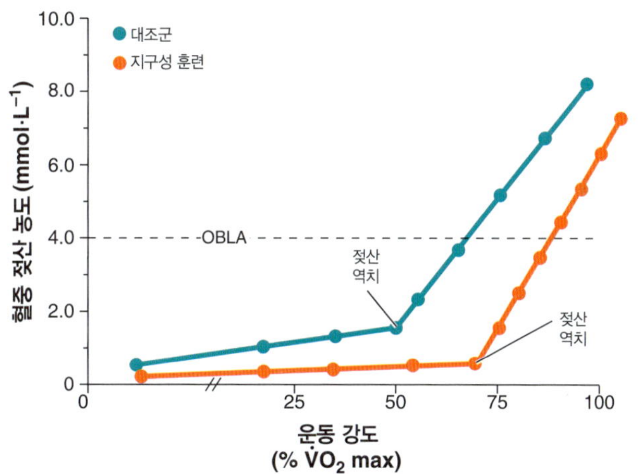

그림 3-8 **젖산 역치(lactate threshold, LT)란 운동 강도가 증가하면서 혈중 젖산 농도가 안정 상태(rest)보다 상당히 증가하는 지점을 의미한다. 혈중 젖산 축적 개시점(onset of blood lactic acid, OBLA)은 혈중 젖산 농도가 4.0 mM에 도달하는 순간을 의미한다.** 지구력 운동 선수의 젖산 역치는 훈련되지 않은 사람보다 더 높은 운동 강도에서 발생한다.

농도가 크게 증가하지 않아, 높은 강도로 더 오래 운동할 수 있다. 이러한 이유로 젖산 역치는 지구력 경기에서 장시간 유지할 수 있는 운동 강도, 즉 레이스 페이스를 결정하는 중요한 지표로 활용된다. 운동 강도가 증가함에 따라 혈중 및 근육 내 젖산 농도가 상승하더라도, 이것이 산성화(pH 저하)의 직접적인 원인이라고 단정할 수는 없다. 실제로는 ATP 합성을 유지하는 능력의 저하가 산성화와 관련될 가능성이 크다. ATP가 분해될 때 수소이온(H^+)이 방출되고, ATP가 재합성될 때 수소이온이 소비되는데, 운동 강도가 높아지면 ATP 분해량은 증가하지만 재합성이 충분히 이루어지지 않아 수소이온이 축적되며 산성도가 증가하게 된다.[9,24] 산성도 증가로 인해 근육이 힘을 생성하는 능력은 감소하며, 근형질세망(sarcoplasmic reticulum)의 칼슘 방출 및 재흡수 능력, 칼슘과 트로포닌(troponin)의 결합 능력, 미오신 ATPase 활성 등이 저하되어 수축력과 파워가 감소한다(5장 참조).[9] 결과적으로 산성도 증가로 인해 특정 운동 강도나 페이스를 유지하는 능력이 저하된다.

지구력 운동 선수들은 젖산 역치를 매우 중요하게 여긴다. 연구에 따르면 젖산 역치가 높을수록 지구력 경기 성능이 향상되며, 산소 섭취량($\dot{V}O_2$)과 젖산 역치 간의 상관관계(r = 0.64–0.77)는 800 m, 1500 m, 3000 m 달리기 기록과 높은 연관성을 보인다.[35] 이러한 이유로 젖산 역치는 러너, 사이클리스트, 수영 선수 등에서 훈련 강도를 설정하는 기준으로 활용된다. 일반적으로 젖산 역치보다 낮은 강도, 젖산 역치 수준, 젖산 역치보다 높은 강도로 구분하여 훈련 영역(training zones)을 설정하고, 이를 통해 운동 효율과 경기 성능을 극대화할 수 있다.

운동에 대한 유산소 적응

운동에 대한 유산소 적응은 크게 두 가지 측면에서 나타난다. 첫째, 효소 활성 증가이다. 크렙스 회로와 전자전달계(ETC)의 효소 활성 증가는 유산소 ATP 생산 능력을 향상시키며, 이러한 효소들은 미토콘드리아 내에 위치하므로 미토콘드리아 함량의 증가가 곧 효소 활성 증가로 이어진다. 둘째, 기질(에너지원) 가용성 증가이다. 탄수화물 가용성이 증가하면, 탄수화물 공급이 ATP 생성의 제한 요인이 되기 전까지 더 오랜 시간 운동을 지속할 수 있다. 또한 트리글리세리드(지방) 가용성이 증가하면 유산소 지방 대사가 활성화되어 탄수화물 의존도가 감소하고, 이는 탄수화물이 제한되기 전까지 운동 지속 시간을 연장하는 데 기여할 수 있다. 즉, 유산소 적응은 효소 활성과 기질 가용성을 동시에 향상시켜, 운동 수행 능력과 지속 시간을 모두 증가시키는 효과를 나타낸다.

유산소 운동에 대한 효소 작용

지구력 훈련은 근육 내 미토콘드리아 효소 활성 증가와 밀접한 관련이 있다. 지구력 훈련을 수행한 운동 선수의 근육에서는 미토콘드리아 함량이 오랫동안 증가해 온 것으로 관찰되며, 이에 따라 유산소 효소 활성(aerobic enzyme activity)이 40~90%까지 증가하는 것은 놀라운 일이 아니다. 연구에 따르면 엘리트 지구력 사이클리스트는 우수 수준의 경쟁 사이클리스트보다 유산소 효소 활성이 더 높은 것으로 보고되었다. 예를 들어, 크렙스 회로 효소인 SDH(석신산 탈수소효소, succinic dehydrogenase)의 활성은 5개월간 지구력 훈련 후 95% 증가하였고, 3개월간 훈련 후에도 42% 증가한 것으로 나타났다.[1] 반면, 스프린트 훈련(sprint-type training)에 따른 미토콘드리아 효소 활성 증가는 일관되지 않은 결과를 보여준다. 일부 연구에서는 효소 활성 증가를 보고한 반면, 다른 연구에서는 유의미한 변화가 없었다. 이는 스프린트 훈련의 지속 시간에 따라 미토콘드리아 효소 적응이 달라질 가능성이 있기 때문이다. 실제로, 단시간(< 10초) 스프린트 훈련에서는 SDH 활성 감소가 관찰된 반면, 장시간(>10초) 스프린트 훈련에서는 SDH 활성이 유의미하게 증가하였다.[31] 따라서 지구력 훈련은 미토콘드리아 효소 활성 증가를 일관되게 유발하지만, 스프린트 훈련의 경우 10초 이상의 장시간 훈련만이 동일한 적응 효과를 유도하는 것으로 보인다.

그러나 지구력 경기에서 운동 수행 능력은 미토콘드리아 효소 활성 증가만으로 결정되지 않는다. 혈류 공급량과 모세혈관 수 및 밀도, 근육으로의 산소(O_2)와 혈중 포도당, 트리글리세리드 공급, 그리고 CO_2와 젖산 제거 능력 등 다양한 요인이 영향을 미친다. 특히 근육으로의 최대 혈류 공급(maximal blood perfusion)은 지구력 경기 수행을 제한할 수 있는 중요한 요소이다. 따라서 지구력 훈련을 통해 미토콘드리아 효소 활성이 증가하더라도, 최대 지구력 성능 향상을 위해서는 혈류 공급과 같은 기타 생리적 적응도 함께 발생해야 한다.

유산소 운동에 대한 기질 적응

탄수화물과 트리글리세리드(지방)의 가용성이 증가하여 유산소 대사에서 사용될 수 있을 때, 이는 지구력 운동 성능을 여러 방식으로 향상시킨다. 더 많은 기질이 사용 가능한 상태에서 동일한 속도로 대사된다면, 기질이 고갈되어 경기 성능에 영향을 미치기까지 운동 지속 시간을 늘릴 수 있다. 따라서 지구력 훈련 후에는 같은 속도로 달리거나 수영하거나 사이클을 타더라도 더 오랜 시간 동안 유지할 수 있다. 그러나 대부분의 지구력 경기는 정해진 거리 또는 지속 시간이 정해져 있다. 예를 들어, 마라톤은 26마일(42.195 km)이며, 투르 드 프랑스(Tour de France) 사이클 경주의 한 스테이지는 약 100마일(160 km)에 달한다. 즉, 경기 목표는 해당 거리를 가장 짧은 시간 내에 완주하는 것이다. 따라서 지구력 경기 성능을 향상시키기 위해서는 두 가지가 필요하다. 첫째, 유산소 대사에서 사용할 수 있는 기질의 양을 증가시키는 것이고, 둘째, 기질이 더 빠르게 대사될 수 있도록 적응하여 단위 시간당 더 많은 ATP를 생성할 수 있어야 한다. 이를 통해 경기 속도를 유지하면서도 더 오래 지속할 수 있다. 더 빠른 기질 대사를 가능하게 하는 생리적 적응 요인으로는 미토콘드리아 효소 증가, 모세혈관 수와 밀도의 증가, 산소 운반 능력 향상, 심박출량(cardiac output) 증가, 젖산 제거 속도 증가 등이 있다. 이러한 적응을 통해 지구력 운동 중 기질의 가용성과 대사 속도를 모두 증가시키면, 더 빠른 페이스를 유지하면서도 장시간 운동할 수 있어 경기 성능을 극대화할 수 있다.

기질 가용성

근육 내 글리코겐 저장량은 지구력 훈련과 10초 이상 지속되는 스프린트 훈련을 통해 증가할 수 있다. 이는 매우 중요한데, 글리코겐은 유산소 및 무산소 대사 모두에서 ATP를 생성할 수 있기 때문이다. 연구에 따르면, 단 6초 동안의 지구력 및 스프린트 운동만으로도 근육 내 글리코겐이 상당량 소모될 수 있으며, 이는 운동 성능에 부정적인 영향을 미칠 수 있음이 밝혀졌다.[1] 글리코겐 고갈이 진행될수록 활동 중인 근육은 혈액에서 더 많은 포도당을 흡수하게 되며, 이러한 과정은 혈당과 혈중 젖산 흡수를 증가시키는 국소적 요인에 의해 조절된다. 또한 세포막에 존재하는 포도당 수송체(GLUT-4)의 활성 증가가 혈당 흡수 증가의 원인 중 하나로 보고된다.[14] 혈중 젖산은 젖산 셔틀 가설(lactate shuttle hypothesis)을 통해 심장과 비활동성 근육 등 다양한 조직에서 기질로 활용될 수 있다. 유산소 대사에서 사용 가능한 포도당 또는 글리코겐을 유지하는 것은 매우 중요하며, 탄수화물 고갈은 피로[1]와 마라톤과 같은 지구력 경기에서의 벽에 부딪힘(hitting the wall) 현상과 연관된다. 따라서 지구력 운동 중 스포츠 음료를 섭취하는 것은 단순히 탈수를 방지하는 것뿐 아니라, 혈당 농도를 유지하여 근육 내 글리코겐 고갈을 지연시키고 피로를 예방하는 데 도움을 준다. 탄수화물 섭취의 필요성은 다양한 식단을 따르는 운동선수들을 위한 식사 가이드라인에서도 강조된다(10장 참조).

근육 내 트리글리세리드 저장량 또한 지구력 훈련을 통해 증가할 수 있다. 근육 유형별로 살펴보면, 속근(Type II) 근육섬유에서는 90~114% 증가하고, 지근(Type I) 근육섬유에서는 약 22% 증가한다.[18] 그러나 스프린트 및 저항 훈련에 따른 근육 내 트리글리세리드 반응을 조사한 연구는 거의 없으며, 결과도 일관되지 않다.[1]

운동 중 활성 조직이 유산소 대사에서 사용하는 지방산은 혈액에서 공급될 수 있지만, 연구에 따르면 유산소 훈련 후 혈중 지방산 농도는 변화가 없거나 오히려 감소하는 경향을 보였다.[1] 미토콘드리아 막의 지방산 수송체(fatty acid transporter)는 지구력 훈련 후 증가하지만,[19] 이는 운동 중 근육이 혈중 지방산을 더 많이 흡수함을 의미하지는 않는다. 오히려 지구력 훈련 후 지방산 사용 증가가 근육 내 트리글리세리드 의존도 증가 때문임을 시사한다.[16] 결과적으로, 지구력 훈련을 한 사람과 훈련되지 않은 사람 간에는 유산소 기질 사용에서 차이가 나타난다. 이러한 기질 가용성의 차이는 운동 성능과 지속 시간에 영향을 미치며, 다음 섹션에서 보다 자세히 다루도록 하겠다.

운동 중 기질 사용

운동 강도가 증가함에 따라, 탄수화물 대사(carbohydrate metabolism)의 비율이 점진적으로 증가한다. 이론적으로 최대 운동 강도에서는 유산소 대사의 에너지원이 거의 100% 탄수화물에서 공급된다. 연구에 따르면, 근육 내 글리코겐 고갈은 지구력 경기에서 피로와 밀접한 관련이 있으며, 따라서 근육 내 글리코겐 저장량을 훈련을 통해 증가시키면 피로 발생을 지연시킬 수 있다. 지구력 훈련 후에는 글리코겐 절약(glycogen sparing) 효과가 나타난다. 이는 동일한 상대 강도(최대 산소 섭취량 비율)와 절대 강도(레이스 페이스)에서 글리코겐 사용을 줄이고, 대신 트리글리세리드(지방) 또는 지방산 대사를 증가시키는 현상을 의미한다. 즉, 훈련된 사람은 같은 운동 강도에서도 더 많은 지방을 대사하고 글리코겐과 포도당 사용을 줄일 수 있으며, 이를 통해 피로를 지연시키고 운동 지속 시간을 늘릴 수 있다.[1,16]

또한 훈련 후 지방산과 트리글리세리드 사용 증가는 유산소 대용량(aerobic capacity) 증가와도 관련이 있다.[16] 예를 들어, 지구력 훈련을 한 사람은 훈련되지 않은 사람보다 1마일(1.6 km)을 10분에 달릴 때 더 높은 비율로 지방을 대사한다. 그러나 운동 강도가 증가할수록 훈련된 사람도 점차적으로 탄수화물 대사 비율이 높아지지만, 최대 운동 강도에 도달할 때 훈련된 사람은 훈련되지 않은 사람보다 더 높은 절대 운동 부하(absolute workload)와 레이스 페이스(race pace)에서 도달한다. 결론적으로, 지구력 훈련을 받은 사람은 같은 운동 강도에서도 더 많은 지방을 사용하고, 탄수화물을 아껴서 사용할 수 있으며, 이를 통해 지구력 경기에서 더 오랜 시간 높은 페이스를 유지할 수 있다.

운동에 대한 젖산 역치 적응

젖산 역치의 주요한 훈련 적응 효과는, 혈중 젖산 농도가 증가하기 시작하는 상대적 운동 강도(최대 산소 섭취량 대비 비율)가 증가하는 것이다.[19] 젖산 역치가 증가한다는 것은, 훈련된 사람이 더 높은 운동 강도에서도 주로 호기성 ATP 생성에 의존하면서 운동을 지속할 수 있다는 뜻이며, 그 결과 더 높은 운동 강도나 레이스 페이스를 더 오랫동안 유지할 수 있게 된다(그림 3-8).

훈련에 따른 젖산 역치 상승은 여러 생리적 적응에 기반하고 있으며, 여기에는 다음과 같은 변화가 포함된다.

- 지방 대사 능력의 향상
- 크렙스 회로(Krebs cycle) 및 전자전달계(ETC) 관련 효소 활성 증가
- 모세혈관 수 및 밀도의 증가 (5장 참조)

이러한 요소들은 모두, 필요한 ATP가 주로 호기성 대사를 통해 생산될 수 있는 운동 강도를 높여주기 때문에, 결과적으로 무산소성 대사에 의존하게 되기 전까지 유지할 수 있는 운동 강도나 레이스 속도를 증가시키는 효과를 가져온다.

최상의 유산소 대사

크렙스 회로와 전자전달계의 효소 농도가 증가하면 호기성 대사 능력이 향상된다. 그러나 호기성 대사 수행 능력과 젖산 역치를 동시에 높이기 위해서는 이외에도 다양한 생리학

적 적응이 필요하다. 예를 들어, 호기성 훈련에 반응하여 근육 내 미토콘드리아 밀도가 증가하면, 세포 내 미토콘드리아 수가 늘어나면서[22,25] 자연스럽게 호기성 효소 농도도 함께 증가하게 된다.[22,25] 또한 호기성 대사에 필요한 산소와 포도당 공급량을 늘리고, 운동 중 발생하는 이산화탄소(CO_2)를 효과적으로 제거하려면 혈액 공급량의 증가가 필요하다. 이러한 혈류 증가는 심혈관계 적응을 통해 이루어지며, 대표적으로 심박출량(cardiac output) 즉 1분당 심장이 내보내는 혈액량이 증가한다(6장 참조). 근섬유를 둘러싼 모세혈관 수도 호기성 훈련을 통해 증가하며,[2] 연구에 따르면 장기간 호기성 훈련 후 근섬유당 모세혈관 수가 약 15% 증가하는 것으로 나타났다.[30] 이는 근섬유로 산소와 포도당이 들어오고, CO_2가 배출되는 표면적이 늘어나는 것을 의미한다. 산소가 근섬유에 도달한 후에는 미토콘드리아까지 전달되어야 하는데, 이 과정에서 마이오글로빈이 중요한 역할을 한다. **마이오글로빈(myoglobin)**은 헤모글로빈과 유사한 단백질로, 근섬유 내에서 소량의 산소를 저장하고, 혈액에서 유입된 산소를 미토콘드리아로 운반하는 데 도움을 준다. 지구력 훈련을 통해 근섬유 내 마이오글로빈 양이 증가하면 산소의 세포 내 운반 능력도 함께 향상된다.[17] 결국, 호기성 ATP 생성 능력을 향상시키기 위해서는 단순히 호기성 효소 농도 증가만으로는 충분하지 않으며, 미토콘드리아 밀도, 혈액 공급, 산소 운반 능력 등 다양한 생리적 요소들이 함께 적응해야 한다.

속성 검토

- 일부 아미노산은 생체에너지 경로(bioenergetic pathways)에 들어가 대사될 수 있다.
- 운동 지속 시간이 증가할수록 트리글리세리드(지방) 대사 비율이 증가한다.
- 운동 강도가 증가할수록 탄수화물 대사 의존도가 증가한다.
- 유산소 훈련 적응 효과
  - 크렙스 회로(Krebs cycle) 및 전자전달계(ETC) 일부 효소 활성 증가
  - 근육 내 글리코겐 및 지방 저장량 증가
  - 훈련 후 동일한 유산소 운동 강도에서 지방산 대사 의존도 증가
  - 젖산 역치(lactate threshold) 증가
    → 더 높은 강도의 유산소 운동을 수행할 수 있으며, 혈중 및 근육 내 산성도(pH 저하)가 지연됨
  - 미토콘드리아 함량 증가, 모세혈관 수 증가, 미오글로빈 농도

운동 후 대사적 회복

만약 여러분이 200 m를 전력질주해 본 적이 있거나, 레그프레스를 10회 반복할 정도로 무거운 중량을 들어본 경험이 있다면, 운동이 끝난 후에도 한동안 심박수와 호흡이 높게 유지되는 것을 느꼈을 것이다. 실제로 대부분의 신체 활동 후에는 심박수, 호흡률, 그리고 대사율이 일정 시간 동안 상승된 상태로 남아 있다. 이러한 현상을 대사 회복(metabolic recovery)이라고 하며, 신체 활동 이후 발생하는 운동 회복 과정을 의미한다. 특히 무산소성 대사(anaerobic metabolism)가 동반된 운동 후에는 근육 내 인산크레아틴(PC)을 다시 합성(resynthesize)하고, 근육과 혈액 내 산성도(pH)를 정상 수준으로 낮춰야 다음 무산소 운동을 수행할 수 있다. 인산크레아틴을 합성하는 데 필요한 에너지는 ATP의 분해를 통해 얻을 수 있으며, 이 ATP는 주로 호기성 대사(aerobic metabolism)를 통해 생성된다. 또한 운동 중 증가한 젖산 농도는 호기적으로 대사하거나 글리코겐으로 재합성되는 과정을 거쳐 감소하게 된다. 이러한 과정 때문에 운동 후에도 심박수, 호흡률, 대사율이 일정 시간 동안 높은 상태를 유지하는 것이다. 하지만 대사율이 운동 후에도 상승된 상태로 유지되는 이유는 이외에도 여러 가지 요인이 함께 작용하기 때문이다.

운동 후 초과 산소 소비

운동이 끝난 후에는 대사율, 즉 산소 소비량이 일정 시간 동안 상승된 상태로 유지된다(그림 3-9). 과거에는 이러한 운동 후 추가 산소 섭취를 **'산소 빚(oxygen debt)'**이라고 불렀다. **정상 상태 산소 소비(steady-state oxygen consumption)**란, 모든 에너지 요구량이 호기성 대사만으로 충족되는 상태를 의미한다. 반면, **산소 결핍(oxygen deficit)**은 실제 운동 중 소비된 산소량과, 운동 시작부터 호기성 대사만으로 충분히 충족되었다고 가정했을 때의 산소량 사이의 차이를 말

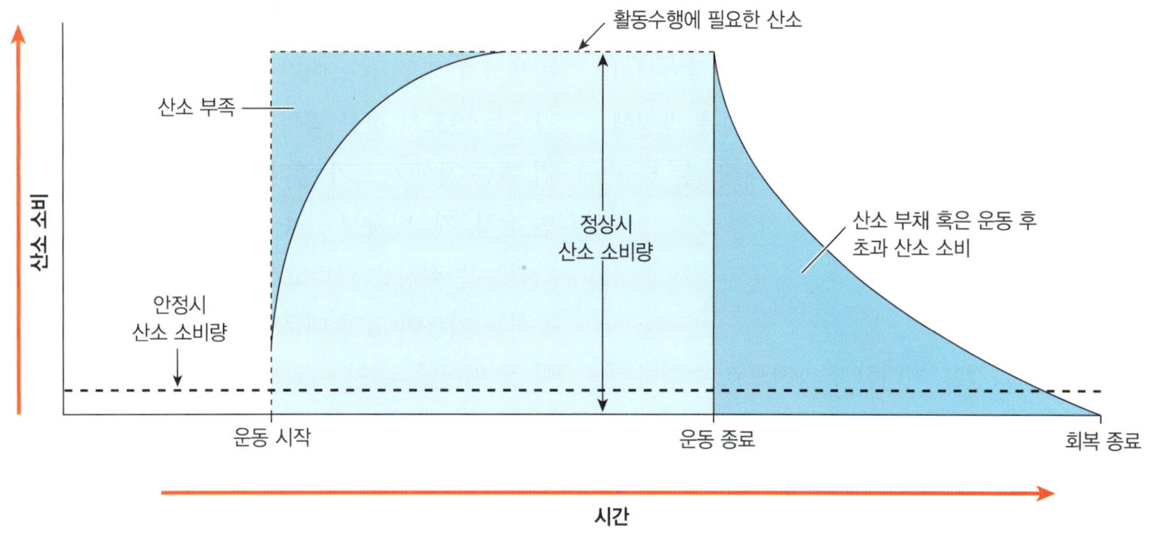

그림 3-9 산소 부족(Oxygen Deficit)과 운동 후 초과 산소 소비(EPOC)의 개념을 나타낸 그래프. 운동 후 산소 부채(Oxygen Debt) 또는 초과 산소 소비(EPOC) 동안 소비된 산소는 운동으로부터 회복하는 데 사용됩니다. 그러나 EPOC 동안 소비된 산소량은 운동 중 발생한 산소 부족(Oxygen Deficit)보다 많습니다(자세한 설명은 본문 참고).

한다. 즉, 어떤 운동 강도에서 필요한 에너지를 호기성 대사로 충족하지 못했다면, 그 에너지는 무산소성 대사에서 공급된 것이며, 결과적으로 산소 결핍은 해당 운동 수행 시 사용된 무산소 에너지 양을 간접적으로 나타낸다.

과거에는 산소 빚을 두 단계로 나누어 설명했다. 빠른 회복 단계(rapid phase)는 약 2~3분간 지속되며, 이 시기에는 근육 내 인산크레아틴(PC)이 대부분 재합성되는 것으로 여겨졌다. 느린 회복 단계(slow phase)는 훨씬 더 오래 지속되며, 심박수와 호흡수가 휴식 수준으로 돌아오는 데 수 시간이 걸릴 수 있다. 이 단계에서는 근육 내 및 혈중 젖산이 호기적으로 대사되거나, 당신생(gluconeogenesis)을 통해 포도당으로 재합성되는 과정이 포함된다. 실제로 운동 중 생성된 젖산의 약 70%는 호기적으로 대사되고, 20%는 포도당으로 재합성되며, 10%는 포도당을 만드는 당생성 아미노산 합성에 사용된다. 그런데 실제 산소 빚 상태에서 흡입되는 산소량은 이러한 회복 과정에 필요한 산소량보다 훨씬 많다. 그 이유는 운동 후 근육과 혈액 내 산소 저장량을 회복해야 하고, 마이오글로빈(myoglobin)을 통한 산소 저장 기능도 회복되어야 하기 때문이다.

또한 호르몬 수치 상승, 체온 증가, 심박수 및 호흡수 상승 등도 대사율을 추가로 높이는 요인으로 작용한다. 따라서 운동 후 산소 섭취량, 즉 산소 빚은 운동 중 발생한 산소 결핍량, 즉 운동 초기에 “빌려온” 무산소 에너지량과 정확히 일치하지 않는다. 이런 이유로 오늘날에는 이 과정을 보다 정확하게 표현하기 위해 **운동 후 초과 산소 소비량(excess post- exercise oxygen consumption, EPOC)**이라는 용어가 사용된다(그림 3-10).

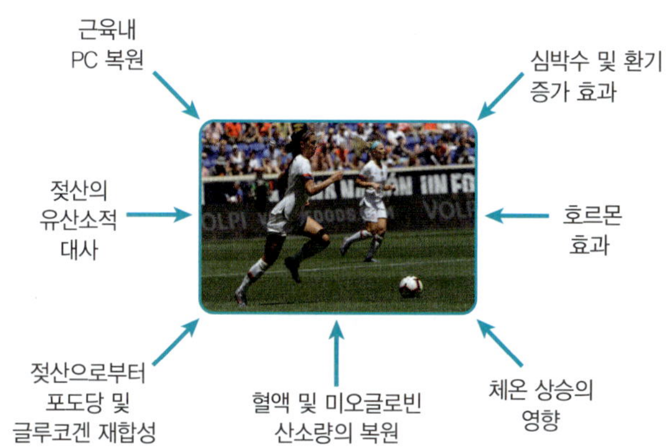

그림 3-10 운동 후 초과 산소 소비(EPOC)는 여러 요인에 의해 발생한다. 이 중 일부 요인은 운동 후 회복을 직접적으로 돕는 역할을 하며, 다른 요인들은 운동 중 높은 대사율이 회복 과정에서도 지속적으로 영향을 미치는 결과로 나타난다.

운동 강도는 운동 시간보다 EPOC에 더 큰 영향을 미친다.[8,20,28] 이는 고강도 운동일수록 무산소 대사에 더 많이 의존하게 되어, 인산크레아틴 고갈량 증가, 젖산 축적, 체온 상승, 호르몬 반응 증가 등 다양한 생리적 변화가 더욱 크게 나타나기 때문이다. 이러한 요인들이 모두 EPOC를 증가시키므로, 회복 중에 활동(적극적 회복)을 수행하면 회복 과정에 영향을 미칠 수 있다는 가설이 존재하며, 이에 대해서는 다음 절에서 자세히 다루게 된다.

최대한의 회복

무산소성 운동 후 회복 과정을 최대한 효과적으로 수행하는 것은 매우 중요하다. 특히 인터벌 트레이닝이나 구기 종목에서 반복적인 스프린트를 수행해야 하는 경우에는 더욱 그렇다. 회복 중에 가벼운 또는 중간 강도의 유산소 운동을 포함하는 **능동적 회복(active recovery)**은 운동을 전혀 하지 않거나 단순히 휴식만 취하는 **수동적 회복(passive recovery)**에 비해 혈중 젖산 농도를 훨씬 더 빠르게 감소시킨다(그림 3-11 참조). 젖산 감소가 빠르게 일어나는 이유는, 능동적 회복 중 수행되는 가벼운 활동에 필요한 ATP가 젖산을 호기적으로 대사하여 생성되기 때문으로 여겨진다. 자전거 타기와 달리기 후 실시하는 이상적인 회복용 유산소 운동 강도는 각각 최대 산소 섭취량의 약 30~45%, 55~60% 수준이다.[26] 자전거 운동이 더 낮은 강도로 회복되는 이유는, 해당 운동이

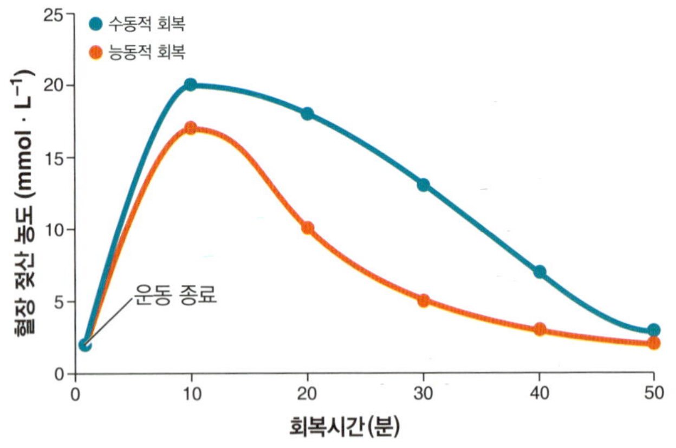

그림 3-11 혈장 내 혈중 젖산 제거 속도는 활동적 회복(active recovery) 시 더 빠르게 진행된다. 사이클링 무산소 운동 후, 지구력 훈련을 받은 운동선수의 혈중 젖산 농도 변화(수동 회복[passive recovery]과 활동적 회복[active recovery] 비교 결과) (출처: Fairchild TJ, Armstrong AA, Rao A, et al. Glycogen synthesis and muscle fibers during active recovery from intense exercise. *Med Sci Sports Exerc.* 2003; 35:595-602.)

국소 근육 사용에 집중되므로 젖산 역치가 더 낮은 강도에서 발생하기 때문이다. 어떤 유형의 운동을 회복에 사용하든 그 강도는 반드시 젖산 역치 이하여야 하며, 그렇지 않으면 오히려 혈중 젖산 농도가 증가할 수 있다. 회복 중 운동을 수행하면 심장, 간, 비활성 근육 등으로의 혈액 순환이 유지되며, 이 기관들은 젖산을 글리코겐으로 전환하거나 에너지원으로 사용하는 기능이 있기 때문에 이러한 과정이 회복 기간 동안 보다 잘 일어날 수 있는 조건을 제공한다.

연구에 따르면 젖산은 간과 근육 조직에서 글리코겐으로 합성될 수도 있으며, 특히 수동적 회복 중 이 과정이 활발히 일어날 수 있다. 강도 높은 무산소성 자전거 운동 후 45분 및 75분 시점에서 회복 중 탄수화물을 섭취하지 않은 상태에서의 수동적 회복이 능동적 회복보다 근육 내 글리코겐 양이 유의하게 더 높게 나타났다. 이는 수동적 회복 중 근육이 비활성 상태이므로 젖산이 ATP를 만드는 데 사용되지 않고 대신 글리코겐으로 전환될 수 있는 여지가 더 많기 때문이다. 결론적으로 회복 방식(능동적 vs 수동적)은 운동의 특성에 따라 선택되어야 한다. 예를 들어, 미식축구의 와이드 리시버처럼 짧은 고강도 스프린트를 반복해야 하는 선수에게는 글리코겐 고갈보다 젖산 축적이 더 큰 제한 요소이므로, 스프린트 사이에는 능동적 회복이 더 효과적일 수 있다. 반면, 장거리 지구력 경기 후에는 글리코겐 보충이 더 중요하므로 수동적 회복이 더 적절하다.

젖산을 감소시키는 한 가지 방법이 호기성 대사라면, 최대 산소 섭취량이 높은 사람일수록 젖산 제거 속도도 더 빠를 것이라는 가설을 세울 수 있다. 그러나 자전거 운동 후에는 훈련된 사람과 훈련받지 않은 사람 간의 혈중 젖산 농도 감소 속도에는 큰 차이가 없는 것으로 나타났다. 반면, 웨이트 트레이닝 후에는 젖산 감소 속도와 최대 산소 섭취량 간에 유의한 양의 상관관계가 보고되었다. 즉, 최대 산소 섭취량이 높을수록 젖산 제거 속도도 더 빠른 경향을 보였다.

이 상관관계는 다음과 같은 훈련 조건에서 관찰되었다.

- 1RM의 60%로 15회 반복
- 1RM의 70%로 10회 반복

그러나 1RM의 90%로 4회 반복한 경우에는 이러한 상관관계가 나타나지 않았다. 이는 운동 후 젖산 생성량 자체가 적어 회복 중 젖산 대사량이 작았기 때문일 수 있다. 이러한 결과는 최대 산소 섭취량이나 호기성 체력 수준이 회복 중 혈중 젖산 제거 속도를 향상시킬 수 있음을 보여주지만, 모든 운동 유형에 적용되는 것은 아니며 특정 상황에만 해당될 수 있음을 시사한다.

속성 검토

- 운동 후 산소 부채(oxygen debt) 또는 초과 산소 소비(EPOC) 기간 동안 안정 시(resting values)보다 더 많이 소비되는 산소는 회복 과정에 사용된다. 여기에는 근육 내 인산크레아틴(PC) 복원 및 젖산의 유산소 대사가 포함된다.
- 젖산 역치(lactate threshold) 이하의 저강도~중강도 운동을 수행하는 활동적 회복(active recovery)은 수동적 회복(passive recovery)보다 혈중 젖산 농도를 더 빠르게 감소시킨다.
- 높은 유산소 능력(aerobic ability)은 특정 운동 후 젖산 제거 속도를 더 빠르게 하지만, 모든 운동 유형에서 적용되는 것은 아니다.

에너지 생산을 측정하는 방법

어떤 변인이든, 특히 에너지 사용량이나 대사율을 정확히 평가하려면 직접 측정하는 것이 가장 신뢰할 수 있다. 대사율(metabolic rate)을 직접 측정하는 방법을 **직접 열량 측정법**이라고 한다. 그러나 이 방법은 장비가 고가이고 절차가 복잡하여 실용성이 떨어진다. 따라서 보다 저렴하고 시간 효율적인 **간접 열량 측정법**이 일반적으로 사용된다. 간접 열량 측정법을 완전히 이해하기 위해서는, 먼저 직접 열량 측정법의 기본 개념과 원리를 이해하는 것이 필요하다.

직접 열량 측정법

모든 대사 과정, 즉 유산소 및 무산소 대사는 열을 발생시키며, 세포 활동을 수행하기 위해 에너지를 필요로 한다. 동물(인간 포함)의 대사율은 생성된 열의 양과 정비례 관계를 가지므로, 생산된 열을 정확하게 측정하면 대사율을 직접적으로 결정할 수 있다. 이러한 열 생산량을 측정하여 대사율을 결정하는 방법을 **직접 열량 측정법(direct calorimetry)**이라고 한다.

대사율을 측정하는 데 가장 일반적으로 사용되는 단위는 **킬로칼로리(kcal)**다. 킬로칼로리(kcal)는 때때로 **Calorie**(대문자 C)로 표기되기도 하고 1킬로칼로리(kcal) = 1,000칼로리(cal) = 4,186줄(Joules) **칼로리(cal)**란 1 g의 물을 1°C 올리는 데 필요한 열량을 의미한다. 칼로리는 매우 작은 단위이므로, 일반적으로 킬로칼로리 단위를 사용하여 대사율을 측정한다.

주어진 물의 온도 상승 값을 알고 있다면 칼로리 또는 킬로칼로리 생산량을 쉽게 계산할 수 있다. 예를 들어, 1.5 L (1,500 g)의 물 온도가 2°C 상승했다면, 해당 열량 계산 1,500 g × 2°C = 3,000칼로리(3 kcal) 소비, 즉 이 과정에서 3 kcal의 열이 발생했다는 의미다. 이러한 기본 계산법이 직접 열량 측정법에서 대사율을 결정하는 데 사용된다.

칼로리미터(calorimeter)는 밀폐된 챔버로, 그 주위는 물 재킷(water jacket)으로 둘러싸여 있다(그림 3-12). 이 장치에서 피험자의 대사 작용으로 발생한 열은 물 재킷의 온도를

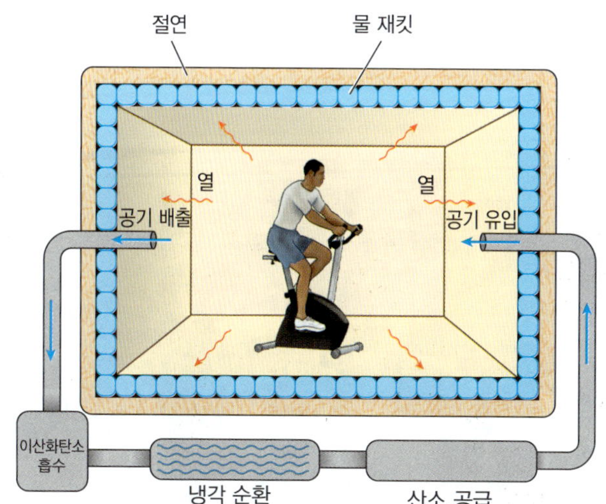

그림 3-12 열량 측정 챔버(calorimetric chamber)는 개인이 생성한 열을 측정하는 장치이다. 챔버 내부에서 발생한 열은 주변의 물 재킷(water jacket) 온도 상승을 측정하여 계산할 수 있다. 이렇게 생산된 열량을 알면 대사율(metabolic rate)을 직접 계산할 수 있다. 또한 챔버 내 공기 흐름(airflow)을 조절하여 산소(O_2)와 이산화탄소(CO_2)의 교환이 원활하게 이루어지도록 하고, 발한(sweating)으로 인한 증발 냉각(evaporative cooling) 효과도 보정할 수 있도록 계산이 조정된다.

상승시킨다. 물 재킷의 물의 양과 온도 상승량을 알면, 일정 시간 동안 생성된 열량(킬로칼로리)을 쉽게 계산할 수 있다.

이와 같은 방식은 직접 열량 측정이라고 하며, 대사율을 측정하는 데 있어서 매우 정확한 방법이다. 하지만 이 방식은 칼로리미터라는 고가의 장비가 필요하므로 일반 실험실에서는 잘 사용되지 않는다. 그래서 대부분의 실험실에서는 간접 열량 측정법을 사용하여 휴식 시 또는 활동 중 소비된 킬로칼로리나 대사율을 추정한다.

간접 열량 측정법

탄수화물과 지방산의 유산소 대사(aerobic metabolism)는 산소(O_2)를 필요로 하며, 이 과정에서 이산화탄소(CO_2)와 물(H_2O)이 생성된다. 유산소 대사에서 사용된 산소량과 생성된 CO_2량은 일반적으로 폐에서 교환되는 산소와 CO_2량과 동일하다. 따라서 폐에서 교환되는 산소와 이산화탄소의 양을 측정하면 유산소 대사에서 실제로 사용된 산소량과 생성된 CO_2량을 알 수 있다(그림 3-13). 탄수화물과 지방은 산소 소비량(O_2)과 이산화탄소 생성량(CO_2)에서 서로 다른 비율을 가진다. 이 비율을 분석하면, 운동 시 탄수화물과 지방이 각각 얼마나 대사에 사용되는지 결정할 수 있으며, 동시에 생성된 에너지량도 계산할 수 있다. 즉, 폐에서 교환되는 산소와 CO_2량, 그리고 이들의 비율을 이용하여 에너지 생산량 또는 대사율을 계산하는 방법을 **간접 열량 측정법(indirect calorimetry)**이라고 한다.

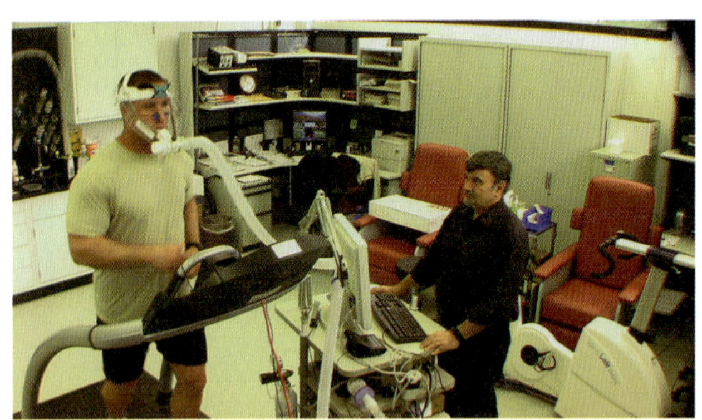

그림 3-13 대사 측정 장비(metabolic cart)는 대사율을 간접적으로 계산하는 데 필요한 모든 변수를 측정한다. 대사율 계산에 필요한 변수는 소비된 산소량(oxygen consumed, O_2), 생성된 이산화탄소량(carbon dioxide produced, CO_2), 환기된 공기의 부피(volume of air ventilated)가 있다. (출처: Bradley C. Nindl, PhD, Military Performance Division, U.S. Army Research Institute of Environmental Medicine, Natick, Massachusetts.)

산소 소비

산소 소비량($\dot{V}O_2$)은 두 가지 방식으로 표현할 수 있다. 첫 번째는 $L \cdot min^{-1}$(리터/분)으로, 절대적 산소 소비량을 나타낸다. 이 단위는 주로 로잉이나 평지 사이클링처럼 체중을 들고 움직이지 않는 활동에서 유산소 체력이나 운동 능력을 평가할 때 적합하다. 두 번째는 $mL \cdot kg^{-1} \cdot min^{-1}$(밀리리터/킬로그램/분)으로, 체중 1 kg당 산소 소비량, 즉 상대적 산소 소비량을 나타낸다. 이 단위는 달리기나 오르막 사이클링처럼 체중을 직접 지니고 움직이는 활동에서 더 적절하다. 하지만 간접 열량 측정을 통해 에너지 소비량(칼로리)을 산출할 때는 $\dot{V}O_2$만으로는 충분하지 않으며, $\dot{V}O_2$는 전체 계산에서 하나의 요소에 불과하다.

호흡 교환율

RER의 정의와 계산 방법을 살펴보자. **호기성 호흡 교환율(respiratory exchange ratio, RER)**은 대사 과정에서 사용된 산소(O_2)와 생성된 이산화탄소(CO_2)의 비율을 의미한다. RER을 통해 유산소 대사에서 소비된 에너지와 사용된 탄수화물 및 지방 비율을 추정할 수 있다. 이는 탄수화물과 지방을 대사할 때 필요한 산소와 생성되는 CO_2의 비율이 서로 다르기 때문이다. 먼저, 탄수화물 대사의 경우, 포도당($C^6H_{12}O_6$)을 유산소 대사할 때 다음과 같은 반응이 일어난다.

$$6\ O_2 + C_6H_{12}O_6 \rightarrow 6\ CO_2 + 6\ H_2O + 32\ ATP$$

이 반응에서 6분자의 O_2가 필요하며 6분자의 CO_2가 생성된다. 따라서 RER은 $RER = \frac{6\ CO_2}{6\ O_2} = 1.0$, 즉 탄수화물 대사가 완전히 이루어질 때 RER은 1.0이 된다. 이 비율은 위에서 언급한 방식으로 계산하든, 폐에서 배출된 CO_2의 양($\dot{V}CO_2$)과 흡입된 O_2의 양($\dot{V}O_2$)의 비율인 $\dot{V}CO_2/\dot{V}O_2$를 사용하여 계산하든 그 값은 동일하다. 이러한 지표는 혈중 포도당이 에너지원으로 얼마나 활용되고 있는지를 파악하는 데 유용하다.

표 3-3 호흡 교환율(RER)을 이용한 탄수화물 및 트리글리세리드 대사 비율과 생성된 킬로칼로리 추정. 호흡 교환율(RER)은 대사된 탄수화물과 트리글리세리드의 비율과 생성된 킬로칼로리를 추정하는 데 사용된다.

RER	탄수화물 대사 비율(%)	트리글리세리드 대사 비율(%)	$kcal \cdot LO_2^{-1}$
0.70	0.0	100.0	4.69
0.75	15.6	84.4	4.74
0.80	33.4	66.6	4.80
0.85	50.7	49.3	4.86
0.90	67.5	32.5	4.92
0.95	84.0	16.0	4.99
1.00	100.0	0.0	5.05

반면, 지방 대사의 경우, 트리글리세리드($C_{16}H_{32}O_2$)를 유산소 대사할 때 다음과 같은 반응이 일어난다.

$$23\ O_2 + C_{16}H_{32}O_2 \rightarrow 16\ CO_2 + 16\ H_2O + 129\ ATP$$

이 반응에서는 23분자의 O_2가 필요하고 16분자의 CO_2가 생성된다. 따라서 RER은 $RER = \frac{16\ CO_2}{23\ O_2} = 0.70$, 즉 지방 대사가 이루어질 때 RER은 약 0.70이 된다. 정리하면, RER은 탄수화물과 지방의 대사 비율을 추정하는 지표로, 탄수화물 대사 시 1.0, 지방 대사 시 약 0.70의 값을 가지게 된다(표 3-3).

RER 값이 1.0에서 0.70 사이일 경우, 탄수화물과 지방이 혼합되어 대사된다. RER이 1.0에 가까울수록 탄수화물 대사 비율이 높고, 0.70에 가까울수록 지방 대사 비율이 높다. 휴식 시 RER 값은 약 0.80로, 약 2/3의 지방과 1/3의 탄수화물이 대사된다. 특정 RER 값에서 1 L의 산소 소비로 생성된 에너지($kcal \cdot L^{-1}$)는 대략적으로 다음과 같다. RER = 0.85일 때: 약 50% 탄수화물, 50% 지방 대사 약 4.86 $kcal \cdot L^{-1}$ 생성한다. 에너지 소비량은 산소 소비량에 해당 $kcal \cdot L^{-1}$ 값을 곱하여 에너지 소비량을 추정한다. 분당 사용되는 킬로칼로리(kcal) 단위의 에너지 소비량을 추정하려면, 분당 산소 섭취량($\dot{V}O_2$, $L \cdot min^{-1}$)에 특정 RER(호흡교환율)에서 생성된 산소 1리터당 킬로칼로리($kcal \cdot LO_2^{-1}$) 값을 곱하면 된다.

RER을 사용하여 분당 소모되는 대략적인 킬로칼로리나 대사되는 탄수화물 및 트리글리세리드의 비율을 계산하는 방식은 안정 상태(steady-state)의 작업이나 필요한 에너지의 대부분을 유산소적으로 얻을 수 있는 강도에서는 상당히 정확하다. 그러나 RER은 무산소 에너지 생산을 고려하지 않기 때문에, 상당한 양의 에너지를 무산소 공급원에서 얻고 있다면 에너지 사용량 추정치는 부정확해진다.

위에서 언급한 정보를 살펴보면 RER의 최댓값이 1.0이라고 생각할 수도 있다. 하지만 필요한 에너지의 일부를 무산소적으로 얻는 고강도 운동 시에는 RER이 짧은 시간 동안 1.5만큼 높은 수치에 도달할 수 있다. 이는 혈액 내 중탄산염 완충 체계(bicarbonate buffering system)로 인해 이산화탄소가 생성되기 때문이다($H^+ + HCO_3 \rightarrow H_2CO_3^- \rightarrow CO_2 + H_2O$). 중탄산염 완충 체계에 의해 생성된 이 이산화탄소는 폐를 통해 배출될 수 있다. 이 추가적인 이산화탄소는 유산소 대사에서 나온 것이 아니지만, 결과적으로 RER 값을 1.0보다 크게 만든다. 만약 RER이 1.0보다 크다면, 탄수화물만이 무산소적으로 대사될 수 있다는 점을 상기할 때 100% 탄수화물이 대사되고 있다고 가정한다. 또한 RER이 1.0보다 클 때 이를 이용해 소모된 킬로칼로리를 계산하면, 무산소 에너지가 계산에 포함되지 않기 때문에 총 에너지 사용량이 실제보다 낮게 평가된다. RER은 단백질 대사 또한 고려하지 않으므로 더 정확하게는 '비단백 RER(*nonprotein RER*)'이라고 부른다. 대부분의 상황에서 단백질 대사는 미미하므로, 단백질 대사를 무시함으로써 발생하는 오차는 비교적 작다. 이러한 한계에도 불구하고, 안정 상태의 운동 강도에서 RER은 대사된 탄수화물과 트리글리세리드의 비율 및 총 에너지 사용량에 대해 정확한 추정치를 제공한다.

안정 시 에너지 소비

기초 대사율(basal metabolic rate, BMR)은 엄격하게 정의된 조건에서 측정되는 대사율로, 누운 자세(supine position)에서 식사 후 12~18시간이 지난 직후, 그리고 바로 일어난 상태에서 중립 온도 환경(thermoneutral environment)에서 측정한다. 이에 비해 **안정 대사율(resting metabolic rate, RMR)**은 BMR보다 덜 엄격한 조건에서 측정되며, 가벼운 식사 후 약 4시간이 지난 상태에서 약 30~60분간 안정 상태로 측정한다. 우리는 하루 대부분을 BMR 수준에 가까운 상태에서 에너지를 소비하며, 이는 일일 총 칼로리 소비량의 약 60~75%를 차지한다. BMR과 RMR에는 여러 요인이 영향을 미치는데,

- 연령(*age*)이 증가하면 지방 없는 체질량(fat-free mass)이 감소하여 BMR이 점차 낮아진다.
- 성별(*sex*)에 따라 같은 체질량에서도 남성이 여성보다 지방 없는 체질량이 더 많아 BMR이 약간 높다.
- 체온(*Body Temperature*)이 상승하면 BMR이 증가한다.
- 스트레스(*Stress*)는 교감신경계 활성 증가를 통해 BMR을 높인다.
- 체표면적(*Body Surface Area*)이 클수록 열 손실이 많아 BMR도 더 높아진다.

산소 소비량($\dot{V}O_2$)를 이용한 에너지 소비 추정

- $\dot{V}O_2$는 분당 사용된 산소량(리터 또는 밀리리터 단위)으로 표현된다.
- 안정 시 산소 소비량 예시:
  - 체중: 100 kg(220 lbs)
  - 소비된 산소량:
    $3.5\ mL \cdot kg^{-1} \cdot min^{-1} \times 100\ kg = 350\ mL \cdot min^{-1}$
    $= 0.35\ L \cdot min^{-1}$
  - 시간당 산소 소비량: $21\ L \cdot h^{-1}$
  - 하루 산소 소비량: $504\ L \cdot d^{-1}$
- 안정 시 RER = 0.8를 가정하면, 산소 1리터당 약 4.80 kcal가 생산된다.
- 하루 에너지 소비량:
  - $504\ L \cdot d^{-1} \times 4.80\ kcal \cdot L^{-1} = 2{,}419.2\ kcal$

이 계산법은 특정 시간 동안의 에너지 소비량이나 활동 중 소비량을 추정하는 데에도 활용될 수 있다. 다만, 정확도를 높이기 위해서는 RER에 기반한 가정과 한계를 충분히 고려해야 한다. 산소 소비량은 보통 리터 단위(L/min) 또는 밀리리터/체중/분 단위($mL \cdot kg^{-1} \cdot min^{-1}$)로 나타내며, 대사 당량(metabolic equivalent, MET)을 이용하여 안정 시 산소 소비량과 비교할 수도 있다(글상자 3-7).

속성 검토

- 직접 열량 측정법(direct calorimetry): 칼로리미터를 사용하여 열 생산량을 측정함으로써 대사율을 측정하는 방법이다.
- 간접 열량 측정법(indirect calorimetry): 산소 소비량과 호흡 교환율(RER)을 이용하여 대사율을 추정하는 방법이다.
- 호흡 교환율(RER): 생성된 이산화탄소(CO_2)와 소비된 산소(O_2)의 비율이다. RER은 탄수화물 대사 비율(RER = 1.00: 100% 탄수화물 대사)과 지방 대사 비율(RER = 0.70: 100% 지방 대사)을 나타내며, 소비된 산소 1리터당 얻어진 대략적인 킬로칼로리 값도 제공한다.
- 기초 대사율(BMR): 연령, 성별, 체온, 체표면적, 스트레스, 그리고 다양한 호르몬에 영향을 받는다.

지구력 경기의 대사적 상호작용

장시간, 저강도 활동(예: 마라톤이나 도로 사이클링)은 필요한 ATP의 대부분을 유산소 대사에서 얻는다. 그러나 일부 에너지는 무산소 대사에 의해 생성되므로, 유산소 대사와 무산소 대사 간의 상호작용이 필요하다. 예를 들어, 도로 사이클 선수가 언덕을 유산소 대사만으로 유지할 수 있는 속도보다 빠르게 오르면, 필요한 ATP의 일부는 무산소 대사에서 얻어지게 된다. 언덕 오르기가 끝나고 내리막길이 이어질 경우, 경사로에서 최대 유산소 ATP 생성이 필요하지 않으므로 젖산의 유산소 대사와 근육 내 산성도 감소와 같은 회복 과정이 이루어진다. 이러한 유산소 대사, 무산소 대사, 회복 과정 간의 상호작용은 모든 장시간, 저강도 활동에서 발생할 수 있다.

무산소 활동으로 보이는 일부 활동에서도 실제로 필요한

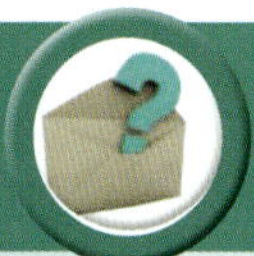

글상자 3-7
학생들의 실제 질문

제가 체육관에서 엘립티컬 머신을 사용할 때, 컴퓨터 화면에 제가 9 METs에 있다고 나옵니다. MET란 무엇이며, 이것이 무엇을 의미하나요?

MET는 개인의 안정 대사율(RMR)을 나타내는 대사 당량(metabolic equivalent)으로, 활동의 에너지 소비를 표현하는 데 사용된다. 1 MET는 RMR에 해당하며, MET 수치는 RMR의 배수로 계산된다. RMR은 연령, 체중, 체성분과 같은 요인에 따라 개인마다 다르기 때문에, MET 또한 개인별로 차이가 있을 수 있다. 보통 1 MET는 개인에 따라 200~250mL의 산소 소비 또는 약 3.5 $mL \cdot kg^{-1} \cdot min^{-1}$의 산소 소비량과 같다. 따라서 9 MET 강도로 운동한다는 것은 RMR의 9배에 해당하는 강도로 운동하고 있음을 의미한다. MET는 또한 운동 강도를 분류하는 데 활용된다. 3~6 MET의 에너지를 소모하는 운동은 중강도 운동으로 간주되며, 6 MET 이상의 운동은 고강도 운동으로 분류된다. 따라서 9 MET는 명백히 고강도 운동에 해당한다.

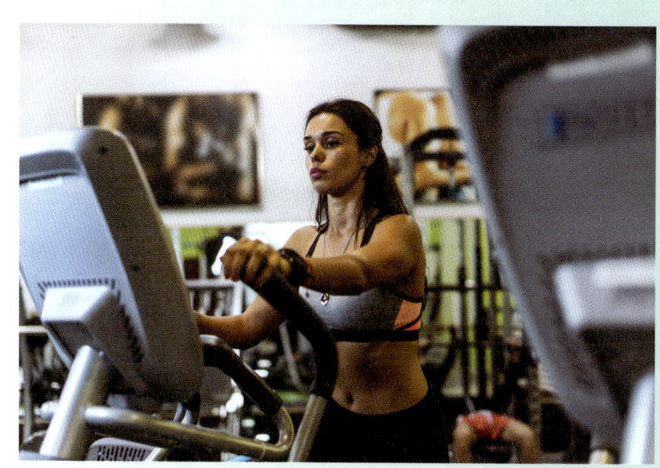

에너지의 상당 부분이 유산소 대사에서 얻어진다. 훈련된 운동선수가 수행하는 200 m, 400 m, 800 m, 1500 m 달리기에서 유산소 대사로 합성된 ATP의 상대적 기여도는 각각 29%, 43%, 66%, 84%이다. 이는 800m 달리기에서 필요한 에너지의 대부분이 유산소 대사에서 파생되었음을 보여주며, 200 m 스프린트에서도 상당한 부분의 ATP가 유산소 대사에서 생성되었음을 나타낸다. 또한 ATP의 대부분(> 50%)이 유산소 대사에서 생성되는 전환점은 이러한 달리기 이벤트에서 약 15~30초 사이에 발생한다(그림 3-14). 800 m와 1500 m와 같은 더 긴 경주에서는 유산소 대사 의존도가 지배적이 된 이후 점차적으로 그 의존도가 증가하여, 경주 동안 활동을 유지하는 데 필요한 에너지의 거의 전부를 유산소 대사에서 제공받는다. 예상대로, 특정 활동의 지속 시간이 길어질수록 무산소 대사에서 얻는 ATP는 줄어든다. 그러나 1500 m 경주에서도 일부 ATP는 여전히 무산소 대사에서 얻어진다.

유산소 대사와 무산소 대사는 주로 단일 대사 경로에 의존한다고 여겨지는 이벤트나 활동에서도 상당한 상호작용이 이루어진다. 예를 들어, 3초 동안의 최대 스프린트에서는 필요한 ATP의 약 3%가 유산소 대사에서 파생되며, 1500 m 달리기에서는 필요한 ATP의 약 16%가 무산소 대사에 의해 생성된다. 따라서 유산소 대사에 주로 의존한다고 여겨지는 이벤트나 활동에서도 일부 에너지는 무산소 대사에서 얻어지며, 그 반대의 경우도 마찬가지이다(글상자 3-8).

속성 검토

- 무산소 대사(근내 아데노신 삼인산[ATP]와 인산크레아틴 및 해당작용)는 단시간, 고강도 신체 활동 중에 대부분의 ATP를 제공한다.
- 무산소 운동 시간이 길어질수록 필요한 ATP를 위해 해당작용과 유산소 대사에 대한 의존도가 커진다.
- 신체 활동 시간이 약 3분을 초과하면 운동 강도가 감소하고 무산소 대사보다 유산소 대사에 대한 의존도가 증가한다.
- 일부 활동이 필요한 ATP의 대부분을 특정 공급원에서 얻더라도, 대부분의 활동에서는 ATP 공급원 간에 상당한 상호작용이 존재한다.

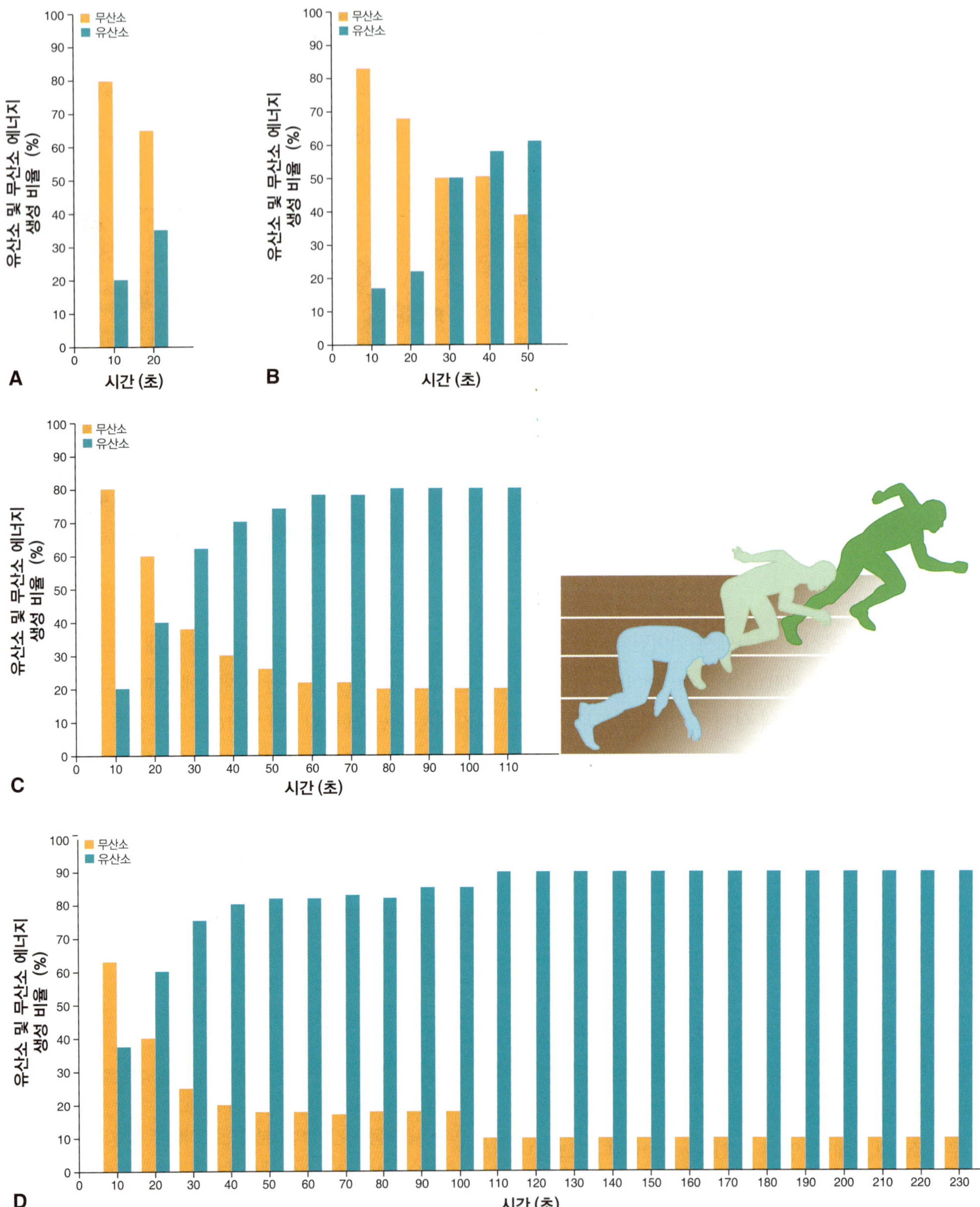

그림 3-14 200~1500 m 달리기 경기에서 무산소 및 유산소 에너지 기여 비율은 경기 진행 중에 변한다. 이러한 모든 경기에서는 초기에는 무산소적으로 아데노신 삼인산(ATP)을 생성하는 데 더 많이 의존한다. 경기가 진행됨에 따라 필요한 ATP를 생성하기 위해 유산소 대사에 대한 의존도가 증가한다. **(A)** 200 m 스프린트. **(B)** 400 m 스프린트. **(C)** 800 m 스프린트. **(D)** 1500 m 스프린트. (출처: Spencer MR, Gastin B. Energy system contribution during 200 to 1500 m running in highly trained athletes. *Med Sci Sports Exerc.* 2001;33:157-162.)

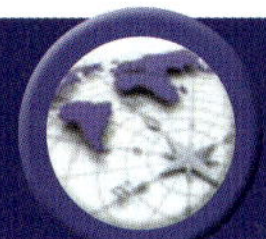

글상자 3-8
더 알아보기

노화와 미토콘드리아

미토콘드리아는 세포 내부, 특히 근섬유 내에 위치한 소기관으로, 유산소 호흡이 일어나는 곳이다. 이 작고 타원형의 구조는 크렙스 회로와 전자전달계를 포함하고 있어 ATP 생성의 중심 역할을 한다. 그러나 많은 연구에 따르면 미토콘드리아는 노화의 시작과 진행, 그리고 근육량 감소를 의미하는 나이 관련 근감소증에서도 중요한 역할을 한다. 산화적 인산화(oxidative-phosphorylation) 과정에서 ATP가 생성되는 동안, 미토콘드리아 기능으로 인해 반응성 산소종(ROS)이라는 활성 산소가 생성된다. 이러한 ROS, 즉 자유 라디칼은 미토콘드리아 단백질과 막, 특히 미토콘드리아 DNA(mtDNA)에 손상을 입혀 돌연변이를 유발하며, 이는 노화와 관련된 세포 붕괴를 초래한다. 흥미롭게도 연구에 따르면 유산소 성격의 운동 훈련은 미토콘드리아 내에서 ROS 축적을 효과적으로 방지하고, 손상된 미토콘드리아 막을 통해 ROS가 세포로 유출되는 것을 막는다. ROS가 세포질로 누출되면 세포 전체의 단백질 손상을 초래하고, 미토콘드리아 DNA와 핵 DNA 모두에 돌연변이를 일으켜 세포 사멸(아포토시스)로 이어질 수 있다. 처음에는 운동이 산화적 인산화율을 증가시켜 ROS 수준을 높일 것으로 예상되기 때문에, 운동이 ROS에 의한 손상을 상쇄한다는 사실은 직관과 반대되는 것처럼 보인다. 그러나 유산소 운동은 미토콘드리아 내에서 ROS를 중화시키는 항산화 효소의 능력을 증가시켜 단백질과 DNA 손상을 방지하고, 자유 라디칼이 세포질로 방출되는 것을 막는 것으로 나타났다. 사실, 규칙적으로 유산소 운동을 수행하면 항산화 활동이 크게 증가하며, 나이가 든 근육에서 관찰되는 미토콘드리아 퇴화와 기능 장애는 노화 자체보다는 노화와 함께 일반적으로 발생하는 신체 활동 감소와 더 밀접한 관련이 있는 것으로 밝혀졌다. 그러나 운동 훈련이 ROS 축적에 미치는 영향이 매우 놀랍기는 하지만, 이는 노화 과정을 완전히 방지할 수는 없으며 단지 그 영향을 크게 완화할 수 있을 뿐이다.

추가 참고문헌

1. Lanza IR, Nair KS. Muscle mitochondrial changes with aging and exercise. *Am J Clin Nutr.* 2009;89(suppl):467S-471S.
2. Ljubicic V, Joseph AM, Saleem A, et al. Transcriptional and post-transcriptional regulation of mitochondrial biogenesis in skeletal muscle: effects of exercise and aging. *Biochim Biophys Acta.* 2010;1800:223-234.
3. Marzetti E, Leeuwenburgh C. Skeletal muscle apoptosis, sarcopenia and frailty at old age. *Exp Gerontol.* 2006;41:1234-1238.
4. Peterson CM, Johannsen DL, Ravussin E. Skeletal muscle mitochondria and aging: a review. *J Aging Res.* 2012;2012:194821. doi:10.1155/2012/194821.
5. Stuart JA, Maddalena LA, Merilovich M, et al. A midlife crisis for the mitochondrial free radical theory of aging. *Logev Healthsp.* 2014;3:4.

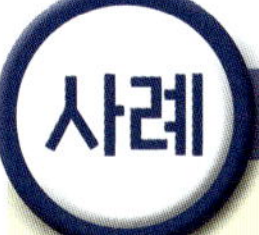

사례 연구

시나리오

당신은 올림픽 훈련 센터에서 운동생리학 연구팀의 감독으로 근무하고 있으며, 한 지구력 선수가 최대 유산소 능력을 평가받기 위해 테스트 시설을 방문했다. 한편, 당신의 운동생리학 인턴 중 한 명이 점진적 최대 운동 부하 트레드밀 테스트를 진행하고 있다. 테스트 동안 그는 심박수, 환기량, 자각적 운동 강도, 혈중 젖산 농도, 산소 소비량, CO_2 생성량, 그리고 호흡 교환율(RER)을 모니터링한다. 테스트가 진행됨에 따라 심박수와 환기량은 정상적으로 증가하며, 전반적인 반응은 정상 범위 내에 있다. 그러나 RER의 변화가 눈에 띈다. 초기에는 0.80에서 시작하여 약 4분에는 0.85, 7분쯤에는 1.0에 도달하고, 이후 1.0을 초과해 자발적 탈진 직전에는 최대 1.3까지 올라간다. 인턴은 RER이 1.0을 초과할 수 있다는 점에 의문을 가지며, 산소 분석기가 고장났다고 주장한다. 그는 운동생리학 수업에서 RER이 0.85일 때 약 50% 탄수화물과 50% 트리글리세리드가 유산소적으로 대사되고, RER이 1.0일 때는 100% 탄수화물이 대사된다고 배웠던 것을 기억하고 있다. 이때 어떻게 대처하겠는가?

옵션

인턴에게는 부분적으로는 맞다고 설명할 수 있다. RER은 CO_2와 O_2의 비율을 나타낸다. RER이 1.0일 때는 이론적으로 100% 탄수화물이 유산소적으로 대사되며, RER이 0.7일 때는 이론적으로 에너지 수

요가 모두 지질의 유산소 대사에서 충족된다. RER이 1.0과 0.70 사이에 있을 경우에는 탄수화물과 트리글리세리드가 혼합되어 대사되며, 예를 들어 RER이 0.85일 때는 약 50% 탄수화물과 50% 트리글리세리드가 대사된다. 이러한 이유로 RER의 최대값이 1.0이라고 생각하는 것이 합리적으로 보일 수 있다. 그러나 최대 운동 강도에서는 일부 에너지가 무산소적으로 생성되기 때문에 RER이 짧은 기간 동안 1.5에 이를 수도 있다. 이는 혈액 내 중탄산염 완충 시스템이 CO_2를 생성하기 때문이며($H^+ + HCO_3^- \rightarrow H_2CO_3^- \rightarrow CO_2 + H_2O$), 이 과정은 산소 소비를 필요로 하지 않는다. 이 중탄산염 완충 시스템에서 생성된 CO_2는 폐를 통해 배출될 수 있으며, 추가 CO_2는 유산소 대사에서 비롯된 것이 아니지만 RER 값이 1.0을 초과하는 결과를 초래한다. 그럼에도 불구하고 RER이 1.0을 초과하면, 무산소적으로는 오직 탄수화물만 대사될 수 있다는 점을 기억해야 한다.

시나리오

당신은 육상 팀의 코치로, 코치하는 선수 중 한 명이 인터벌 훈련 세션에서 150~200 m 스프린트를 마친 직후 즉시 땅에 누워 다음 인터벌 전까지 그대로 있는 모습을 관찰했다. 그는 이러한 행동이 인터벌 사이 혈액과 근육 내 젖산 농도를 낮춰 더 빠르게 회복할 수 있다고 믿고 있다. 이때 어떻게 대처하겠는가?

옵션

먼저, 해당 선수가 고강도 활동(예: 인터벌 훈련) 동안 피로와 관련된 혈중 젖산 농도를 알고 있다는 점에 대해 칭찬한다. 이어서 인터벌 사이에 가벼운 조깅과 같은 저강도~중강도 활동이 단순히 땅에 눕는 것보다 혈중 산성을 더 빨리 낮출 수 있음을 설명한다. 그 이유는 여러 가지이다. 첫째, 젖산은 가벼운 활동을 수행하는 데 필요한 에너지(ATP)를 제공하기 위해 근육에서 대사될 수 있다. 둘째, 가벼운 활동은 혈액이 근육으로 흐르도록 유지하며, 이 혈액은 다음 인터벌에서 연료로 사용될 수 있는 포도당을 합성하는 데에도 도움을 준다. 이러한 두 가지 요인은 모두 인터벌 사이에 땅에 눕는 것보다 혈중 젖산을 더 빠르게 감소시키는 데 기여한다. 마지막으로, 다음 인터벌 훈련 세션에서는 인터벌 사이에 가벼운 조깅을 시도해보도록 권유한다. 이를 통해 선수는 인터벌 사이 회복이 더 빨라지고, 땅에 누워 있는 것보다 훈련 세션의 질이 향상되는 것을 체감할 수 있을 것이다.

3장 요약

유산소(산화적) 대사 경로는 안정 상태와 저~중강도 운동 중에 ATP를 주로 생성하는 경로이다. 탄수화물을 에너지 기질로 사용할 경우, 유산소 경로는 해당작용을 통해 생성된 피루브산이 미토콘드리아에 들어가 아세틸-CoA로 전환되는 것으로 시작된다. 반면, 지방이 초기 에너지 기질로 사용될 경우, 유리 지방산이 미토콘드리아에 들어가 베타 산화 과정을 거쳐 아세틸-CoA로 분해된다. 이 시점 이후, 아세틸-CoA가 탄수화물에서 유래했든 지방산에서 유래했든, ATP 생성 과정은 동일하게 진행된다. 즉, 아세틸-CoA는 크렙스 회로에 참여한 후, 유산소 대사의 다음 단계인 미토콘드리아 내막을 따라 진행되는 전자전달계(ETC)에서 산화적 인산화 과정을 거친다. 유산소 호흡의 결과, 동일한 탄수화물을 무산소 대사로 처리할 때보다 훨씬 더 많은 ATP가 한 포도당 분자당 합성된다. 또한 무산소 대사와 달리, 유산소 대사는 지방과 소량의 단백질도 함께 대사하여 더 많은 ATP를 생성할 수 있다. 저강도에서 최대 이하 강도의 장시간 운동 훈련은 신체의 유산소적 ATP 생성 능력을 향상시키며, 생리학적으로 이는 훈련된 근육에서 더 많은 미토콘드리아 함량, 높은 유산소 효소 발현, 더 많은 모세혈관화, 그리고 미오글로빈 함량 증가로 나타난다. 운동 후 회복의 효과성 또한 부분적으로 유산소 대사에 의존한다. 구체적으로, 안정 상태를 초과하는 회복 중 산소 소비(EPOC)는 유산소 경로를 통해 젖산을 대사하고, 근육 내 PC를 보충하는 데 부분적으로 사용된다. 따라서 유산소 대사가 작동하는 방식을 철저히 이해하면, 지구력 성능을 향상시키고 운동 후 회복의 효과성을 높이는 방법을 이해하는 데 큰 도움이 된다.

PART 2

운동생리학과 신체 체계

Exercise Physiology and Body Systems

신경계
Nervous System

CHAPTER 4

이 장을 읽은 후에는 다음을 할 수 있어야 한다.

1. 신경계와 관련된 항상성 및 피드백 시스템에 대해 설명한다.
2. 신경계의 조직을 설명한다.
3. 뉴런의 구조를 도표화한다.
4. 중추신경계, 말초신경계, 자율, 교감, 부교감 및 감각-체성 신경계의 기능을 구분한다.
5. 운동단위를 정의한다.
6. 신경 자극의 전도에 대해 설명한다.
7. 근섬유 동원의 크기 원리를 설명한다.
8. 작동 중인 신경계를 설명한다.
9. 신경계의 실제 적용을 고찰한다.
10. 운동에 대한 신경 적응을 설명한다.
11. 운동이 뇌에 미치는 영향에 대해 설명한다.

신경계는 신체의 거의 모든 의사소통의 기초이다. "신경 근육", "신경 내분비" 또는 "신경 혈관"과 같이 일반적으로 사용되는 용어에서 알 수 있듯이 다른 생리 시스템과 긴밀하게 작동한다. 신경계의 기본 기능은 정보를 받아들이고, 처리하고, 통합하고, 반응하는 것이다. 보다 구체적으로 신경계는 내부 환경과 외부 환경 모두에서 입력을 받는다. 신경계는 이러한 입력을 고도의 특이성을 가지고 처리하고 통합해야 한다. 그런 다음 급성 및 적응적 신경 반응을 통해 효과적인 결과를 얻을 수 있다. 신경계는 정상적인 생리적 과정 외에도 운동 전, 운동 중, 운동 후에 생리적 기능을 신속하게 전달하고 조정하는 데 필수적인 역할을 한다. 놀랍게도 최근 연구에 따르면 신경계는 영양소의 대사 조절과도 관련이 있는 것으로 밝혀졌다.[23] 또한 신경계는 매우 적응력이 뛰어나며 이러한 적응은 운동 적응과 구체적이고 근본적으로 연결되어 있다는 증거가 점점 더 많이 제시되고 있다. 따라서 이 장에서는 주요 기능과 구조, 신경계의 조직, 운동단위 및 크기 원리, 운동에 대한 이러한 개념의 실제 적용에 대해 소개한다.

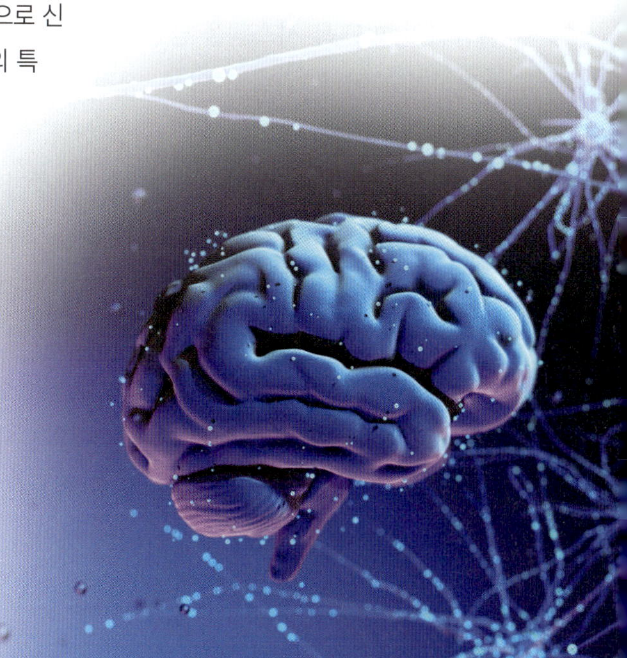

신경계 기능

뇌를 포함한 신경계는 고등 척추동물과 원시 동물을 구별하는 대부분의 특징을 가능하게 한다. 신경계는 지각, 기억, 감각, 사고, 지각, 무의식적 반사 및 신체 움직임을 담당한다. 요약하자면, 신경계는 신체의 주요 통신망 역할을 하며 내부 및 외부 환경의 교란을 감지하고 효과적인 반응을 중재하기 위해 급성 및 장기적인 변화를 유도한다. 따라서 신경계는 주로 신체의 항상성 유지와 그에 따른 생명 자체를 유지하는 역할을 담당한다.

항상성 유지

1932년 하버드 대학교의 유명한 생리학자 월터 캐논(Walter B. Cannon)이 만든 용어로서, 신경계는 생리적 **항상성(homeostasis)**에 밀접하게 관여한다. 항상성이란 유기체나 세포가 휴식 중 또는 운동 중 생리적 한계 내에서 기능을 유지하기 위해 생리적 과정을 조정하여 내부 평형을 유지하는 능력이다.[30] 운동은 체온 상승, 산-염기 균형 변화, 저수분, 혈압 변화, 혈당 변화 등 다양한 생리적 교란을 초래하므로 신체의 항상성 메커니즘에 엄청난 도전이 될 수 있다. 신체가 이러한 운동 관련 변화를 감지하고 이에 대응하기 위해서는 신경계의 적절한 기능이 필수적이다.

다양한 유형의 피드백 시스템은 신경계와 신체의 다른 모든 기관 시스템 간의 직간접적인 의사소통에 사용된다. 가장 일반적인 피드백 시스템을 **긍정적 피드백**과 **부정적 피드백의 순환**이라고 한다. 간단히 말해, 긍정적 피드백 순환은 어떤 과정을 촉진하거나 강화하는 역할을 한다. 예를 들어 운동 중에 활동하는 근육에서 생성되는 산도가 증가하면 해당 조직으로 가는 혈류가 증가한다. 근육의 활동 수준이 증가하여 산도가 더 높아지면 혈류가 더 많이 된다. 반대로, 긍정적인 피드백 순환보다 훨씬 더 흔한 부정적인 피드백 순환은 초기 상태로 돌아가기 위해 진행 중인 프로세스의 강도를 줄이거나 감소시킨다. 부정적인 피드백 순환의 좋은 예로는 운동으로 인한 땀(발한)이 있다. 장시간의 근육 활동은 골격근에서 발생하는 열을 증가시키고 체온을 상승시킨다. 신체가 과열되는 것을 방지하기 위해 발한이 발생하여 증발열 손실이 발생하고 따라서 체온이 내려간다. 휴식 중, 운동 중, 회복 중 생리적 기능을 조절하기 위한 다양한 피드백 시스템이 마련되어 있다.

신경계의 세포 및 세포 하위 구성 요소

신경계는 특수한 구조와 기능을 가진 여러 유형의 세포로 구성되어 있다. 이러한 세포를 통해 신경계는 신체와 생리적 시스템을 제어할 수 있다.

뉴런

신경계에서 가장 잘 알려진 세포 유형은 **뉴런(neuron)이다**. 뉴런은 전기적으로 흥분하는 세포로 몸 전체에 정보를 시작하고, 수신하고, 전달하는 역할을 한다. 일반적인 뉴런은 세 가지 기본 구성 요소로 이루어져 있다: (1) **수상돌기(dendrites)**, (2) **세포체(cell body[soma])**, (3) **축삭돌기(axons)** (그림 4-1A). 뉴런의 세포체는 핵, 미토콘드리아, 리보솜 및 기타 세포 구성 요소를 포함한다. 수상돌기는 정보(자극)를 수신하여 전위를 생성한 다음, 수신된 신호 정보를 처리하는 센터인 세포체(소체라고도 함)로 이동한다. 그런 다음 신호는 축삭을 통해 세포 몸체에서 다른 뉴런이나 표적 조직 수용체(예: 근육)로 전송된다. 세포 몸체에서 축삭을 통해 전기적 신호가 전달되기 위해서는 수상돌기로부터 역치 수준의 자극(전위)이 수신되어야 한다. 세포체와 결합하는 축삭의 끝에는 전기적으로 게이트된 이온 채널 그룹이 위치하며 들어오는 전기 신호의 합이 발생하는 부위인 **축삭 언덕(axon hillock)**이 있다. 특정 순간에 임계량의 자극이 축적되면 뉴런은 축삭돌기에서 전하, 즉 '활동전위'를 축삭을 따라 다음 뉴런이나 표적 조직으로 정보 흐름을 이어갈 수 있게 된다. 수상돌기를 통해 특정 뉴런에 충격을 전달하는 모든 뉴런의 총체적인 영향에 따라 축삭돌기에서 활동전위가 시작되어 뉴런에서 다음 뉴런 또는 표적 조직으로 전달될지 여부가 결정된다.[57]

구조적으로, 뉴런은 다양한 모양과 크기로 존재한다(그림

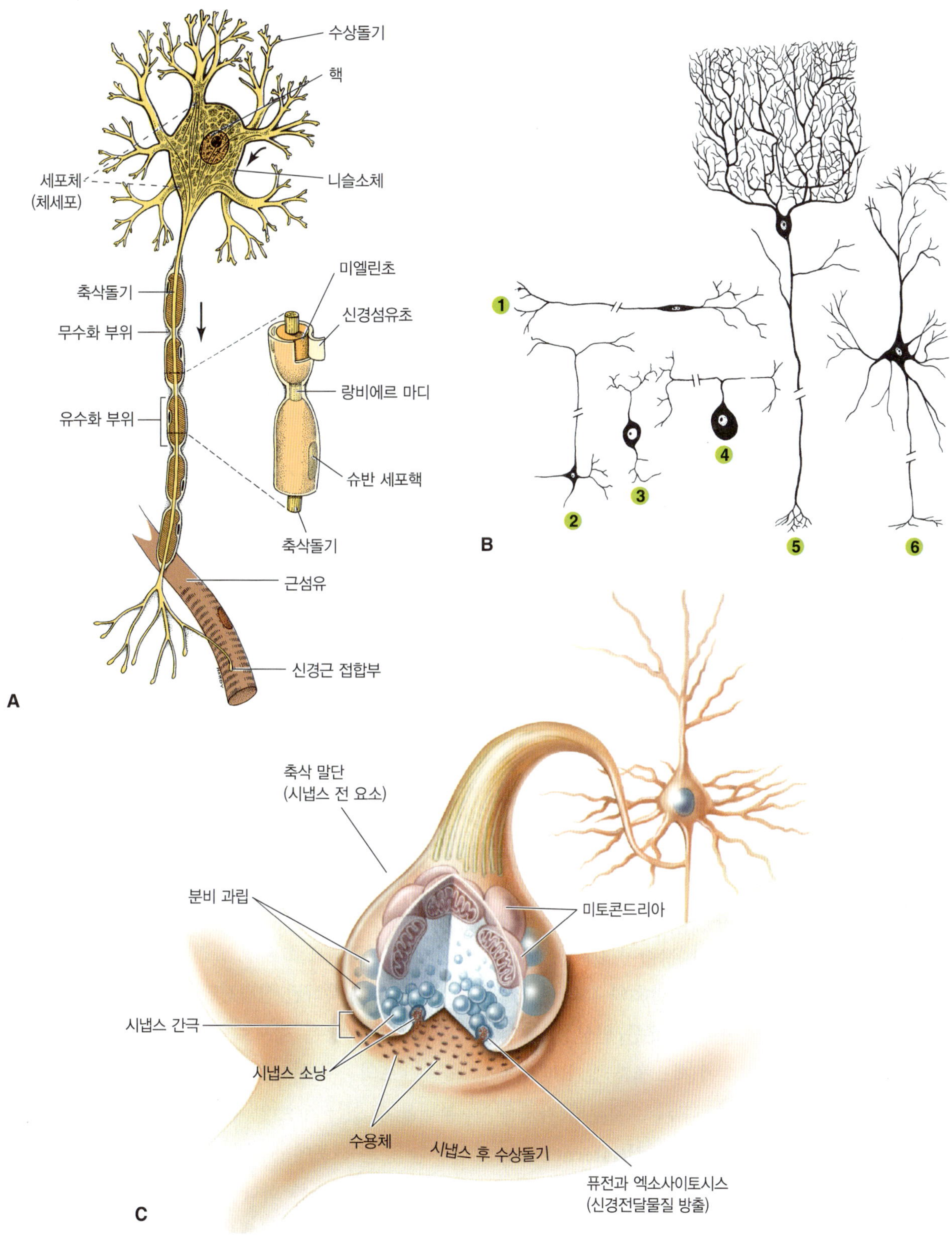

그림 4-1 신체에서 발견되는 다양한 유형의 뉴런. 뉴런은 다양한 모양과 크기로 존재하지만 각각의 기본은 축삭과 수상돌기로 이루어져 있다. **(A)**는 전형적인 뉴런을 보여준다(Bear M, Connors B, Paradiso M. *Neuroscience*의 허가를 받아 재인쇄됨: *Exploring the Brain*. 2nd ed. Baltimore, MD: Lippincott Williams & Wilkins, 2000.); **(B)**는 신경계를 구성하는 다양한 신경세포 집단의 샘플을 보여준다: *1.* 대뇌 피질의(카잘의) 수평 세포, *2.* 마르티노티 세포(다극성); *3.* 양극성 세포; *4.* 가성단극성 세포(후근 신경절); *5.* 푸르킨예 뉴런(다극성); *6.* 피라미드 세포(다극성) (Stedman TL의 허가를 받아 재인쇄). *Stedman's Medical Dictionary*. 28th ed. Philadelphia, PA: Lippincott Williams & Wilkins, 2006.); **(C)**는 시냅스 전 영역과 시냅스 후 영역으로 구성된 전형적인 시냅스를 보여준다(Bear M, Connors B, Paradiso M. *Neuroscience*. *Neuroscience: Exploring the Brain*. 2nd ed. Baltimore, MD: Lippincott Williams & Wilkins, 2000에서 허가를 받아 재인쇄함.).

4-1B). 이에 따라, 뉴런의 종류가 얼마나 많은지 알 수 없다는 사실은 놀랍다. 새로운 뉴런이 계속 발견되고 있기 때문이다! 세 가지 기본 유형은 다극성, 양극성, 그리고 가성단극성(또는 단극성)이다. 다극성 뉴런은 뇌에서 우세하며, 세포체에서 뻗어나가는 여러 가지 돌기와 많은 수상돌기, 그리고 하나의 축삭을 가진다(그림 4-1B; 2, 5, 6). 양극성 뉴런은 하나의 축삭과 하나의 수상돌기를 가지고 있으며, 둘 다 세포체에서 뻗어나가고, 주로 감각적 성질을 가진다. 이들은 눈의 망막에서 발견될 수 있지만, 비교적 드물다(그림 4-1B; 3). 가성단극성 뉴런은 주로 감각 뉴런이며, 그 세포체는 주로 척수 및 뇌신경절에서 발견된다. 발달 초기에는 축삭과 수상돌기가 융합되어 세포체에서 하나의 돌기를 형성한다. 이러한 뉴런은 일반적으로 짧은 수상돌기와 긴 축삭을 특징으로 하며, 이 두 가지가 중추신경계로 자극을 전달한다(그림 4-1B; 4).

축삭은 척수에서 표적세포까지의 거리에 따라 길이가 달라진다. 따라서 축삭의 길이는 밀리미터에서 1미터 이상까지 다양하며, 키가 약 2미터인 농구 선수의 척수를 떠난 축삭이 발 근육까지 뻗어 있다고 생각해보라. 우리 몸에는 다양한 유형의 뉴런이 존재하지만, 모두 전기 자극의 형태로 정보를 생성하거나 전송하는 능력을 가지고 있다. 감각 뉴런(**구심성 뉴런**이라고도 함)은 일반적으로 말초 세포(예: 코, 눈, 손가락 끝)에서 척수 바로 바깥쪽의 후근 신경절에 있는 세포체로 정보를 전달하는 긴 수상돌기를 가지고 있으며, 그 다음 짧은 축삭이 중추신경계로 정보를 전달한다. 따라서 **감각(구심성) 뉴런(sensory[afferent] neuron)**은 신체 말초의 감각 수용체에서 중추신경계로 메시지를 전달한다. **운동(원심성) 뉴런(motor[efferent] neuron)**은 척수에 세포체가 있기 때문에 근육섬유를 자극하는 긴 축삭과 다른 뉴런으로부터 자극을 받는 짧은 수상돌기를 가지고 있다. **연합뉴런(interneuron)**은 중추신경계에서만 볼 수 있는 특수 신경세포로 전체 뉴런의 99% 이상을 차지한다. 이 세포는 주로 감각 뉴런과 운동 뉴런을 연결하고 서로 상호 작용하여 근육 활동 중에 운동 조절을 미세 조정하는 기능을 한다. 이러한 뉴런은 투구된 야구공의 속도와 위치 판단과 같은 감각 입력과 투구된 공을 치기 위해 배트를 휘두를 때와 같은 운동 시스템의 원하는 반응을 결합하기 때문에 스포츠에서 매우 중요하다.

신경교세포(교세포, 글리아세포)

중추신경계에서는 세포의 약 10%만이 뉴런(구심성, 원심성, 내신경세포)이며 나머지는 신경아교세포 또는 신경교세포라고 불린다. 이 세포들은 전기 신호를 시작하거나 전달할 수는 없지만 뉴런에 영양을 공급하고 뉴런을 지지하는 중요한 역할을 하며 일부 뉴런의 축삭 주위에 수초를 형성하기도 한다. 이러한 수초는 충동이 신경계를 통과하는 속도를 높이기 때문에 스포츠와 운동에 매우 중요하다. 아이스하키의 골키퍼는 100마일·h^{-1}(44.704 $m \cdot s^{-1}$) 이상의 속도로 날아오는 골을 성공적으로 막으려면 정보를 빠르게 처리해야 한다.

시냅스

시냅스(synapse)라는 용어는 두 개의 흥분성 세포 사이의 연결 및 통신 지점을 의미한다. (뉴런과 근육섬유는 흥분성 세포로 간주된다.) 이 통신 라인의 첫 번째 뉴런, 즉 '시냅스 전 뉴런'은 **신경전달(neurotransmitter)**물질로 알려진 화학물질을 방출한다. 이 물질은 작은 틈을 통해 확산된 다음 표적세포에 위치한 **수용체(receptor)**라고 하는 특정 특수 부위에 결합하여 활성화하는데, 이를 '시냅스 후 세포'라고도 부른다."[37] 따라서 시냅스 전 막과 시냅스 후 막은 접촉하지 않으며, 결과적으로 시냅스 전 뉴런이 전달하는 전기 자극은 해당 뉴런에 특화된 신경전달물질의 방출에 의해 한 흥분 세포에서 다른 흥분 세포로 전달된다. 대상 세포는 다른 뉴런, 근육세포의 특수한 영역 또는 분비세포(화학 물질을 만들고 분비할 수 있는 세포)일 수 있다. 위에서 설명한 시냅스 유형, 즉 한 흥분 세포에서 다른 흥분 세포로 정보를 전달하는 데 사용되는 시냅스를 **화학적 시냅스(chemical synapse)**라고 한다. 포유류의 신경계에서는 거의 발견되지 않지만 심장 근육(심근)의 흥분성 세포와 땀샘 및 위장관에서 발견되는 평활근 세포를 연결하는 두 번째 유형의 시냅스가 있다. 이를 **전기 시냅스(electrical synapse)**라고 하며, 간극연접(틈새이음)이라고 하는 세포막의 특수한 영역을 통해 이온이나 전하를 띤 입자가 직접 세포 사이를 통과하도록 하여 한 세포에서 다른 세포로 정보를 전달한다.

화학적 시냅스에서 신경전달물질은 시냅스 후 세포에서 전기 펄스를 유도하여 한 뉴런에서 다른 뉴런으로 또는 근육섬유로 정보를 전달하거나 전달하는 역할을 한다. 시냅스 전 뉴런과 시냅스 후 뉴런 사이의 틈, 즉 시냅스 틈새를 통과한 신경전달물질은 시냅스 후 뉴런의 수용체와 결합한다. 이 이벤트는 채널을 열어 시냅스 후 세포막을 가로질러 이온이 이동할 수 있도록 한다. 충분한 양의 이온이 막을 통과하면 생성된 전하가 시냅스 후 막의 반응을 일으킬 만큼 충분히 강해진다. 시냅스가 두 뉴런 사이에 있는 경우 시냅스 후 막은 수상돌기의 막이며, 전기신호는 시냅스 전 축삭에 의해 전달된다. 시냅스가 뉴런과 근육섬유와 같은 표적세포 사이에 있는 경우, 표적세포에서 전기 자극이 시작되어 근육섬유가 수축된다. 신경전달물질은 시냅스 틈새의 효소에 의해 빠르게 파괴되므로 신경전달물질은 시냅스에서 짧은 시간 동안만 존재하고 활성화된다. 지속적인 통신이 이루어지려면 시냅스 전 뉴런에서 시냅스 후 세포의 수용체에 결합하여 더 많은 이온이 들어갈 수 있도록 더 많은 양의 신경전달물질을 시냅스 틈새로 방출해야 한다. **아세틸콜린(acetylcholine)**, 히스타민, 노르에피네프린, 도파민, 세로토닌, 글루타메이트, 감마 아미노부티르산(GABA), 글리신, 서브스탠스 P, 엔케팔린, 엔도르핀 등 50여 가지 이상의 화학 신경전달물질이 발견되었다.

수용체

신체에는 다양한 유형의 수용체가 있으며, 모두 통신에 관여한다. 수용체는 신경전달물질, 호르몬 및 결합체라고 하는 기타 화학 물질과 같은 특정 물질과 결합하도록 설계된 단백질이다. 수용체는 특정한 물질과 결합하도록 설계된 단백질로서, 이에는 신경전달물질, 호르몬, 그리고 **리간드(ligand)**라 불리는 기타 화학 물질과 같은 특정 물질과 결합하도록 설계된 단백질(protein)이다. 이 절에서는 특히 신경전달물질 수용체에 초점을 맞추며, 이는 다른 물질에 비해 신경전달물질 특이성을 나타낸다. 비록 이 장의 범위를 벗어나는 내용이지만, 일부 흥분성 세포는 둘 이상의 물질에 결합할 수 있으며, 때때로 동시에 여러 물질에 결합할 수 있다는 점은 중요하다. 이는 표적세포의 화학 신호에 대한 반응에서 더 높은 수준의 특이성을 가능하게 한다. 또한 각 신경전달물질은 결합할 수 있는 고유하고 한정된 수의 수용체를 가지고 있으며, 이는 기본적으로 신경전달물질의 농도, 수용체에 대한 친화력 및 수용체 결합 동역학에 의해 결정된다. 이를 통해 다양한 뉴런 간의 특정 통신이 정밀도와 정확성을 유지하여 표적세포가 적절한 시냅스 전 세포로부터만 정보를 수신할 수 있도록 한다. 위에서 설명한 바와 같이 신경전달물질이 수용체에 결합하면 이온 채널이 열리면서 이온 흐름(ion flux), 즉 뉴런막을 가로지르는 이온 이동이 발생하여 전기적 신호가 생성된다. 수용체 특이성의 또 다른 예로, 각 수용체는 일반적으로 Na^+, K^+, 또는 Ca^{2+} 등 한 가지 유형의 이온만 채널을 통과하도록 허용한다. 신경근접합부의 아세틸콜린과 같이 수용체 특이성에는 예외가 있다. 이러한 유형의 수용체에 내장된 채널은 Na^+와 K^+를 동시에 허용한다. 서로 다른 방향(Na^+ 유입 및 K^+ 유출)으로 근육섬유의 막을 통과한다. 요약하면, 수용체는 한 뉴런에서 다른 뉴런으로의 통신에 필수적이다. 왜냐하면 이 수용체는 시냅스 전에서 방출된 신경전달물질을 시냅스 후 뉴런

속성 검토

- 신경계는 생리학적 시스템의 "항상성"을 유지하는 데 도움이 된다.
- 긍정적 및 부정적 피드백 시스템은 휴식, 운동, 회복 시의 생리학적 기능을 조절한다.
- 전형적인 신경세포는 세 가지 기본 구성 요소로 이루어져 있다: (1) 수상돌기, (2) 세포체, (3) 축삭.
- 감각신경세포는 감각 수용체에서 중추신경계로 메시지를 전달한다.
- 운동뉴런은 중추신경계에서 근육으로 자극을 전달하는 긴 축삭을 가지고 있으며, 짧은 수상돌기를 가지고 있다.
- 연합뉴런은 중추신경계에서만 발견되는 특수 뉴런으로, 한 뉴런을 다른 뉴런에 연결한다.
- 시냅스는 두 개의 흥분성 세포 사이의 연결 지점이다.
- 뉴런은 신경전달물질을 방출하며, 이 물질은 작은 틈을 통해 표적세포의 수용체를 활성화한다.
- 수용체는 선행 뉴런으로부터 화학적 신호를 받는다.

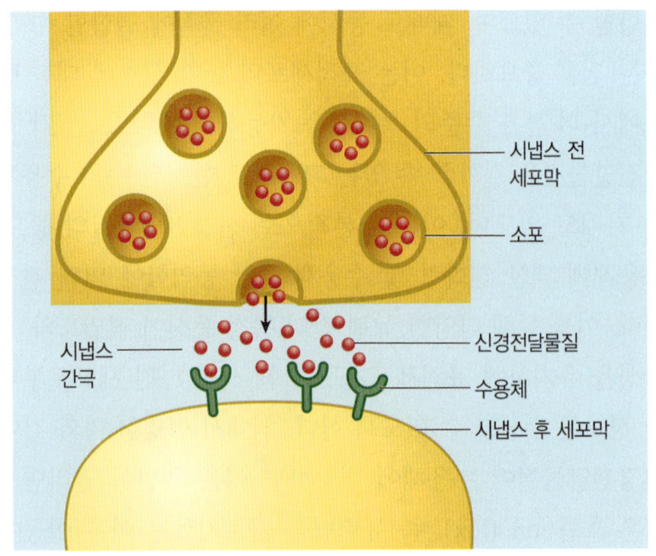

그림 4-2 시냅스의 기본 구조와 그 구성 요소들. 수용체 단백질은 신경전달물질로부터 화학 신호를 받아 활성화된다. 활동전위가 시냅스 전 말단에 도달하면, 시냅스 전 말단의 탈분극이 이온 채널을 열어 세포 내로 Ca^{2+}가 유입된다. Ca^{2+}는 소포에서 신경전달물질의 방출을 촉발하고, 이 신경전달물질은 시냅스 후 막의 수용체에 결합하여 이온 채널의 개폐를 일으킨다. 이로 인해 시냅스 후 막의 전위가 변화하며, 임계치에 도달하면 활동전위가 생성되어 다음 세포로 전파된다.(Bear M, Connors B, Paradiso M. Neuroscience: *Exploring the Brain*. 2nd ed. Baltimore, MD: Lippincott Williams & Wilkins, 2000에서 허가를 받아 수정함.)

에 결합시키고, 전기적으로 충전된 이온이 시냅스 후 세포막을 통과하도록 하여 그 화학 메시지를 전기로 전환하기 때문이다. 전형적인 시냅스는 그림 4-2에 표시되어 있다. 다음으로, 우리는 신경세포가 신경계의 다양한 부분으로 어떻게 조직되는지 살펴볼 것이다.

신경계 조직

신경계는 중추신경계와 말초신경계의 두 가지 주요 부분으로 나뉜다. 중추신경계는 뇌와 척수로 구성되어 있는 반면, 말초신경계는 여러 부위로 세분화되어 있다. 각 세분화에는 고유한 구조적 및 기능적 능력이 있지만 모두 고도로 통합된 단일 신경계에 기여한다. 신경계의 기본 조직은 그림 4-3에 나와 있다.

중추신경계

중추신경계(central nervous system)는 뇌와 척수로 구성되어 있으며 1200억 개 이상의 뉴런이 정보를 처리하고 골격근을 활성화하거나 수축하고 움직이게 하는 등 다양한 생리적 기능(예: 통증 인식, 두뇌 기능, 발한 등)을 관리한다. 뇌는 두개골에 의해 보호되고 척수는 척추에 의해 보호된다. 척수와 뇌는 모두 민감한 신경 조직을 보호하고 일정한 내부 환경을 제공하는 **뇌척수액(CSF)**으로 둘러싸여 있다(그림 4-4).

뇌

뇌에는 1,000억 개 이상의 뉴런(약 100조 개의 연결로 추정됨)이 있으며, 특정 기능을 수행하도록 지역적으로 조직되어 있다(그림 4-4). '의식의 자리'로 알려진 **대뇌(cerebrum)**는 인간 뇌에서 가장 큰 부분으로 좌반구와 우반구로 나뉘며, 두 반구는 **뇌량**으로 서로 연결되어 있다. 두 반구는 대뇌 피질이라고 하는 얇은 회백질 층으로 덮여 있다. 대뇌 피질은 후두엽, 측두엽, 두정엽, 전두엽이라는 네 개의 영역으로 나뉜다. 이러한 뇌의 각기 다른 영역에서 조절하는 기능은 표 4-1에 나와 있다. 운동과 스포츠 활동을 특징짓는 의식적이고 통제된 움직임은 대뇌의 전두엽에 위치한 **운동 피질(motor cortex)**에서 시작된다는 점에 유의해야 한다. 나중에 설명하겠지만, 이 구조는 운동에 대한 초기 적응에 필수적이며 아마도 운동에 대한 초기 적응을 담당할 것이다.

소뇌(cerebellum)와 **연수(medulla oblongata)**는 일반적으로 무의식적으로 작용하는 뇌의 일부로 간주되며, 여기에는 중뇌와 교뇌도 포함된다 심장, 호흡, 혈압, 삼키기, 딸꾹질, 재채기, 구토와 같은 반사 신경을 조절하는 데는 뇌간의 연수와 교뇌가 관여한다. 소뇌는 뇌에서 두 번째로 큰 부분이다. 소뇌는 운동 동작을 수행하는 동안 근육 조정 조절에 관여하고 균형과 정상적인 자세를 조정하는 데 도움이 되기 때문에 운동과 스포츠에서 중요하다.

시상하부(hypothalamus)는 뇌에서 가장 중요한 조절 구조 중 하나로, 갈증, 체온, 혈압, 수분 균형, 내분비 기능 등 운동과 관련된 다양한 생리적 기능을 조절한다. 이러한 이유

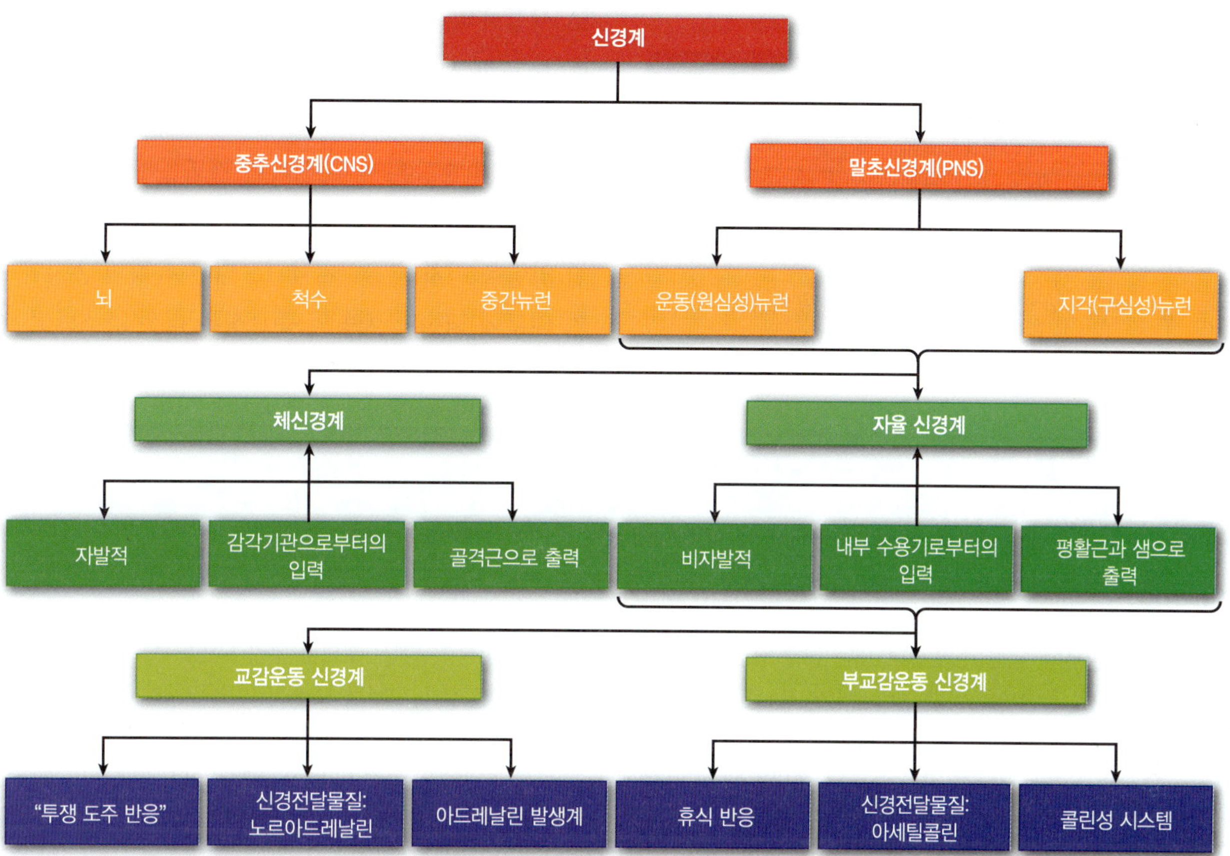

그림 4-3 신경계의 해부학적 구분에 대한 기본적인 개요. Bear M, Connors B, Paradiso M. Neuroscience. *Exploring the Brain.* 2nd ed. Baltimore, MD: Lippincott Williams & Wilkins, 2000에서 허가를 받아 재인쇄함.

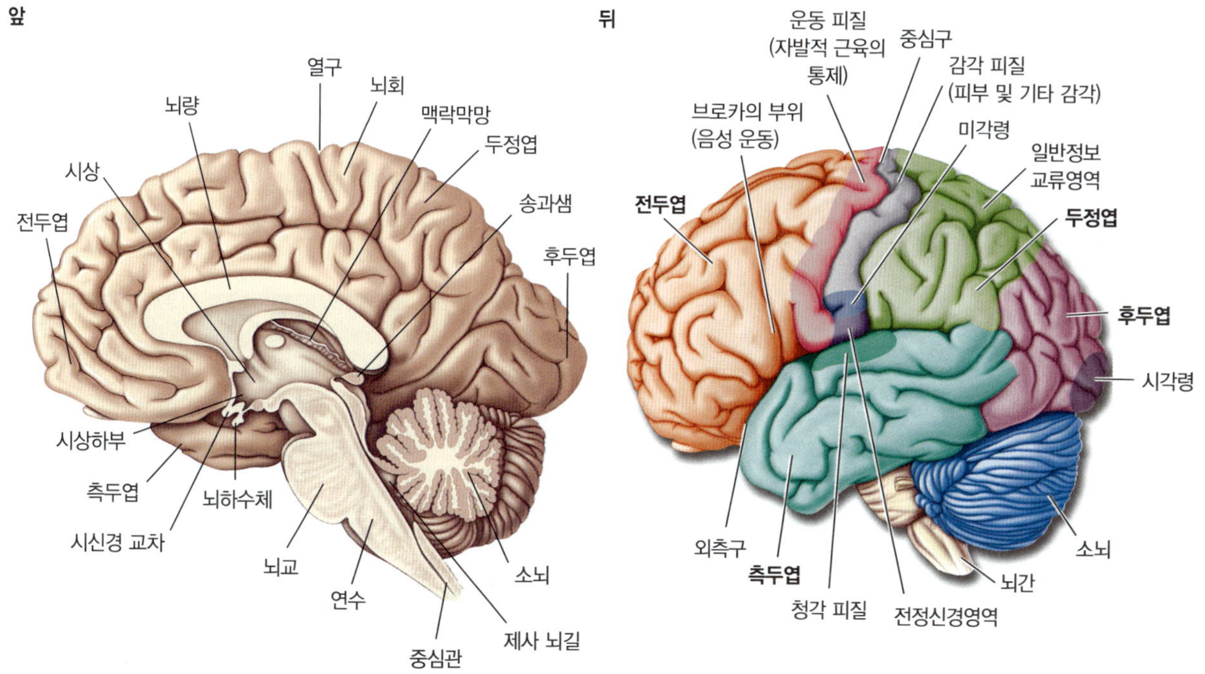

그림 4-4 뇌의 각기 다른 영역은 각기 다른 기능을 가지고 있다. Bear M, Connors B, Paradiso M. *Neuroscience: Exploring the Brain.* 2nd ed. Baltimore, MD: Lippincott Williams & Wilkins, 2000.

표 4-1 대뇌 피질 엽과 관련된 기능

엽(Lobe)	기능
후두부	시각 정보 입력 및 처리
시간적	청각 신호, 언어의 입력 및 처리
정수리	촉각, 미각, 열, 추위, 통증 및 압력에 관한 정보 입력 및 처리
정면	근육 활동, 운동 제어, 언어 및 사고의 입력 및 처리

로 시상하부는 "항상성의 중심(homeostatic center)"이라 불린다. 또한 시상하부는 외부에서 유입되는 신경 신호를 중계하는 핵심적인 역할을 수행한다. 뇌가 신체 기능을 통제하기 때문에, 뇌 손상은 매우 심각한 결과를 초래할 수 있다. 예를 들어, 스포츠 활동 중 발생하는 뇌진탕(concussion)은 중대한 영향을 미치며(글상자 4-1), 다른 유형의 손상과도 연관되기 때문에 뇌진탕 예방의 중요성은 더욱 강조되고 있다(글상

글상자 4-1 알고 있습니까?

뇌진탕과 스포츠

머리에 충격을 받으면 부상을 입을 수 있으며, 많은 경우 뇌진탕을 일으킬 수 있다. 스포츠에서는 접촉으로 인한 머리 외상이 발생할 가능성이 높다. 뇌진탕이 뇌 기능에 미치는 영향은 다양하다. 기억력, 반사 신경, 언어, 협응력, 균형감각 등이 모두 영향을 받을 수 있다. 흥미롭게도 머리에 충격을 받으면 뇌진탕이 시작되지만 모든 뇌진탕이 의식 상실(블랙아웃)을 동반하는 것은 아니며 많은 사람들이 뇌진탕을 경험하고도 이를 인지하지 못하는 경우가 많다. 또한 스포츠로 인한 뇌진탕이 반복되면 장기적으로 잠재적인 건강 문제가 발생할 수 있으며, 그 일부는 치명적일 수 있다.

뇌진탕의 징후와 증상은 지연될 수 있으며 몇 시간, 며칠, 몇 달 또는 그 이상 지속될 수 있다. 두통, 어지러움, 귀울림, 구토, 메스꺼움, 언어장애, 수면장애, 기분 및 인지 문제 등이 뇌진탕의 증상일 수 있다.

뇌진탕(concussion)은 여전히 격렬한 접촉이나 충돌이 빈번한 스포츠, 특히 미식축구에서 주요한 우려 요인으로 지적되고 있다. 미식축구 장비, 특히 헬멧의 발전은 지난 50년 동안 아이러니하게도 접촉 강도를 더욱 증폭시키는 결과를 초래하였다.

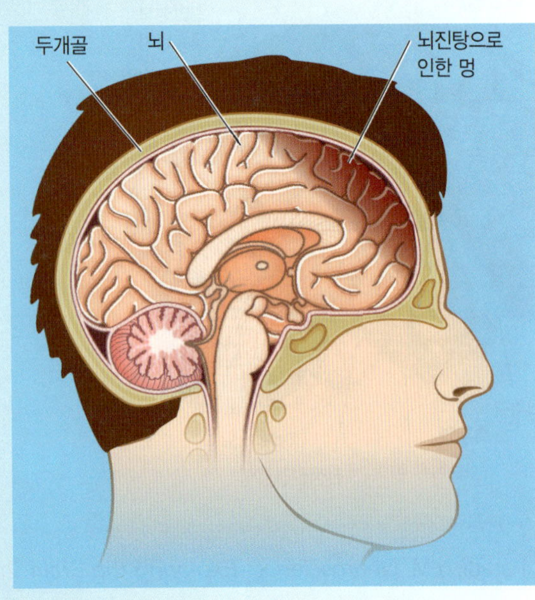

앞서 논의한 바와 같이, 뇌척수액(cerebrospinal fluid, CSF)은 일상적으로 발생하는 충격으로부터 뇌를 완충해 보호하지만, 강력한 외부 충격은 뇌가 두개골 내벽에 직접 부딪히게 만들 수 있다(그림 참조). 뇌진탕은 권투, 무술, 유도, 미식축구, 레슬링 등 선수들 간 직접적이고 빈번한 접촉이 일어나는 스포츠에서 특히 흔하게 발생하며, 선수 보호를 위한 규칙 개정에도 불구하고 여전히 나타나고 있다. 한 번 뇌진탕을 경험한 선수는 추가적인 뇌진탕에 더 취약하다. 특히 회복이 충분히 이루어지기 전에 너무 빨리 경기로 복귀해 반복적인 충격을 받을 경우 합병증이 발생할 위험이 크다. 이를 방지하기 위해 선수 개인별로 뇌진탕 발생 시 활용할 수 있는 기초 기준을 설정하는 다양한 선별검사(screening exam)가 개발되어 왔다. 뇌진탕에 따른 합병증은 '뇌진탕 후 증후군(postconcussion syndrome)'으로 불리며, 아직 충분히 문서화되지 않았고 그 메커니

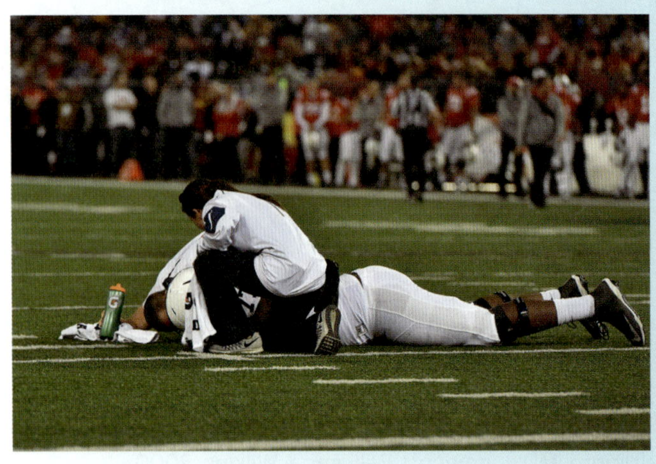

즘 또한 명확히 밝혀지지 않았다. 더욱이 뇌진탕은 단기적인 문제에 그치지 않고, 외상 이후 수년이 지나서도 간질(epilepsy), 우울증(특히 NFL 선수들의 사례에서 보고됨), 알츠하이머병(Alzheimer disease), 파킨슨병(Parkinson disease) 등 다양한 의학적 문제 발생 위험을 높이는 것으로 보고되고 있다. 따라서 뇌진탕 예방은 스포츠 관련 단체와 의학위원회가 결코 가볍게 다뤄서는 안 될 중요한 과제이다.

추가 참고문헌

1. Boden BP, Tacchetti RL, Cantu RC, et al. Catastrophic head injuries in high school and college football players. *Am J Sports Med.* 2007;9: 1075-1081.
2. McClure DJ, Zuckerman SL, Kutscher SJ, et al. Baseline neurocognitive testing in sports-related concussions: the importance of a prior night's sleep. *Am J Sports Med.* 2014;42(2):472-478.
3. Omalu BI, DeKosky ST, Hamilton RL, et al. Chronic traumatic encephalopathy in a National Football League player: Part II. *Neurosurgery.* 2006;59(5):1086-1092.
4. Omalu BI, DeKosky ST, Minster RL, et al. Chronic traumatic encephalopathy in a National Football League player. *Neurosurgery.* 2005;57(1):128-134.

글상자 4-2 전문가 관점

뇌진탕과 근골격계

James Onate, PhD, AT, ATC, FNATA
부교수
건강 및 재활 과학
오하이오 주립대학교
오하이오주 콜럼버스

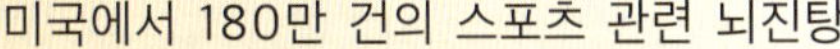

미국에서 180만 건의 스포츠 관련 뇌진탕(SRC)이 발생하며, 조직화된 스포츠 및 레크리에이션 신체 활동에서 흔히 발생한다. 뇌진탕 후 장기적인 위험성은 정신 건강 문제(예: 우울증) 및 만성 외상성 뇌병증(CTE)의 잠재적 위험 증가와 관련하여 잘 알려져 있다. 최근 정보에 따르면 SRC 후 근골격계(MSK) 부상 위험 증가는 신경계 운동 조절 기능 장애의 지속을 나타내는 상대적 연관성이 있는 것으로 나타났다. 2019년의 메타분석에 따르면 SRC와 근골격계 부상 위험에 관한 8건의 연구를 조사한 결과 뇌진탕을 겪은 선수는 그렇지 않은 선수보다 근골격계 부상을 입을 확률이 2배 더 높았다(확률비, 2.11; 95% 신뢰구간, 1.46-3.06).[5] SRC 후 근골격계 부상 위험 증가에 대한 한 가지 가설은 시각 시스템 의존성의 변화이다. 스와닉 등은 원발성 전방십자인대(ACL) 손상의 위험 요인으로 시각 처리 속도 감소에 대한 전향적 증거를 제시했다. Swanik 등은 신경인지 기능의 저하가 비접촉식 ACL 부상을 경험할 위험을 증가시킨다는 전향적 보고를 한 바 있다. 특히, 컴퓨터 뇌진탕 기준 평가(IMPACT)를 통해 측정한 반응 시간, 시각 처리 및 기억력은 대조군보다 현저히 낮았다. 이러한 시각 인지 장애는 시각 운동 기능과 반응 시간이 신경근육계의 준비를 촉진하는 데 중요한 역할을 할 수 있다. 고위험 상황, 기동 또는 들어오는 선수에 대한 예측은 신경 인지 기능 장애가 근골격계 부상 위험에 영향을 미치는 이론적 메커니즘을 제공한다. SRC 또는 MSK 부상 후 시각-운동 기능 장애가 발생할 수 있다는 이해는 두 가지 유형의 부상 모두에서 부상 위험 가능성에 영향을 미칠 수 있다. 반응 시간이나 처리 속도가 빨라지면 신경근육 조절을 유지하면서 들어오는 외란에 대비하거나 복잡한 운동 환경을 인지적으로 관리할 수 있는 가능성이 높아질 수 있다. 시각 훈련은 스포츠 수행 능력과 관련된 반응 시간과 시각 처리 능력을 향상시키는 것으로 나타났으며, SRC 후 신경근 재교육의 한 측면으로 고려할 가치가 있다. SRC 후 MSK 부상 위험 증가에 대한 또 다른 잠재적 가설은 일차 운동 피질의 기능 장애와 관련이 있다. 트렘블레이 등(2011)은 뇌진탕 증상이 사라진 후 1년 동안 일차 운동 피질 내 피질 내 억제가 지속될 수 있다고 보고했다. 리드 등(2016)은 뇌진탕 후 청소년 아이스하키 선수의 최대 근력 감소를 보고했으며 이는 SRC 후 신경계 조절 장애를 나타낼 가능성이 있다고 보고했다.[6] SRC 후 하지 강성 변화와 신경역학적 반응의 지속적인 기능 장애에 대한 다른 여러 보고는 모두 SRC가 신체에 미치는 광범위한 기능 장애를 나타내는 것으로 보인다. SRC 후 스포츠 수행 능력의 모든 측면에 주의를 기울이는 것이 중요하며 인지, 균형 및 증상 해결 평가에만 국한되어서는 안 된다. 혼란스러운 시각-운동 감각이 요구되는 동적 기능적 스포츠 수행 능력 평가는 최적의 스포츠 수행 능력 회복을 위해 SRC 후 개인을 평가하고 훈련하는 데 매우 유용할 수 있다.

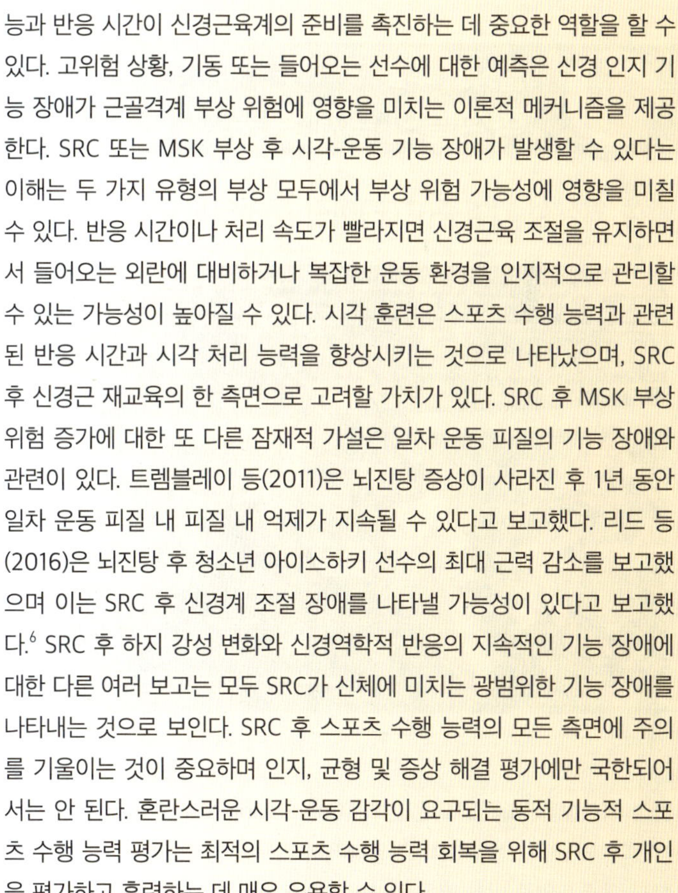

추가 참고문헌

1. Appelbaum LG, Cain MS, Schroeder JE, et al. Stroboscopic visual training improves information encoding in short-term memory. *Atten Percept Psychophys.* 2012;74:1-11.
2. Bryan MA, Rowhani-Rabbar A, Comstock RD, et al. Seattle sports concussion research collaborative: sports and recreation related concussions in US youth. *Pediatrics.* 2016;138(1):e20154635.
3. DuBose DF, Herman DC, Jones DL, et al. Lower extremity stiffness changes after concussion in collegiate football players. *Med Sci Sports Exerc.* 2017;49(1):167-172.
4. Harmon KG, Clugston JR, Dec K, et al. American medical society for sports medicine position state for concussion in sport. *Clin J Sport Med.* 2019;29:87-100.
5. McPherson AL, Nagai T, Webster KE, et al. Musculoskeletal injury risk after sport-related concussion: a systematic review and meta-analysis. *Am J Sports Med.* 2019;47(7):1754-1762.
6. Reed N, Taha T, Monette G, et al. A preliminary exploration of concussion and strength performance in youth ice hockey players. *Int J Sports Med.* 2016;37(9):708-713.
7. Swanik CB, Covassin T, Stearne DJ, et al. The relationship between neurocognitive function and noncontact anterior cruciate ligament injuries. *Am J Sports Med.* 2007;35(6):943-948.
8. Tremblay S, de Beaumont L, Lassonde M, et al. Evidence for the specificity of intracortical inhibitory dysfunction in asymptomatic concussed athletes. *J Neurotrauma.* 2011;28(4):493-502.
9. Teel EF, Register-Mihalik JK, Troy Blackburn J, et al. Balance and cognitive performance during a dual-task: preliminary implications for use in concussion assessment. *J Sci Med Sport.* 2013;16:190-194.
10. Wilkerson GB, Grooms DR, Acocello SN. Neuromechanical considerations for postconcussion musculoskeletal injury risk management. *Curr Sports Med Rep.* 2017;16(6):419-427.
11. Wilkerson GB, Nabhan DC, Prusmack CJ, et al. Detection of persisting concussion effects on neuromechanical responsiveness. *Med Sci Sports Exerc.* 2018;50(9):1750-1756.

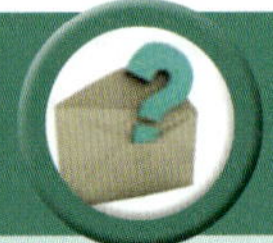

글상자 4-3
학생들의 실제 질문

만성 외상성 뇌병증(CTE)이란 무엇일까요?

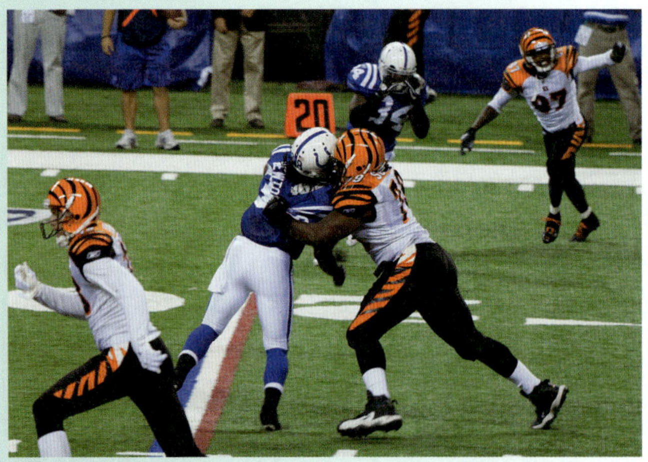

만성 외상성 뇌병증(CTE)은 영화 "Concussion"으로 인해 많은 관심을 받았다! 윌 스미스는 피츠버그 알레게니 카운티 검시소에서 일하는 병리학자 베넷 오말루 박사 역을 맡아 유명한 피츠버그 스틸러스의 아이언 마이크 웹스터의 뇌를 연구했다. 그는 뇌의 뉴런, 성상교세포, 세포 돌기에서 비정상적인 인지질화 타우 단백질(과인산화 타우 단백질)이 극적으로 축적된 것을 발견했다. 그는 동료 전문가들이 평가하는 권위 있는 학술지인 신경외과(*Neurosurgery*)에 "미식축구 리그 선수들의 만성 외상성 뇌병증(Chronic Traumatic Encephalopathy in a National Football League Player)"이라는 제목의 논문을 통해 자신의 연구 결과를 발표했다. 이 논문은 미식축구의 안전성에 대한 전례 없는 논란을 불러일으켰고, 이른바 방패의 힘이라고 불리는 NFL의 강력한 반발로 인해 초기 연구 결과는 뒤로 밀려났다. 오말루 박사는 마이크 웹스터를 만나지 않았으면 좋았을 거라고 말했을 정도로 압도적인 결과였다! NFL 선수들이 사망한 후에 CTE 진단을 받는 사례가 점점 더 많아지면서 우려의 목소리가 계속되고 있다. CTE 진단을 받을 수 있는 유일한 시기이기 때문이다. 2017년에 111명의 선수 중 110명이 사후에 CTE 진단을 받았다고 보고되었다. "팝 워너" 유형의 미식축구에서 어린아이들에게도 뇌 발달과 부상 가능성의 증가에 대한 안전성 문제가 제기되고 있다. CTE는 반복적인 머리 부상으로 인해 발생하며, 기분 장애, 행동 문제, 명확한 사고 능력의 상실 등의 증상을 보인다. 종종 자살 위험을 증가시킬 수 있다. 시간이 지남에 따라 진행되면서 알츠하이머병과 다른 형태의 치매의 조기 발병에 대한 우려도 제기되고 있다. 머리에 충격을 주는 것이 병리의 주요 원인인 것은 분명하므로, 권투, 미식축구, 프로 레슬링, 아이스하키, 럭비, 축구와 같은 스포츠는 모두 CTE의 위험 증가와 관련이 있는 것으로 나타났다. 지금도 전투 중 "폭발물 노출"을 경험한 군인들에 대한 심각한 우려가 제기되고 있다. 스포츠계에서는 규칙을 변경하고 머리 외상을 없애기 위해 노력함으로써 문제를 완화하려고 시도했다. 그러나 CTE는 "기절" 유형의 타격이나 뇌진탕이 아니라 반복적인 머리 타격으로 인해 발생할 수 있다. 연구자들은 뇌 손상의 정도와 CTE의 존재 여부를 알기 위해 살아 있는 동안 더 나은 진단 테스트를 찾기 위해 계속 노력하고 있다. 의회 청문회가 열렸고, 이 병리와 어떤 사람들이 다른 사람들보다 더 취약한 이유를 연구하기 위한 연방 기금이 할당되었다. CTE 센터의 책임자이자 보스턴대학교 의과대학의 앤 맥키(Ann McKee) 박사는 미국 축구 선수들을 포함한 운동선수들의 뇌 손상을 연구하는 CSTE(Center for the Study of Traumatic Encephalopathy)를 통해 뇌 손상에 대한 연구를 주도했다.

추가 참고문헌

1. Blennow K, Brody DL, Kochanek PM, et al. Traumatic brain injuries. *Nat Rev Dis Primers*. 2016;2:16084.
2. McKee AC, Alosco ML, Huber BR. Repetitive head impacts and chronic traumatic encephalopathy. *Neurosurg Clin N Am*. 2016;27(4):529-535.
3. McKee AC, Daneshvar DH, Alvarez VE, et al. The neuropathology of sport. *Acta Neuropathol*. 2014;127(1):29-51.
4. Mez J, Daneshvar DH, Kiernan PT, et al. Clinicopathological evaluation of chronic traumatic encephalopathy in players of American football. *JAMA*. 2017;318(4):360-370.
5. Omalu BI, DeKosky ST, Hamilton RL, et al. Chronic traumatic encephalopathy in a national football league player: part II. *Neurosurgery*. 2006;59(5):1086-1092; discussion 1092-1093.
6. Omalu BI, DeKosky ST, Minster RL, et al. Chronic traumatic encephalopathy in a National Football League player. *Neurosurgery*. 2005;57(1):128-134;discussion 128-134.

기타 자료

Book: League of Denial: The NFL, Concussions, and the Battle for Truth by Mark Fainaru-Wada and Steve Fainaru. Random House, New York, NY, 2013.

Video: League of Denial: The NFL's Concussion Crisis, Frontline episode (season 31, episode 2) 2013

자 4-2). 특히 반복적인 머리 충격이 발생하는 스포츠(미식축구, 복싱, 럭비, 아이스하키, 축구 등)에서는 만성 외상성 뇌병증(chronic traumatic encephalopathy, CTE)에 대한 우려가 커지고 있으며, 그중에서도 미식축구에서 가장 큰 사회적 관심을 받고 있다. 더 나아가 군사 작전에서 발생하는 폭발(blast)로 인한 손상 역시 비슷한 심각한 문제를 야기한다(글상자 4-3). 아울러 다운증후군(Down syndrome)과 같은 발달장애 또한 정신적·운동적 기능에 영향을 미칠 수 있다(글상자 4-4).

척수

척수는 뇌에서 발생하는 중추신경계의 일부인 관 모양의 신경 다발이다. 척수는 척추뼈로 둘러싸여 보호되고 있으며, 각 척추뼈에는 다른 표적 기관에 신경을 전달하는 신경이 있다. 근육 기능과 관련된 신경은 그림 4-5에 나와 있다. 정보는 대뇌 중추에서 근육과 같은 말초 표적 조직으로 전달된다. 또한 특정 척수 레벨에서 말초 및 등까지 국소 회로는 감각(예: 열에 대한 반사) 및 운동 활동(예: 정해진 속도로 달리기 등 국소 반복 운동)을 위해 작동할 수도 있다.

척수는 반사 작용이 일어나는 부위이기도 하다. 반사 작용은 자극에 대한 무의식적인 반응이다. 일반적으로 반사는 척수에 정보를 전달하는 감각 뉴런의 활성화를 포함한다. 척수에서는 구심성 뉴런과 연결되어 말초에서 반응을 일으킨다. 반사는 단순할 수도 있고 복잡할 수도 있다. 가장 단순한 반사는 단일 시냅스 반사(단순 반사) 반사이며, 슬개건 반사(힘줄 저크 반사 또는 힘줄 탭 반사라고도 함)가 그 예이다. 단일 시냅스 반사(단순 반사)는 다른 반사와는 달리 시냅스 연결이 관여하지 않는다는 점에서 다르다. 대부분의 반사는 척수에서 반사의 잠재적 변형을 위해 구심성 뉴런과 구심성 뉴런 사이에 인터뉴런 연결이 있다. 그림 4-6은 슬개건 반사를 보여

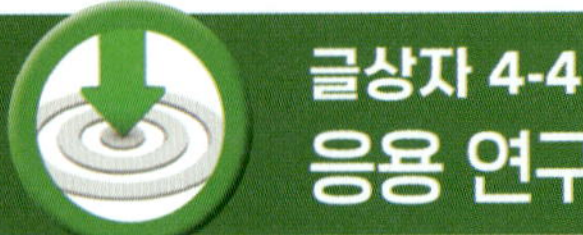

글상자 4-4
응용 연구

신경 및 운동 기능: 다운증후군에서의 운동 행동

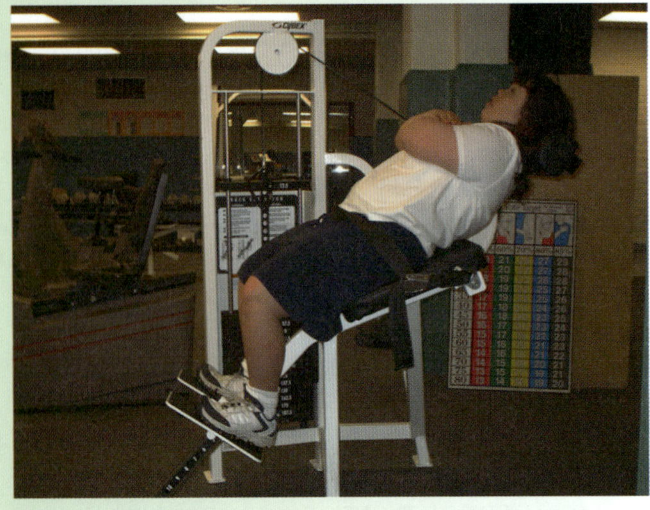

다운증후군 또는 21번 염색체 결손증은 인간의 21번째 염색체에 여분의 염색체가 존재하여 발생하는 유전적 변형이다. 1866년에 이를 설명한 영국 의사의 이름을 따서 명명되었다. 이 질환은 검사한 표현형 특성에서 세 번째 염색체의 위치에 따라 신체 크기와 구조의 차이가 나타나는 것이 특징이다. 따라서 다운증후군 환자 내에서도 다양한 차이가 발생할 수 있다.

흥미롭게도, 수년 동안 신중한 움직임과 운동의 경직성은 이러한 표현형의 침투 또는 정상적인 운동신경 기능에 대한 간섭의 결과라고 생각되어 왔다. 1994년, 라타쉬의 연구 그룹은 다음과 같이 결론을 내렸다.

"이 연구는 다운증후군 환자가 신경학적으로 정상적인 사람과 질적으로 구별할 수 없는 근육 활성화 패턴을 사용할 수 있다는 생각을 뒷받침한다. 적절한 훈련을 받으면 다운증후군 환자는 신경학적으로 정상인 사람들과 비슷한 수준의 운동 능력을 발휘할 수 있다."

운동 억제 현상의 대부분은 부상을 피하기 위한 보호 행동(예를 들어, 팔을 흔들면 일상적인 움직임에서 무언가를 치는 통증이 발생하기 때문에 팔을 흔들지 않는 것) 때문이었다. 새로운 운동 및 스포츠 기술을 연습하는 것의 중요성과 새로운 범위의 움직임에 안전하게 적응할 수 있다는 생각을 강화하는 것은 통증이나 부상에 대한 두려움 없이 과제를 수행할 수 있다는 것을 의미한다. 이는 다운증후군 환자와 함께 일할 때, 그리고 스페셜 올림픽의 많은 선수들을 통해 볼 수 있는 것처럼, 과소평가할 수 없는 부분이다. 이것은 또한 가정과 직장에서의 일상적인 움직임 작업에서 매우 중요할 수 있다. 따라서 신경학적 장애로 보였던 것은 사실 부상을 예방하고 생존을 보장하기 위한 학습된 보호 행동이었다.

추가 참고문헌

1. Almeida GL, Corcos DM, Latash ML. Practice and transfer effects during fast single-joint elbow movements in individuals with Down syndrome. *Phys Ther*. 1994;74(11):1000-1012.
2. Latash ML, Anson JG. Synergies in health and disease: relations to adaptive changes in motor coordination. *Phys Ther*. 2006;86(8): 1151-1160.

주는데, 여기서 슬개건은 직접적인 기계적 두드림을 받는다. 우리는 일상적인 활동뿐만 아니라 스포츠 경기, 심지어 수면 중에도 의식적인 감각 처리 없이 환경에 반응하기 위해 반사에 의존한다. 슬개반사는 임상 평가에 주로 사용되며, 슬개반사의 반응에 대한 등급 체계가 있다(글상자 4-5).

종종 스포츠에서 훈련은 반응 시간의 감소와 운동 패턴의 조화 개선을 가져온다. 이것은더 높은 수준의 뇌의 관여를 감소시키거나 단순히 중앙 수준에서 조화와 속도를 증가시킬 수 있다. 신경근육 운동을 지속적으로 연습하면 감각 자극에 대한 자발적이지 않은 반응의 속도를 높이기 위한 반사 작용을 훈련할 수도 있다. 예를 들어, 야구공을 잡거나 치는 것과 같은 운동 기술은 빠른 반응성, 감각운동 통합(즉, 손과 눈의 협응), 반사 작용을 필요로 한다. 반사 작용 덕분에 숙련된 플레이어는 위치 오차와 2~3밀리초 미만의 시간 오차를 최소화하면서 움직임 패턴을 유지할 수 있다.[55]

그림 4-7은 운동 훈련을 통해 증강될 수 있는 반사 작용의 유형을 보여준다. 이 유형의 반사 작용을 상호 신경 분포라고 하는데, 이때 구심성 신경섬유는 촉진성 내부 뉴런과 시냅스 결합을 형성하여 운동이 일어나기 위해 수축해야 하는 주요 근육을 활성화할 뿐만 아니라, 반대쪽 근육 또는 길항근의 수축을 방지하는 억제성 내부 뉴런과도 시냅스 결합을 형성하여 반작용하는 근육의 힘을 피한다. 이것은 운동 훈련을 통해

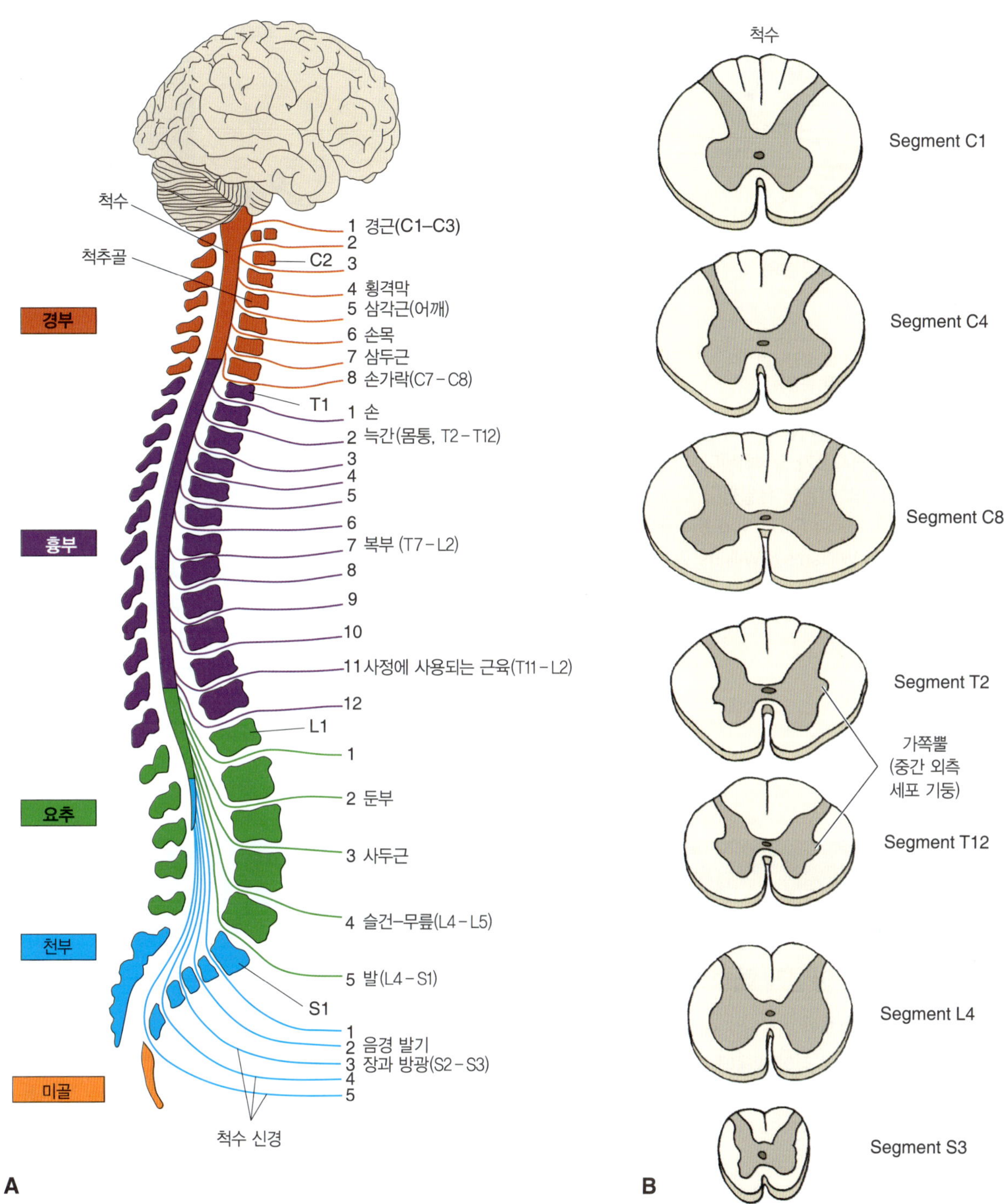

그림 4-5 척수에서 나오는 신경의 예. (A)는 신체의 여러 부위의 근육을 자극하는 신경을 보여준다. **(B)**의 각 수준은 척수 길이에 걸쳐 존재하는 해부학적 다양성을 보여준다. 경추는 7개(C1-C7)라는 것을 이해하는 것이 중요하다. 그러나 실제로는 8개가 있다. 경추 신경(C1-C8); 신경은 이 그림에 표시되어 있다. C8을 제외한 모든 신경은 해당 척추 위쪽에서 나오고, C8 신경은 C7 척추 아래쪽에서 나온다. 흥미롭게도, 척추의 다른 부분에서는 같은 이름의 척추 아래쪽에서 신경이 나온다.

일어나는 다양한 유형의 신경 적응 중 하나이다.[22] 운동을 할 때, 운동선수들은 뇌(뇌진탕)뿐만 아니라 많은 신체 기능의 조절에 심각한 영향을 미칠 수 있는 척수(글상자 4-6)에 부상을 입지 않도록 특히 주의해야 한다.

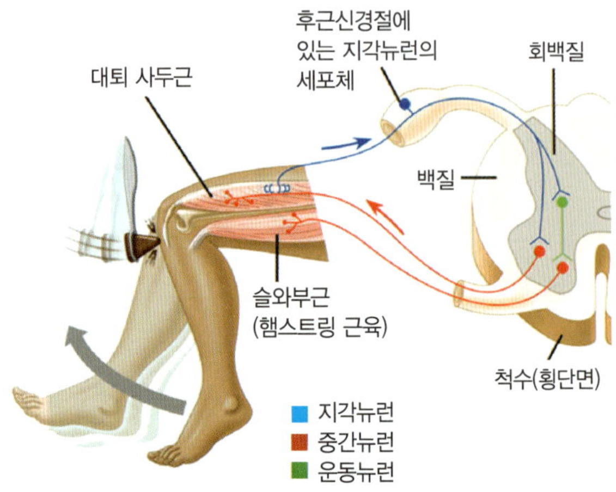

그림 4-6 전형적인 무릎 두드림 반사는 감각과 슬개골 힘줄의 자극에 반응하여 신경세포와 운동신경세포가 활성화된다. 이 반사 작용은 대퇴사두근의 수축과 햄스트링의 이완을 유발한다. Bear M, Connors B, Paradiso M. *Neuroscience: Exploring the Brain*. 2nd ed. Baltimore, MD: Lippincott Williams & Wilkins, 2000에서 허가를 받아 재인쇄함.

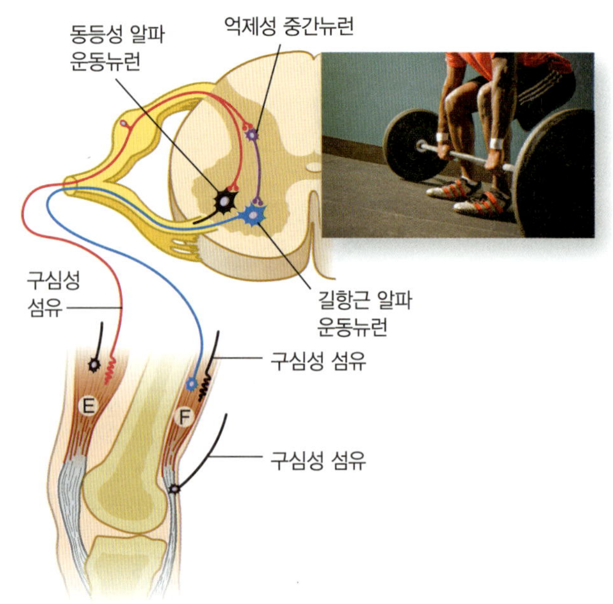

그림 4-7 상호 신경 분포가 여기에 묘사되어 있다. 이것은 훈련에 의해 영향을 받을 수 있는 반사 유형이다. 구심성 섬유는 길항근의 운동뉴런과 시냅스 결합을 이루는 억제성 간성 뉴런과 시냅스 결합을 이룬다. *F*와 *E*는 각각 굴근과 신근을 나타낸다.

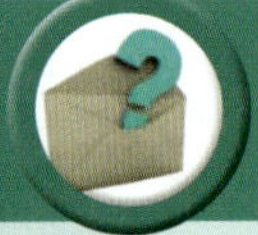

글상자 4-5
학생들의 실제 질문

무릎 탭 테스트의 반응을 어떻게 해석할 수 있나요?

무릎 반사의 반응은 신체의 기본적인 임상 검사에 사용된다. 무릎 힘줄 반사는 심부 힘줄 반사이다. 다음과 같이 반응에 점수를 부여할 수 있도록 임상적으로 등급이 매겨져 있다.

- 0 = 결석
- 1+ = 저활동성(활동 부족)
- 2+ = "정상"
- 3+ = 간대성 경련(추가적인 경련) 없이 과도한 반사(과활동성)가 나타나는 상태
- 4+ = 과다반응(과활동성)과 함께 지속되지 않는 간대성 경련(1~2회의 추가적인 경련)이 나타나는 상태
- 5+ = 과다반응(과활동성) 반사가 지속적인 간대성 경련(연속적인 경련)과 함께 나타나는 상태

2 범위에서 일관된 반응이 나타나는 것은 정상적인 신경학적 상태를 유지하는 데 필수적이다. 그러나 정상적인 무릎 반사(슬개건 반사)는 저반응성(1+)에서 과반응성(3+)까지 다양하게 나타날 수 있다.

각 팔다리에서 반응이 다른 경우 이를 비대칭 반사라고 한다. 무릎 경련이 없는 것은 반사가 일어나는 데 필요한 반사 아크에 이상이 있기 때문일 수 있다. 뇌졸중 및 마비 환자의 경우, 무릎 경련 반사가 처음에는 부재하고 활동성이 약하다가 하루나 이틀 내에 회복되어 과잉 활동성을 보일 수 있다. 의학적으로 무릎 경직 반사는 슬개골 반사, 슬개건 반사, 대퇴사두근 반사라고도 불린다.

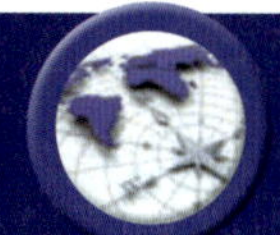

글상자 4-6

더 알아보기

척수 손상

많은 사람들은 자동차 사고(37%), 폭력(28%), 추락 사고(20%)로 인해 매년 10,000명 이상의 미국인이 척수 손상을 경험한다는 사실을 잘 알지 못한다. 스포츠도 척수 손상을 유발할 수 있다(6%). 이러한 유형의 부상은 골격근의 조절을 포함한 신체 기능에 치명적인 영향을 미칠 수 있다.

첨부된 그림에서 사고나 스포츠로 인한 척추 부상이 병변이나 부상의 위치에 따라 다양한 수준의 마비로 이어질 수 있음을 쉽게 알 수 있다. 이러한 마비는 각 척추의 숫자(예: C1-C7 또는 T1-T12)로 표시된다.

척수 손상은 사고로 척추가 골절되거나 탈구될 때 발생한다. 또한 척수가 압박되거나 척추가 미끄러지거나 제자리에서 벗어나면(아탈구라고 함) 발생할 수 있다. 척수로 가는 혈액 공급이 차단되면 부상이 발생한다.

부상의 심각성과 척수가 손상된 정도에 따라 기능 상실 정도가 결정된다. 대부분의 부상은 척수를 절단하지는 않지만, 척추뼈의 골절로 인해 신경 조직이 손상되어 척수 위아래로 전달되는 신경 자극이 감소하거나 사라진다. 마비는 일반적으로 부상 수준 아래에서 발생한다. 일부 척수 손상은 척수 손상의 정도에 따라 부분적인 움직임과 감각을 허용한다. 척수 손상이 심할수록 증상이 더 심각하고 광범위해진다.

척추의 흉추 부위에 완전한 부상을 입으면 다리가 마비되는 증상을 보이며, 이를 하반신 마비라고 한다. C4와 C7(C=경추)에 완전한 부상을 입으면 팔이 마비되고 다리 기능이 상실되는 증상을 보이며, 이를 사지 마비라고 한다. C1과 C3 사이에 부상을 입으면 팔이나 다리가 움직이지 않게 되고, 호흡을 위해 호흡기 장치가 필요하다.

척수 손상의 또 다른 유형은 척추에서 나오는 운동신경과 같은 말초 신경이 잘리는 것이다. 말초 신경이 잘린 경우, 종종 다시 붙일 수 있고 다시 자라거나 재생되어 운동 기능과 감각이 모두 회복된다.

이러한 유형의 부상으로부터의 회복에는 추가 부상을 제한하기 위한 물리 및 작업 요법이 포함된다. 활동적인 근육을 강화하고 환자가 스스로를 돌볼 수 있도록 가르치는 것이 재활의 중요한 측면이지만, 상담과 지원 그룹도 환자가 부상의 영향에 대처하는 데 필수적이다.

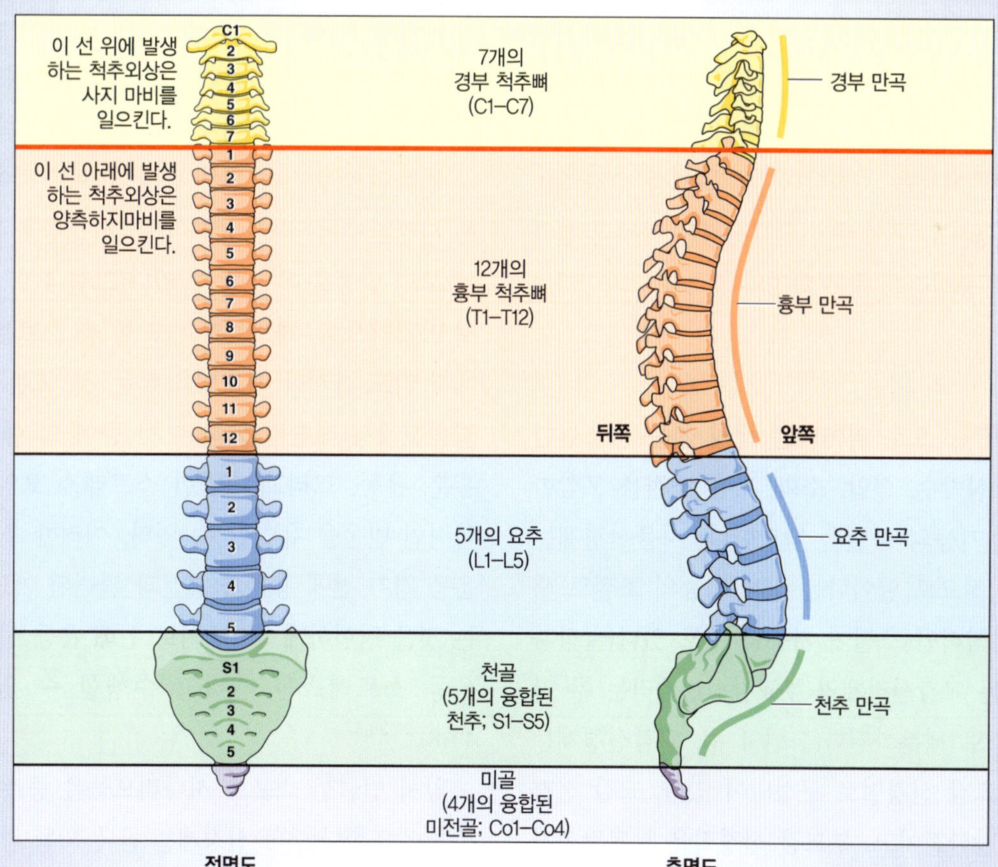

척수 손상은 치료할 수 있는 것이 아니며, 예방이 척수 손상을 없애는 열쇠이다. 스포츠에서 이는 적절한 기술과 안전 수칙을 사용하는 것뿐만 아니라 연습장과 경기장에 장애물과 장벽이 없는 환경을 만드는 것을 의미한다.

추가 참고문헌

1. Gray KM, Derosa A. Subcutaneous pellet testosterone replacement therapy: the "first steps" in treating men with spinal cord injuries. *J Am Osteopath Assoc.* 2013;113(12):921-925.
2. Gorgey AS, Dudley GA. Skeletal muscle atrophy and increased intramuscular fat after incomplete spinal cord injury. *Spinal Cord.* 2007;45(4):304-309.
3. Olive JL, Dudley GA, McCully KK. Vascular remodeling after spinal cord injury. *Med Sci Sports Exerc.* 2003;35(6):901-907.
4. Shah PK, Stevens JE, Gregory CM, et al. Lower-extremity muscle cross-sectional area after incomplete spinal cord injury. *Arch Phys Med Rehabil.* 2006;87(6):772-778.
5. Slade JM, Bickel CS, Modlesky CM, et al. Trabecular bone is more deteriorated in spinal cord injured versus estrogen-free postmenopausal women. *Osteoporos Int.* 2005;16(3):263-272.
6. Stoner L, Sabatier MJ, Mahoney ET, et al. Electrical stimulation-evoked resistance exercise therapy improves arterial health after chronic spinal cord injury. *Spinal Cord.* 2007;45(1):49-56.
7. Zelenin PV, Lyalka VF, Hsu LJ, et al. Effects of reversible spinalization on individual spinal neurons. *J Neurosci.* 2013;33(48):18987-18998.

말초신경계

말초신경계(peripheral nervous system)는 뉴런과 신경절(신경세포체의 집단)로 구성되어 있다. 이 뉴런들은 중추신경계에서 말초로 확장되어 근육, 기관, 땀샘과 같은 다른 조직과 상호 작용한다. 말초신경계는 자율신경계와 감각-체성 신경계로 더 세분화된다. 자율신경계는 부교감신경과 교감신경으로 구성된다. 자율신경계는 신체 내부와 외부 환경의 변화에 반응하여 신체 기능을 조절한다. 감각-체성 신경계는 감각신경과 운동신경으로 구성된다. 감각신경은 외부 환경의 자극을 감지하고, 운동신경은 내부 환경의 자극을 감지한다.

자율신경계

자율신경계는 무의식적으로 일어나는 생리 기능을 조절한다. 자율신경계는 심박수, 혈압, 소화, 호흡 조절을 포함한 다양한 신체 생리 기능의 조절을 담당한다. 자율신경계는 일반적으로 무의식적으로 일어나는 신체 기능의 조절로 생각되지만, 일부 의식적인 조절이 가능할 수도 있다(글상자 4-7). 자율신경계는 교감신경계와 부교감신경계라는 두 가지 기본 구성 요소로 세분화된다(그림 4-8). 교감신경계는 교감 신경절과 부교감 신경절로 구성되어 있다. 교감 신경절은 교감신경의 발산점이고, 부교감 신경절은 부교감신경의 발산점이다.

교감신경계

교감신경계는 생존과 스트레스와 관련된 많은 생리학적 시스템을 자극하기 때문에 종종 "투쟁-도피 반응" 신경계라고 불린다. 교감신경계의 자극에 반응하여 심박수와 혈압이 증가하고, 골격근으로의 혈류량이 증가하며, 간에서 혈류로 포도당이 방출되고, 골격근의 글리코겐이 분해되어 운동하는 근육에 풍부한 에너지원을 제공한다. 테니스 US 오픈이나 윔블던 결승전을 위해 중앙 코트로 걸어 나가는 것과 같은 다양한 자극적인 상황이 이 시스템을 자극하여 싸움 또는 도피 반응을 유발할 수 있다(그림 4-9). 보스턴 마라톤에서 마지막으로 "하트브레이크 힐"을 오르는 것, 올림픽 게임에서 역도 마지막 리프팅을 하는 것, 또는 NCAA 토너먼트 결승전에서 레슬링을 하는 것 등이 그 예이다. 위험, 스릴, 흥분, 운동, 그리고 다양한 스트레스 요인은 교감신경계의 극적인 반응을 유발할 수 있다. 이러한 조건 하에서 우리는 운동 경기 전에 흥분과 흥분과 관련된 아드레날린이 솟구치는 것을 경험하게 되며, 이로 인해 운동 선수들이 강도 높은 운동 스트레스를 견디고 수행할 수 있게 된다(글상자 4-8).[21,30,42]

앞서 언급한 스포츠 시나리오들은 중추신경계의 통합 수준을 강조한다. 자율신경계는 곧 논의될 감각-체성 신경계와는 분명히 다르지만, 두 신경계의 활동은 서로 영향을 미친

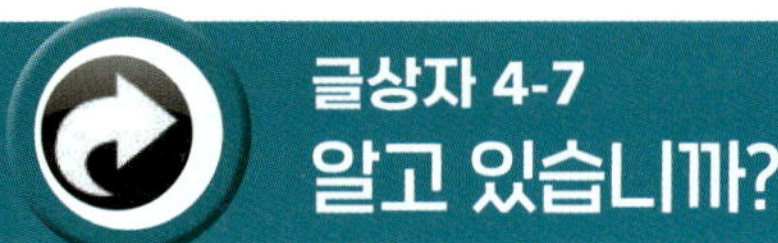

글상자 4-7
알고 있습니까?

명상과 요가

자율신경계가 무의식적인 기능과 관련이 있다는 일반적인 인식에도 불구하고, 요가와 선불교의 수행에서 알 수 있듯이, 이 시스템에 대한 어느 정도의 의식적인 통제가 가능할 것으로 보인다. 연구에 따르면 사람들은 심박수, 혈액 산소 공급, 혈압, 호흡률을 기초 기능 수준 이하로 낮출 수 있는 것으로 나타났다. 또한 요가는 스트레스와 불안을 줄이는 것으로 나타났다. 요가의 기본은 신체에 대한 주의력과 인식을 높이는 것이다. 이러한 기법을 건강 증진을 위해 사용하는 것에 대한 연구는 고혈압 치료에서 불안 장애 감소에 이르기까지 다양한 대체 의학 접근 방식에서 이루어지고 있다. 스포츠 분야에서 많은 운동 선수들이 회복과 경쟁 스트레스의 불안감을 해소하기 위해 요가를 사용한다.

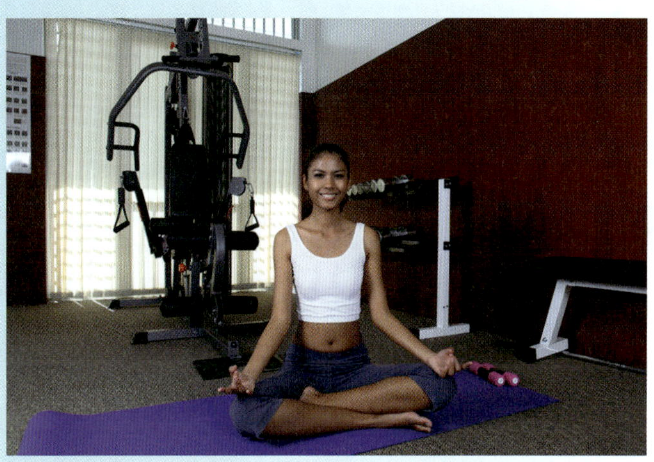

추가 참고문헌

1. Bernardi L, Passino C, Spadacini G, et al. Reduced hypoxic ventilatory response with preserved blood oxygenation in yoga trainees and Himalayan Buddhist monks at altitude: evidence of a different adaptive strategy? *Eur J Appl Physiol.* 2007;99(5):511-518.
2. Donohue B, Miller A, Beisecker M, et al. Effects of brief yoga exercises and motivational preparatory interventions in distance runners: results of a controlled trial. *Br J Sports Med.* 2006;40(1):60-63.
3. Ernst E. Complementary or alternative therapies for osteoarthritis. *Nat Clin Pract Rheumatol.* 2006;2(2):74-80.
4. Telles S, Joshi M, Dash M, et al. An evaluation of the ability to voluntarily reduce the heart rate after a month of yoga practice. *Integr Physiol Behav Sci.* 2004;39(2):119-125.

다. 예를 들어, 자율신경계의 생리적 경쟁적 스트레스와 기대에 따른 에피네프린의 증가는 포도당의 가용성을 증가시킬 뿐만 아니라, 경쟁 중에 자발적(감각-체성) 수축력을 지속적으로 생성할 수 있는 능력을 촉진한다. 따라서 높은 수준의 신체 활동이 뇌와 근육의 에너지(포도당) 가용성에 계속해서 영향을 미치면, 수많은 교감신경계 "에너지 센서"가 혈당 항상성을 유지하기 위해 신경계의 다른 구성 요소를 수정한다. 사실, 지속적으로 교감신경 활동이 증가하면 뇌에서 코르티솔과 관련 대사 산물, 노르에피네프린과 도파민과 같은 다양한 모노아민을 포함한 다양한 신경전달물질과 호르몬이 생성된다. 이러한 화학 물질은 다양한 조직과 시스템에 영향을 미친다. 표 4-2에는 교감신경계의 전형적인 기능 중 일부가 나열되어 있다.

부교감신경계

자율신경계의 교감신경과 달리, 부교감신경은 신체의 일정하거나 휴식 상태의 항상성 상태를 담당한다. 신경 통합의 또 다른 예로, 자율신경계의 대부분의 표적 조직은 교감신경계와 부교감신경계 모두로부터 입력을 받는다. 예를 들어, 교감신경은 심박수 증가를 직접 자극하는 반면, 부교감신경은 심박수 감소를 촉진한다. 사람이 처한 상황의 성격(즉, 스트레스가 많은지 아닌지)에 따라 자율신경계의 어느 부분이 지배적인지 결정된다. 이러한 지각 상황은 물론 중추신경계에 의해 크게 정의되며 감각-체성 및 자율 활동의 영향을 받는다(명상과 요가에 대한 글상자 4-7에서 소개됨). 논란의 여지가 있지만, 심박수 변동성의 제어는 더 복잡할 수 있다. 예를 들어, 교감신경 활동은 이전에는 저주파 심박수

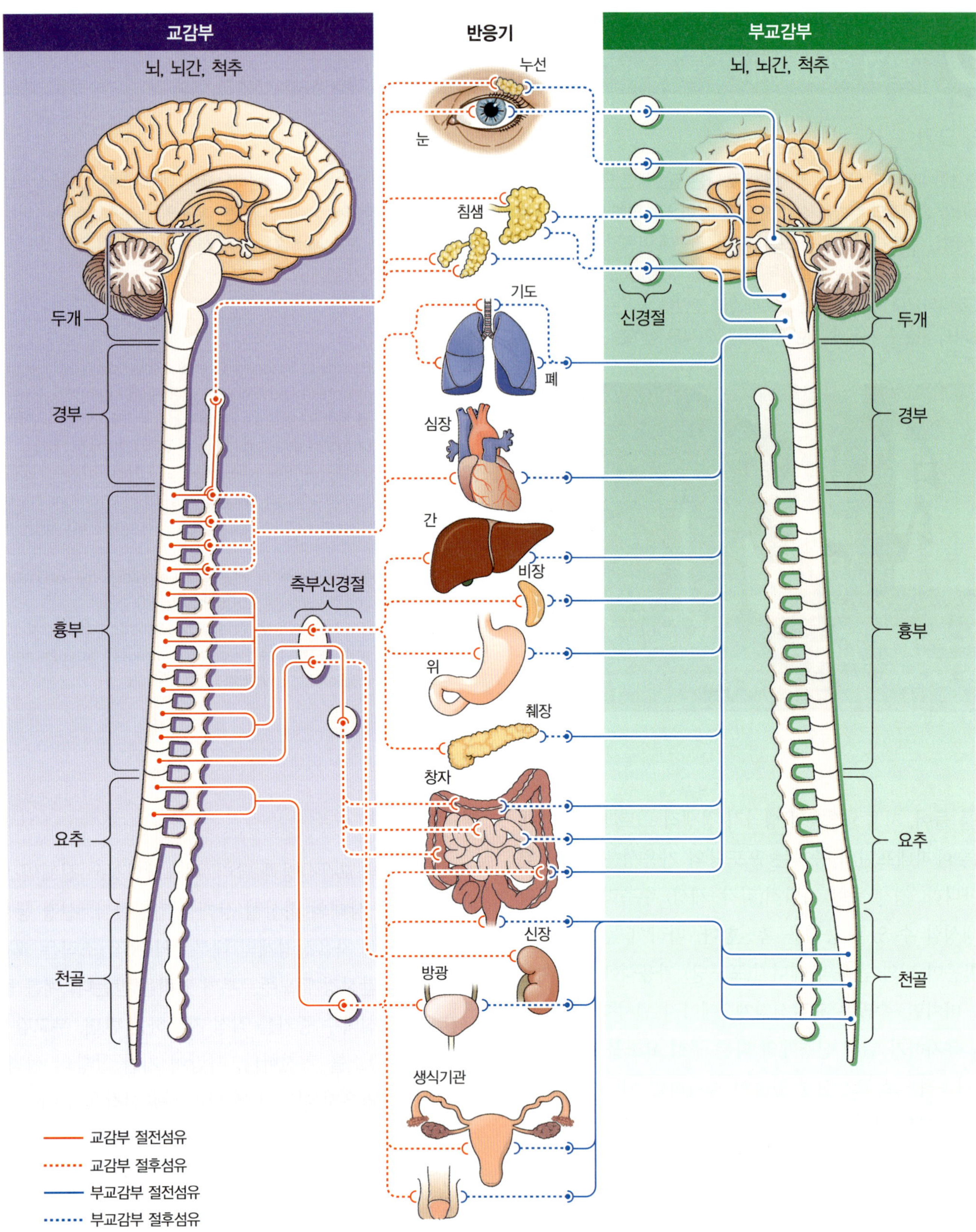

그림 4-8 교감신경계와 부교감신경계는 다양한 표적 조직과 상호 작용하며 다양한 유형의 생리 기능에 영향을 미친다. 신경절은 신경섬유를 주고 받는 보조 신경 중심을 형성하는 신경 조직의 덩어리이다. Cohen BJ. *Memmler's The Human Body in Health and Disease*. 12th ed. Philadelphia, PA: Wolters Kluwer Health/Lippincott Williams & Wilkins, 2013. Figure 9-15에서 허가를 받아 재인쇄함.

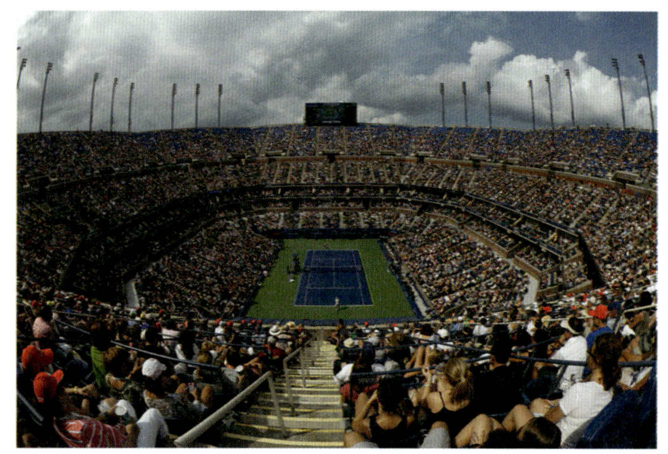

그림 4-9 세계 테니스 메이저 대회에서 "센터 코트"에서 경기를 하는 흥분은 최적의 경기력을 발휘하기 위해 여러 번 통제해야 하는 교감신경의 자극을 유발한다.

변동성을 직접적으로 조절한다고 믿어졌지만, 교감신경계가 직접적인 역할을 하지 않는다는 증거가 있다. 기압 수용체 반사는 자율신경계에 입력을 제공하여 교감 활동을 변화시킨다.[24] 은유적으로, 이 구분은 가정용 난방 시스템의 관점에서 설명되었다. 화덕의 출력(교감 활동)과 온도 조절기(기압 수용체 반사)를 조정하여 변경할 수 있는 정도(자율 활동) 사이에는 차이가 있다.

부교감신경계는 미주신경에 있는 신경섬유의 약 75%가 몸의 흉부 및 복부 부위로 향한다. 부교감신경 자극은 교감신경 자극이 발생한 후 신체가 정상적인 휴식 기능을 유지하거나 회복하는 데 도움이 된다(표 4-2). 부교감신경계의 주요 역할은 소변과 대변을 포함한 소화관과 분비물의 정상적인 기능을 촉진하여 신체가 "휴식하고 소화"하도록 돕는 것이다.

구체적으로 다음과 같은 생리적 기능을 유도한다.

- 혈압 강하
- 심박수 느려짐
- 동공 수축
- 피부와 내장으로의 혈류량 증가
- 위장관의 연동 운동

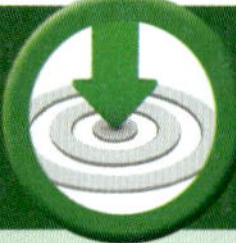

글상자 4-8

응용 연구

피부 수용체와 레슬링 경기력

우리 몸에는 통증 수용체, 온도 수용체, 화학 수용체, 그리고 많은 스포츠에서 중요한 기계 수용체가 있다. 이 광범위한 수용체 그룹은 촉각, 압력 및 위치에 민감하다. 자극은 막 구조를 왜곡하여 중추신경계에 신호를 전달한다. 세 가지 기본 기계 수용체는 촉각, 압력 수용체, 고유 수용체이다. 피부의 6가지 촉각 수용체는 촉각, 압력, 진동에 민감하다.

스포츠에서는 종종 피부 수용체가 운동 수행에 필요한 학습된 운동 반사 신경에 중요한 역할을 할 수 있다. 그러나 미세한 촉각과 민감한 촉각 수용체는 깊은 압력과 맥박 또는 고주파 진동에 민감한 큰 수용체인 통각 피질만큼 큰 역할을 하지 못할 수도 있다. 이와 비슷하게 피부 진피에 위치한 루피니 소체(Ruffini corpuscles)는 피부의 미세한 압력과 왜곡에 민감하다.

레슬링 스포츠에서는 압박에 대한 움직임과 대응이 성공에 필수적이다. 상대가 발목을 잡고 들어올려 매트로 끌어내리려고 하면 본능적으로 손을 뒤로 뻗어 발목에서 손을 떼어내는 등 빠르게 반응해야 하며, 그렇지 않으면 유리한 고지를 점하게 된다. 올림픽 수준의 엘리트 레슬링 선수들은 힘이나 파워가 아니라 상대의 터치와 압박에 대한 움직임의 속도와 훈련된 적절한 반응 또는 반사 신경으로 승부를 가린다고 한다.

일부 레슬링 코치들은 연습 중에 눈을 가리고 시각을 차단하여 레슬링 선수가 상대의 공격에 방어적인 반격으로 적절히 대응하도록 유도하기 위해 신체 접촉과 압력에 더 의존하도록 한다. 일부 코치들은 이 기술을 "터치 및 반응 훈련"이라고 설명하기도 한다. 촉각과 압각과 같은 신경감각은 레슬링 기술을 익히는 기본적인 과정에서 필수적인 역할을 한다.

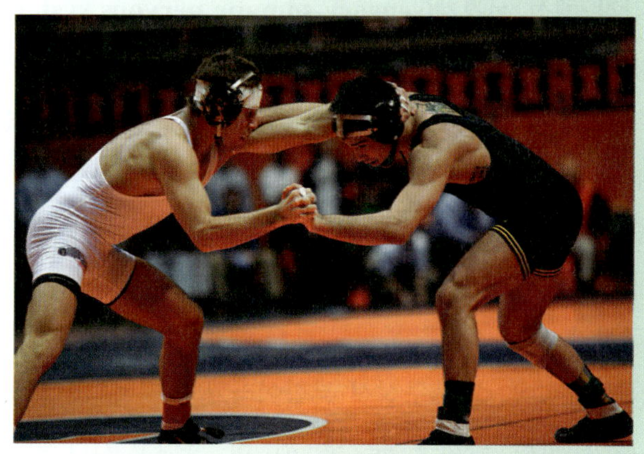

표 4-2 교감 및 부교감신경계의 일반적인 기능

대상 기관	교감 자극	부교감신경 자극
홍채(눈 근육)	동공 확장	동공 수축
침샘	타액 생성 감소	타액 생성 증가
구강/비강 점막	점액 생산 감소	점액 생산 증가
심장	심박수 및 힘 증가	심박수 및 힘 감소
폐	기관지 근육 이완	기관지 근육 수축
위	연동 운동 감소	위액 분비, 운동성 증가
소장	이동성 감소	소화 증가
대장	이동성 감소	분비물 및 운동성 증가
간	글리코겐을 포도당으로 전환하는 비율 증가	혈관 평활근 괄약근의 이완
신장	소변 분비 감소	소변 분비 증가
부신 수질	노르에피네프린과 에피네프린의 분비 증가	효과 없음
방광	이완되고 괄약근이 닫힘	벽 수축, 괄약근 이완

- 타액의 흐름 자극하기
- 정상적인 방광 기능 허용

부교감신경계는 운동 스트레스 후 회복 기간 동안 필수적이다. 부교감신경계가 운동 중 교감신경계의 반응을 조절하여 회복 기간에 반응하는 능력은 훈련 가능한 신경계의 특성이다(예: 혈압과 심박수를 정상 휴식 수준으로 빠르게 낮추는 것). 이 능력은 특히 노화와 함께 최적의 건강과 체력을 유지하는 데 필수적이다.

감각-체성 신경계

위에서 간단히 언급했듯이 자율신경계 외에도 말초신경계는 **감각-체성 신경계(sensory-somatic nervous system)**로 구성되어 있다. 감각-체성 신경계의 다양한 구성 요소 간의 상호 작용을 통해 외부 환경에 대한 조정된 행동과 반응이 가능하다. 예를 들어, 돌풍으로 인해 축구공을 던질 때 마지막 순간에 조정하는 것과 같이, 또는 물을 마시거나 땀을 닦아내는 것과 같이, 강렬한 환경적 열에 대한 반응이 가능하다(글상자 4-8).

감각 분할은 종종 구심성 분할이라고 불리며, 열 개의 신경, 관절, 피부, 골격근, 눈, 코, 귀, 혀, 그리고 기타 여러 조

속성 검토

- 신경계는 크게 두 가지로 나뉜다: 중추신경계와 말초신경계.
- 중추신경계는 뇌와 척수로 구성되어 있다.
- 말초신경계는 신경절과 신경세포로 구성되어 있으며, 중추신경계에서 말초로 뻗어나가 근육, 장기, 땀샘과 같은 다른 조직과 상호 작용한다.
- 말초신경계는 자율신경계와 감각-체성 신경계로 세분화된다.
- 자율신경계는 교감신경계와 부교감신경계로 구성된다.
- 자율신경계는 무의식적으로 일어나는 생리적 기능(심박수, 혈압, 소화, 호흡)을 조절한다.
- 자율신경계는 교감신경계와 부교감신경계라는 두 가지 기본 요소로 나뉜다. 교감신경계는 생리적 또는 심리적 스트레스가 있을 때 활성화된다.
- 부교감신경계는 신체가 안정된 상태를 유지하도록 돕는다. 교감신경 자극이 발생한 후, 정상적인 휴식 기능을 회복하거나 재개한다.
- 감각-체성 신경계는 외부 환경(피부 압력, 온도)에 관한 정보를 제공하고 신체가 환경의 변화에 반응할 수 있도록 하는 말초신경계의 일부이다.
- 외부 환경에 대한 우리의 모든 의식적 인식과 이에 대처하기 위한 모든 운동 활동은 말초신경계의 감각-체성 분화를 통해 이루어진다.

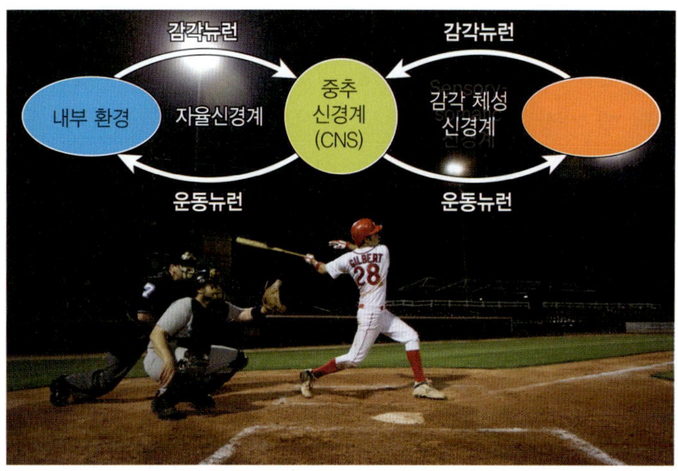

그림 4-10 신경계의 감각과 운동 구성 요소 간의 관계는 운동과 스포츠 수행 능력 모두에서 중요한 역할을 한다.

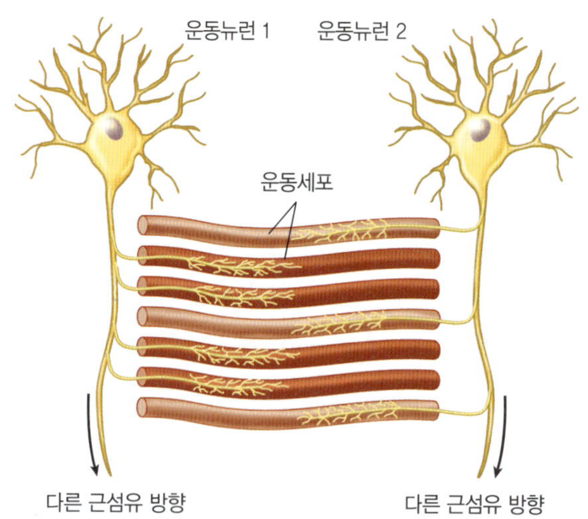

그림 4-11 기본적인 운동단위는 알파운동뉴런으로 구성되어 있고 근섬유와 관련이 있다. 한 운동단위로 인해 활성화된 근섬유는 다른 운동단위로 인해 활성화된 근섬유와 나란히 발견될 수 있음을 알고 있어야 한다. 이는 균일한 근육활성도와 힘 생산에 있어 단계적 변화를 가능케 한다.

직과 기관으로부터 신호를 받는 뉴런을 포함한다. 운동 분할은 또한 원심성 분할이라고 불리며, 뇌간과 척수로부터 두개골과 척추 신경의 하부 운동뉴런으로 가는 경로를 포함한다. 이러한 신경이 자극을 받으면 골격근의 수축과 사지 운동이 일어난다. 감각신경과 운동신경의 상호 작용은 그림 4-10에 나와 있다.

운동단위

모든 움직임의 핵심은 **운동단위(motor unit)** 활성화이다. 운동단위는 신경의 직접적인 통제하에 있는 근육 활동의 기능적 구성 요소이다. 운동의 한 가지 도전 과제는 원하는 움직임을 생성하는 데 필요한 특정 양의 힘을 생성할 수 있는 매우 특정한 운동단위 세트를 활성화하는 것이다(예: 연필을 들기 vs. 계단을 오르기 vs. 무거운 무게 들기).[25] 운동력과 속도는 궁극적으로 원하는 움직임을 완성하기 위해 감각 피드백을 사용하는 운동 피질에 의해 결정된다. 운동 피질은 개별 근육을 제어하지 않고, 종종 많은 원거리 근육을 포함하는 움직임을 제어한다는 점에 유의해야 한다. 마지막으로, 움직임의 제어는 공간에서 신체의 위치에 대한 정보를 운동 피질에 제공하는 고유 수용성 피드백에 의해 가능해진다. 피질, 그래서 움직임을 안내할 수 있다.[26]

운동단위는 하나의 **알파 운동뉴런(alpha motor neuron)** 과 해당 뉴런에 의해 자극을 받는 모든 근섬유로 구성된다(그림 4-11). 알파 운동뉴런은 비교적 짧은 수상돌기를 가지며, 이는 정보를 수신하여 세포체로 전달한다. 한편, 긴 축삭은 신경 자극을 신경근접합부(neuromuscular junction, NMJ)까지 전달하며, 이 부위는 운동뉴런과 근섬유를 연결하는 시냅스 역할을 한다.

모든 운동단위는 세 가지 범주 중 하나에 속한다.[6] 느린(S) 운동단위에는 축삭이 근육섬유에 전기 자극을 천천히 전달하는 운동뉴런이 포함되며, 이 뉴런은 느린 속도로 경련을 일으키거나 최대 힘에 도달한다. 느린 운동단위와 관련된 제1형 근섬유는 크기가 작아 적은 힘을 발생시키지만, 유산소 능력이 뛰어나 피로를 느끼기 어렵다. 빠른 피로 저항성(FFR) 운동단위는 축삭이 더 크고 전기적 자극을 근육섬유에 더 빠르게 전달한다. 이러한 축삭에 의해 신경이 전달되는 근육섬유는 IIA형으로, 따라서 I형 섬유보다 더 큰 상당한 양의 힘을 발휘할 수 있고 피로도가 약간만 발생한다. 세 번째 범주의 운동단위는 빠른 피로(FF)로 분류된다. 이들은 큰 운동 축삭을 가지고 관련 근섬유에 매우 빠르게 전기 자극을 보내고, 근섬유는 매우 빠르게 경련을 일으키며 높은 수준의 힘을 생성한다. 그러나 이러한 운동 유닛을 구성하는 근섬유는 IIX 유형(또는 훈련을 통해 IIX 유형이 IIA 유형으로 변경된 경우 IIA

유형)이기 때문에 세 가지 유형의 운동 유닛 중 가장 높은 수준의 힘을 매우 짧은 시간 동안만 유지할 수 있다.

느린 운동단위와 빠른 운동단위를 구성하는 근섬유의 차이가 있을 뿐만 아니라 운동단위당 근섬유의 수에도 차이가 있다. 미세한 힘 조절이 필요한 근육은 운동단위당 근섬유의 수가 적다. 반면 힘의 조절이 덜 필요한 근육은 운동단위당 근섬유 수가 더 많다. 예를 들어, 눈의 수정체를 펴는 근육의 경우 운동단위에는 5~10개의 근섬유만 있는 반면, 비복근의 경우 하나의 운동단위에는 1,000개의 근섬유가 있을 수 있다. 평균적으로 신체의 모든 근육의 경우 하나의 운동단위에는 약 100개의 근섬유가 있다.

근육 기능은 특정 운동단위를 자극하는 신경계의 능력에 의해 제어된다. 운동단위 모집을 이해하는 것은 신체 움직임, 급성 운동 스트레스의 특이성, 만성 운동 훈련의 효과를 이해하는 데 가장 중요하다. 운동 피질은 운동하는 동안 각 관절 주변의 여러 근육이 서로 다른 양의 힘을 생성하기 위해 서로 다른 운동단위를 활성화한다. 흥미롭게도 영장류와 인간의 경우 운동 피질은 두 영역으로 세분화되어 있다(그림 4-12). 등쪽(앞쪽) 영역은 구심성 운동 명령을 척추 내피질 뉴런에 전달하는 **피질척수** 뉴런을 포함하고 있으며, 이 뉴런은 신호를 통합하여 운동뉴런에 전달한다. 이것은 **시냅스** 연결의 한 예이다. 더 꼬리(후방) 영역에는 피질 운동신경세포가 있으며, 이 세포는 각각의 운동신경세포 표적에 직접(단일 시냅스로) 연결된다. 범위 또는 존재 여부 이러한 "직접적인" 연결은 신체 부위에 따라 다를 수 있지만, 이 획기적인 발견은 인간과 고등 영장류가 고도로 숙련된 동작을 개발하고 연마하는 능력을 설명할 수 있다.[54]

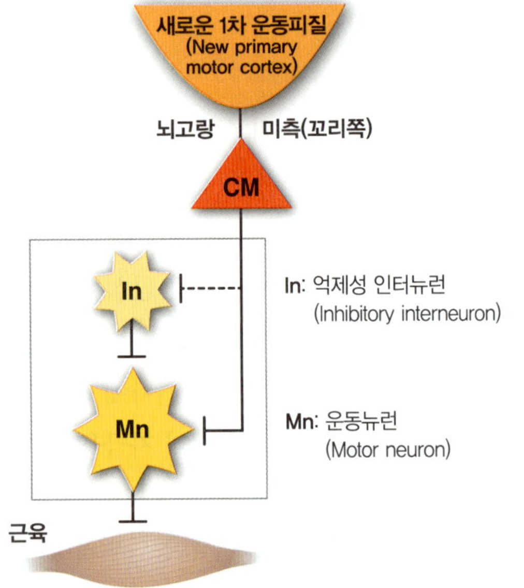

그림 4-12 운동뉴런에 대한 직접적인 피질 연결이 제공하는 더 높은 수준의 조절 능력. 알파 운동뉴런(*Mn*)에 대한 직접적 또는 간접적 시냅스 연결 여부를 기준으로 한 운동피질의 구분을 나타낸 그림이다. 알파 운동뉴런은 골격근을 자극하며, 이러한 직접적 연결을 제공하는 영역은 뇌의 '새로운(new)' 또는 1차 운동피질(primary motor cortex, *M1*)로 불린다. 직접적인 피질-운동뉴런 연결은 고도로 숙련된 운동의 발달을 가능하게 하며, 골격근 움직임의 정밀성, 속도 및 협응 능력을 더욱 향상시킨다. 대뇌피질 뉴런은 하나의 시냅스를 통해 운동뉴런과 직접 연결되는 피질-운동뉴런(*CM*) 경로를 가진다. 또한 대뇌피질 뉴런은 척수 인터뉴런(*In*)에도 종말을 형성하며, 이 인터뉴런은 다시 알파 운동뉴런과 연결되어 근육 활성 조절에 기여한다. (Rathelot JA, Strick PL. Subdivisions of primary motor cortex based on cortico-motoneuronal cells. *Proc Natl Acad Sci U S A.* 2009;106(3):918-923에서 허가를 받아 수정함.)

운동신경세포군

단일 운동뉴런과 그 뉴런이 신경을 전달하는 모든 근섬유를 포함하는 운동단위와 달리, **운동신경세포군(motor neuron pool)**은 하나의 전체 근육에 신경을 전달하는 모든 운동뉴런을 의미한다는 점에서 더 큰 규모이다(그림 4-13). 일반적으로 대부분의 근육은 근섬유 유형에 따라 이질적이므로 서로 다른 유형의 운동뉴런이 필요하기 때문에 하나의 운동신경세포군에 빠른 운동뉴런과 느린 운동뉴런이 모두 포함될 수 있다. 개별 근육의 크기와 근육을 구성하는 근섬유의 수가 다양하기 때문에 운동신경세포군의 크기도 근육마다 다를 수 있다.

신경 자극의 전도

위에서 언급한 바와 같이, 운동단위가 활성화되기 위해서는 신경에서 자극이 발생하여 축삭을 따라 이동하여 근육섬유를 자극하여 수축하도록 해야 한다. 전기 에너지 형태의 **신경 자극(nervous impulse)**(즉, **활동전위[action potential]**)

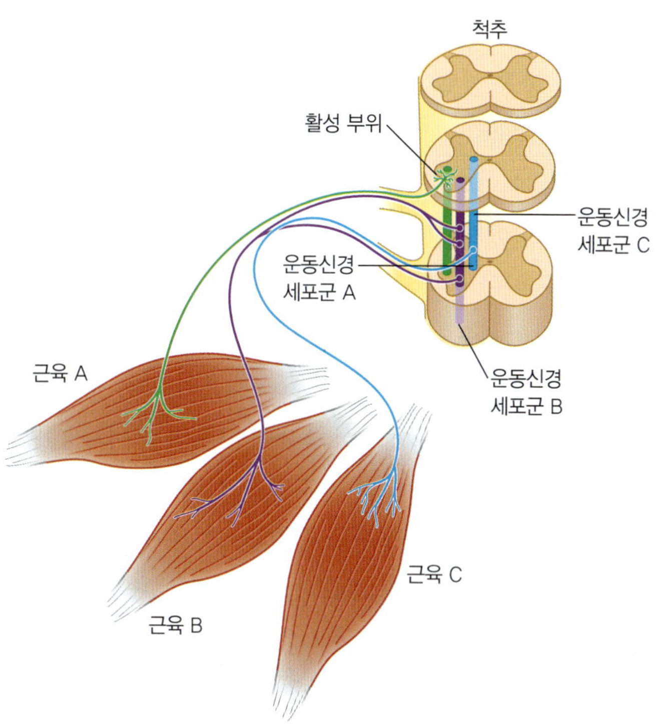

그림 4-13 척수에서 뻗어나와 세 개의 다른 근육을 자극하는 세 개의 다른 운동단위군(motor unit pool)의 예시

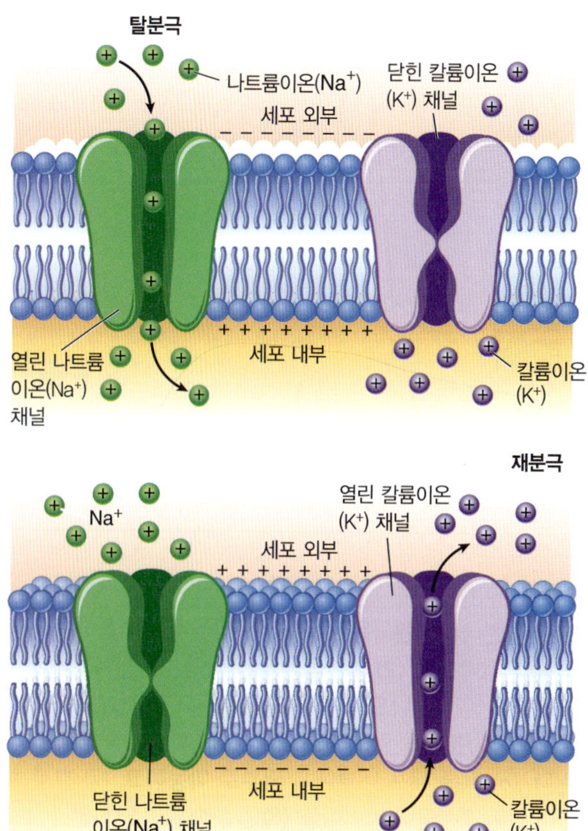

그림 4-14 활동전위는 탈분극과 재분극으로 구성되어 있다. 이 두 과정에서 모두 막에 형성된 이온 채널을 통해 이온이 움직인다.

은 근육섬유를 수축시키는 자극이다. 자극이 전달되지 않는 상태, 즉 휴식 상태에서는 신경 내부는 음전하를 띠고, 외부는 양전하를 띤다. 이 양이온과 음이온의 배열은 휴지 상태 막전위라고 불리는 것을 설명한다. 이 휴지 상태 막전위는 뉴런막을 가로지르는 이온의 분리뿐만 아니라 휴지 상태의 막이 이온의 이동을 막음으로써 발생한다.

나트륨(Na^+)과 칼륨(K^+) 이온은 막전위를 담당하는 주요 분자이다. Na^+ 이온은 주로 뉴런의 세포막 외부에 위치하는 반면, K^+ 이온은 주로 뉴런 내부에 위치한다. 그러나 뉴런 외부에 있는 Na^+ 이온의 수가 뉴런 내부에 있는 K^+ 이온의 수보다 많다. 또한 뉴런 내부에 인산염과 같은 다른 음전하 입자가 더 많이 존재한다. 휴지 상태의 뉴런막이 Na^+보다 K^+에 대해 더 큰 투과성을 가지고 있다는 사실과 함께, 세포 내부와 외부의 전하 분포의 차이가 전형적인 뉴런의 휴지 상태 세포 내 전하가 뉴런 외부에 비해 음의 값인 약 −65~−70 mV를 갖는 이유를 설명한다.

신경 자극이 수상돌기 또는 축삭을 따라 전달될 때, 뉴런의 세포막은 Na^+와 K^+ 이온 모두에 투과성을 갖게 된다(그림 4-14). 각 이온은 자체적인 전기화학적 구배(gradient)를 가지고 있으며, 이 구배는 막의 채널이 열려 있을 때 막을 가로지르는 구동력 역할을 한다. 만약 휴지막전위가 신경돌기를 통해 뉴런에 도달하는 충동의 합산으로 인해 임계치에 도달하면, 신경 자극이 발생한다(그림 4-15). 축삭돌기가 충동을 합산한다는 것을 상기하라. 그리고 임계치 전위, 즉 −55 mV에 도달하면, 축삭에 의해 충동이 생성되어 전달된다. 신경 자극이 발생하면, 세포막에 있는 Na^+ 채널이 열리고 Na^+ 이온이 세포 내부로 유입되며, 이는 **탈분극(depolarization)** 상태를 초래한다. 이 과정에서 막전위는 −70 mV의 안정 상태에서 +30 mV까지 변화하게 된다. 짧은 시간 뒤, K^+ 채널이 열리면서 양전하를 띤 K^+ 이온이 축삭(axon) 내부에서 외부로 이동하게 된다. 이때 Na^+ 채널이 닫히면서 막전위는 다시 음전하로 전환되고, 이를 **재분극(repolarization)**이라고 한다. 이 과정은 매우 짧은 시간 동안(수 밀리초)

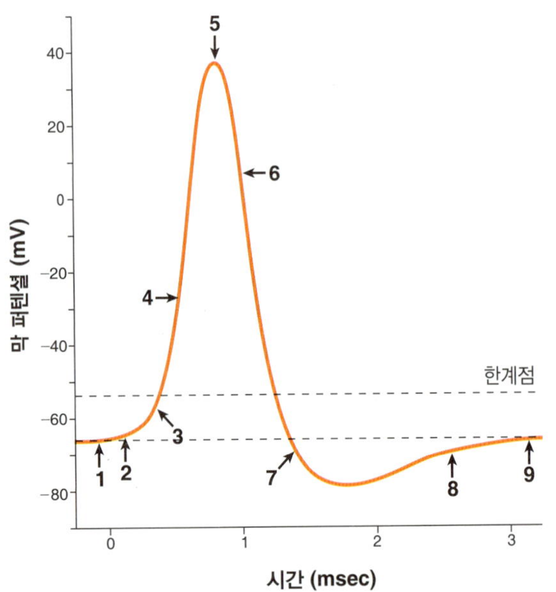

그림 4-15 탈분극과 재분극은 이온이 세포막을 통해 이동하는 과정을 포함한다. (1) 휴지막전위, (2) 탈분극을 위한 자극, (3) 임계값에 도달하면 나트륨 채널이 열리고 나트륨이 세포 내로 들어간다. (4) 세포 내로 들어간 나트륨이 탈분극을 일으키고, (5) 나트륨 채널이 닫히고 칼륨 채널이 열린다. (6) 칼륨 세포 내부에서 외부로 이동하고, (7) 칼륨 채널이 계속 열려 있어 과분극이 일어나고, (8) 칼륨 채널이 닫히면서 세포에서 나가는 칼륨이 줄어들고 (9) 세포가 휴지막전위로 돌아간다.

Na^+ 및 K^+의 급격한 이동에 의해 일어나며, 이와 같은 탈분극과 재분극의 연속적인 전위 변화는 **활동전위**라고 불린다. 이는 때때로 신경 자극이라고도 한다. 재분극 도중, 세포막전위는 안정 상태보다 더 음전하를 띠는 **과분극(hyperpolarization)** 상태가 되기도 한다. 이후, 활동전위의 재분극 단계가 끝나면 안정막전위(resting membrane potential)는 회복되며, 이는 부분적으로 에너지를 필요로 하는 **Na^+−K^+ 펌프(Na^+−K^+ pump)**의 작용에 의해 가능하다. 이 펌프는 전자기적으로 작동하여 Na^+ 이온 3개를 세포 외부로 내보내는 반면, K^+ 이온 2개를 세포 내부로 되돌린다. 이 과정은 하나의 신경 자극 또는 활동전위가 일어날 때마다 반복적으로 수행된다. 이러한 구조의 생리학적 중요성은, 인체 전체 산소 소비량과 에너지 소비량의 거의 절반이 이러한 이온 기울기 및 관련 이온 펌프를 합성하고 유지하는 데 사용된다는 점에서 명확히 드러난다.

축삭을 따라 움직이는 활동전위는 다른 신경세포의 수상돌기나 운동신경세포와 근육섬유를 연결하는 신경근 접합부(NMJ)에서 충동을 일으켜야 근육섬유가 수축할 수 있다. 이 과정을 위해 축삭 말단에서 **에너지 변환(energy transformation)**이 일어난다. 구체적으로 설명하면, 활동전위가 도착하면 신경 말단에서 신경전달물질이 시냅스로 방출되면서 전기 에너지가 화학 에너지로 전환된다. 신경전달물질이 시냅스를 건너 표적세포(다른 신경세포나 근육섬유)의 수용체와 결합하면, 채널이 열리고 이온이 표적세포의 막을 통과한다. 이 과정을 통해 또 다른 전기적 충동인 단계적 전위가 발생하며, 이 전위가 충분한 강도를 가지면 포스트시냅스 신경세포에서 새로운 활동전위가 생성되거나 근육섬유가 수축된다.

신경전달물질은 두 가지 주요 범주로 나눌 수 있다: (1) 흥분성 신경전달물질은 세포막의 전위차를 덜 음전위로 만들거나, 나트륨(Na)의 세포막 투과성을 증가시켜 세포막을 탈분극화시켜 포스트시냅스 세포막의 흥분을 유발한다. (2) 억제성 신경전달물질은 이와 반대 작용을 하여 칼륨(K) 또는 염소(Cl)의 세포막 투과성을 증가시켜 세포막을 더 음전위로 만들고, 이로 인해 충동 형성을 억제한다. 일부 경우 억제는 성능 향상에 도움을 줄 수 있다. 예를 들어, 테니스 서브나 골프 스윙과 같은 복잡한 기술 수행 시 많은 근육이 관여하며, 일부 근육이 활성화될 때 다른 근육은 수축 순서에서 자신의 차례가 올 때까지 휴지 상태를 유지해야 한다. 이 휴지 상태를 유지하는 것은 해당 근육을 제어하는 운동신경원의 억제에 의해 가능해진다.

미엘린화(수초화)의 역할

축삭을 따라 내려가는 신경계 전도 속도는 신경이 수초화 되었는지 또는 수초화되지 않음에 따라 달라진다. 축삭은 **슈반 세포(Schwann cell)**에서 분비되는 **미엘린 수초(myelin sheath)**라는 지질(지방) 함량이 높은 흰색 물질로 덮여 있을 수 있다. 수초는 축삭 자체보다 몇 배 더 두껍고 이 지질 물질의 여러 동심원 층으로 구성되어 있다. 수초가 있는 신경섬유 또는 축삭을 **수초화(myelinated)** 신경섬유라고 하며, 수초가 없는 신경섬유를 비수초화 신경섬유라고 한다.

수초 신경은 **도약 전도(saltatory conduction)**를 사용하

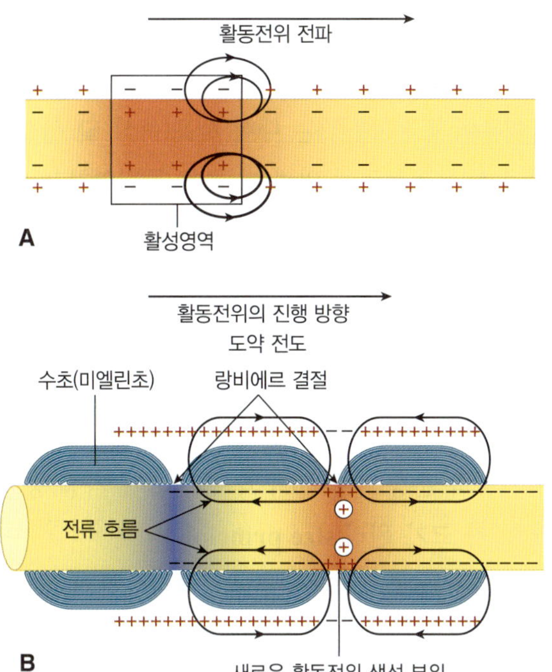

그림 4-16 (A) 국소 전도(local conduction)는 세포막 전하의 국소적 변화를 통해 전기적 자극(신경 흥분)을 전달한다. (B) 일부 뉴런은 수초화되어 있으며, 이 경우 전기적 자극(활동전위)은 도약 전도(saltatory conduction) 방식을 이용해 한 랑비에르 결절(nodes of Ranvier)에서 다음 결절로 '점프'하며 전달된다. (Bear M, Connors B, Paradiso M. *Neuroscience: Exploring the Brain*. 2nd ed. Baltimore, MD: Lippincott Williams & Wilkins, 2000에서 허가를 받아 재인쇄함.)

여 충동을 전달하고, 비수초 신경은 **국소 전도(local conduction)**를 사용한다(그림 4-16). 활동전위를 생성하는 이온의 움직임은 두 유형의 전도에 대해 위에서 설명한 것과 동일하게 유지된다. 수초 신경에서 수초는 축삭의 길이를 따라 연속적으로 이어져 있지 않고 축삭의 길이를 따라 1~3 mm마다 작은 간격으로 분리되어 있다. 이러한 작은 간격을 **랑비에르 결절(nodes of Ranvier)**라고 한다. 이러한 결절을 통해 활동전위가 축삭을 따라 결절에서 결절로 점프할 수 있다(따라서 활동전위가 랑비에르 결절 사이를 마치 '뛰어넘듯이' 전달되기 때문에, '도약하다'라는 뜻의 'saltatory(도약성)'라는 용어가 사용된다.) 이온은 쉽게 통과할 수 없지만 Na^+ 및 K^+ 채널이 존재하기 때문에 결절에서 막을 쉽게 통과할 수 있다. 즉, 활동전위는 각 랑비에르 결절에서 Na^+와 K^+가 세포막을 통해 이동함으로써 다시 충전(재생)된다.

도약 전도는 두 가지 주요 이점을 가진다. 첫째, 활동전위가 축삭을 따라 '점프'하듯 전달될 수 있게 하여, 신경 자극 전달 속도를 5배에서 많게는 50배까지, 최고 초당 100미터($100\ m \cdot s^{-1}$)에 이를 만큼 대폭 증가시킨다. 둘째, 활동전위가 랑비에르 결절에서만 탈분극이 일어나므로 에너지를 절약할 수 있다. 즉, 연속적으로 축삭 전체가 아니라 결절 부위에서만 탈분극이 일어나기 때문에, 각각의 신경 흥분(자극) 사이에 휴지막전위를 회복하는 데 필요한 에너지가 줄어든다는 점에서 효율적이다.

반대로, 비수초화 신경섬유(unmyelinated nerve fiber)는 국소 회로 이온 전류(local circuit of ionic current flow)를 이용하여, 활동전위가 신경섬유 전체를 따라 점진적으로 전도된다. 즉, 신경섬유막의 일부분이 먼저 탈분극되고(local depolarization), 이로 인한 국소적인 이온 전류 흐름이 연속적으로 발생하여 신경막의 탈분극이 이어지면서, 활동전위가 신경섬유 전체 길이에 걸쳐 천천히 전달된다. 이와 같은 비수초화 신경전달 방식의 속도는 수초화 신경섬유(myelinated nerve fibers)에 비해 현저히 느리며, 약 $0.5 \sim 10\ m \cdot s^{-1}$의 범위에 해당한다. 이 점을 예를 들어 설명하면, 뜨거운 물체를 만지는 불행한 상황을 떠올려볼 수 있다. 손이 뜨거운 물체에 닿으면 통증이 발생하고, 우리는 즉시 손을 물체로부터 뗀다. 이러한 반응이 순간적으로 일어나는 것처럼 느껴지지만, 실제를 자세히 살펴보면 통증이 즉각적으로 느껴지는 것은 아님을 알 수 있다. 즉, 뜨거운 것에 닿은 직후에는 첫 순간 아무런 감각이 없고, 잠시 후 통증이 인지된다. 이와 같은 자극 인지의 지연(delay)은 통증 신호를 전달하는 구심성 감각신경(afferent sensory neurons)의 해부학적 특성으로 설명된다. 피부에 위치한 열성 통각수용기(thermal nociceptors, 일반적으로 통증 수용기라 불림)가 유해한 열 자극을 감지하면, 그 신호는 비수초화 C 섬유(C fibers)를 통해 뇌로 전달된다. 이러한 신경섬유는 신호를 약 $2\ m \cdot s^{-1}$의 속도로 전달하는데, 이는 수초화 신경에 비해 1/10 수준으로 훨씬 느리다. 뇌가 이러한 신호를 받아들이고, 자극을 통증으로 인식한 후, 손가락을 재빨리 뜨거운 물체에서 떼게 되는 것이다.

수초화의 유무 외에도, 뉴런 축삭의 지름 역시 신경 자극 전도 속도에 영향을 미친다. 일반적으로, 신경섬유가 수초화되어 있든 아니든, 축삭의 지름이 클수록 자극 전도 속도는 빨라진다. 축삭을 따라 활동전위가 전달되는 속도를 결정할 뿐만 아니라, 운동뉴런(motor neuron)의 크기는 축삭둔덕(axon hillock)에서 최초의 활동전위가 발생하기 위해 필요한 동원역치(recruitment threshold)에도 영향을 미친다(이 장 앞에서 설명한 바와 같음). 즉, II형(속근 섬유, fast-twitch fibers) 근육섬유는 대형 운동뉴런(large motor neuron)에 의해 지배되고, 이들의 세포체(cell body)도 크기 때문에 최초의 등급전위가 축삭둔덕에 도달하기까지 더 넓은 면적을 통과해야 한다. 결과적으로 큰 운동뉴런은 동원되기(즉, 흥분되기) 힘든 고역치(high-threshold) 특성을 지닌다. 반대로, I형(지근 섬유, slow-twitch fibers) 운동단위(motor unit)는 더 작은 근육섬유와 소형 운동뉴런(small motor neuron)으로 구성되어 있어, 이들은 더 낮은 역치로 쉽게 동원(low threshold)될 수 있다. 이러한 이유로, I형 근육섬유로 이루어진 운동단위가 낮은 동원역치 때문에 먼저(우선적으로) 동원되고, II형 섬유로 이루어진 운동단위는 대형 세포(축삭 및 신경세포체)를 가진 속성 운동뉴런에 의해 더 높은 동원역치가 요구되기 때문에, I형 뒤이어(IIA형이 먼저, IIX형이 그 다음) 동원된다. 이 현상을 **운동단위 동원의 크기 원리**(*size principle of recruitment*)라고 한다.

속성 검토

- 알파 운동뉴런은 골격근의 활동을 조절한다.
- 일부 축삭은 수초로 둘러싸여 있어, 전기 신호의 세기를 유지하고 절연(절연성 유지) 기능을 제공한다.
- 운동단위는 알파 운동뉴런과 그가 지배하는 골격근 섬유 전체로 구성된다.
- 운동 피질은 서로 다른 운동단위를 활성화시켜 다양한 크기의 근력(힘)을 만들어낸다.
- 신경 자극은 전기 에너지 형태로 전도된다.
- 휴지막전위는 주로 세포막 양쪽에 존재하는 양전하를 띤 분자들의 분포에 의해 형성된다.
- 신경 자극 또는 활동전위의 전도는 탈분극과 재분극 과정을 통해 이루어진다. 이 과정에서 전하를 띤 이온들이 뉴런 안팎으로 이동한다.
- 시냅스 또는 신경근 접합부(NMJ)를 넘을 때는 에너지가 전기적 에너지에서 화학적 에너지(신경전달물질)로 변환된다.
- 신경계의 전도 방식은 신경섬유가 수초화되어 있는지, 비수초화되어 있는지에 따라 달라진다.
- 수초화 신경섬유는 도약전도 방식을 사용하여 자극을 전달하며, 비수초화 신경섬유는 국소전도 방식으로 훨씬 느리게 자극을 전달한다.
- 지름이 더 큰 축삭은 작은 축삭에 비해 더 빠른 속도로 자극을 전도한다.

크기 원리와 운동단위 동원

신경근 기능과 운동 수행 요구와 관련하여 가장 중요한 개념 중 하나가 **크기 원리(size principle)**이다.[29,31-35] 이 원리는 1960년대 Harvard 의과대학 생리학교실의 Henneman 교수 연구실에서 제안되었으며, 골격근이 어떻게 동원되는지, 그리고 활동 및 운동 중에 어떻게 다양한 크기의 근력(힘)을 생성할 수 있는지를 설명하는 데 중요한 역할을 한다.

Henneman 교수의 연구에 따르면, 신체는 각 근육이 보유한 운동단위군(motor unit pool)에서 개별 운동단위를 동원할 때 크기가 다른 운동단위를 선택적으로 동원한다는 규칙을 따른다. 이러한 선택적 동원(selective recruitment)은 개별 운동단위를 흥분시키는 데 필요한 전기 자극의 강도(전기적 역치)를 변화시키는 방식으로 이루어진다. (앞서 설명했듯이, 서로 다른 크기의 운동단위는 고유한 동원역치를 갖고 있다.) 또한 신경계가 동시에 동원하는 운동단위의 수, 혹은 동원된 운동단위를 구성하는 근섬유의 크기에 따라서도 자극 강도가 달라질 수 있다. 이와 같은 크기 효과는 과제수행에 필요한 정확한 힘을 효과적으로 만드는 데 기여한다.

크기 원리란, 운동단위가 그 운동단위를 구성하는 뉴런의 크기(신경세포체 크기) 순서대로, 즉 가장 작은 운동뉴런에서부터 가장 큰 운동뉴런의 순서로 동원된다는 개념이다. 운동뉴런의 크기가 클수록 그 뉴런은 더 많은 축삭 가지를 가지고 있어 더 많은 근섬유를 지배하게 된다. 따라서 신경계는 요구되는 힘(force demand)에 맞춰 동원하는 운동단위의 수와 크기를 조절함으로써, 실제로 근육에서 생성되는 힘의 크기를 효율적으로 맞출 수 있다.[25] 하나의 운동단위에 속하는 모든 근섬유는 동일한 섬유형을 가지며, 이는 그 운동단위를 지배하는 운동뉴런의 특성에 의해 결정된다. 지근 운동단위(slow motor unit, type I 섬유로 구성)는 상대적으로 더 적은 수의 근섬유와 소형 축삭을 가지며, 속근 운동단위(fast motor unit)에 비해 크기가 작다. 따라서 근육이 수축할 때는 일반적으로 지근 운동단위와 그에 해당하는 type I 근섬유가 가장 먼저 동원되고, 힘이 더 필요해질수록 FFR(Fast Fatigue Resistant) 및 type IIA 근섬유가 점차 동원된다. 가장 큰 힘(최대 또는 준최대 수축)이 요구될 때에만 FF(Fast Fatigable) 운동단위와 관련된 type IIX(혹은 훈련에 의해 모두 type IIA로 전환된 경우 전부 type IIA) 근섬유가 마지막으로 동원된다. 크기 원리를 실제로 보여주는 예는 그림 4-17에서 확인할 수 있다. 이 그림은 최신 전기생리학 기술을 이용해 개별 운동단위와[12] 그 활성화 특성을 비침습적으로 식별하고 분석한 데이터를 제시한다. 더 큰 근력이 요구될수록 type II(속근 섬유) 운동단위가 더 많이 동원되는데, 이는 이들이 더 많은 수의 근섬유를 포함할 뿐만 아니라 각 근섬유 자체도 크고 강하기 때문이다. 절대 최대 근력은 움직임에 참여하는 운동단위의 수와 유형에 의해 결정된다. 실제로 가벼운 무게로 운동을 할 경우, 모든 운동단위가 동원되지 않는다. 즉, 힘에 대한 요구가 충분히 높지 않기 때문에 가장 큰 운동단위(크고, type II 근섬유를 포함하며, 근 비대 가능성이 가장 큰 근섬유)는 동원되지 않는다. 따라서 가벼운 무게만을 들어올리는 운동은 중량을 이용한 운동에 비해 근력이나 근비대 효과가 적다.[1] 달리기(jogging)와 같이 주로 type I 근섬유가 동원되는 유산소 운동만으로는 충분한 근비대가 일어나지 않는 것도 이 같은 이유에서다.

특정 근육이 보유한 운동단위의 전체 수와, 다양한 유형의 운동단위가 차지하는 상대적 구성비는 주로 유전에 의해 결정된다. 따라서 유전적 요인은 개인이 특정 신경근 수행력, 즉 어떤 유형의 운동 능력에서 두각을 나타낼 수 있는지에 큰 영향을 미친다. 예를 들어, 한 마라톤 주자가 허벅지 근육에 type I 섬유(지근)가 80%나 차지하는 상태로 태어났다고 가정해보자. 이처럼 높은 비율의 지근 운동단위와 type I 섬유는 해당 선수가 엘리트 지구력 선수가 될 수 있는 중요한 요인이 된다(그림 4-18). 이것은 운동단위가 동원될 때, 주로

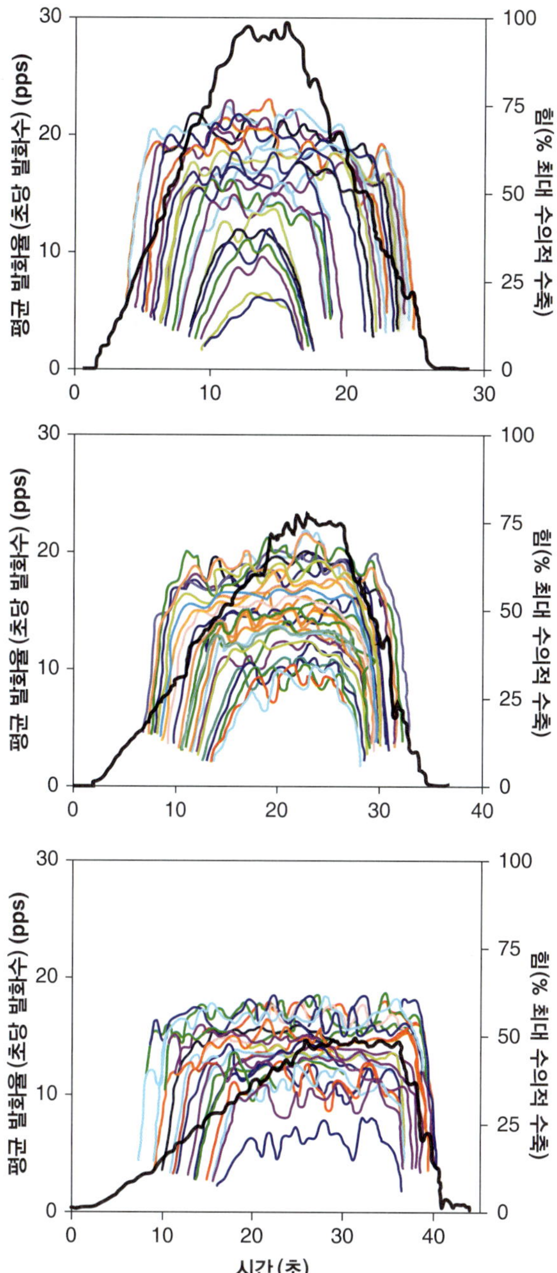

그림 4-17 크기 원리의 실제 적용. 30초간의 등척성 수축(isometric contraction) 동안, 외측광근(vastus lateralis)에서 힘의 수준(검정 실선: 100%[상단], 75%[중간], 50%[하단])이 달라지면서, 다양한 운동단위(MUs, 색 선)의 선택적 동원이 이루어지는 모습을 보여준다. 힘이 증가하거나 감소함에 따라 운동단위가 동원되고 해제되는 과정을 확인할 수 있다. 특히, 최대 수의적 수축(100% MVC)에서 동원되는 운동단위는 30% MVC에서는 동원되지 않음에 주목할 필요가 있다. 또한 평균 발화율(mean firing rate)을 보면, 낮은 역치의 운동단위가 더 높은 발화율을 보이며, 높은 역치의 운동단위는 더 낮은 발화율을 나타냄을 알 수 있다. (De Luca CJ, Contessa P. Hierar-chical control of motor units in voluntary contractions. *J Neurophysiol.* 2012;107(1): 178-195에서 허가를 받아 재현함. Copyright © 2012 the American Physiological Society. All rights reserved.)

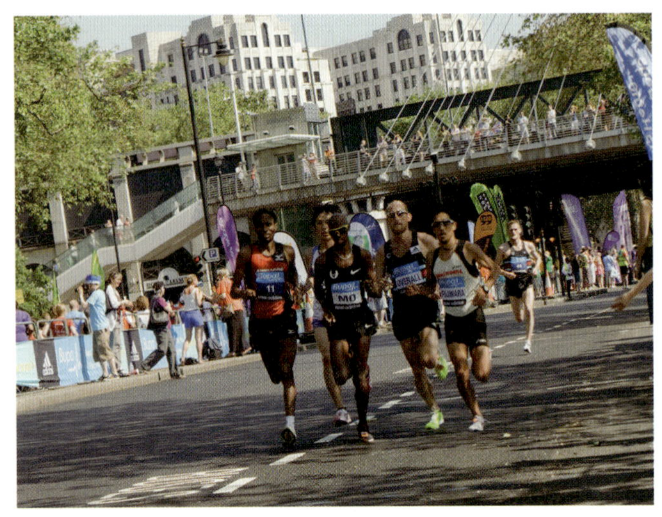

그림 4-18 엘리트 장거리 주자의 허벅지와 다리 근육에는 Type I 운동단위가 우세하다.

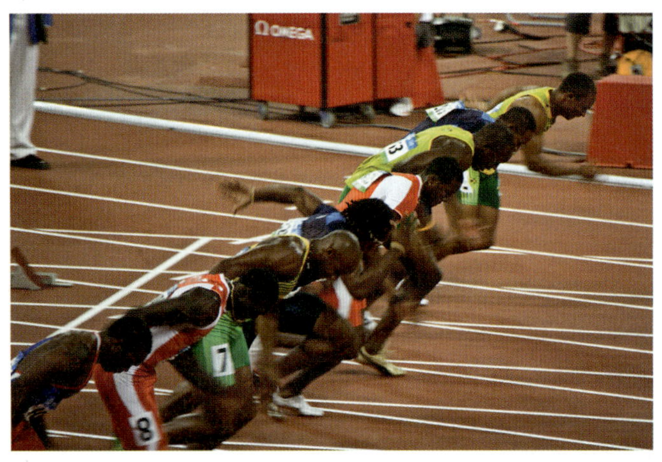

그림 4-19 엘리트 단거리 주자의 허벅지와 다리 근육에는 Type II 운동단위가 우세하다.

type I 근섬유로 이루어진 지근 운동단위가 먼저 동원되며, 이들이 속근 운동단위(type II 섬유 포함)보다 유산소 활동에 더 적합하기 때문이다. 반면, 무산소 활동에 더 적합한 type II 근섬유(속근 섬유)가 반복적으로 활성화되면, 근육 내 산성도가 높아져 피로가 빨리 찾아오고, 원하는 달리기 속도를 유지하는 능력이 떨어진다. 결국, 개인의 유전자는 각종 운동 과제에 맞는 운동단위 동원을 가능하게 해주며, 이는 곧 개인이 달성할 수 있는 퍼포먼스(최고 운동 수준) 자체를 좌우하게 된다. 그러면 모든 사람이 마라톤 금메달리스트가 될 수 있을까? 대답은 '아니오'이다. 적절한 운동단위 조합(특히 높은 비율의 지근 섬유)을 갖추는 것이 엘리트 지구력 선수로 성장하는 필수 조건이기 때문이다.

반대로, 단거리 주자의 경우 허벅지 근육에 속운동단위(fast motor unit; type II 근섬유 동반)가 높은 비율로 존재하면, 단시간 동안 폭발적인 힘과 고출력 근수축이 필요할 때 즉각적으로 속도를 낼 수 있다(그림 4-19). 주로 무산소성 에너지 대사에 의존하는 type II 근섬유의 동원은 단거리 달리기에 요구되는 고강도 힘과 파워 산출을 가능하게 하지만, 동시에 type II 운동단위는 매우 빠르게 피로에 이르게 된다(2장 참조). 여기서 주의할 점은, 크기 원리에 따라, 단거리 주자 역시 속운동단위(type II)가 동원되기 전에 반드시 느린운동단위가 먼저 동원된다는 것이다. 즉, 스프린트와 같은 고속 근수축 중에도 지근 운동단위 및 type I 근섬유도 함께 동원된다. 이처럼 마라톤과 같은 장거리 달리기와 단거리 스프린트는, 운동단위 동원 스펙트럼의 양극단에 위치하는 예시라 할 수 있다.

크기 원리에 의한 운동단위 동원 순서의 진정한 생리학적 이점은 저역치(낮은 역치, 쉽게 동원되는) 운동단위, 즉 주로 유산소 대사에 특화되고 피로에 강한(type I 섬유로 구성된) 운동단위가 저강도, 장시간(지구성) 운동뿐만 아니라 일상생활의 활동에서 우선적으로 동원되도록 해 준다는 점에 있다. 반면, 고역치(높은 역치, 잘 동원되지 않는) 속운동단위는 오직 더 높은 수준의 힘이 요구될 때만 동원되며, 이들은 주로 무산소 대사에 의존하기 때문에 쉽게 피로에 이르게 된다. 따라서 최대 이하 수준의 근육 활동에서는 고역치·고피로성의 빠른 운동단위가 동원되지 않기 때문에, 피로가 지연되는 효과가 있다(그림 4-20). 하지만 고역치 운동단위의 긍정적인 특징은, 이들이 저역치 운동단위에 비해 더 빠르게 회복된다는 점인데, 이는 축구 같은 경기에서 반복적인 고강도·단시간 활동(인터벌 트레이닝 또는 반복 전력질주 등)에서 유용하다.

지구력 운동 중에는 유산소 대사 능력이 우수한 운동단위(주로 type I)가 번갈아 동원(**비동시적 동원, asynchronous recruitment**)될 수 있다. 이는 운동하는 근육에 존재하는 느린 또는 type I 운동단위군 내에서 각 운동단위들이 번갈아가며 동원되고, 다른 운동단위가 활동하는 동안 일부는 휴식할

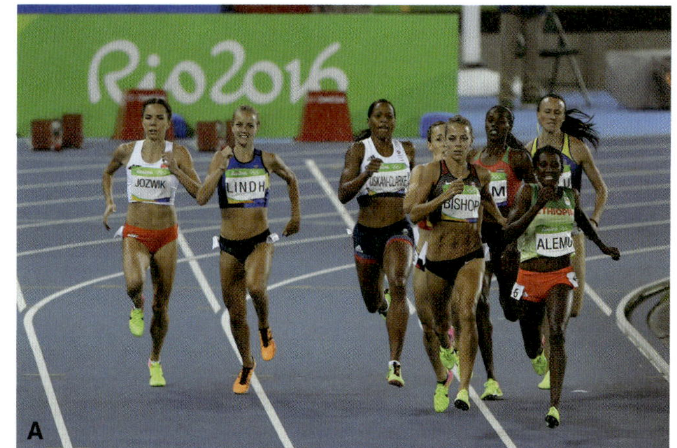

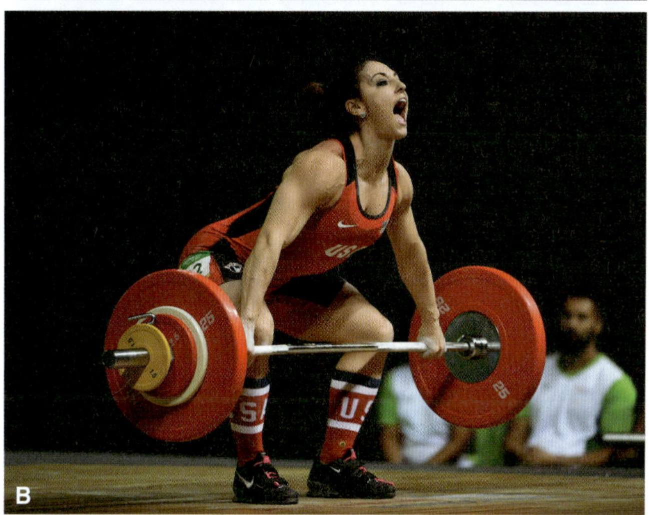

그림 4-20 **(A)** 크기 원리의 동원 순서의 한 측면은, 낮은 역치의 운동단위(저역치 운동단위)가 주로 동원되어 저강도이면서 장시간(지구성) 활동을 수행하도록 해 준다는 점이다. **(B)** 높은 역치의 운동단위(고역치 운동단위)는 오직 높은 수준의 힘 / 출력이 필요할 때에만 동원된다.

수 있다는 뜻이다. 이처럼 근육의 전체적 힘이 필요한 수준이 최대가 아닐 때, 일부 운동단위를 번갈아 휴식시킬 수 있어 피로 지연에 도움이 된다. 이러한 운동단위의 순환적 동원 전략은 장거리 달리기, 매우 가벼운 무게의 고반복 근력운동 등 대표적 지구성 운동에서 우세하게 나타난다. 반면, 동원해야 할 힘이 커질수록(예: 고강도 운동), 전체 운동단위의 더 많은 비율이 필요한 힘을 내기 위해 동원되기 때문에 이러한 비동시적 동원 전략을 활용할 수 있는 여지는 줄어든다. 결국 크기 원리와 동원 순서는, 고역치 운동단위의 동원을 최대한 늦춤으로써 서브맥시멈 힘 발휘 과제에서 피로 지연에 도움을 주는 메커니즘이다. 그러나 한 가지 의문이 남는다. 신경계 자체 내에서도 과연 피로(fatigue)가 발생할 수 있는가(글상자 4-9)?

마지막으로, 운동단위의 동원 역치는 모든 근육에서 일정한 것이 아니라, 근육마다 다르다는 점을 주목할 필요가 있다. 더 구체적으로 말하면, 모든 운동단위가 활성화되는 상대적 힘의 수준은 근육 자체에 따라 달라진다. 이는 근육마다 운동단위의 수와 구성, 즉 해부학적 구조와 기능적 역할이 다르기 때문으로 설명할 수 있다. 예를 들어, 엄지손가락의 첫째 등쪽 골간근에서는 전체 운동단위가 최대 자발적 힘 생산의 약 65% 수준에서 모두 동원된다.[13] 왜 이 작은 손 근육에서 이렇게 낮은 힘에서도 모든 운동단위가 동원될까? 그 해답은 손의 움직임 특성에 있다. 많은 자유도를 가지는 세밀하고 고도의 숙련성이 필요한 움직임을 담당하는 근육들은, 매우 정교한 수준의 조절이 가능해야 한다. 이를 위해서는 다수의 근육이 높은 수준의 협응을 이루어야 하는데, 저역치 운동단위가 낮은 발화율로 더 정밀한 시간적(temporal) 조절력을 확보할 수 있어 이런 역할에 적합하다. 또한 이러한 움직임은 일상생활에서 수시로 반복되므로, 피로 저항성이 뛰어난 저역치(slow-twitch) 운동단위가 유리하다. 반대로, 외측광근은 무릎 신전 운동에 관여하는 대근육으로, 무릎의 움직임은 그 종류가 매우 제한적이고 협응이 상대적으로 적게 필요하다. 그러나 점프나 스쿼트와 같이 절대적인 힘의 크기가 매우 크게 요구되는 운동을 자주 담당한다. 무릎 신전 운동에서는 힘의 크기 변화 폭도 손의 움직임에 비해 훨씬 크다. 이러한 해부학적, 기능적 차이로 인해, 외측광근의 경우 모든 운동단위가 동원되는 역치가 최대 힘의 약 95% 수준에서야 도달하게 된다.[13]

크기 원리의 예외와 동적 상호작용의 예외

크기 원리에도 예외가 존재한다. 이러한 예외는, 먼저 작은 운동단위를 동원하여 소량의 힘만 발생시키고 이후에 더 큰 운동단위를 동원하는 순서로 인해 발생하는 시간 지연이, 높은 힘이 즉시 필요한 활동의 수행에 오히려 해가 될 수 있을 때 나타난다. 크기 원리의 예외는 주로 어류와 포유류에서 빠른 도피 동작(예: 포식자에게 쫓길 때 꼬리를 튕겨 방

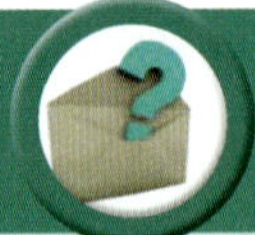

글상자 4-9 학생들의 실제 질문

신경계에도 피로가 생길 수 있을까요?

피로(fatigue)는 여러 위치에서 발생할 수 있으며, 원인 또한 다양하다(도표 참조). 또한 피로의 원인은 활동의 강도가 높고 지속 시간이 짧은지, 아니면 강도가 낮고 지속 시간이 긴지에 따라 달라질 수 있다. **중추성 피로(central fatigue)**는 중추신경계가 근육 조직을 활성화하는 운동뉴런을 충분히 자극하지 못해 힘이 떨어지는 현상을 의미한다. 이로 인해 근섬유 전체를 효과적으로 동원할 수 없어 결국 근력 산출이 감소하게 된다. 반면, **말초성 피로(peripheral fatigue)**는 근육 자체 내에 존재하는 원인(예: ATP 부족, 산도 증가 등)으로 인해 근육이 피로해지는 경우를 말한다. 여기에는 운동뉴런이 신경근 접합부(NMJ)를 통해 근섬유로 자극을 제대로 전달하지 못하는 경우도 포함된다.

중추성 피로는 주로 무산소성 에너지에 의존하는 고강도·단시간 운동이나, 유산소성 에너지를 주로 사용하는 저강도·장시간 운동 중에 모두 발생할 수 있다. 다양한 연구에서 중추성 피로의 존재에 대한 상반된 결과가 제시되어 왔다. 어떤 연구에서는, 피로가 발생한 후 피로 근육에 전기 자극을 가하면 최대 힘이 회복되지 않는다는 결과가 나왔다. 이는 중추가 아니라 근육 자체(말초)가 피로의 원인임을 시사한다. 반면, 다른 연구에서는 피로 근육에 전기 자극을 주자 힘이 증가하는 현상이 나타났다.[2] 이는 중추성 피로가 근육의 힘 산출을 제한했다는 것을 의미한다.

이러한 이전 연구에서는 트위치 보간 기법이라고 하는 변형된 기법을 사용했다. 트위치 보간 기법은 최대 자발적 근력과 근육의 전기 자극에 의해 발생하는 최대 근력을 비교하는 것으로, 피로한 근육이 최대 자발적 힘에 비해 전기 자극에 의해 더 큰 최대 힘을 개 발하면 중추 피로를 나타낸다. 반대로 전기 자극 시에도 힘이 증가하지 않는다면, 이는 중추성 피로가 아니라 말초성 피로임을 나타낸다. 중추성 피로가 발생하는지 여부는 수행되는 근 수축 양상에 따라 다를 수 있다. 트위치 보간 기법을 사용하면 근육의 길이가 짧아지는(동심원) 근육 활동은 말초 피로가 먼저 발생한 후 중추 피로가 나타나는 반면,[3] 정적인(등척성) 근육 활동은 그 반대의 피로 패턴이 나타나는 것으로 나타났다. 정적 근육 활동 중 근육의 길이가 짧으면 말초 피로보다 중추 피로가 더 많이 발생하고, 정적 근육 활동 중 근육의 길이가 길면 말초 피로가 피로 과정을 지배하는 것으로 보인다.[4] 따라서 수행하는 근육 활동의 유형에 따라 중추 피로가 발생할 수도 있고 발생하지 않을 수도 있다.

지구력 운동 중 중추성 피로의 발생 여부 역시 여전히 명확히 밝혀지지 않았다. 저강도·장시간 운동 중에는 뇌 내 신경전달물질인 세로토닌(serotonin)이 피로에 영향을 줄 수 있는데, 세로토닌이 증가할수록 피로가 지연될 수 있다는 일부 결과도 있다. 하지만 세로토닌과 피로의 명확한 관계는 아직 확립되지 않았다.[5,6]

결론적으로, 중추성 또는 말초성 피로가 특정 운동에서 발생하거나 우세하게 나타나는지는 주로 운동 시 사용되는 근육수축의 유형, 그리고 운동의 강도, 시간, 빈도 등 여러 요인에 따라 달라진다. 어떤 종류의 운동에서는 분명히 중추성 피로가 발생하는 것으로 보이지만, 중추성 피로를 설명하는 정확한 메커니즘은 아직 명확히 밝혀지지 않았다.[7]

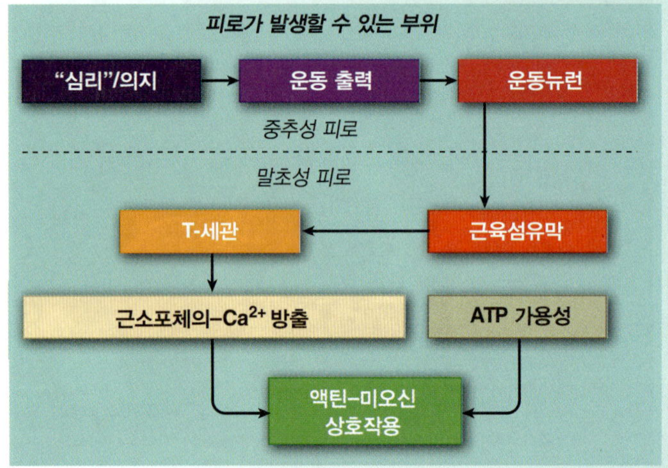

참고문헌

1. Babault N, Desbrosses K, Fabre MS, et al. Neuromuscular fatigue development during maximal concentric and isometric knee extensions. *J Appl Physiol.* 2006;100:780-785.
2. Davis JM, Bailey SP. Possible mechanisms of central nervous system fatigue during exercise. *Med Sci Sports Exerc.* 1997;29:45-57.
3. Desbrosses K, Babault N, Scaglioni G, et al. Neural activation after maximal isometric contractions at different muscle lengths. *Med Sci Sports Exerc.* 2006;38:937-944.
4. Ikai M, Steinhaus AH. Some factors modifying the expression of human strength. *J Appl Physiol.* 1961;16:157-163.
5. Merton PA. Voluntary strength and fatigue. *J Physiol.* 1954;123:553-564.
6. Struder HK, Weicker H. Physiology and pathophysiology of the serotonergic system and its implications on mental and physical performance. Part I. *Int J Sports Med.* 2001;22:467-481.
7. Struder HK, Weicker H. Physiology and pathophysiology of the serotonergic system and its implications on mental and physical performance. Part II. *Int J Sports Med.* 2001;22:482-497.

향을 바꾸는 물고기의 꼬리 흔들기)이나 포획 동작(예: 고양이가 먹이를 낚아채는 앞발의 빠른 돌림 움직임)을 연구하는 과정에서 처음 발견되었다. 이러한 상황에서는 작은 운동단위에서 큰 운동단위로 점진적으로 동원되는 순서로 인한 아주 작은 시간 지연조차 생명과 직결되는 결과를 초래할 수 있기 때문이다.

이러한 예외적인 상황에서는, 저역치의 느린 운동단위부터 시작하는 대신, 고역치의 빠른 운동단위가 먼저 동원되어 빠른 움직임 속도를 가능하게 한다. 이 과정은 느린 운동단위의 활성화가 억제됨으로써 더욱 원활해지며, 이를 통해 바로 빠른 운동단위로 곧장 전환하는 것이 용이해진다.

그러나 인간의 경우, 높은 역치 운동단위로 시작하기 위한 '점프 오버'가 일어나지 않고 오히려 낮은 역치 운동단위의 활성화가 더 높은 역치 운동단위로 더 빠르게 진행할 수 있는 것으로 보인다. 이러한 메커니즘은 매우 훈련된 고속(발리스틱, ballistic) 동작이나 고출력(power) 운동, 예를 들어 올림픽 역도 선수, 야구 투수, 스프린터, 단거리 수영 선수와 같은 고도로 훈련된 엘리트 선수에서 관찰될 수 있다는 추측이 제기되고 있다.[19]

전부 또는 전무의 법칙과 근력의 단계적 변화

근육의 힘 생성 조절에 있어 또 하나의 중요한 개념은 **전부 또는 전무의 법칙(all-or-none law)**이다. 이 법칙은 특정 운동단위의 운동신경(motor neuron)이 자극 임계값에 도달하면, 해당 운동단위에 속한 모든 근섬유가 동시에 활성화된다는 원리이다. 반대로, 자극이 임계값에 도달하지 못하면, 그 운동단위의 어떤 근섬유도 활성화되지 않는다. 다만, 이 전부 또는 전무의 법칙은 하나의 근육 전체(예: 이두근 등)에 적용되는 것이 아니라, 근육 내 개별 운동단위(motor unit)에 한정되는 점을 유의해야 한다. 단일 근육 내에서 생성되는 힘은 활성화된 운동단위의 수에 따라 증가한다. 단 하나의 운동단위만 활성화되면, 생성되는 힘은 매우 미미하다. 여러 개의 운동단위가 동시에 활성화되면 더 큰 힘이 발휘된다. 근육 내의 모든 운동단위가 활성화되면, 그 근육은 최대의 근력을 생성하게 된다. 이와 같이, 운동단위의 수를 조절하여 근력이 조절되는 현상을 **다중 운동단위 동원(multiple motor unit recruitment)** 또는 **공간적 가중(spatial summation)**이라고 한다.

근육이 발생시키는 힘의 단계적 조절은 개별 운동단위가 생성하는 힘의 크기를 조절함으로써도 이루어질 수 있다. 이러한 조절 방식은 **파동 중합(wave summation)** 또는 **시간적 중합(temporal summation)**이라 불리며, 이는 알파 운동뉴런이 하나의 운동단위에 속한 근섬유를 자극하기 위해 활동전위(action potential)를 생성하는 빈도에 의해 결정된다. 운동단위는 단일 신경충동(활동전위)에 반응하여 단일 **근육연축(muscle twitch)**을 생성한다. 연축은 짧은 시간 동안 근육이 수축하여 힘을 만들어내는 현상으로, 이후에는 해당 운동단위의 이완기(relaxation)가 뒤따른다. 그러나 축삭을 통해 전도된 두 개의 충동이 짧은 시간 간격을 두고 근섬유에 도달할 경우, 첫 번째 연축의 이완이 완료되기 전에 두 번째 연축이 발생하게 된다. 이는 수축성 사건(연축)의 지속 시간이, 이를 유발하는 흥분성 사건(신경충동)보다 더 길기 때문이다. 이 결과로, 두 번째 연축은 첫 번째 연축의 힘에 중첩되어(total summation) 총 생성력이 증가하게 된다. 뉴런이 활동전위의 발생 빈도를 조절할 수 있는 능력을 **비율 부호화(rate coding)**라고 한다. 운동신경의 발화율이 점진적으로 증가함에 따라 파동(연축) 중합도 가속화되며, 충동이 충분히 높은 빈도로 반복될 경우 각 연축이 완전히 융합되어 연축 사이에 이완 징후가 사라진다(그림 4-21). 이러한 완전한 연축의 융합 상태를 **강직(tetanus)**이라 하며, 이는 하나의 운동단위가 생성할 수 있는 최대 수축력이다. 근육은 다중 운동단위 동원(multiple motor unit recruitment)과 비율 부호화(rate coding)를 통해 힘을 정밀하게 조절할 수 있으며, 이로 인해 근육이 생성할 수 있는 힘의 강도는 사실상 무한에 가까운 단계로 변화할 수 있다. 이러한 힘 조절 능력은 높이뛰기와 같은 순간적 폭발력을 요구하는 운동부터, 네트를 간신히 넘기는 테니스의 드롭샷과 같은 섬세한 기술 동작에 이르기까지 다양한 운동기술을 적절히 수행하는 데 필수적이다.

운동뉴런 운동 기록

근육 수축 측정

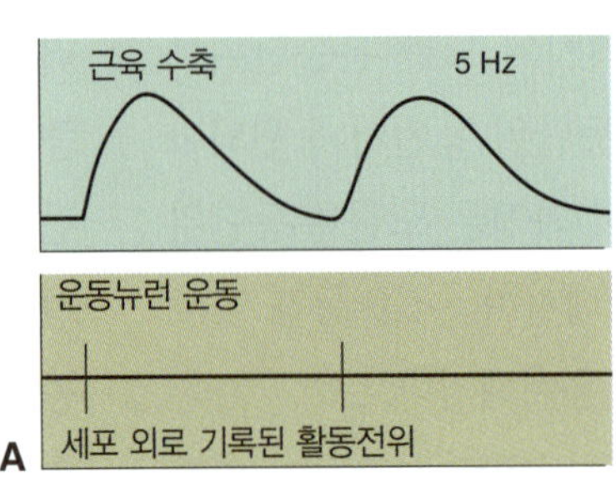

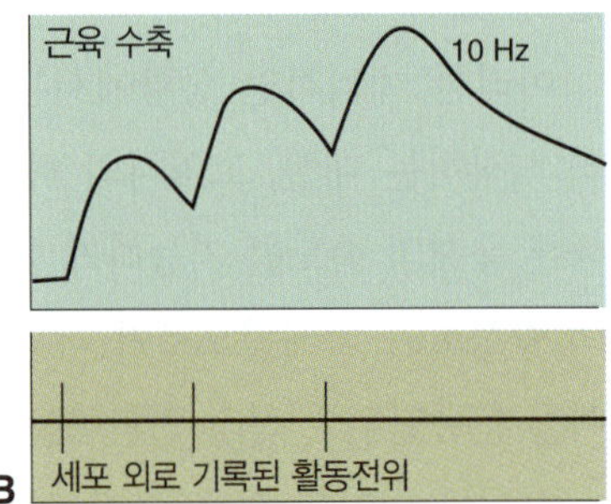

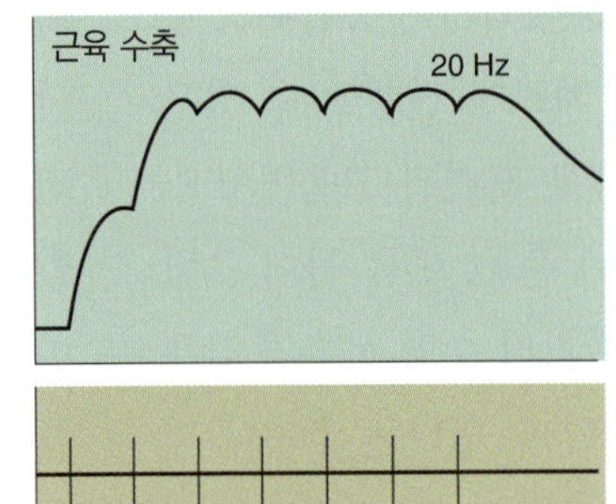

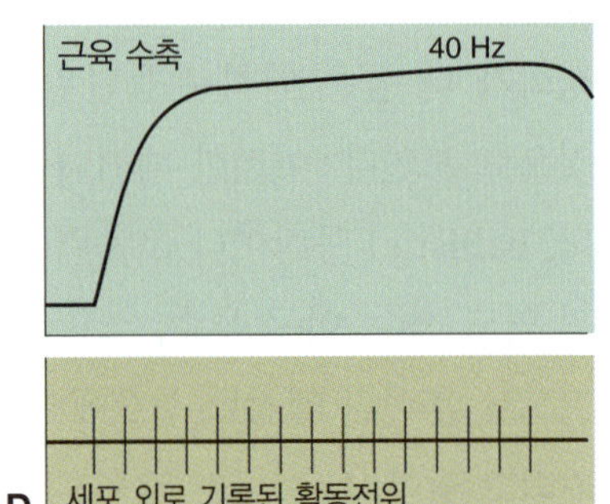

그림 4-21 **파동 중합(wave summation) 또는 빈도 중합(frequency summation)은 하나의 운동단위 집합이 반복적으로 자극을 받아, 결국 강직성 근수축을 통해 최대 수축력이 생성되는 현상이다. (A)** 각 활동전위 사이에 완전한 이완이 존재하는 상태. **(B)** 연속적인 자극에 의해 파동 중합이 발생하는 상태. **(C)** 연축이 완전히 융합되지 않은 불완전 강직(unfused tetanus) 상태. **(D)** 이완이 완전히 소실되어 지속적 수축이 유지되는 완전 강직(tetanus) 상태. (Bear M, Connors B, Paradiso M. *Neuroscience: Exploring the Brain*. 2nd. Baltimore, MD: Lippincott Williams & Wilkins, 2000에서 허가를 받아 재인쇄함.)

속성 검토

- 운동단위(motor unit)는 근육에 가해지는 힘의 요구 수준에 따라 작은 단위부터 큰 단위 순서대로 동원된다.
- 개인의 유전적 특성은 운동 시 동원 가능한 운동단위의 유형(예: 느린 섬유, 빠른 피로 저항성 섬유[FFR], 빠른 피로성 섬유[FF])의 비율을 결정한다.
- 빠른 운동단위(fast motor units)는 운동축삭(motor axon)의 지름, 그리고 지배하는 근섬유의 크기 및 수에서 느린 운동단위보다 크다.
- 낮은 역치(low-threshold)의 운동단위를 우선적으로 동원하면, 고강도 힘이나 폭발력이 필요하지 않을 때 피로를 지연시킬 수 있다.
- 비동시적(asynchronous) 운동단위 동원은 힘 요구가 낮을 때 발생할 수 있으며, 이 또한 지속적인 근수축 시 피로를 늦추는 데 기여한다.
- 일부 동물에서는 빠른 운동단위가 먼저 동원되는 예외적인 패턴이 나타나며, 이는 더 빠른 움직임 속도를 가능하게 한다. 인간의 경우, 낮은 역치 운동단위의 임계값이 더 낮아지는 방식으로 고역치 운동단위로의 전환이 빨라지고, 이는 더 빠른 속도와 높은 파워 생산을 가능하게 한다.
- 전부 또는 전무의 법칙(all-or-none law)에 따라, 하나의 운동단위가 동원되면 그에 속한 모든 근섬유는 수축 또는 연축(twitch) 반응을 일으킨다.
- 근육이 발생시키는 힘의 크기는 활성화되는 운동단위의 수에 따라 조절된다.
- 운동단위의 선택적 활성화(selective activation), 운동단위 간의 크기 차이, 각 운동단위의 속도 부호화(rate coding)는 정밀하고 단계적인 힘 조절(graded force production)을 가능하게 한다.
- 운동단위는 단일 신경충동에 의해 단일 연축을 일으킨다.
- 이러한 단일 연축이 시간적으로 완전히 중첩(summation)되면, 결과적으로 강직(tetanus) 상태가 발생하며, 이는 해당 운동단위가 생성할 수 있는 최대 수축력을 의미한다.

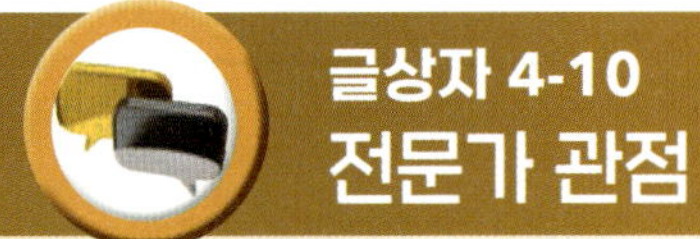

글상자 4-10
전문가 관점

근전도 검사

Joseph P. Weir, PhD, FACSM, FNSCA
교수 겸 학과장
보건, 스포츠 및 운동 과학과
교육대학
캔자스 대학교

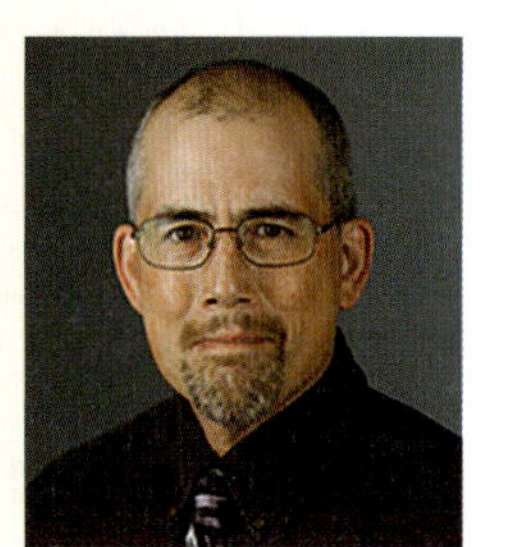

근전기록장치(EMG)는 근육이 수축하도록 자극받을 때 발생하는 전기신호를 측정하는 장치이다. 구체적으로 이 장치는 근육세포막(근섬유막)에서 발생하는 활동전위를 기록하기도 한다. 신경계가 운동단위 수준으로 골격근을 활성화시키고, 또 그 운동단위 내의 근섬유가 서로 수축할 것이기 때문에 근전도검사자들은 이 근전기록장치를 운동단위활동전위(MUAPs)의 측면에서 논의한다.

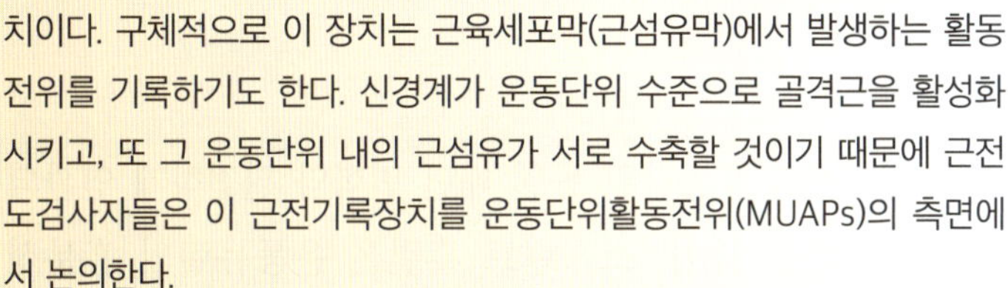

일반적으로 두 가지 방법으로 이 장치를 이용하여 근전도를 기록할 수 있다. 첫 번째 방법은, 표면전극을 힘살 위로 가져오는 것이다. 이 방법은 비록 많은 시스템이 피부에 직접적으로 연결되어야 하는 작은 바이오앰프를 요하긴 해도, 심장의 전기적활동량(심전도[ECG])을 측정하는 방법과 비슷하다. 표면전극을 측정하기 전에 측정부위 피부에 어떠한 사전준비를 해야 하는데, 이는 보통 알코올로 피부를 꼼꼼히 닦는 것을 포함한다. 일부 경우에서는 전기 임피던스가 최소화될 수 있도록 제모를 하거나 피부를 벗기는 작업을 필요로 하기도 한다. 기존에 쓰이던 표면근전도 측정방식으로는 개별적인 운동단위활동전위(MUAPs)를 눈으로 확인할 수 없었다. 그 대신 그 많은 운동단위활동전위가 측정된 부위 아래에 존재하며 간섭무늬라고 불리는 결과를 가져오는데, 이 간섭무늬는 지질학의 음향신호나 지진신호와 비슷한 무늬이다. 두 번째 방법은 침근전도로, 바늘전극을 힘살에 삽입하는 방법이다. 운동학에서 이 바늘전극은 주로 표면전극으로 접근할 수 없는 심부근육을 측정하기 위해 쓰인다. 침근전도는 또한 개별적인 운동단위활동전위를 측정할 수 있기 때문에 임상전기진단에서도 쓰인다. 다방면의 근육장애나 신경장애는 운동단위활동전위의 모양이나 침근전도 검사로 확인된 다른 특징들로 발견될 수 있다.

최근에 상대적으로 작은 공간에 투입되어 다수의 작은 표면근전도전극을 이용하는 새로운 표면근전도 기술이 개발되었다. 덕분에 침을 사용하지 않으며 개별 운동단위활동전위를 기록할 수 있는 가능성이 열렸고, 근전도 조사의 새로운 개척 중 하나로 떠올랐다.

운동학에서 표면근전도는 일반적으로 세 가지 수량화 접근으로 연구된다. 우선, 근전기록장치는 근육활성화 타이밍을 조사하는 데 쓰인다. 여기서 근전도 폭발의 시작과 끝이 측량된다. 만약 다양한 근육이 동시에 측정되면, 걷기, 달리기 및 리프팅 등의 활동에서 근육 활성화가 어떠한 패턴으로 진행되는지 연구하는 데 있어 주동근, 길항근과 공력근의 활성화 타이밍이 길을 제시해줄 수 있다. 이러한 정보는 임상학적으로 사용될 수도 있다. 예를 들어 임상 보조 실험실에서는 운동학적, 운동역학적 연구와 함께 뇌성마비와 같은 상태를 겪고 있는 사람의 기능장애를 특징화하는 데 도움을 주기 위해 표면근전도를 이용한다. 여기서 그 정보는 정형외과수술 집도의 가이드가 되어줄 수 있다. 둘째로, 근전도 신호의 진폭이 수량화될 수 있다. 일반적으로 다른 것이 모두 변함없다고 가정했을 때 전압변화가 시간단위당 커질수록 운동단위 활성화의 범위도 커진다. 그래서 이렇게 근전도신호의 진폭을 수량화하는 것이 연구원이나 임상의로 하여금 수축강도를 측정할 수 있도록 한다. 근전도신호의 진폭은 또한 근육피로가 일어나는 동안에도 다양하게 나타나는데, 따라서 근전도 진폭의 변화는 종종 근육피로에 대해 연구하기 위해 쓰이기도 한다. 마지막으로, 주파수영역분석은 연구원이 다양한 주파수대에서 얼마나 많은 양의 신호 에너지가 나타나는지를 중심으로 근전도를 특징지을 수 있도록 한다. 일반적으로 표면근전도는 측정시스템에 따라 모든 신호 에너지를 초당 500회전 이하와 10에서 20헤르츠 사이의 주파수로 나타난다. 주파수영역분석은 종종 근육피로를 연구하는 데 쓰인다. 근육이 피로를 느끼면서 발생하는 여러 가지 변화 중에 하나로 근섬유막을 따라 일어나는 활동전위의 수축속도가 느려지는 경향이 있다. 이 경향은 표면극전도신호의 주파수 특징을 변화시키고, 주파수영역분석으로 인해 수량화될 수 있다.

운동에 대한 신경 적응

운동에 대한 신경 적응은 신체 수행 능력의 향상을 촉진하며, 운동이 뇌 건강과 인지 기능을 향상시킬 수 있다는 근거도 지속적으로 증가하고 있다. 신경 구동은 근육 내 활성화된 운동단위의 동원과 비율 부호화가 결합된 신경 자극의 총합으로, 훈련 적응의 핵심 메커니즘 중 하나이다. 신경 구동은 중추신경계에서 시작되어 말초신경계로 전달되며, 통합 근전도 표면 전극 기법을 통해 정량화할 수 있다(글상자 4-10). 통합 근전도는 근육 내 전기적 활동을 측정하며, 이는 신경과 근섬유의 활동을 모두 포함하고, 근육으로 전달되는 신경 구동의 양을 나타낸다.

고전적인 일련의 연구에서, 8주간의 저항 훈련은 통합 근전도 활동 대비 근력의 비율이 더 낮은 수준으로 변화하는 결과를 보였다.[46-48] 훈련된 근육은 동일한 하위 최대 하중을 더 낮은 통합 근전도 활동으로 생성하였으며, 이는 같은 수준의 신경 구동에 대한 수축 반응의 효율성이 증가했음을 시사한다. 이러한 전기 자극에 대한 민감도 증가는 하위 최대 강도에서 근육 활성화가 증가했거나, 운동단위의 동원 순서가 보다 효율적으로 재구성되었음을 의미할 수 있다. 그러나 일부 연구에서는 훈련 후에도 근육의 활성화가 유의미하게 증가하지 않았다고 보고하였으며[45], 이는 근력 증가가 주로 운동단위 동원 패턴의 개선에 기인했을 가능성을 시사한다.

하위 최대 수준에서의 적응 외에도, 저항 훈련은 최대 노력 시 통합 근전도 수치의 증가를 유도하며, 이는 근육으로 전달되는 최대 신경 구동이 향상되었음을 의미한다. 실제로, 계산상으로는 근비대에 따른 근력 증가가 약 9%로 예측되었지만, 실제 근력 증가는 약 30%에 달하였다. 이러한 결과는 신경 구동의 증가가 근력 향상에 결정적인 역할을 한다는 주장을 뒷받침한다.[19] 게다가 이러한 신경계의 적응은 훈련 초기에 빠르게 발생하며, 저항 훈련 프로그램의 첫 몇 주 동안 나타나는 급격한 근력 증가는 근비대가 거의 없이도 발생하고, 이는 주로 훈련된 근육에 대한 신경 활성화 증가로 설명된다.[27] 신경계가 초기 근력 향상에 미치는 영향은 그림 4-22에서 확인할 수 있다. 또한 근육 비사용에 수반되는 초기 및 현저한 근력 감소는 주로 최대 수축 근육에 대한 신경 구동의 감소에 기인한다는 사실도 밝혀졌다.[14]

근육 기능 향상에 기여하는 또 다른 신경 적응은 운동단위 발화의 동기화 증가이다.[38] 동기화 수준이 높아질수록 동시에 발화하는 운동단위의 수가 많아지고, 이는 총 신경 활성도를 증가시킨다. 근력 훈련 이후 이러한 동기화의 증가는 근육이 최대 수축력에 도달하는 시간을 단축시켜, 파워 향상에 크게 기여하는 것으로 나타났다. 이는 투포환, 창던지기 등과 같은 순간적인 고강도 운동에서 특히 유용하다.

적절히 훈련된 운동선수들이 보여주는 우수한 근력 및 파

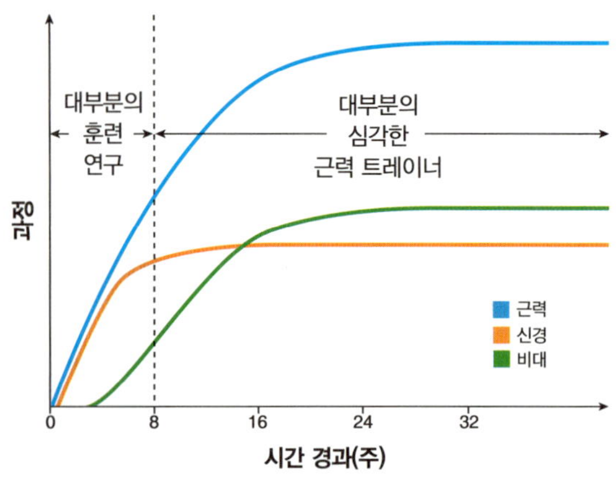

그림 4-22 훈련 초기 몇 주 동안의 근력 증가는 주로 신경계 적응에 기인한다. 훈련이 지속됨에 따라 근력 증가는 골격근의 근비대에 의해서도 나타난다.

워는 신경계의 운동단위 동원 패턴 변화와 밀접하게 연관되어 있다. 예를 들어, 스프린트 훈련은 운동뉴런의 **흥분성(excitability)**을 증가시켜 고역치 운동단위를 더 쉽게 동원할 수 있게 하고, 운동축삭의 신경 전도 속도를 향상시켜 해당 운동단위의 힘 생성 속도를 높이는 것으로 보고되었다.[56]

고강도 파워 트레이닝을 받은 운동선수의 고역치 운동단위에서는 흥분성 증가와 신경 전도 속도의 향상이 관찰되며, 이는 생성되는 힘과 최대 수축력에 도달하는 속도를 증가시킨다. 그러나 이러한 고역치 운동단위는 대사적 특성상 쉽게 피로에 도달한다. 파워 운동선수와 지구력 운동선수의 근육 수행력을 비교한 연구에서, 파워 운동선수는 대퇴사두근의 초기 근력과 파워에서 더 높은 수치를 보였다. 그러나 최대 노력 하지 신전 운동을 반복적으로 실시한 후에는, 파워 운동선수들이 오히려 더 큰 폭의 근력 및 파워 감소를 경험하였다. 이와 함께 통합 근전도 활동도 더 큰 폭으로 감소하였는데, 이는 고역치 운동단위의 참여가 감소하였음을 시사한다. 이와 같은 결과는 고강도 파워 훈련이 빠른 고역치 운동단위의 동원 능력을 향상시키긴 하나, 해당 단위들이 저역치 운동단위에 비해 여전히 피로에 더 취약함을 보여준다.

조정(rowing)과 같이 복잡한 협응이 요구되는 운동 종목에서는, 신경 동원 양상이 근육 내 국소적인 수준을 넘어 근육 간 조절의 형태로 적응하는 것으로 보인다. 예를 들어, 고도로 숙련된 조정 선수들은 비숙련 선수들보다 조정 동작의

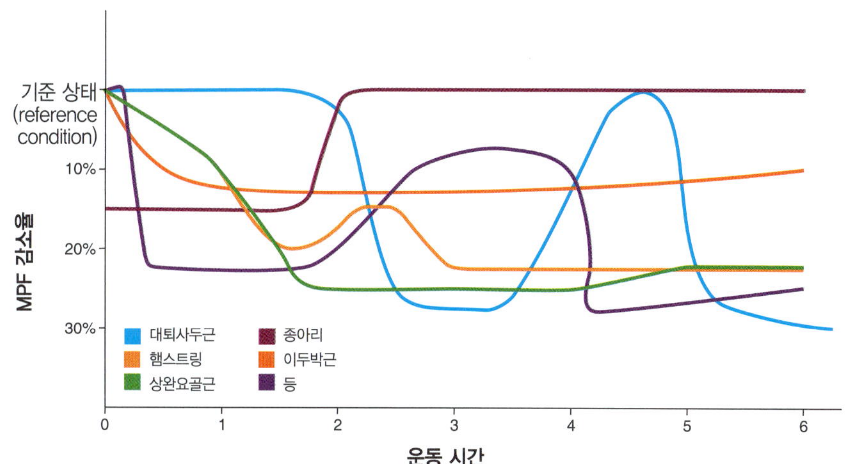

그림 4-23 6분간의 조정 동작 동안 엘리트 조정선수들의 다양한 근육군에서 측정된 상대 평균 주파수(MPF)의 변화. MPF의 감소는 해당 근육군의 사용이 줄어들었거나 피로가 누적되었음을 의미한다. (출처: So RC, Tse MA, Wong SC. Application of surface electromyography in assessing muscle recruitment patterns in a six-minute continuous rowing effort. *J Strength Cond Res*. 2007; 21(3): 724-730. Copyright © 2007 National Strength and Conditioning Association. Adapted with permission from National Strength and Conditioning Association, Colorado Springs, CO, USA.).

복잡한 파워 스트로크 과정에서 여러 근육군을 더 능숙하게 동원하는 것으로 나타났다(그림 4-23).[61] 엘리트 선수들은 6분간의 조정 동작에서 참여하는 근육군 간의 동원 순서를 유연하게 전환하였다. 예를 들어, 초기 2분 동안은 대퇴사두근에 더 많이 의존하였고, 2~4분 구간에서는 등근육에 더 많은 부하를 분산시켰으며, 5분 시점에서는 다시 대퇴사두근의 사용 비중을 높였다. 반면, 비숙련 선수들은 이러한 근육군 간의 사용 전환을 효과적으로 수행하지 못하였다.

강도 및 파워 트레이닝이 신경계에 더 뚜렷한 변화를 유발하는 반면, 지구력 훈련 후에도 일부 신경 적응이 나타난다. 대표적인 예는 저역치 운동단위의 비동시적 동원 패턴의 개선이다. 장시간 지속되는 하위 최대 운동 동안 동일한 근육 내에서 저역치 운동단위들이 번갈아 활성화되는 방식은 개별 운동단위에 짧은 휴식 간격을 제공하게 되며, 이로 인해 해당 단위들의 피로 누적을 줄일 수 있다. 이러한 적응은 고역치 운동단위의 동원 필요성을 낮춤으로써, 피로에 더 잘 저항하는 저역치 운동단위 중심의 에너지 효율적인 운동수행을 가능하게 한다.

운동단위의 중요한 구성 요소 중 하나는 신경근접합부(NMJ)로, 이는 운동뉴런이 지배하는 근섬유와의 사이에서 신경 자극이 전달되는 시냅스이다. 신경계와 근육계 양쪽에 모두 속하는 구조인 신경근접합부는 운동 훈련에 따라 적응을 일으키는 부위이기도 하다(글상자 4-11). 신경근접합부의 주요 구조적 특징은 운동 축삭의 종말부에 위치한 아세틸콜린을 포함하는 소포들과, 근섬유의 근세포막(sarcolemma) 말단판(endplate) 부위에 존재하는 아세틸콜린 수용체이다(그림 4-24). 신경근접합부는 오랫동안 신경근 피로의 주요 발생 부위로 알려져 있었지만,[62] 최근에는 운동 훈련에 따라 긍정적인 적응이 나타나 신경근 피로의 발현을 지연시킬 수 있음이 밝혀졌다. 예를 들어, 지구력 훈련은 시냅스 전부에 위치한 아세틸콜린 소포와 시냅스 후부에 위치한 수용체의 수를 각각 약 30% 증가시키며, 그 결과 피로가 지연되고 지구력 수행력이 향상된다.[16,18] 또한 저항성 운동도 신경근접합부의 크기를 약 15% 증가시키는 것으로 나타났으나,[15] 그 효과는 지구력 훈련보다는 작았다. 이처럼 다양한 형태의 훈련으로 유도되는 적응은 스포츠 수행력을 향상시키는 데 기여한다. 운동 적응에 있어서 중추신경계는 점점 더 중요하게 인식되

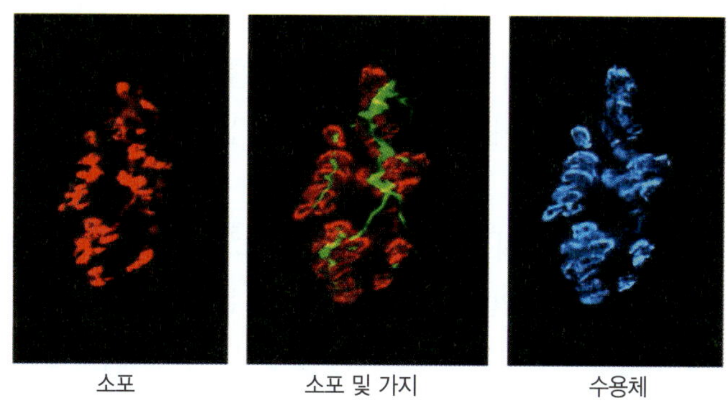

그림 4-24 형광 염색된 신경근접합부(NMJ)의 현미경 사진. 빨간색 염색은 아세틸콜린을 포함한 시냅스 전 소포를, 녹색 염색은 시냅스 전 신경 말단 가지들을, 파란색 염색은 아세틸콜린 수용체를 나타낸다. 오른쪽 아래 패널은 세 가지 NMJ 구성 요소를 모두 중첩한 이미지이다. (사진 제공: Dr. Michael Deschenes, The College of William and Mary, Williamsburg, VA.)

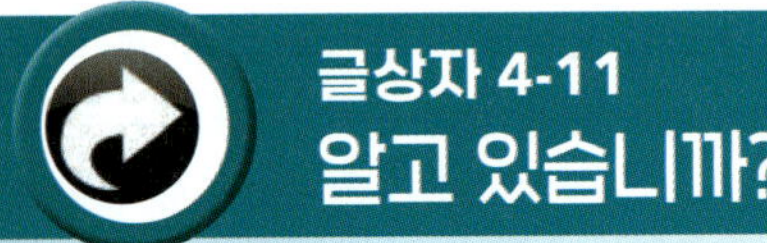

글상자 4-11
알고 있습니까?

신경근접합부와 운동

신경근접합부는 운동뉴런이 생성한 흥분성 신호가 근섬유 표면으로 전달되어 최종적으로 근섬유의 수축을 유도하는 축삭과 근섬유 사이의 틈이다. 흥미롭게도, 여러 연구에 따르면 신경근접합부는 골격근 수축력이 감소하는 신경근 피로의 잠재적 발생 부위 중 하나로 작용할 수 있다.

근섬유와 마찬가지로, 신경근접합부의 구조 및 신경전달물질 농도는 규칙적인 운동 훈련에 대해 놀라운 적응성을 보인다. 예를 들어, 수 주간의 트레드밀 러닝 프로그램은 신경근접합부의 시냅스 전(신경 말단)과 시냅스 후(근섬유 말단판) 부위 모두의 크기를 유의미하게 증가시키는 것으로 나타났다. 이러한 적응은 신경전달물질을 포함한 시냅스 전 소포의 수와, 신경전달물질이 방출될 때 이를 결합하는 시냅스 후 수용체의 수가 증가한 것과 관련이 있다. 이러한 구조적 변화는 신경에서 근육으로의 신호 전달을 더욱 효율적으로 만들며, 그 결과 신경근계가 장시간 활성화될 때 피로가 감소한다. 실제로, 지구력 훈련을 받은 동물에서는 지속적인 신경 자극 시 자연스럽게 발생하는 신경 말단에서의 신경전달물질 방출량 감소와 근섬유 말단판에서의 결합 감소가 유의하게 억제되는 것으로 밝혀졌다. 이는 신경근 전달 실패 및 자극된 근섬유의 반응 실패 빈도를 낮추는 결과로 이어진다.

신경근접합부에 영향을 미치는 것은 지구력 훈련뿐만이 아니다. 수 주간 실시된 저항성 운동 프로그램 또한 유사하지만 다소 덜 뚜렷한 수준의 신경근접합부 재구성을 유도하는 것으로 나타났다. 지구력 훈련은 신경근접합부의 시냅스 전·후 부위 크기를 약 30% 증가시킨 반면, 저항성 운동은 약 15% 수준의 증가를 보였다. 이러한 차이는 지구력 운동이 지속적인 활동을 포함하는 반면, 저항 운동은 간헐적인 활동이 특징이라는 점에서 비롯된 것으로 보인다. 그러나 두 형태의 운동 훈련 모두에서 시냅스 전·후 적응은 신경전달물질의 방출 및 결합 속도 유지, 그리고 신경 자극에 따른 근섬유 수축 가능성 유지를 위해 밀접하게 연동되어 있는 것으로 보고된다.

운동 훈련으로 인해 향상되는 신경근계의 능력을 고려할 때, 그 개선에 있어서 신경근접합부가 수행하는 중요한 역할은 간과되어서는 안 된다. 신경근접합부의 재구성은 신경근 수행능력의 향상과 밀접하게 연관되어 있다.

추가 참고문헌:

1. Deschenes M, Judelson DA, Kraemer WJ, et al. Effects of resistance training on neuromuscular junction morphology. *Muscle Nerve.* 2000;23:1576.

고 있으며, 기술 발전은 뇌 기능에 대한 새로운 통찰을 가능하게 하고 있다. 뇌의 작동 방식과 그 적응 메커니즘을 우리는 이제 막 이해하기 시작한 단계이지만, 최근과 고전적 연구들은 그 메커니즘에 대한 중요한 실마리를 제공한다. 급성 근력 생성 과정에서 뇌의 역할에 대해서는 논란이 있으나, 여러 연구들은 운동 강도 및 근력 발생 속도가 증가함에 따라 운동 피질의 활동도 역시 증가함을 보여준다.[5, 37, 58, 60] 이러한 피질 활동 증가의 원인에 대해서는 여전히 논쟁이 있으며, 이는 실제 생성된 힘 자체를 반영하는 것인지, 힘에 대한 지각인지, 또는 감각 피드백 처리 과정인지, 혹은 이들 모두인지를 둘러싸고 이견이 있다. 최근의 한 연구에서는 고도로 훈련된 리프터들이 정해진 반복 횟수를 여러 세트에 걸쳐 수행하는 과정에서 부하가 감소하더라도 피로가 누적될수록 운동 피질의 활성도가 증가하는 것이 확인되었다(그림 4-25).[20] 다른 연구에서는 운동 전에는 지각된 힘이 피질 활동을 결정하고, 실제 힘 생성은 운동 중 피질 활동을 결정한다는 점을 보여주었다.[59] 이와 관련된 한 정교한 실험에서는 참가자들이 화면에 제시된 목표 수축력에 맞추어 등척성 손가락 수축을 수행하도록 하였고, 실질적인 힘 생성과 시각적 피드백 간의 불일치를 유도함으로써 피험자들을 속였다. 예를 들어, 피험자에게 최대 수의적 수축력의 70%에 해당하는 힘을 생성하라고 지시하였지만, 실제로는 시각적 표시와 일치한 힘이 최대치의 50%에 불과하였다. 이 결과는 운동 피질이 힘 생성의 속도와 크기를 조절하거나 감지하고 있으며, 피로가 누적될수록 감각 정보 처리량이 증가하여 피질 활동도 증가할 수 있음을 시사한다. 또한 운동 이전에 나타나는 피질 활성은 그 운동에 대한 지각과 관련되어 있으나, 실제 운동 중에 나타나는 피질 활동과는 구분되어야 한다. 운동 전 피질 활성의 생리학

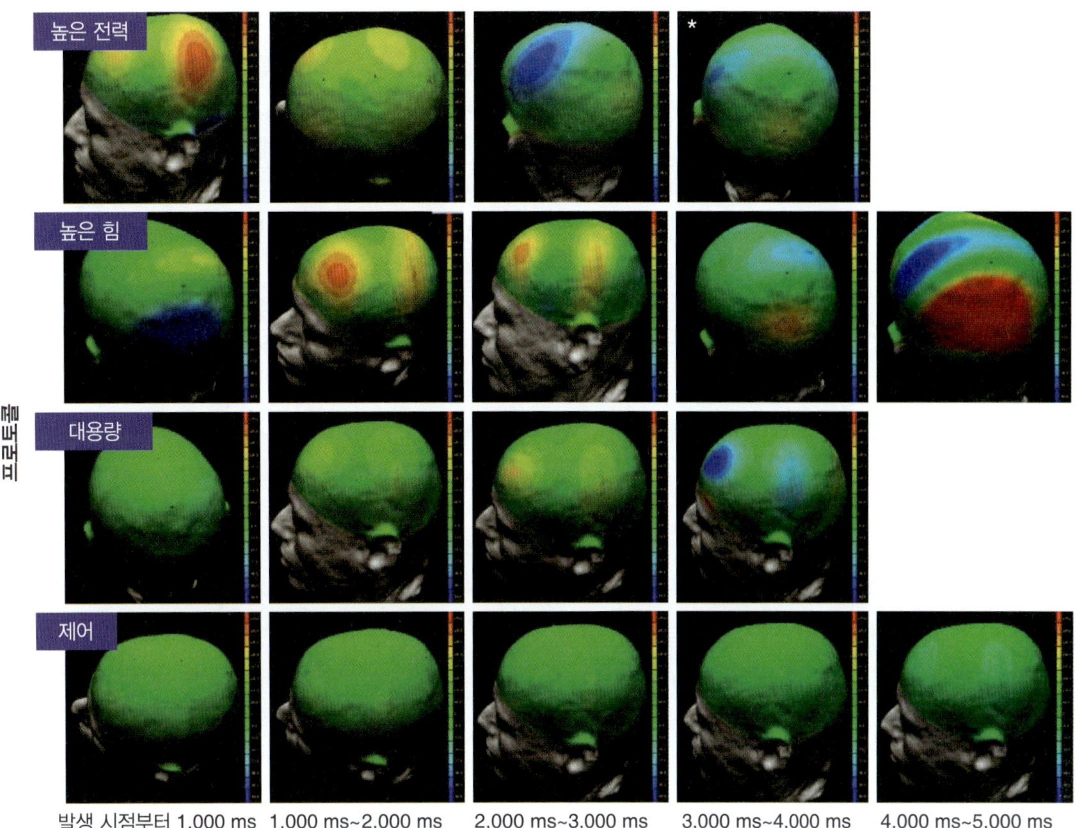

그림 4-25 스쿼트 운동 중 서로 다른 저항 부하를 수행할 때 나타나는 뇌의 뇌파(EEG) 기록. 상단 패널은 1회 최대 반복량(1 RM)의 30% 부하로 파워 점프 스쿼트를 수행한 후의 대뇌 피질 활성도를 나타낸다. 두 번째 패널은 1 RM의 95% 부하로 3회 반복을 6세트 수행한 경우의 대뇌 피질 반응이며, 세 번째 패널은 1 RM의 80% 부하로 10회 반복을 6세트 수행했을 때의 반응이다. 가장 아래 패널은 대조 조건(control condition)을 보여준다. (자료 제공: Dr. Kraemer's laboratory)

적 의미는 아직까지 명확하게 규명되지 않았다.

운동 훈련에 따른 중추신경계의 적응 메커니즘에 대해서는 아직 밝혀진 바가 많지 않지만, 세 가지 연구 결과 시리즈는 흥미로운 시사점을 제공한다.

첫째, 고해상도 뇌 영상 기술을 활용한 여러 연구에서 새로운 과제를 학습하거나 그 과제의 특성(예: 동작의 속도, 힘, 정밀성 등)이 발달할수록 운동 피질의 활성 범위와 강도가 증가한다는 것이 입증되었다(그림 4-26).[39] 또한 반복적인 연습을 통해, 운동을 상상하는 동안의 피질 활동이 실제 운동을 수행할 때 나타나는 활동과 점점 더 유사해지는 경향이 있는

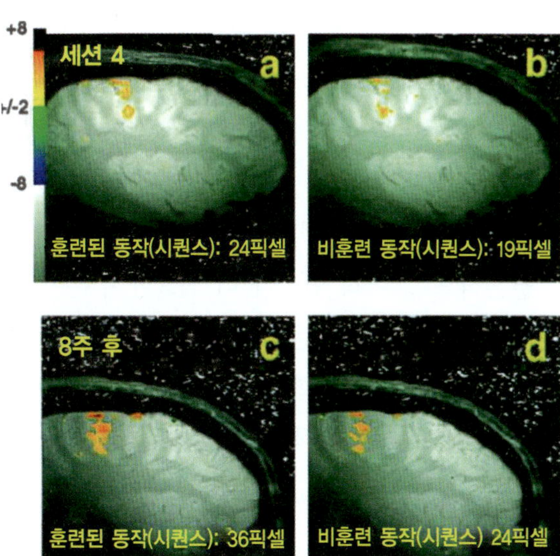

그림 4-26 8주간의 훈련에 따른 운동 피질의 적응. 일정한 손가락 움직임 순서를 포함한 과제를 8주간 훈련한 결과, 대뇌 운동 피질 내의 "운동 지도(motor map)"가 확장되고(픽셀 단위), 활성화 강도도 증가하였다. 이러한 신경 적응은 단 4회 세션 후에도 나타나며, 피질 활동의 증가는 과제 수행의 정확성과 수행 속도 향상과 밀접하게 연관되어 있다. (Karni A, Meyer G, Rey-Hipolito C, et al. The acquisition of skilled motor performance: fast and slow experience-driven changes in primary motor cortex. *Proc Natl Acad Sci U S A.* 1998; 95(3):861-868에서 허가를 받아 사용함. Copyright(1998) National Academy of Sciences, USA.)

것으로 보고되었다.[43]

마지막으로, 12주간의 실제 신체 훈련이 근력을 53% 향상시킨 반면, 정신적으로만 수축을 상상하는 이른바 "정신적 수축(mental contractions)"만으로도 35%의 근력 향상이 가능하다는 결과가 제시되었다.[53] 이들 연구를 종합하면, 실제 신체 훈련뿐만 아니라 운동의 시각화만으로도 신경계의 활동 및 참여가 증가하며, 이러한 신경 활동의 증가는 근력 향상으로 이어질 수 있음을 알 수 있다.

두 번째 연구 시리즈는 교차 교육(*cross education*) 개념에 관한 것이다. 이는 일측성 훈련이 반대편(비훈련측) 사지에 미치는 영향을 다룬다. 관련 연구들은 단일측 훈련이 반대편 사지의 근력 향상도 유도할 수 있다는 점을 공통적으로 보여준다.[44] 최근 메타분석 연구에서는 다수의 실험 결과를 종합하여 보다 확정적인 결론을 도출하였고, 그 결과 비훈련 사지에서도 평균 8%의 근력 증가가 나타났다. 그러나 일부 연구에서는 최대 20%까지 증가한 사례도 보고되었다.[49] 이러한 교차 교육 효과는 앞서 제시된 중추신경계의 적응 메커니즘에 의해 설명될 수 있으며, 특히 한쪽 사지의 기능 제한이 흔한 임상 재활 분야에서 실무자들에게 매우 중요한 임상적 함의를 갖는다.

세 번째로, 한 획기적인 연구에서는 저주파 경두개 자기자극(transcranial magnetic stimulation, TMS)을 통해 뇌의 정상적인 활동을 방해한 결과, 4주간의 저항 훈련 효과가 거의 50% 감소한 것으로 나타났다.[36] TMS는 비침습적으로 뇌에 전자기 펄스를 전달하는 기술이다. 이 연구 결과는 훈련 적응 과정에서 뇌가 반드시 필요한 역할을 한다는 점을 시사하며, 동시에 다음과 같은 의문을 제기한다. 일상적인 행동이나 경험도 뇌 활동에 영향을 주어 훈련 적응의 유지나 발달을 방해할 수 있는가? 그렇다면 그 메커니즘은 무엇인가?

결론적으로, 아직 연구가 더 필요한 부분이 많지만, 신체 움직임과 그 관련 특성은 특정한 뇌 활동으로 표현되며, 실제 훈련 또는 훈련의 시각화는 신경세포의 표현과 활동을 증가시켜 결과적으로 신체 수행능력을 향상시킨다. 이러한 메커니즘은 단측 훈련이 반대편 사지의 근력을 향상시키는 교차 교육 현상을 설명하는 데에도 유용하다. 끝으로, 운동 중 발생하는 뇌 활동은 훈련 적응의 핵심 구성 요소이며, 이러한 뇌 활동이 방해받을 경우 운동 수행력의 향상도 감소하게 된다.

속성 검토

- 통합 근전도(EMG) 기법은 근육과 신경 내의 전기적 활동을 측정하여, 해당 근육에 전달되는 신경 구동(neural drive)의 크기를 나타낸다.
- 근육에 전달되는 최대 신경 구동이 증가하면 근력도 함께 증가한다.
- 훈련 후에는 운동단위의 활성화가 개선되거나 동원 패턴이 보다 효율적으로 변화함에 따라, 동일한 부분 최대 하중을 생성하기 위해 요구되는 신경 구동의 양이 감소한다.
- 운동단위 발화의 동기화가 높을수록 특정 시점에 동시에 발화하는 운동단위 수가 많아진다.
- 규칙적인 운동 훈련은 근육 내 운동단위의 발화 패턴 동기화를 향상시킬 수 있다.
- 운동단위 발화의 동기화가 증가하면 최대 수축력에 도달하는 데 필요한 시간이 단축되며, 파워 향상에 기여한다.
- 훈련은 과제 수행에 관여하는 여러 근육의 동원 순서를 효율적으로 전환하는 능력을 향상시켜 피로를 예방하고 수행능력을 향상시킬 수 있다.
- 신경근접합부는 운동 훈련에 적응하여, 아세틸콜린을 포함하는 시냅스 전 소포와 시냅스 후 수용체의 수가 증가한다.
- 운동 과제와 그에 따른 단기 프로그램 변수는 뇌 활동 패턴에 반영된다.
- 뇌는 신체 운동 또는 운동의 시각화에 적응하며, 이러한 뇌의 적응은 운동 유도성 수행력 향상에 핵심적인 역할을 한다.

신경계의 실용적 적용

그렇다면 신경계에 대한 이론적 지식을 실제 운동 프로그램에 어떻게 적용할 수 있을까? 우선 주목해야 할 한 가지는, 훈련 세션에서 수행하는 활동의 유형이 어떤 종류의 근육섬유가 얼마나 활성화되는지를 결정한다는 점이다. 이는 특이성의 원리에 기반하며, 신경계에 의해 활성화된 근육섬유만이 훈련의 효과를 얻을 수 있기 때문이다.

또 하나의 중요한 적용은, 근육 내에서 동원되는 운동단위의 특성은 운동 과제의 요구 수준과 그 운동이 수행되는 생체역학적 자세에 따라 달라진다는 점이다(그림 4-27). 예를 들

휴식 제어

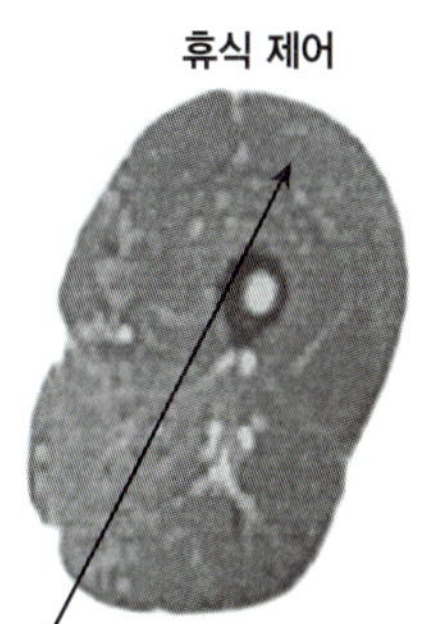

운동 후

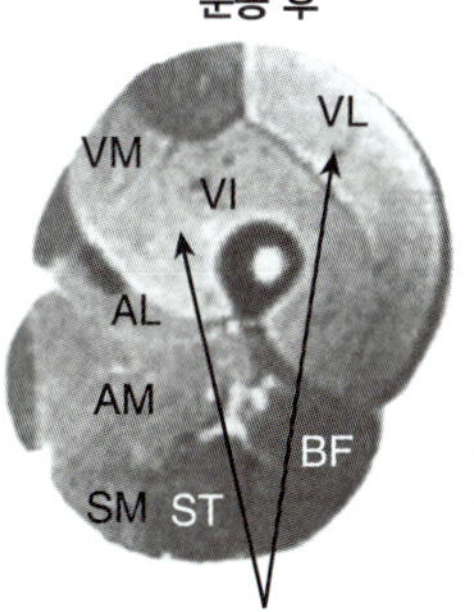

VM: 내측광근
VL: 외측광근
VI: 중간광근
BF: 대퇴이두근
ST: 반건양근
SM: 반막양근
AM: 대내전근
AL: 장내전근

더 짙은 색은 해당 근육이 안정 수준(resting level)을 넘어 활성화되지 않았음을 나타낸다.

더 밝은색은 활성화된 근육조직을 나타낸다. 모든 근육이 동일한 정도로 활성화되는 것은 아니며, 이는 안정 상태(control)와 비교했을 때 색 변화의 범위로 확인할 수 있다.

그림 4-27 대퇴부 근육의 자기공명영상(MRI). 무거운 스쿼트 운동 프로토콜(10회 반복을 5세트, 동심성 수축 실패 지점까지 수행) 전후의 상태를 비교한 영상이다. *왼쪽*은 안정 시 상태의 영상이며, *오른쪽*은 운동 직후 촬영된 영상이다. 영상에서 밝게 나타난 부위일수록 해당 근육 조직이 더 많이 활성화되었음을 의미한다. 대퇴부 내 여러 근육들 간의 활성화 정도 차이가 뚜렷하게 관찰된다.

어, 스쿼트 운동 시 오른발과 왼발의 위치를 다르게 설정하면, 동작 중 양쪽 사지의 생체역학적 움직임이 달라지므로 대퇴 근육의 활성화 패턴도 서로 다르게 나타난다. 또한 동일한 근육 부위를 단련하더라도, 운동의 형태나 운동기구에 따라 대퇴사두근의 일부가 더 많이 또는 다르게 활성화될 수 있다. 예를 들어, 스쿼트와 레그프레스는 모두 대퇴사두근을 단련하지만, 동원되는 근육의 부위와 순서, 강도에는 차이가 있다. 이러한 근육 동원 순서 및 동원 강도의 차이는 근력과 파워 향상이 특정 운동 유형에 특이적으로 나타나는 주된 이유 중 하나이다. 예컨대, 어떤 선수는 스프린트 능력이 뛰어나고 수직 점프 능력도 우수할 수 있으나, 또 다른 선수는 수직 점프 기록은 더 높지만 스프린트 성과는 상대적으로 떨어질 수 있다. 이는 운동 과제에 따른 신경 및 근육 시스템의 동원 방식이 다르기 때문이다. 가장 핵심적인 교훈은 다음과 같다. 신경근육계의 구조적 설계상, 골격근은 반드시 운동신경계의 활성화를 통해서만 수축하거나 훈련에 적응할 수 있다. 인간은 의식적인 조절을 통해 운동신경계를 통제함으로써 근육이 생성하는 힘의 양과 종류를 조절할 수 있지만, 심장 근육의 수축 속도와 강도를 조절하는 자율신경계의 기능은 의식적으로 제어할 수 없다.

운동이 뇌에 미치는 영향

일반적으로 뇌와 운동 간의 관계를 논할 때, 우리는 뇌의 운동 피질에서 생성된 신경 구동이 운동뉴런을 통해 골격근으로 전달되어, 달리기, 점프, 던지기와 같은 특정 움직임을 수행하는 과정을 떠올린다. 그러나 최근에는 운동 및 스포츠 활동이 뇌 자체와 그 기능적 능력에 어떠한 영향을 미치는가에 대한 관심이 크게 증가하였다. 이러한 새로운 관심은, 고통 없이 뇌 기능을 평가할 수 있도록 해주는 비침습적 기술의 발전과 이를 활용한 최신 연구 및 임상 평가 기법의 등장에 의해 촉진되었다(글상자 4-12).

신체 활동이 뇌 기능에 미치는 영향

최근의 기술 발전은 다음과 같은 새로운 질문을 가능하게 한다. 즉, 신체 활동이 뇌의 인지 능력을 향상시킬 수 있는가에 대한 탐구이다. 인지 기능은 지각, 기억, 지능, 행동 등을 가능하게 하는 다양한 신경 기능들의 총합으로, 이와 밀접하게 관련된 중요한 과정이 실행 기능이다. 실행 기능은 지각, 기억, 행동 수행을 위해 필요한 정신적 선택, 조정, 목표 지향적 조절을 포함하며, 종종 의사결정의 과정으로 간주된다.

이와 구분되는 또 다른 핵심 기능으로는 학습 능력, 즉 새로운 지식과 행동을 습득하는 능력과, 학업 성취, 즉 교육적 목표를 달성하는 능력이 있다. 최근의 인지 기반 연구는 대체로 정신 기능이 발달하는 과정에 있는 아동들을 대상으로 진행되었으며, 학교 교실이라는 구조화된 환경은 과학적 조사의 기회를 제공해왔다. 일반적으로, 신체 활동이 인지 기능에 미치는 영향을 분석한 연구들은 일관되지 않은 결과를 보여주었다.[17] 이러한 불일치는 주로 인지 기능을 정량화하기 위한 다양한 평가 도구의 사용과, 신체 활동 수준을 측정하는 방법(예: 자기 보고, 가속도계 등)의 차이에 기인한 것으로 해석된다. 그럼에도 불구하고, 미국 스포츠의학회(American College of Sports Medicine)의 최근 입장문은 다음과 같은 결론을 도출하였다. 즉, 다양한 연구들 간의 결과는 일관되지 않았지만, 신체 활동이 인지 기능 향상을 방해하거나 해롭다

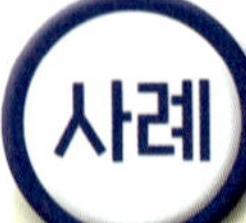

사례 연구

시나리오

당신은 새롭게 임명된 트랙 및 필드 종목의 수석 코치이다. 이전 코치는 선수들이 해당 종목의 기술 훈련에 앞서 웨이트 트레이닝과 인터벌 트레이닝을 수행하도록 지도해 왔다. 반면, 당신은 훈련 세션을 워밍업으로 시작한 뒤 기술 훈련을 먼저 수행하고, 세션 말미에 인터벌 혹은 웨이트 트레이닝을 배치하는 방식으로 훈련 구조를 재편성하였다. 이와 같은 순서 변경에 대해 일부 선수들이 그 이유를 질문한다. 이러한 훈련 프로그램의 구조 변화에 대한 생리학적 근거는 무엇인가? 또 다른 가능한 훈련 구성 방식은 어떤 것이 있으며, 그에 대한 논리적 이유는 무엇인가?

옵션들

당신은 선수들에게 훈련 순서를 이와 같이 구성한 이유가, 기존 방식보다 더 높은 수준의 기술 훈련 품질을 확보하기 위함임을 설명한다. 필드 종목에서 선수들은 경기 중 피로한 상태에서 점프나 투척 동작을 수행해야 할 필요가 없으며, 따라서 기술 연습 시에도 최대한 비피로 상태에서 수행해야 정확한 운동 패턴을 학습할 수 있다고 강조한다. 각 필드 종목의 기술은 단일 근육 내 근섬유의 정교한 동원뿐만 아니라, 신체 전반에 걸친 다양한 근육들의 협응(coordination)을 통해 최대 파워를 생성하는 과정이다. 만약 기술 훈련 이전에 웨이트 또는 인터벌 트레이닝을 실시하면, 기술 훈련 시점에 이미 피로가 누적되어 근육 동원 순서와 근육 간 협응 패턴이 달라질 수밖에 없다. 이는 결과적으로 피로 상태에서 동작을 수행하는 잘못된 기술 패턴을 학습하게 만드는 결과를 초래한다. 선수들은 비피로 상태에서의 실제 경기 수행과는 다른 움직임을 반복 학습하게 되며, 이는 경기력 저하 또는 잘못된 기술 습득으로 이어질 수 있다. 따라서 선수들에게 새로운 훈련 순서를 몇 주간만 시도해 볼 것을 요청하고, 그 과정에서 기술의 정밀도와 경기 수행 능력의 향상을 직접 체감할 수 있을 것이라 확신한다.

시나리오

당신은 초보자를 대상으로 한 웨이트 트레이닝 수업을 담당하고 있다. 일반적으로는 건강 및 체력 증진을 위해 각 운동당 1~3세트를 수행하는 것이 권장되지만(14장 참조), 현재 상황에서는 훈련에 활용할 수 있는 시간이 매우 제한적이다. 초기 수업 단계에서 학생들에게 몇 세트를 수행하게 할 것인가? 당신이 선택한 훈련 접근 방식의 생리학적 근거는 무엇인가?

옵션들

신경계의 적응(neural adaptations)은 웨이트 트레이닝 프로그램 초기 몇 주 동안 발생하는 근력 향상의 주요 메커니즘이다. 이러한 적응에는 운동 중 특정 근육을 적절한 시점과 순서로 효율적으로 동원하고, 불필요한 길항근의 동원은 최소화하는 신경 회로의 조정이 포함된다. 이러한 신경계 적응은 1세트, 2세트, 혹은 3세트를 수행하더라도 초기 단계에서는 유사한 수준으로 나타난다. 따라서 운동 기술을 교정할 시간이 필요한 훈련 초기에는 각 운동당 1세트만 수행하는 것이 효과적이다. 연구에 따르면, 초기의 근력 증가는 주로 반복의 이심성(내려오는) 단계에 의해 매개된다는 점도 강조할 수 있다. 이후, 학생들이 올바른 기술을 습득하고 훈련 적응이 충분히 축적되었을 경우, 운동당 세트 수를 2세트, 그 다음 3세트로 점진적으로 증가시킬 수 있다. 또한 훈련량에 대한 개인의 내성을 평가하고 고려하는 것 역시 프로그램 설계에 있어 필수적인 요소임을 강조해야 한다.

는 증거는 전혀 존재하지 않았다는 점이다.[17] 또한 주목할 점은, 기억력, 주의력, 반응 정확도 등 다양한 인지 기능 중에서도, 실행 기능이 신체 활동 증가와 가장 밀접한 연관을 보였으며, 향상 효과는 경도에서 중등도 수준(효과 크기 약 0.35)으로 보고되었다. 심폐 체력(예: 추정 최대산소섭취량, $\dot{V}O_{2max}$)은 일반적인 신체 활동보다 실행 기능과 더 강한 연관성을 보였으나, 그 수준 역시 중등도 범주로 평가되었다. 대부분의 선행 연구들은 단면적 연구 설계를 채택하였으나, 소수의 종단적 연구들 또한 유사한 결과를 보고하였다. 주목할 점은, 횡단적 설계든 종단적 설계든 관계없이 신체 활동과 인지 기능 사이에 용량-반응 관계(dose-response relationship)가 존재한다는 것이다. 즉, 신체 활동 수준이 높은 사람일수록 인지 과제를 수행할 때 더 나은 성과를 보인다는 증거가 있다.[52] 다만, 신체 활동과 인지 기능 간의 관계를 명확하게 예측할 수 있는 곡선 형태의 수학적 모델은 아직 정의되지 않았다.

현재까지 수행된 대부분의 연구는 만성적이고 장기적인

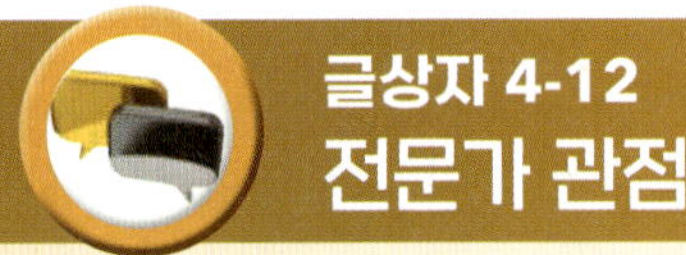

글상자 4-12
전문가 관점

운동과 뇌: 신체와 정신의 통합적 건강 유지

Jennifer A. Stevens, PhD
부교수
심리과학부
윌리엄 앤드 메리 대학교

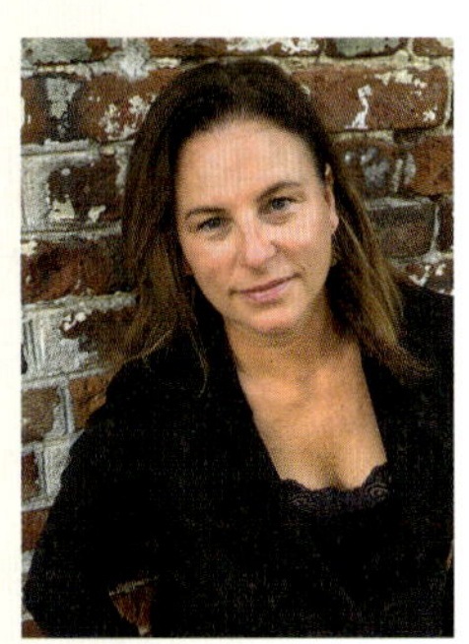

신체와 정신의 관계를 설명하는 고전적 이론은 17세기 철학자 르네 데카르트가 제시한 이원론(dualism)에 그 기원을 두고 있다. 데카르트적 이원론의 핵심은, 사고는 신체 외부에 존재하며, 신체는 정신과는 독립적으로 작동한다는 개념이다. 이 관점은 수세기 동안 서양 의학과 과학을 지배해 왔으며, 신체 질환에 대한 치료 모델은 회복 과정에서 정신적 요소의 역할을 간과해왔다. 그러나 최근에는 이원론적 접근이 위기에 처했다는 지적이 있다. 연구들은 이제 신체와 정신이 밀접하게 연결되어 있으며, 양방향적 상호작용이 존재함을 입증하고 있다. 즉, 신체 운동은 뇌와 정신 기능에 긍정적 영향을 주며, 반대로 정신적 상태는 신체의 수행력에 영향을 미친다.

먼저, 운동이 뇌 건강에 미치는 긍정적 영향을 살펴보면, 이는 정신 기능뿐만 아니라 뇌의 구조 자체에도 변화를 일으킨다는 점이 중요하다. 신체 활동과 뇌 부피의 관계를 다룬 메타분석 연구에 따르면, 유산소 체력이 높은 성인은 전전두엽과 해마 영역의 회백질 부피가 증가한 것으로 나타났다[2]. 이 효과는 인지 저하를 겪는 사람에게도 나타나며, 경도 인지 장애가 있는 여성이 주 2회 유산소 운동을 시행한 결과 해마의 부피가 증가한 것으로 보고되었다.[4] 이러한 구조적 변화는 하루에 빠른 걸음으로 1마일 걷는 정도의 중등도 신체 활동으로도 유도될 수 있지만, 스트레스, 체중, 나이 등의 요인은 그 효과의 크기에 영향을 줄 수 있다.

정신 기능 측면에서도 운동의 효과는 광범위하고 강력하게 나타난다. 창의력, 주의력, 전반적인 인지 건강이 향상되며, 단 30분의 유산소 운동만으로도 이러한 효과를 경험할 수 있다. 이러한 인지적 효과는 신경 발화의 향상에 기인한 것으로 보인다. 집행 기능을 대상으로 한 한 연구에서는 단 30분간의 운동만으로 반응 속도가 빨라지고 뇌파 반응의 진폭이 증가하였다.[6] 이와 유사하게, 단일 운동 세션은 의미 기억, 기억 고착화, 단기 처리, 장기 저장과 같은 다양한 기억 과제에서도 긍정적 효과를 보였다.

운동의 뇌 건강 효과는 생활 습관의 안정성과 스트레스 감소와도 관련이 있을 수 있다. 수녀, 수도사, 마스터 운동선수, 비활동적 일반인을 비교한 연구에서, 수녀와 수도사는 작업 기억 및 억제 수행 과제에서 가장 뛰어난 성과를 보였고, 마스터 운동선수는 반응 시간에서 우위를 보였다.[3] 수도자들의 생활은 음주나 흡연과 같은 유해 요인의 배제, 기도와 명상과 같은 스트레스 완화 습관을 포함하는 건강한 생활 방식으로 특징지어진다[1]. 이러한 결과는 단순히 운동 그 자체보다는 운동과 함께 채택된 생활 방식 전반이 더 큰 영향을 미칠 수 있음을 시사한다.

최근에는 사고 방식의 변화가 신체 수행에 영향을 미친다는 연구 결과도 보고되고 있다. 스탠퍼드 대학교의 연구에 따르면,[5] 참가자들에게 그들의 유전자가 낮은 운동 능력과 관련되어 있다고 거짓 정보를 주었을 때, 그들은 실제로 더 쉽게 피로를 느꼈고, 산소 섭취량과 폐 용량도 감소하였다. 또 다른 실험에서는, 식욕 억제 유전자의 보호 변이를 가졌다고 믿게 된 참가자들이 고칼로리 셰이크 섭취 후 더 큰 포만감을 느꼈으며, 포만 호르몬도 더 많이 분비되었다. 이 실험에서 제공된 유전 정보는 모두 사실이 아니었음에도, 참가자들의 심리적 믿음이 생리학적 반응을 실질적으로 변화시켰다는 점이 핵심이다. 이는 마음가짐(mindset)이 실제 신체 기능에 깊은 영향을 미칠 수 있음을 보여주는 강력한 사례이다.

많은 사람들에게 신체와 정신 사이의 상호의존성이 놀랍게 느껴질 수 있다. 그러나 사실 뇌는 물리적 신체의 일부이며, 동시에 정신의 기관으로 기능하는 독특한 구조이다. 운동은 산소와 영양소를 신체 전반에 공급하며, 근력과 지구력을 향상시킨다. 심장에는 순환 기능 개선, 뇌에는 인지 처리 능력 향상이라는 혜택이 주어진다. 따라서 향후 치료 모델은 데카르트적 이원론에서 벗어나, 건강과 체력을 신체와 정신이 통합적으로 작동하는 결과로 이해하는 방향으로 전환될 것으로 기대된다.

참고문헌

1. Bowen CE, Luy M. Community social characteristics and health at older ages: evidence from 156 religious communities. *J Gerontol B*. 2018;73: 1429-1438.
2. Erickson KI, Leckie RL, Weinstein AM. Physical activity, fitness, and gray matter volume. *Neurobiol Aging*. 2014;35(Suppl 2):S20-S28.
3. Schott N, Krull K. Stability of lifestyle behavior—the answer to successful cognitive aging? A comparison of nuns, monks, master athletes and nonactive older adults. *Front Psychol*. 2019;10:1347.
4. ten Brinke L, Bolandzadeh N, Nagamatsu LS, et al. Aerobic exercise increases hippocampal volume in older women with probably mild cognitive impairment: a 6-month randomised controlled trial. *Br J Sport Med*. 2015;49(4):248-254.
5. Turnwald BP, Parker Gouer J, Boles DZ, et al. Learning one's genetic risk changes physiology independent of actual genetic risk. *Nat Hum Behav*. 2019;3:48-56.
6. Wu CH, Karageorghis CI, Wang CC, et al. Effects of acute aerobic exercise and resistant exercise on executive function: an ERP study. *J Sci Med Sport*. 2019;22(12):1367-1372.

신체 활동 수준과 인지 기능 간의 관계를 조사하였다. 그러나 최근의 몇몇 연구[9, 50]에서는 단회성 급성 운동이 인지 기능에 미치는 영향을 탐색하였으며, 그 결과에 따르면 급성 운동 역시 인지 기능에 긍정적인 영향을 줄 수 있는 것으로 나타났다. 이러한 영향은 과제 특이적으로 나타나며, 실행 기능이 가장 일관되고 강한 반응을 보였으나 그 강도는 여전히 중간 정도로 평가된다.

연구자들이 선호하는 연구 설계 방식은 무작위 대조 시험(RCT)이며, 이는 두 변수 간 인과 관계를 명확히 입증할 수 있는 유일한 실험적 접근 방식이다(1장). 신체 활동이 인지 수행에 미치는 영향을 평가하기 위해 수행된 소수의 RCT 연구들에서는, 다양한 인지 기능 요소 중에서 정기적인 운동 훈련이 실행 기능에 가장 일관되고 인상적인 영향을 미친다는 결과가 도출되었다.[7, 10] 이 효과는 여전히 경미에서 중간 정도 수준이지만, 신체 활동 증가가 실행 기능 향상의 직접적인 원인일 수 있음을 시사한다. 특히, 이러한 결과는 신체 활동과 인지 기능 간의 용량-반응 곡선을 지지하며, 신체 활동에 더 많은 시간을 투자한 사람이 인지 과제에서도 더 우수한 성과를 보였다는 점을 강조한다.

신체 활동이 뇌 구조에 미치는 영향

운동과 뇌 크기 간의 관계를 평가하기 위한 다양한 정교하고 비침습적이며 통증 없는 측정 기법들이 개발되어 활용되고 있다. 대표적인 방법으로는 자기공명영상(MRI), 기능적 자기공명영상(fMRI), 뇌파검사(EEG) 등이 있으며, 이를 활용한 대부분의 연구에서는 운동 훈련에 의해 유도된 혈류 증가가 전두엽과 두정엽 같은 특정 뇌 영역의 활성화를 촉진한다는 결과를 보고하였다.[8, 63] 특히 이러한 뇌 활성화는 실행 기능과 관련된 과제를 수행할 때 두드러지게 나타난다. 또한 인지 과제의 난이도가 높아질수록 실행 기능 관련 뇌 영역의 혈류 및 활성도 역시 증가하는 경향이 관찰되었다. 심폐 체력이 높은 개인일수록 인지 과제를 수행할 때 뇌의 활성화 수준이 높았다는 결과도 보고되었으며, 이는 신체 체력과 뇌 기능 간의 또 다른 형태의 용량-반응 관계를 뒷받침한다.[11, 41]

운동과 학업 성취도

신체 활동 또는 체력이 학업 성취도에 미치는 영향을 조사하는 가장 일반적인 연구 형태는 횡단 연구이며, 주로 주(state) 단위의 성취도 평가인 TerraNova와 같은 표준화된 시험을 통해 학업 성취도를 검토하는 경향이 있다. 이러한 연구는 다수 진행되어 왔으며, 일반적으로 운동 훈련과 심폐 지구력 모두가 학업 성취도, 특히 수학, 과학, 영어와 긍정적인 관련성을 보이는 것으로 나타났다.[4] 다만 그 효과의 크기는 중등도 수준으로 평가되었다. 심폐 지구력과 학업 성취도 간의 관계를 규명한 결과, 체력과 학업 성취도 간의 관계가 신체 활동과 학업 성취도 간의 관계보다 더 강력한 것으로 확인되었다.[28] 또한 자료에 따르면, 수학 성취도가 역사, 사회 등 다른 교과에 비해 상대적으로 가장 큰 관련성을 보이는 과목으로 나타났다. 특히 체력과 학업 성취도 간의 관계를 정량화하고자 한 사실상 모든 종단 연구에서는 유산소성 체력이 학업 성취도에 실질적인 영향을 미친다는 점이 일관되게 보고되었다. 신체 활동 연구와 마찬가지로 사회, 미술, 역사, 영어, 수학 등 여러 교과목을 분석한 결과, 유산소성 체력과 가장 강한 긍정적 관련성을 보인 과목은 수학이었다.[17]

종합하면, 방법론적 차이가 존재함에도 불구하고, 신체 활동과 체력 모두 인지 기능과 학업 성취도에 대해 경도에서 중등도의 긍정적인 영향을 미친다고 평가할 수 있다.

운동과 치매

노화에 따라 일반적으로 단기 기억력의 저하와 같은 인지 기능 감소가 발생하는 것은 자연스러운 현상이다. 그러나 일부 개인에서는 이러한 저하가 보다 심각하고 광범위하게 나타나며, 단기 기억력뿐 아니라 실행 기능, 정보 처리 능력 등 다양한 뇌 영역에도 영향을 미친다. 이와 같이 전반적인 뇌 기능 저하가 나타나는 상태를 치매로 정의하며, 이 중 가장 흔한 형태는 아밀로이드 플라크 축적과 뇌 위축을 특징으로 하는 알츠하이머병(AD)이다(그림 4-28). 알츠하이머병에 대한 신체 활동의 예방적 효과와 관련하여, 알츠하이

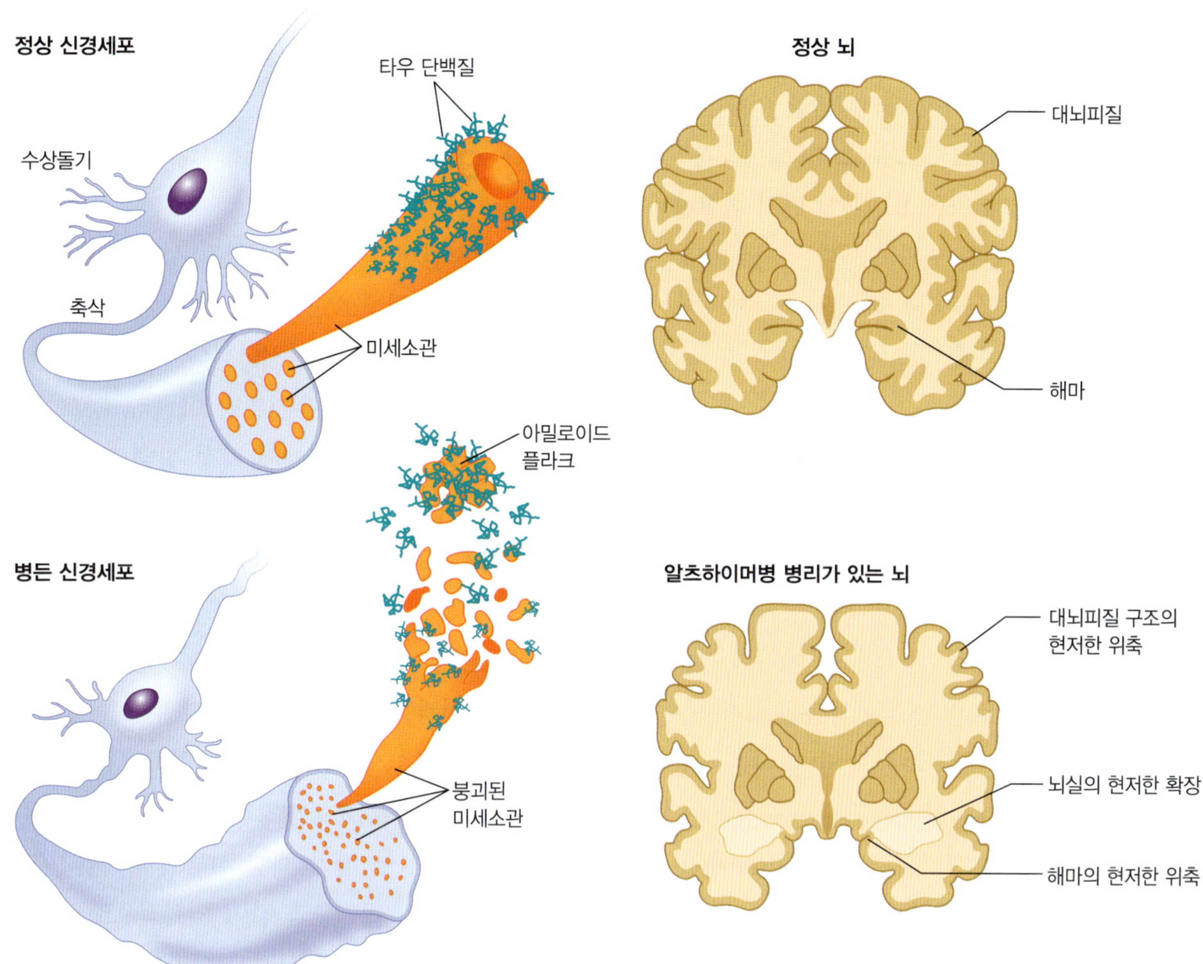

그림 4-28 알츠하이머병과 연관된 아밀로이드 플라크의 축적과, 이로 인해 발생하는 뇌 위축을 젊고 건강한 뇌와 비교하여 나타낸 그림.

머 협회는 다음과 같이 명시하고 있다. "지금까지 연구된 모든 생활 습관 중, 규칙적인 신체 활동은 치매 위험을 줄이는 데 있어 가장 효과적인 방법 중 하나로 보인다." 실제로 역학 자료에 따르면 신체 활동을 꾸준히 실천하는 사람은 치매 발생률이 낮으며, 특히 활동량이 많은 사람일수록 그 효과가 뚜렷하다. 예를 들어, 가장 활발하게 활동하는 사람은 알츠하이머병 위험이 45% 낮고, 모든 형태의 치매 발생률은 28% 감소한 것으로 보고되었다.[40] 이러한 효과는 반드시 전 생애에 걸쳐 누적되어야 하는 것은 아니며, 노년기에 운동을 시작하더라도 치매 위험을 실질적으로 감소시킬 수 있다.

더욱 고무적인 사실은 언어 능력, 지각 능력 등 다양한 인지 기능 영역 중에서 기억력을 제외한 모든 영역에서 신체 활동에 참여한 개인이 유의미한 개선을 보였다는 점이다. 어린이 연구에서와 유사하게, 실행 기능이 운동에 의해 가장 큰 향상을 보였다.[51] 특히 fMRI를 이용한 연구에서는 만성적인 운동 훈련이 노화로 인한 자연적인 뇌 위축을 상쇄하는 효과가 있는 것으로 나타났으며, 이 효과는 특히 실행 기능 및 의사결정과 관련된 뇌 영역에서 두드러지게 나타났다.

운동이 치매에 미치는 영향에 대한 생리적 메커니즘

운동이 치매 환자의 뇌 구조와 기능에 긍정적인 영향을 미친다는 점이 명확히 입증된 이상, 이러한 효과가 어떻게 발생하는지를 규명하는 후속 탐색은 필수적이다. 아직까지 이 질문에 대해 확고하고 반박 불가능한 결론에 도달하지는 못했지만, 타당한 생리학적 메커니즘들이 제시되어 있다. 운동이 치매에 영향을 미치는 생리적 메커니즘을 이해하기 위해 핵심적으로 고려해야 할 사항은, 고혈압, 비만, 이상지질혈증, 당뇨병 등의 특정 심혈관계 위험 요인들이 단지 심혈관계 질환뿐 아니라 치매와도 밀접한 연관이 있다는 사실이다. 따라서 운동 훈련이 이러한 심혈관 위험 요인을 개선하는 데 긍정적인 영향을 미치므로, 치매에 대한 예방 효과 또한 자연스럽게 기대할 수 있다.

운동 훈련이 치매에 영향을 미칠 수 있는 또 하나의 주요한 메커니즘은, 운동에 의해 심박출량(cardiac output)이 증가하고 그에 따라 뇌로 전달되는 혈류가 증가한다는 점이다. 이로 인해 뇌는 더 많은 산소와 영양분을 공급받으며, 이는 뇌 건강을 유지하는 데 기여한다.[2] 더불어 이러한 혈류 증가를 수용하기 위해 뇌는 새로운 혈관의 생성을 의미하는 혈관신생(angiogenesis) 과정을 활성화하게 되며, 이는 해당 기관으로의 혈류량을 더욱 증대시킨다. 또한 운동 자극은 뇌 내 신경세포 생성을 촉진하는 신경영양인자(neurotrophins)의 생성을 증가시킨다.[2] 이러한 신경세포 생성(neurogenesis)과 함께 시냅스 형성(synaptogenesis) 속도도 증가하여, 뇌의 다양한 부위와 세포 간의 연결성과 정보 전달 능력이 향상된다.

요약하면, 위에서 언급한 일련의 생리학적 변화들 심혈관 위험 요인의 개선, 뇌 혈류 증가, 혈관신생, 신경세포 및 시냅스 생성 증가는 모두 운동이 치매를 예방하고 관리하는 데 기여하는 긍정적인 효과의 메커니즘으로 작용할 수 있다. 비록 뇌가 운동 수행에 미치는 영향을 다룬 연구보다 시작은 늦었지만, 운동이 뇌에 미치는 기능적 및 형태학적 효과를 다룬 새로운 주제는 최근 들어 매우 흥미로운 다수의 연구 결과를 도출하고 있다. 이러한 새로운 발견들은 대부분 첨단 기술과 장비를 활용한 연구 절차를 통해 수집되었으며, 이는 유산소 운동이든 저항성 운동이든 규칙적으로 수행되는 운동이 건강에 이로운 영향을 준다는 기존의 주장을 다시 한 번 뒷받침하고 있다. 흥미롭게도, 이들 결과는 단순한 신체 활동뿐만 아니라 신체 체력 그 자체 역시 인지 기능 향상 및 치매와 같은 뇌 질환에 대한 저항력과 중간 정도의 관련성을 지닌다는 사실을 시사한다.

4장 요약

신경계는 신체의 모든 생리학적 시스템과 상호작용하며, 전기적 활동의 형태로 전달되는 신경 신호를 통해 외부 및 내부 환경에 대한 정보를 전달한다. 이러한 신경 신호는 신체의 정상적인 항상성 유지뿐만 아니라, 강도 높은 운동이나 생리적 스트레스 상황에서 각성 상태 또는 투쟁-도피 반응을 유도하는 데에도 핵심적인 역할을 한다.

신경계는 중추신경계(CNS)와 말초신경계(PNS)로 구분된다. 중추신경계는 뇌와 척수로 구성되며, 신체의 모든 기능 조절의 중심 역할을 수행한다. 말초신경계는 뇌와 척수 외부의 모든 신경을 포함하며, 신체 각 부위를 중추신경계와 연결한다. 감각신경계는 자극을 수용하고, 중추신경계는 이를 통합 및 해석한 후, 운동신경계를 통해 반응이 실행된다. 말초신경계는 기능에 따라 체성 신경계와 자율신경계로 나뉜다. 체성 신경계는 골격근과 같이 의식적으로 조절 가능한 근육 활동을 담당하며, 자율신경계는 평활근, 심장근, 내분비샘과 같이 비자발적 기능을 조절한다. 자율신경계는 일반적으로 상반된 작용을 하는 두 가지 경로, 즉 교감신경계와 부교감신경계로 구성된다. 교감신경계는 심박수 증가 등 스트레스 및 비상 상황에 대한 생리적 준비를 담당하고, 부교감신경계는 심박수 감소 등 이완과 회복을 담당한다. 신경계는 근육 활동을 조절함으로써 신체 움직임을 조정한다. 근육 수축력은 운동단위의 동원 수(recruitment)와 운동단위의 발화율(rate coding)에 따라 조절되며, 운동 기술의 수행은 필요한 힘을 적절한 순서와 시기에 발휘하기 위한 정교한 운동단위의 동원 패턴을 요구한다. 훈련을 통한 신경계의 적응은 기술 습득의 기초가 되며, 이는 운동 수행 능력 향상으로 이어진다. 또한 신체 활동은 치매 위험 감소, 학업 성취도 향상, 인지 기능 개선 등 뇌의 건강에도 긍정적인 영향을 미친다.

골격근계

Skeltal Muscle System

CHAPTER

5

이 장을 읽은 후에는 다음을 할 수 있어야 한다.

1. 골격근이 힘을 생성하고 신체를 움직이는 방법에 대해 설명한다.
2. 근활동 단계와 더불어 다른 근절 구성요소를 포함한 골격근의 구조적 조직에 대해 설명한다.
3. 근섬유 타입을 구별하는데 사용되는 조직화학적 기술을 나열한다.
4. 미오신 ATPase (ATP 가수분해효소) 조직 화학 분석 방법을 사용하여 다른 근섬유 종류를 나열한다.
5. 각각 다른 종류의 운동 능력과 관련이 있는 근섬유 타입의 역할에 대해 설명한다.
6. 근활동 종류를 포함하여 근육의 힘 생성 능력에 대해 설명한다.
7. 근방추와 골지힘줄기관의 역할과 더불어 근육의 자가수용감각과 운동감각에 대해 설명한다.
8. 골격근의 훈련 변화 응용을 나열한다. 더불어 근육 비대와 근섬유 변이에 있어 지구력 및 저항 운동과 관련된 구체적인 훈련 효과에 대해 설명한다.
9. 골격근 섬유에 대한 고강도 지구력 및 근력 운동을 동시에 시행하였을 때의 효과를 설명한다.

골격근이 인간의 움직임을 중개하는 능력은 인상적이다. 1000파운드(453.5 kg) 이상의 무게를 스쿼트 리프트로 들어올리는 능력부터 2시간 4분 내로 마라톤을 완주하는 능력까지, 인간은 매우 다양한 범위의 신체적 능력을 보여준다(그림 5-1). 이에 대해 우리는 “어떻게 한 종이 그토록 다양한 신체적 기능을 보여줄 수 있는가?”라고 질문할지도 모른다. 본 장에서 계속해서 알아보겠지만, 인간의 운동 능력에 기여하는 생리학적 기능은 매우 다양하다. 그중 하나는 **골격근(skeletal muscle)**계인데, 이는 뼈의 양쪽 끝에 붙어 있는 근육으로 운동 수행 능력에 매우 큰 영향을 미친다.

또한 골격근과 신경(앞 장에서 배운)이 기능적으로 매우 밀접하게 관련되어 있기 때문에 이 둘은 **운동신경계(neuromuscular system)**로 알려져 있으며 이는 우리의 운동 능력에 중대한 영향을 미친다. 따라서 다른 운동 훈련 프로그램들이 신경운동계 활용을 용이하게 여 힘과 지구력을 증진시킬 수 있다. 특히, 개인의 유전적 소인과 운동 훈련 프로그램이 결합되어 개인의 운동 능력을 결정한다.[43]

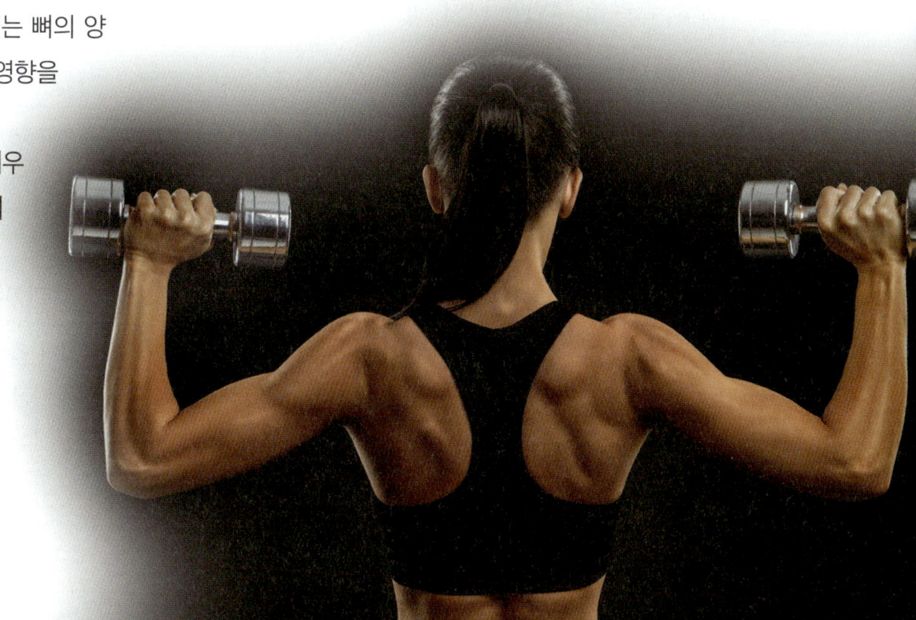

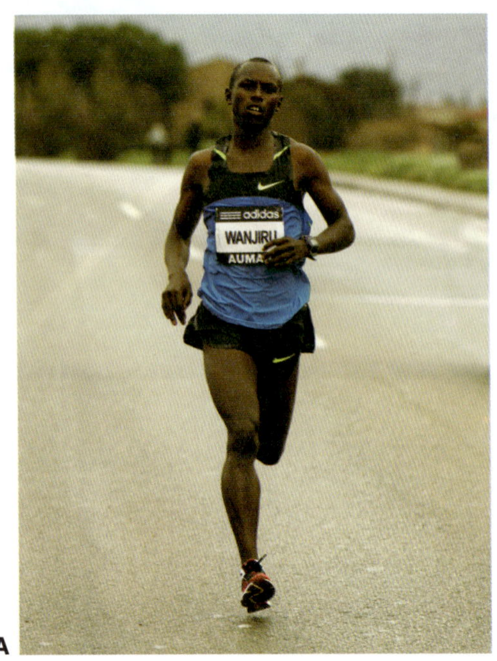

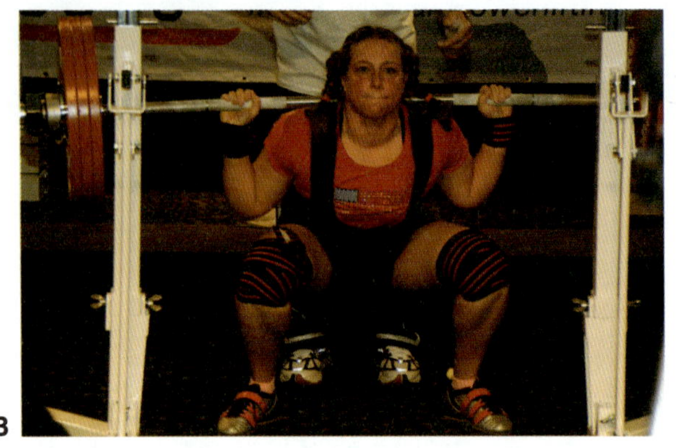

A B

그림 5-1 이례적인 인간 운동능력의 예시. (A) 마라톤 선수. **(B)** 역도 선수. 두 선수 모두 특정 유전적 능력을 운동에 발휘한다. 여기에는 근육 내 근섬유의 타입과 종류 또한 포함된다. 최상의 운동 능력을 발휘하기 위해서는 해당 운동에서 요구하는 생리학적인 특성을 갖춘 기본적인 신경운동계가 필요하고 이는 두 시간여 만에 마라톤을 완주하는 선수나 자신의 몸 무게의 몇 배를 드는 역도 선수들의 운동능력에서도 충분히 알 수 있다.

이러한 개념 이해를 돕기 위하여 본 장에서는 골격근과 슬라이딩 필라멘트 학설, 근육 운동과 근활동 종류에 대해 설명할 것이다. 또한 근섬유 종류와 힘 생성 능력, 운동감각에 적용되는 것과 같은 자가수용 감각에 대해서도 다룬다. 마지막으로 기존의 근육 훈련 적응과 지구력 및 저항 운동 훈련에 대해 소개한다.

골격근의 기본 구조

인간의 운동 능력은 개인에 따라 매우 다양하지만 사람들의 신경운동계는 기본 구조와 기능에 있어 매우 유사하다. 모든 운동 훈련 프로그램은 근육 기능의 각 요소에 어느 정도 영향을 미칠 것이다(글상자 5-1). 지금부터 골격근의 기본적인 구조에 대해 알아보고 골격근이 힘과 움직임을 생성하는 법에 대해 살펴보도록 하자.

골격근의 구조를 이해하기 위해 먼저 무손상 근육에 대해서 알아본 후 더 작은 구조적 요소들로 넘어가도록 하겠다. 골격근의 기본 구성 요소는 그림 5-2에 나와 있다. 무손상 근육은 **힘줄(tendon)** 옆 뼈의 양 끝 쪽에 연결되어 있는데, 이

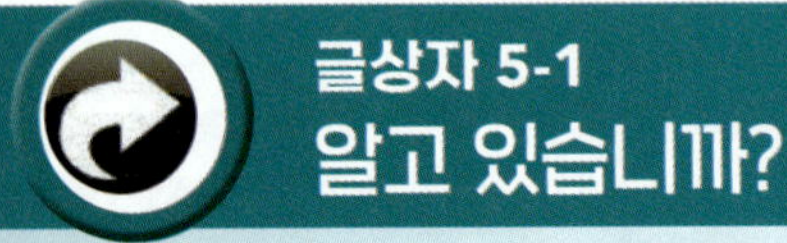

글상자 5-1 알고 있습니까?

"근육"이라는 이름은 어디에서 유래했으며 어떤 것이 가장 강할까?

"근육"이라는 단어는 "작은 쥐"라는 뜻의 라틴어 "musculus"의 파생어이다. 일부에서는 피부 아래로 수축하는 근육이 카펫 아래로 달려가는 쥐를 닮았기 때문이라고 믿어진다. 또한 신체에서 가장 큰 근육인 둔근이 절대적인 힘을 가장 많이 발생시키지만, 체중에 비해 힘을 표현할 때 신체에서 가장 강력한 힘을 발휘하는 근육은 교근, 즉 턱 근육이다.

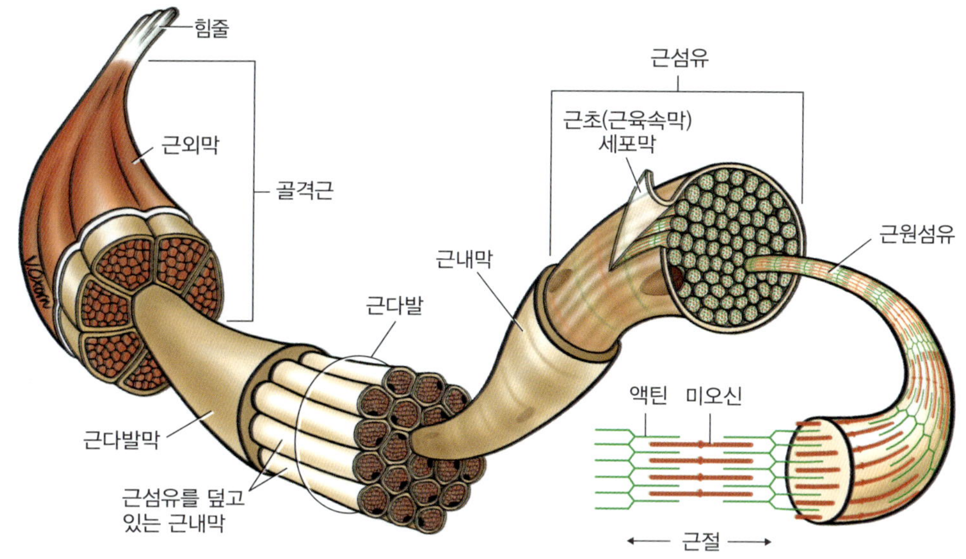

그림 5-2 골격근의 기본 구조. 근섬유는 섬유 속에 뭉쳐져 있으며 여러 섬유 속이 무손상 근육을 형성한다. 각각의 근섬유는 근원섬유를 가지고 있다. 액틴(가는 필라멘트)과 미오신(굵은 필라멘트)의 근원섬유 단백질은 수축성 단위, 혹은 근절을 구성하는데 이는 Z선부터 Z선까지 퍼져 있다. 다른 단축 및 이완 단계에서 액틴과 미오신이 겹치는지 여부에 따라 다른 밴드(BAND)가 존재하기도 한다. (Moore KL, Agur AMR, Dalley AF. *Essential Clinical Anatomy*. 4th ed. Philadelphia, PA: Wolters Kluwer Health/Lippincott Williams & Wilkins, 2011:22. Figure I.12에서 허가를 받아 재인쇄함.)

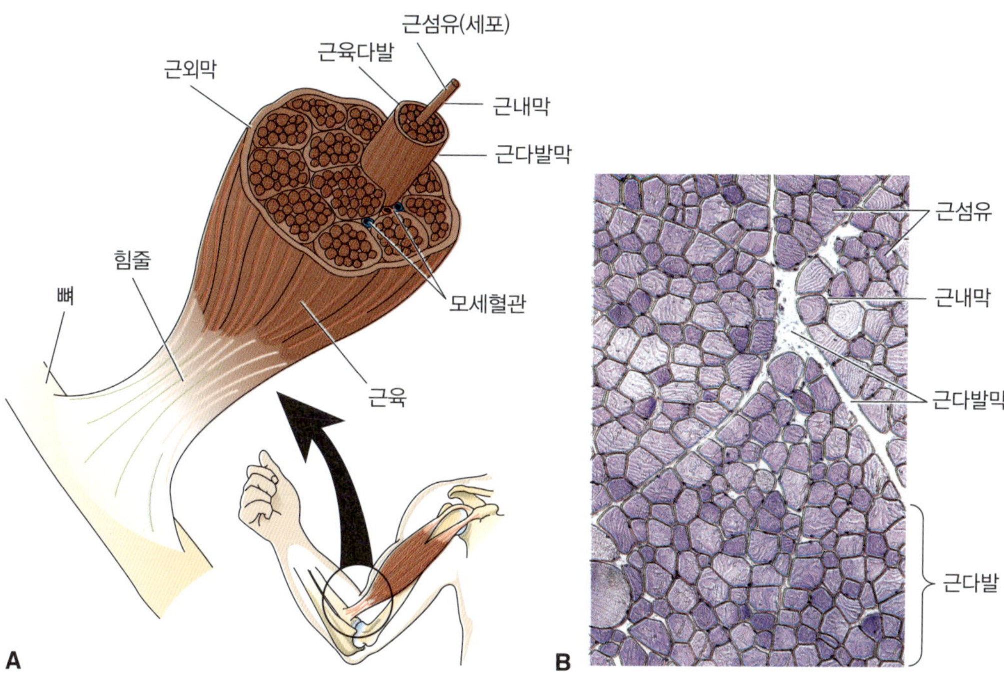

그림 5-3 골격근 내 결합조직. (A) 결합조직은 뼈에 힘줄이 붙어 있는 것에서부터 근절까지의 다른 구성요소에 있는 골격근을 조밀하게 구성하는 결합조직층에 이르기까지 골격근에서 매우 중요한 역할을 한다. 근섬유는 섬유 속에서 뭉쳐 있으며 여러 섬유 속이 무손상 근육을 형성한다. 결합조직은 각 층을 둘러싸고 있으며, 전체 근육을 둘러싸고 있는 근외막과 각각의 섬유 속을 보호하는 근다발막, 각 근섬유를 싸고 있는 근내막까지 이루어져 있다. **(B)** 근다발막과 근내막 및 각각의 근섬유에 대해 근육의 횡단면에서 살펴보았다. (Cohen BJ. *Memmler's The Human Body in Health and Disease*. 12th ed. Philadelphia, PA: Wolters Kluwer Health/Lippincott Williams & Wilkins, 2013:163. Figure 8-1에서 허가를 받아 재인쇄함.)

는 억센 섬유질의 연결 조직 묶음이다. 뼈를 움직이기 위해 힘줄을 통해 근육 활동이 일어나면 사람의 몸이 움직이게 된다. 무손상 근육은 많은 **섬유속(fasciculi)**으로 이루어져 있다. 각각의 **섬유속(fasciculus)**은 **근섬유(muscle fiber)**의 작은 묶음인데 이는 자극을 받으면 힘을 생성하는 긴 다핵 세포이다. 각각의 근섬유는 **근원섬유(myofibril)**나 얇고 굵은 근필라멘트로 구성된 근육의 일부분으로 이루어져 있는데, 이 근필라멘트는 각각 **액틴(actin)**과 **미오신(myosin)**으로 불리며 근육의 "수축성 단백질"이라고도 알려져 있다.

결합조직

근육의 결합조직은 골격근의 다양한 구성 요소를 안정시키고 도와주는 매우 중요한 역할을 한다. 부상이나 운동으로 인한 손상(예를 들어, 미세 외상이나 과도한 근육 사용으로 인한 부상)으로 결합조직이 손실되면 근력과 힘이 감소한다. 결합조직은 모든 단계마다 근육을 감싸고 있는데 **근외막(epimysium)**에 의해 전체 근육을 감싸고 있고 **근다발막(perimysium)**의 경우 근섬유(섬유속) 다발을 감싸고 있으며

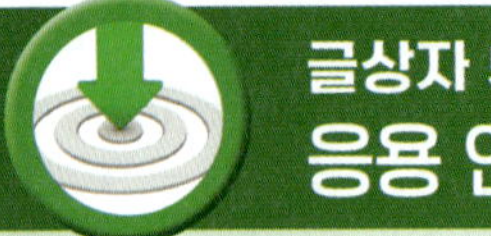

글상자 5-2 응용 연구

훈련의 구체성

운동 훈련을 통해 근원섬유부터 무손상 근육까지 근육의 모든 구성 요소가 변화 혹은 적응을 겪어 운동의 구체적인 목적을 달성시킨다는 점을 명심해야 한다. 또한 근육에서 생성된 힘은 힘줄과 뼈까지 전해진다. 따라서 근육 운동의 구체적인 목적은 구체적인 훈련 결과로 나타나므로 최적의 운동 훈련 프로그램을 개발하는 것은 중요한 의미를 갖는다. 그러므로 스포츠 기술이나 작업을 분석한 다음 기본 메커니즘을 훈련하는 동작을 반영하는 훈련 운동을 활용하는 것이 중요하다(예: 점프 및 리바운드 = 스트레칭 단축 사이클을 사용하는 플라이로메트릭 훈련은 신체 경기력을 향상시키는 데 중요). 이것이 바로 훈련 구체성의 원리이다.

근내막(endomysium)은 각 근섬유를 감싸고 있다(그림 5-3).

결합조직은 여러 가지 이유로 인해 신체 기능에 필수적이다. 첫째로 근육의 결합조직초가 근육 양끝의 건을 형성하기 위해 합쳐지는데 이는 근육에서 생성되는 모든 힘이 힘줄로 전달되고 궁극적으로는 뼈에 전달되도록 돕기 위함이다.[24] 둘째로는 근내막이 근육 활동을 위한 신호가 한 근섬유에서 주변의 다른 근섬유로 퍼져 나가는 것을 방지하는 데 도움을 준다. 이는 각 섬유 활성화를 정확하게 조절하기 위해 필요하며, 특히 신체가 힘 생성을 조절하여 바로 힘을 사용할 수 있도록 한다(4장). 셋째로, 근육의 결합조직 피복은 근육의 **탄성 구성(elastic component)** 요소를 구성하며, 이는 힘과 힘 생성에 기여한다. 근력이나 파워 이벤트 직전에 정적으로 스트레칭을 하면 실제로 탄성 구성 요소의 파워 능력이 감소하여 "폭발적인" 근육 수행을 억제할 수 있는 것으로 나타났다. 폭발력 훈련을 하려면 신장성 단축형 운동(예: 플리오메트릭)의 탄력 성분을 활용해야 한다(글상자 5-2).

결합조직의 탄력 성분은 **신전수축주기-스트레치 쇼트닝 사이클(strech-shortening-cycle)**에 중요한 역할을 하는데 이는 근육의 늘어남을 조절하고(**신장성, eccentric 수축**) 그에 따라오는 빠른 **근육 단축(단축성, concentric 수축)**으로 이루어진다. 탄성 성분이 생성하는 힘은 신축성이 있고 해제된 후 고무줄이 반동 되는 힘과 유사하다. 하지만 이전의 신장성 활동이나 근육 늘임 후에 바로 빠른 단축 혹은 단축성 근육 활동(예: 스쿼트 자세에서 수직 점프 시작하기)이 일어나지 않는 움직임의 경우, 이 주기적인 힘 생성으로부터 긍정적인 결과를 얻기 어렵고 이는 능력 저하로 이어질 수 있다. 훈련 프로그램을 통해(예: 플라이오메트릭) 근육 결합조직의 특징으로부터 도움을 받으면 힘과 에너지 생성 능력을 크게 향상시킬 수 있다.[32]

> **속성 검토**
> - 근육의 조직 구조는 다음과 같다: 전체 근육 → 근막 → 근섬유 → 근원섬유 → 근잔섬유(액틴, 미오신).
> - 근육의 결합조직은 전체 근육에서 근육섬유에 이르기까지 근육의 모든 부분을 안정화하고 지원하는 데 도움이 된다는 점에서 중요하다.

근절

근절(sarcomere)은 힘 생성 및 근육 단축이 가능한 골격근의 가장 작은 기본적인 수축 단위이다. 골격근은 **횡문근(striated muscle)**이라고도 불리는데 이는 현미경으로 볼 때 근육 근절에 있는 단백질 필라멘트의 배열이 가로줄 무늬이거나 선 모양이기 때문이다(그림 5-4).

근절의 양 끝은 **Z선(Z line)**이다. 나머지 부분은 **H역(H zone)**과 I대(밝은 부분)로 이루어져 있다. H역은 근절의 가운데 부분에 있으며 미오신은 존재하나 액틴은 존재하지 않는다. **I대(I band)**는 근절의 양쪽 끝에 있으며 액틴 필라멘트만 존재한다. 이 두 부분은 여러 겹의 액틴과 미오신 필라멘

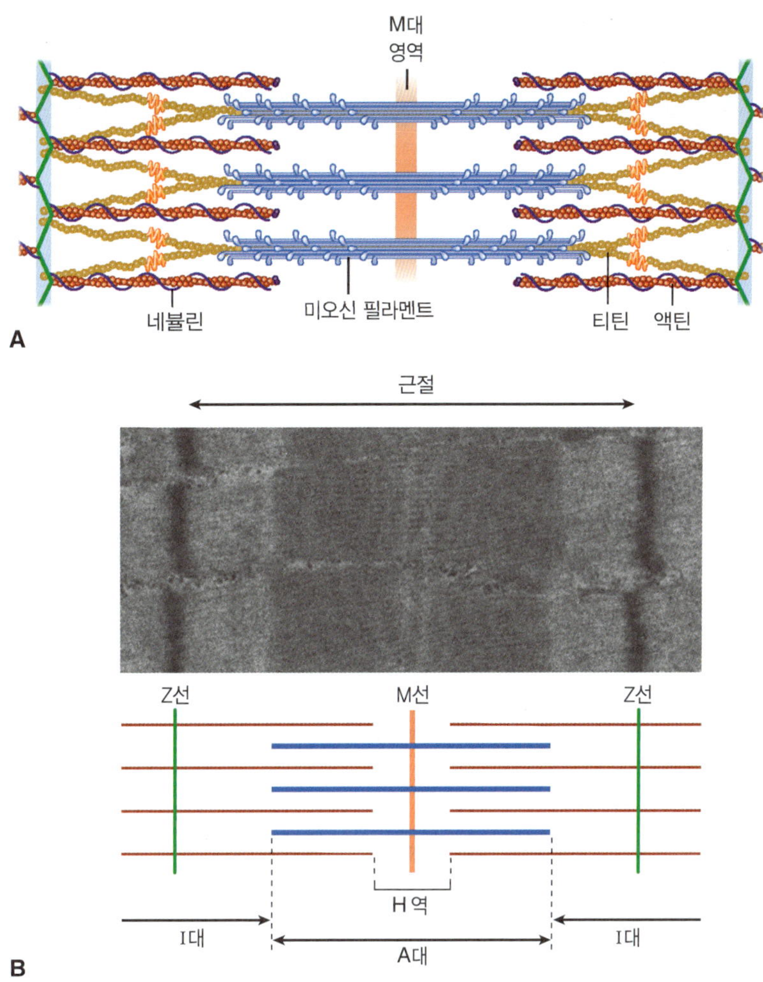

그림 5-4 근절은 근육의 기능적 수축 단위이다. (A) 근절의 영상 묘사. **(B)** ATPase가 묻은 현미경 사진. (굵은 필라멘트라고도 불리는) 미오신 필라멘트와 (가는 필라멘트라고 불리는) 액틴 필라멘트가 근절을 구성한다. 하나의 Z선부터 그 다음 Z선까지가 완전한 하나의 근절이다. 단축이 일어나면 미오신과 액틴 필라멘트가 서로 교차하여 근절의 두 Z선을 가까워지게 한다.

트를 포함하고 있는 **A대(A band/어두운 부분)**에 비해 밝다. A대는 미오신 필라멘트의 길이를 나타낸다. H역 가운데에 형성되어 있는 **M선(M line)**은 단백질이 미오신 필라멘트를 제자리에 위치하게 한다는 점에서 중요하다.

근절이 단축되면 액틴 필라멘트와 미오신 필라멘트가 교차하게 된다. 이로 인해 액틴 필라멘트가 결합되어 H역이 사라지고 색이 더 어두워지게 된다. I대는 액틴과 미오신이 서로 교차함에 따라 더 짧아지고 Z선이 미오신 필라멘트의 양 끝에 더 가까워짐에 따라 미오신이 I대로 들어가게 된다. 근절이 이완되어 본래 길이로 돌아가면 미오신과 액틴이 겹치는 부분이 줄어듦에 따라 H역과 I대 또한 원래 크기와 모습으로 돌아간다. 근절이 단축되거나 다시 길어지는 동안 A대의 길이에는 변화가 없으며 이는 단축이 일어나거나 섬유가 이완되어 본래 길이로 돌아가는 과정 동안 미오신 필라멘트의 길이는 변하지 않음을 의미한다. 이는 액틴 필라멘트에 있어서도 마찬가지이다. 근이영양증(글상자 5-3)과 같은 다양한 병리가 근육 단백질에 영향을 미칠 수 있다(글상자 5-3).

비수축성 단백질

앞에서 언급한 바와 같이, 근기능에 있어 비수축성 단백질의 역할은 매우 중요하다. 심지어 근절 단계에서도 비수축성 단백질은 액틴과 미오신 필라멘트의 격자 세공(lattice work)이나 위치를 잡는 데에 필요하다. 액틴과 미오신 필라멘트의 수축성 단백질은 비수축성 단백질에 의해 매우 인접

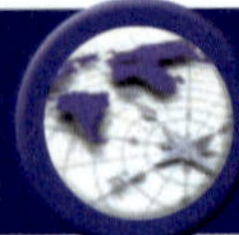

글상자 5-3
더 알아보기

근육 영양실조란 무엇인가?

근이영양증(MD)은 실제로 골격근의 적절한 수축 기능에 필수적인 다양한 단백질에 특정 유전자 돌연변이로 인해 발생하는 편집적인 질병을 의미한다. MD는 근육량과 근력의 심각한 손실이 가장 잘 특징이다. 어떤 형태의 MD는 수명에 거의 지장을 주지 않고 수명에 영향을 미치지 않지만, 다른 형태는 수많은 심각한 영향을 미쳐 궁극적으로 치명적이다. 가장 흔한 형태의 MD는 듀센병으로 알려져 있으며, 1860년대 후반에 처음 설명한 프랑스 신경과 의사의 이름을 따서 명명되었다. 이 질환은 근섬유를 구조적으로 손상시키지 않는 단백질 '디스트로핀'이 삭제되어 발생한다. 이 질환은 거의 남아에게만 나타나며, 3~5세에 처음 증상이 나타난다. 이러한 증상에는 잦은 우발적 낙상, 걸을 때 비틀거리는 걸음걸이, 달리기와 점프 장애, 큰 종아리 근육, 심지어 학습 장애 등이 포함된다. 일반적으로 듀센병에 걸린 남자아이는 사춘기에 접어들기 전에 휠체어 생활을 하다가 40세가 되기 전에 사망에 이르게 된다. 듀센병에 대한 알려진 치료법은 없지만 통증 완화 약물과 근육량과 근력 손실을 늦추는 스테로이드로 관리할 수 있다.

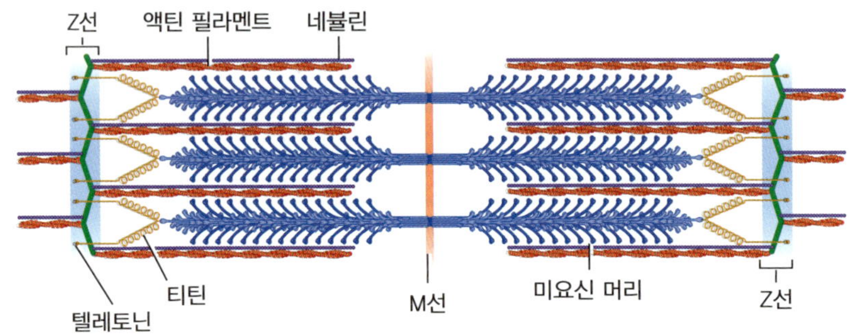

그림 5-5 비수축성 단백질. 비수축성 단백질이라 이름 붙인 것은 수축 과정에 관여하지는 않지만 수축 단백질을 제자리에 유지하고 최적의 미오신-액틴 결합을 위해 서로 인접해 있기 때문이다.

하게 위치해 있다(그림 5-5). 이러한 근절의 수축성 단백질들은 앞서 언급한 바와 같이 근섬유의 탄력 성분에도 도움을 준다. 예를 들면, **커넥틴(connectin)**이라고도 알려진 **티틴(titin)**은 근절 내에서 Z선을 M선과 연결하고 세로축의 미오신을 고정한다. 타이틴은 또한 근절의 운동 범위를 제한하므로 근육의 수동적 경직에 기여하며, 이는 다시 근육이 생성하는 힘에 영향을 미칠 수 있다. 타이틴은 이제 근육에서 여러 역할을 하는 가장 중요한 비수축성 단백질 중 하나로 인식되고 있다.[14,15,28] 특히 편심성 근육 작용의 경우 더욱 그렇다.[38] 또 다른 비수축성 단백질인 **네뷸린(nebulin)**은 Z선부터 시작하여 명대까지 뻗어 있는 단백질로 액틴 모노머(액틴 필라멘트와 같이 다른 모노머/단위체와 결합하여 분자 사슬이나 중합체/폴리머가 되는 작은 분자) 결합을 통해 액틴 필라멘트를 붙잡아 둔다. 스트레칭은 근육의 탄성 성분에 영향을 미치며, 운동이나 시합 전에 특정 스트레칭(예: 정적 스트레칭)을 하는 타이밍은 중요한 고려 사항이다(글상자 5-4~5-6).[6,33,55]

근육이 어떻게 수축하는지에 대해 설명하기에 앞서 액틴과 미오신 필라멘트의 기본 구조를 이해하는 것이 중요하다. 이는 이 두 필라멘트가 근섬유 내에 자리잡고 있기 때문이다.

액틴 필라멘트

액틴 혹은 가는 필라멘트는 액틴 분자들이 얽혀 있는 두 개의 나선형으로 이루어져 있다. 액틴 필라멘트는 Z선에 붙어 있으며 각 Z선에서 근절의 중앙 쪽으로 나와 있다. 각각의 액틴 분자에는 **활성 부위(active site)**가 있다(그림 5-6). 활

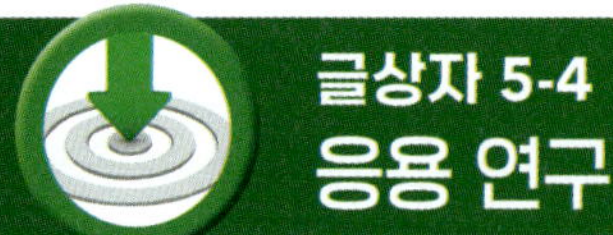

글상자 5-4 응용 연구

스트레칭 전에 생각하기

많은 연구에서 정적 스트레칭이 강제 생성에 해로울 수 있다는 사실이 입증되었다. 이제 이러한 기능 상실은 정적 스트레칭이 근육의 탄성 성분을 연장시켜 근육의 반동력을 감소시킬 수 있기 때문인 것으로 보인다. 특히 동작 직전에 스트레칭(예: 높이뛰기)을 하는 경우 더욱 그렇다. 따라서 운동 직전에 정적 스트레칭을 할 때 최대 출력, 속도, 고른 강도를 줄일 수 있다면 언제 스트레칭을 해야 하는지 신중하게 고려해야 한다. 실용적인 관점에서 볼 때, 개인은 운동 경기 전에 낮은 수준의 사이클링이나 조깅으로 동적 워밍업을 수행해야 하며, 최대의 힘이나 동력 개발이 필요한 경기 직전에는 정적 스트레칭을 지양해야 한다. 유연성 훈련은 쿨다운 기간이나 다른 시기에 최대한의 힘을 발휘해야 하는 시도를 하기 훨씬 전에 실시하여 속도, 강도 및 전력 성능에 부정적인 영향을 미치지 않도록 해야 한다(14장).

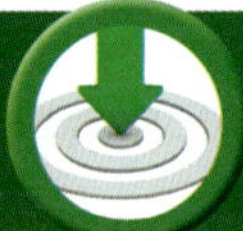

글상자 5-5 응용 연구

스스로 검증해 보자

간단한 실험으로 신전수축주기(stretch-shortening cycle, SSC)의 효과를 알 수 있다. 다음 중 어떤 동작을 했을 때 가장 높게 뛸 수 있는가? 첫 번째는 스쿼트 자세를 잡고 유지한 후 할 수 있는 한 최대한 높이 점프해 보는 것이다. 두 번째는 서 있는 자세에서 시작하여 높이 뛰기 전에 순간적으로 무릎을 굽혔다 점프하는 것이다. 한번 시도해 보라. 그러면 바로 두 번째, 즉 대항운동을 사용하였을 때 더 높이 뛸 수 있다는 것을 알게 될 것이다. 실험실에서 측정할 경우, 두 방법 간 구름판에 가해지는 힘의 차이를 알 수 있을 것이다.

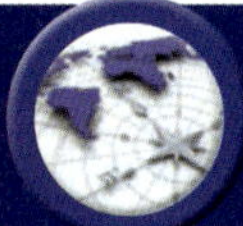

글상자 5-6 더 알아보기

플라이오메트릭 운동

흥미롭게도 플라이오메트릭 훈련은 사실 편심(*플라이오메트릭*) 작용에 이어 동심(*마이오메트릭*) 근육 작용을 하는 '신전수축주기'의 기본 원리에 기반하며, 고강도로 수행하면 강력한 파워 트레이닝 방식이 된다. 또한 이러한 움직임은 부상을 예방하는 데 도움이 된다. 신전수축주기는 높이 뛰는 능력이 필요한 최대 수직 점프와 같은 신전수축 활동에서 힘에 최고 20~30%까지 기여하는 것으로 알려져 있다.[24] 플라이오메트릭 운동을 하면 속도와 힘을 증진시킬 수 있다. 플라이오메트릭은 저강도 운동(서서 깡충깡충 뛰기)부터 고강도 훈련(높은 곳에서 뛰어 내렸다가 점프하거나 뎁스 점프)까지 범위가 넓다.

다음은 **플라이오메트릭 운동(plyometric exercise)**의 예시이다.

- 입식 수직 점프
- 멀리 뛰기
- 외발 뛰기와 두 발 뛰기
- 입식 외발 뛰기
- 다른 높이에서의 뎁스 및 드롭점프
- 손뼉 치며 팔 굽혀 펴기
- 메디신 볼 던지기 훈련

아래 독서들을 통해 파워 향상과 같은 원하는 훈련 결과를 도출하는 데 필요한 볼륨과 강도에 대해 자세히 알아볼 수 있다.

추가 참고문헌

1. Aguilar AJ, DiStefano LJ, Brown CN, et al. A dynamic warm-up

model increases quadriceps strength and hamstring flexibility. *J Strength Cond Res*. 2012;26(4):1130-1141.
2. Kallerud H, Gleeson N. Effects of stretching on performances involving stretch-shortening cycles. *Sports Med*. 2013;43(8):733-750.
3. McKay D, Henschke N. Plyometric training programmes improve motor performance in prepubertal children. *Br J Sports Med*. 2012;46(10):727-728.
4. Perez-Gomez J, Calbet JA. Training methods to improve vertical jump performance. *J Sports Med Phys Fitness*. 2013;53(4):339-345.
5. Stojanovic MD, Ostojic SM. Preventing ACL injuries in team-sport athletes: a systematic review of training interventions. *Res Sports Med*. 2012; 20(3-4):223-238.
6. Tran TT, Brown LE, Coburn JW, et al. Effects of assisted jumping on vertical jump parameters. *Curr Sports Med Rep*. 2012;11(3): 155-159.

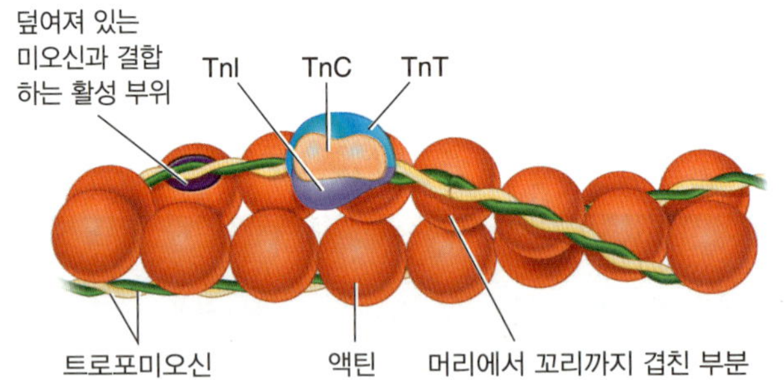

그림 5-6 액틴 필라멘트 조직. 액틴 혹은 가는 필라멘트는 액틴 분자의 나선형 두 개로 이루어져 있다. 각각의 액틴 분자에는 미오신 결합 부위나 미오신 머리들이 상호작용을 하는 활성 부위가 있다. 액틴 필라멘트로 쌓여 있는 단백질은 두 종류가 있는데 트로포닌과 트로포미오신이다. 이들은 액틴 분자의 활성 부위를 덮어 미오신 머리가 활성 부위와 결합하는 것을 막는다. 트로포닌 T인 TnT는 트로포미오신과 결합하고, 트로포닌 C인 TnC는 칼슘과, 트로포닌 I인 TnI는 액틴과 결합한다.

성 부위란 미오신 가교의 머리가 근육 단축을 위해 필요한 액틴 필라멘트와 결합하는 장소이다. 액틴 필라멘트로 둘러싸인 것은 조절 단백질 분자인 **트로포미오신(tropomyosin)**과 **트로포닌(troponin)**이다. 트로포미오신은 액틴 필라멘트를 감싸고 있는 튜브 모양의 분자로 액틴 분자의 이중 나선 구조의 홈에 따라 존재한다. 트로포닌 단백질 복합체는 트로포미오신 분자를 따라 일정한 간격으로 발견된다. 트로포닌은 세 개의 조절 단백질 서브유닛으로 이루어져 있다. 트로포닌 I(액틴과 결합)은 액틴에 끌리고 트로포닌-트로포미오신 복합체를 액틴 분자에 잡아둔다. 트로포닌 T(T는 트로포미오신)는 트로포미오신에 끌리며 트로포닌을 트로포미오신 분자에 잡아 둔다. 트로포닌 C(C는 칼슘)는 칼슘이온에 끌리며 액틴 분자에 있는 활성 부위를 노출시켜 근활동을 유발하는 근섬유 내 자극이 된다.

미오신 필라멘트

미오신과 액틴 필라멘트가 서로 교차하기 위해서는 이들의 분자 구조가 서로 어떤 방식으로든 교류할 수 있도록 되어 있어야 하며 서로 당기는 힘을 생성할 수 있어야 한다. 각각의 미오신 분자는 구형의 머리, 경첩 모양의 중심점, 섬유로 된 꼬리로 구성되어 있다(그림 5-7). **가교(crossbridge)**는 두 개의 미오신 분자로 이루어진다. 따라서 미오신 머리 부분이 미오신 필라멘트에서 뻗어 나올 때 각각의 가교에는 두 개의 구형 미오신 머리가 있다는 점을 알아야 한다. 미오신 가교의 두 개 머리는 **미오신 ATPase(myosin ATPase)**라는 효소로 만들어진다. 가교를 구성하고 있는 미오신 분자의 섬유질 꼬리 부분은 서로 뒤엉켜 미오신 필라멘트를 형성한다. 가교는 미오신 필라멘트의 한 부분으로 액틴과 상호작용을 하고 다른 미오신 필라멘트를 넘어 액틴 팔라멘트를 당기는 힘을 생성한다. 가교에서 발견되는 미오신 ATPase에는 두 가지의 다른 이소폼 혹은 종류가 있다. 섬유에 의해

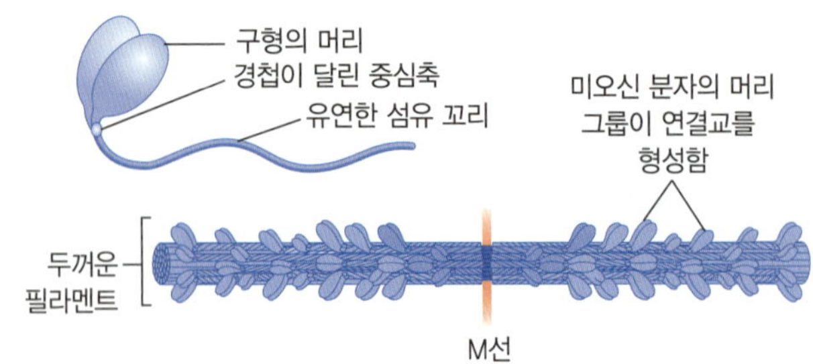

그림 5-7 미오신 필라멘트 구조. 미오신 필라멘트(굵은 필라멘트)는 미오신 분자로 구성되어 있다. 미오신 분자의 섬유질 꼬리는 뒤엉켜 미오신 필라멘트를 형성한다. 규칙적인 간격으로 미오신 분자의 두 머리는 미오신 필라멘트에서 튀어나와 있어 액틴 분자와 상호작용한다.

표 5-1 주요 근섬유 분류 체계

분류 체계	이론적 기준
적색 및 백색 섬유	섬유 색 기준. 마이오글로빈(섬유 내에서 산소를 운반하는 물질)이 더 많을수록 색이 더 붉고 진함. 초기 동물 연구에서 사용되었음. 가장 오래된 분류 체계.
속근과 지근	자극과 함께 근육 긴축의 속도와 모양 기준. 속근은 강한 근력을 내며 쉽게 피로해짐.
느린 산화, 빠른 산화 당 분해, 빠른 당 분해	대사 염색 및 산화와 당 분해효소의 특징 기준.
타입 1, 타입 2	다른 pH 조건 하에서 미오신 ATPase 효소의 안정성. 미오신 ATPase 효소는 다른 형태를 가지고 있음. 일부는 ATP 가수분해에 대한 효소 반응이 더 빠르고 이에 따라 해당 섬유의 액틴-미오신 상호작용 순환 속도 또한 더 빠름. 오늘날 근섬유 타입을 분류하기 위해 가장 흔히 쓰이는 방법.

표현되는 특정 이소폼은 여러 방식으로 그 섬유의 타입, 즉 수축성 특징을 결정한다.

근섬유 유형

골격근은 여러 종류의 근섬유로 이루어진 혼합체로 각 섬유 유형마다 신진대사 능력 및 힘 생성 능력이 다르다. 근섬유의 다른 조직화학적, 생화학적, 물리적 특징을 바탕으로 수 년 간 다양한 다른 섬유 유형 분류 체계가 개발되었다(표 5-1).[39,40]

지근섬유(slow-twitch, Type I)와 **속근섬유(fast-twitch**, Type II)의 수는 대부분 출생 직후에 정해진다. 하지만 일생 동안 이 두 종류의 섬유에 미세한 변화가 일어난다. 이러한 변화는 수행되는 활동이나 호르몬 농도, 노화와 관련이 있다.[48] 나중에 살펴보겠지만 운동 훈련은 섬유 유형 전환의 강력한 자극제이다.

어떻게 각각의 섬유 유형이 결정되는가? 첫 단계는 살펴볼 근육의 생검 샘플을 획득하는 것이다(글상자 5-7). 그 후 샘플을 횡단면으로 얇게 구분하여야 다른 종류의 섬유를 알아볼 수 있다. 운동 생리학자들이 근섬유 유형을 구분하기 위해 가장 흔히 사용하는 과정은 조직화학적 **미오신 ATPase**

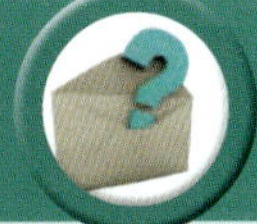

글상자 5-7 학생들의 실제 질문

근생검 과정에 대해 설명해 주세요.

근섬유 타입을 알아보려면 생검(생체검사) 샘플을 채취해야 한다. 이는 **경피적(피부를 통한) 근생검 기술(percutaneous muscle biopsy technique)**이라고 불린다. 이 과정에서는 먼저 생검 샘플을 채취할 부위를 소독한다. 그런 다음, 작은 바늘과 주사기를 이용하여 생검 부위 주변을 국소 마취한다. 그러고 나서 메스를 사용하여 생검 샘플을 채취할 부위의 피부와 근상막을 작게 절개한다. 그 후 빈 스테인레스 스틸 바늘을 절개 부위를 통해 근육 내로 삽입하여 100 mg에서 400 mg 가량의 근육조직을 채취한다(보통 허벅지, 종아리, 팔 근육에서 채취). 생검 주사기는 빈 바늘과 바늘 내부에 맞는 플런저로 구성되어 있다(다음 그림 참조). 플런저를 끝까지 밀었을 때는 바늘이 닫혀 있고 그렇지 않으면 열려 있다. 밀었던 플런저를 조금씩 놓으면 주사바늘이 열리면서 플라스틱관을 이용하여 바늘 뒤쪽에 달려 있는 주사기가 조직을 흡입한다. 흡입 후에 주사바늘 내부는 진공상태가 되고 근육 샘플을 잡아당긴다. 그런 후에 플런저를 바늘 끝까지 밀어 근육 샘플을 자른다. 그 후 생검 바늘을 빼고 채취된 샘플을 바늘에서 제거하는 과정을 거친 후 냉동시킨다. 생검 바늘을 빼고 나서는 절개 부위를 소독한다. 그 후 근육 샘플(크라이오스탯, 즉 영하 24도의 온도를 유지시키는 냉각 용기 내의 마이크로돔 세트를 일컫는 절단 장치를 사용하여)은 연속절편으로 잘라 조직화학 염색 분석을 통한 근섬유 타입 분류를 위해 커버 글라스 위에 놓는다. 생검 샘플 연속절편으로 다른 변수들(예: 섬유의 글리코겐 성분, 수용기의 수, 미토콘드리아, 모세 혈관, 기타 대사 효소 등) 또한 분석해 낼 수 있다.

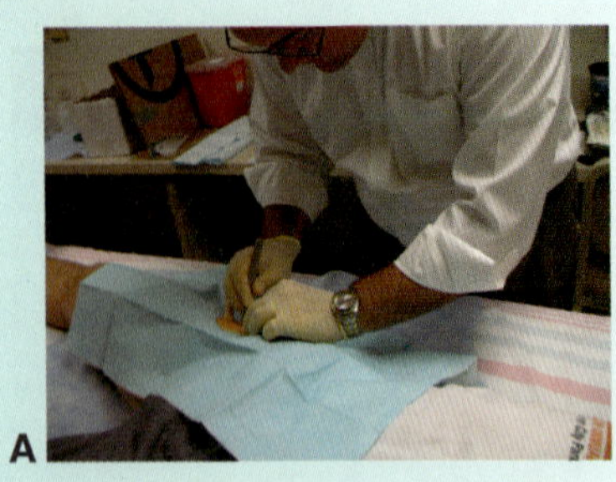
A

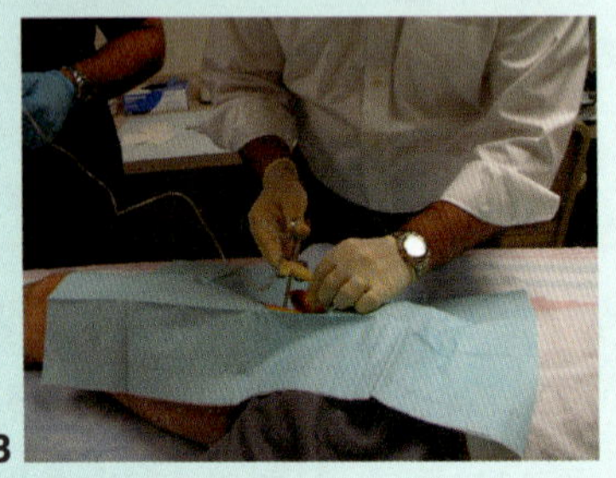
B

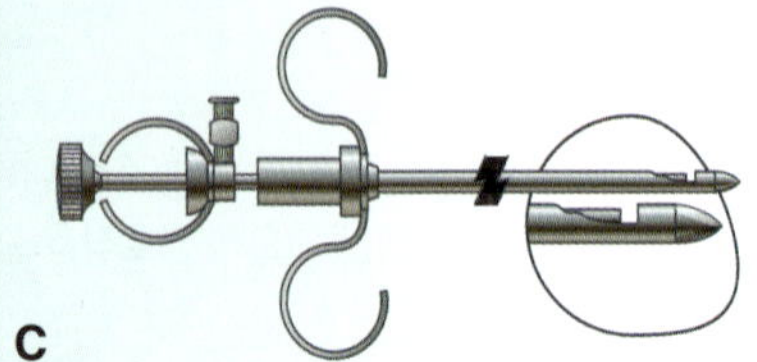
C

근생검 기술. 경피 근육 생검은 근섬유 타입 결정을 위한 조직화학적 분석을 포함하여 다양한 근육 분석을 위한 소량 근육 샘플 채취에 가장 흔히 쓰이는 방법이다. **(A)** 근육에 생검 바늘을 꽂기 위해 마취된 부위를 작게 절개한다. 그 후 생검 바늘을 측정 깊이까지 근육에 삽입하여 근육에서 샘플을 채취한다. **(B)** 흡입을 통해 근육 샘플이 생검 바늘로 잘려 들어온다. **(C)** 샘플 채취에 사용되는 생검 바늘의 예시.

염색법(myosin ATPase staining)이다. ATPase는 미오신 가교의 구형 머리부분을 구성하는 효소라는 점을 떠올려 보라. 이 분석법을 통해 염색 과정에서 ATP를 공급하여 ATPase의 조직화학적 반응을 바탕으로 지근섬유 및 속근섬유와 특수형을 분류한다. 각각의 미오신 이소폼은 특정한 비율로 이러한 반응을 촉진시켜 섬유 타입에 따라 다른 염색 강도를 나타내게 된다. 이미징 소프트웨어(분석 프로그램)를 사용하여 염색 강도를 수치화할 수 있고 이 염색 강도의 범위에 따라 다른 카테고리로 분류되어 ATP 반응을 바탕으로 각 근섬유는 특성 섬유 타입으로 구분된다.[49]

미오신 ATPase는 미오신 머리가 액틴 필라멘트의 활성 부위와 결합하고 힘을 생성하기 위해 회전하는 속도와 관련된 효소이다. 따라서 이는 근섬유 단축 속도를 나타내는 기능 분류법이다. **Type I 섬유(Type I fiber)**는 **지근섬유(slow-twitch fiber)**라고도 불리는데 이는 힘 생산력 최고치에 느리게 도달할 뿐만 아니라 최고치에 달했을 때의 최대 힘이 그리 크지 않음을 의미한다. 하지만 Type I 근섬유는 혈액을 충분히 공급받고 미토콘드리아 밀도가 높기 때문에 산화적 대사 능력이 높다. 그 결과, Type I 섬유는 피로에 더 잘 견디고 힘 생산력이 거의 감소하지 않은 채로 오랫동안 계속해서 수축할

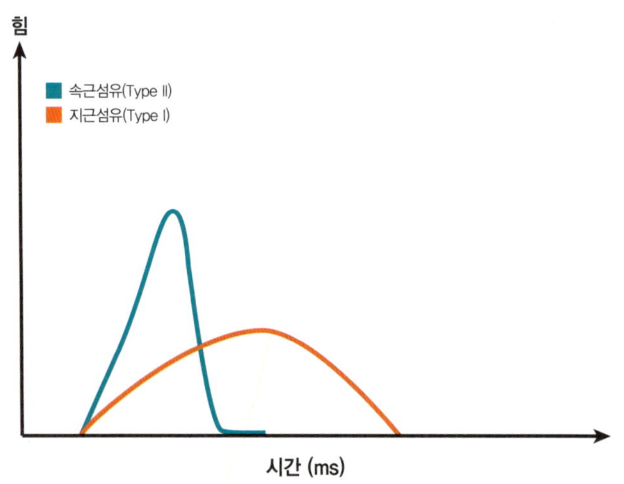

그림 5-8 근육 긴축 특징. 속근섬유(Type II)는 지근섬유(Type I)보다 더 빠르게 많은 힘을 생성하며 더 빨리 이완된다.

수 있다. 따라서 Type I 근섬유는 지구력 운동에 적합하다.

Type II 근섬유는 **속근섬유(fast-twitch fiber)**라고도 불리며 매우 빨리 힘을 생성하고 강력한 힘 생성 능력을 갖추고 있다(그림 5-8). 일부 사람들은 Type II 근섬유가 더 많으면 100M 단거리 달리기에서 출발선을 더 빨리 박차고 나가거나 축구에서 더 빠른 커트를 할 수 있을 것이라고 생각한다(글상자 5-8). 하지만 Type I 섬유와 달리 속근섬유(혹은 Type II 섬유)는 미토콘드리아나 혈액 공급이 풍부하지 않아

글상자 5-8 학생들의 실제 질문

각기 다른 운동 선수들의 근섬유 타입을 어떻게 비교하나요?

우리 몸의 대부분 근육은 여러 섬유 타입이 섞여 있으며 이는 유전자, 호르몬, 훈련 및 근육 기능의 영향을 받은 것이다. 일반적으로 훈련을 받지 않은 대부분의 사람들은 지근섬유와 속근섬유를 약 50%씩 가지고 있다. 하지만 선수들의 경우 이 비율이 매우 상이할 수 있다. 예를 들어, 지구력을 요하는 선수에게는 보통 지근섬유가 더 많고(예: 70~85%) 단거리 달리기 선수에게서는 속근섬유가 우세하다(예: 65~70%). 최고의 능력을 위해서는 최적의 근섬유 타입을 포함하여 특정 유전적 요소가 필요하다. 훌륭한 운동 능력을 결정짓는 유일한 요소는 아니지만 섬유 타입은 매우 중요하다. 코치들이 일부 선수들이 파워, 스피드, 순발력으로 인해 보유하고 있을 가능성이 가장 높은 빠른 경련이나 유형 II 섬유를 언급하며 "트위치"라고 부르는 것을 들을 수 있다.

표 5-2 Type I과 Type II 섬유의 특징

특징	Type I	Type II
단면적당 힘	낮음	높음
근원섬유 ATPase 활동(pH 9.4)	낮음	높음
근육 내 ATP 저장치	낮음	높음
근육 내 포스포크레아틴 저장치	낮음	높음
수축 속도	느림	빠름
이완 시간	느림	빠름
해당효소 활동	낮음	높음
지구력	높음	낮음
근육 내 글리코겐 저장량	차이 없음	차이 없음
근육 내 트리글리세리드 저장량	높음	낮음
미오글로빈 성분	높음	낮음
유산소 효소 활동	높음	낮음
모세혈관 밀도	높음	낮음
미토콘드리아 밀도	높음	낮음

쉽게 피로해지는 경향이 있다. Type I과 Type II 섬유의 특징들이 표 5-2에 정리되어 있다. 주요 특징뿐만 아니라 Type I과 Type II 근섬유에는 특수형도 있어 각 근섬유 타입 내에 근섬유 타입의 연속체가 존재한다. 연속체와 이 연속체를 구분하는 법에 대해서는 앞으로 설명할 예정이다.

미오신 ATPase 조직화학 분석법

서로 다른 근섬유 특수형을 구분하는 데 쓰이는 분석법에는 각 특수형을 약간씩 다른 농도로 염색하여 독특한 회식 그림자를 만들어 내는 조직화학적 염색법이 있다. 염색 과정에 앞서 근육의 얇은(8~10 μm) 횡단면을 생검 샘플에서 채취하여 다른 pH 농도, 즉 하나는 알칼리욕(pH 10.0), 두 개는 산성욕(pH 4.6과 4.3)에 놓아둔다. 샘플을 다시 꺼냈을 때 그림 5-9에서 보이는 바와 같이 다양한 pH 농도에서 염색된 강도를 참고하여 섬유를 분류할 수 있다. 표준 섬유 타입은 최대 산화 섬유부터 최소 산화섬유까지 I형, IC형, IIC형, IIAC형, IIA형, IIAX형이 있다. 조직화학적 염색 절차는 이러한 7가지 섬유 유형을 식별하지만, 유전적으로 포유류 골격근에는 4가지 미오신 중쇄(MHC) 동형, 즉 유형 I, IIa, IIx 및 IIb만 존재하는 것으로 알려져 있다.[46,47] 이는 조직화학적 염색 특징에 따라 유형 "C" 섬유라고 하는 것이 실제로 둘 이상의 MHC 동형을 발현하는 하이브리드 섬유임을 나타낸다.[45] 예를 들어, ATPase 염색이 IC형 섬유로 식별되는 것은 I형 및 IIa형 유전자 모두에서 MHC 단백질을 발현하는 하이브리드일 가능성이 높다. 네 발 달린 포유류의 근육에는 4개의 MHC 유전자가 나타나지만 인간의 근육에는 IIb형 유전자가 나타나지 않는다는 점에 유의하는 것이 중요하다. 따라서 과거에는 IIB 유형 섬유로 분류되었지만, 일부 섬유는 여전히 ATPase 염색 특성에 따라 IIB로 지칭하지만 현재는 IIX 섬유로 알려져 있다.

섬유의 산화 능력은 수축 속도에 반비례한다. 다시 말해, 산화력이 높은 I형 섬유는 최고 힘을 내기까지 가장 오래 걸

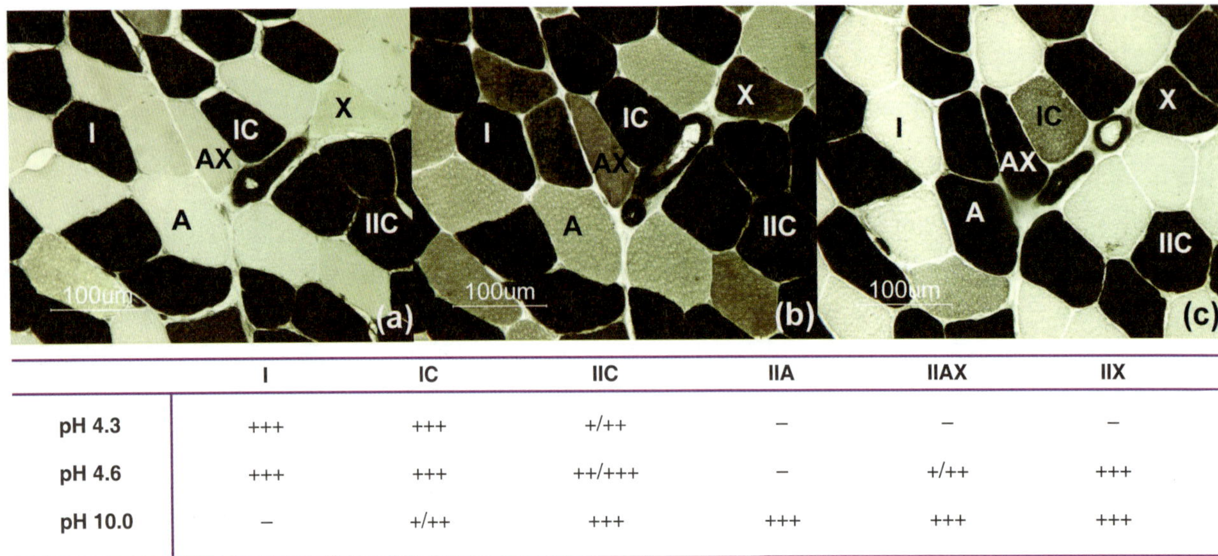

	I	IC	IIC	IIA	IIAX	IIX
pH 4.3	+++	+++	+/++	–	–	–
pH 4.6	+++	+++	++/+++	–	+/++	+++
pH 10.0	–	+/++	+++	+++	+++	+++

그림 5-9 근섬유 타입의 미오신 ATPase 분류. 골격근섬유 종류를 설명하기 위해 조직화학적 분석법이 사용되었다. ATPase 분자의 pH 안정성 차이를 바탕으로 근섬유 타입을 구분한다. 즉, 조직을 다양한 pH농도. (**a.** pH 4.3, **b.** pH 4.6, **c.** pH 10.0)의 용액에 노출시킨 후 ATPase 활동 여부에 따라 구분한다. 사람의 근육에서 나올 수 있는 근섬유 타입은 I형, IC형, IIC형, IIAC형, IIA형, IIAX형, IIX형이다. (사진 제공: Dr. Jenny Herman, Rocky Vista College of Osteopathic Medicine, Parker, CO.)

리는 반면 정반대인 IIX형 섬유는 산화력이 가장 낮고 수축 속도는 가장 빠르다. 동물(쥐, 고양이 등)의 경우에는 더 다양한 근섬유 타입이 있다. 산화력이 가장 높은 것부터 낮은 순으로 나열해 보자면, I형, IC형, IIC형, IIAC형, IIA형, IIAX형, IIX형, IIXB형, IIB형이 있다. 하등 포유류가 더 다양한 근섬유 타입을 보유하고 있는 이유는 근섬유 적응을 적게 요하는 덜 체계적인 신경계 때문인 것으로 여겨진다. Type I 섬유와 그 특수형들은 지구력에 도움이 되고 Type II 섬유와 관련된 특수형은 속도와 힘에 도움이 된다는 점에서 섬유형은 근육의 운동 능력에 영향을 미친다(글상자 5-9).

면역형광 분석

다양한 근섬유 유형을 식별하는 데 사용되는 최근 개발된 절차는 표적 단백질, 즉 항원에 대한 항체의 높은 특이성을 기반으로 한다. 각 미오신 중쇄(MHC) 이소폼은 고유한 항원을 제시하기 때문에 이러한 항원에 반응하는 항체는 이전에 설명한 조직화학적 절차를 통해 확인된 동일한 주요 섬유 유형을 구별할 수 있다. 스테파노 시아피노 박사의 연구실은 골격근에서 I형, IIa형, IIx형, IIb형 미오신 중쇄 동형체에 대한 항체를 분리하는 데 중요한 역할을 했다.[45,46] 그러나 이러한 "1차" 항체의 특이성과 민감성에도 불구하고 숙주 섬유의 변색이나 염색을 유발할 수 있는 화학 반응을 일으키지 않고 표적 항원을 인식한다. 따라서 1차 항체가 제시하는 항원과 반응하는 "2차" 항체와 결합하지 않으면 시각화 될 수 없다. 2차 항체는 기질과 반응하여 1차 항체에 결합된 섬유를 어둡게 만드는 효소—양고추냉이 퍼옥시다제 및 알칼리성 포스파타제가 가장 일반적으로 사용됨—에 결합될 수 있다(그림 5-10). 이러한 염색 기술은 본질적으로 면역조직화학적이라고 한다. 그러나 근육조직의 단일 섹션에서 다양한 근섬유 유형을 식별할 수 있는 더 효율적이고 확실히 더 다채로운 방법은 효소가 아닌 형광색소에 접합된 2차 항체를 사용한다. 그리고 다양한 1차 항체의 시각화를 위해 서로 다른 형광색소를 사용하면 동일한 근육섬유 섹션에서 서로 다른 근육섬유 유형을 쉽게 볼 수 있다. 다양한 근육섬유 유형의 면역형광 염색의 예는 그림 5-11을 참조하자.

미오신 H사슬

미오신 필라멘트의 두부(머리 부분)는 두 개의 **H사슬(heavy**

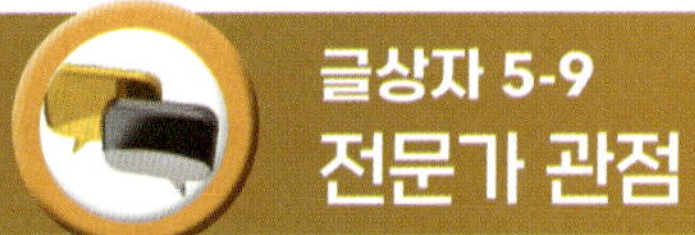

글상자 5-9
전문가 관점

근섬유 타입: 운동 능력에 미치는 영향

Robert S. Staron 박사
명예 부교수
생물의학 및 생물과학과
정골의학대학
오하이오 대학교
오하이오주 아테네

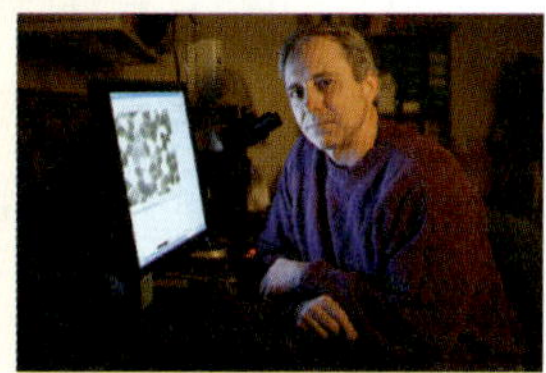

인간의 골격근은 다른 포유류와 마찬가지로 두 종류의 섬유 타입(속근과 지근섬유)으로 이루어져 있으며 두 타입은 수축과 신진대사 측면에서 다른 특징들을 보인다. 일반적으로 속근섬유는 단기간의 고강도 운동에 있어 중요하고 지근섬유는 최대하에서 오랫동안 지속되는 활동에 더 적합하다. 또한 지근섬유는 유산소 능력이 매우 뛰어나며 운동 활동 초반에 사용되므로 더 자주 사용된다. 강도와 지속 시간이 늘어나면 속근섬유가 필요에 의해 사용된다. 최대의 노력이 요구되는 경우(예: 리프트를 최대로 빠르게 시도할 때)라면 신경계가 근육 활동에 있어 두 종류의 근섬유(속근과 지근)를 모두 사용하려 할 것이다.

근육 내 근섬유 타입의 비율은 유전적 요인에 의해 결정된다. 일부 근육은 속근섬유가 더 많거나(예: 상완 삼두근) 지근섬유가 월등히 많은 경우(예: 비속근)도 있으나, 일반인의 경우 대부분 근육은 약 50:50 배율의 지근섬유와 속근섬유로 이루어져 있다. 최상의 힘과 근력을 가진 운동선수의 경우 근육 내 속근섬유의 비율이 더 높고 지구력이 우수한 선수는 지근섬유가 우세하다. 이 두 극단적 경우를 통해 운동선수의 힘-지구력을 결정하는 데에 섬유 구성이 매우 중요하다는 점을 알 수 있다. 물론 모두가 최고 수준의 능력치까지 도달할 수는 없다. 더불어 좋은 선수와 최고의 선수를 구별 짓는 데에는 동기나 고통 감내, 생체역학, 식단, 휴식 및 기술 등 여러 요소가 작용한다.

주요 섬유 유형의 비율은 초기에 확립된 것으로 보이지만 성능을 향상시키기 위한 상당한 적응이 여전히 일어날 수 있다. 근섬유 구성과 상관 없이 훈련을 통해 능력을 향상시킬 수 있다. 특정 훈련법을 통해 특정 근육의 힘 생산성을 (각 섬유의 횡단면을 늘림으로써) 늘릴 수 있고 (대사 효소 활동값을 질적, 양적으로 변화시켜) 유산소 능력 또한 향상시킬 수 있다. 예를 들어, 지근섬유가 월등히 많은 근력 운동 선수는 속근섬유가 더 많은 선수보다 불리하다. 하지만 훈련으로 속근섬유의 횡단면적을 확대하면 불리함을 극복하는 데 도움이 될 수 있다. 마찬가지로 속근섬유가 40~50% 가량 있는 근육이 훈련 후 비대 변화를 겪어 속근섬유가 전체 근섬유의 60~70% 이상을 차지하게 될 수도 있다. 극한 상황에서(예: 마비, 장기적인 전기 자극) 근섬유가 지근에서 속근으로 혹은 속근에서 지근섬유로 변형될 수도 있기는 하나 운동만으로는 충분한 자극제가 되지 못한다. 대부분의 연구 결과에 따르면, 훈련을 통해 속근섬유 개체군의 변화(속근 특수형 변이)는 이끌어 낼 수 있지만 속근섬유와 지근섬유 간의 변화(즉, 속근에서 지근으로, 지근에서 속근으로의 완전한 변화)는 힘들다.

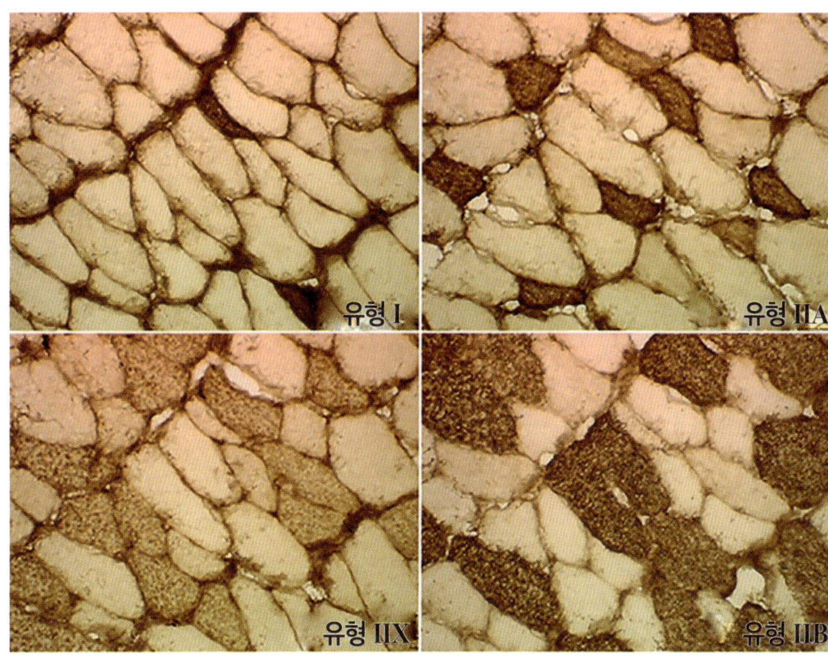

그림 5-10 쥐에서 IIB 근섬유 유형을 가진 근섬유를, 섬유 유형 특이적 항체에 연결된 겨자무과산화효소(HRP)를 이용한 면역조직화학 기법으로 염색하여 나타낸 것(마이클 데스센스 박사 연구실, 윌리엄 앤 메리 대학). 각 사진면에는 네 가지 주요 섬유 유형(I, IIA, IIX, IIB)에 대한 염색 결과가 각 사진면에 표시되어 있으며, 해당 섬유는 다른 섬유보다 더 어둡게 나타난다. 특정 항체와 반응하는 섬유만 염색되며, 다른 모든 유형은 염색되지 않은 상태(또는 흰색)로 유지된다. 따라서 각 이미지에서 표시된 부분(오른쪽 아래)은 해당 이미지에서 어떤 섬유 유형이 염색되었는지를 나타낸다.

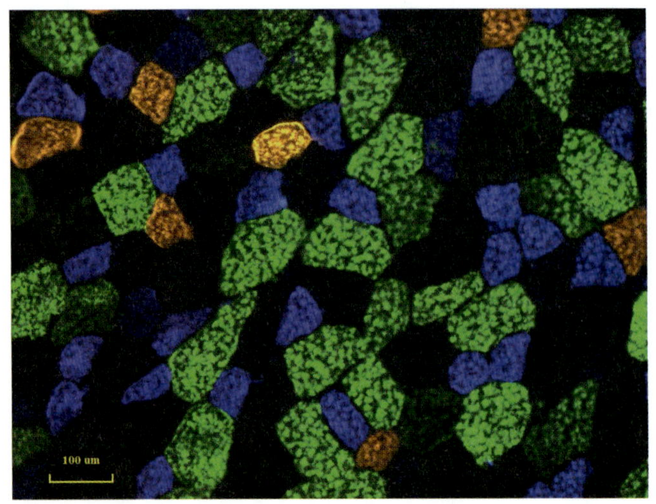

그림 5-11 쥐 근육 섬유를 섬유 유형 특이적 1차 항체로 면역형광 염색한 후 적색, 청색 또는 녹색 형광염료로 표지된 특이적 2차 항체와 결합시켰다. 빨간색 섬유는 제I형, 파란색 섬유는 제IIA형, 녹색 섬유는 제IIB형이며, 염색되지 않은 섬유는 제X형이다.

chain, 무거운 사슬)과 두 개의 **L사슬(light chain, 가벼운 사슬)**로 이루어져 있다. 각각의 H사슬의 분자량은 230 kDa이고 H사슬은 두 개의 L사슬(기본 L사슬과 조절 L사슬)과 관련되어 있다(그림 5-12). 일부 연구자들은 근샘플의 근섬유 타입을 알아보는 데에 미오신 H사슬 구성을 선호하며 단백질을 구별하기 위해 전기이동을 사용하거나 단백질 특이 항체를 통해 알아볼 수 있다. 인간의 근육에는 미오신 H사슬의 세 가지 주요 형이 존재한다: I형, IIa형, IIx형. 동물의 경우 I형, IIa형, IIx형, IIb형으로 총 네 가지 형이 존재한다. 인간의 여러 가지 섬유 아형을 I, IIA, IIX의 세 가지 기본 근육섬유 아형으로 분해하여 MHC I, Ia, IIx 아형과 비교하면 높은 상관관계가 발견되며,[11] 이는 두 시술이 근육의 섬유 유형 프로파일과 관련하여 유사한 결과를 제공한다는 것을 시사한다.

겔 전기영동은 "하이브리드" 섬유 또는 미오신 중쇄의 동형을 하나 이상 발현하는 섬유의 검출에도 중요하다. 정상 조건에서는 이러한 하이브리드 섬유가 드물지만 근육 활동 패턴의 변화에 따라 더 흔해진다. 예를 들어, 운동을 통해 인간 근육을 자극하면 활동이 결국 IIX형 근육섬유로 전환되기 때문에 IIx형과 IIa MHC 동형이 동시 발현되며, 전환 과정에서 이들은 하이브리드 섬유로 간주된다.[26,51] 대조적으로, 마비와 같이 수축 활동의 감소, 특히 중단의 경우, 유형 IIa MHC의 발현이 동시에 감소하면서 유형 IIx MHC의 발현이 더 크다. 점차 IIA형 섬유가 IIX형 근세포로 전환된다. 그러나 운동이나 해로움과 같은 수축 활동의 단순한 변화만으로는 유형 I과 유형 II 섬유 간의 광범위한 분류에 변화가 발생

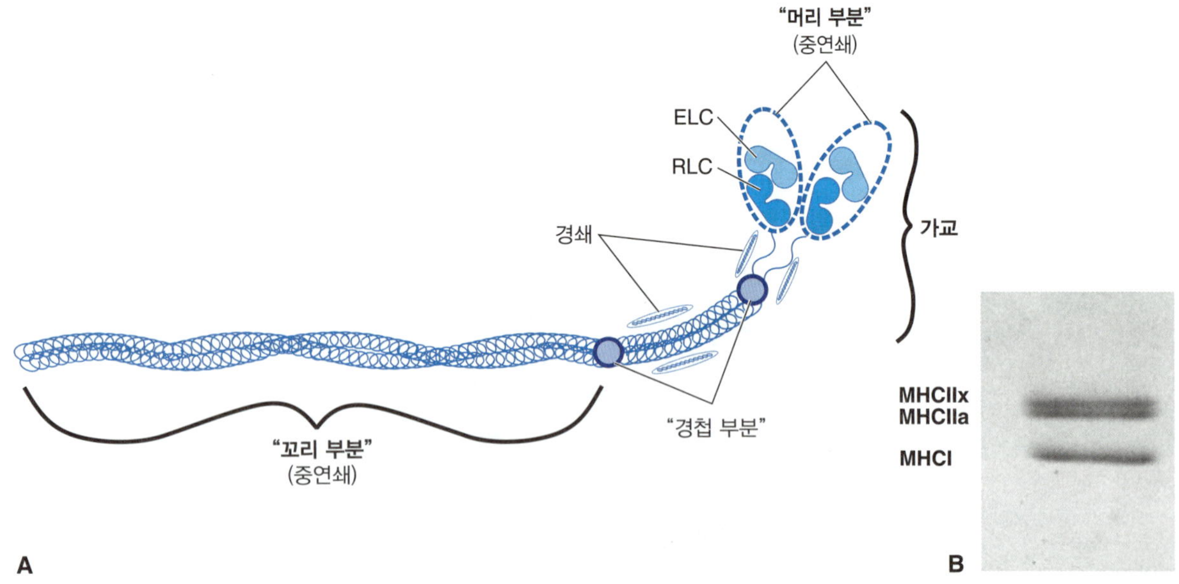

그림 5-12 미오신 분자. (A) 미오신 분자는 두 개의 동일한 H사슬과 두 개의 L사슬(조절 L사슬[RLC]과 기본 L사슬[ELC])로 이루어져 있다. (Katz AM. *Physiology of the heart.* 4th ed. Philadelphia, PA: Lippincott Williams & Wilkins, 2006:104. Figure 4-1에서 허가를 받아 재인쇄함.) **(B)** 인간의 다른 H사슬을 보여주는 미오신 H사슬 전기 이동 겔.

하지 않는다. 그러나 마비 상태에서 발생하는 것과 같은 급격한 변화로 인해 제1형 섬유, 즉 느린 꼬임 섬유가 제2형 빠른 꼬임 섬유가 될 수 있다.[10,52] 반대로, 빠르게 꼬이는 근육의 만성 저주파 직접 전기 자극은 섬유가 점진적으로 느리게 꼬이는 섬유로 전환되도록 만들 수 있다.[41]

속성 검토

- 근절은 골격근의 가장 작고 가장 기본적인 수축성 단위이다.
- 비수축성 단백질은 액틴과 미오신 필라멘트 조직에 격자세공(lattice work)을 제공한다.
- 근섬유는 액틴과 미오신 필라멘트를 모두 가지고 있으며 이 둘은 서로 상호작용하여 단축과 힘을 생성한다.
- 운동능력은 근육 내 근섬유 타입에 영향을 받을 수 있다.
- 근섬유 타입은 ATPase 조직화학적 염색 기술을 통해 지근섬유인지 속근섬유인지 알 수 있다. 특히 인간에서는 어떤 유형이 발현되고 있는지(예: IIA형 또는 IIX형)를 결정할 수 있다.
- 미오신 H사슬은 근섬유의 타입을 반영한다.

슬라이딩 필라멘트 학설

캠퍼스를 가로질러 걷든, 무거운 것을 들든 혹은 마라톤을 뛰든 간에 신체의 움직임은 근섬유를 수축시키면서 만들어지는 것이다. 근육이 정확히 얼마나 수축해야 하는지는 20세기 중반 두 팀의 과학자들이 흥미로운 학설을 제시하기 전까진 정확히 밝혀진 바가 없었다. **슬라이딩 필라멘트 학설(sliding filament theory)**이라고 불리는 이 학설은 1954년에 각각 앤드류 헉슬리와 롤프 니더저크[18], 그리고 휴 헉슬리(앤드류 헉슬리와는 무관한 인물)와 진 핸슨에 의해 네이처지에 개제되었다.[19] 근육이 어떻게 수축하며 힘을 발생시키는지에 대한 실험 증거를 제시하는 내용의 논문들이었다. 근육의 수축에 관한 슬라이딩 필라멘트 학설은 지금까지도 근육단백질이 힘을 발생시키기 위해 어떠한 방식으로 상호작용하는지를 가장 통찰력 있게 설명한 학설이라고 평가된다.

슬라이딩 필라멘트 학설의 요지는 액틴 필라멘트와 미오신 필라멘트가 서로 교차하며 미끄러져 각각의 필라멘트의 길이는 변화시키지 않으면서 근육의 길이가 달라지게 한다는 점이다(테라스로 나가는 미닫이 문을 여는 것을 생각해보라).[17] 근육을 쓰지 않는 상태일 때는 액틴과 미오신 필라멘트는 밝은 부분(액틴 혹은 미오신 필라멘트 중 하나만 있는 부분)과 어두운 부분(액틴과 미오신 필라멘트가 겹쳐진 부분)이 반복되는 배열을 보인다. 근육의 이러한 줄무늬 같은 배열에 변화가 생긴다는 것은 두 근필라멘트가 상호작용을 한다는 의미이다. 근육이 수축된(최대한으로 짧아진) 상태일 때는 줄무늬가 보이긴 하지만 모양이 다르다. 줄무늬의 모양이 바뀌는 이유는 액틴 필라멘트가 미오신 필라멘트 위로 미끄러져 들어가기 때문이다.

하지만 이러한 과정이 일어나기 위해서는 우선 칼슘이온이 근섬유 속의 **시토솔(cytosol)**로 분비되어 조절 단백질인 트로포닌과 상호작용할 수 있게 되어야만 한다. 얼마나 큰 힘이 발생되는지는 액틴과 미오신 필라멘트 간의 상호작용 정도, 혹은 액토미오신 복합체가 형성된 정도를 보면 알 수 있다. 다음 섹션에서는 이러한 근육의 수축이 분자 수준에서 어떻게 이루어지는지 좀 더 자세히 살펴 볼 것이다(글상자 5-10).

근육 수축 과정

근육을 사용하지 않고 있을 때는 미오신 필라멘트의 돌기 혹은 가교가 액틴 필라멘트 근처에 있긴 하지만 액틴 필라멘트의 활성 부위가 트로포미오신 단백질 가닥으로 덮여 있어 서로 상호작용을 하지는 못한다. 미오신 가교의 머리가 액틴 단백질의 활성 부위와 결합될 때에만 액틴 필라멘트와 상호작용하는 것이 가능하다. 즉, 근육을 쓰지 않는 상태일 때 액틴 활성 부위를 덮고 있는 트로포미오신 단백질 가닥이 움직여 활성 부위가 드러나도록 해야 하는 것이다. 트로포미오신이 이동하는 이 필수적인 과정은 근섬유 내의 시토솔릭 칼슘이온 농도가 증가할 때 일어난다. 이 과정을 이해하기 위해서는 신경전달물질이 근섬유 표면에서 수용기와 결합할 때 운동 뉴런과 근섬유를 연결하는 시냅스인 신경근접합부에서 발생되는 전기 자극이 근섬유에 대한 최초의 자극임을 아는 것이 중요하다(이 과정은 4장에서 더욱 자세히 다룰 것이다).

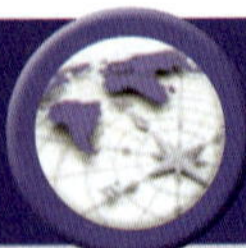

글상자 5-10

더 알아보기

활성화 후 강화란 무엇인가?

활성화 후 강화(PAP)는 최대 등척성 수축 또는 최대 이하 동적 수축과 같은 짧고 피로하지 않은 조건화 자극에 노출된 후 힘 생성이 증가하는 것을 말한다. 이러한 힘의 증가는 미오신 조절 경쇄의 인산화에 기인하며, 이는 칼슘이온에 대한 미오필라멘트의 민감도를 증가시키고 이후 교배 형성 속도를 증가시킨다. PAP는 수직 점프 및 스프린트 성능뿐만 아니라 최대 이하의 수축 시 힘 발생 속도를 증가시키는 것으로 나타났다. PAP는 이미 힘을 생성할 수 있는 충분한 칼슘이온이 있기 때문에 강축에 영향을 미치지 않는다는 점을 언급하는 것이 중요하다. 아래의 독서물을 통하여 PAP 효과를 극대화하기 위해 최대 등척성 또는 동적 수축을 수행해야 하는 시기, PAP 효과가 전력 출력에 미치는 영향 및 기타 PAP와 관련된 요인들을 살펴보라.

추가 참고문헌

1. Gouvêa AL, Fernandes IA, César EP, et al. The effects of rest intervals on jumping performance: a meta-analysis on post-activation potentiation studies. *J Sports Sci.* 2013;31(5):459-467.
2. Seitz L, Sáez de Villarreal E, Haff GG. The temporal profile of postactivation potentiation is related to strength level. *J Strength Cond Res.* 2014; 28(3):706-715.
3. Tillin NA, Bishop D. Factors modulating post-activation potentiation and its effect on performance of subsequent explosive activities. *Sports Med.* 2009;39(2):147-166.

전기 자극의 전달

신경근 접합부에서 가장 먼저 관찰되는 이러한 전기 자극은 근섬유의 세포막 혹은 근섬유막을 통해 전달되어 근섬유의 중심을 관통하는 **T세관(T tubule)**으로 전달되어 **근소포체(sarcoplasmic reticulum)**에 도달하게 된다. 근소포체는 근섬유 속 각각의 근원섬유를 둘러싼 막결합성 구조로 칼슘이온을 저장하는 창고와 같은 역할을 한다(그림 5-13). 전기 자극이 T세관을 따라 전달되면 전압 센서의 역할을 하는 **디히드로피리딘 수용체(dihydropyridine receptor, DHP)**라고 불리는 단백질을 자극하게 된다. 이러한 자극을 전달 받은 전압 센서는 근소포체막에 위치한 **리아노딘 수용체(ryanodine receptor)**와 상호작용한다. 리아노딘 수용체들은 T세관의 전압 센서로부터 받은 자극을 전달해 근소포체에서 근섬유의 시토솔로 칼슘이온이 분비될 수 있도록 한다.

활성 부위 노출

분비된 칼슘이온은 트로포닌 단백질 복합체 중 하나인 트로포닌 C 서브유닛과 결합하며, 이러한 상호작용은 트로포미오신의 구조를 변화시킴으로써 액틴 필라멘트의 활성 부위가 노출된 채로 유지되도록 한다. 근육을 사용하지 않는 상태에서 트로포미오신이 액틴 필라멘트의 활성 부위를 차단하는 과정을 근육의 **입체적 차단모델(steric blocking model)**이라고 한다.[42] 액틴의 활성 부위가 노출되면 미오신 가교의 머리가 액틴과의 결합해 결과적으로 근섬유를 단축시키고 힘을 발생시키게 된다. 이러한 결합 과정은 두 가지 단계로 나눌 수 있다. 첫 번째는 결합이 약한, 근육이 피로하지 않은 상태에 있는 단계이며 두 번째 단계는 좀 더 강한 결합이 이루어지는 단계로, 보다 빠르고 큰 힘을 발생시킬 수 있게 한다. 하지만 근육이 피로해지는 단계에 이르면 약한 결합에서 강한 결합으로의 전환이 이루어지지 않아 힘을 더 적게, 그리고 느리게 발생시키게 된다.

액틴과 미오신 필라멘트의 상호작용

액틴과 미오신 필라멘트가 결합해 액토미오신 복합체가 형성되며, 이때 미오신 가교 머리가 액틴을 근절 중심부로 밀어내 힘이 발생하게 된다. 이러한 미오신 가교의 이동을 **래칫 운동(ratchet movement)**의 일종인 **파워 스트로크(power stroke)**라 칭한다.[27] 다시 말해, 미오신 머리가 연결된 중심

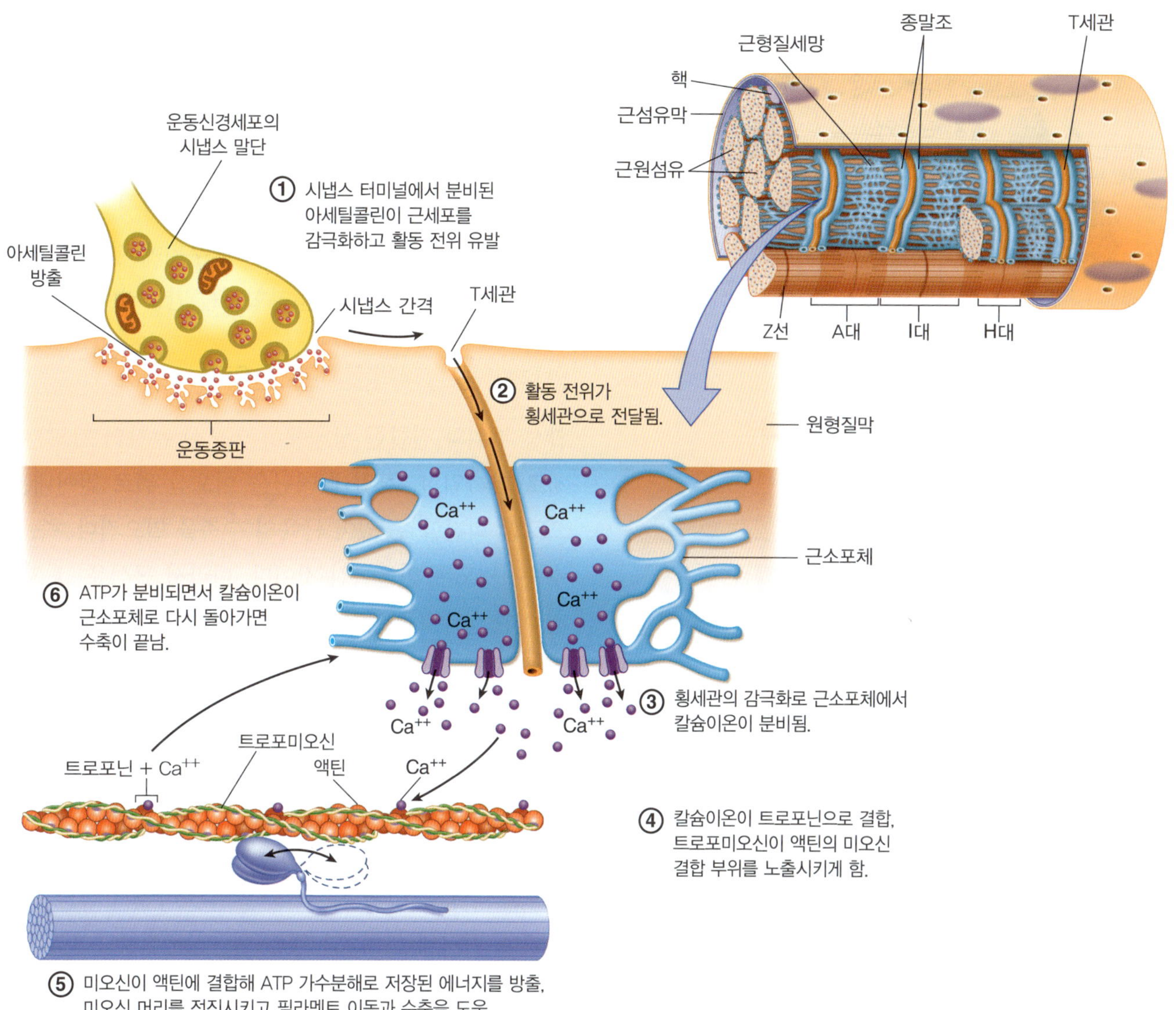

그림 5-13 근소포체. 근수축은 펌프를 끄고 칼슘이온이 분비될 수 있게 하는 근소포체 칼슘 펌프의 전하 방해에 의해 영향을 받는다. 근소포체에서 시토솔로 칼슘이온이 분비되면 트로포닌 분자의 트로포닌 C와 칼슘이온이 결합하게 되고 그 결과 트로포미오신-트로포닌 복합체의 구조를 변화시켜 트로포미오신을 활성 부위에서 제거한다. 이는 미오신 가교 머리가 결합할 수 있게 하며, 머리가 안쪽으로 서서히 이동하면서 서로에게 Z선이 가까워 지도록 한다.

점에서 회전하며 액틴 필라멘트를 미오신 필라멘트 위로 잡아당겨 근절이 수축해 Z선들이 서로 가까워지게 만드는 것이다(그림 5-14). 2장과 3장에서 다뤘던 다양한 에너지 경로를 통해 발생되는 ATP 분해효소는 근육 수축 과정에 필수적이다. 매번 미오신 머리가 활성 부위와 결합할 때마다 동일한 과정이 반복된다. 먼저 파워 스트로크가 일어난 이후 미오신 머리가 활성 부위에 결합된 상태에서 시작해 보자. 미오신 머리를 활성 부위에서 분리하기 위해 ATP 분해효소 분자가 미오신 머리와 결합해 액토미오신 복합체를 분리한다. 그 후에 미오신 가교 머리에 있는 미오신 ATPase가 ATP 분해효소를 가수분해하며, 에너지를 사용해 Z선에 가까운 새로운 활성 부위와 겹쳐질 수 있도록 미오신 머리를 원래 자리로 되돌린다. ATP가 분해되며 발생한 아데노신 2인산과 무기인산이 미오신 머리에 결합한 채로 유지된다. 이러한 상태는 가교 머리는 Z선 가까이에 있는 새로 노출된 활성 부위와 다시 상호작용을 할 준비가 된 상태이다. 다음

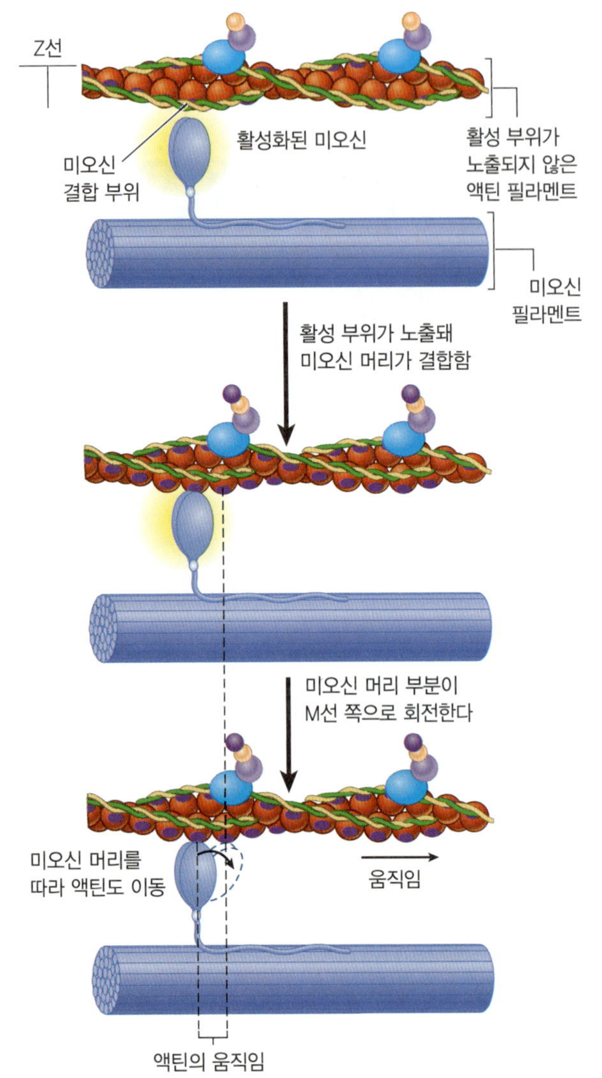

그림 5-14 머리의 래칫 운동이 미오신 머리의 파워 스트로크를 일으킨다. 미오신 머리가 활성 부위에 결합과 분리를 반복하면 액틴 필라멘트가 미오신 필라멘트 위로 이동하게 되어 근육이 수축하고 힘이 발생하게 된다.

파워 스트로크를 시작하기 위해 액틴의 새로운 활성 부위에 약하게 결합한 후 미오신 머리에서 인산이 분비된다. 파워 스트로크가 끝나면 미오신에서 아데노신 2인산이 분비되고 미오신 머리는 또다시 활성 부위에 단단히 결합하게 된다. 이러한 과정이 반복되며 앞서 언급한 반복적인 파워 스트로크의 래칫 운동이 이루어지게 된다. 이러한 가교의 순환 과정은 근섬유가 신경계로부터 더 이상 자극을 받지 않는 순간까지 계속해서 반복된다. 신경계로부터의 자극이 끊기면 근소포체에서 칼슘이온이 더 이상 분비되지 않아 근소포체 세포막 내에 위치한 칼슘이온 펌프가 칼슘이온을 다시 근소포체로 돌아가게 만들어 근육을 사용하지 않는 상태일 때의 칼슘이온 농도로 돌아가게 된다. 시토솔의 칼슘이온 농도 하락으로 트로포닌 C가 더 이상 칼슘이온과 결합하지 않게 되어 트로포닌이 트로포미오신 가닥을 끌어당기는 것을 멈추게 해 액틴 필라멘트의 활성 부위를 다시 덮도록 만든다. 그 결과, 미오신 가교 머리는 활성 부위에 결합해 파워 스트로크를 수행할 액토미오신 복합체를 만들 수 없게 된다.

안정시 근 상태의 길이로 돌아가기

활성 부위와 결합한 상태에서 미오신 분자의 가교는 Z선이 서로 가까워질 수 있게 액틴을 미오신 위로 밀어내는 방향으로만 회전할 수 있어 근육의 수축을 일으킨다. 즉, 근육을 수축시키도록 만들어진 것이다. 따라서 근섬유 그 자체로는 긴 이완 상태로 돌아갈 수 없는 것이다. 휴지근 상태의 길이를 회복하기 위해서는 중력이나 **길항근(antagonistic muscle**, 즉 주동근과 반대 방향으로 작용하는 힘)과 같은 외부적인 힘이 있어야만 한다. 예를 들어, 암 컬이나 바이셉스 컬과 같은 운동을 할 때, 이두박근이 수축하면서 팔꿈치가 구부러지게 하는데, 이 이두박근이 원래 목표된 움직임을 일으키므로 주동근이다. 삼두박근은 수축하면서 팔꿈치를 늘어나거나 펴지게 하며, 암 컬을 할 때는 길항근이 된다. 삼두박근, 즉 길항근의 움직임이 이두박근, 즉 주동근이 돌아오면서 휴지근 상태의 길이로 늘어난다는 것을 주목해야 한다. 그림 5-15와 글상자 5-11에 근육 수축을 일으키는 과정이 요약되어 있다.

자기 수용 감각과 운동 감각

신체가 일상 생활에 필요한 동작(계단 내려가기 등)이나 스포츠 스킬(삼단뛰기 등)을 최적으로 수행하기 위해서는 피드백 혹은 신체 각 부분의 위치에 대한 끊임없는 정보 처리가 운동신경계에서 이루어져야 한다. 체조 선수, 다이버, 피겨 스케이팅 선수, 농구 선수 혹은 그 외의 모든 운동 선수들이 운동을 하는 모습을 보면 우리는 이러한 피드백이 얼마나 중요한지를 깨닫게 된다. 이러한 끊임없는 신경 피드

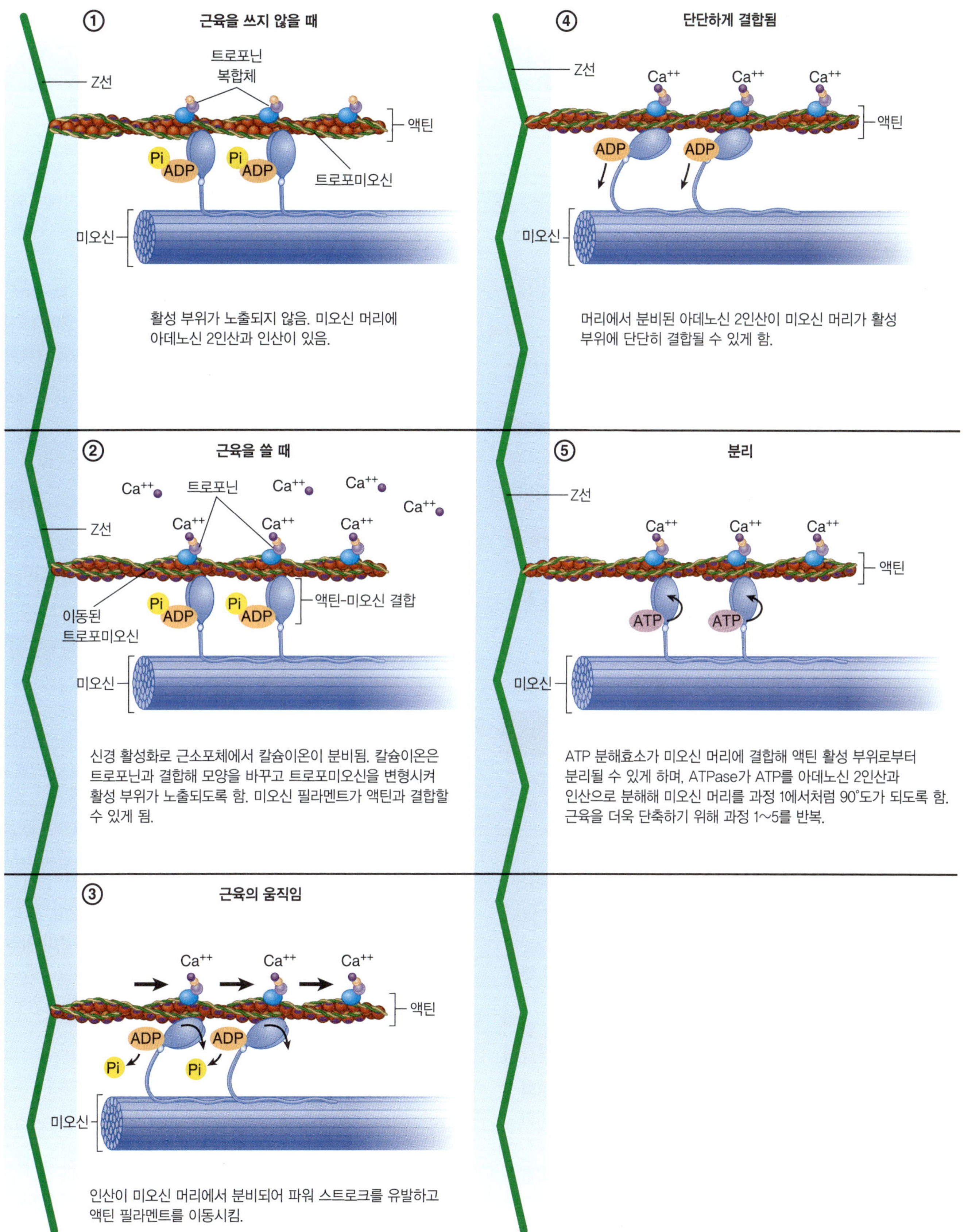

그림 5-15 근육 수축 과정. 수축 과정은 근절이 단축된 뒤 발생하는 일련의 과정이다. 가교 순환 운동이라 부르기도 한다.

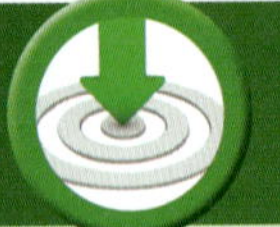

글상자 5-11 응용 연구

근육의 수축

골격근의 기본적인 수축 과정은 다음과 같다.

자극

1. 알파 운동 뉴런의 축삭돌기에서 활동 전위 발생.
2. 축삭 종말에서 신경전달물질인 아세틸콜린이 분비됨.
3. 아세틸콜린이 근섬유막의 수용기와 결합.
4. 근섬유막의 채널이 열려 이온 전류를 발생시킴.
5. 이온 전류가 T세관을 지나 전압 센서 역할을 하는 디히드로피리딘 수용체를 자극.
6. 자극된 전압 센서가 근소포체막에 위치한 칼슘이온 채널인 리아노딘 수용체를 활성화.
7. 리아노딘 수용체가 열리면서 근소포체가 시토솔로 칼슘이온을 분비.

근육의 수축 혹은 단축

1. 칼슘이온이 트로포닌 C와 결합.
2. 트로포닌의 구조가 변화하면서 트로포미오신이 이동해 액틴의 활성 부위를 노출시킴.
3. 미오신 가교가 노출된 활성 부위와 결합.
4. 미오신 머리가 회전하며 액틴 필라멘트를 미오신 필라멘트 위로 밀어냄.
5. 미오신 머리가 새로운 ATP를 얻어 활성 부위에 분비.
6. 미오신 머리의 ATPase가 ATP를 가수분해하여 가교를 활성화하고 다른 활성 부위와 결합할 준비를 할 수 있게 원래 위치로 돌아가도록 함.
7. 시토솔릭 칼슘이온이 충분히 분비되는 동안은 위 과정이 반복됨.

이완

1. 알파 운동 뉴런 축삭돌기의 활동 전위가 멈춤.
2. 칼슘이온이 근소포체로 다시 돌아감.
3. 칼슘이온이 트로포닌 C로부터 분리됨.
4. 활성 부위가 트로포미오신과 트로포닌으로 덮임.
5. 근육이 이완된 길이로 돌아가기 위해서는 외부적인 힘이 필요함.

속성 검토

- 슬라이딩 필라멘트 학설은 근육 수축을 설명하기 위해 제시되었다.
- 이 학설은 근육의 길이 변화는 액틴과 미오신 필라멘트가 상대방 위로 미끄러져 올라가면서 발생한다고 보는 학설이다.

슬라이딩 필라멘트 학설에서 근육이 수축하는 과정은 다음과 같다.

- 안정시 상태에서 액틴과 미오신 가교는 서로 가까이 위치해 있긴 하지만 결합이 이루지지는 않는다.
- 전기 자극이 신경근 접합부를 지나 T세관으로 전달되어 전압 센서인 디히드로피리딘 수용체가 자극을 감지한다.
- 전기 자극을 받으면 디히드로피리딘 수용체는 근소포체막에 위치한 리아노딘 수용체를 활성화시킨다.
- 리아노딘 수용체는 근소포체막에 있는 칼슘이온 채널로, 활성화되면 근소포체에 저장된 칼슘이온을 근섬유의 시토솔로 분비한다.
- 분비된 칼슘이온은 트로포닌과 결합해 트로포미오신의 위치를 변화시켜 액틴의 활성 부위를 노출시킨다.
- 이로 인해 미오신 가교 머리가 노출된 액틴 활성 부위와 결합할 수 있게 되어 액토미오신 복합체가 형성된다.
- 미오신 가교 머리가 회전하며 움직여서 근절의 단축을 일으키고, 결과적으로는 근육을 단축시키게 되는 파워 스트로크를 유발한다.
- 전기 자극이 근섬유의 표면으로 더 이상 전달되지 않으면 근소포체의 칼슘이온 분비가 중단되며, 근소포체 칼슘이온 펌프가 시토솔릭 칼슘이온을 안정시 상태의 농도로 되돌릴 수 있게 한다.
- 칼슘이온이 트로포닌과 결합하지 않게 되면 트로포미오신은 다시 액틴의 활성 부위가 노출되지 않도록 해 근육 수축이 멈추게 된다.
- 손상되지 않은 근육은 중력이나 길항근의 수축과 같은 외부 힘에 의해 안정시 상태의 길이로 돌아간다.

백의 중요성은 근육이나 다른 조직에 있는 주변 수용체나 자기 수용 기관이 부상을 입었을 때에 더욱 부각된다. 이러한 부상을 입으면 다양한 신체 부위의 위치나 방향에 대한 감각이 무뎌져 여러 근육이 함께 사용되는 동작을 하기가 힘들어진다. 우리 몸은 운동신경계의 자기 수용 능력을 통해 공간에서 스스로의 위치를 파악해 낸다.

이러한 신체의 위치에 대한 감각은 근육의 길이와 발생되는 힘에 관한 피드백으로 감지할 수 있으며 이는 근육과 힘줄에 있는 수용기인 **자기 수용체(proprioceptor)**를 통해 이루어진다. 자기 수용체가 수집하는 정보는 뇌의 의식적인 부분과 무의식적인 부분으로 끊임없이 보내진다. 이러한 정보는 특히 **학습효과(learning effect)**를 내기 위해 계속해서 동작 과제를 반복할 때에도 중요한 역할을 한다. 학습효과란 특정한 운동 단위 점증원 패턴을 반복해서 농구의 점프슛과 같은 스킬을 성공적으로 익히는 것을 뜻한다. 코치들이 운동 선수들에게 반복적으로 스포츠 스킬을 연습하게 하는 것은 반복을 통해 정확하게 수행할 수 있게 되는 특정 운동 패턴을 익히게 하기 위함이다. 자기 수용 메커니즘 덕분에 장대 높이뛰기나 체조 동작과 같은 복합적인 스킬을 구사하는 것이 가능하며 제대로 하고 있음을 "느낄" 수 있다. 자기 수용체는 주로 무의식적으로 중추신경계가 끊임없이 신체의 움직임에 관한 정보를 받을 수 있게 한다. 동작을 시작하기 전에 생각하는 경우(예를 들어, 스포츠 스킬을 상상하거나 긴 계단을 내려오기 전 쳐다보는 등의 경우)를 제외하면, 많은 동작들은 너무 빨리 수행되어서 사람들은 동작이나 스킬을 수행해야겠다는 생각을 하기도 전에 동작이 이루어진다. 이러한 끊임없는 정보는 운동을 할 때뿐만 아니라 인간의 몸을 정상적으로 움직이는 데 필수적이다. 공간 속에서 신체의 위치를 파악할 수 있는 능력은 **운동 감각(kinesthetic sense)**이라고 불린다.

근방추

골격근에 있는 자기 수용체들을 **근방추(muscle spindle)**라고 한다. 근방추의 두 가지 기능은 그것들이 위치해 있는 근육의 신장이나 길이를 감지하고, 근육이 신장됐을 경우 근육을 수축시키는 것이다. 신장에 반응해 거의 즉각적인 수축이 일어나는 신장 방사는 근방추의 반응 덕분에 이루어지는 것이다.[36]

근방추는 근육 내의 다른 근섬유와 평행이 되도록 정렬된 근섬유에 위치해 있다(그림 5-16). 근방추를 포함하고 있는 이러한 근섬유를 **방추속근육세포(intrafusal fiber)**라고 한다. 방추속근육세포는 수축이 가능하게 하는 근섬유에 위치한 신장을 감지하는 중심부(혹은 감각령)로 이루어져 있다. 무거운 서류가방을 갑자기 들어올리는 경우와 같이 근육이 신장되는 경우 근방추도 함께 신장된다. 근방추의 감각 신경은 알파 운동 뉴런을 가진 감각 뉴런 시냅스가 있는 척수로 자극을 전달한다. 알파 운동 뉴런은 근육에 반사 신경 자극을 전달해 신장된 근육의 수축 혹은 단축을 일으켜 근방추에 가해진 압력을 줄인다. 그와 동시에, 다른 뉴런들은 신장된 근육의 길항근이 활성화되지 않게 억제해 주동근의 반사 단축을 방해하지 않도록 한다. 실제로 운동을 할 때 예비 신전을 하면(예를 들어, 벤치 프레스에서 그립을 넓게 잡고 쇄골을 모아 가슴 근육이 늘어나도록 하는 것) 이러한 신전 반사의 장점을 활용할 수 있다. 신전 반사는 왜 동작을 하기 전 예비

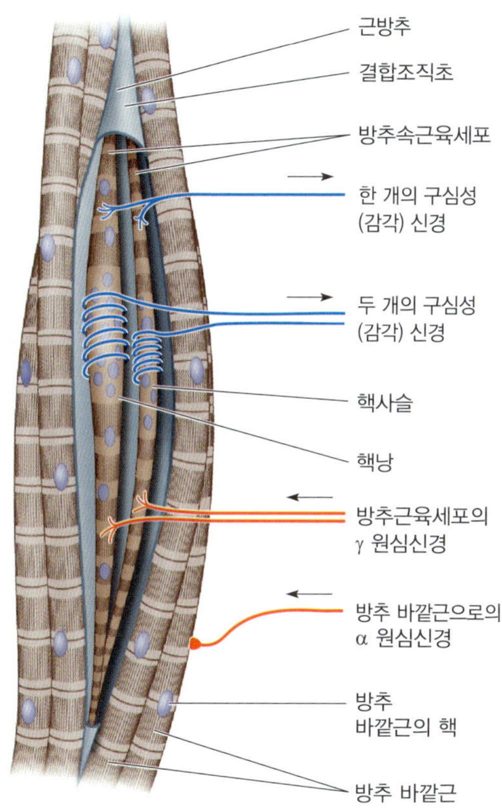

그림 5-16 근방추. 근방추는 근섬유의 길이와 장력에 따라 정보를 뇌중추에 전한다. 이러한 점은 위치와 정확한 힘 생성이 수행된 기술의 효과성을 결정하는 구조화된 기량에 아주 중요하다(예: 농구에서의 점프슛). (Premkumar K. *The Massage Connection: Anatomy and Physiology*. 2nd ed. Baltimore, MD: Lippincott Williams and Wilkins, 2004:162. Figure 4.12A에서 허가를 받아 재인쇄함.)

신전이 일어나면 더 큰 힘이 발생되는지를 설명할 수 있는 하나의 방법이다. 예를 들어, 예비 신전의 역할을 하는 와인드업을 해서 공을 최대한 멀리 던져보고, 와인드업 자세를 한 후 몇 초간 동작을 멈추었다가 공을 던져보라. 확실히 와인드업을 통해 예비 신전이 이루어졌을 때 공을 더 멀리 던질 수 있을 것이다. 이는 어느 정도는 근방추를 신전시키는 반사 작용 때문이다.

알파 운동 뉴런은 (방추 바깥근이라 불리는) 근방추가 없는 근섬유를 자극하고 감마 운동 뉴런은 방추근육속세포를 자극한다. 기능하는 근섬유에서 찾아 볼 수 있는 방추근은 신경계가 방추근의 길이와 민감도를 통제해 근섬유의 길이를 바꿀 수 있게 한다. 방추근이 이런식으로 조절되므로써 근육의 길이를 훨씬 더 정확하게 감지할 수 있다. 이러한 조절은 훈련 받은 운동 선수에게서 나타나며 고도로 복잡하고 잘 훈련된 동작을 할 수 있게 해준다.

골지힘줄기관

근육과 뼈를 연결시켜주는 힘줄의 자기 수용체를 **골지힘줄기관(Golgi tendon organ)**이라 한다. 골지힘줄기관의 주된 기능은 힘줄의 장력(힘)에 반응하는 것이다(그림 5-17). 힘줄에 가해지는 힘이 너무 크면 부상을 입을 위험이 생기고 이때 골지힘줄기관이 활성화된다. 힘줄 내의 골지힘줄기관의 위치 덕분에 각각의 근섬유가 아니라 근육 전체에서 발생하는 힘을 더 잘 감지하는 것이 가능하다. 각각의 골지힘줄기관에 있는 지각 뉴런은 척수로 이동해 주동근과 길항근 모두의 알파 운동 뉴런과 시냅스를 이룬다. 자극을 받은 근육이 힘을 발생시키면 근육 내 힘줄의 장력이 올라가고 골지힘줄기관이 이를 감지한다. 근육이나 힘줄을 손상시킬 만큼 힘이 커지게 되면 골지힘줄기관이 근육에 대한 자극을 억제한다. 근육 내의 장력이 완화되어 근육과 힘줄, 혹은 근육 또는 힘줄이 손상되는 것을 방지한다.

신체 위치에 대한 자가수용성감각은 피로의 영향을 받으며, 이는 운동 경기 중 피로를 없애는, 혹은 적어도 피로를 줄이는 것의 중요성을 잘 보여준다.[2] 흥미롭게도 다양한 운동 프로그램에는 근육에서 중추신경계로, 그리고 다시 근육으로의 정보 흐름을 증진시킬 수 있는 새로운 훈련 방식이 도입되고 있다. 이러한 정보의 신경근 통로를 효과적으로 훈련함으로써 피로를 훨씬 더 잘 견딜 수 있게 되어 복잡한 운동 동작을 더욱 긴 시간 동안 최적화된 상태로 유지하도록 할 수 있다. 어떤 경우에는 근방추에서 운동 뉴런 풀로의 자극을 증가시키고 골지힘줄기관의 억제 작용을 줄여 근육에서 발생되는 힘을 극대화하기도 한다.[20]

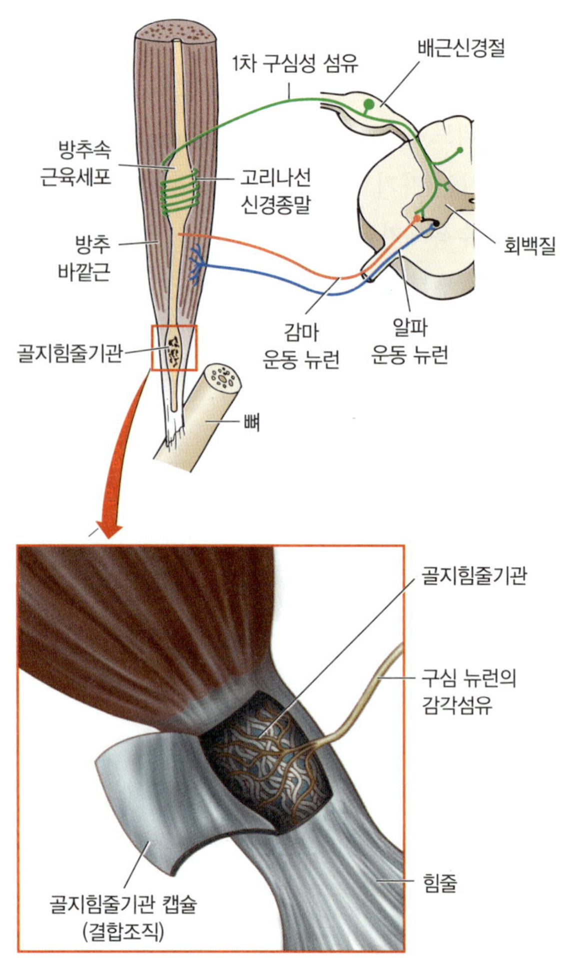

그림 5-17 골지힘줄기관. 골지힘줄기관은 힘줄에 가해지는 장력에 반응하여 근육과 힘줄을 보호하는 기능을 한다. 너무 큰 장력이 가해지면 근육의 힘 발생을 줄인다. (**위:** Porth CM. *Pathophysiology: Concepts of Altered Health States*. 7th ed. Philadelphia, PA: Lippincott Williams & Wilkins, 2005. Figure 49-20에서 허가를 받아 재인쇄함. **아래:** Bear M, Connors B, Paradiso M. *Neuroscience: Exploring the Brain*. 2nd ed. Baltimore, MD: Lippincott Williams & Wilkins, 2000. Figure 13.20에서 허가를 받아 수정함.)

> **속성 검토**
>
> - 자기 수용체는 근육의 길이와 발생되는 힘을 통해 신체의 위치를 감지해 낸다.
> - 자기 수용체는 신체의 위치와 방향에 관한 중요한 정보를 중추신경계로 전달한다.
> - 근방추는 근육의 신장과 길이를 감지하고 근육의 신장을 줄이기 위해 근육을 수축시킨다.
> - 골지힘줄기관은 힘줄 내의 힘(장력)에 반응한다.

힘을 발생시키는 능력

사지와 온몸을 움직이는 데 필수적인 힘을 발생시킬 수 있다는 점 때문에 골격근은 운동시 개인의 실력을 결정하는 가장 중요한 요소라고 할 수 있을 것이다. 힘을 발생시키는 근육의 능력은 스포츠에서뿐만 아니라 일상 생활에 필요한 일을 수행하는 데도 필수적이다. 따라서 다양한 종류의 근활동과 운동 방식, 그리고 어떻게 힘과 수축 속도가 서로 연관되는지를 이해하는 것이 중요하다.

근활동의 종류

근육이 자극을 받아 힘을 발생시키면 단축되거나, 같은 길이로 유지되거나, 혹은 신장에 저항하게 된다. 이 세 가지 근활동은 보통 각각 단축성 수축, **등척성(isometric)** 수축, 그리고 신장성 수축이라고 불린다(그림 5-18). 역기를 들 때를 생각해 보면 이 세 근활동의 차이를 쉽게 알 수 있다. 보통 역기를 들 때 관여하는 근육들이 단축(단축성 수축)하게 되고 따라서 "수축"이라는 용어를 사용한다. 단축성 수축이 일어나는 동안 근육에서 발생하는 힘은 저항 혹은 하중을 넘어서게 된다. 즉, 200파운드(90.9 kg)의 무게로 벤치 프레스를 할 수 있다는 것은 근육이 200파운드 이상의 힘을 만들어 낼 수 있었기 때문인 것이다. 등척성 수축의 경우 미오신 머리가 액틴 필라멘트의 동일한 혹은 거의 동일한 활성 부위에 결합과 분리를 반복하면서 이루어진다. 따라서 눈에 보이는 움직임은 없지만 단축하려는 시도로 인해 힘이 발생된다. 이 경우 활성화된 근육에서 반대 방향으로 발생하는

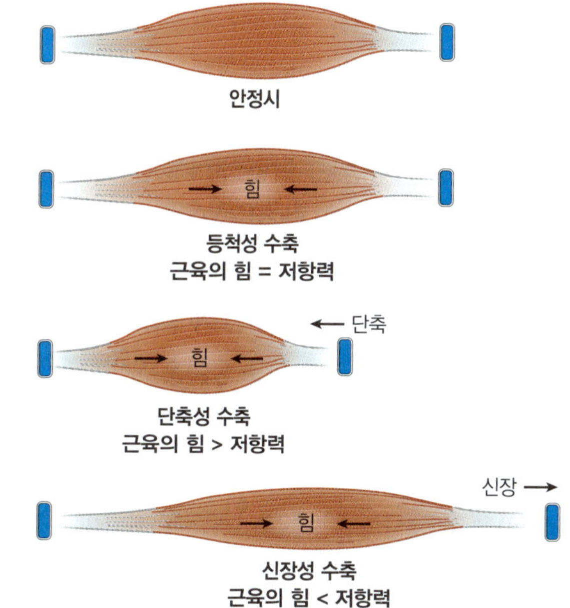

그림 5-18 세 가지 기본 근활동: 단축성, 신장성, 등척성 수축. 단축성 수축에서는 근육이 단축되고 등척성 수축에서는 근육의 길이에 변화가 없으며 (속도가 0), 신장성 수축에서는 근육에서 힘이 발생하는 동안 근육이 신장된다. (Knuttgen HG, Kraemer WJ. Terminology and measurement in exercise performance. *J Appl Sport Sci Res*. 1987;1(1):1-10에서 허가를 받아 수정함.)

저항과 동일한 크기의 힘이 발생된다. 벤치 프레스를 반복하는 중에는 무게가 고정되어 있다는 것이 그 예이다. 신장성 수축의 예로는 벤치 프레스 중 쭉 핀 팔을 가슴에 대는 자세에서 무게가 감소하는 것을 들 수 있다. 무게가 감소하면서 동작에 사용된 근육들은 힘을 발생시키는 동안 신장한다. 신장성 수축이 일어나는 동안 하중, 혹은 저항은 근육에서 발생되는 힘보다 크다. 이는 근육이 낼 수 있는 최대의 힘을 내는 경우에도 발생할 수 있지만 저항을 견뎌내거나 근육이 점차 신장할 수 있도록 일부러 근육에서 발생하는 힘을 줄이는 것은 바람직하지 않다. 어떤 경우든 미오신 머리는 액틴 필라멘트의 활성 부위와 상호작용하여 결합을 통해 근육의 신장을 늦추지만 위에 언급된 정상적인 래칫 수축 운동을 완벽하게 수행하지는 않는다.

저항 운동 용어

등장성(isotonic)이라는 용어는 저항 운동뿐만 아니라 주로 거의 모든 운동 동작을 설명하는 데 사용된다. 전체 동작을

하는 동안 근육이 항상 같은 크기의 힘을 발생시킨다는 의미이다(등장성이라는 단어 isotonic에서 iso는 '동일하다'를, tonic은 근육에 의해 발생되는 '장력' 혹은 '힘'을 뜻한다).[25] 근육이 움직이면서 다양한 크기의 힘이 발생되기 때문에(자세한 내용은 이 장 뒷부분을 참조) 등장성 근활동은 동작의 힘과 속도를 조절하는 고도로 컴퓨터화된 저항 시스템을 활용하지 않고는 쉽게 일어나지 않는다. 따라서 프리웨이트나 머신을 사용할 때 일어나는 활동을 일컬을 때 등장성이라는 용어 대신 동작을 하는 동안 **외부 저항이 일정한 상태(dynamic constant external resistance)**라고 칭한다.[7] **등관성 운동(isoinertial)**은 등장성 운동 대신에 사용할 수 있는 또 다른 용어인데 동작이 이루어지는 동안 속도는 다양하게 변하지만 저항이 일정한 상태를 의미한다. **가변 저항(variable resistance)**은 주로 운동을 하는 동안 근육에서 발생되는 힘의 변화에 맞춰 동작을 하는 동안 저항에도 변화를 주는 머신을 일컫는다. 압축된 유동체와 공기를 이용해 수압 기계(단축성 수축만 일어남)와 공기 기계(등척성, 신장성 수축이 일어남)는 운동 동작을 하는 동안 힘을 만들어 내는 능력에 따라 발생하는 저항에 맞춰 다양한 외부저항을 만들어 낼 수 있다.

등속성(isokinetic)이라는 용어는 특별한 동력계를 이용해 동작을 하는 동안 사지를 움직이는 속도가 동일하게 유지되는 근활동을 일컫는다(등속성이라는 단어 *isokinetic*에서 iso는 '동일하다'는 의미이며 *kinetic*은 '움직임'을 뜻한다). 이러한 정교한 기구(바이오덱스, 사이벡스, 킨콤, 리도 등)를 이용하면 동작을 반복하는 동안 특정 속도를 동일하게 유지할 수 있으며 해당 속도에서 발생하는 토크(즉, 회전력)를 계산할 수 있다. 이러한 종류의 머신은 주로 선수 훈련 기관이나 물리치료 시설에서 찾아볼 수 있으며 구심성 또는 원심성 관절 운동 능력을 임상 평가하는 데 사용된다. 등속성 관절 운동은 일반적인 신체 활동에서는 일어나지 않기 때문에 일정한 속도를 유지해 원하는 효과를 낼 수 있는 등속성 운동을 하기 위해서는 동력계가 필수적이다. 등속성 동력계를 사용한 훈련은 강한 움직임과 비슷한 효과를 내는 빠른 속도로 동작(예: $300° \cdot s^{-1}$)을 훈련할 수 있다는 점, 그리고 훈련 결과가 컴퓨터 자료로 남는다는 점에서 각광받았다. 하지만 대부분의 등속성 동력계는 한 가지 동작으로, 한 가지 스포츠에서는 잘 사용되지 않는(무릎 익스텐션이나 종아리 익스텐션 같은) 근육군 밖에 훈련하지 못한다. 따라서 대부분의 동작에서는 다양한 근육군들의 공동작용이 요구되므로 등속성 근활동 훈련을 일상생활이나 스포츠에 사용되는 근활동에 활용하는 경우는 극히 제한적일 것이다. 뛰어난 선수가 되기 위한 훈련에는 그다지 효과적이지 않을 수 있지만 등속성 동력계는 신장, 피크 하중에 도달하는 속도 그리고 지구력 등과 같은 다양한 근육 기능의 한도를 정확히 측정하고 테스트하는 데 사용될 수 있다.

힘-속도 곡선

힘-속도 곡선(force-velocity curve)은 동작 중 속도 변화가 근육이 힘을 발생시키는 능력에 어떤 영향을 미치는지를 잘 보여준다. 이 대표적 상관관계는 노벨상 수상자인 런던 대학교 아치볼드 비비안 힐 교수에 의해 분리된 근육을 사용하는 실험에서 처음 제시되었다. 근육이 낼 수 있는 최대 크기의 힘과 동작의 속도는 사용된 근활동의 종류(원심성, 등척성 그리고 단축성 수축)에 따라 달라지며 그림 5-19에 잘 나타나 있다.

그림에서 볼 수 있듯이, 구심성 운동과 원심성 운동의 힘-속도 관계는 확실한 차이가 존재한다. 속도가 0이라고 정의되는 등척성 힘의 최고점에서 시작점으로 하자. 구심성 운동

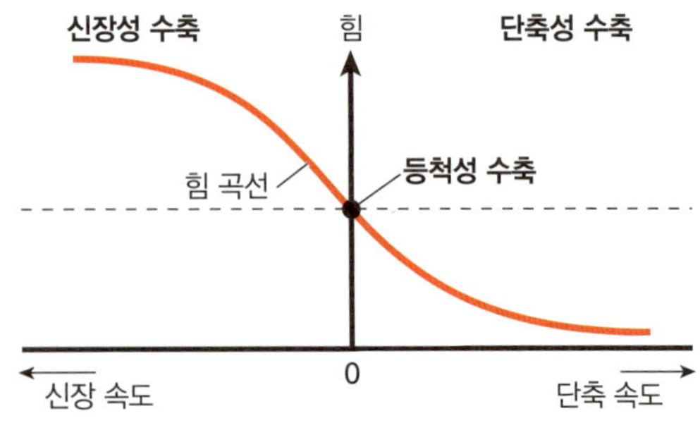

그림 5-19 단축성 수축과 신장성 수축의 힘-속도 곡선. 힘-속도 곡선은 단축성 수축과 신장성 수축을 이용해 힘을 발생시키는 근육의 능력과 동작의 속도가 증가하는 것의 관계를 보여준다. 단축성 수축을 하는 근육에서 발생되는 힘은 속도가 증가할수록 작아지지만 신장성 수축을 하는 근육의 만들어지는 힘은 속도가 증가할수록 커진다.

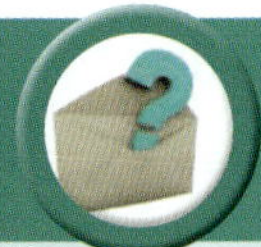

글상자 5-12
학생들의 실제 질문

지연성 근육통을 유발하는 원인은 무엇인가요?

전문가들은 지연성 근육통이 근육과 힘줄에 가해진 물리적 스트레스에 의한 조직 손상 때문이라고 본다. 근섬유가 아주 조금씩 손상되면서 일반적인 근절의 배치가 흐트러지게 만든다. 이러한 구조상의 손상은 히스타민과 프로스타글란딘(면역 반응 조절에 연관된 특정 물질)을 포함하는 면역반응과 부종(조직에 유동체가 쌓이는 것)을 일으켜 통증을 느끼게 만든다. 지연성 근육통은 주로 근수축 중에서도 신장성 수축과 관련이 있으며, 훈련을 받지 않는 사람들에게 흔히 힘든 운동 이후 24시간에서 48시간 뒤에 나타난다. 젖산이 지연성 근육통을 유발한다고 믿는 경우가 많은데, 이를 뒷받침할 가설이 전혀 없으므로 근거 없는 통념이라고 할 수 있겠다.

을 통해 속도가 증가하게 되면 처음에는 발생하는 힘의 크기가 급격히 줄어든다. 속도가 계속해서 증가함에 따라 힘이 줄어드는 정도는 점점 완만해진다. 하지만 어떤 속도에서든 구심성 근활동을 통해 발생하는 힘은 등척성 근활동의 최고점에서 발생하는 힘보다 항상 적다. 반대로 원심성 운동을 통해 속도가 증가하게 되면 속도가 증가함에 따라 발생하는 힘의 최고점도 함께 증가한다. 이 경우에도 마찬가지로 처음에는 급격히 증가하다가 속도가 증가함에 따라 발생하는 힘이 증가하는 정도는 점점 완만해지고 어느 정도가 지나면 증가하지 않게 된다. 원심성 근활동이 일어나는 동안 어떤 속도에서든 항상 등척성 근활동에서 발생한 힘의 최고점보다 더 큰 힘이 발생한다. 원심성 운동을 하는 동안 속도가 증가함에 따라 발생하는 힘도 늘어나는 이유는 근육의 탄력 성분 때문일 것이라고 여겨져 왔다. 하지만 이러한 반응이 일어나는 명확한 이유는 아직 밝혀지지 않았다.

원심성 근활동에서 발생하는 최대 힘 혹은 최대치와 근사한 힘은 구심성 혹은 등척성 근활동에서 발생하는 힘보다 월등히 크며, 운동시 근육 손상을 유발하는 주된 원인 중 하나로 꼽힌다는 것을 알아두어야 한다. 신장성 수축은 근육의 물리적 스트레스라고 표현되기도 한다. **지연성 근육통(delayed-onset muscle soreness, DOMS)**은 신장성 수축 시 과도한 하중으로 인해 일어나는 근손상의 대표적 증상이다(글상자 5-12). 훈련을 받지 않은 사람들은 이러한 물리적 스트레스에 특히 더 민감하며 원심성 근활동을 포함하는 운동 프로그램(네거티브 웨이트나 내리막길 달리기)를 하는 경우 저강도, 저중량으로 시작해 서서히 강도와 중량을 올려나가야 근손상과 근육통을 최소화할 수 있다. 특히 저항 훈련을 통해 운동 세션 중에 사용되는 저항이나 부하를 점진적으로 증가시키는 이러한 접근 방식을 **점진적 과부하(progressive overload)**라고 한다. 극단적인 수준에서 의료적 응급 상황은 특히 취약한 개인(훈련을 받지 않았거나 훈련을 받지 않은 개인)의 근육에 너무 많은 양을 너무 빨리 주입하거나 운동선수(예: 휴가를 마치고 휴식을 취하거나 부상을 입은 경우)에도 잘못된 시간에 손상이 발생하여 운동성 횡문근 융해증이라고 불리는 손상이 발생할 수 있다(글상자 5-13).

대부분의 훈련 프로그램은 근력을 키우기 위해 힘-속도 곡선에서 단축성 수축이 일어나는 구간에 집중되어 있다. **힘(power)**은 질량이 움직인 수직 거리를 시간으로 나눈 것에 에너지를 곱하거나, 에너지와 속도를 곱한 것으로 정의된다. 제대로 된 훈련을 받으면 힘-속도 곡선 전체를 오른쪽 위로 이동시킬 수 있다(그림 5-20). 이렇게 단축성 수축의 힘-속도 곡선이 오른쪽 위로 이동하게 되면 힘이 증가하기 때문에 일상생활에 도움이 될 뿐만 아니라 운동실력도 향상된다. 곡선 전체에서 힘을 증진하려면 무거운 중량으로 하는 훈련(최대 반복할 수 있는 하중의 80% 이하)과 빠른 속도로 하는 훈련(맨손운동과 같은)을 모두 해야 한다. 둘 중 한 가지만 하게 되면 힘-속도 곡선 중 특정 부분에서만 변화가 일어날 것이다. 즉, 고중량으로 천천히 훈련을 하게 되면 느린 속도에서

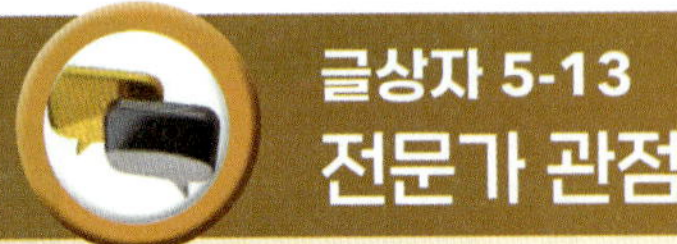

글상자 5-13
전문가 관점

과도한 저항성 훈련?

Anthony Caterisano, PhD FACSM
보건 과학과 교수
퍼먼 대학교
사우스캐롤라이나주 그린빌

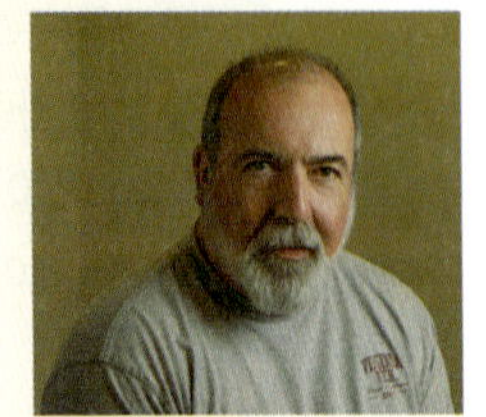

저항 훈련에서 발생하는 근육 리모델링 과정은 집을 리모델링하는 것과 비슷하다. 주택 리모델링에서 건설 작업자의 첫 번째 단계는 리모델링의 '해체 단계'라고 불리는 과정에서 기존 구조물의 일부를 철거하는 것이다. 건축 잔해가 제거되면 목수들은 구조물을 더 크고 기능적인 생활 공간으로 재건할 준비를 마친다. 이 비유는 근육 비대 과정에 적용될 수 있다. 이화 호르몬 코티솔은 근육 리모델링의 해체 단계를 유발하여 수축성 단백질인 액틴과 미오신과 같은 세포 내용물의 분해를 유발한다.[6] 크레아티닌, 크레아틴 키나아제, 미오글로빈과 같은 다른 세포 성분도 포함된 단백질 '디브리스'는 세포 외 액체와 혈장으로 이동한다. 결국 분해된 단백질은 신장 시스템으로 순환하여 폐기물로 제거된다. 그런 다음 손실된 세포 구성 요소를 대체하고 향상시키는 동화 호르몬에 의해 매개되는 후속 훈련 적응의 발판을 마련한다.

정상적인 조건에서 잘 계획된 저항 훈련 프로그램을 통해 건강상의 위험 없이 근육 리모델링 과정을 수행할 수 있다. 안타깝게도 고위험 환경에서 제대로 계획되지 않은 훈련 프로그램이 운동성 횡문근융해증이라는 치명적인 질환으로 이어질 수 있다.

운동성 횡문근융해증(ER)은 덥고 습한 환경에서 기초 훈련을 받는 군 신병들 사이에서 처음 기록된 질환이다. 최근에는 대학 운동선수들 사이에서 특히 비활동 또는 활동적 휴식기 이후 '전환기'라고 불리는 기간 동안 응급실이 보고되었다. 대학 운동선수의 ER의 일반적인 시나리오는 학기 휴식 후 운동선수가 훈련에 복귀하거나 비활동으로 인해 훈련이 부족한 상태에서 신입 운동선수가 프로그램에 참가하는 경우이다. 스포츠 코치들이 훈련량을 점진적으로 늘리는 대신 1주간의 의무 훈련을 통해 캠퍼스 밖 훈련을 누가 했는지, 누가 팀에 헌신했는지, 누가 정신적으로 힘든지 '메시지'를 보내면 문제는 더욱 악화된다.[2] 이러한 전환기, 때로는 ER의 레시피인 가혹한 환경 조건에서 선수들은 혹독한 운동을 하게 된다.

ER은 대량 저항 훈련으로 인해 근육이 너무 많이 손상되어 이전에 설명한 근육 파편 성분이 순환계로 유출되어 신장계를 압도할 때 발생한다.[5] 근육 부종, 근육 약화, 어두운 색 소변, 소변의 혈액, 독감과 같은 증상, 극단적인 경우 치명적일 수 있는 신부전 등의 증상이 나타난다. 가벼운 경우에도 ER은 단일 근육 그룹으로 분리되어 고립된 근육 부종을 유발할 수 있으며, 근육을 둘러싸고 있는 외부 근막 내에서 부종이 발생하여 심한 통증을 유발하는 구획 증후군으로 알려진 질환이다. 구획 증후군이 더 심한 경우, 조직의 괴사는 생존 가능한 근육 세포에서 발생할 수 있다.[3]

ER의 위험을 높이는 다른 컨디션으로는 덥고 습한 조건에서의 대량 운동, 겸상 적혈구 형질과 같은 유전적 특성을 가진 운동선수, 수분 부족 상태에 있는 운동선수 등이 있다.[4] 그렇기 때문에 운동선수는 특히 매우 더운 날씨 조건의 운동 중에도 수분을 잘 보충해야 한다. 또한 편심 근육 수축을 강조하는 저항 훈련은 운동선수의 응급실 위험을 증가시키는 경향이 있다는 연구 결과도 있다.

앞서 언급했듯이, 최근 대학 운동선수, 특히 여름 필수 운동으로 복귀하는 축구 선수들 사이에서 응급실 사고가 증가하고 있다. 이러한 운동선수 중 상당수는 휴식을 취하고 이상적인 신체 상태가 아닌 상태로 돌아오는 동안 심각한 부상을 경험한다. 연구에 따르면 훈련 첫 몇 주 동안 운동선수들이 전체적인 운동으로 전환함에 따라 응급실 및 기타 온열 질환으로 인한 부상 위험이 더 커진다고 한다.[3,5] 대학 운동선수들의 ER을 예방하기 위해 근력 및 컨디셔닝 코치를 인증하는 양대 프로 협회인 대학 근력 및 컨디셔닝 코치 협회(CSCCa)와 미국 근력 및 컨디셔닝 협회(NSCA)는 운동선수를 보호하기 위한 협회 간 가이드라인을 개발하기 위해 협력했다.[1] 2019년에 발표된 가이드라인에 따르면 근력 및 컨디셔닝 코치는 각 종목별로 소속 운동부에 최고 볼륨 컨디셔닝 프로그램을 등록할 것을 권장하고 있다. 선수들이 휴식기를 마치고 돌아오면 가이드라인에 따라 훈련량 상한선이 설정되며, 첫 주에는 등록된 훈련 계획이 50% 감소한 데 이어 두 주에는 상한선이 30% 감소한다. 이 지침은 또한 IRV 단위를 계산하는 공식을 사용하여 저항 훈련 강도와 부피에 대한 상한선을 설정한다(X 반복 X% 1회 repet 최대치를 소수점 = IRV 단위로 설정). IRV 단위는 하루에 11~30개의 IRV 단위를 유지하는 것이 좋다.[1]

응급실 예방에는 환경 조건, 운동선수의 기존 상태, 운동선수의 수분 공급 수준, 운동선수가 복용할 수 있는 훈련 보충제와 같은 다른 요소도 고려해야 한다. CSCCa와 NSCA는 이러한 지침을 준수함으로써 응급실 및 기타 훈련 관련 부상의 위험을 크게 줄일 수 있을 것으로 보인다. 이러한 부상을 과거의 일로 만들기 위해 비활동 기간 이후 전환 기간 동안 선수들을 모니터링하기 위해 최선의 전문적 판단을 사용하는 것은 여전히 근력 및 컨디셔닝 코치의 역할이 중요하다.

참고문헌

1. Caterisano A, Decker D, Snyder B, et al. CSCCa & NSCA Joint Consensus Guidelines for transition periods: safe return to training from a period of inactivity. *J Strength Cond.* 2019;4(3):1-23.

2. Eichner ER. Football team rhabdomyolysis: the pain beats the gain and the coach is to blame. *Curr Sport Med Rep.* 2018;17:142.
3. Giannoglou GD, Chatzizisis YS, Misirli G. The syndrome of rhabdomyolysis: pathophysiology and diagnosis. *Euro J Intern Med.* 2007;18:90-100.
4. Harrelson GL, Fincher AL, Robinson JB. Acute exertional rhabdomyolysis and its relationship to sickle cell trait. *J Athl Training.* 1995;30:309-312.
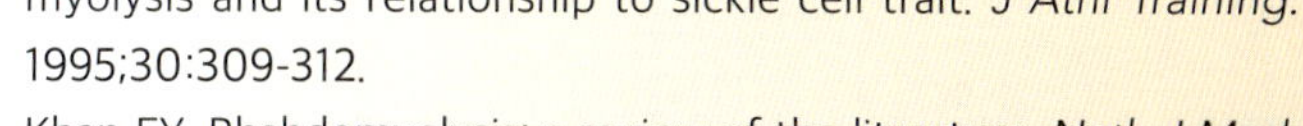
5. Khan FY. Rhabdomyolysis: a review of the literature. *Neth J Med.* 2009;67: 272-283.
6. Zatsiorsky VM, Kraemer WJ. *Science and Practice of Strength Training.* Champaign, IL: Human Kinetics Publ.; 2006:49-52.

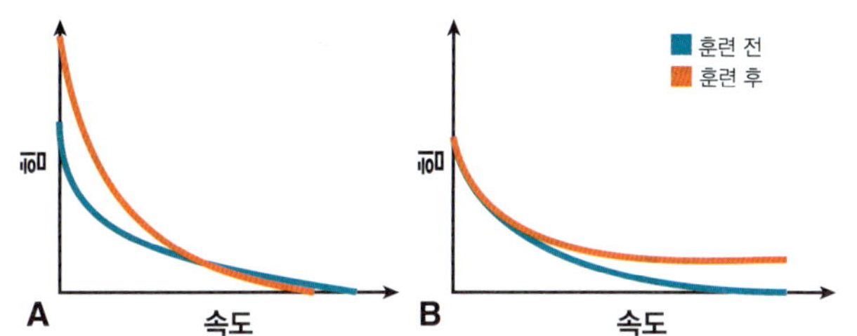

그림 5-20 단축성 수축 힘-속도 곡선에 나타나는 훈련 효과. 표**(A)** 고중량 훈련으로 일어나는 변화. 표**(B)** 저중량, 고속도 훈련으로 나타나는 변화. 전체 곡선에 변화를 주고 싶다면 고중량 훈련과 고속도 훈련을 모두 해야 한다.

발생하는 힘만을 증진시키고, 반대로 저중량으로 빠르게 훈련을 하면 빠른 속도에서의 동작만을 발달시킬 것이다. 많은 코치들이 빠른 속도에서의 힘 발생과 저항을 낮추는 데 초점을 두는 훈련을 일컬어 **스피드-스트렝스(speed-strength)**라는 용어를 사용한다. 힘과 속도의 상호의존성 때문에 힘-속도 곡선을 전반적으로 증진시키는 훈련이 최적으로 여겨진다.

강도 곡선

그림 5-21에서 볼 수 있듯이 **강도 곡선(strength curves)**은 기본적으로 세 가지 종류로 이루어져 있다. 강도 곡선은 동작이 이루어지는 동안 발생되는 힘의 크기를 나타낸다. 예를 들어, 상승 강도 곡선을 보이는 저항 운동(스쿼트와 같은)에서는 구심성 운동의 처음부터 끝까지 완벽한 동작을 반복하는 것보다 마지막 절반 혹은 4분의 1만 하는 반복하는 것이 더 많은 중량을 들 수 있다. 하강 강도 곡선을 보이는 운동(업라이트 로우와 같은)이라면 단축성 수축 반복이 완료되는 시점에서 더 적은 힘을 발생시키는 것이 가능하다. 동작의 시작과 끝이 아닌 동작을 하는 도중에 저항을 증가시키는 것이 가능한 암컬과 같은 운동의 강도 곡선은 종모양을 띤다.

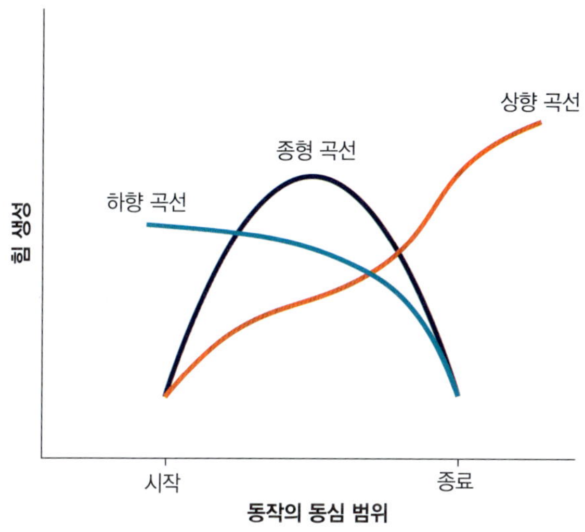

그림 5-21 강도 곡선. 상향곡선(빨간색), 종형곡선(검은색), 그리고 하향곡선(파란색)과 같은 세 가지 주요 강도 곡선들이 있다. 많은 표준 운동들이 이러한 기본적인 강도 곡선들을 따른다. 예를 들어, 벤치 프레스 운동은 상향곡선을, 이두박근 컬은 종형곡선을, 그리고 햄스트링 컬은 하향곡선을 갖는다.

길이-장력 관계

길이-장력 관계는 근육의 길이가 근육이 생성할 수 있는 총 힘이나 장력에 직접적인 영향을 미친다는 것을 보여준다(그림 5-22). 근육이 생성하는 총 장력은 근육의 수동적 장력과 능동적 장력의 합이다. **수동적 장력(passive tension)**은 신경 자극이 없을 때 근육의 탄성 요소가 기여하는 바를 반영한다. 근육의 구조적 무결성을 유지하기 위해 수동적 장력이 생성되므로 스트레칭 정도를 늘리면 생리적 최대치까지 수동적 장력이 증가한다. 근육의 **능동적 장력(active tension)**은 신경 자극에 반응하여 형성된 액토미오신 복합체의 수에 의해 생성된다. 따라서 능동적 장력은 근육 길이가 미오신 필라멘트와 액틴 필라멘트 사이에 최대한 겹칠 수 있

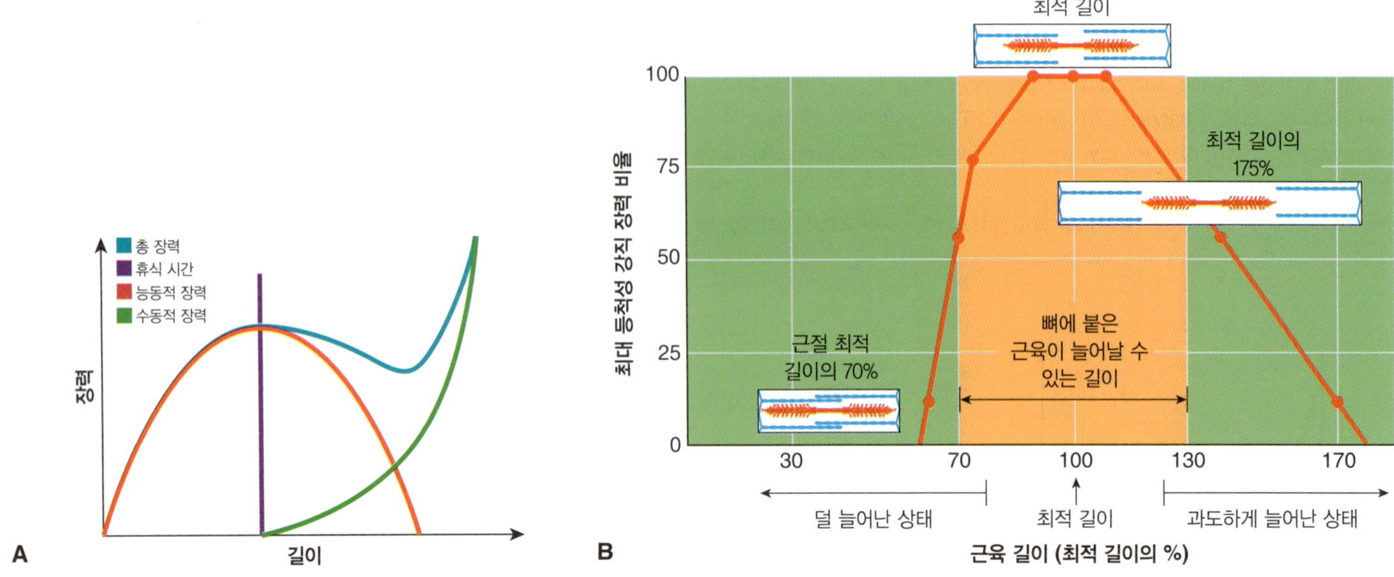

그림 5-22 장력-길이 관계. (A) 전체 근육이 생성할 수 있는 총 힘 또는 장력은 수동적 장력과 능동적 장력의 합계이며, 근육이 늘어난 정도에 직접적으로 비례한다. **(B)** 사르코메르가 생성할 수 있는 장력은 미오신과 액틴 사이의 중첩 정도와 관련이 있으며, 결과적으로 액토미오신 복합체의 수에 영향을 미친다.

을 때 가장 크다. 액틴과 미오신이 최대한 겹칠 수 있는 길이 위 또는 아래의 길이에서는 액토미오신 복합체가 더 적게 형성될 수 있기 때문에 장력이 덜 발생하게 된다.

다양한 저항성 웨이트 트레이닝 기구는 동작을 하는 동안 낼 수 있는 잠재적 힘이 달라진다는 점을 활용, 반복을 하는 동안 하중을 변화시켜 근력을 증진을 최대화한다. 이론상으로 동작을 하는 중에 저항에 변화를 주면 강도 곡선의 가장 약한 부분에서 가능한 것에 그치지 않고 최대 근력에 가깝게 발달할 수 있게 된다. 이러한 방식의 훈련이 바람직해 보이긴 하지만 저항의 변화를 개개인에 맞게 바꾸는 것이 필수적이며, 많은 머신들은 캠, 롤러 그리고 머신 레버 각도 변화를 통해 강도 곡선에 맞는 저항 변화를 만들어 내는 데 실패했다. 이는 개개인마다 사지 길이, 근육과 힘줄이 뼈와 연결된 부분 그리고 신체 사이즈가 다르기 때문이다. 모든 사람들의 강도 곡선에 꼭 맞게 조절되는 운동 기구를 상상하기란 쉽지 않다. 많은 빈도의 탄성 밴드와 체인을 사용은 상승 강도 곡선에 저항을 추가하여 상승이 계속됨에 따라 더 많은 저항을 추가한다.

힘-시간 곡선

힘-시간 곡선(force-time curve)이 움직임의 다른 속도에 따라 힘 생성을 가시화하여 보여주는 것과 같이, 힘-시간 곡선은 시간에 따라 힘 생성을 가시화해준다. 힘을 빨리 생성하는 능력은 신경근 기능에 있어 매우 중요하며 이는 순간적으로 균형을 잃어 넘어지는 일을 피하기 위한 노인부터 네트 너머로 공을 보내는 배구 선수까지 모두에게 해당된다. 힘-시간 곡선은 또한 힘 발달을 위한 훈련 프로그램을 평가하는 데에도 용이하다. 그림 5-23을 보면 시간이 지나면서 생성되는 힘의 양이 세 가지 예시 곡선으로 나타나 있다. 하나는 훈련을 받지 않은 사람의 평균 곡선이고, 다른 하나는 순발력 근력 훈련과 탄도 훈련을 병행했을 때이며 나머지 하나는 고강도 근력 훈련만 했을 때이다. 근력과 파워 훈련을 병행하면 더 큰 힘을 낼 수 있을 뿐만 아니라 최고 힘 출력, 즉 가장 센 힘을 내기까지 걸리는 시간 또한 줄일 수 있다. 대부분의 신체 활동은 힘을 요하기 때문에 힘을 빨리 생성하는 능력을 증진시키면 건강이나 피트니스 및 운동 능력을 위한 컨디셔닝 프로그램에 도움이 될 수 있다.

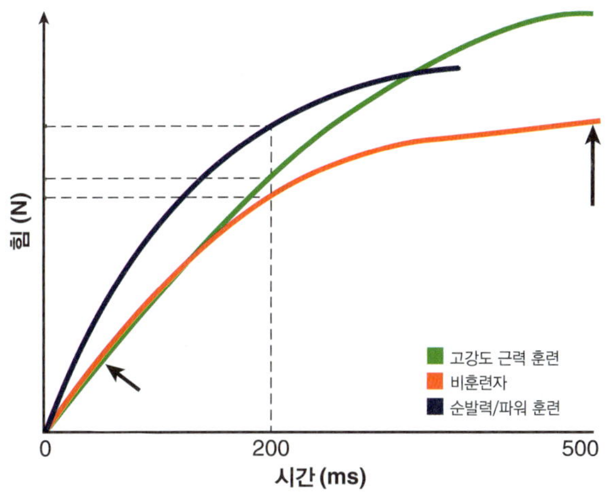

그림 5-23 힘-시간 곡선은 다양한 근력 훈련에 의해 상이하게 영향을 받는다. 전통적인 고강도 근력 훈련은 최대 발휘 근력을 증가시킨다. 폭발적인 근력 강화 훈련은 최대 강도 및 강도 발생 비율을 높인다.

속성 검토

- 힘-속도 곡선은 동작 속도 변화가 근육의 힘 생성 능력에 미치는 영향을 보여준다.
- 강도 곡선은 동작이 이루어지는 동안 발생하는 힘을 나타낸다.
- 힘-시간 곡선은 시간 흐름에 따른 힘 발생을 시각화할 수 있게 하며 힘을 증진시키기 위한 훈련 프로그램을 평가할 수 있게 해준다.
- 힘을 빠른 속도로 만들어낼 수 있는 능력은 중요한 신경근 기능이다.
- 적절한 힘과 강도 훈련은 힘-속도 곡선을 전반적으로 발달시킨다.

운동 능력을 향상시키는 골격근 훈련 적응

지구력 트레이닝과 저항 트레이닝은 건강과 운동 능력을 향상시키는 데 있어 가장 중요한 운동방법이다. 골격근이 두 가지 트레이닝에 대해 기본적으로 어떻게 적응하는지 이해하는 것은 트레이닝을 통해 건강과 운동 능력이 어떻게 향상되는지 제대로 이해하기 위해 필수적이다. 각각의 운동 양식은 14장에서 다룰 것이며, 여기서는 골격근 적응에 대해 더 알아보고자 한다. 또한 둘 중 한 가지 트레이닝만 실행하는 사람은 거의 없기 때문에 두 운동의 양립성, 그리고 같은 근육계를 사용하여 두 트레이닝을 병행하면 어떻게 되는지에 대해서도 자세히 살펴볼 것이다.

지구력 트레이닝의 효과

골격근에 지구력 트레이닝이 어떤 영향을 끼치는지 살펴보기 전에 운동을 통해 동원된 근섬유만이 운동을 통한 자극에 적응한다는 것을 기억해야 한다. 지구력 트레이닝에 대한 기본적인 적응은 산소를 보다 효과적으로 활용하고 근지구력을 향상시키는 것과 관련되어 있다. 지근섬유의 운동단위가 먼저 동원되고 지구성 훈련의 강도가 증가하면 필요에 따라 속근섬유의 운동단위가 동원된다. 속근 운동단위가 더 많이 동원될수록 지구력 트레이닝의 효율성과 효과는 떨어지게 되는데, 특히 훈련이 오래 지속될수록 더욱 그렇다. 다음 사례를 통해 이 현상에 대한 이해를 도울 수 있을 것이다. 2:10:00 페이스로 마라톤을 완주하는 것은 선수가 약 4.84 $m \cdot s^{-1}$의 페이스로 달려야 한다는 것을 뜻한다. 이는 경주자로 하여금 운동 뉴런 풀의 80% 정도를 동원하도록 한다. 만약 지근섬유를 포함하고 있는 운동 단위들이 실행 중인 유산소 운동을 할 수 있을 만큼의 능력이 된다면 달리기에 동원되는 근육의 운동 뉴런 풀에 80%만큼 지근섬유가 있는 혜택을 볼 수 있을 것이다. 실제로도 많은 엘리트 지구력 경주자들이 이러한 섬유형으로 구성된 종아리 근육을 가지고 있다. 물론 지구력 운동에서 더 좋은 성과를 보이기 위해서는 이보다 많은 요소들을 고려해야 하기 때문에 위의 예시가 지나치게 단순화된 감이 없잖아 있기는 하지만 결론적으로는 지근섬유를 포함하고 있는 운동단위들에는 미토콘드리아 개수와 혈액 공급량이 많기 때문에 지구력 운동에 적합하다는 점을 이해하면 된다. 결과적으로 저항력 적응은 지구력 운동에 사용되는 모든 근섬유에서 나타날 것이다. 두 종류의 근섬유가 더 균등하게 분포되어 있는 많은 사람들의 경우(예: 45%의 지근섬유에 55%의 속근섬유를 가지고 있다면) 속근섬유를 포함하고 있는 많은 운동 단위가 10 km 경주를 하거나 혹은 대낮에 친구들과 달리기 운동을 하는 데 쓰일 것이기 때문에 그들 역시 유산소성 운동 능력을 향상시키는 적응과정을 거치게 될 것이다. 하지만 만약 뛰어난 성과가 목표라면(예: 2시간 10분 안에 마라톤을 완주하는 것처럼) 최적의 능력을 위해서는 경주자의 지근섬유

운동단위가 유전적으로 더 발달해 있어야 한다. 속근섬유의 훈련을 통해 유산소성 운동 능력을 향상시킬 수는 있지만 지근섬유의 타고난 성능에는 미치지 못하기 때문이다.

그렇다면 지구력 트레이닝을 하는 데 지근과 속근섬유가 사용된다면 근섬유에는 무슨 일이 일어날까? 첫째, 근육으로의 산소 전달을 강화하기 위해 훈련된 근육의 모세혈관 수와 전체 근육을 구성하는 근육섬유의 증가가 발생한다. 이러한 개선된 모세혈관 형성은 여러 가지 방법으로 평가할 수 있다.[9] 근육섬유 단면의 단위 면적 내에서 모세혈관의 수를 표현하는 모세혈관 밀도 외에도 특정 섬유와 접촉하는 모세혈관의 수를 정량화하거나 특정 근육 단면의 주어진 면적 내에서 모세혈관 대 섬유 비율을 정량화하는 경우가 많다. 실제로 모세혈관 형성의 마지막 두 가지 측정은 단순히 근육섬유 위축으로 인해 모세혈관 밀도가 증가하여 주어진 영역 내에 더 많은 섬유와 모세혈관이 남게 될 수 있으므로 더 많은 정보를 얻을 수 있다. 따라서 운동 훈련에서 발생할 수 있는 혈관 신생 또는 새로운 혈관 형성은 모세혈관 밀도보다 섬유당 모세혈관 접촉 또는 모세혈관 대 섬유 비율에 의해 더 잘 반영될 수 있다.

이러한 훈련 유도 적응은 지근섬유가 속근섬유보다 더 뚜렷한 개선 효과를 누리기 때문에 섬유 유형에 따라 달라지는 것으로 보인다. 이러한 모세혈관의 변화 외에도 지구력 훈련은 근섬유 내 미토콘드리아의 크기와 수를 증가시킨다(3장). 미토콘드리아는 호기성 경로를 통해 ATP를 생성하는 소기관이며, 섬유질의 미토콘드리아 함량 증가는 호기성 대사 능력 향상을 동반한다. 활성화된 섬유 내 미토콘드리아 함량이 증가함에 따라 크렙스 주기의 효소와 전자 수송 사슬의 사이토크롬이 더 많이 발현된다. 이러한 효소와 사이토크롬이 함께 작용하여 ATP를 합성한다는 사실을 기억하자. 모세혈관의 변화와 마찬가지로 지구력 훈련으로 자극받은 미토콘드리아 함량의 증가는 지근섬유에서 더 많이 발생하여 최적의 지구력 수행을 위해 지근섬유를 더 많이 보유할 수 있다는 이점을 보여준다. 모세혈관은 혈액, 산소, CO_2, 영양소 및 노폐물을 근육과 교환하는 혈관이며, 미토콘드리아는 ATP가 호기적으로 생성되는 근육 세포 내부의 소기관 이므로 산소 전달 증가와 해당 산소를 사용하여 ATP를 합성하는 더 큰 용량을 연결한다는 점을 유념하자(2, 3, 6장). 또한 근세포막에서 근섬유 내 미토콘드리아로 산소가 확산되는 것을 촉진하는 미오글로빈의 농도는 지구력 훈련을 통해 증가한다. 즉, 산소가 모세혈관에서 미토콘드리아로 이동하는 속도도 증가한다. 운동 훈련이 미토콘드리아에 미치는 영향은 변하지 않지만, 이제 근육섬유 내에서 개별 소기관을 분리하는 대신 섬유 전체를 굽이치는 단일 미토콘드리아 망상 복합체가 있다는 것이 일반적으로 받아들여지고 있다. 섬유 내에서 이 복잡한 망상체의 모양 때문에,[23] 단일 섬유 내에서 서로 다른 세포소기관의 출현은 생물학적 현상이 아닌 조직화학적 염색을 허용하기 위해 얇은 조직 조각을 만드는 데 사용되는 절단 공정의 원리이다.

따라서 각 근섬유를 둘러싸고 있는 모세혈관이 많아지고 각 근섬유에 미오글로빈과 미토콘드리아가 더 많이 공급되면 세포막에서 미토콘드리아로 확산되는 거리가 짧아지고 다양한 물질의 교환이 일어나는 시간이 줄어들어 유산소 과정의 효율과 속도가 향상된다. 이를 통해 근육과 혈액 사이의 산소, CO_2, 영양소, 노폐물, 열 교환이 용이해진다. 운동하는 근육에 더 많은 산소와 영양소가 전달되고 더 많은 노폐물과 열이 제거됨에 따라 근육은 호기적으로 ATP를 생성하여 필요한 지구력 에너지를 공급하고 잠재적으로 피로한 대사 부산물을 제거할 수 있게 된다. 전반적인 결과는 내구성 성능 향상된다.

흥미롭게도 섬유질 크기의 변화는 유산소 기능 개선에도 기여할 수 있다. 보다 구체적으로, 지근섬유(느린 경련)는 일반적으로 지구력 훈련을 통해 크기가 감소하여 모세혈관에서 미토콘드리아까지의 거리가 감소하고 기체가 섬유 전체로 확산되는 속도가 빨라진다.[12,26,54] 지근 및 속근 섬유의 비율은 지구력 운동 훈련에 따라 크게 변하지 않지만, 섬유 아형의 비율에 약간의 변화가 발생하여 자연적으로 더 호기성이 될 수 있다(즉, IC형에서 I형, IIA형에서 IIC형, 참여의 경우, IIX형에서 IIA형으로).[26]

저항성 훈련의 효과

근육은 근육의 기능과 관련된 다양한 크기와 섬유질 유형 분포로 이루어진다. 그러나 섬유질 유형, 구성 또는 기능에 관계없이 모든 근육은 저항성 훈련 프로그램에 따라 확장될 수 있다. 전체 근육의 크기가 증가하는 것은 주로 개별 근육 섬유의 크기가 증가하기 때문이다.[26,30] 반면, 근육이 섬유의 수를 늘려 저항 훈련에 적응하는지, 아니면 **과형성(hyperplasia)**이라고 불리는 것에 적응하는지는 아직 명확하지 않다. 근육섬유의 수가 증가하면 전체 근육 크기도 증가된다. 방법론적 어려움(검사를 위해 사람의 근육 전체를 제거할 수 없음)으로 인해 인간의 과형성 가능성은 아직 해결되지 않았지만, 조류와 일부 인간을 제외한 포유류의 다양한 근육 과부하 프로토콜에 반응하는 것으로 나타났다.[3,4,11,31]

근비대

근비대란 근육이나 근육을 구성하고 있는 섬유들의 크기가 커지는 것을 뜻하며, 운동 프로그램에 참가함으로써 일어난다. 근원섬유 단백질(액틴과 미오신)이 붙어서 기존의 섬유에 새로운 근원섬유가 추가로 형성되고 결국에는 섬유의 크기를 증가시킨다. 하지만 저항훈련을 통해 기존 근원섬유의 크기가 커지지는 않는다. 근원섬유 개수의 증가에도 불구하고 미오신필라멘트 간의 거리와 근절의 길이는 6주에서 6달 동안 저항훈련을 하더라도 변함이 없는 것으로 나타났다.[7] 근원섬유의 밀도나 같은 근육조직 안에 있는 근원섬유의 개수 역시 저항훈련에 따라 근섬유가 커진다고 해서 변화하지는 않는다. 또한 저항훈련으로 근원섬유 개수가 증가하더라도 근절 속에 있는 수축성 단백질의 공간적 방위는 변하지 않는다. 근육 횡단면의 길이를 늘리려면 근절들이 평행하여 더해져야 하는데, 이는 근섬유의 근비대를 낳는다.

강한 저항훈련을 통해 근육조직을 변화시키고 수축성 단백질을 순차적으로 변화시키는 것이 프로그램의 기능이다. 모든 근섬유가 비대해지기는 하지만 같은 정도로 커지지는 않는다. 평균적인 근력 트레이닝은 사람과 동물로 하여금 I형 섬유보다 II형 섬유에서 더 큰 근비대가 나타나게 만든다. 또한 I형 섬유와 II형 섬유의 근비대는 서로 다른 방식으로 일어나는 것으로 보인다. II형 섬유에서 근비대는 단백질 합성 속도의 증가와 관련이 있으며 I형 근섬유는 단백질 분해속도와 관련이 있다.

최근 연구는 근섬유 비대의 메커니즘을 이해하는 데 큰 도움을 주었다.[5] 이제는 **근육핵(myonuclei)**이나 근섬유에 있는 핵이 추가적으로 있어야 근섬유의 크기를 키울 수 있음을 알게 된 것이다. 추가적인 근육핵은 위성세포로부터 얻을 수 있는데, **위성세포(satellite cell)**는 근섬유의 세포막과 근섬유를 감싸고 있는 결합조직의 얇은 바깥막인 기저막 사이에 있다. 운동으로 인한 피로나 기타 이유로 인해 위성세포를 분리하고 있는 결합조직에 손상이 가면 위성세포는 미토겐에 노출된다. 그러면 위성세포들은 복제과정을 거치게 되고 새로 생성된 위성세포들은 근섬유와 융합된다. 이 과정을 통해 위성세포들은 근섬유가 필요한 추가적인 근육핵을 제공하게 된다(DNA 조직). 추가된 유전적 조직은 증가한 단백질의 부피와 기타 세포 내용 물질을 조절하기 위해 필수적이다. 한 개의 근육핵이 감당할 수 있는 근육단백질의 부피는 한정되어 있기 때문에 근육핵의 개수가 증가하지 않으면 근섬유가 커지게 해주는 단백질 역시 많아지지 않을 것이다. 근섬유에서 각각의 근육핵이 담당하는 부분을 **핵 영역(nuclear domain)**이라고 부른다.

이것을 염두에 두고 Kadi와 Thornell[22]은 10주간의 근력운동을 통해 여성의 승모근에서 근육핵과 위성세포의 수적 변화가 나타났다는 것을 증명했다. 또한 이 연구자들은 그들의 근력운동 프로그램이 근섬유 단면적을 36% 증가시킨다는 점을 발견했다. 이러한 이상비대는 약 70% 정도의 근핵 수 증가와 46%의 위성세포 수 증가를 동반했다. 근핵 수는 위성세포 수와 정적인 상관관계를 갖고 있는데 이것은 증가된 근핵 수 농축물을 갖고 있는 근육이 상대적으로 좀 더 많은 위성세포를 함유하고 있다는 것을 증명하고 있다. 이는 저항 훈련으로 근육 성장을 자극하는 데 중요한 메커니즘이 있음을 보여준다. 근육은 모든 사이즈의 형태로 동원되고 신체에 필요한 중요한 움직임을 제공한다(글상자 5-14).

과형성

과형성은 근섬유의 개수가 늘어나는 것을 뜻하며 수년간 골격근의 크기를 키우는 데 활용 가능한 메커니즘으로 연구되

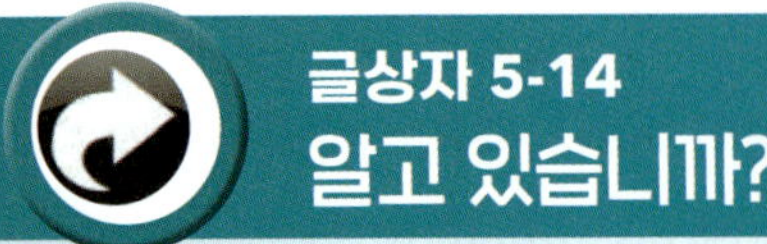

글상자 5-14 알고 있습니까?

인체에서 가장 큰 근육은 무엇일까?

사람 몸에는 600개가 넘는 근육이 있으며 몸무게의 40% 정도를 차지하는데, 그 중에서 대둔근(엉덩이 근육)이 가장 크다(부피). 그러나 임신기간 중에 자궁은 본래의 30 g에서 1 kg까지 무게가 나가기도 한다.

근육에 대한 몇 가지 흥미로운 사실에 대해 알아보자. 사람 몸에서 가장 작은 근육은 등골근으로 중이의 등골뼈가 진동하는 것을 조절한다. 등골근은 채 0.05 in(0.127 cm)도 되지 않는다. 가장 활동이 많은 근육은 눈을 조절하는 근육들로 하루에 십만번 이상 움직이는데, 대부분의 빠른 안구 운동은 렘 수면 중에 일어난다. 인체에서 가장 긴 근육은 봉공근이다. 봉공근은 가늘고 끈처럼 생긴 근육으로 골반에서부터 넓적다리 앞을 지나 정강이뼈 윗부분까지 연결되어 있다. 봉공은은 다리를 뻗기와 돌리기, 다리를 교차하는 자세로 구부리는 데 사용된다.

어 왔다. 그러던 중 보디빌더와 역도 선수들의 근육을 분석하던 몇몇 연구에서 보디빌더들의 단일 근섬유 횡단면이 일반인들의 근섬유 횡단면의 크기와 큰 차이가 없다는 결론이 나자 다시금 그 실행 가능성이 언급되었다.[29,53] 과형성의 가능성은 약 10년 후 McCall 등[34]이 **자기 공명 영상법(MRI)** 과 생검 기술을 사용해 전형적인 격렬한 저항 훈련 프로그램 후에 이두박근의 근섬유 개수가 증가했음을 입증하여 과형성의 증거를 제시함으로써 재검토되었다. 그러나 여전히 전체 근육의 과형성에는 근섬유 비대가 더 크게 작용했다. 오직 강한 집중 저항 훈련만이 과형성을 초래할 수 있으며 II형 근섬유가 이 적응 유형의 타겟이 된다. 역도 선수들에게는 과형성이나 새로운 근섬유의 형성을 나타내며 초기 근육형성의 표지가 되는 근육핵과 위성 세포, 작은 직경 섬유의 개수가 더 많았다.[21] 그 효과는 근육 증강제의 사용으로 증대된 듯 한데 어쩌면 한번의 동화성 약물 사용이 더 큰 규모의 과형성을 불러일으키는 것일지도 모른다.

사람에게서 일어나는 과형성에 대해서는 한정된 데이터밖에 없지만 저항 트레이닝의 결과로 과형성이 일어난다는 결과들이 있다. 이처럼 상반된 결과들이 있기 때문에 과형성은 여전히 논란이 되는 주제다. 역도 선수들을 통한 추가적인 연구가 진행되고 새로운 영상화 기술이 발달한다면 논란이 해결될지도 모른다. 비록 사람에게서 일어나는 과형성이 저항 훈련으로 인해 일어나는 주요한 적응 반응이 아닐지는 몰라도 특정한 근섬유들의 세포 크기가 이론적으로 존재하는 "상한치"에 도달하면 일어날 수 있는 주요한 반응이 될 수는 있다. 매우 격렬한 장기적 트레이닝이 II형 근섬유들을 이러한 적응 반응의 주요 대상으로 만들 가능성도 있다. 하지만 만약 과형성이 일어난다 하더라도 근육 크기가 커지는 데에는 아마 조금밖에(5~10%) 기여하지 않았을 것이다.[34]

근섬유 전환

단백질의 질은 수축 기구에 있는 단백질의 종류와 저항 훈련에 따라 근육이 표현형을 바꿀 수 있는 능력(실제 단백질 발현)과 관련이 있는데, 이는 결국 개인의 유전자 특성(유전된 DNA)에 따른 것이다.[40] 저항 훈련에 대한 많은 연구는 다양한 pH에서의 조직 화학적 미오신 ATP 분해효소(mATPase) 염색을 사용한 근육 타입의 분석과 미오신 분자에 초점을 맞추고 있다. 근육 mATPase 섬유 타입의 변화는 미오신 중쇄(MHC)에서 일어나는 관련된 변화를 암시하기도 한다.[8] 우리는 이제 I형, IIA부터 IIX 등 여러 특수형들을 포함하는 근섬유의 연속체가 존재한다는 것을 알고 있다. 또한 우리는 특정 근섬유 타입의 변화(예: IIX형에서 IIA형으로)가 저항 훈련에 대한 일반적인 적응 반응이라는 것을 안다.[1,26,51] IIX형 근섬유가 동원되는 순간 해당 섬유는 단백질의 질을 바꾸고 mATPase의 여러 유형, 즉 동형 단백질들을 다양하게 발현시키며 IIA형으로 변화하는 과정에 돌입하는 것으로 보인다. 예를 들어, IIX형 섬유는 초기 전환과정을 거쳐 IIXA형으로 바뀌어서 두 종류의 mATPase가 근섬유에 발현되도록 한다. 앞서 언급했듯이 이러한 섬유는 때때로 "하이브리드" 섬유라고도 한다. II형에서 I형으로의 최소한의 변화는 손상을 입거나 다른 알파 운동 뉴런으로부터 신경 재생으로 인해 중재되지 않는 한 아마 운동 훈련을 통해 일어날 것이다.[26] 예를 들어, I형 운동 뉴런의 재생은 운동으로 인해 손상을 입고 신경 연결이 끊어진 빠르게 자극을 전달하는 운동 뉴런이 조절하고 있던 II형 섬유의 운동 지배를 불러온다. 그러므로 그 섬유는 느린 I형 뉴런에 의해 재자극을 받는다고도 말할 수 있다. 그러나 이러한 현상은 I형 섬유와 II형 섬유를 완전히 바꿀 만큼 충분히 빈번하게 일어나지는 않는다. 그러므로 근육의 기본적인 섬유 유형은 유전에 의해 결정되는 것이고, 근력 운동과 저항 훈련을 통해 I형 섬유와 II형 특수형 섬유 간의 전환이 가능하긴 하지만 I형 섬유 대비 II형 섬유의 섬유형 분포 비율은 태어날 때부터 결정되어 있는 것이다.[26,50]

트레이닝 프로그램의 양립성

운동·스포츠 과학 단체는 힉슨[16]이 한 개의 트레이닝 프로그램 안에 저항 훈련과 고강도 지구력 훈련을 같이 포함시키면 동적 강도의 발달을 방해할 수도 있다는 것을 보여주고 난 후부터 운동 양립성이라는 주제에 주목하기 시작했다. 반대로 심혈관 건강(최대산소섭취량 $\dot{V}O_{2max}$)의 향상과 지구력 운동능력(주어진 최대 하 강도에서 에너지 고갈까지 걸리는 시간)은 근력과 유산소 운동을 병행한 트레이닝 프로그램에도 부정적인 영향을 받지 않았다. 즉, 근력 운동과 유산소 운동을 둘 다 포함하는 트레이닝 프로그램은 근력의 증가를 제한할 수 있지만 심혈관 건강과 지구력 운동능력을 향상시키는 데에는 지구력 트레이닝만 했을 때와 다를 바 없는 효과를 보였다는 뜻이다. 이후에 이루어진 연구도 힉슨의 이러한 결과를 뒷받침하는 것처럼 보인다.[26,35,44]

운동 트레이닝 양립성의 이해를 위해 과학자들은 유산소 운동능력과 근력을 함께 강화시키는 동시훈련에 집중했다. 몸이 두 가지 종류의 운동 자극에 다 적응하려고 할 때 골격근의 동시 훈련이 어떤 영향을 미치는 가는 선수들과 과학자들의 공통 관심사이다. 과제는 주로 두 트레이닝 스타일에서 공통적으로 사용되는 운동 단위에 관한 것으로 드러났다.

지구력과 근력 훈련의 훈련 빈도와 강도 둘 다, 혹은 둘 중 하나만 높은 수준으로 진행하는 동시 훈련을 분석한 연구에 따르면 다음과 같은 결론이 도출된다(글상자 5-15).

- 지구력 트레이닝을 위한 운동, 특히 빠른 근육 활동에 의한 근력 강화를 제한할 수 있다.
- 근력 운동과 지구력 운동을 병행하는 것은 근육의 힘의 향상을 더 저해한다.
- 지구력 운동은 무산소 운동 능력에 부정적인 영향을 끼칠 수 있다.

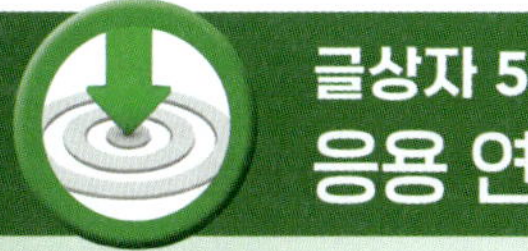

글상자 5-15
응용 연구

실용적 활용

운동처방은 전체 프로그램이 요구하는 바를 고려해야 하며 운동량이 최적의 생리적 적응과 운동 능력에 역효과를 주지는 않는지 고려해야 한다. 그러려면 다음의 단계를 거쳐야 한다.

1. 트레이닝 프로그램과 그 목표의 우선 순위를 매겨라. 프로그램에 고강도와 많은 양의 근력 운동과 지구력 운동을 같이 넣어서는 안 된다. 기간별 트레이닝 프로그램과 휴식 단계를 사용해 트레이닝 세션 사이에 적절히 회복 기간을 두어라.
2. 당신이 근력운동 선수라면 고강도 유산소 운동의 양을 제한해라. 저강도 유산소 운동은 해도 되지만 다량의 또는 고강도의 지구력 트레이닝으로 인한 많은 산화 스트레스는 근력 강화에 부정적인 영향을 끼치는 것으로 드러났다.

- 격렬한 저항 훈련과 유산소 트레이닝 프로그램을 실시해도 최대산소섭취량의 향상은 제한 받지 않는다.
- 근력 운동은 지구력 운동능력(주어진 최대 하 강도에서 에너지 고갈까지 걸리는 시간)에 부정적인 영향을 끼치지 않는다.

동시 훈련에 따른 근섬유 레벨의 변화에 대한 통찰력을 제공할 수 있는 자료는 많지 않다. 두 운동에 모두 동원된 근섬유들은 유산소적 능력을 강화하기 위해 산화 자극에 적응해야 하는 동시에 근력 트레이닝 자극에 따라 수축력을 강화하기 위해 수축성 단백질을 생산해야 하는 딜레마에 처하게 된다. 보통 지구력 트레이닝만 실시하면 근섬유를 가로질러 가스를 분산시키기 편하도록 하기 위해 수축성 단백질 함량과 근섬유의 크기를 줄인다는 것을 기억하라. 그러면 동시 훈련 프로그램에 노출된 근섬유 집단에는 어떤 변화가 일어날까? Kraemer 등[26]은 신체적으로 건강한 남자에게 3개월의 트레이닝 프로그램을 실시하도록 하여 근섬유 형태의 변화를 연구했다. 모든 트레이닝 집단(지구력 훈련만 실시, 근력 훈련만 실시, 지구력과 근력 훈련을 병행)의 근섬유는 IIX형에서 IIA형으로 변화했다. 이 연구에서 IIX형 근섬유의 개수는 장거리 트레이닝과 인터벌 트레이닝 모두에서 격렬한 근력 트레이닝을 했을 때가 지구력 운동을 했을 때보다 더 적었다. **동시 근력과 지구력 훈련 프로그램을 완료한 팀(concurrent strength and endurance training)**은 근력 운동만 실시한 집단처럼 IIX형 섬유의 비율이 급감했다. 이는 근력 운동만 실시한 집단과 두 운동을 함께 실시한 집단의 강한 저항 훈련에 IIX형 근섬유를 포함하고 있는 높은 한계값의 운동 단위가 더 많이 동원되었기 때문일 수도 있다.

근섬유의 횡단면을 보면 다른 운동 트레이닝 양식이 지속됨에 따라 집단마다 다른 변화가 일어났으며 이 변화는 근육이 노출된 트레이닝 자극의 종류와 조합에 따라 영향을 받았음을 알 수 있다. 예를 들면, 트레이닝의 목표가 근력 강화뿐이었을 경우 모든 근섬유형의 크기가 증가했다. 그러나 호흡 순환기 지구력 훈련만을 했을 경우 I형 근섬유는 위축된 반면 II형 근섬유의 크기 변화는 관찰되지 않았다. 그리고 근력과 호흡 순환기 지구력의 향상을 동시에 목표로 한 트레이닝의 경우 I형 근섬유의 크기는 변화하지 않았으나 II형 근섬유의 크기는 증가했다. 그러므로 근력과 호습 순환기 지구력을 동시에 최대치로 훈련하면 한 가지 트레이닝만 했을 때에 비해 I형과 II형 근섬유가 다른 크기로 적응한다는 것을 알 수 있다.

다양한 요소들이(운동 처방, 운동 전 신체 단련 정도, 운동 양식 등) 운동 자극과 그에 따른 적응 반응에 영향을 줄 수 있다. 이러한 요소들은 근육 세포가 위축하거나 비대해지도록 하는 신호 전달 체계에 영향을 미친다.[6] 대부분의 연구 문헌에서는 근력과 지구력 훈련을 동시에 실행했을 때의 생리적인 영향을 관찰하기 위해 비교적 훈련을 거치지 않은 사람을 대상으로 삼았다. 기존에 운동을 하던 사람이나 운동으로 몸이 건강한 사람처럼 더 고강도의 운동 트레이닝 프로그램을 해낼 수 있는 사람이 동시 훈련을 했을 때 어떤 영향을 받는지에 대한 자료는 거의 없다.[13] 최대한의 동시 훈련은 고강도와 많은 운동량에 따른 오버트레이닝으로 최적의 근육 크기와 힘, 능력을 위한 적응에 특히 더 해로울 수도 있다. 흥미롭게도 유산소적 능력은 동시 훈련의 영향을 가장 적게 받는 것으로 보인다. 만약 동시 운동 트레이닝이 적절히 설계된다면 생리적 적응의 가중이 일어날 때까지 더 긴 시간이 필요할지도 모른다. 지금까지 이루어진 대부분의 연구들은 2달이나 3달을 넘어가지 않는 트레이닝 프로그램을 분석해 왔다. 자료에 따르면 두 종류의 트레이닝 모두에 대한 최적의 적응을 하는 것은 불가능해 보인다. 더 긴 트레이닝 프로그램 외에

속성 검토

- 운동에 동원된 근섬유만이 운동으로 인한 자극에 적응한다.
- 지구력 트레이닝에 대한 적응은 근육의 지구력을 강화하기 위해 산소를 더 잘 전달하고 사용하는 것과 관련되어 있다.
- 저항 훈련으로 인한 근육의 절대 크기의 증가는 근섬유 개수의 증가보다는 주로 개별 근섬유 크기의 증가와 관련이 있다.
- 지구력과 근력 트레이닝 프로그램을 동시에 진행하면 몸은 두 가지 종류의 자극에 다 적응하려고 노력하지만, 연구 결과에 따르면 근력보다는 지구력에서 더 큰 향상을 보인다.

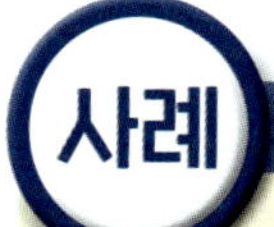

사례 연구

시나리오

당신은 콜로라도 스프링스 회사 올림픽 트레이닝 센터의 역기실에서 일하고 있는 근력과 컨디션 조절 전문가이다. 당신은 미래의 올림픽 여자 피겨선수들을 위한 근력과 컨디셔닝 프로그램을 개선하려고 한다.

코치는 점프를 했을 때 더 잘 착지하기 위해 평소에 무슨 운동을 하면 좋겠냐고 문의했다. 새로운 점수체계로 인해 더 높은 점수를 받으려면 3단 뛰기와 4단 뛰기를 해야 하기 때문에 파워 트레이닝이 더 필요하다.

현재 선수들은 개별적인 저항 트레이닝 프로그램을 따르고 있다. 이 프로그램은 개별 선수들의 빙판 위 훈련을 보완할 수 있도록 기간별로 구분되어 있다.

질문

- 선수들이 점프를 뛰기 위해 필요한 힘을 내려면 어떤 종류의 근육 활동이 필요한가?
- 점프의 준비 동작으로 선수가 무릎을 구부리면 근육에는 무엇이 형성되는가?
- 점프에서 위로 뛰는 동작을 하기 위한 힘을 제공하는 것은 무엇인가?
- 착지할 때 다리에 가해지는 하중을 흡수하는 제동장치를 제공하는 것은 어떤 종류의 근력인가?
- 어떤 종류의 운동이 웨이트 트레이닝 프로그램에 추가되어야 하는가?

옵션

점프는 주로 복합적인 근육 활동의 집합체로 스트레치 쇼트닝 사이클을 통해 힘을 낸다. 수직으로 점프하는 과정의 단축성 수축은 스트레치 쇼트닝 사이클로 인해 향상시킬 수 있으며 스케이트 선수를 위로 밀어 올린다. 근육의 힘은 스케이트 선수를 공중으로 띄우기 위해 필요한 가장 주요한 근육 활동이며 근육의 최대 신장력은 선수가 빙판에 착지할 때 제동을 걸 수 있는 능력을 결정한다. 그러므로 트레이닝 프로그램에는 점프 높이를 향상시킬 수 있는 스트레치 쇼트닝 사이클이나 플라이오메트릭 트레이닝과 착지를 돕는 신장성 훈련이 포함되어야 한다.

시나리오

당신은 철인 3종 경기에 도전하려는 선수의 개인 트레이너이다. 그녀는 과거에 피로 골절을 겪은 적 있으며 당신은 그녀의 결합조직을 강화하고 부상을 방지하기 위해 전체 컨디셔닝 프로그램에 강한 저항 훈련 프로그램을 추가했다. 며칠 전 그녀는 친구로부터 역기를 들면 지구력이 저해된다는 말을 들었다고 한다.

질문

- 역기를 들면 지구력이 저해된다는 것이 사실인가?
- 역기를 들고 많은 지구력 운동을 하면 근육에서 어떤 적응이 예상되는가?
- 두 종류의 트레이닝 프로토콜을 혼합하면 이 선수는 어떤 효과를 볼 수 있는가?

옵션

비록 고강도의 지구력 훈련이 근육의 힘과 능력 강화를 방해할 수도 있다는 연구 결과가 있지만 그로 인해 지구력이 저해될 것이라고 주장하는 자료는 거의 없다. 이 선수는 실제로 결합조직에 부상을 입을 위험에 처해 있기 때문에 결합조직을 강화시켜서 철인 3종 경기를 위해 훈련하고 경기에 참가하는 데 필요한 다량의 지구력 트레이닝을 견뎌낼 수 있도록 해주는 저항 훈련이 필요하다. 그 결과로 수축성 조직과 결합조직에는 더 많은 단백질이 형성될 것이며 I형 섬유는 크기에는 변화가 없되 단백 소실에는 저항력을 가지게 될 것이다. 종합적으로 보면 저항 훈련을 한다고 해서 지구력이 떨어지지 않으며 부상의 확률이 낮아지게 된다.

다른 요소들도 근력과 유산소적 능력의 성공적인 동시 향상에 있어 중요할 것이다. 예를 들어, 두 프로그램의 기간별 구분(periodization, 트레이닝의 양과 강도를 다양하게 하는 것)과 순위 매김(prioritization, 트레이닝 프로그램에 있어 가장 우선시할 목표를 결정)을 통해 개인이 성공적으로 적응할 수 있도록 도울 수 있다.

5장 요약

물리력을 생성하고 인체가 움직이도록 하는 것은 골격근의 신경 동원이다. 몸의 다른 시스템(골격, 신경, 면역)이 골격근과 상호작용해 건강을 유지하고 물리력의 생성과 몸의 움직임을 돕는다. 골격근은 전체 근육을 감싸고 있는 결합조직에서부터 최적의 근원섬유 활동을 위해 근절에 있는 수축성 단백질을 제자리에 잡아두는 결합조직에 이르기까지 고도로 조직화되어 있다. 결합조직에는 근육이 물리력과 힘을 내는 데 필요한 탄성이 있으며 늘어나고 수축하는 특성이 근수축에 힘을 더해준다.

골격근의 유연성은 플라이오메트릭 트레이닝이나 스트레치 쇼트닝 사이클을 사용한 트레이닝을 수행하기 위한 기반을 제공한다. 골격근은 스포츠 능력을 위한 프로그램이든 건강과 신체 단련을 위한 프로그램이든 모든 트레이닝 프로그램의 대상이며 운동 자극에 매우 유연하게 반응하고 적응한다. 골격근은 여러 다른 근섬유 타입으로 이루어져 있는데, 각각의 유형은 저강도의 장기적 활동(예: 마라톤을 뛰는 데 사용되는 I형 섬유)부터 짧고 폭발적인 힘을 요하는 단기적 활동(예: 스프린트에 사용되는 II형 섬유)까지 각자 다른 종류의 역할을 가지고 있다.

저항 운동은 보통 근육 비대를 일으키며 지구력 운동은 근섬유의 크기에 영향을 주지 않거나 오히려 크기를 감소시키기도 한다. 저항 훈련과 지구력 훈련을 혼합하는 것은 I형 섬유의 비대 정도를 제한하며 주로 II형 섬유의 크기를 증가시킨다. 골격근의 구조와 역할을 이해하면 기능과 능력, 건강을 향상시키는 데 사용되는 여러 트레이닝과 치료법을 더 잘 이해하게 될 것이다.

심혈관계

Cardiovascular System

CHAPTER

6

이 장을 읽은 후에는 다음을 할 수 있어야 한다.

1. 심혈관계 전체의 기본 구조와 기능을 전반적으로 정리한다.
2. 심장주기의 과정과 그 조절 메커니즘을 설명한다.
3. 심전도의 원리를 해석하고 설명한다.
4. 심박출량에 영향을 미치는 요인을 식별한다.
5. 혈압 조절의 기전을 설명한다.
6. 혈액의 구성 성분을 기술한다.
7. 지구성 운동과 근력 운동에 따른 심혈관계 적응 차이를 구분하고 설명한다.
8. 조직으로의 산소 전달을 설명한다.
9. 운동 중 혈류 재분배를 설명한다.
10. 운동 시 정맥환류와 산소 공급 증가의 기전을 논의한다.
11. 신체 활동 중 근육으로의 산소 공급이 증가하는 과정을 설명한다.

휴식 시든 최대 운동 시든, 심혈관계(cardiovascular system)는 신체의 모든 세포에 산소, 호르몬, 영양소 등 필요한 물질을 전달하고, 세포로부터 이산화탄소와 같은 대사산물을 제거하는 역할을 담당한다. 또한 심혈관계는 체온 조절(12장 참조)과 인체 내 산성도의 완충 작용(2장 참조)에 기여하며, 혈소판과 백혈구를 운반함으로써 면역반응에서도 중요한 역할을 수행한다. 한편, 호흡계(respiratory system, 7장 참조)는 대기와의 산소와 이산화탄소 교환을 담당하고, 심혈관계는 이 물질들을 신체 전체로 운반하는 기능을 담당한다. 이 두 체계는 함께 **심폐계(cardiorespiratory system)**를 구성한다.

심혈관계는 하나의 펌프인 심장과, 혈액을 신체의 모든 세포 및 폐로 운반하는 두 개의 주요 혈관 계통으로 구성되어 있다. 심혈관계는 운동으로 생기는 순간적인 변화나 장기적인 자극에 적응할 수 있는 체계로 이러한 적응 능력 덕분에, 운동 시 심혈관계의 효율과 수행능력이 크게 높아진다. 예를 들어, 최대 운동 시에는 활동 중인 근육 조직의 산소 요구량이 휴식 시보다 약 25배 정도 증가한다. 심혈관계의 구조, 조직, 기능, 그리고 운동에 대한 적응을 이해하면, 운동 중 활성화된 조직에 산소 전달을 어떻게

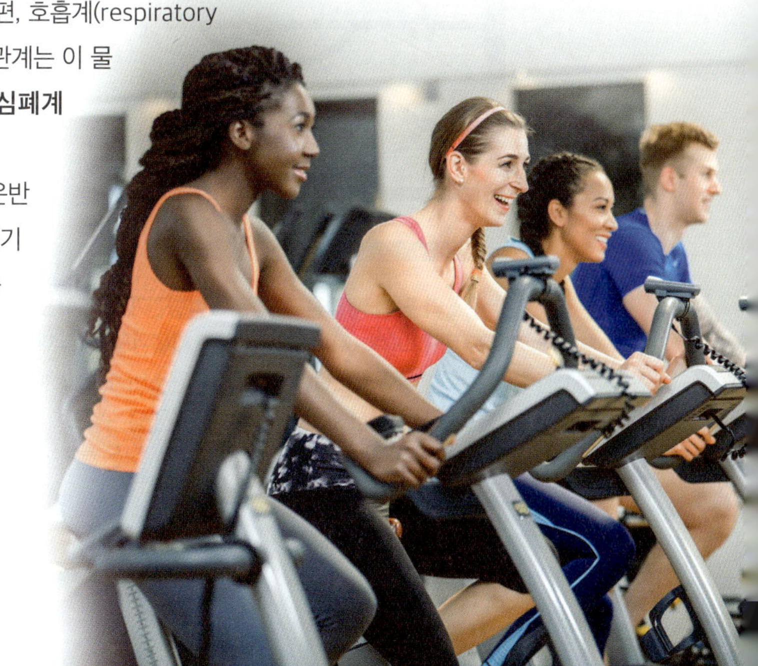

향상시킬 수 있는지를 이해한다. 이러한 생리적 원리를 통해 세계적 수준의 마라톤 선수는 약 26.2마일(42.195 km)을 2시간 남짓한 시간에 완주할 수 있게 된다. 심혈관계는 지구성 운동뿐 아니라 스프린트와 같은 무산소성 운동에도 특유의 적응을 나타낸다. 이러한 적응은 무산소성 운동 수행능력 향상에도 매우 중요하다. 따라서 본 장의 목적은 심혈관계의 기본적인 생리학적 기능뿐만 아니라, 운동에 따른 다양한 적응 과정을 함께 탐구하는 데 있다.

심혈관계의 구조, 기능 및 조직적 구성

심혈관계는 심장, 혈액, 그리고 순환계로 구성되어 있으며, 이 순환계는 말초 순환과 폐순환으로 나뉜다(그림 6-1).

폐순환과 말초순환

폐순환(pulmonary circulation)은 심장으로부터 폐로 혈액을 운반하고, 다시 폐에서 심장으로 되돌려 보내는 순환 경로이다. 반면, **말초순환(peripheral circulation)**은 심장에서 폐를 제외한 신체의 모든 부위로 혈액을 공급하고, 다시 심장으로 되돌려 보내는 순환 경로를 말한다. 심장의 펌프 작용, 즉 수축은 압력을 생성하여 혈액을 폐순환 또는 말초순환으로 내보낸다. 이때, **동맥(artery)**이라 불리는 큰 혈관은 혈액을 심장에서 멀리, 즉 폐나 말초 조직으로 운반하는 역할을 한다. 동맥은 광범위하게 분지(branch)하여 더 작은 **소동맥(arteriole)**을 형성한다. 가장 작은 소동맥들은 다시 여러 개의 **모세혈관(capillary)**으로 분지되며, 이 모세혈관은 모든 혈관 중 가장 작고, 그 수가 가장 많다. 이처럼 동맥 → 소동맥 → 모세혈관으로 이어지는 분지 과정에서 혈관의 개수가 점점 증가함에 따라, 주어진 혈액량에 대한 전체 혈관 단면적이 훨씬 커지게 된다. 이와 같은 혈관 총 단면적의 증가는 혈액이 동맥 → 소동맥 → 모세혈관으로 이동하는 동안 혈류 속도를 감소시킨다. 그 결과, 모세혈관에서 필요한 조직으로의 산소 흡수가 더 효율적으로 이루어지게 된다. 이와 같은 혈관 구조는 혈관 내벽에 가해지는 압력을 감소시켜, 모세혈관내에는 매우 낮은 압력이 존재하게 한다. 이는 중요한데, 모세혈관은 벽이 매우 얇은 혈관이기 때문이다. 이 얇은 벽 구조 덕분에, 모세혈관은 폐순환과 말초순환에서 산소와 이산화탄소의 교환이 일어나는 장소가 된다. 또한 모세혈관은 말초순환 내에서 조직과 혈액 사이의 모든 영양소 교환이 이루어지는 부위이기도 하다. 모든 조직의 각 세포는 가장 가까운 모세혈관으로부터 0.1 mm 이내에 위치해 있다. 이와 같은 근접성이 있어야 산소와, 이산화탄소 그리고 영양소의 교환이 가능하다. 혈액이 모세혈관을 지난 후에는 **세정맥(venule)**으로 들어가는데, 세정맥은 **정맥(vein)** 중 가장 작은 혈관으로, 혈액을 심장 쪽으로 되돌려보내는 역할을 한다. 세정맥 속의 혈액은 점차 작은 정맥으로, 그다음에는 큰 정맥으로 이동하며, 결국 심장으로 되돌아온다.

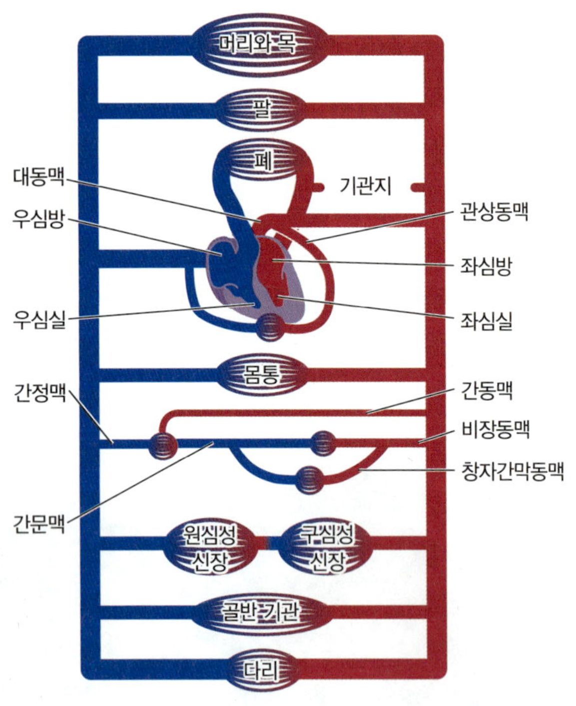

그림 6-1 혈관 구조의 평행 배열을 보여주는 심혈관계의 개략도. 신체의 각 부위나 기관으로 향하는 순환 경로에는 모세혈관망이 존재하며, 이곳에서 산소(O_2), 이산화탄소(CO_2), 그리고 영양소의 교환이 이루어진다. 특수한 기능을 가진 일부 순환계는 이러한 평행 구조로 배열되지 않는다. 빨간색은 산소화 혈액을, 파란색은 산소가 적은 탈산소혈을 나타낸다.

정맥혈(venous blood)은 심장으로 되돌아오는 혈액을 의미하며, 반면 **동맥혈(arterial blood)**은 심장을 떠나 신체의 다른 조직으로 이동하는 혈액을 의미한다. 말초순환에서는 산소가 신체 조직으로 전달되고, 유산소 대사의 산물인 이산화탄소가 그 조직을 떠나 혈액으로 이동한다. 따라서 말초순환의 정맥혈에는 산소가 적고, 이산화탄소 농도가 높다. 또한 폐로 향하는 동맥혈 역시 방금 말초순환에서 심장으로 되돌아온 혈액이기 때문에 산소가 적고 이산화탄소 농도가 높은 상태이다. 폐에서 산소는 혈액으로 들어오고, 반대로 이산화탄소는 혈액을 떠나 폐로 이동하여 호흡을 통해 배출된다. 따라서 폐정맥을 통해 폐로부터 심장으로 되돌아오는 정맥혈은 산소가 풍부하고, 이산화탄소 농도가 낮다. 즉, 이러한 특성은 신체의 다른 모든 부위의 정맥혈에서 관찰되는 것과는 반대이다. 폐에서 심장으로 되돌아온 혈액은 이제 완전히 산소가 포화된 상태로, 심장의 펌프 작용에 의해 말초순환으로 보내진다. 그 후, 조직–혈액–폐 사이의 산소와 이산화탄소 교환 과정이 반복적으로 이루어진다. 주의 깊게 볼 점은, 말초 동맥혈과 폐정맥혈은 산소 농도가 높고, 이산화탄소 농도가 낮으며, 반대로 말초 정맥혈과 폐동맥혈은 산소 농도가 낮고, 이산화탄소 농도가 높다는 점이다.

산소가 풍부한 혈액과 산소가 적은 혈액의 분리를 유지하기 위해, 심장은 두 개의 독립된 펌프로 나뉘어 있다. 이 내용이 바로 다음 장에서 다룰 주제이다.

심장

심장은 혈액을 펌프질하는 기관으로서, 앞서 살펴본 심혈관계의 두 번째 주요 구성 요소이다. 이후의 섹션에서는 심장의 구조, 심장의 혈액 공급, 심장주기, 심장 근육, 그리고 심박출량에 대해 다루게 된다.

속성 검토

- 폐순환은 심장에서 폐로 혈액을 보내고, 다시 심장으로 되돌아오게 하는 순환이다.
- 말초순환은 심장에서 신체의 모든 부위로 혈액을 보내고, 다시 심장으로 되돌려보내는 순환이다.
- 동맥은 혈액을 심장에서 폐순환과 말초순환으로 내보내는 혈관이다.
- 정맥은 폐순환과 말초순환에서 심장으로 혈액을 되돌려 보내는 혈관이다.
- 모세혈관 내의 혈액은 신체의 모든 세포와 산소, 이산화탄소, 그리고 영양소를 교환한다.

심장의 구조

폐순환을 통해 심장으로 돌아오는 산소화 혈액과, 말초순환을 통해 심장으로 돌아오는 탈산소혈이 서로 섞이지 않도록 하기 위해, 심장은 두 개의 구획(distinct sides)으로 나뉘어 있다. 심장의 오른쪽은 말초순환으로부터 혈액을 받아 폐순환으로 혈액을 보내고(그림 6-1), 심장의 왼쪽은 폐순환으로부터 혈액을 받아 말초순환으로 내보낸다.

심장의 오른쪽과 왼쪽 부분은 각각 하나의 **심방(atrium)**과 하나의 **심실(ventricle)**로 구성되어 있다. 말초순환에서 심장으로 되돌아오는 혈액은 우심방(right atrium)으로 들어오며, 폐순환에서 심장으로 되돌아오는 혈액은 좌심방으로 들어온다(그림 6-2). 심방이 수축할 때, 혈액은 일방향 판막(one-way valve)을 통과하여 심실로 이동한다. 심실은 심장의 가장 강력한 수축 부위이며, 심실이 수축할 때 혈액은 또 다른 일방향 판막을 통과하여 좌심실에서 대동맥으로, 우심

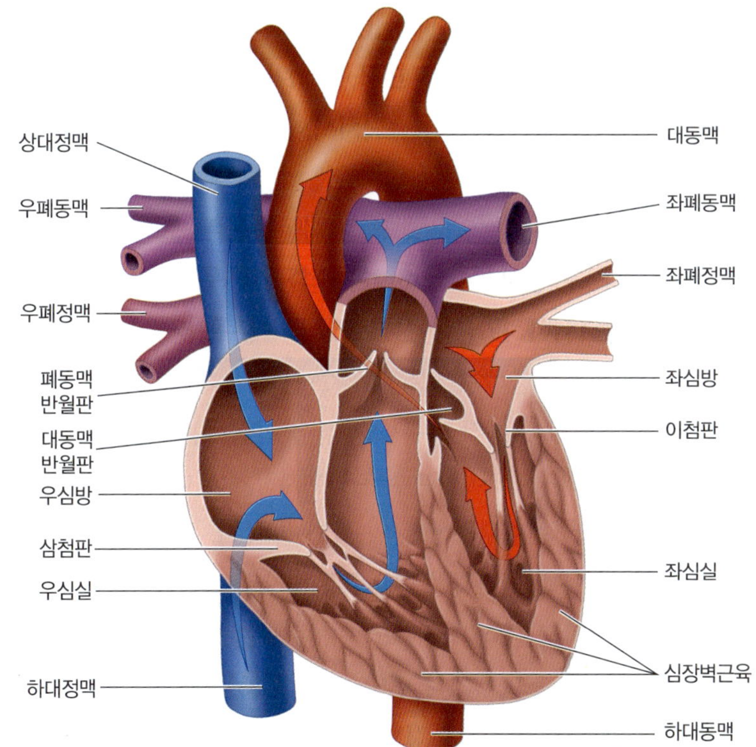

그림 6-2 심장을 통해 순환하는 혈액의 흐름. 폐순환과 말초순환으로의 이동 및 회귀 과정. 심장과 순환계의 구조는 산소화된 혈액과 탈산소혈이 서로 섞이지 않도록, 심장 내부뿐만 아니라 폐순환과 말초순환 내에서도 완전히 분리된 상태를 유지한다. 그림에서 *빨간색*은 산소화된 혈액, *파란색*은 산소가 적은 혈액(탈산소혈)을 나타낸다.

실에서 폐동맥으로 내보내진다. 일방향 판막은 매우 중요하다. 이는 혈액이 의도된 방향으로만 흐르도록 하여, 잘못된 방향으로의 역류를 방지하기 때문이다. 혈액이 역류하게 되면, 일정량의 혈액을 원하는 방향으로 보내기 위해 심장이 더 많은 혈액을 추가로 내보내야 하므로 결과적으로 심장의 작업량이 증가하게 된다. 심장의 또 다른 중요한 구조물은 **심낭(pericardium)**으로, 심장을 감싸고 있는 질긴 막성 주머니이다. 심낭과 심장 외표면 사이의 공간은 심낭액으로 채워져 있다. 이 심낭액은 심장이 수축하거나 이완할 때 심낭막과 심장 표면 사이에서 생길 수 있는 마찰을 줄이는 데 중요한 구조물이다.

심장은 다른 모든 조직과 마찬가지로, 산소와 영양소의 공급이 필요하며, 유산소 대사 과정에서 생성되는 이산화탄소가 제거되어야 한다. 비록 심장이 폐순환과 말초순환을 통해 전신의 혈액을 순환시키는 역할을 하지만, 심장은 자기가 순환시키는 그 혈액으로부터 산소와 영양소를 직접 흡수하거나, 이산화탄소를 배출하지는 않는다. 대신, 심장은 자체적인 순환계를 가지고 있다.

심장의 혈액 공급

심장에 혈액을 공급하는 관상동맥은 대동맥판 바로 뒤, 즉 대동맥이 시작되는 부분에서 분지된다(그림 6-3). 심장은 폐순환을 막 마치고 돌아온 혈액, 다시 말해 완전히 산소화된 혈액을 공급받게 되는데 말초혈압은 대동맥에서 가장 높다. 따라서 심장 근육에 혈류를 공급하는 관상동맥의 혈압 또한 상당히 높은 수준을 유지하게 된다.

심장의 오른쪽과 왼쪽에 혈액을 공급하는 주요 동맥은, 각각 우관상동맥과 좌관상동맥이다. 심장으로의 혈류 공급을 보장하는 여러 가지 요인이 존재한다. 그중 하나인 문합은 두 동맥 사이를 연결하는 통로로 특정 부위를 공급하는 혈관이 부분적으로 또는 완전히 막히더라도, 다른 경로를 통해 혈류가 계속 유지될 수 있도록 하는 구조물이다. 예를 들어, 전심실사이동맥과 후심실사이동맥 사이에는 **문합(anastomosis)**이 형성되어 있는데 이 구조 덕분에 전심실사이동맥이 막히더라

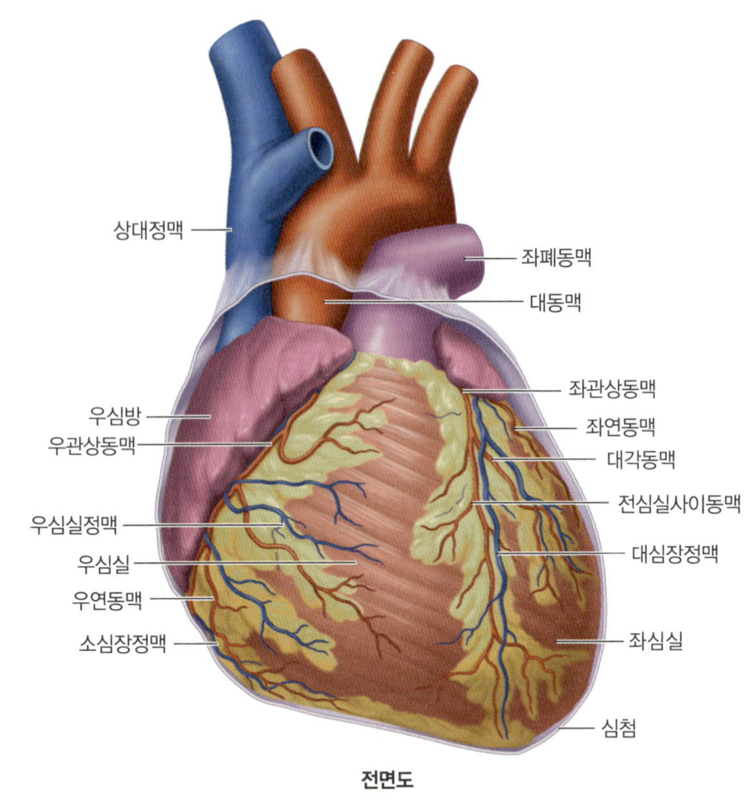

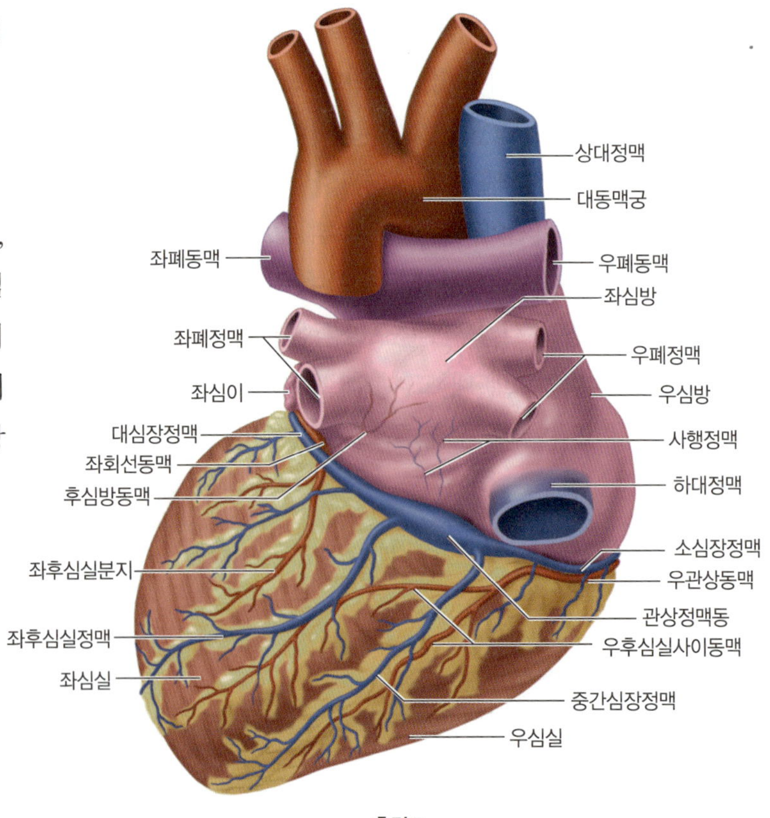

그림 6-3 관상동맥과 관상정맥은 심장의 외표면에 위치한다. 이러한 위치 덕분에, 심장근육이 수축할 때 이 혈관들이 압박을 받지 않아 혈류가 원활하게 유지될 수 있다.

도, 후심실사이동맥에서 일부 혈류가 우회되어 전심실사이동맥을 통해 공급될 수 있다. 또한 심장의 주요 동맥과 정맥은 모두 심장의 외부 표면을 따라 마치 심장을 감싸듯이 분포하고 있다. 이러한 구조는 심장이 수축할 때 혈관이 압박되는 것을 방지하여, 심장주기 전반에 걸쳐 가능한 한 지속적으로 혈류가 유지되도록 돕는다.

심장주기

심장의 네 개의 방(심방·우심실·좌심방·좌심실)은 심장주기 동안 각각 고유한 기능을 수행한다. 심장주기란, 심장의 각 방이 순차적으로 수축하고 이완하며, 심장이 효율적인 펌프 역할을 하도록 하는 일련의 과정을 말한다. **수축기(systole)**는 심장주기 중 심장 방이 수축하는 단계를 의미한다. 반면, **이완기(diastole)**는 심장이 이완하는 단계를 말한다. 심장 방이 수축할 때에는 혈액이 펌프질되어 내보내지고, 이완할 때에는 다음 수축기 동안 내보낼 혈액을 채우는 과정이 일어난다. 이완기 동안, 우심방과 좌심방은 각각 말초순환과 폐순환으로부터 정맥혈로 채워진다. 심방이 충분히 채워진 후, 심방은 심실이 수축하기 약 0.1초(1/10초) 전에 먼저 수축한다. 심방이 수축할 때 심방과 심실을 구분하는 판막을 통해 혈액을 심실로 밀어 넣어 심실이 아직 이완기에 있는 동안 심실 충만을 돕는다. 또한 심방이 혈액으로 채워지는 과정은 심실이 수축 중일 때도 정맥혈이 계속해서 심장으로 되돌아올 수 있게 하여 우심방과 좌심방 모두로의 지속적인 혈류 유지를 가능하게 한다. 따라서 심방은 단순한 혈액 저장소가 아니라 여러 가지 중요한 기능을 수행하는 기관이다.

우심실과 좌심실이 혈액으로 채워지면, 각각 폐순환과 전신순환으로 혈액을 내보내기 위해 수축한다. 이러한 과정이 바로 심장주기이며, 심장의 매 박동마다 동일하게 반복된다. 정상적으로 기능하는 심장에서는 모든 심장 방이 매번의 박동마다 수축기를 겪는다. 이로 인해 심장은 지속적인 산소 공급을 필요로 하며, 심근은 유산소 대사를 수행하기 위해 항상 산소화된 혈액을 공급받아야 한다. 앞서 언급했듯이, 주요 관상혈관은 심장주기의 가능한 대부분 동안 혈류가 유지되도록

속성 검토

- 우심실은 폐순환으로 혈액을 내보내고, 좌심실은 전신순환으로 혈액을 내보낸다.
- 심방과 심실 사이, 그리고 심실에서 나가는 주요 동맥(대동맥, 폐동맥)에 존재하는 일방향 판막은 혈류가 올바른 방향으로만 흐르도록 유지한다.
- 관상동맥은 대동맥에서 가장 먼저 분지되는 동맥으로, 심장 자체(심근)에 혈액을 공급한다.
- 관상동맥과 관상정맥은 심장의 외부 표면을 따라 위치하여, 심장이 수축할 때 압박되지 않도록 보호되어 있다.

심장의 외부 표면에 위치한다. 그러나 심장 방이 수축기에 들어가면, 조직 내의 혈관이 수축되어 혈류가 부분적으로 차단된다. 따라서 심장 조직은 대부분의 혈액 공급을 이완기 동안 받는다. 유산소 또는 심혈관 트레이닝의 한 가지 적응은 안정 시뿐만 아니라 아급최대 운동 중에도 심박수가 감소하는 것이다. 심박수가 느려지면 심장주기의 이완기가 길어져, 혈액이 심장으로 다시 채워질 수 있는 시간이 늘어난다. 따라서 아급최대 운동 중 느린 심박수는 심장 조직에 충분한 혈액 공급을 보장한다. 이것이 바로 심박수 감소가 유산소 또는 심혈관 훈련의 긍정적 적응 효과 중 하나인 이유이다. 다음으로, 우리는 심장주기의 조절에 대해 살펴볼 것이다.

심장주기의 내적 조절

내적 조절이란, 심장 내부의 구조들이 심장의 각 방이 정해진 순서로 수축하도록 하여 혈액이 올바른 방향으로, 즉 폐순환과 전신순환으로 정확히 이동하도록 보장하는 조절을 말한다. 특히, 심방 수축이 심실 수축에 선행하도록 보장하는 해부학적 및 생리학적 메커니즘이 필요하다. 심장근육조직과 심장근섬유를 지배하는 특수한 신경조직은 스스로 수축을 위한 자극을 생성할 수 있는 능력을 가지고 있다. 스스로 일정한 시간 간격으로 수축 자극을 생성할 수 있는 능력을 **자동율동성(autorhythmicity)**이라고 한다. **동방결절(sinoatrial node, SA node)**은 우심방 상부에 위치한 특수한 신경조직으로, 가장 빠른 자동율동성을 가진다(그림

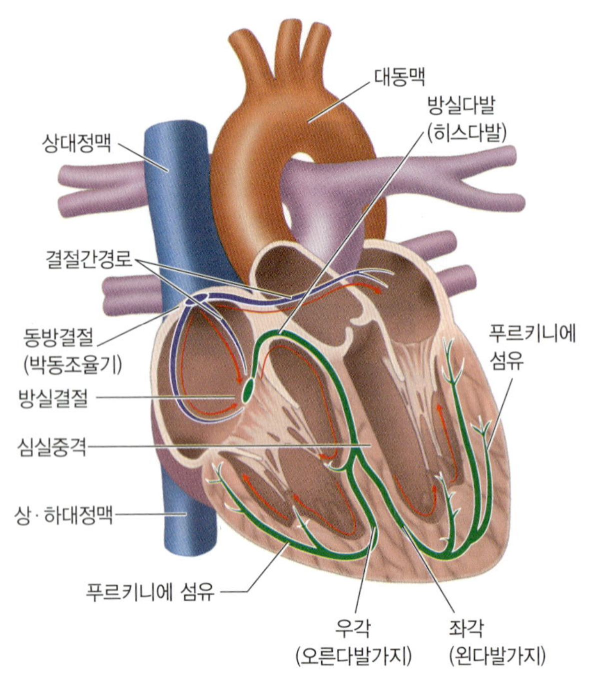

그림 6-4 심장 내부의 특수한 신경조직들은 심방과 심실의 수축 순서를 조절한다. 동방결절은 심장의 박동조율기 역할을 하며, 방실결절은 동방결절에서 전달된 수축 자극을 약 0.1초(1/10초) 지연시켜 심실이 심방 수축 이후에 수축하도록 한다.

6-4). 따라서 정상적으로 기능하는 심장에서 동방결절은 전체 심장의 수축 활동을 조절하는 박동조율기 역할을 한다. 수축 자극은 양쪽 심방 전체로 퍼져 심방이 수축하게 한다. 이 자극은 또한 우심방 하부에 위치한 또 다른 특수 신경조직인 **방실결절(atrioventricular node, AV node)**로 전달된다. 방실결절은 이 자극을 약 0.1초(1/10초) 동안 지연시킨 뒤 심실로 전달한다. 이 지연 덕분에 심방이 심실보다 먼저 수축할 수 있으며, 그 결과 이완된 심실이 심방에서 내보낸 혈액으로 채워질 수 있다. 방실결절을 지난 자극은 빠르게 방실다발로 이동한 뒤, 우각과 좌각을 거쳐 마지막으로 **푸르키니에 섬유(Purkinje fiber)**를 통해 심실 전체로 빠르게 퍼져 나간다. 이러한 특수 신경조직 섬유들은 수축 자극을 심실 전체로 빠르게 전달하여, 모든 심장 조직이 매 박동마다 짧은 시간 내에 매우 동기화된 방식으로 수축하도록 돕는다. 이러한 조정된 수축은 심실에서 혈액이 매우 효율적으로 펌프질 되도록 한다. 즉 가능한 최소한의 에너지로 최대의 효율을 내는 것을 보장하게 한다.

심장주기의 외적 조절

심장주기의 내적 조절 외에도, 심장 외부에서 이루어지는 외적 조절(extrinsic control)이 존재하며, 이는 심박수의 변화를 조절하는 역할을 한다. 예를 들어, 훈련에 의해 유도된 안정 시 **서맥(bradycardia)**, 즉 안정 시 심박수가 분당 60회 미만으로 느려지는 현상 또는 신체 활동수행으로 인한 심박수 증가가 이에 해당한다. 심박수에 영향을 미치는 주요 요인은 두 가지로, 바로 자율신경계의 교감신경계와 부교감신경계이다(그림 6-5).

동방결절과 방실결절을 지배하는 **부교감신경섬유(parasympathetic nerve fiber)**는 연수에 위치한 심폐조절중추에서 시작되어 미주신경의 일부로서 심장에 도달한다. 이 부교감신경섬유들은 동방결절과 방실결절에서 아세틸콜린(acetylcholine)을 분비하여 두 결절의 활동을 억제하고, 그 결과로 심박수가 감소하게 만든다. 따라서 부교감신경 자극이 증가하면 심박수가 감소하고, 반대로 부교감신경 자극이 제거되면 심박수가 증가하게 되는 것이다.

교감신경섬유는 심장가속신경의 일부로서 동방결절, 방실결절, 그리고 심근에 도달한다. **교감신경(sympathetic)**섬유는 동방결절과 방실결절에서 노르에피네프린(norepinephrine)을 분비하여 두 결절의 활동을 촉진시키며, 그 결과 심박수를 증가하게 만든다. 또한 노르에피네프린은 심근 수축력을 증가시켜, 한 번의 수축마다 심장에서 박출되는 혈액의 양을 증가시킨다. 직접적인 신경 자극 외에도, 내분비계의 변화 역시 심박수에 영향을 미칠 수 있다. 특히, 부신에서 혈류로 분비되는 에피네프린은 심박수를 증가시키는 작용을 한다. 이러한 에피네프린의 분비는 투쟁-도피 반응과 같은 상황에서 교감신경계가 부신을 자극할 때 발생한다. 따라서 교감신경 활성이 증가하면 심박수가 상승하고, 교감신경 자극이 제거되면 심박수가 감소한다. 결과적으로, 심박수는 부교감신경과 교감신경 간의 균형에 의해 조절된다.

연수(medulla oblongata)는 순환계의 여러 부위로부터 화학수용기와 압력수용기 등으로부터 정보를 받아, 혈압과 혈중 산소 농도와 같은 순환계의 기능 상태를 감지한다. (화학수용

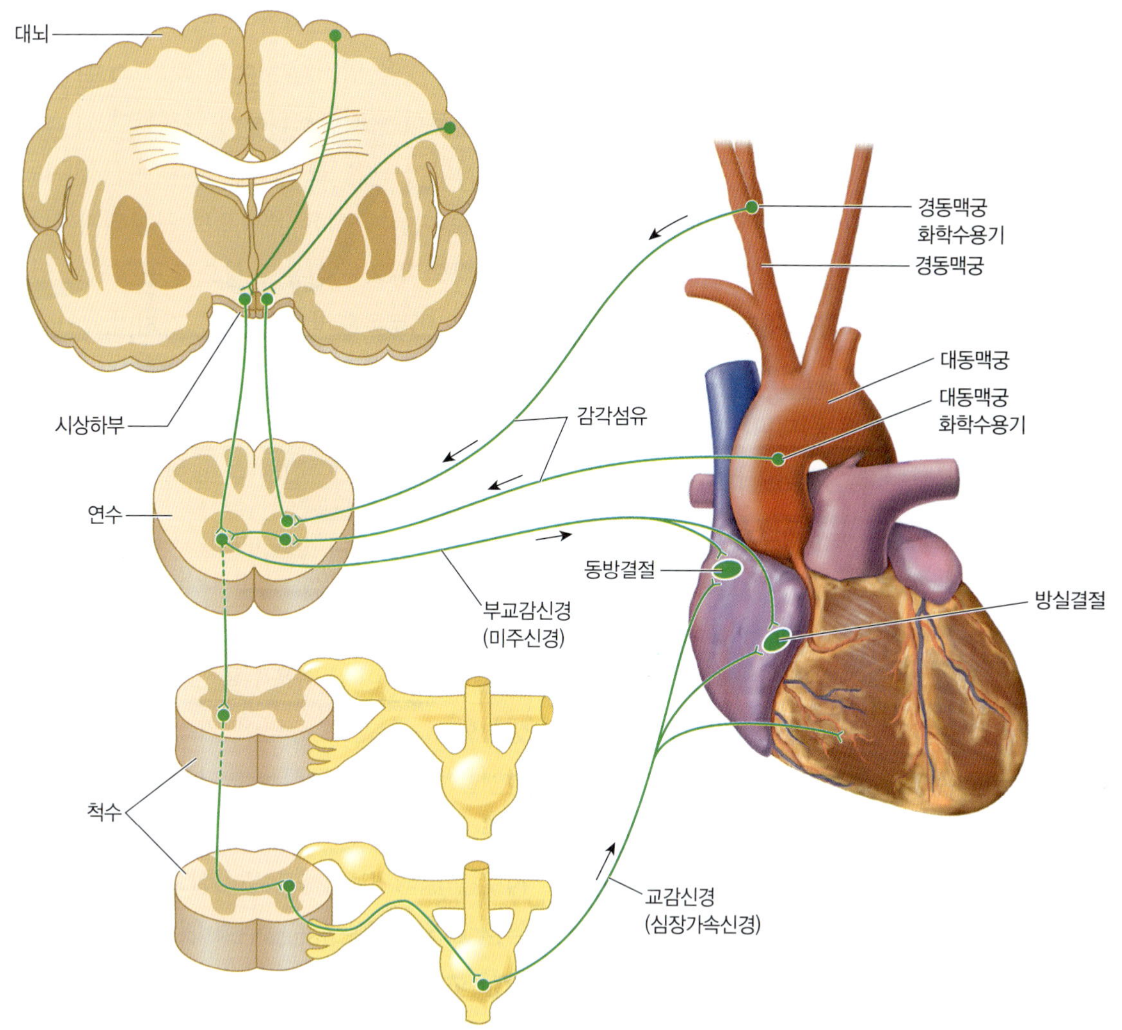

그림 6-5 부교감신경(parasympathetic nervous system)과 교감신경(sympathetic nervous system)의 자극은 심장의 심박수와 수축력을 조절한다. 부교감신경 자극은 심박수를 감소시키고, 교감신경 자극은 심박수와 수축력을 증가시킨다.

기와 심박수·호흡수 조절에 대한 자세한 내용은 7장에서 다룬다.) 예를 들어, 안정 시에 대동맥 내 혈압이 정상치 이상으로 상승하면, 부교감신경 자극은 증가하고 교감신경 자극은 감소하게 된다. 그 결과, 심박수와 심근의 수축력이 감소하며, 이로 인해 한 박동당 펌프질되는 혈액량이 감소되고 혈압은 다시 정상 안정 상태로 되돌아가게 된다.

교감신경 및 부교감신경 자극에 관한 이러한 정보를 바탕으로, 유산소 운동으로 인해 안정 시 심박수가 감소하는 것은 부교감신경 자극의 증가와 교감신경 자극의 감소 때문이라는 가설을 세울 수 있다. 그러나 지구성 훈련을 받은 운동선수에 대한 연구 결과는 일관되지 않으며, 교감신경과 부교감신경 자극 모두에서 증가와 감소가 혼재된 결과가 보고되고 있다.[46] 운동이 시작될 때에는, 부교감신경 자극의 감소가 일관되게 관찰되며, 이는 심박수 증가를 초래한다.[46] 반면, 운동 시작 시의 교감신경 자극 변화에 대한 연구 결과는 상대적으로 일관성이 부족하지만,[46] 교감신경 자극이 증가하면 심박수와 심근 수축력이 명확히 증가한다는 점은 분명하다. 따라서 안정 시든 운동 중이든, 심박수는 주로 교감신경과 부교감신경 자극 간의 균형에 의해 조절된다.

심근

골격근과 마찬가지로, 심장근, 즉 **심근(myocardium)** 역시 수축과 힘 생성이 가능하다. 골격근과 심장근은 모두 수축 능력을 가지고 있지만, 이 두 근육 유형 사이에는 몇 가지 중요한 차이점이 있다. 앞서 설명한 자동율동성이 그 대표적인 차이 중 하나이다.

골격근과 심근 사이의 또 다른 주요 차이점은 심근에 존재하는 **개재판(intercalated disc)**의 존재 여부인데, 골격근에서는 수축 자극이 한 근섬유에서 다른 근섬유로 전달되지 않기 때문에, 각 개별 근섬유의 수축을 더 정밀하게 조절할 수 있으며, 결과적으로 전체 근육의 수축도 세밀하게 제어된다. 그러나 심근에서는 개재판을 통해 한 근섬유에서 다른 근섬유로 수축 자극이 전달될 수 있다. 이 개재판은 각 심장근섬유를 구분하는 세포막의 투과성 부분으로, 전기적 자극이 서로 빠르게 확산되어 심장이 하나의 단위로 수축하도록 만든다. 따라서 심장근섬유가 전기적 자극을 직접 받지 않더라도, 심장 수축기 동안에는 함께 수축하게 된다. 이는 개재판과 푸르키니에 섬유의 존재 덕분으로, 이 구조들로 인해 **심근합포성 수축(syncytial contraction)**을 나타내게 된다. 즉, 모든 근섬유들이 동시에 수축하며, 이로써 각각의 근섬유가 만들어내는 작은 힘이 합쳐져 심장이 효율적인 펌프로 작용할 수 있게 된다. 하지만 심방에서 심실로 전기 자극이 전달될 때에는 약간의 지연이 존재한다. 이는 심방의 수축이 심실로 직접 전달되는 것을 방지하기 위한 것으로, 심방과 심실 사이에는 이를 구분하는 결합조직층이 존재한다.

인체의 심근은 골격근과 달리, 속근섬유나 지근섬유와 같은 서로 다른 근섬유 유형으로 구분되지 않는다. 대신, 심근은 하나의 주요 근섬유 유형으로 구성되어 있으며, 이 근섬유는 높은 미토콘드리아 밀도를 가지며, 조밀한 모세혈관망을 형성하고, 유산소 대사를 통해 생성된 ATP를 효율적으로 사용하여 수축을 수행한다. 이러한 심근의 특성 덕분에, 심장은 하루 24시간 내내, 일생 동안 혈액을 효율적으로 순환시킬 수 있다.

속성 검토

- 심장이 효율적으로 기능하기 위해서는 수축기와 이완기가 정확히 조절되어야 한다.
- 심장조직은 자동율동성, 즉 스스로 전기적 자극을 발생시켜 일정한 시간 간격으로 심근의 수축을 유도하는 능력을 가지고 있다.
- 모든 심장조직이 자동율동성을 가지지만, 동방결절—즉 심장의 박동조율기—이 가장 빠른 자동율동성을 보이기 때문에 전체 심장의 수축률을 조절한다.
- 방실결절은 자극 전달을 약 0.1초(1/10초) 지연시켜 심방이 수축한 후에 심실이 수축하도록 한다.
- 동방결절, 방실결절, 방실다발, 다발가지, 그리고 푸르키니에 섬유는 모두 자기흥분(self-excitation) 능력을 가지고 있으나, 각 부위로 갈수록 그 속도는 점차 느려진다.
- 심장주기의 외적 조절은 부교감신경 자극—심박수 감소, 교감신경 자극—심박수 증가, 이 두 가지 작용으로 이루어진다.

심장벽 두께

심장 방의 벽이 두꺼울수록, 그 방이 혈액을 내보내기 위해 생성할 수 있는 수축력이 커진다. 좌심실은 폐순환으로만 혈액을 내보내는 우심실과 달리, 전신으로 혈액을 공급해야 하며, 이때 더 높은 혈압과 혈류 저항에 맞서야 한다. 따라서 좌심실의 벽 두께가 우심실보다 두껍다.

어떠한 신체 활동을 수행하는 동안에도 말초혈압은 상승한다. 시간이 지나며(수주에 걸쳐), 규칙적인 신체 훈련을 지속적으로 수행하면 좌심실 벽이 두꺼워지는 변화가 일어난다. 이러한 두꺼워진 좌심실 벽은 운동 중 관찰되는 높은 혈압을 보다 쉽게 극복할 수 있도록 돕는다(글상자 6-1). 모든 연구가 신체 활동이 좌심실 벽 두께 증가를 초래한다고 보고하는 것은 아니지만, 이는 지구성 운동, 스프린트 트레이닝, 그리고 근력 훈련의 가능한 적응 결과 중 하나이다.[12,31~33,49,51] 또한 만성 고혈압에 의해서도 좌심실 벽 두께가 증가한다. 그러나 운동에 의한 좌심실 벽 두께의 증가는 정상 범위의 상한선(약 13 mm)을 초과하지 않는 반면, 만성 고혈압에 의한 벽 두께 증가는 정상치를 넘어설 수 있다. 따라서 신체 훈련과 만성 고혈압 모두 좌심실 벽 두께를 증가시키지만, 그 변화의 정도에는 차이가 있다.

트레이닝이나 만성 고혈압으로 인해 좌심실 벽 두께가 증가하면, 그에 따라 **좌심실 질량(left ventricular mass)**, 즉 좌심실을 둘러싼 전체 심근량도 증가한다. 그러나 좌심실 벽

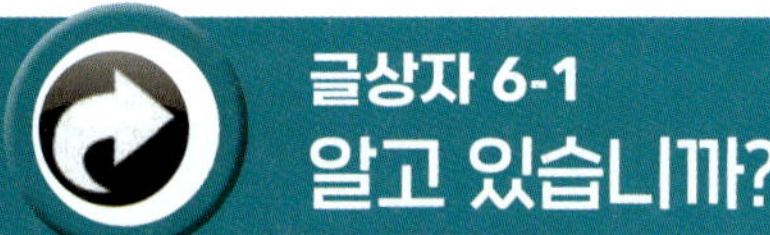

글상자 6-1
알고 있습니까?

심장벽 두께 측정

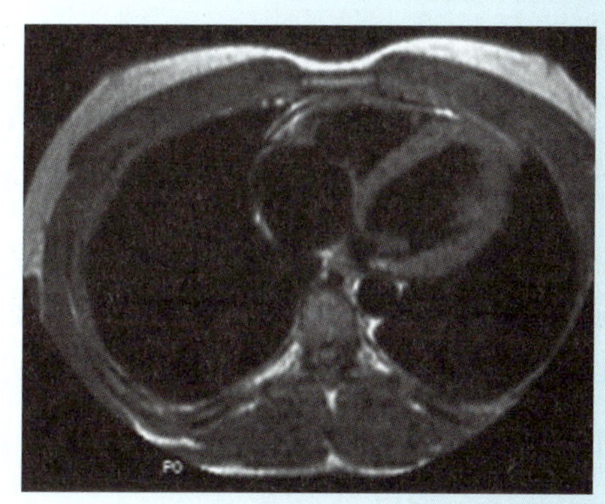

심장 관련 변수를 측정하는 한 가지 방법은 자기공명영상(magnetic resonance imaging, MRI)이다. MRI 기술을 이용하면 심장을 포함한 해부학적 구조의 단면 영상을 얻을 수 있다. 오른쪽 그림은 근력운동선수의 심장을 MRI로 촬영한 단면으로, 좌심실, 우심실, 우심방이 모두 보인다. 그림에서 볼 수 있듯, 좌심실 벽은 우심실이나 우심방보다 훨씬 두껍다. 단지 심실중격 부위에서만 우심실 벽 두께가 좌심실 벽 두께와 비슷하게 나타나는데, 이 부위는 두 심실이 공유하는 벽이다. 따라서 심실중격의 두꺼워진 벽은 좌심실이 높은 말초혈압에 맞서 혈액을 내보내야 하는 필요성과 관련이 있다. 이는 우심실이 낮은 혈압으로 혈액을 폐순환으로 보내야 하는 기능과는 다른 적응이다.

두께의 변화와 마찬가지로, 좌심실 질량 증가 역시 만성 고혈압으로 인한 경우와 운동 훈련으로 인한 경우 사이에 차이가 존재한다. 예를 들어, 고도로 훈련된 올림픽 역도선수의 경우, 좌심실 질량을 체중 또는 제지방량에 대해 비율로 표현하더라도 그 값은 여전히 정상 범위 내에 머무른다.[11,14,15] 이는 올림픽 역도 훈련으로 인한 좌심실 질량의 증가는 만성 고혈압으로 인한 병리적 변화가 아니라, 훈련에 대한 생리적 적응임을 의미한다. 또한 좌심실 질량의 증가는 근력 훈련 및 지구성 훈련을 받은 운동선수들에서 최대 산소 섭취량과 유의한 상관관계를 보인다는 점 역시, 이 변화가 생리적 적응임을 뒷받침한다.[15,44] 이러한 상관관계는, 최대 산소 섭취량을 측정하는 검사나 그 밖의 신체 활동 중에 발생하는 높은 말초혈압에 대항하여 혈액을 펌프질해야 하는 심장의 요구와 관련되어 있을 가능성이 높다.

일부 연구에서는, 체중 부하 운동 중 말초혈압이 매우 높게 나타나는 운동선수들조차도, 심방과 우심실은 신체 훈련에 의해 심근의 벽 두께가 유의미하게 증가하지 않는다고 보고하고 있다.[11,14,25] 이는 부분적으로, 이들 심장 방이 좌심실처럼 운동 중 극도로 높은 말초혈압에 맞서 혈액을 내보낼 필요가 없기 때문인 것으로 여겨진다. 기억하자면, 우심실은 폐순환으로 혈액을 보내며, 이는 심장과 매우 가까운 위치에 있고, 전신순환에 비해 혈압이 훨씬 낮다("수축기와 이완기혈압" 참조). 그러나 고도로 훈련된 지구성 운동선수의 경우, 우심실 질량[32,51] 및 심근벽 두께가 비훈련자에 비해 더 크다고 보고된 바 있으며,[31] 또한 6개월간의 지구성 또는 저항성 훈련 후에도 우심실 질량이 작지만 유의한 증가를 보였다는 보고가 있다.[49] 따라서 좌심실뿐만 아니라 우심실 역시 신체 활동에 대한 적응으로서 심장 근육의 질량과 심근 벽 두께가 증가할 수 있는 것으로 보인다.

만약 심실 질량이 증가하면서 관상혈관계가 함께 증가하지 않는다면, 결국 심근로의 산소 공급이 부족하게 될 것이다. 그러나 훈련에 의해 심장의 생리적 비대가 일어날 때에는, 관상혈관계 또한 이에 적응하여 주요 동맥의 크기가 커지고, 심근 내 모세혈관 분포도 증가한다.[39] 그러나 만성 고혈압으로 인한 병리적 적응으로 심실 질량이 증가할 경우에는, 이와 같은 혈관계 변화가 일어나지 않는다. 이러한 사실은 다시 한 번, 심근의 병리적 적응과 생리적 적응 사이에 분명한 차이가 존재함을 보여준다. 다음으로, 우리는 심장주기 동안의 심장의 전기적 활동에 대해 살펴볼 것이다.

심전도

심방과 심실의 수축은 동방결절, 방실결절 및 심장 내의 다른 특수 신경조직의 작용에 의해 정해진 순서로 일어난다. 이러한 조직들은 심근의 수축을 자극하고 조절한다. 정상적으로 기능하는 심장에서는, 이러한 심장 각 방의 연속적 수축에 앞서 나타나는 전기적 활동이 **심전도(electrocardiogram, ECG)** 그래프로 표현된다. 심전도는 근육의 수축과 이완 동안 발생하는 이온의 이동을 측정하며, 그래프 상의 파형의 높이는 발생한 전기적 활동의 양을 의미하고, 이는 간접적으로 심장근육이 수축하거나 이완하는 정도를 나타낸다. 파형의 수평 길이는 시간을 의미하며, 파형의 길이가 짧을수록 그 전기적 사건이 발생하는 시간이 더 짧다는 것을 뜻한다. 첫 번째 편향, 즉 첫 번째 파형은 P파로, 이는 심방의 수축을 나타낸다(그림 6-6). 그 뒤 약 0.1초(1/10초) 동안 전기적 활동이 거의 감지되지 않는 구간이 있고, 그 후에 QRS 복합파가 나타나며, 이는 심실의 수축을 의미한다. P파와 QRS 복합파 사이의 시간 간격은 방실결절이 심실로 전달될 자극을 잠시 지연시켜, 그 자극이 방실다발, 다발가지, 그리고 푸르키니에 섬유로 전달되어 심실 수축을 유도하기 전의 지연 시간 때문이다. QRS 복합파 이후에는 T파가 나타나며, 이는 심실의 이완과 재분극을 나타낸다. 정상적으로 기능하는 심장에서는, 심방의 이완이 QRS 복합파와 동시에 일어나기 때문에, 별도의 심방 이완 파형은 심전도에서 보이지 않는다.

P파, QRS 복합파, 그리고 T파 외에도, 심전도는 이 파형들의 이름을 따서 명명된 다른 구간들로 구성되어 있다. 예를 들어, ST 구간은 심실의 수축이 끝난 직후부터 심실의 이완이 시작되기 전까지의 시간 구간을 의미한다. 마찬가지로, PR 간격은 심방의 수축이 시작되는 시점부터 심실의 수축이 시작되기 전까지의 시간 구간을 나타낸다.

심전도는 심박수를 측정하는 데 사용될 수 있을 뿐만 아니라, 심장이 정상적으로 기능하는지 여부, 또는 이상이 존재하는지를 평가하는 데에도 활용된다. 예를 들어, 운동부하검사 중에 ST 구간의 하강이 관찰되면, 이는 심근허혈, 즉 혈류 감소로 인해 심근에 산소가 충분히 공급되지 않는 상태를 의미한다(그림 6-7). ST 구간 하강은 여러 형태로 나타날 수 있으며, 형태에 따라 심근허혈의 가능성을 더 강하게 또는 약하게 시사한다. 그중에서도 수평형 또는 하강형 ST 하강은 상승형 하강보다 심근허혈을 더 강하게 시사한다. 심근허혈의 가장 흔한 원인은 관상혈관 내부에 지방성 플라크가 쌓이는 현상,

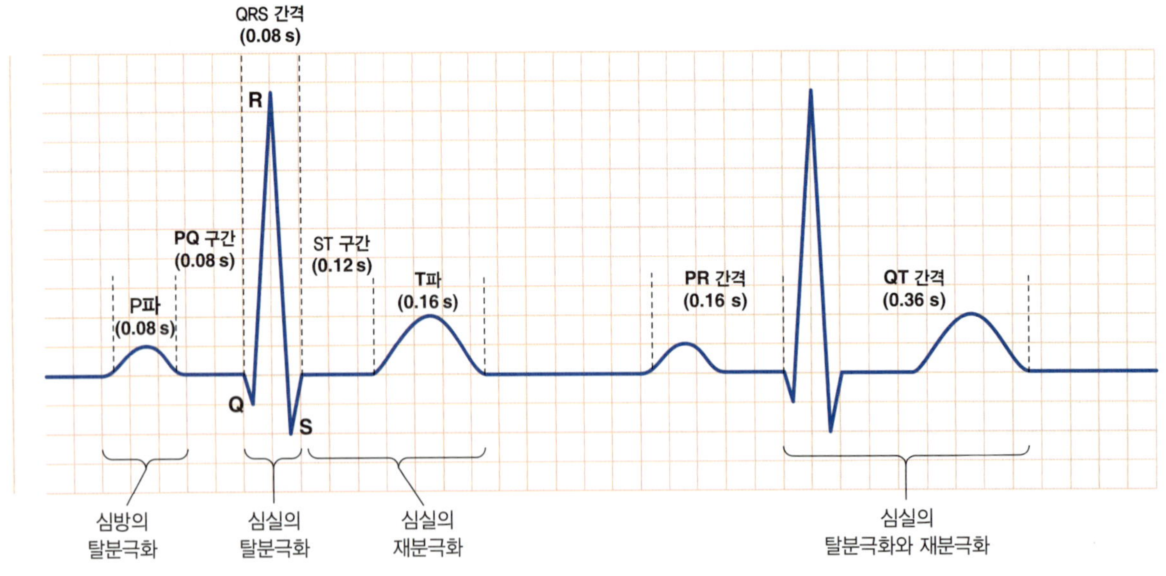

그림 6-6 심전도(electrocardiogram)에서 파형의 높이는 수축에 참여하는 심장 근육의 양을 간접적으로 나타내며, 수평 거리는 시간을 의미한다. 심전도의 여러 부분은 문자로 구분되어 표시되는데, 이는 심방 수축(P파), 심실 수축(QRS 복합파), 그리고 심실 이완(T파)을 각각 나타낸다. 심방 재분극 파형은 심실 탈분극을 나타내는 QRS 파형 안에 포함되어 별도로 구분되지 않는다.

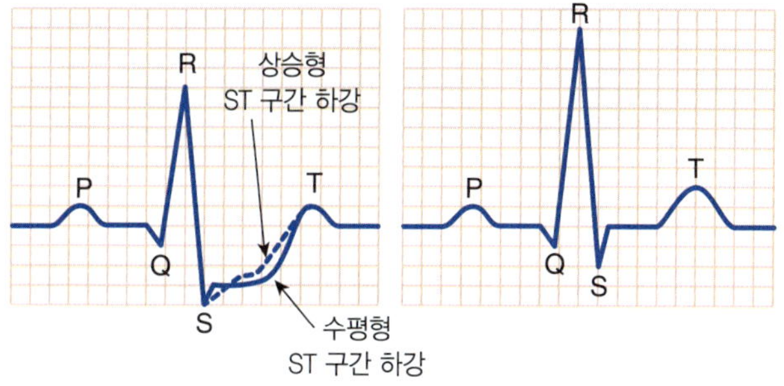

그림 6-7 ST 구간 하강(ST segment depression)은 심장의 허혈성 반응(ischemic response)을 나타낸다. ST 구간의 하강은 수평형(horizontal), 하강형(downsloping), 또는 상승형(upsloping)으로 나타날 수 있다. 이 중 수평형과 하강형은 심근허혈(myocardial ischemia)을 더 강하게 시사하며, 상승형은 허혈의 가능성을 비교적 낮게 시사한다(*왼쪽 그림*). 정상적인 심전도에서는 ST 구간 이 기준선과 일직선을 이루며 하강이 나타나지 않는다(*오른쪽 그림*).

즉 동맥경화증이다. 이러한 플라크 축적은 관상혈관 내 혈류를 감소시켜, 결과적으로 심근으로의 산소 공급을 제한한다. 따라서 운동부하검사 중이나 검사 직후에 ST 구간 하강이 관찰된다면, 이는 추가적인 진단검사가 필요함을 의미한다. 이 외에도, 심전도는 다양한 심장 이상을 진단하는 데 사용될 수 있다. 예를 들어, PR 구간의 길이가 비정상적으로 증가하거나 감소하는 경우, 이는 방실결절의 기능 이상을 나타낸다. 즉, 심전도는 단순히 심박수만이 아니라, 그 외에도 심장의 전기적·기능적 상태를 종합적으로 평가할 수 있는 중요한 진단 도구이다.

속성 검토

- 개재판은 심장근섬유간에 수축 자극이 전달되어, 인접한 섬유들이 함께 수축할 수 있도록 한다.
- 좌심실은 심장 방 중 가장 두꺼운 심장벽을 가지고 있는데, 이는 좌심실이 가장 높은 혈압에 맞서 전신순환으로 혈액을 내보내야 하기 때문이다.
- 지구성 훈련과 근력 훈련은 모두 좌·우심실 벽 두께를 증가시켜, 결과적으로 심실 질량의 증가를 초래한다.
- 심전도는 심장주기 동안 발생하는 이온의 이동, 즉 전류를 기록한 것이며, 이를 통해 심박수를 측정할 수 있을 뿐만 아니라, 심장이 정상적으로 기능하는지 여부 및 심장주기 내 이상이 있는지도 평가한다.

심박출량

심장의 기능은 혈액을 펌프질하여 심혈관계의 폐순환과 말초순환으로 보내는 것이다. 심장이 1분 동안 내보내는 혈액의 양을 **심박출량(cardiac output)**이라 하며, 보통 $L \cdot min^{-1}$ 또는 $mL \cdot min^{-1}$ 단위로 표시한다. 심박출량은 1분당 심장의 박동수로 정의되는 심박수와 한 번의 심실 수축으로 내보내는 혈액의 양 **일회박출량(stroke volume)** (보통 mL 단위로 표현) 두 가지 요인에 의해 결정된다.

따라서 심박출량은 다음의 식으로 계산한다.

$$\dot{Q} = HR\ (bpm) \times SV\ (mL)$$

여기서 $\dot{Q}$는 심박출량을 의미하며, 단위는 $mL \cdot min^{-1}$로 표시된다. (참고로, 1,000 mL = 1 L이므로, $\dot{Q}$를 $L \cdot min^{-1}$ 단위로 변환하려면 1,000으로 나누면 된다.) HR은 분당 심박수($beats \cdot min^{-1}$)이며, SV는 한 번의 심실 수축으로 내보내는 혈액량을 의미한다.

정상 체격의 비훈련 남성(70 kg)과 비훈련 여성(50 kg)의 안정 시(휴식 시) 평균 심박수와 일회박출량은 각각 약 72회/분과 70 mL, 그리고 75회/분과 60 mL 정도이다. 따라서 안정 시의 심박출량은 남성의 경우 약 $5\ L \cdot min^{-1}$, 여성의 경우 약 $4.5\ L \cdot min^{-1}$로 산출된다. 즉, 휴식 상태에서 비훈련 성인은 성별에 따라 약간의 차이는 있으나, 분당 약 4.5~5리터의 혈액을 심장을 통해 순환시킨다. 훈련된 남성과 여성의 안정 시 심박출량은 비훈련자와 거의 동일한 수준을 보인다. 그러나 훈련된 개인, 특히 지구성 훈련을 받은 사람들의 경우, 안정 시 심박수가 비훈련자보다 더 낮게 유지된다. 따라서 동일한 심박출량을 유지하기 위해, 훈련된 개인은 안정 시 일회박출량이 상대적으로 더 높게 나타난다. 앞서 제시한 식에 따르면, 심박수가 감소하더라도 심박출량을 동일한 수준으로 유지하기 위해서는 일회박출량의 증가가 반드시 필요하다. 또한 이 식은 안정 시뿐 아니라 신체 활동 중에도 심박수와 일회박출량의 변화가 모두 심박출량에 직접적인 영향을 미친다는 것을 명확히 보여준다. 신체 활동 중에는 일회박출량과 심박수가 함께 증가하여, 고도의 지구성 훈련을 받은 개인의 경

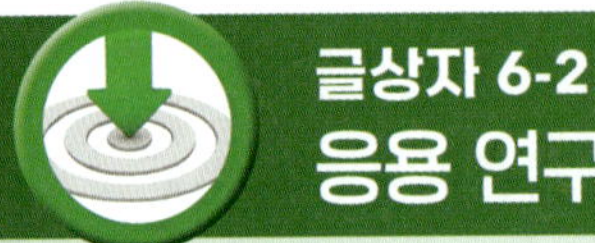

글상자 6-2 응용 연구

일회박출량의 평형점(Stroke Volume Plateau): 지구성 훈련이 만드는 차이

일회박출량은 운동 강도가 증가함에 따라 점진적으로 증가하며, 대체로 최대산소섭취량의 약 40~50% 수준까지 상승한다. 그러나 이 지점을 넘어서는 강도에서는, 일회박출량의 추가적인 증가는 지구성 훈련자에게서만 나타날 수 있다. 많은 연구들은 사이클 에르고미터 운동 중 일회박출량이 일정 수준에서 평형에 도달한다고 보고하였다. 이는 달리기 운동과 비교할 때, 사이클 운동 중에는 더 많은 혈액이 다리에 고이게 되어, 심장으로의 정맥 환류가 제한되기 때문이다. 그 결과, 이완기말용적(EDV)과 일회박출량(SV)이 일정 수준에서 평형을 이루게 된다. 또 다른 설명으로는, 운동 부하가 증가하면 심박수도 증가하여 이완기 동안 충분한 충전 시간(filling time)이 확보되지 못하기 때문이라고 제시된다. 하지만 이러한 설명들은, 왜 고도로 훈련된 사이클 선수들이 운동 부하가 증가함에도 불구하고 일회박출량의 평형 현상을 보이지 않는지를 완전히 설명하지는 못한다. Gledhill, Cox, & Jamnik(1994)의 연구에 따르면, 지구성 운동선수에게서 일회박출량의 평형이 나타나지 않는 이유는 혈장량(plasma volume)의 증가나 심근 수축력 향상 등 다른 훈련 적응에 기인할 수 있다고 보고하고 있다. 결국, 운동 부하가 증가함에도 일회박출량을 지속적으로 높일 수 있는 능력은 지구성 운동선수에게 심박출량 및 근육으로의 산소 전달 측면에서 비훈련자에 비해 현저한 이점을 제공한다.

추가 참고문헌

1. Gledhill N, Cox D, Jamnik R. Endurance athletes' stroke volume does not plateau: major advantage is diastolic function. *Med Sci Sports Exerc.* 1994;26:1116-1121.

우 최대 심박출량이 약 35 $L \cdot min^{-1}$에 도달한다. 지구성 운동선수와 비훈련자 간에는 심박출량을 증가시키는 기전의 차이가 존재할 수 있으며(글상자 6-2), 또한 수영과 달리기와 같이 운동 형태에 따라 일회박출량의 변화 양상에도 차이가 나타날 수 있다(글상자 6-3). 일회박출량은 심박수와 마찬가지로 여러 가지 생리적 기전에 의해 조절된다. 심박수와 일회박출량을 함께 조절함으로써, 심박출량은 신체의 요구에 따라 증가하거나 감소할 수 있으며, 이를 통해 산소 의존적 조직에 필요한 혈류량을 적절히 공급한다. 이러한 조절 기전의 세부 과정은 다음 섹션에서 다루게 된다.

심박출량의 조절

만약 일회박출량이 변하지 않는다면, 심박수가 증가하면 심박출량도 증가하고, 심박수가 감소하면 심박출량 역시 감소하게 된다. 따라서 심박수를 조절하는 것은 안정 시뿐만 아니라 신체 활동 중에도 심박출량을 변화시키는 하나의 중요한 조절 기전이다. 마찬가지로, 심박수가 일정하게 유지되는 상태에서는 일회박출량의 증가와 감소가 각각 심박출량의 증가와 감소로 이어진다.

일회박출량은 여러 주요 생리적 기전에 의해 영향을 받는다. 그중 하나는, 심실이 수축하기 전(전수축기)에 얼마나 많은 혈액이 심실에 차 있는가, 그리고 수축 후(후 수축기)에 심실 안에 얼마나 많은 혈액이 남아 있는가에 관련된다(그림 6-8). **이완기말용적(end-diastolic volume, EDV)**은 심장주기의 이완기 끝 시점에 심실 안에 존재하는 혈액의 양을 의미한다. **수축기말용적(end- systolic volume, ESV)**은 수축기, 즉 심실이 수축을 마친 후 심실 안에 남아 있는 혈액의 양을 의미한다. 다음 식은 일회박출량과 이완기말용적, 그리고 수축기말용적 간의 관계를 보여준다.

$$SV\ (mL) = EDV\ (mL) - ESV(mL)$$

비훈련자의 안정 시(rest) 일반적인 수치를 적용하면, 다음과 같은 식이 된다.

$$SV\ (70\ mL) = EDV\ (110\ mL) - ESV\ (40\ mL)$$

위의 식은, 이완기말용적(EDV)이 증가하고 수축기말용적(ESV)이 일정하거나 감소할 경우, 일회박출량(SV)이 증가함을 보여준다. 운동이 시작되면, 정맥 환류가 증가한다

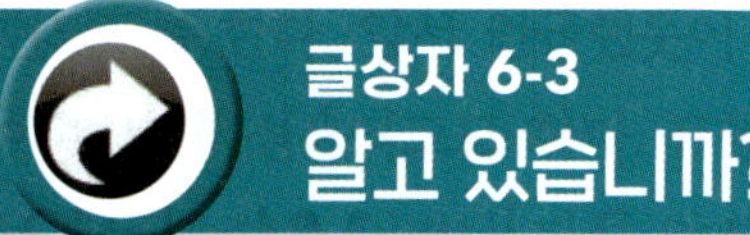

글상자 6-3
알고 있습니까?

신체 자세와 일회박출량

신체의 자세는 일회박출량에 상당한 영향을 미친다. 이는 주로 중력의 영향과, 직립 자세에서 혈액이 다리에 풀링(pooling, 정체) 되는 현상 때문이다. 따라서 직립 자세를 유지하면, 심장으로의 정맥 환류가 감소하고, 이에 따라 이완기말용적(EDV)과 일회박출량(SV = EDV − ESV)도 감소한다. 예를 들어 러닝이나 사이클링과 같은 직립 운동 시, 지구성 훈련자의 안정 시 일회박출량은 약 80~110 mL이며, 최대 운동 시에는 160~220 mL까지 증가한다. 비훈련자의 경우, 안정 시 50~60 mL에서 최대 운동 시 160~200 mL까지 2배 이상 증가한다. 반면, 누운 자세—예를 들어 수영 시—에서는 일회박출량의 증가폭이 약 20~40% 정도로 제한된다. 이러한 차이는, 누운 자세에서는 중력의 영향이 적어 정맥 환류가 증가하고 그 결과 이완기말용적이 높게 유지되기 때문이다. 즉, 누운 자세에서는 이미 안정 시에도 EDV와 SV가 높은 수준에 있으므로, 최대 운동으로 갈수록 추가 증가폭은 직립 자세에 비해 상대적으로 작다. 결국, 안정 시 EDV와 SV의 차이가 러닝·사이클링(직립 운동)과 수영(누운 자세 운동) 사이의 최대 일회박출량 차이를 설명해 준다.

(“근육펌프”와 “호흡펌프” 참조). 정맥 환류가 증가하면 이완기말용적이 커지고, 이에 따라 심실이 약간 팽창하거나 심실 전부하가 증가한다. 심실이 약간 늘어나는 것은 수축력을 증가시켜, 결과적으로 수축기말용적을 더 낮출 수 있게 한다. 이완기말용적의 증가에 반응하여 수축력이 증가하는 현상을 프랭크-스탈링 기전이라고 한다. 이 기전은 부분적으로 심실근의 길이-장력 관계로 설명될 수 있다. 이 관계는 근섬유의 길이가 안정 시보다 길어질수록 더 큰 수축력을 발생시켜, 결과적으로 수축기말용적이 감소함을 보여준다. 따라서 EDV의 증가와 ESV의 감소는 모두 일회박출량의 증가로 이어진다. 또한 근섬유의 길이가 증가할수록 심근은 세포 내 Ca^{2+} 농도의 변화에 더 민감해지며,[29] 이때 근형질세망으로부터 더 많은 Ca^{2+}가 방출된다.[3] 이 두 가지 요인 모두 심근의 수축력을 더욱 향상시키는 결과를 낳는다. 심실의 수축력을 증가시키는 또 다른 요인은 심근에 대한 교감신경 자극의 증가이다.[39] 교감신경 자극은 단순히 심박수를 증가시킬 뿐 아니라, 심근이 수축할 때 발생하는 수축력 자체도 증가시킨다. (그림 6-5에서 볼 수 있듯이, 교감신

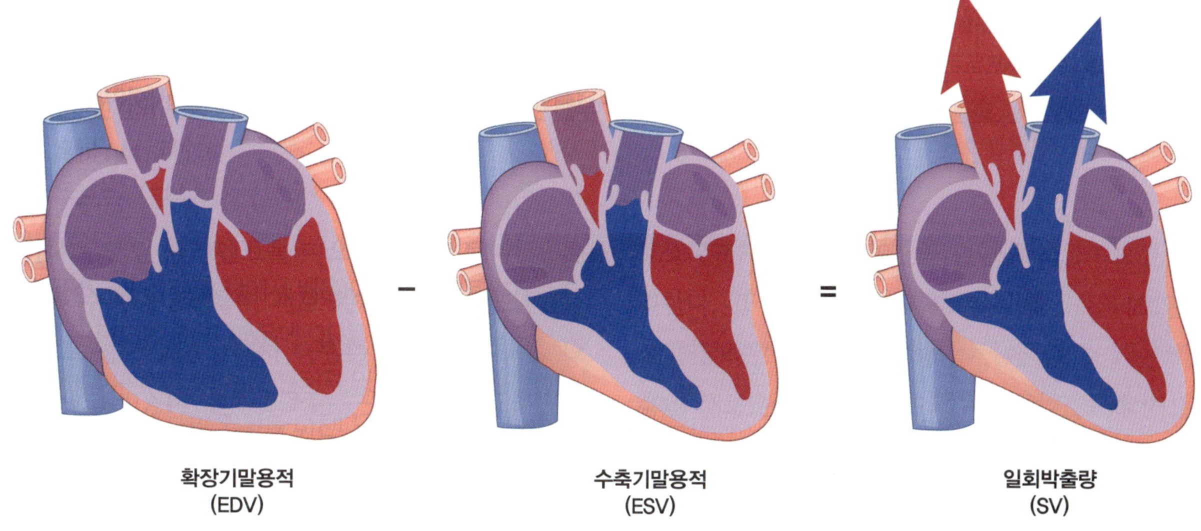

그림 6-8 일회박출량은 확장기말 용적에서 수축기말 용적을 뺀 값이다. 일회박출량은 확장기말용적을 증가시키거나 수축기말용적을 감소시킴으로써 증가시킬 수 있다.

경의 심장 신경은 심근을 직접적으로 지배한다.) 이러한 모든 요인들은 결과적으로 심실의 수축력을 강화시키며, 그에 따라 일회박출량이 증가하게 된다.

심실이 혈액을 내보내는 동맥 내 혈압 또한 혈류 저항을 반영하기 때문에, 심장에서 펌프질되는 혈액의 양, 즉 일회박출량에 영향을 미친다. 예를 들어, 좌심실의 경우 대동맥 내의 평균 혈압이 상승할 때 심실의 수축력이 변하지 않는다면, 일회박출량은 감소하게 된다. 그 이유는, 심실의 수축력이 혈액을 내보내기 위해서는 해당 동맥의 평균 혈압보다 커야 하기 때문이다. 따라서 평균 동맥압 즉 이른바 후부하가 증가할 때, 심실의 수축력이 함께 증가하지 않는 한 일회박출량은 감소하게 된다. 하지만 운동 중에는 이러한 후부하의 영향이 부분적으로 감소된다. 그 이유는, 동맥의 확장으로 인해 동맥혈압이 낮아지고, 동시에 정맥 환류가 증가하여 이완기말용적이 커지기 때문이다. 앞서 설명한 것처럼, EDV가 증가하면 프랭크-스탈링 법칙에 따라 심실의 수축력이 강화된다. 즉, 운동 중 일회박출량을 증가시키는 이러한 생리적 기전들은, 운동 시 상승하는 혈압에 맞서 좌심실이 충분히 강한 수축력을 발휘할 수 있도록 하는 필수적인 적응 과정이다.

박출률(ejection fraction, EF)은 심실이 펌프질할 수 있는 총 혈액량(이완기말용적)에 대해, 실제로 펌프질되어 박출된 혈액량(일회박출량)의 비율을 나타낸 것이다. 박출률은 다음의 식으로 표현된다.

$$\text{박출률(EF)} = \text{SV/EDV}$$

여기서, 안정 시(rest) 박출률은 60 mL/100 mL = 0.60 mL, 즉 60%이다.

박출률이 60% 이상으로 증가하면 이는 심실 기능이 향상되었음을 의미하고, 반대로 60% 미만으로 감소하면 심실 기능이 저하되었음을 의미한다. 심박출 기능의 다른 요인들이 변하지 않은 상태(즉, 심근 수축력이 증가하지 않은 경우)에서도 박출률이 감소할 수 있는 한 가지 기전은, 심실이 혈액을 내보내는 동맥 내 혈압—즉, 후부하—이 증가하는 경우이다. 이 때문에 안정 시 혈압이 상승하는 것은 일반적으로 심실 기능에 부정적인 영향을 미치는 요인으로 간주된다. 혈압이 상승하면, 심실이 더 강한 수축력을 발휘하지 않는 한 박출률은 감소하게 된다. 이때 심실은 더 큰 힘을 내기 위해 더 많은 일을 해야 하고, 그만큼 더 많은 산소를 필요로 하게 된다. 만약 혈압이 지나치게 높아진다면—그것이 안정 시이든 운동 중이든—심장으로 공급되는 혈류가 대사에 필요한 충분한 산소를 전달하지 못하게 되며, 그 결과 허혈 반응이 발생한다. 그러나 건강한 심장과 순환계, 즉 관상동맥이나 말초혈관이 좁아지거나 딱딱해지는 플라크 축적이 없는 상태에서는 이러한 산소 공급과 수요의 불균형이 발생하지 않는다. 또한 규칙적인 신체 훈련은 안정 시 혈압을 감소시키는 효과가 있는데, 이는 심실이 후부하를 극복하기 위해 수행해야 하는 일의 양을 줄여준다. 마지막으로, 트레이닝은 심실의 용적 자체를 증가시킬 수도 있다.

심실용적과 트레이닝

지구성 트레이닝을 실시하면, 심실의 확장기말 용적이 안정 시와 신체 활동 중 모두에서 증가하는 것으로 보고되어 있다.[18,31~33,51] 이러한 EDV의 증가, 즉 심실에 더 많은 혈액이 채워지는 현상은 지구성 선수들에게서 흔히 관찰되는 낮은 안정 시 심박수를 가능하게 한다. 또한 훈련된 개인에게서 관찰되는 EDV의 증가는 일회박출량 증가의 주요 요인 중 하나로, 이는 아급최대운동 및 최대운동 수행 시 지구성 트레이닝의 결과로 나타나는 생리적 적응이다(그림 6-9). 안정 시 좌심실의 이완기말용적과 수축기말용적 모두가 지구성 수행능력(100 km 울트라마라톤)과 최대산소섭취량(VO_2peak)과 유의한 상관관계를 보이는 것으로 보고되고 있다.[41,52] 이는 좌심실의 용적이 실제로 지구성 수행능력에 영향을 미친다는 것을 의미한다. 이완기말용적(EDV)의 증가는 부분적으로 혈장량의 증가에 의해 일어난다.[20] 이로 인해 수축 이전에 심실의 혈액량이 일정부분 증가하게 되고, 이는 프랭크-스탈링 기전에 의해 심근의 수축력을 증가시킨다. 지구성 트레이닝 후에는 심실 수축력의 증가로 인해, 안정 시와 활동 중의 일회박출량 또한 증가하며, 그 결과 수축기말용적이 감소하게 된다.[39] 따라서 지구성 트레이닝으로 인한 여러 가지 적응들은 안정 시와 신체 활동 상황에서 일회박출량의 증가를 가져

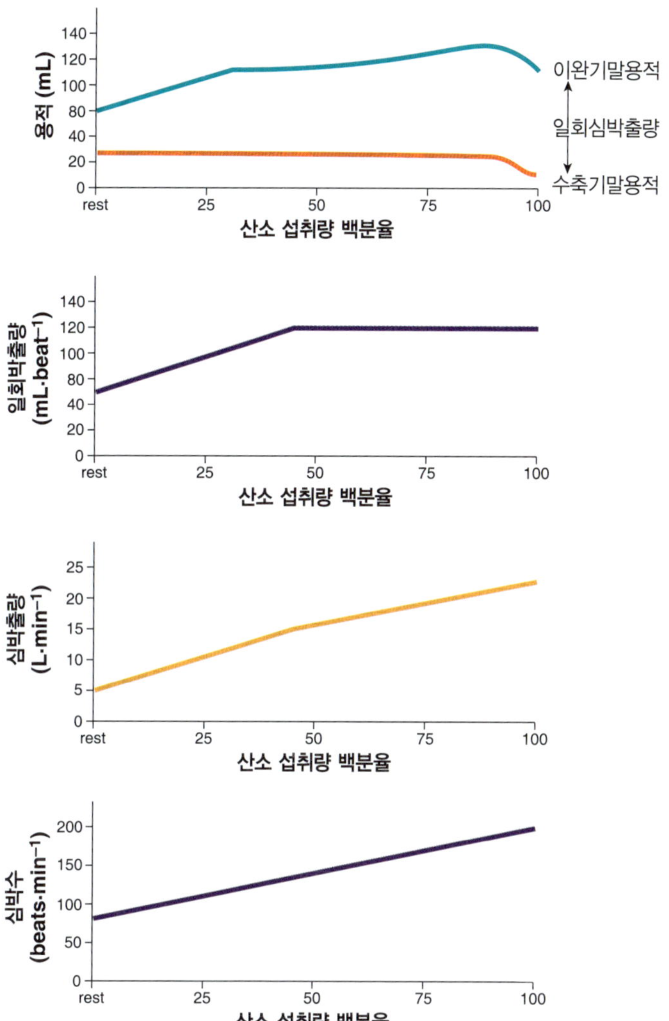

그림 6-9 이완기말용적의 증가와 수축기말용적의 감소는 신체 활동 중 일회박출량(SV)과 심박출량의 증가에 기여한다. 훈련을 받지 않았거나 중간 수준의 훈련을 받은 사람들의 경우, 최대산소섭취량의 약 40~50% 수준 이후에는 일회박출량이 더 이상 증가하지 않고 일정해진다. 따라서 이 수준 이상의 운동에서는 심박출량을 증가시키는 유일한 방법은 심박수를 높이는 것이다.

오게 된다.

중간 정도로 훈련된 사람이나 훈련되지 않은 사람들의 경우, 일회박출량은 운동 강도가 증가함에 따라 최대산소섭취량의 약 40~50% 수준까지 증가한다. 이 수준의 운동 강도에 도달한 이후에는 일회박출량이 더 이상 증가하지 않는다. 그러나 심박수는 최대 운동 강도에 이를 때까지 심박출량과 최대산소섭취량에 대해 좋은 직선적 관계를 형성한다. 심박수와 심박출량, 그리고 최대산소섭취량 사이에 존재하는 이러한 좋은 직선적 관계와 이를 비교적 쉽고 정확하게 측정할 수 있다는 장점이 심박수가 지구성 또는 심혈관계 훈련 중 운동 강도를 판단하는 좋은 지표가 되는 이유이다. 우심실의 일회박출량은 자주 측정되지는 않지만, 좌심실의 일회박출량이 증가한다면 심실 간의 심박출량을 동일하게 유지하기 위해 우심실의 일회박출량 또한 함께 증가한다. 좌심실의 일회박출량 증가가 우심실의 일회박출량 증가로 반영된다는 개념은, 지구성 훈련에서 우심실의 이완기말용적이 13.8 mL 유의하게 증가하고, 비교적 작지만 저항성 운동훈련에서도 3.9 mL로 유의하게 증가 한다는 사실에 의해 뒷받침될 수 있다.[48] 한편, 웨이트 트레이닝 프로그램을 수행한 후, 안정 시 좌심실과 우심실의 이완기말용적변화는 거의 없거나 매우 적다. 심박수, 일회박출량, 그리고 심박출량 사이의 관계로 인해, EDV의 변화가 없다는 사실은 전통적인 근력 훈련(한 세트당 적은 반복 횟수와 무거운 중량을 사용하는 훈련)에서 안정 시 심박수가 일반적으로 거의 변하지 않는 이유를 부분적으로 설명해 준다. 지구성 훈련과 웨이트 트레이닝 모두 좌심실의 벽 두께를 증가시킬 수 있다. 그러나 지구성 운동훈련에서는 이완기말용적과 벽 두께의 증가가 모두 좌심실 질량의 증가에 기여한다. 반면 근력 훈련에서는 좌심실 질량의 증가는 주로 좌심실 벽 두께의 증가에 의해 발생한다(그림 6-10). 지구성 운동선수와 저항성 운동선수 모두에서 좌심실 질량의 증가는, 활동 중 특히, 웨이트 트레이닝 활동 중 일회박출량과 심박출량을 유지하는 능력을 향상시키는 데 기여한다고 보고되고 있다.[10] 이것은 좌심실 질량의 증가가 활동 중에, 특히 웨이트 트레이닝에서 나타나는 매우 높은 말초혈압을 포함하여 높은 말초혈압에 대항하여 혈액을 박출하기 위한 더 큰 좌심실 수축력을 발휘할 수 있게 하기 때문이다. 따라서 지구성 운동과 저항성 운동 모두 좌심실과 우심실의 적응을 초래한다.

수축기 및 이완기 기능

박출률은 수축기 기능을 평가하는 지표로 활용된다. 심장방에서 박출되는 혈류의 평균 속도, 최대 속도, 그리고 심근섬유의 단축 속도 또한 수축기 기능을 나타내는 다른 지표들로, 모두 수축 중인 심실을 통해 혈액이 얼마나 효과적으

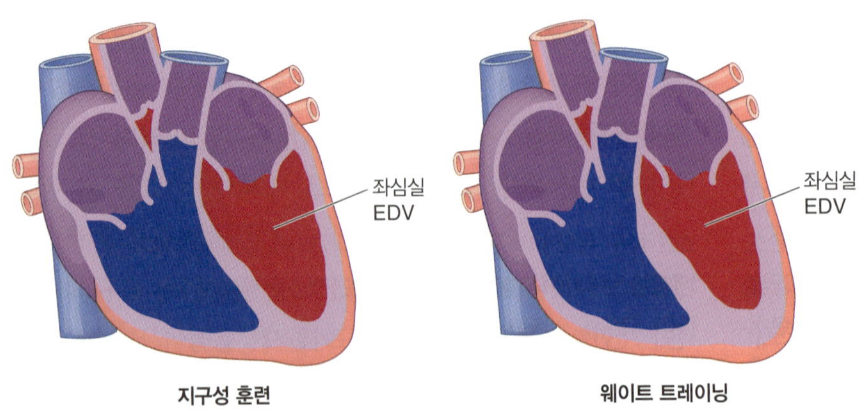

그림 6-10 지구성 운동훈련과 웨이트 트레이닝 모두에서 좌심실 질량(left ventricular mass)은 증가한다. 지구성 운동훈련의 경우, 이러한 증가는 이완기 말용적과 좌심실 벽 두께의 증가가 모두 관여된다. 반면 웨이트 트레이닝에서는, 이러한 좌심실 질량의 증가는 주로 좌심실 벽 두께의 증가에 의해 나타난다.

로 배출되는지를 보여준다. 이완기 기능의 측정 지표들은 기본적으로 수축기 기능을 평가하는 지표들과 동일하다. 단지 이러한 지표들은 심장주기의 이완기 단계 동안, 심장 방이 혈액으로 채워지는 속도와 관련된다는 점이 다른 점이라고 한다. 웨이트 트레이닝은 안정 시 좌심실의 수축기 또는 이완기 기능에 거의 변화가 없거나 전혀 변화를 일으키지 않는다고 보고되고 있다.[12,51] 반면 지구성 트레이닝은 일관되게 보고되지는 않았지만, 수축기와 이완기 기능 모두를 향상시키는 것으로 보고되고 있다.[31,51] 다음으로 우리는 심혈관계의 매우 중요한 구성 요소인 혈액에 대해 살펴볼 것이다.

속성 검토

- 심박출량은 심박수와 일회박출량 의 곱으로 결정된다.
- 심박출량은 심박수, 일회박출량, 또는 이 두 가지 모두를 조절함으로써 증가하거나 감소될 수 있다.
- 일회박출량은 이완기말용적과 수축기말용적의 차이로 정의된다.
- 유산소 트레이닝은 이완기말용적을 증가시켜 일회박출량을 증가시키지만, 저항성 트레이닝은 이완기말용적의 증가가 매우 적거나 유의한 변화가 나타나지 않는다.
- 유산소 트레이닝은 심실의 이완기 기능을 향상시키지만, 수축기 기능의 변화는 일관되지 않다.
- 웨이트 트레이닝은 심실의 수축기 및 이완기 기능 모두에 거의 변화가 없거나 전혀 변화를 일으키지 않는다.

혈액

심혈관계의 본질적인 역할은 인체의 활동적인 조직에 혈액을 공급하고, 또한 그곳으로부터 혈액을 회수하는 것이다. 이러한 기능을 통해 인체의 조직에는 산소와 영양소와 같은 필수 물질이 공급되고, 동시에 이산화탄소와 젖산과 같은 대사성 부산물이 조직으로부터 제거된다. 이번 장에서는 혈압과 혈액의 구성에 대해 살펴볼 것이다. 이 두 요소는 혈액이 심혈관계를 통해 순환하는데 매우 중요한 역할을 하며, 심혈관계 전체의 기능에도 직접적인 영향을 미치게 된다.

혈압

특정 혈관 내의 혈압은 심혈관계가 정상적으로 기능하기 위해 매우 중요하다. 그 이유는, 혈액은 압력이 높은 부위에서 낮은 부위로 흐르는 특성을 가지고 있기 때문이다. 이러한 원리가 바로 혈류의 순환적 특성을 결정한다. 혈액은 좌심실과 가장 가까워 압력이 가장 높은 대동맥을 시작으로, 동맥을 지나 모세혈관을 통과하고, 마지막으로 정맥을 통해 돌아오게 된다. 이 과정에서 혈압은 순차적으로 단계마다 점차 감소하게 되기 때문에, 이러한 압력의 차이가 혈액 순환을 가능하게 하는 근본적인 원리가 된다. 혈압의 영향은 또 다른 측면에서도 분명하게 나타난다. 좌심실과 우심실이 혈액을 박출하는 혈관 내의 압력은 부분적으로 일회박출량과 박출률을 결정하는데, 혈압이 높아질수록 이 두 지표는 감소하게 된다. 심혈관계 기능에 대한 혈압의 영향을 근본적으로 이해하기 위해서는, 혈액을 포함한 모든 유체의 이동을 지배하는 법칙에 대한 지식이 필요하다.

혈류를 지배하는 법칙들

모든 유체의 흐름과 마찬가지로, 순환계 내의 혈류 또한 물리적 원리에 의해 지배된다. 첫째, 혈류는 흐를 수 있는 경로가 허용된다면 압력이 높은 부위에서 낮은 부위로 이동한다. 혈액은 단순히 낮은 압력 쪽으로 흐를 뿐만 아니라, 혈류의 속도는 혈관의 양 끝, 또는 심혈관계 내의 두 공간 사이의 압력 차에 비례하기도 한다. 따라서 순환계 내에서 혈류를 증가시키는 한 가지 방법은, 두 부위 간의 압력 차를 높이는 것이다. 예를 들어, 심실의 수축력을 증가시키면 이러한 압력 차가 커져 혈류가 증가한다. 혈류를 증가시키는 또 다른 방법은 혈류에 대한 저항을 감소시키는 것이다. 그러나 압력 차는 혈류의 증가에 정비례하고, 반면 저항은 혈류 속도에 반비례한다. 따라서 혈류에 대한 압력과 저항의 영향을 설명하기 위해 다음과 같은 식을 사용한다.

$$혈류량 = 압력의\ 변화(\Delta P) \div 혈류\ 저항$$

이 식은 두 부위 간의 압력 차를 크게 하거나, 또는 혈류 저항을 감소시킴으로써 혈류를 증가시킬 수 있음을 보여준다. 예를 들어 인체에서 이러한 원리가 실제로 작용하는 경우, 압력 차가 두 배로 증가하면 혈류 역시 두 배로 증가하지만, 저항이 두 배로 증가하면 혈류는 절반으로 감소한다. 따라서 압력과 저항의 변화를 동시에 조절하는 것은 혈류의 변화를 조절할 수 있게 한다. 실제로 이러한 현상은 운동 중에 일어나는 생리적 반응이다.

그렇다면 혈류 저항은 어떻게 변화할 수 있을까? 첫째, 혈관의 길이가 길수록 혈류에 대한 저항은 커진다. 그러나 혈관의 길이는 정상적인 성장 과정을 제외하면 변하지 않기 때문에, 혈류 저항을 조절하는 주요 기전으로 작용하지는 않는다. 둘째, 혈액의 점도가 높을수록 혈류 저항은 증가한다. 정상적인 상태에서는 안정 시나 신체 활동 중에 혈액의 점도가 아주 미세하게만 변화한다. 예를 들어, 탈수는 혈액의 점도를 증가시킨다. 그러나 인체는 혈류를 조절하기 위해 혈액의 점도 변화를 이용하지는 않는다. 혈류를 변화시킬 수 있는 또 다른 주요 기전은, 혈관의 반경을 변화시켜 혈류 저항에 영향을 미치는 것이다. 혈관의 반경에 아주 작은 변화만 생겨도 혈류에 큰 영향을 미칠 수 있다.

혈관의 반경이 절반으로 감소하면, 혈류 저항은 16배나 증가하기 때문이다. 따라서 혈관 반경의 조절은 운동 중이든 안정 시이든, 신체 각 부위로의 혈류를 조절하는 가장 주요한 기전이다. 또한 혈관 내벽에 플라크가 쌓여 혈관 반경이 조금만 좁아져도 혈류 저항은 증가하며, 이때 혈류를 유지하기 위해서는 혈압이 상승해야 한다. 다음 챕터에서는 심장주기 동안의 혈압 변화와 순환계의 각 부위별 압력 차이에 대해 살펴보려고 한다.

수축기와 이완기혈압

수축기혈압과 이완기혈압은 각각 심장 수축기 동안 나타나는 가장 높은 압력, 그리고 심장 이완기 동안 나타나는 가장 낮은 압력을 의미한다. 일반적으로 동맥혈압은 상완동맥에서 혈압계(혈압 커프)와 청진기를 이용해 측정한다. 따라서 안정 시의 대표적인 동맥혈압 수치인 120/80 mmHg는 모두 상완동맥 내의 혈압을 의미한다. 그러나 말초 심혈관계의 특정 부위에서 측정된 혈압은 상완동맥 내의 혈압과는 상당히 다르다(그림 6-11). 가장 높은 압력은 좌심실 내에서 발생한다. 이후 혈액이 심실의 박출 작용으로부터 점점 더 멀어지고, 동맥이 여러 개의 세동맥으로 분지되며, 각 세동

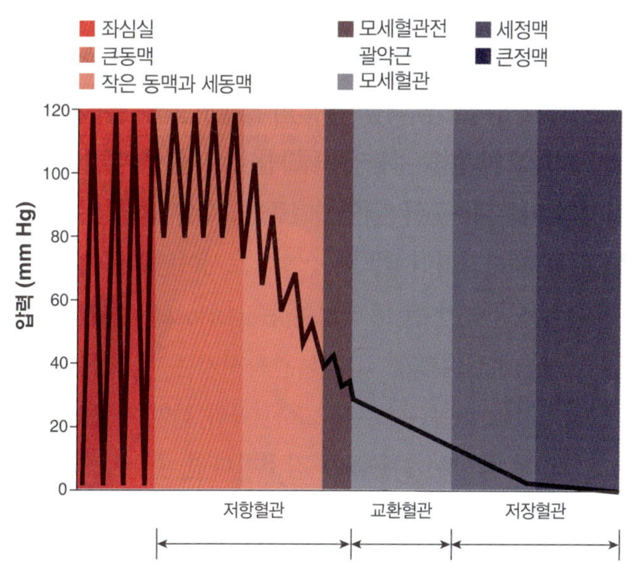

그림 6-11 말초 순환에서의 수축기 및 이완기혈압 변화. 혈압은 대동맥 및 큰 동맥에서 큰 정맥으로 이동하는 동안 지속적으로 감소하며, 이러한 압력 감소가 말초순환을 통한 혈류의 흐름을 만들어낸다.

맥이 다시 다수의 모세혈관으로 이어지면서 혈액을 운반하는 전체 혈관 단면적이 크게 증가한다. 이러한 이유로, 혈액이 모세혈관에 도달하기 전까지 혈관 내 압력은 점진적으로 감소하게 된다. 이는 매우 다행스러운 일이다. 왜냐하면 모세혈관의 벽은 매우 얇기 때문에, 압력이 더 높을 경우 혈액이 모세혈관망을 통과하는 동안 혈관이 파열될 위험이 있기 때문이다. 또한 주목해야 할 점은,정맥계의 혈압은 동맥계에 비해 상당히 낮다는 것이다. 이는 혈액이 모세혈관을 통과하면서 압력이 점차 손실되기 때문이며, 또한 정맥계가 동맥계보다 좌심실의 박출 작용으로부터 더 멀리 떨어져 있기 때문이다. 혈압은 혈관의 반경 이외의 요인들에 의해서도 영향을 받을 수 있다. 예를 들어 심박출량이 증가하면, 더 많은 혈액이 동맥으로 박출되기 때문에 동맥계의 압력이 상승한다. 이는 일정한 용적을 가진 용기 안에 유체의 양이 많아질수록 압력이 증가하는 원리와 같다.

따라서 신체 활동 중에는 심박출량이 증가하기 때문에 혈압도 상승한다. 그러나 이러한 압력 상승은 건강한 말초동맥의 탄성 또는 수용성 다시 말해 컴플라이언스(압력 변화에 따른 용적 변화량)에 의해 부분적으로 완화된다. 이는 좌심실에서 더 많은 혈액이 박출될 때 동맥이 팽창할 수 있게 해 주기 때문이다. 즉, 주요 동맥들이 더 많은 혈액을 받아들여 팽창할 수 있는 능력 덕분에, 심박출량이 증가하더라도 혈압 상승의 폭은 상대적으로 작게 유지된다.

유산소 트레이닝은 동맥의 혈압 수용성을 증가시킨다. 반면, 저항성 트레이닝이 동맥의 혈압 수용성에 미치는 영향은 명확하지 않으며, 훈련 후 감소, 증가, 혹은 변화 없음 등 다양한 결과가 보고되어 있다.[4,17,23,36] 트레이닝으로 인한 동맥의 혈압 수용성 증가는 동맥경화증(arteriosclerosis, 즉 혈관의 경화)과 같은 심혈관 질환을 완화시키는 데 도움이 될 수 있다. 따라서 일부 연구에서 보고된 바와 같이 저항성 트레이닝으로 인해 혈관의 수용성이 감소한다면, 이는 장기적으로 심혈관 건강에 부정적인 영향을 미칠 수 있다는 점을 주의해야 한다. 그러나 연구에 따르면, 저항성 운동과 유산소 운동을 병행한 복합훈련 프로그램은 혈관의 순응력을 증가시키는 것으로 나타났다.[17] 즉, 유산소 운동이 단독 저항성 트레이닝에서 발생할 수 있는 혈관 순응성 감소의 부정적 효과를 상쇄할 수 있음을 시사한다. 따라서 전신 건강과 심혈관 건강을 함께 유지하고자 하는 사람은 저항성 운동뿐만 아니라 유산소 운동도 병행해야 할 것이다.

심혈관계에서 자주 사용되는 또 하나의 중요한 측정 지표는 평균동맥압이다. 평균동맥압은 심장주기 전반에 걸쳐 조직으로 혈액을 이동시키는 평균적인 구동압력으로 간주된다. 평균동맥압은 이완기혈압에 수축기혈압과 이완기혈압의 차이의 1/3을 더한 값으로 정의된다. 다음 식은 안정 시 전형적인 평균동맥압의 계산 예를 보여준다.

$$\text{평균동맥압(MAP)} = \text{이완기혈압} + (0.33 \times [\text{수축기혈압} - \text{이완기혈압})$$

$$\text{평균동맥압} = 80\ \text{mmHg}(0.33 \times (120 - 80\ \text{mmHg}))$$

$$\text{평균동맥압} = 93.2\ \text{mmHg}$$

이를 보면, 왜 평균동맥압이 단순히 수축기혈압과 이완기혈압의 평균값(즉, 100 mmHg)이 아닌지 의문이 생길 수 있다. 그 이유는 심장주기 동안 혈압이 수축기 압력보다는 이완기 압력에 더 가까운 상태로 머무는 시간이 더 길기 때문이다. 따라서 평균동맥압은 단순한 수축기, 이완기혈압의 평균보다 더 낮은 값으로 나타난다.

메타분석 결과에 따르면, 유산소 트레이닝과[5,6,9,22,28] 근력운동[6,26,27] 모두 **정상 혈압(normotensive)**을 가진 사람과 **고혈압(hypertension)**, 즉 안정 시 혈압이 상승된 사람 모두에서 안정 시 수축기 및 이완기혈압을 유의하게 감소시키는 효과가 있는 것으로 나타났다(자세한 내용은 14장 참조). 이러한 안정 시 혈압의 변화는 통계적으로 유의하지만, 그 절대적인 변화 폭은 비교적 작다. 유산소 운동은 약 3~7 mmHg, 근력운동은 약 3~4 mmHg 정도의 감소를 보인다. 그럼에도 불구하고, 두 형태의 운동 모두 정상혈압자와 고혈압자에게 안정 시 혈압을 낮추는 효과적인 방법으로 권장되고 있다.

유산소 운동과 저항성 운동 모두[34](글상자 6-4), 하지나 상지로 트레이닝을 수행하더라도 말초혈압(이 현저하게 상승하는 결과를 초래한다(글상자 6-5). 그러나 장기간의 유산소 트

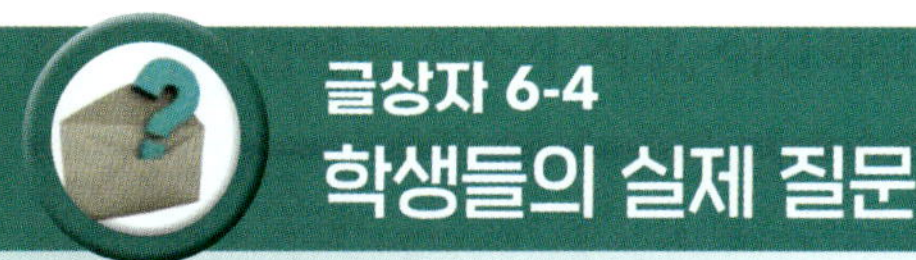

글상자 6-4 학생들의 실제 질문

운동 중 혈압은 얼마나 높아질 수 있으며, 이러한 상승이 위험한가요?

유산소 운동 중에는, 운동 강도가 증가함에 따라 정상혈압자의 수축기혈압은 최대 250 mmHg까지 상승한다. 반면, 이완기혈압은 운동 중에도 거의 변하지 않거나 매우 미세하게만 증가한다(그림 A). 근력 트레이닝 시에는, 세트를 실패 지점까지 수행할 때 수축기 및 이완기혈압이 각각 320/250 mmHg까지 상승할 수 있으며(그림 B), 무릎 신전 운동에서는 약 198/160 mmHg의 혈압이 관찰된 바 있다. 근력운동을 반복 세트로 수행할수록, 혈압은 점차적으로 상승하며, 이러한 운동 중 혈압의 일시적 증가는 좌심실벽 두께 증가와 같은 장기적인 구조적 적응의 한 원인으로 여겨진다. 이러한 변화는 훈련에 대한 긍정적인 생리적 적응으로 해석될 수 있다. 운동 중 혈압이 높은 수준까지 상승하더라도, 이는 즉각적으로 심근경색을 유발하는 것은 아니다. 오히려 장기적으로는, 안정 시 및 준최대 운동 중 혈압의 감소, 저밀도지단백(LDL) 감소, 혈관 기능 개선 등의 효과를 통해 심혈관 질환의 위험이 전반적으로 감소한다(자세한 내용은 14장 참조).

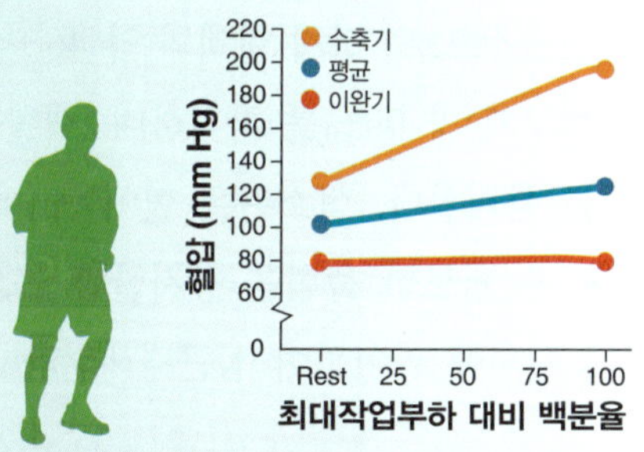

그림 A 유산소 운동 중에는 수축기혈압과 평균동맥압이 증가하지만, 이완기혈압은 거의 변하지 않는다.

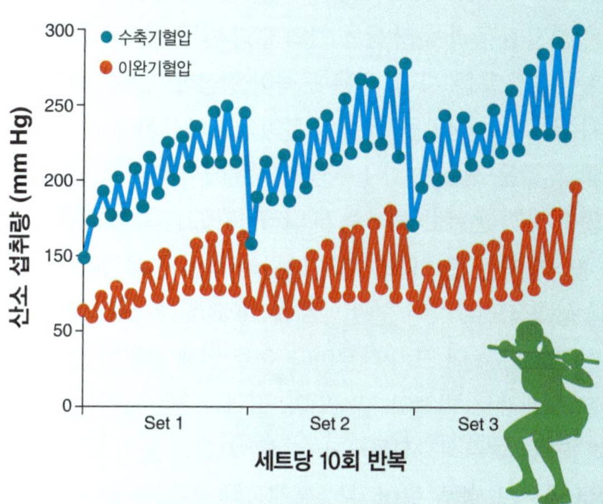

그림 B 근력운동 중에는, 세트를 실패 지점까지 반복할수록 혈압이 점차 증가한다. 이는 연속 세트 수행 중 혈압 반응을 나타낸 그래프로, 수축기 및 이완기혈압이 모두 세트가 진행됨에 따라 상승함을 보여준다. (Gotshall RW, Gootman J, Byrnes WC, et al. Noninvasive characterization of the blood pressure response to the double-leg press exercise. *J Exerc Physiol.* 1999;2(4):1-6에서 발췌함. online 2, www.css.edu/users/tboone2.)

참고문헌

1. ACSM. *ACSM's Guidelines for Exercise Testing and Prescription.* Philadelphia, PA: Lippincott Williams & Wilkins, 2018.
2. MacDougall JD, Tuxen D, Sale DG, et al. Arterial blood pressure response to heavy resistance exercise. *J Appl Physiol.* 1985;58:785-790.
3. Fleck SJ, Dean LS. Resistance-training experience and the pressor response during resistance exercise. *J Appl Physiol.* 1987;63:116-120.

레이닝을 통해 준 최대 부하에서의 혈압은 감소한다.[1] 하지만 훈련의 결과로 수행 가능한 최대 운동 부하가 증가하기 때문에, 그에 따라 최대 수축기혈압은 오히려 상승할 수도 있다. 한편, 장기간의 저항성 트레이닝 역시 트레드밀 보행, 자전거 에르고미터 운동과 같은 신체 활동 중의 준 최대 혈압뿐 아니라, 근력 운동[12,13] 중의 혈압도 모두 감소시키는 것으로 보고되고 있다. 전반적으로 볼 때, 유산소 운동과 저항성 운동 모두 안정 시와 준최대 강도의 신체 활동 중에 말초혈압을 감소시키는 것으로 나타난다. 이러한 신체 활동의 혈압 개선 효과로 인해, 고혈압을 가진 사람들을 위한 운동 처방 지침이 마련되어 있다. 다음으로는 혈액에 대해 보다 자세히 살펴보려 한다.

혈액의 구성

혈액은 두 가지 주요 구성 요소로 나눌 수 있다(그림 6-12). 그것은 **혈장(plasma)**과 유형성분이다. 혈장은 혈액의 액상(液狀) 성분, 즉 "물과 같은" 부분으로, 전체 혈액량의 약

글상자 6-5
학생들의 실제 질문

할아버지는 심근경색이 있었는데, 왜 의사들이 처음에는 팔 운동을 제한하라고 했을까요?

이 질문은 상지 운동과 하지 운동 간의 혈압 반응 차이와 관련이 있다. 일반적으로는 다리 운동 시 더 많은 근육이 활성화되므로, 하지의 동적 운동이 상지 운동보다 혈압을 더 높일 것이라고 예상한다. 하지만 실제로는 그 반대이다. 같은 최대 산소 섭취량의 비율에서 비교했을 때, 상지 운동 중의 혈압이 하지 운동보다 더 높게 나타난다(오른쪽 표 참조). 그 이유는 운동 중 활성화되는 근육량의 차이 때문이다. 상지 운동에서는 사용되는 근육량이 상대적으로 적어 혈관 네트워크(vascular bed)의 크기가 작고, 따라서 혈류 저항이 더 크기 때문이다. 이로 인해 동일한 심박출량이라도 보다 좁은 혈관계로 혈액이 분배되며, 결과적으로 혈압 상승이 더 크게 일어난다. 이 현상은 심장질환자의 심혈관 재활과 운동 처방에 매우 중요한 의미를 가진다. 예를 들어, 관상동맥질환 환자가 상지 운동을 수행할 때는 혈압 반응이 하지 운동보다 훨씬 높게 나타날 수 있으므로, 운동 강도 처방은 반드시 상지 운동 시의 혈압 반응을 기준으로 해야 한다. 하지 운동(예: 달리기, 자전거 타기)을 기준으로 처방할 경우, 과도한 혈압 반응으로 인해 심혈관 사건, 예를 들어 심근경색의 위험이 커질 수 있다.

상지 및 하지 운동 중의 수축기 및 이완기혈압의 변화

% 최대산소섭취량	수축기혈압 (mmHg)		이완기혈압 (mmHg)	
	팔	다리	팔	다리
25	150	132	90	70
40	165	138	93	71
50	175	144	96	73
75	205	160	103	75

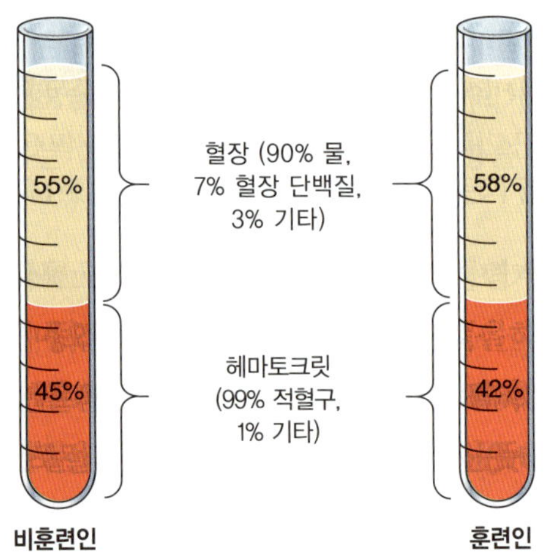

그림 6-12 헤마토크릿은 혈액 내 고형 성분과 액체 성분의 비율을 의미한다. 유산소 트레이닝을 하면 혈장과 적혈구 모두 증가하지만, 혈장의 증가폭이 적혈구 용적보다 더 크기 때문에 헤마토크릿 비율은 약간 감소한다.

55~60%를 차지한다. 강도 높은 신체 활동 중에는, 특히 고온·다습한 환경에서 땀을 통해 혈장이 손실되므로, 혈장량이 약 10% 정도 감소한다. 반대로, 유산소 트레이닝에 적응하거나 더운 환경에 순응할 경우, 안정 시 혈장량은 약 10% 증가한다. 혈장은 약 90%의 물, 7%의 혈장단백질, 그리고 3%의 영양소, 전해질, 호르몬, 효소, 항체 및 기타 물질로 구성되어 있다.

유형성분은 일반적으로 전체 혈액의 약 40~45%를 차지한다. 이 중 적혈구가 약 99%를 차지하며, 백혈구와 혈소판이 나머지 1%를 차지한다. 혈소판은 혈액응고에 중요한 역할을 하며, 상처 후 과도한 출혈을 방지한다. 그러나 혈소판은 동시에 혈전 형성에 관여하여 심근경색이나 뇌졸중을 일

속성 검토

- 혈압의 차이는 순환계 내에서 혈액의 이동을 야기한다.
- 혈압 차는 혈류의 증가에 정비례, 반면 혈류 저항은 혈류 변화에 반비례한다.
- 혈압은 심실의 수축기에 가장 높고, 이완기에 가장 낮다.
- 주요 동맥의 수용성(capacitance)은 수축기혈압의 과도한 상승을 완화한다.
- 유산소 운동과 근력운동 중에는 혈압이 현저하게 상승한다.
- 그러나 장기간의 유산소 트레이닝은 안정시와 준최대 운동 시의 혈압을 감소시킨다.
- 또한 장기간의 근력 트레이닝도 안정 시 혈압을 낮추며, 트레드밀 보행, 자전거 운동, 근력운동 등과 같은 준최대 운동 중의 혈압 역시 감소시킨다.

으킬 수 있고, 또한 혈관 내벽에 플라크가 형성되는 과정에도 관여한다(자세한 내용은 14장 참조). 한편, 전체 혈액량 중에서 이러한 유형성분이 차지하는 비율을 **헤마토크릿(hematocrit)**이라고 한다.

유산소 트레이닝에 대한 적응으로 적혈구의 수가 증가하게 되며, 이는 일반적으로 헤마토크릿을 상승시킨다. 그러나 동시에 혈장량이 더 크게 증가하기 때문에, 결과적으로 헤마토크릿 비율은 약간 감소하게 된다(그림 6-12). 이처럼 훈련에 의해 적혈구 수와 혈장량이 모두 증가하기 때문에, 지구성 운동선수의 총 혈액량은 일반인의 평균치인 남성 5~6리터, 여성 4~5리터보다 더 많다. 이러한 혈액량의 증가는 매우 중요하다. 이는 대사적으로 활발한 조직에 더 많은 산소를 운반할 수 있는 능력을 향상시키는 핵심 요인 중 하나이기 때문이다.

적혈구

적혈구의 가장 잘 알려진 역할은 산소를 운반하는 것이다. 적혈구가 산소를 운반할 수 있는 이유는, 그 안에 **헤모글로빈(hemoglobin)**이 포함되어 있기 때문이다. 헤모글로빈은 단백질인 글로빈과 산소 결합에 필요한 철을 포함한 색소 성분인 헴으로 구성되어 있다. 헤모글로빈 1그램은 약 1.33 mL의 산소와 결합할 수 있으며, 따라서 혈액 내 헤모글로빈 함량이 많을수록 산소 운반 능력도 커진다.

성인에서는 적혈구가 신체의 장골 골수에서 생성된다. 적혈구가 혈액 내로 방출되기 직전, 생성 과정의 마지막 단계에서 세포핵이 제거된다. 따라서 적혈구는 신체의 다른 조직처럼 스스로 증식하거나 손상된 부분을 복구할 수 없으며, 그 결과 수명이 비교적 짧아 약 4개월 정도이다. 정상적인 상태에서는 적혈구의 생성과 파괴가 균형을 이루기 때문에 헤마토크릿이나 혈액의 산소 운반 능력에 변화가 일어나지 않는다.

혈장량

유산소 운동이나 근력운동이 시작되면, 혈장량은 급성적으로 크게 감소한다. 이러한 감소는 주로 혈압 상승에 의해 나타나며, 상승된 압력이 혈액의 세포 성분은 그대로 두고 혈장의 일부를 혈관 내부 공간 밖으로 밀어내기 때문이다. 혈장량의 감소는 **혈액농축(hemoconcentration)**을 초래한다. 즉, 혈액 내에서 혈장의 양이 줄어들어, 유형성분의 비율이 상대적으로 증가하는 현상이다. 이로 인해 실제 적혈구의 수는 변하지 않지만, 상대적으로 헤마토크릿이 증가한다. 그 결과, 혈액 단위 부피당 적혈구와 헤모글로빈의 함량이 증가하며(그림 6-13), 이는 혈액의 산소 운반 능력을 높인다. 이러한 변화는 특히 유산소 운동이나 고지 환경에서의 준최대 운동 중에 유리하게 작용한다. 비록 혈액농축으로 인해 혈액의 점도가 다소 증가하긴 하지만, 일반적인 운동 중 발생하는 수준의 점도 변화는 혈류 저항을 심각하게 높이거나 혈류를 방해할 정도는 아니다.

지속적인 유산소 운동 동안에는 혈장량이 10~20% 이상 감소한다. 근력운동의 경우, 운동 직후의 혈장량 변화는 0~22%의 감소 범위를 보인다. 이처럼 혈장량의 급성 변화 폭이 비교적 넓은 이유는 유산소 운동과 근력운동 모두에서 운동 강도와 운동량의 차이에 따라 그 영향이 달라지기 때문이다. 또한 운동 시간이 충분히 길 경우, 땀으로 인한 체액 손실도 혈장량 변화의 일부 원인이 될 수 있다.

장기간의 유산소 트레이닝은 혈장량을 약 12~20% 증가시킨다. 유산소 운동을 한 뒤 단 하루 만에도 혈장량의 증가

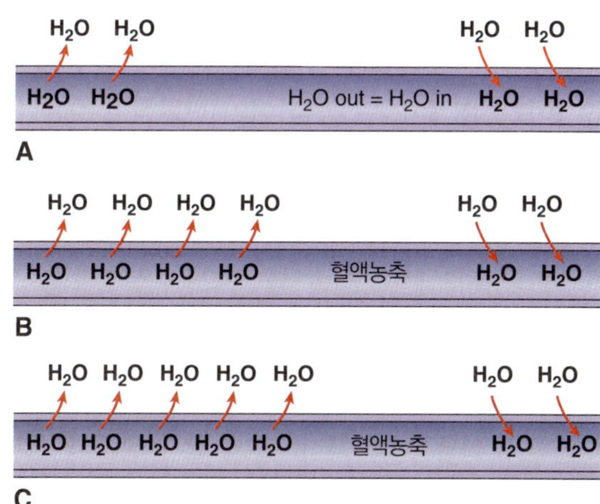

그림 6-13 운동 시 혈액농축은 몇 가지 요인에 의하여 영향을 받는다. **(A)** 안정 시 혈관을 떠나는 수분은 혈관으로 유입되는 수분의 양과 동일하기에 혈액농축의 변화가 없다. **(B)** 운동을 시작하는 순간, 혈압의 상승과 대사성 부산물의 유입으로 혈액농축이 시작된다. **(C)** 장기간의 운동 중 발한으로 인하여 혈액농축의 증가가 이루어진다.

글상자 6-6 알고 있습니까?

빈혈의 원인

헤모글로빈 농도가 정상보다 낮아 혈액의 산소 운반 능력이 감소한 상태를 빈혈이라 한다. 남성의 경우 혈중 헤모글로빈 농도가 13 g/dL 미만, 여성의 경우 12 g/dL 미만일 때 빈혈로 진단된다. 빈혈은 급성 출혈(예: 헌혈 등)에 의해 발생할 수도 있으며, 식이 내 철분이나 비타민, 미네랄이 부족할 때도 발생한다. 특히 철이나 엽산의 결핍은 빈혈의 주요 원인이 된다. 철은 헤모글로빈 분자의 철 함유 색소 성분을 구성하는 데 필수적이며, 엽산은 세포 분열과 단백질 합성에 필요하다. 엽산이 부족하면 새로운 적혈구의 생성이 지연되어 결과적으로 빈혈이 발생하게 된다. 엽산 결핍은 DNA 합성과 세포 분열을 둔화시켜 핵을 가진 미성숙한 타원형 적혈구가 만들어진다. 이러한 비정상 적혈구는 정상적인 적혈구에 비해 산소 운반 능력이 떨어지고 모세혈관을 통과하는 효율도 낮다. 엽산은 콩류, 채소류, 강화 곡물 등에서 충분히 섭취한다. 단기적인 빈혈의 또 다른 원인은 운동성 빈혈이다. 유산소 운동 훈련 초기에는 혈장량이 증가하여 상대적으로 혈중 헤모글로빈 농도가 일시적으로 감소한다. 또한 유산소 활동이 증가하면 적혈구의 수명이 짧아져 헤모글로빈 농도가 일시적으로 더 낮아질 수 있다. 그러나 이러한 변화는 일시적인 현상으로, 대부분의 경우 몇 주 이내에 헤모글로빈 농도는 정상 수준으로 회복된다.

가 관찰되며, 훈련 프로그램을 시작한 초기 몇 주 동안은 혈장량이 지속적으로 증가하는 경향을 보인다.[38,47,53] 훈련으로 인한 초기의 혈장량 증가는 일시적으로 빈혈과 유사한 상태를 초래할 수 있지만, 이는 건강에 해로운 현상은 아니다(글상자 6-6). 혈장량의 증가는 훈련에 의해 유도되는 좌심실 이완기말용적(EDV), 일회박출량(SV), 그리고 심박출량의 증가를 돕는다. 이러한 변화들은 모두 산소 운반 능력을 향상시키고, 유산소 운동 수행 능력[19,21]을 개선하는 데 기여한다. 증가된 혈장량은 운동 중 체온 조절에도 도움이 된다. 비록 레닌과 안지오텐신 II와 같은 체액 조절 호르몬이 단 한 번의 근력운동[30] 후에도 상승하는 것으로 보고되었지만, 장기간의 근력운동이 전체 혈장량에 미치는 영향은 아직 충분히 연구되지 않았다. 그러나 일반적으로 근력 트레이닝이 전체 혈장량에 유의한 변화를 일으킬 가능성은 낮다고 여겨진다.[42] 따라서 유산소 운동과 근력운동 모두 운동 직후에는 혈장량의 일시적인 감소를 초래하지만, 장기적으로 혈장량을 지속적으로 증가시키는 효과는 유산소 운동에서만 관찰된다.

속성 검토

- 적혈구는 헤모글로빈의 존재로 인해 산소를 가역적으로 결합한다.
- 장기간의 유산소 운동 트레이닝은 적혈구 수를 증가시키지만, 혈장량이 더 크게 증가하므로 헤마토크릿은 약간 감소한다.
- 유산소 운동과 근력운동 중에는 모두 혈액농축 현상이 발생한다.
- 유산소 운동으로 인한 혈장량 증가는 좌심실의 이완기말용적을 증가시키며, 그 결과 일회박출량, 심박출량, 그리고 산소 운반 능력이 향상된다.

속성 검토

- 안정 시 나타나는 심혈관계의 여러 변화들은 서로 밀접하게 연관되어 있다.
- 안정 시의 심혈관계 변화 중 일부는 운동 중 심혈관 기능의 향상을 위한 기반이 된다.

지구성 운동과 근력운동의 안정 시 적응 비교: 종합 정리

안정 시에 관찰되는 심혈관계의 적응은 지구성 운동선수와 근력운동선수 간에 다르게 나타난다(표 6-1). 지구성 트레이닝에 의해 나타나는 안정 시 적응은, 운동 중 심박출량의 증가로 이어져 골격근에 더 많은 산소를 공급하게 되며 그 결과 지구력 수행능력이 향상된다. 반면 근력트레이닝에 의한 적응은, 운동 중 발생하는 매우 높은 혈압 상태에서도 심박출량을 효과적으로 유지할 수 있는 능력을 향상시키는 데 중점을 둔다.

유산소 운동이나 저항운동 프로그램 중 어떤 형태의 운동

표 6-1 지구성 운동과 근력운동에 따른 안정 시 심혈관계 적응 변화

생리적 적응항목	지구성 운동	근력운동
좌심실 질량	증가	증가
좌심실 벽 두께	증가	증가
좌심실 이완기말 용적	증가	거의 변화 없음
일회박출량	증가	거의 변화 없음
심박출량	거의 변화 없음	거의 변화 없음
수축기혈압	감소	감소
이완기혈압	감소	감소
혈장량	증가	거의 변화 없음
적혈구 질량	증가	거의 변화 없음
헤마토크릿	약간 감소	거의 변화 없음
혈액량	증가	거의 변화 없음
대동맥 용량성(혈관 순응도)	증가	불분명

을 수행하더라도, 훈련에 의해 유도된 많은 심혈관계의 안정 시 적응은 서로 밀접하게 연관되어 있다. 예를 들어, 평균적인 남성의 안정 시 심박출량은 약 5 L·min^{-1}이지만, 훈련 후 안정 시 혈압이 감소하면 일회박출량은 증가하고, 그에 따라 심박수는 감소한다. 또한 지구성 훈련에 따른 혈장량의 증가는 좌심실의 이완기말용적(EDV)을 높이며, 이는 프랭크-스탈링 기전에 의해 일회박출량을 증가시킨다. 이 과정 역시 심박수를 감소시키는 요인으로 작용한다. 이와 같은 변화에도 불구하고, 훈련은 안정 시 전체 심박출량 자체에는 변화를 일으키지 않는다. 안정 시에 나타나는 일부 변화는 운동 중의 생리적 반응에도 영향을 미친다. 예를 들어, 안정 시 혈압이 낮아지면 운동 시작 시의 기초 혈압이 낮기 때문에, 준최대 강도의 신체 활동 중 혈압 상승 폭 또한 작아지게 된다. 또한 운동 중 낮은 혈압은 혈류 저항을 감소시켜, 심박출량과 활동 근육으로의 산소 공급을 증가시킨다. 따라서 안정 시에 나타나는 이러한 생리적 변화들은 운동 중에 발생하는 다양한 심혈관계 반응의 기반을 형성하게 된다. 다음 섹션에서는 이러한 운동 중의 심혈관 변화에 대해 살펴본다.

운동 중 심혈관계의 변화

운동 중에는 활동하는 근육으로의 혈류를 증가시키기 위해 여러 가지 생리적 변화가 일어난다. 근육으로의 혈류가 증가하면 대사 과정에 필요한 산소, 포도당, 중성지방 등의 공급이 늘어나고, 동시에 대사 과정에서 생성된 이산화탄소와 같은 노폐물이 더 빠르게 제거된다. 이러한 운동 중 근육으로의 혈류 증가를 유도하는 요인들은 다음 섹션에서 자세히 살펴본다.

조직으로의 산소 전달

조직으로의 산소 전달은 두 가지 주요 요인에 의해 결정된다(글상자 6-7). 첫째는 일정한 양의 혈액에서 조직이 얼마나 많은 산소를 추출하느냐 하는 것이고, 둘째는 조직을 통과하는 혈액의 양이다. 안정 시에는 근육과 같은 특정 조직의 이 두 요인이 비교적 일정하게 유지된다. 그러나 운동이 시작되면 활성화된 근육은 혈액으로부터 더 많은 산소를 추출하게 되고, 그 근육으로 흐르는 혈류량 또한 크게 증가한다. 그 결과, 조직으로 전달되는 산소의 총량은 현저히 증가하게 된다. 조직으로 전달되는 산소의 양과 관련된 세부 요인들은 다음 절에서 자세히 살펴본다. 조직으로 전달되는 산소의 양과 관련된 세부 요인들은 다음 섹션에서 자세히 살펴본다.

동정맥 산소차

동정맥 산소차(arterial-venous oxygen difference, a-v O_2 diff)는 조직으로 들어가는 100 mL의 동맥혈에 포함된 산소량과 조직을 빠져나오는 100 mL의 정맥혈에 포함된 산소량의 차이를 의미한다(그림 6-14). 운동 중에는 대사적으로 활발한 근육이 혈액으로부터 더 많은 산소를 추출하게 되므로, 동정맥 산소차는 증가하게 된다.[48]

많은 경우, 동정맥 산소차는 좌심실에서 나오는 동맥혈과 우심방으로 들어오는 정맥혈 간의 산소 함량 차이로 표현되며, 이를 **혼합 동정맥 산소차**(*arterial-mixed venous oxygen difference*)라고 한다. 이 값은 활동 조직과 비활동 조직을 모

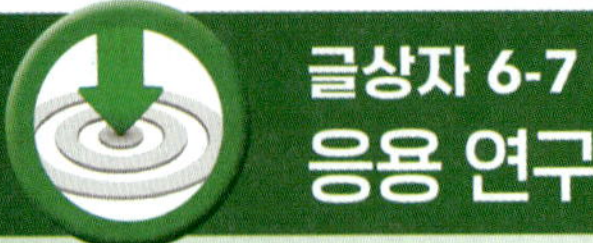

글상자 6-7

응용 연구

Fick 원리

Fick 원리와 Fick 방정식은 1870년대에 이 원리를 제시한 심혈관 생리학자 아돌프 Fick(A. Fick)의 이름을 따서 명명되었다. Fick 원리에 따르면, 특정 시간 동안 어떤 물질이 장기(organ)를 통과하면서 혈액에서 제거되는 양은 그 장기를 통과하는 혈류량에 해당 물질의 동맥 내 농도와 정맥 내 농도의 차이를 곱하여 계산한다. 이 원리는 산소 소비량을 계산하는 데 적용될 수 있으며, 이는 다음 식으로 표현된다.

$$\dot{V}o_2 = \dot{Q} \times a-v\ O_2\ diff$$

여기서 $\dot{V}O_2$는 산소 섭취량, $\dot{Q}$는 심박출량, a–v O_2 difference는 동정맥 산소차를 의미한다. 이 식은 안정 시, 준최대 운동, 그리고 최대 운동 시의 산소 소비량을 계산하는 데 모두 활용될 수 있다. 또한 Fick 원리는 산소뿐 아니라 포도당과 같은 대사 과정에서 사용되는 물질의 흡수나 제거량을 계산하는 데에도 적용한다. 즉, 어떤 물질의 농도가 동맥혈에서 정맥혈보다 높다면, 그 조직은 그 물질(예: 산소)을 혈액으로부터 제거하고 있음을 의미한다. 반대로 정맥혈에서의 농도가 더 높다면, 그 조직이 그 물질(예: 이산화탄소)을 혈액으로 방출하고 있음을 의미한다.

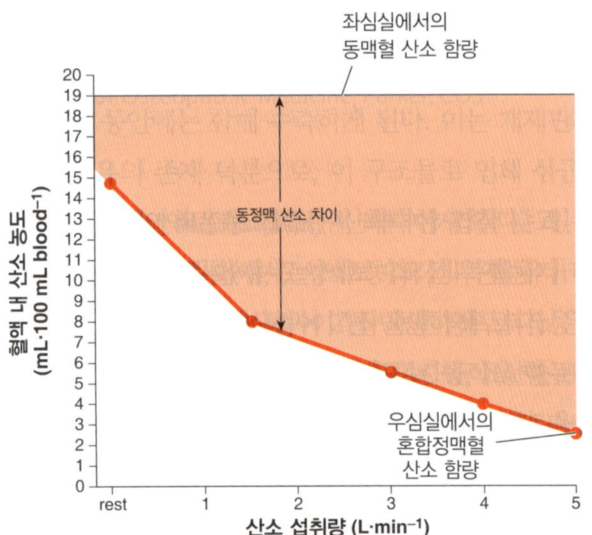

그림 6-14 산소 섭취량 증가에 따른 동정맥 산소차(a-v O_2 diff)의 변화. 산소 섭취량이 증가함에 따라 동정맥 산소차도 함께 증가한다. 동정맥 산소차란, 좌심실에서 나오는 동맥혈의 산소 농도와 우심방으로 들어오는 정맥혈의 산소 농도 간의 차이를 의미한다. 운동 강도가 높아질수록 활동 근육은 혈액으로부터 더 많은 산소를 추출하게 되므로, 정맥혈 내 산소 농도는 점점 낮아지고, 결과적으로 동정맥 산소차는 커지게 된다. 이 현상은 근육의 대사 활성이 증가함에 따라 조직에서의 산소 이용률이 높아진다는 것을 의미하며, 운동 중 산소 소비량 증가의 주요 원인이 된다.

두 포함한 신체 전체의 평균적인 동정맥 산소차를 나타낸다. 안정 시에는 동정맥 산소차가 약 100 mL 혈액당 5 mL O_2 정도이지만(그림 6-14), 운동 중에는 약 15 mL O_2 이상으로 증가한다. 즉, 운동 시에는 안정 시보다 약 세 배 더 많은 산소가 소비된다는 것을 의미한다. 동정맥 산소차는 혈액 속의 산소가 모두 추출되었다는 것을 의미하지는 않는다. 만약 대사적으로 매우 활발한 조직만을 대상으로 측정한다면, 동정맥 산소차는 약 100 mL 혈액당 19 mL O_2 수준까지 높아질 수 있다. 그러나 동정맥 산소차의 정의는 좌심실을 빠져나가는 동맥혈과 우심방으로 들어오는 정맥혈의 산소 함량 차이를 의미한다. 따라서 100 mL 혈액당 약 15 mL O_2의 차이는 활동 근육에서의 정맥혈과 비활동 조직에서의 정맥혈이 혼합되어 측정된 결과이다. 결국 동정맥 산소차는 조직으로의 산소 전달의 한 가지 측면만을 나타내며, 실제 산소 전달량은 혈류량에도 영향을 받는다.

산소 전달 = 혈류량 × 동정맥 산소차

산소 전달 또는 산소 소비량($\dot{V}o_2$)은 혈류량과 동정맥 산소차의 곱으로 계산된다. 이 계산식을 Fick 방정식(*Fick equation*)이라고 부른다. 전신의 산소 소비량을 Fick 방정식을 통해 계산할 때는, 혈류량을 심박출량($\dot{Q}$)으로 대체하여 다음과 같이 나타낸다:

$$\dot{V}o_2 = \dot{Q} \times a-v\ O_2\ diff$$

Fick 방정식은 전신의 산소 소비량이 심박출량 또는 동정맥 산소차, 혹은 그 둘의 결합에 의해 증가할 수 있음을 명확히 보여준다. 운동 중에는 혈류량과 동정맥 산소차 모두가 증가하여, 휴식 상태에서 최대 운동 강도까지 산소 소비량이 상승하게 된다. 활동 중인 조직으로의 혈류량(즉, 산소 공급량)을 증가시키는 방법은 두 가지이다. 심박출량 자체를 증가시키는 것, 혈류 재분배를 통해 대부분의 혈류를 활동 중인 근육으로 집중시키는 것이다. 이러한 혈류 재분배 메커니즘이 운동 중 산소 전달 효율을 극대화하며, 이 주제는 다음 섹션들에서 자세히 다루어진다.

> **속성 검토**
>
> - 조직으로의 산소 전달은 그 조직을 통과하는 총 혈류량과 동정맥 산소차에 의해 결정된다.
> - 활동 중에는 동정맥 산소차와 활동근으로의 혈류량이 모두 증가하여, 결과적으로 조직으로 전달되는 산소 공급량이 증가한다.

운동 중 혈류의 재분배

안정 시에는 전체 심박출량의 약 15~20%가 골격근으로 공급되지만, 최대 운동 시에는 그 비율이 80~85%까지 증가한다.[16] 운동 강도가 높아질수록 혈류는 일시적인 혈류 감소를 견딜 수 있는 기관들, 예를 들어 신장, 내장기관, 복강 내 장기 등에서 활동 중인 골격근으로 우선적으로 재분배된다(그림 6-15).[37] 이러한 심박출량의 증가와 혈류 재분배가 결합되면, 골격근으로의 총 혈류량이 크게 증가하게 되어 운동 중 산소 공급 능력 또한 현저히 향상된다.

운동 중 조직으로의 혈류 분포를 살펴보면 몇 가지 독특한 생리적 반응이 나타난다. 가벼운 운동이나 중등도 강도의 운동에서는 체온 상승을 완화하기 위해 피부로 가는 혈류가 증가한다.[24,54] 그러나 최대 운동 시에는 피부로의 혈류가 감소하며, 그 결과 전체 혈류 중 더 높은 비율이 활동 근육으로 분배된다.[43] 운동 중에는 골격근과 마찬가지로 심장도 안정 시보다 훨씬 더 많은 일을 수행하게 되므로, 그만큼 더 많은 산소를 필요로 한다. 따라서 최대 운동 시에는 심근으로의 혈류량이 안정 시보다 약 4~5배 증가한다. 그러나 이러한 심근 혈류 증가의 원인은 혈류 재분배 때문이 아니라, 심박출량 자체가 증가하기 때문이다. 심근은 안정 시와 운동 중 모두 전체 심박출량의 약 4% 정도를 지속적으로 공급받는다. 결국 심박출량이 증가함에 따라 이 4%가 차지하는 절대 혈류량이 커지게 되어, 심장의 높은 활동 수준을 유지할 수 있게 된다. 뇌, 즉 대뇌 영역은 혈류가 몇 초 이상 감소하면 실신에 이를 정도로 혈류 감소에 매우 민감하다. 반면 뇌로의 혈류가 과도

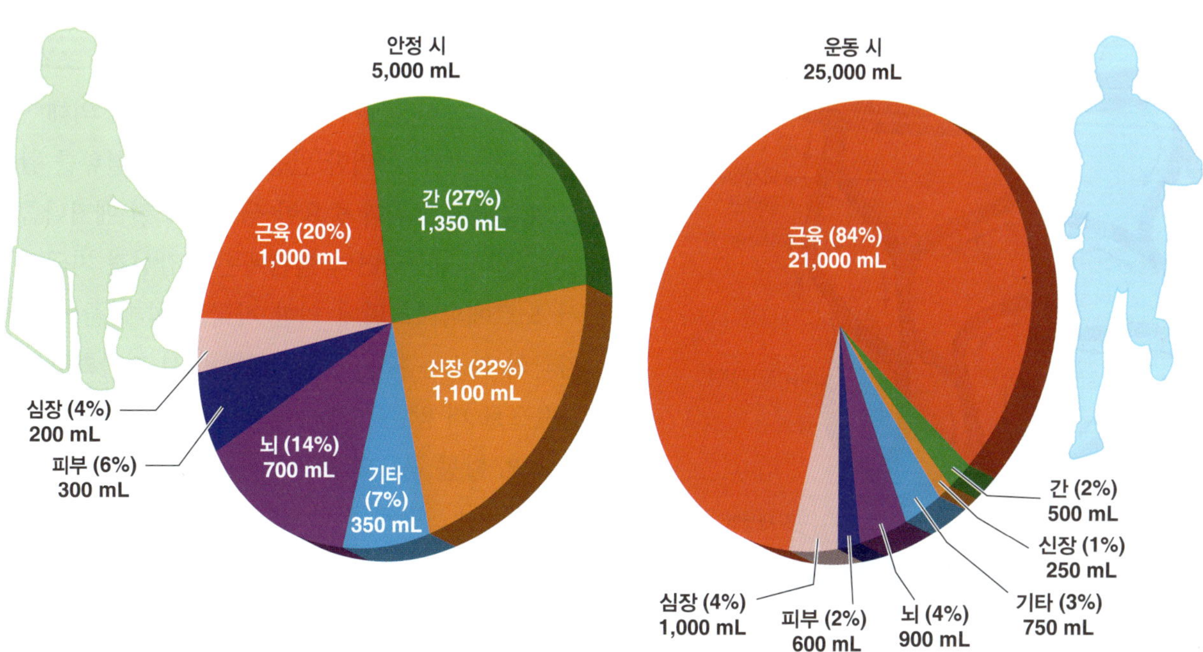

그림 6-15 안정 시 그리고 최대 운동 시의 심박출량의 절대량(mL) 그리고 상대량(%). 최대부하 운동 시 대부분의 심박출량은 골격근으로 이동하며, 신장 그리고 간 등과 같은 다른 조직들은 절대 그리고 상대적으로 심박출량이 감소된다.

하게 증가하면 두개내압이 상승하게 된다. 따라서 운동 중 뇌로의 혈류는 증가하긴 하지만, 그 정도는 약 200 mL 또는 약 25% 정도에 불과하다.[50]

운동 중 혈류의 재분배는 여러 요인에 의해 이루어지지만, 순환계가 병렬 회로 구조로 되어 있지 않다면 이러한 재분배는 불가능하다(그림 6-1). 병렬 회로 구조는 대동맥으로부터 나온 혈류가 다른 장기나 조직을 거치지 않고, 신체의 모든 기관과 조직에 직접 분배될 수 있도록 한다. 병렬 회로 구조는 서로 다른 조직이나 기관으로 가는 혈류량을 증가시키거나 감소시킬 수 있을 때에만 혈류 재분배가 가능하다. 특정 기관이나 조직으로의 혈류를 조절할 수 있는 능력은, 해당 부위의 혈관 반경을 **확장(vasodilation)** 또는 **수축(vasoconstriction)**시키는 과정을 통해 이루어진다. 혈관이 확장되면, 혈류 저항이 감소하여 해당 조직으로의 혈류량이 증가한다. 반대로 혈관이 수축되면, 혈류 저항이 증가하여 그 조직으로의 혈류량이 감소하고, 결과적으로 저항이 더 낮은 다른 조직으로 혈류가 유도된다. 한 조직의 모세혈관망으로 유입되는 혈류량은, 그 모세혈관망에 혈액을 공급하는 세동맥의 수축 및 확장 상태, 그리고 그 입구에 위치한 **모세혈관전 괄약근(precapillary sphincter)**의 수축 상태에 의해 결정된다(그림 6-16). 모세혈관전 괄약근은 모세혈관망 입구에 존재하는 작은 근육성 고리로서, 내부 직경을 확장하거나 축소함으로써 모세혈관으로의 혈류를 조절한다. 이러한 모세혈관전 괄약근은 국소적(내재적) 요인과 신경성(외재적) 요인 모두에 반응한다. 예를 들어, 혈압의 상승, 산소 농도의 변화, 이산화탄소 농도의 증가 등 혈액 내의 국소적 환경 변화에 반응하거나, 교감신경 등의 신경 조절에도 영향을 받는다. 이후 섹션에서는 이러한 혈관확장과 혈관수축의 외재적 조절과 내재적 조절 메커니즘에 대해 자세히 살펴볼 것이다.

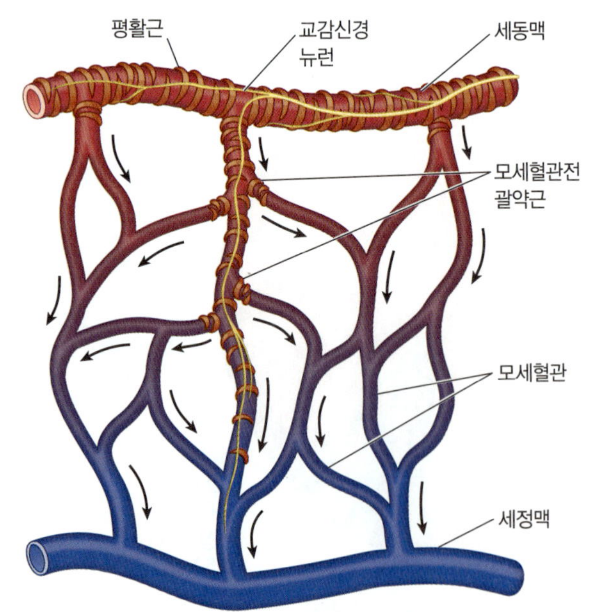

그림 6-16 모세혈관망으로의 혈류는, 모세혈관망에 혈액을 공급하는 세동맥의 혈관수축과 혈관확장, 그리고 모세혈관전 괄약근에 의해 결정된다. 세동맥은 교감신경 자극을 받는다.

혈관수축과 혈관확장의 외재적 조절

혈관수축과 혈관확장의 외재적 조절은 아드레날린성 교감신경 자극에 의해 이루어진다. 교감신경은 노르에피네프린과 에피네프린을 분비하며, 이 두 물질이 혈관의 긴장 상태를 조절한다. 노르에피네프린은 말초혈관을 지배하는 교감신경 말단에서 방출되는 주요 신경전달물질로, 주로 알파 수용체에 작용하여 혈관수축을 일으킨다. 반면 에피네프린은 베타-2 수용체를 포함한 다양한 수용체에 작용하여 혈관수축과 혈관확장 모두를 유발한다. 따라서 실제로 나타나는 혈관 반응의 정도는 이 두 자극의 균형에 의해 결정된다. 안정 시에는 골격근 내에서 비교적 높은 수준의 혈관수축이 유지된다. 그러나 운동이 시작되면, 비활동 조직 예를 들어 소화관, 간, 신장에서는 교감신경 자극에 의해 혈관수축이 더욱 증가한다. 이러한 반응은 운동 중 혈류를 활동 근육으로 재분배하기 위한 중요한 생리적 조절 메커니즘이다.[45] 또한 운동이 시작되면의 혈관에는 교감신경 자극이 감소하면서 노르에피네프린에 의한 자극도 함께 줄어든다. 이러한 자극의 감소는 활동 근육의 혈관에서 혈관확장을 유도하여, 근육으로 더 많은 혈액이 공급될 수 있도록 한다. 운동이 시작되면, 활동 근육의 혈관에서는 교감신경 자극이 감소하여 노르에피네프린에 의한 자극이 줄어든다. 이로 인해 해당 부위의 혈관이 확장되어, 근육으로의 혈류 공급이 증가한다.[46] 이러한 변화의 최종 결과는 활동 근육으로의 혈류가 증가하고, 비활동 조직으로의 혈류가 감소하는 형태의 혈류 재분배로 나타난다. 운동 강도가 최대 능력의 약 25%에서

50% 수준에 도달하면, 교감신경 자극은 활동 조직과 비활동 조직 모두에서 점차 증가하기 시작한다. 이후 운동 강도가 계속 높아짐에 따라 교감신경의 활성도는 점진적으로 강화되며, 결국 최대 운동 강도에 이르면 그 자극 수준 또한 최고에 도달하게 된다.

또한 부신수질에서 호르몬 형태로 분비되는 에피네프린과 노르에피네프린이 혈류 내로 방출되어 혈관수축과 혈관확장에 영향을 미칠 수도 있다. 그러나 이러한 내분비적 조절 효과는 일반적으로 상대적으로 높은 강도의 준최대 또는 최대 운동, 혹은 투쟁-도피 반응(fight-or-flight response)과 같은 극한 상황에서 주로 중요하게 작용한다. 혈관수축과 혈관확장의 외재적 조절은 활동 조직으로의 혈류를 증가시키기 위해 내재적 조절, 즉 국소적 기전에 의한 혈류 조절과 균형을 이루어야 한다. 이 두 조절 체계가 조화를 이룰 때, 신체는 운동 중 필요한 부위로 효과적으로 혈액을 재분배한다.

혈관수축과 혈관확장의 내재적 조절

운동 중 골격근 내에서 일어나는 변화는 모세혈관전 괄약근에 위치한 평활근 화학수용기를 자극하여 혈관확장을 증가시키고, 그 결과 수축 중인 골격근으로의 혈류가 증가한다. 이러한 혈관수축과 혈관확장의 내재적 조절을 **자가조절(autoregulation)**이라 부른다. 이 반사작용을 유발하는 정확한 기전은 완전히 규명되지는 않았으나, 운동 중 근육 조직 내에서 증가하는 이산화탄소, 수소이온, 젖산, 칼륨 등의 농도 변화가 주요한 자극 요인으로 알려져 있다.[35,46] 운동 중 활동 근육 내에서 일어나는 혈관확장의 정도는, 교감신경성 아드레날린 자극과 자가조절 간의 균형에 의해 최종적으로 결정된다.[8] 만약 자가조절에 의해 유도된 혈관확장이 교감신경성 아드레날린 자극에 의해 제한되지 않는다면, 활동 근육으로 과도한 혈류가 유입되어 동맥혈압이 감소한다. 이러한 현상은 뇌나 심장과 같은 주요 장기로의 혈류 감소를 초래할 수 있으며, 이는 잠재적으로 위험한 상태를 유발한다. 따라서 혈류의 외재적 조절과 내재적 조절 사이의 균형은 혈류의 재분배뿐 아니라, 혈압과 주요 장기로의 적절한 혈류 유지를 위해서도 매우 중요하다.

속성 검토

- 운동 중에는 혈류가 재분배되어, 활동 중인 골격근이 심박출량의 대부분을 차지하게 되며, 그 결과 해당 조직으로의 산소 공급이 증가한다.
- 신체 활동 동안에는 혈관수축, 혈관확장, 그리고 모세혈관전 괄약근의 작용을 통해 활동 근육으로의 혈류를 증가시키고, 비활동 조직으로의 혈류를 감소시킨다.
- 혈관수축과 혈관확장은 외재적 요인과 내재적 요인에 의해 조절된다.

정맥환류의 증가

안정 시와 운동 중 모두에서, 심장으로 되돌아오지 못한 혈액은 폐순환이나 말초순환으로 펌프질될 수 없다. 혈액이 한 조직의 모세혈관망을 통과한 뒤에는 평균 혈압이 약 10~20 mmHg 정도로 매우 낮기 때문에, 비록 이 압력차가 혈액을 심장 쪽으로 이동시키기에 충분하다고는 해도, 그 자체만으로는 매우 느린 속도로만 혈류를 유도한다. 따라서 안정 시와 운동 중 모두에서 적절한 일회박출량과 심박출량을 유지하고, 조직으로의 혈류를 확보하기 위해 여러 생리적 요인이 정맥환류를 보조한다. 이러한 요인에는 정맥수축, 근육펌프, 그리고 호흡펌프가 포함된다.

정맥수축

안정 시 정맥혈관에는 신체 전체 혈액량의 약 65%가 포함되어 있다. 따라서 정맥혈관은 상대적으로 낮은 압력에서 많은 양의 혈액을 저장하고 있는 저장소 혹은 **용량혈관(capacitance vessel)**으로 볼 수 있다. 정맥 내 혈액을 심장 쪽으로 이동시키는 한 가지 방법은 교감신경 자극에 의해 일어나는 **정맥수축(venoconstriction)**, 즉 정맥의 내경이 감소하는 현상이다. 이러한 정맥수축은 심장으로의 정맥환류를 증가시킨다. 그러나 골격근의 정맥은 교감신경 자극을 충분히 받지 못하기 때문에, 정맥수축만으로는 정맥환류를 크게 증가시키지 못한다. 따라서 골격근 이외의 조직에 위치한 정맥만이 정맥수축을 통해 정맥환류 증가에 어느 정도 기여한다. 반면, 골격근 내에서 정맥환류가 증가하는 주요 메커니즘은 근육펌프 작용에 의해 이루어진다. 이에 대한 내용은 다음 섹션에서 다룬다.

근육펌프

근육펌프는 리드미컬한 근육 수축을 통해 혈액의 정맥환류를 촉진하는 기전이다. 큰 정맥에는 단방향 판막이 존재하여, 혈액이 오직 심장 방향으로만 흐를 수 있도록 한다(그림 6-17). 근육이 수축하면, 그 안을 통과하는 정맥이 압박을 받게 된다. 이때 정맥 내의 단방향 판막이 혈액의 역류를 방지하기 때문에, 압박된 혈액은 심장 쪽으로 밀려나가게 된다. 근육이 이완될 때는 판막이 닫혀 혈액이 다시 말초로 되돌아가는 것을 막는다. 이러한 정맥 압박과 근육 이완의 과정이 달리기와 같은 리드미컬한 근육 활동 중 반복되면서, 마치 젖을 짜올리듯("milking" fashion) 혈액이 지속적으로 심장으로 이동하게 된다. 근육펌프는 신체 활동이 시작되는 순간부터 즉시 활성화되며, 활동이 지속되는 동안 내내 작용한다. 따라서 운동이 시작되자마자 근육으로부터의 정맥환류가 증가하고, 이는 운동을 지속하기 위해 필요한 심박출량의 증가를 돕는다.

호흡펌프

호흡펌프(respiratory pump)는 호흡 시 흉강 내 압력의 변화에 의해 심장으로의 정맥환류가 촉진되는 현상을 말한다. 흡기 동안에는 흉강 내 압력이 감소하고, 복강 내 압력은 증가한다. 이러한 압력 차이는 복부에서 흉부방향으로 혈액이 이동할 수 있는 압력 구배를 형성한다. 반대로 호기 시에는 흉강 내 압력이 증가하면서 흉강 내에 위치한 큰 정맥들이 압박되어 혈액이 심장 쪽으로 이동하게 된다. 동시에 복강 내 압력은 감소하여 복부 정맥에 혈액이 다시 채워질 수 있게 된다. 이 과정은 흡기와 호기 각각의 주기마다 반복되며, 안정 시에도 정맥환류를 돕는다. 또한 운동 중에는 호흡의 빈도와 깊이가 증가하기 때문에, 호흡펌프의 효과는 더욱 강화된다.

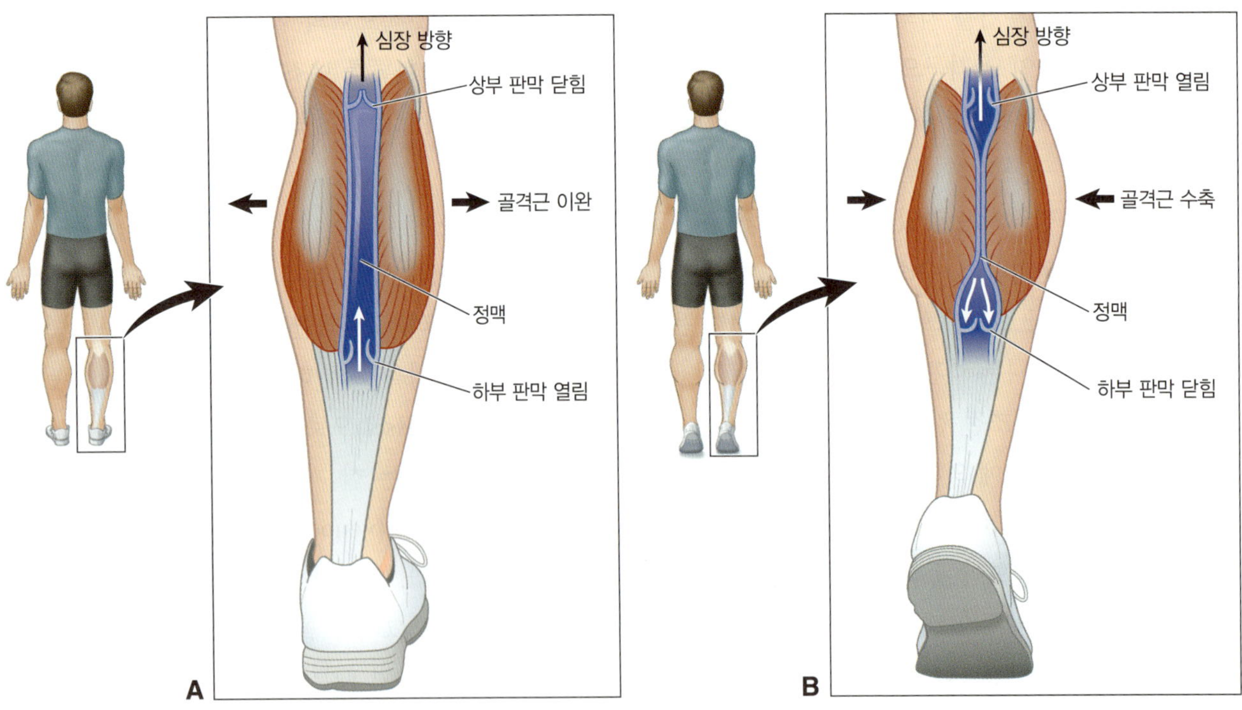

그림 6-17 근육펌프는 정맥 내 단방향 판막의 작용을 통해 정맥환류를 돕는다. (A) 근육이 이완될 때, 하부 판막은 열리고 상부 판막은 닫힌다. 이로 인해 혈액이 심장 쪽에서 근육 쪽으로 되돌아가는 것을 방지한다. **(B)** 근육이 수축될 때, 정맥이 압박되어 큰 정맥 내 혈액이 위쪽으로 밀리며, 하부 판막은 닫히고 상부 판막은 열린다. 이로써 혈액이 심장 방향으로 이동하게 된다.

속성 검토

- 교감신경 자극에 의해 발생하는 큰 정맥의 수축은 심장으로의 정맥환류를 증가시킬 수 있지만, 이러한 기전은 골격근에는 적용되지 않는다.
- 근육펌프는 근육이 수축할 때 근육의 팽창으로 인해 정맥이 압박되고, 큰 정맥 내 단방향 판막이 존재하기 때문에 정맥환류가 증가한다.
- 호흡펌프는 호기와 흡기 동안 흉강 내 압력이 각각 증가하고 감소함으로써 정맥환류를 촉진한다.

운동 중 산소 공급 증가를 위한 통합적 기전

운동 중 활동 근육조직으로의 산소 공급을 증가시키는 것은, 앞서 설명된 여러 요인들을 모두 포함한다. 여기에는 심박출량의 증가, 혈류 재분배, 그리고 동정맥 산소차의 증가가 포함된다. 장기간의 지구성 트레이닝에 대한 적응으로, 이러한 각 요인의 능력이 모두 향상된다. 운동 중에는, 훈련자이든 비훈련자이든 관계없이, 혈압에 영향을 미치는 여러 요인의 효과를 균형 있게 유지해야 한다. 이를 통해 모든 조직으로의 충분한 혈류를 보장하면서, 활동 근육으로의 혈류를 증가시킬 수 있다. 이러한 요인들에는, 전 동맥계에서 혈압을 증가시키는 심박출량의 증가, 활동 조직 내의 혈관확장으로 인한 혈류 증가와 그에 따른 동맥혈압 감소, 그리고 비활동 조직 내의 혈관수축으로 인한 혈류 감소와 동맥혈압 증가가 포함된다. 그 결과, 활동 근육으로의 혈류와 산소 공급이 증가하게 된다. 또한 운동 강도가 증가함에 따라 동정맥 산소차도 함께 커진다. 활동 조직으로의 혈류 증가와 동정맥 산소차의 증가는 결합되어, 안정 시에 비해 활동 중 산소의 이용 가능량과 소비량이 크게 증가하게 된다. 여기에서는 주로 심혈관계의 변화에 초점을 맞추었지만, 훈련된 근육이 이러한 심혈관계의 적응과 장기간 훈련을 통해 가능해진 산소 공급 증가를 최대한 활용하기 위해서는, 유산소 효소 농도의 증가나 모세혈관 밀도의 향상과 같은 다른 생리적 적응도 함께 일어나야 함을 잊지 말아야 한다.

운동 강도가 증가함에 따라 심박수와 일회박출량도 함께 증가하여, 결과적으로 심박출량이 증가한다(그림 6-18). 운동 강도의 증가로 인한 심박출량 상승과 활동 골격근으로의 혈류 재분배가 결합되어, 해당 부위의 혈류량과 산소 공급이 현저하게 증가한다. 훈련자와 비훈련자 모두에서 심박출량은 운동 강도 증가에 따라 동시에 증가한다. 그러나 장기간의 지구성 트레이닝에 대한 적응은 최대 심박수에는 거의 영향을 미치지 않으면서, 일회박출량을 증가시키는 형태로 나타난다. 따라서 지구성 훈련을 받은 사람의 경우, 최대 심박출량의 증가는 주로 일회박출량의 증가에 의해 이루어진다.

지구성 트레이닝을 진행한 사람에게서 증가된 최대 심박출량은 운동 중 근육조직으로 더 많은 혈류를 공급할 수 있게 하여, 결과적으로 더 높은 최대산소섭취량을 달성하게 한다. 지구성 트레이닝의 적응으로 나타나는 안정 시 심박수의 감소와 일회박출량의 증가는 준최대 운동 시에도 뚜렷하게 나타난다. 즉, 동일한 최대산소섭취량의 일정 비율에서 운동할 때, 훈련자는 비훈련자에 비해 낮은 심박수와 더 높은 일회박출량을 보인다. 심박수, 일회박출량, 그리고 심박출량($\dot{Q} = HR \times SV$) 간의 관계에 따라, 지구성 훈련자는 필요한 혈류량을 낮은 심박수로도 충분히 유지한다. 이러한 이유로, 향상된 유산소 체력의 대표적인 지표는 안정 시 심박수의 감소뿐만 아니라, 일정한 준최대 운동 강도(예: 1.6 km를 10분에 달리는 속도)에서의 심박수 감소이기도 하다.

지구성 트레이닝은 정상 혈압을 가진 사람에서도 안정 시와 준최대 운동 강도 중 모두에서 말초혈압을 감소시킬 수 있으나, 그 감소의 정도는 비교적 작다. 이러한 말초혈압의 감소는, 훈련된 개인이 비훈련된 개인에 비해 안정 시와 준최대 운동 중 더 높은 일회박출량을 보이는 중요한 요인 중 하나로 설명된다. 또한 혈압은 심실로부터 배출되는 혈류가 마주하는 저항을 의미한다는 점을 상기할 필요가 있다. 그러나 훈련된 개인은 더 많은 유산소 작업을 수행할 수 있기 때문에, 최대 운동 강도에서의 혈압, 특히 수축기혈압이 비훈련자에 비해 약간 더 높을 수 있다. 말초혈압의 감소 외에도, 지구성 트레이닝에 의해 준최대 운동 강도 중 일회박출량을 증가시키는 다른 적응으로는 좌심실 이완기말용적의 증가, 총 혈액량의 증가, 좌심실 근육량의 증가, 그리고 일관되게 보고되지는 않았으나 수축기 기능의 증가 등이 있다. 실제로 최대 혈압은

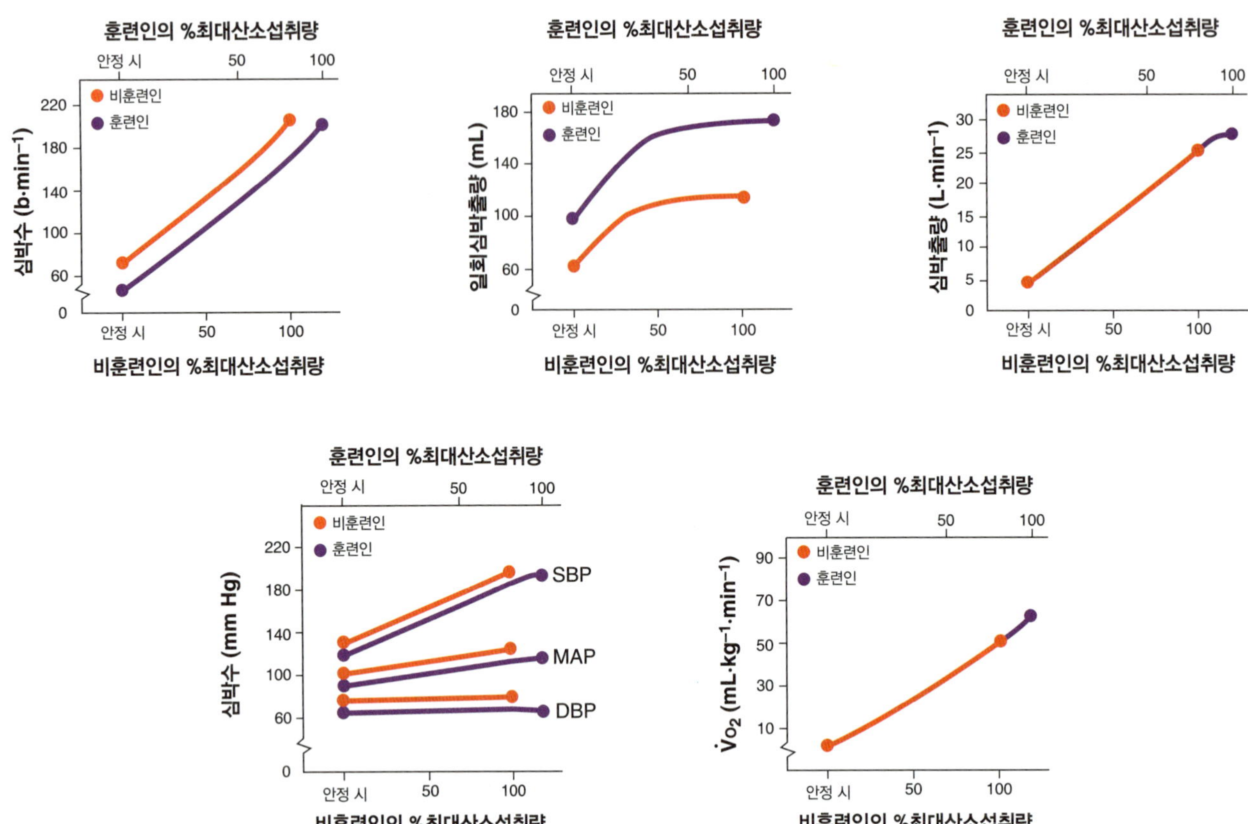

그림 6-18 훈련되지 않은 개인과 지구성 훈련된 개인의 주요 심혈관 반응 비교. 그래프는 안정 시와 활동 중에서의 주요 심혈관 변수(심박수, 일회박출량, 심박출량, 혈압, 산소 섭취량)의 변화를 나타낸다. 훈련된 개인의 선이 연장되어 나타나는 변수(심박출량과 최대 산소 섭취량)의 경우, 이는 훈련에 의해 안정 시나 준최대 운동 강도에서는 큰 변화가 없지만, 최대 값은 증가함을 의미한다.

속성 검토

- 활동 중에는 심박출량의 증가로 인한 혈압 상승, 활동 조직 내 혈관확장에 의한 혈압 감소, 그리고 비활동 조직 내 혈관수축에 의한 혈압 유지가 균형을 이루어야 하며, 이를 통해 혈압이 유지되고 혈류가 최적화된다.
- 운동 강도가 증가함에 따라 심박수와 일회박출량 모두 증가하여 심박출량이 커진다.
- 이완기말용적(end-diastolic volume, EDV)의 증가는 안정 시, 준최대, 그리고 최대 운동 강도에서 일회박출량을 증가시키는 데 도움을 준다.
- 유산소 트레이닝 후에는 최대 심박수가 거의 변하지 않기 때문에, 훈련으로 인한 최대 심박출량의 증가는 주로 좌심실 이완기말용적 증가로 인한 일회박출량의 증가에 의해 발생한다.
- 지구성 트레이닝은 안정 시와 준최대 운동 중 혈압을 감소시키며, 이는 일회박출량 증가에 기여하는 요인 중 하나이다.

유산소 트레이닝의 결과로 거의 변하지 않거나 오히려 약간 증가하는 경향을 보이므로, 훈련된 사람에게서 최대 운동 시 관찰되는 일회박출량의 증가는 주로 이러한 다른 지구성 훈련의 적응, 특히 이완기말용적의 증가에 의해 나타난다고 보인다. 따라서 지구성 훈련 선수들은 준최대 및 최대 운동 강도에서 일회박출량과 이에 따른 심박출량이 증가하지만, 이러한 향상의 원인이 되는 요인들은 다양하다고 볼 수 있다.

6장 요약

심혈관계는 말초순환과 폐순환의 두 가지 주요 순환계로 구분된다. 말초순환은 혈액을 신체의 모든 조직으로 전달한 뒤 다시 심장으로 되돌려보내며, 폐순환은 혈액을 폐로 보내 산소를 공급받고 이산화탄소를 제거한 후 다시 심장으로

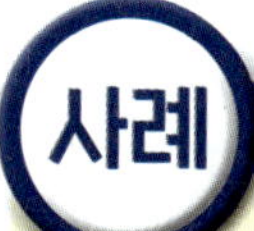

사례 연구

시나리오
당신은 퍼스널 트레이너이며, 고혈압을 앓고 있는 여성 고객이 유산소 운동훈련이 왜 심장의 부담을 덜어주는지 묻고 있다. 당신은 이 질문에 어떻게 설명하겠는가?

옵션
장기간의 유산소 트레이닝은 안정 시 혈압을 감소시킨다. 낮아진 안정 시 혈압은 좌심실이 혈액을 펌프질할 때 말초순환으로 혈액을 내보내기 위한 압력을 덜 필요로 하므로, 심장의 부담을 줄여준다. 준최대 운동, 예를 들어 10분에 1마일을 조깅하는 속도와 같은 운동 중 혈압도 장기간 훈련 후에는 더 낮게 유지된다. 따라서 준최대 강도에서의 심장 작업량 역시 감소한다. 최대 강도 운동에서는 혈압이 동일하게 유지되거나 훈련으로 인해 약간 상승할 수도 있으며, 이는 좌심실의 부담을 다소 증가시킬 수 있다. 그러나 대부분의 사람들(운동선수를 제외한 일반인)은 최대 강도의 유산소 운동을 오래 지속하지 않기 때문에, 이러한 좌심실의 부담 증가는 대부분의 사람들에게 큰 영향을 주지 않는다.

시나리오
당신은 육상 코치이며, 1학년 남자 장거리 주자가 시즌 훈련 시작 전에 신체검사에서 헤마토크릿 수치가 38%로 나타났다. 이 낮은 헤마토크릿 수치에 대해 걱정해야 할까?

옵션
낮은 헤마토크릿 수치는 빈혈을 나타낼 수 있다. 그러나 해당 선수와 이야기해본 결과, 그는 신체검사 몇 주 전에 훈련을 시작했다고 한다. 훈련 초기에 나타나는 혈장량의 급격한 증가와 적혈구량의 비교적 느린 증가 때문에, 일시적으로 정상보다 낮은 헤마토크릿 수치가 나타날 수 있다. 따라서 이러한 상황은 특별히 비정상적인 것이 아니며, 큰 우려를 할 필요는 없다. 다만, 피로의 징후가 나타나면 빈혈 가능성을 고려해 관찰해야 한다. 또한 몇 주 더 훈련을 지속한 후 헤마토크릿 수치를 다시 검사해보는 것이 좋다.

되돌린다. 이와 마찬가지로, 심장도 두 개의 펌프로 구성된다고 볼 수 있다. 즉, 우심방과 우심실은 혈액을 폐순환으로 보내고, 좌심방과 좌심실은 혈액을 말초순환으로 보내는 역할을 한다.

심장주기는 수축기와 이완기로 구성된다. 수축기에는 심근이 수축하여 혈압이 가장 높아지며, 이완기에는 심근이 이완되어 혈압이 가장 낮아진다. 혈류는 폐순환과 말초순환 모두에서 혈압의 차이에 의해 발생한다. 혈류가 효율적으로 유지되기 위해서는 심장주기가 일정한 순서로 진행되어야 하며, 이는 심장 내 특정 부위에 위치한 특수 신경조직에 의해 조절된다. 이 신경조직에는 동방결절, 방실결절, 방실다발, 우·좌각, 그리고 푸르키니에 섬유가 포함된다. 심장주기는 또한 교감신경과 부교감신경의 자극이라는 외재적 요인에 의해서도 조절된다. 심장주기의 각 단계 동안 발생하는 전기적 활동 또는 이온의 이동은 전기심전도에서 관찰되는 여러 파형으로 나타나며, 이는 심방과 심실의 수축과 이완을 반영한다.

혈액은 두 가지 주요 성분으로 구성된다. 혈장과 유형성분이다. 유형성분의 대부분은 적혈구로, 산소의 운반을 담당한다.

활동 조직으로의 혈류가 증가하면, 해당 조직으로의 산소 공급도 함께 증가한다. 조직으로의 혈류는 여러 요인에 의해 변화할 수 있으며, 여기에는 심박출량의 변화, 그리고 활동 조직의 혈관확장과 비활동 조직의 혈관수축에 따른 혈류 재분배가 포함된다.

안정 시뿐만 아니라 특히 신체 활동 중에는, 정맥환류가 호흡펌프와 근육펌프에 의해 촉진된다. 훈련 후에는 심박출량의 증가와 혈류 재분배의 효율성 향상뿐만 아니라, 심혈관계의 적응에 의해서도 운동 근육으로의 혈류가 증가한다. 이러한 적응들이 종합적으로 작용하여 운동 근육으로의 혈류와 산소 공급을 증가시키며, 그 결과 훈련된 개인은 준최대와 최대운동 모두에서 더 우수한 수행 능력을 보이게 된다.

통합된 심혈관계의 구조를 철저히 이해하는 것은 운동과학자를 준비하는 사람들에게 필수적이다(글상자 6-8).

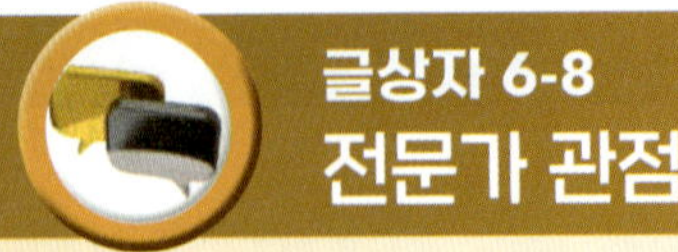

글상자 6-8
전문가 관점

심혈관계: 운동생리학을 공부하는 학생으로서 무엇을 알아야 하는가?

Bernard A. Clark, III, MD
심장재활 및 운동검사실장
세인트 프랜시스 병원, 코네티컷주 하트퍼드
임상 의학 교수
코네티컷 대학교 의과대학

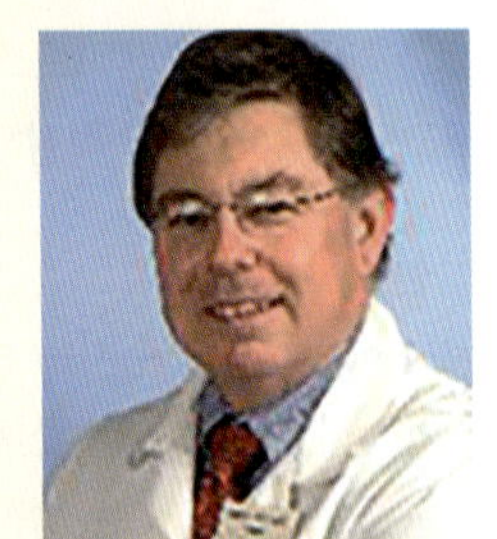

운동과학을 심혈관 전문의의 관점에서 바라보며 이야기를 시작하고자 한다. 나는 지난 35년 동안 코네티컷 대학교의 펠로우십 프로그램에서 심장 전문의 수련생을 교육하는 데 전념해 왔다. 비침습적 심장 전문의의 입장에서 볼 때, 미래의 심장 전문의들이 운동생리학에 대한 실질적인 이해를 갖추는 것은 필수적이다. 왜냐하면 점증부하 운동검사는 임상 현장에서 심장 전문의들이 매우 자주 수행하는 표준 절차이기 때문이다. 각 운동검사는 "인체 수행능력"을 평가할 뿐 아니라, 검사를 올바르게 해석할 수 있는 지식과 관찰력이 있다면 피검자에 대한 중요한 정보를 제공한다. 최근에는 심폐운동검사가 심부전 환자 수의 증가에 따라 예후를 평가하고 질환 관리를 위한 지침을 제공하는 데 있어 거의 필수적인 검사로 자리 잡았다. 이러한 검사 방법의 가치를 제대로 이해하기 위해서는 그 기초가 되는 생리학적 원리를 반드시 이해해야 한다. 나는 1967년 Journal of Applied Physiology에 Karlman Wasserman 박사가 처음 발표한 단순하지만 정교한 그림을 자주 인용한다. 이 그림은 폐, 심혈관계, 혈액학적 체계, 그리고 운동 중인 근육 간의 긴밀한 관계를 잘 보여준다. 우리의 수련의들이 이러한 체계의 상호작용, 즉 운동 수행 시 심혈관계의 기능적 한계("our gear" as the limiting factor)가 대부분의 사람들에게 결정적인 요인임을 이해하는 것이 매우 중요하다.

또한 운동생리학을 공부하는 학생에게는 심혈관계의 구조와 기능을 이해하는 것이 매우 중요하다. 운동 중 근육이 정상적으로 기능하기 위해서는 산소와 기타 대사 기질의 충분한 공급, 그리고 노폐물의 효과적인 제거가 필수적이다. 심장은 직렬(두 개의 펌프)로, 그리고 장기 내에서는 병렬 구조로 작동하며, 이를 통해 폐순환과 전신순환 모두로 혈액을 추진하는 역할을 담당한다. 심근의 장애에는 수축 기능 약화와 이완 기능 이상이 포함되며, 이 두 가지는 모두 박출량을 감소시켜 한 번의 심박에서 방출되는 혈액량을 줄일 수 있다. 심장판막의 장애는 고정성 또는 역동성으로 나타날 수 있으며, 대동맥 협착과 같은 경우에는 정상적인 일회박출량의 배출을 방해하고, 승모판 폐쇄부전과 같은 경우에는 역류로 인해 펌프 효율을 떨어뜨린다. 심근은 자체의 관상순환을 통해 충분한 혈류를 공급받아야만 대사적 요구를 충족시킬 수 있다. 심근은 혈액으로부터 산소를 매우 효율적으로 추출하지만, 죽상경화증으로 인해 관상동맥 내경이 좁아지면 혈류량이 제한되어, 산소 요구량이 증가할 때 심근허혈이 발생한다. 이러한 허혈은 심실의 국소적 혹은 전체적인 수축능력을 감소시키며, 협심증등의 증상을 유발하여 운동 수행 능력을 제한하게 된다. 심장의 펌프 기능은 또한 심장의 전기전도계에 의해 조절된다. 심방과 심실 수축 사이의 정상적인 지연("A-V delay")은 심실 수축이 순차적으로 일어나도록 하며, 이완기 말기에 심근을 전부하 상태로 만들어 프랭크-스타링 기전을 통해 수축력을 향상시킨다. 방실전도의 장애나 심방세동과 같은 비정상적인 심장 리듬은 이러한 순차적 수축을 방해하여 심실의 일회박출량을 감소시킬 수 있다. 또한 심방세동이나 심방조동과 같은 비정상적인 심방 리듬은 순환계의 요구와 심박수 간의 정상적인 연계를 깨뜨려 순환 효율을 저하시킨다. 혈관계의 질환은 말초로의 혈류 공급을 저해한다. 대동맥-장골 동맥 죽상경화증은 혈류 제한성 동맥 협착과 운동 중 골격근 허혈을 유발하여 파행과 운동능력 저하를 초래한다. 폐혈관 질환인 폐고혈압이나 만성 혈전색전성 질환 등은 우심실의 기능에 영향을 주어 신체 활동 시 호흡곤란을 유발한다. 또한 선천적 심혈관 이상—예를 들어 관상동맥 기형, 중격결손, 혹은 그보다 복잡한 기형—은 혈액과 산소를 충분히 순환시키는 능력을 제한한다.

요약하자면, 운동생리학자와 심혈관 전문의 모두 서로의 분야에 대해 배워야 할 점이 많다. 심장 전문의가 기본적인 운동생리학을 숙지해야 하는 것처럼, 운동과학자 또한 심혈관계의 기능과 기능장애에 대한 이해를 갖추어야 한다.

호흡계
Respiratory System

CHAPTER 7

이 장을 읽은 후에는 다음을 할 수 있어야 한다.

1. 호흡계를 구성하는 주요 구조와 그 기능을 설명한다.
2. 환기의 기계적 원리를 설명한다.
3. 폐와 조직에서 일어나는 가스 확산 과정을 논의한다.
4. 인체 내에서 가스가 운반되는 메커니즘을 설명한다.
5. 산소-헤모글로빈 해리곡선을 설명하고, 이 곡선의 이동(shift)에 영향을 미치는 요인을 이해한다.
6. 안정 시와 운동 중 환기 조절의 기전을 설명한다.
7. 환기를 조절하는 수용기의 종류를 식별하고, 각각의 기능을 설명한다.
8. 환기 과정의 대사적 요구를 논의한다.
9. 운동유발성 기관지연축의 증상을 파악하고, 이 질환이 천식(asthma)과 어떻게 다른지 설명한다.
10. 다양한 형태의 호흡근 훈련의 차이점을 이해한다.
11. 트레이닝에 따른 환기의 적응 변화를 설명한다.

호흡계와 순환계는 모두 인체 조직에 산소를 공급하고, 유산소 대사의 부산물인 이산화탄소를 조직과 몸 밖으로 제거하기 위해 필요한 시스템이다. 우리가 호흡하는 이유는 대기로부터 산소를 얻고, 체내의 이산화탄소를 제거하기 위함이다. 호흡계와 순환계는 이러한 두 가지 기능을 함께 수행하며, 이 과정에는 여러 단계의 생리적 과정이 포함된다.

- **폐환기(pulmonary ventilation)**는 공기가 폐로 들어가고 나오는 과정으로, 일반적으로 호흡이라고 한다.
- **폐확산(pulmonary diffusion)**은 폐 속의 공기에서 산소가 혈액으로 이동하고, 혈액 내의 이산화탄소가 폐의 공기로 배출되는 과정이다.
- 혈액 내 산소와 이산화탄소의 운반
- **모세혈관 가스 교환(capillary gas exchange)**은 혈액과 신체 조직 사이에서 산소와 이산화탄소가 교환되는 과정이다.

호흡은 두 가지 주요 형태로 구분될 수 있다. 폐환기와 폐확산은 폐에서 일어나는 과정이므로, 이 두 과정을 통틀어 **폐호**

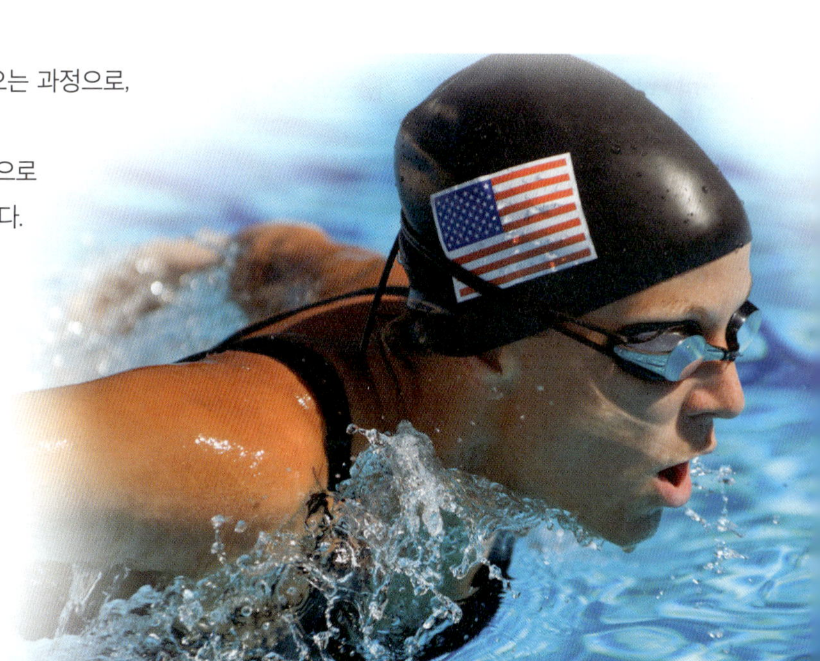

흡(pulmonary respiration)이라고 한다. 반면, **세포호흡(cellular respiration)**은 인체 모든 세포에서 산소를 이용하여 유산소 대사를 수행하고, 그 결과로 이산화탄소를 생성하는 과정을 의미한다. 이 장에서는 '호흡'이라는 용어를 폐호흡의 의미로 사용한다. 세포호흡 또는 대사에 대한 내용은 이미 3장에서 다루었다. 폐호흡, 혈액 내의 산소와 이산화탄소의 운반 그리고 모세혈관 가스 교환을 이해하는 것은 인체의 안정 시뿐만 아니라 운동 중 생리적 기능을 이해하는 데 필수적이다. 이 장에서는 안정 시와 운동 중의 호흡계의 구조와 기능을 중심으로 다루게 된다.

호흡계의 구조와 기능

폐의 주요 기능은 공기와 혈액 사이의 가스 교환이다. 따라서 공기가 폐로 들어가고 나가는 통로가 필요하며, 또한 모세혈관 수준에서 가스 교환이 일어날 수 있는 구조가 필요하다. 공기는 코에서 시작하여, 먼저 콧구멍을 통과해 비강으로 들어간다(그림 7-1). 그다음, 공기는 인두, 후두, 기관을 지나며, 기관은 좌우 두 개의 기관지로 분지된다. 각 기관지는 여러 차례 분지되어 세기관지를 형성하고, 마지막에는 종말세기관지로 이어진다. 이 지점까지는 아직 가스 교환이 일어나지 않는다. 종말세기관지는 공기를 호흡세기관지로 전달하며, 여기에서 다시 공기가 **폐포(alveoli)**로 이동한다. 폐포는 모세혈관으로 둘러싸인 주머니 모양의 구조, 이곳에서 가스 교환이 실제로 이루어진다. 또한 일부 가스 교환은 호흡세기관지 수준에서도 일어난다. 따라서 호흡계의 일부 구조들은 공기가 이동하는 통로로서의 역할을 하며, 다른 구조들은 실제로 가스 교환이 일어나는 장소로 기능한다.

공기의 가습, 가온 그리고 여과

호흡세기관지 이전의 구조들은 공기가 통과하는 통로 역할을 할 뿐만 아니라, 공기를 가습하고, 가온하며, 여과하는 기능도 수행한다. 이 세 가지 과정은 모세혈관 가스 교환이 이루어지는 호흡세기관지와 폐포의 섬세한 막을 보호하는 데 필수적이다. 공기를 가습하는 것은, 점막이 건조해지거나 탈수로 손상되는 것을 방지한다. 특히 습도가 낮거나 건조한 환경에서는 공기 중 수증기 함량을 증가시키는 것이 매우 중요하다. 공기가 폐로 이동하는 동안 적절히 습윤화되는 것은 추운 기후, 특히 겨울철과 같이 공기가 매우 건조한 환경에서 더욱 중요하다. 공기의 가온은 폐의 온도뿐만 아니라 모세혈관 가스 교환이 이루어지는 폐포 등의 구조 온도를 유지하는 데 도움을 준다. 특히 추운 환경에서는 이러한 공기의 가온 과정이 더욱 중요하게 작용한다.[41]

공기의 여과는 비강에서 세기관지에 이르는 세포들이 분비하는 점액에 의해 이루어진다. 이 점액의 일부는 콧구멍을 통해 배출되며, 일부는 삼켜지거나또는 가래 형태로 배출된다. 점액이 체외로 배출될 수 있도록 이동하는 과정은, 파도처럼 움직이는 섬모라고 불리는 작은 손가락 모양의 돌기들에 의해 돕는다. 기관지와 세기관지 내부의 섬모 운동은 점액을 구강 쪽으로 이동시켜 배출할 수 있게 한다. 대부분의 공기에는 미세한 입자가 존재하지만, 공기 오염이 심한 환경에서는 이러한 여과 기능이 특히 중요하다. 점액층을 통과하여 폐포까지 도달한 작은 공기 중 입자들은 대식세포에 의해 포식되어 제거된다. 이처럼 공기의 가습, 가온, 그리고 여과과정은 폐포를 손상으로부터 보호하고, 폐의 정상적인 기능을 유지하기 위해 반드시 필요한 과정이다.

속성 검토

- 폐호흡계의 주요 기능은 폐 속의 공기와 혈액 사이에서 이산화탄소(CO_2)와 산소(O_2)를 교환하는 것이다.
- 폐포는 모세혈관으로 둘러싸인 주머니 모양의 구조로, 이곳에서 실제 가스 교환이 이루어진다.
- 비강과 호흡세기관지 이전의 구조들은 공기가 통과하는 통로 역할을 할 뿐만 아니라, 공기를 가습하고, 가온하며, 여과하여 폐포를 손상으로부터 보호한다.
- 폐확산은 수많은 폐포의 거대한 표면과 폐포를 감싸고 있는 모세혈관의 밀집 구조 덕분에 더욱 효율적으로 이루어진다.

폐포

산소와 이산화탄소의 교환은 폐포 내에서 이루어진다. 대부분의 폐포는 호흡세기관지 이후에 위치하지만, 호흡세기관

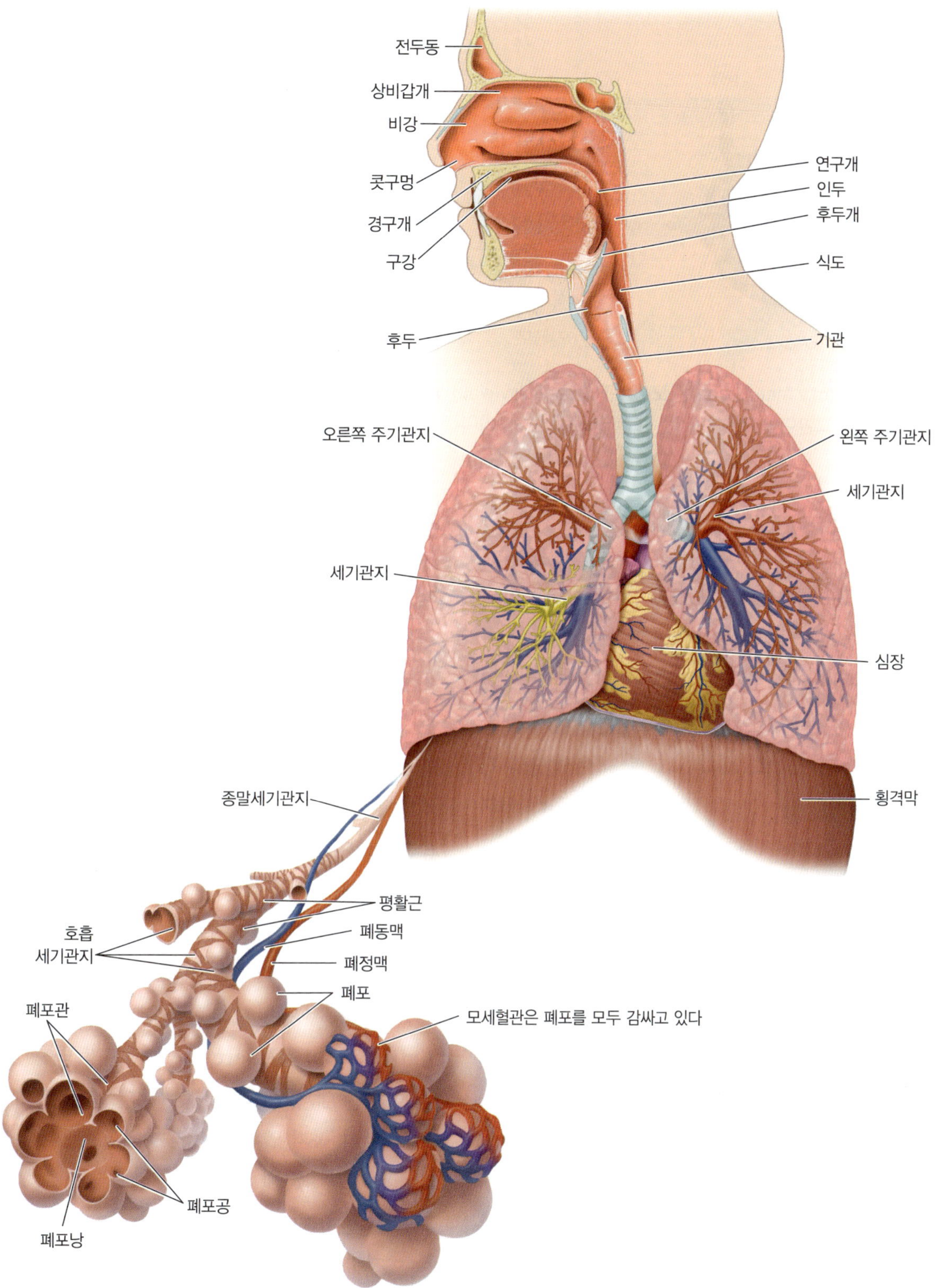

그림 7-1 호흡계의 주요 해부학적 구조는 콧구멍에서 시작하여 폐포에서 끝난다. 콧구멍에서 종말세기관지에 이르기까지는 가스 교환이 일어나지 않는다. 일부 가스 교환은 호흡세기관지수준에서 일어나기도 하지만, 가스 교환의 대부분은 폐포에서 이루어진다. (Asset provided by Anatomical Chart Co)

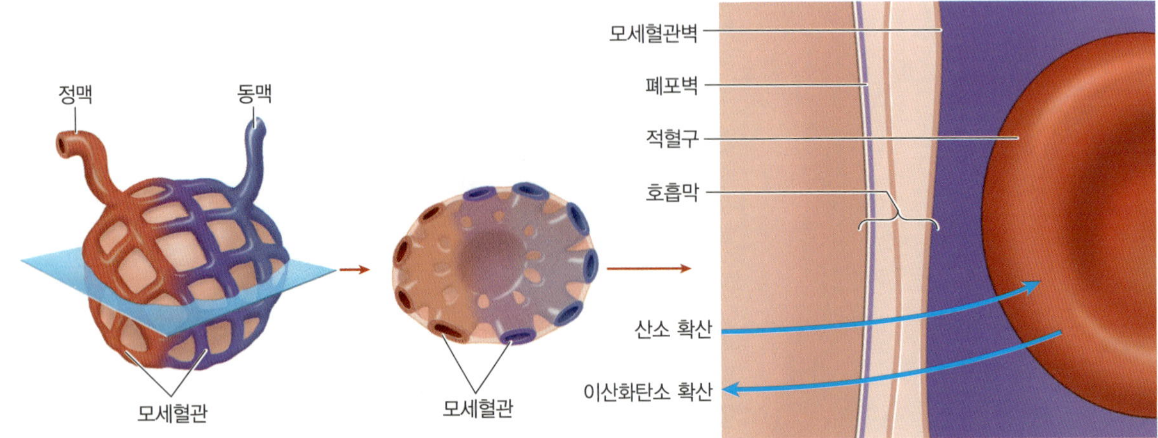

그림 7-2 호흡막(respiratory membrane)은 모세혈관벽(capillary wall)과 폐포벽(alveolar wall)으로 구성되어 있다. 각 폐포가 모세혈관으로 둘러싸여 있기 때문에, 가스 교환이 일어날 수 있는 표면적(surface area)이 크게 증가한다.

지 일부에도 소수의 폐포 군집이 존재하여 폐포로 이어지기 전에 일정 부분의 가스 교환이 일어나기도 한다. 사람의 폐에는 약 4억 8천만 개의 폐포가 존재하며, 개인에 따라 2억 7천4백만 개에서 7억9천만 개 범위 내에서 차이를 보인다.[33] 폐포의 수는 폐의 전체 용적과 밀접하게 관련되어 있으며, 폐가 클수록 더 많은 폐포를 가지고 있다. 이처럼 방대한 수의 폐포는 약 70 m^2, 즉 테니스 코트 크기 정도의 거대한 표면적을 형성하며, 이곳에서 폐확산이 이루어진다. 이렇게 넓은 표면적 덕분에, 사람은 한쪽 폐를 절제하더라도 비교적 정상적인 삶을 유지한다. 또한 폐확산을 더욱 효율적으로 만드는 요인 중 하나는 **호흡막(respiratory membrane)**을 구성하는 두 개의 세포막이다. 이 막은 폐포세포의 막과 모세혈관벽을 이루는 세포막으로 구성되어 있다. 가스 교환은 반드시 이 호흡막을 통과해야 하며, 이를 통해 혈액과 폐포 내 공기 사이에서 산소와 이산화탄소가 이동한다(그림 7-2). 각 폐포는 모세혈관으로 촘촘히 둘러싸여 있어, 폐확산이 일어날 수 있는 유효 표면적을 극대화한다. 결국, 이러한 방대한 수의 폐포와 그 정교한 구조적 설계 덕분에 인체는 안정 시와 운동 중 모두에서 정상적인 호흡 생리 기능과 효율적인 폐확산을 유지한다.

환기의 역할

폐로 공기를 들이마시거나 내쉬기 위해서는 폐의 부피가 변화해야 한다. 이를 위한 한 가지 방법은, 폐조직이 근육조직처럼 수축할 수 있는 능력을 가지는 것이다. 그러나 폐조직은 스스로 수축할 수 없기 때문에, 폐의 부피를 변화시키는 다른 메커니즘이 존재해야 한다. 각 폐는 이중층으로 된 흉막낭에 둘러싸여 있다. 이 흉막낭을 구성하는 두 막을 **흉막(pleura)**이라고 한다. 내장흉막은 폐의 바깥 표면을 덮고 있고, 벽측흉막은 흉곽의 안쪽 벽과 횡격막의 내면을 따라 존재한다. 이 두 막 사이에는 얇은 액체막이 존재하며, 이 액체는 호흡 중 폐의 부피가 증가하고 감소할 때 폐와 흉벽 및 횡격막 사이에서 윤활제 역할을 한다. 이 액체는 또한 **흉막내압(intrapleural pressure)**, 즉 내장흉막 벽측흉막 사이의 공간 내 압력을 대기압보다 낮게 만든다. 흉막강 내부의 압력이 폐포 내부의 공기 압력보다 낮기 때문에, 폐는 흉강의 내벽과 횡격막에 밀착하게 된다.

또한 갈비뼈나 횡격막이 움직여 흉강의 부피가 변하면, 폐는 여전히 흉강의 내벽과 횡격막에 밀착된 상태를 유지하므로, 그에 따라 폐의 부피도 함께 변하게 된다. 따라서 공기가 폐로 들어오고 나가기 위해서는, 폐조직 외부에 있는 근육이 흉강의 부피 변화를 만들어내야 한다. 이러한 근육들과, 공기의 출입에 관련된 다른 요인들은 다음 섹션에서 자세히 다룬다.

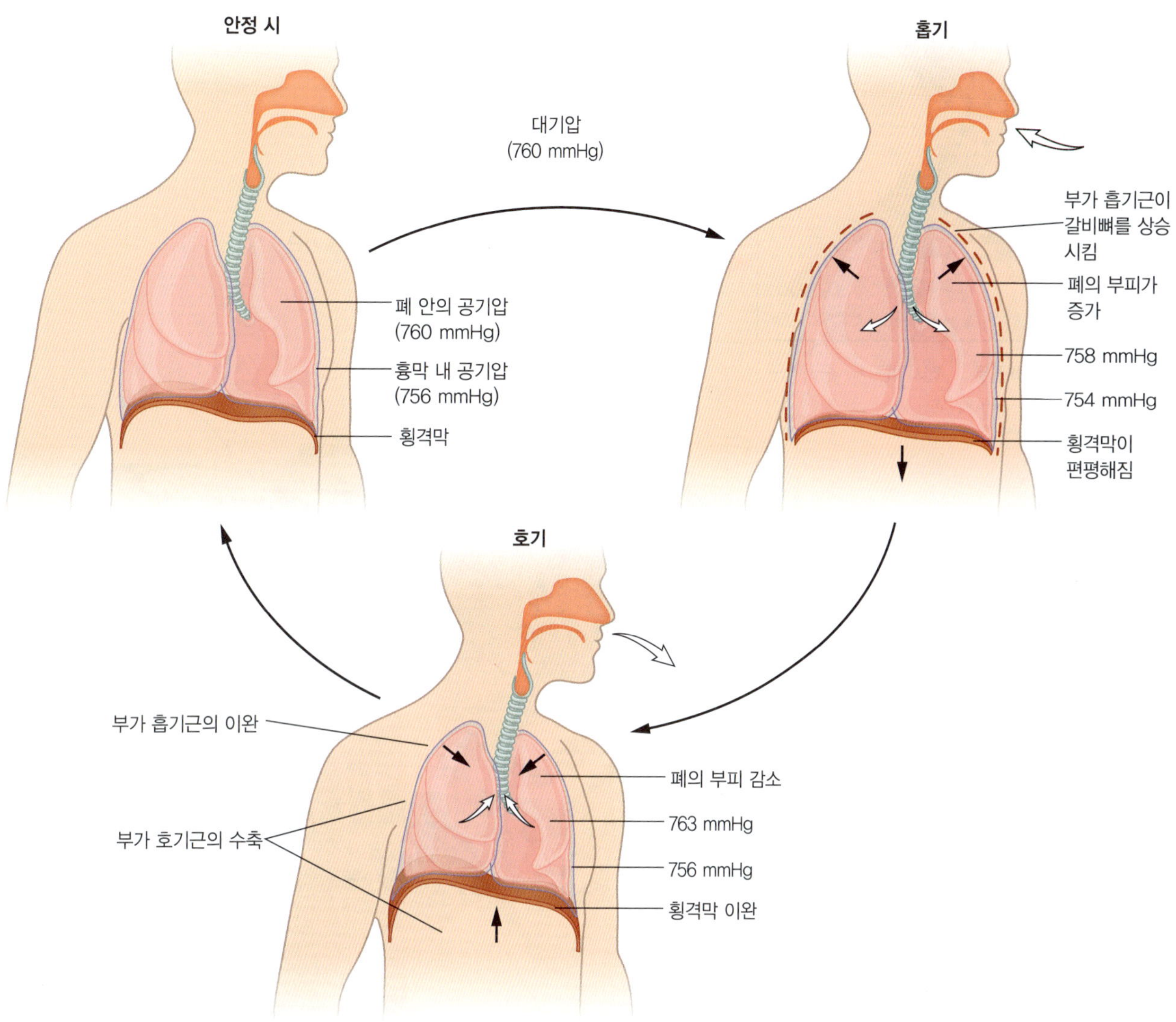

그림 7-3 호흡은 폐 안의 압력의 변화에 의하여 발생한다. 흡기 시에는 폐 안의 압력이 대기압보다 낮아지고, 호기 시에는 폐 안의 압력이 대기압보다 커지게 된다.

환기 중의 압력 변화

공기는 폐 내부의 압력 변화에 의해 폐로 들어오거나 밖으로 나간다. 만약 폐 내부의 공기압, 즉 **폐내압(intrapulmonic pressure)**이 대기압보다 높으면, 공기는 폐에서 밖으로 이동(호기)한다. 반대로 폐내압이 대기압보다 낮으면, 공기는 폐 안으로 이동(흡기)한다. 숨을 들이쉬지도 내쉬지도 않는 호흡 간 상태에서는, 폐내압과 대기압이 동일하므로 공기의 이동은 일어나지 않는다(그림 7-3). 흡기 동안, 흉강의 부피가 증가하면 그 내부의 공기압은 감소하게 된다. 폐의 부피가 증가하면, 폐내압이 감소하여 공기가 폐 속으로 빠르게 유입된다. 호기 동안에는 흉강의 부피가 감소하면서 폐의 부피 또한 감소하게 된다. 이 폐 부피의 감소는 폐내압의 증가를 초래하며, 그 결과 공기가 폐 밖으로 빠져나가게 된다. 따라서 흡기와 호기 동안에는 흉강의 부피 변화에 의해 대기압과 폐내압 사이의 압력 차이가 형성되고, 이 압력 차이에 의해 공기가 폐로 들어오고 나가게 된다. 다음 섹션에서는 이러한 흉강 부피 변화를 일으키는 근육들에

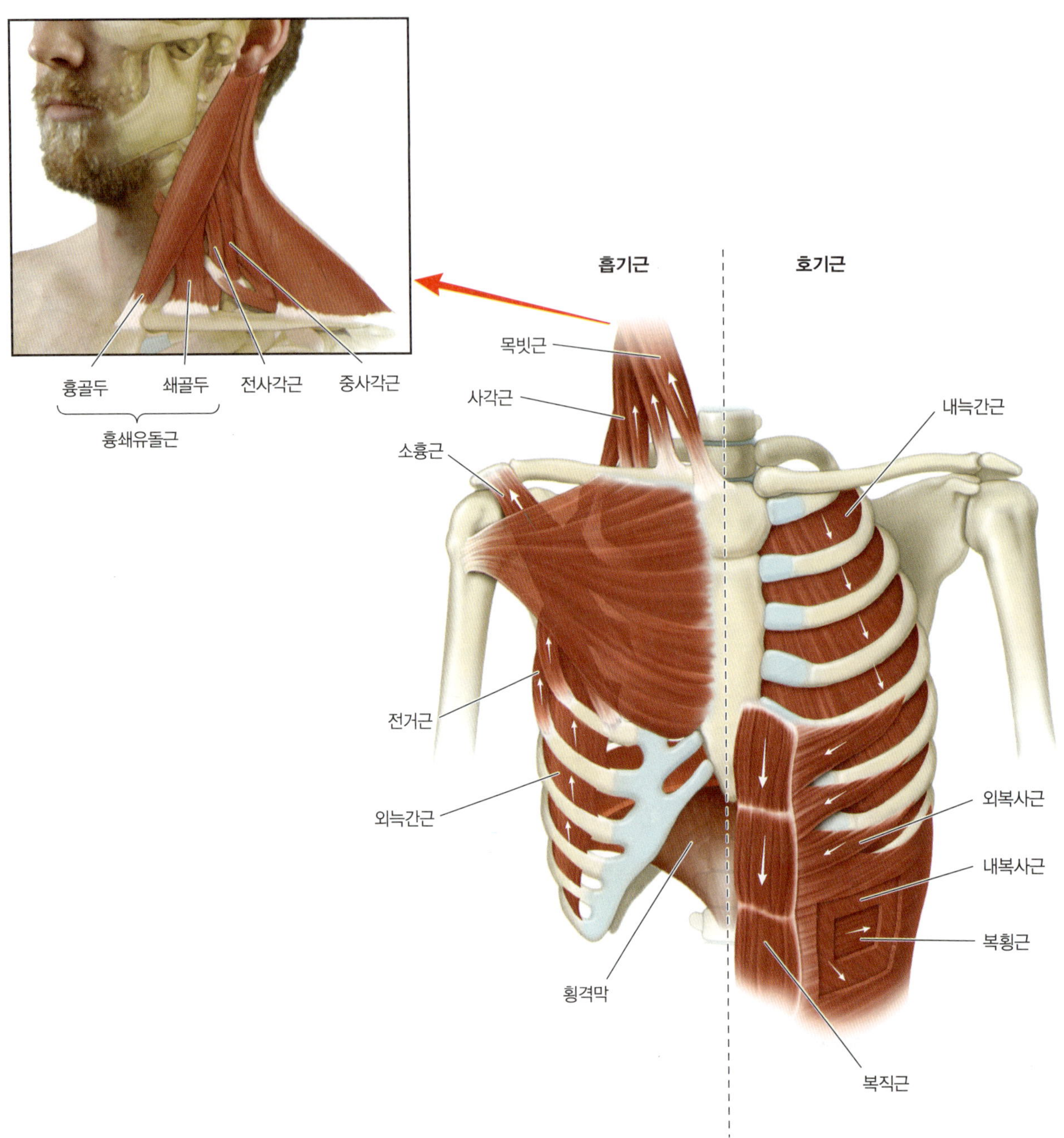

그림 7-4 흡기와 호기를 일으키는 다양한 근육들. 횡격막은 흡기 시 작용하는 주요 근육이다. 그러나 보조근 또한 수축하여 흡기와 호기 동안 이동되는 공기의 양을 증가시킬 수 있다. (Reprinted with permission from Premkumar K. *The Massage Connection: Anatomy and Physiology*. 2nd ed. Baltimore, MD: Lippincott Williams and Wilkins, 2004. Inset adapted from an asset provided by Anatomical Chart Co.)

대해 알아볼 예정이다.

흡기

흉강의 부피를 증가시킬 수 있는 근육은 흡기근이다. 이 중 가장 중요한 흡기근은 **횡격막(diaphragm)**이다. 횡격막이 수축하면 평평하게 변하며(그림 7-3), 그 결과 흉강의 부피가 증가하고, 폐내압의 변화를 일으켜 흡기가 발생한다. 또한 횡격막의 수축은 복부 장기를 앞쪽과 아래쪽으로 이동시킨다. 안정 시에는 흡기의 대부분이 횡격막에 의해 수행된다. 그러나 운동 중에는 더 큰 공기량을 환기 시키기 위해 흉강 부피의 변화를 크게 만들어야 하므로, 보조흡기근도 함께 수축한다(그림 7-4). 이 보조흡기근에는 갈비뼈 사이에 위치한 외늑간근이 포함되며, 이 근육이 수축하면 갈비뼈를 들어올려 흉강 부피를 증가시킨다. 그 밖에도 갈비뼈를 들어올려 흉강 부피를 증가시키는 다른 보조흡기근으로는 사각근, 흉쇄유돌근, 그리고 소흉근이 있다.

호기

안정 시에는 호기를 일으키기 위해 별도의 근육 수축이 필요하지 않다. 횡격막과 흉곽은 탄성을 가지고 있기 때문에, 횡격막과 보조흡기근이 이완되면, 그 탄성 복원력에 의해 흉강 부피가 감소한다. 이 흉강 부피의 감소는 폐내압의 변화를 일으켜 공기가 폐에서 밖으로 배출되는 호기를 유발한다. 그러나 운동 중이거나 의식적인 강제호기 시에는 보조호기근이 수축하게 된다. 이러한 근육들에는 다음이 포함된다.

- 내늑간근
- 복직근
- 복부의 내사근

이 근육들이 수축하면 갈비뼈를 아래로 끌어내리며(그림 7-4), 복부 근육의 수축은 복부 장기를 횡격막 쪽으로 밀어올린다. 이러한 보조호기근의 수축은 흉강 부피를 감소시켜 폐내압을 증가시키고, 결과적으로 호기를 일으킨다. 따라서 흡기와 호기 동안 이동하는 공기의 양은 이러한 보조근육의 수축으로 인해 증가한다.

기류 저항

혈류와 마찬가지로, 호흡계 내 두 영역 간의 압력 차이와 흐름에 대한 저항은 기류에 영향을 미친다. 이러한 관계는 다음의 식으로 표현된다.

$$\text{기류} = \text{압력차}(P_1 - P_2) \div \text{저항}$$

여기서 $P_1 - P_2$는 폐순환계 내 두 지점 사이의 압력 차이를 의미하고, 저항은 그 두 지점 사이에서 공기가 흐를 때 받는 기류 저항을 의미한다. 따라서 두 지점 사이의 압력 차이를 증가시키거나, 혹은 기류 저항을 감소시키면 기류의 양은 증가하게 된다. 안정 시에는 기도의 지름 또는 단면적이 기류에 영향을 미치는 가장 중요한 요인이다. 혈류의 경우와 마찬가지로, 기도의 지름이 절반으로 줄어들면 저항은 16배 증가한다. 이러한 저항과 기류의 관계는 천식이나 폐쇄성 폐질환(만성폐쇄성폐질환, COPD), 천식, 폐기종, 만성기관지염과 같은 질환에서 호흡근이 생성해야 하는 힘과 에너지 요구량이 크게 증가하는 이유를 설명해 준다. 이러한 관계는 또한 운동 중 폐환기가 최대 20배까지 증가할 때, 코뿐만 아니라 입(비강 통로보다 직경이 더 큰 통로)을 통해 숨을 쉬게 되는 이유를 설명해 준다. 또한 운동 시 교감신경계의 자극이 일어나면 기관지 확장(bronchodilation)이 유발되어 기관지 내 기류 저항이 감소하게 된다. 질병 상태에서의 기류 저항 변화와, 인위적으로 기류 저항을 감소시킬 수 있는 방법인 비강 패치의 효과에 대해서는 글상자 7-1과 7-2에서 추가로 설명된다.

폐환기

폐환기는 일정한 시간(예: 1분) 동안 폐로 들이마시고 내쉬는 공기의 양을 의미한다. 분당 환기량은 심박출량(6장 참조)과 유사하게, 분당 호흡수에 1회 호흡 시 이동하는 공기량인 **일회호흡량(tidal volume)**을 곱하여 계산한다.

$$\dot{V}_E = V_T \times f$$

여기서,

$\dot{V}_E$ = 분당 환기량 또는 폐환기량 (V 위의 점은 단위 시간당, 일반적으로 1분당의 부피를 의미함)

V_T = 일회호흡량, 즉 1회 호흡 시 이동하는 공기의 양

f = 분당 호흡수

안정 시에는 체중이 약 70 kg인 훈련되지 않은 성인의 일반적인 수치는 분당환기량 = 8.0 L · min^{-1}, V_T = 0.65 L, f = 12 · min^{-1}이다(표 7-1). 운동 시에는 분당환기량 약 113 L · min^{-1}까지 증가하며, 이에 따라 일회호흡량과 호흡수 또한 함께 증가한다. 최대 혹은 준 최대 운동 중 고도로 훈련된 지구성 선수의 경우, 그 수치는 훨씬 더 높아져 분당환기량 = 183 L · min^{-1}, V_T = 3.1 L, f = 59 · min^{-1}에 이른다. 지구성 운동선수들의 이러한 높은 수치는 유전적 요인과 트레이닝 모두의 결과로 판단된다.

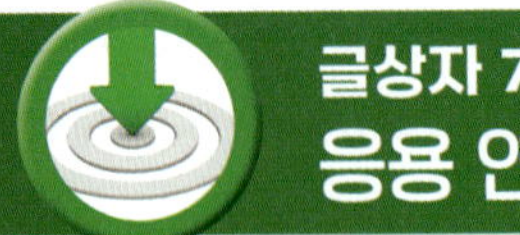

글상자 7-1 응용 연구

기도의 공기 저항을 증가시키는 질병

폐기도의 단면적이 조금만 감소하더라도 기류 저항은 급격히 증가한다. 이로 인해 호흡에 필요한 일이 커지고, 호흡곤란이나 숨가쁨이 발생한다. 여러 질환이 이러한 폐 저항을 증가시키는 원인이 된다. 만성폐쇄성폐질환(COPD)은 여러 가지 기도 폐쇄성 질환(emphysema, chronic bronchitis 등)을 포함한다. 천식은 기도의 가역적 협착으로, 이를 기관지연축(bronchospasm)이라 한다. 운동으로 인해 기관지연축이 유발되는 경우 이를 운동유발성 천식(exercise-induced asthma)이라 부른다. 천식 발작 시에는 기류 저항이 증가하므로 호흡이 어려워진다. 천식은 일반적으로 기관지 평활근을 이완시켜 기도의 단면적을 넓히거나 기관지연축을 예방하는 기관지확장제로 치료한다. COPD 환자의 경우 기도는 항상 좁아져 있다. 만성기관지염은 기도 내 과도한 점액 생성으로 인해 기도 폐색이 지속적으로 발생하는 질환이다. 폐기종은 폐포벽이 파괴되어 폐포의 탄성 되돌림이 감소하고, 그 결과 폐포가 허탈되면서 기도 저항이 증가한다. COPD에서는 기류 저항이 증가함에 따라 호흡이 어려워지고, 이로 인해 호흡근의 작업량이 증가한다. 또한 기도 협착은 세기관지와 폐포 내 공기를 가두어 잔기량을 증가시킨다. 이러한 요인들은 호흡의 일을 증가시키고 운동능력을 감소시키는데, 이는 산소의 더 많은 부분이 호흡근에 사용되어 다른 근육에 공급되지 못하기 때문이다.

글상자 7-2 학생들의 실제 질문

비강 패치(Nasal Strip)는 경기력에 도움이 되는가요?

코치와 운동선수들은 경기나 훈련에서 조금이라도 유리한 이점을 얻기 위해 끊임없이 방법을 찾는다. 이러한 노력의 일환으로, 많은 이들이 비강 패치 또는 비강 확장 패치(nasal dilator strip)를 잠재적 이점의 수단으로 사용하기 시작했다. 비강 패치는 코의 바깥쪽에 부착하며, 탄성 특성을 지니고 있어 비강의 단면적을 넓혀 주고, 이를 통해 폐순환계로의 공기 출입에 대한 저항을 줄여준다고 알려져 있다. 만약 기류 저항이 감소한다면, 신체 활동 중 흡기근과 호기근의 부담이 줄어들어, 결과적으로 신체 수행능력이 향상될 수도 있다. 특히 지구성 운동이나 유산소 운동에서 그 효과가 기대된다. 그러나 연구 결과에 따르면, 훈련되지 않았거나 중등도 수준으로 훈련된 개인의 경우, 비강 패치는 다음과 같은 생리적 지표들에 거의 영향을 미치지 않는 것으로 나타났다.

- 특정 운동 강도에서의 산소 소비량
- 최대 및 아급최대 산소 소비량
- 최대 및 아급최대 폐환기량
- 최대 및 아급최대 호흡수
- 최대 및 아급최대 일회호흡량
- 달성한 최대 운동 부하
- 주관적 운동자각도[1-3]

또한 비강 패치는 무산소성 운동 후 회복과정에서도 심박수, 산소 소비량, 폐환기량에 유의한 변화를 일으키지 않았으며,[4] 유산소성 운동 후 회복 과정에서도 폐환기량, 호흡수, 산소 소비량, 운동자각도에 유의한 차이가 없는 것으로 보고되었다.[1]

이러한 결과는 비강 패치가 운동 중이나 회복 과정에서 생리학적 이점을 제공하지 않는다는 것을 의미한다. 그러나 일부 운동선수의 경우, 비강 패치가 심리적 또는 플라시보 효과를 유발하여 경기력에 긍정적 영향을 미친다고 느낄 수 있다. 따라서 몇몇 선수들은 실제 생리학적 효과와는 관계없이, 비강 패치가 경쟁력 향상에 도움이 된다고 믿기 때문에 계속 사용할 가능성이 있다.

참고문헌

1. Baker KM, Behm DG. The effectiveness of nasal dilator strips under aer-obic exercise and recovery conditions. *J Strength Cond Res.* 1999;13: 206-209.
2. O'Kroy JA. Oxygen uptake and ventilatory effects of an external nasal dilator during ergometry. *Med Sci Sports Exerc.* 2000;32: 1491-1495.
3. O'Kroy JA, James T, Miller JM, et al. Effects of an external nasal dila-tor on the work of breathing during exercise. *Med Sci Sports Exerc.* 2001;33:454-458.
4. Thomas DQ, Larson BM, Rahija MR, et al. Nasal strips do not affect cardiorespiratory measures during recovery from anaerobic exercise. *J Strength Cond Res.* 2001;15:341-343.

표 7-1 폐환기 및 관련 변인의 평균값

구분	안정	가벼운 운동	중간강도 운동	고강도 운동	최대운동	중장거리 선수의 최대운동
$\dot{V}_E$ ($L \cdot min^{-1}$)	8.0	22	51	90	113	183
V_A ($L \cdot min^{-1}$)	5	18	41	74	93	150
V_T ($L \cdot min^{-1}$)	0.6	1.2	2.2	2.7	2.7	3.1
f (회/분)	12	18	23	33	42	59

$\dot{V}_E$ = 분당 환기량, V_A = 폐포환기량, V_T = 일회호흡량, f = 분당 호흡수.
Data adapted from Dempsey JA, Miller JD, Romer LM. The respiratory system. In: *ACSMs Advanced Exercise Physiology*. Philadelphia, PA: Lippincott Williams & Wilkins, 2006..

비강, 후두, 기관, 그리고 기관지에는 항상 일정량의 공기가 존재하므로, 들이마신 공기 전체가 가스 확산이 일어나는 폐포에 도달하는 것은 아니다. 폐포에 도달하지 못하는 공기를 **해부학적 사강(anatomical dead space)**이라 하며, 폐포에 도달하여 실제 가스 교환에 참여하는 공기는 **폐포환기(alveolar ventilation)**라고 한다. 따라서 $\dot{V}_E$는 다음의 두 구성 요소로 나눌 수 있다.

$$\dot{V}_E = V_A \times V_D$$

여기서,

V_D = 해부학적 사강

V_A = 폐포환기

폐 내에는 가스 교환을 위한 매우 광대한 표면적이 존재하기 때문에, 안정 시에는 폐의 모든 부분이 가스 교환에 사용될 필요는 없다. 안정 시에는 폐의 하부, 즉 기저부가 상부보다 더 많은 환기를 받는다. 그러나 운동 중에는 폐의 더 많은 부분이 환기에 참여하게 되며, 특히 폐의 상부에서 이러한 현상이 두드러지게 나타난다.[8] 다음 섹션에서는 폐 내부의 공기 용적에 대해 살펴본다.

폐용량과 폐용적

폐용량과 폐용적은 폐활량계 장비(그림 7-5)를 이용하여 측정한다. 이미 앞에서 언급한 일회호흡량은 여러 폐용적 중 하나이다(그림 7-6). 모든 폐용량과 폐용적은 다양한 질환 상태와 임상적 상황에서 중요한 의미를 가지지만, 여기에서는 운동 생리학적 관점에서 중요한 주요 폐용량과 폐용적만을 다룬다.

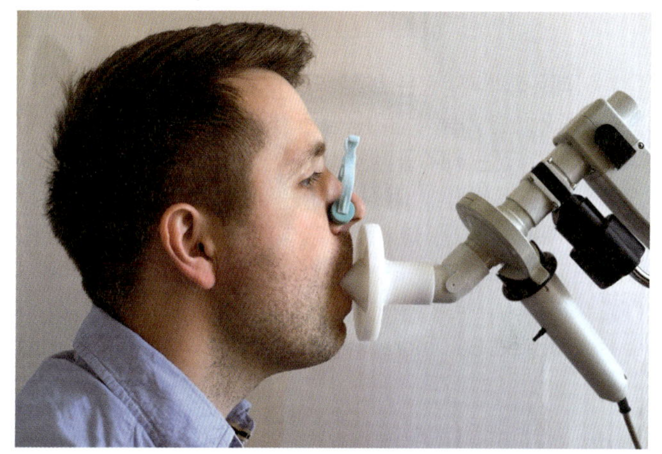

그림 7-5 폐활량 측정은 폐용량과 폐용적을 측정하는 과정을 의미한다. 컴퓨터화된 폐활량계의 사용은 폐용량과 폐용적을 측정하는 가장 일반적인 방법이다.

안정 시에는 일회호흡량에 상당한 여유분이 존재한다. 이 여유분 덕분에 운동 중에는 흡기예비용적과 호기예비용적으로 확장되어 일회호흡량이 증가한다. 자발적으로는 최대 일회호흡량, 즉 폐활량에 도달할 수도 있다. 만약 일회호흡량의 여유분이 없다면, 최대 운동 시 분당 환기량을 현재 수준까지 증가시키는 것은 불가능할 것이다. 왜냐하면 그 경우 분당환기량를 증가시킬 수 있는 유일한 방법은 호흡수를 증가시키는 것뿐이기 때문이다. **잔기량(residual volume, RV)**은 최대 호기 후에도 폐에 남아 있는 공기의 양을 의미한다. 이는 매우 중요한데, 폐가 완전히 비워지거나 허탈되지 않게 해주며, 숨을 내쉰 후에도 폐 내에 공기가 남아 있기 때문에, 호흡 사이에도 폐포 수준에서 지속적인 가스 교환이 가능하도록 한다.

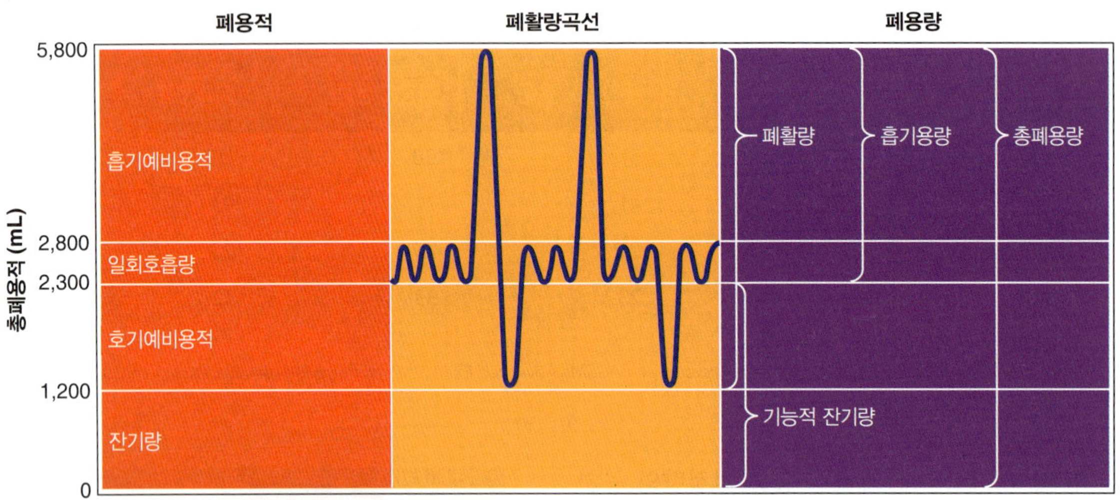

그림 7-6 폐용적과 폐용량은 호흡계의 기능을 평가하는 중요한 지표이다. 각각의 폐용적과 폐용량은 서로 밀접하게 관련되어 있다. 예를 들어, 일회호흡량이 증가하면 기능적 잔기용량은 감소한다. 흡기예비용적(IRV)은 정상 호기 직후 들이쉴 수 있는 최대 공기량이며, 흡기용량(IC)은 정상 호기 직후 들이쉴 수 있는 최대 공기량으로, 다음 식으로 표현된다($IC = IRV + \dot{V}_T$). 일회호흡량($\dot{V}_T$)은 안정 시 정상 호흡 동안 들이마시거나 내쉬는 공기의 양을 의미한다. 호기예비용적(ERV)은 정상 호기 후 추가로 내쉴 수 있는 최대 공기량이며, 잔기량(RV)은 최대 호기 후에도 폐에 남아 있는 공기의 양이다. 폐활량(VC)은 최대 흡기 후 최대한 내쉴 수 있는 공기의 총량으로 $VC = IRV + \dot{V}_T + ERV$, 기능적 잔기용량(FRC)은 정상 호기 후 폐에 남아 있는 공기량으로 $FRC = ERV + RV$이다. 총폐용량(TLC)은 폐에 포함될 수 있는 공기의 최대량으로, 다음과 같이 표현된다($TLC = VC + RV = IC + FRC = IRV + \dot{V}_T + ERV + RV$). (Reprinted with permission from Cohen BJ, Taylor JJ. *Memmler's The Human Body in Health and Disease*. 10th ed. Baltimore, MD: Lippincott Williams & Wilkins, 2005.)

호흡의 빈도와 깊이

운동 중에는 일회호흡량과 호흡빈도가 모두 증가하지만, 에너지 효율성 측면에서 먼저 일회호흡량을 증가시키는 것이 더 효과적이다. 따라서 안정 상태에서 운동으로 전환되는 과정에서 가장 먼저 나타나는 환기 반응은 호흡 깊이의 증가, 즉 호흡의 심화이다. 만약 이러한 조정만으로 증가된 환기 요구를 충분히 충족하지 못한다면, 그 이후 호흡빈도가 증가하게 된다. 실제로 가벼운 운동에서 중등도 운동으로 갈 때, 분당 환기량의 증가는 일회호흡량과 호흡빈도의 동반 증가에 의해 이루어진다.[10] 그러나 운동 강도가 높아지면 일회호흡량은 일정 수준에서 평형에 도달하게 되며, 이때 폐환기량을 더 증가시키는 유일한 방법은 호흡빈도를 높이는 것이다. 운동 중 일회호흡량의 증가는 횡격막뿐만 아니라 보조 흡기근과 보조 호기근의 활성 수준이 높아지기 때문에 발생한다. 또한 단순히 호흡빈도만 증가시키는 것과 달리 일회호흡량의 증가가 일어나면 해부학적 사강 환기의 비율은 최소화되고, 폐포환기는 증가하게 된다. 이러한 폐포환기의 증가는 가스 교환을 촉진하기 위해 필수적이다(글상자 7-3).

속성 검토

- 호기와 흡기가 일어나기 위해서는 폐용적을 감소시키거나 증가시킬 수 있는 호기근과 흡기근이 필요하다.
- 공기는 폐 내부 공기압과 대기압 사이의 압력 차이에 의해 폐로 들어오거나 밖으로 나간다.
- 횡격막은 흡기와 호기에서 가장 중요한 근육이다.
- 환기 경로 내 두 지점 사이의 기류는 그 사이의 압력 차이와 흐름 저항에 의해 결정된다.
- 폐환기량은 일회호흡량 또는 호흡빈도의 변화에 따라 달라질 수 있다.

운동과 관련된 호흡기계의 임상적 상태

운동유발성 기관지연축

운동 중 신체 활동의 증가는 호흡의 빈도와 깊이를 모두 증가시킨다. 이러한 분당 환기량(V_E)의 상승을 **과호흡**(*hyperpnea*)

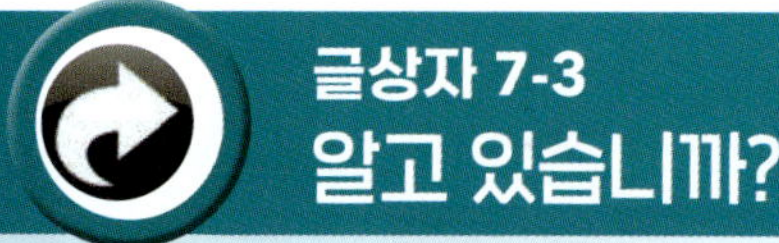

글상자 7-3
알고 있습니까?

성별에 따른 호흡의 차이

남성과 여성은 모두 동일한 호흡계를 통해 작용 근육에 산소를 공급하고 이산화탄소를 제거하지만, 남성과 여성의 호흡계 사이에는 중요한 구조적 차이가 존재한다. 구조적으로, 남성은 흉곽 용적에 비례하더라도 여성보다 폐 용적이 더 크다는 것이 입증되었다. 또한 폐의 형태도 성별에 따라 다르며, 남성의 폐는 기저부가 넓고 상부가 좁은 피라미드형인 반면, 여성의 폐는 보다 대칭적인 형태를 띤다. 같은 폐 크기를 기준으로 비교하더라도, 여성은 남성보다 기도의 단면적이 더 작아 공기가 폐로 들어가고 나가는 데 더 많은 저항을 받는다. 그 결과, 여성의 호흡 작업량은 남성보다 더 크며, 특히 분당 환기량이 55 L·min^{-1}을 초과하는 고강도 운동 시 그 차이가 뚜렷하게 나타난다. 이로 인해 최대 운동 시호흡의 에너지 비용이 여성에게서 더 높게 나타나며, 이는 산소 소비량으로도 확인된다. 즉, 최대 운동 강도에서 남성의 호흡근은 전체 체내 산소 소비량의 약 9%, 여성은 약 14%를 차지한다. 하지만 운동 중 호흡 측면에서는 여성에게 하나의 이점이 있다. 연구에 따르면, 고강도 운동(≥90% 최대 파워) 중에는 여성의 횡격막 피로가 남성보다 덜 발생한다. 이는 성별에 따른 호흡근 동원 방식의 차이 때문으로, 여성은 남성보다 사각근과 흉쇄유돌근 같은 보조 호흡근의 사용 비중이 높아 횡격막의 부담을 줄여주는 것으로 보인다. 또한 여성의 횡격막이 남성보다 피로 저항성(Type I 근섬유)의 비율이 더 높은 근섬유 조성을 갖는다면, 이는 사지 근육(예: 대퇴사두근, 비복근)에서와 같이 피로 저항성이 높은 근육 구성의 차이를 반영하는 것으로 해석된다.

이라고 하며, 과호흡은 일부 호흡기 질환의 증상을 악화시키는 것으로 알려져 있다. 이러한 과호흡에 반응하는 대표적인 임상적 상태는 천식으로, 과호흡에 의해 유발되는 호흡의 어려움과 통증은 운동유발성 천식(EIA)이라고 불린다. 이러한 상태는 기원후 1세기경 이미 고대 그리스의 의사 아레타이오스에 의해 기술되었으며, 현대에는 R.S. Jones 등(1962)에 의해 보고되면서 학문적으로 확립되었다.[23] 이후 50여 년 동안의 연구와 임상적 관찰을 통해, 과거 천식으로 간주되던 호흡 곤란 증상이 실제로는 천식이 없는 사람들에게서도 나타날 수 있음이 밝혀졌다. 이러한 경우, 증상은 알레르겐 노출로 인한 것이 아니라 운동 자체에 의해 유발된 것이었다. 이에 따라 1970년경부터는 이 상태를 보다 정확하게 표현하기 위해 "운동유발성 기관지연축(EIB)"이라는 용어가 사용되기 시작하였다.[17] 그럼에도 불구하고, 역학 연구에 따르면 두 질환 간에는 실제로 밀접한 연관성이 존재한다. 연구 결과, 천식으로 진단된 사람의 약 90% 이상이 운동유발성 기관지연축 또는 기관지수축의 증상을 함께 경험하는 것으로 나타났다. 이러한 증상에는 운동 직후 나타나는 쌕쌕거림, 호흡곤란, 흉부 압박감, 기침, 그리고 과도한 점액 생성 등이 포함된다. 또한 연구에 따르면, 천식을 가진 사람 중 약 5%에서 20%가 EIB[3,13]의 영향을 받으며, 엘리트 선수의 경우에는 이 상태가 30%에서 70%까지의 높은 비율로 발생하는 것으로 보고되었다.[34]

여러 연구 결과에 따르면, 운동유발성 기관지연축의 증상은 매우 일관되게 나타나지만, 이러한 증상들은 비염, 성대기능장애, 만성폐쇄성폐질환 등 다른 호흡기 질환에서도 유사하게 관찰될 수 있다. 따라서 EIB는 단순한 증상에 근거하기보다, 폐기능의 변화를 통해 진단하는 것이 강력히 권장된다. 특히, 1초간 노력성 호기량(FEV_1)이 가장 신뢰할 수 있는 진단 도구로 사용되며, 이는 최대호기량(FEV)보다 더 정확한 지표로 평가된다. 운동 전후 측정된 FEV_1 값이 10% 이상 감소할 경우(그림 7-7), 이를 EIB의 진단 기준으로 사용한다.[2]

진단 평가 결과에 따르면, 모든 운동선수가 동일한 수준의 운동유발성 기관지연축 위험을 지니는 것은 아니다. 연구 결과, 가장 높은 위험군에 속하는 것은 지구성 운동선수, 수중 종목 선수, 그리고 한랭 환경 스포츠 참가자, 예를 들어 아이스하키, 스키, 스케이팅 선수들이다. 지구성 운동선수의 경우, EIB 증상은 주로 호흡기 통로를 통해 이동하는 공기의 총량과 그 안에 포함된 오염 물질에 의해 유발되는 것으로 알려져 있다. 수영 선수나 기타 수중 종목 참가자의 경우, 물을 소독

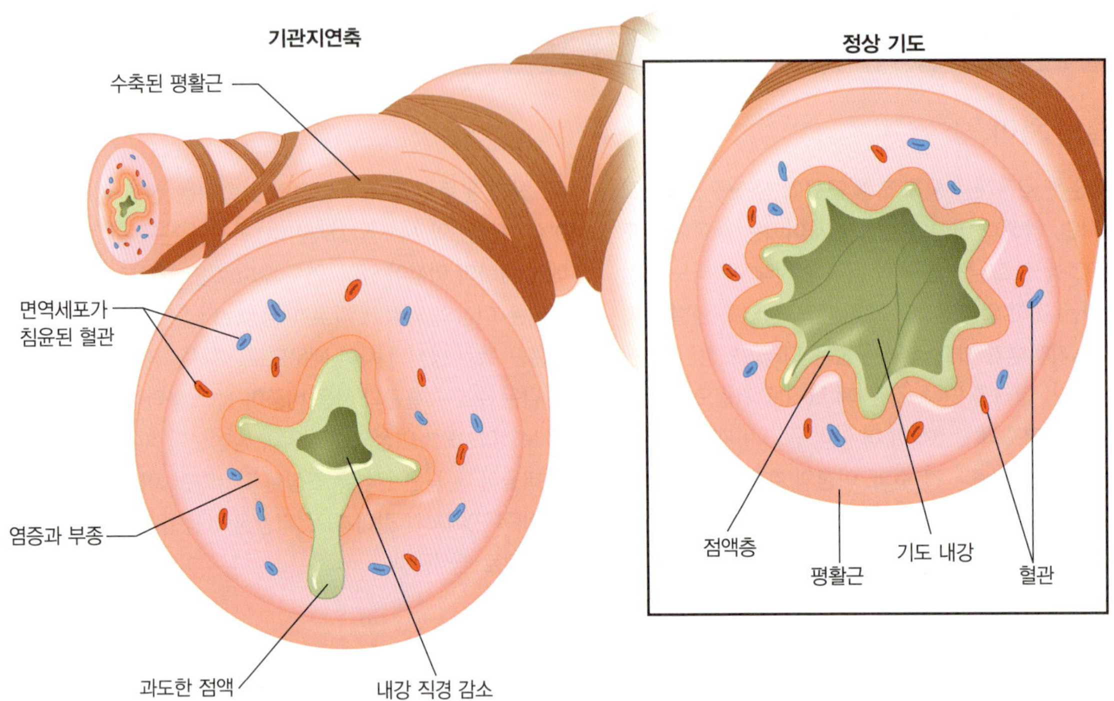

그림 7-7 운동유발성 기관지연축 시 발생하는 기관지수축. 운동유발성 기관지연축 시의 기관지수축. 주변 평활근의 수축과 면역세포의 유입으로 인해 기도의 단면적이 감소하는 것을 주목하라.

하기 위해 사용되는 염소 및 기타 화학물질이 주변 공기 중에 포함되어 기도 평활근의 수축을 유발하고, 그 결과 기도 수축이 발생한다. 반면, 한랭 환경에서 활동하는 선수들은 차갑고 특히 건조한 공기를 들이마시게 되는데, 이것이 기도 평활근의 수축과 기관지수축을 일으키는 주요 요인이다. 특히 중요한 점은, 이러한 공기 중 수분의 손실과 온도의 하강이 결합되어 기도 상피를 손상시키며, 그에 따른 염증 반응이 평활근 수축과 기관지연축을 유발한다는 것이다. 보다 구체적으로는, 새로 유입된 염증세포로부터 분비되는 히스타민, 프로스타글란딘, 그리고 류코트리엔 이 기관지연축을 유발하는 주된 요인이다. 이러한 일련의 반응은 운동 시작 후 수분 내에 일어나기 시작하지만, 증상은 실제로 운동 후에[3] 가장 심하게 나타난다. 따라서 운동유발성 기관지연축의 증상이 운동 중보다 운동 직후에 더 뚜렷하게 나타나는 이유를 설명한다. 최근 연구에 따르면, 자율신경계 또한 운동과 관련된 기관지연축의 조절에 관여하는 것으로 보고되었다. 즉, 운동 중에는 교감신경계의 활성화가 일어나 기관지 확장을 유도하여 공기의 이동량을 증가시키고, 이를 통해 신체 활동을 지원한다. 그러나 운동 후 생리적 항상성이 회복되는 과정에서는 부교감신경계의 영향이 우세해지며, 이로 인해 기관지수축이 발생하여 호흡이 정상 상태로 돌아오게 된다. 하지만 운동유발성 기관지연축의 경우, 이러한 부교감신경 반응이 과도하게 일어나 기도 평활근의 경련을 유발한다. EIB의 증상은 일반적으로 운동 후에 나타나므로, 특히 단시간 운동의 경우에는 경기 수행에 거의 영향을 미치지 않거나, 영향을 주더라도 매우 미미하다.

운동유발성 기관지연축에 취약한 종목에 참여하는 선수들은, EIB의 발생을 최소화하기 위해 여러 가지 예방적 조치를 취한다. 그중 하나는 실제 경기나 훈련에 들어가기 전 약 15분 정도의 중등도 강도로 충분한 준비운동을 실시하는 것이다. 이러한 준비운동은 "불응기(refractory period)"라고 불리는 생리적 상태를 유도하는데, 이 시기에는 일반적인 면역 반응이 감소하거나 혹은 우회되는 것으로 알려져 있다. 이는 준비운동 중 분비되는 카테콜아민의 작용에 의해 기관지연축이 예방되는 것으로 추정된다.[47] 마찬가지로, 운동이 끝난 후에는 준비운동과 유사한 기간과 강도로 정리운동을 수행해야 한다. 또한 운동유발성 기관지연축을 가진 사람들은 가능한 한 오랫동안 코로 호흡을 유지하는 것이 좋다. 이렇게 하면 기도로 들어오는 공기의 수분과 온기가 유지되어, 기도 상피에 가해지는 자극과 손상을 최소화한다. 물론 운동 강도가 증가함에 따라 분당 환기량이 급격히 상승하게 되면, 결국 입으로의 호흡이 필요하게 된다.

차가운 환경에서 운동할 때는, 입과 코를 스카프로 감싸는 것이 좋다. 이렇게 하면 들이마시는 공기에 온기와 수분을 더해주어, 기도 상피의 손상으로 인한 염증 반응과 그로 인한 평활근 경련을 예방한다. 약물치료로는 단시간 작용성 β_2 효현제(SABA)를 운동 약 15분 전에 사용하는 방법이 효과적이며, 특히 천식이 없는 사람 중 EIB가 반복적으로 발생하는 경우에는 흡입성 코르티코스테로이드의 사용이 권장된다. EIB는 천식 유무와 관계없이 효과적으로 관리되어야 한다. 그렇지 않고 방치될 경우, EIB는 신체적·정서적 측면 모두에서 부정적인 영향을 미쳐, 규칙적인 운동의 건강상 이점을 저해한다.[30]

운동과 천식

앞서 논의한 바와 같이, 운동유발성 기관지연축(EIB) 및 이에 따른 호흡곤란을 경험하는 많은 사람들은 실제로 천식을 가지고 있지 않으며, 천식의 경우에는 증상이 운동 중이나 운동 직후뿐만 아니라 하루 종일 지속적으로 나타날 수 있다. 비록 천식과 EIB가 서로 다른 질환이지만, 연구에 따르면 천식으로 진단된 사람의 약 90%가 EIB를 함께 앓고 있는 것으로 나타났다. 보건 전문가들은 지난 50년 동안 지속적으로 증가해 온 천식의 발병률 증가에 대해 큰 우려를 표하고 있으며, 현재는 전체 인구의 약 8%가 천식 증상을 경험하고 있는 것으로 보고된다. 천식의 증상은 EIB에서 나타나는 증상과 유사하며, 운동 중 천식 증상이 악화되어 활동 중단은 물론 건강상의 위험을 초래할 수도 있다. 만약 천식이 적절히 조절되지 않을 경우, 삶의 질이 저하될 뿐 아니라, 매년 약 4,000명(미국 기준)이 천식으로 사망하는 것으로 보고된다.

운동은 천식 증상을 악화시키기 때문에, 천식을 가진 많은 사람들은 운동을 피하려는 경향이 있다. 그러나 이는 문제를 일으킨다. 왜냐하면 운동을 피함으로써 운동이 제공하는 여러 생리적·심리적 이점뿐만 아니라, 삶의 질 향상이라는 긍정적인 효과 또한 얻지 못하게 되기 때문이다. 실제로 여러 연구에서, 천식을 가진 사람들 중 트레이닝을 수행한 경우에는 기도의 알레르겐 반응성이 감소하고, 천식 증상(기침, 천명음 등)의 빈도와 중증도가 줄어들며, 기능적 능력과 삶의 질이 개선된다는 사실이 보고되었다.[30] 또한 최근의 한 연구에서는, 운동 프로그램에 참여한 사람들의 천식 증상 개선 정도가 주당 운동 수행 시간에 비례한다는 결과가 보고되었다.[20] 추가적인 연구에 따르면, 천식 증상이 효과적으로 조절될 경우, 트레이닝에 의해 유도된 심폐 체력의 향상 정도는 동일한 조건의 운동 프로그램을 수행한 비천식자와 유사하거나 거의 동일한 수준인 것으로 나타났다.[14] 요약하자면, 지금까지 축적된 연구 자료들은 천식을 가진 사람들에게 규칙적인 운동이 긍정적인 건강 효과를 가져온다는 사실을 명확하게 입증하고 있다. 심지어 걷기와 같은 저강도 신체활동이나 일상적인 활동조차도 건강상의 이점을 제공하는 것으로 보고되었다. 1882년[39]까지 거슬러 올라가는 풍부한 연구 근거를 바탕으로, 미국스포츠의학회와 미국흉부학회와 같은 주요 보건 기관들은 천식이 잘 조절되고 있는 개인은 정기적으로 신체활동과 스포츠에 참여할 것을 권장하고 있다. 특히 미국흉부학회에서 제시한 운동 지침에 따르면, 최대 운동 부하의 60%에서 75% 강도로 20~30분간, 주 2~5회 운동을 실시하는 것이 바람직하다고 권고된다. 또한 천식으로 진단받은 사람들의 경우 2~3분간의 고강도 운동을 간헐적으로 수행하는 '버스트(burst) 형태의 활동'을 통해서도 건강상의 이점을 얻을 수 있다. 더 나아가, 증상이 잘 조절된 사람들의 경우에는 운동의 유형에 관계없이 어떠한 신체활동이라도 천식 증상 관리 능력과 전반적인 건강 상태를 개선할 수 있다는 주장도 제기되고 있다. 결론적으로, 증상이 잘 조절된 천식 환자는 지구성 운동과 근력 운동(예: 웨이트 트레이닝)을 모두 포함한 규칙적인 신체 활동에 참여하도록 권장되어야 하며, 이를 통해 건강과 삶의 질을 향상시킬 수 있다.

폐에서의 확산

폐에서 또는 모세혈관 수준에서의 가스 확산은 폐포의 광대한 표면적과 호흡막이 단지 두 층의 세포막으로 이루어져 있다는 구조적 특성 덕분에 매우 효율적으로 이루어진다. 이러한 구조적 이점이 있음에도 불구하고, 산소가 폐포 내의 공기에서 혈액으로 이동하고, 이산화탄소가 혈액에서 폐포 내 공기로 이동하기 위해서는 이를 구동하는 부분압의 구배가 필요하다. 이 구동력은 폐포 내 공기와 혈액 사이의 산소와 이산화탄소의 부분압 차에 의해 제공된다.즉, 산소의 부분압이 높은 폐포에서 낮은 혈액으로 확산되고, 반대로 이산화탄소는 부분압이 높은 혈액에서 낮은 폐포로 확산되어 가스 교환이 이루어진다. 호흡막은 산소와 이산화탄소 모두에 대해 투과성이 있기 때문에, 이들 기체는 높은 압력 영역에서 낮은 압력 영역으로 확산된다. 폐포 내 공기와 혈액 사이에서 산소와 이산화탄소의 구동 압력을 결정하기 위해서는, 각각의 기체가 혼합 기체 내에서 차지하는 **부분압(partial pressure)**, 즉 해당 기체가 전체 압력에 기여하는 비율을 계산해야 한다. **달톤의 법칙(Dalton's law)**에 따르면, 혼합 기체의 전체 압력은 그 기체를 구성하는 각 성분 기체의 부분압의 합과 같다. 따라서 혼합 기체 내에서 특정 기체의 부분압은 전체 기체 압력에 해당 기체의 비율(%)을 곱하여 계산한다. 예를 들어, 해수면에서의 표준 대기압은 760 mmHg이며, 대기는 질소, 산소, 이산화탄소 등이 일정한 비율로 구성되어 있다. 따라서 대기 중 각 기체의 부분압은 이러한 비율을 기준으로 계산한다.

질소: $760\ \text{mmHg} \times 0.7904 = 600.7\ \text{mmHg}$

산소: $760\ \text{mmHg} \times 0.2093 = 159.1\ \text{mmHg}$

이산화탄소: $760\ \text{mmHg} \times 0.0003 = 0.2\ \text{mmHg}$

달톤의 법칙은 또한 혼합기체 내의 각 기체는 혼합 전체가 한꺼번에 이동하는 **벌크 플로우(*bulk flow*)** 방식이 아니라, 각각의 개별적인 압력 구배에 따라 독립적으로 이동할 수 있다고 설명한다. 따라서 산소와 이산화탄소는 동일한 호흡막을 사이에 두고, 각자의 부분압 구배에 따라 반대 방향으로 확산된다. 호흡막은 산소와 이산화탄소 모두에 대해 투과성이 있으므로, 이들 기체의 막을 통한 확산은 **피크의 법칙(Fick's law)**에 따라 이루어진다. 이 법칙은 확산되는 기체의 양이 확산이 일어나는 표면적, 기체의 확산 계수(기체가 얼마나 쉽게 확산되는지를 나타내는 값), 그리고 막의 양쪽에서의 기체 부분압 차이에 비례하고, 막의 두께에는 반비례한다고 설명한다.

$$\dot{V}_{gas} = \frac{A \times D \times (P_1 - P_2)}{T}$$

여기서

A = 확산이 일어나는 표면적

T = 막의 두께

D = 기체의 확산 계수

$P_1 - P_2$ = 막의 양쪽에서의 기체 부분압 차이

로 정의한다.

수많은 폐포로 인해 형성된 광대한 표면적과 얇은 호흡막은 폐를 가스 교환에 이상적인 장소로 만든다. 호흡막의 두께와 이산화탄소 및 산소의 확산 계수는 일반적으로 변하지 않는다. 따라서 격렬한 운동 중에 모세혈관 가스 교환을 안정 시에 비해 약 30배까지 증가시키는 유일한 방법은 가스 교환이 가능한 표면적 또는 막의 양쪽에서의 부분압 차이를 증가시키는 것이다. 운동 중에는 폐의 더 많은 부분이 환기에 참여하게 되어 폐포의 유효 표면적이 증가할 수 있지만(자세한 내용은 "폐환기" 섹션 참조), 호흡막을 통한 산소와 이산화탄소의 실제 확산량은 거의 전적으로 막의 양쪽에서 존재하는 부분압 차이에 의존한다.

혈액 내에 용해된 산소와 이산화탄소의 양은 **헨리의 법칙(Henry's law)**에 의해 설명된다. 이 법칙에 따르면, 어떤 액체에 용해되는 기체의 양은 온도, 기체의 부분압 그리고 기체의 용해도에 의해 결정된다. 혈액의 온도는 비교적 일정하며(운동 중에는 약간 상승하지만), 혈액 내에서의 산소와 이산화탄소의 용해도 또한 일정하다. 따라서 호흡막을 통해 확산

되는 기체의 양과 마찬가지로, 혈액 내에 용해되는 산소와 이산화탄소의 양도 그들의 부분압에 직접적으로 의존한다. 즉, 기체의 부분압이 높을수록 혈액 속에 용해되는 기체의 양도 많아진다. 다음 섹션에서는 산소와 이산화탄소가 호흡막과 세포막을 통해 확산되는 과정을 보다 구체적으로 살펴볼 것이다.

산소의 확산

혈액으로의 산소 확산은 폐포 내의 산소 분압이 혈액 내의 산소 분압보다 높을 때 일어난다. 해수면에서의 산소 분압은 약 159.1 mmHg이지만, 폐포 내에서는 약 105 mmHg로 감소한다(그림 7-8). 이러한 감소는 산소 분압이 높은 대기 공기가, 호기 후 폐 속에 남아 있는 공기(산소 비율 약 14.5%)와 섞이기 때문이다. 대기 중 산소 비율이 약 20.9%인 반면, 폐 내의 공기에서는 이미 일부 산소가 혈액으로 확산되어 이동했기 때문에, 산소의 비율이 낮아지고 그 결과 폐포 내 산소 분압이 감소한다.

또한 앞서 언급했듯이, 폐의 주요 기능 중 하나는 흡입되는 공기를 가습하는 것이다. 공기의 습도가 증가하면, 기체 형태의 수증기의 비율과 그에 따른 부분압도 함께 증가한다. 달톤의 법칙에 따르면, 혼합기체의 전체 압력은 그 기체를 구성하는 모든 성분 기체의 부분압의 합과 같다. 따라서 수증기의 부분압이 증가하면, 그만큼 다른 기체들의 부분압은 감소하게 된다. 이러한 요인들로 인해 폐포 내의 산소 분압은 약 105 mmHg까지 낮아진다.

폐로 들어오는 동맥혈 내의 산소 분압은 약 40 mmHg이다. 따라서 폐포 내 공기와 폐로 유입되는 동맥혈 사이에는 약 65 mmHg의 확산 구동력이 형성된다. 혈액이 폐모세혈관을 따라 흐르는 동안, 폐포 내의 산소 분압과 빠르게 평형에 도달하면서 산소화가 이루어진다. 이 과정의 결과로 폐를 떠나는 정맥혈의 산소 분압은 약 105 mmHg에 도달해야 한다. 그러나 실제로는 폐를 순환하는 일부 혈액이 환기가 충분하지 않은 폐포를 통과하게 된다. (안정 시에는 폐의 기저부가 폐의 상부보다 더 많은 환기를 받는다. 또한 폐와 심장 순환

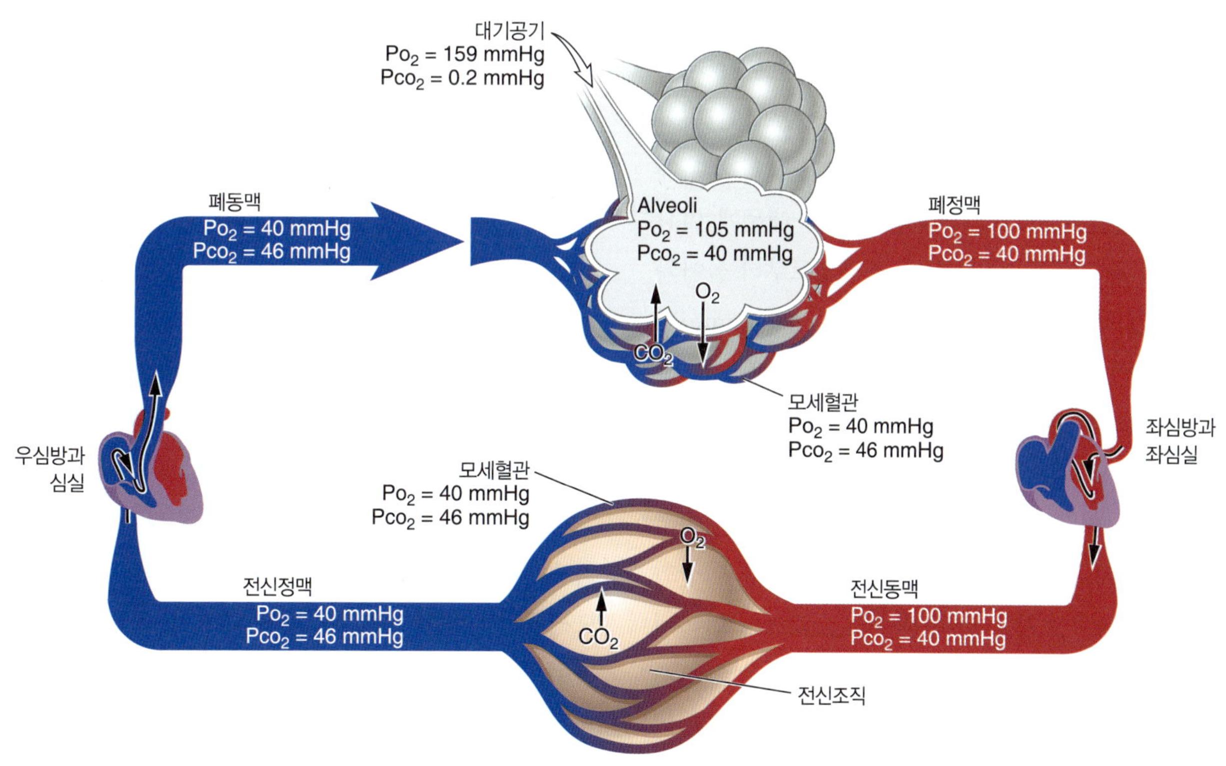

그림 7-8 **폐와 조직에서의 모세혈관 가스 교환은 산소와 이산화탄소의 부분압 차이에 의해 일어난다.** 이산화탄소는 가스 교환이 일어나는 막을 더 쉽게 통과할 수 있으므로, 막의 양쪽에서의 이산화탄소 부분압 차이는 산소의 부분압 차이보다 작을 수 있다.

계에 산소와 영양분을 공급하는 기관정맥혈이 폐정맥을 통해 폐를 떠나는 혈액에 섞이게 된다. 이 추가된 혈액은 막 산소화된 혈액보다 낮은 Po_2를 가지고 있기 때문에, 결과적으로 폐를 떠나는 혈액의 산소 분압은 약 100 mmHg로, 폐포 내 Po_2(약 105 mmHg)보다 약간 낮게 나타난다.

폐정맥내의 혈액은 심장으로 되돌아와 좌심실을 통해 전신순환으로 펌프된다. 신체 각 조직의 산소 분압은 약 40 mmHg로, 이로 인해 혈액 속의 산소가 조직으로 확산되는 구동력이 형성된다. 혈액은 빠르게 조직 내의 산소 분압(약 40 mmHg)와 평형 상태에 도달하며, 이 과정에서 탈산소화가 일어난다. 이렇게 탈산소화된 혈액은 우심방으로 돌아와 폐동맥을 통해 다시 폐로 보내지고, 혈액의 산소화와 탈산소화 과정이 반복된다.

이산화탄소의 확산

산소의 확산과 마찬가지로, 폐와 조직에서의 이산화탄소 확산도 이산화탄소의 부분압 차이에 의해 이루어진다. 대기 중 공기에서의 이산화탄소 분압은 약 0.2 mmHg이지만, 폐포 내의 공기에서는 약 40 mmHg이다(그림 7-8). 대기 공기와 폐포 내 공기 사이의 이러한 이산화탄소의 분압 차이는, 대기에서 폐포로 이동할 때 이산화탄소의 분압이 변화하는 원인과 동일한 요인에 의해 발생한다. 다만, 이 경우에는 폐포 내 공기에서 이산화탄소 농도가 높기 때문에 이산화탄소의 분압이 증가하게 된다. 신체 조직으로부터 돌아와 폐로 들어가는 혈액의 이산화탄소의 분압은 약 46 mmHg이며, 폐모세혈관을 통과하면서 폐포 내의 이산화탄소의 분압(약 40 mmHg)과 빠르게 평형을 이루고 나서 좌심방으로 돌아가 전신순환으로 펌프된다. 조직의 이산화탄소 분압 역시 약 46 mmHg이며, 혈액은 이 값에 신속히 평형을 이루고, 다시 우심방으로 돌아가 폐로 이동한다. 이렇게 이산화탄소가 폐로 운반되어 호기를 통해 배출되는 과정이 반복된다. 호흡막과 세포막 양쪽에서 이산화탄소의 확산을 일으키는 이산화탄소 분압 차이는 산소보다 훨씬 작을 수 있다. 이는 호흡막이 산소보다 이산화탄소에 훨씬 더 높은 투과성을 가지기 때문이다. 예를 들어, 호흡막 수준에서 이산화탄소 확산의 구동력은 약 6 mmHg에 불과하지만, 산소 확산의 구동력은 약 65 mmHg에 달한다.

폐혈류

폐혈류는 혈액이 폐모세혈관을 통과하는 속도를 결정하며, 혈류량이 증가할수록(예: 운동 중) 더 많은 혈액이 폐를 통과하게 되어 전체 가스 확산량도 증가한다. 성인의 안정 시에는 우심실과 좌심실의 심박출량이 모두 약 5 L·min^{-1} 정도이다. 폐순환과 전신순환을 통과하는 혈류량은 동일해야 하지만(6장 참조), 두 순환계 사이에는 한 가지 중요한 차이가 있다. 즉, 폐순환 내의 혈압은 수축기/이완기 기준으로 약 25/10 mmHg로, 전신순환의 혈압에 비해 매우 낮다. 이러한 낮은 폐순환 압력은 폐혈관 저항이 낮기 때문이며, 이는 높은 혈압으로 인한 얇은 호흡막의 손상을 방지하는 데 중요한 역할을 한다.

폐포 내 공기와 폐모세혈관 혈액 사이에서 산소가 평형에 도달하는 데는 약 0.25초가 소요된다. 운동 중 심박출량이 증가하면, 폐포를 둘러싼 모세혈관을 통과하는 혈액의 통과 시간이 이 수준에 근접하게 되어, 혈액으로의 산소 확산량이 감소할 가능성이 있다. 그러나 여러 요인들이 작용하여 혈액으로의 산소 확산이 거의 최적 수준으로 유지된다. 운동 중에는 안정 시에 비해 폐포의 더 많은 부분이 환기에 참여하게 되므로(상기 "폐환기" 섹션 참조), 가스 교환에 이용 가능한 표면적이 증가한다. 또한 호흡막은 매우 얇게 유지되어, 확산 거리가 짧은 상태로 보존된다. 운동 시 폐포 내 산소 분압이 증가하기 때문에, 폐포 공기와 혈액 간의 산소 분압의 차이가 커지고, 그 결과 산소 확산이 더욱 원활해진다. 운동 강도가 높아짐에 따라 심박출량이 증가하면, 폐의 모세혈관 혈액량도 함께 증가한다. 이는 모세혈관의 확장과 새로운 모세혈관의 동원, 특히 폐의 상부에서 두드러지게 나타난다. 이러한 모세혈관 혈액량 증가는 폐포 주변을 통과하는 혈액의 이동 속도를 늦추어, 가스의 평형을 이루는 데 더 많은 시간을 제공하고, 동시에 폐순환 내 낮은 혈압을 유지하는 데 기여한다.

위에서 언급한 요인들은 훈련되지 않았거나 중등도 수준

으로 훈련된 개인에서 최적 혹은 준최적 수준의 가스 교환을 유지하도록 돕는다. 예를 들어, 최대 심박출량이 20 L·min^{-1}일 경우, 평균 폐모세혈관 통과 시간, 즉 혈류량 = 폐모세혈관 혈액량 ÷ 심박출량은 약 0.5~0.6초로, 이는 충분한 가스 평형이 이루어질 수 있는 시간이다. 그러나 유산소 트레이닝은 폐모세혈관의 수를 증가시키지 않으므로, 훈련을 통해 폐모세혈관 혈액량이 증가하는 것은 아니다. 이 때문에 고도로 유산소 훈련된 개인의 경우, 심박출량이 30 L·min^{-1} 이상에 이를 수 있으며, 이때 폐모세혈관을 통한 혈액의 통과 시간은 최적의 가스 교환에 필요한 시간보다 짧아질 수 있다. 이러한 현상은, 고강도 운동 시 과호흡 반응이 상대적으로 덜 나타나는 점과 같은 다른 요인들과 함께 작용하여, 폐를 통과하는 혈액 단위당 가스 교환 효율의 감소를 초래한다. 따라서 고도로 훈련된 개인의 경우, 최대 운동 강도에 근접한 수준에서는 폐에서의 가스 교환 효율이 떨어질 수 있다. 이러한 호흡계의 산소 전달 능력의 한계는, 특히 높은 체력 수준을 가진 사람들에서 더욱 두드러지며, 이에 대한 자세한 내용은 글상자 7-4에서 추가로 살펴볼 수 있다.

속성 검토

- 폐에서의 모세혈관 가스 교환은 주로 폐포 내 공기와 혈액 사이의 부분압 차이에 의존한다.
- 혈액 내에 용해된 산소와 이산화탄소의 양은 각각의 기체 부분압에 직접적으로 비례한다.
- 호흡막과 세포막은 산소보다 이산화탄소에 더 높은 투과성을 가지므로, 이들 막의 양쪽에서 이산화탄소의 부분압 차이는 산소보다 작아도 된다.
- 최대 운동 강도에서도 훈련되지 않았거나 중등도 수준으로 훈련된 개인의 경우, 폐의 가스 교환은 최적 상태로 유지된다. 그러나 고도로 유산소 훈련된 운동선수의 경우, 최대 운동 강도에서 폐의 가스 교환 효율이 저하될 수 있다.

혈액 가스 운반

폐에서 모세혈관 가스 교환이 일어난 후, 산소는 혈액을 통

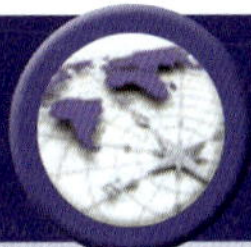

글상자 7-4 더 알아보기

활동 조직으로의 산소 공급 한계

Dempsey와 동료들의 연구에 따르면, 호흡계에서 산소 운반에 영향을 미치는 세 가지 주요 한계가 제안되었다.

1. 흉강 내 기도의 흐름 제한은 운동 중 과도한 환기 요구로 인해 기도가 좁아지거나 과민성 상태가 되어, 최대 유량-용적 곡선을 초과하는 공기 흐름 제한이 발생한다. 또한 흉강 외부 기도의 협착 역시 일부 운동선수에서 격렬한 운동 시 높은 유량 조건에서 나타날 수 있다.
2. 운동 유발성 동맥 저산소증은 과도하게 넓어진 폐포-동맥 산소 분압차로 인해 발생한다. 이러한 비효율적인 가스 교환은 운동 중에 탈산소화된 혼합 정맥혈이 미세한 심내 션트 또는 폐내 션트를 통해 일부 섞이기 때문일 수 있다. 이러한 션트의 존재는 안정 시와 운동 중 모두에서 식염수 조영심초음파검사를 통해 확인한다.
3. 호흡근 피로는 지속적이고 고강도의 운동으로 인한 호흡근의 피로와 그로 인한 혈관 수축반응은 사지 근육의 혈류를 제한시켜 산소 운반과 수행능력을 저하시킨다.

또한 중등도 이상의 고도에서 운동할 경우, 이러한 호흡계 한계가 더욱 심화되어 특히 높은 체력 수준을 가진 개인에서 운동 수행능력에 부정적인 영향을 미친다.

호흡계의 산소 운반 한계에 대해 더 알아보려면 아래의 참고문헌을 참조하라.

추가 참고문헌

1. Kippelen P, Fitch KD, Anderson SD, et al. Respiratory health of elite athletes—preventing airway injury: a critical review. *Br J Sports Med.* 2012;46(7):471-476.
2. McKenzie DC. Respiratory physiology: adaptations to high-level exercise. *Br J Sports Med.* 2012;46(6):381-384.

해 신체의 조직으로 운반되어야 한다. 마찬가지로, 이산화탄소는 신체의 조직에서 폐로 운반되어야 한다. 혈장 1리터에는 약 3 mL의 산소만이 용해될 수 있다. 총 혈장량이 약 3~5리터라고 가정하면, 혈장에 용해되어 운반되는 산소의 양은 약 9~15 mL에 불과하며, 이는 안정 시에도 신체 조직의 산소 요구량을 충족시키기에 부족하다. 따라서 혈액 내에서 산소를 운반할 수 있는 다른 방식이 필요하다. 적혈구는 **헤모글로빈(hemoglobin)**이라는 산소와 가역적으로 결합할 수 있는 철 함유 색소를 포함하고 있으며, 이는 혈액의 산소 운반 능력을 크게 향상시킨다.

마찬가지로, 혈액 내 이산화탄소의 약 7~10%만이 용해된 상태로 운반된다. 나머지는 중탄산이온의 형태로, 또는 헤모글로빈에 결합된 상태로 운반된다. 다음 섹션에서는 이러한 가스 운반 과정에 대해 보다 자세히 살펴본다.

산소 운반

혈액 내에서 운반되는 산소의 98% 이상은 화학적으로 헤모글로빈에 결합된 형태로 존재한다. 헤모글로빈은 단백질과 철분을 포함한 헴 성분으로 구성되어 있으며, 철은 하나의 헤모글로빈 분자당 4개의 산소 분자와 가역적으로 결합할 수 있도록 하는 데 필수적이다. 산소가 헤모글로빈에 결합하면 **옥시헤모글로빈(oxyhemoglobin)**이 형성되고, 결합하지 않은 상태의 헤모글로빈은 **디옥시헤모글로빈(deoxyhemoglobin)**이라 불린다. 대부분의 산소가 헤모글로빈에 결합된 상태로 운반되므로, 혈중 헤모글로빈 농도가 혈액의 산소 운반 능력을 결정한다. 남성의 헤모글로빈 농도는 혈액 100 mL당 14~18 g, 여성은 12~16 g 범위에 있다. 헤모글로빈 1 g은 1.34 mL의 산소를 가역적으로 결합할 수 있으므로, 헤모글로빈이 100% 산소로 포화된 경우 남성과 여성의 산소 운반 능력은 혈액 100 mL당 약 16~24 mL의 산소 범위에 해당한

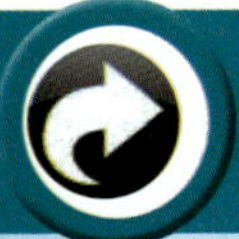

글상자 7-5 알고 있습니까?

빈혈의 일반적 유형

빈혈은 적혈구의 수, 또는 그 안의 헤모글로빈 함량이 부족하거나, 이 두 요인이 복합적으로 결합되어 발생하는 상태를 의미한다. 빈혈이 생기면 산소 운반 능력이 저하되어, 지구력이나 유산소 능력에 영향을 미칠 수 있다. 빈혈의 증상에는 창백함, 쉽게 피로함, 운동 시 호흡 곤란, 심계항진, 식욕 저하 등이 포함된다. 철분 결핍은 가장 흔한 형태의 빈혈을 유발하며, 철분 섭취 부족 또는 철분 흡수 장애로 인해 발생한다. 또한 출혈이나 임신 중 증가된 철분 요구량과 같은 요인으로도 철분 결핍성 빈혈이 나타날 수 있다.

운동성 빈혈은 신체 훈련의 결과로 나타나는 헤모글로빈 농도 감소를 말하며, 여성의 경우 혈액 1 L당 12 g, 남성의 경우 14 g 수준으로 임상적 빈혈에 근접한다. 운동성 빈혈의 원인은 완전히 밝혀지지 않았지만, 운동 중 발생하는 혈장량 증가가 주요 요인으로 여겨진다. 운동 중에는 땀을 통해 소량의 철 손실이 발생하며, 적혈구 파괴, 위장관 출혈 등이 원인이 될 수 있으나, 장거리 달리기와 같은 스포츠에서는 일반적으로 이러한 요인들만으로 빈혈이 유발되지는 않는다. 유산소 트레이닝과 근력 트레이닝을 포함한 신체 훈련은 초기 며칠 동안 혈장량을 약 20%까지 증가시킬 수 있다. 이러한 혈장량의 증가는 헤모글로빈 농도 감소와 병행되어 나타난다. 혈액 내 전체 헤모글로빈의 양은 크게 변하지 않지만, 혈장량이 증가함에 따라 헤모글로빈 농도가 일시적으로 낮아지는 것처럼 보이는 현상이 발생한다. 몇 주간의 훈련 후에는 헤모글로빈 농도와 적혈구 용적률이 정상 수준으로 회복된다. 따라서 운동성 빈혈은 일시적인 생리적 현상으로, 과거에 생각했던 것만큼 흔하지 않다.

참고문헌

1. Deruisseau KC, Roberts LM, Kushnick MR, et al. Iron status of young males and females performing weight training exercise. *Med Sci Spots Exerc.* 2004;36:241-248.
2. Mairbaurl H. Red blood cells in sports: effects of exercise and training on oxygen supply by red blood cells. *Front Physiol.* 2013;4:332.
3. Schumacher YO, Schmid A, Grathwohl D, et al. Hematological indices of iron status of athletes in various sports and performances. *Med Sci Sports Exerc.* 2002;34:869-875.
4. Wright LM, Klein M, Noakes TD, et al. Sports anemia: a real or apparent phenomenon in endurance trained athletes. *Int J Sports Med.* 1992;13:344-347.

다. 헤모글로빈 농도만 보면 남성이 더 높은 산소 운반 능력을 가진 것으로 보이지만, 실제로는 두 성별 간의 헤모글로빈 농도 범위가 일부 겹치기 때문에 혈액의 산소 운반 능력 또한 남녀 간에 상당 부분 겹친다. 헤모글로빈은 산소 운반에 매우 중요한 역할을 하기 때문에, 헤모글로빈 농도가 감소하면 산소 운반 능력의 저하로 이어지며, 이는 생리적으로 매우 불리한 영향을 초래할 수 있다(글상자 7-5).

옥시헤모글로빈 해리곡선

헤모글로빈이 폐에서 신체 조직으로 산소를 운반하기 위해서는, 폐에서는 산소를 가역적으로 결합하고 조직에서는 산소를 방출하도록 하는 자극이 필요하다. 신체 내에서 헤모글로빈이 적절한 부위에서 산소를 결합하고 방출하는 능력은 옥시헤모글로빈 해리곡선(그림 7-9)을 통해 설명된다. 폐에서는 산소의 부분압(Po_2)이 높기 때문에, 헤모글로빈이 산소와 결합하여 옥시헤모글로빈을 형성하고, 이때 헤모글로빈은 산소로 100% 포화된다. 반면, 유산소 대사가 일어나는 조직에서는 산소의 부분압이 낮아 헤모글로빈이 산소를 방출하며 포화도가 100% 미만으로 감소하고, 이 과정에서 디옥시헤모글로빈으로 전환된다.

옥시헤모글로빈 해리곡선은 시그모이드 또는 S자형 곡선을 띤다. 이러한 형태는 헤모글로빈이 폐에서는 옥시헤모글로빈으로, 조직 수준에서는 디옥시헤모글로빈으로 전환되는 데 유리한 특성을 제공한다. 먼저, 산소 분압이 90~100 mmHg 범위일 때 산소 포화도는 97% 이상이며, 이 구간의 곡선은 매우 완만하다. 이는 산소 분압이 변하더라도 산소 포화도에는 큰 변화가 일어나지 않음을 의미한다. 폐의 산소 분압은 약 105 mmHg로, 이로 인해 헤모글로빈이 100% 산소 포화 상태에 도달하게 된다. 하지만 폐의 Po_2가 90 mmHg까지 낮아지더라도 산소 포화도의 변화는 거의 없다. 이러한 특성은 생리학적으로 매우 중요하다. 왜냐하면 폐의 산소 분압이 중등도 고도상승과 같은 요인으로 인해 감소하더라도, 폐에서는 여전히 거의 100%에 가까운 산소 포화도가 유지되기 때문이다.

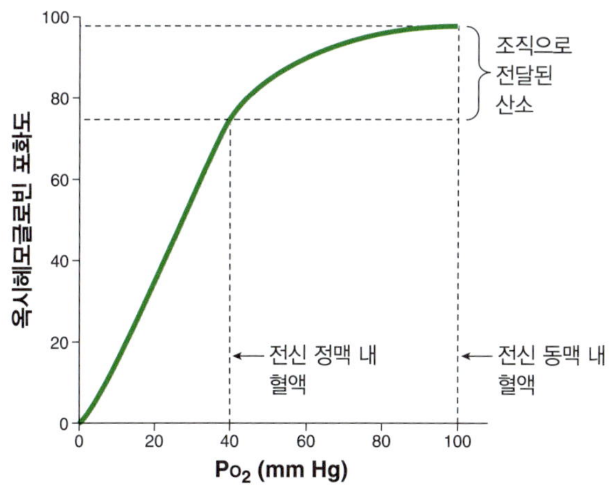

그림 7-9 옥시헤모글로빈 해리곡선(oxyhemoglobin dissociation curve)은 헤모글로빈의 산소 포화도와 산소의 부분압 사이의 관계를 나타낸다. 폐와 조직 사이의 산소 포화도 차이는 조직에 전달되는 산소의 양을 의미한다.

옥시헤모글로빈 해리곡선은 산소 분압 0~40 mmHg 구간에서 매우 가파른 기울기를 가진다. 활동적인 조직에서는 산소 분압이 낮기 때문에, 이 구간의 곡선은 산소 분압이 조금만 변화해도 산소 포화도에 큰 변화가 일어나도록 하여, 산소가 훨씬 더 쉽게 방출되고 조직에서 이용될 수 있도록 한다.

이 곡선의 구간은 운동 중 조직 수준의 산소 분압이 감소할 때, 조직에 충분한 산소를 공급하는 데 매우 중요한 역할을 한다. 안정 시에는 조직이 필요한 산소의 양이 적으며, 혈액 내 산소의 약 75%는 여전히 헤모글로빈에 결합된 상태로 남아 있고, 약 25%의 산소만이 조직으로 방출된다. 반면, 운동 중에는 약 10%의 산소만이 헤모글로빈에 결합된 상태로 남으며, 즉 헤모글로빈이 운반하는 산소의 약 90%가 조직으로 방출된다. 옥시헤모글로빈 해리곡선의 이러한 S자형 형태 외에도, 운동 중 조직에 충분한 산소를 공급하기 위해 작용하는 여러 요인들이 있다.

온도의 영향

혈액의 온도가 상승하거나 하강하면, 옥시헤모글로빈 해리곡선은 각각 우측 또는 좌측으로 이동한다(그림 7-10). 이는 다른 요인이 일정할 때, 온도의 상승은 헤모글로빈의 산소 친화도를 감소시켜, 동일한 산소 분압에서 산소 포화도가 낮아짐을 의미한다. 반대로, 온도의 하강은 헤모글로빈의 산소 친화도를 증가시켜, 곡선을 좌측으로 이동시킨다. 운동 중에는 이러한 온도의 영향이 근육조직으로의 산소 공급을 촉진하는 데 도움을 준다. 운동 시 근육의 온도가 상승하면, 옥시헤모글로빈 해리곡선이 우측으로 이동하여, 결과적으로 활동적인 근육조직으로 더 많은 산소가 전달된다.

pH의 영향

pH(산도)의 영향은 **보어 효과(Bohr effect)**라고 불린다. 산도가 증가(즉, pH가 감소)하면 옥시헤모글로빈 해리곡선은 우측으로 이동하고, 산도가 감소(pH가 증가)하면 곡선은 좌측으로 이동한다(그림 7-10). 격렬한 운동, 특히 무산소성 운동 중에는 작용하는 근육과 그 근육을 통과하는 혈액에서 산성도 또는 수소이온농도(H^+)가 증가한다(2장 참조). H^+는 헤모글로빈에 가역적으로 결합하여, 헤모글로빈의 산소 친화도를 감소시키고, 그 결과 옥시헤모글로빈 해리곡선이 우측으로 이동한다. 이 현상은 활동 근육조직의 온도 상승과 동일한 효과를 나타내며, 결과적으로 해당 부위로의 산소 공급을 증가시킨다. 따라서 활동적인 근육에서는 온도의 상승과 수소이온농도의 증가가 모두 해리곡선을 우측으로 이동시켜, 근육으로 더 많은 산소가 전달되도록 돕는다.

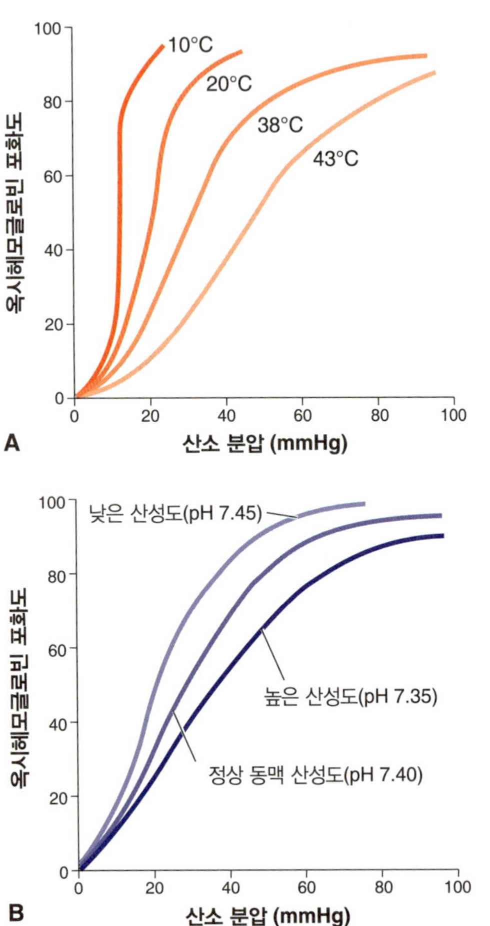

그림 7-10 옥시헤모글로빈 해리곡선의 우측 이동은 동일한 산소 분압에서 산소 포화도의 감소를, 좌측 이동은 산소 포화도의 증가를 의미한다. 온도와 산성도가 증가하면 곡선은 우측으로 이동하고, 온도와 산성도가 감소하면 곡선은 좌측으로 이동한다.

2,3-이인산글리세르산의 영향

적혈구는 미토콘드리아를 포함하지 않기 때문에, 에너지를 오직 해당과정의 무산소 반응을 통해 얻는다. 이 반응의 부산물로 생성되는 것이 2,3-이인산글리세르산(2,3-DPG)이다. 2,3-DPG는 헤모글로빈에 느슨하게 결합하여 산소에 대한 친화도를 감소시키고, 옥시헤모글로빈 해리곡선을 우측으로 이동시켜 결과적으로 조직으로의 산소 전달을 증가시킨다. 그러나 트레이닝이나 단기적인 운동이 2,3-DPG에 미치는 영향에 대해서는 연구 결과가 일관되지 않다. 예를 들어, 운동선수의 안정 시 2,3-DPG 농도가 비훈련자보다 높게 나타난다는 보고가 있는 반면, 단기간의 중등도 운동은 2,3-DPG에 영향을 미치지 않는다는 결과도 있다. 반면에 고강도 운동이나 장시간의 중등도 운동은 혈중 2,3-DPG 수준을 증가시키는 것으로 보고되었다. 따라서 운동 및 훈련이 2,3-DPG 농도에 미치는 영향, 그리고 이에 따른 옥시헤모글로빈 해리곡선의 변화는 명확하지 않다. 한편, 고지대에 거주하는 사람들에게서 더 높은 수준의 2,3-DPG가 관찰되었으며, 이는 유전적 요인이거나 장기적인 고지 적응의 결과일 가능성이 있다. 결론적으로, 2,3-DPG는 옥시헤모글로빈 해리곡선에 영향을 미칠 수 있지만, 훈련으로 인한 생리학적 효과는 불확실하다고 한다.

이산화탄소 운반

혈액 내에서 이산화탄소는 세 가지 방식으로 운반된다. (1) 약 7~10%는 혈장에 용해된 상태로 존재하며, (2) 약 20%는 헤모글로빈에 결합된 형태로, (3) 약 70%는 중탄산염의 형태로 운반된다. 이 세 가지 운반 방식은 모두 대사 과정에서 생성된 이산화탄소로부터 시작되며, 이로 인해 조직 내의 이산화탄소 분압이 높아지고, 이산화탄소가 혈액 내 혈장으로 확산된다. 일부 이산화탄소는 용해된 상태로 남아 폐로 운반된다. 적혈구는 산소뿐만 아니라 이산화탄소도 운반한다. 이산화탄소가 헤모글로빈에 결합된 형태로 또는 중탄산염의 형태로 운반되는 과정은 산소의 운반과 밀접하게 연관되어 있으므로 추가적인 설명이 필요하다. 이 세 가지 이산화탄소 운반 방식과 산소 운반 간의 상호작용은 그림 7-11에 제시되어 있다.

카바미노헤모글로빈에 의한 이산화탄소 운반

조직에서 이산화탄소 분압이 높을 때, 이산화탄소는 헤모글로빈에 결합하여 **카바미노헤모글로빈(carbaminohemoglobin)**을 형성한다. 이산화탄소는 헤모글로빈의 글로빈부분을 구성하는 아미노산과 결합한다. 이산화탄소가 글로빈에, 산소가 헴 부분에 결합하기 때문에 이 두 가지 운반 방식은 서로 경쟁하지 않는다. 그러나 폐에서 헤모글로빈이 산소화되면, 헤모글로빈 분자의 구조적 변화가 일어나 이산화탄소에 대한 결합 능력이 감소한다. 따라서 폐에서는 산소화와 낮은 이산화탄소 분압 모두가 헤모글로빈으로부터 이산화탄소의 방출을 촉진한다. 헤모글로빈에서 방출된 이산화탄소는 혈장에 용해되고, 폐포의 공기로 확산된 뒤 호기 시 배출된다.

중탄산염에 의한 이산화탄소 운반

Pco_2가 높은 조직에서는, 이산화탄소가 적혈구 내에서 중탄산염(bicarbonate)으로 전환된다.

$$CO_2 + H_2O \leftrightarrow H_2CO_3 \leftrightarrow H^+ + HCO^{-3}$$

탄산(H_2CO_3)의 형성은 적혈구 내에 존재하는 효소 탄산무수효소(carbonic anhydrase)에 의해 촉진된다. 형성된 탄산은 해리되어 수소이온(H^+)과 중탄산이온(HCO^{-3})을 생성한다. 이 중탄산이온은 적혈구를 빠져나와 혈장으로 확산된다. 중탄산이온은 음전하를 띠므로, 적혈구를 포함한 어떤 세포에서든 음전하가 빠져나가면 세포막을 가로지르는 전기적 불균형이 발생한다. 이러한 불균형을 방지하기 위해 염화이온(Cl^-)이 적혈구로 확산되어 들어온다. 이처럼 중탄산이온과 염화이온이 교환되는 과정을 **염화이온 이동(chloride shift)**이라고 한다.

속성 검토

- 헤모글로빈에 대한 산소의 가역적 결합은 혈액이 운반하는 산소의 약 98%를 차지한다.
- 옥시헤모글로빈 해리곡선의 S자형 형태는 대기 중 산소의 부분압이 감소하더라도 폐에서 거의 최대 수준의 옥시헤모글로빈 형성을 보장한다. 또한 조직에서의 산소 부분압 변화가 작더라도 산소 방출이 쉽게 일어나도록 한다.
- 온도와 산성도의 변화는 옥시헤모글로빈 해리곡선을 이동시켜, 운동 중 근육조직으로의 산소 전달을 증가시킨다.
- 이산화탄소 운반에는 세 가지 방식이 존재하지만, 전체 이산화탄소의 약 70%는 중탄산염의 형태로 운반된다.
- 산소 운반과 이산화탄소 운반은 카바미노헤모글로빈의 형성과, 헤모글로빈에 의한 수소이온의 완충 작용을 통해 서로 연관되며, 이는 헤모글로빈의 산소 친화도를 감소시킨다.

생성된 수소이온은 헤모글로빈의 글로빈 부분에 결합한다. 따라서 헤모글로빈은 완충제로 작용하여 적혈구 내의 정상적인 산성도를 유지하는 데 도움을 준다. 헤모글로빈이 수소이온을 완충하면, 산소에 대한 친화도가 감소하게 된다. 즉, 수소이온의 완충 작용은 보어 효과를 유발하거나 옥시헤모글로빈 해리곡선을 우측으로 이동시킨다. 조직 수준에서는 이러한 변화로 인해 헤모글로빈이 산소를 방출하게 되며, 방출된 산소는 대사에 사용될 수 있게 된다.

중탄산 반응은 어느 방향으로도 진행될 수 있다. 폐에서는 폐포 내 이산화탄소 분압이 낮기 때문에, 이산화탄소가 용액으로부터 확산되어 나오면서 중탄산 반응의 평형이 깨지고, 반응이 이산화탄소와 물의 생성 방향으로 진행된다. 또한 헤모글로빈이 산소화되면 수소이온에 대한 친화도를 잃게 된다. 이에 따라 수소이온은 탄산(H_2CO_3)의 형성에 이용되며, 낮은 이산화탄소 분압 환경에서는 탄산이 해리되어 이산화탄소와 물로 분해된다. 따라서 조직 수준에서 헤모글로빈이 산소를 방출하는 과정은 헤모글로빈에 의한 이산화탄소 운반

과정과 연결되어 있으며, 반대로 폐에서 헤모글로빈이 이산화탄소를 방출하는 과정은 헤모글로빈의 산소화 과정과 밀접하게 연관되어 있다.

근육에서의 가스 교환

근육 또는 다른 조직에서의 가스 교환은 조직과 모세혈관 혈액 사이의 산소 분압과 이산화탄소 분압의 차이로 인해 발생한다(그림 7-11). 이전에 설명된 부분압 차이와 산소 및 이산화탄소의 혈액 내 운반에 관한 모든 원리가 조직 수준의 모세혈관 가스 교환에도 동일하게 적용된다. 조직으로 전달되는 산소의 양은 Fick의 원리와 동맥-정맥 산소 차를 이용하여 계산할 수 있다(6장 "조직으로의 산소 전달" 참조). 산소가 조직으로 확산된 후에는, 근육 내의 산소 운반 단백질인 마이오글로빈이 산소를 미토콘드리아로 운반하는 역할을 돕는다.

마이오글로빈(myoglobin)은 헤모글로빈과 유사한 산소 운반 분자이지만, 골격근과 심장근 내에 존재한다는 점이 다르다. 마이오글로빈은 산소와 가역적으로 결합하며, 그 주요 역할은 세포막에서 미토콘드리아로 산소가 확산될 때 이를 보조하는 것이다. 확산 속도는 거리가 증가할수록 지수적으로 감소하기 때문에, 세포막과 미토콘드리아 사이에 위치한 마이오글로빈은 긴 확산 경로를 두 개의 짧은 거리로 분할하는 효과를 낸다. 그 결과, 근섬유 내에서 산소가 미토콘드리아까지 이동하는 시간이 현저히 단축된다.

헤모글로빈과 달리, 마이오글로빈은 철 분자 하나만을 포함하고 있으며, 반면 헤모글로빈은 네 개의 철 분자를 포함한다. 붉은색을 띠는 근육은 마이오글로빈의 함량이 많고, 흰색

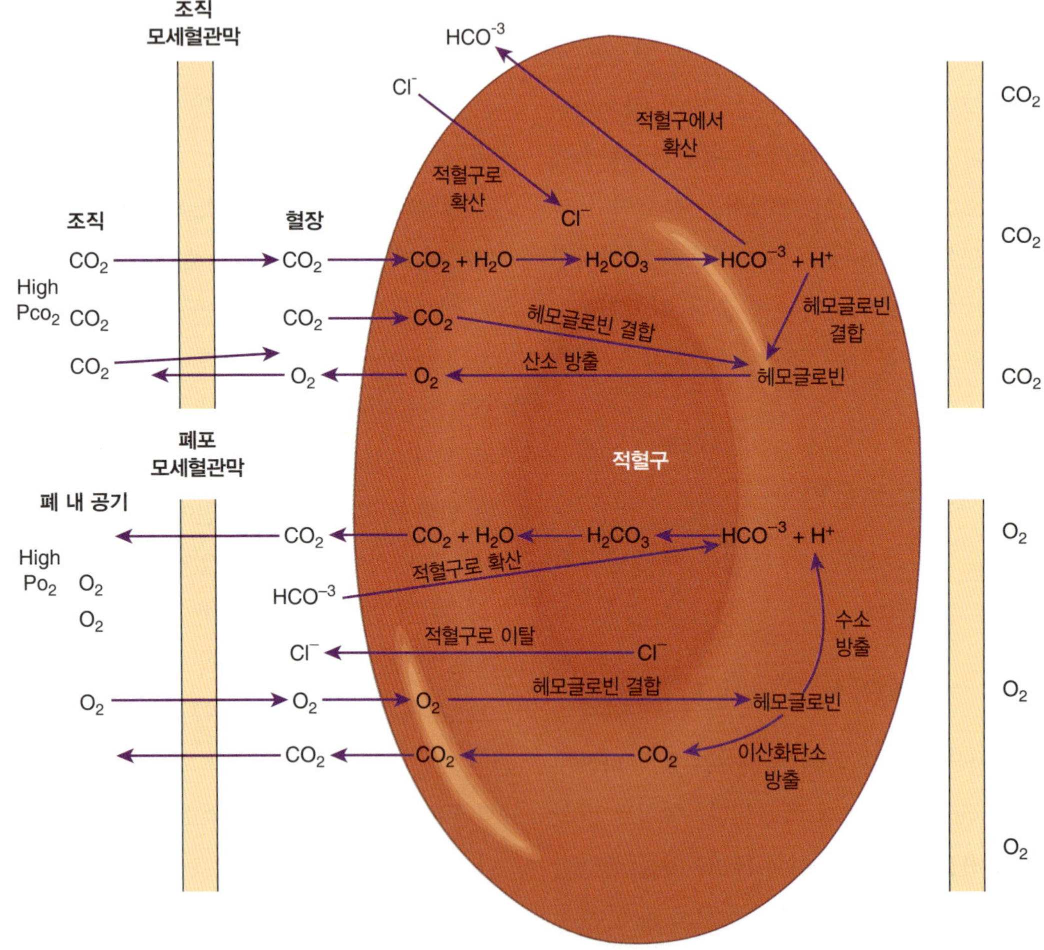

그림 7-11 헤모글로빈이 산소와 이산화탄소에 결합하는 능력은 산소의 부분압 외에도 여러 요인들의 영향을 받는다. 산성도의 변화, 염화이온 이동, 그리고 이산화탄소와 산소가 헤모글로빈에 서로 경쟁하지 않고 결합하는 과정이 모두 헤모글로빈의 산소 결합 능력에 영향을 미친다.

으로 보이는 근육은 마이오글로빈의 함량이 적다. 근섬유 내 마이오글로빈의 농도는 근섬유 유형에 따라 다르다(5장). 유산소 능력이 높은 제1형 근섬유는 마이오글로빈 농도가 높으며, 제2형A 근섬유는 중간 정도의 농도를, 제2형X 근섬유는 매우 낮은 농도의 마이오글로빈을 포함한다.

근섬유 내에서 산소의 확산 속도를 높이는 역할 외에도, 마이오글로빈은 운동 시작 시 산소의 저장소로 기능한다. 운동 시작 전에는 호흡 빈도가 예비적으로 증가하는 예비 반응이 나타나지만(아래 "운동이 폐환기에 미치는 영향" 참조), 실제로 근육으로 산소가 공급되기까지는 일정한 지연이 존재한다. 이 시기 동안, 마이오글로빈에 결합된 산소가 활성화되는 근육의 산소 요구량을 충족시키는 데 도움을 준다. 운동이 종료되면, 마이오글로빈에 결합된 산소가 다시 보충되어야 하며, 이는 산소 결손(3장)의 일부를 설명하는 요소가 된다.

마이오글로빈과 헤모글로빈은 화학적 구조가 유사하지만, 두 분자 사이에는 중요한 차이점이 있다. 마이오글로빈은 훨씬 가파른 산소 해리곡선을 가지고 있으며, 훨씬 낮은 산소 분압, 약 30 mmHg에서도 거의 100%의 산소 포화도에 도달한다. 이러한 특성 때문에, 마이오글로빈은 매우 낮은 PO_2 수준에서 산소를 방출한다. 이는 중요한데, 활성 근육의 미토콘드리아 내 Po_2는 2 mmHg 정도로 매우 낮기 때문이다. 따라서 마이오글로빈의 산소 해리곡선은, 골격근 내에서 약 40 mmHg 수준의 낮은 Po_2 환경에서도 효과적으로 산소를 운반할 수 있도록 해준다.

속성 검토

- 조직에서의 가스 교환은 조직과 혈액 사이의 산소 및 이산화탄소의 부분압 차이로 인해 일어난다.
- 헤모글로빈과 유사한 분자인 마이오글로빈은 세포막에서 미토콘드리아로 산소를 운반하여 유산소 대사에 사용되도록 한다.

환기의 조절

환기와 폐 가스 교환의 조절은 안정 시 항상성을 유지하고, 운동 중 조직이 필요로 하는 산소 공급과 이산화탄소 제거를 맞추기 위해 필수적이다. 이러한 조절의 대부분은 불수의적인 폐 환기 조절 메커니즘을 통해 이루어진다. 폐 환기의 조절은 오랫동안 생리학자들에 의해 연구되어 왔지만, 여전히 완전히 밝혀지지 않은 부분이 많다. 그러나 현재까지 알려진 바에 따르면, 인체와 중추신경계 내에는 환기 조절에 관여하는 여러 부위가 존재하며, 이들은 혈액과 뇌척수액 내의 산소 분압, 이산화탄소 분압, 그리고 수소이온농도를 감시하여 조절 기능을 수행한다. 예상할 수 있듯이, 산소 분압 감소, 이산화탄소 분압 증가, 그리고 수소이온농도 증가(즉, 산성도 상승)는 운동 중 나타나며, 이러한 변화는 폐 환기의 증가를 유도한다. 반대로, 산소 분압 증가, 이산화탄소 분압 감소, 그리고 수소이온농도 감소는 폐 환기의 감소를 초래한다. 다음 섹션에서는 이러한 폐 환기의 조절 메커니즘을 더 자세히 살펴볼 것이다.

호흡조절중추

완전히 밝혀지지는 않았지만, 연수의 일부인 복외측연수와 교뇌가 함께 호흡조절중추를 구성하며, 이는 리듬감 있는 호흡 패턴을 생성하는 '페이스메이커' 역할을 한다.[10] 호흡의 빈도와 깊이는 상위 뇌중추, 연수 내 화학수용체, 그리고 기타 말초 입력으로부터의 신호에 의해 조절된다. 이러한 입력은 폐환기를 변화시켜 안정 시와 운동 중의 가스 교환 요구에 맞게 조정한다(그림 7-12). 호흡조절중추가 생성한 호흡 패턴은 척수를 통해 호흡근으로 전달된다. 폐환기의 조절은 불수의적으로 이루어지지만, 숨을 참는 행위처럼 의식적으로 조절하는 것도 가능하다. 그러나 이러한 상황에서도, 일정 시간이 지나면 불수의적 조절 메커니즘이 의식적 조절을 압도하여 정상적인 호흡을 회복시킨다. 다음 섹션에서는 흡기와 호기를 조절하는 다양한 입력 신호에 대해 설명한다.

중추 화학수용체

화학수용체(chemoreceptor)는 화학적 변화에 반응하는 수용체이다. **중추 화학수용체(central chemoreceptor)**는 연수 내에 위치하지만, 호흡조절중추와는 해부학적으로 분리

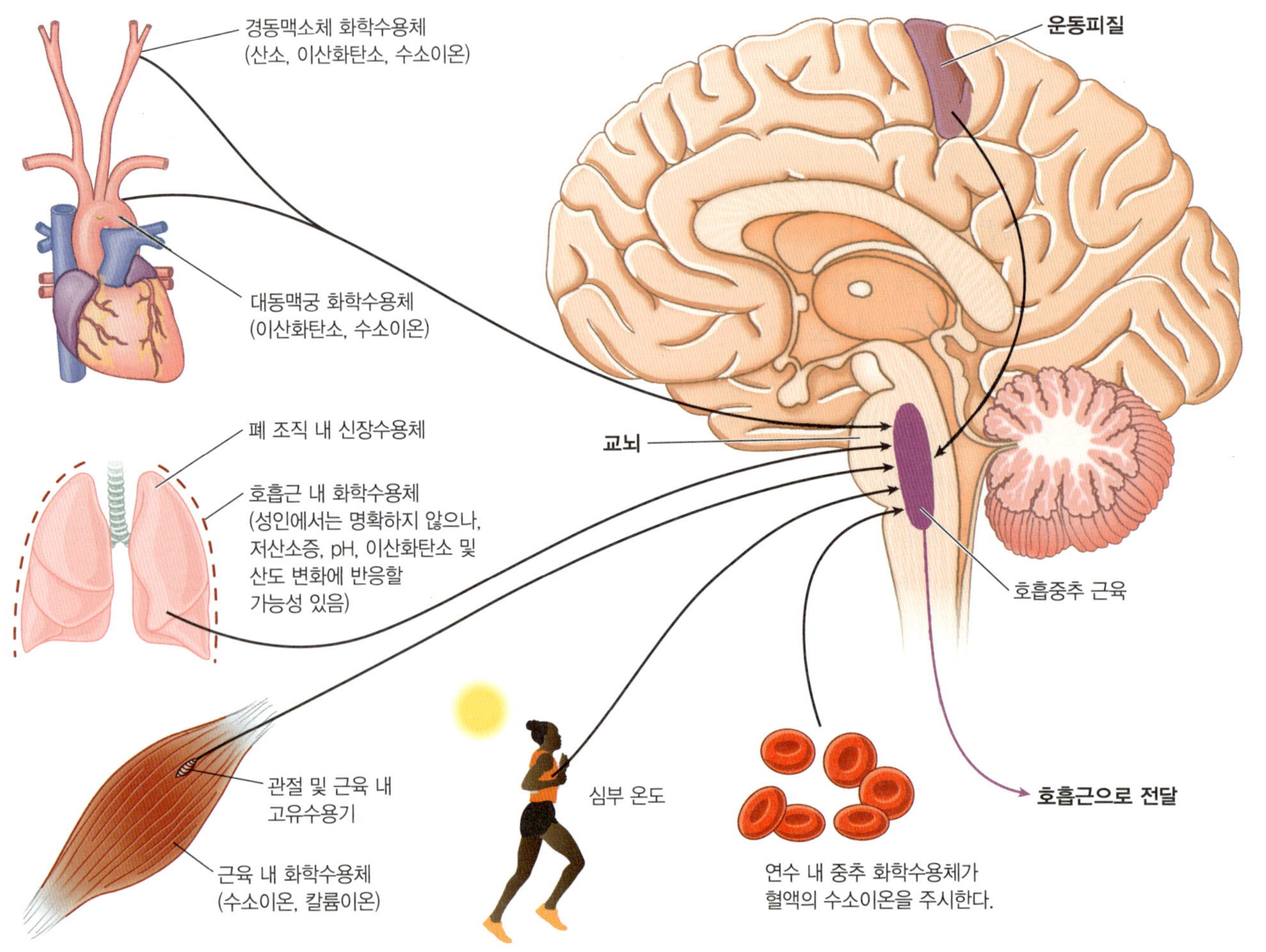

그림 7-12 호흡조절중추는 연수에 위치한다. 호흡조절중추는 화학수용체와 고유수용기로부터의 피드백을 받아, 신체의 요구에 맞게 폐환기를 조절한다.

되어 있다. 이 화학수용체들은 뇌척수액 내의 변화를 감지하며, 특히 수소이온농도 또는 pH의 변화에 매우 민감하게 반응한다.[8] 뇌혈관의 모세혈관막은 이산화탄소에 매우 투과성이 높기 때문에, 운동 중과 같이 혈액의 이산화탄소의 분압이 증가하면 이산화탄소가 빠르게 뇌척수액으로 확산된다. 뇌척수액 내의 이산화탄소 농도가 증가하면, 앞서 설명한 중탄산 반응에 의해 수소이온농도가 빠르게 상승한다. 이러한 뇌척수액 내 수소이온농도의 증가는 폐환기의 증가를 자극하여, 체내에서 이산화탄소 제거를 촉진한다. 따라서 폐환기 변화를 유도하는 중추 화학수용체의 직접적인 자극 요인은 이산화탄소 분압 자체가 아니라 수소이온농도의 변화이다. 운동 중 혈액 내 수소이온농도 증가는 두 가지 요인에 의해 간접적으로 발생한다. 이산화탄소 농도의 증가 그리고 무산소 대사와 젖산 생성 증가 때문이다(2장). 그러나 수소이온은 뇌혈관 모세혈관막을 잘 통과하지 못하므로, 혈액에서 뇌척수액으로의 확산 속도가 매우 느리다. 따라서 혈액으로부터 뇌척수액으로 이산화탄소나 수소가 확산되어 수소이온의 농도를 증가시키는 경우 모두 폐환기를 증가시킬 수 있지만, 이산화탄소의 확산과 이에 따른 중탄산 반응이 훨씬 빠르게 반응을 유발한다.

말초 화학수용체

말초 화학수용체(peripheral chemoreceptor)는 경동맥과 대동맥궁 내에 위치한 화학수용체이다. 대동맥궁 내에 위치한 수용체는 대동맥소체(aortic body)라 하고, 경동맥 내에 위치한 수용체는 경동맥소체(carotid body)라고 한다. 이 두 수용체는 모두 혈액 내 이산화탄소 분압과 수소이온농도의 변화에 반응하며, 특히 경동맥소체는 여기에 더해 산소 분

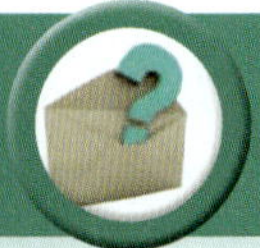

글상자 7-6
학생들의 실제 질문

경기 전에 수영선수들이 과호흡을 하는 이유는 무엇일까요?

수영선수들은 경기 시작 전에 의도적으로 과호흡을 하여 혈액 내의 이산화탄소를 제거함으로써, 경기 중 더 오랜 시간 동안 숨을 참을 수 있게 된다. 이산화탄소는 호흡을 자극하는 주요 요인이다. 자발적인 과호흡을 통해 이산화탄소 농도가 낮은 공기가 폐로 들어가게 되고, 이는 폐포 내 이산화탄소의 부분압을 감소시킨다. 결과적으로 혈액 내 이산화탄소가 더 많이 빠져나가며, 혈중 이산화탄소의 부분압이 감소한다. 따라서 경기 시작 후 선수가 숨을 참는 동안 혈액 내 이산화탄소의 부분압이 다시 상승하여 화학수용체를 자극하고 호흡 욕구를 일으키기까지 더 오랜 시간이 걸리게 된다. 이러한 과정 덕분에 선수는 더 오래 숨을 참을 수 있다. 자발적 과호흡은 주로 자유형 단거리 선수들이 수행한다. 이 종목에서 숨을 쉬기 위해 머리를 옆으로 돌리면, 몸의 일부가 물 위로 노출되어 전진 방향으로 향하는 표면적이 커지고, 그로 인해 저항이 증가하여 속도가 느려진다. 따라서 단거리 수영선수들은 경기 중 가능한 한 적은 횟수로 호흡하려 하며, 경기 전 과호흡은 이러한 목적을 달성하도록 돕는다.

압의 변화에도 반응한다.[8,10] 그러나 이러한 수용체들은 산소 분압이 40% 이상 감소하는 심한 저산소 상태에서만 자극된다. 따라서 일반적으로는 폐질환 예를 들어 폐기종이나 만성폐쇄성폐질환을 가진 사람들에게서만 호흡에 영향을 미친다. 운동 중 무산소 대사가 증가하면 산성도가 상승하여 혈중 수소이온농도가 높아질 수 있으며, 또는 이산화탄소 분압의 증가로 인해 중탄산 반응이 촉진되어 수소이온의 농도가 증가할 수도 있다. 말초 화학수용체는 산소 분압과 이산화탄소 분압 모두에 민감하게 반응하지만, 이산화탄소 분압의 변화가 폐환기를 변화시키는 훨씬 더 강력한 자극 요인으로 작용한다. (경기 전 과호흡이 수영선수에게 어떤 영향을 미치는지에 대해서는 글상자 7-6을 참조)

말초 화학수용체의 위치는 순환계 내의 두 주요 지점에서 화학적 변화를 감시할 수 있도록 한다. 경동맥소체는 머리와 뇌로 공급되는 혈류를 감시하고, 대동맥소체는 폐순환을 거쳐 막 돌아온 뒤 전신순환으로 펌프되어 나가는 혈류를 감시한다. 대동맥소체와 경동맥소체 모두 폐환기에 영향을 미치지만, 경동맥소체가 더 중요한 말초 화학수용체로 작용하는 것으로 알려져 있다. 운동 중에는 산소를 조직으로 운반하여 유산소 대사에 이용하고, ATP 요구량을 충족시키는 과정이 한층 더 큰 부담을 받게 된다. 산화질소와 같은 요인이 혈류에 어떤 영향을 미치며, 그로 인해 조직으로의 산소 전달이 어떻게 조절되는지에 대해서는 글상자 7-7을 참고하라.

기타 신경성 입력

폐환기는 화학적 요인뿐 아니라 다양한 신경성 입력의 영향을 받는다. 폐에는 주로 세기관지에 위치한 신장수용기가 존재하며, 이 수용기가 자극되면 흡기가 종료되어 폐의 최대 흡기 용적을 제한한다. 호흡근, 특히 횡격막과 복부 부위의 근육에도 신장수용기와 대사적 변화를 감지하는 수용체가 존재한다. 이와 유사하게, 골격근은 근방추와 골지건기관(4장 참조)을 포함하고 있으며, 각각 신체 자세 변화에 민감한 고유수용기와, 운동 중 근육 내 농도가 증가하는 칼륨(K^+) 및 수소이온농도 변화에 반응하는 화학수용기를 가지고 있다. 또한 관절에도 압력 변화에 민감한 고유수용기가 존재한다. 이러한 수용기들 중 어느 하나라도 자극되면 폐환기에 영향을 미친다. 예를 들어, 근육 내 수소이온농도의 증가나 근육 움직임의 증가 모두 폐환기를 촉진시킨다. 추가적으로, 운동피질의 신경 활동 증가 또한 폐환기의 증가를 유발한다. 운동 시작 전 나타나는 폐환기 증가는 일반적으로 운동피질의 활성 증가에 기인한다. 따라서 안정 시와 운동 중 모두에서, 다양한 형태의 신경성 입력이 폐환기와 가스 교환에 영향을 미쳐 신체의 대사적 요구를 충족시키도록 조절된다. 운동 중 폐환기의 조절에 대해서는 다음 섹션에서 자세히 살펴볼 것이다.

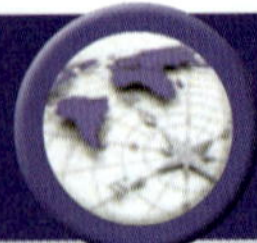

글상자 7-7
더 알아보기

산소 가용성 변화에 대한 생리적 적응

신체는 ATP 생성을 유지하기 위해 필요한 수준의 산소를 흡수하는 능력에 지속적으로 직면하게 된다. 이러한 대사적 요구를 충족하기 위해서는 기체 확산과 세포 내 감지 시스템이 활성화되어야 한다. 신체의 생리적 시스템들은 세포의 산화환원 상태에 미치는 산소의 영향뿐만 아니라, 질산화질소, 황화수소, 일산화탄소 등의 농도 변화에도 반응하여 이러한 적응 과정을 조절한다. 저산소증은 이러한 변화를 유발하는 고전적 요인으로, 결과적으로 신체가 저산소 환경에 더 잘 적응하도록 돕는다. 이러한 적응에는 미토콘드리아 전자전달, 대사 억제, 대사 경로의 변화, 그리고 세포 생존 경로의 조절과 같은 다양한 조절적 변화가 필요하다. 이러한 경로들은 세포막 전위의 붕괴나 핵 세포사멸을 방지하는 데 중요한 역할을 한다. 운동은 또한 산소 민감도, 대사율, 운동 중 산소 동력학(O_2 kinetics), 그리고 해당과정 및 젖산 생성을 조절하는 산소 가용성에 변화를 일으킨다. 이러한 요인들을 세부적으로 탐구함으로써, 우리는 운동 스트레스에 대한 생리적 적응의 복잡성을 더욱 깊이 이해한다.

추가 참고문헌

1. Clanton TL, Hogan MC, Gladden LB. Regulation of cellular gas exchange, oxygen sensing, and metabolic control. *Compr Physiol.* 2013;3(3):1135-1190.
2. Forster HV, Haouzi P, Dempsey JA. Control of breathing during exercise. *Compr Physiol.* 2012;2(1):743-777.
3. Hochachka PW, Buck LT, Doll CJ, et al. Unifying theory of hypoxia tolerance:molecular/metabolic defense and rescue mechanisms for surviving oxygen lack. *Proc Natl Acad Sci U S A.* 1996;93(18): 9493-9498.
4. Poole DC, Jones AM. Oxygen uptake kinetics. *Compr Physiol.* 2012;2(2):933-996.
5. Welker AF, Moreira DC, Campos EG, et al. Role of redox metabolism for adaptation of aquatic animals to drastic changes in oxygen availability. *Comp Biochem Physiol A Mol Integr Physiol.* 2013;165(4):384-404.
6. Xu F, Rhodes EC. Oxygen uptake kinetics during exercise. *Sports Med.* 1999;27(5):313-327.

속성 검토

- 호흡중추는 불수의적으로 호흡을 조절하며, 뇌간의 두 부위인 연수와 교뇌에 위치한다.
- 호흡중추는 흡기와 호기의 리듬감 있는 패턴을 생성하며, 이는 상위 뇌중추와 말초로부터의 입력에 의해 조절된다.
- 중추 화학수용체는 연수 내에 위치하며, 산성도의 변화에 특히 민감하게 반응한다.
- 대동맥궁과 경동맥에 위치한 말초 화학수용체는 모두 혈액의 산성도와 이산화탄소 분압의 변화에 민감하게 반응한다. 그러나 경동맥소체만이 산소 분압의 변화에도 반응한다.
- 횡격막과 복부부위 근육들 내의 신장수용기, 그리고 골격근내의 화학수용체 또한 폐환기에 영향을 미친다.

운동이 폐환기에 미치는 영향

운동 중에는 산소 전달과 이산화탄소 제거에 대한 요구가 증가함에 따라, 폐포와 근육조직수준에서의 모세혈관 가스 교환이 증가한다. 이러한 모세혈관 가스 교환을 향상시키기 위해 폐환기는 앞서 논의된 모든 요인의 조절 하에 증가한다. 폐포와 활성 조직에서의 가스 교환을 강화하기 위해서는, 해당 부위의 모세혈관 침상을 통한 혈류량 또한 증가해야 한다. 혈류가 증가하기 위해서는, 순환계와 관련된 요인들—즉, 심박출량의 증가와 비활성 조직에서 활성 조직으로의 혈류 재분배(6장)—이 함께 일어나야 한다. 따라서 이후에서 다루게 될 '운동이 폐환기에 미치는 영향'을 논의할 때에는, 가스 교환의 증가가 일어나기 위해서는 순환계의 급성 반응에 따른 혈류 증가 또한 반드시 동반되어야 한다는 점을 이해해야 한다.

준최대운동과 폐환기

안정 시에는 여러 요인이 관여하지만, 폐환기는 주로 혈장 내 이산화탄소 분압에 의해 조절된다. 그러나 운동 중에는 폐환기를 조절하는 요인들 가운데 어느 것이 가장 큰 영향을 미치는지 명확히 밝혀지지 않았다. 그럼에도 불구하고, 준최대운동 중에는 혈장 이산화탄소의 분압이 매우 정밀하게 조절된다는 사실이 보고되어 있다. 이는 폐환기의 주요 조절 요인이 여전히 이산화탄소의 분압임을 시사하며, 다른 요인들은 운동 상황에 맞게 폐환기를 미세하게 조정하는 역할을 한다고 볼 수 있다. 하지만 이러한 이산화탄소의 분압의 엄격한 조절은 실제로는 혈장 이산화탄소 분압의 증가로 인한 산성도의 상승, 즉 중탄산 반응의 결과로 나타나는 효과에 더 밀접하게 관련되어 있을 가능성이 크다. 다시 말해, 폐환기는 이산화탄소의 분압 자체보다는 이산화탄소의 분압증가로 인해 유발된 산성도의 변화에 의해 조절되는 것으로 보인다.

준최대운동 중 폐포 환기가 증가하는 과정에는 세 단계의 폐환기 조절 단계가 존재하는 것으로 보인다.[15] 1단계는 운동이 시작되거나, 심지어 운동 시작 직전에도 나타난다. 이 시점에서 폐환기는 운동피질의 활성화가 호흡중추에 미치는 영향과 활성 근육 내 고유수용기로부터의 피드백이 결합되어 급격히 증가한다. 이러한 급격한 폐환기의 증가는 폐환기 조절의 첫 번째 단계에 해당한다(그림 7-13). 잠시 지속되는 약 20초간의 평형 구간 이후, 폐환기량은 거의 지수적으로 증가하여 일정한 안정 상태에 도달한다. 이때의 안정 상태는 대사 요구의 대부분이 유산소 대사에 의해 충족되는 운동 강도를 의미한다. 이러한 빠른 폐환기의 증가는 2단계에 해당하며, 이는 계속되는 운동피질의 활성, 활동 근육으로부터의 피드백, 그리고 말초 화학수용체의 신호에 의해 유도된다. 3단계는 폐환기 조절의 마지막 단계로, 안정 상태 운동 동안 폐환기를 미세하게 조절하는 시기이다. 이 단계에서는 말초 화학수용체와 중추 화학수용체의 피드백에 의해 폐환기가 조절되어, 준최대운동 동안의 대사적 요구에 정확히 부합하도록 조정된다. 체온의 상승 또한 폐환기에 약간의 영향을 미칠 수 있으나, 그 효과는 일반적으로 미미하며 극심한 고체온증 상황에서만 뚜렷하게 나타난다.

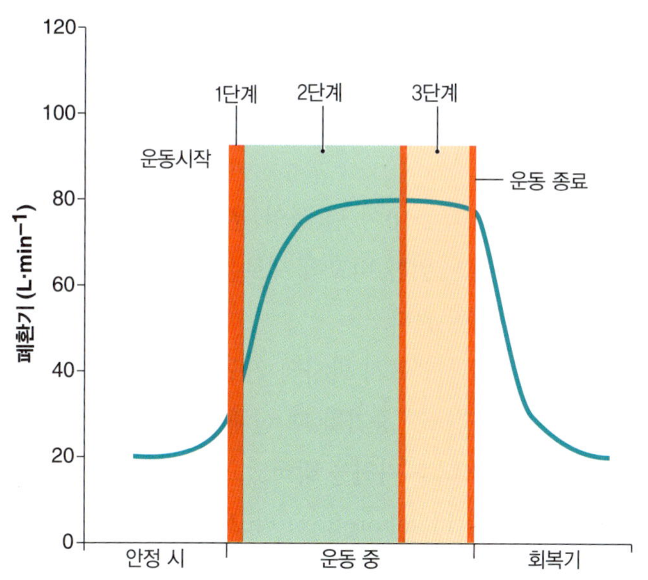

그림 7-13 운동이 시작되면, 신체의 요구를 충족시키기 위해 폐환기(pulmonary ventilation)가 증가한다. 운동의 시작부터 종료까지 폐환기의 변화는 세 단계로 구분된다.

운동이 종료되면, 운동피질의 활성 감소와 활성 근육 내 고유수용기로부터의 피드백 소실로 인해 폐환기가 급격히 감소한다. 이러한 빠른 감소 이후에는, 운동으로 인한 대사적 스트레스로부터의 회복 과정이 진행되면서 폐환기가 서서히 안정 시 수준으로 돌아간다.

최대에 근접한 운동과 폐환기

운동 강도가 안정 상태에서 최대 혹은 최대에 근접한 수준으로 증가함에 따라, 폐환기는 앞서 설명한 세 단계를 거치며 변화한다. 그러나 격렬한 운동, 즉 최대 산소 섭취량의 약 50~60%를 초과하는 수준에서는 운동 강도의 증가에 비해 폐환기의 증가가 비례하지 않게 나타난다. 즉, 1리터의 산소를 얻기 위해 환기해야 하는 공기량이 더 많아진다. 이러한 비례하지 않는 폐환기 증가를 설명하는 주요 요인은 혈장 젖산과 수소이온농도의 상승이다. 이는 운동 강도가 젖산 역치(3장)를 초과했기 때문이다. 증가된 수소이온농도는 말초 화학수용체를 자극하여 폐환기를 더욱 증가시킨다. 뇌혈관의 모세혈관막은 수소이온에 대해 투과성이 있으나, 그 정도는 크지 않다(위의 "중추 화학수용체" 참조). 따라서 중추 화학수용체는 수소이온농도의 변화에 대해 말초 화학수용체보다 더 느리게 반응한다. 높은 운동 강도에서 나타나는 이러한 비례하지 않는 폐환기 증가에는 산성도의 상승이 중요한 기여 요인으로 작용하는 것으로 알려져 있다.[10]

그러나 최대에 근접한 운동 강도에서 나타나는 비례하지 않는 폐환기 증가에는 이 외에도 여러 요인이 관여한다. 먼저, 노르에피네프린의 농도 상승이 있는데 이는 '투쟁-도피 반응'과 대사 연료의 동원에 관여하는 호르몬이다. 이것이 이 폐환기의 증가에 기여한다. 또한 혈장 내 칼륨 농도의 증가 역시 폐환기 증가에 영향을 미치는 요인으로 작용한다. 이와 더불어, 체온 상승 또한 폐환기를 증가시키는 요인으로 작용한다. 따라서 최대에 근접한 강도에서의 이러한 비례하지 않는 폐환기 증가는 산성도의 상승과 관련되어 있지만, 그 외의 다양한 생리적 요인들도 함께 작용한다. 특히 산성도 상승과 젖산 역치 간의 연관성으로 인해, 이와 같은 폐환기의 비례하지 않는 증가 현상은 비침습적으로 젖산 역치를 추정하는 방법으로 활용되며, 이에 대한 자세한 내용은 다음 섹션에서 다룬다.

호흡근 훈련

스포츠 과학 분야에서는 "흡기 훈련(inspiratory training)"에 대해 다소 혼란이 존재해왔다. 이 훈련은 공기가 폐로 들어올 때 흡기에 저항을 주는 장치를 사용하는 방식이다. 또한 "고지대 마스크(altitude mask)"라 불리는 장치도 있는데, 이 장치는 흡기 시 공기의 저항을 증가시킬 수도 있고 그렇지 않을 수도 있으나, 공기 중의 산소 분압을 낮춰 고지 환경을 모방한다(그림 7-14). 이 때문에 많은 사람들이 호흡근 훈련과 흡기 훈련을 동일한 개념으로 사용하지만, 실제로 연구를 해석하거나 장비의 기능을 파악할 때에는 주의가 필요하다. 즉, 해당 장치가 호흡 자체에 물리적 저항을 부여하는지, 또는 흡입 공기의 산소 농도를 낮춰 저산소 환경을 만드는지를 구분해야 한다. 현재 다양한 종류의 장치들이 존재하며, 이들은 여러 연구에서 사용되어 오고 있다.[32]

보건 및 임상 영역에서는 흡기 훈련이 오래전부터 사용되어 왔으며, 만성호흡기질환과 같은 질환의 치료에 활용되어 왔다. 이 개념의 핵심은, 호흡근을 단련하고 강화함으로써 심폐기능 자체를 향상시키지 않더라도 운동수행능력을 향상시킬 수 있다는 것이다.[24,25] 대사와 호흡기 기능 간의 밀접한

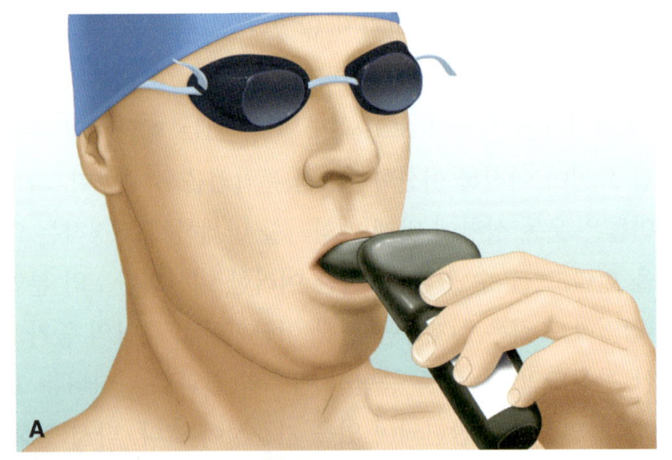

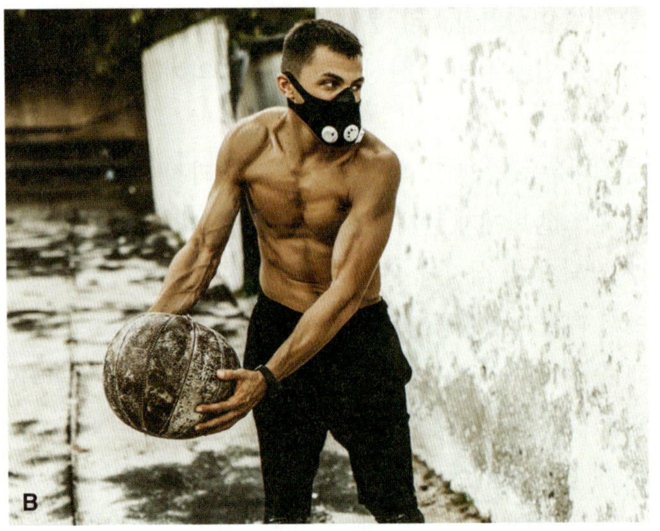

그림 7-14 호흡근 훈련은 공기의 저항을 증가시켜 호흡근을 강화하는 다양한 장비를 이용한다. (A)는 공기가 폐로 들어갈 때 흡기 시 저항을 높여 훈련하는 장비이며, (B)는 흡기 및 호기 시 모두 공기 저항을 증가시키는 마스크 형태의 장비를 보여준다. 최근에는 흡기, 호기, 또는 양쪽 모두에 대한 공기 저항을 조절할 수 있는 다양한 장비들이 지속적으로 개발되고 있다.

연관성 때문에, 지난 10여 년 동안 운동 수행능력과 건강을 동시에 향상시키기 위한 비교적 새로운 형태의 운동 훈련 패러다임이 제시되어 왔다.

21세기 초, 제롬 뎀프시 박사의 연구실에서 수행된 선구적인 연구는 운동 강도가 증가할 때 신체가 이에 적응하기 위해 사용하는 생리적 대응 기전을 밝혀냈으며, 이는 "호흡성 대사 반사(respiratory metaboreflex)"라고 명명되었다.[40,42,43] 이 반사는 호흡근, 교감신경계 및 말초 사지 근육을 포함한다. 실제로, 작업 중인 사지 근육과 호흡근(횡격막, 사각근, 흉쇄유돌근, 내늑간근)은 심장에서 분출되는 혈류(심박출량)를 두

고 경쟁하게 되므로, 어떤 조직이 혈류를 우선적으로 받을지에 대한 우선순위가 발생한다. 운동 중 호흡에 필요한 에너지 비용과 심박출량에서 호흡이 차지하는 비율은 전신과 말초 근육 대사의 증가에 맞추어 점진적으로 증가하지만, 사지 근육과 호흡근 모두 고강도 운동(Vo_{2max}의 85~90%)에 도달할 때까지 충분히 관류되는 것으로 보인다.[19] 이 시점에서 호흡근에 대한 교감신경계 자극이 최고조에 달하며, 활동적인 호흡근에서 노르에피네프린 분출이 발생한다. 이로 인해 사지 근육에서는 혈관 수축이 일어난다. 그 결과, 혈류가 작업 중인 사지 근육에서 활발히 활동하는 호흡근으로 재분배되며, 이로 인해 사지 근육으로의 산소 공급이 감소한다. 이러한 산소 공급 감소는 고강도 운동에서의 사지 근육 피로의 주요 원인이 된다.[11,36,46]

흡기근은 호흡 중 활동 시 폐환기에 있어 호기근보다 제한 요인이 되기 때문에, 흡기근을 보다 잘 단련하면 호흡성 대사 반사의 발동 지점을 지연시키거나 늦출 수 있다. 이로 인해 고강도 운동 중 혈류가 작업 중인 사지 근육에서 호흡근으로 재분배되는 시점이 늦춰지며, 사지 근육 피로도 지연될 수 있다. 이러한 훈련 패러다임은 호흡근 훈련(RMT)이라고 부르며, 여기에는 흡기근 훈련, 호기근 훈련, 또는 두 가지를 결합한 훈련이 포함된다. RMT[1]는 일반적으로 두 가지 범주로 나뉘게 되는데 저항 훈련[2]과 지구력 훈련으로 구분된다.[4,21] 호흡 운동에서의 저항 훈련은 가장 일반적으로 사용되는 방법이다. 이 훈련에서는 흡기 저항을 증가시키는 특수 장치를 사용하며, 장치에는 압력 부하가 있는 흡기 밸브가 장착되어 있어 흡기 작업을 증가시킨다. 이를 통해 흡기근의 체력을 향상시킬 수 있다(그림 7-14A). 한편, 호흡 운동에서의 지구력 훈련을 수행할 때는 등압 과호흡 기법이 활용된다. 이 훈련에서는 재호흡 회로를 사용하여 혈중 이산화탄소 고갈을 방지하면서 과호흡을 수행하므로, 일반적인 상황보다 빠르고 얕은 호흡이 더 오랜 시간 지속되도록 한다.

이 두 가지 훈련 방법 모두, 호흡 피로가 전체 운동 수행 능력을 저하시킬 수 있는 고강도 운동 동안 폐환기를 향상시키는 데 효과적이다. 호흡근 훈련(RMT)은 전체 피로를 지연시키고, 폐환기 깊이를 증가시켜 호흡 패턴을 변화시키며, 주어진 운동 부하에서 혈중 젖산을 감소시키는 동시에 심박수를 낮추는 효과를 나타낸다. 그러나 RMT는 최대산소섭취량을 향상시키지 않으며, 운동 근육의 최대 젖산 생성에도 변화를 주지 않는다. 또한 RMT는 강제 폐활량(FVC)이나 1초간 강제 호기량(FEV_1)과 같은 기본적인 폐환기 기능 지표를 크게 변화시키지 않는다. 이는 주로 이러한 지표들이 폐의 효율보다는 폐 용적에 의해 결정되며, 폐 용적은 RMT에 의해 변화되지 않기 때문이다.[24] 오히려, 폐환기 기능 향상과 호흡 곤란 정도 평가(RPB)의 개선은 호흡근에 대한 훈련 유도 적응에 기인한다. 여기에는 횡격막 두께 증가, 횡격막 근섬유 비대, 그리고 호흡근의 미토콘드리아 함량 증가를 시사하는 유산소 효소 활성 강화 등이 포함된다.[18] 요약하면, 호흡근은 실제로 골격근 조직으로 구성되어 있으므로, 훈련에 따른 적응은 사지 근육에서 관찰되는 훈련 효과와 유사하다. 사지 근육에서 신경학적 요인이 근육 동원 패턴을 개선하여 운동 수행 능력을 증가시키는 것과 마찬가지로, 호흡근 훈련도 호흡근의 동원 패턴에 영향을 미친다. 즉, RMT는 호흡보조근의 동원을 촉진하여, 격렬한 운동 동안 사각근, 흉쇄유돌근, 내늑간근에 보다 많은 부담을 분산시키고, 횡격막에 가해지는 부담을 줄여 피로 발생을 지연시키는 것으로 보고되고 있다.[24] 연구에 따르면, 호흡근 동원 패턴의 변화와 호흡성 대사 반사의 발동 지점을 더 높은 상대적 운동 강도로 늦추는 것이, RMT가 운동 수행 능력에 미치는 효과를 설명한다고 제안된다. 이러한 효과는 특히 달리기나 자전거 타기와 같은 장시간 비수중 운동에서 두드러진다. 반면, RMT가 수영선수들의 수행 능력 향상에 기여한다는 근거는 부족한데, 이는 수영 시 이미 가슴을 둘러싼 물의 압력에 맞서 흡기를 수행하기 때문에 추가적인 호흡근 훈련 효과가 크지 않기 때문으로 여겨진다.[35,45] 또한 RMT는 호흡근이 단순히 호흡을 수행하는 데 그치지 않고, 운동 또는 스포츠 수행 시 올바른 기술, 예를 들어 올바른 자세 유지나 체간 안정성 확보가 필요한 활동에서 특히 유용할 수 있다는 점을 주목해야 한다.

호흡근 훈련의 훈련 기법

호흡근 훈련(RMT)은 일반적으로 흡기근 훈련을 의미한다.

호흡근은 사지 근육과 마찬가지로 골격근 조직에 속하기 때문에, 사지나 몸통 근육의 운동 훈련에 적용되는 원리가 대부분 호흡근 훈련에도 동일하게 적용된다.

- 과부하: 모든 골격근과 마찬가지로, 호흡근의 기능을 향상시키려면 익숙하지 않은 부하를 가해야 한다. 이는 여러 요인의 영향을 받는다.
- 강도: 한 번의 시도에서 흡기근이 낼 수 있는 최대 힘의 50~70% 수준이어야 한다.
- 지속시간: 30~40회의 연속된 호흡으로 1~2세트를 수행해야 한다.
- 빈도: 주 2~3일, 하루 두 번 실시해야 한다.
- 점진성: 훈련으로 호흡근의 기능이 향상됨에 따라, 추가적인 향상을 위해서는 과부하 상태를 유지할 수 있도록 저항을 증가시켜야 한다.
- 특이성: 호흡근 훈련은 선수의 종목에서 사용하는 압력 흐름과 신체 자세와 동일한 조건에서 수행되어야 한다.
- 탈훈련: 훈련을 중단하면 호흡근의 체력과 기능은 훈련 전 수준으로 돌아간다. 대부분의 감소는 탈조건화 후 2~3개월 이내에 발생한다. 훈련 빈도를 3분의 1로 줄이더라도, 호흡근 기능의 향상은 최소 18주 동안 유지될 수 있다.
- 기술: 호흡 노력은 주요 호흡근인 횡격막에 집중되어야 하며, 상체는 바르고 단단한 자세로 유지해야 한다. 흡기와 호기의 움직임은 가능한 한 넓은 범위에서 이루어져야 하며, 완전한 흡기 후 완전한 호기로 이어져야 한다.

호흡근 훈련(RMT)의 올바른 지침을 준수할 경우, 최대 운동 시 사용되는 흡기근으로의 혈류가 약 15% 감소하는 개선 효과가 나타난다고 보고되어 있다. 이는 결과적으로 더 많은 혈액이 사지의 운동근으로 분배될 수 있게 하여, 운동 및 경기 수행 능력을 현저히 향상시킨다.

현재 사용 가능한 여러 장비들 가운데 어떤 장비가 가장 효과적인가에 대해서는 많은 논란이 존재한다. 2018년 Menzes 등[32]의 고찰 연구에서 저자들은 다음과 같이 결론지었다.

일부 장비가 다른 장비보다 더 유리해 보이긴 하지만, 기술적 정보나 임상적 활용도만으로 가장 우수한 장비를 선택하는 것은 불가능하다. 가장 적절한 장비를 선택하기 위해서는 개인의 건강 상태, 기능 손상의 특성, 훈련의 목적, 그리고 그것이 연구용인지 임상용인지 여부를 함께 고려해야 한다.

고도 마스크는 다른 흡기 훈련 장비와 유사하지만, 공기가 폐로 들어오거나 나가는 기류 저항에는 영향을 미치지 않는다. 이 장비는 종종 고도의 산소 분압(Po_2)을 모의하기 위해 사용되지만, 고도 노출 시 작용하는 여러 요인 중 단 하나의 요소만 포함하기 때문에 실제 고도를 완전히 재현하지는 못한다(12장). Alvarez-Herms 등[4]의 연구에 따르면, 호흡근 훈련(RMT)은 호흡근을 강화하고, 저산소증으로 인한 과호흡의 부정적 영향을 완화시키는 데 도움이 되는 것으로 나타났다. 그들은 다음과 같이 결론지었다.

호흡근 훈련(*RMT*)은 주로 호흡 효율(*respiratory efficiency*)과 호흡 패턴을 개선하고, 호흡곤란(*dyspnea*) 자각을 감소시키며, 저산소 환경에서의 신체 수행 능력을 향상시키는 긍정적인 효과를 보였다. 따라서 이 방법은 호흡근을 강화하고, 저산소 관련 과호흡으로 인한 부정적 영향을 최소화하기 위한 사전 노출도구로 사용할 것을 권장한다. 향후 연구에서는 이러한 효과를 엘리트 선수를 대상으로 평가할 예정이다.

속성 검토

- 운동 중 증가된 심박출량과 혈류 재분배는 활성 조직으로의 산소 공급과 이산화탄소 제거를 향상시킨다.
- 안정 시 혈중 이산화탄소의 부분압은 엄격하게 조절되며, 이러한 조절은 이산화탄소의 부분압 자체보다는 수소이온농도의 변화에 의해 이루어지는 것으로 보인다.
- 아급최대 운동 중 환기는 세 단계로 구분된다. 1단계: 상위 뇌 중추와 활동 근육으로부터의 입력으로 환기가 증가한다. 2단계: 운동피질의 지속적 활성, 활동 근육의 되먹임, 그리고 말초 화학수용체의 되먹임에 의해 환기가 계속 증가한다. 3단계: 환기가 평형 상태에 도달하며, 이는 주로 말초 및 중추 화학수용체의 입력에 의해 조절된다.
- 약 최대산소섭취량의 50~60% 이상에서는 산성도 증가와 기타 요인들로 인해 환기량이 비례적이지 않게 증가한다.

따라서 다양한 흡기용 장비나 이른바 고도 마스크 장비의 사용은 그들이 무엇을 위해 만들어졌는지, 그리고 어떻게 사용되는지를 신중하게 검토해야 한다. 이와 관련하여, 특히 고도 마스크의 경우 건강에 해롭거나 호흡계에 부적절한 운동 자극을 유발하는 환경을 만들지 않도록 주의하는 것이 중요하다. 이러한 장비의 사용에는 개인 맞춤형 접근이 필요하며, 각 개인의 상태(예: 폐 질환, 겸상적혈구 특성, 호흡기 질환, 감기 등)에 따라 적절한 방식으로 사용되는 것이 중요하다.

스포츠 퍼포먼스 및 임상 분야에서는 호흡 기능의 향상을 돕기 위해 다양한 장비들이 계속해서 개발되고 있다. 또한 호흡 훈련 프로그램 역시 연구가 진행 중인데, 이는 다양한 경기 수준과 종목의 선수들을 대상으로 한 운동과학의 한 영역이 아직 초기 단계에 있기 때문이다.[18,21,24,25,32]

환기는 대사와 관련되어 있다

산소 소비량은 작업 부하나 운동 강도와 선형적 관계를 가진다는 것을 앞서 언급하였다(6장). 앞서 논의한 폐 환기의 조절을 고려할 때, 폐 환기 또한 작업 부하와 선형적인 관계를 가질 것이라고 가정한다. 폐 환기는 주로 이산화탄소 분압, 산소 분압, 그리고 수소이온농도에 의해 조절되며, 이들 요소는 모두 대사와 관련되어 있다. 그러나 폐 환기의 조절과 작업 부하 또는 산소 소비량 사이의 관계는 완전히 선형적이지는 않다. 다음 섹션에서는 폐 환기, 산소 소비량, 그리고 이산화탄소 배출 간의 관계를 살펴본다.

환기당량

산소의 환기 당량(ventilatory equivalent of oxygen)은 폐 환기량과 산소 소비량의 비율, 즉 $\dot{V}_E/\dot{V}CO_2$를 의미한다. 이와 유사하게, **이산화탄소의 환기 당량(ventilatory equivalent of carbon dioxide)**은 폐 환기량과 이산화탄소 배출량의 비율, 즉 $\dot{V}_E/\dot{V}CO_2$로 표현된다. 환기 당량은 산소 1리터를 얻거나 이산화탄소 1리터를 배출하기 위해 필요한 환기 공기의 양을 나타낸다. 안정 시 건강한 성인의 경우, $\dot{V}_E/\dot{V}CO_2$는 약 26으로, 이는 산소 1리터를 얻기 위해 약 26리터의 공기를 환기해야 함을 의미한다.[6] 안정 시 건강한 성인의 $\dot{V}_E/\dot{V}CO_2$는 약 33으로, 이는 이산화탄소 1리터[6]를 배출하기 위해 약 33리터의 공기를 환기해야 함을 의미한다. 환기 당량은 젖산 역치를 추정하는 데 사용할 수 있으며, 또한 폐 환기를 조절하는 요인들을 파악하는 데 도움을 준다.

환기 역치

환기 역치(ventilatory threshold, VT)는 폐환기량/산소 소비량($\dot{V}_E/\dot{V}O_2$)과 폐환기량/이산화탄소 배출량($\dot{V}_E/\dot{V}CO_2$)의 변화를 이용하여 젖산 역치를 추정하는 기법을 의미한다. 훈련을 받지 않은 사람이든, 지구성 운동선수이든, 운동 부하가 증가하기 시작할 때의 초기 반응은 $\dot{V}_E/\dot{V}O_2$와 $\dot{V}_E/\dot{V}CO_2$가 모두 감소하는 형태로 나타난다(그림 7-15). 그러나 운동 부하가 계속 증가하면 $\dot{V}_E/\dot{V}CO_2$ 역시 증가하기 시작한다. 이러한 증가는 훈련되지 않은 사람의 경우 최대산소섭취량의 약 50~55% 수준의 운동 강도에서 나타나며, 지구성 훈련을 받은 선수에서는 더 높은 운동 강도에서 발생한다. 훈련되지 않은 성인에서는 $\dot{V}O_{2max}$의 약 50~60% 수준이 젖산 역치가 나타나는 강도이며(3장 참조), 지구성 운동선수의 경우 젖산 역치는 $\dot{V}O_{2max}$의 더 높은 비율에서 나타

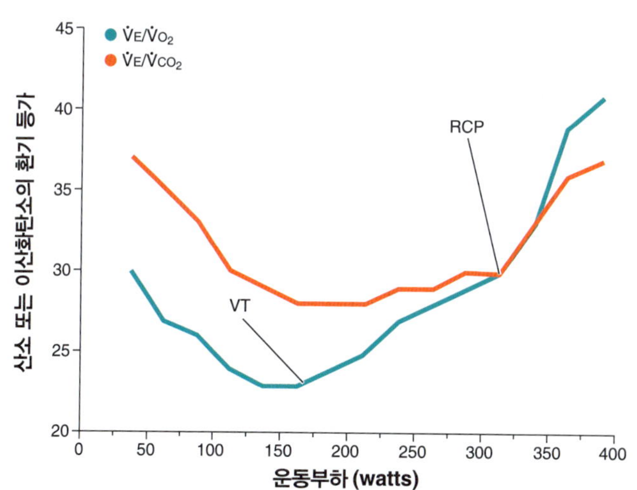

그림 7-15 환기 역치(VT) 및 호흡보상시점(RCP)은 산소 및 이산화탄소 환기 등가를 이용하여 확인이 가능하다. 이 책에서 서술한 산소 및 이산화탄소의 환기 등가에 대한 설명을 참고한다. 여기서 나타난 그래프는 최대환기량 159.4 L·min^{-1}이며, 최대심박수 202 bpm의 23세의 철인 3종 선수의 자료이다. (Data courtesy of A. Lucia's laboratory, European University of Madrid, Madrid, Spain.)

난다. 초기의 $\dot{V}_E/\dot{V}CO_2$ 감소 이후에는, 운동 부하가 증가하더라도 그 값이 비교적 일정하게 유지되다가 결국 다시 증가한다. 이러한 환기 당량의 변화 양상이 어떻게 젖산 역치를 나타낼 수 있을까?

먼저, 환기를 조절하는 가장 중요한 변수는 혈장 내 이산화탄소 분압임을 기억해야 한다. 이는 운동 부하가 증가할 때 $\dot{V}_E/\dot{V}CO_2$가 초기 감소 이후 비교적 일정하게 유지되는 현상으로 확인된다. 즉, 운동 부하가 증가하여 대사로 더 많은 이산화탄소가 생성되더라도, 여전히 이산화탄소 1리터를 배출하기 위해 동일한 양의 공기를 환기하고 있다는 것을 의미한다. 반면, $\dot{V}_E/\dot{V}O_2$는 운동 부하 증가 초기에 잠시 안정적이다가 곧 증가하기 시작한다. 즉, $\dot{V}_E/\dot{V}CO_2$의 안정성과 $\dot{V}_E/\dot{V}O_2$의 불안정성이 동시에 나타나는 것은, 운동 강도 증가 시 폐환기 조절에 있어 혈장 PCO_2가 혈장 PO_2보다 더 중요한 역할을 한다는 것을 의미한다.

환기 역치는 $\dot{V}_E/\dot{V}O_2$가 증가하고, $\dot{V}_E/\dot{V}CO_2$에는 변화가 없는 운동 부하 수준으로 정의된다(그림 7-13). 환기 역치의 정의에는 또한 호기 말 산소 분압의 증가가 포함될 수도 있다. $\dot{V}_E/\dot{V}O_2$의 증가와 $\dot{V}_E/\dot{V}CO_2$의 변화 없음은 젖산 역치가 나타나는 운동 부하 수준에서, 혹은 그 이후에 일어나는 대사적 변화와 관련되어 있다.

젖산 역치가 나타나는 운동 강도를 초과하면, 신체는 무산소성 에너지 공급원에 더 크게 의존하게 되어 혈장 산성도가 증가하기 시작한다. 무산소 대사는 짧은 시간 동안만 상당한 양의 ATP를 생성할 수 있기 때문에, 결과적으로 ATP 요구량과 생성량 간의 불균형이 발생하며, 그로 인해 근육과 혈장 내의 수소이온농도가 증가한다(2장). 또한 무산소성 해당작용으로 인해 생성된 젖산은 중탄산나트륨에 의해 완충되면서 유산소성 대사에서는 생성되지 않는 이산화탄소(CO_2)를 발생시킨다.

$$\text{젖산} + NaHCO_3\,(\text{중탄산나트륨}) \leftrightarrow$$
$$\text{Na lactate} + H_2CO_3\,(\text{탄산}) \leftrightarrow H_2O + CO_2$$

젖산의 완충 작용에서 생성된 이산화탄소와, ATP 요구량과 생성량의 불균형으로 인해 증가한 수소이온은 말초 화학수용체를 자극하여 폐 환기량을 증가시킨다. 그러나 이산화탄소 분압이 폐 환기를 크게 조절하기 때문에, $\dot{V}_E$와 $\dot{V}CO_2$의 비율은 운동 부하가 증가해도 비교적 일정하게 유지된다. 반면, 산소 분압은 폐 환기에 미치는 영향이 상대적으로 작으므로, $\dot{V}_E$와 $\dot{V}O_2$의 비율은 운동 강도가 증가함에 따라 일정하게 유지되지 않고 변화하게 된다. 메타분석 결과에 따르면, 환기 역치는 젖산 역치[23]를 추정하는 데 사용할 수 있지만, 젖산 역치에서 일어나는 대사적 변화와 환기 역치를 정확히 일치시키려는 시도는 명확한 결론에 이르지 못했다. 그럼에도 불구하고, 환기 당량의 변화는 젖산 역치를 추정하는 지표로 활용될 수 있다.[49]

호흡 보상점

젖산 역치가 나타나는 지점보다 높은 강도의 운동이 수행되면, 환기 당량에 변화가 발생한다. **호흡 보상점(respiratory compensation point, RCP)**은 폐 환기량/산소 소비량($\dot{V}_E/\dot{V}O_2$)과 폐 환기량/이산화탄소 배출량($\dot{V}_E/\dot{V}CO_2$) 모두 증가하기 시작하는 운동 강도로 정의된다. RCP의 정의에는 또한 호기 말 산소 분압의 감소가 포함될 수도 있다. 이러한 변화는 혈장 이산화탄소 분압에 의한 폐 환기 조절의 분리가 일어남을 나타내며, 이는 이러한 높은 운동 부하에서 발생하는 산성도의 증가로 인한 것일 수 있다.

속성 검토

- 환기는 부분적으로 이산화탄소의 분압, 산소의 분압 그리고 산성도에 의해 조절되며, 이 세 가지는 모두 대사와 관련되어 있다. 그 결과, 환기는 산소 소비량과 완전히 일치하지 않는다.
- 이산화탄소의 환기 당량은 운동 부하가 증가하더라도 비교적 안정적인 수치를 보이므로, 이산화탄소 분압이 환기를 조절하는 주요 요인임을 나타낸다.
- 산소의 환기 당량은 운동 부하가 증가함에 따라 이산화탄소의 환기 당량보다 덜 안정적이므로, 산소 분압은 환기 조절에 있어 이산화탄소 분압보다 영향이 적다는 것을 의미한다.
- 이산화탄소 및 산소의 환기 당량 변화는 환기 역치를 결정하는 데 활용될 수 있으며, 이는 젖산 역치를 간접적으로 추정하는 방법이 된다.

환기 역치와 RCP는 심박수[15]를 기반으로 한 세 가지 운동 강도 구간을 설정하는 데 사용할 수 있으며, 이는 젖산 역치와 심박수를 이용하여 운동 강도를 추정하는 방식과 유사하다. 저강도 훈련 구간은 환기 역치 이하의 강도로, 훈련된 지구성 운동선수의 경우 대략 최대산소섭취량의 70% 이하에 해당한다. 중강도 훈련 구간은 환기 역치와 RCP 사이의 강도로, 대략 최대산소섭취량 70%에서 90% 사이에 해당한다. 고강도 훈련 구간은 RCP 이상의 강도에서 수행되는 운동이다(글상자 7-8).

환기의 한계

운동 강도가 증가함에 따라 폐 환기량도 증가하며, 이는 일회호흡량과 호흡수의 증가로 인해 발생한다. 고강도 운동에서는 일회호흡량이 정체되는 경향이 있으므로, 폐 환기를 더욱 증가시키는 유일한 방법은 호흡수를 높이는 것이다. 이에 따라 호흡의 작업량이 증가하고, 결과적으로 호흡근의 산소 요구량도 증가한다. 훈련되지 않은 건강한 성인의 경우, 중강도 운동 시 환기의 산소 비용은 전체 산소 섭취량의 약 3~5%를 차지하며, 최대산소섭취량 수준에서는 약 8~10%까지 증가한다.[1] 다른 근육들과 마찬가지로, 운동 강도가 증가함에 따라 호흡근을 통과한 정맥혈에서 산소 탈포화가 증가하며, 이는 동정맥 산소차가 커졌음을 의미한다.[26]

횡격막은 산화 능력이 매우 높은 근육으로, 따라서 피로에 대한 저항성이 크다. 해수면에서 건강한 성인이 저강도에서 중강도 운동을 수행할 때, 횡격막은 피로에 잘 견디기 때문에 호흡근 피로가 운동 수행능력을 제한하는 요인으로 작용하지 않는 것으로 보인다.[5,13] 그러나 호흡근 피로는 폐쇄성 폐질환과 같은 일부 질병 상태에서 발생하며, 건강한 사람의 경우에도 고강도 운동 시에는 나타날 수 있다.

훈련된 사람과 훈련되지 않은 사람 모두에서, 최대산소섭취량의 80% 미만 강도로 수행되는 격렬한 운동 동안에는 횡격막의 수축력이 감소하지 않는다. 그러나 최대산소섭취량의 80~85%를 초과하는 강도에서 탈진에 이를 때까지 운동을 지속하면, 횡격막의 수축력이 유의하게 감소한다.[6,22] 횡격막의 피로가 나타난다고 해서 반드시 폐 환기 능력이 저하되는 것은 아니다. 일정 수준의 피로가 있다고 해도, 횡격막은 여전히 대부분의 환기 기능을 수행한다. 또한 횡격막의 피로가 존재할 경우, 보조 호흡근이 환기를 위한 근육 활동의 더 큰 비중을 담당하게 되며, 일회호흡량의 감소를 부분적으로 보상하기 위해 호흡수가 증가할 수도 있다. 만약 호흡근 피로가 실제로 발생한다면, 이는 호흡근이 훈련 적응을 겪을 수 있는가에 대한 의문이 제기될 수 있다.

연구에 따르면, 호흡근은 실제로 신체 훈련을 통해 적응이 가능함이 밝혀졌다. 지구성 트레이닝을 통해 호흡근의 산화 능력이 증가함이 그 예이다.[37] 기도 저항을 증가시키는 만성 폐쇄성폐질환 환자에게서 요구되는 추가적인 호흡 작업은 호흡근의 산화 능력을 증가시키는 자극으로도 작용한다.[10] 그러나 호흡근의 해당계 효소 농도는 트레이닝에 의해 거의 변화하지 않는다. 지구성 트레이닝을 받은 선수의 횡격막에서 향상된 산화 능력은, 이 근육이 비활동적인 건강한 개인보다 더 높은 수준의 폐 환기량($\dot{V}_E$)에 도달할 때까지 피로의 징후가 나타나지 않도록 돕는다.[2] 횡격막은 주로 호흡근이지만, 육체 노동이나 웨이트 트레이닝과 같은 비호흡성 동작[12] 중에도 동원된다(글상자 7-8). 비호흡성 동작에서 횡격막이 동원되면, 횡격막의 두께와 수축력이 증가한다. 이러한 변화는 횡격막이 비대 반응을 일으킨다는 것을 의미한다.[12] 따라서 호흡근도 다른 근육과 마찬가지로 트레이닝을 통해 적응을 일으킬 수 있는 것으로 보인다(글상자 7-9). 호흡근 훈련(RMT)의 한 가지 독특한 응용 사례는 수영선수에게서 찾아볼 수 있으며, 그 내용은 글상자 7-10에 설명되어 있다.

속성 검토

- 건강한 사람의 경우, 아급최대 운동 강도에서는 호흡근 피로가 발생하지 않는다. 그러나 최대산소섭취량의 80%를 초과하는 운동 강도에서는 횡격막에 피로의 징후가 나타날 수 있다.
- 횡격막을 포함한 호흡근은 훈련에 의해 적응을 일으키게 된다.

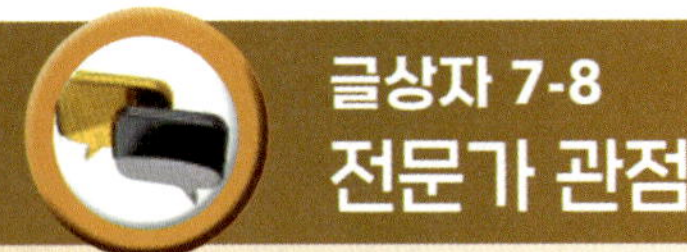

글상자 7-8 전문가 관점

운동 수행 향상을 위한 환기 지표의 활용

Conrad Earnest, PhD
뉴트라볼트 인터내셔널(Nutrabolt International) 연구이사
텍사스 A&M 대학교 연구과학자
텍사스주 칼리지스테이션

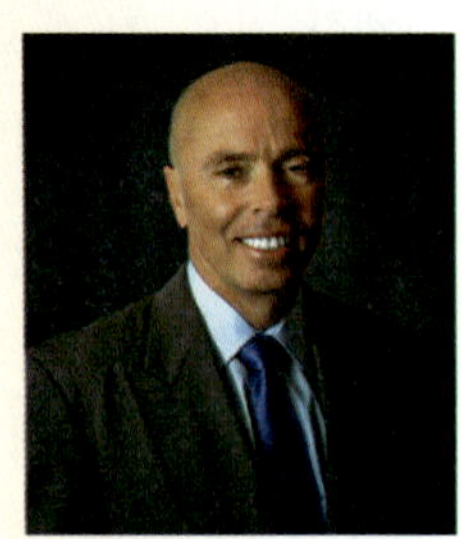

최대산소섭취량은 운동 부하 검사를 통해 측정되며, 심혈관 능력에 크게 의존하는 경기에서 경쟁 성공의 예측 지표로 사용된다. 그러나 어떤 이는 최대산소섭취량이 단지 운동선수가 최대 수준에서 수행할 수 있는 잠재적 수준을 확인하는 지표일 뿐이라고 주장할 수도 있다. 예를 들어, 최대 유산소 능력이 2.5 L·min^{-1}인 선수가, 5.0 L·min^{-1}의 $\dot{V}O_{2max}$를 가진 선수를 이길 수 없다는 것은 명백하다.

경쟁 수준과 관계없이, 운동 부하 검사에서 얻을 수 있는 몇 가지 아급최대 지표는 운동선수의 능력 향상과 수행 능력을 평가하는 데 활용될 수 있다. 이에는 혈중 젖산 농도평가, 환기 역치, 그리고 호흡 보상점의 측정이 포함된다. 호흡 보상점을 평가하는 주요 장점은, 젖산 생성과 제거의 변화를 보조적으로 확인할 수 있게 함으로써 운동 전문가에게 훈련 처방과 수행 변화 평가에 대한 보다 구체적인 기준을 제공한다는 점이다. 아래에서는 환기 역치와 호흡 보상점에 대해 자세히 논의한다.

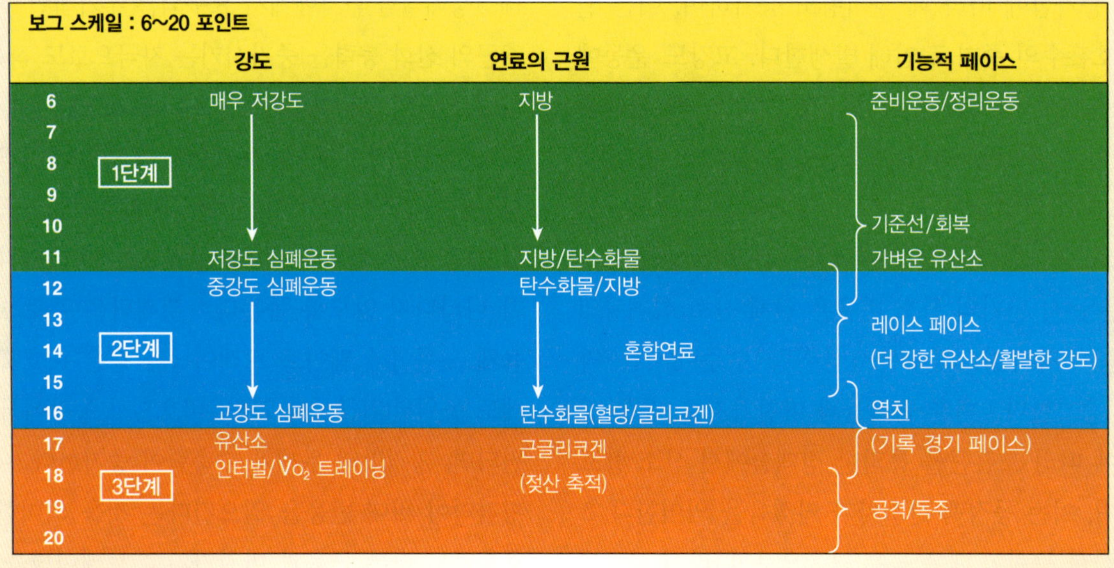

보그 스케일 : 6~20 포인트

		강도	연료의 근원	기능적 페이스
6		매우 저강도	지방	준비운동/정리운동
7				
8	1단계			
9				
10				기준선/회복
11		저강도 심폐운동	지방/탄수화물	가벼운 유산소
12		중강도 심폐운동	탄수화물/지방	
13				레이스 페이스
14	2단계		혼합연료	(더 강한 유산소/활발한 강도)
15				
16		고강도 심폐운동	탄수화물(혈당/글리코겐)	역치
17		유산소	근글리코겐	(기록 경기 페이스)
18	3단계	인터벌/$\dot{V}O_2$ 트레이닝	(젖산 축적)	
19				공격/독주
20				

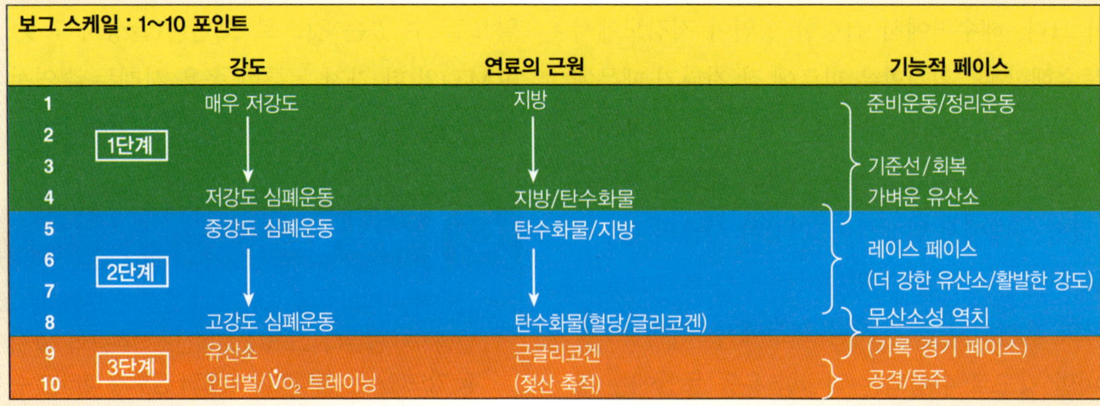

보그 스케일 : 1~10 포인트

		강도	연료의 근원	기능적 페이스
1		매우 저강도	지방	준비운동/정리운동
2	1단계			
3				기준선/회복
4		저강도 심폐운동	지방/탄수화물	가벼운 유산소
5		중강도 심폐운동	탄수화물/지방	
6	2단계			레이스 페이스
7				(더 강한 유산소/활발한 강도)
8		고강도 심폐운동	탄수화물(혈당/글리코겐)	무산소성 역치
9	3단계	유산소	근글리코겐	(기록 경기 페이스)
10		인터벌/$\dot{V}O_2$ 트레이닝	(젖산 축적)	공격/독주

환기 역치

환기 역치는 젖산 역치 개념과 잘 일치하며, 이는 안정 시 혈중 젖산 농도

보다 1 mmol·L^{-1} 이상 증가할 때를 의미한다. 일반적으로 대부분의 사람들에게서 이 값은 약 2 mM 혈중 젖산 농도 수준에서 나타난다. Meyer 등[3]은 이 현상을 유산소 역치라고 명명하였다. 환기 역치는 "V-슬로프 방법"을 사용하여 산출된다. 이 방법에서는 산소 섭취량($\dot{V}O_2$, L·min^{-1})을 그래프의 *X*축에, 이산화탄소 배출량($\dot{V}CO_2$, L·min^{-1})을 *Y*축에 표시한다. 운동 부하가 점차 증가함에 따라, 어느 시점에서 혈중 젖산 농도의 상승이 젖산 해리로 인한 수소이온 축적을 중탄산염 완충 작용이 처리하는 과정에서 산소 섭취에 비례하지 않게 이산화탄소 생성이 과도하게 증가하는 현상이 나타난다. 이 시점에서 그래프의 선이 꺾이는 형태로 환기 역치를 확인한다. 또한 산소의 환기 당량($\dot{V}_E/\dot{V}O_2$)이 처음으로 상승하지만 이산화탄소의 환기 당량($\dot{V}_E/\dot{V}CO_2$)은 동시에 상승하지 않는 시점에서도 환기 역치를 판별한다.

호흡 보상점

호흡 보상점(RCP)은 무산소성 역치 또는 혈중 젖산 축적 시점(OBLA)의 개념과 잘 일치한다. 이 지점은 10 km 달리기 페이스와 40 km 사이클 타임 트라이얼 페이스와 밀접하게 관련되어 있다. 또한 인터벌 트레이닝의 강도 구분에도 유용하게 활용된다. 그 기저 현상은 젖산 농도가 4 mmol·L^{-1} 이상으로 축적되는 것으로, 이는 중탄산염 완충 시스템을 통한 젖산 완충이 불가능해지는 상태를 의미한다. 호흡적 관점에서 볼 때, 호흡 보상점(RCP)은 불충분한 중탄산염 완충 작용으로 인해 발생하는 운동 유발 과호흡의 시작점을 나타내며, 그 결과 이산화탄소 배출량에 비해 폐 환기량이 비례 이상으로 증가하게 된다. 이 용어를 설명하기 위해 사용되지만 다소 혼동을 줄 수 있는 동의어는 환기 역치 2(V_{T2})이다.

효율성. Earnest 등[1]은 최근, 환기 역치, 호흡 보상점, 그리고 최대산소섭취량 간의 관계에서 기울기를 계산하는 방법이 임상 집단에서 운동 효율성을 평가하는 데 활용될 수 있다고 제안하였다. 아직 운동선수를 대상으로는 충분히 연구되지 않았지만, 환기 역치와 호흡 보상점의 발생 시점이 지연되는 것이 최대산소섭취량의 증가보다 운동 능력 향상을 나타내는 더 적절한 지표일 가능성이 있다.

종합적으로 보기

훈련 도구로서 환기 역치와 호흡 보상점을 사용하는 이점은 매우 많다. 이 두 지표를 동시에 측정하면, 심박수 달리기 페이스, 사이클 파워 출력 등과 관련된 기본적인 훈련 구간을 설정하는 데 활용한다. 이러한 훈련 구간의 개요는 아래에 제시되어 있다.

1구간: 환기 역치까지의 운동 시작 단계
강도: 매우 저강도에서 저강도
자각적 운동 강도: Borg 척도 6~20 기준으로 6~11, 또는 1~10 척도에서 1~4 수준
에너지 공급원: 지방 및 지방/탄수화물 혼합
기능적 페이스: 준비운동, 정리운동, 기준선 운동, 회복, 가벼운 유산소 활동

2구간: 환기 역치에서 호흡 보상점까지
강도: 중강도에서 고강도 심폐운동
자각적 운동 강도: Borg 척도 6~0 기준 12~16, 또는 1~10 척도에서 5~8 수준
에너지 공급원: 탄수화물/지방과 해당작용
기능적 페이스: 레이스 페이스

3구간: 호흡 보상점 이상
강도: 고강도 심폐운동
자각적 운동 강도: Borg 척도 6~20 기준 17~20, 또는 1~10 척도에서 9~10 수준
에너지 공급원: 근육 글리코겐
기능적 페이스: 무산소성 역치, 인터벌 트레이닝, 공격, 독주

참고문헌

1. Earnest CP, Johannsen NM, Swift DL, et al. Aerobic and strength training in concomitant metabolic syndrome and type 2 diabetes. *Med Sci Sports Exerc.* 2014;46(7):1293-1301.
2. Lucia A, Earnest C, Arribas C. The Tour de France: a physiological review. *Scand J Med Sci Sports.* 2003;13(5):275-283.
3. Meyer T, Lucia A, Earnest CP, et al. A conceptual framework for performance diagnosis and training prescription from submaximal gas exchange parameters-theory and application. *Int J Sports Med.* 2005;26(Suppl 1): S38-S48.

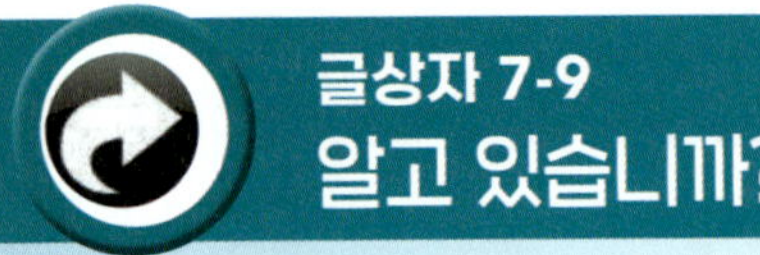

글상자 7-9 알고 있습니까?

비호흡성 동작을 통한 횡격막 훈련

횡격막은 신체 활동 중 증가된 폐 환기 요구와 만성폐쇄성폐질환과 같은 질환에서 호흡 작업이 증가하기 때문에 훈련에 의한 적응을 겪는다. 그러나 횡격막은 육체 노동이나 웨이트 트레이닝과 같은 비호흡성 동작을 통해서도 훈련 적응이 일어난다. 윗몸일으키기, 이두근 컬, 벤치프레스, 데드리프트 등의 웨이트 트레이닝 중에는 횡격막과 복부 근육이 요추부를 안정화하기 위해 동원된다. 웨이트 트레이닝 중 복부 근육의 수축은 복강 내 압력을 증가시켜 척추에 가해지는 압박력을 줄이고 척추를 안정화하는 데 도움을 준다. 복강 내 압력의 증가는 또한 횡격막을 흉강으로 밀어 올려 흉강 내 압력을 높인다. 만약 성문이 열려 있다면, 흉강 내 압력 상승으로 인해 공기가 폐에서 빠져나간다. 그러나 성문이 닫혀 있는 상태에서 이러한 동작이 수행되면 발살바 조작이 발생하고, 혈압이 상승하며, 그 결과 좌심실이 혈액을 순환계로 내보내기 위해 더 큰 압력을 생성해야 한다. 이 때문에 웨이트 트레이너들에게는 발살바 조작을 하지 않거나 그 영향을 최소화하도록 권장된다. 발살바 조작 중 흉강 내 압력을 낮추기 위해 횡격막을 동원하면, 횡격막이 평평해지면서 복강 내 압력은 증가하고 흉강 내 압력은 감소한다. 즉, 횡격막을 사용하는 것은 발살바 조작이 혈압에 미치는 영향을 줄이는 데 도움이 된다. 16주간의 웨이트 트레이닝을 수행하면 횡격막의 두께와 최대 흡기압이 유의하게 증가하는데, 이는 횡격막의 비대와 수축력 향상을 의미한다. 따라서 횡격막은 단지 흡기 시 동원되기 때문만이 아니라, 웨이트 트레이닝 중에도 동원되기 때문에 훈련에 의해 적응된다.

참고문헌

1. DePalo VA, Parker AL, Al-Bilbesi F, et al. Respiratory muscle strength training with nonrespiratory maneuvers. *J Appl Physiol.* 2004; 96:731-734.

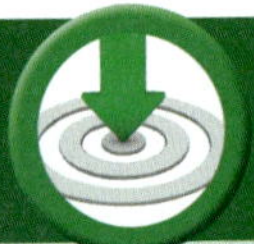

글상자 7-10 응용 연구

수영선수의 호흡근 훈련

호흡근 훈련이 폐활량이나 총폐용적을 증가시킬 수 있는지에 대해서는 논란이 있다. 폐용적이 증가할 수 있다면, 그것은 수영선수에게 유리할 것이다. 폐활량이나 총폐용적의 증가는 수영선수의 부력을 증가시킨다. 수영 중의 수동 저항(즉 물의 저항)은 폐용적이 높을수록 낮아지며, 이로 인해 큰 폐용적이 경쟁 수영선수에게 유리한 이유를 부분적으로 설명한다. 따라서 호흡근 훈련이 총폐용적 증가를 초래한다면, 이는 경쟁 수영선수에게 이점을 제공할 것이다.

혀인두호흡(GPB)은 혀인두 근육을 이용하여 폐에 공기를 조금씩(약 200 mL씩) 들이마셔 폐 용적을 증가시키는 기술이다. 이러한 형태의 환기 훈련은 신경근 질환으로 인해 호흡근 기능이 저하된 환자들에게 사용되며, 이들의 일회호흡량을 정상화하는 데 도움이 된다.

6주간의 GPB 훈련은 건강하지만 비활동적인 여성의 폐활량을 3%[2] 증가시키는 것으로 보고되었다. 또한 5주간의 GPB 훈련은 여성 수영선수의 폐활량을 2% 유의하게 증가시켰으나, 남성 수영선수의 폐활량에는 통계적으로 유의한 변화가 없었으며 다소 증가하는 경향만 보였다.[1] 폐활량의 증가는 남성과 여성 수영선수의 부력을 각각 0.17 kg과 0.37 kg 증가시켰다. 연구자들은 GPB 훈련을 통해 폐활량이 증가하면, 수영선수들이 폐를 완전히 또는 부분적으로 채운 상태에서 수중에서의 최대 속도를 향상시킬 수 있을 것이라고 추측하였다.

참고문헌

1. Nygren-Bonnier M, Gullstrand L, Klefbeck B, et al. Effects of glossopharyngeal pistoning for lung insufflation in elite swimmers. *Med Sci Sports Exerc.* 2007;39:836-841.
2. Nygren-Bonnier M, Lindholm P, Markstrom A, et al. Effects of glossopharyngeal pistoning for lung insufflation on the vital capacity in healthy women. *Am J Phys Med Rehabil.* 2007;86:290-294.

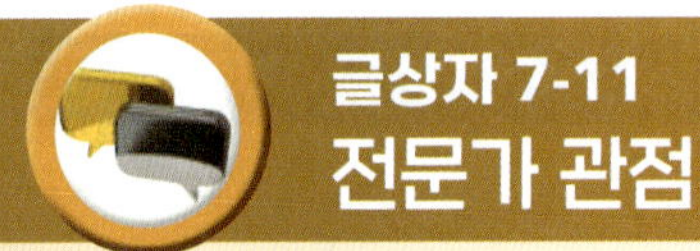

글상자 7-11 전문가 관점

중추신경계에 의한 환기 조절

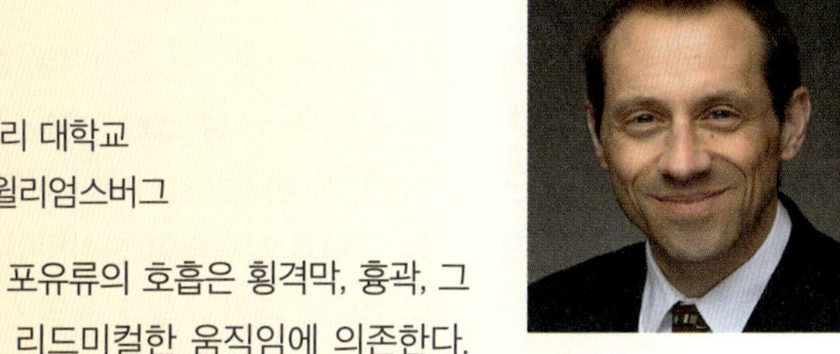

Christopher Del Negro, PhD
교수
응용과학과
윌리엄 앤 메리 대학교
버지니아주 윌리엄스버그

인간과 모든 포유류의 호흡은 횡격막, 흉곽, 그리고 기도의 리드미컬한 움직임에 의존한다. 이러한 리드미컬한 움직임은 주로 능동적 흡기에 기반하며, 이는 횡격막의 동심성 수축과 기도의 확장이 함께 일어나 공기가 폐로 들어가도록 하는 과정으로 이루어진다. 호흡 주기에는 이 외에도 여러 단계가 존재한다. 예를 들어, 흡기 후기는 흡기 종료 시점에 발생하며, 이때 횡격막은 편심성 수축을 하고 기도는 수축하여 공기가 천천히 배출되도록 한다. 이 과정은 폐포 내에서 가스 교환이 최대화되도록 돕는다. 또한 능동적 호기는 특정 상황, 예를 들어 운동 중에 발생하며, 이때 복부 근육과 기타 보조 펌프 근육이 동원되어 호기 과정을 빠르게 진행시킴으로써 다음 흡기가 신속하게 재개될 수 있도록 준비시킨다.

뇌는 호흡의 신경 조절에 매우 민감하게 작용하여, 생리적 요구와 관계없이 혈중 가스 농도와 pH가 항상성 범위 내에 유지되도록 한다. 호흡과 관련된 대부분의 신경 회로는 연수 하부에 집중되어 있다. 그중 핵심적인 부위가 바로 *전보칭거 복합체*(pre-Botzinger complex, preBötC)로, 이 부위는 흡기의 지속적인 호흡 리듬을 생성한다. preBötC는 1991년 쥐에서 처음 발견되었으며, 현재는 모든 포유류 종(쥐, 햄스터, 고양이, 염소, 두더지, 박쥐, 인간 등)에서 확인된 보편적인 자율적 리듬 생성핵으로 인정받고 있다. 이 preBötC를 구성하는 인터뉴런은 유전적·분자적으로 잘 규명되어 있다. preBötC의 리듬 생성 세포는 배아 발달 동안 전사인자 DBX1(developing brain homeobox 1)을 발현하는 전구세포로부터 유래하며, 이들은 발달기와 성인기에 걸쳐 흥분성 시냅스 전달을 통해 상호작용한다. 또한 preBötC 인접 부위의 DBX1 유래 뉴런(DBX1-derived neuron)은 운동 전 뉴런(premotor neuron) 네트워크를 형성하여 호흡 운동을 조절하는 다양한 운동핵으로 신호를 전달한다. 예를 들어, 이들은 횡격막을 지배하는 횡격신경이나 기도 개방성을 유지하는 설하신경 운동 뉴런으로 투사되어 호흡 운동을 정밀하게 조절한다.

preBötC의 앞쪽에는 혼재된 핵이 있으며, 그 구성 뉴런들은 제7뇌신경 운동핵 주변 영역에 분포한다. 이러한 핵들은 안면핵 또는 일부 명명법에서는 후사다리핵이라고 불린다. 이 뉴런들은 서로 구분하기 어렵지만, 각각 다른 기능을 수행하는 것으로 보인다. 가장 복측에 위치한 안면핵 뉴런들은 중추 화학수용체로 작용하여 이산화탄소와 pH를 감지한다. 반면, 좀 더 측면에 위치한 안면핵 뉴런들은 생리적 필요가 있을 때 능동적 호기 기능을 담당한다. preBötC와 안면핵은 상호 연결되어 있어, 예를 들어 고탄산혈증(CO_2 상승)이나 산증(pH 저하)과 같은 화학수용 자극이 있을 경우, 흡기 리듬을 가속화하여 항상성을 유지하고, 흡기와 능동적 호기가 교대로 일어나도록 조정한다.

안면핵 인접 부위에는 *흡기 후기 복합체*(postinspiratory complex, PiCo)라 불리는 영역이 있으며, 이 부위는 흡기 후기에 나타나는 리드미컬한 호흡 활동을 조절하는 역할을 하는 것으로 보인다. 또한 호흡과 관련된 연수에는 세 가지의 진동성 조절 부위가 존재하는 것으로 보인다. 가장 지속적이고 필수적인 부위는 흡기 리듬을 생성하는 preBötC이며, 안면핵과 흡기 후기 복합체는 각각 호기와 흡기 후기를 보완적으로 조절한다.

중추 화학수용 외에도, 경동맥이 분지되는 부위의 경동맥소체에는 말초 화학수용체가 존재한다. 이 경동맥소체는 주로 산소 농도를 감지하는 신경유사 세포로 구성되어 있으며, 설인신경(제9뇌신경)의 가지를 통해 호흡 연수로 신호를 전달한다. 안면핵의 화학수용체와 마찬가지로, 경동맥소체도 다시냅스성 경로를 통해 preBötC를 자극하여 호흡을 촉진한다.

횡격막은 대부분의 다른 골격근과 달리 근방추나 다른 고유수용성 요소를 가지고 있지 않다. 그럼에도 불구하고, 호흡 펌프에는 감각 되먹임이 존재한다. 이는 기관과 기관지에서부터 폐포에 이르는 고도로 분지된 기도계의 말단 세기관지에 신장 수용기가 존재하기 때문이다. 이 신장 수용기들은 폐 팽창을 감지하고, 미주신경(제10뇌신경)을 통해 preBötC로 신호를 전달하여 흡기를 중단시킨다. 따라서 이러한 통합된 감각 되먹임은 각 호흡 주기마다 개별적인 호흡 패턴에 영향을 미치게 된다.

아직 충분히 연구되지 않은 분야 중 하나는 호흡과 그 신경 조절 체계가 감정과 인지 같은 다른 뇌 기능과 어떻게 상호작용하는가에 관한 것이다. 요가와 같은 사례적 증거는 호흡의 조절이 평온이나 집중과 같은 정서 상태에 긍정적인 영향을 줄 수 있음을 시사한다. 또한 점점 늘어나고 있는 연구 결과들은 특히 비강 호흡이 기억의 형성과 회상을 향상시킬 수 있음을 제시하고 있다.

호흡 행동은 실험 동물이나 인간에서 비침습적으로 쉽게 측정한다. 호흡을 생성하고 조절하는 신경 부위와 그 구성 뉴런은 통제된 실험실 조건에서 세포 수준의 생리학적 연구를 수행할 수 있도록 단순화된 실험 준비 상태에서도 유지될 수 있다. 이러한 접근은 세포 수준에서 핵심적인 생리적 행동을 이해할 수 있는 특별한 기회를 제공한다. 이와 같은 기초 지식은 호흡 관련 질환의 치료 및 예방법을 개발하는 데 필수적이다.

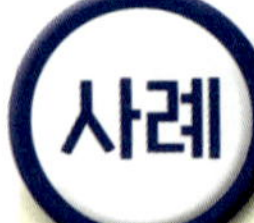

사례 연구

시나리오

당신은 해수면에 위치한 대학의 남자 크로스컨트리 팀 코치이다. 당신의 팀은 해발 2,300미터 고지대에 위치한 대학에서 열리는 대회에 참가하기 위해 이동 중이다.

질문

이런 환경 변화가 경기력에 어떤 영향을 미칠 것으로 예상되는가?

옵션

2분 이상 지속되는 지구성 경기는 조직에 대한 산소 공급에 크게 의존한다. 고지대에서는 대기 중 산소의 부분압이 낮아지며, 이는 혈중 헤모글로빈의 산소포화도를 직접적으로 감소시킨다. 산소 분압이 감소하면 혈액에 헤모글로빈과 결합된 산소량이 줄어들어, 근육으로의 산소 운반 능력과 최대산소섭취량이 감소한다. 따라서 적응이 이루어지기 전까지는 지구력 경기력이 저하된다.

낮은 산소 분압 환경에 노출되면, 인체는 헤모글로빈 탈포화를 보상하기 위해 적혈구 생성을 증가시켜 산소 운반 능력을 향상시키려 한다. 따라서 선수들이 일정 기간 고지대에 적응하도록 하는 것은 경기력 유지에 도움이 될 수 있다. 그러나 고지대에서는 훈련 강도 유지가 어렵기 때문에, "고지에서 생활하고, 저지에서 훈련하라" 전략이 효과적이다. 이 방법은 고지대 노출을 통해 적혈구 생성을 촉진하면서, 저지대 훈련을 통해 높은 강도의 훈련을 유지하도록 하는 것이다. 만약 저산소 훈련 장비나 마스크가 있다면, 이는 해수면에서도 대사 및 호흡 기능 향상에 도움을 줄 수 있다. 하지만 이런 장비가 없다면, 선수들에게 고지대 적응의 어려움을 설명하고 최선을 다하도록 지도하는 것이 현실적이다.

시나리오

당신은 사이클 코치이며, 최근 흡기근 강화 장치에 대한 광고를 보았다.

선수들이 이러한 장치가 실제 경기력 향상에 도움이 되는지 물어왔다.

옵션

문헌을 조사한 결과, 흡기근 훈련(IMT)이 지구성 경기력을 향상시킬 수 있다는 연구들이 일부 보고되어 있다. 이 장비들은 숨을 들이마시기 어렵게 만들어, 호흡근이 더 강한 수축력을 발휘해야 하도록 설계되었다. 시간이 지나면 흡기근의 근력과 지구력이 향상되어, 지속적인 운동 중 피로가 감소하고 결과적으로 폐환기 및 근육의 산소 공급이 향상된다.

여러 연구에서 훈련된 운동선수에게서 긍정적인 결과가 보고되었다. 예를 들어, 조정 6분간의 평균 파워가 약 2.7% 증가했으며,[1] 20 km, 25 km, 40 km 타임 트라이얼에서는 약 2.7~4.6%의 향상이 나타났다. 하지만 일부 연구에서는 유의한 경기력 향상이 관찰되지 않았다. 다만, 대부분의 연구에서 흡기근 훈련은 흡기근의 근력과 지구력을 향상시키며, 예를 들어, 조정선수의 경우 흡기압이 약 26% 증가한 것으로 보고되었다.[1] 또한 4~6주간의 짧은 훈련만으로도 향상 효과가 나타날 수 있다. 따라서 당신은 부작용의 위험이 적고 단기간에 개선 효과가 기대된다는 점을 고려하여, 선수들에게 흡기근 훈련을 짧은 기간 시도해볼 것을 권장한다.

참고문헌

1. Griffiths LA, McConnell AK. The influence of inspiratory and expiratory muscle training upon rowing performance. *Eur J Appl Physiol*. 2007;99:457-466.
2. Johnson MA, Sharpe GR, Brown PI. Inspiratory muscle training improves cycling time-trial performance and anaerobic work capacity but not critical power. *Eur J Appl Physiol*. 2007;101:761-770.
3. Rommer LM, McConnell AK, Jones DA. Effects of inspiratory muscle training on time-trial performance in trained cyclists. *J Sports Sci*.2002;20:547-562.

7장 요약

호흡계와 순환계는 조직에 산소를 공급하고 체내에서 이산화탄소를 제거하기 위해 함께 작용한다. 폐환기와 폐확산은 폐의 폐포에서 일어나기 때문에, 이 두 과정을 폐호흡이라고 한다. 반면 세포호흡은 조직 수준에서 산소를 이용해 유산소 대사를 수행하고, 그 결과 이산화탄소를 생성하는 과정을 의미한다. 공기와 혈액(폐호흡) 간, 그리고 혈액과 조직(세포호흡) 간의 부분압 기울기는 산소와 이산화탄소의 교환 방향과 속도를 결정한다. 폐에서의 가스 교환 외에도,

폐 시스템은 공기를 가습하고, 여과하며, 따뜻하게 만들어 폐포와 호흡막을 손상으로부터 보호한다. 흡기 시에는 흡기근, 특히 가장 중요한 횡격막의 수축으로 인해 폐내압이 감소하고, 이로 인해 공기가 폐로 유입된다. 흡기근이 이완되면 폐내압이 증가하여 공기가 배출되는데, 이것이 호기이다. 운동 중에는 호기근이 수축하여 호기를 보조한다(글상자 7-11).

가벼운 또는 중강도의 신체 활동 동안에는 폐환기가 증가하는데, 이는 일회호흡량과 호흡수가 모두 증가하기 때문이다. 그러나 더 높은 강도의 신체 활동에서는 일회호흡량이 일정 수준에서 정체에 도달하므로, 폐환기를 더 증가시키는 유일한 방법은 호흡수를 높이는 것이다.

혈액 내의 대부분의 산소는 헤모글로빈에 결합된 형태로 운반되며, 대부분의 이산화탄소는 중탄산염 형태로 운반된다. 그러나 신체 활동 중에는 산성도의 증가, 온도의 상승, 그리고 부분압의 증가로 인해 산소와 이산화탄소의 운반이 영향을 받게 된다. 이러한 변화는 활성 조직에 더 많은 산소가 전달되도록 돕는다. 이는 주로 산소-헤모글로빈 해리곡선의 이동으로 인해, 작업 중인 조직에서 헤모글로빈이 산소에 대한 친화도를 감소시키기 때문이다.

신체의 요구를 충족시키기 위해, 안정 시와 신체 활동 중의 폐환기는 연수와 교뇌에 위치한 호흡 중추에 의해 조절된다. 이 호흡 중추는 말초 화학수용체, 중추 화학수용체, 상위 뇌 중추, 근육 고유수용기, 그리고 근육 화학수용기 등 여러 기관으로부터 신호 입력을 받는다. 이러한 입력은 조직으로의 산소 공급과 이산화탄소 제거에 필요한 수준에 맞게 폐환기가 조절되도록 한다. 폐환기의 주요 결정 요인은 수소이온 농도, 산소의 부분압, 그리고 이산화탄소의 부분압이며, 이들은 화학수용체에 의해 면밀하게 감시된다. 이를 통해 폐환기는 신체의 대사적 요구에 맞게 조정된다. 그러나 작업 부하가 증가함에 따라, 폐에서 교환되는 산소와 이산화탄소의 양에 비해 폐환기 패턴이 변화하는 여러 지점이 나타난다. 이러한 폐환기의 변화는 젖산 역치를 초과하는 강도의 작업 수행과 관련이 있다.

호흡근은 트레이닝에 의해 발달할 수 있으며, 그 결과 신체 활동 중 호흡근 피로가 감소한다. 호흡계가 안정 시와 신체 활동 중 모두에서 신체의 대사적 요구에 맞추어 폐환기를 조절하고, 훈련에 적응할 수 있는 뛰어난 능력을 가지고 있지 않았다면, 유산소 운동과 무산소 운동 수행 능력은 크게 제한될 것이다.

내분비계

Endocrine System

CHAPTER 8

이 장을 읽은 후에는 다음을 할 수 있어야 한다.

1. 호르몬의 기능을 정의하고 설명한다.
2. 내분비계의 조직을 설명한다.
3. 호르몬 합성, 구조, 방출, 수송, 분해에 대해 설명한다.
4. 다양한 호르몬 피드백 루프의 차이점을 설명한다.
5. 운동에 대한 호르몬 반응에서 오토크린, 파라크린, 엔도크린, 작용과 그 중요성을 설명한다.
6. 호르몬의 일주기 리듬과 계절적 변화를 설명하고, 그것이 훈련과 성과와 어떤 관련이 있는지 설명한다.
7. 펩타이드와 스테로이드가 수용체와 상호작용하는 것을 설명하고 구별한다.
8. 시상하부와 뇌하수체의 상호작용을 설명한다.
9. 성장 호르몬의 다양한 이소폼과 운동에 대한 반응에 대해 토론한다.
10. 남성 성기능 저하증에 대해 설명한다.
11. 운동과 관련된 내분비 반응과 적응에 대해 설명한다.
12. 경쟁이 내분비 반응에 미치는 영향을 설명한다.

내분비학은 체내에서 **호르몬(hormone)**을 분비하는 **샘(gland)**에 대한 학문이다. 내분비계는 신체에서 가장 중요한 통신 네트워크 중 하나이며, 신체 전체에 걸쳐 항상성을 유지하기 위해 끊임없이 이동한다. 호르몬을 분비하여 다양한 내부 및 외부 자극에 반응한다. 호르몬은 혈액으로 방출되는 화학물질의 형태로 신호를 보내어 표적세포가 신체의 요구에 급성 및 만성적으로 반응하도록 한다. 호르몬은 특히 세포의 수용체를 표적으로 삼아 자극에 반응한다. 따라서 표적 수용체라는 용어는 그 호르몬에 대한 수용체를 가지고 있는 호르몬의 특정한 세포 목적지와 관련이 있다. 하나의 세포가 하나 이상의 호르몬에 대한 수용체를 가지고 있을 수 있으며, 실제로 하나 이상의 호르몬에 동시에 반응할 수 있다는 것을 알아야 한다. 이것은 복잡한 시스템이며, 이 장에서는 운동이 급성 반응과 만성 적응에 어떻게 영향을 미치는지에 대한 몇 가지 기본 개념을 제시한다. 그림 8-1은 주요 내분비선을 나타낸다.

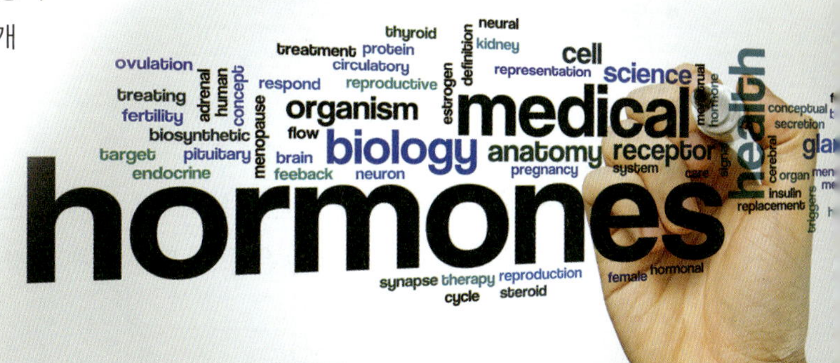

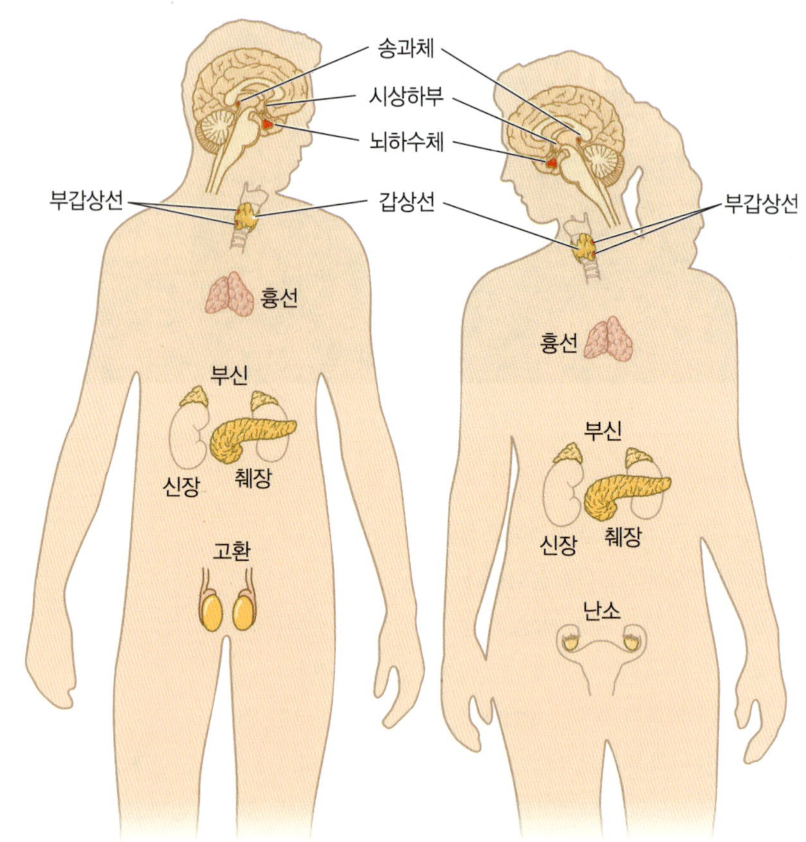

그림 8-1 **신체의 주요 내분비선.** (Cohen BJ, Taylor JJ. *Memmler's The Human Body in Health and Disease*. 10th ed. Baltimore, MD: Lippincott Williams & Wilkins, 2005에서 허가를 받아 재인쇄함.)

운동생리학에서 내분비계의 중요성

내분비계를 이해하는 것이 운동 전문가에게 중요한 이유는 무엇일까? 운동 전문가에게 왜 그렇게 중요한가? 다음 목록은 내분비계와 관련된 내분비계와 관련된 다양한 주제를 소개한다.

- 스포츠에서의 단백동화 약물 남용
- 인슐린 저항성
- 대사 증후군
- 폐경
- 남성 갱년기 및 "낮은 T(testosterone)"
- 당뇨병
- 근육 위축
- 근육 비대

운동 전문가라면 내분비계에 대한 내분비계에 대한 기본적인 이해가 필수적이다. 이 장에서는 운동 중 또는 인체 건강을 위협하는 병리 현상에서의 호르몬 효과를 조절하는 몇 가지 중요한 메커니즘도 다룰 것이다. 내분비계는 신체적 스트레스에 반응하여 생리적 신체 활동의 요구에 대처하는 기능을 조절한다. 운동 스트레스로부터의 회복에는 일반적으로 휴식 상태의 항상성 대사를 회복하는 것을 포함한다. 호르몬은 또한 조직의 복구 및 리모델링에 관여하며, 특히 골격근에 관여한다. 내분비선도 변형되어 운동에 반응하여 호르몬의 저장과 방출에 더 효과적이다.

트레이닝 프로그램에서 운동에 반복적으로 노출되면 신체는 내분비선의 구조와 기능에 변화를 일으키고 스트레스에 대처하고 항상성을 유지하기 위한 기능을 변화시킨다. 땀샘은 더 많은 호르몬을 합성하고 저장하여 더 효율적으로, 즉 항상성을 방해하지 않고 표적 수용체의 수 및/또는 민감도가 증가하여 호르몬이 수용체에 결합하는 능력이 증가한다. 이러한 변화는 신체가 운동 스트레스에 더 잘 반응하고 효과적으로 대처할 수 있도록 한다(글상자 8-1).

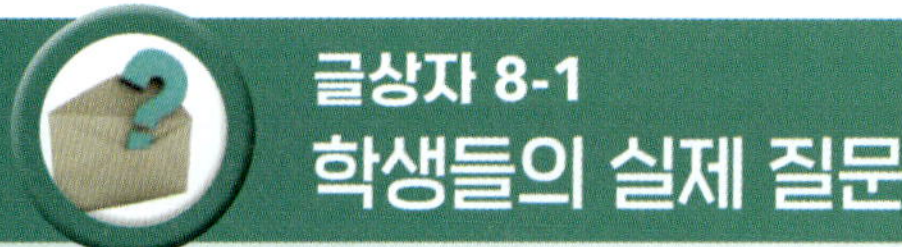

글상자 8-1
학생들의 실제 질문

남성과 여성이 웨이트 트레이닝 프로그램을 수행할 때, 호르몬이 근육량 증가에 영향을 미치나요?

호르몬은 골격근을 포함한 표적 조직에 중요한 신호 전달 분자이다. 이러한 신호는 골격근의 단백질 합성을 촉진하고 근육이 비대(hypertrophy)라는 형태로 커지는 데 기여한다. 손상되지 않은 근육은 관련된 근육 섬유의 크기가 커짐으로써 커진다. 그러나 이것은 운동과 훈련 프로그램에서 사용되는 저항 부하로 인해 관련된 운동 단위가 자극을 받을 때만 발생한다. 내분비계는 운동으로 인한 스트레스와 반복적인 훈련에 반응하여 수축성 단백질과 비수축성 단백질의 합성에 영향을 미칠 수 있는 다양한 호르몬을 분비하여 근육 섬유의 크기를 증가시키고 궁극적으로 근육을 성장시킨다. 성별에 관계없이 근육의 절대 크기는 근육 섬유의 수에 의해 결정되며, 이는 노화에 따라 감소하는 것으로 관찰된다. 남성이든 여성이든 근육 섬유의 수가 많을수록 근육이 커질 가능성이 커진다. 비교 가능한 집단에서 남성은 일반적으로 여성보다 근육에 더 많은 수의 근육 섬유를 가지고 있으며, 특히 상체에 더 많은 수의 근육 섬유를 가지고 있다. 또한 근육 섬유의 단면적이 여성보다 남성에서 더 큰 것으로 관찰된다. 남성과 여성에게 사용할 수 있는 웨이트 트레이닝 프로그램에 실질적인 차이가 없기 때문에, 훈련 적응과 관련된 고유한 차이는 관찰된 이러한 기본적인 **성적 이형성(sexual dimorphism)**과 더 관련이 있다. 단백질 합성 신호는 운동 단위 모집의 신경학적 영향, 영양 영향, 단백질 합성 호르몬과 같은 요인을 포함하여 근육 성장을 촉진하는 여러 가지 영향의 일부가 될 것이다. 혈액 내 테스토스테론의 생산과 농도는 남성과 여성 사이에 존재하는 성별 차이의 가장 명백한 예 중 하나이다. 여성의 경우, 테스토스테론의 이용 가능성이 현저히 낮기 때문에 IGF-I와 성장 호르몬과 같은 다른 호르몬의 단백 동화 신호에 대한 의존도가 더 커서 성적 이형성 메커니즘에 중요한 역할을 한다. 근육량이 더 많은 등 근육질 체형을 가진 여성은 부신 안드로겐 농도가 더 높은 경우가 많으며, 이로 인해 특히 저항 훈련을 많이 하는 상체 근육의 크기가 더 크게 증가하는 것으로 보인다. 따라서 단백 동화 호르몬은 근육량을 늘리는 데 있어 남녀의 차이에 영향을 미칠 수 있다. 그러나 두 성별 모두에서 근력 운동 프로그램의 효과와 함께 근육 섬유의 수와 유형이 점진적인 고강도 저항 훈련을 통해 달성되는 비대 정도에 더 중요할 수 있다.

속성 검토

- 내분비계는 호르몬의 형태로 신호를 보내어 신체의 생리적 반응과 적응에 영향을 미치는 수용체에 전달한다.
- 운동 훈련은 내분비계를 개선한다. 내분비선은 운동 훈련에 반응하여 더 많은 호르몬을 합성 및 저장하고, 생리적 장애에 대한 민감도를 높이며, 수용체 수와 민감도를 변화시킨다.

내분비계의 조직

내분비계와 신경계의 밀접한 관계 때문에 많은 사람들이 뉴런과 내분비선 사이의 상호 관계를 설명하기 위해 "**신경내분비(neuroendocrine)**"라는 용어를 사용한다. 신경계는 부신수질 자극으로 인한 카테콜아민 방출에서부터 많은 신호 방출 및 억제 인자(예: 코르티코트로핀 방출 호르몬)의 시상하부 조절에 이르기까지 내분비 기능의 작용과 밀접하게 관련되어 있다.

본질적으로 내분비계는 호르몬을 분비하는 땀샘의 네트워크로, 생리적 기능(예: 화학 반응)을 조절하고 세포핵의 유전자에 신호를 보낸다. 호르몬이 수용체와 상호작용하지 않으면 원래 메시지의 신호가 손실된다. 우리 몸의 모든 세포에서 호르몬 수용체 상호작용의 중요성은 아무리 강조해도 지나치지 않다. 그러나 내분비선에서 호르몬이 합성된 후에도, 그 호르몬의 기능과 수용체 결합을 변화시키는 추가적인 화학적 변화가 일어날 수 있는데, 이를 **번역 후 변형(posttranslational modification)**(즉, 호르몬이 방출되기 전이나 후에 일어나는 호르몬의 화학적 구조적 변화)이라고 한다.

호르몬

표 8-1은 다양한 내분비선, 기관, 조직, 세포에서 분비되는 주요 호르몬의 목록을 보여준다. 내분비선과 다른 기관(예: 심장), 조직(예: 지방 조직), 세포(예: 면역 세포, 제9장 참조)도 호르몬을 생성하고 분비할 수 있다.[16,36,60] 따라서 이

표 8-1 체내의 다양한 내분비선, 조직, 세포에서 분비되는 주요 호르몬과 그 기본적인 작용

장기/조직	호르몬	주요 작용
고환	테스토스테론	남성 성징의 발달과 유지, 성장, 단백질 동화작용을 촉진한다.
난소	에스트로겐	여성의 이차 성징을 발달시키고, 장골의 골단(epiphysis)을 성숙시킨다.
	프로게스테론	여성의 성징을 발달시키고, 임신을 유지하며, 유선을 발달시킨다.
뇌하수체 전엽	성장 호르몬(GH)	GF-I와 IGF-II 합성을 촉진하고, 단백질 합성, 성장, 중간 대사를 촉진한다.
	부신피질자극호르몬(ACTH)	부신피질에서 글루코코르티코이드 분비를 촉진한다.
	갑상선 자극 호르몬(TSH)	갑상선 호르몬 합성과 분비를 촉진한다. 난포 자극 호르몬(FSH) 난소와 고환의 정세관 내 난포의 성장과 정자 생성을 촉진한다.
	난포 자극 호르몬(FSH)	난소 및 고환의 정세관 내 난포의 성장과 정자 생산을 촉진한다.
	황체 형성 호르몬(LH)	난소와 고환의 배란과 성 호르몬의 생산 및 분비를 촉진한다.
	프로락틴(Prl)	유선에서 우유 생산을 촉진한다.
뇌하수체 후엽	항이뇨 호르몬(ADH)	신장에서 물의 재흡수를 증가시키고 평활근의 수축을 촉진한다.
	옥시토신	자궁 수축을 촉진하고 유선에서 우유를 분비한다.
부신피질	글루코코르티코이드	단백질(코르티솔)에 아미노산이 결합하는 것을 억제하거나 지연시킨다. 단백질을 탄수화물로 전환(포도당 생성)을 촉진한다. 정상적인 혈당 수준을 유지한다. 포도당을 보존한다. 지방의 신진대사를 촉진한다.
	미네랄로코르티코이드(알도스테론, 디옥시코르티코스테론 등)	나트륨-칼륨 대사를 증가 또는 감소시킴; 체내 수분 증가
부신수질	에피네프린	심장 박출량 증가; 혈당, 글리코겐 분해, 지방 동원 증가
	노르에피네프린(일부)	에피네프린과 유사하며 혈관 수축 작용을 함
	프로엔케팔린(예: 펩타이드 F, E)	진통, 면역 기능 강화
갑상선	티록신	미토콘드리아의 산화 대사 및 세포 성장 촉진
	칼시토닌	혈중 칼슘 수치 감소; 파골세포 기능 억제
심장(심세포)	심방성 나트륨 이뇨 호르몬	나트륨과 물의 배설을 촉진하고, 혈압과 체액 항상성을 조절하며, 레닌-안지오텐신 시스템의 작용을 억제한다.
췌장	인슐린	포도당의 흡수를 자극하고 글리코겐으로 저장한다.
	글루카곤	혈당 수치를 증가시킨다.
부갑상선	부갑상선 호르몬	혈중 칼슘을 증가시킨다. 혈액 인산염 감소
피부	비타민 D	7-디하이드로콜레스테롤과 햇빛으로부터 비타민 D를 생성한다.
지방 조직	렙틴	식욕과 에너지 소비를 조절한다.
면역 세포	거의 모든 호르몬	관련기능

러한 발견을 설명하기 위해 내분비선이라는 용어의 정의가 확장된다.

속성 검토

- 내분비학은 특수화된 땀샘에서 분비되는 호르몬을 연구하는 학문이다.
- 이러한 땀샘과 신경계의 밀접한 관계 때문에 많은 사람들이 이를 "신경 내분비" 시스템이라고 부른다.
- 호르몬이 세포에 영향을 미치려면 세포의 수용체에 결합해야 한다.
- 호르몬은 번역 후 변형에 의해 구조와 기능이 변경될 수 있다.

혈중 농도

혈액은 다양한 표적세포의 수용체에 호르몬을 전달하는 주요 수송 메커니즘으로 작용한다. 혈액은 **혈장(plasma)**[응고되지 않은 혈액과 혈전이 형성된 **혈청(serum)**으로 구분됨], 백혈구(leukocyte), 혈소판(platelet, 부피코트[Buffy Coat]라고도 함), 적혈구(erythrocyte)로 구성되어 있다(그림 8-2 참조). 혈액에는 산소와 같은 기체부터 콜레스테롤과 같은 지방, 아미노산에 이르기까지 많은 물질이 운반된다.

호르몬의 구조와 합성

호르몬에는 스테로이드, 펩타이드, 아민이라고도 불리는 변형된 아미노산 호르몬의 세 가지 주요 유형이 있다. 각각은 특정 화학 구조를 가지고 있으며, 이 구조는 그것이 어떻게 인식되고 표적세포 수용체와 상호작용하는지를 결정한다. 각 유형의 호르몬이 세포의 유전 기계를 어떻게 신호하고 상호작용하는지는 부분적으로 그 화학 구조에 기반한다. 호르몬 구조의 세 가지 기본 종류는 그림 8-3에 나와 있는 스테로이드, 펩타이드, 아민 유형이다.

스테로이드 호르몬

모든 스테로이드 호르몬은 콜레스테롤에서 파생되며 콜레스테롤과 동일한 고리 및 원자 번호 체계를 포함한다. 스테로이드라는 용어는 이러한 구조적 특성을 가진 많은 종류의 호르몬을 가리킨다. 그러나 모든 스테로이드가 같은 것은 아니며, 작은 구조적 변화만으로도 그 기능에 상당한 영향을 미칠 수 있다(예: 동화작용 대 이화작용). 스테로이드는 DNA의 세포 수용체 요소와 직접 상호작용한다. **동화작용**

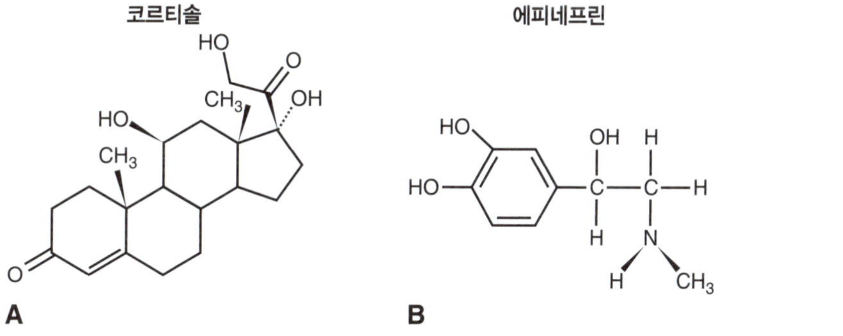

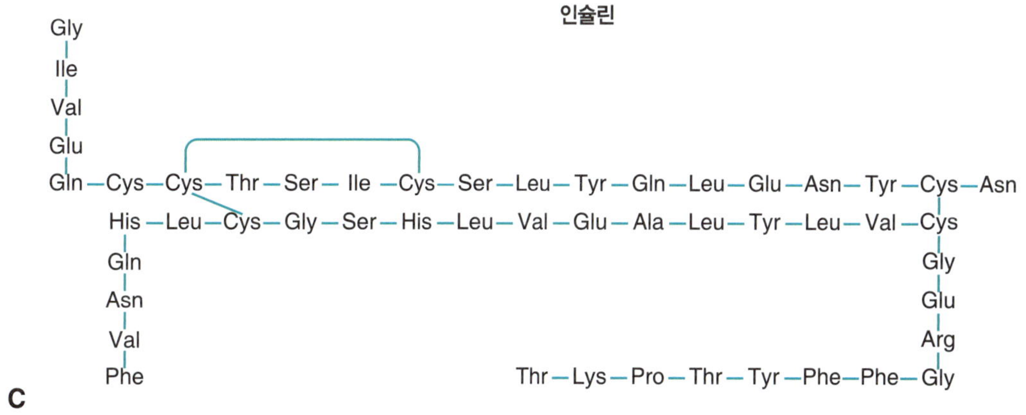

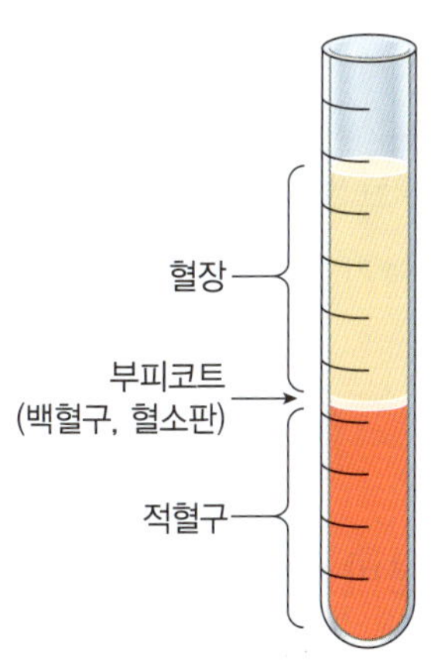

그림 8-2 혈액 성분: 혈장, 백혈구와 혈소판, 적혈구. 이것들은 인체 내 주요 운반 매개체를 구성한다.

코르티솔

에피네프린

인슐린

그림 8-3 주요 세 가지 호르몬 종류의 구조. (A) 코르티솔은 4원 고리 구조로 이루어진 특징적인 콜레스테롤 염기를 가진 스테로이드 호르몬의 대표적 예. **(B)** 에피네프린은 아민형 호르몬의 대표적 예. **(C)** 인슐린은 일련의 아미노산으로 이루어진 펩타이드 호르몬의 대표적 예.

(anabolic)과 **이화작용(catabolic)**과 같은 용어는 호르몬의 궁극적인 작용을 설명하는 데 사용된다.

제약 회사들은 이 기본적인 특성을 다양한 용도와 치료법에 활용하여 다양한 약물을 개발한다. 예를 들어, 코르티코스테로이드(코르티솔 유사)는 다양한 유형의 염증성 질환(예: 알레르기, 피부 문제, 천식, 관절염)을 치료한다. 테스토스테론과 같은 다른 스테로이드는 남성 호르몬 결핍증, 근육 소모성 질환, 성선 기능 저하증, 또는 남녀의 성기능 장애와 같은 호르몬 분비샘의 손실로 인해 호르몬 대체가 필요한 사람들을 치료하는 데 사용된다.

펩타이드 호르몬

펩타이드는 또 다른 종류의 호르몬이다. 이들은 다양한 아미노산 서열로 구성되어 있다. 인슐린, 렙틴, 성장 호르몬, 멜라토닌, 오피오이드 펩타이드, 글루카곤과 같은 호르몬이 이 큰 그룹에 속한다. 표 8-1에 나와 있는 것처럼 많은 내분비샘이 이 호르몬을 생성한다. 스테로이드 호르몬과는 달리, 펩타이드 호르몬은 세포 표면의 수용체와 상호작용하고, DNA를 자극하여 단백질을 생성하거나 세포 내에서 생화학 반응을 유발하는 2차 메시지 전달을 사용한다. 때로는 펩타이드 호르몬이 내분비선에서 합성된 후에도 순환계로 방출되기 전에 다른 형태로 변형될 수 있는데, 이를 번역 후 변형(즉, 호르몬의 화학적 구조적 변화)이라고 한다. 운동은 거의 모든 펩타이드 호르몬에 극적인 영향을 미치며, 그 결과 순환 농도가 여러 번 증가한다.

아민 호르몬

세 번째 호르몬 카테고리는 아민으로 분류된다. 이 호르몬은 다양한 유형의 알킬 그룹과 다른 수소 결합 구조를 가진 질소를 포함한다. 운동생리학에서 가장 일반적으로 연구되는 아민은 카테콜아민이다. 카테콜아민은 아미노산 티로신으로부터 합성되며, 카테콜과 아민 그룹을 포함한다. 에피네프린(아드레날린이라고도 함)은 카테콜아민 중 가장 잘 알려진 물질로, 스트레스에 빠르게 반응할 수 있도록 돕는 싸움 또는 도피 반응에 관여한다.

호르몬 방출과 수송

호르몬은 내부 및 외부 신호 전달 메커니즘에 의해 분비샘이나 세포에서 합성되어 방출된다. 혈액으로 직접 방출되어 세포 수용체로 이동하는 과정을 "내분비"라고 한다. 이것은 바로 "내분비학"이라는 용어의 기원이 된다. 혈류를 통해 전달되지 않고, 세포가 해당 부위의 다른 세포에 신호를 보내기 위해 분비하는 호르몬을 **"파라크린(paracrine)"**이라고 한다. "자가분비(autocrine)"는 호르몬이 세포에서 분비되어 스스로 신호를 보낼 때 발생한다.

일부 호르몬은 폭발적인 방식으로 방출되며, "맥동성"이라고 한다. 이러한 방출 패턴을 맥동성이라고 하며, 더 효과적인 호르몬 신호 전달을 자극하는 것으로 여겨진다(그림 8-4). 맥박의 크기는 생체 시계 요인(예: 수면)이나 생리 주기의 여러 단계에서 분비되는 성선 자극 호르몬과 같은 다른 호르몬의 영향에 따라 달라질 수 있다.[15,47,48,112] 운동 강도는 일부 호르몬의 맥박 크기 및 빈도에 영향을 미칠 수 있다.

피드백 시스템

호르몬 분비의 조절은 다양한 피드백 시스템의 영향을 받는다. 표 8-2는 호르몬 분비 및 억제를 조절하는 기본적인 피드백 루프를 개괄적으로 보여준다.

표 8-2 전형적인 내분비 피드백 루프

부정적 피드백—형성된 호르몬이 분비물을 분비하는 샘이나 구조를 자극하여 분비량을 줄이거나 기준선으로 되돌아가게 함, 호르몬에 의해 자극된 생리적 기능
긍정적 피드백—호르몬이 생성되면 분비물을 분비하는 샘이나 구조를 자극하여 분비량을 늘리거나 호르몬에 의해 자극된 생리적 기능을 증폭시킨다.
다중 피드백 영향—신호는 하나의 호르몬에 기반하는 것이 아니라 여러 호르몬 시스템에 기반한다.

일주기 리듬

대부분의 호르몬은 24시간 동안 분비 패턴이 일주기 리듬을 보이거나 규칙적인 변동을 보인다. 따라서 하루 중 다른 시간에 수행된 운동에 대한 생리적 반응도 비슷한 시간 변동성을 보인다. 일부 호르몬은 아침에 낮은 농도로 시작하여

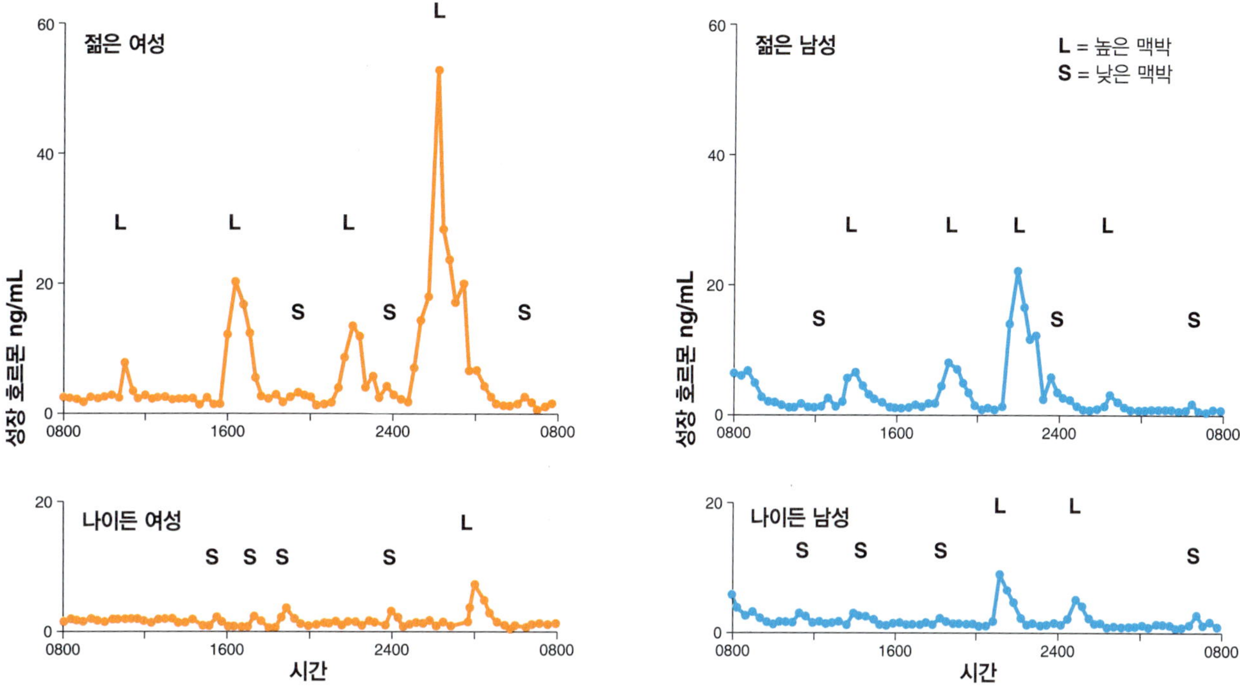

그림 8-4 면역반응성(22kD) 성장 호르몬은 다른 호르몬(예: 인슐린, 갑상선 자극 호르몬)과 마찬가지로 맥박처럼 분비되거나 시간이 지남에 따라 "폭발적으로" 분비되는 호르몬 중 하나이다. 이러한 일시적인 분비는 혈액 내 호르몬의 농도를 변화시키고 수용체에 신호를 보내는 데 중요하다. 그림에서 볼 수 있듯이, 작은 폭발 또는 큰 폭발의 맥박성을 볼 수 있다. 출처: Ho KY, Evans WS, Blizzard RM, et al. Effects of sex and age on the 24-hour profile of growth hormone secretion in man: Importance of endogenous estradiol concentrations. *J Clin Endocrinol Metab*. 1987;64(1):51-58. The Endocrine Society의 허가를 받아 재현함.

하루 중 늦은 시간과 밤에 최고치에 도달하는 반면(예: 22kD 형태의 성장 호르몬), 다른 호르몬은 아침에 더 높게 시작하여 하루 종일 감소하는 경향이 있다(예: 테스토스테론, 코르티솔)(그림 8-5는 코르티솔의 휴식 주기 패턴을 보여준다). 그러나 다른 호르몬들은 하루 24시간 동안 변동성이 거의 없고, 운동과 같은 급성 스트레스 요인에만 반응한다(예: IGF, 아테콜아민).

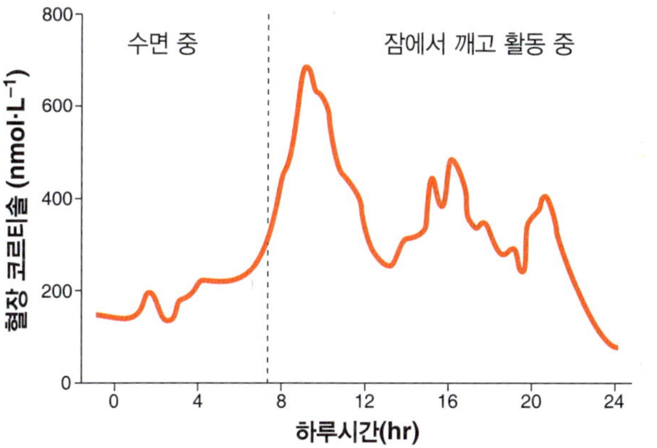

그림 8-5 호르몬 코르티솔의 일주기 패턴의 예. 하루 동안 혈장 코르티솔에는 상당한 차이가 있다.

일주기 리듬은 빛과 어둠의 주기, 수면 패턴, 계절의 변화에 민감하게 반응할 수 있다. 송과선에서 분비되는 멜라토닌 호르몬이 그 예이다. 이러한 일주기 리듬과 빛과 어둠의 주기에 대한 반응은 시차 적응, 여행 스트레스, 시간대 이동을 다룰 때 필수적이다.[67] 적응은 이동 시간 1시간당 1.5일이 걸린다. 미국 동부 해안에서 서부 해안으로 여행하는 것은 3개의 시간대를 통과하는 것이므로, 3시간의 이동 시간이 소요되고 새로운 시간대에 적응하는 데 4.5일이 걸린다. 예를 들어, 뉴욕에서 로스앤젤레스까지 비행기로 이동하는 팀이 3개의 시간대를 통과하여 로스앤젤레스에 도착하는 것이 경기가 시작되기 1.5일 전이라면, 선수들은 새로운 시간대에 적응하는 데 1시간밖에 걸리지 않았다. 새로운 시간대에서 정오 12시에 경기가 시작된다면, 선수들에게는 오후 10시에 경기가 시작된 것처럼 보일 것이다. 학교, 클럽, 프로 팀의 경우 세계는

여러 시간대를 횡단하는 여행과 수면 부족으로 어려움을 겪는다.[23,81,109]

운동을 하기에 가장 좋은 시간은 테스토스테론 수치가 오후보다 아침에 더 높다는 사실에 근거하여, 일부 코치들은 이러한 단백 동화 호르몬의 농도가 높은 아침에 웨이트 트레이닝을 하는 것이 더 낫다고 생각한다. 현재로서는 아침에 테스토스테론 수치가 높을 때의 역할이 훈련에 있어 어떤 장점이 있다는 것을 입증하지는 못했다. 그러나 아주 이른 아침에 훈련을 하면 졸음을 유발하는 멜라토닌 수치를 상쇄하기 위해 더 많은 에피네프린 수치가 필요하게 되어 신체에 부하가 증가한다.[56] 이른 아침에 훈련을 하면 전날 밤에 잠을 잘 자지 못하는 것으로 나타났다. 수면은 훈련 시간(17장)을 다루는 데 있어 또 다른 중요한 부분이 되고, 훈련과 경기 전후의 수면 시간과 질(예: 수면 지연, 각성 주기)을 주의 깊게 모니터링해야 한다.[99,105]

호르몬의 계절적 변화

연중 시기에 따라 운동에 대한 호르몬 반응과 계절적 변화의 결과로 호르몬 농도가 달라질 수 있는데 이 관계는 하나의 요소일 뿐이기 때문에 결정하기가 어렵다. 계절적 변화는 환경 조건과 관련이 있는 것으로 보인다. 이러한 변화는 신체 활동 수준을 변화시킬 수 있으며, 호르몬 반응 패턴의 변화도 설명할 수 있다.[97] 따라서 호르몬의 계절적 변화는 다음의 단일 요인 또는 조합에 의해 영향을 받을 수 있다.

- 환경 조건의 차이(온도 및 일광)
- 신체 활동 수준의 차이(훈련 및 훈련 중단)
- 결과적으로 나타나는 행동 반응(수면 패턴 및 영양 섭취)

수용체

수용체(receptor)는 모든 호르몬의 작용에 핵심적인 역할을 한다. 수용체는 세포의 DNA 및/또는 생화학 기계에 신호를 전달한다. 수용체 결합은 복잡하며, 호르몬 종류에 따라 다르다(이 주제에 대한 추가 연구에 대해서는 추천 도서 목록에 있는 로버츠와 크루첸의 책을 참조). 간단하게 설명하기 위해, 두 가지 주요 유형의 호르몬 수용체를 설명한다: 펩타이드 호르몬 수용체는 세포막에서 다양한 세포 내 효소로 신호를 전달하기 위해 세포 내 2차 메신저 시스템에 의존하고, 스테로이드 수용체는 DNA 서열 및 조절 요소와 직접 상호작용한다.

펩타이드와 수용체 상호작용

앞서 언급한 바와 같이, 펩타이드 호르몬은 아미노산으로 구성되어 있으며, 호르몬에 따라 세포 내부의 생화학 경로에서의 상호작용이 다양하고 복잡하다. 일반적으로, 펩타이드 수용체는 세포 외 영역, 세포막에 내장된 일체형 단백질 영역, 그리고 세포의 전달 경로와 심지어 DNA 자체에 영향을 미치는 다양한 신호 전달 메커니즘으로 구성된 내부 영역으로 구성될 수 있다(그림 8-6). 2차 세포 내 전달 시스템은 특정 호르몬에 대한 신호 전달 과정을 완료한다. 인슐린은 포도당 대사를 조절하는 데 매우 중요한 호르몬이며, 대사증후군과 당뇨병에 관여하는 펩타이드 호르몬이다. 인슐린과 수용체의 상호작용에 대한 세부 사항은 수용체 결합과 펩타이드 호르몬의 이차 전달 시스템에 대한 일반적인 예를 제공한다.

속성 검토

- 호르몬은 혈액의 순환계를 통해 표적세포로 운반된다.
- 호르몬에는 스테로이드, 펩타이드, 아민 등 세 가지 주요 유형이 있다.
- 수용체는 호르몬 유형에 따라 다르며, 세포의 내부 생화학 경로를 신호로 보내 세포의 활동을 조절하고, 심지어 핵의 DNA와 상호작용할 수도 있다.
- 긍정적 피드백과 부정적 피드백 시스템이 호르몬 분비를 조절한다.
- 호르몬이 표적세포에 미치는 영향은 내분비, 파라크린 또는 오토크린으로 분류할 수 있다.
- 일주기 및 계절적 요인이 호르몬 농도에 영향을 미친다.
- 펩타이드 호르몬 수용체는 2차 메신저 시스템에 의존하여 호르몬의 궁극적인 효과를 가져오는 세포 내 메커니즘에 신호를 전달한다.
- 스테로이드 수용체는 DNA의 조절 서열과 직접 상호작용한다.

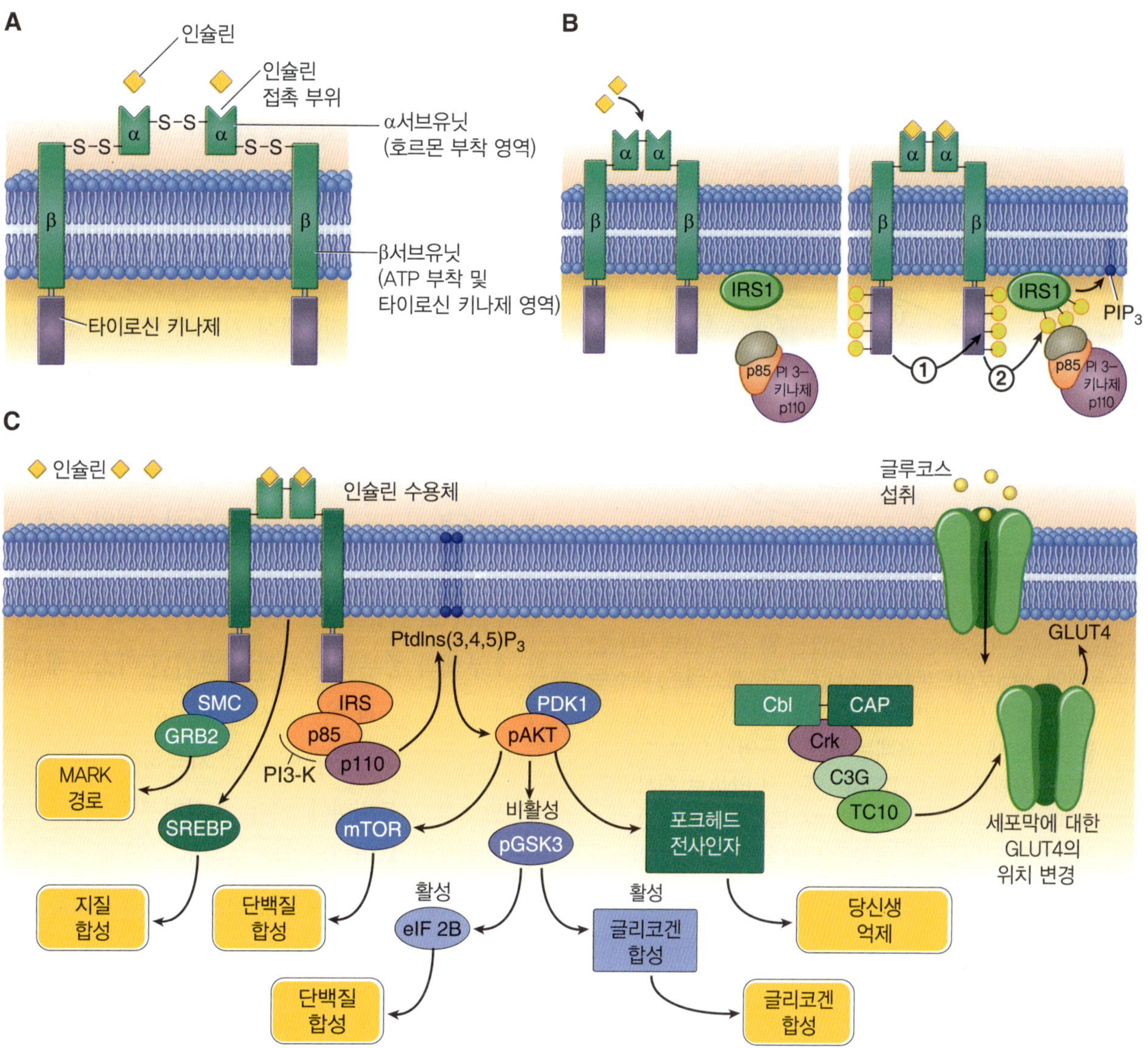

그림 8-6 인슐린 수용체. (A) 다른 요소들의 위치가 표시된 전형적인 인슐린 수용체. **(B)** 인슐린 수용체 기질(IRS) 단백질 요소와의 상호작용과 인산화. **(C)** 인슐린 수용체 신호 전달 시스템과 포도당 흡수 조절과 관련된 일련의 사건.

스테로이드와 수용체 상호작용

스테로이드 호르몬은 DNA 자체의 조절 요소 또는 서열과 상호작용한다. 스테로이드 호르몬은 표적세포의 지질 기반 원형질막을 통해 쉽게 확산된다. 수용체는 DNA의 특정 서열을 반영한다. 이러한 서열을 호르몬 반응 요소(*hormone response element, HRE*)라고 한다. 다양한 세포 구성요소가 호르몬이 표적 DNA 서열로 이동하고 결합하는 것을 돕는다. 각 스테로이드 수용체는 다르지만, 모두 비슷한 구조적, 기능적 작용을 통해 결합을 위한 DNA 서열에 도달한다(그림 8-7). 에스트라디올, 코르티솔, 테스토스테론, 프로게스테론, 알도스테론, 갑상선 호르몬, 1,25-디하이드록시비타민 D3와 같은 스테로이드 수용체는 다양한 변이, 친화력, DNA 결합 부위, 조절 단백질을 가지고 있다.

내분비선과 운동: 역할, 조절, 반응, 적응

내분비선도 다른 조직과 마찬가지로 운동 훈련에 적응한다는 사실은 간과되기 쉽다. 따라서 내분비선에서의 호르몬 합성, 과립 또는 소포에 있는 호르몬의 종류, 수용체의 민감

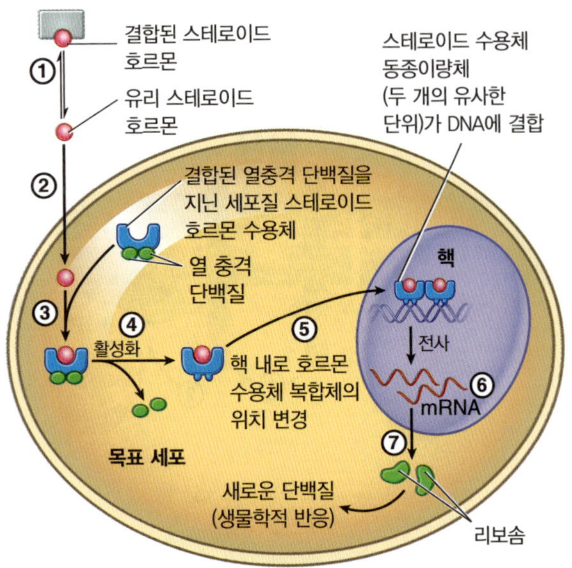

그림 8-7 DNA에 결합하는 순서와 관련된 스테로이드 수용체 작용의 모델. (1) 결합 단백질로부터 스테로이드의 해리, (2) 세포 내로의 스테로이드 수송, 결합 스테로이드의 형성, (3) 결합된 열 충격 단백질과 함께 세포질 수용체에 스테로이드(테스토스테론, 프로게스테론, 에스트로겐)의 결합. (4) 열 충격 단백질의 손실로 인해 "활성화된" 수용체가 형성된다. (5) 활성화된 세포질 수용체는 핵으로 들어가 DNA 반응 요소를 동종 이량체로 결합한다. (6) DNA는 메신저 RNA로 전사되고, mRNA는 핵을 떠나 세포질 리보솜에서 단백질로 번역된다. (7) 마지막으로, 새로 만들어진 단백질(예: 골격근 단백질)이 생성된다(추가 자료는 권장 자료, Kraemer et al. Frontiers, 2020 참조).

성, 그리고 방출되는 호르몬의 양은 모두 운동 훈련의 영향을 받는다. 내분비 시스템은 스트레스에 대한 신체의 적응을 도와 항상성을 유지하는 데 중요한 역할을 한다는 사실을 기억하는 것이 중요하다. 이것이 성공적으로 이루어지면, 더 높은 스트레스 수준을 견딜 수 있고 운동 후 회복이 더 빨리 이루어질 수 있다. 그러나 운동 스트레스를 감당할 수 있는 신체적 능력에는 한계가 있다(예: 과도한 훈련).

시상하부와 뇌하수체

일부 호르몬의 생산과 방출에는 하나 이상의 내분비선의 순차적인 상호작용이 필요하다. 이를 축(*axis*)이라고 한다. 인체에서 가장 중요한 호르몬 축 중 하나는 시상하부-뇌하수체 축이다. 뇌하수체는 인체 내의 다양한 생리 기능에 영향을 미치기 때문에 **마스터 글랜드**(*master gland*)라고 불린다. 그러나 그 기능은 시상하부의 자극과 직접적으로 관련되어 있다.

시상하부 방출 및 억제 호르몬

시상하부에서 분비되는 호르몬은 뇌하수체에서 호르몬(즉, 억제 호르몬)의 분비를 촉진하거나 억제할 수 있다. 시상하부는 호흡, 혈압, 체온 조절을 포함한 많은 자율 기능의 조절 센터 역할을 한다.[14] 시상하부는 뇌하수체에 작용하는 호르몬을 분비하는 핵 그룹으로 구성되어 있다. 시상하부의 분비물은 대사, 성장, 생식 기관의 발달을 조절한다. 해부학적으로, 핵의 그룹은 시상하부의 전방, 중간 또는 결절, 후방에 위치한다. 시상하부는 감각 정보를 받아들이고, 차례로 뇌하수체의 전방과 후방에 신호를 보내기 위해 호르몬을 분비한다(그림 8-8). 호르몬은 뇌하수체와 시상 하부의 직접적인 소통을 가능하게 하는 **뇌하수체 포털 시스템(hypophyseal portal system)**을 통해 혈액을 통해 이동한다.

후부핵과 중부핵은 각각 아르기닌 바소프레신(항이뇨호르몬이라고도 함)과 옥시토신을 합성하고 분비한다. 이러한 호르몬 신호는 후부 뇌하수체를 자극하여 이러한 특정 호르몬을 혈액으로 분비하게 한다. 시상하부의 앞쪽 부분에서는 어떤 호르몬이 분비되는지를 조절하는 **억제 호르몬(inhibitory hormones)**과 **분비 호르몬(releasing hormones)**을 분비한다.

요약하면, 시상하부의 다른 부분에서 다음과 같은 호르몬이 분비된다.

뇌하수체 후엽으로 가는 시상하부 및 시상하부 중간 부위 분비물

- 옥시토신은 출산 중 자궁의 평활근 수축을 촉진하고, 성적 및 사회적 행동에 영향을 미친다.
- 바소프레신(AVP)(항이뇨호르몬)은 신장의 네프론에서 여과된 물에서 순환계로 재흡수되는 용질 없는 물의 양을 증가시킨다. 둘째, AVP는 세동맥을 수축시켜 말초혈관 저항을 증가시키고 동맥 혈압을 높인다.

시상하부 전엽 부위에서 뇌하수체 전엽으로 분비

- 코르티코트로핀 방출 호르몬—운동 스트레스를 포함한 스트레스에 반응하여 호르몬을 분비하도록 뇌하수체에 작용한다.

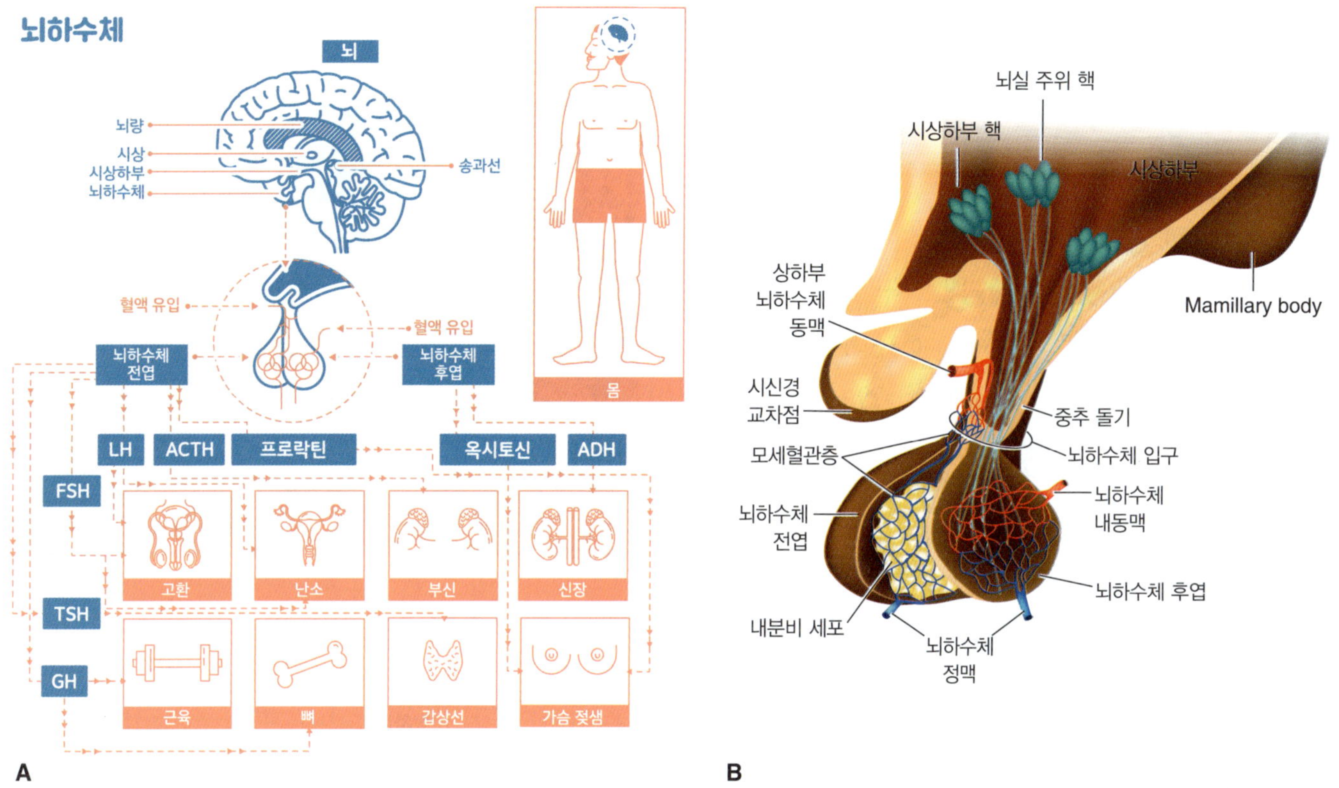

그림 8-8 시상하부와 뇌하수체는 긴밀하게 협력하여 뇌하수체로부터의 호르몬 분비를 조절한다. **(A)** 뇌하수체에서는 다양한 호르몬이 생성되며, 이 호르몬은 다른 신체 부위에 대한 여러 가지 감각 신호를 받는 시상하부에 의해 호르몬과 신경 자극을 받는다. 뇌하수체 후엽은 시상하부에서 아르기닌 바소프레신(항이뇨호르몬이라고도 함)과 옥시토신이라는 호르몬을 받으며, 뇌하수체 전엽은 여러 방출 및 억제 호르몬의 신호를 받는다. **(B)** 시상하부는 특정 부위의 핵 그룹으로 구성되어 있으며, 이러한 호르몬을 합성하여 뇌하수체에 방출하기 위해 높은 신경 입력에 의해 자극을 받는다.

- 성선 자극 호르몬 방출 호르몬—생식 기관의 구조와 기능의 발달에 영향을 미치는 생식 호르몬을 분비하도록 뇌하수체를 자극한다.
- 성장 호르몬 방출 호르몬—뇌하수체에 의한 성장 호르몬 분비를 자극한다.
- 소마토스타틴—갑상선 자극 호르몬과 성장 호르몬의 분비를 억제한다.
- 갑상선 자극 호르몬 방출 호르몬—뇌하수체가 갑상선 자극 호르몬을 분비하도록 자극한다. 신진대사, 성장, 심박수, 체온을 조절한다.

뇌하수체 전엽

뇌하수체 전엽은 각각 다른 소포에서 나오는 여러 가지 호르몬을 분비한다. 이 호르몬들은 각각 신체 전반에 걸쳐 다양한 생리 기능에 중요하며, 운동에 반응한다. 그림 8-9는 시상 하부와 자극 및 억제 효과 사이의 관계를 보여준다.

성장 호르몬

거의 모든 운동 연구에서 과학자들은 운동이 성장 호르몬(GH)에 미치는 영향을 조사하기 위해 방사선 면역 분석법이라는 단 하나의 생화학 분석법만을 사용했다. 성장 호르몬은 다양한 생리 기능과 여러 조직에 미치는 영향과 관련이 있다. 그것의 조절에는 고전적인 조절 피드백 루프가 있다(그림 8-10). 이 면역 기반 면역 분석법은 191개의 아미노산(22 kD)으로 구성된 단백질만을 찾아 결합하는 항체를 사용한다. 1978년까지 이 191개의 아미노산 서열은 GH로 불렸으며, 뇌하수체 전엽에 있는 다른 많은 GH분비 분자는 제외된다(자세한 내용은 Kraemer et al. Frontiers, 2020 참조). 따라서 운동에 대한 반응으로 혈중 농도가 결정되는 것은 이러한 유형의 분석 결과에 근거한다. 그러나 다른 분석

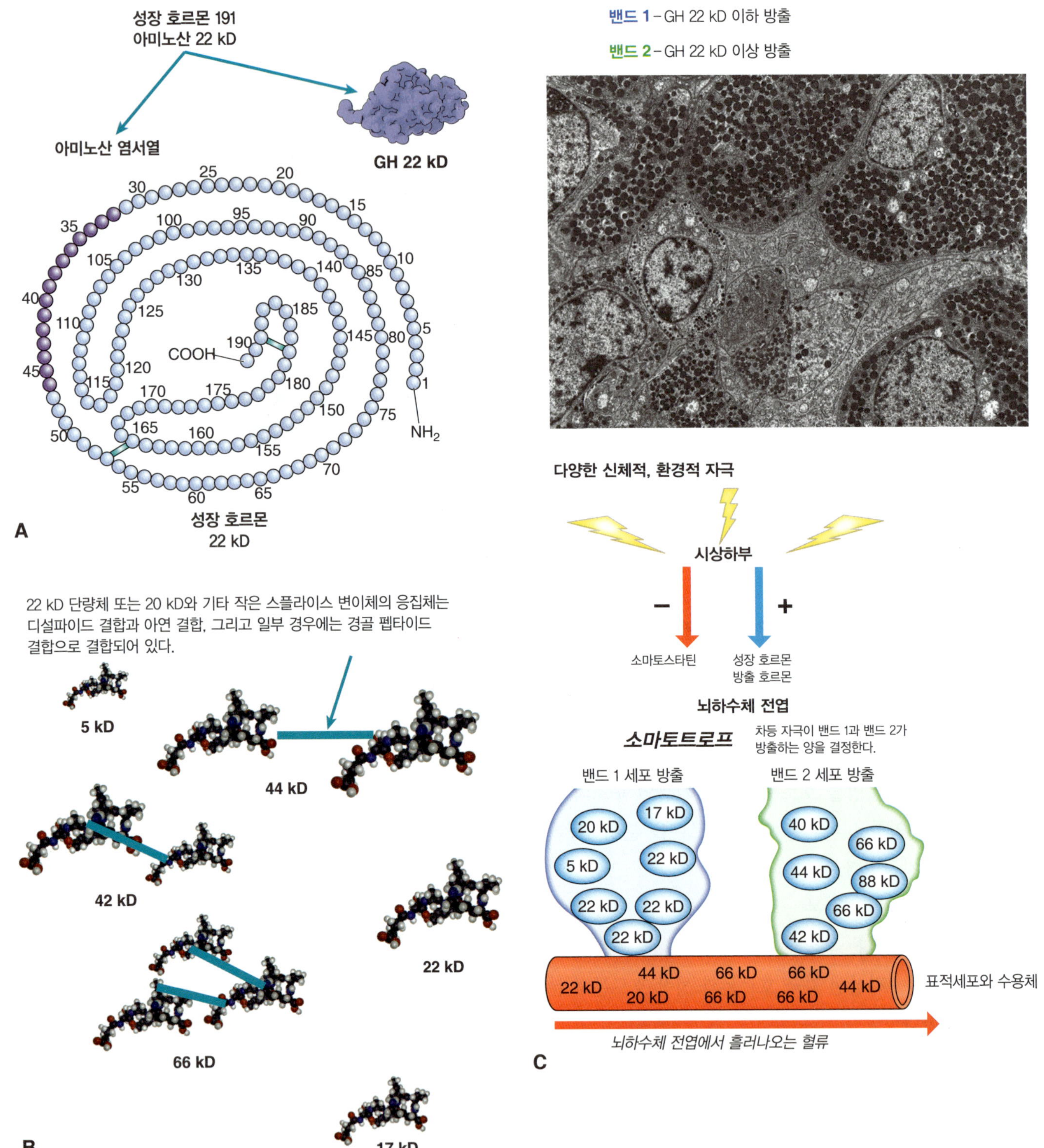

그림 8-9 성장 호르몬. (A) 22 kD 단량체는 191개의 아미노산으로 구성된 단백질이다. 22 kD GH 형태의 더 작은 특정 스플라이스 변이체가 존재한다(예: 5, 17, 20 kD). 이러한 더 작은 형태는 주로 밴드 1 성장 호르몬 분비세포에서 방출된다. **(B)** 22 kD 단량체의 더 큰 조합(예: 40, 44, 66 kD 등)은 이황화 결합, 아연 결합, 경골 펩타이드 결합 등 다양한 결합 메커니즘을 사용하여 밴드 2 성장 호르몬에서 만들어진다. **(C)** 다른 성장 호르몬 분비세포에서 혈액으로 방출되는 고분자량 형태의 방출은 밴드 2 성장 호르몬 분비세포에서 방출되는 면역 반응성 형태의 GH에 비해 휴식 상태와 운동 시 순환하는 양이 훨씬 더 많다.

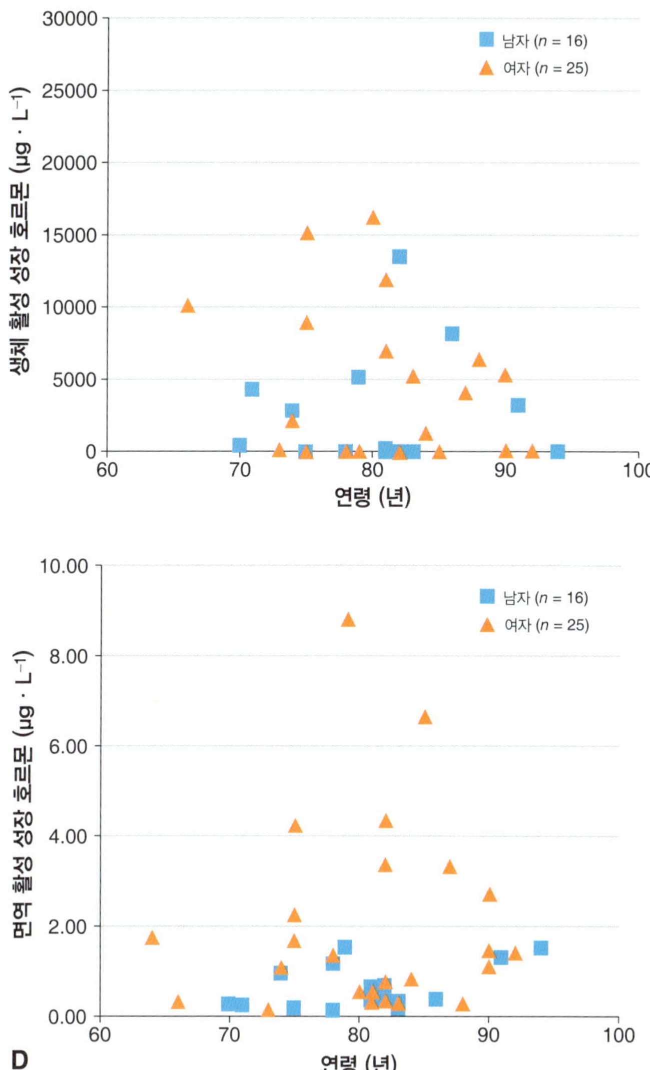

그림 8-9 (계속) **(D)** 노년층의 경우, 생체 활성 GH 형태가 거의 없거나 전혀 없는 경우도 있지만, 면역 반응성 GH는 거의 변하지 않았다. 이로 인해 노화 과정이 면역 반응성 저분자량 형태에서 관찰되지 않는 일부 노년층의 뇌하수체 전엽에 다른 영향을 미치는지 여부가 의문시되고 있다. 그러나 노년층의 경우에도 생체 활성 GH 형태가 거의 없거나 전혀 없는 경우가 있는데, 이는 젊은층의 생체 활성 GH 형태에서는 관찰되지 않는 현상이다. (Kraemer WJ, Kennett MJ, Mastro AM, et al. 노년층 남성과 여성의 생체 활성 성장 호르몬: 면역 표지자와 건강 수명과 관련이 있다. *Growth Horm IGF Res*. 2017;34:45-54.)

결과에서는 생리학적 중요성과 의미에 대해 아직 명확하지 않고 충분히 연구되지 않은 다른 이야기를 들려줄 수 있다.

다양한 분석법에서 나온 결과의 복잡성을 고려하여, 우리는 이제 GH에 대한 면역 분석법과 GH에 대한 생물학적 분석법으로 분석법을 분류한다. 각각은 다양한 방법을 사용하여 혈액 내의 높은 농도의 성장 호르몬을 측정한다. 따라서

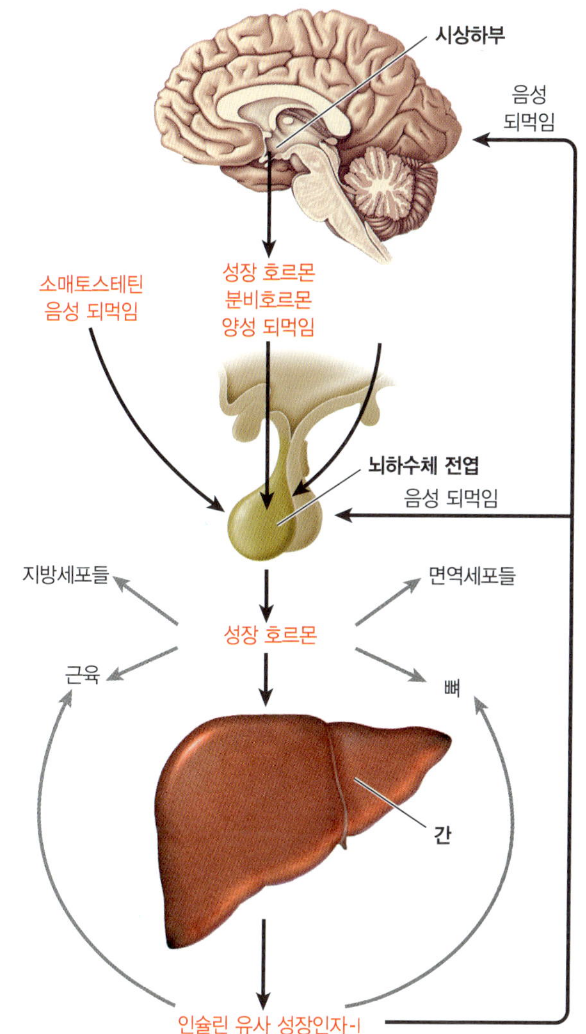

그림 8-10 성장 호르몬 분비의 조절 피드백 루프와 다른 조직의 주요 표적. 성장 호르몬 분비를 조절하는 긍정적 피드백 루프와 부정적 피드백 루프가 모두 존재한다는 점에 유의하시오.

항체와 191개의 아미노산 형태의 결합에 기초한 면역반응성 성장 호르몬(IGH)과, 각기 다른 조직의 수용체(예를 들어, 뼈의 경골수 수용체와 면역세포)와 다르게 상호작용하는 GH의 더 큰 분자 응집체에 기초한 생물학적 반응성 성장 호르몬(BGH)이라는 용어가 사용된다. 이 두 가지 유형의 분석법은 휴식 상태와 운동 후의 혈액 농도에 대해 서로 다른 답변을 제공한다.

앞서 언급했듯이 시상하부의 성장 호르몬 방출 호르몬과 그렐린(장내 분비) 또는 소마토스타틴에 의해 억제되는 GH의 방출은 정밀하게 조절된다. 분자량이 서로 다른 GH를 포함하는 성장 호르몬 분비 세포가 존재한다.

밴드 1 소마토트로프(Band 1 Somatotrophs)

밴드 1 소마토트로프는 주로 22 kDa 면역반응성 성장 호르몬(IGH) 동종형을 분비하며, 이는 일반적으로 면역측정법(immunoassay)으로 검출된다. 또한 20 kDa, 17 kDa와 같은 작은 스플라이스 변이형 및 "경골 펩타이드(tibial peptide)"도 분비한다. 면역반응성 GH는 "맥동성(pulsatile)"으로 분비되며, 운동, 수면, 스트레스 등 다양한 생리적 요인에 의해 영향을 받는다.[106,117]

밴드 2 소마토트로프(Band 2 Somatotrophs)

밴드 2 소마토트로프는 "생물학적 활성을 가진 성장 호르몬 유사체(BGH, Bioactive Growth Hormone-like)"라는 더 큰 분자량의 형태를 분비하며, 이는 생물학적 검사법(bioassay)으로 검출된다. BGH는 작은 동종형들이 "결합하여 형성된 응집체(aggregate)"로 구성되어 있다. 예를 들어, 22 kDa 동종형 두 개가 결합하여 44 kDa 응집체를 형성하거나, 22 kDa 동종형과 20 kDa 스플라이스 변이형이 결합할 수 있다. IGH와는 달리, BGH는 맥동성을 보이지 않으며 그 분비 양상은 구별된다

혈중 농도

앞서 언급한 바와 같이, 분석 방법의 차이로 인해 혈중 농도는 현저하게 다르다. IGH의 최대 운동 값은 BGH의 1,000~20,000 $\mu g \cdot L^{-1}$에 비해 5~25 $\mu g \cdot L^{-1}$ 범위이다. 2등급 체세포에서 방출되는 다량의 집합체가 BGH의 생리학적 역할과 관련하여 무엇을 의미하는지는 아직 명확하지 않지만, 상당한 양의 생물학적 활성 펩타이드를 나타내며 향후 연구의 중요한 영역이 될 것이다.

성장 호르몬 결합 단백질

성장 호르몬 결합 단백질(growth hormone-binding protein, GHBP)은 두 가지가 존재한다. 하나는 친화도가 높고, 다른 하나는 친화도 또는 결합 강도가 낮다. 혈장 내 성장 호르몬의 약 45%는 친화도가 높은 GHBP에 결합하고, 5%는 친화도가 낮은 GHBP에 결합한다. GHBP는 간에서 분비되지만, 그 기능은 명확하게 밝혀지지 않았다. GHBP는 밴드 1 소마토트로프에서 분비되는 IGH의 수용체 단백질로 작용할 수 있다.[2] 또한 GH의 외부 수용체로서 작용할 수 있으며, 22kD GH에 결합할 때 일종의 응집체를 생성한다. GHBP 측정의 주요 임상적 적용은 소인증의 일종인 라론 증후군(Laron syndrome)으로 불리는 수용체 돌연변이로 인한 유전성 성장 호르몬 불감증, 즉 소인증의 진단에 있다.[79]

성장 호르몬 수용체

성장 호르몬 수용체(growth hormone receptor)는 세포에 대한 GH(성장 호르몬)의 작용을 매개하는 신호전달 과정에서 "세포 외부 도메인(external domain)"의 일부로 작용하는 것으로 여겨진다. GH 수용체에 관한 대부분의 연구는 22 kDa, 191 아미노산으로 이루어진 GH 동종형과의 상호작용을 중심으로 진행되어 왔다. 그러나 생물학적 검사(bioassay)에서 나타나듯이, 많은 표적세포와 조직은 이 형태에 민감하지 않기 때문에, 보다 다양한 종류의 GH 수용체들이 존재할 가능성이 제기된다. 특히 "BGH(생물학적 성장 호르몬 유사체)"에 대해서는 아직 밝혀지지 않은 수용체들이 많을 수 있으며, 이에 대한 이해를 확장하기 위해서는 더 많은 연구가 필요하다.

오하이오 대학의 존 콥칙(John Kopchick) 박사의 연구는 전형적인 22kD GH 수용체를 조사하는 것으로, GH의 유전적 영향을 이해하는 데 큰 역할을 했다.[53] 그의 그룹은 작은 동물 모델을 사용하여 IGH가 근육에 직접 작용할 수 있다는 사실을 포함하여 다양한 발견을 발표했다. 이전에는 IGH가 근육에 직접 영향을 미치지 않고 IGF-I를 통해 영향을 미친다고 생각했다. 따라서 IGH는 근육에 직접적인 영향을 미치고, IGF-I에 의해 매개되는 영향을 미친다. 그러나 다른 동화 호르몬과 비교했을 때, 근육에 대한 IGH의 영향은 아직 명확하지 않았다.

운동 반응과 적응

운동은 대부분의 운동 프로토콜을 수행한 후 뇌하수체 전엽에서 22kD GH(즉, IGH)의 방출을 촉진한다. 유산소 운동이나 저항 운동을 할 때 운동 강도가 높을수록 운동 후 농도

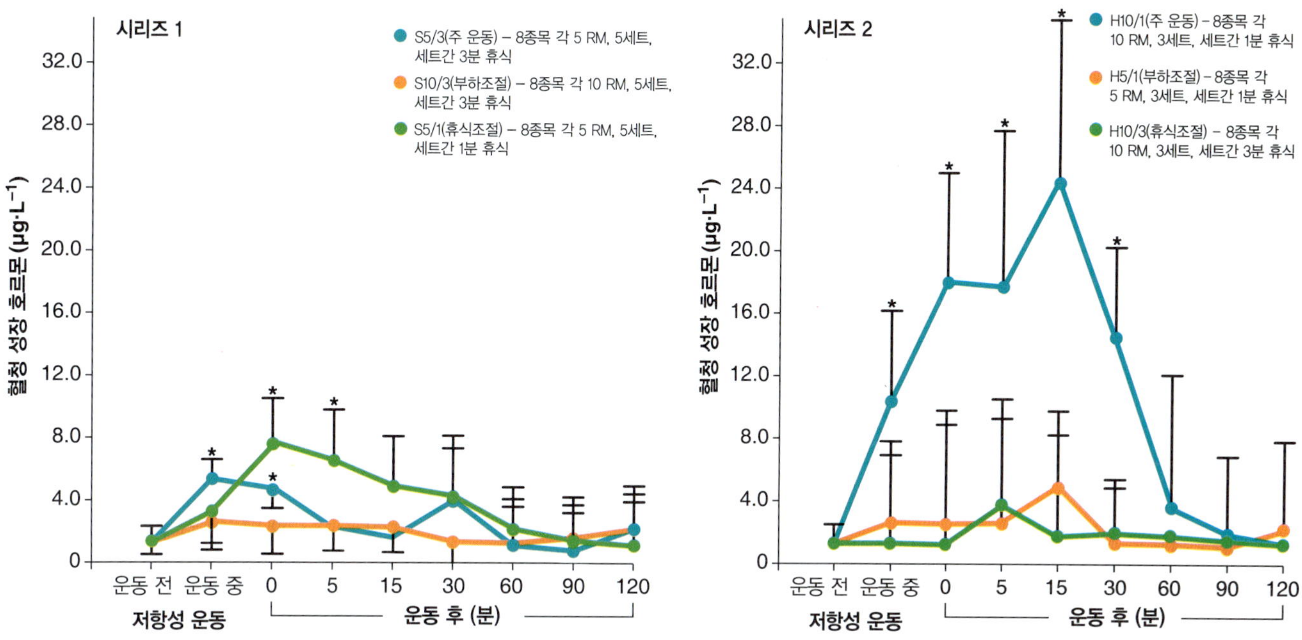

그림 8-11 남성들을 대상으로 한 저항 운동 프로토콜을 위해 부하(5 RM 또는 10 RM), 휴식 기간(1분 또는 3분), 부피(시리즈 1의 낮은 부피와 시리즈 2의 높은 부피)를 사용하는 다양한 운동 프로토콜에 대한 22 kD 면역 반응성 GH의 반응. *운동 전 수치와 상당한 차이가 있다. (자료 출처: Kraemer WJ, Marchitelli L, Gordon SE et al. Hormonal and growth factor responses to heavy resistance exercise protocols. *J Appl Physiol.* 1990;69:1442-1450.)

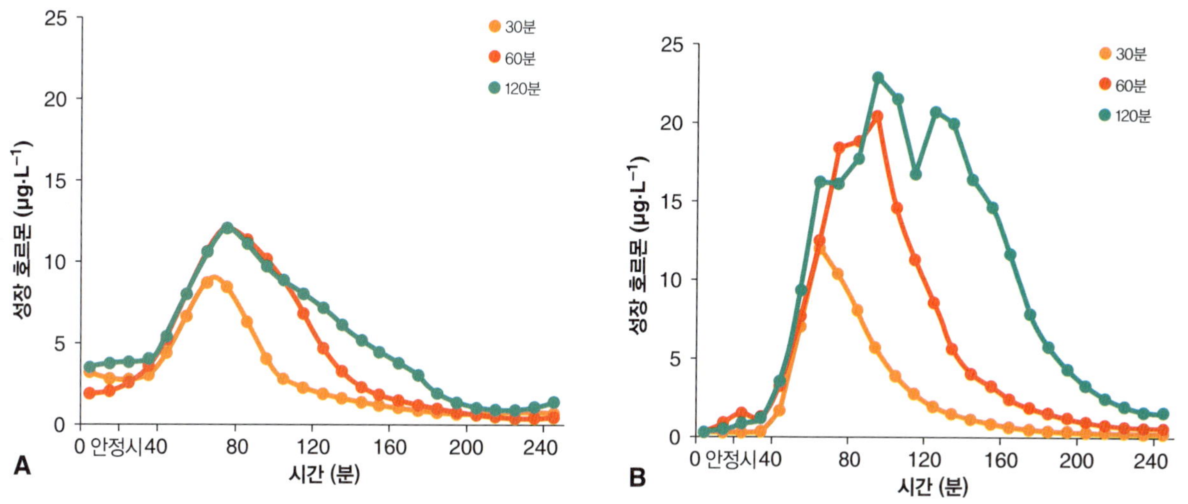

그림 8-12 다양한 시간 동안의 유산소 운동 중과 운동 후 남성과 여성의 면역 반응성 22 kD 성장 호르몬의 최고 반응도(70%의 산소 소비량). 여성 **(A)**과 남성 **(B)**의 데이터. (자료 출처: Wideman L, Consitt L, Patrie J, et al. The impact of sex and exercise duration on growth hormone secretion. *J Appl Physiol.* 2006;101: 1641-1647.)

가 높아진다. 22kD GH의 이러한 높은 수치는 높은 혈중 젖산 농도에 의해 반영되는 pH와 H_+ 이온의 영향과 관련이 있는 것으로 보인다.[31] 22kD 성장 호르몬은 사이클링 및 트레드밀 운동 시 증가하며, 이러한 증가는 운동 강도가 젖산 역치 이상일 때 현저히 높아진다.[116,118,119] 22kD GH의 고농도는 매우 높은 혈중 젖산 농도를 생성하는 "짧은 휴식" 저항 운동 프로토콜로 발생한다(그림 8-11, 8-12).[59,70] 운동 훈련은 특히 젖산 역치 이상에서 강도 높은 운동에 반응하여 혈액 내

속성 검토

- 혈액 내 성장 호르몬 농도는 다양한 분석법, 면역 분석법 또는 생물학적 분석법을 통해 측정할 수 있으며, 각 분석법에 따라 혈액 내 농도 값이 달라진다.
- 생체 검사는 면역 검사보다 농도가 더 높다.
- 두 가지 유형의 성장 호르몬 분비 세포가 존재하는데, 분자량이 더 낮은 22 kD GH를 분비하는 Band 1과 분자량이 더 높은 GH 또는 응집체를 분비하는 Band 2가 그것이다.
- 간에서 분비되어 혈액 속의 GH와 결합하는 두 가지 결합 단백질이 존재하지만, 그 기능은 명확하게 밝혀지지 않았다.
- GH는 근육에 직접 작용할 수 있을 뿐만 아니라 IGF-I에 의해 그 효과가 매개될 수 있다.
- 다양한 GH 수용체 세트가 GH에 의해 신호되는 생리학적 결과를 매개한다.

IGH 농도를 높이는 적응을 초래한다.[115]

GHBP는 운동 반응에 대한 특성이 밝혀지지 않는다. Rubin et al.[101]은 저항 운동 스트레스를 받으면 고친화성 GHBP가 증가한다는 사실을 발견했지만, 훈련받은 남성과 훈련받지 않은 남성 사이에 차이가 없었기 때문에 훈련 효과가 있을 것 같지는 않았다.

운동과 BGH를 함께 연구한 최초의 연구는 당시 박사 과정에 있던 UCLA 교수인 레지 에저튼 박사와 게리 맥콜, 그리고 캘리포니아에 있는 NASA 에임스 연구 센터의 리치 그라인드랜드 박사가 수행했다. 이들은 뇌하수체가 미세 중력 하에서 어떻게 반응할지에 관심이 있었다.[85,86] 침상 안정을 통해 우주에서의 미세중력 상태를 모방하였다.[85,86] 17일간의 침상 안정 시작 전에, 단측성 등척성 발바닥 굴곡 운동을 이용한 소근육군 운동 프로토콜이 시행되었다. 연구팀은 IGH에는 변화가 없었지만, 운동에 반응하여 BGH 농도가 증가했다는 것을 발견했다. 침상 안정을 취했을 때, BGH는 운동에 반응하지 않았고, IGH 수치에는 변화가 없었지만 혈액 내 BGH 수치가 감소했다. 연구가 끝나고 회복이 진행되면서, 운동 프로토콜에 반응하여 BGH가 다시 증가했지만, IGH 수치는 변하지 않았다. 그들은 미세 중력 또는 신경근육계의 부하가 감소하면 BGH에 부정적인 영향을 미치지만 IGH에는 영향을 미치지 않는다는 결론을 내렸다. 우주 여행과 관련된 뇌하수체의 기능은 다른 세포 연구에서도 BGH를 생성할 수 없다는 사실이 밝혀지면서 아직 명확히 밝혀지지 않았다.[44,46] 인간 기능에 있어서 성장 호르몬의 역할에 대한 연구는 우주 탐험의 필수적인 연구 분야로 남아 있다.

지난 50년 동안 BGH에 대한 연구가 부족했던 것은 BGH의 반응과 적응에 대한 해석을 이해하는 데 방해가 되었고, 여전히 연구의 여지가 많은 분야이다. BGH 또는 운동에 대한 종합적인 반응을 조사한 연구는 제한적이며, 대부분은 여성의 GH 이소형에 대한 연구를 진행했다.[45,69,71,74,108] 일반적으로 저항 운동은 급성 반응 패턴을 연구하는 데 사용된다. 일반적으로, 연구 결과에 따르면 생체 활성 또는 응집체 형태는 급성 저항 운동 스트레스에 반응하지 않는 것으로 나타났다. 그러나 저항 훈련을 할 때, 일부 응집체 이소폼의 BGH 휴식 농도가 상승하는 것이 관찰된다.[71] 또한 생체 활성 GH 농도가 높을수록 여성은 더 강인하다.[74] 또한 체지방 비율이 높은 남성과 여성의 경우, BGH 수치가 낮게 나타나며, 이는 체지방이 BGH 이소형(isoform)의 합성과 방출에 조절 역할을 한다는 것을 시사한다(예: 그렐린의 영향)[108] (그림 8-9). 그러나 혈중 BGH 농도의 높고 낮음에 대한 의미는 여전히 불분명하며 연구의 주제이다(Kraemer et al. Frontiers, 2020을 참고할 것을 권장).

속성 검토

- IGH는 운동 스트레스와 함께 증가하고, 높은 집중력은 젖산 역치 이상의 운동 스트레스 또는 H+ 이온의 급격한 증가와 pH의 감소와 관련이 있다.
- 무산소 역치 이상의 훈련은 뇌하수체 전엽의 IGH 분비 능력을 증가시킨다.
- BGH의 미세 중력 및 우주 여행에 대한 도전이 연구되었다. 침상 안정과 미세 중력 상태에서는 혈중 농도가 낮아지는 것으로 나타났다. 훈련은 휴식 및 운동으로 인한 BGH의 농도를 증가시키는 것으로 보인다.
- 노화는 휴식 및 운동 후 IGH와 BGH의 분비에 미치는 영향이 매우 다양하게 나타나는 것으로 보인다.
- 현재로서는 혈액 내 BGH 농도의 의미를 해석하기 위해 더 많은 연구가 필요하다.

노화

65세 이상 인구가 지난 20년 동안 급격히 증가함에 따라, 노화(aging)가 성장 호르몬(GH)에 미치는 영향은 많은 관심을 받아왔다. 노화의 부정적 영향을 극복하기 위해 "운동, 특히 저항성 운동(resistance exercise)"이 중요하다는 점에서 GH 연구는 주목받고 있다. Gordon 등[30]의 연구에 따르면, 고령 여성은 운동 전보다 운동 후에 IGH와 BGH 모두의 농도가 더 낮게 나타나는 결과를 보였다. 이 결과를 바탕으로 Kraemer와 동료들[69]은 안정 시(resting) GH와 노화의 관계를 연구했다. 그들은 60세에서 94세 사이의 남녀를 대상으로 했을 때, 안정 시 IGH 수치는 성별에 따른 차이가 없다는 것을 확인했다. 그러나 같은 집단에서 많은 노인들이 매우 낮은 BGH 수치를 보였는데, 이는 2형 소마토트로프(Type 2 somatotrophs)가 응집된 BGH 동종형을 합성하지 못한다는 것을 의미한다. 이러한 응집체 형성이 긍정적인지 부정적인지는 현재로서는 알려져 있지 않다. 흥미롭게도, 연구에 참여한 노인 집단의 약 절반은 젊은 사람(남성과 여성)과 유사한 수준의 BGH 수치를 보였다. 따라서 뇌하수체 전엽의 소마토트로프는 운동, 체지방, 노화 등 다양한 외부 요인에 의해 차별적으로 영향을 받을 수 있음을 알 수 있다.

프로오피오멜라노코르틴 펩타이드와 베타-엔도르핀

프로오피오멜라노코르틴(POMC)은 뇌하수체 전엽의 **코르티코트로프(corticotroph)**라고 불리는 소포에서 분비되는 다양한 생체 활성 펩타이드를 포함하고 있다(그림 8-13). 이 전구체로부터 여러 가지 생물학적 활성 폴리펩타이드 호르몬이 방출되는데, 여기에는 오피오이드 펩타이드 중 하나인 **베타-엔도르핀**(*beta-endorphin*)이 포함된다. POMC는 또한 베타-엔도르핀이 신경전달물질로 작용하는 뇌의 뉴런에서도 발견된다.

시상하부의 자극으로 코르티코트로핀 방출 인자가 분비되면, POMC는 효소에 의해 여러 가지 활성 펩타이드로 분해되는데, 그 중에는 진통과 스트레스 반응을 조절하는 베타 엔도르핀도 포함되어 있다. POMC에 포함된 다른 주요 펩타이

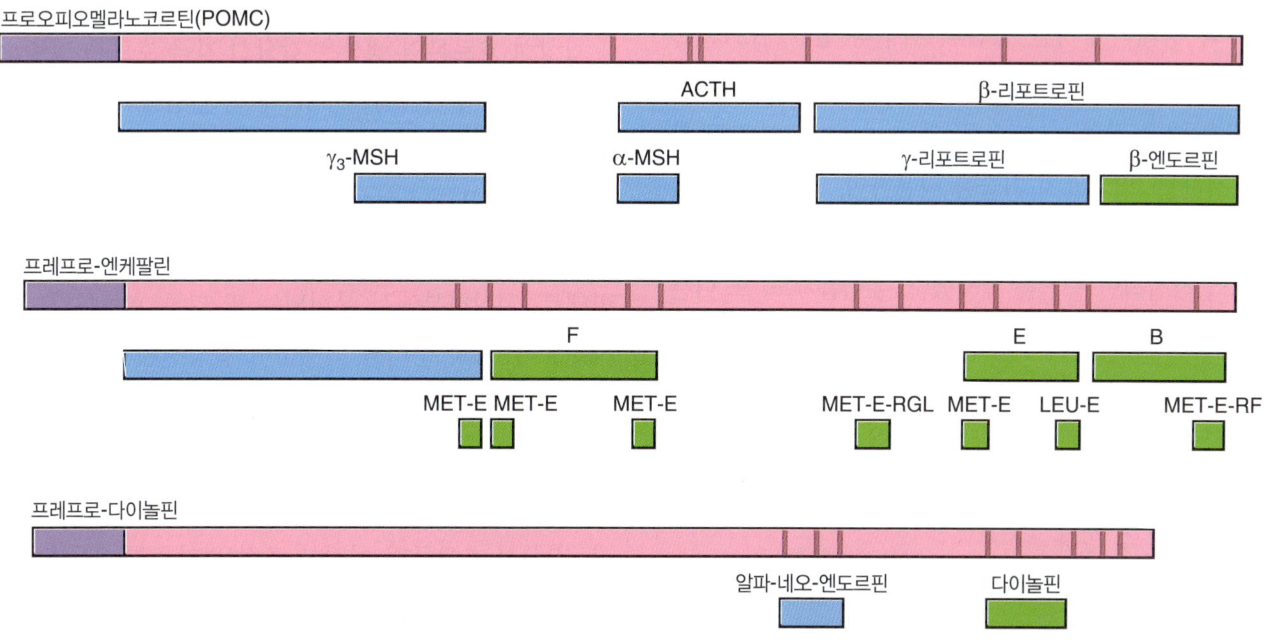

그림 8-13 오피오이드는 여러 번 오피오이드 펩타이드 계열이라고 불리는 세 가지 전구체 폴리펩타이드의 분해로부터 생성된다. 각각은 효소에 의해 전구체로부터 최종 서열로 분해되는 생체 활성 최종 산물을 가지고 있다. 가장 잘 알려진 전구체 중 하나는 오피오이드 펩타이드, 베타엔도르핀, 그리고 잘 알려지지 않은 베타-리포트로핀을 포함하는 프로오피오멜라노코르틴(POMC)이다. 그러나, 부신피질 자극 호르몬(ACTH)을 포함하여 아드레날린 작용과 관련이 없는 다른 중요한 생체 활성 펩타이드도 포함되어 있다. 이 펩타이드는 부신피질을 자극하여 코르티솔을 생성하고, 멜라닌 세포 자극 호르몬은 색소 효과를 자극하는 주요 역할을 한다. 프로엔케팔린 계열은 아편 유사 물질 단편을 포함하고 있으며, 메트-엔케팔린과 류-엔케팔린의 전구체이다. 프로디노르핀 계열은 디노르핀 아편 유사 물질을 포함하고 있다.

드로는 코르티솔 생성을 촉진하는 부신피질자극호르몬(ACTH)과 피부와 모발에 존재하는 멜라닌세포에 영향을 미쳐 이 세포에서 색소 생성을 유도하는 멜라닌세포자극호르몬(MSH)이 있다.

운동 스트레스를 받으면 POMC의 분비가 촉진되고 효소 분해의 결과로 순환계에서 다양한 호르몬(예: 베타 엔도르핀, ACTH)이 분리된다. 지구력 운동은 저항 운동과 마찬가지로 이러한 호르몬[22,54,55]의 증가를 유도한다.[57,63] 운동 강도가 높을수록 부신피질에서 코르티솔의 ACTH 자극을 통해 베타 엔도르핀과 포도당 대사 조절이 강화된다.[102]

“엔도르핀”에 대해 이야기할 때 자주 듣는 용어로는 달리기 중 느끼는 “달리기 중의 행복감” 또는 달리기 중의 행복감 상태가 있다. 달리기 후의 행복감은 사람마다 다르기 때문에 그 원인이 정확히 무엇인지는 아직 밝혀지지 않았다.[83] 따라서 기분 상태와 순환하는 베타 엔도르핀 농도의 관계를 규명하는 것은 어려운 과제였다. 독일의 보에커(Boecker)와 동료 연구진[5]이 수행한 획기적인 연구에서 행복감과 “오피오이드 이론”의 연관성이 밝혀졌다. 연구팀은 10명의 지구력 달리기 선수의 휴식 상태와 2시간 동안의 지구력 달리기(21.5 ± 4.7 km) 후의 뇌의 여러 부위를 조사했다. 첨단 뇌 영상 기술(양전자 방출 단층 촬영[PET 스캔])과 오피오이드 리간드 활성도를 측정하는 화학 표지 기술을 사용하여, 그들은 지구력 운동을 하는 러너의 오피오이드 매개 행복감 이론을 뒷받침하는 최초의 직접적인 증거를 제시했다. 흥미롭게도, 또 다른 연구 프로젝트에서는 대학 여자 육상 선수들의 주관적 러너스 하이(runner’s high)가 오피오이드 관련 유전자의 마이크로 리보핵산 변화와 관련이 있다는 사실을 발견했다.[38] 따라서 이른바 러너스 하이는 실제로 일부 육상 선수들이 경험하는 생리적 상태일 수 있다.

베타-엔도르핀의 진통 작용으로 인한 통증 완화와 인간 내 베타-엔도르핀의 증가 사이의 관계는 아직 명확하지 않았다.[19] 통증 감소는 다른 오피오이드(예: 엔케팔린)를 포함한 여러 가지 호르몬이나, 내분비선에서 분비되는 베타 엔도르핀보다는 국소적인 파라크린 메커니즘(예: 통증 수용체 부위의 백혈구에서 분비되는 베타 엔도르핀)에 의해 설명될 수 있다.

갑상선 자극 호르몬 및 멜라닌 세포 자극 호르몬

갑상선 자극 호르몬은 POMC 계열 펩타이드의 또 다른 필수 신호 전달 폴리펩타이드이다. 이 호르몬은 갑상선을 자극하여 정상적인 생리 기능에 필수적인 호르몬인 티록신(T-4)과 트리요오도티로닌(T-3)을 분비하도록 한다. 일반적으로 혈류에는 T4가 더 많이 순환하지만, 표적 조직에 더 큰 영향을 미치는 것은 T3 변이체이다. 실제로 대부분의 T4는 표적 조직의 수용체에 결합할 때 T3로 전환되어 내분비 효과를 발휘할 수 있다. 이러한 호르몬의 농도가 낮으면 갑상선 기능 저하증이라는 병리학적 상태가 발생하고, 너무 많이 생성되면 **갑상선 기능 항진증**(*hyperthyroidism*)이 발생한다. 에너지 부족, 체중 증가, 무기력 등의 증상은 **갑상선 기능 저하증**(*hypothyroidism*)의 징후일 수 있다. 요오드는 갑상선 호르몬 생성에 필수적이다. 요오드화 소금과 같은 요오드를 충분히 섭취하지 않으면 갑상선 호르몬이 합성되지 않았다. 반대로, 갑상선 호르몬이 너무 많으면 신경과민, 불면증, 심박수 증가, 안구 질환, 불안, 그리고 갑상선의 전형적인 질병인 그레이브스병과 같은 증상이 나타날 수 있다.[120]

갑상선 호르몬의 생산은 갑상선 자극 호르몬 방출 호르몬(TRH)에 의해 자극되는 TSH에 의해 엄격하게 통제된다. 내분비 축의 또 다른 예로, 시상하부에서 TRH가 방출되어 뇌하수체 전엽을 자극하여 TSH를 생성하고, 이 TSH는 갑상선과 직접 상호작용하여 갑상선 호르몬의 방출을 증가시킨다. 반대로, 시상하부에서 분비되는 또 다른 호르몬인 소마토스타틴은 TSH의 분비를 억제하여 갑상선에서 분비되는 갑상선 호르몬의 양을 감소시킨다. 따라서 갑상선 호르몬은 긍정적 피드백과 부정적 피드백의 순환을 통해 조절되어, 휴식 중이나 운동 중에도 신체가 요구 사항을 충족할 수 있도록 돕는다. 갑상선 호르몬의 이러한 조절은 기초 대사율, 성장과 발달, 지방, 단백질, 탄수화물의 대사 등 다양한 생리학적 과정에 영향을 미치기 때문에 매우 중요하다.

POMC 펩타이드에서 분리된 MSH는 보다 구체적인 생리학적 역할을 수행한다. MSH의 주요 생물학적 기능은 피부과다 색소 침착이지만, 부신에서 알도스테론 분비를 자극하

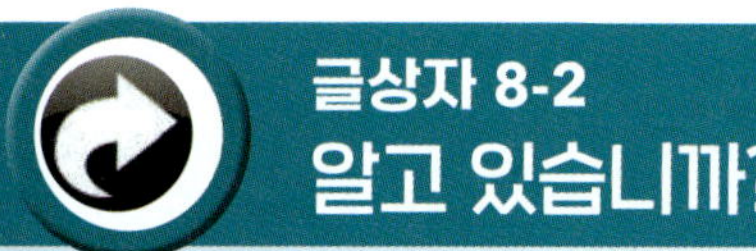

글상자 8-2
알고 있습니까?

운동이 갑상선 기능 저하증 치료에 도움이 될 수 있다

갑상선 호르몬이 충분히 생성되지 않는 갑상선 기능 저하증의 경우, 식이요법과 약물치료와 함께 운동도 중요한 치료 요소가 될 수 있다. 갑상선 호르몬이 충분하지 않으면 피부 건조, 탈모, 쉰 목소리, 월경 과다, 피로, 무기력, 우울증, 추위에 대한 민감성, 변비, 체중 증가 등의 증상이 나타날 수 있다. 운동은 이 상태를 개선하는 데 도움이 될 수 있다. 운동은 생성된 갑상선 호르몬의 양에 대한 조직 수용체의 민감도를 높여 분비된 호르몬을 보다 효과적으로 사용할 수 있도록 한다. 다이어트를 하면 특히 제대로 하지 않으면 신진대사율이 감소하는 것을 볼 수 있으며, 운동은 갑상선 기능 저하증으로 악화될 수 있는 이러한 감소를 방지하는 데 도움이 될 수 있다. 갑상선 호르몬을 합성으로 대체하기 위해 갑상선 호르몬제(예: 레보티록신)를 복용하는 경우에도 운동은 건강한 호르몬 프로필과 이용 가능한 호르몬의 양과 수용체 상호작용의 효율성을 위한 중요한 요소이다.

여 체내 나트륨 보유에 영향을 미친다. 또한 MSH는 뇌의 포도당, 자당, 알부민 흡수에 영향을 미치고 기억력, 각성, 공포와 같은 정신 기능에 영향을 미치는 것으로 보인다.

운동 역할, 반응, 적응

POMC에서 파생된 펩타이드 중 운동 스트레스를 가장 잘 수용하는 것은 베타 엔도르핀, TSH, MSH이다. 베타 엔도르핀은 급성 운동에 가장 큰 반응을 보인다. 운동은 우울증과 갑상선 기능 치료에도 사용되어 왔다(글상자 8-2). 이 분야에 대한 최초의 연구 중 하나는 위스콘신-밀워키 대학의 Farrell과 동료들이 통제된 운동 스트레스에 대한 베타 엔도르핀/베타 리포트로핀의 결합된 서열의 반응을 조사했을 때 수행된다. 그들은 최대 산소 소비량의 60%로 30분 동안 달린 후 가장 큰 증가를 보였고, 최대 산소 소비량의 80%로 달린 후에는 반응이 작아졌으며, 30분 동안 스스로 선택한 강도로 달린 후에는 반응이 작아졌는데, 이는 반응이 일반적으로 강도와 관련이 없음을 시사한다. Kraemer et al.[57]은 베타-엔도르핀이 저항 운동의 급격한 대사 강도에 민감하다는 것을 보여주었는데, 이는 GH 반응과 유사하며, 대사적으로 매우 까다로운 운동을 할 때 가장 높은 수치가 관찰된다. 8가지 운동에 대한 10RM 저항과 1분간의 휴식 기간을 사용하는 경우이다.

베타-엔도르핀과 ACTH의 훈련 적응은 단거리 인터벌 훈련에서는 나타나지만, 단기 훈련 프로그램의 지구력 훈련에서는 나타나지 않는 것으로 보인다.[58] 더 높은 강도의 훈련(단거리 인터벌 훈련 vs 지구력 훈련)은 POMC 펩타이드의 더 큰 반응 패턴을 유발한다.[58] 저항 훈련을 받은 젊은 남성(30세 미만)은 나이 든 남성(60세 이상)에 비해 저항 운동으로 인한 ACTH와 코르티솔의 증가 정도가 더 높았지만, 10주간의 저항 훈련 후에는 두 그룹 모두에서 운동으로 인한 스트레스가 낮아져 스트레스에 의한 반응이 낮아졌다.[65]

갑상선 호르몬이 신진대사에 중요한 역할을 담당하는 상황에서, POMC 펩타이드인 TSH는 운동 스트레스, 심지어는 저강도 걷기에도 반응한다.[9] 신진대사에 중요한 역할을 담당하는 TSH의 특성 때문에, 가벼운 강도에서 중간 정도의 강도로 운동하면 혈액 내 TSH 농도가 급격하게 증가한다. 장기적인 훈련을 통해 TSH에 어떤 변화가 일어나는지는 명확하지 않았다. 열량 제한은 TSH의 휴식 상태 농도를 감소시킨다.[87] 그

속성 검토

- 프로오피오멜라노코르틴(POMC)은 뇌하수체에서 합성되며, 혈액으로 방출되기 전에 분해될 때 부신피질을 조절하는 ACTH, 피부색과 식욕을 조절하는 MSH, 통증과 행복감을 조절하는 오피오이드 펩타이드 B-END를 포함한 필수 호르몬을 생성한다.
- 고강도 운동은 각 POMC 호르몬의 혈액 농도를 증가시킨다.
- 고강도 훈련은 POMC 호르몬의 급성 운동 반응을 향상시킨다.

러나 T-3와 T-4(둘 다 TSH에 반응하여 분비됨)는 지구력 훈련이나 저항력 훈련에 반응하지 않으므로, 대사 항상성을 유지하는 역동적 조절 호르몬으로서의 역할을 뒷받침한다.

성선 자극 호르몬

시상하부에서 분비되는 성선 자극 호르몬 방출 호르몬(GnRH)의 맥동 방출에 의해 자극을 받은 뇌하수체 전엽에 있는 락토트로프(lactotroph)라고 불리는 소포에서 분비되는 성선 자극 호르몬은 황체 형성 호르몬(LH)과 난포 자극 호르몬(FSH)의 분비를 촉진한다. LH는 남성과 여성에게 각각 성 호르몬인 테스토스테론과 에스트로겐의 분비를 유도한다. FSH는 남성과 여성에게 각각 생식세포, 즉 정자와 난자(난포)의 분비를 유발한다. 여성의 경우 월경 주기에 따라 에스트로겐 농도가 달라지므로 월경 주기가 유지된다. LH는 난포에 영향을 미쳐 배란을 촉진하고 황체를 유지하는 한편, FSH는 난포의 발달을 돕고 에스트라디올(즉, 에스트로겐)과 프로게스테론의 분비를 촉진한다. 여성의 경우, FSH는 억제 인의 생성을 촉진하는데, 이 억제 인은 시상 하부와 뇌하수체에 부정적인 영향을 미친다. 긍정적 피드백과 부정적 피드백 시스템을 통해 LH와 FSH를 조절하고 여성의 성호르몬 분비를 조절할 수 있다. 인간 융모성 성선 자극 호르몬(hCG)은 임신 중 태반에서 분비된다.

남성의 경우, 시상하부에서 분비되는 GnRH가 뇌하수체 전엽에서 LH와 FSH를 분비하게 하고, 이 호르몬은 고환의 라이디히 세포를 자극하여 테스토스테론을 생성한다. 흥미롭게도 LH는 난소의 테스토스테론 생산을 자극하는 난포세포를 자극하고, 여성에게서 소량의 테스토스테론을 생산하는 한 가지 원천이다(다른 하나는 부신피질이다). FSH의 분비는 정자의 생산과 테스토스테론에 결합하고 혈액에서 **반감기(half-life)**를 유지하는 주요 결합 단백질인 성호르몬 결합 글로불린(SHBG)의 분비를 초래하는 고환의 세르톨리세포에 영향을 미친다.

그림 8-14는 남성과 여성의 LH와 FSH의 영향과 생리적 목표, 그리고 관련된 피드백 루프를 보여준다.

안드로겐

안드로겐, 즉 남성과 여성의 스테로이드 성 호르몬은 성 관련 기능과 기타 생리적 기능을 가장 강력하게 조절하는 물질이다. 주로 남성의 테스토스테론과 여성의 에스트로겐은 각 성별에 중요한 조절 효과를 미친다.

테스토스테론

테스토스테론은 뚜렷한 일주기 패턴을 나타내며, 아침에 농도가 높아진 후 오후 늦게까지 낮은 수치로 떨어진다. 테스토스테론의 생산은 일련의 스테로이드 생성 반응을 통해 합성된다. 1차 콜레스테롤 에스테르로부터 프로호르몬의 합성은 테스토스테론의 합성으로 이어진다(그림 8-15). 테스토스테론이 너무 많이 생성되면 에스트로겐 화합물과 디하이드로테스토스테론의 수치가 높아져, 주로 남성의 전립선과 같은 성 관련 조직과 상호작용한다.

테스토스테론은 남성에게 가장 강력한 단백 동화 호르몬이며, 휴식 상태와 운동 스트레스를 받는 동안 다양한 기능을 담당한다(글상자 8-3).[40,113]

사춘기 발달 과정에서 남성의 **남성적(androgenic)** 특징을 생성하고, 이후 근육을 만드는 데 중요한 역할을 한다. 테스토스테론은 유아기의 발달을 조절하고, 뇌의 남성화를 촉진하며, 어린 소년의 이차 성징 발달에 영향을 미치고, 남성의 근육과 뼈의 질량, 힘, 성욕의 발달을 촉진한다. 젊은 남성의 경우, 이 호르몬을 차단하면 근력이나 근육 크기를 키우는 능력이 감소할 수 있다.[78] 반대로, 테스토스테론 생성을 자극하는 황체형성호르몬(LH)을 차단하는 치료, 즉 "고령 남성 전립선암 환자에서 시행되는 **박탈 요법**(*deprivation therapy*)"은 테스토스테론 농도를 거의 무시할 수 있을 정도로 낮은 수준으로 감소시켜, 암성 조직에 긍정적인 효과를 가져온다.[1,114] 6개월 동안 전립선암을 앓고 있는 남성들의 IGF와 GH 호르몬은 여성과 마찬가지로 근육 크기와 근력 발달을 가능하게 하는 주요 단백 동화 기능을 하는 것으로 보인다. 그러나 약물이나 병리로 인해 테스토스테론 농도가 낮아진 고령 남성의 경우, 외인성 테스토스테론을 임상적으로 보충

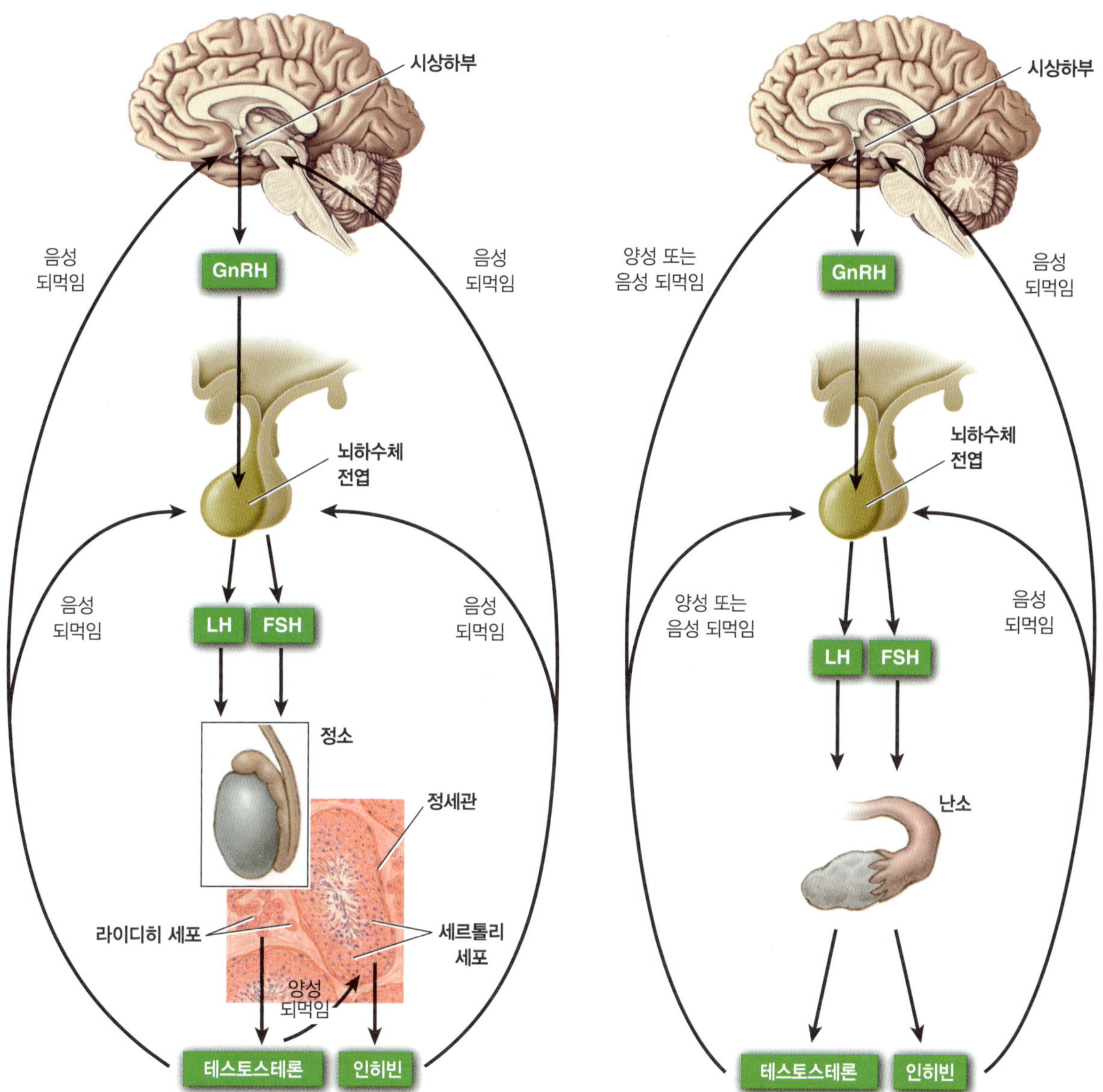

그림 8-14 남성과 여성에서 GnRH가 분비되면 남성과 여성의 여러 조직에 영향을 미치는 LH와 FSH가 방출. 이러한 호르몬은 생식샘에서 다양한 남성과 여성의 생식선에서 서로 다른 성 관련 안드로겐을 방출하는 데 중요한 역할을 한다. Bear M, Connors B, Paradiso M. *Neuroscience: Exploring the Brain*. 2nd ed. Baltimore, MD: Lippincott Williams & Wilkins, 2000에서 허가를 받아 수정함.

하지 않으면 근력 강화 훈련을 통해 근력 및 제지방 체중을 향상시키는 데 어려움을 겪는다.[90,103]

최근 남성 건강 클리닉에서 남성 호르몬 결핍을 진단하는 데 테스토스테론 수치가 낮다는 것을 하나의 지표로 삼는 경우가 급증하고 있다. 그러나 사실, 임상적 문제를 진단하는 데는 하나의 지표나 변수만으로는 충분하지 않았다.[35,41,42] 진정한 남성 호르몬 결핍 상태는 여러 가지 변수가 뒤섞인 상태로 나타난다(글상자 8-4).

여성의 경우, 에스트로겐은 월경 주기를 조절하고 월경 주기와 관련된 다양한 기능에 영향을 미친다. 테스토스테론의 농도는 남성보다 여성에서 10~30배 낮으며, 테스토스테론은 라이디히 세포가 아니라 여성의 난소와 부신피질에서 생성된다. 또 다른 성별 관련 차이점은 여성은 남성보다 단백동화작용을 위해 성장 호르몬과 인슐린 유사 성장 인자(IGF) 호르몬 시스템에 더 의존한다는 것이다.

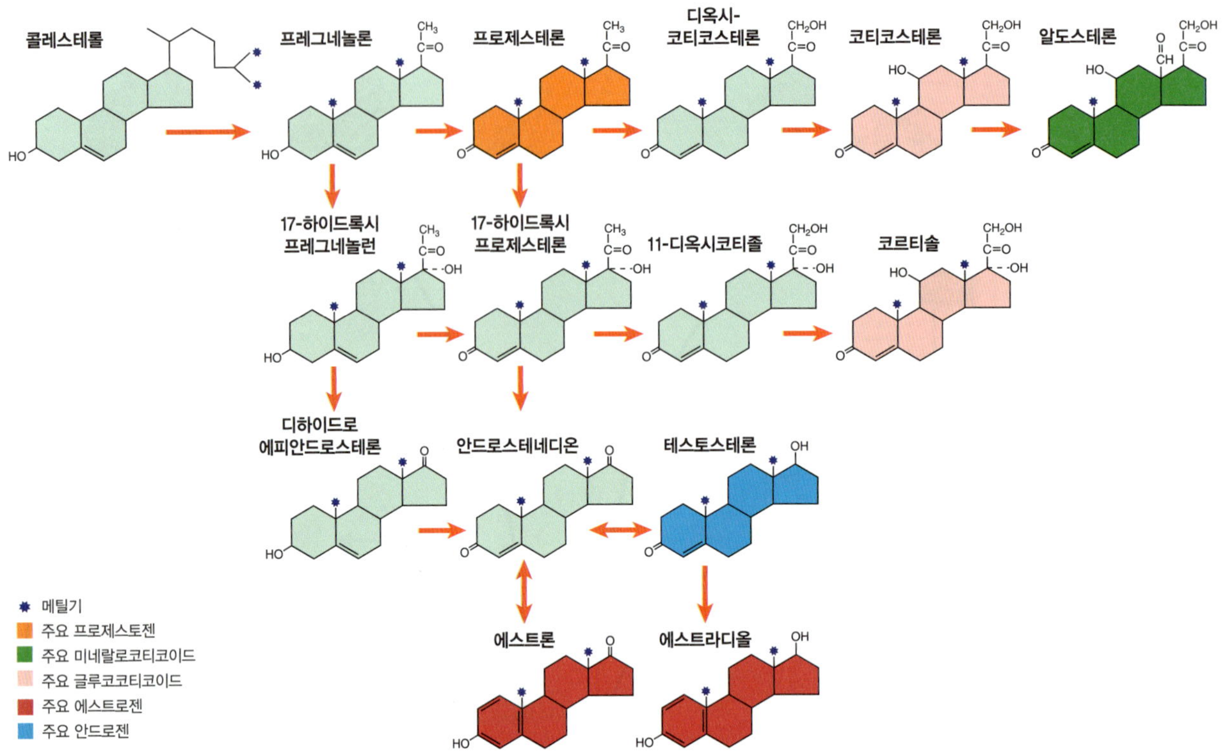

그림 8-15 스테로이드 호르몬의 생합성 경로는 콜레스테롤 에스테르에서 시작된다. 콜레스테롤에서 시작되는 이 경로의 진행은 부신피질(예: 코르티솔과 알도스테론)과 생식선(예: 테스토스테론과 에스트라디올)에서 분비되는 다양한 호르몬 최종 산물로 이어진다.

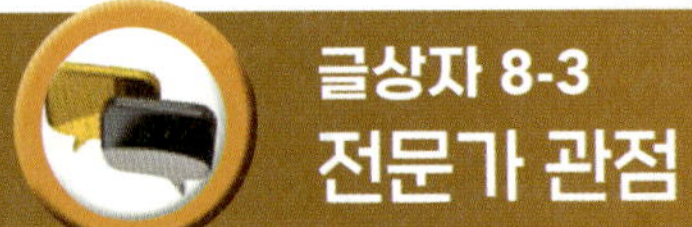

글상자 8-3
전문가 관점

근육 비대에서 테스토스테론 신호 전달의 역할

Nicholas A. Ratamess, PhD
건강 및 운동 과학 학과
뉴저지 대학
뉴저지주 유잉

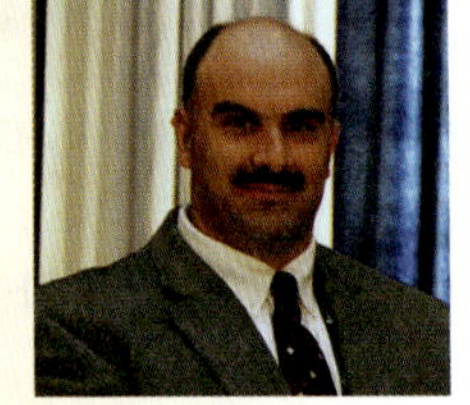

테스토스테론(T)은 골격근 안의 안드로겐 수용체(AR)와 상호작용하는 주요 안드로겐이다. 테스토스테론은 골격근에서 많은 양의 인체 강화 효과를 일으키는 것으로 알려진 강력한 단백 동화 호르몬이다. 따라서 근육량을 늘리려는 운동선수와 개인들이 다양한 약 형태로 테스토스테론을 섭취하는 주된 이유이다. T는 생식샘자극호르몬(GnRH), 황체형성호르몬(LH), 키스펩틴의 통제하에 고환(남성의 경우)의 라이디히 세포에서 합성되지만, 부신피질, 난소, 골격근에서도 합성된다. T는 순환계로 방출되어 성호르몬 결합 글로불린(SHBG) 또는 느슨하게 결합된 알부민이나 다른 단백질에 결합되어 있다. 유리 테스토스테론(FT)은 AR에 결합할 가능성이 있기 때문에 근육에 흡수된다. T는 DNA의 특정 **안드로겐 반응 요소(specific androgen response element)**에 결합된 T/AR 복합체의 결합을 통한 고전적인 게놈 신호 전달, 글리코겐 신타제 키나아제 3의 Wnt-유도 억제를 통한 게놈 Wnt/β카테닌 신호 전달, 그리고 단백질 키나아제의 활성화와 세포 내 칼슘의 증가를 유도하는 세포 표면 AR 또는 SHBG 수용체(G 단백질과 연결됨)에 결합하는 것을 포함하는 신속한 비게놈 작용을 통해 대부분의 작용을 발휘한다. AR 발현은 근육 섬유 유형, 수축 활동, 그리고 T 농도에 따라 달라진다. AR 콘텐츠와 T/AR 신호 전달의 변화는 AR 콘텐츠의 변화가 근육 비대와 상관관계가 있기 때문에 그 효과를 결정한다. 저항 운동(RE)은 AR mRNA와 단백질 발현을 증가시키며, 그 정도는 운동의 기계적 및 대사적 스트레스 자극에 의해 조절된다(예: 부피, 강도, 근육량 관련성, 휴식 간격의 길이 등). 운동 전후의 혈액 내 순환 T의 양과 다량 영양소 섭취는 AR 반응에 영향을 미친다. RE에 대한 반응으로 일관된 AR 상향 조절이 이루어지는 것은 훈련으로 인한 비대를 어느 정도 조절하는 것으로 보인다. T/AR 신호 전달은 복잡한 다인성 비대 과정의 일부이기 때문에 그 정도를 판단하기가 어렵다. 이 과정에는 다른 호르몬 간의 교차 작용과 호르몬/수용체 상호작용(예: 인슐린, IGF-1, 성장 호르몬, 코르티솔)뿐만 아니라 근육 내 단백질 합성 및 근육 생성 신호 전달 경로도 포함된다. 동물 실험에 따르면 AR 유전자를 제거하면 훈련으로 인한 비대 현상이 약 70% 감소하는 것으로 나타났다. 그러나 생체 내 조건에서 인간을 대상으로 한 연구는 어려운 과제이며, 대부분의 연구는 근력 운동 선수가 수행하는 운동과는 다른 급성 RE 프로토콜을 사용하여 훈련받지 않은 피험자를 조사했다. 여러 RE 운동은 일시적으로 T 농도를 증가시켜 T/AR 신호 전달의 가능성을 높인다.

근육 비대는 단백질 합성 증가, 단백질 분해 감소, 또는 이 둘의 조합으로 인해 발생한다. T 신호는 근육 비대에 관여하는 여러 가지 동화작용 및 이화작용 억제 메커니즘을 유도하며, 그 중 다수는 교차 조절의 잠재력을 가지고 있다. 주요 근육 내 동화작용 신호 전달 경로는 근성장과 위성 세포의 증식 및 분화(그리고 그 이후의 근육 섬유 형성 또는 기존 섬유에 대한 미오뉴클레아 기증), 미오스타틴 및 마이크로RNA 억제, 훈련에 의한 기계적 전달(코스타메릭 단백질 자극과 그에 따른 인테그린/초점 부착 키나아제[FAK] 신호 전달)과 그에 따른 성장 인자/미오카인 신호 전달, 칼슘-칼모둘린에 의한 유전자 전사, 노치 신호 전달, 그리고 포유류 표적 라파마이신(mTOR), 미토겐 활성화 단백질 키나아제(MAPK), 그리고 Wnt/β-카테닌 경로 자극. 테스토스테론/안드로겐 수용체(T/AR) 신호는 단백질 합성과 위성 세포 활성화 및 골격근으로의 통합, 근성 마커 상향 조절, 중간엽 다능성 세포의 분화 및 근성 생성에 대한 그들의 헌신 증가, 폴리스타틴(미오스타틴 억제제) 발현, 근관 형성, 근핵 부착 및 위치, 리보솜 생합성, 성장 호르몬(GH), 근육 IGF-1 이소형 mRNA 등을 증가시킨다. 기계적 성장 인자(MGF)와 IGF-1Ea, 그리고 mTORC1 경로 활성화. T는 또한 미오스타틴 유전자 발현과 그 Acvr2b 수용체를 하향 조절하고, 포크헤드 상자 O(FoxO) 계열 전사 인자 이화작용을 억제하며, 글루코코르티코이드 수용체 발현을 하향 조절한다. T의 글루코코르티코이드 수용체와의 경쟁적 결합과 글루코코르티코이드 수용체 전사 활성의 간섭은 또 다른 항-이화작용 메커니즘으로 제안된다. 비유전적 T/AR 결합은 빠르고, 그 결과 세포 내 칼슘의 증가, MAPK 단백질 인산화 증가, 인슐린 유사 작용을 초래하며, mTORC1 경로에 의해 유도된 골격근 비대를 초래한다. 이러한 비유전적 T 작용은 힘 조절에 관여할 수 있으며, 운동 중 피로를 줄여준다. 따라서 T/AR 신호는 단백질의 순 증착을 증가시키고, 과부하에 대한 반응으로 단백질 합성 경로 중간체를 상향 조절하고, 단백질 분해 경로 중간체를 하향 조절하는 것으로 나타났다.

추가 참고문헌

1. Hoffman JR, Kraemer WJ, Bhasin S, et al. Position stand on androgen and human growth hormone use. *J Strength Cond Res.* 2009;23: S1-S59.
2. Kraemer WJ, Ratamess NA. Hormonal responses and adaptations to resistance exercise and training. *Sports Med.* 2005;35:339-361.
3. Kraemer WJ, Ratamess NA, Nindl BC. Highlighted topics: recovery from exercise—recovery responses of testosterone, growth hormone, and IGF-1 after resistance exercise. *J Appl Physiol.* 2017;122:549-558.
4. Kraemer WJ, Ratamess NA, Vingren JL. Genetic contributions to neuroendocrine response to resistance training. In: Lightfoot JT, Hubal M, Roth S, eds. *Routledge Handbook on Sport and Exercise Systems Genetics.* Routledge, London, England, 2019:290-309.
5. Kraemer WJ, Spiering BA, Volek JS, et al. Androgenic responses to resistance exercise: effects of feeding and L-carnitine. *Med Sci Sports Exerc.* 2006;38:1288-1296.
6. Kvorning T, Andersen M, Brixen K, et al. Suppression of endogenous testosterone production attenuates the response to strength training: a randomized, placebo-controlled, and blinded intervention study. *Am J Physiol Endocrinol Metab.* 2006;291(6):E1325-E1332.
7. Ratamess NA, Kraemer WJ, Volek JS, et al. Androgen receptor content following heavy resistance exercise in men. *J Steroid Biochem Mol Biol.* 2005;93:35-42.
8. Spiering BA, Kraemer WJ, Vingren JL, et al. Elevated endogenous testosterone concentrations potentiate muscle androgen receptor responses to resistance exercise. *J Steroid Biochem Mol Biol.* 2009;114(3-5):195-199.
9. Vingren JL, Kraemer WJ, Hatfield DL, et al. Effect of resistance exercise on muscle steroid receptor protein content in strength-trained men and women. *Steroids.* 2009;74(13-14):1033-1039.
10. Vingren JL, Kraemer WJ, Ratamess NA, et al. Testosterone physiology in resistance exercise and training: the up-stream regulatory elements. *Sports Med.* 2010;40(12):1037-1053.

운동 역할, 반응, 적응

충분한 강도의 급성 유산소 운동과 저항 운동 모두 남성과 여성 모두의 혈액 내 테스토스테론 농도를 증가시키는 것으로 잘 알려져 있지만, 여성의 경우 그 증가율이 훨씬 낮다.[11,24,49-52,59] 일부 사람들은 혈액 내 호르몬 측정에 의문을 제기하지만, 이러한 측정은 호르몬이 표적 수용체에 도달하는 경로에 포함된다. 그 핵심 요소는 호르몬과 표적 조직의 수용체 사이의 상호작용을 통해 신호 전달 과정을 완료하는

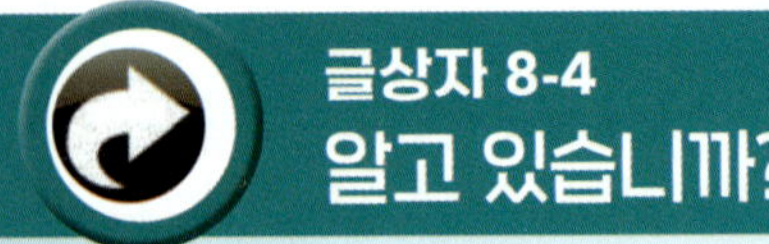

글상자 8-4
알고 있습니까?

남성의 "낮은 테스토스테론"

지난 10년 동안 남성들은 "테스토스테론 부족"에 대한 두려움을 갖게 되었다. 농도 또는 많은 사람들이 "저 테스토스테론"이라고 부르는 것을 두려워하게 되었다. 남성에게 이 호르몬의 중요성은 남성성과 정력, 그리고 단지 남성이라는 것의 특성에 미치는 영향과 관련이 있을 수 있다. 하지만 테스토스테론 수치가 낮다는 것은 뇌하수체-성선 축이 적절한 양의 테스토스테론을 생산하지 못하는 "성선 기능 저하"라는 임상 증상의 징후일까? 성선 기능 저하증은 질병, 노화, 약물 요법 등으로 인해 다양한 형태로 나타날 수 있다. 분비, 수용체, 합성 기능이 파괴되면 안드로겐 요법에 대한 외부 임상 관리가 필요하다. 흥미롭게도 일부 종목의 극단적인 요구로 인해 일종의 운동 유발 성선 기능 저하가 실제로 존재할 수 있다는 사실이 관찰되었다. 신호 전달을 위해 다량의 테스토스테론을 사용하는 운동이나 이벤트는 테스토스테론을 순환계에서 끌어내고 세포의 수용체와 결합한다. 이는 혈중 농도를 낮춘다. 부적절한 영양 습관이나 칼로리 부족도 신체의 조직 복구 및 리모델링에 필요한 테스토스테론을 혈액에서 더 많이 끌어내는 문제를 더 악화시킬 수 있다.

하지만 아침에 측정한 테스토스테론 수치가 낮다고 해서 성선 기능 저하증이 있는 걸까? 아마도 아닐 것이다. 하지만 오늘날 남성 건강 클리닉에서는 이러한 두려움을 그 어느 때보다 더 많이 이용하고 있으며, 테스토스테론 패치와 치료법 처방도 그 어느 때보다 많다. 그렇다면 왜 남성의 성선 기능 저하에 대한 오진이 그렇게 많은 것일까? 대부분은 유효한 성선 기능 저하 진단을 위해 모두 존재해야 하는 다양한 변수를 검사하는 대신 한 가지 테스토스테론 측정치만 사용하는 것과 관련이 있다.[1,2]

고도로 활동적인 운동선수, 전투원 또는 응급 구조대원의 경우, 조직의 리모델링과 회복을 촉진하기 위해 안드로겐 수용체에 의해 혈액에서 테스토스테론이 흡수되어 단백질 합성을 자극하는 데 사용되어야 할 필요성이 더 크다. 또한 에너지 요구가 충족되지 않는 경우에도 이러한 경우 상당한 역할을 할 수 있다.[3]

따라서 임상적으로 테스토스테론 농도가 낮다면 성선 기능 저하 증상이 있는지 후속 검사를 받을 필요가 있다, 특히 골밀도가 낮을 가능성이 있는지에 대한 후속 검사를 받을 필요가 있다. 다른 한편으로 테스토스테론 보충제가 필요한 많은 남성들이 두려워하여 필요한 치료를 받지 않는다는 것이다. 하지만 테스토스테론 수치가 낮다는 한 가지 검사 결과로 성선 기능 저하증이 진단되는 것은 아니다. 이를 진단하려면 자격을 갖춘 의사가 관련 요인 및 증상을 검사해야 한다.

추가 참고문헌

1. Arver S, Lehtihet M. Current guidelines for the diagnosis of testosterone deficiency. *Front Horm Res.* 2009;37:5-20.
2. Bhasin S, Basaria S. Diagnosis and treatment of hypogonadism in men. *Best Pract Res Clin Endocrinol Metab.* 2011;25(2):251-270.
3. Hooper DR, Tenforde AS, Hackney AC. Treating exercise-associated low testosterone and its related symptoms. *Phys Sportsmed.* 2018;46(4): 427-434.

것이다. 따라서 운동 단위가 활성화되면 해당 근육 섬유 안의 안드로겐 수용체의 조절이 발생한다. 지구력 운동과 저항 운동 모두 혈액 내 테스토스테론 농도를 증가시킬 수 있다. 그러나 테스토스테론과 결합하고 근육에서 신진대사 신호를 보내는 수용체의 조절이 증가하는 수용체의 수는 활성화된 운동 단위의 수에 의해 결정된다(즉, 크기 원리, 4장).

훈련이 테스토스테론 분비에 미치는 영향은 개인 또는 운동선수의 체력 수준, 훈련의 양과 강도, 그리고 과도한 훈련의 유무에 따라 달라진다. 일반적으로 남성의 저항력 훈련의 경우, 훈련 전 수치에서 휴식 시 수치가 증가하는 것을 관찰할 수 있지만, 이는 정상적인 휴식 수치를 유지하는 작은 증가에 불과한다. 훈련을 하면 운동으로 인한 테스토스테론 농도가 더 높게 유지되는 것을 관찰할 수 있다. 운동을 통해 훈련을 하면 테스토스테론의 농도가 더 높게 관찰된다. 이것은 더 많은 일을 할 수 있는 능력 때문이다. 또한, 테스토스테론 농도는 컨디셔닝 활동의 유형에 따라 달라질 수 있다는 것이 무어와 프라이가 보여준 바와 같다.[89] 이 연구에서 테스토스테론은 미식축구 선수들이 웨이트 트레이닝을 중단하고 인터벌 스프린트, 민첩성 훈련, 달리기, 블로킹 기술 훈련만 할 때 감소하는 것으로 나타났다. 그러나 규칙적인 웨이트 트레이닝과 컨디셔닝을 재개했을 때 농도는 기준치로 돌아왔다. 이러한 데이터는 생리학적 기능이 손상될 수 있으므로 컨디셔닝 프로그램을 조절할 때 주의가 필요하다는 것을 나타낸다.

지구력 훈련은 남성과 여성 모두에서 휴식 상태의 테스토스테론 수치를 변화시키지 않거나 감소시킬 수 있다. 실제로 마라톤이나 울트라 지구력 행사와 같은 극단적인 지구력 훈련을 할 경우, 성선기능저하증의 농도가 현저하게 감소하는 것을 관찰할 수 있다.[41,62,77] 혈액 내 테스토스테론 농도가 낮지만 정상인 이유는 근육 섬유의 회복과 재형성에 대한 필요성이 더 높고, 훈련을 더 많이 할 경우 잠재적인 칼로리 결핍이 발생할 수 있기 때문일 수 있다. 순환하는 테스토스테론은 근육 조직의 수용체에 의해 결합된다.

테스토스테론의 농도가 훨씬 낮고, 테스토스테론 생산의 원천(예: 부신 안드로겐)이 다르기 때문에 여성의 테스토스테론 훈련 반응은 명확하지 않았다. 저항 훈련을 통해 휴식 중 농도가 작지만 유의미하게 증가하는 것이 관찰된다.[92] 또한 지구력 훈련을 받은 여성에게서 유리 테스토스테론(어떤 결합 단백질에도 결합되지 않아 생체 활성으로 간주되는)이 약간 증가하는 것이 관찰된다.[75] 그러나 여성의 경우, 이용 가능한 테스토스테론이 남성보다 근육의 안드로겐 수용체와 더 빠르게 상호작용한다.

속성 검토

- LH와 FSH의 생식샘 자극 호르몬은 고환과 난소에서 스테로이드 호르몬의 방출을 알리는 신호 전달에 필수적이다.
- 테스토스테론 수치는 여성보다 남성에서 10~30배 낮다.
- 고강도 운동은 남성의 테스토스테론 농도를 증가시킬 수 있다.
- 테스토스테론은 남성뿐만 아니라 여성에게도 강력한 동화작용을 하는 호르몬이다. 테스토스테론은 조직의 회복과 수리에 중요한 역할을 한다.
- 남성의 성선기능저하증은 테스토스테론 검사 한 번으로 진단할 수 없다.

에스트로겐과 월경 주기

에스트로겐은 여성의 월경 주기를 조절하는 데 중요한 역할을 한다. 월경 주기는 **월경(menstruation)** 또는 월간 출혈로 특징지어지며, 이로 인해 여성의 몸은 자궁 내막을 제거할 수 있다. 월경혈은 자궁경부의 작은 구멍을 통해 흘러나와 질을 통해 몸 밖으로 배출된다. 대부분의 월경 주기는 3~5일 동안 지속된다. 월경은 매달 여성의 몸이 임신을 준비하도록 돕고, 주로 에스트라디올과 프로게스테론에 의해 조절된다. 평균 월경 주기는 28일이지만, 21일에서 35일 사이이며, 10대 여성의 경우 최대 45일까지 걸릴 수 있다.

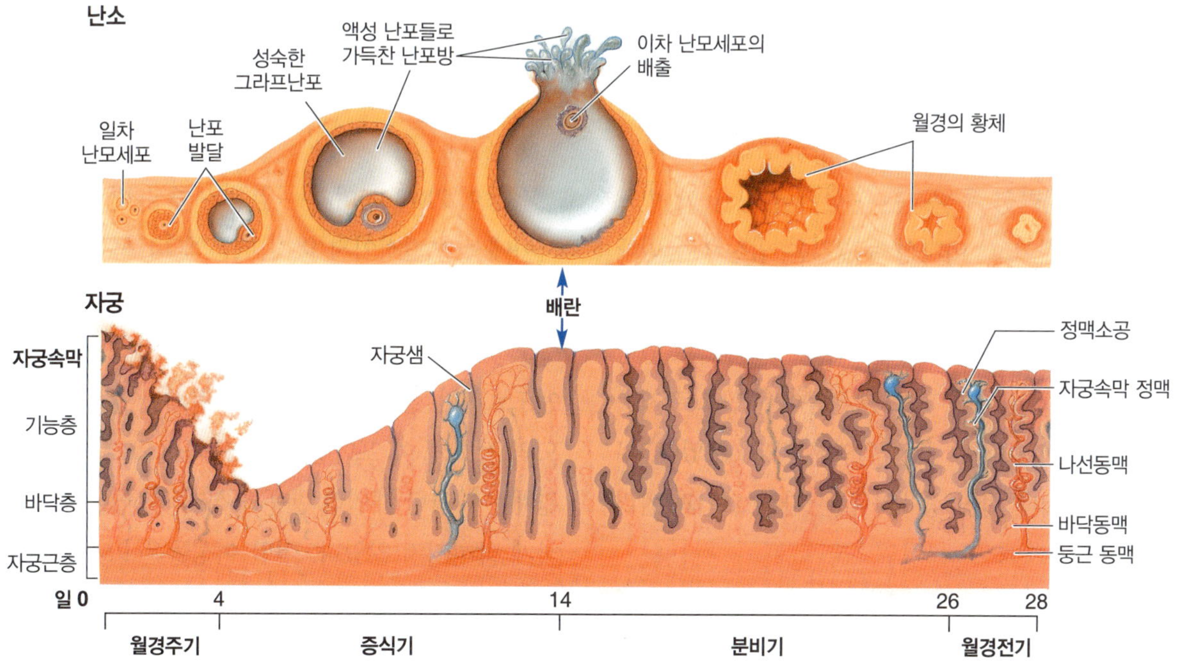

그림 8-16 월경 주기의 여러 단계. (Premkumar K. *The Massage Connection: Anatomy and Physiology*. 2nd ed. Baltimore, MD: Lippincott Williams and Wilkins, 2004. 하단 이미지 제공: Anatomical Chart Co.)

그림 8-16에서 월경 주기의 여러 단계를 볼 수 있다. LH는 에스트라디올의 분비를 촉진하고, 에스트라디올의 분비는 자궁 내막의 성장과 두꺼워짐을 가능하게 한다. 난소 중 하나에 있는 난자가 성숙 과정을 시작한다. 28일 중 약 14일째가 되면 난자가 난소를 떠나(배란이라고 함) 나팔관을 통해 자궁으로 이동한다. 여성은 배란 전후 3일 사이에 임신할 가능성이 가장 높다. 남성의 정자가 난자를 수정하여 자궁벽에 부착하면 임신이 된다. 일반적으로 여성은 사춘기 이후에 생리 주기가 짧아지고 규칙적으로 나타난다.

운동이 월경 주기에 미치는 영향

운동이 월경 주기에 미치는 영향은 월경 장애와 관련이 있기 때문에 큰 관심을 불러일으키는 주제이다. 월경 장애의 기본 유형은 다음과 같다.

- **월경통(dysmenorrhea)**: 이 질환은 심한 경련을 동반한 고통스러운 생리 기간이 특징이다. 이 질환은 높은 수준의 프로스타글란딘이 분비되어 발생하는 것으로 여겨진다. 젊은 여성의 경우, 심한 경련에도 불구하고 심각한 질병과 관련이 있는 것으로 여겨지지 않았다. 나이 든 여성의 경우, 자궁 근종이나 자궁 내막증과 같은 다른 병리로 인해 통증이 발생할 수 있다.
- **무월경(amenorrhea)**: 이 질환은 월경이 없는 것이 특징이다. 무월경에는 원발성 무월경과 이차성 무월경의 두 가지 유형이 있다. 원발성 무월경은 여성이 월경을 한 번도 경험하지 않은 상태이고, 이차성 무월경은 임신으로 인해 최소 6개월 동안 월경이 없는 상태이며, 그 밖의 원인으로는 임신, 모유 수유, 질병, 섭식 장애 또는 스트레스로 인한 극심한 체중 감소 등이 있다. 과도한 운동이 원인으로 지목되는 경우가 많지만, 이것이 주된 원인은 아닐 수 있다. 무월경은 영양 부족이나 섭식 장애와 같은 다른 요인과 관련이 있을 수 있다.
- **월경 과다(menorrhagia)**: 이 증상은 7일 이상 지속되는 월경 출혈과 함께 출혈 시 큰 혈전이 특징이다. 일반적으로 호르몬 불균형이나 자궁 근종으로 인해 발생한다. 자궁 근종은 자궁 근육벽에 생기는 종양으로, 35세 이상의 여성과 다태 임신 경험이 있는 여성에게 더 많이 발생한다.
- **월경 전 증후군(premenstrual syndrome, PMS)**: 월경 7~14일 전에 발생할 수 있는 증상을 일컫는 용어로, 여성마다 그 증상의 정도가 매우 다양하다.

월경 주기 장애의 발생은 주로 이차성 무월경과 관련되어 많은 연구의 주제였다. 역사적으로, 극단적인 운동이 월경 장애의 주요 원인으로 여겨졌다. 그러나 이것은 사실이 아닌 것으로 보인다. Rogol et al.[100]은 "적당한 거리와 강도의 점진적인 운동 프로그램은 부인과적으로 성숙하고 월경이 규칙적인 여성의 건강한 생식 기관에 악영향을 미치지 않는다"고 결론을 내렸다. 일반적으로 이러한 장애는 극단적인 운동보다는 칼로리 섭취 부족으로 인해 발생할 수 있다고 여겨진다. 이러한 유형의 장애에는 지구력 훈련(크로스컨트리 달리기), 신체 이미지 요구(춤, 체조), 체급 스포츠, 또는 신체 크기가 성능에 중요한 스포츠(다이빙, 체조, 피겨 스케이팅)와 같이 칼로리 소모량이 많은 스포츠와 관련이 있는 것으로 보인다. 이차성 무월경과 에너지 소모량이 많은 활동을 위한 열량 섭취 부족 사이의 연관성은 열량 요구량에 맞는 식이 섭취의 중요성을 강조한다. 회복은 식습관의 변화와 관련이 있으며, 에너지 요구량을 충족하기 위해 칼로리 섭취량을 늘림으로써 운동 훈련 프로그램의 변화 없이도 월경 장애를 예방하거나 줄일 수 있다.

운동이 PMS에 미치는 영향은 증상 및 상태 자체가 여성들 사이에서 보편적이지 않기 때문에 더 복잡한다. 일부 데이터에 따르면 운동은 호르몬 균형 변화로 인한 PMS 증상을 줄일 수도 있다고 한다. 이러한 변화에는 에스트로겐 농도의 집중, 엔도르핀의 철수, 월경 주기의 황체기 동안 프로게스테론 농도의 감소 등이 포함된다. PMS와 스포츠 및 훈련 성과 간의 관계는 다양한 개인적 반응과 심리적 상호작용으로 인해 명확하게 밝혀지지 않았다. 어떤 여성들은 PMS 기간 동안 더 잘 수행할 수 있다고 생각하는 반면, 다른 여성들은 경련과 통증 때문에 약을 복용해야 하는 등 완전히 무력감을 느낀다고 한다. 따라서 운동선수의 PMS 관리는 매우 개별적이다.

속성 검토

- 여성의 평균 생리 주기는 약 28일이다.
- 운동은 생리 주기에 영향을 미칠 수 있다.
- 생리 주기의 장애에는 월경통, 무월경, 월경 과다, 월경 전 증후군이 포함된다.
- 운동은 생리 주기의 상태에 영향을 미치기 위해 영양 섭취와 함께 고려된다.

인슐린 유사 성장 인자

인슐린 유사 성장 인자(IGF)는 펩타이드의 "슈퍼 패밀리"이다. IGF-I와 IGF-II(1과 2가 아니라 I와 II로 표기)는 이 호르몬의 주요 형태이다. 또한 결합 단백질의 호스트가 인체의 다양한 생물학적 구획에서 IGF의 역할에 더 많은 복잡성을 더한다. IGF와 결합 단백질, 그리고 그 변형이 만들어내는 신호 전달 시스템은 복잡하며, 아직 완전히 이해되지 않고 있다. IGF는 다양한 세포에서 분비되며, 내분비(예: 간), 파라크린(예: 지방 세포), 오토크린(예: 골격근) 방출을 통해 표적세포에 영향을 미칠 수 있다. 따라서 이전 연구에서 문헌을 읽을 때 혼란을 겪지 않을 것이다. IGF는 한때 **소마토메딘(somatomedin)**이라고 불렸다. IGF는 알려진 6개의 결합 단백질과 함께 근육과 뼈에 중요한 동화작용을 한다. IGF-I는 또한 GH의 일부 효과, 아마도 22 kD 이소폼의 강력한 조절제이다. 6개의 IGF 결합 단백질과 산에 불안정한 소단위(ALS)는 혈류에서 IGF-I와 IGF-II에 결합한다. 이러한 결합 단백질의 주요 기능은 순환하는 IGF의 반감기를 연장하고, IGF를 표적세포로 운반하며, IGF의 생물학적 작용을 조절하는 것이다.[91,95,96]

IGF-I는 IGF-IEa, IGF-IEb, IGF-IEc라는 세 가지 스플라이스 변형으로 나눌 수 있으며, **기계 성장 인자(mechanogrowth factor)**라고도 불리는 IGF-IEc는 신체 활동이나 운동으로 인한 기계적 스트레스의 결과로 근육에서 방출되며, 근육 수축을 위한 운동 단위의 활성화와 함께 근육 수축을 위한 운동 단위의 활성화와 함께 방출된다(그림 8-17).[84] 그런 다음, 근육 섬유의 회복과 성장을 자극하는 자가 분비

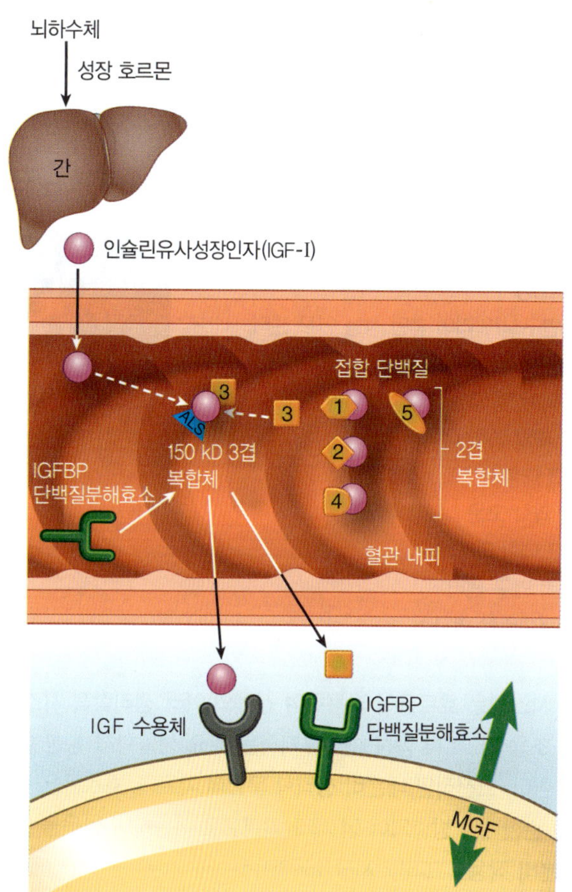

그림 8-17 성장 호르몬은 간에서 IGF-I의 방출을 촉진할 수 있다. IGF-I는 IGF 결합 단백질과 결합하여 혈액에서 순환하며, IGF, IGFBP, ALS로 구성된 3겹 복합체를 형성한다. IGF-I는 모세 혈관을 통과하여 간질 공간으로 이동하여 IGF 수용체와 결합하여 신호 전달 과정을 시작한다.

방식으로 작용한다.

IGF-II는 67개의 아미노산으로 이루어진 중성 펩타이드이고, 분자량은 7.4 kD이다. 이것은 단일 유전자의 산물이고, 4개의 다른 프로모터 영역을 가진 9개의 엑손을 포함하고 있다. 엑손은 유전자 내의 DNA 서열과 RNA 전사체의 해당 서열을 모두 가리킨다. IGF-II는 엑손 7, 8, 9에 의해 암호화된다. 흥미롭게도, IGF-I와는 달리, IGF-II는 GH의 조절과 무관하다고 여겨진다. 간에서 생성 및 분비되며, 강력한 세포 증식(세포 재생) 효과를 갖는 것으로 알려져 있으며, 따라서 태아의 성장에 중요한 역할을 한다.

IGF 시스템은 복잡성 때문에 아직 제대로 이해되지 않고 있어, 이에 대한 많은 연구가 이루어져야 한다.[121,122] IGF는 뼈와 골격근의 회복과 재형성에 관여하기 때문에 운동생리학

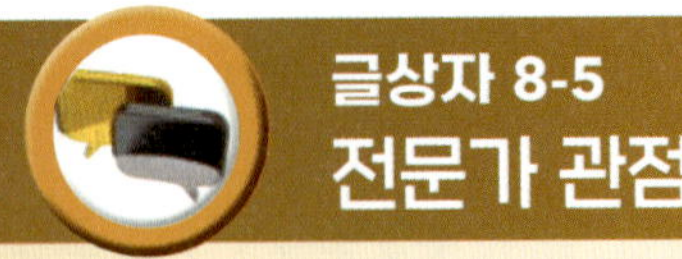

글상자 8-5
전문가 관점

내분비 생리학: 유익한 신체 활동을 매개하는 후보 바이오마커로서의 IGF-I

Bradley C. Nindl, PHD, FACSM
교수 겸 소장
신경근 연구실/워리어 휴먼 성능 연구 센터
교수
스포츠 의학 및 영양학과
건강 및 재활 과학 대학원
피츠버그 대학교
군사 및 과학 고문
피츠버그 대학교
군사 의학 연구 센터
맥고완 재생의학 연구소

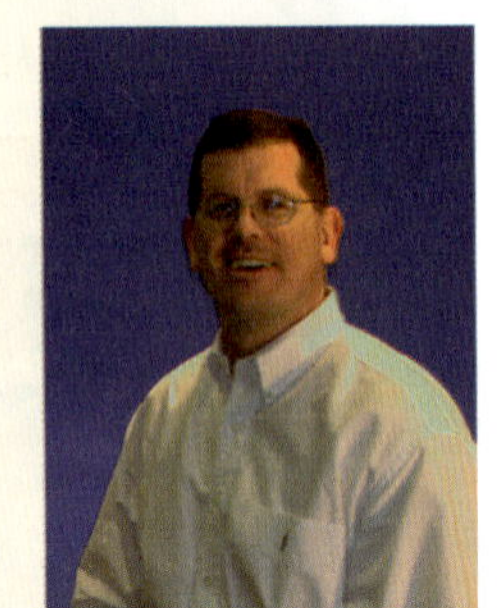

내분비 시스템은 호르몬이 작용하여 신체의 여러 생리학적 시스템을 조정하고 조율함으로써 항상성을 유지하는 주요 생물학적 통신 네트워크 역할을 한다. 고전적인 내분비 생리학 문헌에 따르면, 호르몬은 분비샘에서 전신 순환계로 방출되어 먼 세포/기관으로 이동하여 반응을 일으킨다(즉, 내분비 작용). 그러나 지난 15~20년 동안 내분비 생리학에 대한 주요 연구의 발전으로 인해 많은 호르몬이 다른 방식으로 작용할 수 있다는 사실도 밝혀졌다. 예를 들어, 호르몬은 세포에서 방출되어 인접한 세포에 작용할 수 있다(즉, 파라크린 방식). 또한 세포에서 방출되어 동일한 세포에 작용할 수 있다(즉, 오토크린 방식). 또는 세포에서 생성되어 세포를 떠나지 않고, 호르몬을 생성한 동일한 세포에 작용할 수 있다(즉, 새로 명명된 *인토크린* 방식). 뇌하수체, 부신, 갑상선, 췌장, 고환, 난소 등 기존의 내분비선 외에도 근육, 뼈, 심장, 면역 세포/조직에서도 다양한 방식으로 작용하는 호르몬을 분비할 수 있다는 연구 결과가 있다. 내분비, 파라크린, 오토크린, 인토크린 방식으로 작용할 수 있고, 수많은 세포 유형에 의해 생성되는 호르몬이 *인슐린 유사 성장 인자-I(IGF-I)*이다.

IGF-I는 주로 간에서 생성되는 작은 펩타이드 호르몬(7.5 kDa)이며, 성장 호르몬의 직접적인 조절을 받는다. IGF-I는 다양한 동화작용, 대사작용, 그리고 세포 증식 작용을 가지고 있다. IGF-I의 동화작용 특성에는 근육과 뼈의 성장을 촉진하는 능력이 포함된다. IGF-I의 대사 작용 특성에는 탄수화물과 단백질 대사를 조절하는 능력이 포함된다. IGF-I의 유사분열 작용 특성에는 세포 주기 성장 동안 초기 인자와 진행 인자 역할을 하는 능력이 포함된다.

IGF-I는 연구해야 할 가장 중요하고 복잡한 호르몬 중 하나이며, 신체 활동의 많은 유익한 측면을 매개하는 데 중요한 역할을 하는 것으로 여겨진다. IGF-I의 조절 과정은 매우 복잡한다. 결합 단백질(BP) 계열이 IGF-I 작용을 자극하거나 억제하기 때문이다. IGF-I의 2% 미만이 유리(즉, 결합되지 않은) 형태로 순환한다. IGF-I의 대부분(75% 이상)은 IGF-I, IGFBP-3, 산-불안정성 소단위(ALS)로 구성된 삼원 형태로 순환한다. 이 형태는 상당히 크고(150 kDa), 반감기가 길고(약 12~15시간), 주로 전신 순환계에 국한되어 있다. IGF-I의 약 20~30%는 IGF-I와 여섯 가지 결합 단백질 중 하나를 포함하는 이원 형태로 순환한다. IGF-I의 자유 형태와 이원 형태만이 생체 이용률이 높고, 순환계에서 빠져나와 세포 수용체를 향해 이동할 수 있는 것으로 여겨진다. 체계적 프로테아제와 국소 프로테아제는 IGF-I를 결합 단백질군으로부터 분리하고 IGF-I가 생체 이용 가능하게 되는 것을 돕는다. IGF-I는 단백질 호르몬이기 때문에, 세포막에 있는 세포 수용체와 세포 외, 세포막, 세포 내 영역을 가지고 있다. IGF-I가 수용체와 함께 신호 전달을 시작하면, 다중 키나아제에 의한 인산화 작용을 포함한 일련의 세포 활동이 세포 반응을 일으킨다.

중요한 것은 IGF-I가 최적의 건강과 체력과 관련이 있다는 사실이다. 일반적으로 IGF-I는 운동과 함께 증가하는 것으로 여겨지지만, 몇 가지 역설적인 사실도 존재한다. 활동으로 인한 골격근의 적응은 IGF-I의 유사분열 및 근성장 효과에 의해 부분적으로 주도되는 것으로 여겨지며, 이는 순환하는 IGF-I 농도의 기초 수준과 체력 수준 및 제지방 체질량 지수 사이의 양의 상관관계로 입증된다. 운동은 IGF-I에 변화를 일으키지만, 운동에 대한 IGF-I 반응의 조절 역할은 아직 명확하게 정의되지 않았다. 그 이유 중 하나는 급성 운동 개입에 대한 반응으로 관찰되는 순환 IGF-I의 양적 변화가 연구마다 다르기 때문이며, 증가, 감소 또는 변화가 없다고 보고된다. 순환하는 IGF-I를 연구하는 것은 건강과 체력 상태를 반영하는 바이오마커로서의 유용성과 전신과 국소 IGF-I의 관계가 아직 명확하지 않다는 사실 때문에 여전히 중요하다. 또한 암을 제외하고는 IGF-I 수치가 낮으면 일반적으로 건강에 부정적인 영향을 미친다. 향후 연구에서는 순환하는 IGF-I에서 관찰되는 변화의 기전과 세포/조직 수준에서의 국소 변화와의 관계를 규명해야 한다.

에서 특히 중요하다. 또한 영양의 영향은 혈액 내 IGF 수치에 영향을 미친다.

단백질 합성을 위한 신호

다수의 2차 신호 시스템과 함께 새로 발견된 수많은 분자를 이용한 분자 신호가 다양한 호르몬 메시지를 전달하는 데 필수적이라는 사실이 밝혀졌다. 예를 들어, IGF-I은 mTOR/AKT 신호 경로의 수용체와 상호작용하여 단백질 합성을 촉진한다. 또한 IGF-I는 근육 조직의 회복, 재형성, 성장에 중요한 역할을 하는 위성 세포와 상호작용한다.[28] 향후 연구에서는 분자를 정의하는 무수한 신호 경로를 계속해서 밝혀낼 것이다. 유전자 수준에서 그리고 다른 조직의 다른 세포에서 일어나는 다양한 작용을 조절한다. IGF는 남성과 여성의 건강과 체력 관련 바이오마커로서 중요한 역할을 하는 것으로 보인다(글상자 8-5).

운동 반응과 적응

신체적 건강이 향상되면 IGF-I의 휴식 중 농도가 증가할 수 있다.[65,66,93] 다른 호르몬과 마찬가지로 운동 스트레스로 인한 급격한 증가는 운동의 강도와 양, 체력 수준, 탄수화물/단백질 섭취량에 따라 달라진다. 체력 수준이 높고 탄수화물과 단백질 섭취량이 많을수록 IGF-I의 휴식 중 농도가 높아진다는 점에 유의한다. 연구에 따르면 남성과 여성의 IGF-I 혈중 농도는 훈련을 통해 증가하는 것으로 나타났다.[18,32,95] 운동이 IGF-I의 순환 농도에 미치는 영향은 다양할 수 있다. 농도가 정상적인 휴식 상태의 농도보다 높은 수준에 있는 경우, 운동으로 인해 거의 또는 전혀 변화가 발생하지 않는 것으로 관찰되었지만, 그 이유는 스트레스 유발 효과에 대한 훈련 관련 한계를 제외하고는 명확하지 않았다. 그럼에도 불구하고, 운동 스트레스를 받은 후 조직으로의 통과 시간과 혈액 내 농도의 변화로 인해 운동 후 간질액에서 발견되는 IGF-I의 농도에 즉각적인 영향을 미치지 않을 수 있다.

속성 검토

- 인슐린 유사 성장 인자는 폴리펩타이드 호르몬과 결합 단백질의 슈퍼 패밀리이다.
- 인슐린 유사 성장 인자는 신체의 다양한 세포와 조직에 강력한 동화작용을 한다.
- IGF-I 혈중 농도에 대한 운동의 효과는 호르몬의 휴식 상태 농도에 따라 달라진다.
- 운동 훈련은 남성과 여성의 휴식 상태 IGF-I 농도를 증가시킬 수 있으며, 낮은 수치를 가진 사람들은 운동과 훈련을 통해 더 큰 변화를 경험할 수 있다.

부신 호르몬

월터 B. 캐논(Walter B. Cannon, 1871년 10월 19일~ 1945년 10월 1일)은 "투쟁-도피 반응"이라는 용어를 만들었다. 캐논 교수는 1932년에 출간된 저서 『*The Wisdom of the Body*』에서 클로드 버나드의 원래의 항상성 개념을 확장하고 그의 다른 이론을 설명했다. 부신(adrenal gland)은 스트레스에 대한 반응을 돕도록 설계되어 있다. 부신은 신장(신장당 하나씩)의 상부에 위치하며, 크기가 다른 두 개의 부분으로 구성되어 있다. 부신의 호르몬 분비는 운동 스트레스로 인한 회복과 높은 수준의 성과에 영향을 미친다. 부신은 부신피질(adrenal cortex)과 부신수질(adrenal medulla)이라는 두 가지 기능적 부분을 가지고 있으며, 각 부분에는 자극을 받으면 혈액으로 방출되는 호르몬이 다르다(그림 8-18). 신경계는 신속한 반응을 위해 부신수질을 자극하는 반면, "영양" 호르몬은 부신피질에서 호르몬의 분비를 자극한다.

부신수질

부신수질은 결합조직과 혈관 그물로 둘러싸여 있고 부신피질에 둘러싸여 있으며, 부신 조직의 약 10%를 차지하고 카테콜아민을 분비한다. 에피네프린(역사적으로 **아드레날린**이라고도 불림)은 부신수질 내의 전체 카테콜아민 중 약 85%를 차지하며, 노르에피네프린과 도파민이 나머지 부분을 차지한다. 카테콜아민은 매우 다공성인 부신 크로마핀 과립에서 합성되며, 이 과립 안팎으로 분자가 이동하여 생합성 반응을 일으킨다(그림 8-19A 및 B). 각 과립은 다양한 카테콜아민과 엔케팔린의 몰 농도가 다를 수 있다. 각 과립은 부신수질에서 특정한 반감기를 가지고 있다. 노르에피네프린과 도파민은 뇌를 포함한 신경계의 특정 뉴런에서 신경전달물질로 작용한다. 부신수질에서 호르몬이 방출되는 것은 교감신경계(예: 내장신경)에 의한 자극 때문이다. 카테콜아민 외에도 프로엔케팔린 오피오이드 펩타이드가 합성되어 부신

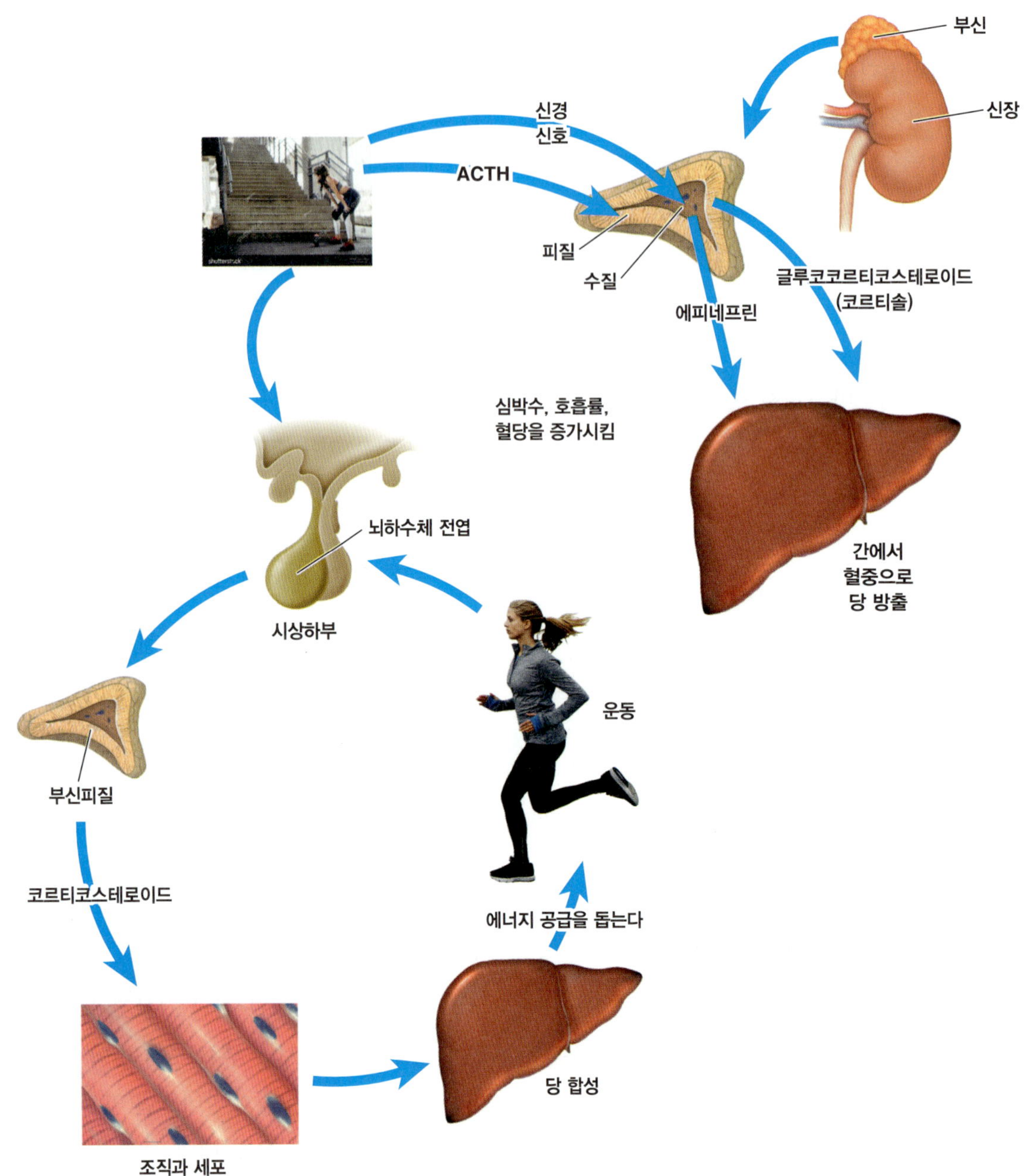

그림 8-18 부신(副腎)은 운동 스트레스를 받을 때 생리학적 시스템을 제어하는 데 필수적이다. 신경계와 영양 호르몬 모두 부신을 자극한다.

수질에서 방출된다. 이 오피오이드 펩타이드는 진통과 면역력 강화에 필수적인 역할을 하는 것으로 보인다. 각 크로마핀 과립에는 프로엔케팔린과 카테콜아민이 다른 양으로 포함되어 있다.

교감신경계의 자극은 부신수질에서 카테콜아민(즉, 에피네프린, 노르에피네프린, 도파민)과 엔케팔린의 방출을 유발한다. 카테콜아민, 특히 에피네프린의 방출은 신체적 아드레날린 반응을 일으키는데, 이는 일반적으로 운동과 같은 스트레스에 대한 즉각적인 반응에 사용된다. 이 아드레날린 반응은 아드레날린 수용체가 있는 신체의 모든 조직에 영향을 미친다. 간에서 글리코겐이 포도당으로 분해되는 과정을 촉진하고, 지방 조직에서 지방산이 방출되는 과정을 촉진하며, 근육 내의 작은 동맥을 확장시키고, 근육의 힘 생성을 촉진하고, 심장 박출량을 증가시키고, 혈압을 높이다. 스트레스 호르몬은 스트레스와 생존에 대한 반응의 중요한 부분이다(글상자 8-6).

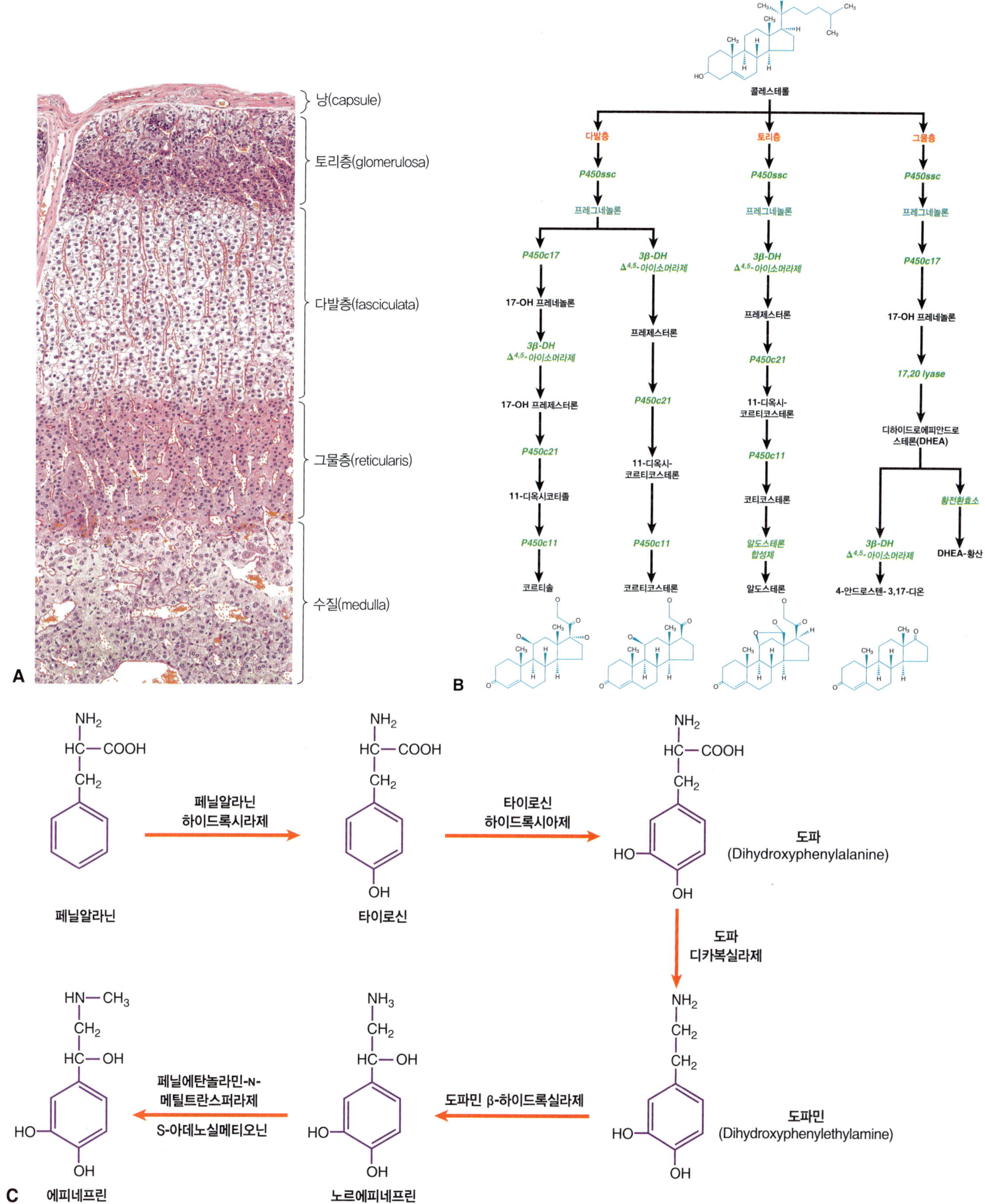

그림 8-19 **패널 A**는 수질 위의 피질 세 구역이 있는 부신의 조직학적 염색을 보여준다. **패널 B**는 다양한 호르몬 생합성 경로와 이러한 호르몬이 부신피질의 여러 영역에 저장되는 위치를 보여준다. **패널 C**는 부신수질에서 발견되는 카테콜아민의 생합성 경로를 보여준다. (C: Eroschenko VP. *diFiore's Atlas of Histology with Functional Correlations*. 11th ed. Baltimore, MD: Lippincott Williams & Wilkins, 2007에서 허가를 받아 재인쇄함.)

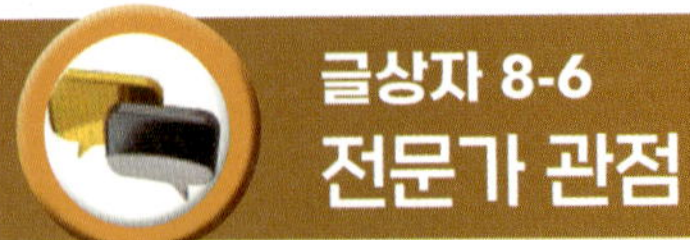

글상자 8-6
전문가 관점

스트레스, "투쟁-도피 반응," 그리고 성과

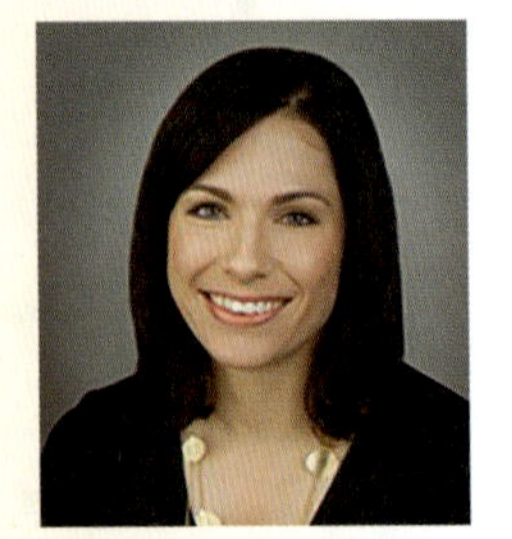

Tunde K. Szivak, PhD
건강과학 조교수
메리맥 대학
매사추세츠주 노스앤도버

인체는 스트레스에 적응하는 놀라운 능력을 가지고 있다. 즉, 인체는 인체에 가해지는 특정 요구에 적응하는 능력을 가지고 있다.[1] 이러한 적응력은 진화론적 생존 메커니즘의 일환으로 즉각적인 위험에 대한 신체의 반응의 핵심일 뿐만 아니라, 신체에 가해지는 모든 요구가 스트레스 요인이기 때문에 심리적 또는 신체적 도전을 극복할 수 있게 해주는 독특한 특징이기도 한다. 인체의 스트레스 요인에 대한 적응 능력은 기관, 조직, 호르몬의 미세하게 조정된 통합된 반응을 포함한다. 특히, 뇌의 조절 제어 센터인 시상하부, 부신, 부신에서 분비되는 호르몬이 중요한 역할을 한다. 스트레스 반응의 특징은 교감 신경 흥분 경로(즉, 신경계 활성화)를 통해 부신수질 자극을 유발하는 것으로, 흔히 "싸움 또는 도피" 반응이라고 한다.

신경계 자극은 부신수질에서 카테콜아민을 분비하게 한다. 카테콜아민은 다양한 생리학적 과정을 조절하는 호르몬으로, 심박수, 에너지 대사, 골격근 수축을 증가시키는 역할을 한다. 이러한 변화는 궁극적으로 신체가 운동의 도전을 극복하거나 즉각적인 위험에 대응하는 데 도움이 된다. 카테콜아민은 아드레날린과 노르에피네프린(각각 *아드레날린*과 *노르아드레날린*이라고도 함)이 가장 많이 분비되는 물질로, 티로신 잔기에서 생합성 경로를 통해 합성되어 부신수질 내의 저장 소포인 갈색질 세포에 저장된다. 부신수질은 신경 분포가 풍부하고 자체 혈액 공급이 가능하기 때문에 교감신경 흥분 시 아드레날린이 순환계로 거의 즉시 방출될 수 있다. 에피네프린은 신체 전체의 표적 조직에 위치한 특정 결합 부위 또는 베타-아드레날린 수용체에 결합하여 최적의 운동 수행을 담당하는 주요 생리학적 과정을 상향 조절한다.

흥미롭게도, 부신에서 카테콜아민을 최대한 분비하는 능력은 훈련을 통해 향상될 수 있는 반응으로 보인다. 훈련을 받은 운동선수들의 경우, 부신의 비대화에 따라 카테콜아민 저장 능력이 증가하여 최대 운동 스트레스에 대한 카테콜아민 분비를 향상시킨다. 동시에, 훈련을 잘 받은 운동선수들에게는 최대 강도 이하의 작업량이 더 적은 스트레스로 작용하여 카테콜아민을 보존할 수 있게 한다. 이러한 독특한 적응은 운동선수들이 운동 요구를 충족시키고 궁극적으로 엘리트 수준의 성과를 낼 수 있도록 해준다. Kraemer 등의 고전적인 연구[2]는 잘 훈련된 보디빌더와 파워리프터의 무거운 하중, 짧은 휴식 저항 운동 프로토콜에 대한 스트레스 반응을 평가했다. 두 그룹에서 관찰된 카테콜아민 상승은 최대(100% $\dot{V}O_{2max}$) 유산소 운동에서 일반적으로 관찰되는 수치보다 높았다. 두 그룹 모두 비슷한 카테콜아민 반응을 보였음에도 불구하고, 보디빌더들은 메스꺼움과 어지러움 증상이 적게 나타났는데, 이는 짧은 휴식 시간으로 훈련하는 데 익숙했기 때문일 가능성이 크다. 최근의 조사에서는, 심한 신체적, 심리적, 환경적 스트레스 요인이 특징인 고강도 군사 생존 훈련 과정(미국 해군 생존, 회피, 저항, 탈출 또는 "SERE")을 받는 훈련병들 사이에서 카테콜아민 반응에 상당한 차이가 관찰된다. 신체적으로 더 건강한 훈련생들은 고강도 훈련 노출 후 회복 단계에서 카테콜아민 반응이 개선된다.[3]

운동 수행 능력을 최적화하기 위해서는 아드레날린 분비가 필요하지만, 최적의 각성 수준과 과도한 각성 사이에는 미세한 균형이 존재한다. 경쟁과 관련된 예상 스트레스, 심리적 스트레스 또는 공포에 반응하여 싸우거나 도망치려는 반응이 유발될 수 있다. 예를 들어, 처음으로 탠덤 낙하산 점프를 시도한 사람들은 비행기에서 뛰어내릴 때 카테콜아민 수치가 크게 상승하는 것으로 나타났다. 비행기에서 뛰어내리기 30분 전에 심박수와 노르에피네프린 수치가 상승했다.[4] 실제 경쟁 이벤트 전에 카테콜아민 분비 증가와 각성[5]이 생리적 과정의 상향 조절을 필요로 할 때, 과도한 각성은 인지 기능과 미세한 운동 제어에 부정적인 영향을 미칠 수 있기 때문에 잠재적으로 성과 저하로 이어질 수 있다. 스트레스 면역이라는 전략은 스트레스 반응을 최적화하기 위해 전술적 직업군(예: 군대, 경찰, 소방관)에서 광범위하게 사용된다. 스트레스 요인은 통제된 훈련 환경에서 점진적으로 도입되어 스트레스 내성을 구축하고 실제 상황에서 마주칠 때 동일한 스트레스 요인의 부정적인 영향을 감소시킨다. 유사한 훈련 및 연습 접근 방식은 운동선수가 각성 반응을 최적화하고 인지된 스트레스 요인과 실제 스트레스 요인의 영향을 줄이는 데 큰 가치가 있을 수 있다.

추가 참고문헌

1. Selye H. Stress and the general adaptation syndrome. *Br Med J.* 1950; 1(4667):1383-1392.
2. Kraemer WJ, et al. Physiologic responses to heavy-resistance exercise with very short rest periods. *Int J Sports Med.* 1987;8:247-252.
3. Szivak TK, et al. Adrenal stress and physical performance during military survival training. *Aerosp Med Hum Perform.* 2018;89(2): 99-107.
4. Schürmeyer TH, et al. Time kinetics of the endocrine response to acute psychological stress. *J Clin Endocrinol Metab.* 1996;81(5): 1956-1960.
5. French DN, et al. Anticipatory responses of catecholamines on muscle force production. *J Appl Physiol*(1985). 2007;102(1):94-102.
6. Flanagan SC, et al. Preparing soldiers for the stress of combat. *J Spec Oper Med.* 2012 Summer;12(2):33-41.

운동 준비와 힘 생성에 대한 역할

흥미롭게도, 운동 전 24시간 동안, 그러나 일반적으로 30분 동안 에피네프린의 증가가 관찰되는데, 이는 신체 활동에 대한 생리적 준비를 가능하게 한다.[25,110] 에피네프린은 힘의 생산을 증가시키는 데 관여한다. 근육 세포막에 있는 베타-2 아드레날린 수용체와 에피네프린이 결합하면 근질 소포가 자극되어 Ca^{++}를 더 빨리 방출하게 되고, 이로 인해 트로포닌 복합체의 트로포닌 C 요소가 민감해져서 액틴-미오신 결합이 더 빨리 일어나고, 더 빨리 힘을 생성할 수 있게 된다(슬라이딩 필라멘트 이론, 5장). 이 메커니즘은 운동선수가 "존(zone)"에 들어간다는 개념과 관련이 있을 수 있다. 근육의 베타-2 수용체와 결합하는 에피네프린은 각성이 너무 높을 때 운동 조절에 부정적인 영향을 미칠 수 있다. 이러한 빠른 상호작용은 트로포닌의 활성 부위의 가용성을 더 빠르게 만들어, 결과적으로 근섬유의 수축을 더 빠르게 만든다. 따라서 근육 수축은 에피네프린의 방출에 의해 증폭된다.

오피오이드 펩타이드와의 상호작용

전 세계적으로 오피오이드 약물 문제가 심각해지면서, 우리 몸에 자연적으로 존재하는 내인성 오피오이드(즉, 모르핀과 같은 물질)가 자연적인 진통제, 신경전달물질, 면역 조절제 역할을 한다는 사실을 아는 것이 중요하다. 특히 참고로, 오피오이드 약물을 투여할 때 부신에서 생성되는 내인성 오피오이드도 증가한다는 사실이 밝혀졌다. 2010년에 발표된 연구[68]에 따르면 외인성 오피오이드 약물을 투여할 때 이러한 부신 프로엔케팔린 오피오이드(즉, 펩타이드 F)가 자극된다는 사실이 밝혀졌다. 이 흥미로운 발견을 검증하기 위해서는 더 많은 연구가 필요하다. 이것은 진통 작용과 면역력 강화에 있어서 내인성 오피오이드의 역할을 강조한다.

에피네프린의 방출은 운동 시 진통 작용에 관여하고 운동 후 면역세포 기능 개선에 관여하는 프로엔케팔린 오피오이드 펩타이드(예를 들어, 펩타이드 F는 엔케팔린 단편 중 하나임)의 방출과 일치한다(그림 8-13). 훈련을 받지 않은 남성은 고강도 운동을 할 때 프로엔케팔린 펩타이드 F와 에피네프린 수치가 크게 증가한다.[72] 반대로, 고도로 훈련된 중거리 달리기 선수는 휴식 시 더 높은 농도(거의 두 배 이상)를 보이며, 이는 최대 강도 이하의 운동 중 진통 효과를 활용하고 회복하는 것을 의미한다. 두 그룹 모두 면역세포 기능 반응을 돕기 위해 회복 시 펩타이드 F 농도가 증가했다.

연구자들이 제안한 회복 과정에서의 펩타이드 F의 상승은 부분적으로 면역 세포와의 상호작용에 기인한다. Triplett-McBride 등의 연구[110]에서는 펩타이드 F와 B 세포의 활동 사이의 관계가 이 개념을 뒷받침한다는 사실이 입증된다. 추가 연구에 따르면, 펩타이드 F는 면역 세포를 포함하는 혈액의 완두콩 크기의 흰자위에서 발견된다.[12,61] 따라서 부신은 스트레스에 대한 반응으로 활성화될 뿐 아니라, 기초 수준과 스트레스 회복 과정에서 면역세포 활성화와 면역세포의 회복과 치유 역할에 필수적인 것으로 보인다.

운동의 역할, 반응, 적응

에피네프린과 노르에피네프린은 일반적으로 최대 산소 소비량의 약 50%에서 증가한다. 운동 강도가 최대 수준까지 진행됨에 따라 기하급수적으로 증가한다. 반감기가 약 1~2분에 불과하기 때문에 에피네프린은 회복 후 처음 몇 분 내에 휴식 상태의 농도로 돌아간다. 흥미롭게도, 짧은 휴식 저항 훈련 프로토콜과 같이 운동 스트레스가 충분히 큰 경우, 에피네프린은 운동 후 최대 5분 동안 상승된 상태를 유지할 수 있다. 도파민도 증가할 수 있는데, 이는 에피네프린으로의 전환이 불완전하거나 생합성 경로에 백업이 존재한다는 것을 의미하며, 이는 효소의 산성 불활성화로 인해 발생할 수 있다. 훈련에 대한 카테콜아민의 적응은 최대 심박수 반응과 유사한 최대 하중 운동 반응의 감소를 보여준다. 또한 최대 심박수 운동 강도에서 프로엔케팔린 오피오이드의 감소와 함께 최대 심박수 운동 시 더 큰 반응을 보이며, 이는 더 많은 에피네프린 분비를 가능하게 하고 최대 요구량을 충족하기 위한 것이다.[20,64]

부신피질

부신피질(adrenal cortex)은 미네랄코르티코이드(알도스테

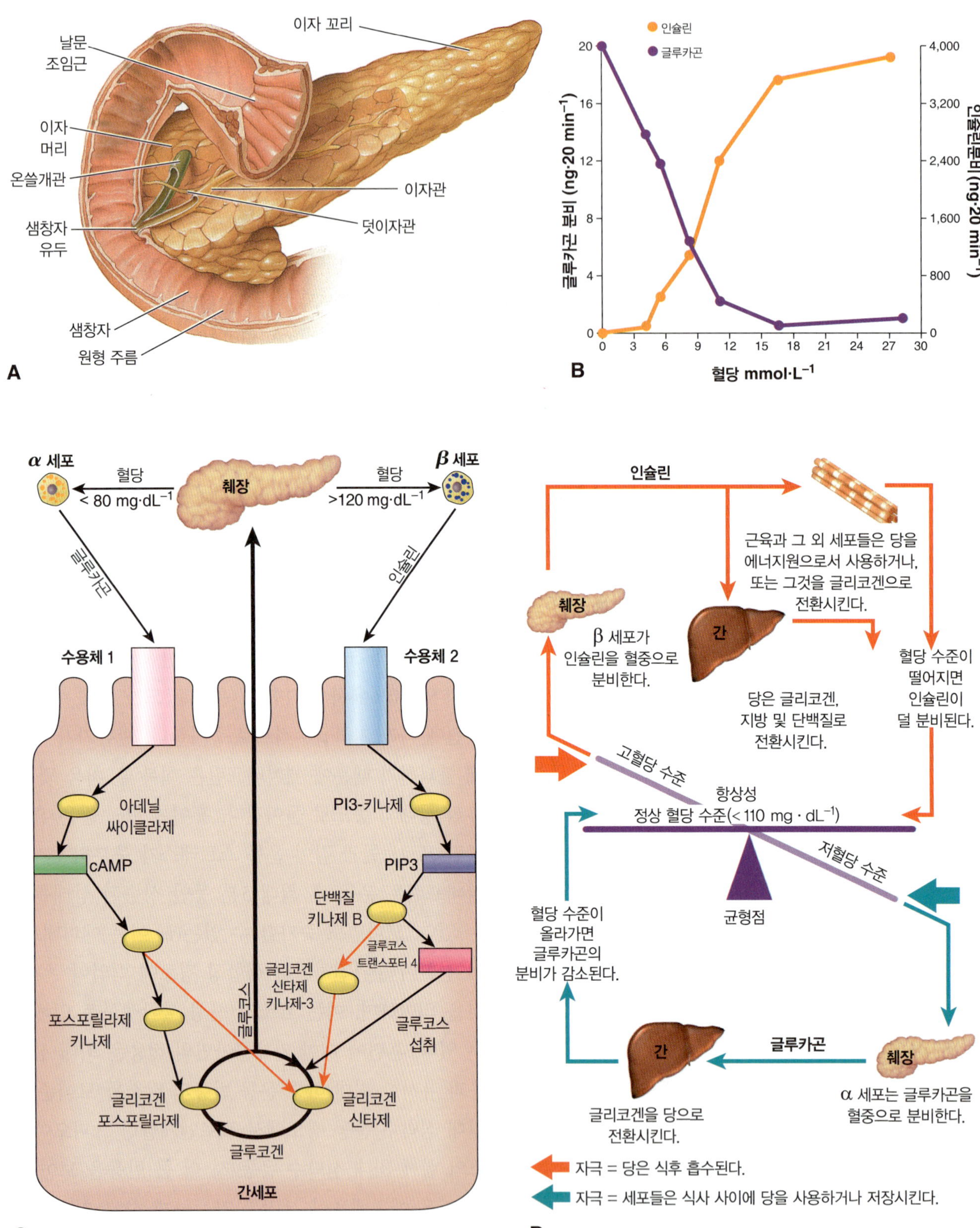

그림 8-20 포도당 대사의 조절과 제어는 신체에서 가장 중요한 항상성 기능 중 하나이며, 운동에 대한 반응으로 글루카곤과 인슐린의 합성과 방출을 제어함으로써 운동 요구를 충족할 수 있다. (A) 췌장(Anatomical Chart Co.에서 제공한 자료). **(B)** 글루카곤과 인슐린 분비. **(C)** 혈당에 대한 글루카곤과 인슐린의 반응. **(D)** 혈당 농도를 유지하기 위한 글루카곤과 인슐린의 작용.

론)와 글루코코르티코이드(코르티솔)를 모두 생성한다(그림 8-20C). 부신 안드로겐은 부신피질의 **망상층**(*zona reticularis*)에서 생성되며, 여성의 경우 부신피질은 단백 동화작용을 하는 테스토스테론과 테스토스테론 전구체의 주요 합성 부위이다. 코르티솔은 포도당/글리코겐을 보존하는 역할과 단백질 분해 과정에 관여하는 역할 때문에 "이화작용" 호르몬으로 불리기도 한다.

글루코코르티코이드

코르티솔은 부신피질에 있는 **다발층**(*zona fasciculata*)에서 분비되는 인간 내의 주요 글루코코르티코이드이다. 앞서 언급했듯이, 코르티솔 분비는 뇌하수체에서 분비되는 POMC 전구체로부터 분리되어 분비되는 호르몬 ACTH에 의해 자극된다. 코르티솔의 약 10%는 유리 상태이고, 따라서 생체 활성을 지니고 있으며, 나머지는 혈장 단백질, 주로 코르티코스테로이드 결합 글로불린(**트랜스코르틴**이라고도 함)에 결합되어 혈액 내 반감기를 연장한다. 코르티솔은 체내 거의 모든 세포에 존재하는 글루코코르티코이드 수용체와 상호작용한다. 코르티솔은 글루코코르티코이드이므로 포도당 대사에 관여한다. 그것은 여러 가지 과정을 자극하여, 함께 작용하여 혈중 포도당 농도를 정상 범위로 유지하고 증가시키는 데 도움을 준다. 이러한 작용에는 탄수화물이 아닌 전구체, 즉 아미노산과 지질로부터 포도당을 합성하는 당생성 작용이 포함된다. 코르티솔은 이 대사 과정에 관여하는 효소를 강화한다. 또한 당생성에 사용될 아미노산의 방출을 촉진한다. 뿐만 아니라 코르티솔은 근육이나 지방 조직으로의 포도당 흡수를 제한한다. 이 모든 것은 케톤 생성 식이요법을 하지 않는 경우, 뇌와 신경계의 주요 에너지 공급원인 포도당을 보존하기 위한 것이다. 케톤은 에너지 생산에 더 중요한 역할을 한다. 포도당 합성을 위한 대체 기질(예: 아미노산, 글리세롤)을 제공함으로써 글리코겐과 포도당을 보존한다. 코르티솔은 또한 다른 수용체와 교차 반응을 일으키는데, 가장 중요한 것은 안드로겐 수용체와의 교차 반응으로, DNA 조절 요소의 동일한 서열 중 일부에 결합하여 단백질 합성 신호를 차단한다.

또한 코르티솔은 염증 과정이 너무 심해질 때(예: 근육 손상) 면역세포 활동을 억제하여 항염 기능을 수행한다. 코르티코스테론 약물은 이러한 목적으로 사용되어 천식, 관절염 또는 자가면역 질환과 같은 염증성 질환을 치료하는 데 도움이 된다. 그러나 단백질 합성에 부정적인 영향을 미치기 때문에 이러한 약물을 사용할 때는 주의해야 한다. 이는 스포츠 의학에 영향을 미치며, 코르티손(코르티솔의 가까운 친척) 주사가 예전만큼 인기가 없는 이유이기도 한다. 코르티손 주사로 인한 높은 글루코코르티코이드 농도는 뼈 발달과 상처 치유를 감소시키고 다른 여러 가지 생리 기능에 부정적인 영향을 미칠 수 있다. 과도한 자연적인 코르티솔 생산을 쿠싱병이라고 한다.

운동 역할, 반응, 적응

운동은 최대 산소 소비량의 약 70%에서 2% 이상으로 증가하는 코르티솔 농도를 증가시킨다.[82] 대부분의 저항 운동 프로토콜은 충분한 양 또는 총 운동량과 강도를 가진 경우 코르티솔의 혈중 농도를 증가시킨다. 종종 운동 후 회복 기간인 운동 후 5분에서 30분 동안 증가가 관찰될 수 있다. 휴식 시 농도가 높으면(예: 450 nmol · L^{-1} 이상), 급성 운동 반응에 더 큰 자극이 필요한다. 흥미롭게도, 코르티솔이 운동선수들의 과도한 훈련을 감지하는 데 중요한 역할을 하는 것으로 밝혀졌지만, 코르티솔 수치가 상승하는 것은 이미 과도한 훈련 상태에 있는 이후에 발생하기 때문에, 코르티솔은 예측 가능하거나 유용한 지표가 되지 못했다. 거의 모든 격렬한 운동은 휴식 중 코르티솔 수치를 증가시켜 신체가 제한된 글리코겐 저장량을 보존하는 데 도움이 된다. 또한 근육 조직 손상으로 인한 염증 반응의 정도를 줄이는 데 관여한다. 짧은 휴식 시간과 고강도를 특징으로 하는 격렬한 웨이트 트레이닝 운동 프로토콜에 반응하여, 회복 중 혈중 코르티솔 수치는 1,000 nmol · L^{-1}을 훨씬 초과하여 증가한다. 이것은 일반적으로 혈중 젖산 농도를 14 mmol · L^{-1} 이상으로 증가시키는 운동과 관련이 있다. 따라서 이러한 운동은 매우 스트레스가 심하므로 휴식일 또는 휴식 일수를 따라야 한다.[73,107] 코르티솔 농도가 24시간 이내에 정상 범위로 돌아오지 않으면 회복이 아직 완료되지 않은 것이다. 따라서 이러한 운동을 할 때는 완전한 회복 기간을 갖는 것이 중요하고 필요하다는 것을 알 수 있다.

속성 검토

- 부신은 수질(medulla)을 둘러싸고 있는 피질(cortex)로 구성되어 있다.
- 부신수질은 에피네프린, 노르에피네프린, 도파민과 같은 카테콜아민을 분비한다.
- 운동은 강도에 따라 카테콜아민을 증가시킬 수 있다.
- 근육의 힘 생성은 베타-2 수용체를 통해 에피네프린의 영향을 받으며, 칼슘 역학에 미치는 영향, 그 결과, 액틴과 미오신 필라멘트의 상호작용이 더욱 빠르게 일어나 더 큰 힘이 발생한다.
- 부신수질은 또한 스트레스에 대한 진통 작용을 제공하고 면역 기능을 강화하는 오피오이드 펩타이드(엔케팔린)를 분비한다.
- 운동은 운동의 강도나 지속 시간이 증가함에 따라 카테콜아민을 증가시킨다. 가장 높은 농도는 강도 높은 운동이나 최대 운동에서 관찰된다.
- 부신피질은 ACTH에 의해 자극된 후 코르티솔을 분비한다.
- 고강도 운동은 코르티솔 수치를 증가시킬 수 있으며, 훈련으로 인해 휴식 시 코르티솔 농도가 감소한다.
- 코르티솔은 회복 부족으로 인해 높은 농도로 유지되면 세포와 조직에 이화 작용을 할 수 있다.

미네랄코르티코이드

단백 동화작용과 이화작용에 대한 논의에서 종종 간과되곤 하지만, 알도스테론은 부신피질의 **사구체외층**(*zona glomerulosa*)에서 생성되는 또 다른 중요한 스테로이드 호르몬이다. 알도스테론은 혈액 내의 수분 균형과 전해질(예: 나트륨과 칼륨)을 조절하는 데 도움이 되는 호르몬 그룹인 미네랄코르티코이드이다.[6] 알도스테론은 신장의 세뇨관과 집수관을 조절하는 수용체에 결합한다. 안지오텐신 II, 부신피질자극호르몬(ACTH) 및 국소 칼륨 농도는 모두 알도스테론 분비를 자극한다. 알도스테론은 신장에 나트륨을 유지하고 칼륨을 분비하도록 신호를 보내며, 이처럼 중요한 호르몬 역할 중 하나를 수행한다. 전해질 농도의 이러한 변화는 함께 수분 보유량을 증가시켜, 결과적으로 혈액량과 혈압을 증가시킨다. 알도스테론은 또한 신장의 집수관 내 삽입된 세포에 의한 H^+ 분비를 자극함으로써 산-염기 균형을 조절한다. 이것은 중탄산염 농도를 조절하여 산-염기 균형을 조절하는 데 도움이 된다. 또한 뇌하수체 후엽에 작용하여 아르기닌 바소프레신(항이뇨호르몬이라고도 함)의 분비를 촉진하여 신장에서 수분을 유지하게 한다. 이러한 다양한 메커니즘의 역동적인 균형이 체액량과 혈압을 조절한다. 흥미롭게도, 알도스테론은 혈액에서 측정된 나트륨의 재흡수량의 약 2% 만을 차지하지만, 체내 나트륨 수치를 미세하게 조절하는 데 중요한 역할을 한다.

운동 역할, 반응, 적응

알도스테론은 운동 스트레스를 받는 동안 체액과 전해질 조절에 중요한 역할을 한다. 운동으로 인한 안지오텐신-레닌 시스템의 혈압 조절에 미치는 영향은 잘 알려져 있다.[13,29,111] 운동에 대한 반응은 운동 강도와 관련이 있으며, 가벼운 강도의 운동에서는 낮은 농도가 관찰된다. 훈련을 통해 더 높은 강도로 운동을 수행할 수 있는 능력이 향상된다. 결과적으로, 훈련 후 최대 운동 강도에서 알도스테론 농도는 훈련 전보다 같은 강도에서 더 높다. 생리학적 요구가 더 많고 강도가 더 높은 운동일수록, 물과 전해질 조절에 대한 요구가 더 크다.[37] 결과적으로, 운동의 강도와 양은 알도스테론 분비에 대한 핵심 신호이다. 세트와 운동 사이에 긴 휴식 시간(3~5분)을 둔 고강도 저항 운동(예: 3~5 RM 저항 세트)을 하면 알도스테론의 반응이 최소화된다. 따라서 이러한 프로토콜은 체액과 전해질 균형에 거의 영향을 미치지 않았다. 그러나 저항 훈련이 중간 강도(예: 8~12 RM 저항)의 보디빌딩 운동처럼 설계되고 세트와 운동 사이에 짧은 휴식 시간(1~2분)이 있는 경우, 체액 조절에 대한 요구가 훨씬 더 커지기 때문에 알도스테론 메커니즘이 다시 작동한다. 따라서 증가된 알도스테론 분비의 필요성을 결정하는 것은 수행되는 저항 운동 프로토콜의 유형과 그것이 체액과 전해질 조절(예: 땀 흘림과 수분 상태)에 미치는 영향이다.

속성 검토

- 알도스테론은 나트륨과 칼륨의 조절과 관련된 주요 미네랄코르티코이드이다.
- 알도스테론은 또한 혈액의 산-염기 상태, 혈액량에 영향을 미치고, 나트륨과 칼륨의 보유를 조절함으로써 혈압을 조절하는 데 도움을 준다.
- 뇌하수체 후엽은 아르기닌 바소프레신(항이뇨호르몬이라고도 함)의 분비를 자극하여 신장이 수분을 보유하게 하고, 이것은 또한 혈압 조절에 영향을 미친다.
- 고강도 훈련은 최대 운동 강도에서 알도스테론 수치를 증가시키고, 훈련 후에는 더 높은 수치를 유지한다.
- 생리학적 요구가 더 많고 고강도 운동을 하면, 물과 전해질 조절에 대한 요구가 더 커진다.

췌장 호르몬

췌장은 소장 옆의 상복부에 위치해 있다. 췌장은 인슐린 호르몬의 동화작용부터 혈당 조절, 당뇨병과 같은 질병 과정에 이르기까지 많은 생리 기능에 필수적인 역할을 한다. 췌장액은 위장에서 소장으로 넘어가는 위산을 중화시키는 데 도움이 되는 소화효소를 포함하고 있으며, 소화관에서 단백질, 탄수화물, 지방을 분해하는 과정을 돕는다. 운동생리학 분야의 모든 논의와 관련이 있는 췌장은 인슐린, 글루카곤, 소마토스타틴과 같은 호르몬을 분비한다. 랑게르한스 섬은 글루카곤과 인슐린을 분비하는 췌장의 특수 세포이다.

글루카곤은 혈당이 떨어지기 시작할 때 혈당을 높이는 데 도움이 되는 반면, 인슐린은 혈당 수치가 높을 때 세포가 혈당을 흡수하도록 한다. 췌장의 다양한 세포 유형은 분비물 생산에 다음과 같이 다른 역할을 한다.

- 베타세포는 혈당 수치가 높을 때 인슐린을 분비하여 혈당 수치를 낮추며, 이 세포는 성인 췌장의 섬세포의 약 60%에서 80%를 차지한다.
- 알파세포는 글루카곤을 분비하는데, 이 물질은 혈당이 낮을 때 혈당 농도를 증가시킨다. 이 세포는 췌장의 약 15%에서 20%를 차지한다.
- 델타세포는 소마토스타틴을 분비하는데, 이 물질은 인슐린과 글루카곤의 내분비 방출을 억제한다. 이 세포는 췌장의 약 5%에서 10%를 차지한다.
- PP 세포는 췌장액의 분비를 억제하기 위해 췌장 폴리펩타이드를 분비한다. 이 세포는 췌장세포의 약 1%를 차지한다.

전형적인 내분비 피드백 메커니즘은 인슐린과 글루카곤의 상호작용으로, 이 두 가지 물질이 함께 혈당 농도를 조절한다(그림 8-20).

당뇨병과 대사증후군

당뇨병이 있는 사람은 인슐린을 생산하지 못하거나 인슐린을 사용하는 데 어려움을 겪는다. 당뇨병은 인슐린 농도가 낮거나 인슐린 저항성으로 인해 발생하는 고혈당증(혈중 포도당 농도 상승)이 특징이며, 이로 인해 인슐린이 세포에 정상적으로 작용하지 못하게 된다. 췌장의 베타세포는 혈중 포도당 농도를 낮추는 데 필요한 충분한 인슐린을 생산하는 데 문제가 있으며, 이것이 질병의 근본 원인이다. 당뇨병에는 1형, 2형, 그리고 임신성 당뇨병의 세 가지 유형이 있으며, 임신성 당뇨병은 일반적으로 임신 중에 발생한다. 각 유형의 당뇨병은 치료하지 않으면 심각한 건강상의 합병증을 유발할 수 있다. 1형은 일반적으로 어린이와 젊은 성인에게서 발견되기 때문에 청소년 당뇨병이라고도 한다. 이 유형의 경우, 췌장의 베타세포가 필요한 양의 인슐린을 생성하지 못한다. 인슐린 저항성은 제2형 당뇨병의 특징이다. 인슐린이 근육과 같은 표적세포에 영향을 미치도록 하는 저항성이 있기 때문이다. 따라서 세포는 포도당의 흡수와 저장을 막는 인슐린과 그 효과에 반응하지 않았다. 제2형 당뇨병의 베타세포도 최적의 기능을 발휘하지 못한다. 제1형 당뇨병과 제2형 당뇨병은 완치가 불가능하지만, 종합적인 약물 치료, 식이요법, 운동 프로그램으로 치료할 수 있다. 제1형 당뇨병을 관리하려면 식이요법과 생활 습관 개선과 함께 인슐린 주사가 필요하다. 제2형 당뇨병은 생활 습관 개선, 운동, 식이요법(예: 저탄수화물 식단)과 인슐린 주사를 병행하여 관리할 수 있다.

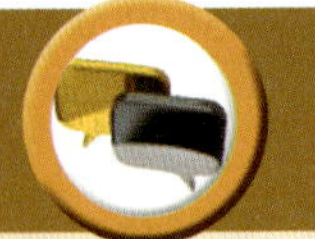

글상자 8-7
전문가 관점

대사증후군

Jeff S. Volek, PhD, RD
교수
인간과학부
오하이오 주립대학교
오하이오주 콜럼버스

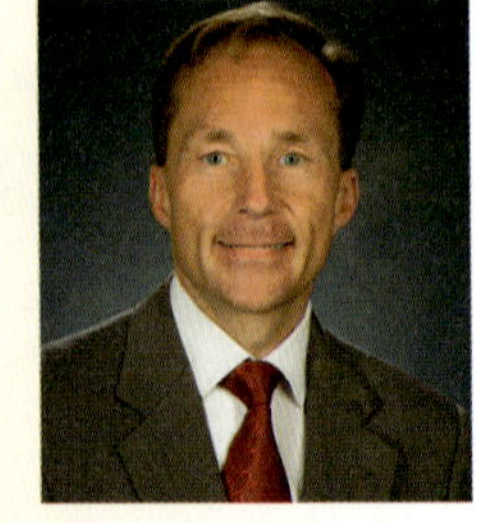

대사증후군(MetS; 인슐린 저항성 증후군이라고도 함)은 비만, 당뇨병, 심혈관 질환에 걸리기 쉬운 사람들의 특징을 나타내는 지표의 집합이다. MetS의 정의와 유용성에 대해서는 논란이 있지만, 대부분의 연구자들은 고인슐린혈증/인슐린 저항성이 MetS의 공통된 특징이라는 데 동의한다. 또한 인슐린 신호 전달의 다양한 하류 효과의 손상은 MetS의 특징에 대한 그럴듯한 메커니즘을 제공한다. MetS의 임상적 중요성은 인슐린 저항성과 당뇨병 전증 상태가 심혈관 질환과 조기 사망의 숨겨진 위험을 나타낸다는 것이다. 이 개념은 치료에 대한 일반적으로 합의된 전략이 없지만, 진단 실무의 중요한 특징으로 남아 있다. 최근에 저희는 전통적으로 MetS를 정의하는 데 사용되는 생물학적 지표가 식이 탄수화물 제한에 의해 개선되는 지표와 정확히 일치한다고 제안했다. 이러한 지표에는 비만(과체중, 체질량지수[BMI], 허리둘레), 높은 포도당 및 인슐린 수치, 낮은 고밀도지단백 콜레스테롤(HDL-C), 높은 중성지방(TG) 등이 포함된다. 이러한 발견은 어떤 형태의 탄수화물 감소 식단이 증후군 치료에 합리적인 첫 번째 접근법임을 시사한다.

최근 연구에 따르면 저탄수화물 식단에 대한 인식에 패러다임의 변화가 일어나고 있다. 포도당은 췌장에서 인슐린 분비를 촉진하는 주요 물질이다. 인슐린의 다양한 효과는 인슐린이 일반적으로 신진대사 작용을 한다는 것을 의미한다. 이러한 효과에는 GLUT4 수용체의 모집을 통한 말초 포도당 흡수 촉진, 글리코겐 분해, 포도당 생성, 지방 분해 억제, 글리코겐 저장 및 단백질 합성 촉진 등이 포함된다. 탄수화물 제한에 기반한 전략의 근거는 식이 포도당의 감소가 인슐린 조절을 개선하고 이 신진대사 상태를 더 잘 조절할 수 있게 한다는 것이다. 좀 더 구체적으로 말하자면, 탄수화물 제한의 원칙은 인슐린을 낮게 유지함으로써 신진대사가 저장보다는 지질 산화에 치우치게 한다는 것이다. 따라서 계속되는 고인슐린혈증은 식이 지방이 산화되기보다는 저장되는 상태에 놓이게 하고, 특히 포화지방의 동맥경화 유발 효과가 더 쉽게 나타날 수 있게 한다는 결론을 내릴 수 있다. 저탄수화물 식이요법을 하면 지방생성(지방산 합성)이 현저하게 억제되어, 식이 지방의 흡수 후 관리가 개선되어, 지단백질 대사 및 기타 동맥경화성 과정에 미치는 악영향을 줄일 수 있다.

MetS와 당뇨병 치료에서 탄수화물 제한은 명백하고 직관적인 접근법이다. 실험적으로 식이 탄수화물을 줄이는 것이 저지방 식단보다 혈당 조절이 더 잘 되고, 헤모글로빈 A1c가 더 많이 감소하며, 약물 복용량을 더 안정적으로 줄일 수 있다는 것이 일반적으로 인정되고 있다.[1] MetS와 당

인슐린 저항성이 포도당과 인슐린의 농도를 높이면, 대사증후군과 제2형 당뇨병이 발생할 수 있다. 대사증후군은 심혈관 질환과 당뇨병의 위험에 영향을 미칠 수 있는 다양한 의학적 상태를 한데 묶은 용어이다(예: 고혈압, 중성지방과 고밀도 LDH 같은 지질 농도, 높은 인슐린 농도, 복부 지방, 과체중, 높은 체지방). 운동과 식이요법은 대사증후군을 치료하는 데 사용되는 두 가지 주요 요인이다(글상자 8-7).

운동 역할, 반응, 적응

운동을 하면 일반적으로 혈중 인슐린 농도가 감소하는 것을 관찰할 수 있다. 인슐린이 감소하면 간은 간 글리코겐(글루코오스의 저장 형태)의 분해로 인해 혈류로 포도당을 방출하도록 자극을 받는다. 따라서 인체에서 가장 엄격하게 조절되는 변수 중 하나인 혈당 농도를 유지할 수 있다. 급성 운동 반응으로, 운동 전후에 탄수화물 또는 탄수화물과 단백질을 섭취하면 인슐린이 증가한다. 따라서 칼로리와 탄수화물은 혈중 인슐린 농도를 증가시킨다. 인슐린은 또한 소량의 탄수화물 섭취로 단백질 합성을 촉진하는 강력한 역할을 한다.

훈련을 통해 목표 조직은 인슐린의 효과에 더 민감해지고 인슐린 저항성은 감소한다.[7] 이러한 효과를 설명하기 위해 수많은 분자 메커니즘이 제안된다. 장기간 고강도 운동 훈련은 중강도 또는 저강도 운동과 비교했을 때 인슐린 작용에 더 오래 지속되는 이점을 보여준다. 심지어 노년층에서도 마찬가

뇨병 환자의 치료에 저탄수화물 전략을 적용하는 데 있어 장애물은 전통적으로 심혈관 질환(CVD)의 위험에 대한 우려였다. 가장 큰 우려는 식단에서 탄수화물을 제거하면 식이 지방, 특히 포화지방으로 대체되어 심혈관 질환의 위험이 증가할 수 있다는 것이다. 이와는 대조적으로, 최근 연구에 따르면 식이 탄수화물을 줄이면 체중 감소 없이도 심혈관 질환의 지표가 크게 개선된다는 사실이 입증된다.

역사적으로 탄수화물 제한은 체중 감량을 위한 방법으로 여겨져 왔으며, 저밀도지단백콜레스테롤(LDL-C)과 심장 질환 위험에 대한 우려 때문에 의심을 받아 왔다. 식이 탄수화물의 감소는 오랫동안 죽종성 이상지질혈증을 개선하는 것으로 알려져 왔다. 즉, HDL-C를 증가시키고 혈장 중성지방을 감소시킨다. 반면에, 저지방 식단은 일반적으로 총 콜레스테롤과 LDL-C를 낮춘다. LDL-C의 위험 요인과 이상지질혈증 사이의 관계는 이제 LDL-C의 동맥경화 유발성이 입자 크기에 크게 의존하고, 입자 크기가 식이 탄수화물과 밀접한 관련이 있다는 인식으로 인해 복잡해졌다. 또한 아포지단백질과 같은 다른 지표가 콜레스테롤 유형의 수준보다 더 정확한 예측 지표일 수 있다. 특히, apoB/apoA-1 비율이 가장 정확한 지표로 제안된다. 또한 탄수화물의 섭취를 제한할 때 지방의 섭취가 증가하기 때문에 지방산 종류, 주로 포화지방에 대한 문제도 있다. 이로 인해 지단백질 대사에 대한 잠재적인 유해 영향과 심혈관 질환 위험에 대한 우려가 제기된다.

여러 연구에서 저탄수화물 식단이 심장 질환의 표준 및 새로운 바이오마커에 미치는 영향을 평가했다. 최근 연구에서 밝혀진 바에 따르면, 탄수화물을 제한하는 것은 저지방 식단에 비해 비만 감소, 혈당 조절 및 인슐린 민감성 개선, 그리고 유리한 중성지방, HDL-C, 총 콜레스테롤/HDL-C 비율 반응 유도 측면에서 여러 가지 이점이 있다. 이러한 MetS 지표 외에도 저탄수화물 식단은 죽종성 이상지질혈증과 심혈관 질환의 위험을 나타내는 대체 지표인 식후 지질혈증, apo B, apo A-1, apo B/apo A-1 비율, LDL 입자 분포, 아디포카인, 염증 지표, 흡수 후 및 식후 혈관 기능에 더 긍정적인 반응을 보인다. 최근 연구에서 우리는 3가지 포화지방 섭취량을 늘리면, 저탄수화물 식단은 저지방 식단에 비해 순환하는 포화지방산의 양을 지속적으로 감소시키는 것으로 나타났다. 저탄수화물 식단에서 순환하는 포화지방산의 감소는 식단과 내인성 지방분해에 의한 포화지방산의 산화 증가와 새로운 지방생성 감소 때문일 가능성이 크다.

요약하면, 탄수화물 제한은 일반적으로 대사증후군과 관련된 생리적 지표, 즉 공복 혈당과 인슐린 수치, 특히 고중성지방과 저고밀도지단백질을 특징으로 하는 동맥경화성 이상지질혈증을 개선하는 데 효과적이다. 이러한 효과는 혈장 내의 포도당과 인슐린 수치, 그리고 MetS의 근본적인 특징인 고인슐린혈증/인슐린 저항성의 개선. 비만, 당뇨병, MetS의 유행이 지속되고 있다는 사실은 이 유행병과 동시에 발생하는 저지방 식이 권장 사항에 대한 대안이 모색되어야 함을 시사한다. 이 리뷰는 체중 감량과는 별개로 건강을 위한 일반적인 처방으로서 탄수화물 제한을 새로운 관점에서 고려할 때, 이러한 대안이 적절하다는 것을 시사한다.

참고문헌

1. Arora SK, McFarlane SI. The case for low carbohydrate diets in diabetes management. *NutrMetab(Lond)*. 2005;2:16.

지이다.[80,88] 반대로, 저강도 운동 훈련은 훈련 효과가 덜 안정적이다. 근육의 포도당 흡수 개선은 혈역학적인 적응, 신호전달 구성 요소의 세포 단백질 함량 증가, 포도당 수송과 신진대사에 필요한 분자와 관련이 있을 수 있다.[26] 인슐린은 또한 탄수화물에 의해 조절되는 신호를 통해 단백질 동화에 극적인 영향을 미친다. 단백질 동화작용은 근육의 단백질 합성을 촉진하는 과정이다. 근력 운동은 제2형 당뇨병을 앓고 있는 고령자에서도 근육 기능과 전신 인슐린 민감성을 개선하는 것으로 나타났다.[10,17]

인슐린의 효과에 대한 리뷰에서 Ho et al., [39]은 다음과 같이 결론을 내렸다.

1. 운동과 인슐린은 모두 포도당 수송, 글리코겐 대사, 단백질 합성 증가를 촉진하고 근육 크기의 장기적인 증가를 촉진하는 데 도움이 된다.
2. 이러한 효과는 표준 및 새로운 신호 전달 경로를 통해 매개된다.
3. 중간 대사 및 적응 반응의 조절에 있어 운동과 인슐린의 추가 효과는 건강과 질병 모두에 광범위한 영향을 미친다.
4. 운동 훈련은 운동 능력을 향상시킬 수 있지만, 만성적인 훈련은 제2형 당뇨병과 같은 상태에서 관찰되는 대사적 결함을 예방하거나 되돌릴 수도 있다.

갑상선

갑상선은 생리 기능을 매개하는 신체의 많은 생화학 반응에 필수적인 보조 인자인 갑상선 호르몬(티록신 또는 T-3, 트리요오도티로닌 또는 T-4)을 분비한다. 요오드는 이러한 호르몬의 합성에 필요한다. 요오드는 식단 외에도 여러 가지 비타민 형태로 섭취할 수 있으며, 요오드화 식염에 첨가되는 경우가 더 일반적이다. 갑상선 호르몬은 기초 대사율을 높이는 역할을 한다. 이 호르몬은 단백질 합성 반응에 필수적이며, 베타-아드레날린 수용체 수준에서 에피네프린의 효과를 증가시킨다. 이들은 인간 세포의 성장과 발달에 중요한 역할을 한다. T-3는 심장 박출량과 환기율 증가와 같은 심혈관계 기능의 변화를 유도하는 데 중요한 역할을 한다. 갑상선 기능 저하증으로 진단받은 사람들의 경우, 갑상선 호르몬이 충분히 생성되지 않는다는 것을 의미한다. 이러한 경우, 신진대사가 느려지고, 과도한 체중 증가를 비롯한 여러 가지 증상이 나타난다.

운동 역할, 반응, 적응

T-3와 T-4 및 기타 갑상선 호르몬의 급성 운동 유발 반응은 실험에서 증가, 감소 또는 휴식 상태에서 운동 유발 변화가 유의미하지 않음을 관찰한 바와 같이 여러 번 일관되지 않았다. 갑상선 호르몬은 일반적으로 최대 산소 소비량의 70% 이상인 유산소 운동으로 증가한다.[34] 이러한 차이의 원인은 다양한 실험 설계 때문일 수 있다.

연구들 사이에 존재하는 많은 불일치들은 오래전 크로트키에프스키와 동료 연구자들에 의해 예언적으로 지적된다.[76] 그들은 "이전 보고서들 간의 일치하지 않는 점은 아마도 지방산 간섭에 다소 민감한 방법과 갑상선 호르몬이 급성 작업 중 그리고 신체 훈련 전후에 다르게 변화하는 것과 같은 방법론적 차이로 인한 것일 수 있다. 연구 기간도 중요할 수 있으며, 심지어 3개월은 갑상선 항상성에서 평형을 이루기에는 너무 짧은 기간일 수 있다."라고 말했다.

그러나 혈장 농도는 다양한 세포와 조직 내부의 갑상선 호르몬의 흡수와 사용으로 인해 분비를 대표하지 않을 수 있다. 그곳에서 그들은 다양한 대사 및 생화학 반응에 직접 관여한다.

부갑상선 호르몬

부갑상선 호르몬(PTH) 또는 파라토르모네는 갑상선 표면에 위치한 부갑상선에서 분비된다. 이 호르몬은 혈액 내 칼슘 농도를 증가시킨다. 반대로, 칼시토닌(갑상선의 여포상 세포에서 생성되는 호르몬)은 혈액 내 칼슘 농도를 감소시키고 뼈에 칼슘 침착을 증가시키는 작용을 한다. PTH는 순환계에 칼슘을 증가시키기 위해 기본적으로 세 가지 목표 영역에 영향을 미친다: (1) 뼈, 여기서 칼슘 방출을 자극한다; (2) 신장, 여기서 칼슘의 능동적 재흡수를 강화한다; 그리고 (3) 장, 여기서 비타민 D의 생산을 증가시키고 이 과정에 중요한 효소를 상향 조절함으로써 칼슘의 흡수를 증가시킨다. PTH는 칼슘 농도가 증가하면 호르몬 생산이 감소하는 부정적 피드백 시스템에 의해 조절된다.

뼈의 재형성 과정에서 뼈의 골전환은 필수적이다. 뼈 재형성이라는 용어는 골아세포에 의한 뼈의 형성과 골아세포에 의한 뼈 표면의 흡수를 의미한다. 이 과정에는 골아세포에 의한 뼈의 정상적인 분해와 혈액으로의 칼슘 방출인 흡수가 포함된다. PTH는 골아세포 전구세포에 영향을 미치면서, 수용체가 없는 골아세포를 간접적으로 자극한다. PTH는 뼈를 만드는 세포인 조골세포에 결합한다. 이 과정은 일상적인 스트레스와 부상으로 손상된 뼈를 회복하는 데 필수적이다. 뼈의 형성은 필수적인 과정으로, 뼈의 미네랄 밀도를 유지하거나 증가시키기 위해서는 운동이 필요하다. 뼈의 형성은 뼈가 성장하고 특정 뼈 표면에서 발생하는 뼈 형성 및 뼈 흡수로 인해 모양이 변하는 것을 말한다.

운동 역할, 반응, 적응

운동 강도가 높을수록 혈중 PTH 농도가 증가한다.[8,21] 이러한 증가의 원인은 혈중 칼슘 농도의 감소와 뼈의 재순환에 미치는 영향 때문인 것으로 여겨진다. 그러나 중등도의 장기간 운동은 PTH를 증가시키지만, 칼슘 농도의 변화는 상대적으로 적기 때문에 뼈에 미치는 장기적인 영향은 불분명한다. 무거운 저항 운동은 PTH와 뼈 성장에 영향을 미치기 때문에 뼈를 강화하는 효과적인 운동 유형으로 여겨져 왔다.[104] 체조와 같은 고강도 운동도 골밀도 증가에 효과적인

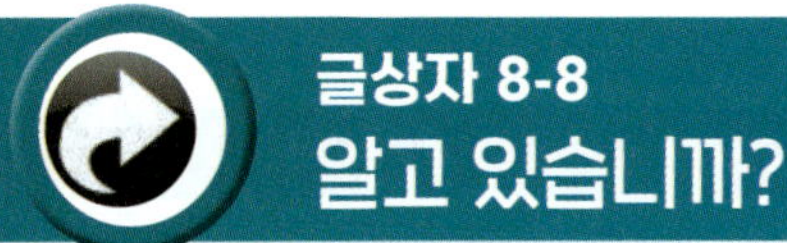

글상자 8-8
알고 있습니까?

골다공증

골다공증(osteoporosis)은 뼈의 무기질 밀도가 감소하여 골절 위험이 증가하는 질환이다. 골다공증은 흔히 "침묵의 질병"이라고 불린다. 왜냐하면 증상이 나타나기 전까지는 뼈가 부러지지 않기 때문이다. 골다공증은 뼈가 부러져 장애, 통증, 그리고 독립성의 상실을 초래할 때 그 심각성이 분명해진다. 체내 칼슘의 약 99%는 뼈에 저장되어 있다. 따라서 부갑상선 호르몬과 칼시토닌이 순환하는 칼슘 수치를 유지하는 데 미치는 영향은 뼈의 리모델링, 뼈의 밀도, 그리고 궁극적으로 골다공증 발병 위험에 영향을 미친다. 부갑상선 호르몬은 뼈에서 칼슘을 방출하고, 신장에서 칼슘의 재흡수를 증가시키며, 장에서 칼슘을 흡수함으로써 혈류 내 칼슘을 증가시킨다. 반면에, 칼시토닌은 뼈에 저장된 칼슘을 자극하고 신장에서 칼슘의 배설을 증가시킴으로써 혈중 칼슘 수치를 감소시킨다. 이러한 호르몬의 항상성은 뼈의 칼슘과 골밀도를 유지하는 데 반대되는 기능을 가지고 있기 때문에 골다공증의 발병 가능성에 영향을 미친다. 전문가들은 골다공증 발병 위험을 최소화하기 위해 칼슘, 단백질, 인, 비타민 D, 비타민 K가 풍부한 식단을 섭취하고, 건강한 체중을 유지하며, 체중을 지탱하는 운동을 하라고 권장한다.

속성 검토

- 갑상선은 갑상선 호르몬(티록신, 또는 T-4, 그리고 트리요오도티로닌, 또는 T-3)을 분비하는데, 이 호르몬은 우리 몸의 많은 반응에 필수적인 보조 인자이다.
- 요오드는 이 호르몬의 합성에 필요하다.
- 갑상선 호르몬은 기초대사율을 높이는 역할을 하며, 단백질 합성 반응에 중요한 역할을 한다.
- 낮은 수치는 "갑상선 기능 저하" 상태를 나타내며, 신진대사가 느려진다.
- 갑상선 호르몬의 운동 반응은 다양하며, 고강도 운동에서 더 일관되게 증가하는 것으로 관찰된다.
- PTH 또는 부갑상선 호르몬은 부갑상선에서 분비된다.
- PTH는 (1) 뼈에 영향을 미쳐서 칼슘 방출을 촉진하여 혈중 칼슘 농도를 증가시키고, (2) 신장에 영향을 미쳐서 칼슘의 능동적 재흡수를 촉진하며, (3) 장에 영향을 미쳐서 비타민 D의 생성을 증가시키고 이 과정의 핵심 효소를 상향 조절함으로써 칼슘 흡수를 증가시킨다.
- 고강도 운동의 경우, 혈중 PTH 농도가 증가한다.

자극을 제공한다. 이러한 개입은 노화와 골다공증으로 인한 뼈 손실을 막고, 우주 비행과 미세 중력 노출로 인한 극적인 뼈 손실을 상쇄하는 데 중요하다(글상자 8-8).

경쟁이 내분비 반응에 미치는 영향

중요한 경기나 시합을 앞두고 선수들이 겪는 생리적 각성에 대해 생각해 보면, 이 각성 현상은 내분비샘, 특히 에피네프린과 밀접한 관련이 있다. 싸움 또는 도피 현상은 특히 운동선수가 중요한 경기가 다가오고 있다는 것을 알고 있을 때 심리적 요소가 크게 작용할 수 있다. 데이비스 컵 경기에서 선수들은 연습 조건에 비해 에피네프린 농도가 훨씬 더 높은 것으로 나타났다. 따라서 운동선수들은 연습과는 상당히 다른 경쟁 환경의 싸움 또는 도피 반응을 다루어야 한다. 따라서 코치와 선수들은 훈련 중인 선수를 경기와 유사한 조건에 노출시켜 소위 말하는 경기 감각을 자극하려고 노력해 왔다. 이러한 상황에서는 경험이 중요하다. 왜냐하면 에피네프린이 급격하게 떨어지면 그 "우위"를 되찾기가 어렵기 때문이다(글상자 8-9).

속성 검토

- 내분비계는 경쟁을 위한 각성에 관여한다.
- 카테콜아민의 상승은 전신 아드레날린 효과를 유발한다.
- 호르몬의 상승은 운동이나 경쟁을 위한 준비 과정에 중요하다.
- 신체적 요구가 강할수록 준비 과정의 조정이 더 중요해진다.

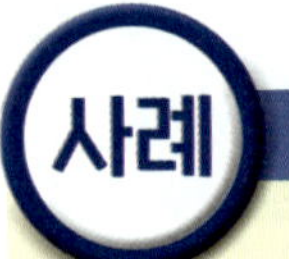

사례 연구

시나리오

당신은 메이저 대학의 야구 코치이고, 4년 동안 그 팀과 함께 일해 왔다. 당신은 메이저 리그에 진출할 가능성이 있는 두 명의 최고의 선수들에게 깊은 인상을 받았다. 어느 날, 사무실 의자에 앉아 각 선수의 커리어에 대해 생각해 보았다. 다음 주에 메이저 리그 스카우트가 방문할 예정이었기 때문에, 선수의 강점과 컨디셔닝 데이터를 포함한 선수 통계를 정리하고 있었다. 존은 대학 시절에 힘과 파워 면에서 꾸준히 발전해 왔지만, 지난 2년 동안 9 kg의 체중 증가와 그에 상응하는 타율과 홈런 생산량의 증가를 이룬 바튼보다 눈에 띄게 작았다. 그는 선수 생활 동안 어떤 약물 검사에서도 양성 반응을 보이지 않았고, 웨이트 트레이닝실에서 매우 헌신적인 선수였다. 메이저리그에서 단백 동화 약물 사용에 대한 논란이 일면서 스카우터들은 이것이 문제가 될 수 있는지 아니면 정상적인 성장인지 궁금해했다. 학부 시절 운동 과학 전공을 공부했던 때를 떠올려 보면 몇 가지 질문에 대해 다시 생각해 보고 싶을 것이다.

질문

1. 대학 야구 선수에게 이런 유형의 성장이 가능할까?
2. 약물 검사에서 검출되지 않는 약물을 복용하고 있을 가능성이 있을까?
3. 단순히 탄탄한 영양 섭취와 건전한 훈련으로 가능한 것인가?
4. 스카우트들은 그가 약물을 사용하고 있는지 알고 싶어 했다. 만약 그렇다면 그의 팀 동료를 지명하는 것이 더 나을 수도 있기 때문이다. 어떻게 생각하는가?

옵션

생각해 보면, 체중이 이렇게 많이 증가하면 키도 어느 정도 커져야 하지 않을까? 테스토스테론과 에스트라디올 수치가 증가하면 시상하부와 뇌하수체가 일시적으로 조절되어 성장 호르몬/인슐린 유사 성장인자(IGF-I)가 더 많이 생성되어 청소년기 중반의 성장 급증을 촉진한다는 것을 기억할 것이다. 그러나 몇 년이 지나면 이러한 성 호르몬이 장골의 골단(epiphyseal)을 융합시켜 선형 성장을 멈추게 한다. 바튼은 지난 2년 동안 몇 인치(cm) 성장했고 수염도 길어졌다. 또한 몇몇 선수들은 크레아틴 보충제를 복용하고 있다. 이러한 요인으로 인해 바튼이 성장기 말기에 신체 크기를 늘리는 데 도움이 되는 성장 호르몬을 투여받았다고 결론을 내릴 수 있다. 바튼의 웨이트 트레이닝에 대한 헌신과 함께 이러한 성장으로 인해 바튼이 불법적인 인체 강화 보조제를 사용하지 않았을 가능성이 높다고 결론을 내릴 수 있다.

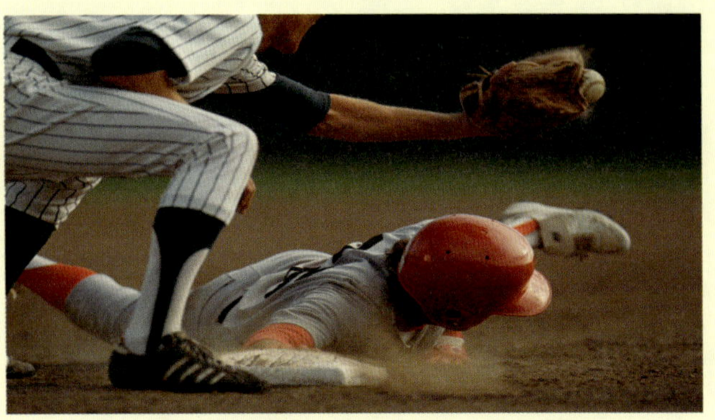

시나리오

당신은 고등학교 테니스 코치이고, 학교의 근력 및 컨디셔닝 전문가가 오프 시즌 프로그램을 위해 선수들을 훈련시킬 시간을 정해달라고 요청했다.

질문

1. 테니스 연습에서 근력 및 컨디셔닝 활동에 이르기까지 다양한 요소를 훈련하는 데 가장 적합한 시간대가 있는가? 그렇다면 그 이유는 무엇일까?
2. 훈련할 시간대를 결정할 때 무엇을 고려하는가?

옵션

호르몬에 대한 기본적인 이해를 통해 많은 호르몬이 일주기 리듬을 가지고 있다는 것을 기억한다. 운동에 대한 호르몬 반응의 영향과 규모는 하루 중 다른 시간에 따라 다를 수 있다. 일부 호르몬은 아침에 낮게 시작하여 하루 중 나중에 그리고 밤에 최고조에 달한다. 그러나 깨어 있음/수면 주기가 훈련의 질에 영향을 미치지 않는 한, 훈련하기에 가장 좋은 시간대를 보여주는 연구는 없다는 것을 기억한다. 그러나 성과는 일반적으로 오후나 이른 저녁에 최고조에 달한다는 징후가 있다. 훈련은 성과가 최고조에 달할 수 있는 오후 늦은 시간에 예약된다. 따라서 예약된 훈련 시간이 하루 중 좋은 시간이라고 결정한다.

시나리오

개인 트레이너로서, 방금 고객과 저항 훈련 주기를 마치고. 그는 이제 재미 삼아 3개월 후에 마을의 지역 헬스클럽에서 열리는 아마추어 무약물 보디빌딩 대회에 참가하고 싶어한다. 당신은 그와 2년 동안 함께 일해 왔고, 그의 힘은 뛰어나고, 더 무거운 무게를 들어 올린 그의 근육 크기는 당신이 관찰할 수 있는 것만큼 좋다. 그러나 근육 정의에 대한 요구 사항을 충족하려면 근육 크기를 유지하면서 근육 정의를 최적화하도록 그의 훈련 프로그램을 변경해야 한다는 것을 알고 있다. 이것은 무약물 대회이므로 피하 지방 감소를 자극하고 그의 근육 정의를 개선할 저항 훈련 프로토콜을 만들 수 있을지 궁금하다.

질문

1. 어떤 유형의 운동 프로토콜이 될 수 있으며, 이런 유형의 프로그램과 식단은 어떻게 상호작용하는가?
2. 이런 보디빌딩 대회를 위해 근육 정의를 달성하려는 과정에서 고려해야 할 다른 사항은 무엇인가?

옵션

강렬한 웨이트 트레이닝을 하면 성장 호르몬과 같은 많은 동화 호르몬의 농도가 높아진다는 것을 기억한다. 이러한 호르몬과 더 높은 대사율이 더 무거운 저항과 세트 사이에 필요한 더 긴 휴식 시간에 비해 지방 에너지원을 더 많이 사용하도록 자극할 수 있다. 고객에게 고용량, 중간 강도 웨이트 트레이닝 프로그램(약 10회 반복의 여러 세트)을 수행하도록 하기로 결정한다. 적당히 제한적인 칼로리 식단을 갖춘 이 운동 프로그램은 고객이 원하는 근육질의 모습을 얻는 데 도움이 될 것이다.

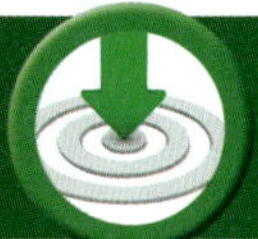

글상자 8-9 응용 연구

각성, 도피-투쟁-도피, 그리고 성과

생리적 또는 심리적 스트레스가 가해지는 상황에서, 신체는 생존을 위해 투쟁 또는 도피를 준비하기 위해 생리학적 시스템을 활성화시킴으로써 반응한다. 긴 진화 기간 동안 인간은 생존을 위한 반응을 발전시켜 왔다. 이러한 반응은 때로는 잘 작동하거나 특정 작업이나 활동에 대한 정확한 요구를 초과할 수 있다. 아드레날린성 각성은 교감신경계에 의해 매개되며 신경계의 자극과 호르몬(특히 카테콜아민)의 방출을 초래한다. 이 반응의 핵심은 부신수질의 신경 자극과 아드레날린 분비(아드레날린선이라고도 함)가 아드레날린 반응의 일부로 작용하는 것이다. 그 결과 심박수, 혈압이 상승하고 운동 피질에 영향을 미치는데, 반응의 조절이 통제되지 않으면 부정적인 영향을 미칠 수 있다. 훈련은 이러한 아드레날린 반응을 조절하는 데 핵심적인 요소인 것 같다.

운동 훈련은 이 효과의 타이밍과 규모를 조절하는 것으로 보인다. 훈련받지 않은 여성의 운동 전 휴식 상태의 에피네프린 농도는 최대 강도의 80%에서 표준 30분 주기 운동 프로토콜을 수행하기 24시간 전에 휴식 상태에서 유의미하게 증가한다. 그러나 지구력 훈련을 받은 여성의 경우, 이 급성 반응은 고강도 운동 전 처음 몇 분 동안만 발생하므로 신체가 신체적 요구에 대비할 수 있다. 신체적 스트레스 요인에 대한 기대나 두려움은 운동에 대비하기 위해 필요한 아드레날린 반응을 시작하기 훨씬 전에 심리적 스트레스를 유발할 수 있다. 따라서 시간이 지남에 따라 운동 강도를 점진적으로 증가시켜 초기 적응이 이루어지도록 하면 두려움과 에피네프린의 조기 상승을 줄일 수 있다.

에피네프린의 급격한 아드레날린 상승은 힘든 저항 운동 프로토콜을 수행할 때 힘과 파워 생산을 최적화하는 데 필수적이다.[1,3] 운동 전후의 생리적 변화를 최적화하는 데 도움이 되는 것으로 보이는 운동 훈련 경험, 운동 중 더 높은 에피네프린 농도를 유지함으로써 운동 프로토콜 동안 극적인 감소 없이 높은 수준의 힘 생산을 지속할 수 있다.[1] 이는 근육 내 베타-2 아드레날린 수용체의 최적화로 인해 Ca^{++} 방출이 향상되고 결합이 개선되어 근육 수축이 향상되는 것으로 보인다.[2] 각성과 생리적 상승은 임박한 도전에 앞서 필요한 정상적인 적응의 중요한 부분이다. 그러나 과장되거나 장기간 지속되는 아드레날린 반응은 특히 운동 기술이 미세한 운동 능력이나 최대의 노력을 필요로 하는 경우, 최적의 신체적 수행에 역효과를 줄 수 있다. 아드레날린 반응을 최적화하기 위한 훈련 프로그램의 일환으로 경기장과 스포츠의 요구 조건에 대한 연습과 사전 노출이 필수적이다.

참고문헌

1. French DN, Kraemer WJ, Volek JS, et al. Anticipatory responses of catechol amines on muscle force production. *J Appl Physiol.* 2007;102(1):94-102.
2. Fry AC, Schilling BK, Weiss LW, et al. beta2-Adrenergic receptor down regulation and performance decrements during high-intensity resistance exercise overtraining. *J Appl Physiol.* 2006;101(6):1664-1672.
3. Kraemer WJ, Patton JF, Knuttgen HG, et al. Effects of high-intensity cycle exercise on sympathoadrenal-medullary response patterns. *J Appl Physiol.* 1991;70(1):8-14.
4. Triplett-McBride NT, Mastro AM, McBride JM, et al. Plasma proenkephalin peptide F and human B cell responses to exercise stress in fit and unfit women. *Peptides.* 1998;19(4):731-738.

경쟁은 결과에 대한 불확실성 때문에 불안과 흥분을 유발할 수 있다. 에피네프린을 포함한 카테콜아민의 상승은 전신 아드레날린 효과를 유발하여 테스토스테론과 같은 다른 호르몬과 코르티솔을 증가시킨다. 많은 호르몬의 상승은 이후의 신체적 요구에 대비하여 에너지 기질을 동원하는 데 중요하다. 또한 혈류량, 심박출량, 혈압, 골격근 수축 준비 상태(예를 들어, 근질 소포에서 베타-2 아드레날린 수용체에 결합하는 에피네프린의 증가로 Ca^{++}의 출력을 증가시키는 것)의 증가는 모두 운동이나 경기 전 준비 과정의 일부이다. 운동이나 경기(예: 레슬링 시합, 400m 인터벌)와 관련된 신체적 요구나 통증이 심할수록, 행사나 활동이 시작되기 24시간 전부터 15분 전까지 준비 과정에 더 많은 조정이 이루어질 수 있다. 운동에 익숙하지 않은 훈련받지 않은 사람들은 저강도 또는 중강도 운동 전에도 에피네프린 농도가 증가하는 것으로 나타났다.[79] 또한 Tharion et al.[78]은 10 RM 부하로 짧은 휴식 웨이트 트레이닝 운동을 하면 운동 전 불안과 분노가 증가한다는 것을 보여주었다. 이 모든 것은 각성 과정의 일부이며, 코치, 개인 트레이너, 과학자들은 이를 인정하고 대처해야 한다.

8장 요약

내분비계는 신체에서 가장 중요한 시스템 중 하나로서 거의 모든 생리 기능을 조절한다. 급성 운동 스트레스와 만성 운동 훈련을 통해 내분비계는 중요한 신호 정보를 표적세포에 보낸다. 또한 운동 스트레스와 회복의 요구를 충족시키기 위해 항상성을 유지하기 위해 많은 대사 기능을 지원한다. 따라서 급성 운동 스트레스의 특이성과 다양한 유형의 운동 훈련에 대한 만성 적응을 이해하려면 내분비계의 기본 측면을 이해하는 것이 중요하다.

운동과 면역계
Exercise and the Immune System

CHAPTER 9

이 장을 읽은 후에는 다음을 할 수 있어야 한다.

1. 면역의 세 가지 다른 유형을 설명한다.
2. 병원체 침입에 대한 세 가지 물리적 장벽을 설명한다.
3. 염증과 면역계 사이의 가능한 관계를 설명한다.
4. 백혈구의 다양한 유형과 그 역할을 설명한다.
5. 미생물군과 면역계에서의 역할을 설명한다.
6. 사이토카인의 주요 유형을 설명한다.
7. 사이토카인 신호전달 과정을 설명한다.
8. 면역-내분비 상호작용을 설명한다.
9. 운동 스트레스에 대한 면역계의 급성 반응을 설명한다.
10. 급성 운동 스트레스에 대한 면역 반응의 차이점을 설명한다.
11. 만성 운동 훈련에 대한 면역계의 안정시 및 급성 운동 반응을 설명한다.

운동 전문가로서 **면역계**(immune system)의 기본 원리를 이해하는 것은 인간의 건강과 질병의 기초, 운동선수의 운동 및 훈련 프로그램 관리, 그리고 면역계와 다른 생리학적 시스템 간의 상호연결에 대한 통찰력을 제공할 수 있다. 면역계는 신체에 침입하는 **세균**(bacteria), **바이러스**(viruse), 기생충과 같은 다양한 유형의 **병원체**(pathogen)를 막아내고 파괴하는 데 도움을 주는 복잡한 세포와 조직의 네트워크로 구성되어 있다. **사이토카인**(cytokine)과 호르몬은 면역계의 세포와 조직 내에서 조절과 소통에 필수적인 역할을 한다. 본질적으로 면역계는 우리의 생존에 필수적이다.

운동은 면역계에 영향을 미칠 수 있으며, 부분적으로 병원체에 대한 반응의 효과를 조절하고 급성 손상과 심장병과 같은 다양한 만성 병리와 연관된 신체의 염증 반응을 관리하는 데 도움을 줄 수 있다. 운동이 면역계에 미치는 영향을 이해하는 것은 또한 개인의 체력과 건강 향상이나 엘리트 운동선수의 훈련 진행 관리와 관련된 운동 훈련 프로그램의 구성에도 도움이 될 수 있다.

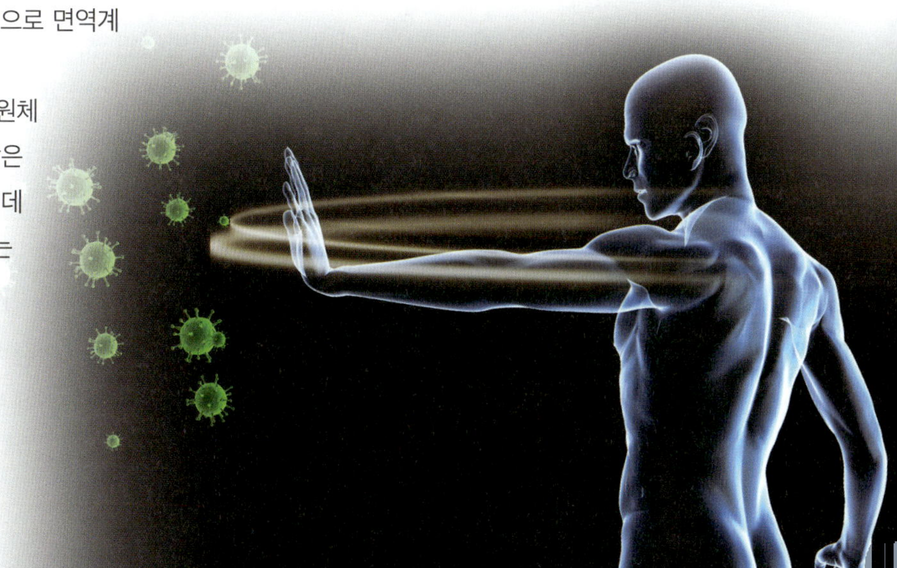

면역계를 이해하는 데 있어 중요한 점은, 면역계가 뇌를 포함한 신체의 모든 다른 생리 시스템 및 부위와 밀접하게 연결되어 있다는 사실이다. 예를 들어, 면역-내분비 연결에서 체력 향상은 코르티솔의 분비를 늦추는 데 도움이 되는데, 코르티솔은 적어도 일시적으로 면역세포를 비활성화시키고 병원체와 싸우며 조직의 회복과 재형성을 돕는 능력을 감소시킬 수 있다. 따라서 이 시스템의 복잡성과 상호작용은 아동기부터 노년기까지, 그리고 아마추어부터 최적의 성과를 추구하는 엘리트 운동선수까지 정상적인 건강과 웰빙의 모든 측면에 영향을 미친다.

면역계와 그 상호작용과 관련된 몇 가지 기본 개념을 배우면, 운동처방 및 훈련 프로그램 관리를 위해 근거 기반 실무(evidence-based practice, 1장 참조)를 활용한 통합적 접근이 필요하다는 것을 이해할 수 있다.

이 장에서는 **면역학(immunology)** 분야의 기본 개념을 살펴본 뒤, 운동과 운동 훈련이 면역계 기능에 어떤 영향을 미치는지를 탐구하게 된다. 아직도 임상 및 스포츠 과학 분야에서 연구 기반 권고안을 마련하기 위해 논쟁과 연구가 활발히 진행되는 주제가 많아, 우리가 배워야 할 내용은 여전히 많다. 마지막으로, 면역계에서 관찰되는 반응과 적응이 매우 다양하기 때문에, 훈련 프로그램 설계에서 "개별화"의 개념이 중요하다.

면역계의 기본 구성 요소

면역의 유형

면역의 유형과 관련하여 알아두어야 할 몇 가지 용어가 있다.

- 선천성 면역(*innate immunity*)—선천성 면역은 물리적 장벽의 고전적 역할과 더불어 염증 과정과 신호전달에서 다양한 면역세포 시스템이 나타내는 보다 일반적인 반응에 기반한다. 만약 병원체를 제거하지 못할 경우, **선천성 면역 시스템(innate immunity system)**은 T세포를 통해 **적응면역(adaptive immunity)** 세포 시스템에 신호를 보내, 침입한 병원체를 표적화하여 공격하고 감염된 세포 내에서 이를 파괴하도록 한다.
- 적응(획득)면역(*adaptive, acquired immunity*)—적응면역은 우리가 환경에서 질병이나 특정 병원체에 노출되거나 백신을 접종받으면서 평생 지속적으로 이루어지는 과정이다. 이 과정에서 다양한 병원체에 대한 항체의 '저장고(library)'가 형성되며, 이후 동일 병원체가 침입했을 때 우리를 보호한다. 이는 병원체에 특이적인 반응이며, 과거 침입자를 기억한다는 점에서 면역기억(immunological memory)이라고도 한다.
- 수동면역(*passive immunity*)—수동면역은 출생 이전과 생후 약 4~6개월 동안 획득되는 면역이다. 아기는 태반과 모유를 통해 어머니로부터 항체를 전달받으며, 이는 아기가 생애 초기 감염으로부터 보호받도록 돕고, 아기의 장내 **미생물군(microbiome)** 구성에도 영향을 미친다.

병원체로부터 방어하는 물리적 장벽

인체의 면역계는 병원체로부터 우리를 보호하기 위한 방어체계의 일부이다. 이 과정에서 중요한 것은 병원체가 체내로 침입하는 것을 차단하는 인체의 자연적인 물리적 장벽이다. 이러한 장벽에는 다음이 포함된다.

- 온전한 피부
- 점막
- 장 및 장내 미생물군

온전한 피부는 우리 몸을 보호하고 다양한 유형의 미생물 위협을 차단하는 데 큰 역할을 한다. 피부의 상처나 찰과상 또는 물린 상처는 우리를 질병과 감염에 취약하게 만들 수 있으며, 이 중요한 장벽을 회복하기 위해서는 빠른 치유가 필수적이다. 흥미롭게도 피부는 물리적 장벽을 제공할 뿐만 아니라, 우리 피부에서 발견되는 다양한 세균들도 미생물 공격을 제거하는 데 도움을 준다. 심지어 우리 땀에서 발견되는 항미생물 분자들도 우리가 접촉하게 되는 다양한 병원체를 파괴하는 데 도움을 준다.

호흡기도를 따라 존재하는 점막은 다양한 병원체를 포획한 뒤, 여러 종류의 항균 단백질을 통해 이를 파괴한다. 이러한 점막은 지속적으로 교체되며, 기도를 따라 배열된 섬모는 이른바 '더러운' 점액을 인두로 이동시켜 삼키게 하며, 이후 장에서 파괴된다. 종종 기침과 재채기는 더 큰 자극원을 제거

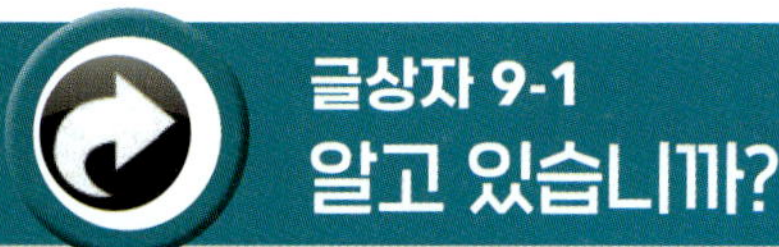

글상자 9-1
알고 있습니까?

백신접종과 예방접종

인류에게 가장 큰 도움이 된 의료 시술은 아마도 신체의 면역계를 강화하여 역사상 가장 위험한 질병들로 인한 죽음과 질병을 효과적으로 예방할 수 있도록 하는 백신의 개발과 사용일 것이다. 백신접종 또는 예방접종의 실행은 병원체에 한 번 노출되면 신체의 면역계가 항상 그 병원체를 "기억"하고, 심지어 몇 년 후에 다시 노출되더라도 병원체에 대해 대규모 공격을 가하여 이를 파괴한다는 사실에 근거한다. 역사에 따르면 질병 확산을 방지하기 위한 예방접종의 첫 사용은 16세기 중국에서 일어났다. 결국 전염병으로부터 사람들을 보호하기 위한 예방접종 관행이 오스만 제국에 뿌리를 내렸고, 그곳에서 그 나라 영국 대사의 부인의 주목을 받았다. 영국으로 돌아온 후, 대사 부인은 18세기 초 천연두 발병 중에 의사로 하여금 자신의 딸에게 천연두 예방접종을 성공적으로 시행하게 했다. 이 시술의 성공 소식이 퍼지면서 유럽 전역에서 더 일반적으로 사용되게 되었다. 거의 같은 시기에 미국 식민지에서는 보스턴의 의사 자브디엘 보일스턴(Dr. Zabdiel Boylston) 박사가 이 논란이 많은 시술을 시도하여 1721년 천연두 유행 중에 자신의 아들에게 예방접종을 시행했다. 이것이 효과적임이 입증되자 보일스턴 박사는 천연두 발병 중에 보스턴 지역의 300명 이상의 사람들에게 예방접종을 시행했다. 이 집단의 사람들은 예방접종을 받지 않은 주민들보다 천연두를 훨씬 더 효과적으로 막아낼 수 있었다. 이러한 초기 시술에서는 천연두 환자의 감염된 고름을 소량 채취하여 예방접종을 받을 사람의 피부에 만든 열린 상처나 절개 부위에 적용했다. 일반적으로 적용된 소량은 완전한 감염과 모든 증상의 발현을 유발하기에는 부적절했지만, 때때로 질병이 완전히 나타나 결국 예방접종을 받은 사람을 죽음에 이르게 하기도 했다. 나중에 1798년, 영국의 외과의사 에드워드 제너(Dr. Edward Jenner) 박사는 훨씬 덜 독성인 우두 병원체의 도입이 천연두에 대해 효과적이고 훨씬 더 안전하게 보호할 수 있음을 보여주는 실험 결과를 발표했다. 우두 바이러스의 학명은 *Variolae vaccinae*이며, 이로 인해 제너 박사는 실험을 수행할 때 "예방접종(inoculations)" 대신 "백신접종(vaccinations)"이라는 용어를 만들어냈고, 이는 오늘날에도 여전히 사용하는 용어이다. 이것이 에드워드 제너가 "면역학의 아버지"로 알려진 이유이다. 그러나 오늘날 사람들이 예방접종을 받을 때는 면역계가 병원체의 세포 표면 표지자를 인식하고 기억할 수 있도록 죽은 병원체 변종을 사용한다. 그 결과, 면역계는 병원체에 다시 노출되면 여전히 강력한 공격을 시작할 수 있지만 예방접종 시술 자체로 인한 감염 위험은 피한다.

하기 위한 신체의 방어 기전으로 작용하지만, 동시에 질병 전파의 주요 경로가 되기도 한다.

위와 장에서 삼켜진 병원체로부터의 보호는 공생 또는 상리공생(즉, 함께 효과적으로 살아가는) 관계를 이루는 복잡한 장내 **미생물군(microbiota)**에 의해 이루어진다. 그러나 이러한 방어가 효과적이지 않을 경우, 구토와 설사는 침입 위협을 신속히 제거하려는 반응으로 나타난다. 인체의 마이크로바이옴은 병원체 방어에서 끊임없이 진화하는 역할을 하며, 병원체의 정착을 차단하고, 새로운 병원체를 직접적으로 사멸하거나 제한된 영양 자원을 두고 더 효과적으로 경쟁한다. 또한 미생물군은 염증성 질환 상태의 발달과 예방에 중요한 역할을 한다.[53]

면역계 개요

면역학 분야는 18세기 말까지 인정받지 못했으며, 많은 사람들이 천연두 백신의 개척자인 영국의 의사이자 과학자 에드워드 제너(Edward Jenner, 1749~1823)를 소위 면역학의 아버지라고 여긴다. 그러나 프랑스의 생물학자, 미생물학자, 화학자인 루이 파스퇴르(Louis Pasteur, 1822~1895)는 19세기 말 그의 연구를 통해 질병의 세균설을 대중화시켰기 때문에 "현대 면역학"의 아버지로 여겨진다. 그는 모든 감염성 질병이 예방적 백신접종으로 예방될 수 있거나, 감염 후 충분히 빨리 시행한다면 치료적 백신접종으로도 치료될 수 있다고 주장했다. 그러나 운동과 면역학에 대한 연구는 운동이 주류 연구 분야가 된 1960년대 말까지는 주목받지 못했다(글상자 9-1).

신체는 침입하는 병원체와 이물질로부터 우리를 보호하는 방어 시스템을 구성하는 상호작용하는 세포, 기관, 조직의 복잡한 네트워크를 가지고 있다(그림 9-1).

흥미롭게도 이 시스템은 우리 몸의 침입자로부터 우리 세

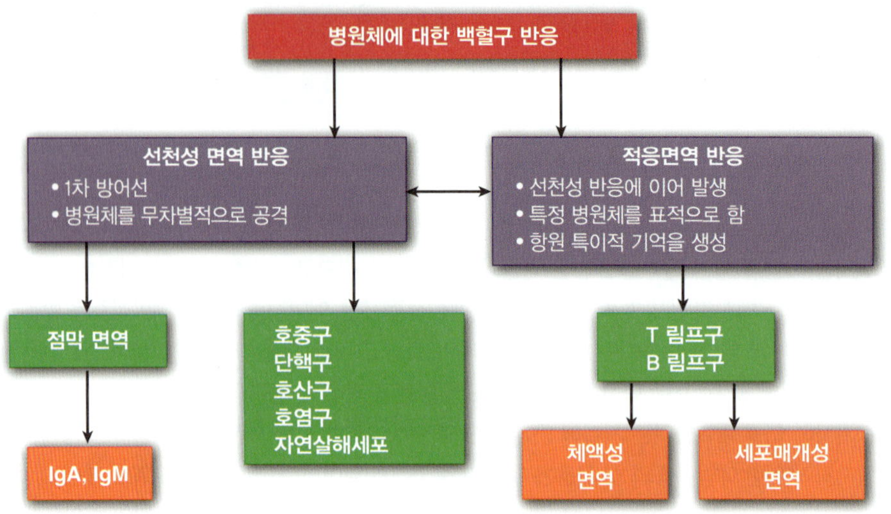

그림 9-1 면역계의 기본 구조는 신체에 침입하는 병원체에 대한 관련 면역세포 공격과 함께 선천성 및 적응성 면역 반응을 모두 포함한다.

포를 인식한다. 운동과 정상적인 마모로 인해 우리 세포도 손상되고 죽게 되는데, 우리의 면역계는 이들을 우리 몸에서 제거하는 데 도움을 준다. 그러므로 우리 면역계의 주요 구성 요소가 무엇이고 어떻게 작동하는지 살펴보자.

면역계의 세포

"백혈구(white blood cell, leukocyte)"라고도 불리는 세포는 혈액과 림프계를 통해 몸 전체를 순환하는 세포이다. 이러한 무색 세포들은 다양한 조직화학적 염색으로 그 특성을 드러내거나, 임상 연구를 위해 다양한 세포 계수기나 **유세포 분석 기법(flow cytometry)**으로 표지하고 계수하여 그들의 반응과 적응을 더 잘 이해할 수 있다(그림 9-2).[4,51] 이러한 연구들은 혈액 1세제곱인치(16.4 mL)당 약 4천에서 1만 2천 개의 백혈구가 있다는 것을 발견했다. 이들은 순환계에서만 발견되는 것이 아니라 흉선, 비장, 골수에도 저장되어 있으며, 면역 방어가 필요할 때 이러한 저장 부위에서 순환계로 방출되도록 신호를 받을 수 있다. 따라서 이러한 세포들의 일부만이 순환계에서 발견되며, 림프계에서 파괴되기 전까지 약 13일에서 20일 정도만 생존한다. 손상과 감염이 존재할 수 있는 조직에 끌려서, 이들은 **"혈관외유출(dia-**

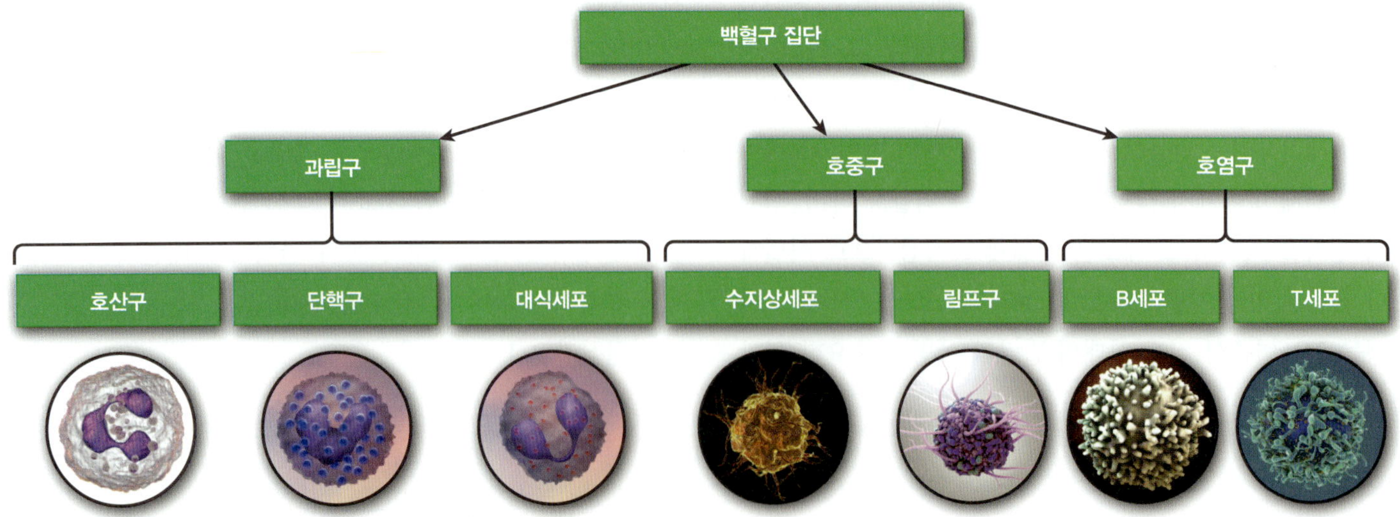

그림 9-2 백혈구 또는 백혈구는 다양한 종류의 면역세포들로 구성되어 있다.

pedesis)"이라는 과정을 사용하여 영향을 받은 조직으로 이동한다. 이 과정에서 백혈구들은 파열되지 않은 모세혈관막을 통과하면서 화학주성 분자들의 안내를 받아 표적 부위로 이동하여 감염과 싸우고 조직 손상 회복을 돕는다.

식세포(phagocyte)는 면역세포로서, 혈액 1 L당 60억 개 이상의 세포가 존재한다. 식세포는 병원체를 흡수한 후 다양한 기전을 통해 이를 파괴한다. 식세포는 1882년 러시아의 동물학자 일리야 일리치 메치니코프(Ilya Ilyich Mechnikov)에 의해 발견되었으며, 그는 이 연구로 1908년 노벨상을 수상하였다. 메치니코프는 식세포가 인체의 선천면역에서 병원체에 대한 방어 기전 중 하나임을 입증하였다.

백혈구는 다섯 가지 유형으로 분류된다. **호중구(neutrophil)**, **호산구(eosinophil)**, **호염구(basophil)**, **림프구(lymphocyte)**, **단핵구(monocyte)**가 이에 해당하며, 이들은 다시 **과립구(granulocyte)**와 **단핵세포(mononuclear cell)**의 두 주요 그룹으로 나뉜다.

과립구

기본적으로 과립구는 세 가지 유형으로 나뉘며, 다음과 같다.

호중구는 과립구 중 하나이며 가장 풍부한 유형의 식세포로, 약 5일 정도만 생존하며 주로 세균을 공격하는 경향이 있다. 이들은 혈액 내 전체 백혈구 수의 약 50%에서 70%를 구성하지만 필요할 때 저장 부위에서 동원될 수 있다. 신호를 받으면 혈액으로 이동하고 혈관외유출을 통해 감염 부위로 이동하여 병원체를 공격적으로 공격하고 죽인다. 이들은 혈액으로 돌아가지 않고 표적조직 부위에서 고름이나 삼출물이 된다.

호산구는 과립구이지만 혈액에서 매우 낮은 농도로 존재하며, 전체 백혈구의 약 3%에서 5%를 차지한다. 알레르기가 있거나 기생충(예: 촌충)이 존재할 때 이러한 면역세포가 증가하지만, 식세포 작용 과정에는 크게 관여하지 않는다. 이들은 다른 면역세포 기능의 조절을 통해 식세포 작용 과정을 돕고 종양 세포의 파괴와 손상된 조직의 회복을 도우며, 이는 운동 후 근육의 회복과 재형성에 필수적이다.

호염기구는 골수와 혈액에서 가장 적은 수의 면역세포를 가진 과립구로, 전체 백혈구의 2% 미만을 구성한다. 감염은 골수에서 이들의 방출을 자극하며, 이들은 감염 부위로 이동한다. 이러한 세포들이 손상되면 **히스타민(histamine)**을 방출하는데, 이는 염증 과정에 기여하여 침입하는 병원체를 파괴하는 데 도움을 준다. 더 많은 식세포들도 해당 부위에 도착하여 침입하는 병원체를 죽이는 데 도움을 준다. 이는 모세혈관 확장 증가와 히스타민 방출로 인해 발생하며, 다른 백혈구들과 함께 감염 부위로의 혈류를 더욱 자극하는 프로스타글란딘을 방출한다. 이는 또한 침입하는 병원체가 신체의 다른 부위로 이동하는 것을 차단하는 데 도움이 되는 혈액 응고를 유발하며, 이러한 과정들이 함께 침입하는 미생물의 파괴 후 회복 과정을 시작한다(글상자 9-2).

글상자 9-2 학생들의 실제 질문

운동을 하면 감기에 걸릴 확률이 줄어들까?

감기는 보다 넓은 범주의 질환인 상기도 감염(upper respiratory tract infections)에 속한다. 연구에 따르면, 하루 20~30분 정도의 중등도 강도의 운동은 면역 기능을 강화하고 감기에 걸릴 확률을 최대 약 50%까지 감소시키는 것으로 나타났다. 그러나 과도한 훈련 부하는 신체에 지나친 스트레스를 주어 오히려 면역 기능을 약화시키며, 그 결과 감기에 걸릴 가능성을 증가시킬 수 있다. 이미 감기에 걸린 경우라도, 증상이 "목 위(above the neck)"에 국한되어 있다면(예: 재채기, 기침, 인후통), 운동 강도가 경도에서 중등도 수준일 때는 운동을 해도 무방하다는 근거가 제시되고 있다. 다만 발열이 동반된 경우에는, 열이 가라앉을 때까지 운동을 중단해야 한다는 점도 함께 고려해야 한다.

단핵/세포

단핵구(monocytes)와 림프구(lymphocytes)는 단핵세포군에 속한다. 이들은 세포핵을 가지고 있으며, 내부 세포 구조가 커서 이물질이나 병원체의 처리 및 파괴 과정에 다양한 기전을 매개한다.

단핵구는 약 3가지 아형(subtype)으로 나뉘며, 백혈구 중 가장 큰 크기를 가지며 다양한 수용체를 보유하고 있다. 단핵구는 골수에서 생성되어 방출된 후 1~3일간 순환계를 돌아다니다가 다양한 조직에 침투하여, **대식세포(macrophage)**나 골수 계통 수지상세포(myeloid lineage dendritic cell, DC)로 분화된다. 이들은 선천면역 반응의 일환으로 작용하며, 주된 기능은 항원 물질을 처리하고 T세포와 상호작용하여 병원체의 제거를 유도하는 것이다. 단핵구는 혈중 순환 백혈구의 약 3~8%를 차지하며, 이 중 약 절반은 비장(spleen)에 저장되어 있다.

대식세포(macrophage)는 죽거나 사멸 중인 세포 및 세포 찌꺼기(cell debris)의 제거를 돕도록 특수화된 식세포로, 특히 운동 후 근육조직 손상이 발생했을 때 이물질과 손상된 세포를 제거하는 자가포식(autophagy) 과정에서 중요한 역할을 수행한다.

이들의 폐, 간, 신경조직, 비장, 뼈, 기타 결합조직에서의 위치는 이러한 기능과 관련이 있다. 염증에 먼저 반응하는 호중구에 이어, 대식세포는 약 48시간 후 장기적인 만성 염증 과정에 관여한다. 모든 백혈구와 마찬가지로 필요가 생기면 더 많은 대식세포의 동원과 방출이 일어난다.

비만세포는 염증 과정에서 핵심적인 역할을 하며 탈과립이라는 과정을 통해 침입하는 물질을 파괴하는 데 도움을 준다. 이들은 피부, 폐의 점막, 소화관, 입, 코를 포함한 소위 외부 세계와 내부 환경의 경계 근처에 존재한다. 이들은 특히 신체에 침입하는 알레르겐을 표적으로 하는 데 효과적이다.

림프구는 림프에서 발견되는 백혈구의 한 유형으로, 이로 인해 림프구라는 이름이 붙었다. 성인에서 이들은 성인 전체 백혈구의 약 20%에서 40%를 구성하며, 매우 어린아이들에서는 면역을 얻으려고 시도하는 많은 외래 물질에 적응하면서 이 수치가 더 높다. 이러한 세포들은 염증과 공격에 대한 면역계의 반응에 관여한다. 이 중 두 가지는 신체의 적응성 면역 능력의 중요한 부분이다. 이들은 골수에서 형성되어 **B세포(B cell)**라고 불리며, 다른 것들은 흉선에서 발견되어 T림프구라고 불린다.

자연살해세포(natural killer cell, NK cell)는 선천면역계의 일부이다. 아래의 세 가지 림프구 유형은 서로 다른 역할을 수행하며, 두 가지는 적응성 면역 과정의 일부이고 다른 하나는 선천성 면역 과정에 속한다.

- B림프구(B lymphocytes) — 항체를 생성하며, T림프구에 경고를 보내는 역할도 수행한다.
- T림프구(T lymphocytes) — 손상된 세포를 파괴하며, 다른 백혈구들에게 경고를 전달한다.
- NK세포(Natural Killer cells) — 앞서 언급했듯이 선천면역계에 속하며, 종양 세포와 바이러스에 감염된 세포로부터 신체를 방어하는 데 핵심적인 역할을 한다. NK세포는 정상 세포와 감염된 세포를 구별할 수 있으며, 종양 세포도 인식한다. 이러한 구별이 가능한 이유는 세포가 정상임을 식별하는 신체 고유의 세포 표면 분자를 인식하기 때문이다. 이들은 조직적합성복합체 또는 줄여서 MHC라고 불리며, 이것이 없으면 침입자는 죽

속성 검토

- 면역계는 선천면역(즉각적인 반응)과 적응면역(지연되지만 지속적인 반응)으로 구성된다.
- 면역계는 병원체의 침입이나 조직 손상으로 유발된 염증에 반응한다.
- 과립구에는 호중구, 호산구, 호염구가 포함되며, 감염 부위로 이동하여 감염과 알레르기 반응에 대응하고, 손상된 조직의 회복을 돕는다.
- 단핵세포군에는 단핵구와 림프구가 포함되며, 단핵구는 대식세포로 분화되어 병원체를 처리하고 T세포와 상호작용한다.
- 대식세포는 식세포로서 만성 염증에 반응하며 작용하고, 비만세포는 특히 알레르겐과 같은 침입 병원체를 파괴하는 데 기여한다.
- 림프구는 세 가지 주요 면역세포로 구성되며, T세포와 B세포는 적응면역에, NK세포는 선천면역에 관여한다.

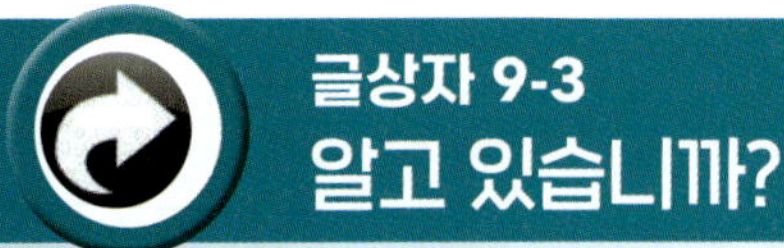

글상자 9-3
알고 있습니까?

면역계가 효과적인 이유

면역계가 전염성 질병으로부터 우리를 효과적으로 보호할 수 있는 이유는 다음의 세 가지 주요 특성 때문이다.

자기 인식(Self-recognition): 건강한 면역계는 '자기(self)' 성분이나 체내에서 생성된 고유 단백질에 노출되었을 때 반응을 일으키지 않는다. 이러한 세포들은 면역계가 인식하는 표면 표지 분자(surface markers)를 발현하며, 그 결과 위협이 없는(nonthreatening) 존재로 인식되어 공격받지 않는다.

특이성(Specificity): 이 특성은 자기 인식의 반대 개념으로, 침입한 '비자기(nonself)' 항원은 외부, 즉 외래 유기체로부터 생성되었음을 나타내는 세포 표면 표지를 발현한다. 면역계는 이러한 표지를 '비자기'로 지정하면 병원체에 대한 공격을 개시하며, 항체를 방출하여 모든 비자기 세포에 표지를 붙이고(tagging), "살해" T세포(killer T cells)를 활성화시켜 산성 효소를 주입하여 해당 세포를 파괴한다.

면역 기억(Memory): 항원 또는 비자기 세포에 한 번 노출되면, 면역계는 병원체의 세포 표면 표지를 기억한다. 이후 동일한 병원체 및 그 표지에 재노출될 경우, 면역계는 초기 노출 시보다 훨씬 강력한 면역 반응을 일으킨다. 실제로 백신(vaccination)의 작용 원리도 이 특성에 기반하고 있다.

일 대상으로 표적이 된다. 이러한 면역세포들은 인터페론(IFN)이라고 불리는 사이토카인 계열에 반응하여 활성화된다. 이들은 세포독성 또는 세포 살상 과립을 방출하여 외래 또는 인식되지 않은 세포를 파괴하기 때문에 NK세포라는 이름을 얻었다. NK세포는 정상 세포임을 나타내는 MHC 표면 표지자가 없는 외래 세포나 종양을 죽이기 위해 활성화가 필요하지 않다(글상자 9-3).

사이토카인 신호전달 시스템

사이토카인 시스템은 면역세포의 소통 네트워크에서 중요한 역할을 하며 미생물에 대한 숙주 방어에 필수적이다.[20,28] 이들은 면역계에 중요한 세포 신호전달 네트워크의 일부이며 1970년대로 거슬러 올라가는 긴 발견의 역사를 가지고 있다.[20] 사이토카인은 펩타이드인 다양한 유형의 작은 단백질(< 30 kD)을 나타내며 혈액에서 매우 낮은 농도로 발견된다. 이들은 세포의 지질 이중층을 통과하여 세포 내로 들어갈 수 없어서, 그 효과를 매개하기 위해 매우 특이적인 사이토카인 수용체에 의존한다. 사이토카인은 면역조절 신호전달 물질로서 자가분비, 측분비, 내분비 신호전달에 관여한다. 또한 이들은 약물(예: 인터페론-알파와 인터페론-베타)로 합성적으로 개발되었을 뿐만 아니라 다양한 질병 상태(예: 관절염, 암, 심혈관 질환)에서 많은 약물 치료의 표적이 되기도 한다.[65] 이들은 단순히 국소적 효과가 아닌 전신적 효과를 가질 수 있다는 점에서 호르몬과 뚜렷한 차이를 보이며, 이는 그들의 분류를 독특하게 만든다. 신호전달 분자로서 이들은 신체의 복잡한 세포 소통 네트워크의 신호전달 웹의 일부이다(글상자 9-4).

사이토카인의 유형

사이토카인은 면역세포를 포함한 다양한 세포에 의해 분비된다. 대식세포, B 및 T림프구, 비만세포뿐만 아니라 내피세포, 섬유아세포, 다양한 기질세포가 사이토카인을 분비하며, 동일한 사이토카인이 하나 이상의 세포 유형에 의해 생산될 수 있다. 이들의 작용은 매우 특이적인 사이토카인 수용체를 통해 매개된다. 사이토카인의 주요 유형은 다음과 같다.

- 인터루킨(Interleukins)
- 종양괴사인자(Tumor necrosis factor)
- 인터페론(Interferons)

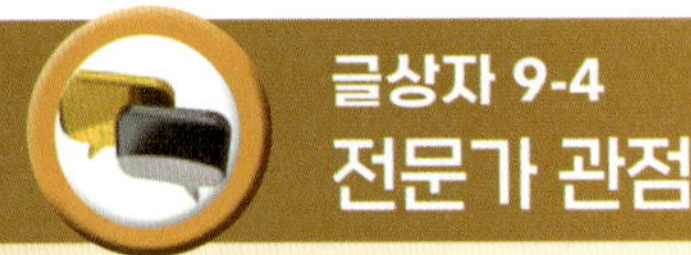

글상자 9-4
전문가 관점

사이토카인 생물학과 기능의 이해

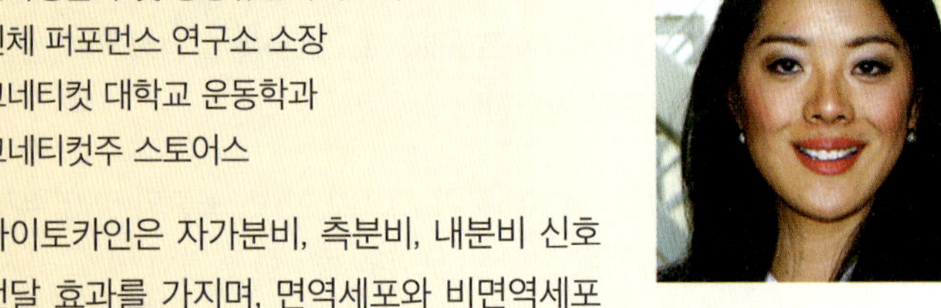

Elaine Choung-Hee Lee, PhD
분자생물학 및 응용유전학 부교수
인체 퍼포먼스 연구소 소장
코네티컷 대학교 운동학과
코네티컷주 스토어스

사이토카인은 자가분비, 측분비, 내분비 신호 전달 효과를 가지며, 면역세포와 비면역세포 모두에 의해 분비되는 단백질이다. 하나의 사이토카인은 표적조직에 따라 다양한 기능과 심지어 관련 없는 활동을 수행할 수도 있다. 사이토카인은 토끼 연구에서 처음 발견되었다. 이 연구는 '호중구'라 불리는 면역세포에서 방출되는 가용성 인자가 감염과 발열 같은 생리학적 반응을 연결한다는 것을 확인했다. 그 이후 우리는 감염, 질병, 스트레스를 연결하는 이 가용성 인자들이 서로 다른 기능적 범주에 속하는 사이토카인이라는 것을 알게 되었다. 사이토카인은 세포 소통에서 중요하며, 세포 성장과 증식, 면역계 기능, 염증, 조직 손상과 회복, 뼈 성장, 노화를 포함한 중요한 과정들을 조절한다. 급성 운동과 만성 훈련은 사이토카인 방출과 순환하는 사이토카인 농도에 영향을 미치며, 반대로 사이토카인 농도는 운동이나 경기 중 개인이 최고 수준으로 수행하는 능력에 영향을 줄 수 있다.

인터루킨은 사이토카인의 한 부류이다. 초기 명명법에 따르면, 인터루킨-1(IL-1)은 '단핵구'라는 면역세포 유형에 의해 생산되는 사이토카인을 일컫는 데 사용되었다. IL-1은 생물학과 운동생리학에서 사이토카인의 놀라운 중요성과 복잡성을 보여주는 한 가지 예시다. 우리는 이제 단핵구 외에도 많은 세포 유형이 IL-1을 생산하고 방출할 수 있다는 것을 안다. 또한 현재 'IL-1 단백질 계열'이라 불리는 여러 구성원들이 있으며, 그 역할은 매우 다양하다. 예를 들어, IL-1 베타는 감염이나 질병에 대한 염증 반응을 증가시키도록 다른 세포들을 자극할 수 있는 IL-1 계열의 구성원이지만, 유방암 전이, 통증 반응, 일부 자가면역 질환과 관련된 염증 및 세포 과정에도 관여한다. IL-1 베타는 뇌의 수용체와 결합하여 체온 조절을 변화시키고 발열 반응을 유도할 수 있으며, 뇌조직 수용체에 미치는 영향을 통해 기분과 피로에도 영향을 미치는 것으로 알려져 있다. 또한 특정 한계 이상의 농도로 순환하는 IL-1은 유기체 생물학에 호르몬과 같은 특성을 부여하는 생리학적 효과를 가질 수 있다. 스트레스가 많은 급성 운동으로 인해 IL-1 베타가 증가할 수 있으며, 환경적 열과 습도, 탈수, 원심성 운동으로 인한 근육 손상과 같은 동시 스트레스 요인과 함께 더 많은 양으로 증가할 수 있다는 것을 우리는 알고 있다. 수면 부족과 기타 스트레스도 순환하는 IL-1 농도에 영향을 미칠 수 있다. 동물 모델 연구에서 약물이나 유전자 녹다운을 통해 IL-1을 조작한 결과, IL-1이 운동 능력, 훈련에 대한 반응, 스트레스가 많은 운동 후 회복에 영향을 미칠 수 있음이 밝혀졌다. 골격근의 IL-1 베타도 운동과 훈련에 반응하므로, 이러한 현상은 단순히 전신 순환에만 국한되지 않고 특정 조직에서도 나타난다. IL-1 베타는 일부 개인이 더위와 습도가 높은 조건에서 운동할 때 운동성 열사병에 더 취약하게 만드는 잠재적 기전 중 하나로도 연구되고 있다. IL-1은 운동에 의해 영향을 받으며 또한 운동 능력, 그리고 단일 운동과 만성적인 스트레스성 훈련으로부터의 회복에 영향을 미칠 수 있는 수많은 사이토카인 중 하나의 예시에 불과하다. 이는 운동선수뿐만 아니라 신체 활동을 하는 일반인, 그리고 다양한 형태의 운동을 시도하는 임상 질환을 가진 사람들에게도 중요하다.

최근 연구는 사이토카인 생산, 방출, 표적, 기능에 대한 더 큰 복잡성을 밝혀냈다. 우리는 이제 지방조직(아디포카인)과 골격근(마이오카인)에서도 사이토카인이 방출된다는 것을 안다. 예를 들어, IL-6는 수용체를 통해 IL-6의 신호를 받는 조직이나 세포에 따라 다양하고 때로는 모순적인 기능을 하는 다기능성(pleiotropic) 사이토카인이다. 따라서 IL-6는 상황에 따라 염증을 촉진하기도, 억제하기도 한다. IL-6는 다양한 종류의 면역세포에 의해 방출되지만, 이제는 이것이 운동 중 골격근에서 직접 방출되는 마이오카인이며 또한 지방조직에서 직접 방출되는 아디포카인 또는 아디포사이토카인이 될 수도 있다는 것을 우리는 알고 있다. IL-6의 역할은 그것이 방출되는 조직과 IL-6의 신호를 받는 세포 유형에 따라 달라진다. 운동 면역학과 사이토카인 연구 분야에는 운동과 사이토카인에 대한 오래된 질문들이 많이 남아 있어, 앞으로 많은 연구 기회가 있다. 이러한 데이터는 운동에 대한 사이토카인 반응, 스트레스 조건에서 최고 수준으로 수행하는 우리의 능력에 대한 사이토카인의 영향, 그리고 사이토카인이 부상/질병 위험이나 운동으로부터의 회복을 위한 생체 표지자(biomarker)로 사용될 수 있는지 여부를 더 잘 규명하는 데 도움을 줄 것이다. 운동 수행능력과 신체 활동 관련 건강 이익에서 사이토카인 생물학 분야는 운동생리학 전공자들이 미래 연구에서 큰 영향을 미칠 수 있는 분야이다.

참고문헌

1. Armstrong LE, Lee EC, Armstrong EM. Interactions of gut microbiota, endotoxemia, immune function, and diet in exertional heatstroke. *J Sports Med (Hindawi Publ Corp)*. 2018;2018:5724575.
2. Dinarello CA. Historical insights into cytokines. *Eur J Immunol*. 2007;37(suppl 1):S34-S45.

3. Di Raimondo D, et al. Are the myokines the mediators of physical activityinduced health benefits? *Curr Pharm Des.* 2016;22(24): 3622-3647.
4. Kraemer WJ, et al. Influence of HMB supplementation and resistance training on cytokine responses to resistance exercise. *J Am Coll Nutr.* 2014;33(4):247-255.
5. Lee EC, et al. Biomarkers in sports and exercise: tracking health, performance, and recovery in athletes. *J Strength Cond Res.* 2017;31(10):2920-2937.
6. Lee EC, et al. Extracellular and cellular Hsp72 differ as biomarkers in acute exercise/environmental stress and recovery. *Scand J Med Sci Sports.* 2017;27(1):66-74.
7. Lee EC, et al. Interleukin-6 responses to water immersion therapy after acute exercise heat stress: a pilot investigation. *J Athl Train.* 2012;47(6):655-663.
8. Lee WC, et al. Heat shock protein 72 overexpression protects against hyperthermia, circulatory shock, and cerebral ischemia during heatstroke. *J Appl Physiol (1985).* 2006;100(6):2073-2082.
9. Peake JM, et al. Recovery of the immune system after exercise. *J Appl Physiol (1985).* 2017;122(5):1077-1087.
10. Raschke S, Eckel J. Adipo-myokines: two sides of the same coin—mediators of inflammation and mediators of exercise. *Mediators Inflamm.* 2013;2013:320724.
11. Suzuki K, et al. Systemic inflammatory response to exhaustive exercise. Cytokine kinetics. *Exerc Immunol Rev.* 2002;8:6-48.

- 집락자극인자(Colony-stimulating factors)
- 케모카인(Chemokines)

인터루킨

인터루킨(interleukin, IL)은 백혈구에 의해 분비되는 당단백질로 구성된 사이토카인으로, 면역세포 반응의 조절에 깊이 관여한다. 현재까지 문헌상 약 33~38종의 인터루킨이 확인되고 있으며, 매년 새로운 IL이 발견되고 있다. 일부는 아직 기능이 명확히 규명되지 않았다. 인터루킨은 자가분비(autocrine) 및 측분비(paracrine) 기전을 통해 작용한다.

인터루킨의 명칭은 발견 순서에 따라 IL-1, IL-2, IL-3 등으로 명명된다. 이들 IL은 주로 $CD3^+$ 및 $CD4^+$ T세포에 의해 생성 및 분비된다. 여기서 CD(cluster of differentiation)는 특정 세포 유형을 식별하고 분석하는 데 사용되는 표지 체계를 의미한다.

인터루킨은 다음과 같은 다양한 면역계 상호작용에 관여한다.

- 전신 염증(systemic inflammation)
- 면역계 조절(immune modulation)
- 암 및 감염성 질환에 대한 방어 반응

아래는 몇 가지 주요 기능의 예시이다.

(1) IL-2는 T세포가 분비한 후, 자기 자신의 사이토카인 수용체에 결합하여 T세포의 성장과 활성화를 촉진하며, 이는 자가분비 기능에 해당한다.
(2) T세포가 IL-4를 분비하면, 이는 B세포의 사이토카인 수용체에 결합하여 B세포가 형질세포(plasma cell)로 분화하도록 유도하며, 이는 측분비 기능이다.

운동생리학에서 IL-6는 염증의 특징적 지표로 자주 사용되지만, 그 역할은 분비되는 세포의 종류 및 상황에 따라 매우 다양하게 나타날 수 있다(그림 9-3).

종양괴사인자

종양괴사인자(tumor necrosis factor, TNF)는 모든 인체 조직에서 수용체가 발현되는 세포 신호전달 사이토카인이다. 이 단백질은 비만세포(mast cell), 대식세포(macrophage), T세포에 의해 생성된다(그림 9-4). TNF는 전신 염증에 관여하며, 침입 병원체에 대한 급성기 반응(acute-phase reaction)을 구성하는 대표적인 사이토카인 중 하나이다. TNF 수퍼패밀리(superfamily)는 지난 수십 년간 주목할 만한 연구 성과를 통해 밝혀졌으며, 인간에서는 총 19개의 리간드(ligand)와 29개의 수용체로 구성되어 있다.[2] 이들은 각각 신체 내에서 매우 다양한 역할을 수행한다.

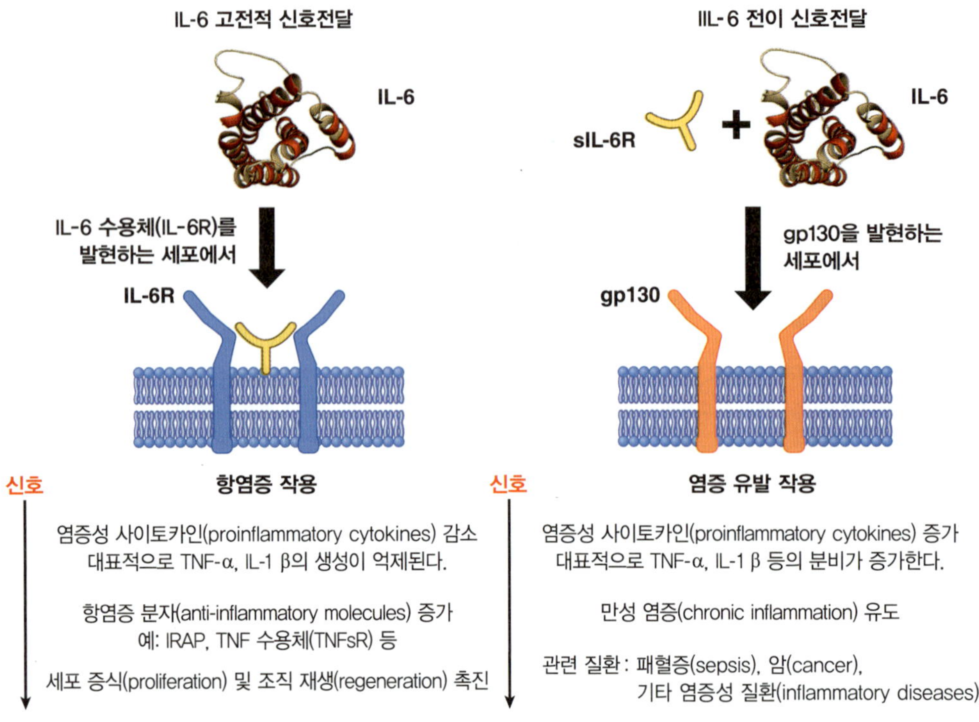

그림 9-3 IL-6는 염증이 그 중 하나일 뿐인 많은 다른 역할을 할 수 있다.

TNF 계열 사이토카인은 일반적으로 막 결합형(membrane-bound)으로 존재하며, 면역 반응, 염증 조절, 세포 자멸사(apoptosis) 등 다양한 세포 유형에서 중요한 생리적 기능을 조절한다. 예를 들어, 급성기 반응에서는 대식세포가 TNF-α를 방출하면, 이는 호중구의 사이토카인 수용체에 결합하여 호중구를 활성화시키고, 그 결과 감염 부위로 가장 먼저 이동하여 침입한 미생물을 제거하게 된다. 반면에 TNF 계열(수퍼패밀리)에 속하는 일부 사이토카인은 신체에 부정적인 영향을 미치기도 하며, 대표적으로 패혈증(sepsis), 종양 악액질(tumor cachexia, 소모 증후군), 자가면역질환(autoimmune diseases) 등에 관여하는 것으로 알려져 있다.[52]

인터페론

인터페론(interferons, IFNs)의 발견은 물학적 방어 신호전달 기전과 약물로서의 사용 모두에서 놀라운 것이었다. 인터페론은 바이러스 복제를 방해하는 역할 때문에 그 이름이 붙여졌다. 인터페론에는 두 가지 유형이 있는데, 바이러스 감염에 반응하여 합성되고 분비되는 제1형 인터페론인 인터페론-알파와 인터페론-베타가 있다. 그리고 대식세포의 식세포 작용 증가를 자극하는 제2형 인터페론인 인터페론-감마가 있다. 이는 바이러스에 대한 방어에서 중요한 역할을 한다. 바이러스가 세포에 침입하면, 그 세포는 이제 감염되어 인터페론을 생산한다. 이러한 인터페론은 아직 감염되지 않은 인접 세포의 특정 사이토카인 수용체와 결합하여, 세포가 단백질 합성을 억제하고 침입하는 바이러스의 바이러스 복제를 억제하는 "항바이러스 단백질"을 생산하도록 자극함으로써 추가 감염을 방지한다. 이와 동일한 세포 기전을 사용하여 동일한 단백질 구성으로 다양한 질병(예: 암, B형 및 C형 간염, AIDS)을 치료하는 약물이 개발되었다.

군집 자극 인자

군집 자극 인자(colony-stimulating factors, CSF)는 골수에서 백혈구와 같은 면역세포뿐만 아니라 적혈구, 단핵구, 과립구, 림프구를 포함한 다른 혈액 세포의 성장과 분화에 중요하다. CSF의 주요 역할은 활발하고 적절한 면역 체계를 위해 신체에 모든 유형의 백혈구가 충분히 존재하도록

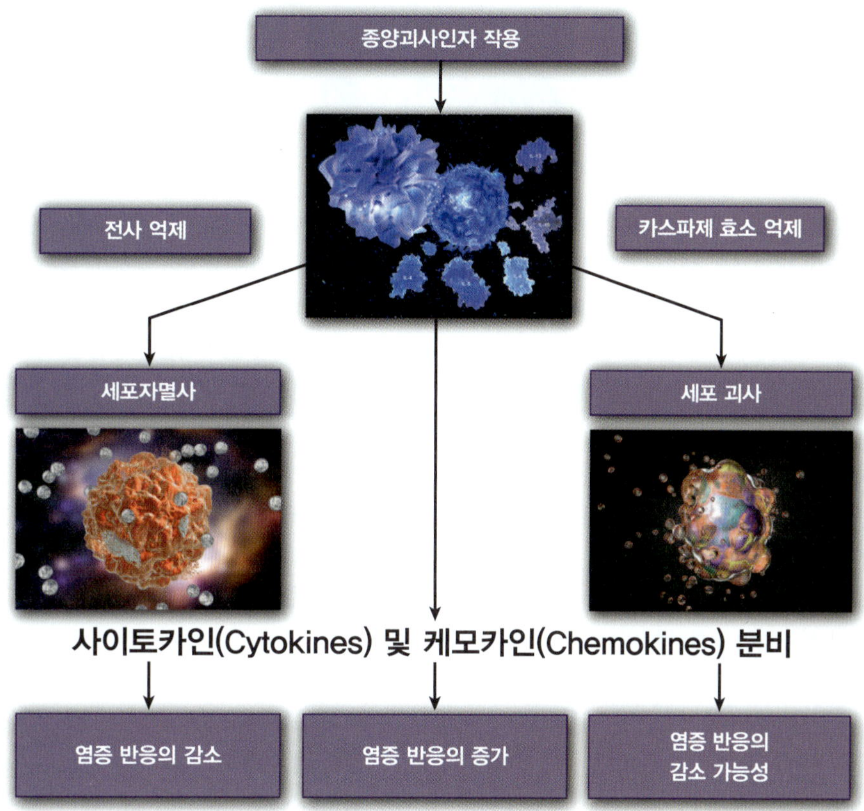

그림 9-4 종양괴사인자 신호전달은 일반적으로 염증성 사이토카인과 케모카인의 발현을 촉진하지만 세포자멸사나 괴사성 세포사로 전환될 수 있다.

보장하는 것이다. 예를 들어, 단핵구-CSF는 골수 내 T세포에서 생성된다. 이 인자가 방출되면 단핵구 세포와 결합하여 단핵구의 성장과 생산을 자극한다. 단핵구는 신체에서 가장 많은 백혈구 중 하나로, 세균, 바이러스, 곰팡이 등을 즉시 공격하고 퇴치하는 데 도움을 준다. 또 다른 예로, 과립구 대식세포-CSF는 T세포와 대식세포 자체에서 생산되며, 선천성 및 적응성 면역계의 중요한 매개체인 수지상 세포의 분화를 돕는다. 수지상 세포는 항원 물질을 처리하여 T세포에 제시하는데, T세포는 세포 표면에 표시된 조각난 항원만을 인식한다. T세포가 이를 인식하면 해당 항원에 대한 면역 반응을 유발한다. 면역세포 수의 적절한 유지를 보여주는 또 다른 사례는 과립구-CSF 반응이다. 과립구-CSF는 단핵구에 의해 생산되며, 침입하는 미생물을 공격하는 데 중요한 호중구의 분화와 성장을 돕는다. 이처럼 면역세포의 수가 감소하면 문제가 발생하며, 면역 억제는 부분적으로 CSF가 최대 기능으로 작동하지 못하기 때문에 발생하는 현상과 관련이 있다.

케모카인

케모카인(chemokine)은 면역계에 의해 생산되는 단백질 분자로 구성된 소규모 사이토카인 그룹이다. 이들의 주요 역할은 면역세포의 화학유인물질로 작용하여 백혈구가 특정 부위로 이동하도록 자극하는 것이다. 일반적으로 케모카인을 분비하는 것은 감염이나 조직 손상 부위이다. 이는 면역세포가 감염의 특정 부위로 길을 찾거나 이동하는 데 도움을 주는 일종의 방향 신호를 제공한다. 예를 들어, 세균 감염이 있을 때 해당 부위의 면역세포들은 공격하는 박테리아나 미생물을 파괴하는 데 도움을 주기 위해 호중구를 그 부위로 끌어들이는 케모카인을 분비한다. 많은 요인들이 강하거나 약화된 면역계에 기여한다(글상자 9-5).

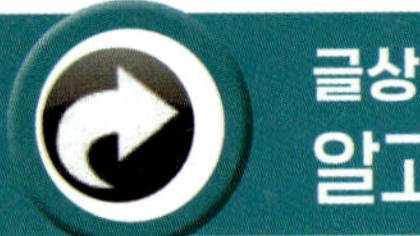

글상자 9-5
알고 있습니까?

어떤 생활습관 요인들이 면역계를 약화시킬 수 있을까요?

면역계가 이 교재에서 개관한 모든 다른 생리학적 시스템과 밀접하게 연결되어 있기 때문에, 많은 요인들이 면역계를 취약하게 만들 수 있다. 개인차에 따라, 한 사람에게 영향을 미칠 수 있는 요인들이 다른 사람에게는 영향을 미치지 않을 수도 있다. 면역계가 약화되면 신체는 침입하는 병원체의 공격에 더 취약해지거나 감염과 싸우고, 조직을 회복하고, 상처를 치유하는 능력이 감소한다. 여러 요인이 함께 작용할 때, 그 효과는 면역계가 온전함을 유지하고 침입하는 세균과 기타 병원체의 공격을 막아내는 데 더욱 부담이 될 수 있다. 직접적으로 또는 조합으로 면역계를 약화시키는 주요 요인들은 다음과 같다:

1. **스트레스**—심리적인 것부터 신체적인 것까지 다양한 형태를 취하지만, 스트레스 요인들은 면역계를 약화시킬 수 있다. 신체적 또는 정신적 스트레스 조건 하에서 부신피질에서 방출되는 코르티솔은 면역세포와 결합하여 그 기능을 손상시킬 수 있으며, 이를 종종 면역 억제라고 한다. T세포와 B세포, 자연살해세포와 같은 면역세포의 반응이 느려지면 신체의 면역 방어력이 약화된다.
2. **수면 부족**—건강을 유지하기 위해서는 7~8시간의 수면이 필요하고 어린 아이들은 약 10시간의 양질의 수면이 필요하다는 것이 잘 확립되어 있다. 수면 중에는 감염과 싸우는 것과 함께 조직의 많은 회복이 일어난다. 양질의 수면 부족은 다시 면역 기능과 일상 활동, 특히 회복 과정이 회복에 필수적인 운동 컨디셔닝으로부터의 신체적 회복을 손상시킬 수 있다. 면역 상태는 양질의 수면 부족에 의해 영향을 받는다.
3. **좌식 생활습관**—신체는 모든 세포와 조직의 지속적인 재생 상태에 있으며, 운동은 면역계를 개선하고 병원체 공격을 막아내는 데 더 강건하게 만드는 데 도움이 될 수 있다. 운동을 통해 신체는 항체를 생산하는 법을 배우고 더 효과적인 공격으로 병원체의 공격에 대한 반응을 향상시킨다. 또한 면역계에 의해 매개되는 중요한 과정인 조직을 더 잘 회복하는 법을 배운다. 운동은 또한 잠재적으로 면역계가 "암 감시" 시스템으로 작용하는 데 도움이 될 수 있다.
4. **적절한 위생**—적절한 위생이 병원체 노출을 제한하는 데 중요하지만, 특히 생애 초기에 우리 몸이 정상적인 세균에 노출되는 것을 허용하지 않는 강박적인 청결함은 나중에 자가면역 질환과 천식과 같은 알레르기에 더 취약하게 만들 수 있다. 특히 감기와 독감 시즌에 식사 전 손 씻기와 눈과 코에서 손을 멀리하는 것과 같은 성인 생활에서의 적절한 일일 위생은 병원체 노출을 줄이는 데 필수적이다. 이는 시스템이 이미 억제될 수 있는 운동 세션 후 몇 시간 동안 특히 중요하다.
5. **부적절한 영양**—영양 섭취와 면역세포 기능 및 발달의 상호작용은 필수적이다. 세포로서 면역세포도 우리 몸의 다른 세포와 마찬가지로 영양을 공급받아야 한다. 과도한 양의 정제당과 방부제, 살충제, 기타 화학 첨가물을 함유한 고도로 가공된 식품은 면역 건강에 역효과를 낼 수 있다.
6. **과도한 음주**—흥미롭게도, 에탄올 1온스(oz)를 체내에서 제거하는 데 약 48시간이 걸린다. 알코올은 고용량 섭취 시 잘 알려진 스트레스 요인으로, 수면의 질에도 영향을 미쳐 면역체계에 복합적인 스트레스를 유발한다. 또한 알코올은 면역세포가 면역 반응에 필요한 사이토카인, 케모카인 및 기타 면역 조절 매개물질을 분비하는 능력을 저하시킨다.
7. **흡연**—베이핑을 포함한 흡연은 특히 호흡기계의 면역세포를 손상시킬 수 있다. 심지어 간접흡연도 면역계를 손상시키고 약화시킬 수 있다. 신체의 세포 기능에 독성이 있는 4,000가지 이상의 화학물질을 함유한 담배는 위험한 중독이다.
8. **수분 섭취의 중요성**—우리 몸의 다른 세포들과 마찬가지로, 적절한 수분 공급은 강한 면역계에 필수적이다. 탈수는 수면, 영양, 피로와 같은 다른 요인들에 영향을 미칠 수 있으며, 이들이 다양한 조합으로 작용하여 면역세포와 침입하는 병원체에 대한 반응을 약화시킬 수 있다.

내분비 및 호르몬 면역 신호전달 상호작용

내분비계와 면역계는 매우 밀접한 관계를 가지고 있다. 이 관계는 항상성을 유지하기 위해 다양한 경로와 기전을 통해 상호 소통하고 반응하는 복잡하고 정교한 체계이다.[56] 면역세포가 호르몬을 생성·분비할 수 있는지에 대한 질문(예: 림프구가 카테콜아민을 합성할 수 있음)은 이러한 관계를 더욱 다면적으로 만든다.[49,54] 면역세포에 의한 호르몬의 합성과 분비는 국소 작용 수준에서 자가분비(autocrine)와 측분비(paracrine) 기능 모두에 강력한 영향을 미친다. 또한

속성 검토

- 사이토카인 체계는 면역계의 중요한 의사소통 네트워크이다.
- 사이토카인은 자가분비(autocrine), 측분비(paracrine), 내분비(endocrine) 신호전달로 작용한다.
- 사이토카인은 분자량 30 kD 미만의 작은 단백질로, 펩타이드 형태이며 혈액 내에 매우 낮은 농도로 존재한다.
- 주요 사이토카인 유형에는 인터루킨(interleukin), 종양괴사인자(TNF), 인터페론(interferon), 콜로니 자극 인자(CSF), 케모카인(chemokine)이 있다.
- 인터루킨(IL)은 당단백질로 구성된 사이토카인으로, 백혈구에 의해 분비되며 면역세포 반응 조절에 깊이 관여한다.
- TNF는 비만세포, 대식세포, T세포에서 생성되는 단백질로, 세포 신호 전달 사이토카인 역할을 한다.
- 인터페론은 바이러스 복제를 방해하는 기능 때문에 이러한 이름이 붙었다.
- CSF는 면역세포의 성장과 분화에 중요한 역할을 한다.
- 케모카인의 주요 기능은 면역세포의 화학주성 인자로 작용하여 백혈구가 특정 부위로 이동하도록 자극하는 것이다.

면역세포에는 부신피질자극호르몬 수용체(corticotropic receptor)와 같은 다양한 호르몬 수용체가 존재하며, 이는 분비 억제와 같은 생리적 또는 면역학적 기능을 조절하는 것으로 잘 알려져 있다.[24]

면역계와 내분비계는 신경계의 뇌로부터 신체의 모든 다른 시스템에 이르기까지 수많은 상호연결과 **'크로스 토크(cross talk)'**를 형성한다.[19] 이는 사이토카인, 호르몬, 신경전달물질과 그 수용체 및 리간드가 공유하는 공통 언어와 상호작용 덕분에 가능하다. 앞서 언급했듯이, 면역세포가 호르몬 수용체를 가진다는 사실은 면역-내분비 관계의 핵심 요소 중 하나이다. 면역세포에서 분비된 사이토카인은 신경계와 내분비계와 상호작용한다.

이러한 방식으로 인체의 다양한 시스템은 소통과 신체 요구·부담에 대한 감지를 위해 통합된다. 예를 들어, 운동생리학에서 운동 **스트레스(stress)**는 신체에 가해지는 중요한 부담이다. 8장에서 살펴본 것처럼, 시상하부-뇌하수체-부신(HPA) 축은 스트레스 반응의 주요 매개체이다. HPA 축은 외부 및 내부 스트레스 요인 모두에 반응한다. 체내에서 감염이 발생하면, 사이토카인이 HPA 축을 자극하는 전달자 역할을 한다. HPA 축(예: 코르티솔의 면역 억제 역할)은 과도한 면역 반응을 제한하기 위해 면역계를 조절한다(그림 9-5). 또

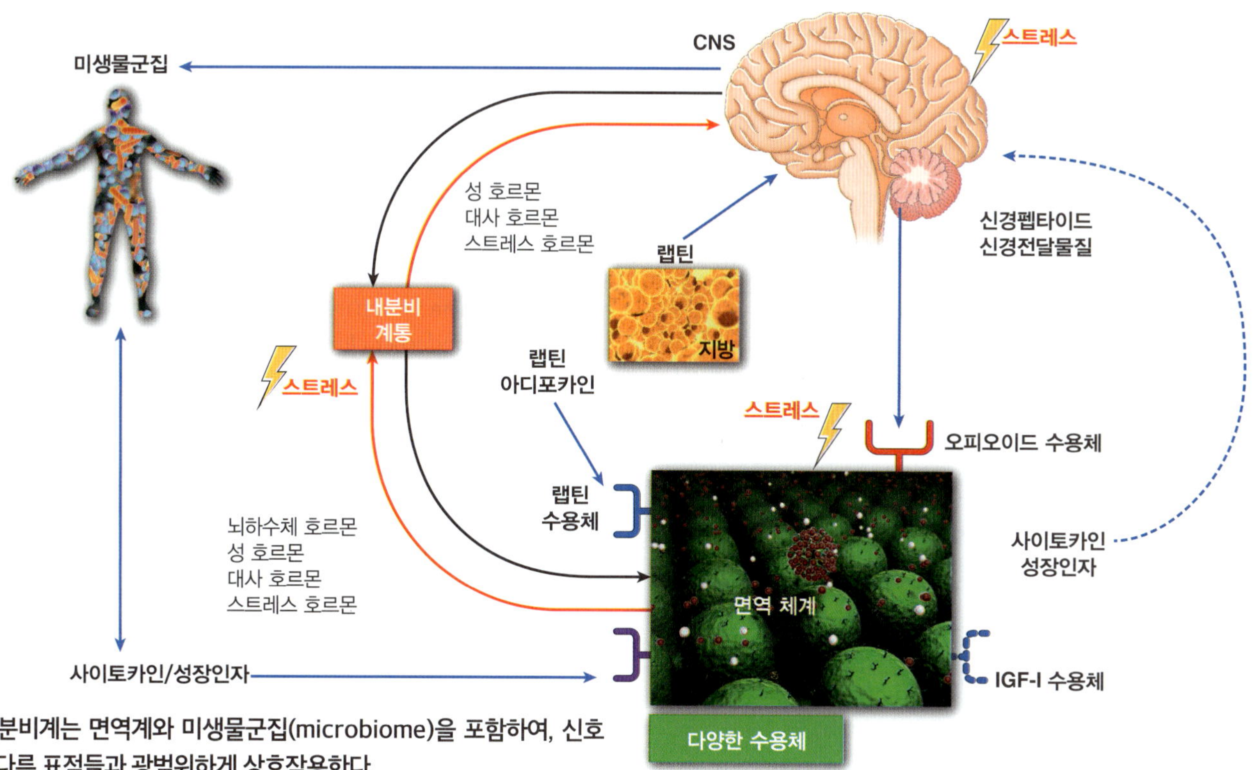

그림 9-5 내분비계는 면역계와 미생물군집(microbiome)을 포함하여, 신호전달의 여러 다른 표적들과 광범위하게 상호작용한다.

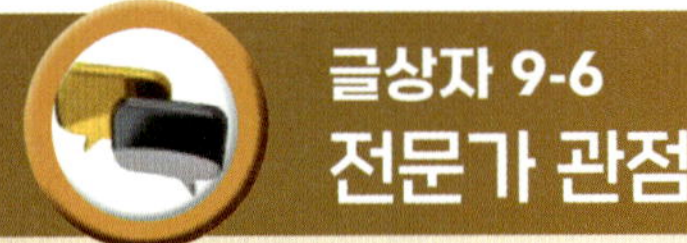

글상자 9-6
전문가 관점

운동에 대한 신경내분비-면역 의사소통

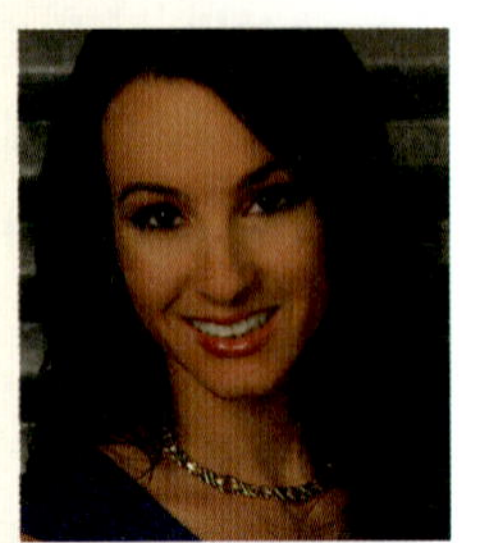

Maren S. Fragala, PhD, CSCS*D
과학 업무 디렉터
Quest Diagnostics(미국 임상검사·진단 전문 기업)
뉴저지주 시코커스

신경내분비계와 면역계는 운동에 의해 유발되는 항상성 교란(homeostatic disruption)에 모두 반응한다. 신경내분비계의 다양한 호르몬은 에너지 요구를 충족하고, 생리적 도전을 견디며, 적응을 촉진하기 위해 전신적인 의사소통을 조정한다. 동시에 다양한 면역세포들이 순차적으로 동원되어, 골격근과 같이 스트레스를 받거나 손상된 조직의 회복과 보호를 돕는다. 흥미롭게도 이러한 면역세포는 신경내분비계 호르몬의 수용체를 보유하고 있어, 상호 간에 의사소통이 가능하다. 운동은 카테콜아민(에피네프린, 노르에피네프린)과 코르티솔 같은 '스트레스 호르몬' 및 그 특이적 수용체를 통해 면역계 반응을 조절한다. 결국, 이 두 시스템은 운동에 의한 항상성 교란, 이후 회복, 그리고 훈련 적응 과정에서 상호 통합되고 소통한다. 따라서 운동 스트레스에 대한 신체의 반응은 개별적 반응이 아니라, 면역계와 신경내분비계의 통합과 의사소통에 의해 조정되는 전신적 노력으로 보는 것이 더 적절하다.

면역세포에는 코르티솔에 대한 수용체(글루코코르티코이드 수용체)와 카테콜아민에 대한 수용체(β-아드레날린 수용체)가 모두 존재한다. 급성 운동 중에는 순환하는 카테콜아민과 글루코코르티코이드의 증가가 혈류 증가와 결합하여, 혈액과 말초조직 사이에서 면역세포를 동원하고 재분포시키는 역할을 한다. 또한 운동 중 카테콜아민 증가로 인해 특정 면역세포(주로 호중구, 대식세포, 자연살해세포)가 즉각적이고 비특이적인 선천면역 반응을 일으킨다. 이러한 반응은 산화 스트레스 상승을 억제하고, 운동에 의해 손상된 세포를 제거하는 1차 방어선을 형성한다.

림프구(B세포와 T세포)는 표적화된 특이적 체액성(분비성) 및 세포성 면역반응을 담당하는 면역세포 하위 집단을 포함한다. 림프구 또한 에너지 수요를 감지·전달하는 스트레스 호르몬의 영향을 받는다. 운동 중 림프구는 혈류 증가로 인해 순환계로 동원되지만, 면역글로불린과 같은 분비성 면역 단백질의 생산은 감소한다. 운동은 림프구의 일부 면역 억제를 유발하지만, 운동 후 회복기 동안 림프구는 근육 손상과 복구 과정에 중요한 역할을 한다. 운동 훈련은 림프구의 감염과 종양에 대한 저항 능력을 향상시키는 것으로 보인다.

'스트레스 호르몬' 수용체가 통합 반응에 중요한 역할을 하기 때문에, 급성 운동과 장기적인 운동 훈련 모두에 따라 면역세포의 수용체 발현이 변화하는 것은 놀라운 일이 아니다. 이러한 발현 변화는 의사소통 및 상호작용 능력 변화에 영향을 미친다. 실제로, 운동 훈련을 하는 운동선수의 면역세포에서는 글루코코르티코이드 수용체(GR-α) RNA 발현이 좌식 생활자를 기준으로 약 10배 낮다. 발현의 하향 조절 정도는 훈련의 양과 빈도에 비례하며, 이는 훈련으로 인한 급성 코르티솔 상승의 빈번하고 장기적인 노출에 대한 결과일 수 있다. 이는 면역세포를 보존하기 위해 코르티솔에 대한 민감성을 줄이는 보호 기전으로 작용하며, 이후 스트레스의 강도를 완화하거나 운동 부하를 항상성 범위 내로 최소화하는 데 기여한다.

급성 운동 동안 이러한 반응은 다양한 면역세포 집단의 동원을 조정하여 근육 손상의 조직 복구를 준비하도록 한다. 다른 스트레스 요인과 마찬가지로, 운동에 대한 신체 반응은 항상성 회복을 목표로 한 일련의 신경내분비 및 면역 반응을 유도한다. 신체 운동은 신경내분비계와 면역계가 생리적 요구 증가에 대응하는 독특한 생리학적 스트레스를 제공한다. 그 반응의 결과는 운동 시간과 강도에 따라 달라진다. 장시간의 고강도·소모성 운동은 면역세포 기능과 사이토카인 균형을 손상시킬 수 있는 반면, 적당한 강도의 운동은 단기 및 장기적으로 면역 기능을 향상시킬 수 있다. 장기적인 면역 증진은 염증 감소, T세포 전구세포를 생성하는 흉선의 유지, '노화된' 면역세포와 '젊은' 면역세포의 구성 변화, 면역계의 감시 기능 향상, 심리적 스트레스에 대한 내성 증가와 같은 요인에 기인할 수 있다.

추가 참고문헌

1. Bonifazi M, Mencarelli M, Fedele V, et al. Glucocorticoid receptor mRNA expression in peripheral blood mononuclear cells in high trained compared to low trained athletes and untrained subjects. *J Endocrinol Invest.* 2009;32(10):816-820.
2. Fragala MS, Jajtner AR, Townsend JR, et al. Leukocyte IGF-1 receptor expression during muscle recovery. *Med Sci Sports Exerc.* 2015;47(1):92-99.
3. Fragala MS, Kraemer WJ, Denegar CR, et al. Neuroendocrine-immune interactions and responses to exercise. *Sports Med.* 2011;41(8):621-639.
4. Fragala MS, Kraemer WJ, Mastro AM, et al. Leukocyte β2-adrenergic receptor expression in response to resistance exercise. *Med Sci Sports Exerc.* 2011;43(8):1422-1432.
5. Fragala MS, Kraemer WJ, Mastro AM, et al. Glucocorticoid receptor expression on human B cells in response to acute heavy re-

sistance exercise. *Neuroimmunomodulation*. 2011;18(3):156-164.
6. Gjevestad GO, Holven KB, Ulven SM. Effects of exercise on gene expression of inflammatory markers in human peripheral blood cells: a systematic review. *Curr Cardiovasc Risk Rep*. 2015;9(7):34.
7. Ortega E. Neuroendocrine mediators in the modulation of phagocytosis by exercise: physiological implications. *Exerc Immunol Rev*. 2003;9:70-93.
8. Pedersen BK, Toft AD. Effects of exercise on lymphocytes and cytokines. *Br J Sports Med*. 2000;34(4):246-251.
9. Pittman QJ. A neuro-endocrine-immune symphony. *J Neuroendocrinol*. 2011;23(12):1296-1297.
10. Quindry JC, Stone WL, King J, et al. The effects of acute exercise on neutrophils and plasma oxidative stress. *Med Sci Sports Exerc*. 2003;35(7): 1139-1145.
11. Simpson RJ, Kunz H, Agha N, et al. Exercise and the regulation of immune functions. *Prog Mol Biol Transl Sci*. 2015;135:355-380.

다른 예로, HPA 축은 부신피질자극호르몬 방출호르몬(CRF)에 의해 조절되며, CRF는 약 130여 종의 사이토카인(예: IL-1, TNF 포함)에 의해 다시 조절된다. 이들은 신경-면역-내분비 조절자로 작용한다. 이러한 조절은 신체의 스트레스 및 염증 반응에 대한 복합적인 HPA 축 반응에서 매우 중요한 역할을 한다(글상자 9-6).

면역-내분비 상호작용의 핵심 요인은 다음과 같다.

- 면역계와 내분비계 간의 '크로스 토크(cross talk)'는 공통 수용체와 리간드에 의해 이루어진다.
- 면역세포는 호르몬을 합성하고 분비한다.
- 면역세포는 호르몬 수용체를 가진다.
- 면역세포는 내분비선에 작용하는 사이토카인을 분비한다.
- 면역세포는 신경계에 작용하는 사이토카인을 분비한다.
- 내분비선은 사이토카인 수용체를 가진다.
- 신경계 세포는 사이토카인 수용체를 가진다.

염증과 면역계

면역계와 관련된 핵심 개념 중 하나는 염증에 대한 반응이다. 염증은 발열, 발적, 통증, 부종이라는 전형적인 징후를 가지지만, 관절이나 심장 질환과 같이 외부에서 보이지 않는 형태로 나타날 수도 있다. 염증은 신체의 조직이나 세포에서 발생한 해로운 침입이나 과정에 대한 복잡한 생물학적 반응을 포괄적으로 나타내는 일반 용어이다(그림 9-6). 자극물, 병원체, 손상, 손상된 세포 또는 신체에 유해한 영양 섭취조차도 급성 염증 사건이나 만성적 과정, 혹은 관련 질

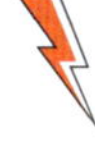

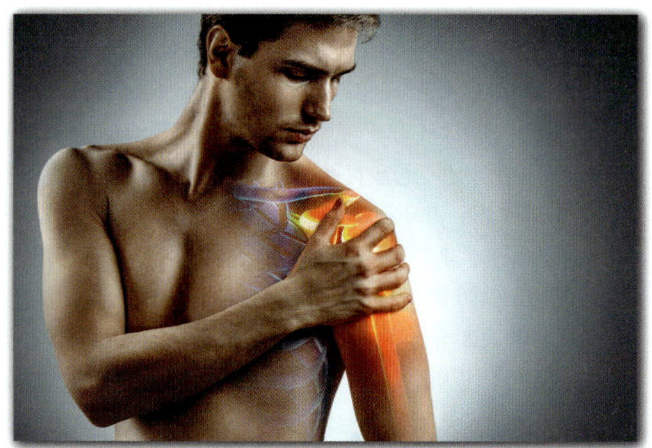

염증

- 살아 있는 조직의 손상에 의해 유발되는 반응.
- 감염과 손상으로부터 조직을 보호하기 위해 진화한 방어 기전.
- 손상 원인을 국소화하고 제거함.
- 손상된 조직 성분을 제거하여 신체가 치유를 시작할 수 있도록 함.
- 염증 반응은 혈류 변화, 혈관 투과성 증가, 순환계에서 손상 부위로의 체액·단백질·백혈구(white blood cells, leukocytes) 이동으로 구성됨.
- 수일간 지속되는 염증 반응은 급성 염증(acute inflammation)이라 하며, 더 오래 지속되는 반응은 만성 염증(chronic inflammation)이라 함.

그림 9-6 염증은 병원체 침입이나 세포 손상 문제를 해결하기 위해 면역계와 그 모든 요소를 동원하는 급성 및 만성 생물학적 과정의 대표적 현상 중 하나이지만, 세포 기능 장애와 질병 문제를 나타낼 수도 있다.

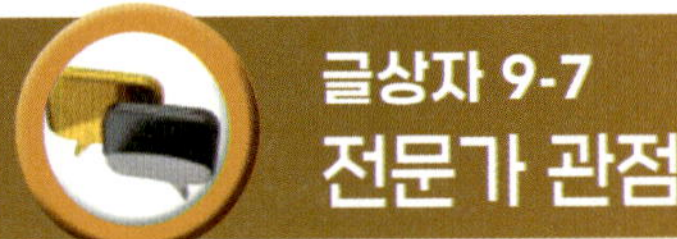

글상자 9-7
전문가 관점

운동과 염증: 왜 운동이 친염증(pro-inflammatory)·항염증(anti-inflammatory) 모두에 유익할까?

Mary P. Miles, PhD
교수
몬태나주립대학교 보즈먼 캠퍼스

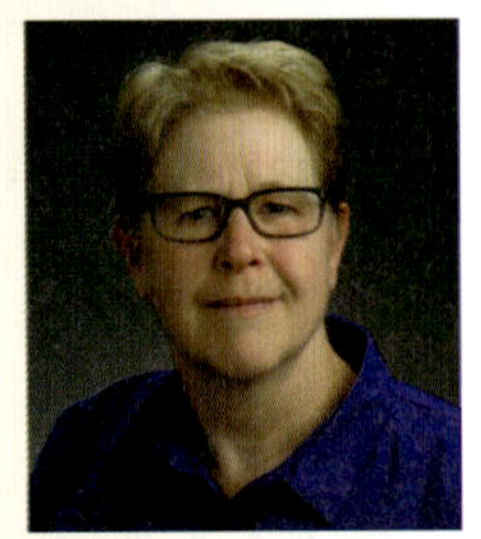

염증은 조직 외상이나 감염에 대한 일반화된 반응으로, 상황에 따라 이로울 수도 해로울 수도 있다. 염증은 손상이나 감염을 제거하고, 그로 인한 손상을 청소하며, 복구·재생·재형성을 촉진하기 위해 면역계가 조율하는 보호 반응이다. 이러한 방식으로, 급성 염증(acute inflammation, AI)은 운동으로 유발된 근육 손상과 같이 뚜렷한 자극에 대한 이롭고 고도로 조절된 보호 반응이다. 반대로, AI가 과도하게 일어나면 이로움보다 해로움이 커질 수 있으며, 조절이 제대로 이루어지지 않으면 치명적일 수도 있다.

운동 유발 급성 염증은 기계적 외상, 대사 스트레스, 고강도 신장성 근수축(eccentric muscle action)에 의한 근섬유 손상, 기타 반복적 조직 외상 등 다양한 운동 관련 자극에 의해 발생한다. 예를 들어, 고강도 신장성 수축 시 개별 근절(sarcomere)에 가해지는 높은 기계적 장력은 근절 세포골격에 미세 손상을 일으킨다. 이러한 손상은 호중구와 대식세포를 포함한 염증세포의 근육 내 침투를 유도하며, 이들은 식세포로서 손상 관련 세포 잔해를 제거한다. 이 과정에서 대식세포는 M2 조절형(phenotype)에서 M1 고전활성형으로 전환된다. 이러한 세포 활동은 재형성과 재생을 위한 준비 과정으로 손상을 청소하는 과정에서 일시적으로 조직 손상을 심화시킬 수 있다. 손상이 제거되면 항염증 매개물질, 성장인자, 그리고 M2 대식세포가 증가하여 위성세포를 활성화하고, 더 강한 조직을 만들기 위한 재형성과 재생을 시작한다. 이러한 재생 과정에서 염증이 핵심적 역할을 하기 때문에, 진통제를 통한 항염증 치료가 이러한 유익한 과정을 방해할 수 있는지에 대한 의문이 제기된다.

항염증 치료가 과도한 염증으로 인한 부수적 조직 손상을 줄이는 것인지, 아니면 더 강하고 건강한 조직을 만들기 위한 염증의 자연적 진행을 방해하는 것인지에 대한 답은 두 가지 모두 가능하다는 것이다. 예를 들어, 이부프로펜과 같은 비스테로이드성 항염증제(NSAID)의 가끔 사용은 해롭지 않은 것으로 보이지만, 장기간 사용은 위성세포가 유도하는 성장량과 근비대 가능성을 제한하여 역효과를 낼 수 있다. 반면, 염증 과정에서 생성되는 활성산소종(ROS)에 의해 발생하는 부수적 손상을 줄임으로써, 타트체리 주스나 커큐민과 같은 일부 항염증 식품·영양 보충제는 회복에 도움을 줄 수 있으며, 고강도 신장성 운동으로 유발되는 지연성 근육통(DOMS)과 기타 근손상 증상을 완화한다. 따라서 적정 수준의 항염증 약물 또는 식이 요법은 운동 훈련을 방해하지 않고, 오히려 이를 지원한다.

급성 염증과 대조적으로, 만성 저강도 염증(chronic low-grade inflammation, LGI)은 오랜 기간에 걸쳐 낮은 수준의 조직 미세변화와 조절 장애에 의해 발생한다. 예를 들어, 지방조직이 부피 증가로 인해 스트레스와 기능 장애 상태가 되면, 이는 잘 알려진 만성 저강도 염증의 원천이 된다. 만성 저강도 염증의 잠재적 원인으로는 기능이상 지방조직, 죽상경화성 플라크, 만성적으로 염증이 있는 관절염 관절, 지방간, 장과 장내 미생물군, 식후 포도당 또는 지방산 증가와 같은 일시적 대사 스트레스에 대한 면역세포 반응 등이 있다. 만성 저강도 염증은 염증성 사이토카인의 2~3배 상승으로 특징지어지며, 무증상일 수도 있다. 이 상태는 제2형 당뇨병, 죽상경화증, 신경퇴행성 질환, 노화 관련 인지 저하, 암, 기타 노인성 질환의 진행에 직접 또는 간접적으로 기여한다. 운동 면역학 연구의 중요한 영역 중 하나는 운동이 어떻게 치료적으로 사용되어 만성 저강도 염증을 감소시킬 수 있는지를 밝히는 것이다.

운동의 항염증 효과는 만성 저강도 염증의 많은 원인과 관련이 있다. 다음은 만성 저강도 염증을 감소시키는 직접적·간접적 기전이다.

- 지방조직의 국소적 기능 이상은 친염증성 M1 대식세포 표현형을 활성화한다. 운동은 특히 내장 지방(VAT)과 같은 가장 염증이 심한 지방 저장소의 부피와 기능 이상을 줄일 수 있다. 또한 운동은 지방조직 부피 변화와 무관하게 M1에서 M2 대식세포로의 표현형 전환을 촉진할 수 있다.
- 골격근은 운동 중 마이오카인(myokine)이라 불리는 다양한 생리활성 물질을 방출한다. 많은 마이오카인은 다른 조직의 기능 이상을 완화하고 염증을 줄이는 데 도움이 된다. 예를 들어, 인터루킨-15는 VAT에서 지방분해를 촉진하여 부피를 줄인다. 또 다른 마이오카인인 인터루킨-6는 전신에서 인터루킨-1β, 종양괴사인자-α(TNF-α)와 같은 친염증성 사이토카인 생성을 하향 조절하는 음성 피드백 신호로 작용한다.
- 장(GIT)은 두 가지 주요 경로로 염증의 원천이 될 수 있다. (1) 염증을 촉진하는 장내 미생물군(microbiota)을 가짐, (2) 장 내강(lumen)의 지질다당류(LPS)와 같은 염증 유발 미생물 부산물이 상피 장벽을 넘어 순환계로 유입되는 경우이다. 운동은 잠재적으로 항염증성을 가진 유익한 장내 세균 종의 상대적 비율을 높이고, 장 장벽 기능을 강화하여 지질다당류 및 기타 염증 자극이 순환계에 도달하지 못하게 한다.
- 식후 포도당 및 지방산의 급격한 증가는 장, 혈류, 또는 간과 같은 특

정 조직의 세포에 의한 염증 활동을 자극한다. CGI와 높은 VAT 수치를 가진 경우, 이러한 반응은 악화된다. 식사 전 또는 후의 급성 운동은 식후 혈당 및 지질 반응을 완화하며, 이는 혈당 부하로 인한 염증 반응을 감소시키는 것으로 나타났다. 지질 부하에 대한 염증 반응 완화 여부는 추가 연구가 필요하다.

요약하면, 운동은 급성 염증을 유도할 수도 있고, 만성 저강도 염증을 감소·예방할 수도 있다. 급성 염증은 조직 손상을 유발하는 운동에 의해 발생할 수 있으나, 손상된 조직의 재형성과 재생에 중요한 유익한 역할을 한다. 만성 저강도 염증은 운동에 의해 발생하지 않지만, 운동은 이 형태의 염증을 장기적으로 낮추는 데 도움이 되는 다양한 직접적·간접적 효과를 가진다. 이는 운동의 중요한 건강 이점이다.

추가 참고문헌

1. Mailing LJ, Allen JM, Buford TW, et al. Exercise and the gut microbiome: a review of the evidence, potential mechanisms, and implications for human health. *Exerc Sport Sci Rev.* 2019;47(2):75-85. doi: 10.1249/jes.0000000000000183.
2. Miles MP, Wilson S, Yeoman CJ. Physical activity and inflammation phenotype conversion. *J Clin Exerc Physiol.* 2019;8(2):1-10.
3. Rawson ES, Miles MP, Larson-Meyer DE. Dietary supplements for health, adaptation, and recovery in athletes. *Int J Sport Nutr Exerc Metab.* 2018;28(2):188-199. doi: 10.1123/ijsnem.2017-0340.
4. Schoenfeld BJ. The use of nonsteroidal anti-inflammatory drugs for exerciseinduced muscle damage: implications for skeletal muscle development. *Sports Med.* 2012;42(12):1017-1028. doi: 10.2165/11635190-000000000-00000.
5. Tidball JG. Regulation of muscle growth and regeneration by the immune system. *Nat Rev Immunol.* 2017;17(3):165-178. doi: 10.1038/nri.2016.150.

환을 유발한다.[9,68] 궁극적으로 염증은 신체가 정상적인 항상성 기능으로 돌아가기 위해 제거하고 복구하려는 손상의 신호이다. 염증이라는 개념에 대해 우리가 알고 있는 많은 내용은 매년 의학, 영양학, 운동생리학 분야의 최신 연구를 통해 새롭게 발견되고 있다. 염증 과정은 인체의 선천면역의 일부로 간주되며, 운동 스트레스와 관련하여 다양한 역할을 수행한다(글상자 9-7).

미생물군집과 면역계

지구상의 생물 진화는 최초로 지구에 서식했던 수많은 미생물과 밀접하게 연결되어 있다. 세균, 원생동물, 바이러스는 지구 어디에나 존재하며, 그 수는 상상을 초월한다. 박테리아와 원생동물은 약 10^{31}개, 바이러스 성분은 약 10^{32}개로 추정되는데, 이는 우주에 존재하는 별의 수가 약 10^{22}개로 추정되는 것과 비교하면 엄청난 수치이다. 이와 같이 인체의 포유류 세포는 이러한 미생물과 함께 발달해 왔으며, 체내에서 인체 세포 수보다 훨씬 많은 미생물이 존재하는 것으로 추정된다. 이들은 다양한 점막 조직과 장(gut)에 존재하며, 우리가 이제 막 인식하기 시작한 다양한 기능에서 중요한 역할을 한다(그림 9-7). 이러한 미생물 군집은 박테리아, 진핵생물, 바이러스 등으로 구성되며, 각각의 분류 내에서도 다양한 형태를 가진다. 또한 이러한 미생물의 개체군

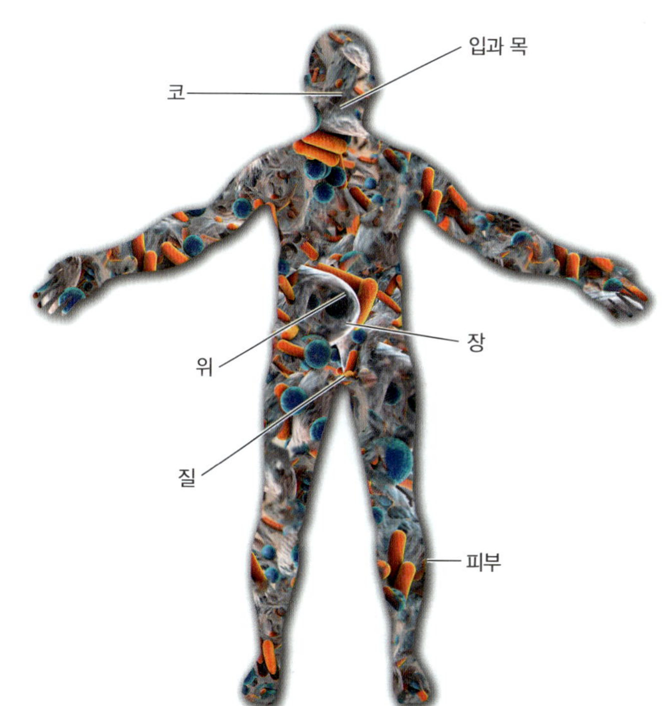

그림 9-7 미생물군은 신체의 모든 부위에 서식하는 다양한 미생물들로 구성되어 있으며, 장, 피부, 점막 표면에 가장 많이 분포한다. 각 개인마다 환경적 및 영양적 노출에 따라 서로 다른 미생물 집단의 변이가 존재한다. 이러한 공생적 공존은 면역 조절과 상호작용이 최적화되지 않으면 해로울 수 있다.

구성은 출생 시부터 생애 전반에 걸친 환경적·영양적 요인 등 노출 차이에 따라 사람마다 다르게 나타날 수 있다. 장내 미생물군집과 면역계는 다양한 기능 및 생리적 병태·질환과 밀접하게 연결되어 있으며, 인류의 진화와 함께 발달해 왔다.[11,16,31]

본 장의 주제와 관련하여, 미생물군집은 면역계와 매우 활발하게 상호작용하며, 면역학 분야에 혁신을 가져왔다. 미생물군집은 선천면역과 적응면역 모두에 영향을 미친다.[6] 이 복잡한 미생물 군집[세균, 진균, 바이러스, 기타 미생물 및 **진핵종(eukaryotic species)**]은 인체 세포보다 적어도 10배 이상 많은 것으로 추정된다. 이는 우리의 유전자와 별도로, 이러한 미생물 세포도 자신들의 유전자를 가지고 있으며, 우리의 유전자와 상호작용하여 인체의 생리 기능에 영향을 미친다는 의미이다. 이들 기능의 많은 부분은 아직 연구가 시작 단계에 있다.

미생물군집의 상호작용이 항상 긍정적인 것은 아니며, 알레르기에서부터 염증성·자가면역 질환에 이르기까지 인간 건강에 영향을 미치는 병태가 발생한다. 이는 면역계가 미생물군집 유래 항원이나 환경 항원에 대한 잘못된 반응을 제대로 제어하지 못하기 때문이다.[6] 미생물군집이 인체 기능과 건강에 미치는 영향을 이해하기까지는 아직 많은 연구가 필요하다(글상자 9-8).[34]

상피세포

상피세포(epithelial cell)는 몸 전체의 기관과 혈관의 외부 표면을 덮는 조직을 형성한다. 우리 피부의 표피는 상피세포로 구성되어 있다. 또한 상피세포는 체강과 내부 기관의 내부 표면을 덮는다. 상피세포에는 편평상피, 원주상피, 입방상피라고 불리는 세 가지 주요 형태가 있다. 편평상피세포는 평평하며 혈관에서와 같이 매끄러운 유체 흐름이 필요한 표면이나 폐의 폐포에서와 같이 분자가 통과할 수 있는 매우 얇은 표면을 만들어야 하는 곳에서 발견된다. 원주상피세포는 기둥이나 원주 모양이며 위, 소장, 대장의 소화관 기관을 덮는다. 자궁도 단순 원주상피세포로 덮여 있다. 마지막으로, 입방상피세포는 침샘과 갑상선 여포에서부터 신장 세뇨관과 같은 더 특수한 구조에 이르기까지 다양한 체액과 분자의 분비가 필요한 기관에 존재한다. 따라서 이러한 상피조직은 우리 몸의 미생물군과의 상호작용에서 중요한 역할을 한다.

공생

미생물군을 생각할 때, **"공생(commensalism)"** 또는 공생

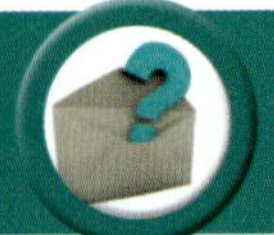

글상자 9-8
학생들의 실제 질문

인체 건강에서 미생물군집의 역할은 무엇인가요?

"미생물군집은 숙주 면역계의 유도(induction), 훈련(training), 그리고 기능(function)에 근본적인 역할을 한다. 이에 상응하여, 면역계는 이러한 다양하고 지속적으로 진화하는 미생물과의 공생 관계를 유지하기 위한 수단으로서 상당 부분 진화해 왔다. 최적의 상태에서 작동할 때, 면역계-미생물군집 동맹은 병원체에 대한 방어 반응을 유도하는 동시에, 무해한 항원에 대한 관용을 유지하는 조절 경로를 보존한다. 그러나 고소득 국가에서는 항생제의 과도한 사용, 식이 변화, 그리고 선천적 공생 파트너(예: 선충류)의 제거가, 균형 잡힌 면역 반응을 형성하는 데 필요한 복원력과 다양성이 부족한 미생물군집을 선택적으로 만들어냈을 가능성이 있다. 이러한 현상은, 미생물군집과의 공생 관계가 가장 크게 훼손된 일부 지역에서 자가면역 질환과 염증성 질환이 급격히 증가한 원인을 설명하는 가설로 제시되고 있다."

Belkaid Y[1], Hand TW.[2]

[1] Immunity at Barrier Sites Initiative, National Institute of Allergy and Infec- tious Diseases, National Institutes of Health, Bethesda, MD 20892, USA.

[2] Immunity at Barrier Sites Initiative, National Institute of Allergy and Infec- tious Diseases, National Institutes of Health, Bethesda, MD 20892, USA; Mucosal Immunology Section, Laboratory of Parasitic Diseases, National Institute of Allergy and Infectious Disease, National Institutes of Health, Bethesda, MD 20892, USA.

세균이나 미생물이라는 용어와 관련된 중요한 개념이 있다. 공생은 우리 생물학적 세계에서 가장 흔한 관계이다. 한 유기체가 공생(즉, 두 유기체 간의 상호작용으로 둘 다 이익을 얻는 것)으로부터 크게 이익을 얻고 다른 하나는 해를 받거나 손상되지 않는 관계가 있을 때, 이를 "공생"이라고 하지만, 일방적인 공생 관계일 수 있다. 때때로 공생 세균이나 미생물은 신체의 정상적인 위치에서 진정으로 공생적이며 숙주인 인간과 자신 모두에게 이익을 준다(예: 유사 상리공생형). 그러나 면역결핍으로 인해 점막을 통해 다른 생체구획으로 이동하거나 전위되면, 이러한 공생 미생물은 다양한 병리를 일으킬 수 있다.

점막 방화벽

점막은 신체 표면과 내부 장기를 덮고 있으며, 하나 이상의 상피세포층과 그 아래 느슨한 결합조직층으로 구성된다. 점막은 미생물군집이 숙주 조직으로 이동하는 것을 막는 주요 장벽 역할을 한다. 공생 세균이 점막을 통과하여 다른 부위로 이동하면, 해당 부위에 존재하는 대식세포가 즉시 이를 제거한다. 또한 상피세포 장벽에서 미생물의 분자적 특징이 선천면역 인식을 강화시키며, 이는 점막 면역글로불린 A(IgA)의 선택적 유도를 위한 계통 전환의 핵심이 된다. B세포가 IgA 발현을 획득하는 과정이 바로 이 계통 전환이며, IgA는 점막 면역 기능에서 중요한 역할을 하는 항체이다. 점막에서 생성되는 IgA의 양은 다른 모든 유형의 항체를 합한 것보다 많다. IgA 계통 전환은 T세포 의존성 경로와 T세포 비의존성 경로 모두에서 일어나며, 병원성 미생물뿐 아니라 공생 미생물도 표적으로 한다.

최근 연구에 따르면, 공생 세균은 상피세포, 수지상세포(DCs)를 포함한 점막 선천면역계의 여러 구성 요소와 B세포 간의 '크로스 토크'를 촉진하여 장내 IgA 반응을 조절한다.[10] 따라서 상피 장벽, 점액층, IgA, DCs, T세포는 '**점막 방어벽(mucosal firewall)**'을 구성하며, 이는 공생 미생물이 장 관련 림프조직으로 과도하게 노출되거나 침투하는 것을 제한하여 불필요한 활성화와 병리 발생을 예방한다.[6]

미생물군집 상호작용

미생물군집과 면역계의 상호작용은 신생아기(출생 후 첫 28일)부터 시작된다. 신생아기의 선천면역세포는 성인 세포와 다르게 반응하며, 상피세포에서 발현되는 특정 효소의 후생유전학적(epigenetic) 조절에 의해 염증 매개물질에 대한 반응성이 낮아진다. 이를 통해 공생 미생물(예: 세균)이 출생 후 선천면역 발달에 기여할 수 있게 된다. 상피세포는 공생 미생물군집에 대한 노출을 제한하는 중요한 항균 펩타이드를 분비하며, 공생 미생물 역시 출생 후 면역계 발달에 기여하고, 이는 다시 이들의 제어에 도움을 준다. 이러한 과정은 특히 장(intestine)에서 중요하다. 장에서는 출생 후 공생 미생물에 노출됨으로써 다양한 림프조직(예: 림프 소포, cryptopatches)이 유도된다. 예를 들어, 반려동물이나 집 먼지 등이 전혀 없는 지나치게 청결한 환경은 미생물군집과 면역 방어 간의 긍정적인 상호작용을 최적화하는 데 오히려 역효과를 낼 수 있다.[25,72]

따라서 우리 몸의 피부와 점막 표면 등 모든 부위에는 박테리아와 효모와 같은 다양한 미생물 집단이 존재하며, 이들의 상호작용은 우리 세포와 미생물군집 간 정상적인 생리학적 접점의 일부를 이룬다. 그러나 미생물의 종류와 수가 증가하여 우리 몸이 그들의 이동과 생리적 영향을 최적으로 관리할 수 있는 능력을 초과하게 되면 문제가 발생한다. 이러한 문제는 면역계가 손상되었거나, 회복 없이 장기간 지속되는 신체적 스트레스, 또는 질병에 의해 발생한다.

운동과 생활습관이 미생물군집에 미치는 역할

우리는 이제 운동과 운동 훈련이 장내 미생물군집(gut microbiome)에 어떤 영향을 미치는지 이해하기 시작한 단계에 있다. 앞서 논의한 바와 같이, 이 시스템의 복잡성과 다차원적 특성은 운동 훈련이 미생물군집에 미치는 영향을 이해하기 위해 얼마나 많은 연구가 필요한지를 보여준다. 앞으로 더 많은 연구가 필요하며, 이는 미래 연구자들이 중요한 발견을 할 수 있는 잠재적 분야이다. 지금까지의 연구에 따르면, 규칙적인 운동은 항염증 효과를 지니며 만성 **염증성 질환(inflammatory disease)**로부터 보호하는 데 도움이 될 수 있다.[12] 또한 운동은 장의 면역 기능을 향상시켜 질병 예방에도 기여한다. 그러나 장의 면역계를 건강과 체력에 유익하게 작용하도록 돕는 운동 유형과 훈련 프로그램을 구체적으로 규명하기 위해서는 추가 연구가 필요하다.

영양, 영양 보충제(예: 오메가-3, 단백질), 흡연, 수면, 직무 스트레스 등 많은 다른 생활습관 요인 또한 미생물군집에 영향을 미치며, 운동과 상호작용한다. 그러나 운동과 마찬가지로, 이러한 다변량 환경이 미생물군집에 미치는 영향을 해석하고 맥락화하는 연구는 이제 막 시작되었다.[36] 식이·영양과 운동 훈련이 결합될 경우 장내 미생물군집에 상당한 영향을 미칠 가능성이 있으며, 향후 연구 과제는 운동과 장내 미생물 조성·기능 간의 직접적 인과관계를 규명하는 것이다.[45] 이는 영양 섭취에 의존적인 경향을 보이며, 운동이 장내 미생물군집 변화를 유도하는 정확한 용량-반응 관계(dose-response)는 아직 명확하지 않다. 이 점은 건강과 수행능력을 최적화하기 위해 운동과 영양 모두에서 프로그램의 개별화 필요성을 강조한다.

장내 미생물군집의 복잡한 생태계는 운동, 영양, 유전적 요인 등 외부 요인의 조합에 의해 영향을 받을 수 있다. 장내 세균계의 붕괴는 동물 모델에서 비만 관련 **골관절염(osteoarthritis)** 발병의 원인 요인으로 확인되었지만, 인간에서의 인과관계 및 선천면역계와의 상호작용은 더 많은 연구가 필요하다(글상자 9-9).[35] 따라서 프리바이오틱스, 프로바이오틱스, 식습관과 운동을 결합하여 건강한 미생물군집을 회복시키는 접근법은 비만 관련 골관절염의 잠재적 치료 옵션이 될

속성 검토

- 염증 과정은 인체의 선천면역에 속하며, 운동 스트레스와 관련된 다양한 역할을 수행한다.
- 미생물군집(microbiota, microbiome)은 세균, 진균, 바이러스, 기타 미생물 및 진핵종을 포함하는 복합적인 미생물 공동체로 구성되며, 인체 세포 수보다 최소 10배 이상 많다.
- 미생물군집은 알레르기에서 염증성 질환, 자가면역질환에 이르기까지 건강에 영향을 미치는 다양한 병리 과정에 관여한다.
- 상피세포는 장기와 혈관의 외부 표면을 이루는 세포층을 형성하며, 미생물군집과의 구획화(segmentation) 및 상호작용에서 중요한 역할을 한다.
- 공생(commensalism)은 한쪽은 이익을 얻고 다른 쪽은 해를 입지 않는 생물 간의 관계로, 인체 세포와 미생물군집 간 상호작용의 일부이다.
- 점막 방어벽(mucosal firewall)은 신체 표면과 내부 장기를 덮는 점막(mucosa)으로, 미생물군집과의 정상적인 경계를 유지한다.
- 미생물군집은 출생 시부터 발달하며, 그 구성되는 공동체의 유형이 형성된다.
- 완전히 규명되지는 않았지만, 운동은 항염증 반응 기전을 제공하여 다양한 질병 예방에 도움을 줄 수 있다.

글상자 9-9 알고 있습니까?

면역계의 기능 장애

면역계는 질병과 감염으로부터 우리를 보호하는 데 매우 효과적이지만, 때때로 기능에 이상이 생겨 오히려 질병 발생의 원인이 되기도 한다. 이러한 상태를 자가면역질환이라고 하며, 전체 인구의 최대 5%까지 영향을 미칠 정도로 흔하다. 자가면역질환에서는 면역계가 오류를 일으켜 신체 고유의 단백질을 '자기(self)'가 아닌 '비자기(nonself)'로 잘못 인식하고, 이를 파괴하려는 공격을 가한다. 그 결과, 때로는 생존에 필수적인 단백질이 파괴되며, 이는 생명을 위협하는 상태로 이어질 수 있다. 현재까지 80종 이상의 질환이 자가면역질환으로 확인되었으며, 여기에 당뇨병, 관절염, 다발성 경화증(MS) 등이 포함된다. 이들 질환의 치료에는 연간 1,000억 달러 이상의 비용이 소요된다. 안타깝게도 자가면역질환은 완치가 불가능하지만, 대개 면역억제제와 같은 약물을 사용하여 손상을 최소화하는 방식으로 관리한다. 역학 자료에 따르면, 그 원인이 완전히 밝혀지지는 않았지만, 자가면역질환은 남성보다 여성에서 세 배 더 흔하게 발생하며, 65세 미만 여성의 주요 사망 및 장애 원인으로 보고된다.

수 있다.[35] 이러한 분야는 앞으로 운동생리학과 영양학 연구에서 매우 유망한 연구 영역이 될 것이다.

운동이 면역계에 미치는 영향

신체의 대부분의 생리적 시스템과 마찬가지로, 면역계는 운동 자극에 민감하게 반응한다. 운동은 면역 반응과 적응의 중요한 조절 인자로서(글상자 9-10), 개별 운동 세션에 대한 급성 반응과 장기간의 규칙적인 운동 훈련 프로그램에 따른 만성 적응 모두에서, 신체 활동 변화에 맞추어 면역계의 기능이 조정된다. 심혈관계나 신경근육계와 같은 다른 생리적 시스템과 마찬가지로, 면역계가 보이는 급성 반응과 장기 적응은 수행되는 운동의 강도, 부하, 그리고 유형에 의해 영향을 받는다.[7,18,21,23,40,43] 따라서 운동이 면역 기능에 미치는 영향을 일반화하는 것은 쉽지 않다. 여기에 더해, 인체 면역계가 두 가지 주요 가지로 구성되어 있다는 잘 확립된 개념이 이러한 논의를 더욱 복잡하게 만든다. 하나는 선천면역계로, 피부와 체내 개구부를 둘러싼 점막과 같은 물리적 장벽과,[62,71] 병원체나 질병을 유발하는 미생물에 노출되었을 때 신속히 신체를 보호하는 염증 반응을 포함한다. 선천면역계의 세포에는 NK세포, 호중구, 대식세포가 있으며, 모두 염증 반응과 관련이 있다. 일반적으로 선천면역계의 운동 유발 반

글상자 9-10 전문가 관점

운동과 인체 면역계의 강력한 연관성

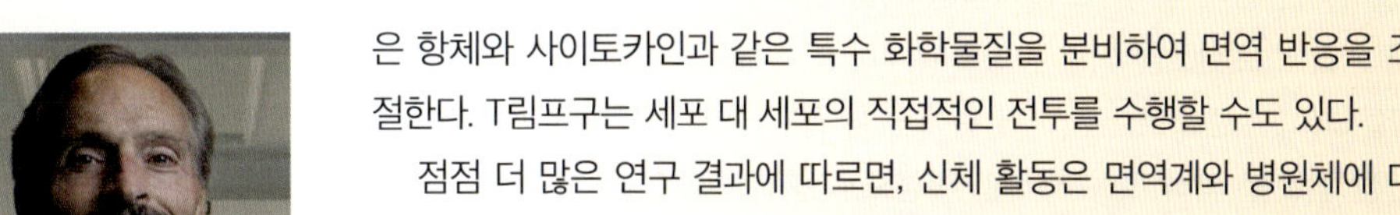

David C. Nieman, DrPH, FACSM
교수
애팔래치안 주립대학교
노스캐롤라이나주 분

면역계

출생부터 인간은 세균, 바이러스, 그리고 기타 질병을 유발하는 미생물들의 지속적인 공격에 노출된다. 효과적인 방어막이 없다면, 개체는 곧 감염성 질환과 암에 굴복하게 될 것이다. 미생물 침입자들과의 전투에서 보호는 면역계라고 통칭되는 복합적인 방어 체계를 통해 제공된다. 면역계는 놀랍도록 적응적이고 효과적이며, 무한히 다양한 외부 침입자들을 인식하고 제거할 수 있는 엄청나게 다양한 세포와 분자들을 생성한다.

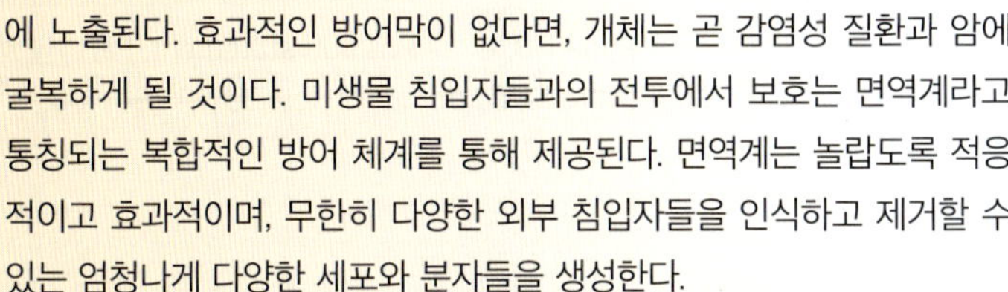

면역계는 두 가지 기능적 구분으로 나뉜다: (1) 선천면역으로, 인간이 태어날 때부터 가지고 있는 질병에 대한 기본적 저항력을 의미하며 1차 방어선 역할을 하고, (2) 적응면역으로, 활성화되면 각 감염원에 대해 특이적 반응과 면역학적 기억을 생성한다.

선천면역계에는 해부학적·생리학적 장벽(피부, 점막, 체온, 낮은 pH, 보체와 인터페론 같은 특수 화학 매개체), 특수화된 세포(NK세포와 호중구, 단핵구, 대식세포 등 미생물을 포식·살해·소화할 수 있는 식세포), 그리고 염증 반응이 포함된다. 선천면역계가 병원체를 효과적으로 제거하지 못할 경우, 신체는 획득(특이)면역 반응을 일으킨다.

적응면역계에는 B림프구와 T림프구라는 특수 세포가 포함되며, 이들은 항체와 사이토카인과 같은 특수 화학물질을 분비하여 면역 반응을 조절한다. T림프구는 세포 대 세포의 직접적인 전투를 수행할 수도 있다.

점점 더 많은 연구 결과에 따르면, 신체 활동은 면역계와 병원체에 대한 면역 감시(immunosurveillance)에 깊은 영향을 미친다. 본 글에서는 규칙적인 중강도 운동이 가져오는 긍정적인 면역 효과와, 장시간·고강도 운동 시 일시적으로 나타날 수 있는 부정적인 변화를 비교한다.

중강도 운동, 감염, 그리고 면역 기능

상부호흡기감염(URTI)은 전 세계적으로 가장 흔한 질환이다. 200종 이상의 바이러스가 감기를 유발하며, 그중 리노바이러스와 코로나바이러스가 전체 감염의 25~60%를 차지한다. 평균적으로 성인은 평균적으로 연간 2~3회의 호흡기 감염을 경험하며, 어린이는 연간 6~7회의 감염을 겪는 것으로 보고된다.

운동 부하의 강도는 상부호흡기감염(URTI) 위험에 독특한 영향을 미친다. 규칙적인 신체 활동은 면역 기능을 향상시키고 URTI 위험을 낮추지만, 장시간·고강도의 운동은 반대 효과를 나타낸다.

대규모 역학 연구에서, 규칙적인 중등도~격렬한 신체 활동을 하는 성인은 그렇지 않은 사람에 비해 URTI 위험이 25~65% 감소하는 것으로 나타났다. 무작위 대조 실험에서도, 규칙적인 운동 그룹이 비활동 그룹에 비해 상부호흡기감염(URTI) 증상일 수가 약 절반으로 줄었다.

중강도 운동 중에는 면역계에서 여러 긍정적인 변화가 일어난다. 중강도 운동은 호중구, 대식세포, NK세포의 살해 능력을 증가시키는데, 이 세

포들은 선천면역 방어에서 핵심적 역할을 한다. 비록 운동이 끝난 후 수 시간 내에 면역계는 운동 전 수준으로 돌아가지만, 각 운동 세션은 장기적으로 감염 위험을 낮추는 면역 감시의 향상을 의미한다.

고강도 운동, 감염 위험, 그리고 면역

90분 이상 지속되는 장시간의 고강도 운동의 각 급성 회기는 면역과 숙주 방어에서 일시적이지만 중요한 변화를 초래한다. 자연살해세포 활동, T세포와 B세포 기능의 다양한 측정치들, 상기도 호중구 기능, 그리고 타액 IgA 농도는 모두 장시간의 고강도 지구력 운동으로부터의 회복 중 최소 몇 시간 동안 억제되는 것으로 보고되었다. 숙주 보호가 감소하는 이 "열린 창" 기간 동안, 바이러스와 세균이 발판을 마련하여 무증상 및 임상적 감염의 위험을 증가시킬 수 있다.

여러 역학 보고서들은 마라톤형 경기와/또는 매우 강한 훈련에 참여하는 운동선수들이 상부호흡기감염(URTI)의 위험이 증가한다고 제시한다. 상부호흡기감염 위험은 운동선수가 비정상적으로 강한 운동의 반복적인 주기를 겪고, 여행 중 새로운 병원체에 노출되며, 수면 부족, 심한 정신적 스트레스, 영양실조, 또는 체중 감소를 포함한 면역계에 대한 다른 스트레스 요인들을 경험할 때 증가한다.

이러한 증가된 상부호흡기감염 위험에 대응하기 위해, 운동선수는 다른 생활 스트레스를 최소한으로 유지하고, 신체의 비타민과 무기질 저장량을 최적 수준으로 유지하기 위해 균형 잡힌 식단을 섭취하며, 과훈련과 만성 피로를 피하고, 규칙적인 일정으로 충분한 수면을 취하며, 급격한 체중 감소를 피하고, 손 씻기와 눈과 코에서 손을 멀리하는 적절한 위생을 따르며, 인플루엔자를 포함한 필요한 예방접종을 받아야 한다.

운동선수와 피트니스 애호가들은 질병 중에 운동을 해야 할지 휴식을 취해야 할지 종종 확신하지 못한다. 질병 중에는 경기 능력이 감소하며, 사례 기록들은 운동 수행력의 갑작스럽고 설명할 수 없는 하락이 때때로 강한 훈련과 결합된 최근의 질병으로 추적될 수 있음을 보여준다. 일반적인 감기 증상(예: 발열이나 전신 통증 없이 콧물과 인후통)을 가진 운동선수들은 증상이 해결된 후 며칠 후에 정상적인 운동 훈련을 안전하게 재개할 수 있다. 감기에 걸렸을 때의 경도-중등도 운동은 해롭지 않은 것으로 보인다. 발열, 극심한 피로, 근육통, 그리고 림프절 부종의 증상이 있을 때는 질병이 끝난 후 고강도 훈련을 재개하기 전에 2~4주를 기다려야 한다.

결론

지난 20년간 운동면역학 연구에서 나타난 가장 중요한 발견은 중등도 신체 활동의 각 회기 동안 긍정적인 면역 변화가 일어난다는 것이다. 시간이 지나면서, 이것은 감기와 기타 상부호흡기감염으로 인한 질병 일수의 감소로 이어진다. 이러한 데이터는 동물과 인간 연구 모두에 걸친 여러 증거들에 의해 강화된다. 거의 매일의 중등도 운동으로 인한 질병 일수의 감소는 대부분의 약물과 보충제에 대해 보고된 수준을 초과하며, 개인들이 규칙적으로 신체적으로 활동할 것을 촉구하는 공중보건 지침을 뒷받침한다. 운동선수들은 질병 위험이 증가하지만 면역 지지적인 생활 습관과 적절한 훈련 프로토콜을 통해 이를 상쇄한다.

추가 참고문헌

1. Bermon S, Castell LM, Calder PC, et al. Consensus statement immunonutrition and exercise. *Exerc Immunol Rev.* 2017;23:8-50.
2. Nieman DC. The common cold is less common among the fit. *ACSM Health Fitness J.* 2017;21(6):1-3.
3. Nieman DC, Henson DA, Austin MD, et al. Upper respiratory tract infection is reduced in physically fit and active adults. *Br J Sports Med.* 2011;45:987-992.
4. Nieman DC, Wentz LM. The compelling link between physical activity and the body's defense system. *J Sport Health Sci.* 2019;8:201-217.
5. Walsh NP, Gleeson M, Pyne DB, et al. Position statement. Part two: maintaining immune health. *Exerc Immunol Rev.* 2011;17:64-103.

응은 교감신경계와/또는 시상하부–뇌하수체–부신 축을 통해 조절된다.[46] 즉, 신체 활동에 따른 염증 반응의 발생 빈도와 적응은 혈류로 분비되는 카테콜아민(에피네프린과 노르에피네프린)과 글루코코르티코이드(코르티솔)의 농도에 의해 매개된다.

다른 한 가지 가지는 **적응면역계**로, 주로 T세포, B세포, 그리고 항체(면역글로불린)와 같은 특수화된 세포들로 구성되어 있으며, 이들은 순환계로 방출된다.[40,60] 이러한 세포 집합은 통상적으로 백혈구(white blood cells, leukocytes)라고 불린다. 선천면역계와 적응면역계 모두 운동에 민감하게 반응하지만, 동일한 자극에 대해 서로 다르게 반응할 수 있으며, 각각 고유한 장점과 단점을 가진다. 예를 들어, 선천면역 반응은 범용적이고 신속하지만 특이성이 부족하다. 반면, 적응면역계는 항체를 이용해 매우 특이적으로 병원성 세포나 항원만을 공격하며, 기억 기능을 가지고 있어 동일한 항원을 빠르게 인식하고 재노출 시 강력한 공격을 수행한다. 그러나 적응면역계는 외부 미생물과의 초기 접촉 시 반응 속도가 느리다는 한계를 가진다(글상자 9-11). 운동 자극에 대한 선천면역계와 적응면역계의 조정 작용은 그림 9-8에 나타나 있다.

급성 운동 반응

면역계가 어떤 자극에 보이는 급성 반응은 주로 항상성 변화의 규모와 지속 시간에 따라 달라진다.[13,46] 달리기나 자전거 타기와 같은 유산소성 활동을 최대산소섭취량의 60% 이하 강도로, 1시간 미만 동안 수행할 경우, 선천면역계와 적응면역계 모두에서 자연살해세포(NK세포), 세포독성 T세포(cytotoxic T cell, killer T cell), T세포, 그리고 B세포가 동원된다[47,64]. 이러한 반응은 전반적으로 항염증 효과를 유발하여 신체 건강에 긍정적인 영향을 미치는 동시에, 병원체로부터 신체를 보호한다. 중강도·중간 지속시간의 유산소

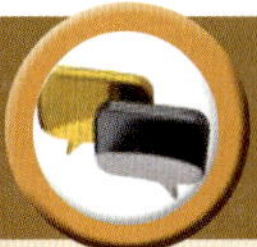

글상자 9-11 전문가 관점

운동선수의 감염 주요 위험 인자는 무엇인가?

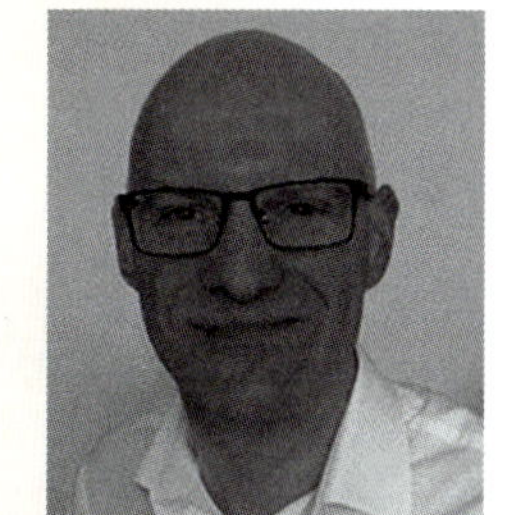

Neil P. Walsh, PhD
교수
생리학과 학과장
뱅거 대학교
영국

말할 것도 없이, 훈련 결석의 원인이 되는 질병은 꾸준히 높은 훈련량을 요구하는 엘리트 스포츠에서 성공과 양립할 수 없다. 실제로 올림픽과 세계선수권대회 등 주요 스포츠 대회의 메달리스트들은 덜 성공적인 국내 수준 선수들에 비해 상부호흡기감염의 발생 빈도가 낮고, 감염이 지속되는 기간도 짧다. 이 주제에 대한 연구 관심은 1980년대 초, 크로스컨트리 스키 선수들이 격렬한 경기 후 점막 면역(타액 내 면역글로불린 A)이 낮아지고, 마라톤 대회 이후 몇 주 동안 러너들의 상부호흡기감염 발생이 증가한다는 결과에서 시작되었다. 그런데 다소 놀라운 점은, 엘리트 선수들의 감염 주요 위험 요인이 연구를 통해 명확히 규명된 것이 비교적 최근이라는 사실이다.

수년 동안 운동면역학 분야의 대부분 연구자들은 고강도 운동이 일시적으로 면역력을 저하시켜 상부호흡기감염과 다른 감염에 취약한 '개방창(open window)' 시기를 만든다고 생각해 왔다.[7] 또한 단기적 '오버리칭(overreaching)'과 장기적 부적응('오버트레이닝'이라 불림) 시기 역시 면역 저하와 상부호흡기감염 증가와 관련이 있다고 보았다. 이러한 발견들은 당시의 생각 — 즉, 고강도 훈련 스트레스가 면역 건강을 저해하고 감염 위험을 높인다는 관점 — 을 뒷받침했으며, 따라서 운동면역학자들은 수년간 고강도 운동을 주요 위험 요인으로 간주하고, 이를 보완하기 위한 연구(예: 영양 보충제 사용)에 집중했다. 실제로 선천면역과 적응면역 모두 장시간 고강도 운동 후 회복 기간 동안 일시적으로 감소하는 것이 종종 관찰되며, 일반적으로 15~70% 범위에 이른다. 그러나 급성 고강도 운동이나 강화된 훈련으로 인한 이러한 일시적 면역 변화가 '개방창' 이론에 따라 상부호흡기감염 감수성을 실제로 높이는 데 충분한지는 오랫동안 치열한 논쟁의 대상이 되어 왔다.[6] Ekblom이 2000년 스톡홀름 마라톤에서 보고한 상부호흡기감염 연구 결과는, 마라톤과 울트라마라톤 이후 상부호흡기감염 증가를 보고한 이전 연구들과 달리, 경기 후 상부호흡기감염 증상 증가가 나타나지 않았음을 보여주며[4] '개방창(open window)' 이론에 대한 첫 번째 본격적인 도전을 제기했다.

현재 연구에서는, 엘리트 선수의 감염 위험 요인이 일반 인구에서와 대체로 유사하다는 점이 밝혀지고 있다. 여기에는 겨울철(감기 및 인플루엔자 유행 시기), 높은 수준의 심리적 스트레스·불안·우울, 불량한 수면(하루 6시간 미만), 장거리 비행이 포함된다.[6] 이러한 위험 요인들과 비교했을 때, 훈련 부하 증가로 인한 상부호흡기감염 및 위장관 감염 발생 증가는 상대적으로 작다. 심리적 스트레스, 수면 장애, 그리고 신체적 과부하는 모두 시상하부-뇌하수체-부신 축과 교감신경계를 활성화하여 면역에 영향을 미친다. 이러한 다양한 형태의 스트레스에 대한 신체 반응은 순환하는 카테콜아민과 글루코코르티코이드 호르몬 농도를 증가시키며, 이들은 면역 기능 조절에 중요한 역할을 하는 것으로 널리 알려져 있다. 정신 건강 상태가 좋지 않거나 수면의 질이 떨어지는 것이 엘리트 선수와 군인의 URTI 발생을 예측한다는 사실은, 일반 인구를 대상으로 한 선구적 연구 결과와도 일치한다. 이 연구들에서는 비강 내 리노바이러스 접종 후, 심리적 스트레스와 감기 발생 간의 용량-반응 관계,[2] 수면의 양·질과 감기 발생 간의 용량-반응 관계[1]가 나타났다. 마찬가지로, 엘리트 선수에서 장거리 비행 후 URTI와 위장관 감염 발생이 증가한다는 것은 직업상 장거리 여행을 하는 사람들에서도 널리 보고된 현상이다.[6] 심리적 웰빙(예: 인지된 스트레스, 기분) 요소들이 수면 부족과 장거리 비행 연구, 그리고 선수의 면역 건강에 대한 오버리칭과 부적응의 영향을 조사한 연구에서 관찰된 면역 변화 및 감염에 부분적으로 기여했을 가능성은 충분하다. 실제로, 불안과 인지된 스트레스가 운동에 대한 면역 반응과 러너에서의 URTI 위험을 조절한다는 증거도 보고되고 있다.[5]

참고문헌

1. Cohen S, Doyle WJ, Alper CM, et al. Sleep habits and susceptibility to the common cold. *Arch Intern Med.* 2009;169(1):62-67.
2. Cohen S, Tyrrell DA, Smith AP. Psychological stress and susceptibility to the common cold. *N Engl J Med.* 1991;325(9):606-612.
3. Edwards JP, Walsh NP, Diment PC, et al. Anxiety and perceived psychological stress play an important role in the immune response after exercise. *Exerc Immunol Rev.* 2018;24:26-34.
4. Ekblom B, Ekblom O, Malm C. Infectious episodes before and after a marathon race. *Scand J Med Sci Sports.* 2006;16(4):287-293.
5. Fondell E, Lagerros YT, Sundberg CJ, et al. Physical activity, stress, and self-reported upper respiratory tract infection. *Med Sci Sports Exerc.* 2011;43(2):272-279.
6. Walsh NP. Recommendations to maintain immune health in athletes. *Eur J Sport Sci.* 2018;18:1-12.
7. Walsh NP, Gleeson M, Shephard RJ, et al. Position statement. Part one:immune function and exercise. *Exerc Immunol Rev.* 2011;17:6-63.

추가 참고문헌

1. Walsh NP. Recommendations to maintain immune health in athletes. *Eur J Sport Sci.* 2018;18:1-12.

운동은 세포독성
면역세포를 동원한다
운동
운동은 염증 신호를
완화한다
결과: 운동은 전신 염증을 조절한다

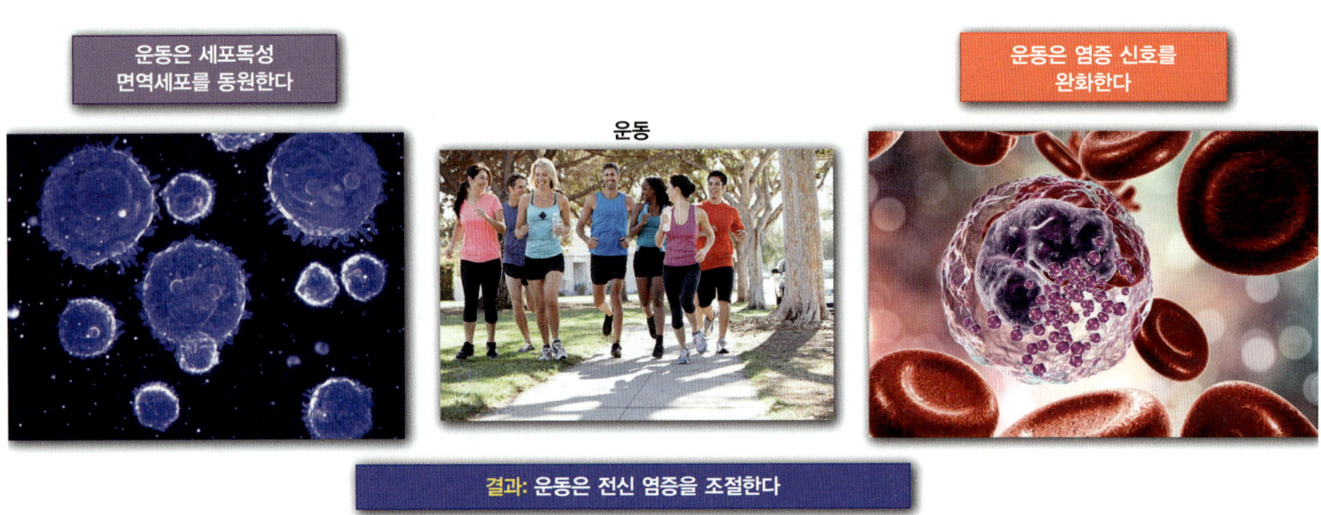

그림 9-8 운동에 대한 면역계 각 분지의 조정된 작용을 도식화한 그림.

운동에서 나타나는 항염증 효과의 중요한 매개 인자는 사이토카인 인터루킨-6(IL-6)이며, 이는 항염증 특성을 지닌 것으로 알려져 있다.[61,66] 그러나 마라톤과 같이 더 스트레스가 크고 지속 시간이 긴 경기에서는 NK세포, 대식세포, T세포의 가용성과 효율성이 감소하는 것으로 보고되었으며,[8,17] 이는 전반적으로 친염증성(proinflammatory) 효과를 가져온다. 이러한 친염증 상태가 지속되면 건강에 해로운 영향을 미칠 수 있다. 이를 뒷받침하는 증거로, 마라톤과 울트라마라톤 참가 선수들은 감기, 폐렴과 같은 상부호흡기감염(URTI) 발생 빈도가 더 높았으며, 이는 면역억제의 지표로 작용한다(글상자 9-12).[15,42]

면역계의 반응은 중강도 운동과 격렬한 운동에서 다르게 나타난다. 고부하 운동에서 나타나는 면역계의 최대 반응은 종종 이러한 격렬한 부하가 유발하는 근손상과 그에 따른 염증 반응의 정도와 직접적으로 연관된다.[30,37,55] 이러한 강도 높고 장시간 지속되는 운동은 위험할 정도로 높은 염증 반응을 유발하며, 이로 인해 면역계가 억제되어 면역 감시가 저하된다. 더 큰 문제는 이러한 상태가 고부하 운동이 끝난 후에도 수 시간 동안 지속되어, 운동선수가 노출되는 병원체에 대한 취약성이 증가하는 '개방창(open window)'이 형성되고, 결과적으로 감염과 질병으로 이어질 수 있다는 점이다.[50] 운동 후 이러한 시기에는 혈액 내 림프구가 30~40% 감소할

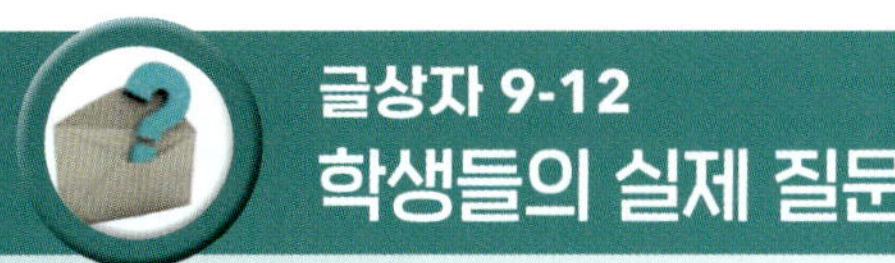

글상자 9-12
학생들의 실제 질문

"저는 훈련 강도와 부하가 높은 편인데, 운동 후 면역 프로필에 나타날 수 있는 부정적인 영향을 줄일 방법이 있나요?"

운동 후 순환 림프구(백혈구) 수 감소, 특히 식이 요인을 통해 이를 완화할 수 있는 방법은 실제로 여러 가지가 있다. 예를 들어, 운동 직전에 또는 운동 중에 탄수화물을 섭취하면 운동 후 나타나는 '개방창(open window)'을 효과적으로 완화한다. 마찬가지로, 단백질 함량이 높은 식단을 섭취하면 운동 후 림프구 수 감소를 완화한다. 항산화제 섭취나 운동 후 냉각 요법(cold therapy) 사용과 같은 다른 중재 방법들의 효과도 연구된 바 있으나, 긍정적인 효과에 대한 결론은 아직 명확히 입증되지 않았다.

수 있으며(그림 9-9), 일부 연구자들은 이를 병원체가 많은 부위(예: 폐, 소장)로 림프구가 이동한 결과로 보고, 이로 인해 오히려 유익한 효과가 나타날 수 있다고 설명한다. 또한 운동 후 순환 중인 단핵구가 피로해진 골격근 조직으로 이동하여 대식세포로 전환되고, 손상된 근섬유의 회복과 대체를 촉진할 수 있다. 어떤 경우든, 운동 중 탄수화물을 섭취하는 등 이러한 운동 후 면역 반응을 완화할 수 있는 방법들이 있다.

운동 후 면역 기능 저하에 관여하는 주요 기전은 전통적으로 코르티솔과 에피네프린과 같은 혈액 내 스트레스 호르몬의 증가와 관련이 있다고 알려져 왔다. 그러나 운동 **오버리칭(overreaching)**이나 **오버트레이닝(overtraining)**, 수면 부족, 영양 불량 등도 염증 및 회복 문제를 악화시키는 요인이

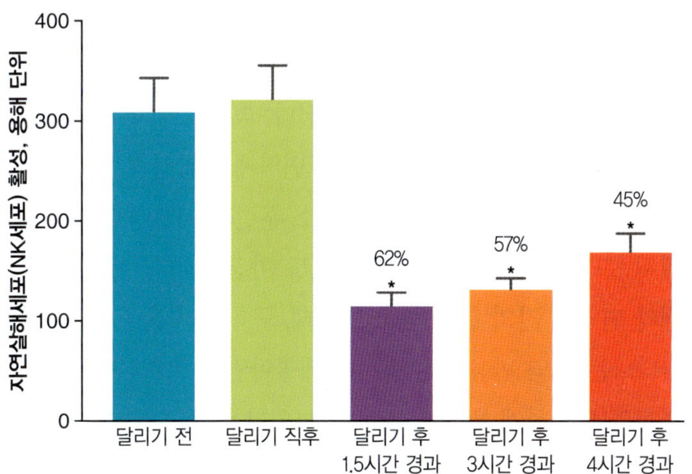

그림 9-9 운동 후 나타나는 면역억제의 '개방창(open window)' 기간 동안 NK세포 용해 활성 감소를 나타낸 그래프. * = 해당 시점의 값이 달리기 전(prerun)과 달리기 직후(postrun) 값에 비해 통계적으로 유의하게 다름($P < 0.05$).

될 수 있다.[51] 이러한 요인들은 호르몬 작용에 영향을 미쳐, 혈액 내의 정상적인 친염증성과 항염증성 사이토카인 균형을 변화시킨다. 구체적으로, IL-6, IL-10, TNF 농도를 증가시키고, 타액 면역글로불린 A(salivary immunoglobulin A, SigA)를 감소시킴으로써 항염증 환경을 강화하고, 이로 인해 선천면역계의 기능이 약화된다. 실제로 장시간 또는 격렬한 운동은 선천면역계의 여러 요소인 포식작용, 화학주성, T세포의 세포독성 활성을 저하시킨다.[26,27] 또한 이러한 운동 후 항염증 상태에 기여하는 요인 중 하나는, 코르티솔 농도가 운동 종료 후에도 일정 시간 동안 높게 유지된다는 점이다. 코르티솔을 포함한 글루코코르티코이드는 항염증 작용을 하는 것으로 알려져 있으며,[5,14] 실제로 코르티솔 유도체는 임상적으로 체내 부기와 염증을 조절하기 위해 사용된다. 특히 무릎과 같은 정형외과적 관절 부위에서 자주 활용된다.

앞서 언급했듯이, 오버리칭은 면역 기능 저하를 초래할 수 있으며, 여기에 수면 부족, 영양 불량, 스트레스가 결합되면 '기회감염(opportunistic infections)'에 대한 감수성이 증가한다.[51] 저항성 운동, 즉 웨이트 트레이닝은 건강상의 이점을 추구하는 사람들과 경기력을 향상시키려는 사람들 사이에서 점점 인기를 얻고 있는 운동 형태이다. 유산소 운동과 마찬가지로, 일반적으로 이 형태의 운동은 혈류에서 발견되는 면역세포 수를 증가시키는데, 여기에는 호중구, 단핵구, 림프구가 포함된다. 또한 항염증과 친염증 인자 간의 전반적인 균형을 변화시켜, 웨이트 트레이닝 세션이 끝난 후 일정 기간 동안 지속되는 면역억제 환경을 만든다.[29,38,39] 유산소 운동과 마찬가지로, 이러한 변화는 주로 웨이트 트레이닝 자극에 대한 신

표 9-1 90분 이상 지속되는 격렬한 운동 또는 반복적인 운동 세션에 대한 면역계의 반응

↑ 호중구 수(neutrophil count): 운동 후 2~3시간에 최고치 도달
↑ 단핵구 수(monocyte count): 운동 후 1~2시간에 최고치 도달
↑ 림프구 수(lymphocyte count): T세포, B세포, 자연살해세포(NK세포) 포함, 운동 직후 최고치 도달
↑ 림프구의 순환 혈액에서 표적조직으로의 이동(translocation)
↓ 림프구 수: 운동 후 30분 시점에 감소
↓ 타액 면역글로불린 A(salivary IgA) 농도
↓ 새로운 병원체에 대한 면역 반응
↓ 병원체 노출에 따른 T세포 증식
↔ 혈청 면역글로불린 농도(serum immunoglobulin concentration) 변화 없음

경내분비 반응에 기인한다. 운동 강도와 부하가 증가하면 순환 코르티솔과 에피네프린 농도가 더 크게 상승하며, 이는 순환 림프구에 상응하는 영향을 미친다. 반면, 부하가 낮은 세션은 면역세포 수에 미치는 교란이 경미하고 반응이 지연되어 나타난다. 다시 말해, 유산소 운동과 유사하게 수면 부족, 잘못된 식습관, 정신적 스트레스와 같은 다른 스트레스 요인들이 신체적 운동에 의해 초래되는 면역 기능 변화를 악화시킨다는 증거가 있다.[32,63] 마지막으로, 유산소 운동 선수들과 마찬가지로, 저항성 운동에 정기적으로 참여하고 그 자극에 적응한 사람들은 단일 운동 세션에 대한 반응이 완화되어, 신체의 항상성 교란이 덜 발생한다. 표 9-1은 1시간 30분 이상 지속되는 급성 운동에 대한 면역 반응을 제시하고 있다. 90분 미만의 중강도 운동은 면역계에 거의 영향을 미치지 않는다.[41,57]

급성 운동 세션의 영향을 요약하면, 짧은 중강도 운동은 운동 후 큰 교란을 유발하지 않지만, 고강도 운동을 반복하거나, 중강도 운동이라 하더라도 90분 이상 장시간 지속하면 면역계가 현저히 손상되어 운동선수의 감염성 질환 위험이 커진다. 또한 유산소 운동이든 저항성 운동이든, 강도가 높은 운동일수록 면역 기능과 세포 수에 더 큰 변화를 일으킨다.

속성 검토

- 면역계는 유산소 운동이든 저항성 운동(웨이트 트레이닝)이든, 운동 자극에 반응한다.
- 선천면역계와 적응면역계 모두 운동 자극에 반응하며, 선천면역계가 그 자극에 더 민감하게 반응한다.
- 선천면역계에는 피부와 점막과 같은 물리적 장벽과 염증 반응이 포함되며, 적응면역계에는 T세포와 B세포 같은 림프구와 항체가 포함된다.
- 면역계의 운동 반응은 운동 부하에 의존하는데, 운동 부하는 운동 강도와 지속 시간의 곱으로 나타난다. 부하가 중간 수준이면 운동은 건강하고 항염증적인 효과를 준다. 반대로, 부하가 높으면 염증을 유발하여 건강에 해로운 효과를 초래한다.
- 일반적으로 면역계의 운동 반응은 해당 자극에 대한 코르티솔(cortisol)과 에피네프린(epinephrine) 호르몬의 반응과 유사하게 나타난다. 운동 시 이들 호르몬의 분비가 증가하면, 면역계의 반응도 함께 증가한다.
- 운동 직후에는 '개방창(open window)' 기간이 존재하며, 이 시기에는 순환 림프구 수가 감소하여, 체내에 침입할 수 있는 병원체에 대한 감수성이 높아진다.

운동에 대한 만성 적응

연구에 따르면, 중간 강도와 중간 지속 시간(즉, 중간 수준의 운동 부하)을 가진 운동에 규칙적으로 노출되면 면역계가 강화되어 운동선수를 병원체와 질병으로부터 더 잘 보호할 수 있게 된다.[1,41,67,69] 이러한 **면역 증강(immune-enhancement)** 효과는 주로 선천면역계에서 두드러지게 나타나지만, 적응면역계에서도 관찰된다. 훈련으로 유도된 면역계 강화는 단일 운동 세션에 대한 면역계의 급성 반응이 완화되는 형태로 나타난다. 이는 유산소 훈련과 저항성 훈련 모두에서, 그리고 단일 운동 세션에서도 마찬가지다. 신경내분비계와 면역계 간의 관계를 고려할 때, 규칙적인 운동 훈련에서 나타나는 면역 반응의 완화는 카테콜아민과 코르티솔 분비의 변화와 밀접하게 관련된 것으로 보인다.[3,58,59] 이러한 경향은 유산소 운동과 저항성 운동의 장기 훈련 프로그램뿐 아니라 단일 세션에서도 동일하게 나타난다.

그러나 규칙적인 운동 훈련의 이점이 확인된 반면, 지나치게 많은 양이나 강도의 운동은 면역계에 부정적인 영향을 미치고 감염 위험을 높일 수 있음도 보고되었다. 운동 훈련 부하(즉, 훈련 강도와 지속 시간)와 상부호흡기감염(URTI, 면역억제의 지표)의 발생 간의 관계는 'J' 형태 패턴(그림 9-10)으로 제시된다. 이 관계를 살펴보면, 중간 수준의 훈련 부하는 면역계를 강화하여 감염 위험을 낮추지만, 과도한 훈련은 면역계를 약화시키고 감염 및 질병 발생률을 높이는 것과 관련이 있음을 알 수 있다.

"오버리칭"과 "오버트레이닝"이라는 용어는 과도한 훈련 부하로 인해 발생하는 부정적인 영향을 설명하기 위해 만들어졌다. 오버리칭은 단일 운동 세션에서 과도한 부하로 인해 나타나는 면역계의 일시적인 부정적 반응을 의미한다. 이러한 면역억제 효과는 단독으로 발생했을 경우, 운동 후 24시간 이내에 회복되어 더 이상 나타나지 않는다. 그러나 이러한 면역계의 교란이 정상 안정 상태로 돌아올 충분한 휴식 시간을 갖지 못하고, 오히려 여러 차례의 고강도 운동 세션으로 누적되면 오버트레이닝 상태가 된다. 이 증후군은 하루 종일 지속되는 전반적인 면역억제 상태와 함께 나타난다. 물론, 일

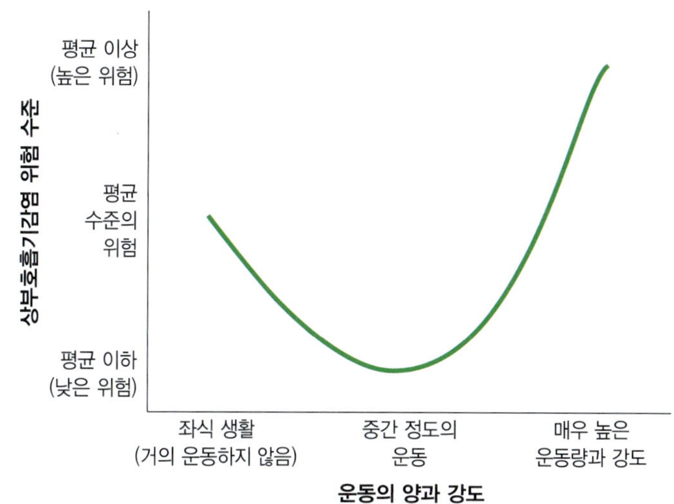

그림 9-10 운동 훈련 프로그램이 부과하는 생리적 부하와 감염 위험 간의 관계를 나타낸 J자형 곡선.

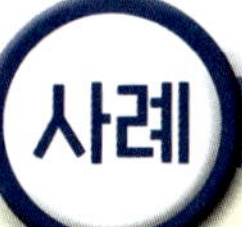

연구

시나리오

한 대학 육상 코치는 최근 몇 주 동안 자신이 지도하는 중거리 선수 중 최고의 기량을 가진 한 선수의 경기력이 점차 저하되는 것을 눈치챘다. 팀은 한 달도 채 남지 않은 컨퍼런스 챔피언십 대회를 앞두고 훈련량을 늘리고 있었지만, 코치는 상황을 파악하기 위해 개입해야 한다고 느꼈다. 코치는 선수에게 최근 부진한 경기력을 설명할 만한 특별한 문제가 있는지 물었다. 선수는 최근 기말고사 기간이라 "스트레스가 심하다"고 하며, 최근 잠을 잘 자지 못했고, 식사도 불규칙하고 서둘러 하다 보니, 수업이나 훈련에 가기 전 구내식당에서 대충 음식을 챙겨 먹는 경우가 많다고 말했다. 또, 감기의 초기 증상을 겪고 있어 최근에는 이로 인해 잠도 잘 이루지 못했다고 덧붙였다.

질문

다가오는 챔피언십 대회를 위해 이 선수가 더 잘 준비할 수 있도록 코치는 어떤 조언을 해야 할까?

옵션

코치는 지금 선수의 상태가 현재 겪고 있는 여러 스트레스 요인들로 인해 "오버트레이닝" 상태일 수 있다고 판단했다. 선수의 경기력 저하에는 여러 가지 요인이 복합적으로 작용했을 가능성이 있다.

- **스트레스 관리**: 스트레스 자체가 주요 원인일 수 있다고 보고, 선수에게 캠퍼스 내 상담 센터를 방문해 기본적인 스트레스 관리 기술을 배우고 실천할 것을 권했다.
- **수면 개선**: 상담 과정에서 선수는 일정한 시간에 잠자리에 들기, 매일 7~8시간 수면 확보, 취침 전 컴퓨터 화면과 같은 광원 피하기 등 수면 질을 높이는 팁을 얻었다.
- **영양 관리**: 코치는 선수에게 식단을 더 신경 쓰고 미량영양소(비타민, 무기질) 섭취를 늘리며, 과일 섭취를 늘리고, 단백질을 충분히 섭취하도록($1.2\sim1.6\ g\cdot kg^{-1}$ 체중$\cdot d^{-1}$) 조언했다.
- **감기 대응**: 초기 감기 증상 완화를 위해 아연 아세테이트(zinc acetate) 함유 목용정(lozenge)을 매일 섭취하도록 권장했다.
- **훈련 부하 조절**: 스트레스 완화를 위해 훈련 부하를 줄였다.

며칠 후, 선수는 컨디션이 좋아졌다고 보고하며 정상 훈련으로 복귀했다. 컨퍼런스 챔피언십 대회에서 그는 개인 최고 기록을 경신했다.

시적인 오버리칭 상태가 장기적인 오버트레이닝 상태로 악화될지 여부에는 다른 요인들도 영향을 미친다. 그중 가장 중요한 것은 수면 부족인데, 여기에는 단순히 수면 시간이 부족한 경우뿐 아니라, 실제 잠을 자는 시간이 침대에 누워 있는 시간 중 차지하는 비율(수면의 질)도 포함된다. 최근에는 수면의 질이 오버리칭/오버트레이닝 상태의 존재를 가늠하는 지표로 활용될 수 있다는 제안이 있다.[33,70] 또한 오버리칭/오버트레이닝의 발생에는 운동선수가 경험하는 정서적·심리적 스트레스 수준도 중요한 역할을 한다. 예를 들어, 학생 운동선수에게 주어지는 시험과 관련된 스트레스, 혹은 가족이나 친구와의 관계에서 발생하는 갈등 등이 이에 해당한다.

운동 훈련 프로그램에 참여하는 동안 발생하는 총 스트레스 부하에 기여하는 또 다른 요인은 영양 결핍이다. 특히, 운동선수의 식단에서 미량영양소(무기질, 비타민)가 부족하면 신경근육계, 신경내분비계, 심혈관계 등 여러 생리적 시스템이 최적 수준으로 기능하기 어려워진다. 이러한 결핍은 개별 운동 세션 사이의 완전한 회복을 방해하여 스트레스 수준을 악화시키고 면역 기능 저하 기간을 연장시킨다.[22,48] 운동 중과 운동 세션 사이에 나타나는 면역억제 반응을 완화하기 위해, 바나나·건포도·배와 같은 식품에 들어 있는 탄수화물을 충분히 섭취할 것이 권장된다. 이는 운동과 관련된 코르티솔 분비를 완화하며, 결과적으로 신체 활동에 의해 일반적으로 유발되는 면역억제를 줄여준다.[43] 마지막으로, 대회 출전을 위해 이동해야 하는 경기 선수들의 경우, 이러한 이동이 수면 패턴과 일상적인 익숙한 생활 리듬을 깨뜨려 스트레스의 원인이 될 수 있다.[71]

9장 요약

면역계는 병원체로 불리는 감염성 미생물로부터 신체를 보호하는 임무를 맡은, 매우 복잡하고 통합적인 생리적 시스템이다. 이러한 병원체는 위장관(입 포함), 호흡기계(입과 코 포함), 피부의 상처와 찰과상, 심지어 눈과 같은 다양한 경로를 통해 체내에 침입할 수 있다(글상자 9-13). 면역계는 선천면역계와 적응면역계의 두 가지 가지(branch)로 구성된다. 선천면역계는 생물 진화 과정에서 더 오래된 형태로, 피

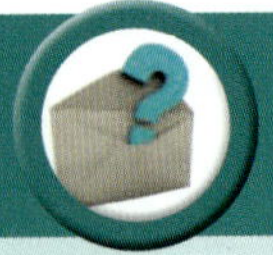

글상자 9-13 학생들의 실제 질문

"왜 운동 수행 연구실에서 일하려면 혈액 매개 병원체(Blood-Borne Pathogen) 교육을 받아야 하나요?"

미국에서는 직업안전보건청(OSHA)의 "혈액 매개 병원체에 대한 직업적 노출"(Occupational Exposure to Bloodborne Pathogens) 규정(29 CFR 1910.1030)에 따라, 고용주는 혈액 및 기타 잠재적으로 감염성이 있는 물질로 인한 건강 위험으로부터 근로자를 보호하기 위한 안전 조치를 시행해야 한다. 혈액 매개 병원체 교육은 대학이나 고용주가 제공하는 과정으로, 직원(학생 포함) 중 업무 수행 과정에서 혈액 매개 병원체나 기타 잠재적으로 감염성이 있는 물질(예: 체액)에 노출될 가능성이 있는 사람을 대상으로 한다. 혈액 매개 병원체란 혈액 속에 존재하며 인간에게 질병을 일으킬 수 있는 감염성 미생물을 말한다. 여기에 포함되는 병원체로는 B형 간염, C형 간염, 인체면역결핍바이러스(HIV), 말라리아, 브루셀라증, 매독, 웨스트나일 바이러스 등이 있다. 이 교육 과정은 OSHA 기준에 대한 정보와 함께, 다음과 같은 주제에 관한 교육을 제공한다.

- 노출 통제 계획 수립
- 보편적 주의 원칙(universal precautions) 적용
- 작업 관리 규정(work practice controls) 식별 및 적용
- 장갑, 가운, 안구 보호 장비, 마스크 등의 개인보호장비(PPE) 제공
- 직업적으로 노출될 위험이 있는 모든 근로자에게 B형 간염 예방접종 제공
- 노출 사고 발생 시 사후 평가(postexposure evaluation) 및 후속 조치 제공
- 위험을 알리기 위한 적절한 라벨과 표지판 사용
- 근로자 및 환자 기록의 정확한 유지

추가 참고문헌

1. Blood-borne pathogens Q&A. *J Calif Dent Assoc.* 2015;43(2):105-106. https://www.osha.gov/Publications/osha3186.pdf

부와 점막 같은 물리적 장벽과, 염증 반응을 통해 병원체를 공격하는 NK세포와 대식세포의 세포 반응으로 구성된다. 병원체가 체내에 침입하면, 염증 반응은 질병이 발생하기 전에 침입 병원체를 제거할 수 있으므로 긍정적으로 평가된다. 그러나 제2형 당뇨병, 심장질환, 대사증후군, 골다공증과 같은 여러 질환은 지속적이고 저강도의 염증과 연관되어 있다. 따라서 이러한 상태는 피해야 하며, 이를 위해 운동 훈련 프로그램의 조정이 필요한다.

부상 회복 시 운동을 적절히 사용하는 것은 조직과 기능의 최적 수리와 재형성을 위해 매우 중요하다. 스포츠 활동이나 사고로 인한 조직 손상 시 면역계는 이 회복 과정에서 중요한 역할을 하며, 손상된 관절·조직·기능의 재활은 면역 기능과 밀접하게 연관된다. 이 과정에서 기능을 향상시키며 재형성과 회복을 촉진하기 위해서는 저항성 훈련(글상자 9-14)과 유산소 훈련에 대한 실용적 지식이 필수적이다(글상자 9-14).

적응면역계는 더 발달된 형태로, 기억, 인지, 특이성이라는 척추동물 면역계의 핵심 속성을 갖추고 있어 더욱 정교하다고 평가된다. 두 면역계 모두 운동에 반응하지만, 선천면역계

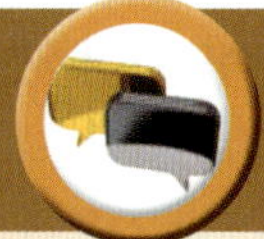

글상자 9-14 전문가 관점

근력 및 재컨디셔닝

Ryan Donahue, PT, DPT, SCS, CSCS
재활 코디네이터
샌프란시스코 포티나이너스

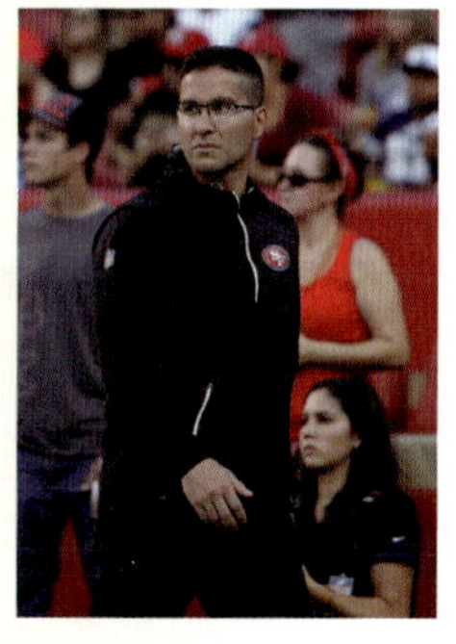

근력 및 컨디셔닝(strength and conditioning)의 원리는 의학, 훈련, 전반적인 퍼포먼스에 보편적으로 적용될 수 있다. 이 분야의 선구자들이 구축한 기초 원칙들은 재컨디셔닝 과정에서 진행의 방향을 제시하는 가이드레일 역할을 한다.

Al Vermeil의 "운동 발달 계층구조(Hierarchy of Athletic Development)"는 다음과 같은 연속성을 제시한다.

작업능력(Work Capacity) → 근력(Strength) → 파워(Power) → 속도(Speed)

이 연속성은 이미 퍼포먼스 영역에 적용되어 왔지만, 재컨디셔닝 과정에도 그대로 적용될 수 있다. 작업능력(관절 가동범위 회복, 관절 가동성, 조직 신장성, 기초 근육 기능 회복)을 구축한 뒤, 근력(근육 크기, 근력, 근지구력)으로 나아가고, 이어서 파워(힘 발휘 속도, 폭발력), 마지막으로 속도(이전 단계 성취의 구현 및 부상 전 상태 회복)로 이어진다. 단순해 보이지만, 우리는 여전히 "재활은 어디서 끝나고 훈련은 어디서 시작되는가?"라는 질문을 던진다.

훈련은 결코 완전히 멈추지 않는다. 프로그램 설계에서 변하는 것은 '변수'뿐이다. 자주 쓰이는 "갭을 메운다(bridge the gap)"라는 표현은 듣기에는 좋지만, 실제로 그 '다리'를 어떻게 세울 것인가? 그리고 부상 전의 상태를 동일하게, 아니면 그 이상으로 회복시키기 위해 그 다리를 어떻게 설계할 것인가? 그 해답은 Vermeil의 피라미드로 돌아가, 견고한 기초를 세우고 진행 과정에서의 오류를 방지하는 것이다. 이 과정에서 주의해야 할 오류로는 부적절한 훈련량 설정, 피로 관리 부족, 명확한 진행 기준 부재, 개인화 부족이 있다. 반대로, 지나치게 종목 특이성에만 치우쳐 훈련의 기본 요소를 충분히 포함하지 않는 것도 피해야 한다.

재컨디셔닝 과정은 Mike Israetel, PhD가 제시한 근력 훈련의 7가지 원칙(*Seven Principles of Strength Training*)—특이성(specificity), 과부하(overload), 피로 관리(fatigue management), 자극-회복-적응(stimulus-recovery-adaptation), 변이(variation), 단계적 강화(phase potentiation), 개인차(individual difference)—에 기반해야 한다. 앞서 언급한 특이성은 필요 분석을 수행하여, 스포츠에 포함된 특정 움직임(생체역학적 요소, biodynamics), 관련 에너지 시스템(생물에너지학, bioenergetics), 선수와 종목의 부상 이력, 그리고 신체 준비에 필요한 역량(생체운동 요소, biomotor)을 평가하는 것을 의미한다. 재컨디셔닝 과정은 종목의 근본적 시스템을 자극하고 부하를 주는 방향으로 설계되어야 하며, 이를 통해 병리학적 문제와 종목 특유의 요구사항을 모두 충족하는 스포츠 특이적 재컨디셔닝을 수행할 수 있다.

모든 스포츠 특이적 역량에는 점진적이고 측정 가능한 과부하가 필요하며, 이를 통해 개인은 잠재력을 최대화한다. 최소 유효 용량과 최대 회복 가능 볼륨 사이의 범위를 찾아내면, 부상으로 인한 결손을 해결하지 못하거나 종목 수행으로 이어지지 않는 불필요한 훈련량을 피하면서도

효과적으로 진행할 수 있다. 전통적으로 재컨디셔닝 과정에서 우리는 근력 지구력 블록에 너무 많은 시간을 할애해왔다. 그러나 이는 중추신경계 자극 부족과 일반 체력에 대한 과도한 강조로 이어져, 결국 선수는 일반적인 체력 상태만 준비되게 된다(즉, 부과된 요구에 대한 특이적 적응 수준에 머무름). 만약 우리가 선수들이 경기장에서 큰 스트레스를 감당하길 기대한다면, 재컨디셔닝 과정에서 신체 역시 상당한 스트레스에 노출되어야 한다.

우리는 장기 부상 재활 프로그램을 설계할 때 중추신경계(CNS)에 가해지는 훈련량과 스트레스 모두를 신중히 고려해야 한다. 각 재활 세션은 이후 세션의 질에 직접적인 영향을 미치므로, CNS 피로가 누적되고 근육 손상이 뒤따르는 상태에서 연속적인 고강도 훈련을 진행하면 동일한 효과를 기대하기 어렵다. 이를 방지하기 위해 하이-로우(High-Low) 접근법을 적용하면 신체적·정신적 과부하를 줄이는 데 도움이 된다. 예를 들어, 하루는 고용량/저강도, 다음 날은 저용량/고강도로 훈련을 구성하면, 재컨디셔닝 과정에서 단기 프로그램 변수를 다양화하여 더 높은 성과를 낼 수 있다. 이 원리는 각 재컨디셔닝 블록에도 동일하게 적용된다. 예를 들어, 3주간 점진적으로 강도를 높이고 1주간 강도를 낮추거나 회복 중심으로 운영하면, 이전 3주 동안 발생한 CNS 부하와 조직 손상을 줄이면서도 진전을 유지할 수 있고, 다음 단계에서 초과회복을 통해 더 높은 성과를 얻을 수 있다.

변화(variation)는 선수 종목의 기술·전술 요구에 맞춘 특이성을 달성하는 핵심 요소다. 기본적인 훈련량, 강도, 부하, 운동 선택뿐 아니라, 특정한 근력-속도(Strength-Speed) 특성을 정확히 겨냥하려면 속도 기반 훈련을 활용해야 한다. 설정된 속도 구간을 준수하면 적정 부하를 결정하고, 해당 동작의 목표가 달성되었는지를 확인할 수 있다. 스포츠 경기 요구에 맞게 속도와 파워를 회복하는 것은 매우 중요하다. 그러나 여전히 느린 속도 범위(근비대: 0.15~0.8 $m \cdot s^{-1}$, 근력: 0.2~ 0.6 $m \cdot s^{-1}$)만 훈련하면, 파워(0.75~1.25 $m \cdot s^{-1}$)와 스피드(1.2~1.6 $m \cdot s^{-1}$)가 요구되는 종목에서의 준비 상태를 입증할 수 없다. 신경계는 고정된 시스템이 아니므로, 근력 운동에서는 평균 속도, 파워 운동에서는 최고 속도를 측정·평가하는 것이 각 재컨디셔닝 단계의 최적 발달에 필수적이다.

부상 전 수준의 수행능력을 완전히 회복하려면 복원해야 할 요소들이 많지만, 고도의 생리·퍼포먼스 특성을 장기간 지속적으로 발달시키는 것은 불가능하다. 이를 해결하기 위해 재컨디셔닝 과정에서 시점별로 훈련 변수를 강조하여, 생리적 특성을 최적화하면서 퍼포먼스 특성도 함께 개발해야 한다. 이를 위해 결합 연속 시스템과 수직 통합 접근법을 사용하면, 모든 능력을 항상 일정 비율로 훈련한다. 이 모델에서는 각 블록의 총 집중 부하에 따라 각 근력 특성의 훈련량과 강도가 변하며, 블록의 기간은 길어질 수 있지만, 근력 단계 진행(근지구력 → 최대근력 → 절대근력 → 속도근력 → 폭발적 속도)과 속도 단계 진행(가속 → 최대 속도 → '게임 속도')은 동일하게 유지된다.

마지막으로, 개인차 고려는 프로그램 설계의 성패를 좌우한다. 전통적인 의학 모델을 쓰든, 근력 및 컨디셔닝 원칙을 적용하든, 완벽한 재컨디셔닝 프로그램은 존재하지 않는다. 그러나 이러한 원칙을 적절히 통합·활용하면 성공률이 현저히 높아진다. 이제는 "레그 익스텐션 3세트 10회" 같은 고전적 접근, 고정된 주기화(classic periodization), 변화를 결여한 프로그램 설계의 시대는 지났다. 일반인에게는 이런 방식이 효과가 있을 수 있지만, 엘리트 선수를 대상으로 하는 재컨디셔닝 모델은 반드시 퍼포먼스(필드와 스프린트) 중심으로 설계되어야 하며, 나머지 요소들은 이 목표를 보완하는 역할을 해야 한다. 결국, '진정한 재활'과 '진정한 훈련'의 차이는 병리학적 요소를 제외하면 강도, 부하, 훈련량뿐이다.

와 그에 수반되는 염증 반응이 운동 자극에 더 예민하게 반응한다. 운동은 면역계 세포 활동을 증가시키는 급성 반응을 유발하지만, 운동 후 회복기에는 면역세포 활동이 급격히 감소하는 시기가 나타난다. 이 '개방창(open window)' 기간 동안 면역 기능이 저하되면, 선수는 일시적으로 질병에 걸릴 위험이 커질 수 있다.

흥미롭게도, 단일 운동 세션에 대한 면역계의 반응과, 장기간의 운동 노출에 따른 적응은 모두 유사한 운동 자극에 대한 신경내분비계의 반응·적응과 밀접하게 관련되어 있다. 특히, 운동 중에 나타나는 에피네프린과 코르티솔 증가(둘 다 스트레스 지표)는 면역계 세포의 농도와 활동, 염증, 그리고 면역계의 세포 간 전달자인 사이토카인 분비의 증가와 밀접하게 연관된다. 하지만 규칙적인 운동 훈련이 단일 운동 세션에서의 에피네프린과 코르티솔 반응을 완화시키듯, 장기적인 운동 훈련 역시 운동 자극에 대한 면역계의 반응을 완화한다. 그 결과, 훈련된 사람에게는 건강한 항염증 효과가 나타난다.

PART

3

영양과 환경

Nutrition and Environment

운동을 위한 영양 지원

Nutritional Support for Exercise

CHAPTER 10

이 장을 읽은 후에는 다음을 할 수 있어야 한다.

1. 탄수화물, 단백질, 지방의 세 가지 주요 다량영양소(macronutrients)를 정의하고 각각의 특성을 구분한다.
2. 다량영양소가 신체 기능 및 기질 대사(substrate metabolism)에서 수행하는 역할을 설명한다.
3. 미국 식이 지침(US Dietary Guidelines)의 주요 내용을 이해하고, 이를 스포츠 영양 권장사항과 비교한다.
4. 운동선수를 위한 중등도~고탄수화물 식단의 구성, 식사 전략, 섭취 시점을 설명한다.
5. 식품의 혈당지수(glycemic index, GI) 개념과 활용 방법을 설명한다.
6. 스포츠 음료(sports drinks)를 사용하는 이유와 그 효과에 대해 논의한다.
7. 올바르게 구성된 저탄수화물 식단(low-carbohydrate diet)의 정의와 특징을 설명한다.
8. 고단백 식단(high-protein diets)이 운동선수의 건강과 운동 수행에 미치는 영향을 논의한다.
9. 운동선수를 위한 효과적인 단백질 보충(protein supplementation) 전략을 설명한다.
10. 다양한 유형의 식이 지방을 구분하고, 각각이 건강과 운동 수행에 미치는 역할을 설명한다.
11. 고지방-저탄수화물 식단(high-fat, low-carbohydrate diets)이 운동선수에게 미치는 효과에 대해 논의한다.
12. 비타민과 무기질이 기질 대사와 신체 기능에서 수행하는 주요 역할을 이해하고 설명한다.
13. 비타민 또는 무기질 결핍이 신체에 미치는 영향을 설명한다.
14. 경기 전(precompetition) 및 경기 후(postcompetition) 식사의 구성과 그 목적을 설명한다.
15. 장내 마이크로바이옴(microbiome)의 구성과 영양학에서 프로바이오틱스(probiotics)의 역할을 설명한다.

수개월 동안 여러 명의 여성들이 Susan G. Komen 재단이 주최하는 'Race for the Cure 5K' 달리기 대회 참가를 위해 훈련을 진행하였다. 참가자 중 일부는 미국 스포츠의학회(American College of Sports Medicine, ACSM)에서 제시하는 일반적인 운동처방 지침을 따르며 훈련해왔고, 가능한 최고의 기록으로 개인 기록을 경신하고자 하는 강한 동기를 가지고 있었다. 이들은 경기 준비의 모든 측면에서 최상의 결과를 얻기 위해 노력하였다. 이 과정에서 한 참가자가 최고의 경기력을 발휘하기 위해서는 **탄수화물 축적(carbohydrate loading)**이 필요하다고 제안하였다. 그러나 몇몇 참가자들은 지역 대학의 운동생리학과에 자문을 구한 이후 이 전략이 적합한지 확신하지 못하였다. 이들이 얻은 조언에 따르면, 이 대회의 거리가 5 km로 짧기 때문에 탄수

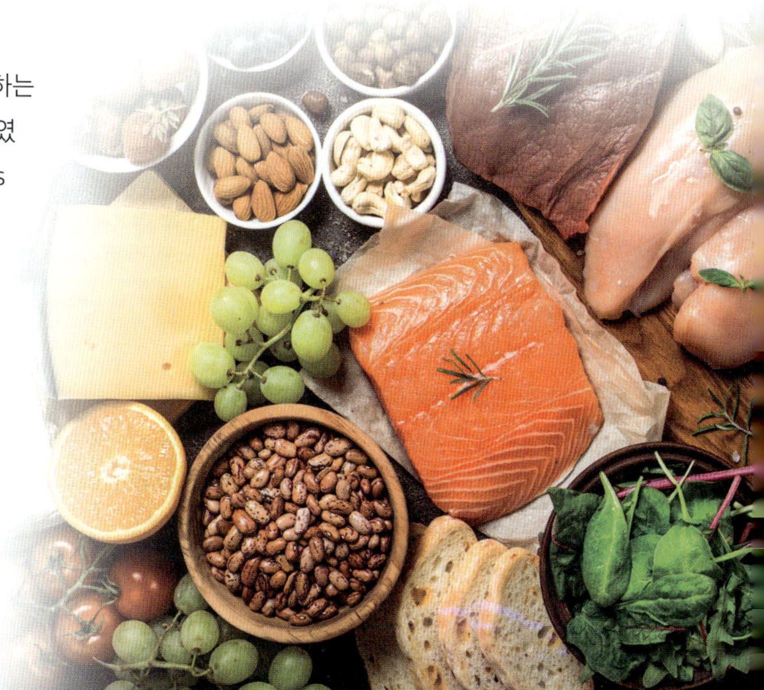

화물을 축적하여 저장된 글리코겐(*glycogen*)을 추가로 확보하는 것은 개인 기록 경신을 목표로 하더라도 실질적으로 큰 이득을 주지 않는다는 것이었다. 또한 이 과정에서 그룹 내 4명의 참가자는 암 생존자로서 이미 적절히 구성된 저탄수화물(low-carbohydrate) 식단을 실천하고 있다는 사실도 알게 되었으며, 따라서 추가적인 탄수화물 섭취는 이들에게 전혀 필요하지 않은 것으로 확인되었다(글상자 10-1). 게다가 탄수화물 축적 시 글리코겐 1 g 당 최대 5 g의 수분이 저장되어 급격한 체중 증가를 초래할 수 있으며, 이는 오히려 경기력에 부정적인 영향을 미칠 수 있다는 점도 밝혀졌다. 이러한 이유로 그들은 각자가 따르는 개인화된 영양 전략에 집중할 것을 권장하였다. 이와 같이 개인 맞춤형 식이 프로그램에 집중함으로써 각 참가자는 훈련 과정에서 요구되는 충분한 칼로리를 확보할 수 있었고, 불필요한 탄수화물 과다 섭취 또한 피할 수 있었다. 경기가 끝난 후, 각 참가자는 회복 구역에서 신체적으로 지친 상태임에도 불구하고 성공적으로 경기를 마쳤다는 만족감을 나누었으며, 일부는 실제로 개인 기록을 경신하였다. 참가자들은 신뢰할 수 있는 탄수화물 축적 정보가 도움이 되었다고 평가하며, 모든 식단이 반드시 개인의 상황에 맞추어 과학적 원칙에 기초해야 함을 재확인하였다.

현대의 운동 및 스포츠 영양학 분야는 그 어느 때보다 빠르게 발전하고 있다. 컨퍼런스에 참여하거나 인터넷을 통해 특정 영양 주제를 검색해보면, 수많은 제품, 식사 요법, 논쟁, 접근 방식 등이 홍보되고 있음을 쉽게 접할 수 있다. 이처럼 정보가 넘쳐나는 시대에는 자료를 비판적으로 평가하는 능력이 필수적이다. 다양한 최신 영양 정보와 방법론이 지속적으로 등장하고 있으나, 이들 중 상당수는 아직 과학적으로 충분히 검증되지 않았다. 또한 모든 식사 중재에는 반응을 보이는 사람(responder)과 반응하지 않는 사람(non-responder)이 존재한다는 점도 중요한 고려 사항이다. 이는 식사 및 운동 처방이 개인별로 맞춤화되어야 함을 시사한다. 이를 위해서는 제1장에서 다룬 바와 같이, 과학적 근거에 기반한 실천이 필요하다. "누구나 먹기만 하면 영양 전문가라고 착각할 수 있다"는 옛 속담이 있지만, 진정한 전문성은 충분한 지식과 비판적 사고에서 비롯된다. 이에 따라 운동 및 스포츠 영양학에서는 전문성의 개념을 신중하게 다뤄야 한다. 이 교재의 목적은 독자가 해당 분야의 전문가로 성장하는 출발점을 제공하는 것이다. 환자 또는 엘리트 운동선수와 함께 일할 기회를 준비하든, 기초 영양학에 대한 탄탄한 이해는 필수적인 요소라 할 수 있다.

영양학의 기본 원리를 이해하면 과학적 접근을 통해 개인별 식사 요구와 최적의 영양 전략을 효과적으로 설계할 수 있다. 운동선수와 피트니스 참가자는 운동 전·중·후에 다량 및 미량 영양소를 적절히 활용함으로써 건강 증진, 경기력 유지·향상, 효율적 회복 등에 이점을 얻을 수 있다.

본 장에서는 다양한 영양 전략의 실제 적용 방식을 살펴본다. 탄수화물, 단백질, 지방, 비타민, 미네랄 등 각 영양소가 건강을 증진하고 운동 및 스포츠 수행력을 높이는 데 어떻게 기여하는지 중점적으로 다룬다.

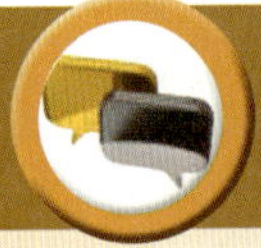

글상자 10-1 전문가 관점

암에 대한 식이 접근: 신체에 에너지를 공급하고, 암을 '굶주리게' 하라

Parker N. Hyde, PhD
연구원

Richard A. LaFountain, PhD
박사후 연구원
오하이오 주립대학교 인간과학부
오하이오주 콜럼버스

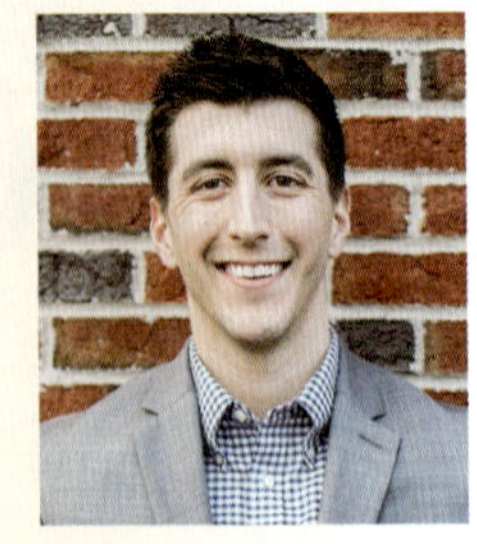

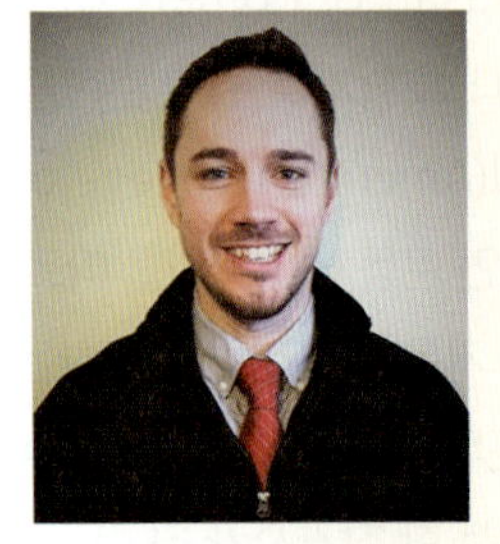

국립암연구소(National Cancer Institute, NCI)는 암을 "비정상적인 세포가 통제되지 않은 채 분열하며, 주변 조직으로 침윤할 수 있는 질환"으로 정의한다. 암의 유전적 기전은 이미 잘 알려져 있으나, 이 질환은 또한 세포 대사의 근본적인 교란을 수반한다. 실제로 20세기 중반부터 다수의 암(유방암 포함)이 에너지 대사 및 생합성 전구체, 환원제의 공급을 거의 전적으로 탄수화물에 의존한다는 사실이 밝혀졌다. 유방암에서 특히 탄수화물 과의존 현상이 강조되는 대표적 근거는, 인슐린 유사 성장인자-1 수용체(insulin-like growth factor-1 receptor, IGF-1R)와 인슐린 신호전달 경로의 주요 효소인 포스파티딜이노시톨 3-키나제(phosphatidylinositol 3-kinase, PI3K)의 빈번한 과발현이다. 이러한 대사적 특성을 고려할 때 비만하거나 폐경기에 접어든 후 인슐린 저항성이 동반된 여성에서 유방암 발생 위험이 약 2배로 증가한다는 사실은 충분히 예상할 만하다. 이러한 위험 요인들은 유방암 환자의 예후 악화와도 밀접하게 연관되어 있다.

유방암에서 이처럼 명확한 대사 이상이 존재함에도 불구하고, 생존자를 대상으로 한 명확하고 일관된 영양 권장 사항은 아직 확립되어 있지 않다. 최근 여러 종설 논문[2,3]에 따르면, 미국의 주요 암센터 간에도 암 생존자에 대한 식이 가이드라인에 명확한 합의가 이루어지지 않았다. 다수의 국가 단체는 미국 식이 지침(US Dietary Guidelines)을 준거로 하여, 식단에서 지방 섭취를 줄이고 탄수화물 섭취 비율을 높이는 방식을 강조하고 있다. 그러나 현재까지 이러한 접근법이 유방암에 효과적이라는 일관된 연구 결과는 미미하며, 식이 지방 제한 효과를 평가한 주요 전향적 임상시험들에서도 유의미한 결과가 보고된 바 없다.[10]

이와 같은 맥락에서, 건강수명(healthspan) 연장이 가능한 보완적 치료법으로 영양학적 케토시스(nutritional ketosis)가 주목받고 있다. 최근 전 세계적으로 여러 연구 집단이 암 환자를 대상으로 영양학적 케토시스의 적용 가능성을 적극적으로 평가하고 있다. 케토시스 활용의 근본적 가설은, 식이성 탄수화물을 제한함으로써 혈중 포도당 및 인슐린 변동성을 줄이고, 궁극적으로 암세포 및 종양으로의 연료 공급을 제한한다는 점에 있다. 이러한 대사적 억제 현상은 FDG-PET(플루오로데옥시글루코스 양전자방출단층촬영술)을 활용해 정량적·영상적으로 평가할 수 있다. 검사 과정에서, 소량의 방사성 표지 포도당을 주입한 뒤 방사선 붕괴 신호를 촬영하여 암조직의 포도당 대사 속도를 측정함으로써 종양 세포의 '대사적 억제(metabolic chokehold)' 정도를 파악할 수 있다. 실제로 다양한 연구에서, 쥐와 인간 모두에서 케토시스 유도로 인한 암 유형별 대사 활성이 현저히 감소함이 보고되었다.[1,7,8]

이 장에서 추가적으로 다루고자 하듯, 케토 적응형 표현형(keto-adapted phenotype)은 순환 케톤체 농도의 뚜렷한 상승으로 특징지어진다. 이는 케톤 생성 식이(ketogenic diet)의 항종양 효과와 밀접하게 관련된다. 4탄소 형태의 케톤체들은 후생유전학적(epigenetic) 조절인자, 항염증 신호분자, 방사선 감수성 증가 인자로 기능하는 것으로 밝혀져 있다.[6] 인체 대상 임상 자료는 여전히 축적 중이나, 현존 데이터에 따르면 순환 케톤체가 유의하게 높을 때 가장 이로운 임상 반응이 관찰된다.[4] 향후, 치료 효과 및 생존율 개선을 위한 적정 케토시스 수준을 도출하고 과학적으로 입증하기 위해서는 다수의 I, II, III상 임상연구가 추가적으로 필요하다.

급성 치료 환경을 넘어, 최근 급성 및 장기 암 생존자 집단에서도 영양학적 케토시스의 활용이 점차 증가하는 추세다. 유방암 치료에서 가장 흔하게 나타나는 부작용 중 하나는 치료와 무관하게 평균 약 6 kg의 체중 증가 현상이다. 이는 다면적인 요인이 작용하지만, 그 중 일부는 잘못된 식이 정보가 확산된 결과이기도 하다. 예를 들어, 일부 암 환자군은 악액질(cachexia; 통제 불가능한 체중 감소 및 근육 소모) 위험이 높아 체중 유지 목적의 칼로리 증량이 필요하다. 그러나 유방암은 일반적으로 악액질이 동반되지 않는(non-cachexic) 질환이며, 해당 환자군에서 치료 중 체중 증가는 재발 위험을 높이고, 더 크고 침습적인 암으로의 발전 가능성 역시 증가시킨다. 실제로 유방암 생존자들에게 있어 체중 감량은 대부분 매우 유익하게 작용한다. 체중 증가의 또 다른 한 축에는 특정 약물치료가 존재한다. 표적 호르몬 치료(항에스트로겐 요법)는 일부 여성에게 인공적 폐경 상태를 유발하여 체중 감량을 어렵게 만든다. 또한 다른 강력한 치료는 신체적 부담이 커 고용량의 코르티코스테로이드와 병용 투여되고, 이는 약물 유발성 인슐린 저항성을 증가시킨다. 현재까지, 체중 감량 및 인슐린 민감성 개선 측면에서 잘 설계된 케톤 생성 식이만큼 효과적인 영양 전략이나 약물 치료는 보고된 바 없다.[5,9]

따라서 운동생리학자나 영양사 등 전문가가 암 환자·생존자와 상담 시에는 반드시 환자의 전체적인 건강 및 치료 상황을 종합적으로 고려한 맞춤형 전략 수립이 필요하다. 앞서 논의한 것과 같이, 유방암 환자 등 특정 집단에서는 환자의 특수 상황과 양상을 정확히 평가하고, 치료적·기능적 최적화를 목표로 개별적 영양 접근을 적용해야 한다.

참고문헌

1. Abdelwahab MG, Fenton KE, Preul MC, et al. The ketogenic diet is an effective adjuvant to radiation therapy for the treatment of malignant glioma. *PLoS One*. 2012;7(5):e36197. doi: 10.1371/journal.pone.0036197.
2. Champ CE, Mishra MV, Showalter TN, et al. Dietary recommendations during and after cancer treatment: consistently inconsistent? *Nutr Cancer*. 2013;65(3):430-439. doi: 10.1080/ 01635581.2013.757629.
3. Ferrini K, Ghelfi F, Mannucci R, et al. Lifestyle, nutrition and breast cancer: facts and presumptions for consideration. *Ecancermedicalscience*. 2015;9:557. doi: 10.3332/ecancer. 2015.557.
4. Fine EJ, Segal-Isaacson CJ, Feinman RD, et al. Targeting insulin inhibition as a metabolic therapy in advanced cancer: a pilot safety and feasibility dietary trial in 10 patients. *Nutrition*. 2012;28(10): 1028-1035. doi:10.1016/j.nut.2012.05.001.
5. Hallberg SJ, McKenzie AL, Williams PT, et al. Effectiveness and safety of a novel care model for the management of type 2 diabetes at 1 year: an open-label, non-randomized, controlled study. *Diabetes Ther*. 2018;387(10027):1513-1530. doi: 10.1007/s13300-018-0373-9.
6. Klement RJ. The influence of ketogenic therapy on the 5 R's of radiobiology. *Int J Radiat Biol*. 2017;7:1-13. doi: 10.1080/ 09553002.2017.1380330.
7. İyikesici MS, Slocum AK, Slocum A, et al. Efficacy of metabolically supported chemotherapy combined with ketogenic diet, hyperthermia, and hyperbaric oxygen therapy for stage IV triple-negative breast cancer. *Cureus*. 2017;9(7):e1445. doi: 10.7759/cureus. 1445.

8. Poff AM, Ward N, Seyfried TN, et al. Non-toxic metabolic management of metastatic cancer in VM mice: novel combination of ketogenic diet, ketone supplementation, and hyperbaric oxygen therapy. *PLoS One*. 2015;10(6):e0127407. doi: 10.1371/journal.pone.0127407.

9. Sackner-Bernstein J, Kanter D, Kaul S. Dietary intervention for overweight and obese adults: comparison of low-carbohydrate and low-fat diets. A meta-analysis. *PLoS One*. 2015;10(10):e0139817. doi: 10.1371/journal.pone.0139817.

10. Willett WC. Dietary fat and breast cancer. *Toxicol Sci*. 1999;52(2 suppl):127-146. doi: 10.1093/toxsci/52.suppl_1.127.

다량영양소

영양학에서 가장 기본적으로 이해해야 할 분류는 **다량영양소(macronutrient)**이다. 다량영양소란 인체가 비교적 많은 양을 필요로 하는 영양소를 의미한다. 탄수화물, 단백질, 지방의 세 가지 다량영양소는 인체 대사 및 에너지 공급에서 핵심적인 역할을 담당한다. 여기에 알코올도 다량영양소로 분류되긴 하지만, 1그램당 7 kcal의 에너지를 제공함에도 불구하고 인체에 꼭 필요한 에너지원으로 간주되지는 않는다. 설탕처럼 알코올이 제공하는 칼로리는 '공허한 칼로리(empty calories)'로 분류되며, 알코올은 진정 효과가 있을 뿐만 아니라 잠재적으로 해롭고 특히 운동선수에게 더 위험할 수 있다.[141,149] 이 장에서는 첫 번째 세 가지, 즉 탄수화물, 단백질, 지방에 집중한다. 이 세 가지(그리고 여기서 비중 있게 다루지 않는 알코올)는 모두 유기물질(탄소 기반을 가진 물질)로, 모두 탄소, 수소, 산소 원자를 포함하고 있으며, 단백질은 추가적으로 질소도 포함한다. 이러한 대영양소는 모두 대사과정을 통해 아데노신 삼인산(ATP; 2장 및 3장 참조) 형태로 이용 가능한 에너지를 생성할 수 있다. 하지만 각 다량영양소의 단위질량(1g)당 제공하는 에너지인 킬로칼로리(kcal)의 양에는 차이가 있다. 탄수화물과 단백질은 각각 약 $4\ \text{kcal}\cdot\text{g}^{-1}$, 지방은 약 $9\ \text{kcal}\cdot\text{g}^{-1}$을 제공한다. 이처럼 다량영양소를 비교적 많은 양 섭취해야 하는 주요 이유 중 하나는, 이들이 유산소 및 무산소 대사과정을 통해 ATP로 전환될 수 있는 에너지를 포함하고 있기 때문이다.

다량영양소(macronutrients)란 무엇인가?

다량영양소는 네 가지 범주로 구분된다:

탄수화물 | 단백질 | 지방 | 알코올

ATP(아데노신 삼인산)는 근육 활동을 포함한 신체의 모든 기능을 수행할 때 직접적으로 사용할 수 있는 유일한 에너지 형태임을 상기할 필요가 있다. 식이로부터 섭취한 탄수화물과 신체 내 저장된 지방은 에너지 대사 과정에서 생성되는 ATP의 대부분을 담당한다. 정상적인 상황에서는 단백질이 ATP 생산에 사용되는 비중은 매우 적고, 단백질은 주로 신체 구조 유지와 조직 회복에 사용된다. 하지만, 신체는 단백질을 에너지원으로 사용하는 것을 선호하지 않음에도, 특정 조건에서는 ATP 합성을 위해 단백질이 이용될 수 있다. 예를 들어, 총 칼로리 섭취가 신체의 에너지 요구량을 충족하지 못하는 상황(예: 에너지 섭취 부족, 식이 제한, 혹은 기아 상태 등)에서는, 골격근과 같은 신체 조직의 단백질이 분해되어 방출된 아미노산이 유산소 대사를 통해 ATP 합성에 사용된다.

각 다량영양소는 신체 내에서, 특히 운동과 관련된 상황에서 고유한 역할을 담당한다. 예를 들어, 식이 탄수화물은 뇌와 적혈구의 주요 에너지원이 될 뿐만 아니라, 인터벌 트레이닝이나 저항 운동과 같은 고강도 운동 시 주된 에너지원으로 활용된다. 충분한 에너지와 적절한 영양소 공급이 이루어지는 조건에서 단백질은 골격근 조직 성장과 회복에 활용된다. 지방 역시 일상 식단에서 필수적인 영양소로, 휴식 중일 때조차 신체는 지질을 주요 연료로 사용하여 에너지를 생산한다. 또한 지방은 단백질 합성, 스테로이드 호르몬 생산, 생식 기능과 같은 다양한 생리적 기능을 유지하는 호르몬 환경 조성에 필수적이며, 모든 세포막의 중요한 구성 성분이기도 하다.

세 가지 다량영양소를 **적정 섭취(adequate intake, AI)**하는 것은 신체의 정상적인 성장, 생리적 기능 유지, 그리고 운동 훈련에 대한 적응에 필수적이다. 다량영양소는 모든 형태의 운동에서 에너지를 제공하며, 저항성 운동에 따른 근육량 증가, 유산소 운동에 의한 근육량 유지 및 회복 등 근육 건강과 통합성을 유지하는 데도 중요한 역할을 한다. 다음 절에서는 신체적 수행 능력을 향상시킬 수 있는 다량영양소의 역할을 보다 구체적으로 살펴볼 것이다.

속성 검토

- 4대 다량영양소는 탄수화물, 단백질, 지방, 알코올이다.
- 그러나 알코올은 주요 다량영양소로 분류되지 않으며, '빈 칼로리(empty calories)'로 간주되고 건강 및 운동 수행에 해로운 영향을 미친다.
- 모든 다량영양소는 다양한 신체 기능을 위해 필요하다.
- 세 가지 주요 다량영양소(탄수화물, 단백질, 지방)는 모두 대사 기질로 활용될 수 있지만, 일반적으로 단백질은 ATP 생산에 거의 사용되지 않는다.

탄수화물

탄수화물은 신체의 주요 연료 공급원 중 하나이며, 조직 구조, 신호 전달, 유전자 기능을 보조하는 작은 부차적 역할을 가지고 있다. 내인성 탄수화물 저장 능력은 제한적이기 때문에, 다양한 보호 전략(예: 코르티솔 메커니즘)이 존재하여 선수들이 해당 에너지원을 사용해 신체 활동을 수행할 수 있도록 하는 이른바 글리코겐 연료 탱크를 보존한다.[57] 탄수화물은 뇌, 적혈구, 운동하는 근육을 포함한 신체 전체에 에너지를 제공한다. 탄수화물의 소화는 입에서 시작되며, 흡수는 소장에서 일어난다. 체내에 들어온 탄수화물은 포도당으로 분해되어 즉시 에너지로 사용되거나, 간 또는 골격근에 글리코겐 형태로 저장되거나, 지방으로 전환되어 나중을 위해 저장된다. 식이 탄수화물은 과일, 채소, 전분(감자, 콩, 옥수수, 파스타, 쌀, 빵, 곡물 등), 유제품, 섬유질, 과자의 음식에 존재한다.

탄수화물의 화학적 분류

탄수화물은 수소, 탄소, 산소를 포함하는 유기 분자이다. 탄수화물은 설탕, 전분, 섬유질의 형태로 존재하며, 그 화학적 성분에 따라 단순 또는 복합 탄수화물로 분류된다. 이들의 화학 구조의 복잡성과 크기에 따라 단당류, 이당류 또는 다당류로 분류된다(3장).

단당류는 단일 사슬 구조이다. 포도당, 갈락토스, 과당의 세 가지 단당류는 모두 동일한 분자식을 가지고 있지만 서로 다르게 배열되어 있다. 따라서 이들은 체내에서 다르게 대사된다. 단당류는 단순 탄수화물, 또는 단순당(simple sugars)으로 간주된다.

이당류는 두 개의 단당류가 결합해 새로운 분자를 형성할 때 생성된다. 예를 들어, 포도당이 과당과 결합하면 이당류인 자당(일명 설탕)이 된다. 포도당과 갈락토스가 결합하면 유당(주로 유제품에서 발견)이라는 이당류가 된다. 두 개의 포도당 분자가 결합하면 말토오스(전분에서 흔히 발견되는 당)가 생성된다.

다당류는 여러 개의 단당류가 결합한 구조로 이루어져 있다. 전분과 글리코겐이 다당류의 예이다. 전분은 식물에 저장된 탄수화물 에너지이고, 글리코겐은 동물에 저장된 탄수화물 에너지이다. 다당류는 복합 탄수화물로 간주된다. 이들 모든 사슬 길이는 체내에서 단당류로 분해될 수 있으며, 대부분은 포도당으로 분해된다. 포도당은 해당과정(glycolysis)에 들어가 ATP, 곧 에너지를 생성한다.

식이 탄수화물과 혈당 지수

식이 탄수화물은 혈당 농도에 직접적인 영향을 미친다. 탄수화물의 양과 질에 따라 혈당 농도의 변화 양상은 다양하게 나타나며, 식이 탄수화물이 혈당에 미치는 영향을 측정하는 대표적인 두 가지 지표로는 혈당 부하와 혈당 지수가 있다.

혈당 지수(glycemic index, GI)는 50 g의 탄수화물을 포

함한 식품을 섭취한 후 2시간 동안 혈당 농도가 상승하는 정도를 상대적으로 측정한다. 일반적으로 혈당이 빠르게 상승하는 기준 식품(흰 빵 혹은 포도당)을 100으로 설정하고 비교한다. 예를 들어, 특정 식품이 기준 식품에 비해 45%만큼 혈당을 상승시키면 그 식품의 혈당 지수는 45로 산정된다. 운동선수의 경우, 고혈당 지수 식품(GI ≥ 70)은 중혈당 지수 식품(GI 56~69) 및 저혈당 지수 식품(GI ≤ 55)에 비해 몇 가지 잠재적 이점이 있다. 이는 고혈당 지수 식품이 혈당 농도를 신속하게 높여 에너지원으로 즉각 사용될 수 있게 해주기 때문이다. 일부 주요 식품의 혈당 지수는 표 10-1에 제시된다. 혈당 농도가 빠르게 상승할 경우, 포도당은 운동 중 신속하게 대사 기질로 이용될 수 있다. 탄수화물은 섭취 후 5~15분 이내에 에너지원으로 전환된다. 혈당이 빠르게 증가하면 고갈된 근육 및 간의 글리코겐 농도도 신속히 보충되어 반복적 운동 세션 간 효율적 회복에 도움을 준다.

혈당 부하(glycemic load, GL)는 혈당 지수와 유사하나, 특정 식품의 1회 섭취분 내 포함된 탄수화물 양이 혈당에 미치는 영향까지 추가적으로 고려한 개념이다. 따라서 동일 식품이라도 섭취량에 따라 혈당 지수와 혈당 부하가 상이할 수 있다. 예를 들어, 일부 단맛이 강한 과일은 혈당 지수가 높지만, 실제 섭취량이 50 g 표준에 못 미치는 경우 혈당 부하는 낮게 나올 수 있다. 혈당 부하는 탄수화물이 풍부한 식품의 혈당 영향력을 보다 심도 있게 파악하는 데 도움을 주나, 교육적 및 임상적 측면에서는 일반적으로 혈당 지수가 더 널리 활용된다.

중간 내지 높은 혈당 지수를 가진 식품은 저혈당 지수 식품에 비해 근육 글리코겐 농도를 보다 빠르게 높일 수 있다.[159] 이런 효과는 운동 세션 간 간격이 짧을 때 유익하다. 그러나 운동/훈련 세션 간 충분한 회복 시간이 확보(24시간 이상)된다면, 충분량의 탄수화물 섭취 시 고혈당 지수 식품과 저혈당 지수 식품 모두 근육 글리코겐을 정상화할 수 있다.

흥미로운 점은, 고혈당 지수 식품이 혈당을 신속히 올리고 운동 후 글리코겐 보충에도 효과적임에도 불구하고, 실제로 이러한 식품 섭취가 내구성 운동 능력(성능) 향상에 명확한 이점을 주지 못한다는 것이다. 예를 들어, 64 km 사이클링 타임 트라이얼에서 고혈당 지수와 저혈당 지수 보충제를 각각 섭취한 두 그룹 간 성능 차이는 나타나지 않았다.

또한 현재까지 이루어진 경기 전 식사(운동 시작 30분~240분 전)에 저혈당 식사 섭취의 유의성은 나타나지 않았

표 10-1 식품의 혈당 지수

음식	혈당 지수(포도당 대비)
고혈당 지수 식품(70 이상)	
포도당	100
딸기 가공 과일 바	90
뻥튀기 떡	82
젤리 빈	78
러셋 구운 감자	78
콘플레이크	77
식빵	77
와플	76
소다 크래커	74
화이트 베이글	72
중등도 혈당 지수 식품(56~69)	
스페셜 K 시리얼	69
크랜베리 주스 칵테일	68
초콜릿 맛 아이스크림	68
흰 쌀, 삶은 것	64
코카콜라	63
콘칩	63
고구마	61
스위트 옥수수	60
파인애플, 생과일	59
오렌지 주스	57
저혈당 지수 식품(55 이하)	
오트밀	54
바나나, 노란색	51
구운 콩	48
링귀니 국수	46
통밀기울 시리얼	42
호밀 빵	41
사과 주스, 무가당	40
강낭콩	28
저지방 요거트	27
우유, 전지방	27

데이터 출처: Foster-Powell K, Holt SHA, Brand-Miller JC. International table of glycemic index and glycemic load values: 2002. *Am J Clin Nutr*. 2002;76:5-56.

다.[14,69,138,144,164] 경기 직전 고혈당 지수 식품(예: 초콜릿 바) 섭취는 인슐린 반응으로 인해 혈당이 급변하며, 이는 심리적 요소 및 기분 조절에도 부정적 영향을 미칠 수 있다(예: 레슬링, 배구 등 경기 직전).[70]

결과적으로, 중간 혈당 지수 탄수화물 혼합물이 저혈당 혹은 고혈당 식사보다 내구성 경기력에 더 효과적일 수 있다. 장시간 운동 중 혈당 지수의 대사적 영향이 작용하여, 예를 들어 고혈당 지수 식품은 운동 초반 2시간 동안 탄수화물 대사 의존도를 높이고, 지방 대사의 증가를 제한할 수 있다. 제한된 탄수화물 에너지와 감소한 지방 활용 효율로 인해 총 에너지 가용성이 저하되어 최적의 수행 능력을 저해할 수 있다. 이는 특히 중·장기간 지속되는 유산소 운동에서 더욱 두드러진다. 따라서 경기 직전 고혈당 식사 섭취 시 예상과는 반대로 부정적 결과가 나올 수 있다. 최적의 접근은 경기 수 시간 전 중간 혈당 지수의 탄수화물 식사를 섭취하여 적절한 탄수화물 제공과 과도한 인슐린 반응에 따른 '혈당 급락(glucose crash)'을 예방하는 것이다.

혈당 지수와 실제 운동 성능의 인과관계는 추가 연구가 필요하지만, 근육 글리코겐 농도 증대를 통한 내구성 경기력 향상 전략의 이점은 이미 확립되었으며, 자세한 내용은 다음 절에서 다룬다. 흥미롭게도 혈당 지수는 하루 중 식사 시점에 따라 변동한다.[43] 동일 식품을 아침에 섭취할 때가 저녁에 섭취할 때보다 혈당 조절 효과가 더 크며, 저녁 경기 전 식이조절의 포도당 반응/혈당 지수 효과는 추가 연구가 필요하다. 즉, 포도당 반응과 혈당지수가 저녁 경기 이전의 식이 조절에 어떤 영향을 미치는지에 대해서는 아직 명확히 규명되지 않았다. 대사증후군, 당뇨, 비만 발생률 급등 국면에서 고혈당 지수 식품의 부정적 영향 역시 면밀히 고려해야 한다. 특히 비만은 지난 20년간 저지방 식단 권장에도 불구하고 급증해 심각한 건강 문제로 부상했다(글상자 10-2).

탄수화물 식이 권장 범위

2015~2020년 미국 식이 가이드라인(US Dietary Guidelines)에 따르면, 하루 총 섭취 칼로리의 약 45~65%를 탄수화물로 섭취할 것을 권장하며, 이는 상당히 광범위한 권장 범위이다. 그러나 최근 운동선수들이 개인 맞춤형 식단 구성을 점점 더 선호하면서, 실제 탄수화물 섭취량은 선수 개개인이 사용하는 특정 식단 전략에 따라 크게 달라질 수 있다. 필수 영양소와 적정한 에너지 섭취가 충분히 이루어진다면, 운동선수들은 이 권장 범위 내에서 다양한 탄수화물 섭취량에서도 좋은 운동 수행 능력을 보일 수 있다. 실용적이면서도 건강 유지의 관점에서 보면, 탄수화물 권장 범위 중 상대적으로 낮은 쪽을 선택하는 것이 보다 신중한 접근으로 여겨진다. 그러나 일반적으로 훈련량이 많은 시기에는 일부 운동선수들이 권장 범위의 상한선(약 65%)에 가까운 탄수화물 섭취를 하는 경향이 있다.

미국 식품의약국(Food and Drug Administration, FDA)에 따르면, 뇌에서 하루 동안 대사되는 포도당의 평균 최소 요구량은 약 130 $g \cdot d^{-1}$로 추정된다.[39] 이는 뇌가 에너지원으로 포도당을 우선적으로 사용하기 때문이다. 이러한 뇌의 요구량과 더불어 신체의 다른 여러 조직에서도 탄수화물이 필요하므로, 중간 수준에서 높은 수준의 탄수화물 식단을 유지하는 사람들을 대상으로 식품 라벨에 표시된 탄수화물의 일일 영양소 기준값(daily value)은 하루 300 g으로 설정되어 있다. 과일과 채소와 같은 많은 고탄수화물 식품은 일반적으로 식이섬유(dietary fiber)를 다량 함유하고 있다. 식이섬유 함량이 높은 식품은 소화 시간이 길어지고 혈당 상승 속도가 느려지기 때문에 대체로 혈당 지수가 낮다. 식이섬유는 일부 암의 위험 감소, 비만 예방 및 심혈관계 질환(cardiovascular diseases) 예방과 같은 다양한 건강상 이점과 밀접하게 관련되어 있다. 또한 식이섬유는 콜레스테롤 대사(cholesterol metabolism), 포도당 대사(glucose metabolism) 및 전반적인 생리적 건강에 긍정적인 영향을 미치는 것으로 알려져 있다.[41] 따라서 식품 라벨의 일일 기준량인 300 g은 일부 운동선수나 활동적인 개인들이 필요로 하는 탄수화물량보다 많을 수 있지만, 식이섬유가 풍부한 양질의 천연 식품(whole food)을 통해 탄수화물을 섭취한다면 탄수화물 섭취의 질이 향상되고 건강에도 더욱 긍정적인 효과를 기대할 수 있을 것이다.

장시간 유산소성 운동에서는 일반적으로 탄수화물이 식이

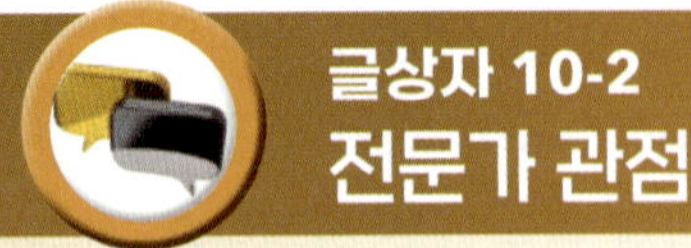

글상자 10-2
전문가 관점

전 세계적인 유행병, 비만

Leanne M. Redman, PhD, FTOS
임상과학 교수
펜닝턴 바이오메디컬 연구센터
루이지애나주 배턴루지

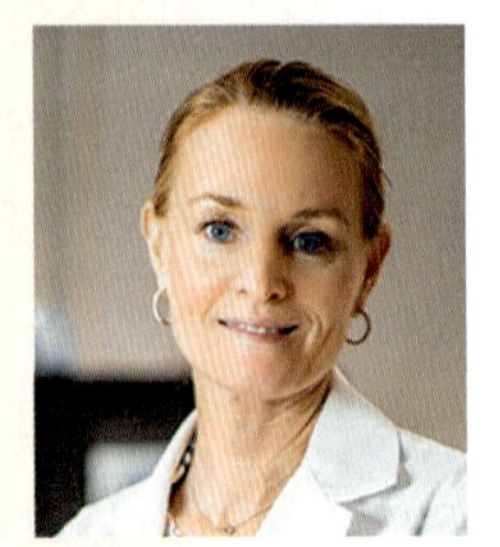

표현형(phenotype) 측면에서 볼 때, 현재 세계 인구는 역사상 가장 큰 규모를 나타내고 있다. 세계보건기구(World Health Organization, WHO)는 전 세계 남성의 11%, 여성의 15%가 비만을 앓고 있다고 추정하고 있다. 비만의 유병률은 최근 급격한 상승세를 보인 것은 아니지만, 지난 30년 동안 약 두 배가량 증가하였다. 미국의 경우 질병통제예방센터(Centers for Disease Control and Prevention, CDC)의 최근 자료에 따르면 성인의 39%가 스스로 보고한 신장 및 체중 데이터를 기준으로 체질량지수(BMI, Body Mass Index)가 30 kg/m^2 이상으로 나타나 비만으로 분류되었다. 아동 역시 이 비만의 확산으로부터 예외가 아니다. 현재 미국에서는 25세 아동의 최소 13%가 비만 상태에 있다. 이러한 체중 증가 추세가 지속될 경우, 2030년까지 전 세계적으로 약 13억 5천만 명이 과체중, 약 5억 7천 3백만 명이 비만 상태에 이를 것으로 예측된다.

체중은 에너지 섭취와 에너지 소비간의 복잡한 균형에 의해 결정된다. 섭취 에너지가 소비 에너지를 초과할 경우 초과된 에너지는 주로 지방조직에 저장된다. 체중 증가의 근본 원인이 섭취량 증가인지 혹은 에너지 소비 감소인지에 대해서는 명확히 밝혀지지 않았으며, 일반적으로 두 요인이 모두 복합적으로 작용하며 각 개인에 따라 그 비율은 상이할 수 있다. 비만 유행이 본격화되면서, 과학적 연구들은 비만의 확산에 영향을 미칠 가능성이 있는 기타 생리적 요인과 환경적 요인의 역할을 지속적으로 조사해 왔다. 이러한 요인들은 에너지 섭취 및 에너지 소비를 조절하는 기전을 직접적으로 변화시킬 뿐 아니라, 후생유전학적 변형을 통해 인간의 생리 기능 자체를 재프로그래밍(reprogramming)함으로써 다음 세대들이 비만과 체중 증가에 더욱 취약하도록 만드는 결과를 초래할 수도 있다.

또한 우리가 거주하는 환경적 요인들도 비만 유행에 큰 영향을 미친다. 즉, 기술 발전에 따라 신체활동량이 줄어들고 앉아서 생활하는 행동이 증가하며, 높은 기호성을 지닌 고칼로리 식품의 접근성이 용이해진 환경 변화도 비만을 촉진하는 중요한 요소이다. 최근에는 식단을 구성하는 다량영양소의 비율에도 많은 관심이 집중되고 있다. 전형적인 고탄수화물(high-carbohydrate) 및 고지방(high-fat) 식단뿐만 아니라, 저단백(low-protein) 식단 역시 인간의 체중(및 지방) 증가에 새로운 영향을 미칠 가능성이 제기되고 있다. 각 다량영양소가 체중에 미치는 영향은 각각 다소 차이가 있지만, 체중 감소의 원리는 여전히 '음의 에너지 균형(negative energy balance)', 즉 섭취 에너지를 감소시키거나 신체 활동을 증가시키는 방식으로 달성할 수 있다는 단순한 원칙을 따른다.

반복적인 체중 감량과 증가가 반복되는 '체중 주기' 현상 역시 점차 증가하고 있으며, 이 현상이 장기적으로 건강에 부정적인 영향을 미칠 가능성이 있어 앞으로 수십 년 동안 연구의 주요 주제가 될 것이다.

에서 주요 다량영양소로 활용된다. 중등도에서 고탄수화물 식이를 따르는 운동선수의 주요 목표는 글리코겐 저장량을 극대화함으로써 에너지 생산을 향상시키는 것이다. 이러한 전략은 특히 운동 강도가 높고 장시간 지속되는 경우 더욱 중요하다.[15,139] 일반적인 식이에서 근육 내 kcal가 사용 가능한 ATP로 전환되는 속도는 지방이나 단백질에 비해 탄수화물이 약 두 배 빠르다. 이는 곧 탄수화물을 주요 연료원으로 사용할 때, 운동선수는 달리기, 자전거 타기, 수영과 같은 유산소성 활동에서 보다 빠른 지속 가능한 속도로 수행할 수 있음을 의미한다. 또한 탄수화물을 대사할 때는 동일한 산소 소비량 대비 지방보다 약 6% 더 많은 ATP가 생성된다. 이러한 효율성은 고강도 및 지구력 운동 시 에너지 생산의 극대화를 가능하게 한다. 결과적으로, 중등도에서 고탄수화물 식이는 고강도 또는 장거리 운동 수행 중 에너지 수준을 최대화하고 지속적으로 유지하는 데 기여할 수 있다.

그러나 탄수화물은 체내 저장량에 한계가 있다. 탄수화물 기반 에너지인 포도당은 혈당의 형태로 순환하거나, 글리코겐의 형태로 저장된다. 글리코겐은 간(약 100 g, 400 kcal)과 골격근(약 400~500 g, 1,600~2,000 kcal)에 저장된다. 운동 중에는 주로 골격근에 저장된 글리코겐이 에너지원으로 사용된다. 장시간 지속되는 운동은 골격근 내 글리코겐 저장량을 매우 낮은 수준까지 감소시키며, 이는 '글리코겐 고갈(glycogen depletion)'로 불린다. 운동 중 에너지 요구량이 증가함에 따라, 신체는 혈중 포도당을 점점 더 많이 흡수하게 된다. 이때도 뇌와 적혈구는 포도당 사용에 있어 여전히 우선권을 가진다. 체내 혈당 농도는 매우 협소한 범위 내에서 엄격히 조절된다.

운동이 장시간 지속될 경우, 골격근 내 글리코겐 대사와 간에서의 글리코겐 분해가 모두 증가하게 되며, 이는 결국 저장된 글리코겐의 고갈로 이어진다. 골격근 글리코겐은 포도당을 통해 직접 운동 근육에 에너지를 공급하면서 소진되고, 간 글리코겐은 혈중 포도당 농도를 유지하기 위해 분해된다. 예를 들어, 1시간 동안의 고강도 지구력 운동은 간 글리코겐을 약 55%까지 감소시킨다. 2시간 이상 격렬한 활동을 지속할 경우에는 간과 골격근 내 글리코겐이 거의 완전히 고갈된다. 이는 중요한 생리적 현상으로, 글리코겐 고갈은 피로의 주요 원인 중 하나로 작용하기 때문이다. 정량적 분석에 따르면, 마라톤과 같은 장거리 경주에서 참가자의 40% 이상이 탄수화물 저장량의 고갈로 인해 수행 능력이 제한되며, 전체 출발자의 약 1~2%는 중도 탈락하게 된다.[121]

따라서 탄수화물 저장량을 증가시키거나 에너지 저장소를 보다 효율적으로 활용할 수 있도록 하는 개인 맞춤형 접근이 운동선수를 위한 식이 중재의 핵심 목표가 되어야 한다. 지구력 운동선수들은 경기 중 글리코겐 고갈이 발생한 시점을 흔히 "고벽에 부딪혔다(hitting the wall)"라고 표현한다. 이러한 상황이 발생하면, 활동 수행 속도를 반드시 감소시켜야 한다. 글리코겐 고갈이 피로와 어떻게 연관되는지는 아직 완전히 규명되지 않았으나, 여러 생리학적 요인이 관여하는 것으로 보인다.

- 탄수화물에 비해 지방의 킬로칼로리로부터 ATP로의 에너지 전달 속도가 느려 활동 수행 속도가 감소하게 된다.
- 중추신경계 기능 유지를 위해 혈중 포도당 사용이 우선되며, 이로 인해 활동 근육에의 에너지 공급이 제한될 수 있다(중추성 피로 가설).
- 운동 강도가 증가함에 따라 II형 근섬유의 사용이 증가하고, 이 섬유는 I형 근섬유보다 더 많은 젖산을 생성한다.
- 평소 고탄수화물 식이에 대한 의존으로 인해, 운동 중 지방 저장고로부터의 에너지 동원이 효율적으로 이루어지기 어려운 상태가 된다.

즉, 지구력 경기 중 글리코겐 고갈이 왜 피로를 유발하는지에 대한 정확한 기전은 아직 완전히 밝혀지지 않았으나, 글리코겐 고갈이 피로 및 수행능력 저하와 연관되어 있다는 점은 분명하다.

탄수화물 대사는 무산소 운동 중 에너지원으로서도 중요하다. 포도당과 젖산 외에도 해당과정에 진입할 수 있는 다양한 기질이 존재하는데, 여기에는 해당성 아미노산(glycolytic amino acids)과 글리세롤(glycerol)이 포함된다. 연구에 따르면, 운동 강도가 증가함에 따라 탄수화물 기반 에너지의 사용 및 의존도도 증가한다. 예를 들어, 최대 산소 섭취량의 140%에 해당하는 파워 출력으로 1분 간격의 사이클 스프린트를 반복할 경우, 근육 내 글리코겐은 약 72% 감소한다.[87] 저항성 운동(resistance exercise)은 무산소적 특성을 지니므로 해당과정에 크게 의존하며, 활동 근육의 글리코겐 고갈을 초래한다. 특히, 반복 횟수가 중등도 이상이고, 아령이나 바벨과 같은 중간 강도의 저항을 다수 세트로 수행할 경우 이러한 경향이 뚜렷하다.[88,125] 또한 고중량 저항성 운동도 전체 작업량(volume of work)이 충분히 많을 경우 글리코겐을 포함한 대사적 에너지 저장소의 고갈을 초래할 수 있다.[34,143] 일반적으로 저항성 운동 후 글리코겐의 감소율은 약 30~40%이며, 특히 II형 근섬유에서 더욱 뚜렷하게 나타난다.[152] 연구에 따르면, 탄수화물 대사와 이에 따른 탄수화물 섭취는 유산소성 고강도 운동과 고강도·장시간 무산소성 트레이닝(예: 인터벌 트레이닝)의 수행능력 향상에 중요한 역할을 한다. 그러나 일반적인 저항성 트레이닝과 같은 무산소 운동에서는 그 중요도가 상대적으로 낮다. 다음 절에서는 에너지로 이용 가능한 탄수화물의 이용 가능성을 증가시키기 위한 다양한 식이 전략에 대해 논의한다.

중등도에서 고탄수화물 식이

전통적으로는 모든 유형의 운동선수에게 적절한 탄수화물 섭취가 권장되어 왔다. 그러나 현재는 식이 탄수화물 섭취량이 개인의 선호, 건강 상태, 훈련 수준, 그리고 경기 시기에 따라 맞춤화되고 있다. 스포츠 영양학자들은 훈련량과 강도에 따라 탄수화물 섭취량을 계획하고 있으며, 시즌 중 훈련 강도와 부하가 높은 시기에는 식이 탄수화물 섭취량이 증가하는 경향이 있다. 반대로 회복기나 휴식기의 경우에는 저탄수화물에서 중등도 수준의 탄수화물 식이가 적용된다. 현재 운동선수들 사이에서 일반적으로 널리 채택되는 식단은 중등도에서 고탄수화물 식이다.[1] 중등도에서 고탄수화물 식이를 섭취하는 운동선수들은 식이 탄수화물로부터 총 섭취 열량의 최소 50% 이상을 공급받는다.[24] 특히, 탄수화물 기반 에너지에 크게 의존하는 운동선수들—예를 들어, 중거리 지구력 운동선수, 보디빌더, 근력/파워 종목의 선수들—은 고강도 훈련 기간 동안 총 섭취 열량의 55%에서 65%까지 탄수화물을 섭취할 것이 권장된다.[76,77] 이러한 권장 섭취량은 일반적으로 권고되는 전체 열량 대비 탄수화물 섭취 비율인 45%에서 65%의 범위 내에 해당하며, 훈련 부하가 높은 시기의 높은 에너지 소모를 고려할 때 이러한 선수들은 이 범위의 상한선에 해당하는 탄수화물 섭취를 필요로 할 수 있다.[152]

탄수화물 섭취는 근육 내 글리코겐 함량과 밀접한 상관관계를 가진다. 탄수화물이 충분히 포함된 식단은 근육 글리코겐 함량을 유지함으로써, 활동 중 탄수화물 관련 피로(carbohydrate-related fatigue)가 가능한 한 늦게 나타나도록 해야 한다(그림 10-1A). 이러한 원칙은 유산소 운동, 무산소 운동, 그리고 농구·배구·축구와 같은 간헐적(intermittent) 운동 종목 전반에 적용된다. 그러나 그 효과는 특히 중등도에서 고탄

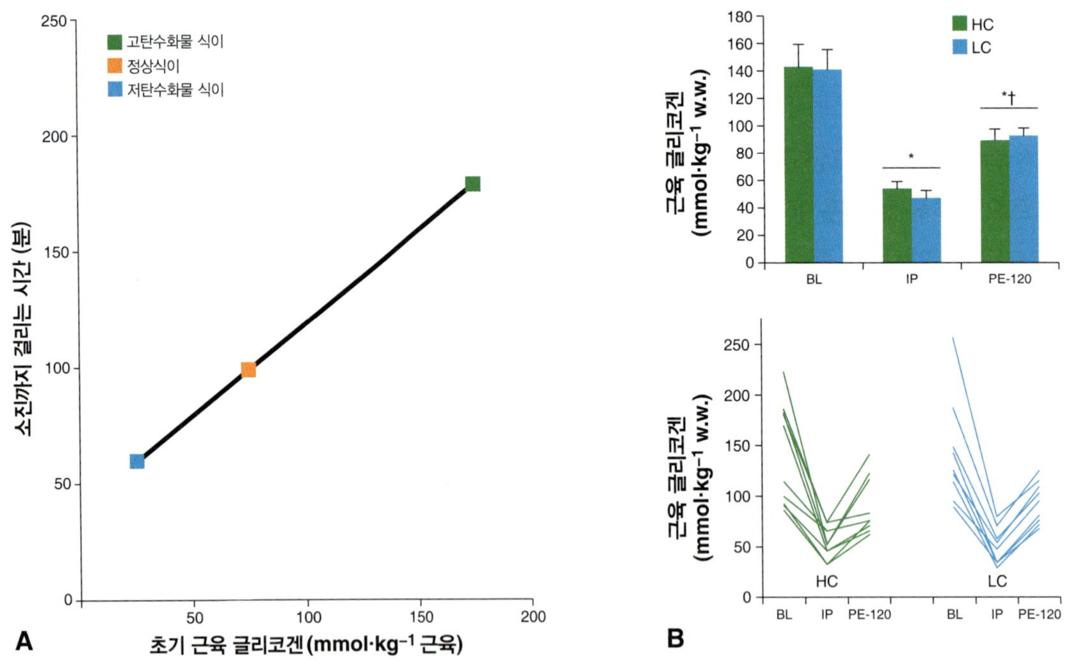

그림 10-1 탄수화물 섭취와 근육 글리코겐, 운동 수행 간의 관계. (A) 탄수화물 섭취량, 근육 내 글리코겐 함량, 그리고 지구력 수행능력은 밀접한 상관관계를 가진다. 탄수화물 섭취가 증가할수록 근육 글리코겐 함량이 높아지며, 이에 따라 아급대 강도의 운동에서 탈진에 이르기까지의 시간이 연장된다. (자료 출처: Astrand PO. Diet and athletic performance. *Federation Proceedings.* 1967;26:1772-1777.) **(B)** 초장거리 러너를 대상으로 최대산소섭취량(Vo_{2max})의 64% 강도로 트레드밀 위에서 180분간 지속적으로 러닝을 실시한 결과, 근육 글리코겐은 점차 감소하였으며, 회복 시작 120분 경부터 회복이 관찰되었다. 흥미로운 점은 저탄수화물 식이를 따르는 초장거리 러너와 고탄수화물 식이를 따르는 러너 사이에서 글리코겐 소모 및 회복 양상에 유의한 차이가 없었다는 것이다. (자료 출처: Volek JS, Freidenreich DJ, Saenz C, 외. Metabolic characteristics of keto-adapted ultramarathon runners. *Metabolism.* 2016;65(3):100-110.)

수화물 식단을 규칙적으로 섭취하는 선수의 경우, 지구력 운동에서 가장 뚜렷하게 나타난다. 반면, 고단백 식이, 고지방 식이, 또는 저탄수화물·케토제닉 식이(high-protein, high-fat, or low-carbohydrate ketogenic diets)를 따르는 선수들의 경우, 운동 중 글리코겐의 사용 양상에 있어서 뚜렷이 다른 패턴이 나타날 수 있다(그림 10-1B).[154] 한편, 중등도에서 고탄수화물 식단을 따르는 선수들에 대한 기존 연구들은 지구력 운동 수행 시 탈진에 이르기까지의 시간이 유의미하게 증가하는 경향을 지속적으로 보고해 왔다.[6] 반대로, 이들 운동선수가 단 며칠만 탄수화물 섭취를 제한하였을 경우에도, 글리코겐 함량과 수행 능력 모두가 감소하는 것으로 나타난 바 있다. 따라서 글리코겐에 대한 의존도와 사용 속도는 선수의 평소 식이 형태, 훈련 수준, 그리고 운동 유형에 따라 달라질 수 있다. 중등도에서 고탄수화물 식단을 유지하는 운동선수는 충분한 글리코겐 저장을 위해 지속적인 탄수화물 섭취가 요구된다. 흥미롭게도, 반복적이거나 장시간에 걸친 지구력 수행에서의 탄수화물 섭취 및 보충의 중요성은 단백질의 운동능력 향상 효과와는 무관한 것으로 나타난 연구도 보고되었다.[97]

탄수화물은 그 형태에 따라 단순 탄수화물과 복합 탄수화물로 구분된다. 탄수화물을 주요 에너지원으로 활용하는 운동선수는 일상적인 식단에서 복합 탄수화물을 중심으로 섭취하는 것이 바람직하다. 이는 복합 탄수화물이 소화되는 데 비교적 많은 시간이 소요되어, 단당류가 혈류 내로 서서히 그리고 지속적으로 방출되기 때문이다. 모든 탄수화물은 혈중으로 방출되기 전에 포도당이나 갈락토오스로 전환되며, 복합 탄수화물 섭취 시 급격한 인슐린 반응 없이 혈당이 안정적으로 상승하게 된다. 이러한 특성으로 인해 안정 상태에서는 곡류, 채소, 과일, 콩류, 견과류, 씨앗 등 복합 탄수화물이 체내에서 글리코겐 형태로 저장될 가능성이 높으며, 이는 향후 운동 수행 시 효율적인 에너지원으로 활용될 수 있다. 이에 반해, 정제 설탕, 꿀, 사탕, 탄산음료 등과 같은 단순 탄수화물은 소화 과정이 거의 필요하지 않아 포도당이 매우 빠르게, 그리고 다량으로 혈액에 방출된다. 이로 인해 급격한 혈당 상승이 유발되고, 이는 강한 인슐린 반응을 유도하여 안정 상태에서 포도당의 상당 부분이 체지방으로 전환·저장되는 결과를 초래한다. 이는 지방 연소를 촉진하는 지질분해효소의 활성이 억제되기 때문이며, 궁극적으로 지방 산화가 감소하게 된다. 이러한 생리학적 반응은 특히 고당 함량의 스포츠 음료에 주의가 요구된다. 일부 스포츠 음료에는 45~55 g에 달하는 당이 포함되어 있으며, 이는 참고로 2시간 경구 포도당 부하 검사(OGTT)에서 사용되는 75 g의 포도당 섭취량과 비교했을 때 상당한 수치임을 보여준다. 따라서 건강과 운동 수행 능력 향상에 있어 최적의 영향을 얻기 위해서는 단순 탄수화물보다 복합 탄수화물을 섭취하는 것이 바람직하다. 다음 절에서는 혈중 포도당 농도의 빠른 상승과 느린 상승을 유도하는 식품이 신체에 미치는 영향에 대해 논의할 것이다.

탄수화물 보충과 운동 수행

탄수화물을 주요 에너지원으로 활용하는 운동선수에게 있어, 탄수화물 보충제의 전략적인 사용은 운동 수행 능력을 향상시킬 수 있다. 그러나 그 효과는 개인에 따라 매우 다양하게 나타날 수 있다.[57] '탄수화물 적재(carbohydrate loading)'는 1960년대에 개발되어 1970년대 '러닝 붐(running craze)'과 함께 장거리 주자들 사이에서 널리 활용되기 시작한 방법이다. 이 기법은 글리코겐 저장량을 극대화하기 위한 전략으로, 고갈-과부하(depletion-overload) 모델에서 순수 과부하(pure overload) 모델에 이르기까지 다양한 접근법이 시도되었다. 각 모델은 서로 다른 형태의 훈련 및 테이퍼링(tapering) 프로그램을 통해 글리코겐 저장을 최적화하고자 하였으며, 훈련 수준이 다른 개인들에게도 유효한 것으로 입증되었다.[15,23] 이후 고갈 모델은 점차 사용되지 않게 되었고, 탄수화물 섭취를 증가시키면서 훈련량을 줄이는 방식이 보다 일반적인 접근으로 자리잡았다. 중요한 점은, 일반적인 고탄수화물 식이를 넘어서서 탄수화물 보충 전략을 효과적으로 적용할 수 있도록 여러 스포츠 의학 및 영양 관련 학회·기관들이 구체적인 가이드라인을 개발하였다는 점이다. 이러한 가이드라인은 이후 제시되는 표 10-2 및 표 10-3에서 자세히 소개된다.

표 10-2 운동선수를 위한 일일 탄수화물 섭취량

식이지침 2015~2020	ISSN	ACSM/AND/DC(2016)	NSCA(2011)	AIS
최소: 130 g·d^{-1} 45~65% 총 kcal·d^{-1}	강도: 4.5~7 g·kg^{-1}	무게: 3~5 g·kg^{-1} BW	일반 선수: 5~7 g·kg^{-1} BW	무게: 3~5 g·kg^{-1} BM
	일반: 5~7 g·kg^{-1}	Mod.: 5~7 g·kg^{-1} BW	무산소 운동선수: ≥ 5~7 g·kg^{-1} 훈련 세션의 수준이 극심한 경우 8~10 g·kg^{-1} BW로 증가를 고려함	Mod.: 5~7 g·kg^{-1} BM
	증가된 거리: 8~10 g·kg^{-1}	높음: 6~10 g·kg^{-1} BW	탄수화물 형태의 총 칼로리: 55~65%	높음: 6~10 g·kg^{-1} BM
		매우 높음: 8~12 g·kg^{-1} BW		매우 높음: 8~12 g·kg^{-1} BM

ISSN, 국제스포츠영양학회; ACSM, 미국스포츠의학회; AND, 영양 및 식이요법학회: DC, 캐나다영양사협회: NSCA, 미국근력 및 컨디셔닝협회: AIS, 호주스포츠연구소: ASC, 호주스포츠위원회.

수년간의 연구 결과에 따르면 탄수화물 로딩은 장거리 지구력 종목에서 가장 효과적인 것으로 나타났다. 하프마라톤[15]이나 20.9km 달리기[13]는 탄수화물 로딩의 효과를 얻기에는 너무 짧은 거리일 수 있다. 반대로 30 km 크로스컨트리 달리기, 30 km 트레드밀 달리기, 25 km 트레드밀 달리기에서는 탄수화물 로딩 후 경기력이 유의하게 향상되었다. 글리코겐 고갈 정도는 근육의 절대적 크기와 지구력형 활동에서 사용되는 운동단위의 수와 관련이 있어, 글리코겐 고갈이 발생하는 거리와 시간의 정확한 기준점을 예측하기 어렵게 만든다.[121] 에너지를 위한 글리코겐 저장량이 제한적이기 때문에, 탄수화물 기반 식단을 섭취하는 운동선수는 경주 페이스를 더 오랜 기간 유지할 수 있지만, 이것이 반드시 경주 페이스의 증가를 동반하지는 않는다. 이는 30 km 달리기의 마지막 5 km와 같은 장거리 지구력 종목의 후반부에서 더 빠른 페이스를 가능하게 한다.

잘 훈련된 남성 지구력 운동선수들이 3일간 휴식을 취하고 고수준의 탄수화물(10 g·kg body mass^{-1}·d^{-1})을 섭취한 결과, 근육 글리코겐 농도가 약 2배 증가하였다.[18] 흥미롭게

표 10-3 급성 운동—탄수화물(재)보급 가이드라인

항목	ISSN (2018)	ACSM/DC (2016) 및 AIS	NSCA (2011)
일반	3~5 g·kg^{-1}·d^{-1}	7~12 g·kg^{-1}	5~7 g·kg^{-1} 체중
탄수화물 적재 (CHO loading)	경기 3일 전부터 추가로 200~300 g·d^{-1}	36~48시간 동안 하루 10~12 g·kg^{-1}	8~10 g·kg^{-1} 체중 또는 600~1,000 g 탄수화물
운동 전 섭취 (Preevent)	탄수화물 50 g + 단백질 10~15 g 운동 4~6시간 전	1~4 g·kg^{-1}을 운동 1~4시간 전에 섭취	1~4 g·kg^{-1} 체중 (200~300 g) 운동 1~4시간 전 유산소 지구력 운동
운동 중 섭취 (Peri-exercise)	말토덱스트린 1~1.2 g·min^{-1} 분과당 0.8~1.0 g·min^{-1}	< 45분 = 필요 없음 45~75분 = 소량, 입 헹굼 1~2.5시간 = 30~60 g·h^{-1} 2.5~3h = 최대 90 g·h^{-1}	유산소 지구력 운동선수 = 30~60 g·h^{-1} 다양한 종류의 탄수화물 사용 = 90 g·h^{-1}
운동 후 보충 (Refuel)	운동 후 30분 이내에: 최소 1 g·kg^{-1} 탄수화물 +0.5 g·kg^{-1} 단백질 2시간 내 고탄수화물 식사 권장 (탄수화물 섭취가 < 6 g·kg^{-1}·d^{-1}이거나 급속 회복이 필요한 경우에만)	첫 4시간 동안 1~1.2 g·kg^{-1}·h^{-1}	빠른 보충: 30분 이내에 1.5 g·kg^{-1} 체중이 후 4~6시간 동안 2시간마다 반복일반: 8~10 g·kg^{-1} 체중

ISSN, 국제스포츠영양학회; ACSM, 미국스포츠의학회; AND, 영양 및 식이요법학회; DC, 캐나다영양사협회; AIS, 호주스포츠연구소; ASC, 호주스포츠위원회; NSCA, 전국체력 및 컨디셔닝협회.

도 첫날 이후 근육 글리코겐은 이미 약 2배로 증가했으며 (90~180 mmol·kg^{-1} wet weight), 나머지 2일 동안 지속적인 고탄수화물 섭취에도 불구하고 안정적으로 유지되었다. 이는 훈련된 지구력 운동선수에게 특별한 탄수화물 로딩 전략이 필요하지 않으며, 적절한 탄수화물 섭취 시 근육 글리코겐 농도가 36~48시간 내에, 그리고 가능하면 24시간 내에 최대화됨을 나타낸다. 이 정도 양의 고탄수화물을 음식으로 섭취하려고 할 때 어려움이 발생한다. 고탄수화물 식품(예: 파스타, 빵, 감자)을 대량으로 섭취하면 소화 장애를 일으킬 수 있기 때문에 식품 선택이 매우 중요해진다. 따라서 많은 운동선수들이 식이요법의 고탄수화물 섭취 단계에서 탄수화물 음료를 사용한다. 그러나 운동선수가 어떤 종류의 탄수화물 로딩 프로토콜을 사용하든, 과당(예: 고과당 옥수수 시럽)의 대량 섭취는 피하는 것이 권장된다. 이는 반응성 산소종 증가, 자유라디칼 증가, 간 인슐린 저항성 반응 증가, 세포 기능장애 등을 포함한 신체 생리기능에 잠재적으로 부정적인 영향을 미칠 수 있기 때문이다.[84]

훈련 세션이나 경기 종목이 해당 활동 중 글리코리틱 대사에 크게 의존하는 경우, 탄수화물 보충은 성능 향상에 도움이 될 수 있으나, 그 효과는 개인차가 있을 수 있다.[49] 이는 이러한 글리콜리틱 유형의 활동에서는 근육 글리코겐이 성능의 제한 요인이 아니며, 오히려 반복적이고 단시간의 고강도 무산소성 활동 중에는 산도의 증가와 같은 다른 요인들이 성능을 제한한다는 것을 시사한다. 일반적으로 탄수화물 중심의 식이요법을 따르며, 최소 1시간 이상 지속되는 고강도 지구성 활동또는 특정 근육군의 동원이 집중되며 높은 횟수의 근수축이 요구되는 활동(예: 고반복 무릎 신전 운동)을 수행하는 운동선수는 근육 글리코겐 저장량의 향상을 통해 이점을 얻을 수 있다. 반면, 짧은 시간 내에 이루어지는 지구성 활동을 수행하거나, 주로 무산소성 인산계 대사에 의존하는 종목에 참여하는 운동선수의 경우에는 탄수화물 보충 전략으로부터 별다른 이점을 얻지 못한다. 탄수화물 기반 식사 전략이 특정 운동선수에게 가장 적합한 경우, 해당 선수는 앞서 제시된 표들에 따라 탄수화물 비율이 적절히 높은 규칙적인 식단을 유지하는 것이 바람직하다.[120,162]

탄수화물 섭취가 운동 수행을 향상시키는 방식은 여전히 활발히 연구되고 있는 주제이다. 지구성 운동선수들이 채택하는 식이 패턴의 다양성과 함께, 저탄수화물 식단에 적응한 '케토 적응형(keto-adapted)' 운동선수들의 성공 사례가 급부상함에 따라, 서로 다른 식단 내에서 탄수화물이 수행하는 역할을 보다 명확히 이해하기 위한 추가 연구가 필요한 실정이다.

탄수화물 및 전해질 함유 스포츠 음료

탄수화물과 전해질이 포함된 다양한 조성의 스포츠 음료는 운동 수행과 회복을 향상시키기 위한 목적으로 사용되며, 미국 내에서만 수십억 달러 규모의 시장을 형성하고 있다.[111] 이들 음료는 포도당의 외인성 공급원과 수분 재보충을 제공함으로써 신체 수행능력을 향상시키고, 근육 및 간의 글리코겐을 절약하는 효과를 유도한다. 또한 운동 중 땀을 통해 손실되는 전해질을 보충하여 근육, 심장, 그리고 신경계의 적절한 기능을 유지하게 하고, 동시에 수분 손실을 보충하여 탈수를 예방하는 데 도움을 준다. 스포츠 음료의 효과는 위에서 소장으로 이동하는 속도(위 배출 속도, gastric emptying)와, 소장에서 수분, 탄수화물, 전해질이 흡수되는 속도에 의해 결정된다(그림 10-2). 이러한 음료는 탄수화물과 수분의 흡수 속도를 극대화하도록 특수하게 조제되어 있다. 이 조제 방식은 고강도 운동 중 또는 탈수 상태에서 위 배출 속도가 저하되어 소장으로의 전달이 제한되는 현상을 고려한 것이다. 스포츠 음료 내 탄수화물 및 전해질 함량과 이들이 탄수화물 및 수분 흡수에 미치는 영향은 다음 절에서 구체적으로 논의된다.

스포츠 음료의 탄수화물 구성

탄수화물은 운동 중 에너지 대사(ATP 생산)의 주요 기질이므로, 대부분의 스포츠 음료에서 핵심적인 성분으로 포함된다. 스포츠 음료의 적절한 조성을 결정할 때는 탄수화물의 종류와 농도를 주요하게 고려해야 한다. 이 두 요소는 스포츠 음료의 **삼투질 농도(osmolality)**, 즉 용질과 용매의 비율에 영향을 미친다. 물은 삼투압 차이에 따라 이동하는 특성

위장 요인들

섭취량: 위 용적이 증가하면 위 배출 속도가 증가한다.

운동 강도: 높은 운동 강도는 위 배출 속도를 감소시킨다.

삼투질 농도: 탄수화물의 유형과 전해질 함량은 삼투질 농도에 영향을 주며, 삼투질 농도가 증가할수록 위 배출 속도는 감소한다.

수분 상태: 탈수 상태는 위 배출 속도를 지연시킨다.

산염기: 중성 pH(7.0)에서 벗어난 변화는 위 배출 속도를 저하시킨다.

소장의 흡수

위 배출: 체액과 탄수화물은 흡수되기 위해 위를 통과해야 한다.

삼투질 농도: 탄수화물 유형과 전해질 함량에 의해 영향을 받으며, 약간의 저삼투성(hypotonic) 체액은 체액 흡수를 증가시킨다.

탄수화물: 저농도에서 중간 농도의 포도당은 체액 흡수를 증가시킨다.

나트륨: 저농도에서 중간 농도의 나트륨은 체액 및 포도당 흡수를 증가시킨다.

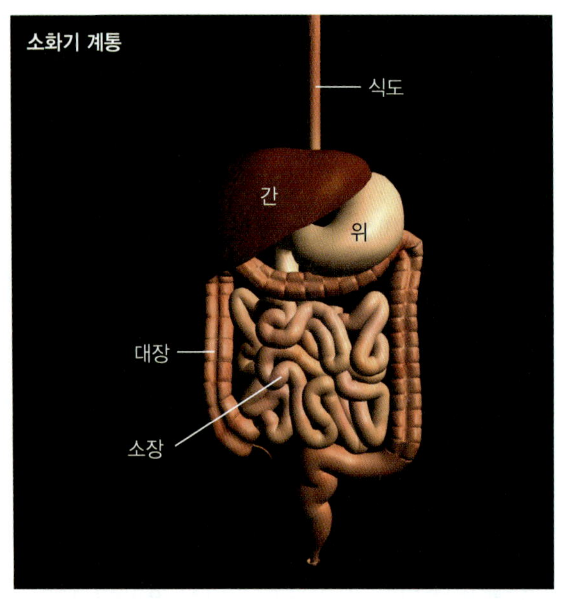

그림 10-2 위 배출과 소장에서의 탄수화물 및 체액 흡수에는 여러 요인이 영향을 미친다. 탄수화물과 전해질을 함유한 스포츠 음료는 소장에서의 탄수화물 및 체액 흡수를 모두 증가시키기 위한 목적으로 조제된다. (LifeART image copyright © 2010 Lippincott Williams & Wilkins. All rights reserved.)

이 있으므로, 체액보다 낮은 삼투질 농도를 가진 용액(저삼투성, hypotonic)은 세포 안으로 물이 유입되게 하고, 반대로 체액보다 높은 삼투질 농도를 가진 용액(고삼투성, hypertonic)은 세포 밖으로 물이 빠져나가게 만든다. 이러한 이유로 스포츠 음료를 제조할 때 용액의 삼투압, 즉 '토니시티(tonicity)'는 매우 중요한 요소가 된다. 스포츠 음료의 삼투압에 영향을 미치는 성분은 나트륨, 칼륨, 탄수화물뿐만 아니라, 삼투 활성 특성을 가진 모든 성분을 포함한다. 이러한 성분들은 위 배출 속도와 체내 체액 흡수 과정에도 영향을 미친다.[67]

보조 식품, 특히 탄수화물 스포츠 음료는 제형이 점점 더 복잡해지고 있으며, 특정 시점(예: 운동 전, 운동 직후) 내에 특정한 보조 효과를 달성하려 할 때 삼투질 농도(osmolality)는 반드시 고려해야 할 핵심 요소이다. 스포츠 음료의 삼투질 농도가 너무 높을 경우, 체내 수분 흡수 속도가 감소하여 스포츠 음료의 수분 재보충 효과가 저해될 수 있다. 용액의 삼투질 농도는 용질 입자의 수에 의해 결정되며, 입자의 크기에는 영향을 받지 않는다. 따라서 동일한 개수의 큰 분자나 복합 탄수화물(2장)이라 하더라도 작은 분자나 단순 탄수화물과 동일한 삼투질 농도를 나타낸다. 그러나 복합 탄수화물 분자는 스포츠 음료의 총 탄수화물 함량을 증가시키며, 만약 소장에서 흡수된다면 대사에 사용 가능한 탄수화물의 총량을 증가시킬 수 있다.

탄수화물의 소화는 구강에서 시작되며, 흡수는 소장에서 이루어진다. 다양한 탄수화물은 소장에서 서로 다른 기전을 통해 흡수된다. 예를 들어 포도당은 능동 수송을 통해 흡수되며, 과당은 소장 상피세포에 의해 촉진 확산 방식으로 흡수된다. 그러므로 한 가지 이상의 탄수화물을 포함하는 것은 총 탄수화물 흡수를 촉진할 수 있다.[7] 그러나 대부분의 단순 탄수화물은 간에서 포도당으로 전환된다(3장). 포도당, 자당, 과당, 글루코스 폴리머(포도당 단위의 짧은 사슬)와 같은 가장 일반적인 형태의 탄수화물은 혈당 농도를 유지하고 지구성 운동 수행능력을 향상시키는 데 효과적인 것으로 나타나 있다.[1,23] 그러나 다양한 탄수화물 유형 간의 이점 또는 단점에 대한 과학적 근거는 일치하지 않으며 상반되는 결과도 존재한다.

비만, 당뇨병, 치과 질환 및 구강 건강과 관련된 문제로 인해, 아동의 에너지 음료 및 스포츠 음료 섭취에 대해 우려가 제기되어 왔다.[61,165] 많은 청소년들이 스포츠 음료를 맛 때문에 선택하는 경향이 있기 때문에(에너지 음료가 아님), 설탕 및 감미료 성분은 스포츠 음료 제조에서 중요한 요소가 된다.[22] 과당은 세포 수준에서 염증 스트레스를 증가시켜 간 기능 장애를 유발할 수 있으며, 이러한 만성적인 염증 효과는 심혈관 질환의 위험을 증가시킬 수 있다.

세계보건기구는 전체 칼로리 섭취량 중 첨가당이 차지하는 비율이 10%를 초과하지 않도록 권장하고 있다. 첨가당은 감미료 및 가공식품에 첨가된 당을 포함하며, 자연식품(예: 과일)에 포함된 당은 이에 해당하지 않는다. 많은 사람들, 특히 운동선수들은 고과당 옥수수 시럽이 함유된 음료의 섭취로 인해 이러한 10% 권장 기준을 초과할 가능성이 높다. 고과당 옥수수 시럽은 많은 스포츠 음료에서 주요 감미료로 사용된다.[124]

포도당 중합체, 또는 **말토덱스트린(maltodextrin)**은 삼투질 농도를 크게 증가시키지 않으면서 스포츠 음료의 탄수화물 함량을 높일 수 있으며, 음료의 맛을 개선하여 섭취를 촉진하는 데 기여할 수 있다. 그러나 자유 포도당 대신 포도당 중합체를 사용하는 것이 혈당 반응이나 운동 수행에 미치는 영향은 유의미하지 않다[1]. 마찬가지로, 설탕, 과당, 포도당 등 여러 종류의 단순당을 함께 사용하는 것 역시 혈당 반응이나 지구성 운동 성능에 유의한 차이를 보이지 않는다. 그러나 포도당과 과당을 동일한 비율로 혼합하면 외인성 탄수화물 산화율을 효과적으로 증가시킬 수 있으며,[1] 과당 단독은 운동 중 포도당이나 글루코스 폴리머보다 산화 속도가 낮다.[92] 따라서 대부분의 스포츠 음료는 포도당, 자당, 포도당 중합체, 고과당 옥수수 시럽을 조합하여 포함하고 있으며, 이는 다양한 탄수화물의 흡수 속도에 따른 잠재적 이점을 활용하고, 기호성을 높여 섭취를 유도하며, 삼투질 농도의 부정적인 영향을 최소화함으로써 혈액 내 수분 흡수 속도를 유지하려는 목적이다.

스포츠 음료의 탄수화물 농도는 단순히 삼투질 농도에만 영향을 미치는 것이 아니라 혈류로 흡수될 수 있는 탄수화물의 양과 에너지 관련 대사 기질로의 활용에도 영향을 미친다. 높은 탄수화물 농도는 위 배출 속도 또는 체액 흡수를 지연시키지만, 흡수되는 총 탄수화물의 양은 증가시킨다. 또한 탄수화물 농도가 충분히 높을 경우(8~10% 이상), 삼투질 농도가 장벽에서 장내로 물이 분비되도록 유도하며(그림 10-3), 이는 탈수 위험을 증가시킬 수 있다.[92] 그러나 고농도의 탄수화물은 특히 장거리 주자에서 위장관 문제를 유발할 수 있다는 점도 주목할 필요가 있다.[57]

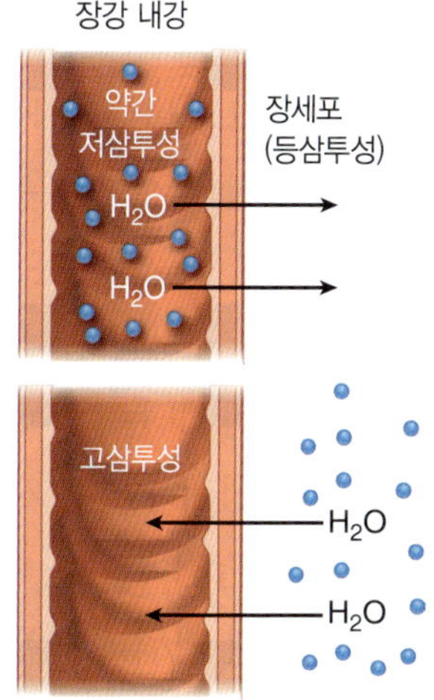

그림 10-3 소장에서 흡수되는 체액의 양은 부분적으로 용액의 삼투질 농도에 따라 달라진다. 약간 저삼투성인 용액은 체액 흡수를 돕는 반면, 고삼투성 용액은 오히려 장강 내강으로 체액이 유입되는 결과를 초래할 수 있다.

체중 1 kg당 시간당 약 1 g의 탄수화물을 섭취하는 것은 장시간 운동 수행 능력을 향상시키기에 충분하다.[104] 55 kg의 마라톤 주자에게는 탄수화물 8%를 포함하는 스포츠 음료 약 0.68 L 또는 680 mL·h^{-1}를 섭취하는 것을 의미한다. 이 정도의 섭취량은 일부에게는 가능하지만 대부분의 사람은 시간당 약 250~450 mL만 섭취하므로 어려울 수 있다. 활동 중 필요한 최대량을 섭취하지 못하더라도 일정량의 탄수화물을 섭취하면 외인성 탄수화물의 공급으로 간 및 근육 글리코겐을 절약하여 수행 능력을 향상시킬 수 있다. 그러나 일정 한계를 초과하면 추가적인 탄수화물 섭취는 외인성 탄수화물의 산화율을 더 이상 증가시키지 않으며, 1.6% 탄수화물을 포함한 희석된 탄수화물 용액도 일부 상황에서는 고농도 용액과 동일한 효과를 나타낼 수 있다.[94] 대부분의 상업용 스포츠 음료는 6%에서 8%의 탄수화물을 포함하고 있으며, 이 농도는 체액 흡수를 방해하지 않을 정도로 낮고, 지구성 수행 능력을 향상시킬 수 있을 만큼 충분하며, 활동 중 많은 사람들이 감내할 수 있는 음료 섭취량을 가능하게 한다.

스포츠 젤 및 구강 청결제

스포츠 탄수화물 젤, 바, 그리고 탄수화물 구강 세척제의 사용은 훈련 및 경기 중 편리한 탄수화물 공급원으로서 점차 인기를 얻고 있다.[57] 한 비교 연구에서는, 훈련된 사이클리스트 12명이 네 가지 무작위 시험에 참여하여 20분마다 과당-말토덱스트린 음료, 젤, 바, 또는 이 세 가지를 혼합하여 시간당 80 g의 탄수화물을 섭취하였다. 시험은 140분 동안의 시뮬레이션 레이스 이후 탈진에 이를 때까지의 점진적인 주행으로 이루어졌으며, 최대 파워 생산에 있어 조건 간 차이는 명확하지 않았다. 증상 측면에서는 바가 메스꺼움, 위 팽만감 등에서 가장 불리하였으며, 젤과 음료가 고강도 지구성 운동 시 더 잘 견디는 것으로 나타났다.[46] 구강 세척은 일정 부분 효과가 입증되었으나, 다양한 조건에서의 활용에 대한 연구는 제한적이며, 지구성 운동 중 뇌 기능 개선 가능성을 가질 수 있다.[57,71]

스포츠 음료의 전해질

전해질은 염화나트륨(NaCl)과 같은 무기염이 물에 용해될 때 형성된다(11장 참조). 전해질은 다음과 같은 이유로 스포츠 음료에 첨가된다:

- 지속적인 음료 섭취 욕구를 촉진하여 자발적인 체액 섭취를 유도함
- 운동 중 심박출량을 유지하는 데 도움이 되는 혈장량 유지
- 세포외액량 유지
- 저나트륨혈증의 위험 감소
- 소변 배출량 감소

이 요인들은 서로 관련되어 있다. 음료 섭취 욕구가 지속될 경우(갈증 메커니즘은 신체의 삼투질 농도에 영향을 받는다), 스포츠 음료의 섭취량이 증가하게 되며, 이는 위 배출 속도를 증가시킨다. 만약 스포츠 음료에 전해질이 포함되어 있지 않다면, 대량의 음료 섭취는 혈장 내 나트륨 농도를 감소시키게 되고, 그 결과 소변 배출량이 증가하며, 이는 혈장량 감소로 이어질 수 있다. 스포츠 음료 내 전해질은 혈중 나트륨 농도의 감소 가능성을 낮추는 데에도 도움을 줄 수 있으며, 이는 심각하고 생명을 위협할 수 있는 상황을 유발할 수 있다(저나트륨혈증; 11장 참조).

혈중 나트륨 농도의 감소는 나트륨이 거의 없거나 전혀 포함되지 않은 체액을 대량 섭취하거나, 땀을 통해 나트륨이 손실되거나, 설사와 같은 다른 기전에 의해 발생할 수 있다. 혈중 나트륨 농도의 감소는 매우 장시간 지속되는 지구성 운동(3~4시간) 중 과도한 발한으로 인해 발생할 수 있다. 지구성 운동 선수에서 나타나는 혈중 나트륨 농도 감소의 원인에 대해서는 논란이 있지만, 적어도 경험이 부족한 지구성 운동 선수들 사이에서는 탈수보다는 과도한 수분 섭취가 더 주된 원인일 가능성이 크다.[109,110]

스포츠 음료에 전해질을 첨가하는 것은 탄수화물을 첨가하는 것과 유사하게, 스포츠 음료의 삼투질 농도를 증가시켜 위 배출에 영향을 미칠 수 있다. 나트륨은 혈장 용적과 세포외액량을 유지하고 소변 배출을 감소시키는 데 도움을 주는 것 외에도, 소장에서 탄수화물 흡수 및 수분 흡수를 위해 필수적인 역할을 한다.[1,24,135] 포도당과 나트륨은 소장 벽을 따라 공동수송되며, 이러한 분자의 흡수는 삼투 작용에 의해 수분의 수동적 흡수를 자극한다.[45,79] 스포츠 음료에는 세포 내 공간의 주요 양이온인 칼륨도 포함되어 있으며, 이는 혈장과 땀에서 발견되는 것과 동일한 농도로 존재한다. 이는 칼륨이 재수분을 촉진할 수 있다고 여겨지기 때문이다. 그러나 스포츠 음료에 칼륨을 포함시키는 것을 지지하는 증거는 거의 없다.[1,122] 마그네슘도 스포츠 음료에 포함되는데, 이는 운동 중 발생하는 마그네슘 농도 감소가 운동 유발성 경련에 기여할 수 있다는 믿음 때문이다. 그러나 이 제안은 여전히 연구 중이다.[1]

스포츠 음료는 언제 적절할까?

탄수화물과 전해질이 포함된 스포츠 음료는 일반적으로 장시간(60분 이상) 지속되는 내구성 활동 또는 간헐적 활동(예: 농구, 럭비, 테니스, 어드벤처 레이싱, 축구)과 관련이 있다. 연구에 따르면, 스포츠 음료를 섭취한 경우 물 위약에 비해 농구 기술이 향상되었고,[28] 간헐적 활동에서도 스포츠 음료 섭취 시 수행 능력이 향상되었다.[168] 이러한 결과는 적

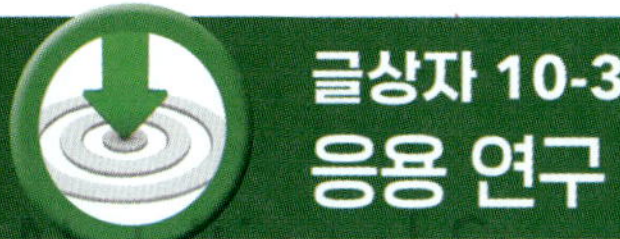

글상자 10-3
응용 연구

장시간 활동 중 수분 보충을 위한 지침

- 운동 전 12~24시간 동안 충분한 양의 수분을 섭취하십시오.
- 운동 2시간 전에는 500 mL(17온스)의 수분을 섭취하십시오.
- 운동 중에는 150~300 mL(5~10온스)를 15~20분마다 마시며, 시간당 600~1,200 mL·h^{-1}(20~40온스)의 수분을 섭취하십시오.
- 운동 후에는 운동 중 잃은 수분량을 보충하기 위해 충분한 양의 수분을 섭취하십시오.
- 수분은 주변 온도보다 낮은 온도(15℃~22℃, 59℉~72℉)로 유지하십시오.
- 수분은 섭취가 용이하고 활동 중 방해를 최소화할 수 있는 용기에 제공하십시오.
- 수분은 맛을 개선하고 섭취를 촉진하기 위해 향을 추가할 수 있습니다.

절한 수분 공급과 함께 탄수화물 및 전해질 섭취가 이와 같은 유형의 활동에서 수행 능력을 향상시킬 수 있음을 시사한다(글상자 10-3).

장시간 및 간헐적 활동에 대한 스포츠 음료 섭취 지침이 개발되어 있지만, 이는 개인 및 특정 상황에 맞게 조정되어야 한다.[20,24,31] 예를 들어, 엘리트 마라톤 선수가 따뜻한 날씨에서 마라톤을 2시간 10분 만에 완주할 수 있다고 가정할 경우, 시간당 0.5 L의 수분 섭취로는 체중의 2% 이상 손실에 해당하는 탈수를 예방하지 못해 수행 능력이 저하될 수 있다. 그러나 차가운 환경에서는 동일한 수분 섭취량으로도 그 정도의 탈수를 예방하기에 충분할 수 있다. 차가운 날씨에서 체중이 70~90 kg인 주자에게는 시간당 0.5 L의 수분 섭취율이 수분 균형을 유지할 수 있지만, 체중이 더 작은 주자(예: 50 kg)에게는 이 섭취 속도는 체중 증가를 초래할 수 있다.[20] 지침에서는 위의 용량을 높이기 위해 활동 중 자주 수분을 섭취할 것을 권장한다. 위 용적이 증가하면 위 배출 속도가 증가하기 때문이다. 그러나 위 배출 속도는 개인마다 다르며, 일부 개인은 권장 섭취량만큼의 수분을 마셨을 때 위장 장애를 경험할 수 있다. 따라서 이러한 지침은 개인별 및 특정 활동에 맞는 재수분 계획을 수립하는 데 사용되어야 하며, 실제 경기에서 사용하기 전에 시뮬레이션된 경기나 훈련을 통해 계획이 부작용 없이 실행 가능한지를 확인해야 한다.

탄수화물과 전해질이 함유된 스포츠 음료는 일반적으로 약 1시간 이상의 연속적인 활동이나 장시간 지속되는 간헐적 활동에 더 효과적으로 기여한다. 그러나 45분 정도의 짧은 활동에서도 탄수화물과 전해질 음료를 섭취할 경우 수행 능력이 향상된다는 것이 입증되었다.[104] 운동 중 어떤 음료를 마실지를 선택할 때에는 활동의 지속 시간과 환경 조건을 고려해야 한다. 이러한 보충은 활동 중 탈수와 글리코겐 고갈을 지연시키고, 활동 후 재수화와 근육 글리코겐 재합성을 유도하기 위한 것이다. 내구성 운동 중 탈수를 완전히 예방할 필요는 없을 수 있다. 내구성 경기에서 우승하거나 상위권에 드는 운동선수들은 종종 8~10%에 이르는 탈수 상태에 이르는 경우가 많다.[110] 그러나 이러한 수준의 탈수는 레크리에이션 운동선수에게는 더 큰 문제가 될 수 있으며, 이들은 해당 수준의 탈수를 잘 견디지 못할 수 있다. 마지막으로, 운동 중 체액 섭취가 체중 증가로 이어지지 않도록 하는 것이 권장된다. 또한 혈장과 세포외액의 체액량 유지가 회복을 돕는 데 있어 중요하다는 점도 기억해야 하며, 이는 특히 하루에 여러 번 훈련을 하거나 연속된 날에 강도 높은 활동을 수행하는 경우에 더욱 그렇다.

탄수화물 및 전해질 스포츠 음료, 특히 고탄수화물 스포츠 음료의 사용은 신중하게 고려되어야 한다(글상자 10-4 및 글상자 10-5). 이는 특히 체지방량 감소를 목표로 하는 개인의 경우, 최적의 영양소 유형과 섭취량을 고려할 때 더욱 그러하다. 이러한 개인에게는 스포츠 음료의 열량이 일일 칼로리 섭취량에 포함되어야 한다. 웨이트 트레이닝과 같은 무산소 활동에서 탄수화물 및 전해질 스포츠 음료의 사용에 대한 연구

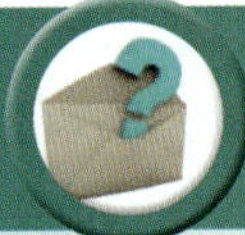

글상자 10-4 학생들의 실제 질문

스포츠 음료의 탄수화물 농도는 어떻게 계산하는가?

스포츠 음료의 탄수화물 농도(%)는 탄수화물 함량(g)을 음료의 부피(mL)로 나눈 뒤 100을 곱하여 계산한다. 예를 들어, 1 L(1,000 mL)의 스포츠 음료에 탄수화물 60 g이 들어 있다면, 탄수화물 농도는 6%가 된다. 일반적인 스포츠 음료는 약 4%에서 8% 사이의 탄수화물 농도를 갖는다.

는 상대적으로 부족하지만, 저항성 운동 중 및 운동 후에 이를 섭취할 경우 운동 후 근육 글리코겐 재합성이 더 빠르고 더 크게 나타난다.[47,48,113] 저항성 운동 전과 중의 탄수화물 보충은 저항성 운동 수행 능력(즉, 일정한 저항 하에 가능한 반복 횟수)을 향상시킨다.[48,50] 고용량 웨이트 트레이닝 프로그램에 참여하는 저항성 운동자에게는 탄수화물 보충의 사용이 권장된다. 이 보충은 운동 세션 전, 중, 후에 스포츠 음료 형태로 제공될 수 있으며, 근육 글리코겐 합성을 극대화하고 저항성 운동 수행 능력을 향상시킬 수 있다.[49] 웨이트 트레이닝 세션으로부터 회복하고 높은 훈련량을 유지할 수 있는 능력은 궁극적으로 단백질 합성을 증가시키며, 결과적으로 시간이 지남에 따라 근육량 증가로 이어질 수 있다.

속성 검토

- 탄수화물은 중등도에서 고탄수화물 식단을 지속적으로 섭취하는 개인의 유산소 및 무산소 활동에서 주요 대사 기질로 사용된다.
- 총 섭취 칼로리의 최소 50% 이상이 탄수화물로 구성된 식단은 탄수화물 기반 식단을 따르는 내구성 운동 선수에게 적합할 수 있다. 이러한 식단은 경기 속도를 향상시키지는 않지만, 내구성 활동 중 피로 도달 시간을 연장시키는 데 도움이 된다.
- 고혈당지수 식품은 저혈당지수 식품보다 혈당 농도를 더 빠르게 증가시키지만, 운동 전에 고혈당지수 식품을 섭취하는 것이 내구성 수행 능력을 향상시키지는 않으며 오히려 방해가 될 수 있다.
- 여러 기관에서는 내구성 경기 준비를 위한 탄수화물 보충 전략에 대한 현대적인 접근법을 권장하고 있다.
- 탄수화물 로딩 전략은 근육 글리코겐 함량을 증가시키는 데 효과적이다. 하지만 잘 훈련된 내구성 운동 선수의 경우, 휴식과 충분한 탄수화물 섭취만으로도 근육 글리코겐의 초과 보상이 일어난다.
- 탄수화물 로딩은 단시간 고강도 무산소 활동의 수행 능력을 증가시키지 않는다.
- 탄수화물 스포츠 음료는 일부 고강도 장시간 지속 스포츠의 수행 능력을 향상시키며, 고용량 저항 훈련에서 훈련의 질을 높이는 데 도움을 줄 수 있다.
- 대부분의 스포츠 음료는 여러 종류의 탄수화물을 포함하고 있다. 이 방식의 장점은 탄수화물 흡수 속도를 높이고, 맛을 개선하여 섭취를 촉진하며, 삼투압 증가에 따른 수분 흡수 저해 효과를 최소화하는 데 있다.
- 스포츠 음료에 전해질을 첨가하는 이유는 다음과 같다: 지속적인 음료 섭취 욕구를 유지시켜 자발적인 수분 섭취를 유도하고, 혈장량을 유지하여 운동 중 심박출량을 확보하며, 세포외 체액량을 유지하고, 저나트륨혈증의 위험을 줄이며, 소변 배출량을 감소시키는 데 기여한다.
- 탄수화물 스포츠 음료는 내구성 운동 전, 중, 후에 섭취할 수 있다. 이들은 운동 중 수분 균형을 유지하고 에너지 대사를 위한 외인성 탄수화물을 공급하며, 운동 후에는 재수분화와 근육 글리코겐 재합성에 도움을 준다. 젤은 내구성 운동에 효과적인 것으로 입증되었으나, 바는 위경련, 포만감, 메스꺼움, 높은 피로감 등의 문제로 인해 내구성 경기 중에는 효과적이지 않다.

단백질

단백질은 신체를 구성하는 기본 단위이며, 골격근 질량의 약 22%를 차지한다. 근육의 대부분은 수분으로 구성되어 있고, 나머지는 단백질, 글리코겐, 지방, 비타민, 무기질로 이루어져 있다. 단백질은 아미노산 형태로 거의 모든 신체 조직의 합성에 필요하며, 구조적 기능뿐 아니라 호르몬 조절, 조직 재생과 회복, 산-염기 균형 유지, 헤모글로빈 생성,

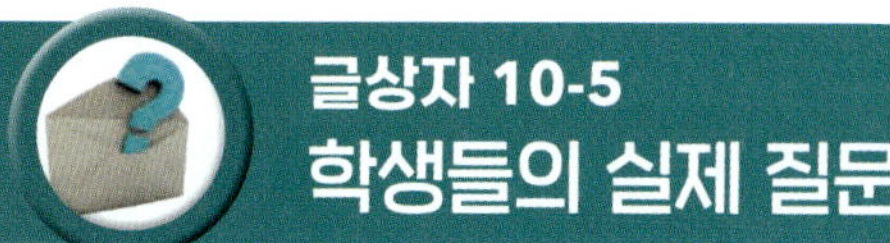

글상자 10-5 학생들의 실제 질문

여름의 더운 날씨에 매일 6.44 km로 달리기를 할 때 어떤 음료를 마셔야 할까요?

시중에는 다양한 농도의 탄수화물과 전해질을 함유한 상업용 스포츠 음료들이 많이 있으며, 이는 운동 중 에너지(탄수화물)를 공급하고 땀으로 손실된 전해질을 보충하도록 설계되어 있다. 그러나 위와 같은 조건에서는 단순한 물이 운동 중 섭취하기에 가장 적절한 음료이다. 왜냐하면, 1시간 미만의 내구력 활동에서는 신체의 글리코겐(탄수화물) 저장 고갈이 발생하지 않기 때문에, 일반적으로 1시간 미만이 소요되는 6.44 km 달리기에서는 신체에 탄수화물을 공급할 필요가 없다. 또한 6.44 km 달리기 중에 손실되는 전해질의 양도 매우 적기 때문에 생리적 장애를 일으킬 수준은 아니다. 반면, 더운 습한 환경에서의 운동은 30~45분 정도의 짧은 시간 동안이라도 신체에 상당한 체온 조절 부담을 줄 수 있다. 그 이유는 주변 기온이 높을수록 신체와 공기 사이의 온도 구배(신체와 주변 공기 사이의 온도 차이)가 작아져 신체가 외부로 열을 방출하기 어려워지기 때문이다. 더 나아가, 공기가 습하면 땀이 증발하지 않아 냉각 효과가 떨어진다. 땀은 공기 중으로 증발할 때에만 체온을 낮추는 역할을 하기 때문에, 높은 습도는 땀의 증발 및 냉각 능력을 저하시키고, 이에 따라 신체는 더 많은 땀을 흘려 체온을 낮추려 한다. 따라서 더운 습한 환경에서 1시간 미만의 운동을 할 경우, 가장 중요한 것은 체내 수분을 보충하는 것이다. 이는 탈수와 과열을 예방한다. 신체 수분을 보충하는 가장 빠르고 효과적인 방법은 단순한 물을 마시는 것이다. 물에 탄수화물이나 전해질이 첨가되면, 위장관에서 혈액으로의 수분 흡수가 느려진다. 결론적으로, 운동 시간이 1시간 미만이라면, 더운 습한 환경에서도 운동 중 섭취하기에 가장 적절한 수분 보충 음료는 순수한 물이다.

세포 기능 유지 등 다양한 생리적 기능에 관여한다. 탄수화물이나 지방을 통한 에너지원이 부족한 상황에서는 전체 에너지 소비량의 약 5%에서 10%가 단백질로부터 제공될 수 있다. 식이 단백질은 식물성과 동물성 식품 모두에 존재하지만, 일부 식품만이 신체가 필요로 하는 모든 필수 아미노산을 포함하고 있다.

단백질은 수소, 탄소, 산소 외에 질소를 포함한다는 점에서 독특한 다량영양소이다. 단백질은 아미노산으로 구성되어 있으며, 아미노산은 단백질의 기본 단위이다. 모든 단백질은 개별적인 아미노산으로 분해될 수 있다. 표준 유전 코드에는 총 20가지 아미노산이 포함되어 있다. 하지만 21종 또는 22종의 아미노산이 존재한다고도 알려져 있는데, 그중 인간 단백질에 존재하는 추가 아미노산은 셀레노시스테인(selenocysteine)이다. 이는 시스테인의 유사체로 셀레늄을 포함하고 있으며, 글루타티온 과산화효소(glutathione peroxidase)와의 촉매 반응을 통해 산화 손상으로부터 조직을 보호하는 데 관여할 수 있어 포유류 생리학에서 중요한 역할을 할 수 있다.

각 아미노산은 고유한 아미노기와 산기를 가지고 있어, 아미노산 고유의 성질을 결정하며 세포 기능에 적합한 역할을 수행한다. 스무 가지 아미노산 중 11가지는 비필수 아미노산으로, 신체 기능에 필요하지만 적절한 에너지와 필수 영양소가 제공되는 조건에서는 체내에서 자체적으로 합성될 수 있다. 비필수 아미노산에는 알라닌, 아스파라긴, 아스파르트산, 글루타민 등이 포함된다. 반면, 9가지 필수 아미노산은 신체에서 합성되지 않기 때문에 식이를 통해 반드시 섭취해야 한다. 필수 아미노산에는 히스티딘, 이소류신, 류신, 라이신, 메티오닌, 페닐알라닌, 트레오닌, 트립토판, 발린이 있다. 또한 조건부 아미노산은 일반적인 상황에서는 체내에서 합성될 수 있으나, 극심한 스트레스나 질병 상태에서는 합성이 어려워져 식이를 통해 보충해야 한다. 이러한 조건부 아미노산에는 아르기닌, 시스테인, 글루타민, 티로신, 글리신, 오르니틴, 프롤린, 세린이 포함된다.

동물성 단백질 공급원은 모든 필수 아미노산을 포함하고 있지만, 식물 기반 식단을 따르는 운동선수들도 적절한 식품 선택과 경우에 따라 단백질 보충제를 통해 이러한 영양소를 충분히 섭취할 수 있다. 육류가 식단에 포함되지 않는 다양한 식사 형태(예: 채식주의, 비건)를 따를 경우에는 식품 선택에 각별한 주의가 필요하다.[40,85,127] 식이 단백질의 충분하고 적절한 섭취는 건강 측면뿐 아니라 운동 수행과 회복을 최적화하는 데도 필수적이다. 식이 단백질은 강하고 건강한 면역계 유지에 중요하며, 골격근의 성장, 수리, 재생을 돕는다.

실제적인 관점에서 볼 때, 운동선수와 피트니스 애호가들의 단백질 섭취는 미국 2015~2020 식이 지침에서 제시하는 범위 중 상위 수준에 가까운 것이 바람직하다. 이 지침은 총 칼로리 섭취량의 10%에서 35%를 영양 밀도가 높은 단백질 공급원으로부터 섭취할 것을 권장한다. 이는 운동 훈련으로 인한 스트레스로부터 골격근과 결합조직을 수리하고 회복하는 데 필요한 단백질 합성을 위한 충분한 신호 전달을 보장하기 위함이다. 영양소의 **권장 섭취량(recommended dietary allowance, RDA)**은 과학적 근거가 충분할 때 건강한 성인의 약 98%가 필요로 하는 평균 일일 섭취량으로 설정된다. 단백질의 권장 섭취량은 건강한 성인을 기준으로 0.8 g·kg 체중$^{-1}$·일$^{-1}$이다. 이 정도의 섭취는 대부분의 서구식 식단에서 어렵지 않게 충족할 수 있다. 그러나 단백질 섭취량뿐 아니라 단백질의 질도 고려되어야 한다. 운동선수에게 권장 섭취량 이상 수준의 단백질 섭취가 필요한지에 대한 질문은 오랫동안 논의되어 온 주제이며, 현재는 다양한 연령대의 운동선수와 고활동성 개인에게는 훈련 요구에 대응하고 조직 회복을 최적화하기 위해 권장 섭취량을 초과하는 단백질 섭취가 필요하다는 것이 분명해졌다.

운동선수의 단백질 필요량은 조직, 특히 근육의 수선과 재구성을 위한 아미노산 필요로 인해 체중 1 kg당 하루 1.2~2.2 g 수준으로 추정된다.[142,146,152] 특히 저항 훈련 프로그램의 초기 수개월 또는 1년 동안 근육 크기의 증가가 가장 클 때는 고단백질 섭취가 더욱 중요하다고 여겨진다. 이후 훈련을 통해 근육량을 유지하는 단계에서는 단백질 필요량이 감소할 수 있으나, 여전히 하루에 필요한 충분한 섭취 기준인 권장 섭취량(RDA)을 초과하며 이러한 넓은 권장 범위를 설명해준다. 격렬한 운동 훈련과 높은 에너지 소비로 인한 조직 회복의 요구를 고려할 때, 특히 단백질 합성을 자극하는 데 필수적인 필수 아미노산의 중요성을 감안하여 단백질 섭취를 늘리는 것이 바람직하다.

운동 중 단백질 대사 증가와 훈련 중 근육량 유지 혹은 증가를 위한 필요로 인해 운동선수의 식이 단백질 섭취는 증가할 수 있다. 단백질을 에너지원(ATP)으로 활용하는 대사는 일반적으로 미미하지만, 일부 아미노산은 유산소적으로 대사된다(3장 참조). 또한 아미노산의 유산소 대사는 유산소 대사 경로에서 사용 가능한 전체 에너지에 부정적인 영향을 미치지 않을 수 있다(글상자 10-6).

일부 연구에서는 내구성 활동 중 단백질 대사의 증가를 확인했으나, 이들 연구 중 일부는 밤새 단식한 상태에서 측정한 것으로 실제 내구력 운동선수의 식이 관행을 반영하지 않는

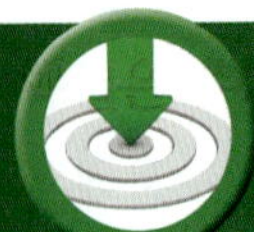

글상자 10-6
응용 연구

증가된 아미노산 산화율: 장시간 운동 중 유산소성 에너지에 미치는 영향

장시간 지속되는 운동은 골격근에 의한 BCAA 산화율을 증가시킨다. 크랩스 회로(Krebs cycle)는 다량 영양소들이 유산소성 대사 중에 통과해야만 하는 효소 시스템이다(3장 참조). 증가된 BCAA의 유산소성 대사는 일부 크렙스 회로 중간 대사물질들의 농도를 감소시킬 수 있으며, 그래서 장시간 운동 중의 유산소성 대사를 악화시킬 수도 있다. 90분간 중강도 수준의 운동에서, 크렙스 회로의 중간 대사물질들은 운동초기 몇 분 동안 3배 증가를 보였다. 그러나 운동 60분과 90분 후, 크렙스 회로 중간 대사물질들은 안정시 농도와 다르지 않았다. 비록 크렙스 회로 중간 대사물질들이 초기에 감소할지라도, 산소섭취와 크레아틴인산 농도(미토콘드리아 호흡의 지표)는 큰 변화를 보이지 않았다. 이 결과는 BCAA 대사가 장시간 운동 중의 에너지 대사에 유의하게 영향을 미치지 않는다는 것을 보여주는 것이다.

추가 참고문헌

1. Gibala MJ, Gonzalez-Alonso J, Saltin B. Disassociation between tricarboxylic acid cycle pool size and aerobic energy provision during prolonged exercise in humans. *J Appl Physiol.* 2002;545: 705-713.

다. 고탄수화물 식단을 습관적으로 따르는 내구력 운동선수는 훈련 전, 중, 후에 탄수화물을 섭취하며, 이는 단백질 대사의 필요를 감소시킬 수 있다. 6시간 동안 지속된 중강도 유산소 운동 중에는 안정 시와 비교했을 때 체내 단백질 전환이 증가하지 않았다.[72] 최근에는 탄수화물이 제한된 고지방 식이, 즉 케토제닉 식이가 근육량 보존에 도움이 될 수 있다는 흥미로운 연구 결과도 보고되고 있다.[73] 따라서 단백질 요구량은, 고탄수화물 식이를 하는 경우든 적절하게 구성된 고지방 저탄수화물 식이를 하는 경우든, 운동선수의 식단에서 유사할 수 있다. 일부 전문가들은 지구성 운동선수가 더 높은 단백질 섭취를 필요로 하지 않을 수 있다고 보지만, 많은 지구성 종목은 중등도보다 높은 강도에서 수행되며, 이로 인해 단백질 요구량이 증가할 가능성이 있다. 현재 지구성 운동선수의 단백질 섭취 권장량은 훈련 기간 동안 1.2~1.4 $g \cdot kg^{-1} \cdot d^{-1}$로 제시되며, 이는 권장 섭취량(RDA)보다 높은 수준이다.[1] 최근 연구들은 지구성 운동선수의 단백질 요구량이 훈련 단계별로 요구되는 운동 부하의 특성을 반영하는지를 규명하고 있다. 따라서 이러한 권장량은 서로 다른 훈련 단계 또는 훈련 주기의 요구를 반영하여 조정될 수 있다. 지구성 운동선수는 종목 특성상 높은 에너지 요구를 충족하기 위해 충분한 에너지 가용성, 즉 충분한 열량 섭취가 필요하다. 이에 따라 단백질 요구량 증가는 총 에너지 섭취량의 15~25%에 해당하는 중등도에서 다소 높은 단백질 섭취를 통해 충족될 수 있다(글상자 10-7). 또한 탄수화물과 유사하게, 훈련 세션 및 경기 전후 단백질 섭취 시점 역시 실질적으로 고려해야 할 중요한 전략이다.

식이 단백질 요구량과 필요량을 결정하는 과정은 단백질을 구성하는 다양한 분자 구조를 측정해야 하는 복잡한 과정이다. 단백질 요구량을 평가하는 한 가지 방법은 섭취한 단백질 또는 질소의 양과 배설된 질소의 양을 비교하는 것이다. 이 방법을 **질소평형(nitrogen balance)**이라고 한다. 앞서 살펴본 바와 같이, 단백질을 구성하는 아미노산은 다른 다량영양소(지질, 탄수화물)와 달리 질소를 포함하고 있으므로, 체내 질소 섭취와 배설을 추적함으로써 단백질의 섭취와 이용을 추정할 수 있다. **양성 질소 평형(positive nitrogen balance)**은 섭취된 질소의 양이 배설된 질소의 양보다 많을 때 나타나며, 이는 체내에 질소가 보유되고 아미노산이 신체 조직 합성에 사용되고 있음을 의미한다. 반대로 **음성 질소 평형**

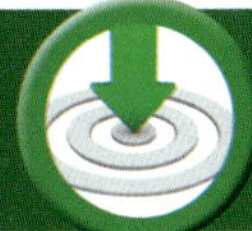

글상자 10-7
응용 연구

탄수화물, 단백질, 지방으로부터의 칼로리 계산

식단 내 탄수화물, 단백질, 지방의 양이 알려져 있을 때, 총 칼로리와 각 다량영양소로부터의 칼로리 비율을 계산하는 것은 비교적 간단하다. 대사 시 탄수화물은 4 $kcal \cdot g^{-1}$(17 $kJ \cdot g^{-1}$), 단백질은 4 $kcal \cdot g^{-1}$(17 $kJ \cdot g^{-1}$), 지방은 9 $kcal \cdot g^{-1}$(37 $kJ \cdot g^{-1}$)의 에너지를 제공한다. 다음은 식단 내 총 칼로리와 각 영양소에서 유래한 칼로리 비율을 계산하는 예시이다:

- 90 g 단백질 × 4 $kcal \cdot g^{-1}$ = 360 kcal
- 300 g 탄수화물 × 4 $kcal \cdot g^{-1}$ = 1,200 kcal
- 60 g 지방 × 9 $kcal \cdot g^{-1}$ = 540 kcal
- 총 칼로리 = 360 kcal + 1,200 kcal + 540 kcal
- 총 칼로리 = 2,100 kcal
- 각 영양소로부터의 칼로리 비율 = 해당 영양소 칼로리/총 칼로리
- 단백질 비율 = 360 kcal/2,100 kcal = 0.17 = 17%
- 탄수화물 비율 = 1,200 kcal/2,100 kcal = 0.57 = 57%
- 지방 비율 = 540 kcal/2,100 kcal = 0.26 = 26%

참고: 식단의 총 칼로리 섭취량이 증가하면서 각 다량영양소로부터의 비율이 일정하게 유지된다면, 각 영양소의 총 섭취량은 함께 증가하게 된다. 예를 들어, 총 칼로리의 17%를 단백질로 유지하고 전체 칼로리 섭취를 2,500 kcal로 증가시키면 단백질 섭취량은 다음과 같이 계산된다:

- 단백질에서 온 칼로리 = 2,500 kcal × 0.17
- 단백질 칼로리 = 425 kcal
- 단백질 그램 수 = 425 kcal/4 $kcal \cdot g^{-1}$
- 단백질 그램 수 = 106 g

(negative nitrogen balance)은 배설된 질소의 양이 섭취된 질소의 양보다 많을 때 나타나며, 이는 아미노산이 대사 과정에서 사용되고 있음을 의미한다. 양성 질소 평형은 조직 분해보다 합성이 더 많이 일어나는 상태, 즉 동화(anabolic) 상태를 의미한다. 반면 음성 질소 평형은 신체 조직으로부터 아미노산이 동원되는 상태, 즉 이화(catabolic) 상태를 의미한다.

질소 출입량 분석 연구에 따르면, 저항 훈련 중이거나 저항 훈련을 받은 운동선수의 경우 체중 1 kg당 1.4~2.2 g의 단백질 섭취는 양의 질소 균형을 유도하며, 이는 근육 단백질 합성의 순 증가를 의미한다.[1,9,77,142,152] 또한 저항 훈련을 수행하는 운동선수는 총 섭취 칼로리의 25%에서 35%를 단백질로 구성할 것이 권장된다. 체급 조절이나 신체 이미지에 대한 요구(예: 레슬링, 체조)로 인해 칼로리를 제한해야 하는 상황에서는 단백질 섭취에 대한 어려움이 발생할 수 있다(글상자 10-8).

국제 스포츠 영양학회(*International Society of Sports Nutrition*)의 입장 표명서에 따르면, 근육량을 유지하고 증가시키기 위해서는 1.4~2.0 $g \cdot kg^{-1} \cdot d^{-1}$의 단백질 섭취가 필요하며, 칼로리 제한 하에서 저항성 운동(웨이트 트레이닝)을 할 때는 단백질 섭취량이 2.3~3.1 $g \cdot kg^{-1} \cdot d^{-1}$로 늘어나야 한다고 명시되어 있다.[60] 놀랍게도, 지구력과 근력을 모두 요구하는 운동을 하는 운동선수들 역시 권장섭취량(RDA)보다 더 많은 단백질 섭취가 필요하다. 실질적으로, 효과적으로 점진적으로 저항성 운동을 통해 근육을 만드는 운동선수들은 더 높은 단백질 섭취가 필요하다.[114] 흥미롭게도, 훈련량이 많고 에너지 소모가 크며 조직 분해가 동반되는 고용량 훈련을 수행하는 일부 지구성 운동선수들은, 매일 일어나는 조직 회복과 복구 과정을 유지하기 위해 더 높은 단백질 섭취를 필요로 할 수 있다. 따라서 고강도 훈련을 수행하는 운동선수의 단백질 요구량에 대해 추가적인 연구가 필요하지만, 현재까지의 증거는 운동선수의 단백질 요구량이 권장 섭취량(RDA)을 상당히 초과함을 보여준다. 이는 중·노년층 운동선수(master athletes)에게도 해당된다. 더욱이 최근 연구에서는 군 장병의 경우, 고강도 지구력 훈련, 스트레스 상황, 신속한 회복이 요구되는 특성으로 인해 권장 섭취량(RDA)인 체중 1 kg당 0.8 g보다 높은 수준인 1.2~1.8 $g \cdot kg^{-1} \cdot d^{-1}$의 단백질 섭취가 이점을 줄 수 있다고 보고되었다.[38,126]

고단백 식이

고단백 식이는 하루 0.8 $g \cdot kg^{-1} \cdot d^{-1}$이라는 표준 권장 섭취량(RDA)을 초과하는 단백질 섭취를 포함하는 식이를 의미한다. 따라서 다양한 연구의 결론은 단백질 섭취량을 어떻게 운영적으로 정의하는지에 따라 크게 달라질 수 있다. 앞서 언급했듯이, 칼로리 제한과 저항성 운동이 동시에 수행될 경우 단백질 필요량은 증가할 수 있다. 일반적으로 단백질 섭취가 매우 높거나 2.45 $g \cdot kg^{-1} \cdot d^{-1}$을 초과할 경우, 섭취된 단백질의 대부분은 산화되어 에너지원으로 사용된다.

현재 고단백 식이가 기존의 신장 기능 장애를 가진 개인에게 해로울 수 있다는 점은 널리 받아들여지고 있다. 그러나 단백질이 탄수화물이나 지방과 달리 질소를 포함하고 있어 과잉 섭취 시 신장이 질소성 노폐물을 제거해야 함에도 불구하고, 건강한 사람에게 고단백 섭취가 해롭다는 과학적 근거는 거의 없다.[30,75] 최근의 한 리뷰 연구에서는 고단백 식이가 다양한 대사 경로를 통해 체성분을 효과적으로 개선한다는 결과를 제시하였다.[101]

표준 권장 섭취량(RDA)과 비교하여 1.3 $g \cdot kg^{-1} \cdot d^{-1}$로 정의된 고단백 식이를 적용한 연구에서는, 비만인 55~80세 고령자가 10주간 체중 감량 프로그램에 참여한 결과, 저항성 운동 여부와 무관하게 체중은 소폭 감소하였으나, 저항성 운동과 고단백 식이를 병행한 집단에서만 제지방량(fat-free mass)이 유의하게 증가하였다.[150]

또한 단백질 섭취량을 2.2 $g \cdot kg^{-1} \cdot d^{-1}$ 이상으로 증가시킨 최근 연구들에서도 건강에 대한 부정적인 영향은 거의 관찰되지 않았다.[2] 예를 들어, 운동 훈련을 받은 여성들에게 권장 섭취량의 약 3배에 달하는 단백질을 섭취하도록 했을 때, 요추의 골밀도나 신장 기능에 해로운 영향이 나타나지 않았다. 이러한 결과는 고단백 식이가 체성분, 신장 기능, 대사 건강, 장기적 기능 등의 다양한 건강 지표에 어떤 영향을 미치는지를 더 명확히 이해하기 위해 추가적인 연구가 필요함을 시사한다. 고단백 식이의 효과를 해석하는 데 어려움이 따르는 이

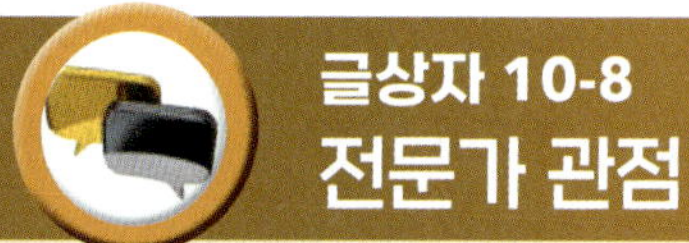

글상자 10-8 전문가 관점

체중 관리가 중요한 스포츠에서 칼로리 감량 시 근육량 유지

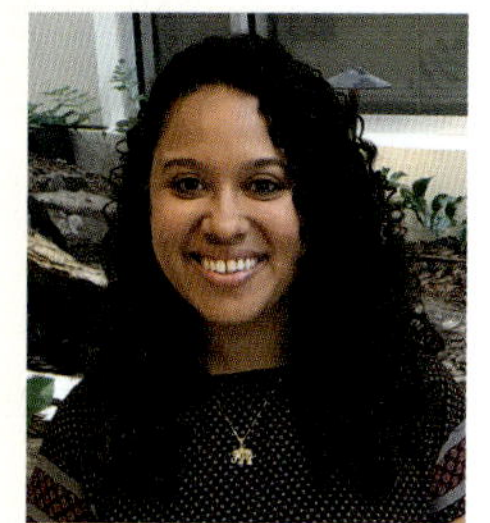

Catherine Saenz, PhD, RD, CSCS
조교수
운동생리학 실험실
브룩스 재활 보건과학대학
잭슨빌 대학교
플로리다주 잭슨빌

체중에 민감한 스포츠에서는 시즌 중 선수들이 체중을 조절해야 하는 경우가 많다. 이는 경기 출전 요건을 맞추기 위하거나, 종목의 미적 요구를 충족하거나, 성능을 최적화하기 위한 힘 대 체중 비율을 달성하기 위함이다. 이러한 스포츠에는 레슬링, 복싱, 보디빌딩, 체조, 사이클링, 다이빙, 조정, 무용 등이 포함된다. 많은 선수들은 시즌 동안 반복적인 칼로리 제한과 요요 다이어트를 경험한다. 시즌이 진행될수록 훈련과 경기 요구는 증가하지만, 영양 섭취를 통한 체중 유지 능력은 급격히 저하된다.

칼로리를 과도하게, 그리고 너무 빠르게 제한할 경우—체중 민감 종목에서 흔히 볼 수 있는 급격한 다이어트 방식에서는—체지방이 아닌 체단백질이 우선적으로 분해된다. 지방 감량을 목표로 하지만 실제로는 귀중한 근육량이 손실되며, 이는 건강과 성능에 직접적인 영향을 미친다. 근육량 증가는 지구력, 근력, 파워, 힘 발달, 부상률 감소에 긍정적 영향을 미치며, 반대로 근육이 감소하면 부상 위험, 성능 저하, 회복력 저하가 유발될 수 있다. 따라서 칼로리 제한 상태에서도 근육량을 유지하기 위한 전략은 체중에 민감한 선수들의 건강과 경기력을 유지하는 데 매우 중요하다.

운동선수는 스포츠 관련 조직 손상과 회복 요구를 고려하여 RDA(0.8 $g \cdot kg^{-1} \cdot d^{-1}$)를 초과하는 단백질 섭취가 권장된다. 일반적인 운동선수에게는 1.2~2.2 $g \cdot kg^{-1} \cdot d^{-1}$ 수준이 권장되며, 체중에 민감한 종목에서는 이보다 더 높은 섭취가 요구된다. 고단백 식단은 열량이 부족한 상태에서도 근육량을 유지하거나, 경우에 따라 증가시킬 수 있다. 한 연구에서는 젊고 활동적인 과체중 운동선수들이 4주간 고강도 훈련 프로그램에 참여한 동안 고단백(2.4 $g \cdot kg^{-1} \cdot d^{-1}$) 또는 중간단백(1.6 $g \cdot kg^{-1} \cdot d^{-1}$) 식단을 섭취하도록 하여 40% 칼로리 제한 상황에서 체성분 변화를 비교하였다. 두 그룹은 탄수화물 및 지방 섭취량과 총 칼로리는 유사하였으며, 고단백 그룹은 중간단백 그룹보다 유의미하게 더 나은 체성분 개선을 보였다.[3]

고단백 식단의 효과는 단순히 근육량 유지를 넘어선다. 포만감 증가, 체지방 감소, 심혈관대사 기능 개선, 체중 감량 시 흔히 나타나는 에너지 저하 감소에도 기여할 수 있다. 또 다른 연구에서는 에너지 요구량의 60%만 섭취하는 상황에서, 저항 훈련을 수행한 남성들이 2주간 고단백 식단(2.8 $g \cdot kg^{-1} \cdot d^{-1}$)을 섭취했을 때, 중간단백 식단(1.6 $g \cdot kg^{-1} \cdot d^{-1}$) 대비 피로 회복이 더 우수한 것으로 나타났다. 이는 시즌 중 고·저칼로리 섭취를 반복하면서 에너지 및 경기력 유지를 어려워하는 체중 민감 종목 선수들에게 적용 가능성이 있다.

이러한 고단백 식단의 이점에도 불구하고, 단백질 과잉 섭취의 건강상 위험이 종종 우려된다. 그러나 최근 연구에 따르면, 건강한 활동적 개인은 매우 고단백 식단을 섭취해도 건강에 부정적 영향을 받지 않는다. 예를 들어, 남녀로 구성된 잘 훈련된 근력 운동선수들을 대상으로 한 연구에서, 이들은 주기화된 고강도 저항 훈련에 참여하면서 중간 고단백 식단(2.3 $g \cdot kg^{-1} \cdot d^{-1}$) 그룹과 매우 고단백 식단(3.4 $g \cdot kg^{-1} \cdot d^{-1}$) 그룹으로 나뉘어 식이요법을 실시하였다. 매우 고단백 식단을 섭취한 그룹은 체성분 개선 효과가 더 뛰어났으며, 권장 섭취량(RDA)의 4배를 초과하는 단백질 섭취에도 건강에 해로운 영향은 나타나지 않았다.

따라서 체중에 민감한 스포츠에 참여하는 운동선수들에게는 고단백 식단이 권장된다. 이들에 대한 최적의 단백질 섭취 수준은 추가 연구가 필요하지만, 고품질 단백질 공급원으로부터의 일상적인 단백질 섭취를 증가시키는 것이 체중 조절, 체성분 개선, 에너지 유지, 회복 촉진 측면에서 긍정적인 영향을 미친다는 점은 널리 인정되고 있다.

참고문헌

1. Antonio J, Ellerbroek A, Silver T, et al. A high-protein diet(3.4 g/kg/d) combined with a heavy resistance training program improves body composition in healthy trained men and women—a follow-up investigation. *J Int Soc Sports Nutr.* 2015;12:1-9.
2. Helms ER, Zinn C, Rowlands DS, et al. High-protein, low-fat, short-term diet results in less stress and fatigue than moderate-protein, moderate-fat diet during weight loss in male weightlifters: a pilot study. *Int J Sport Nutr Exerc Metab.* 2015;25(2):167-170.
3. Longland TM, Oikawa SY, Mitchell CJ, et al. Higher compared with lower dietary protein during an energy deficit combined with intense exercise promotes greater lean mass gain and fat mass loss: a randomized trial. *Am J Clin Nutr.* 2016;103(3):738-746.

유 중 하나는 고단백 또는 저탄수화물 식이에 대한 일반적으로 통용되는 정의가 존재하지 않기 때문이다. 예를 들어, 대표적인 체중 감량 식이들은 저탄수화물(Atkins), 저지방(Weight Watchers), 초저지방(Ornish), 중간 단백질(Zone) 등으로 구분된다. 매우 저탄수화물 식이에 대한 공식적 정의는 없지만, 일반적으로 하루 탄수화물 섭취량이 50 g 미만이거나 총 칼로리의 10% 미만일 때 해당하는 것으로 간주된다. 이러한 식이는 대개 총 칼로리의 약 60~65%를 지방에서, 그리고 총 칼로리의 약 20~25%를 단백질에서 공급받는 형태를 나타낸다.

따라서 매우 저탄수화물 식단은 고지방 식단으로 분류될 수 있으며, 단백질 섭취 비율은 총 에너지 섭취량(20~35%)의 중간 범위에 해당한다. 적절히 구성된 저탄수화물 식단에서는 단백질 섭취량이 정상 수준으로 유지되는데, 단백질 섭취가 지나치게 증가할 경우 혈중 케톤 농도를 낮추고 케토시스 상태에서 벗어나게 만들 수 있기 때문이다. 케토시스는 제대로 구성된 저탄수화물 식단에서 핵심적인 요소이다.

고단백 식단의 효과 해석이 어려운 이유 중 하나는 '고단백 식단'에 대한 보편적으로 받아들여진 정의가 존재하지 않는다는 점이다. 고단백 식단은 일반적으로 총 섭취 열량의 35%를 초과하는 단백질을 포함하는 경우를 의미하며, 이는 식이 내 탄수화물 섭취를 일정 부분 대체하는 결과로 인해 흔히 저탄수화물 식단으로 간주되기도 한다. 그러나 이러한 경우에도 식이 지방 섭취량은 변화가 없을 수 있으며, 일부 고단백 식단은 총 섭취 칼로리나 필수 영양소가 부족할 위험이 있다. 따라서 고단백 식단은 충분한 에너지와 필수 영양소를 포함해야 한다. 특히 식이 탄수화물 섭취량이 권장 비율인 45%보다 낮은 경우, 단백질 섭취를 과도하게 늘릴 경우 무기력감이나 피로감을 유발할 수 있다. 이는 단백질이 신체 구조 유지에 필요한 영양소이지만, 주된 에너지원으로 사용되도록 설계된 것이 아니기 때문이다.

탄수화물과 지방 섭취를 동시에 제한하면서 단백질 섭취만 증가시키는 식단은 신체의 주요 에너지원이 탄수화물과 지방이라는 점에서 실용적으로 적용하기 어렵다. 고탄수화물 식단이든 고지방 식단이든, 둘 다 운동 수행과 건강 유지에 필요한 에너지를 충족할 수 있다. 이와 같은 식단에서 단백질 섭취 비율을 25~35% 수준으로 유지하면 운동 수행 요구를 충족시키는 데 도움이 될 수 있다. 실제로 고단백 식이는 일부 연구에서 운동 수행 능력의 향상, 체중 감량, 혈중 지질 개선 등 긍정적인 건강 효과를 보인 바 있다.[78] 그러나 고단백 식단의 이점을 보다 명확히 밝히고, 이 식단이 어떻게 식이 개입 전략에 적용될 수 있는지를 확인하기 위해서는 추가적인 연구가 필요하다.

고단백 식단은 적절히 구성된 저탄수화물 식단 또는 적절히 구성된 케토제닉 식단과는 동일하지 않다. 두 식단 간에는 몇 가지 유사점이 있으나, 중요한 대사적 차이가 존재한다. 예를 들어, 탄수화물의 섭취가 제한되면 **케톤체(ketone body)**가 생성되며, 이로 인해 혈액 및 소변 내 케톤체 농도가 증가하는 상태인 **케토시스(ketosis)**가 나타난다. 이러한 케토시스는 저탄수화물 식이의 순응도를 평가하는 지표로 사용되며, 당뇨병성 케토시스(diabetic ketosis)로 간주되는 병적 상태보다 훨씬 낮은 농도의 케톤체 생산이 건강 증진과 운동 수행 향상에 긍정적인 효과를 제공하는 핵심 요소로 여겨진다.[100,112,153,155,157] 케톤체는 두 개의 탄소 원자 사이에 카보닐기(carbonyl group, C=O)를 포함한 분자 구조를 가진 물질로, 지방산 대사과정 중 생성된다(그림 10-4). 케톤체 생성을 위한 주요 생합성 경로는 아세틸코엔자임(acetyl coenzyme A, acetyl CoA)으로부터 시작되며, 이는 지방산의 β-산화나 특정 아미노산의 산화로부터 유래하는 중요한 미토콘드리아 내 중간 대사체이다.

흥미롭게도, 단백질 섭취가 과도할 경우 '항케톤생성 작용'이 나타날 수 있으며, 이는 케톤체 생성 효율을 저해하여 케토시스 상태 유지에 방해가 된다. 이로 인해 케토제닉 식이요법에서는 단백질 섭취를 과도하게 증가시키지 않고 정상 수준으로 유지하는 것이 중요하다. 단백질의 과잉 섭취는 지방의 산화를 억제하고, 궁극적으로 케톤체 합성률을 감소시켜 식이의 목적을 저해할 수 있다.

반대로, 고단백 식이에 대한 대사적 적응은 일정한 시간이 필요하며, 이러한 적응 과정에서 지방의 불완전한 산화가 발생할 수 있다. 탄수화물 공급이 제한된 상태에서는 포도당 대

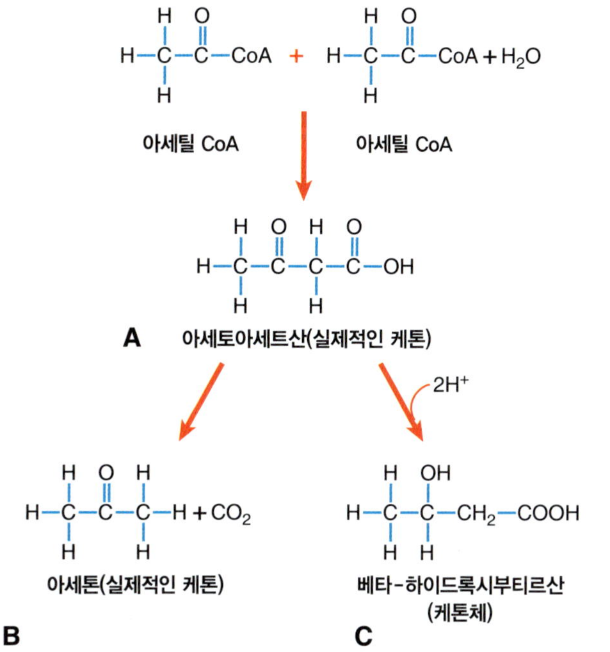

아세틸 CoA + 아세틸 CoA + H_2O

A 아세토아세트산(실제적인 케톤)

B 아세톤(실제적인 케톤) + CO_2

C 베타-하이드록시부티르산 (케톤체) ($2H^+$)

그림 10-4 케톤체의 한 가지 생성 경로. 케톤은 정의상 두 탄소 원자 사이에 C=O(카보닐기)를 갖는 화합물이다. **(A)** 두 개의 아세틸코엔자임 A(acetyl coenzyme A, acetyl CoA)가 축합되어 케톤체인 아세토아세트산(acetoacetate)을 형성한다. **(B)** 아세토아세트산은 이산화탄소 분자를 잃고 또 다른 케톤을 형성할 수 있다. **(C)** 아세토아세트산에 수소 두 개가 결합되면 또 다른 케톤체가 생성된다. 아세토아세트산과 아세톤은 진정한 케톤이지만, 베타-하이드록시부티르산(beta-hydroxybutyrate)은 화학적으로는 케톤이 아니며, 케토시스 중에 생성되기 때문에 케톤체로 분류된다. 식이를 통한 케톤 생성은 적절히 설계된 저탄수화물 식단의 효과를 나타내기 위해 매우 중요하다.

신 케톤체가 대체 에너지원으로 사용되며, 아세틸코엔자임(3장 참조)의 축적과 변환 과정(그림 10-4)을 통해 케톤체가 합성된다. 케토시스는 식욕을 억제하는 생리학적 작용도 수행하므로, 고단백 식이의 체중 감량 효과에 기여하는 요소 중 하나로 작용한다. 그러나 고단백 식이에서 유도되는 케톤체의 농도는 병리적 수준인 당뇨병성 케토시스 상태에서 관찰되는 농도보다 훨씬 낮다.

운동 전, 운동 중, 운동 후에 단백질 보충제 섭취하기

앞서 살펴본 바와 같이, 단백질은 건강과 운동 수행에 필수적인 영양소이지만, 모든 요구량을 충족하는 것이 항상 쉬운 일은 아니다. 이는 (1) 총 섭취 열량의 과잉이나 (2) 개인의 필요에 맞는 적절한 영양소 조합을 얻는 것이 어려울 수 있기 때문이다. 이러한 문제를 해결하기 위한 방안으로 단백질 바, 단백질 파우더, 고단백 간식 및 음료 형태의 단백질 보충제가 활용될 수 있다. 이러한 보충제는 저항성 운동을 수행하는 사람뿐 아니라 지구력을 요하는 종목을 포함한 다양한 유형의 운동선수에게도 유용하다. 고빈도 및 고강도 훈련을 수행하는 운동선수는 조직 손상이 많기 때문에, 비활동적인 개인보다 단백질 요구량이 증가한다(단백질 섹션 참조). 예를 들어, 군인은 고강도 지구력 훈련, 신체적 스트레스 환경 등으로 인해 권장 섭취량(RDA)인 0.8 $g \cdot kg^{-1} \cdot d^{-1}$을 초과하는 1.2~1.8 $g \cdot kg^{-1} \cdot d^{-1}$의 단백질 섭취가 필요할 수 있다.[38,126]

단백질 보충은 일반적으로 저항성 운동과 연관되어 있지만, 내구력 훈련을 포함한 어떤 형태의 훈련량이 증가할 경우에도 체지방이 없는 제지방량(fat-free mass)을 유지하거나 증가시키기 위해 단백질 섭취가 요구된다. 고강도 및 고빈도 훈련은 특히 훈련 주기의 초기 단계에서 골격근 손상이 더 심하게 나타나며, 이에 따라 조직의 회복과 재형성을 위한 아미노산 및 기타 단백질 기반 화합물(예: 효소, 일부 호르몬)의 충분한 공급이 필요하다.[66] 한편, 저항성 운동의 주요 목적은 제지방량의 증가이며, 이는 더 많은 단백질 섭취를 요구한다. 다음 섹션에서는 저항성 운동과 지구성 운동 각각에서 단백질이 함유된 보충제가 제공할 수 있는 이점에 대해 자세히 살펴본다.

저항 훈련과 단백질 보충

단백질 섭취의 시기에 대한 논의는 오랫동안 최적의 시점과 필요성에 대한 관심을 받아왔다. 여러 연구는 단백질 섭취 시점이 단백동화 대사를 촉진하는 데 효과적일 수 있음을 보여준다.[3,66,131] 특히, 단백질 섭취량이 2.2 $g \cdot kg^{-1} \cdot d^{-1}$을 초과할 경우, 식사 시점과 운동 간의 간격에 따라 운동 전후 단백질 섭취의 효과가 달라질 수 있다는 가설이 제기되었다. 하루 전반에 걸쳐 충분하고 질 좋은 단백질을 섭취하는 것은 운동 수행과 회복에 도움이 되며, 특히 운동 전후의 특정 시간대는 단백질 합성을 더욱 높일 수 있는 가능성이 있다. 예를 들어, 아미노산의 섭취 또는 정맥 투여는 탄수화물의 유무와 관계없이 단백질 합성을 촉진하며, 이는 특히 저항 훈련 직후에 더욱 두드러지게 나타난다.[19,152] 단백질을 운동 직전에 섭취하거나[145] 운동 후 3시간 이내에 섭취할 경우,[10,122] 이러한 단백질 합성의 증가는 단순한 아미노산 공급의 증가뿐만 아니라, 운동에 의해 유발되는 내분비 반응, 특히 혈중 인슐린 및 성장호르몬 농도의 상승에 의한 동화작용 환경의 조성 효과와도 밀접하게 관련되어 있는 것으로 보고된다.[152]

단백질과 탄수화물을 운동 직전 혹은 직후에 함께 섭취하면 단백질 합성이 촉진되지만, 동일한 보충제(필수 아미노산 6 g, 자당 35 g)를 이용한 여러 연구에서는 운동 직전에 보충제를 섭취하는 것이 단백질 합성을 최대화하는 것으로 나타났다.[122,145] 다만, 단백질 섭취 시기의 중요성에 대해서는 비판적 시각도 존재하는데, 일부 연구에서는 단백질과 칼로리를 충분히 섭취하는 것만으로도 근육 단백질 합성이 극대화될 수 있다고 제시한다.[131] 따라서 운동 전후 단백질 섭취 시기의 효과를 명확히 정의하기 위해서는 단백질 섭취량을 엄격하게 통제한 추가 연구가 필요하다. 운동 전 단백질 보충에 의한 합성 증가 효과는 운동 중 혈류량 증가에 의해 근육으로의 아미노산 공급이 증가하는 것과 연관이 있을 수 있다.[146,152]

대안적 설명에 따르면, 운동 전에 단백질과 탄수화물 보충제를 섭취하면 운동 자체의 자극뿐만 아니라 인슐린 반응의 증가, 즉 인슐린이 조직 내 탄수화물과 아미노산의 흡수를 촉진을 통해 단백질 합성이 활성화되며, 이러한 효과는 운동 이후에도 지속될 수 있다. 또한 운동 후 특히 저항성 운동 직후 단백질을 보충하면 근육 단백질 합성이 효과적으로 증가할 수 있다는 보고도 있다.[35] 격렬한 웨이트 트레이닝으로 인해 손상된 근육조직이 회복되는 시기에 추가적인 단백질을 섭취하면 근육량 증가에 도움이 되는 것으로 추정된다. 이러한 단백질 보충 효과는 수개월에 걸친 고강도 훈련 기간 동안 누적된 조직 손상으로 인해 운동 수행 능력이 저하되는 시점에서 특히 유효한 것으로 나타났다.[123] 또한 운동 전후의 양의 질소 균형을 유지하기 위해 하루 전반에 걸쳐 충분한 단백질 섭취가 중요하며, 이로 인해 단백질 섭취 시기는 하루 중 다른 시간대의 단백질 섭취량과 품질에 의해서도 영향을 받을 수 있다.[136]

이와 같은 연구 결과는 단백질 보충이 저항 운동 직전부터 운동 후 수 시간까지 지속되는 비교적 넓은 동화 촉진 기회창(anabolic window) 내에서 근육조직의 동화 작용을 강화할 수 있음을 시사한다. 그러나 단백질 보충제 섭취 시점이 저항 운동과 정확히 어떻게 연계되든 간에, 실제로 근육량이 증가하기까지는 일정 시간이 소요될 수 있다. 예를 들어, 한 연구에서는 4주간의 저항 운동과 단백질 보충이 근육량 증가를 유도하지 못한 반면,[81] 또 다른 연구에서는 6주간의 저항 훈련과 단백질 보충이 전신 근육량의 유의미한 증가를 유도하였다.[12,17] 저항성 운동과 단백질 보충과의 관련성에 대한 더 많은 정보는 글상자 10-9를 참조할 수 있다.

단백질 보충제의 품질은 해당 보충제를 구성하는 아미노산 조성에 의해 결정된다. 유청 단백질(whey protein)은 모든 필수 아미노산을 포함하고 있으며, 특히 류신(leucine), 이소류신(isoleucine), 발린(valine)과 같은 분지쇄 아미노산(BCAA)이 풍부하여 가장 우수한 단백질 공급원 중 하나로 평가된다. 이 중에서도 류신은 활성 근육에서 단백질 합성을 유도하는 주요 촉진 인자로 밝혀져 있다. 9개월 동안 주기화된 저항성 운동 프로그램을 수행한 미훈련 남녀를 대상으로 한 연구에서, 유청 단백질 보충은 대두 단백질(soy protein) 보충 및 탄수화물 위약 대비 제지방량(fat-free mass)을 유의하게 증가시켰다.[156] 이 연구에서는 고품질 동물성 단백질인 유청(치즈 제조 과정의 부산물)과 고품질 식물성 단백질인 대두(대두에서 분리된 단백질)를 비교하였으며, 유청군과 대두군은 보충제를 포함하여 1.4 $g \cdot kg^{-1}$의 단백질을, 탄수화물 위약군은 1.1 $g \cdot kg^{-1}$의 단백질을 섭취하였다. 한편, 대두 단백질을 주요 보충제로 사용할 경우 남성에서 에스트로겐 농도 상승으로 인해 근육 생성 능력이 저해될 수 있다는 우려가 제기되어 왔다. 그러나 저항 운동을 수행하는 동안 14일간 하루 20 g의 대두 단백질을 섭취해도 혈중 에스트라디올 농도는 증가하지 않았으며, 다만 테스토스테론의 운동 유도 반응은 감소하는 것으로 나타났다.[74] 또 다른 연구에서는 유청과 카제인(casein)이라는 고품질 단백질 보충제를 비교하여,

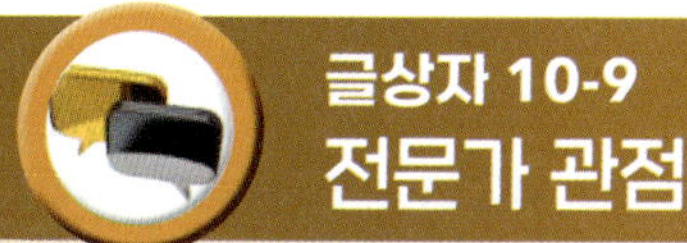

글상자 10-9 전문가 관점

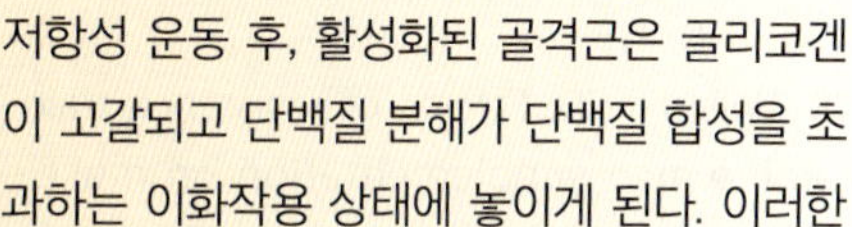

저항성 운동 후 근육 단백질 축적을 증진하기 위한 보충 전략

John L. Ivy, PhD, FACSM
기금 석좌교수(명예)
텍사스대학교
텍사스주 오스틴

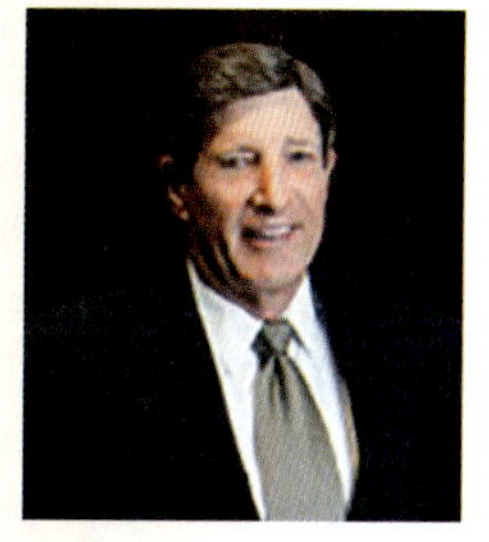

저항성 운동 후, 활성화된 골격근은 글리코겐이 고갈되고 단백질 분해가 단백질 합성을 초과하는 이화작용 상태에 놓이게 된다. 이러한 상태는 운동 중 코르티솔과 같은 이화 호르몬의 증가와 인슐린과 같은 동화 호르몬의 감소로 인해 유도된다. 그 결과, 단백질 대사의 불균형이 발생하며, 이로 인해 근육의 분해와 손상이 운동 후에도 지속될 수 있다. 그러나 적절한 종류와 농도의 다량 영양소를 섭취하고, 그 섭취 시점을 전략적으로 조절함으로써 저항성 운동으로 유도된 이화 상태를 제한할 수 있으며, 운동 자극에 대한 동화작용 반응을 극대화할 수 있다.

운동 후 혈중 필수 아미노산 농도를 증가시키는 것은 단백질 합성을 촉진하는 데 특히 효과적이다. 또한 충분한 수준의 아미노산이 존재하는 경우 인슐린은 단백질 합성을 촉진할 뿐 아니라 단백질 분해를 억제하는 기능도 수행한다. 인슐린과 아미노산 농도를 동시에 증가시킬 경우, 단백질 합성이 촉진되고 근육 단백질 분해는 억제되며, 이로 인해 전반적인 단백질 축적이 향상된다는 연구 결과가 보고되어 있다.[1,8]

혈중 아미노산과 인슐린 농도를 동시에 증가시키기 위해서는 단백질과 탄수화물을 모두 포함한 보충제 또는 식사의 섭취가 매우 효과적이다. 특히 단백질과 탄수화물을 함께 섭취하면 인슐린 분비를 촉진하는 상승효과가 나타난다. 이때 사용되는 탄수화물 또는 탄수화물 혼합물은 소화가 용이하고 혈당 지수가 높아야 하며, 이에 따라 인슐린 반응이 크게 유도된다. 단백질의 경우, 20가지 모든 아미노산을 포함하고 있어야 하며, 특히 필수 아미노산의 농도가 높은 것이 이상적이다. 유청은 우유 유래 단백질로서 매우 우수한 아미노산 조성을 가진 단백질원이다. Boirie 등[2]의 연구에 따르면, 유청 단백질 보충 시 단백질 합성이 68% 증가한 반면, 카제인 보충 시에는 32% 증가한 것으로 나타났다. 그러나 동화 반응은 카제인에서 더 오래 지속되었다. 최근에는 운동 후 유청, 대두, 카제인을 혼합한 단백질 보충제가 유청 단백질 단독 보충보다 더 높은 단백질 합성 반응을 유도한다는 연구 결과도 보고되었다.[9] 따라서 최대 동화 작용 효과를 얻기 위해서는 운동 후 단백질 혼합 보충제를 사용하는 것이 바람직할 수 있다.

단백질과 탄수화물 보충의 시점은 매우 중요하다. 운동은 근육의 동화 작용 가능성을 증가시키지만, 시간이 지남에 따라 이러한 다량영양소 활성화에 대한 민감도는 감소하게 된다. 예를 들어, Levenhagen 등[7]은 운동 직후 보충제를 섭취한 경우 단백질 합성이 약 3배 증가했으며, 보충이 운동 후 3시간으로 지연되었을 경우 단백질 합성의 증가는 관찰되지 않았다고 보고하였다. 여러 잘 통제된 저항성 운동 훈련 연구들[1,4~6,10]에서는 운동 직전 또는 직후에 보충제를 섭취한 경우, 제지방 체중, 근섬유 단면적, 그리고 근력의 증가가 각각 40~120%, 50~300%, 30~100% 더 크게 나타났다고 보고되었다.

운동 중 및 운동 직후 탄수화물과 단백질을 포함한 보충제를 섭취하면 단백질 분해를 감소시키고 근육 손상을 제한할 수 있다. Cockburn 등[3]은 탄수화물/단백질 보충제를 운동 직후와 2시간 후에 섭취한 경우, 탄수화물 단독 보충제나 비영양성 위약을 섭취한 경우보다 혈중 근육 손상 지표가 유의미하게 감소하고, 4시간 회복 기간 동안 회복 속도가 향상되었다고 보고하였다.

탄수화물과 단백질의 섭취량 또한 중요하다. 운동 후에만 보충제를 섭취하는 경우, 혈장 인슐린 농도를 유의하게 증가시키고 근육 글리코겐을 충분히 회복시키기 위해 체중 1 kg당 0.7~0.8 g의 탄수화물 섭취가 권장된다. 단백질 섭취량은 필수 아미노산 약 6.0~8.0 g을 제공할 수 있는 수준이어야 하며, 이는 약 25~30 g의 단백질 섭취로 충족될 수 있다. 탄수화물과 단백질을 2:1의 비율(예: 덱스트로스 2 g과 유청 단백질 1 g)로 구성한 보충제는 매우 효과적인 것으로 보고되고 있다. 만약 운동 전과 운동 후 모두 보충제를 섭취한다면, 탄수화물과 단백질의 총 섭취량을 운동 전과 후에 균등하게 나누어 섭취할 수 있다.

요약하자면, 저항성 운동 후 순 단백질 축적을 촉진하기 위해서는 운동 직후 탄수화물과 단백질을 함께 보충하는 것이 중요하다. 운동 중 보충 또한 근육 손상을 줄이고 회복 속도를 높이는 데 유익할 수 있다. 혈당 지수가 높은 단순 탄수화물이 권장되며, 단일 단백질원으로는 유청 단백질이 가장 효과적이다. 그러나 유청과 카제인 등의 단백질 혼합물도 동화 반응을 증진시키는 데 유리할 수 있다. 탄수화물:단백질의 2:1 비율을 갖춘 보충제가 저항성 운동 후 보충제로 권장된다.

참고문헌

1. Bird SP, Tarpenning KM, Marino E. Independent and combined effects of liquid carbohydrate/essential amino acid ingestion on hormonal and muscular adaptations following resistance training in untrained men. *Eur J Appl Physiol.* 2006;97:225-238.
2. Boirie Y, Dangin M, Gachon P, et al. Slow and fast dietary proteins differently modulate postprandial protein accretion. *Proc Nat*

Acad Sci (U S A). 1997;94:14930-14935.

3. Cockburn E, Stevenson E, Hayes PR, et al. Effect of milk-based carbohydrate-protein supplement timing on the attenuation of exercise-induced muscle damage. *Appl Physiol Nutr Metab.* 2010;35:270-277.
4. Cribb PJ, Hayes A. Effects of supplement timing and resistance exercise on skeletal muscle hypertrophy. *Med Sci Sports Exerc.* 2006;38:1918-1925.
5. Esmarck B, Andersen JL, Olsen S, et al. Timing of postexercise protein intake is important for muscle hypertrophy with resistance training in elderly humans. *J Physiol.* 2001;535:301-311.
6. Hulmi JJ, Kovanen V, Selanne H, et al. Acute and long-term effects of resistance exercise with or without protein ingestion on muscle hypertrophy and gene expression. *Amino Acids.* 2009;37:297-308.
7. Levenhagen DK, Gresham JD, Carlson MG, et al. Postexercise nutrient intake timing in humans is critical to recovery of leg glucose and protein homeostasis. *Am J Physiol.* 2001;280:E982-E993.
8. Miller SL, Tipton KD, Chinkes DL, et al. Independent and combined effects of amino acids and glucose after resistance exercise. *Med Sci Sports Exerc.* 2003;35:449-455.
9. Reidy PT, Walker DK, Dickinson JM, et al. Protein blend ingestion following resistance exercise promotes human muscle protein synthesis. *J Nutr.* 2013;143:410-416.
10. Willoughby DS, Stout JR, Wilborn CD. Effects of resistance training and protein plus amino acid supplementation on muscle anabolism, mass and strength. *Amino Acids.* 2007;32:467-477.

이들이 운동 수행 및 근육 건강 지표에 미치는 영향을 분석하였다. 고강도 훈련을 받고 있는 농구 선수들을 대상으로 8주간 저항성 운동과 함께 각각 유청(24 g) 또는 카제인(24g)을 보충한 결과, 근력, 체성분, 파워, 민첩성의 측면에서 두 단백질 간 유의한 차이는 관찰되지 않았다.[167] 이처럼 단백질 보충제의 효과는 개인의 훈련 수준, 기존 근육 발달 상태, 운동 프로그램의 기간 등에 따라 달라질 수 있다. 따라서 단백질 보충제는 모든 필수 아미노산을 포함해야 하며, 영양소가 충분히 함유되어 있고 첨가당이나 영양가 낮은 성분이 최소화되어야 한다. 또한 하루 동안 다양한 유형의 단백질을 조합하여 섭취하는 것은 아미노산의 가용성을 보다 안정적으로 유지하는 데 도움이 될 수 있다. 단백질 보충제에 단백질 외의 성분이 포함되는 이유는 글상자 10-10에서 자세히 다룬다.

지구력 훈련과 단백질 보충

지구력 운동선수들은 일반적으로 제지방량(fat-free mass)을 증가시키는 데에는 큰 관심을 두지 않지만, 훈련 세션 사이 및 경기 이후의 회복과 유산소성 수행능력 향상에는 높은 관심을 보인다. 회복은 단순히 근육 글리코겐 수치를 유지하는 것뿐만 아니라, 제지방량을 유지하고 근육 손상으로 인한 근육통을 예방하는 것을 포함한다. 연구에 따르면, 운동 후 단백질과 탄수화물을 함께 섭취했을 때, 탄수화물만을 섭취한 경우보다 글리코겐 재합성이 더 효과적으로 이루어졌다.[59] 이는 지구력 운동 이후 근육에서의 글리코겐 합성에 단백질 섭취가 긍정적인 영향을 미칠 수 있음을 시사한다. 또 다른 연구에서는, 운동 직후 단백질과 탄수화물을 함께 섭취할 경우, 탄수화물만 섭취했을 때보다 인슐린 반응이 더욱 증가하여[7,62,148] 근육조직으로의 탄수화물 흡수가 촉진된다는 결과를 제시하였다. 훈련으로 유도된 근육 손상은 단지 통증을 유발할 뿐만 아니라 수행 능력의 저하로도 이어질 수 있기 때문에, 연구자들은 고강도 훈련 기간 동안 섭취하는 보충제의 구성 성분이 근육 손상을 완화하거나 심지어 제거할 수 있는지를 조사해왔다. 두 연구 그룹은 탄수화물만으로 구성된 보충제에 비해, 단백질과 탄수화물을 함께 포함한 보충제가 근육 단백질 합성을 촉진할 뿐만 아니라 근육 손상과 통증을 줄이는 데에도 더 효과적이라는 결과를 보고하였다.[99,130] 따라서 지구력 운동 선수 또한 근력 운동 선수와 마찬가지로 단백질 보충제를 섭취함으로써 이점을 얻을 수 있다.

보충제 내 아미노산의 유형

단백질 보충제의 아미노산 구성은 운동선수에게 있어 중요한 고려 요소이다. 아미노산은 체내에서 합성되지 않아 반드시 식이를 통해 섭취해야 하는 필수 아미노산과, 체내에

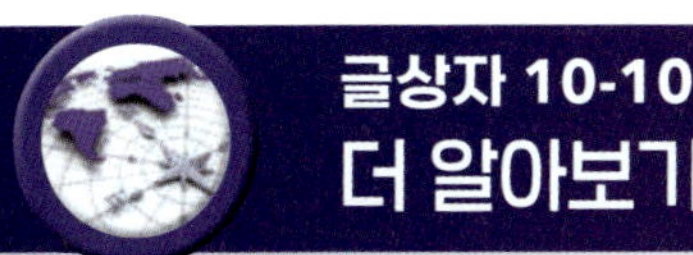

글상자 10-10
더 알아보기

보충제에 HMB가 포함되는 이유는 무엇인가?

최근에는 유청 단백질(whey protein)과 같은 인기 있는 보충제에 조직 재생과 회복을 돕기 위한 다양한 성분들이 추가되고 있다. 그중 대표적인 성분으로는 β-하이드록시 β-메틸뷰티르산(β-hydroxy β-methylbutyric acid), 또는 β-하이드록시 β-메틸뷰티레이트(β-hydroxy β-methylbutyrate, HMB)가 있다. HMB는 분지쇄 아미노산인 류신의 대사산물로, 1990년대 초반부터 보충제로 사용되기 시작했으며, 그 효과에 대한 연구도 이어져 왔다. HMB는 근육량 증가를 도와 궁극적으로 근력 향상에 기여할 수 있으며, 운동 후 회복에도 긍정적인 영향을 준다고 알려져 있다. HMB가 근육량과 근력을 증가시키는 기전에는 류신이 mTOR 신호전달 경로를 통해 단백질 합성을 자극하는 긍정적인 효과, 운동에 의한 단백질 분해 감소, 그리고 근세포막의 강도 증가를 통한 운동 스트레스로부터의 근육 손상 저항 등이 포함된다. 하단에 인용된 체계적 문헌 고찰에서는, HMB 보충이 저항성 운동과 병행될 경우 근손상 지표를 감소시키고, 급성 면역 반응과 내분비 반응을 증진시키며, 훈련으로 유도된 근육량과 근력 증가를 향상시킬 수 있다고 결론지었다. 또한 고강도 인터벌 트레이닝과 함께 사용할 경우 HMB 보충은 유산소 체력 지표도 개선시킬 수 있는 것으로 보고되었다.

추가 참고문헌

1. Baptista IL, Silva WJ, Artioli GG, et al. Leucine and HMB differentially modulate proteasome system in skeletal muscle under different sarcopenic conditions. *PLoS One*. 2013;8(10):e76752.
2. Fitschen PJ, Wilson GJ, Wilson JM, et al. Efficacy of β-hydroxy-β-methylbutyrate supplementation in elderly and clinical populations. *Nutrition*. 2013;29(1):29-36.
3. Gonzalez AM, Fragala MS, Jajtner AR, et al. Effects of β-hydroxy-β-methylbutyrate free acid and cold water immersion on expression of CR3 and MIP-1β following resistance exercise. *Am J Physiol Regul Integr Comp Physiol*. 2014;306(7):R483-R489.
4. Kraemer WJ, Hatfield DL, Volek JS, et al. Effects of amino acids supplement on physiological adaptations to resistance training. *Med Sci Sports Exerc*. 2009;41(5):1111-1121.
5. Molfino A, Gioia G, Rossi Fanelli F, et al. Beta-hydroxy-beta-methylbutyrate supplementation in health and disease: a systematic review of randomized trials. *Amino Acids*. 2013; 45(6):1273-1292.
6. Nissen S, Sharp R, Ray M, et al. Effect of leucine metabolite beta-hydroxy-beta-methylbutyrate on muscle metabolism during resistanceexercise training. *J Appl Physiol (1985)*. 1996;81(5):2095-2104.
7. Portal S, Eliakim A, Nemet D, et al. Effect of HMB supplementation on body composition, fitness, hormonal profile and muscle damage indices. *J Pediatr Endocrinol Metab*. 2010;23(7):641-650.
8. Silva VR, Belozo FL, Micheletti TO, et al. β-Hydroxy-β-methylbutyrate free acid supplementation may improve recovery and muscle adaptations after resistance training: a systematic review. *Nutr Res*. 2017;45:1-9.
9. Willems ME, Sallis CW, Haskell JA. Effects of multi-ingredient supplementation on resistance training in young males. *J Hum Kinet*. 2012;33:91-101.
10. Wilson JM, Lowery RP, Joy JM, et al. The effects of 12 weeks of betahydroxy-beta-methylbutyrate free acid supplementation on muscle mass, strength, and power in resistance-trained individuals: a randomized, doubleblind, placebo-controlled study. *Eur J Appl Physiol*. 2014;114(6):1217-1227.

서 합성 가능한 비필수 아미노산으로 분류된다(2장). 또한 아미노산은 분지사슬 아미노산(branched-chain amino acid, BCAA)과 비분지사슬 아미노산으로 나눌 수 있다(표 10-4). 필수 아미노산은 근육 단백질 합성의 주요 자극인자로 작용하며, 비필수 아미노산의 기여는 상대적으로 미미한 것으로 보고된다.[10,152,169] 아울러, 아미노산은 산화의 기질로서 ATP 생성에 기여하는 기능 외에도, BCAA 중 특히 류신은 골격근 단백질 합성을 가장 강력하게 자극하는 아미노산으로 밝혀져 있다.[68] 따라서 보충제의 목적이 제지방량의 증가 또는 유지에 있는 경우, 단백질 보충제에 필수 아미노산과 BCAA를 포함시키는 것이 중요할 수 있다.

단백질 보충제의 종류

보충제에는 다양한 유형의 단백질이 포함되어 있으며, 일부는 서로 조합되어 사용되기도 한다. 모든 보충제, 특히 단백질 보충제의 경우, 해당 제품이 고품질이며 금지된 성분이

표 10-4 아미노산의 종류

필수 아미노산(Essential)	비필수 아미노산(Nonessential)
Histidine	Alanine
Isoleucine (BCAA)	Arginine
Leucine (BCAA)	Asparagine
Lysine	Aspartic acid
Methionine	Cysteine
Phenylalanine	Glutamic acid
Threonine	Glutamine
Tryptophan	Glycine
Valine (BCAA)	Proline
	Serine
	Tyrosine

※ BCAA: 분지사슬 아미노산(branched-chain amino acid).

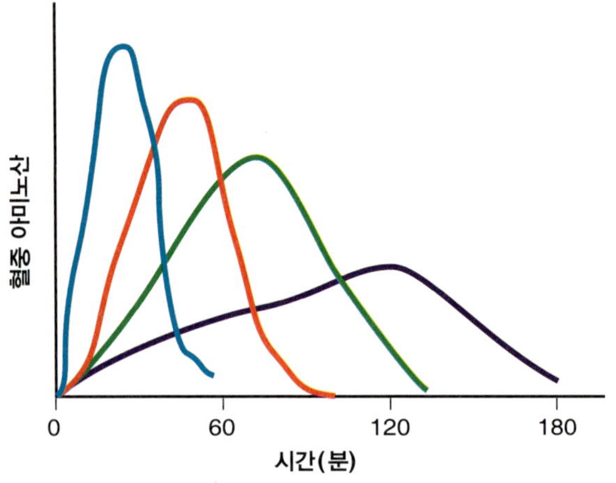

그림 10-5 다양한 단백질의 혼합 섭취는 혈중 아미노산 농도의 지속 시간을 연장하여 조직 복구 및 재형성에 활용될 수 있는 아미노산의 이용 가능성을 높이는 데 널리 사용되고 있다. 이 그림은 단백질 보충제의 형태에 따라 섭취 후 혈중 아미노산이 나타나는 속도에 근거하여 0분부터 180분까지의 이론적인 농도 곡선을 나타낸 것이다. 자유 아미노산 및 단백질 분리물 섭취 후의 혈중 아미노산 농도는 *파란색 선*으로, 유청 단백질은 *빨간색 선*, 대두 단백질은 *초록색 선*, 그리고 카제인 단백질은 *보라색 선*으로 표시되어 있다.

포함되어 있지 않은지를 평가하는 과정이 필요하다. 이는 약물 검사를 받는 운동선수에게 특히 중요하다.[93] 자유 아미노산, 아미노산 분리물, 그리고 분지사슬 아미노산(BCAA)은 혈중 아미노산 농도를 증가시켜 조직, 특히 운동으로 인해 회복 및 재건이 필요한 골격근에 의해 효과적으로 활용될 수 있다. 아미노산 분리물은 단백질, 예를 들어 유청과 같은 원천으로부터 성분을 분리하여 제조되며, 이는 유당, 콜레스테롤, 지방 함량이 낮고 단백질 함량이 약 90%에 이르는 고농축 아미노산 원천이 된다. 유청, 대두, 카제인은 보충제에 사용되는 대표적인 단백질 원천이며, 이 중 유청 단백질이 가장 널리 사용된다. 유청 단백질은 항염증과 같은 생리적 활성이 뛰어나고, 류신 함량이 높으며, 빠르게 흡수되어 혈중 아미노산 농도를 급격히 증가시키며, 대부분의 다른 단백질 보충제보다 근육 단백질 합성을 더욱 뚜렷하게 증가시키는 것으로 나타난다. 대두 단백질은 모든 필수 및 비필수 아미노산을 포함하는 완전 단백질로, 식물 기반의 운동 식단에서 일반적으로 사용된다. 대두 단백질은 유청 단백질보다 혈중 아미노산 농도 상승 속도는 느리지만, 유청 단백질 섭취 효과가 정점에 도달한 이후에도 그 농도를 유지하는 데 기여한다. 카제인 단백질은 우유 단백질의 80% 이상을 차지하며, 섭취 시 혈중 아미노산 농도를 수 시간에 걸쳐 서서히 증가시킴으로써 장시간에 걸쳐 아미노산 가용성을 유지하는 데 유리하다. 이러한 혈중 아미노산 농도의 지속성은 운동 후 회복 과정에서 중요할 수 있다. 유청, 대두, 카제인 단백질 섭취에 따른 아미노산 농도의 시간적 변화는 그림 10-5에 제시되어 있으며, 이 세 가지 단백질 유형을 모두 활용하는 전략은 조직 복구와 재형성을 위해 혈중 아미노산의 이용 가능 시간을 연장하고자 하는 목적으로 널리 사용되고 있다.[125]

식이 지방

식이 지방은 신체에 에너지를 공급하고, 단열 및 체온 조절에 기여하며, 세포 기능과 관련된 광범위한 생리적 과정에 깊이 관여한다. 지방은 신체가 필요로 하는 필수 비타민의 흡수를 도우며, 스테로이드 호르몬 합성의 전구체 역할을 하고, 세포막 구조의 구조적 안정성을 유지하는 데 핵심적인 역할을 한다. 식이 지방은 건강 유지에 필수적일 뿐만 아니라, 운동 수행에도 중요한 역할을 한다. 일반적으로 지방이 운동 중 에너지 공급원으로 작용한다는 점은 잘 알려져 있으나, 회복과 전반적인 건강 측면에서의 중요성은 상대적으로 덜 강조되어 왔다. 식이 지방에는 여러 종류가 있으나,

속성 검토

- 단백질 섭취량의 상위 권장 범위인 전체 섭취 열량의 25~35%는 근육 및 결합조직의 보다 최적화된 회복을 가능하게 할 수 있다.
- 운동 중 단백질 대사의 증가와 골격근량의 유지 또는 증가 필요로 인해, 운동선수의 단백질 요구량은 일반인보다 높아질 수 있다.
- 지구력 운동선수의 권장 섭취량은 1.2~1.4 $g \cdot kg^{-1} \cdot d^{-1}$, 근력 운동선수는 1.4 $g \cdot kg^{-1} \cdot d^{-1}$ 이상으로, 이는 일반인의 권장 섭취량(RDA)인 0.8 $g \cdot kg^{-1} \cdot d^{-1}$보다 높지만, 운동선수의 총 에너지 섭취 증가를 통해 충족될 수 있다.
- 저항성 운동 세션 직전부터 운동 후 수 시간까지의 비교적 긴 시간 동안은 단백질 합성을 증가시킬 수 있는 기회의 창으로 간주되며, 이 시기에 보충제를 섭취하는 것이 효과적일 수 있다. 다만, 보충제가 제지방량을 증가시키는지에 대한 입증을 위해서는 장기적인 훈련 연구가 필요하다.
- 탄수화물과 단백질을 함께 포함한 보충제는 지구력 활동 후 회복을 촉진하고 지구력 운동선수의 근육량 유지를 돕는 데 효과적일 수 있다.
- 류신을 포함한 필수 아미노산과 분지사슬 아미노산(BCAA)은 단백질 합성을 자극하는 요소이므로, 이들을 단백질 보충제에 포함시키는 것이 중요할 수 있다.

많은 천연 식품 공급원은 분자 구조에 따라 두 가지 유형으로 분류할 수 있다. 포화 지방과 불포화 지방이다. 식이 지방의 양질 공급원으로는 올리브유, 코코넛 오일, 유제품, 계란, 동물성 단백질, 치아시드, 견과류, 해산물, 아보카도, 다크 초콜릿 등이 있다.

트리글리세라이드는 지질 또는 지방이라 불리는 주요 다량 영양소 그룹에 속하는 대표적인 형태이며, 혈류 내에서 가장 풍부하게 존재하는 지질은 자유 지방산이나 콜레스테롤이 아닌 트리글리세라이드이다. 또한 트리글리세라이드는 식품 내에서 가장 일반적으로 발견되는 지방의 형태이기도 하다. 트리글리세라이드는 글리세롤 골격에 세 개의 지방산이 결합된 구조로 이루어져 있다(2장 참조). 트리글리세라이드는 잠재적인 에너지원으로서 가치가 크기 때문에, 혈중을 순환하던 트리글리세라이드는 혈액으로부터 흡수되어 지방세포뿐 아니라 근육을 포함한 다양한 조직에 저장된다. 지방세포 및 근육 섬유 내에 존재하는 효소인 **리파아제(lipase)**는 지방산을 글리세롤 골격으로부터 가수분해하여 분리함으로써 '자유 지방산'을 생성한다. 이 자유 지방산은 안정 시 및 저강도 운동 중 대사의 주요 기질로 사용된다. 지방산에는 여러 종류가 있으며(2장 참조), 지방산 유형 간의 주요한 차이는 각 지방산 내 탄소 원자들이 가능한 최대 수의 수소 원자와 결합되어 있는지의 여부에 있다. 탄소 원자가 최대 수의 수소 원자와 결합되어 있다면, 해당 지방산은 포화 지방산으로 분류되며, 그렇지 않다면 불포화 지방산으로 간주된다.

불포화 지방과 포화 지방의 건강 및 수행능력에 대한 역할

식이 지방, 특히 전체 식품에서 유래한 지방은 건강과 운동 수행능력에 강력한 영향을 미친다. 과거에는 식이 지방이 건강에 미치는 영향에 대한 정보에 근거하여 지방 섭취를 줄이는 것이 일반적인 경향이었으나, 최근 *Science*지에 발표된 종합 리뷰에서 언급된 바와 같이, 적절히 구성된 저탄수화물 식이요법의 사용으로 이러한 관점은 점차 변화하고 있다.[83] 그러나 최근 연구에 따르면, 지방은 최적의 건강을 위해 필수적일 뿐만 아니라, 운동선수들이 주요 에너지원으로 활용하거나 회복을 돕기 위한 수단으로도 사용되고 있다. 이로 인해 식이 지방에 대한 제한은 감소하고 있으며, 대신 지방의 유형과 운동선수 식단의 전반적인 영양 구성(profile)을 고려하여, 해당 다량영양소가 건강과 수행능력에 어떤 영향을 미치는지를 평가하는 접근이 강조되고 있다.[36,37,83,98,154]

건강과 관련하여, 불포화 지방산의 전체 식품 섭취를 증가시키는 것은 대사 건강의 향상, 혈압 조절의 개선, 심혈관계 질환, 심장 질환, 그리고 일부 암의 위험 감소와 연관되어 있다. 불포화 지방은 화학 구조에 따라 단일불포화 지방산과 다중불포화 지방산으로 세분화된다. 단일불포화 지방산은 탄소 분자 간에 하나의 이중 결합을 포함하며, 다중불포화 지방산은 두 개 이상의 이중 결합을 포함한다. 단일불포화 지방산의 주요 공급원으로는 올리브유, 카놀라유, 땅콩기름, 아보카도 등이 있으며, 다중불포화 지방산은 견과류, 씨앗류, 식물성 기름에서 풍부하게 제공된다.

오메가-3 및 오메가-6 지방산

불포화 지방산에는 식이를 통해 반드시 섭취해야 하는 필수 지방산이 포함되며, 대표적으로 **오메가-3(omega-3)**와 **오메가-6(omega-6)**가 있다. 오메가-3와 오메가-6 지방산은 다중불포화 지방산으로 분류되며, 그 명칭은 지방산의 오메가 말단으로부터 첫 번째 이중 결합이 위치한 탄소의 위치에 따라 명명된다(그림 10-6). 이 두 지방산은 인체 내에서 자연적으로 합성되지 않으므로, 반드시 식사를 통해 섭취해야 한다. 풍부한 공급원으로는 식물성 기름(예: 해바라기유, 대두유)과 어류(특히 연어, 송어 등)가 있다. 어류 및 어유(fish oil)의 섭취, 그리고 오메가-3 및 오메가-6 지방산의 건강상 이점에 대해서는 논란이 존재하며, 이들이 심혈관 보호 효과를 제공하는지에 대해서는 다양한 체계적 고찰에서 상이한 결론이 제시된 바 있다.[44,160,161] 이에 대해 미국심장협회(American Heart Association)는 다음과 같은 입장을 발표하였다.[137]

> 최근의 무작위 대조군 연구(RCT) 결과는 오메가-3 보충제가 임상적 심혈관 질환(CVD) 사건을 예방하는 데 미치는 이점에 대해 의문을 제기하였으나, 최근 심근경색(MI)을 포함한 관상동맥 질환(CHD)이 있는 환자에 대한 권고는 본질적으로 변경되지 않았다. 이들 환자에 대해 오메가-3 다가불포화지방산(PUFA) 보충제를 이용한 치료는 합리적인 접근으로 간주된다. 해당 임상 집단에서 관상동맥 질환 사망률이 10% 정도라도 감소할 수 있다면, 비교적 안전한 치료법으로서 그 타당성이 충분히 입증된다. 또한 좌심실 기능이 보존되지 않은 심부전 환자에 대해서는 사망률 및 입원율을 약 9% 감소시키는 것으로 보고된 대규모 RCT 결과를 근거로, 오메가-3 보충제 치료를 권장하고 있다. 반면, 당뇨병 또는 당뇨병 전단계 환자에 대해서는 관상동맥 질환 예방 목적으로 오메가-3 보충제를 사용할 것을 권장하지 않으며, 심혈관 질환 위험이 높은 환자군에 대해서는 전문가들 사이에서도 일치된 권고가 도출되지 않았다. 또한 심혈관 질환 고위험군과 재발성 심방세동(AF) 환자에서 뇌졸중(stroke) 1차 예방을 위한 치료도 권고되지 않는다. 현재까지 관상동맥 질환, 심부전, 심방세동의 1차 예방과 관련된 RCT는 보고되지 않았기 때문에, 해당 적응증에 대해서는 공식적인 권고를 제시할 수 없다. 다만, 이러한 적응증에 대한 오메가-3 PUFA(다가불포화지방산, polyunsaturated fatty acids) 보충 효과를 평가하기 위한 임상적 심혈관 질환 지표를 포함한 RCT들이 현재 진행 중이며, 향후 권고안 수립에 기초 자료가 될 수 있을 것으로 기대된다.

개별 연구들에서는 오메가-3 보충의 이점이 일부 확인되었으며, 특히 운동선수 집단에서는 염증 감소 효과에 대한 관심이 높아지고 있다. 오메가-3 및 오메가-6 지방산의 식이 섭취는 건강상의 여러 이점과 연관되어 있으며, 특히 심혈관

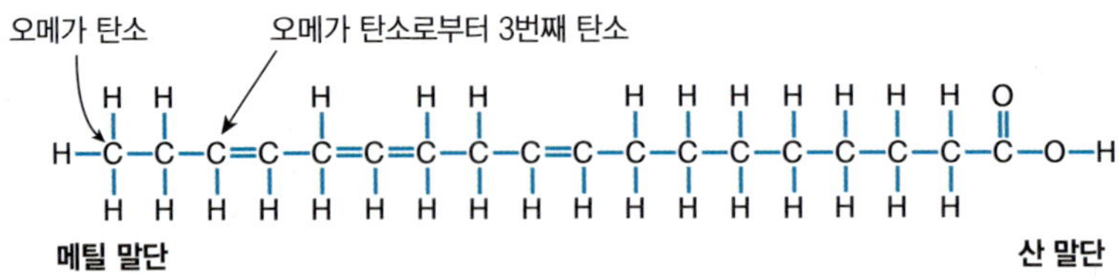

오메가-3 지방산 리놀레산

오메가 탄소

오메가 탄소로부터 6번째 탄소

메틸 말단

산 말단

오메가-6 지방산 리놀레산

그림 10-6 오메가-3 및 오메가-6 지방산은 지방산 내 탄소 사이의 첫 번째 이중 결합 위치에 따라 명명된다. 오메가-3 지방산은 오메가 말단(지방산의 메틸기 말단)에서부터 세 번째 탄소 사이에, 오메가-6 지방산은 여섯 번째 탄소 사이에 각각 첫 번째 이중 결합이 위치한다. 여기서 오메가 탄소(omega carbon)는 메틸 말단에서 시작하는 첫 번째 탄소를 의미한다.

계 질환의 위험 감소 및 일부 암의 발생 위험 감소와 관련이 있다.[134,166] 심혈관 건강 개선은 혈압 감소, 혈전 형성 억제, 부정맥 감소 등의 형태로 나타나며, 이는 특히 심혈관 질환 병력이 있는 사람들에게서 더욱 두드러진다.[63,102,103,106,107] 또한 오메가-3 지방산은 유방암 및 대장암 위험 감소와 약한 연관성을 보이는 것으로 보고된 바 있다.[58] 그러나 메타분석 및 체계적 문헌 고찰에서는 오메가 지방산 섭취와 심혈관 질환 및 특정 암의 위험 감소 사이의 인과 관계가 뚜렷하지 않으며, 그 효과가 제한적이고 결정적이지 않다는 점이 지적된다.

오메가-3와 오메가-6 지방산은 성장 및 세포 복구 과정에 밀접하게 관여하기 때문에, 운동선수에게 특히 중요한 영양소로 간주된다. 운동으로 인한 조직 손상은 운동 후 신체의 적응 반응 중 하나이며, 다양한 회복 전략들은 이러한 손상의 영향을 줄이거나 회복을 촉진하는 데 초점을 맞추고 있다. 오메가-3와 오메가-6 지방산은 이러한 복구 및 회복 과정에 관여한다. 연구에 따르면, 서구식 식단은 오메가-6 지방산이 과다한 반면 오메가-3 지방산의 섭취는 부족한 경향이 있다. 오메가-3의 주요 공급원인 도코사헥사엔산(DHA)과 에이코사펜타엔산(EPA)은 체내 염증 반응 조절뿐만 아니라 중추신경계 기능 유지에도 중요한 역할을 한다. 이처럼 필수 지방산들이 관여하는 전신적 효과는, 운동선수의 건강과 회복을 위해 오메가-3와 오메가-6 지방산을 적절히 섭취하는 것이 필수적임을 시사한다.[129]

포화 지방은 일반적으로 '해로운 지방'으로 분류되기도 하지만, 인체 내에서 매우 기능적이고 필수적인 역할을 수행한다. 불포화 지방산과 마찬가지로 포화 지방산에도 다양한 종류가 존재하며, 이들 각각은 건강과 운동 수행능력 향상에 기여할 수 있다. 포화 지방산은 세포막 구조의 구성 성분이며, 면역 기능 유지와 더불어 비타민 A, D, K와 같은 지용성 비타민의 흡수를 돕는다. 이러한 기능은 운동선수가 회복 과정 중 조직을 효과적으로 복구하기 위해 반드시 필요하다. 반대로 포화 지방의 섭취가 지나치게 적을 경우, 피부 건강 저하, 성장 장애, 그리고 여러 질환의 위험 증가로 이어질 수 있다. 역사적으로는 포화 지방의 과도한 섭취가 건강 문제를 유발할 수 있다는 점이 강조되어 왔으며, 특히 첨가당, 트랜스지방, 또는 저품질 식품과 함께 섭취될 경우 이러한 위험이 더욱 증가하는 것으로 보고되었다. 그러나 이러한 연관성은 건강 문제의 원인이 반드시 포화 지방 자체라기보다는, 함께 섭취되는 낮은 영양 밀도의 식품 때문일 가능성도 제기되고 있다. 또한 일부 연구에서는 개인에 따라 포화 지방을 잘 대사할 수 있는 경우도 있는 반면, 모든 사람에게 주요 지방 공급원으로 적합한 것은 아님을 시사한다. 따라서 식단 내 포화 지방 섭취량은 개인의 건강 상태와 생리적 특성을 고려하여 결정되어야 한다. 포화 지방이 풍부한 식품 중 건강한 선택지로는 코코넛 오일, 풀을 먹인 유기농 동물성 단백질, 유제품 등이 있다. 그러므로 운동선수의 건강한 식단 내에서도 포화 지방은 포함될 수 있으며, 전체 다량영양소 조성과 식품의 질을 함께 고려해야 한다.

식이 지방을 식단에 적절히 포함시키는 데 따르는 과제

트랜스 지방(trans fat)은 신체 내에서 자연적으로 생성될 수 있으나, 일반적으로 가공 식품에서 발견되는 트랜스 지방은 화학적으로 변형된 인공 트랜스 지방이다. 트랜스 지방의 가장 흔한 형태 중 하나는 부분 수소화유(partially hydrogenated oil)이며, 이는 여러 포장 식품이나 고도로 가공된 식품, 제과류에 포함되어 있다. 제빵류, 감자칩 또는 전자레인지용 팝콘과 같은 간식류, 마가린, 지방 대체품, 대량 생산된 튀김류 등에 자주 사용되며, 이는 풍미 및 유통 기한을 향상시키기 위한 목적 때문이다. 그러나 이러한 지방은 대사 건강과 콜레스테롤 대사에 즉각적인 부정적 영향을 미치며, 여러 만성 질환의 위험을 증가시킬 수 있다[32]. 이에 따라 트랜스 지방은 극소량으로 제한하거나 섭취를 최소화하는 것이 권장된다.

식이 지방 섭취를 줄이는 것이 긍정적으로 평가되는 경우도 많으나, 총 지방 섭취량이 지나치게 낮을 경우 여러 생리적 문제가 발생할 수 있다. 저지방 식단이나 포화 지방을 다불포화 지방으로 대체한 식단은 안정 시 테스토스테론(testosterone) 수치를 13~20% 감소시키는 것으로 보고되었다.[152] 테스토스테론은 스테로이드 호르몬이며, 콜레스테롤이라는 지질 전구체로부터 합성되며, 근육 단백질 합성의 강력한 자극 인자이기도 하다. 이에 따라 일부 전문가들은 근력 운동 선수들이 총 섭취 열량의 15~20%를 지방으로 섭취할 것을 권장하며, 이 중 일부는 포화 지방을 포함해야 한다고 제시하고 있다. 저탄수화물 식단의 활용이 증가하는 상황에서, 해당 식단은 건강과 운동 수행 모두에 최적화될 수 있도록 적절히 구성되어야 한다(글상자 10-11). 현재 미국의 2015~2020년 식이 지침은 총 지방이 전체 식단의 20~35%를 차지할 것을 권장하고 있으며, 이 중 포화 지방은 10% 미만, 그리고 트랜스 지방은 가능한 한 적게 섭취할 것이 제시되어 있다.

고지방 식이와 지구력 능력

최근 에너지 생성에 있어 지방 저장량에 대한 의존도를 높이고, 탄수화물 공급에 대한 의존도를 낮추려는 식단이 운동 분야에서 점차 확산되고 있으며, 이는 특히 지구력 및 초지구력 기반 스포츠에서 두드러진다. 고지방, 탄수화물 제한, 중등도 단백질 기반 식단이나 잘 구성된 케토제닉 식단은 전통적인 식사 방식과는 다른 접근으로, 식단의 주된 에너지원이 지방 함량이 높은 전체 식품에서 유래한다. 운동선수를 대상으로 한 일반적인 케토제닉 식단은 총 에너지 섭취의 약 60~70%를 지방, 5~15%를 탄수화물, 15~25%를 단백질로 구성하지만, 이 비율은 운동선수 개인의 특성과 훈련 주기에 따라 개별화된다. 인체는 글리코겐 형태의 탄수화물로 약 2,000 kcal의 에너지를 저장할 수 있는 반면, 체지방이 적은 사람조차도 지방 형태로 약 40,000 kcal의 에너지를 보유하고 있다. 따라서 케토제닉 식단을 따를 경우, 운동선수는 탄수화물 이용에 대한 요구를 줄이고, 지방을 주요 에너지원으로 전환할 수 있다. 이러한 식단은 지방 산화를 촉진하는 효소적 적응을 유도하며, 고탄수화물 식단을 장기간 섭취한 운동선수와 비교하여 동일한 운동 강도에서 지방을 더 효과적으로 동원 및 산화할 수 있게 한다. 한 주요 연구에서는 고탄수화물 식단을 장기적으로 유지한 엘리트 초지구력 운동선수들과 고지방 식단을 장기간 유지한 엘리트 초지구력 운동선수들을 비교하였다. 모든 참가자들은 해당 식단을 6개월 이상 유지하였으며, 고지방 식단 그룹은 70% $\dot{V}o_{2max}$ 강도에서 고탄수화물 식단 그룹에 비해 거의 2배에 달하는 지방을 산화한 것으로 보고되었다. 이 연구는 식이 패턴에 따른 대사적 차이를 명확히 제시하였으나, 운동 수행능력은 평가되지 않았기 때문에, 케토제닉 식단이 초지구력 경기에서 수행능력에 미치는 영향은 아직 명확하지 않다.[154]

케토제닉 식단은 에너지 이용 가능 시간을 연장시킨다. 연구에 따르면, 이 식단은 체중 조절 향상, 체성분 개선, 파워-체중 비율 증가, 산화 스트레스 관리 능력 향상 등에 긍정적인 영향을 줄 수 있다.[98] 최근에는 회복 과정에 대한 효과도 연구되고 있으며, 이 중점은 지방 대사에 의해 생성되는 에너지 대사산물인 케톤체가 보다 '깨끗한(cleaner)' 에너지원으로 작용할 수 있는지에 대한 것이다. 케톤은 운동 중 조직 손상을 덜 유발하고, 제지방조직의 보존을 돕는 항이화작용을 보일 수 있다. 이러한 효과는 케토제닉 식단을 일상적으로 따르는 운동선수에게 독특한 회복 과정이 가능함을 시사한다.[73] 추가적으로, 케톤의 신경 보호 효과에 대한 연구도 진행되고 있다. 동물 연구에서는 케톤이 신경 보호 특성을 나타내는 것으로 보고되었으나, 이러한 효과가 인간에게도 적용되는지는 아직 명확히 밝혀지지 않았다.[86] 잘 구성된 케토제닉 식단을 지속적으로 따를 경우, 혈중 케톤 수치가 상승하는 영양적 케토시스 상태에 도달할 수 있다. 이 상태는 뇌 기능에 깊은 영향을 미칠 수 있는 것으로 나타났지만, 이것이 인지 기능, 신경 건강, 전반적인 건강 및 운동 수행능력에 어떤 영향을 미치는지에 대해서는 추가적인 연구가 필요하다.

이 식단은 대사 효율성의 독특한 변화를 유도하는 것으로 나타났으나, 실제 수행능력에 미치는 영향은 아직 명확히 밝혀지지 않았다. 연구 결과들은 지구력 성능 지표에 대해 긍정적인 영향, 부정적인 영향, 그리고 무영향 등 상반된 결과를 보고하고 있다.[51,56,117] 단기 연구에서, 고지방 섭취가 6일 미만으로 지속될 경우, 일반적인 수준을 초과하는 지방 섭취(즉, 총 일일 열량 섭취의 55~85%)는 지구력 성능뿐만 아니라 최대 산소 섭취량($\dot{V}o_{2max}$)의 95%를 초과하는 고강도 운동 수행에도 부정적인 영향을 미치는 것으로 나타났다.[51] 이러한 연구들은 고탄수화물 식단과 비교했을 때, 운동 수행 지표가 약 10~30% 감소하는 결과를 보여주었다.[95] 반면, 고지

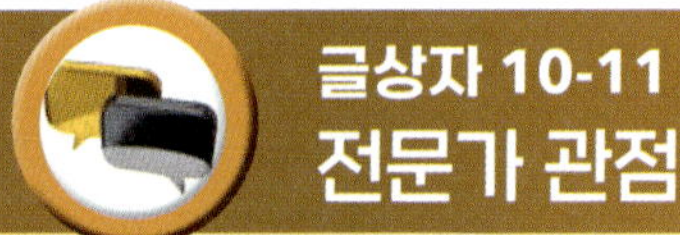

글상자 10-11 전문가 관점

케토제닉 식이요법의 구성

Jeff S. Volek, PhD, RD
교수
오하이오 주립대학교 인간과학부
오하이오주 콜럼버스

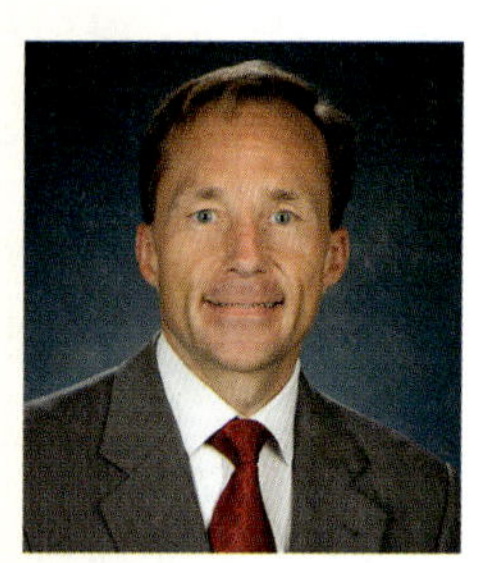

안전하고 효과적이며 기호성이 높고 지속 가능한 케토제닉 식이요법을 설계하려면 몇 가지 중요한 원칙에 대한 고려가 필요하다. 케토제닉 식단의 주요 구성 요소 대부분은 기존의 통념과 상반되거나 일반적인 보건의료 체계 내에서는 잘 알려져 있지 않다. 케토제닉 식단의 핵심은 영양학적 케토시스(nutritional ketosis) 상태를 유도하는 데 있으며, 이는 혈중 케톤 농도 0.5~5.0 mM의 범위로 정의된다. 이 범위가 안정적으로 유지되고 있는지를 확인하기 위해 혈중 케톤 농도를 정기적으로 측정할 것이 권장된다. 케토시스를 결정짓는 주요 식이 요인은 탄수화물과 단백질이며, 그 외 식품 성분들도 조절 효과를 가질 수 있다. 영양학적 케토시스를 유도하기 위해 필요한 탄수화물 제한 수준은 개인 및 환경 요인에 따라 달라지지만, 대부분의 경우 50 $g \cdot d^{-1}$ 미만이 요구된다. 단백질 섭취 또한 케토시스에 큰 영향을 미친다. 단백질을 과잉 섭취하면 케토시스를 유도하지 못하며, 반대로 단백질이 지나치게 부족하면 식단 유지가 어려워지고 근육량과 기능 손실이 발생할 수 있다. 따라서 케토제닉 식단은 단백질 섭취가 지나치게 낮거나 높지 않도록 설계해야 하며, 적절한 단백질 섭취량은 기준 체중 기준 1.2~2.0 $g \cdot kg^{-1} \cdot d^{-1}$이다. 기준 체중은 비만인의 단백질 과다 처방을 방지하기 위해 사용된다. 유칼로리 상태의 케토제닉 식이요법에서 이 단백질 수준은 "일일 열량 섭취의 약 15~20%"에 해당하며, 이는 미국인의 평균 단백질 섭취 수준과 유사하다. 지방 섭취는 포만감이 느껴질 때까지 섭취하는 것이 권장된다. 과체중인 사람이 영양학적 케토시스 상태에 들어가면, 지방조직의 분해를 통해 생성된 지방산과 케톤체가 뇌를 포함한 전신에 에너지를 공급함으로써 총 칼로리 섭취가 자연스럽게 감소한다. 이로 인해 저지방 식단보다 더 적은 노력으로 체지방 감소가 가능하다.

체중을 유지할 경우의 장기적 케토제닉 식단은 본질적으로 고지방 식단이 되며, 저열량(저칼로리) 케토제닉 식단에서는 식이 지방 섭취가 줄어들지만, 저장된 체지방이 에너지 소모에 더 많이 기여하게 되어 세포 수준에서는 여전히 '고지방' 식단으로 간주된다. 체격이 크거나 매우 활동적인 사람의 경우 지방 섭취량이 300 $g \cdot d^{-1}$을 초과할 수 있다. 이때는 지방의 총량보다는 지방의 유형과 품질이 더 중요하다. 케토제닉 식단에서 지방의 주요 기능은 에너지원으로 작용하고, 식사의 기호성과 포만감을 높이며, 일부 필수 지방산을 공급하는 것이다. 다불포화 지방산은 필수적이지만, 그 필요량은 지용성 비타민 수준으로 매우 적고, 특히 체중 유지 중인 케토제닉 식단에서는 고함량 섭취가 잘 견디지 못한다. 이 점에서 포화 지방과 단일불포화 지방은 세포 연료로서 가장 적합하며, 총 지방 섭취량의 대부분을 차지해야 한다. 케토제닉 식단에서 포화 지방의 적극적인 활용은 기존 식이지침과 정면으로 충돌하지만, 과학적 근거와 일치하지 않는 기존 지침이 최근 강하게 재검토되고 있다. 몇몇 연구에서는 케토제닉 식단 내에서 포화 지방 섭취가 증가하더라도, 체내 포화 지방 축적이나 만성 질환 위험 인자와의 연관성이 나타나지 않음을 보고했다. 또한 장쇄 오메가-3 지방산인 이코사펜타엔산(EPA)과 도코사헥사엔산(DHA)의 섭취도 중요하다. 이는 연어, 정어리 등 지방이 풍부한 생선을 주 2회 이상 섭취하거나, EPA와 DHA를 함유한 보충제를 통해 달성할 수 있다.

영양학적 케토시스를 유도하는 잘 구성된 케토제닉 식단은 거시영양소의 비율뿐 아니라, 미량영양소와 전해질의 균형에 대한 고려도 필요하다. 이 중 가장 중요한 것은 나트륨이다. 수십 년 동안 나트륨은 고혈압 및 심혈관 질환의 위험 요인으로 여겨져 왔고, 여러 보건 기관은 지속적으로 나트륨 섭취 제한을 권장해왔다. 그러나 최근의 여러 대규모 연구들은 이러한 지침의 신뢰성에 의문을 제기하고 있다. 10만 명 이상을 대상으로 한 국제적 연구에서는, 공식 권장량 수준의 낮은 나트륨 섭취가 오히려 심혈관 사건 및 사망률 증가와 연관된 것으로 나타났다. 케토제닉 식단을 따르는 사람에게 낮은 나트륨 섭취는 특히 문제가 된다. 케토제닉 상태 또는 단식 시 인슐린 수치는 감소하고, 케톤 수치는 증가하며, 이는 나트륨 배설 증가를 유도한다. 나트륨이 빠르게 배출되면 체액량도 함께 감소하게 되며, 이로 인해 현기증, 실신, 피로, 변비, 두통 등의 증상이 나타난다. 이를 통칭하여 케토 플루라 부른다. 나트륨과 체액 손실은 알도스테론, 코르티솔, 에피네프린의 증가로 대표되는 부신 스트레스 반응을 유발한다. 알도스테론은 신장에서 나트륨 재흡수를 촉진하여 균형을 회복하려 하지만, 동시에 칼륨 손실을 가속화시킨다. 음성 칼륨 균형은 근육 경련, 불규칙한 심장 박동, 신경근 기능 장애, 근육량 감소 등 다양한 부정적 영향을 초래할 수 있다. 케토제닉 식단에서 추가로 필요한 나트륨의 정확한 양은 여러 요인에 따라 달라지지만, 일반적인 권장량인 2.3 $g \cdot d^{-1}$은 케토시스 상태를 고려하지 않은 수치로, 더 이상 신뢰하기 어렵다. 일반적인 지침으로, 일반적으로 하루 3 g의 나트륨을 섭취하는 사람이라면, 추가로 1~2 g을 더 섭취하여 총 4~5 $g \cdot d^{-1}$의 나트륨 섭취량을 유지하는 것이 적절한 출발점이 될 수 있다.

방 섭취가 7일 이상 지속된 장기 연구들에서는 혼합된 결과가 보고되었다.[54] 보다 구체적으로, 중강도 운동($\dot{V}o_{2max}$의 80% 미만)에서는 지구력 성능이 향상된 반면, 고강도 운동($\dot{V}o_{2max}$의 80% 초과)에서는 고지방 식단 섭취 이후 성능이 감소하는 것으로 나타났다. 일부에서는 다음과 같은 식이 전략을 제안하고 있다. 경기 수 주에서 수개월 전부터 고지방 식단을 지속적으로 섭취하여 지방 대사 능력을 향상시키고, 이후 내구력 경기를 며칠 앞두고 탄수화물 섭취를 증가시키는 방식이다. 이 식이 전략의 목적은 운동 중 지방 대사를 증가시켜 근육 글리코겐을 절약하고, 동시에 근육 내 글리코겐 저장량을 증가시키는 것이다. 이 두 가지 대사적 적응은 지구력 수행능력을 향상시킬 수 있을 것으로 추정된다. 실험 결과, 최대 산소 섭취량($\dot{V}o_{2max}$)의 70% 강도에서 운동을 수행한 잘 훈련된 사이클리스트에게 있어, 이와 같은 식이 전략은 고탄수화물 식단에 비해 지방 대사율을 유의미하게 증가시키는 것으로 나타났다.[16] 그러나 시뮬레이션된 타임 트라이얼 수행 능력에서는 두 식이 간 유의한 차이가 나타나지 않았으며, 이는 해당 식이 전략이 운동 수행능력 향상에는 효과가 없었음을 시사한다. 만약 고지방 식단이 실제로 지구력 성능을 향상시킨다면, 이 식이 요법은 막대한 에너지를 소모하고 매우 높은 운동량을 장시간 수행해야 하는 초지구력 경기에서 가장 유익할 수 있다.

속성 검토

- 오메가-3와 오메가-6 지방산은 심혈관 질환 위험 감소 및 일부 암의 발생 위험 감소 등과 같은 건강상의 이점과 연관되어 있다. 그러나 이러한 질병 위험 감소와의 연관성은 그 크기가 작을 수 있으며, 명확한 결론을 내리기 위해서는 추가적인 연구가 필요하다.
- 정상적인 단백질 섭취를 유지하면서 탄수화물을 제한한 식단은 지방 대사에 대한 의존도를 증가시킬 수 있다.
- 추가적인 연구가 필요하긴 하지만, 적절히 구성된 저탄수화물 식단은 특히 초지구력 운동선수들 사이에서 내구력 경기 대비 전략으로 활용되어 왔다.

미량영양소

다량영양소는 신체에서 비교적 많은 양이 요구되는 영양소이다. 반면, **미량영양소(micronutrient)**는 신체에서 소량(mg 또는 μg 단위/일)만 필요로 한다. 비타민과 무기질은 이러한 미량영양소에 해당한다. 그러나 신체 내에 소량만 존재한다고 해서 그것이 생명 유지, 건강, 그리고 최적의 신체 수행능력 유지에 중요하지 않다는 의미는 아니다. 이후 섹션에서는 신체 수행능력과 가장 밀접하게 관련된 주요 미량영양소들에 대해 설명한다.

비타민

비타민은 유기화합물(탄소를 포함함)로, 효소 반응을 촉진하는 역할을 한다. 비타민 자체가 화학 반응을 직접적으로 유도하지는 않으며, 대사 반응에서 소모되거나 파괴되지도 않지만, 많은 효소 반응이 적절한 속도로 진행되기 위해서는 반드시 필요하다. 이러한 기능으로 인해, 비타민은 해당 효소 반응에서 보조인자로 분류된다. 비타민 결핍은 심각한 생리적 결과를 초래할 수 있으며, 이는 비타민의 중요성을 입증하는 근거가 된다. 예를 들어, 혈관의 구조적 안정성과 뼈 대사에 필수적인 비타민 C가 만성적으로 결핍되면, 괴혈병이 발생한다. 괴혈병의 증상은 다음과 같다. 잇몸 출혈, 피부 아래 모세혈관의 파열로 인한 점상출혈, 콜라겐 합성 부족으로 인한 추가적인 출혈, 골격근 및 심장근을 포함한 근육의 신경탈락, 치아 상실, 갈색의 거칠고 비늘 모양의 피부 등이 포함된다. 또한 비타민 C 결핍이 뼈 대사에 미치는 영향으로는 골다공증, 기형적 골 형성, 골절등이 나타날 수 있다. 이 모든 증상은 빈혈과 감염, 심지어는 대규모 내부 출혈에 의한 급사로 이어질 수 있다. 비타민 C 결핍과 관련된 다양하고 심각한 증상들은 이 미량영양소가 생리적 기능 전반에 매우 중요하며 생명 유지에 필수적임을 명확히 보여준다.

다량영양소와 마찬가지로, 일부 비타민은 권장 섭취량(recommended dietary allowance, RDA)이 정해져 있다. 한편, 충분 섭취량(adequate intake, AI)이 설정된 비타민도 있는데, 이는 권장 섭취량을 설정하기에 과학적 근거가 불충분할 때, 건강한 사람들의 평균 섭취량을 기준으로 산정된 값이다. 또한 대부분의 건강한 개인에게 안전한 것으로 보이는 **상한 섭취량(tolerable upper intake level, UL)**도 비타민에 대해 설정되어 있으며, UL을 초과하여 섭취할 경우 독성 증상과 건강 위험이 증가할 수 있다. 비타민은 그 용해성에 따라 두 가지 주요 하위 범주; 지용성 비타민과 수용성 비타민으로 분류된다.

지용성 및 수용성 비타민

지용성 비타민(fat-soluble vitamin)은 지방에 용해될 수 있다. 비타민 A, D, E, K가 주요 지용성 비타민이다. 이 비타민들은 지용성이므로 우리 몸의 지방조직에 다량 저장될 수 있다. 지용성 비타민의 결핍은 드문데, 이는 식사로 이러한 비타민을 충분히 섭취하지 못하더라도 신체가 지방조직에 저장된 자체 비축분을 활용할 수 있기 때문이다. 이것은 지용성 비타민의 긍정적인 특징이지만, 한 가지 단점은 이러한 비타민이 너무 많이 체내에 저장되어 독성을 유발할 수 있다는 것이다. 최근 부실한 영양 상태와 자외선 차단제의 적절한 사용 증가(피부암 예방에 중요하지만 비타민 D 합성을 위한 태양의 긍정적인 효과를 차단함)로 인해 비타민 D 결핍이 증가하고 있다. 이는 비타민 결핍 문제를 해결하기 위해 식단과 보충제의 중요성을 강조한다.

수용성 비타민(water-soluble vitamins)은 물에 용해될 수 있으며, 비타민 B군과 비타민 C를 포함한다. 나이아신, 엽산, 판토텐산, 비오틴은 모두 비타민 B군에 속한다. 비타민 B군의 대부분은 에너지 대사에 관여한다. 예를 들어, 나이아신은 니코틴아마이드 아데닌 다이뉴클레오타이드(NAD)의 구성 성분으로, 이는 크렙스 회로로부터 전자전달계로 에너지를 전달하는 역할을 수행한다(3장 참조). 비타민 C는 연골, 뼈, 결합조직의 정상적인 발달을 유지하는 데 필요하다. 수용성이기 때문에 과도한 양은 소변으로 배출되어 독성 증상을 일으키기 어렵다. 반면에 체내에 수용성 비타민을 저장할 수 있는 능력이 낮으므로, 정기적으로 섭취해야 한다. 지용성 및 수용성 비타민의 식이 공급원, 주요 기능, 결핍 증상 및 독성 증상은 표 10-5에 제시되어 있다.

비타민은 수많은 생리적 기능에 관여하기 때문에, 일부 비타민을 고용량(megadoses)으로 섭취하면 건강과 신체 수행능력을 향상시킬 수 있다는 가설이 제기되어 왔다. 그러나 대다수의 연구 결과에 따르면, 특정 비타민의 결핍이 없는 한, 비타민 보충은 건강이나 수행능력 향상에 기여하지 않는다는 것이 일반적인 결론이다. 특히 비타민 E, 비타민 C, 그리고 비타민 B군은 신체 수행능력을 향상시킬 수 있다는 주장이 일부에서 제기되어 왔다. 비타민이 건강과 운동 수행 능력을 높이는 데 어떤 역할을 하는지에 대한 내용은 다음 섹션들에서 살펴볼 것이다.

비타민 C

비타민 C는 면역 기능과 항산화 작용에 중요한 역할을 하기 때문에, 이 비타민이 결핍되면 건강뿐만 아니라 신체 수행능력에도 부정적인 영향을 초래할 수 있다. 특히, 지구력 운동 선수 중에서 비타민 C 섭취가 부족한 경우, 지구력 운동 후 초기 몇 시간 동안 상기도 감염 위험이 증가하는 경향이 있다. 하루 500 mg에서 1,500 mg의 비타민 C 보충제는 이러한 선수들의 상기도 감염을 줄이는 데 어느 정도 도움이 될 수 있지만, 그 효과에 대한 연구 결과는 아직 일관되지 않으며 결론적이지 않다.[54,115,116]

비타민 C가 운동 수행 능력을 향상시킬 수 있다는 역할은 항산화제로서의 역할과 관련이 있다. 자유 라디칼(free radical)*은 신진대사의 결과로 생성된다. 따라서 운동은 자유 라디칼(free radical) 생성을 증가시키며, 이 증가는 피로와 심지어 운동으로 인한 근육 손상과 관련이 있을 수 있다. 자유 라디칼로 인한 산화 스트레스는 두 가지 주요 방식으로 해결되는데, 내인성 항산화 능력과 비타민 C 및 E와 같은 비효소적 외인성 항산화제가 그것이다. 운동 훈련은 정상적인 내인

* 자유 라디칼(free radicals): 짝을 이루지 않은 전자를 가진 매우 반응성이 높은 분자로, 주로 산소 대사 과정에서 생성된다. 과도한 자유 라디칼은 세포막, 단백질, DNA 등에 손상을 주며, 이는 산화 스트레스(oxidative stress)를 유발해 피로, 염증, 조직 손상, 노화 및 만성 질환의 위험을 증가시킬 수 있다. 신체는 내인성 항산화 효소와 외인성 항산화 물질(예: 비타민 C, E)을 통해 자유 라디칼을 제거하거나 중화한다.

표 10-5 비타민: 주요 기능, 결핍 증상, 식품 공급원, 권장 섭취량 및 독성 증상 요약

비타민	식품 공급원	주요 기능	결핍 증상	권장 섭취량 (RDA 또는 AI)	독성 증상 또는 상한 섭취량 (UL) 초과 시 증상
지용성 비타민					
비타민 A	유제품, 간, 당근, 달걀, 녹색 잎채소	시각 기능, 감염에 대한 저항력, 피부·뼈·치아·잇몸 건강 유지	야맹증, 각막 건조, 회백색 반점, 실명, 면역 기능 저하	RDA: 남성 900 μg, 여성 700 μg	골밀도 감소, 간 기능 이상, 선천성 기형
비타민 D	햇빛 노출, 강화 유제품, 강화 시리얼, 달걀 노른자, 지방이 많은 생선	칼슘 및 인의 흡수 촉진, 골 무기질화	어린이에서 구루병, 성인에서 골연화증	AI: 5 μg	혈중 칼슘 증가, 연조직 석회화, 잦은 배뇨
비타민 E	녹색 잎채소, 밀배아, 간, 달걀 노른자, 견과류, 불포화 식물성 기름	항산화 작용, 산화반응 조절, 세포막 안정화	적혈구 용혈, 신경 손상	RDA: 15 mg	근육 약화, 피로, 메스꺼움, 두통, 비타민 K 대사 억제
비타민 K	장내 세균 합성, 녹색 잎채소, 간, 우유	단백질 합성, 특히 혈액응고 단백질 합성, 뼈 대사 보조	출혈 경향	AI: 남성 120 μg, 여성 90 μg	알려진 독성 없음
수용성 비타민					
비타민 B_1 (티아민)	강화·정제 곡류 및 그 제품, 돼지고기	대사 과정에서의 보조효소 기능	심비대, 심부전, 쇠약, 혼란, 과민성, 단기 기억력 저하, 체중 감소	RDA: 남성 1.2 mg, 여성 1.1 mg	알려진 독성 없음
비타민 B_2 (리보플라빈)	유제품, 강화 또는 정제 곡류, 간	대사 과정에서의 보조효소 기능	광과민성, 각막 충혈, 인후통, 구각염, 구내염, 피부 병변	RDA: 남성 1.3 mg, 여성 1.1 mg	알려진 독성 없음
니아신(niacin)	우유, 달걀, 단백질 함유 식품, 통곡 및 강화 시리얼	NAD 형성과 에너지 대사 관련 보조효소	복통, 구토, 설사, 우울증, 피로, 기억력 저하, 구강 염증	RDA: 남성 16 mg, 여성 14 mg(니아신 등가 단위 기준)	안면 홍조, 두드러기, 시야 흐림, 간 손상, 포도당 내성 저하
비타민 B_6	육류, 생선, 가금류, 콩류, 견과류, 강화 시리얼	아미노산 및 지방산 대사, 적혈구 생성 보조	피부염, 우울, 혼란, 경련, 소적혈구성 빈혈	RDA: 1.3 mg	피로, 과민성, 두통, 신경 손상, 근력 약화
엽산(folate)	강화 곡류, 콩류, 녹색 잎채소, 간	DNA 합성에 관여하는 보조효소	거대적혈모구성 빈혈, 혀의 평활화, 피로, 두통, 과민성	RDA: 400 μg	비타민 B_{12} 결핍 증상 은폐
비타민 B_{12}	육류, 생선, 가금류, 유제품, 달걀, 강화 시리얼	세포 합성 및 엽산 대사, 신경세포 유지	빈혈, 말초신경 기능 저하, 피로	RDA: 2.4 μg	알려진 독성 없음
판토텐산	내장육, 아보카도, 통곡, 버섯	에너지 대사 관련 보조효소	구역, 복부 경련, 구토, 피로, 불면, 무기력, 저혈당, 인슐린 민감도 증가	AI: 5 mg	알려진 독성 없음
비오틴(biotin)	통곡, 대두, 내장육, 생선	에너지 대사, 아미노산 및 지방 대사, 글리코겐 합성	무기력, 환각, 우울증, 사지의 저림, 안면 발적	AI: 30 μg	알려진 독성 없음
비타민 C (아스코르빈산)	감귤류, 녹색 잎채소, 딸기, 토마토, 감자, 망고	콜라겐 합성, 항산화, 아미노산 대사, 철 흡수 보조, 면역 기능	소적혈구성 빈혈, 괴혈병 증상, 점상출혈, 관절통, 면역 기능 저하	RDA: 남성 90 mg, 여성 75 mg	메스꺼움, 설사, 두통, 복통, 불면, 홍조, 피부 발진, 신장 결석

RDA, 권장 섭취량; AI, 적정 섭취량; UL, 상한 섭취량.

성 항산화 능력을 증가시킬 수 있다.[132] 그러나 운동 직전의 급성 섭취나 비타민 C를 매일 장기적으로 섭취하는 것이 유산소 또는 무산소 능력을 증가시키거나[96] 운동 수행 능력을 일관되게 향상시키는 것으로 보이지는 않는다.[13,147]

비타민 C의 항산화 특성은 지연성 근육통(DOMS), 즉 훈련 후 약 2일 뒤에 나타나는 근육통을 줄이는 데에도 도움이

된다고 알려져 왔다. 만약 보충제가 DOMS를 감소시킨다면, 이를 위해서는 고용량(3 g·d^{-1})이 필요할 수 있다.[64] 그러나 이처럼 높은 용량에서는 보충제가 실제로 세포 손상을 촉진할 수 있다는 증거를 제시한 연구도 일부 존재한다.[12] 전반적으로, 비타민 C 보충은 유산소 또는 무산소성 수행능력을 향상시키는 효과를 나타내지 않는 것으로 보고되고 있다.

비타민 E

비타민 C와 마찬가지로, 비타민 E 역시 항산화제이다. 일부 연구에서는 운동 훈련이 골격근 내 비타민 E 저장량을 증가시킬 수 있다는 결과를 보고하였으나, 이는 일관되지 않은 결과이다.[59] 마찬가지로, 비타민 E 보충이 항산화 능력 향상으로 인해 근육 및 세포막 손상을 감소시킨다는 보고도 있으나, 이러한 효과 역시 연구마다 일관되게 나타나지는 않는다.[147] 수행능력 관점에서 가장 중요한 사실은, 비록 비타민 E 보충이 근육 손상을 줄일 수는 있지만, 유산소 능력, 무산소 능력, 최대 근력 등 어떤 수행 지표에서도 유의한 향상을 보이지 않는다는 점이다.[17,99,148]

비타민 B군

비타민 B군은 대사 과정에서 조효소로 작용하는 데 필수적인 역할을 하며, 따라서 신체 수행능력에 영향을 줄 수 있는 잠재성을 가진다. 일부 연구에서는 탄수화물 대사의 증가나 운동 중 혈중 젖산 농도의 감소와 같은 대사 관련 효과가 보고되었지만,[147] 이러한 결과가 실제 수행능력의 향상으로 이어지지는 않았다. 또한 비타민 B군 보충은 유산소, 무산소, 최대 근력 수행능력을 향상시키지 않는다.[13,147]

전반적으로 문헌에 따르면, 기저에 결핍이 존재할 경우에는 비타민 보충이 전반적인 건강을 돕고 수행능력 향상에 기여할 수 있다. 그러나 이미 결핍이 없는 상태에서 권장 섭취량(RDA), 충분 섭취량(AI), 상한 섭취량(UL)을 초과하는 고용량 보충을 하더라도 신체 수행능력은 증가하지 않는다. 다음 단락에서는 무기질이 신체 수행능력에 미치는 가능성 있는 효과를 살펴본다.

무기질

무기질은 탄소-탄소 결합 또는 탄소-수소 결합을 포함하지 않는 무기화합물이다. 인체에 존재하는 22가지 무기질은 체중의 약 4%만을 차지하지만, 수많은 화학 반응과 생리적 기능에 관여한다(표 10-6). 무기질은 근수축, 신경 전달, 단백질 합성, 체액 구획 조절, 대사, 호르몬 생성 등 다양한 기능 수행에 필수적이다.

무기질은 그 존재량에 따라 **다량 무기질(macromineral)**과 **미량 무기질(micromineral)** 두 범주로 분류된다. 다량 무기질은 체내에 약 35~1,050 g 수준으로 존재하며, 그 양은 무기질의 종류와 신체 크기에 따라 달라진다. 여기에 해당

표 10-6 무기질 요약(기능, 결핍 증상, 그리고 식품 공급원)

무기질	식품 공급원	주요 기능	결핍 증상	RDA 또는 AI (성인 기준 1일)	UL 초과 섭취 시 독성 증상
다량 무기질					
칼슘(Calcium)	우유 제품, 두부, 작은 뼈가 있는 생선, 콩류	뼈와 치아의 무기질화, 근육 수축, 신경 전달, 혈액 응고	성인 골다공증, 어린이 비정상적인 뼈 성장	AI: 1,000 mg	신장 결석 위험, 신장 기능 부전, 다른 무기질 흡수 방해
인 (Phosphorus)	고기, 생선, 가금류, 우유	뼈와 치아의 무기질화, 세포 내액의 주요 이온, 산-염기 균형, 세포막의 인지질, 대사 성분의 일부	뼈 통증, 근육 약화	RDA: 700 mg	비골격성 조직 석회화, 신장 결석, 신장 문제
마그네슘 (Magnesium)	견과류, 통곡물, 콩류, 해산물, 짙은 녹색 채소	뼈와 치아의 무기질화, 신경 전달, 근육 수축, 적절한 면역 기능	근육 약화, 혼란, 심장 기능 부전	RDA: 남성 400 mg; 여성 310 mg	비식품 공급원: 설사, 탈수

표 10-6 무기질 요약(기능, 결핍 증상, 그리고 식품 공급원) (계속)

무기질	식품 공급원	주요 기능	결핍 증상	RDA 또는 AI (성인 기준 1일)	UL 초과 섭취 시 독성 증상
황 (Sulfur)	고기, 생선, 가금류, 우유, 견과류, 달걀	황 함유 아미노산의 일부, 일부 단백질의 일부, 일부 비타민 B군(비오틴, 티아민)의 일부	알려진 바 없음	없음	황 함유 아미노산을 과도하게 섭취할 경우에만 독성 발생, 동물에서는 정상 성장 억제
나트륨 (Sodium)	식용 소금, 간장, 가공 식품	세포 외액의 주요 이온, 체액 구획 유지, 신경 전달	근육 경련, 식욕 부진, 정신적 무관심	AI: 1,500 mg	부종, 고혈압
칼륨 (Potassium)	육류, 과일, 채소, 콩류, 곡물	세포 내액의 주요 이온, 체액 구획 유지, 신경 전달, 근육 수축	근육 약화, 마비, 혼란	AI: 4,700 mg	근육 약화, 구토, 느린 심박수, 신장 부전과 관련하여 사망 가능성
염화물 (Chloride)	식용 소금, 간장, 가공 식품	세포 외액의 주요 이온, 체액 구획 유지, 위 염산의 일부	일반적인 성인: 없음; 영아 경련	AI: 2,300 mg	구토, 나트륨과 결합 시 혈압 상승에 취약한 사람들의 혈압 상승
미량 무기질					
철(Iron)	붉은 육류, 생선, 가금류, 조개류, 말린 과일, 콩, 난황	헤모글로빈과 미오글로빈의 일부, AIDS 면역 기능	빈혈, 낮은 혈중 적혈구 수, 창백한 붉은 혈액 세포, 손상된 면역 기능	RDA: 남성 8 mg; 여성 18 mg(19~50세), 8 mg (51세 이상)	위장 장애, 어린이의 철분 보충제 과다 섭취로 인한 독성, 메스꺼움, 구토, 설사, 빠른 심박수, 현기증, 쇼크, 혼란
요오드(Iodine)	요오드화 소금, 해산물, 빵, 유제품	성장, 발달 및 대사율을 조절하는 갑상선 호르몬의 일부	갑상선 기능 저하, 갑상선종; 임신 중 결핍은 정신 및 신체적 발달 지연 초래	RDA: 150 μg	갑상선종, 갑상선 기능 저하
불소(Fluoride)	불소화된 물, 치약, 해산물	뼈와 치아 형성에 필요, 치아를 충치에 더 잘 견디게 함	충치 위험 증가	AI: 남성 3.8 mg; 여성 3.1 mg	치아의 반점과 변색
아연(Zinc)	붉은 육류, 조개류, 통곡물	DNA와 단백질에 관여하는 많은 효소의 일부, 면역 반응, 미각 인지, 상처 치유, 번식, 태아의 정상적인 발달	성장 지연, 성적 발달 지연, 손상된 면역 기능, 탈모, 식욕 및 미각 상실	RDA: 남성 11 mg; 여성 8 mg	철분 및 구리 결핍, 면역력 저하, 낮은 HDL
셀레늄 (Selenium)	해산물, 육류, 통곡물, 채소	항산화 시스템 보조, 갑상선 호르몬 조절에 필요	심장 질환 전단계, 근육통, 근육 약화	RDA: 55 μg	부서지기 쉬운 손톱과 머리카락, 피로, 과민성, 신경계 장애
구리(Copper)	해산물, 견과류, 통곡물, 콩류	철분 흡수 및 이용에 필요, 헤모글로빈 형성에 필요, 효소의 일부	빈혈, 낮은 백혈구 수, 뼈 이상	RDA: 900 μg	신경계 장애, 간 손상
망가니즈 (Manganese)	견과류, 통곡물, 차, 푸른 잎채소	여러 효소의 보조 인자, 탄수화물 대사 관련 효소 포함	인간에게는 드묾	AI: 남성 2.3 mg; 여성 1.8 mg	신경계 장애
몰리브덴 (Molybdenum)	콩류, 곡물, 내장육	일부 효소의 보조 인자	알려진 바 없음	RDA: 45 μg	알려진 바 없음

RDA, 권장 섭취량; AI, 적정 섭취량; UL, 상한 섭취량.

하는 무기질로는 인(phosphorus), 마그네슘(magnesium), 황(sulfur), 나트륨(sodium), 칼륨(potassium), 칼슘(calcium), 염화물(chloride)이 포함된다. 반면, 미량 무기질(microminerals)은 체내에 수 g 미만의 양만 존재하며, 철(iron), 불소(fluoride), 요오드(iodine), 아연(zinc), 셀레늄(selenium), 구리(copper), 크롬(chromium), 망간(manganese), 몰리브덴(molybdenum) 등이 이에 해당된다.

비타민과 마찬가지로, 무기질 또한 다양한 생리적 과정에 필수적임에도 불구하고,[13,96,147] 권장 섭취량을 초과한 무기질 보충이 신체 수행능력에 미치는 영향은 없는 것으로 보고되어 있다. 그러나 무기질 결핍은 전반적인 건강, 유산소 수행능력, 무산소 수행능력, 최대 근력 수행능력에 부정적인 영향을 줄 수 있다. 대부분의 운동선수는 높은 에너지 섭취량으로 인해 무기질을 충분히 섭취하지만, 일부 집단은 무기질 결핍 위험이 높다. 예를 들어, 체중 제한이 있는 종목의 선수(weight-class athletes), 신체 미학을 강조하는 종목의 선수(예: 무용, 체조 등)들은 체중을 최소화하는 데 초점을 두기 때문에, 무기질 섭취가 부족할 수 있다.[96]

스포츠 음료에 나트륨, 염화물, 칼륨, 마그네슘이 포함되는 이유는 이미 앞서 "스포츠 음료 속 전해질(Electrolytes in Sports Drinks)"에서 다룬 바 있다. 이러한 무기질이 체액 구획의 균형 유지에 미치는 역할은 11장에서 자세히 다룰 것이다. 이어서 다음 단락들에서는 미량 무기질인 철과 다량 무기질인 칼슘이 수행하는 역할을 살펴본다.

철

철은 인체 내 수많은 효소와 단백질의 구성 성분이지만, 산소 운반과 대사 과정에서 수행하는 역할이 가장 잘 알려진 생리학적 기능이다. 철은 호기성 대사의 주요 효소계인 전자 전달계(3장 참조)의 구성 요소인 시토크롬의 일부이며, 혈액 내 산소를 운반하는 헤모글로빈과 근섬유 내 산소를 운반하는 미오글로빈의 구성 성분이기도 하다. 신체 내 철의 약 80%는 헤모글로빈과 미오글로빈에 존재하고, 나머지는 간, 비장, 골수에 헤모시데린과 페리틴(ferritin) 형태로 저장된다. 이 저장 철은 철 섭취가 부족한 시기에 헤모글로빈과 미오글로빈 수치를 정상적으로 유지하는 데 사용된다. 적혈구의 수명은 약 120일로, 골수에서 생성되는 마지막 단계에서 핵이 제거되기 때문에 손상된 부분을 스스로 복구할 수 없다. 수명이 다한 적혈구와 식이를 통해 섭취한 철은 철 결합 혈장 당단백질인 **트랜스페린(transferrin)**에 의해 간, 비장, 골수 등 철이 필요한 조직으로 운반된다. 이러한 적혈구로부터의 철 재활용 과정은 체내 철 손실을 최소화하는 데 중요한 역할을 한다.

헴 철(heme iron)은 육류에 포함된 헤모글로빈과 미오글로빈 내의 철을 의미하며, 가장 효율적으로 흡수되는 형태의 철이다.[6] 반면, 비헴 철(nonheme iron)의 좋은 공급원은 콩류 및 강화·보강된 빵과 시리얼 등 식물성 식품이다. 그러나 비헴 철은 흡수율이 낮기 때문에 동물성 식품 섭취를 제한하는 사람들, 특히 채식주의자는 철 결핍의 위험이 있다. 철 결핍은 가장 흔한 무기질 결핍으로, 산소 운반, 전자 전달, 단백질 합성, 신경전달물질 합성 능력을 저하시킨다.[5] 운동선수, 특히 여성 운동선수는 비활동적인 일반인보다 철 결핍에 더 취약할 수 있다.[25,163] 이는 철이 호기성 대사를 비롯한 여러 필수 생리 기능에 관여하기 때문이며, 결국 철 결핍은 운동 수행능력 저하로 이어질 수 있다.

성인 남성의 철 권장 섭취량(RDA)은 8 $mg \cdot d^{-1}$, 가임기 여성의 권장 섭취량은 18 $mg \cdot d^{-1}$이다. 여성의 RDA가 더 높은 이유는 정상적인 월경 중 손실되는 철을 보충하기 위함이다. 실제로 여성이 가임기를 전후한 시기에는 동일 연령대 남성과 철 섭취 필요량에 차이가 없다. 평균적으로 성인 남성은 하루 약 17 mg의 철을 섭취하여 RDA를 초과하는 반면, 성인 여성은 12 $mg \cdot d^{-1}$ 정도를 섭취하여 RDA에 미치지 못한다.[166] 이는 남성이 여성보다 평균 열량 섭취량이 더 높기 때문이며, 미국 평균 식단에는 약 1,000 kcal당 6 mg의 철이 포함되어 있으므로, 열량 섭취가 많을수록 철 섭취량도 증가하게 된다.

빈혈(anemia)은 혈중 헤모글로빈 농도가 정상보다 낮은 의학적 상태로, 여성의 경우 12 $g \cdot dL^{-1}$ 미만, 남성의 경우 13 $g \cdot dL^{-1}$ 미만일 때 진단된다. 빈혈은 출혈로 인한 과도한 혈액 손실에 의해 발생할 수 있지만, 어린이, 청소년, 가임기

여성에게서 가장 흔한 원인은 불충분한 철 섭취이다.[20,119] 임신 중에는 모체와 태아 모두의 철 요구량 증가로 인해 경도 철 결핍이 발생하여 빈혈로 이어질 수 있다. 철 결핍성 빈혈 상태에서는 혈중 트랜스페린에 결합된 철의 양이 감소하며, 간, 비장, 골수 내 페리틴(ferritin) 농도가 낮아져 철 저장량이 감소된 것을 나타낸다.

대부분의 연구에서, 빈혈이 있거나 철 결핍 상태인 개인에게 철 보충제를 제공하면, 헤모글로빈과 혈청 페리틴 수치가 증가하고 유산소 능력이 향상되는 것으로 나타났다.[13,147] 또한 철 보충은 신경근 기능에도 긍정적인 영향을 줄 수 있다. 예를 들어, 비빈혈이지만 철 결핍 상태인 젊은 여성이 6주간 철 보충제를 섭취한 결과, 무릎 폄근의 최대 등척성 수축 중 피로 발생률이 위약(placebo)*을 복용한 집단보다 낮게 나타났다.[11] 따라서 빈혈이 있는 철 결핍 운동선수, 또는 혈청 페리틴 수치가 낮은 비빈혈 여성에게는 철 보충이 권장된다.[13,108] 그러나 비빈혈자의 경우 철 보충이 체내 철 저장량은 증가시킬 수 있지만, 유산소 성능까지 함께 향상시키지는 않는 것으로 보고되었다.[13] 철 보충제를 사용할 경우 상한 섭취량(UL)은 45 mg·d^{-1}을 초과하지 않아야 한다. 또한 비헴철의 흡수율은 비타민 C의 존재로 증가하므로, 철이 풍부한 식품과 함께 비타민 C가 풍부한 과일이나 채소를 섭취하는 것이 철 흡수 극대화에 효과적이다.

철 결핍성 빈혈은 스포츠 빈혈(운동성 빈혈)과 혼동해서는 안 된다. (자세한 내용은 6장 "혈장량" 및 글상자 6-7 "빈혈의 원인" 참조) 스포츠 빈혈은 유산소성 트레이닝 초기 단계에서 운동에 의해 혈장량이 증가함에 따라 일시적으로 헤모글로빈 농도가 낮아지는 현상을 의미한다. 이 경우 총 적혈구 수는 변하지 않기 때문에, 산소 운반 능력은 감소하지 않는다. 혈장량이 증가함에도 불구하고 총 적혈구 수가 그대로 유지되기 때문에, 혈액 내 헤모글로빈 농도는 희석되어 일시적으로 낮아진다. 그러나 스포츠 빈혈이 존재하더라도 유산소 능력 향상을 동반하는 적응 과정은 정상적으로 진행되며, 몇 주 이내에 헤모글로빈 농도는 다시 정상으로 회복된다. 반면, 철 결핍성 빈혈은 철 보충을 통해 개선될 수 있는 상태이지만, 스포츠 빈혈의 경우 철 보충은 필요하지 않다.[166]

칼슘

칼슘은 인체에서 가장 풍부하게 존재하는 다량 무기질이다. 칼슘은 근육과 심장의 수축, 신경 기능, 치아의 정상 발달에 필수적인 역할을 한다. 체내 칼슘의 약 99%는 뼈에 저장되어 있으며, 뼈는 칼슘 저장소로 작용하여 필요 시 칼슘이 이곳에서 공급된다. 예를 들어, 혈중 칼슘 농도가 감소하면, 부갑상선에서 분비된 부갑상선호르몬(parathormone)에 의해 파골세포(osteoclast)가 뼈를 분해하고, 이 과정에서 칼슘이 혈중으로 방출된다(8장 참조). 이와 동시에 신장에서 칼슘의 재흡수와 장에서의 칼슘 흡수도 증가하여 혈중 칼슘 농도를 높이는 방향으로 작용한다. 반대로 혈중 칼슘 농도가 높아지면, 갑상선에서 분비된 칼시토닌(calcitonin)의 작용으로 칼슘이 다시 뼈에 저장되는 반대 과정이 일어난다.

골밀도(bone density)가 감소하여 골절 위험이 증가하는 상태를 **골다공증(osteoporosis)**이라고 한다. 저체중 운동선수, 특히 여성 운동선수는 권장 섭취량보다 낮은 칼슘 섭취량을 보이는 경우가 많다.[96] 이러한 낮은 칼슘 섭취는 운동선수에서 관찰되는 낮은 골밀도 혹은 '운동성 골다공증'과 관련이 있을 수 있지만, 칼슘 보충이 운동선수의 낮은 골밀도를 예방하는 효과를 입증한 전향적 연구는 아직 존재하지 않는다.[96] 따라서 운동선수에게서 나타나는 골다공증은 단순한 칼슘 섭취 부족보다는 골대사에 영향을 미치는 혈장 호르몬 변화와 더욱 밀접하게 관련되어 있을 가능성이 높다.[96]

최대 골량(peak skeletal mass)은 일반적으로 30세 전후에 도달하며, 40세 이후에는 매년 약 1%씩 골량이 감소한다. 60세가 되면 골량은 골절 위험이 증가할 정도로 감소하게 된다. 특히 여성, 그 중에서도 고령 여성은 골다공증의 주요 고위험군으로, 전체 고령 여성의 약 50%가 골다공증을 겪는다. 그러나 50세 이상 남성의 약 8명 중 1명도 골다공증성 골절 위험이 있는 것으로 보고된다. 골량 감소는 불충분한 칼슘 섭취, 폐경 후 여성의 에스트로겐 감소, 골밀도 증가

* 위약(placebo): 실제 효과가 없는 가짜 약으로, 비교 실험에서 심리적 효과를 통제하기 위해 사용됨.

를 자극하는 신체 활동 부족 등의 복합적인 요인으로 인해 발생한다.

칼슘은 주로 우유 및 유제품에 풍부하게 존재한다. 하지만 이러한 식품을 섭취하지 않거나, 유당불내증(lactose intolerance)이 있는 경우, 칼슘 결핍 위험이 증가한다. 특히 골격계가 성장 중인 시기에 칼슘이 부족하면, 최대 골밀도와 골량에 도달하지 못하게 되어 이후 낮은 골량과 골밀도를 초래할 가능성이 높아진다. 또한 노년기에도 칼슘 섭취가 낮을 경우, 혈중 칼슘 농도를 유지하기 위해 뼈에서 칼슘이 동원되면서 골량이 감소하게 된다.

속성 검토

- 지용성 비타민(A, D, E, K)은 지방조직에 저장될 수 있으며, 식이 섭취가 부족할 경우 저장된 비타민이 동원되어 사용되므로, 결핍 증상이 쉽게 나타나지 않는다.
- 수용성 비타민은 다양한 대사 과정에서 역할을 하며, 필요하지 않을 경우 소변으로 배출되기 때문에, 과잉 섭취로 인한 독성 증상은 드물게 나타난다.
- 비타민 C는 항산화제로서 운동 관련 근육 손상과 통증을 완화할 수 있다. 그러나 비타민 C 결핍은 드물고, 대부분의 연구에서 보충제가 유산소 또는 무산소 운동 능력을 증가시키지 않으며, 고용량 보충 시 오히려 세포 손상을 유발할 수 있음이 보고되었다.
- 비타민 E 역시 항산화제이며, 보충 시 근육 손상을 줄일 수 있음이 일부 보고되었지만, 유산소, 무산소, 최대 근력 수행능력 향상에는 유의미한 영향을 주지 않는 것으로 나타났다.
- 비타민 B군은 대사에서 조효소로 작용하지만, 보충제를 통한 유산소, 무산소, 최대 근력 수행능력의 증가는 관찰되지 않았다.
- 다량 무기질은 체내에 약 35~1,050 g의 양으로 존재하며, 미량 무기질은 체내에 수 g 미만의 양만 존재한다.
- 체내 철의 대부분은 혈액 내 산소를 운반하는 헤모글로빈과 근육 내 산소를 운반하는 미오글로빈 분자에 존재한다.
- 철 결핍성 빈혈 환자는 철 보충의 혜택을 얻을 수 있으나, 빈혈이 없는 사람의 경우 철 보충이 신체 능력 향상으로 이어지지 않는다.
- 칼슘 결핍은 골다공증에 기여할 수 있으며, 이를 예방하기 위한 권장 사항에는 충분한 칼슘 섭취와 함께 전 생애에 걸친 규칙적인 운동이 포함된다. 이는 노화에 따른 골량 감소를 최소화하는 데 도움이 된다.

여성의 에스트로겐 수치가 감소함에 따라 골다공증 위험이 증가한다. 폐경 이후 여성의 경우, 에스트로겐 요법 유무에 관계없이 칼슘 보충이 골 무기질 손실을 늦추는 데 효과적인 것으로 나타났다.[13,105] 성장기 동안 체중 부하 운동은 골 무기질 밀도(bone mineral density, BMD)를 증가시킬 수 있으며, 청년기, 중년기, 노년기 모두에서 체중 부하 운동은 골밀도를 높이고 노화에 따른 골량 손실을 최소화할 수 있다.[13,55,65,91,151] 하지만 체중 부하 운동이 신체 전반의 골밀도에 동일한 영향을 주지는 않는다는 점이 입증되었다. 이는 운동 중 더 큰 스트레스와 하중을 받는 뼈일수록 그에 따라 더 많이 적응하여 골밀도가 증가할 수 있으며, 골격계의 부위에 따라 골밀도 변화를 유도하기 위해 필요한 활동량과 운동 강도에 차이가 있기 때문일 수 있다. 예를 들어, 폐경 전 여성에서의 저항 운동은 요추의 골밀도는 증가시키지만, 대퇴경부의 골밀도는 증가시키지 않는 것으로 나타났는데, 이는 두 부위 모두 운동 시 하중을 받지만 그 영향의 정도와 적응 반응이 다르기 때문일 수 있다.[91] 골다공증을 예방하기 위한 권장 사항에는 성장기 동안 칼슘을 충분히 섭취하고 운동을 통해 골격량 축적을 최대화하는 것, 전 생애에 걸친 지속적인 운동으로 골격량 감소를 최소화하는 것이 포함된다. 또한 이상적으로는 칼슘을 일반 식단을 통해 섭취하는 것이 가장 바람직하지만, 필요에 따라 보충제 사용도 고려할 수 있다. 식품의 비타민 및 무기질 함량은 조리와 가공 과정에서 영향을 받는다. 이는 식단에서의 비타민·무기질 함량을 평가할 때, 그리고 결핍을 예방할 때 고려해야 할 중요한 요소이다(글상자 10-12). 다음 절에서는 경기 전 식사의 중요성에 대해 살펴본다.

경기 전 식사

경기 전 식사의 목적은 다가오는 경기에서의 경기력 향상을 도모하는 것이다. 반면, 경기 후 식사의 목적은 회복을 돕고, 다음 훈련이나 연속적인 경기(예: 여러 날 연속으로 열리는 토너먼트 형식의 경기)에서의 수행 능력을 극대화하는 데 있다. 일반적으로 경기 전 식사는 대사 과정에서 활용될 수

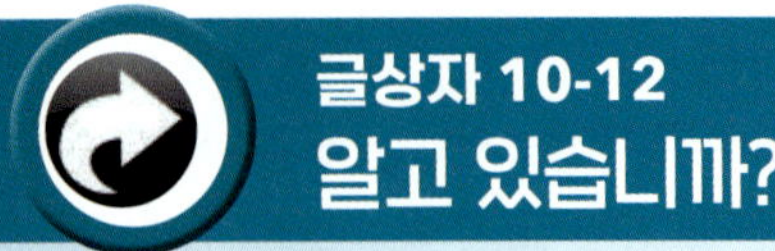

글상자 10-12 알고 있습니까?

영양소 유지를 위해 음식 조리 방식이 중요하다

음식을 건조하거나 냉동하고, 조리하거나 재가열하는 과정은 음식 속 영양소의 양을 줄일 수 있다는 사실을 알고 있었는가? 조리 과정 중 특히 채소를 끓일 경우, 영양소가 물에 녹아 빠져나갈 수 있다. 또한 과일을 탈수(건조)시키는 과정은 비타민 효능을 감소시킬 수 있는데, 예를 들어 과일을 건조시키면 비타민 C 함량이 최대 80%까지 감소할 수 있다. 하지만 이러한 핵심 영양소, 비타민, 무기질의 손실 정도는 식품의 종류, 조리 온도, 조리 시간 등 다양한 요인에 따라 달라질 수 있다. 보다 구체적인 사항은 미국 농무부(USDA)에서 발행한 '영양소 유지 계수표(*Nutrient Retention Factors*)'에서 확인할 수 있다. (http://www.ars.usda.gov/Main/docs.htm?docid=9448)

있는 탄수화물의 가용성을 극대화하는 데 초점을 둔다. 반면 경기 후 식사는 운동으로 인한 근육 손상의 회복과 재생, 간 및 근육 글리코겐 저장량의 재보충을 목표로 한다. 따라서 경기 전과 후의 식사는 모두 소화가 잘되며, 영양 밀도가 높은 식품으로 구성되어야 한다.

경기 전 식사

경기 전 식사의 구성과 시기는 지구력 경기력에 영향을 미칠 수 있다는 강력한 근거가 있다.[1,66] 예를 들어, 지구력 사이클 선수들이 경기 시작 3시간 전에 100 g의 탄수화물을 섭취했을 경우, 최대 산소 섭취량($\dot{V}o_{2peak}$)의 70% 강도로 탈진할 때까지 평균 136분 동안 사이클을 탈 수 있었던 반면, 아무것도 섭취하지 않은 선수들은 평균 109분 동안 운동을 지속할 수 있었다.[88] 그러나 탄수화물 중심의 식사를 운동 시작 30~45분 전에 섭취했을 경우, 운동 강도가 $\dot{V}o_{2max}$의 70~80% 수준이었을 때 운동 수행 능력이 최대 19%까지 감소한 것으로 보고되었다.[26,42] 이와 같은 경기력 감소는, 운동 직전에 탄수화물을 섭취할 경우 운동 초기 30~40분 동안 혈장 포도당 농도가 오히려 감소할 수 있다는 연구 결과로 가장 잘 설명된다.[26] 운동 직전 탄수화물 섭취로 인해 혈청 인슐린이 증가하면, 운동 초기 혈당 수치가 떨어지고, 동시에 유리지방산 대사도 억제된다. 이러한 변화는 운동 초기에 근육 글리코겐과 총 탄수화물 대사의 증가를 초래하고, 결국 지속 가능한 운동 시간(탈진 시점까지의 시간)이 단축되는 대사 반응을 유발한다. 이와 같은 운동 전 식사에 대한 반응은 바람직하지 않은 대사 반응이며, 모든 사람이 운동 초기 혈당 감소를 겪는 것은 아니라는 점도 주목할 필요가 있다. 따라서 경기 직전에 탄수화물 식사를 하는 경우의 혈당 반응은 개인차가 크기 때문에, 중요한 경기를 앞두고는 반드시 사전에 식사 계획을 실험해보고, 자신에게 적절한 영양 타이밍을 미리 파악해 두는 것이 중요하다.

일부 연구에 따르면, 운동 전에 혈당지수가 낮은 탄수화물을 섭취하면 포도당이 서서히 방출되어 대사에 활용되며, 혈당 수치를 더 오래 유지할 수 있다는 결과가 있다.[95] 이러한 반응은 지구력 경기력 향상에 이로울 것처럼 보이지만, 실제로는 경기 전 저혈당지수 식사를 섭취한다고 해서 지구력 경기력이 향상된다는 연구 결과는 확인되지 않았다.[1,95]

경기 전 식사를 포함한 전체적인 영양 전략, 즉 경기 중 장시간 운동에 따른 적절한 영양 보충과 훈련 기간 동안의 올바른 식이요법이 함께 이루어질 때, 이는 모든 유형의 운동 경기에서 경기력을 향상시킬 수 있다. 다음은 경기 전 식사에 대한 일반적인 권장사항이다.

- 식사는 경기 시작 시점에 배가 고프거나 위 속에 소화되지 않은 음식이 남아 있지 않도록 해야 한다.
- 식사는 지방과 섬유질 함량이 낮아야 위 배출을 촉진하고 위장 장애를 최소화할 수 있다.
- 운동 3시간 전에 섭취하는 식사는 균형 잡힌 식사일 수

있다.

- 운동 30~60분 전에 섭취하는 식사는 소화가 쉬운 음식 또는 액체 형태의 식사가 적절한데, 위 배출 속도를 최대화할 수 있기 때문이다.
- 경기 전 식사 계획은 실제 주요 경기에 앞서 반드시 사전에 시험해 봐야 한다.

이 일반적인 지침은 운동선수의 특성과 종목별 요구에 따라 조정되어야 한다. 경기 전 식사는 경기력을 향상시킬 수 있으며, 이어지는 다음 섹션에서 다룰 경기 후 식사는 회복을 돕고 다음 운동 세션에서의 수행 능력을 극대화하는 데 기여할 수 있다.

경기 후 식사

경기 후 식사는 특히 연속된 날에 걸쳐 경기가 진행되거나, 트랙 대회의 예선 경기나 토너먼트 형식처럼 하루에 여러 차례 활동이 이루어지는 경우 중요한 요소로 고려된다. 본문에서는 이를 "경기 후 식사"로 언급하고 있지만, 이러한 식사는 상황에 따라 훈련 후 식사로도 적합할 수 있다. 예를 들어, 트라이애슬론 선수가 오전에 수영 훈련을 하고 오후에 달리기 훈련을 한다면, 오전 세션 후와/또는 오후 세션 전 식사를 하게 된다.

앞서 '저항 운동과 단백질 보충'에서 설명한 바와 같이, 활동 이후의 영양 섭취 시점은 회복 결과에 영향을 미칠 수 있다. 운동 직후부터 시작하여 6시간 동안 2시간 간격으로 탄수화물을 섭취할 경우, 운동 종료 후 2시간 뒤에 섭취를 시작하는 것보다 근육 글리코겐 농도가 더 높아지는 것으로 나타났다.[1] 가장 높은 글리코겐 합성률은 운동 후 4시간 동안 15분마다 체중 1 kg당 0.4 g의 탄수화물을 섭취할 때 나타난다.[1] 그러나 이러한 섭취 방식은 소비한 열량보다 많은 열량을 섭취하게 되어 체지방 증가로 이어질 수 있으므로, 경기 간격이 매우 짧은 경우에 가장 적합하다. 반면, 강도 높은 운동 세션 사이의 간격이 24시간 이상인 경우에는 일반적인 식단만으로도 탄수화물 저장량이 충분히 회복되기 때문에 영양 섭취 시점은 그리 중요하지 않다.

고혈당지수(high-glycemic-index) 식품은 저혈당지수 식품보다 운동 후 24시간 시점에서 근육 글리코겐 농도를 더 높이는 것으로 나타났다.[39] 그러나 글리코겐 합성을 증가시키기 위한 고혈당지수 식품의 사용은 전체 식단의 맥락에서 고려되어야 하며, 이는 일반적인 훈련 상황보다는 경기 상황과 같이 빠르게 글리코겐 저장을 극대화해야 하는 경우에 더 적절하다. 운동 후 식사에 단백질을 포함시키는 것은 글리코겐 합성을 방해하지 않으며, 오히려 이를 촉진시킬 수 있다. 또한 단백질은 근육 회복에 필요한 아미노산을 공급하고, 보다 동화적인 호르몬 프로파일[1]을 유도하여 장기간 훈련 동안 근육량 유지에 도움이 될 수 있다.

위의 내용을 고려할 때, 경기 후 식사에 대한 다음과 같은 지침이 적절한 것으로 보인다.

- 탄수화물 저장을 빠르게 회복시켜야 할 경우에는, 운동 후 4시간 동안 15분 간격으로 체중 1 kg당 0.4 g의 탄수화물을 섭취하는 것이 효과적이다.
- 탄수화물 저장을 빠르게 회복할 필요가 없는 경우에는, 운동 직후부터 탄수화물을 섭취하고 이후 6시간 동안 2시간 간격으로 섭취를 지속하는 것이 좋다.
- 경기 후 식사에 단백질을 추가하는 것은 탄수화물 저장 회복을 방해하지 않을 뿐만 아니라 오히려 이를 촉진할 수 있으며, 동시에 근육 단백질 회복에 필요한 아미노산을 공급하고 보다 동화작용적인 환경을 조성하는 데 기여한다.

속성 검토

- 경기 전과 경기 후 식사는 일반적으로 소화가 잘되는 탄수화물을 권장한다.
- 경기 전 식사는 지구력 수행 능력을 향상시킬 수 있다. 그러나 식사가 고혈당지수 식품이든 저혈당지수 식품이든 경기력에는 큰 차이를 주지 않는 것으로 보인다.
- 경기 후 식사는 글리코겐 저장을 증가시키는 데 효과가 있다. 일반적으로 탄수화물 섭취는 운동 직후부터 시작해 몇 시간 동안 지속하는 것이 바람직하다.

마이크로바이옴, 프로바이오틱스, 그리고 운동

지난 10년 동안 주요한 연구 분야 중 하나는 **마이크로바이옴(microbiome)**이라 불리는 것이 인간 건강과 기능의 거의 모든 측면에 걸쳐 중요한 역할을 한다는 사실을 극적으로 인식하게 된 것이다.[28] 현재 PubMed에는 관련 문헌이 200만 건 이상 등재되어 있다. 그렇다면 먼저 "마이크로바이옴이란 무엇인가?"라는 질문을 던져야 한다. 대부분이 이 부위에 존재하기 때문에 흔히 장내 미생물(gut microbiome)이라고도 불리는 마이크로바이옴은, 인간의 몸에 서식하는 수조 개의 미생물 군집을 말한다. 이들 미생물은 신체를 구성하는 세포 수보다 훨씬 많으며, 박테리아, 곰팡이, 원생생물, 바이러스 등의 형태로 존재한다. 이 미생물들을 구성하는 유전자의 수는 인간 유전체의 유전자 수보다 200배에 이른다. 흥미롭게도, 마이크로바이옴은 최대 5파운드(약 2.3 kg)의 무게에 달할 수 있다. '장내 마이크로바이옴'이라는 용어가 시사하듯 대부분의 미생물은 장(gut)에 존재하지만, 신체 전반에 걸쳐 분포하고 있다(그림 10-7 및 9장 참조).

마이크로바이옴에 대한 연구가 지속적으로 증가함에 따라, 우리는 이 주제에 대해 매일 더 많은 것을 알게 되고 있다. 마이크로바이옴은 암, 장 질환, 간 질환 등 다양한 병리적 상태에 부정적인 영향을 미치는 것으로 밝혀졌으며, 알코올의 영향 또한 중요한 연구 주제 중 하나이다.[8,27,52,53,89,90,128,170] 반면, 마이크로바이옴은 성인과 영아의 건강에 긍정적인 영향을 미치는 것으로도 보고되고 있다. 또한 마이크로바이옴은 자폐 스펙트럼 장애(autism spectrum disorder)의 발달에 영향을 줄 수 있는 잠재적 요인으로 제시되어 왔다.[158] 영양학 측면에서, 마이크로바이옴은 우리가 섭취하는 음식에 영향을 미칠 수 있는 것으로 여겨지며, 이는 다양한 유형의 박테리아가 갖는 영양 선호도(nutritional preferences)와 관련이 있다.[80] 우리가 섭취하는 음식에 포함된 미생물은 장내 및 체내 미생물 군집의 구성을 결정하는 데 영향을 미친다. 이러한 구성은 음식에 함유된 고유한 영양소와 지역별로 서로 다른 음식에 존재하는 다양한 박테리아 유형에 따라 달라진다.[118,140]

영양을 포함한 다양한 요인들이 장내 마이크로바이옴에 영향을 미치며, 이는 그림 10-8과 Cresci 및 Bawden[28]에 의해 개괄적으로 설명된 바 있다. 개인마다 이러한 다양한 영향 요인에 따라 마이크로바이옴의 구성은 매우 상이할 수 있다. 출생부터 노년에 이르기까지, 다양한 요인들이 마이크로바이

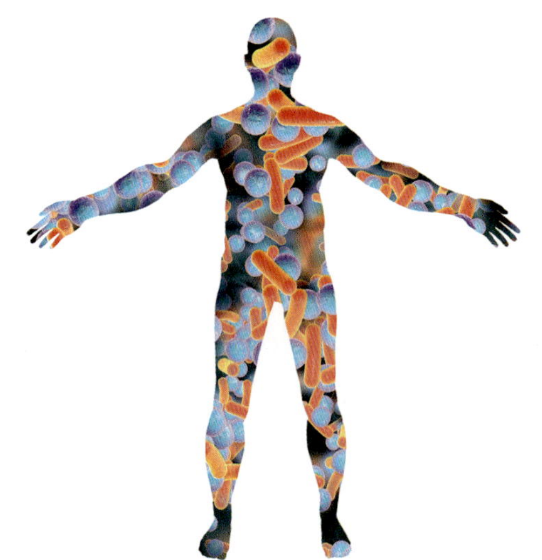

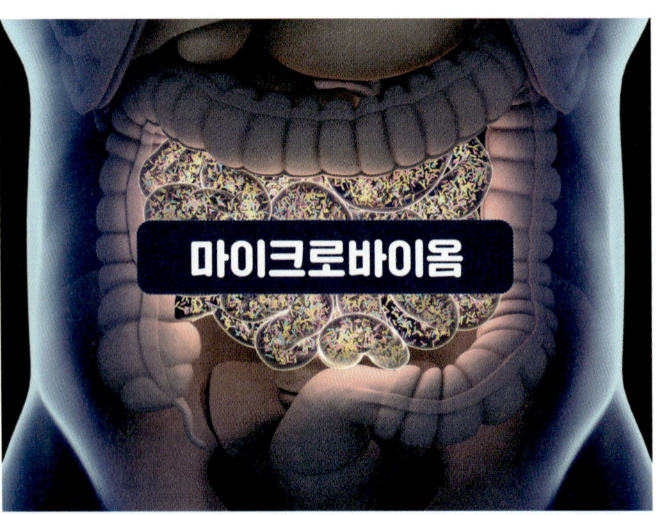

그림 10-7 **마이크로바이옴은 인간 신체 내외에 존재하는 다양한 미생물 군집으로 구성되어 있다.** 이에는 박테리아, 박테리오파지, 곰팡이, 원생생물, 바이러스 등이 포함되며, 각기 다른 분비샘과 구조 내에 서식한다. 인간 신체에는 인간 세포보다 약 10배 많은 미생물 세포가 존재하는 것으로 알려져 있다. 위장관의 부위별로 서로 다른 박테리아 군집이 존재하며, 특히 결장에서 그 농도가 가장 높다. 이러한 미생물 군집은 다양한 요인의 영향을 받으며, 프리바이오틱스, 프로바이오틱스, 신바이오틱스 등의 다양한 영양학적 제형의 주요 표적이 된다.

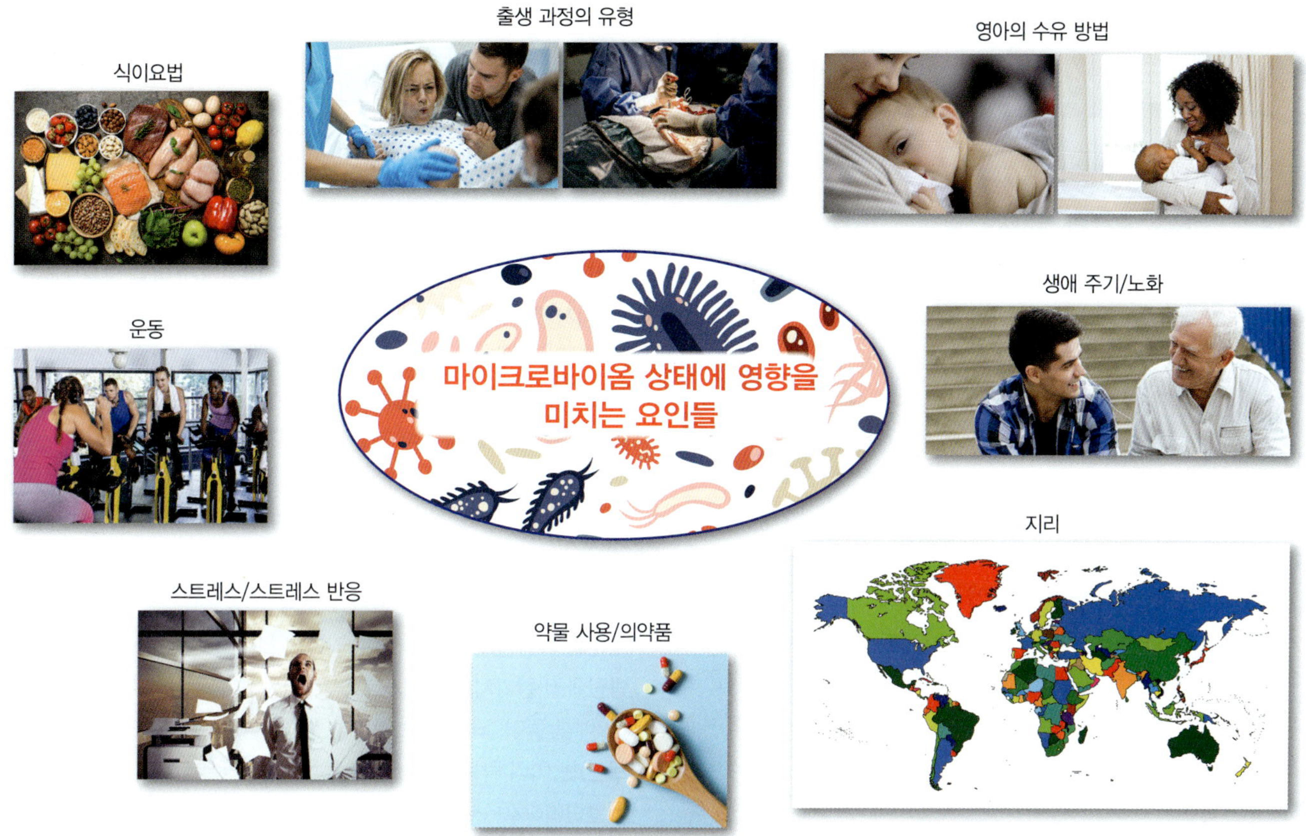

그림 10-8 인간 마이크로바이옴은 신체 내에 존재하는 미생물의 유형과 농도에 영향을 미치는 다양한 요인에 의해 변화된다. 이러한 변화는 개인의 건강 또는 질병 상태를 매개하는 결과를 초래할 수 있다.

옴의 구성을 변화시킨다. 운동 스트레스 또한 장내 마이크로바이옴의 다양성에 영향을 미치며, 특히 운동 강도가 높고 장 기능에 스트레스를 주는 상황에서 영향을 받을 수 있다. 운동이 미치는 긍정적 효과는 염증을 감소시켜 마이크로바이옴에 가해지는 스트레스를 줄이는 데 있다. 운동 스트레스는 그 강도뿐만 아니라 영양소 활용, 생리적 환경, 심리적 스트레스 등과 함께 마이크로바이옴에 영향을 주며, 특정한 운동 자극이 가해지는 동안과 그 이후에 긍정적 또는 부정적인 반응을 유도할 수 있다.[21,29] 운동선수의 운동 스트레스와 그에 따른 장내 마이크로바이옴의 변화에 대해서는 최근에야 본격적으로 연구가 진행되기 시작하였다.[21,33]

영양 개입에서의 프로바이오틱스

프로바이오틱스와 식이 전략은 메스꺼움, 경련, 복부 팽만감, 설사 등을 감소시켜 장 건강을 개선하기 위한 목적으로 사용되어 왔다. 흥미롭게도, 프로바이오틱스에 대한 광고는 상점, TV, 인터넷 등 다양한 매체에서 흔히 접할 수 있지만, 다양한 유형의 프로바이오틱스에 대해서는 아직도 배워야 할 것이 많다. 프로바이오틱스는 모두 동일하지 않으며, 기대하는 효과에 따라 적절한 균주를 선택해야 하는데, 실제로는 원하는 효과와 프로바이오틱스의 종류를 제대로 매칭하지 못하는 경우가 많다. 각기 다른 장내 미생물 군집에 특이적으로 작용하기 때문이다. 프리바이오틱스, 프로바이오틱스, 신바이오틱스 제형과 그에 따른 표적 효과에 대해 우리는 아직 초기 단계의 이해 수준에 있으며, 이들 조합이 인체에 미치는 구체적인 영향은 계속해서 연구되고 있다(글상자 10-13).

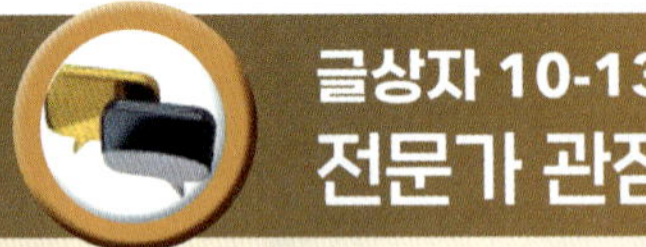

글상자 10-13
전문가 관점

운동과 장 마이크로바이옴

Gail A. Cresci, PhD, RD, LD, CNSC
교직원
소아 위장병학 및 염증·면역학과
사람영양연구소 내 영양연구 책임자
영양분야 책임교수, 클리블랜드 클리닉 러너 의과대학
클리블랜드 클리닉
오하이오주 클리블랜드

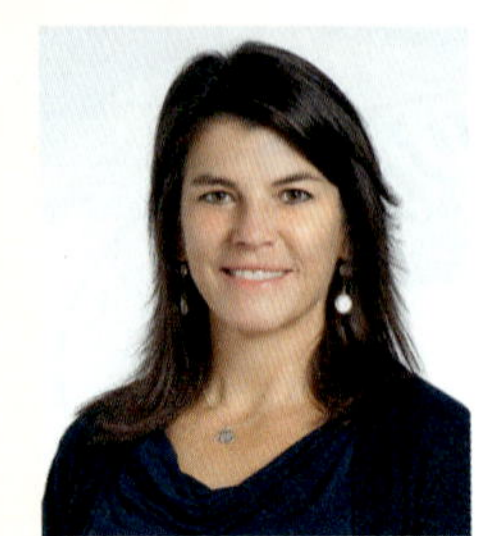

인체 장은 수천억 개의 미생물로 구성된 복잡한 생태계로, 박테리아, 효모, 진균, 바이러스를 포함하며 수천 년에 걸쳐 인간과 공진화해왔다. 이들 미생물은 '장내 미생물군(gut microbiota)'으로 알려져 있으며, 숙주의 소화, 대사, 면역 기능에 필수적인 역할을 한다. 장내 미생물군은 1,000종 이상의 박테리아와 3백만 개 이상의 고유한 유전자로 구성되어 있다. 이러한 장내 미생물 유전자의 총합은 '장내 마이크로바이옴(gut microbiome)'이라고 불린다. 인간 마이크로바이옴은 개인 간(interpersonal) 및 개인 내(intrapersonal) 변이가 상당히 크지만, 이러한 변이를 군집 유형으로 구분하면 상호 예측 가능성이 높아지며 이는 생애사(life-history)적 특성의 결과일 가능성이 높다.

장내 마이크로바이옴은 다양한 요인의 영향을 받는다. 여기에는 분만 방식(질식 분만 vs. 제왕절개), 영아기 수유 방식(모유 vs. 분유), 노화 과정, 지리적 환경, 약물 복용, 스트레스, 식이 구성 등이 포함된다. 태아기의 장은 거의 무균 상태이지만, 분만 과정을 통해 최초의 대규모 식민화가 시작된다. 질식 분만된 영아는 모체의 질 내 미생물에 노출되어 다양한 유익균을 전달받는 반면, 제왕절개로 태어난 영아는 이러한 접촉이 없어 장내 미생물군 구성이 달라진다. 생후 수년간 장내 미생물군은 급격하게 변화하며, 이는 장의 성장, 환경 미생물 노출, 모유 및 분유 섭취, 식단의 발달 등 다양한 요인에 기인하는 것으로 보인다. 만 3세가 되면 개인의 마이크로바이옴은 성인기의 특성과 유사해진다. 이후 전 생애에 걸쳐 다양한 환경적·생활양식적 요인에 따라 마이크로바이옴은 지속적으로 변화하며, 아동기의 장내 미생물군은 노년기의 그것과 매우 다르다. 장내 마이크로바이옴이 건강 유지에 중요한 역할을 한다는 인식이 확산되면서, 현재의 연구는 건강한 상태에서 질병이나 병리학적 상태로 이행될 때 나타나는 장내 미생물 및 대사체 수준의 변화(장내 이상증, gut dysbiosis)를 규명하는 데 중점을 두고 있다. 특히 비만, 심혈관 질환, 제2형 당뇨병, 인슐린 저항성, 비알코올성 지방간 질환 등과 같은 대사 질환과의 연관성이 주요 관심사이다.

식이 섬유 중 수용성 발효 섬유는 장내 미생물군이 선호하는 주요 에너지원이며, 이 미생물들은 주로 원위부 장관(대장)에 서식한다. 숙주는 이러한 섬유를 소화할 수 없지만, 장내 미생물은 이를 발효·대사할 수 있는 대사 장치를 갖추고 있어 단쇄 지방산(short-chain fatty acids, SCFA)인 아세테이트(acetate), 프로피오네이트(propionate), 뷰티레이트(butyrate) 등의 생리활성 물질로 전환시킨다. 이 중 뷰티레이트는 생물학적으로 매우 중요한 역할을 하며, 대장 상피세포(colonocyte)의 에너지원으로 작용하고, 장 점막 장벽의 통합성을 유지하며, 수분과 전해질 흡수를 돕고, 면역 기능을 지원하며, 항염증 효과를 나타낸다. 또한 뷰티레이트는 강력한 히스톤 탈아세틸화효소(histone deacetylase) 억제제로 작용함으로써 유전자 전사를 조절할 수 있다. 특정 장내 미생물은 호르몬과 유사한 성질의 다른 생리활성 화합물도 생성하며, 이들은 단쇄 지방산과 마찬가지로 장에서 혈류로 이동하여 원거리 기관에 작용할 수 있다. 예를 들어, 뇌의 주요 억제성 신경전달물질인 GABA(감마-아미노부티르산)는 여러 락토바실러스(lactobacilli) 균주에 의해 생성되며, 노르아드레날린(noradrenaline), 도파민(dopamine), 세로토닌(serotonin)과 같은 모노아민 신경전달물질도 장내 박테리아 종에 의해 분비된다. 이러한 장내 미생물 유래 대사산물은 장 신경계의 미주신경 구심성 뉴런(vagal afferents)의 수용체를 활성화시키는 것으로 나타났다. 장내 미생물군은 정신 건강과 인지 기능에도 관여하는 것으로 밝혀졌으며, 장-뇌 축(gut-brain axis)의 존재는 잘 확립된 개념이다.

동물 및 인간을 대상으로 한 다양한 연구들은 운동이 장내 미생물군에 영향을 미친다는 사실을 보여준다. 동물 연구에서는 5주간의 운동 훈련 프로그램이 뷰티레이트(butyrate) 생성 박테리아 및 뷰티레이트 생성량을 증가시키는 것으로 나타났다. 그러나 설치류를 대상으로 한 운동이 장내 미생물군에 미치는 효과는 식이, 종/균주, 동물의 나이, 운동 유형 등의 차이로 인해 상충된 결과를 보이고 있다. 인간을 대상으로 한 횡단적 연구에서는 식이를 포함한 환경적 요인을 통제하지 않았지만, 주당 3시간 이상 운동하는 개인들이 좌식 생활을 하는 마른 사람들에 비해 장내 미생물군의 다양성과 뷰티레이트 생성 박테리아 수준이 높고, 이는 심폐 체력과도 상관관계를 보이는 것으로 나타났다. 활동적이거나 경쟁적인 개인들은 좌식 생활을 하는 사람들과 식습관이 다르기 때문에 이러한 차이에 식이도 일부 영향을 미쳤을 수 있다. 그러나 종단적 연구에서는 운동이 장내 미생물군에 독립적인 영향을 미치며, 이러한 변화에 대한 반응은 마른 사람, 과체중, 비만인 사람 간에 다를 수 있음을 보여준다.

강도 높은 운동은 면역억제, 산화 스트레스, 상기도 질환 및 증상, 위장장애를 유발할 수 있기 때문에, 이를 완화하기 위한 다양한 영양 전략이 연구되어 왔다. 이러한 전략 중 하나가 프리바이오틱스, 프로바이오틱스, 또는 신바이오틱스(synbiotics)를 이용한 장내 미생물군 조절이다. 프리바이오틱스는 숙주에 의해 효과적으로 대사되지 않는 식이섬유의 한 종류로, 소화되지 않은 채 대장에 도달하여 장내 미생물에 의해 발효되며 유익한 미생물의 성장과 기능을 지원한다. 프로바이오틱스는 산과 담즙에 내성을 지니며, 대장까지 살아서 도달하여 숙주에게 유익한 영향을 미치는 살아 있는 미생물로, 대부분 인간에게서 유래된 균주이다. 각 프로바이오틱스 균주는 병원성 박테리아에 대한 길항작용, 항균 단백질 분비, 장내 pH 변화, 장 장벽 기능 강화, 유익균 증식 촉진 등의 고유한 작용기전을 가지고 있다. 신바이오틱스는 프리바이오틱스와 프로바이오틱스의 물리적 조합으로, 특정 미생물 또는 그 대사 산물을 표적으로 삼아 설계되기도 한다. 최근 연구에서는 지구력 운동선수에서 특정 프로바이오틱스가 상기도 질환 증상 완화, 장 점막 보호, 혈장 내 엔도톡신 감소, 운동 유발 위장 증상의 지속 시간 및 강도 감소에 도움을 줄 수 있음을 보여주었다. 또한 저항성 운동과 회복을 대상으로 한 일부 연구는 특정 균주가 근육 회복 시간을 간접적으로 단축시킬 수 있음을 시사한다.

장내 미생물군은 새롭게 발견된 '기관(organ)'으로 여겨지고 있으며, 그 생리학에 대한 이해는 아직 초기 단계에 있다. 전반적으로, 특정 프리바이오틱스 및 프로바이오틱스의 식이 보충은 운동 중 장내 미생물군을 지지하고, 운동으로 유발되는 대사, 면역 기능, 장 장벽의 변화에 대응하는 데 유용할 수 있으며, 이 영역에 대한 추가 연구가 필요하다.

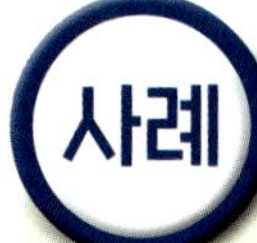

사례 연구

시나리오

대학의 스트렝스 및 컨디셔닝 코치는 육상 팀의 1학년 포환던지기 선수가 근육 성장과 근력 증가를 거의 보이지 않는 것에 실망하고 있다. 팀의 다른 파워 계열 선수들(해머던지기, 창던지기, 포환던지기)과 비교했을 때 이 신입 선수는 훨씬 덜 인상적인 향상을 보이고 있다. 이는 팀의 모든 파워 선수들이 동일한 저항 훈련 프로그램을 따르고 있으며, 웨이트 트레이닝 세션 동안 코치의 철저한 감독을 받고 있다는 점에서 이상한 결과이다. 코치는 이 젊은 포환던지기 선수가 웨이트장에서 팀 동료들 못지않게 헌신적이고 열심히 훈련에 임하는 모습을 분명히 확인할 수 있었다. 코치는 문제의 원인을 찾기 위해 선수와 이야기를 나눈다. 선수는 밤에 숙면을 취하고 있으며, 특별한 스트레스를 느끼지 않고 있고, 웨이트장에서의 노력을 방해할 수 있는 부상도 없다고 말한다. 여전히 이 젊은 선수의 향상 부족 원인을 알 수 없었던 코치는 선수에게 다음 일주일 동안 먹는 모든 음식을 기록하도록 요청한다. 선수의 식이 일지를 확인한 코치는 이 선수가 채식주의자에 가까운 식단을 유지하고 있다는 것을 알게 된다. 이 식단은 특히 고기 제품에 포함된 완전 단백질이 매우 부족했다. 이 근력 컨디셔닝 코치는 무엇을 해야 할까?

옵션

코치는 먼저 선수에게 근력 훈련의 효과를 보려면 충분한 단백질 섭취가 필수라고 설명했다. 그리고 선수가 채식을 의식적으로 선택한 것인지, 아니면 단순히 단백질이 부족한 식단을 무의식적으로 선택한 것인지 물어보았다. 선수는 고기는 먹지 않지만 치즈나 달걀 같은 유제품은 섭취한다고 답했다. 코치는 치즈와 달걀이 근육조직 형성에 필요한 완전 단백질의 훌륭한 공급원이므로, 이런 식품의 섭취량을 늘려야 한다고 조언했다. 또한 식물성 식품에서도 단백질을 얻을 수 있지만, 이는 불완전 단백질로 분류된다고 설명했다. 식물성 단백질은 모든 필수 아미노산을 포함하지 않는데, 필수 아미노산은 인체에서 합성되지 않아 반드시 음식을 통해 섭취해야 하기 때문이다. 따라서 서로 보완하는 식물성 단백질원(각종 콩류, 대두 제품 등)을 함께 섭취해 모든 필수 아미노산을 공급받는 것이 중요하다고 강조했다. 이후 코치는 대학 영양 전문가와의 상담을 주선해, 어떤 채소와 견과류, 기타 식물성 식품을 조합해야 한 끼 식사에서 모든 필수 아미노산을 충분히 섭취할 수 있는지 배우도록 했다. 코치는 이러한 식단 조정을 통해 이 젊은 포환던지기 선수가 적절한 양과 종류의 단백질을 공급받게 될 것이라고 확신했다. 그러면 팀의 다른 파워 종목 선수들처럼 저항 훈련에 반응해 근육량과 근력이 향상될 수 있을 것이다.

시나리오

지방 고등학교에 새로 부임한 크로스컨트리 코치는 자신의 마라톤 훈련 경험을 통해 지구력 경기에서 적절한 영양 섭취가 경기력에 얼마나 중요한지 잘 알고 있었다. 특히 최근 마라톤 대회에서 탄수화물 축적(carbohydrate loading)이 자신의 경기력에 미친 긍정적인 영향을 직접 실감했다.이 방법에서 그녀는 경기 전 며칠 동안 훈련 거리와 강도를 점차 줄이는 테이퍼링(tapering)과 함께, 전체 칼로리의

70~75%를 탄수화물로 구성한 식단을 함께 실시했다. 그 결과 경기 당일 컨디션이 좋아졌고, 기록도 향상되었다. 이에 그녀는 다가오는 주립 선수권 대회에서 자신의 크로스컨트리 선수들이 최대한의 효과를 얻을 수 있도록, 대회 며칠 전부터 이 글리코겐 축적(glycogen-loading) 전략을 적용하게 했다. 그러나 대회 당일, 코치와 선수들은 기대와 달리 기록이 정규 시즌보다 나아지지 않았고, 일부 선수는 오히려 더 나쁜 기록을 내어 실망하게 되었다.

옵션

코치는 지역 주립대학 운동학과에서 사용하는 운동생리학 교재를 살펴보다가 팀의 부진한 경기력의 원인을 알게 된다. 그 책에서 그녀는 글리코겐 축적이 지구력 경기력을 향상시킬 수 있지만, 1시간 이상 지속되거나 최소 25 km(15.5마일) 이상의 거리에서 가장 효과적이라는 것을 알게 된다. 이런 거리의 경기에서는 운동 중인 근육에서 글리코겐이 고갈될 가능성이 높으며, 이는 경기 후반부에 주자의 페이스를 늦추게 만든다. 그러나 고등학교 크로스컨트리 경기는 훨씬 짧아서 거리가 약 5 km에 불과하다. 이런 거리에서는 정상적인 식단에서 탄수화물이 전체 칼로리의 약 50%를 차지한다면 글리코겐 고갈 위험이 거의 없다. 실제로 정부에서는 모든 건강한 성인이 매일 이 정도 비율의 탄수화물을 섭취할 것을 권장하고 있다. 또한 주 선수권 대회에서 일부 선수들의 부진한 성적은 글리코겐 축적 과정 자체 때문일 수 있다. 그 이유는 근육에 1 g의 글리코겐이 저장될 때마다 약 2.6 g의 물도 함께 저장되기 때문이다. 이로 인해 글리코겐 축적을 한 선수들은 종종 무겁고 둔한 느낌이나 복부 팽만감을 호소한다. 이처럼 짧은 거리의 지구력 경기(예: 크로스컨트리)에서는 추가적인 물과 글리코겐이 필요하지 않기 때문에, 글리코겐 축적 전략을 사용하는 것은 현명하지 않으며 오히려 역효과를 낼 수 있다.

10장 요약

적절한 영양 섭취는 전반적인 건강과 최적의 운동 능력 모두에 중요하다. 탄수화물, 지방, 단백질과 같은 대량영양소(macronutrients)는 대사의 기질로 사용되는 것을 비롯해 다양한 신체 기능에 필수적이다. 탄수화물은 운동선수의 주요 에너지원 중 하나이며, 탄수화물 축적(carbohydrate loading)이라 불리는 식이 및 훈련 전략을 통해 근육 글리코겐 농도를 증가시킬 수 있다. 이로 인해 유산소 운동 능력은 향상되지만, 무산소 운동 능력에는 효과가 없다. 고도로 훈련된 지구력 선수의 경우, 경기 전 며칠간의 휴식과 정상 식단에서의 충분한 탄수화물 섭취만으로도 근육 글리코겐 농도를 높일 수 있으므로, 탄수화물 축적이 반드시 필요하지 않을 수 있다. 스포츠 음료 형태의 탄수화물은 운동 전(또는 운동 훨씬 전), 운동 중, 운동 후에 섭취할 수 있다. 이러한 섭취 전략은 혈장량 유지와 대사 연료로서 외인성 탄수화물 공급을 통해 경기력을 향상시킬 수 있다.

운동선수의 단백질 요구량은 비활동적인 사람들의 권장 섭취량(RDA)보다 높다. 이는 운동 중 단백질이 대사 연료로 사용되고, 근육 단백질 합성에 필요한 아미노산 공급원으로도 사용되기 때문이다. 그러나 대부분의 운동선수는 높은 총 칼로리 섭취로 인해 일반적인 식사만으로도 이러한 단백질 요구량을 충족할 수 있다. 저항 운동 전후의 단백질 보충은 근육 단백질 합성 증가를 자극하지만, 장기적인 근육량 증가에 미치는 영향에 대해서는 더 많은 연구가 필요하다. 지구력 훈련 전후에 단백질과 탄수화물을 함께 보충하면, 탄수화물만 보충하는 경우보다 지구력 선수의 근육량 유지와 운동 후 회복에 더 도움이 될 수 있다. 그러나 경기력에 미치는 영향은 아직 명확하지 않다.

식이 지방에는 건강과 경기력 모두에 필수적인 필수 영양소가 포함되어 있다. 단일불포화 지방산, 다중불포화 지방산, 오메가-3, 오메가-6 지방산과 같은 불포화 지방산은 심혈관 질환과 여러 종류의 암 위험 감소와 관련이 있다. 포화 지방산은 세포 건강, 회복, 에너지 공급에 중요하며, 섭취량은 개인의 평소 식습관, 건강 상태, 에너지 필요량에 따라 조절해야 한다. 경기력 관점에서, 고지방 식이는 지방 대사 증가와 체성분 개선에 도움을 줄 수 있지만, 스포츠 경기력에 미치는 영향에 대해서는 아직 알려진 바가 많지 않다.

물은 종종 간과되는 영양소이지만, 많은 생리적 기능에 필수적이며 탈수 상태는 유산소 및 무산소 운동 능력 모두를 저하시킬 수 있다(11장 참조). 지용성 또는 수용성 비타민 보충은 보충 전 해당 비타민이 결핍된 경우가 아니라면 운동 능력을 향상시키지 않는다. 다량무기질인 철분 보충은 빈혈이 있는 경우에만 경기력 향상에 도움이 되며, 칼슘 보충은 골다공증 예방에 도움이 된다.

경기 전과 경기 후 식사는 일반적으로 소화가 잘되는 탄수화물과 고품질 단백질을 포함하며, 이는 운동선수에게 중요한 식이 관리 사항이다. 경기 전 식사는 기질로 사용될 수 있는 외인성 탄수화물의 가용성을 높여 지구력 경기력 향상에 도움을 줄 수 있다. 경기 후 식사는 다음 운동에서 사용하기 위한 글리코겐 저장량 증가와 손상된 근육 단백질 회복에 중요하다. 결국, 건강 유지와 최적의 운동 능력을 위해서는 올바른 식이 관리가 필수적이다.

마이크로바이옴은 영양과 운동 연구에서 빠르게 주목받고 있는 분야이다. 마이크로바이옴 관리는 다양한 건강 결과와 관련이 있으며, 운동, 스트레스, 체력 수준을 포함한 여러 요인의 영향을 받는다. 대중적으로 사용되는 프로바이오틱스는 주로 장내 박테리아 군집을 조절하여 건강과 운동 능력을 최적화하기 위해 활용된다.

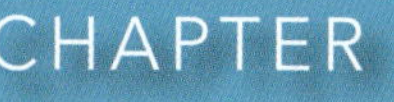

CHAPTER 11

운동 중 체액 및 전해질 문제

Fluid and Electrolyte Challenges in Exercise

이 장을 읽은 후에는 다음을 할 수 있어야 한다.

1. 신체 내 체액과 전해질의 해부학적 및 생리학적 기능을 식별한다.
2. 체액과 전해질 농도의 결핍 및 과잉이 신체에 미치는 영향과 이를 예방하는 방법을 설명한다.
3. 신체 활동 중 체액과 전해질 섭취를 통해 신체 수행능력을 향상시키는 최적의 방법을 설명한다.
4. 전해질이 무엇인지, 전해질의 기능 및 전해질이 관여하는 생리적 과정의 예를 설명한다.
5. 신체 활동이 전해질 기능과 균형에 미치는 영향을 설명한다.
6. 탈수가 발생하는 원인, 탈수가 생리적 시스템에 미치는 영향, 탈수 속도 및 정도에 영향을 미치는 요인들을 설명한다.
7. 체액과 전해질 균형을 평가하기 위한 최적의 전략을 식별한다.
8. 저나트륨혈증의 발생 원인, 발생 과정 및 예상 부작용을 설명한다.
9. 수분 섭취 계획을 작성하고, 계획의 중요성을 설명하며, 완전한 수분 섭취 계획에 필요한 구성 요소를 식별한다.

1982년 보스턴 마라톤 경기에서 Alberto Salazar는 마지막 전력 질주 구간에서 Dick Beardsley를 가까스로 물리쳤다. 결승선을 통과하자마자 Salazar는 쓰러졌고 의료 지원 구역으로 이송되어 의사들로부터 정맥으로 물 6리터를 공급받았다. 이는 26.2마일(42 km) 경기 동안 다량의 땀을 통해 손실된 수분을 보충하기 위한 것이었다. Salazar는 승리를 위해 마지막 8마일(약 13 km) 동안 음료를 섭취하지 않기로 결정했으며, 이는 극심한 발한율과 결합되어 경기를 마칠 무렵 치명적인 탈수 상태로 이어졌다. 이 경기는 “햇빛 속에서의 전투(duel in the sun)”로 알려지게 되었다. Salazar의 비정상적으로 높은 발한율(약 3 $L \cdot h^{-1}$)은 그를 다른 장거리 경기에서도 극심한 탈수 상태로 몰아넣었으며, 그는 죽음에 가까워 여러 번 종부 성사를 받은 적도 있었다. 이러한 사례들은 운동 수행 중 탈수가 초래할 수 있는 심각한 건강 문제를 단적으로 보여준다.

물과 전해질은 생명 유지에 필수적이다. 물은 성인의 체중의 약 60%를 차지하며, 인체에서 가장 풍부한 물질이다. 전해질(예: 나트륨과 염화물)은 수많은 신체 기능에 필수적이며, 세포 내 및 세포 외 구획 내 물을 유지하는 데 중요한 힘을 제공한다. 전해질은 또한 세포막의 한쪽에서 다른 쪽으로 물을 이동시키는 역할을 하며, 세포 내외 구획에서 전해질 농도를 조절하는 데 중요한 역할을 한다. **탈수(dehydration)** 또는 신체의 수분 손실은 유산소 및 무산소성 신체 수행력을 모두 저하시킬 수 있다. 마찬가지로, 전해질 농도의 감소도 신체 수행력을 손상시킬 수 있다. 따라서 체내 수분과 전해질의 유지는 정상적인 신체 기능뿐만 아니라 최적의 신체 수행력에도 필수적이다. 이 장에서는 체내 수분과 전해질을 유지하는 데 필요한 다양한 측면을 탐구할 것이다.

물: 간과되어 온 영양소

물은 생명 유지에 있어 그 어떤 영양소보다도 중요하다. 인간은 하루에 다른 어떤 영양소보다 더 많은 물을 필요로 하고 있으며, 물 없이는 며칠밖에 생존할 수 없다. 반면에 탄수화물, 지방, 단백질과 같은 다른 영양소의 결핍은 눈에 띄는 증상이 나타나기까지 몇 주, 몇 달, 혹은 일부 비타민과 미네랄의 경우 몇 년이 걸릴 수 있다.

앞서 언급한 바와 같이, 물은 평균적으로 체중의 약 60%를 차지하고 있지만, 정확한 체내 수분 비율은 신체 구성에 따라 달라지고 있다. 물은 약 75%의 제지방 조직(lean tissue mass)을 구성하고 있는 반면, 지방 조직의 경우 25% 이하만을 차지하고 있다. 따라서 제지방 조직의 비율이 높고 지방 조직의 비율이 낮을수록 체내 전체 수분 비율이 높아지고 있다. 일반적으로, 여성, 비만자, 그리고 노인의 경우 제지방 조직의 비율이 낮고 지방 조직의 비율이 높기 때문에 체내 총 체중 대비 수분 비율이 더 낮게 나타나고 있다.

신체적 수행 능력 측면에서 볼 때, 체내에 충분한 수분을 유지하는 것은 매우 중요하다. 적은 양의 탈수, 즉 체내 수분 손실만으로도 신체적 수행 능력이 저하될 수 있다. 예를 들어, 체중의 단 2%만 수분 손실이 발생해도 지구력 운동 능력[10,41]과 농구 기술[13]이 저하될 수 있다는 연구 결과가 있다. 따라서 정상적인 수분 상태를 유지하고 과도한 탈수를 예방하는 것은 최적의 신체적 수행 능력을 유지하는 데 있어 중요한 고려사항이다(그림 11-1).

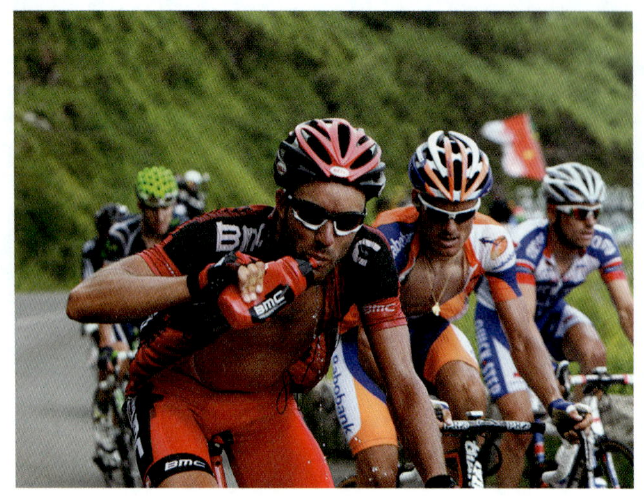

그림 11-1 물 섭취와 운동(water intake and exercise). 운동 전, 운동 중, 그리고 운동 후에 물을 마시는 것은 수분을 유지하고 손실된 체액을 보충하는 데 중요하다. 하지만 과도한 수분 섭취는 주의가 필요하다. 과도한 물 섭취는 혈액 내 체액이 지나치게 많아지는 상태(과혈량증)를 초래할 수 있으며, 이는 전해질을 희석시켜 심각한 의학적 상태로 이어질 수 있다. 특히 장시간의 경주(예: 마라톤)에서는 사람들이 물을 과도하게 마시는 경우가 종종 발생한다. 운동 중 손실된 수분을 적절히 보충하는 것이 중요하다. (출처: Rosner MH, Kirven J. Exercise-associated hyponatremia. *Clin J Am Soc Nephrol*. 2007;2:151-161.)

체내에서 물의 중요성

물은 체내 총 체중의 높은 비율을 차지하고 있기 때문에, 체내에서 많은 중요한 기능을 수행하고 있다고 추론할 수 있으며, 실제로 그렇다. 물은 생명 과정이 일어나는 매개체로서 작용하고 있다. 체내에서 물이 수행하는 일부 기능은 매우 명확하게 드러나지만, 그렇지 않은 기능도 존재하고 있다. 물은 신체 내에서 다음과 같은 기능을 수행하고 있다.

- 혈액의 액체 부분을 형성하며, 영양소, 노폐물, 산소, 면역세포를 신체 곳곳으로 운반한다.
- 수많은 대사 반응에 참여한다(2장 참조).
- 단백질, 포도당, 비타민, 미네랄 및 기타 작은 분자들의 용매로 작용하여 이들이 대사 반응에 참여할 수 있도록 한다.
- 땀의 액체 부분을 형성하여 더운 환경에서 정상 체온을 유지하는 데 필수적이다.
- 심부에서 피부 표면으로 열을 운반하여 정상 체온을 유지하는 데 필수적이다.
- 관절 윤활제의 주요 구성 요소다.
- 척수액 및 눈 내부의 액체의 주요 구성 요소다.
- 임신 중에는 자궁 내 양수의 주요 구성 요소다.

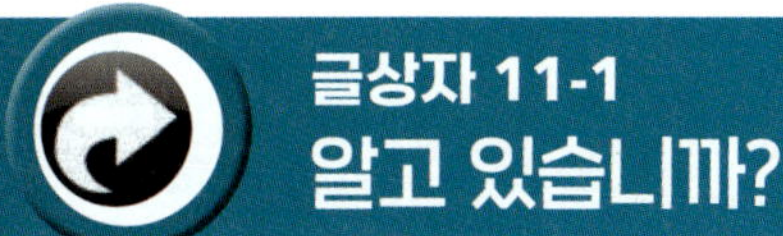

글상자 11-1
알고 있습니까?

대사 활동과 관련된 권장 수분 섭취량

신체 활동과 수분 손실의 연관성 때문에, 권장 수분 섭취량은 에너지 소비량에 기반한다.[26] 따라서 하루 총 에너지 소비량을 알면 적정 수분 섭취량(adequate intake, AI)을 계산할 수 있다.

물의 적정 섭취량

성인: 소비된 1킬로칼로리당 1.0~1.5 mL의 물

운동선수: 소비된 1킬로칼로리당 1.5 mL의 물(4.2~6.3 mL/킬로줄)

이 기준에 따라, 하루에 3,500킬로칼로리를 소비하는 운동선수의 경우:

3,500킬로칼로리 × (1.0~1.5 mL의 물) = 3,500 – 5,250 mL

또는 3.5~5.25 L (모든 섭취원: 음식* 및 음료 포함)

또는 리터를 쿼트(quarts)로 변환:

1 L = 1.06 quarts

3.5~5.25 L × 1.06 quarts/L = 3.71 – 5.57 quarts

* 음식에서 수분이 약 20% 정도 제공된다는 점을 고려해야 된다.

물이 체내에서 매우 중요한 많은 기능을 수행하고 있기 때문에, 수분 섭취와 수분 손실 간의 **수분 균형(water balance)**을 유지하는 수분 균형을 적절하게 관리하는 것이 매우 중요하다.

수분 균형

물은 물, 우유, 과일 주스와 같은 액체뿐만 아니라 음식 형태로 몸에 흡수된다. 예를 들어, 새우, 바나나, 옥수수, 감자 등의 음식은 70~79%의 수분을 함유하고 있다. 다른 식품은 수분 함량이 더 낮은데, 예를 들어 피자는 40~49%의 수분을 함유하고 있는 반면, 크래커와 시리얼은 1~9%의 수분을 함유하고 있다. 소량의 수분을 함유하고 있는 또 다른 식품은 대사 반응이나 **대사 수분(metabolic water)**으로 인해 생성되는 것이다(3장 참조). 일일 물 섭취량이 얼마나 되어야 하는지를 정하는 것은 어렵다. 이는 신체 활동량, 신체 구성, 주변 온도, 그리고 주변 습도에 따라 크게 달라질 수 있기 때문이다. 그러나 신체 활동과 물 손실이 연관되어 있다는 점에서, 전문가들은 물 섭취량이 일일 에너지 소비량과 상관관계가 있어야 한다고 권장하고 있다(글상자 11-1).

신체에서 하루 약 2.5 L의 물이 손실되고 있다. 이 중 상당 부분은 대사 및 기타 노폐물을 제거하기 위해 **소변(urine)** 형태로 배출되고 있다(표 11-1). 또한 상당량의 물이 땀으로 손실되고 있으며, 대변(위장관에서 배출되는 고형 폐기물)과 **불감성 수분 손실(insensible water loss)**(즉, 호흡기에서의 수분 증발 및 비땀 상태에서도 지속적으로 피부 표면으로 확산되는 수분)로도 손실되고 있다. 운동 시에는 대부분의 수분 손실이 체온을 낮추기 위한 발한(땀 배출)에 의해 발생하고 있다.

표 11-1 일반적인 수분 손실 대비 수분 소화

수분 손실	밀리리터	수분 섭취	밀리리터
소변	500~1,400	음료	500~1,500
땀(운동 시)	400~900	음식	700~1,000
대변	150	대사수	200~300
무감각적 발한	350		
하루 총량	1,400~2,800	하루 총량	1,400~2,800

정상적인 수분 상태를 유지하기 위해서는 총 수분 섭취량이 총 수분 손실량과 같아야 한다. 수분 섭취량이 총 수분 손실량보다 많을 경우, 정상적인 수분 상태를 유지하기 위해 소변 형태로의 수분 배출이 증가하고 있다. 따라서 정상적인 수분 상태, 즉 **유수분 상태(euhydration)**를 유지하려면 수분 섭취량이 수분 손실량과 같아야 한다(수분 상태를 평가하는 방법은 글상자 11-7). 자신의 발한율(sweat rate)을 이해하는 것도 필요한 수분 섭취량을 결정하는 데 중요한 실질적 정보를 제공하고 있다(글상자 11-2 참조). 모든 사람이 동일한 발한율을 가지고 있는 것은 아니므로, 각 개인이 자신의 발한율을 계산해야 한다. 일반적으로 운동 중 발한율은 0.8 L에서

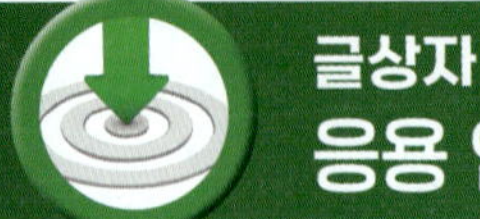

글상자 11-2 응용 연구

땀 손실 계산하기

- 운동 전에 알몸 상태에서 체중을 측정하고, 파운드를 온스로 변환한다 (1 lb = 16 oz).
- 표준 운동을 수행한다(예: 달리기, 자전거 타기 등 30분 동안).
- 운동 중 섭취한 수분의 양(온스 단위)을 기록한다.
- 운동 후, 땀을 닦은 후 다시 알몸 상태에서 체중을 측정한다.

땀 배출률을 계산하기 위해 다음 공식을 사용한다.

땀 배출률($oz{\cdot}h^{-1}$) = (운동 전 체중 [oz] + 수분 섭취량 [oz]) − (운동 후 체중 [oz]) ÷ 운동 시간 (시간 단위)

이 계산을 사용하면 운동 중과 운동 후에 섭취해야 하는 수분의 양을 알 수 있다. 환경 조건, 운동 강도, 그리고 운동 전 수분 상태는 땀 손실량에 영향을 미친다는 점을 기억해야 한다. 또한 자신의 땀 배출률을 이해하는 것은 과도한 수분 섭취를 피하는 데에도 도움이 된다.

지식을 적용하기

Sandy의 체중은 125파운드이며, 그녀는 1시간 동안 달리기를 하고 12온스의 물을 마셨다. 운동 후 그녀의 체중은 120파운드이다. 그녀의 땀 배출률은 얼마인가? 그녀가 섭취한 수분이 땀 손실을 보충하기에 충분했는가? 그녀가 운동 후 얼마나 더 많은 물을 마셔야 하는가?

1.4 $L{\cdot}h^{-1}$ 범위에 있다.수분 섭취량이 수분 손실량에 미치지 못할 경우, 체내 수분 손실이 발생하는 **저수분 상태(hypohydration)**가 나타나며, 이는 탈수(dehydration)를 초래할 수 있다. 탈수는 신체 기능 저하와 건강 문제를 야기할 수 있으며, 심한 경우 생명을 위협할 수도 있다. 다음 섹션에서는 체내 수분 이동과 유수분 상태(정상 체수분 상태 유지)를 유지하는 데 관련된 다양한 요인들을 살펴보고 있다.

속성 검토

- 물은 다양한 신체 기능에 필수적인 영양소이다.
- 물은 성인 체중의 약 60%를 차지한다.
- 탈수는 총 체중의 2% 손실만으로도 신체 수행력을 저하시킬 수 있다.
- 정상 수분 상태(euhydration)를 유지하려면 수분 섭취량과 손실량의 균형을 맞추는 것이 중요하다.
- 자신의 발한량을 파악하는 것은 수분 균형을 유지하기 위해 얼마나 많은 물을 섭취해야 하는지를 결정하는 데 중요하다.

전해질

체내 물에 용해된 물질들은 수분 상태를 유지하고 체내 수분 이동을 조절하는 것과 밀접한 관련이 있다. 물은 신체의 모든 조직에 동일하게 분포하고 있지는 않다. 필요한 조직에 수분을 유지하고 해당 조직으로의 수분 이동을 조절하기 위해 세포는 전해질의 이동을 조절할 수 있어야 한다. 전해질이란 무엇인가? 염화나트륨(NaCl)과 같은 무기염이 물에 용해되면 **이온(ion)**이라고 불리는 전하를 띤 분자로 해리되고 있다. NaCl의 경우, 양전하를 띤 나트륨이온(Na^+)과 음전하를 띤 염소이온(Cl^-)이 형성된다. 양전하를 띤 이온은 **양이온(cation)**이라고 하고, 음전하를 띤 이온은 **음이온(anion)**이라고 한다. 순수한 물은 전류를 잘 전달하지 못하지만, 물에 이온이 용해되면 전류가 쉽게 전달된다. 따라서 물에 용해되어 이온을 형성하는 무기염을 **전해질(electrolyte)**이라고 한다. 전해질은 전하를 전달할 수 있는 능력 덕분에 신경이나 근섬유와 같은 흥분성 조직이 제대로 기능하는 데 필수적이다.

세포막은 선택적으로 투과하는 성질을 가지고 있어서 일부 분자의 이동을 허용하고 다른 분자의 이동은 제한하며, 이러한 분자의 이동을 조절하고 있다. 일부 전해질, 예를 들어 나트륨, 칼슘(Ca^{2+}), 염화이온 등은 주로 세포 외부에 존재하고 있는 반면, 마그네슘(Mg^{2+})과 칼륨(K^+)과 같은 전해질은 주로 세포 내부에 존재하고 있다. 전해질은 체내에서 중요한 역할을 하고 있다.

전해질은 필요한 곳에 물을 유지하고 세포막의 한쪽에서 다른 쪽으로 물을 이동시키는 힘을 생성하고 있다. 물 분자(H_2O)는 전체적으로 전기적으로 중성을 띠고 있다. 그러나 물 분자 내에서 산소 원자는 약한 음전하를 띠고, 수소 원자는 약한 양전하를 띠고 있어 물 분자는 극성을 가진다. 양이온과 음이온은 각각 전하를 띠고 있기 때문에, 물 분자의 극성 때문에 양이온과 음이온은 자신 주위에 물 분자 무리를 끌어당기고 있다. 만약 세포막의 한쪽에 전해질, 단백질, 그리고 기타 물질의 농도가 높고 세포막이 물에 대해 투과성이 있다면, 물은 세포막을 통해 물질의 농도가 높은 쪽으로 이동하게 된다. 이러한 물의 이동은 두 세포막 면의 물질 농도가 동일해질 때까지 계속된다(그림 11-2). 이 상황에서 물을 세포막을 통해 끌어당기는 힘을 **삼투압(osmotic pressure)**이라고 한다. 세포는 물의 이동을 직접적으로 조절하지 않고, 전해질의 이동을 조절함으로써 간접적으로 물의 이동을 조절하고 있다. 이는 물이 전해질을 따라 이동하기 때문이다. 세포가 전해질의 이동을 조절하는 잘 알려진 기전 중 하나는 나트륨-칼륨 펌프이다. 이 펌프는 신경세포와 근섬유와 같은 흥분성 세포의 세포막에 존재하고 있으며, 나트륨이온을 세포 밖으로 내보내고 칼륨이온을 세포 안으로 들여오는 역할을 하고 있다(4장 참조).

전해질 균형

세포 내와 세포 간의 전해질 농도는 신체 조직의 정상적인 기능을 유지하기 위해 상대적으로 일정하게 유지되어야 한다. 따라서 체내에서 세포 내외의 전해질 농도를 최적의 상태로 유지하고, 이를 통해 **전해질 균형(electrolyte balance)**을 조절하는 것이 매우 중요하다. 전해질 균형은 주로 신장과 위장관에 의해 조절된다. 체내 나트륨 농도가 낮아지면, 신장은 소변으로 배출되는 나트륨을 재흡수하여 이를 보존하게 된다. 이 과정에서 나트륨이 재흡수되는 동안 칼륨은 반대로 배설된다. 이러한 신장의 기능은 호르몬 기전에 의해 조절되는데, 그중 하나가 부신에서 생성되는 **알도스테론(aldosterone)**이다(8장 참조). 알도스테론은 나트륨이 혈류로 재흡수되도록 자극한다. 따라서 체내 나트륨 농도가 낮아지면, 부신에서 알도스테론의 생산이 증가하고, 이로 인해 나트륨이 보존된다.

위장관 내 소화액에는 미네랄이 포함되어 있다. (여기서 기억해야 할 점은, 무기염이 물에 용해되면 전해질을 형성한다는 것이다.) 이러한 미네랄은 섭취한 음식이나 음료와 함께 소장에서 흡수되어 혈류로 들어간다. 만약 특정 미네랄의 체내 농도가 낮아지면, 소장은 해당 미네랄을 더 많이 흡수하게 된다. 전해질 균형은 체내에서 손실되는 전해질과 섭취되는

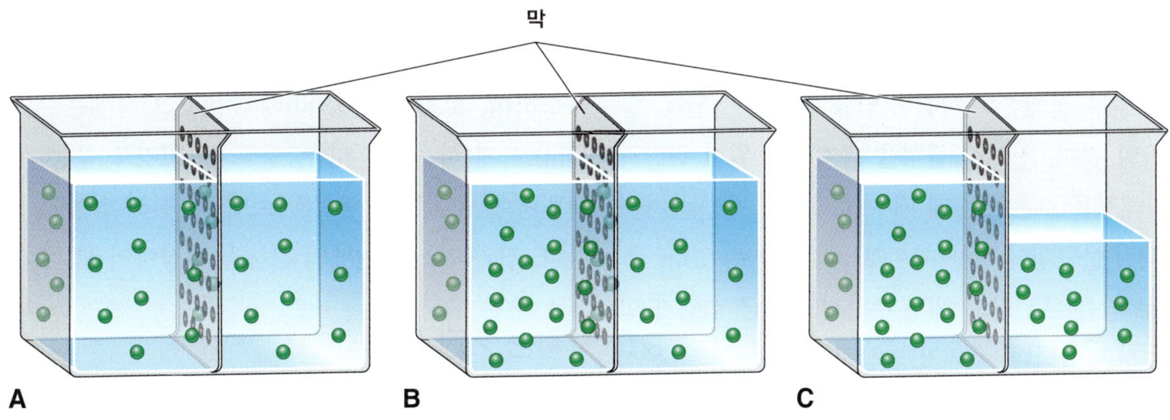

그림 11-2 전해질과 삼투압(electrolytes and osmotic pressure). **(A)** 물이 투과 가능한 막이 두 개의 물 용적을 분리하고, 이 두 용적의 전해질 농도가 동일하다면, 물은 어느 방향으로도 이동하려는 경향이 없다. **(B)** 막의 한쪽에 전해질을 더 추가하면, 이제 막의 한쪽에서 전해질 농도가 다른 쪽보다 더 높아진다. **(C)** 물이 투과 가능한 막이 있다면, 물은 어느 방향으로든 막을 통해 이동할 수 있다. 그러나 물은 막의 한쪽에서 전해질 농도가 더 높은 쪽으로 이동하려는 경향이 있다. 이 이동은 막의 양쪽 전해질 농도가 같아질 때까지 계속된다. 삼투압은 전해질 농도가 높은 쪽으로 물이 막을 통해 이동하지 못하도록 막는 데 필요한 압력의 크기를 의미한다.

전해질의 양을 의미하며, 이 균형은 위장관과 신장에 의해 정상적으로 유지된다. 운동 중에는 전해질이 포함된 땀의 배출량이 증가하기 때문에, 전해질 균형을 유지하기 위해 신장이 전해질을 보존하는 기능과 소장이 전해질을 더 많이 흡수하는 기능이 더욱 필요해진다. 만약 신체가 이 균형 상태를 유지하지 못하면, 심각한 부상이나 기능 장애가 발생할 수 있으며, 극단적인 경우 사망에 이를 수도 있다. 그러나 대부분의 경우, 신체는 전해질 균형을 유지하는 데 놀라운 능력을 보유하고 있으며, 여기에 예방적인 식이 조절을 추가하는 것만으로도 전해질 불균형의 위험을 최소화할 수 있다.

땀의 전해질 성분

땀은 **저장성(hypotonic)** 액체로, 이는 혈액보다 삼투압이 낮음을 의미한다. 반면, **등장성(isotonic)**은 혈액과 삼투압이 같음을 의미하고, **고장성(hypertonic)**은 혈액보다 삼투압이 높은 상태를 의미한다. 땀은 저장성이기 때문에 전해질 농도가 혈액보다 낮지만, 소량의 전해질을 포함하고 있다. 고온 다습한 환경에서 격렬한 신체 활동을 할 때 일부 사람들은 시간당 체중의 3~4 kg 또는 3~4 L의 땀을 배출할 수 있다.[26] 더운 환경에 대한 적응은 발한 속도의 증가, 발한 시작 시점의 조기화, 안정 시 혈장량의 증가, 그리고 땀의 전해질 함량 감소와 같은 변화를 포함할 수 있다.[25,36] 적응 후에는 땀의 양이 증가할 수 있지만, 땀 1 L당 손실되는 전해질의 양은 감소하여 전해질 균형을 유지하는 데 도움이 된다. 그러나 일부 전해질은 여전히 땀을 통해 손실된다. 앞서 설명한 바와 같이, 전해질 균형을 유지하기 위해 위장관과 신장은 전해질을 보존하는 데 매우 효과적인 기능을 가지고 있어, 전해질 불균형이 발생하는 것을 예방할 수 있다.

일반적으로 땀을 흘린다고 해서 추가적인 소금 섭취가 반드시 필요한 것은 아니다. 우리가 일상적으로 섭취하는 음식에는 이미 충분한 소금이 포함되어 있기 때문이다. 게다가 발한량은 보통 시간당 1.5 L 이하로, 이는 고온 다습한 환경에서의 격렬한 운동 중 보고된 극단적인 수치보다 물과 전해질 손실이 적은 양이다. 그러나 철인 3종 경기나 마라톤 훈련과 같이 고온 환경에서 연속적인 장시간 운동이 이루어질 경우, 가볍게 소금이 포함된 음식이나 전해질이 포함된 음료(예: 스포츠 음료)를 통해 추가적인 소금 섭취가 필요할 수 있다. 하지만 일반적으로 위장관과 신장이 전해질을 보존하는 능력이 뛰어나기 때문에, 땀에 의한 전해질 손실은 체내 보존 메커니즘을 통해 충분히 보상될 수 있다. 실제로, 고온 다습한 환경에서 20일 동안 도로 레이스에 참가한 선수들이 추가적인 미네랄 보충제를 섭취하지 않고도 정상적인 혈장 미네랄 농도를 유지한 사례는 신체의 전해질 보존 기관과 과정이 얼마나 뛰어난 능력을 가지고 있는지를 보여주는 예시이다.[14]

소변의 전해질 성분

앞서 설명한 바와 같이, 시간이 지남에 따라 소변 내 전해질 함량은 전해질 균형을 유지하기 위해 변동한다. 운동 중에는 최대산소소비량($\dot{V}O_{2max}$)의 비율로 표현되는 운동 강도와 소변의 나트륨 배출량 사이에 부의 선형 상관관계가 있다.[26] 즉, 운동 강도가 증가할수록 소변을 통해 배출되는 나트륨의 양이 감소하며, 최대 운동 시에는 나트륨 배출량이 안정 시 배출량의 10%~20% 수준으로 감소한다. 소변 내 나트륨 배출량 감소에는 두 가지 주요 요인이 있다. 첫째, 소변 1 L당 배출되는 나트륨의 양이 줄어드는 것이다. 둘째, 소변 배출량이 운동 강도에 따라 변화하는 것이다. 안정 시 소변 배출량은 분당 1.0 mL이지만, 가벼운 운동(최대산소소비량의 25% $\dot{V}O_{2max}$) 시에는 분당 1.2 mL로 약간 증가한다. 그러나 중등도 운동(40% $\dot{V}O_{2max}$) 시에는 분당 0.75 mL로 감소하며, 고강도 운동(80% $\dot{V}O_{2max}$) 시에는 분당 0.3~0.5 mL까지 더 줄어든다. 중등도 및 고강도 운동 시에는 총 소변량이 줄어들고 생성된 소변 내 전해질 농도 또한 낮아진다. 결과적으로, 신체의 전해질 저장량이 보존된다.

갈증 기전

갈증(thirst)은 마시고자 하는 자각적인 욕구이고 수분공급 상태 및 물 균형을 유지하는 것과 관련이 있다. 마시고자 하는 욕구는 시상하부 내 여러 영역에서 조절되며, 이 영역은 혈장 삼투질 농도를 감지한다. 이러한 영역은 뇌척수액, 뇌세포 외 나트륨 농도, 세포 외액의 부피, 그리고 가능성은 낮지만 삼투질 농도를 감지하는 말초 수용기로부터의 정보도 수신한다.[26] 체수분이 손실되고 혈액 및 체액 내의 용해된 기질들의 농도가 증가되면 갈증 기전은 자극되고, 마시는 동작이 발생한다. 음료를 섭취함으로써 용해된 기질들의 농도가 정상으로 되돌아가게 되어 마시고 싶다는 욕구가 줄어드는 것이다. 탈수의 첫 번째 신호 중 하나는 마시고 싶다는 느낌인 "건조한 입"을 느끼는 것이다. 갈증 기전이 활성화되거나 마시고 싶은 욕구가 생길 때, 부분적인 탈수는 이미 시작된 것이다.[26]

인간은 느린 수화체로 간주되며, 갈증 기전은 물 균형을 빠르게 복구하지 못한다. 운동에 따른 3시간 동안 수분 보충 시 섭취하는 음료의 총량은 보통 손실량의 약 60~70% 정도이다.[24] 또한 운동 후 섭취하는 음료의 일부는 소변으로 배설된다. 이러한 요인들은 장기간 물 균형을 유지하기 위해 갈증 기전이 요구하는 것보다 더 많은 수분을 섭취해야 한다는 것을 나타낸다. 더욱이, 갈증 기전은 느리게 반응하며, 부분적인 탈수가 나타난 후에야 촉발되기 때문에, 운동선수들은 운동을 시작하기 전과 운동 중에 음료를 섭취하는 것이 현명하다.

속성 검토

- 전해질은 삼투압을 생성하여 필요한 곳에 물을 유지하고, 막의 한쪽에서 다른 쪽으로 물을 이동시킨다.
- 세포 안팎으로의 물 이동은 전해질의 세포막을 통한 이동을 조절함으로써 이루어진다.
- 전해질 균형은 위장관과 신장을 통해 균형 상태로 유지된다.
- 땀으로 손실되는 전해질은 주로 나트륨과 칼륨이다.
- 소변의 전해질 함량은 전해질 균형을 유지하기 위해 변동하며, 운동 강도가 가벼운 수준에서 높은 수준으로 증가함에 따라 감소한다.
- 인간의 갈증 기전이 활성화되면, 부분적인 탈수가 이미 발생한 상태이다.

운동 중 탈수의 생리학

신체의 물과 전해질 기능의 중요성을 이해하고, 탈수의 생리학적 영향을 고찰해야 한다. 우선, 탈수가 어떻게 발생하는지 살펴보자. 운동 중 탈수는 보통 땀을 통해 물이 손실되는 것 때문에 나타나는 결과이다. 땀은 운동 중 신체의 대사율 증가로 인해 생성된 열을 발산하려는 신체의 기전이다. 신체를 식히려는 땀이 효과적으로 배출되려면 상대습도가 중요하며, 땀이 쉽게 증발되려면 건조한 환경이 효과적이다. 그러므로 습도가 낮을 때 신체에서 열이 제거된다. 땀에 의한 물 손실은 땀샘뿐만 아니라 세포 내·외 구획(세포질 포함), 혈장, 근육 조직, 피부, 내장 기관 및 뼈에서도 나타나며, 뇌와 간에서는 물 손실이 거의 없다.[37] 다음에서는 탈수가 유산소와 무산소 운동 성능을 감소시키는 원인, 특정 스포츠에서 나타나는 탈수 사례, 그리고 탈수 민감성이 증가하는 요인에 대해 알아볼 것이다.

운동 수행력 감소 시 나타나는 탈수

탈수는 유산소 및 무산소성 운동 상황에서 수행력을 감소시킬 수 있다. 그러나 유산소와 무산소성 운동 수행력에 영향을 미치는 탈수의 수준은 서로 다르다. 환경적 요소들과 더불어 무산소 및 유산소성 운동에 다르게 반응하는 생리학적 차이는 이러한 차이점을 설명하는 데 도움이 된다.

유산소성 기능에 미치는 탈수의 영향

탈수는 유산소성 능력을 상당히 손상시킬 수 있다. 전체 체중의 2%에 해당하는 수준으로 탈수된 트랙 및 필드 선수들은 5,000 m 및 10,000 m 경기에서 각각 약 5%와 3%의 수행력 저하를 보였다.[1] 한편, 전체 체중의 1.6%에 해당하는 수준으로 탈수된 지구력 주자들은, 1분 42초의 휴식 시간을 두고 실시한 3회의 3 km 달리기에서 두 번째와 세 번째 달리기의 기록이 각각 3.3%(42초)와 3.9%(52초)만큼 유의하게 느려졌다. 또 다른 연구에서는, 전체 체중의 5%에 해당하는 수준으로 탈수된 조정 선수들이 2,000 m 경주를 완료하는 데 필요한 시간이 22초 증가한 것으로 나타났다.[7] 이러한 수행력 감소는 경기에서 승리 여부를 좌우할 수 있으며, 최적의 지구력 능력을 위해 선수들이 정상 수분 상태(euhydration)를 유지해야 할 필요성을 강조한다.

유산소성 능력과 수행력은 대사적으로 활발한 조직에 충분한 산소를 전달하고, 부산물을 제거하기 위해 심박출량을 유지하는 것에 달려 있다. 또한 체온 발산과 대사 기질의 적절한 사용이 최적의 유산소성 능력을 발휘하는 데 필수적이다. 신체 활동 중 발한 속도는 환경에 따라 달라지며, 고온다습한 환경에서는 대부분의 사람들의 발한 속도가 시간당 2 L에 이를 수 있다.[39] 발한 속도는 활동 종류에 따라 다양하지만, 여전히 탈수를 초래할 정도로 충분히 높은 수준이다. 예를 들어, 경쟁적인 수구 경기 중 발한 속도는 약 0.79 $L \cdot h^{-1}$인 반면, 경쟁적인 스쿼시 경기에서는 2.37 $L \cdot h^{-1}$에 이를 수 있다.[39] 따라서 탈수는 마라톤 선수와 도로 사이클 선수들처럼 일반적으로 유산소 활동으로 분류되는 스포츠에만 국한되지 않는다. 탈수는 유산소성 대사와 능력에 의존하는 다양한 활동에 참여하는 모든 사람에게도 영향을 미칠 수 있다.

탈수가 발생하면 혈장량이 감소하여 일회박출량이 줄어들며, 심박출량(심박수 × 일회박출량)을 유지하기 위해 심박수가 상승한다. 예를 들어, 지구력 경주 중 탈수로 인해 체중이 1% 감소할 때 평균적으로 심박수가 분당 3~5회 증가하며, 경우에 따라 최대 6회까지 증가할 수 있다.[8] 탈수는 혈관 수축에 의해 전신 혈관 저항을 증가시키고, 탈수가 진행됨에 따라 심박출량과 평균 동맥압이 감소한다.[8,39,40] 이 모든 요인은 마라톤처럼 특정 운동 강도(예: 특정 레이스 페이스)에서 필요한 심박출량을 유지하기 위해 심혈관계 부담을 증가시킨다. 요약하자면, 탈수 수준이 증가할수록 심혈관계 부담 또한 증가한다.

유산소성 능력에 영향을 미치는 또 다른 요인은 **고체온증 (hyperthermia)**이다.[4,8,17,25,39] 탈수 상태에서는 피부 혈류량과 발한 속도가 감소하여 체온 발산 능력이 저하되며, 결국 고체온증이 발생한다.[4,8,11] 이러한 결과는 심혈관계와 체온조절계의 상호작용으로 인해 신체의 생리적 기능과 운동 수행 능력에 부정적인 영향을 미친다.[17,40]

탈수는 대사 기능에도 영향을 미친다. 탈수 상태에서는 근글리코겐에 대한 의존도가 증가하고, 특정 운동 강도에서 혈중 젖산농도가 상승한다.[4,8,39] 탈수 상태에서 혈당 농도는 영향을 받지 않거나 약간 낮아질 수 있다. 이러한 요인은 글리코겐 고갈과 산성도 증가로 인한 피로를 초래하여 지구력 수행 능력을 저하시킬 수 있다(3장 참조).

또한 탈수 상태에서는 동일한 운동 강도에서 운동자각도(RPE)가 증가하며, 인지 기능 또한 저하된다.[4,8] 증가된 운동자각과 감소된 인지 기능은 운동에 대한 동기를 약화시키고, 시합 중 전략적 판단(예: 경쟁 전략)에도 부정적인 영향을 미쳐 지구력 운동 능력을 저하시킬 수 있다.

위의 모든 요인은 상호작용하여 탈수 상태에서 유산소성 능력 또는 지구력 운동 능력을 감소시킨다. 또한 탈수가 심해질수록 유산소성 능력에 더 큰 손상을 초래한다(그림 11-3). 일반적으로 문헌에 따르면 체중의 2% 이상[39~41] 또는 3% 이상[8] 감소 시 고온 다습한 환경에서 유산소성 능력과 파워가 저하되는 것으로 나타났다. 그러나 모든 연구 결과가 일치하지 않으며, 개인 차이가 있을 수 있다. 예를 들어, 100 km 울트라마라톤에 참가한 아마추어 선수들은 평균적으로 체중의 2.6%를 잃었으며, 평균 12시간 14분 만에 경기를 완주하였다. 흥미롭게도, 더 빠른 주자일수록 체중 손실이 더 크고, 경기 중 더 많은 수분을 섭취한 것으로 나타났다.[35] 또한 크로스컨트리 스키와 같은 저온 환경에서는 탈수로 인해 체중이 3% 감소하더라도 유산소성 운동 수행 능력에 큰 영향을 미치지 않는 것으로 나타났다.[39] 이러한 결과는 탈수가 체온 조절에 미치는 부정적인 영향이 운동 수행 능력에 변화를 일으키는 주요 요인임을 시사한다.

무산소성 기능에 미치는 탈수의 영향

탈수가 최대 근력과 무산소성 운동능력에 미치는 영향에 대한 보고는 일관되지 않다. 일부 연구에서는 유의미한 감소를 보고한 반면, 다른 연구에서는 유의미한 변화가 없다고 보고하였다.[4,37,38,42,46] 전반적으로, 체중의 5% 미만의 손실을 초래하는 탈수 상태에서는 근력의 유의미한 감소가 나타나지 않는 것으로 결론지어졌다. 그러나 체중의 5%를 초과하는 탈수는 유의미한 근력 감소를 초래한다는 보고가 있다.[8,37] 또한 체중의 3%에서 4% 정도의 탈수는 근력을 약 2%, 파워를 약 3% 감소시키는 것으로 보고되었다.[22] 근 지구력, 예를 들어 악력을 유지하는 능력도 체중의 3%에서 4%의 탈수 상태에서 감소가 나타난다.[8,46] 30초 동안의 최대 무산소성 운동 수행(Wingate, 사이클 테스트)은 체중의

유산소성 수행 감소에 기여하는 요인
심혈관계
혈장량 감소
전신 저항 증가
혈압 감소
심박수 증가
일회박출량 감소
심박출량 감소
대사과정
$\dot{V}O_{2peak}$ 감소
젖산 최대값 감소
무산소성역치 감소
최대하강도에서 젖산 수준 증가
최대하강도에서 글리코겐 사용 증가
체온조절
심부 온도 증가
발한량 감소
피부 혈류량 감소

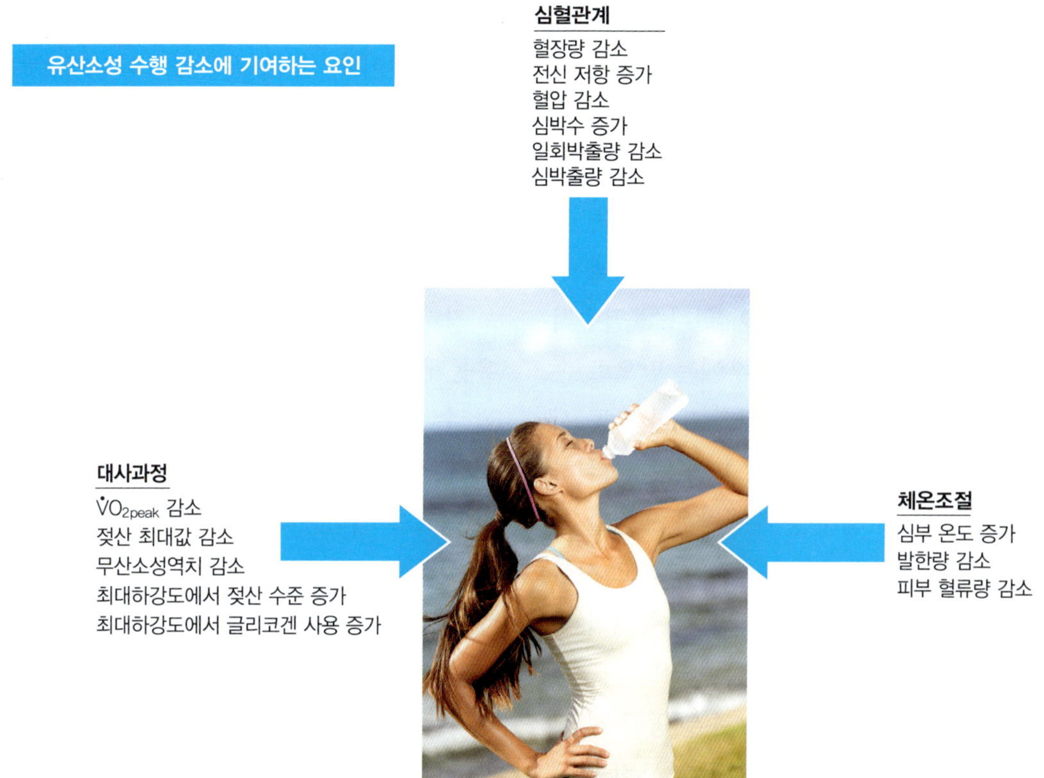

그림 11-3 탈수로 인한 유산소성 수행 감소에 기여하는 요인들. 탈수는 여러 요인에 의해 유산소성 수행 감소를 초래한다. 심혈관계, 체온 조절, 그리고 대사 요인이 모두 탈수로 인해 유산소성 수행 능력 감소에 기여한다. 이러한 요인들은 독립적으로 작용하거나 상호작용하여 수행 능력을 감소시킬 수 있다.

5% 손실 탈수 이후에도 유의미한 감소가 나타나지 않았다.[37] 그러나 30초에서 120초 미만의 활동과 같은 고강도 지구력 운동 수행에서는 약 10%의 수행 감소가 나타난다.[22] 따라서 근력과 무산소성 기능은 유산소성 기능에 비해 탈수의 영향을 덜 받는 것으로 보인다. 하지만 탈수가 심화될수록 무산소성 수행 감소 가능성이 증가하며, 이는 근력, 파워, 고강도 운동 능력의 손실을 측정하는 테스트나 과업(예: 등척성 운동, 단축성 운동, 근육 그룹)에 따라 달라진다.

탈수가 유산소성 운동 수행에 비해 근력과 무산소성 기능에 미치는 영향이 일관되지 않은 이유는 여러 가지로 설명될 수 있다. 첫째, 탈수로 인한 혈장량 감소와 심박출량 감소는 유산소성 운동 수행에 부정적인 영향을 미칠 수 있지만, 근력이나 무산소성 운동 수행에서는 작업근에 산소를 전달하는 것이 결정적인 요인이 아니기 때문에 크게 영향을 미치지 않는다. 둘째, 탈수를 유발하는 방법에 따라 무산소성 기능 감소가 다르게 나타날 수 있다. 음료 제한만으로 탈수를 유발했을 때보다는 운동과 열 노출을 통해 탈수가 유발되었을 때 무산소성 기능 감소가 더 뚜렷하다.[38] 셋째, 탈수로 인한 근력 감소는 하체 작업보다는 상체 작업에서 더 뚜렷하게 나타나는 것으로 보고되었다.[38, 42]

탈수가 최대 근력과 무산소성 운동 수행에 미치는 영향은 유산소성 수행에 미치는 영향보다 덜 명확할 수 있지만, 경쟁적인 운동선수들에게 나타나는 무산소성 기능 감소는 중요할 수 있으며, 경기 중 수행 능력을 저해할 가능성이 있다. 또한 고온 다습한 환경에서 활동할 경우 탈수와 고체온증의 복합적 위험성을 고려하여 추가적인 주의가 필요하다.

탈수와 관련된 스포츠의 예

정상 수분 상태를 유지하는 것은 사실상 모든 형태의 신체 활동에서 최적의 수행 능력을 발휘하기 위해 중요하다. 이는 발한량에 영향을 미치는 고온다습한 야외 활동뿐만 아니라 뜨거운 경기장에서 이루어지는 실내 스포츠 활동도 포함

된다. 어떤 환경에서도 탈수의 가능성을 최소화하기 위해, 훈련 세션 동안, 훈련 세션 사이, 그리고 특히 4시간 이상 지속되는 시합 중에 적절한 양의 음료를 섭취해야 한다. 또한 하루에 한 번 이상의 훈련 세션이 진행될 경우, 시합 준비 과정에서도 충분한 음료 섭취가 필요하다. 섭취하는 음료는 전해질(나트륨과 칼륨)을 포함하여 세포 내외 체액 구획 간의 균형을 유지하는 데 도움을 주어야 한다.[45] 필수적으로 배출되는 소변량 때문에, 훈련 세션 후에는 땀으로 손실된 양보다 더 많은 음료를 섭취해야 한다.[45] 또한 운동 시작 2시간 전에 약 400~600 mL(약 17온스)의 물을 섭취하는 것이 권장된다. 이는 신장이 체내 총 수분량을 조절할 시간을 제공하기 위함이다.[11] 훈련 중, 시합 전, 그리고 시합 중에 정상 수분 상태를 유지하는 것은 거의 모든 형태의 격렬한 신체 활동에서 최상의 성과를 달성하는 데 도움을 줄 것이다. 다음 예에서는 특정 스포츠에 대해 수분 공급 시 고려해야 할 사항들을 탐구한다. 이 고려사항들은 특정 예에 맞춘 것이지만, 다른 스포츠와 활동에도 적용될 수 있는 개념을 포함하고 있다. 모든 수분 공급 계획은 개인의 신체 상태와 활동 요구를 충족시키도록 맞춤화되어야 하며, 주요 시합 전에 훈련 중에 미리 시도해 보는 것이 권장된다.

마라톤

마라톤(26.2마일 또는 42 km)과 같은 경기에서는 체중의 2%에 불과한 탈수로도 지구성 능력이 감소될 수 있다. 경기 중 음료 섭취의 주요 목적은 탈수를 방지하는 것이며, 전해질 보충은 중요하지만 부차적인 목적이다.

체중, 발한 속도, 환경 조건은 체중의 2% 이상 체액 손실을 방지하기 위해 필요한 음료 섭취량에 영향을 미친다. 특히, 체중이 크게 다를 수 있는 동호인 주자들 사이에서는 체중을 고려하는 것이 중요하다. 예를 들어, 28°C(82.4°F)와 30% 상대습도의 환경에서 4시간 동안 마라톤을 수행할 경우, 체중이 50 kg(110 lb)이고 발한 속도가 0.575 $L \cdot h^{-1}$인 주자가 시간당 0.5 L의 음료를 섭취한다면, 체중의 0.6%에 해당하는 체액 손실을 경험하게 된다.[10] 그러나 체중이 90 kg (198 lb)이고 발한 속도가 1.15 $L \cdot h^{-1}$인 주자가 동일한 양의 음료를 섭취할 경우, 체중의 2.9%에 해당하는 체액 손실을 경험할 것이다. 반면, 온도가 14°C(57.2°F)이고 상대습도가 70%인 환경에서는 발한 속도가 낮아지고 음료 섭취량이 시간당 0.5 L로 유지된다면, 체중이 가벼운 주자는 체중이 2.6% 증가하게 되며, 체중이 무거운 주자는 체중의 0.6%만 손실될 것이다.

경기 중 특정 지점에서 계획적으로 음료를 섭취하거나, 자유롭게 섭취하는 방식 모두 체수분 상태를 유지하는 데 사용할 수 있다. 그러나 많은 마라톤 주자들은 자유롭게 음료를 섭취할 경우, 체중의 2% 이상 체액 손실을 방지할 만큼 충분한 음료를 섭취하지 못하는 경향이 있다.[10] 계획적으로 음료를 섭취하는 방식은 갈증을 느끼지 않을 때 음료나 스포츠 음료를 섭취하는 것이 불쾌감을 줄 수 있으며, 자유롭게 섭취하는 방식은 갈증을 느낄 때 이미 어느 정도 탈수가 진행된 상태라는 한계가 있다. 이러한 점은 시합뿐만 아니라 훈련 중에도 적용할 수 있는, 개별화된 수분 공급 계획이 필요함을 강조한다. 이 계획은 주요 경기에 앞서 훈련 중에 미리 테스트되어야 한다.[10]

자유형 레슬링

자유형 레슬링은 상체와 하체의 근육이 모두 요구되는 근력과 파워가 필요한 체급별 스포츠이다. 레슬링 선수들은 체급을 맞추기 위해 일반적으로 체중의 5~6%를 감량하며, 이를 위해 칼로리 섭취 제한과 수분 섭취 제한을 병행한다. 따라서 이러한 요인들이 각각, 또는 복합적으로 작용하여 운동 수행력이 감소할 수 있다. 체중의 5~6%에 해당하는 탈수가 발생하면 근력과 무산소성 운동능력이 감소하는 것으로 나타났으나,[19,24,50-51] 이러한 수준의 탈수가 같은 날 수행하는 레슬링 경기 관련 특정 운동능력에는 영향을 미치지 않는 것으로도 보고되었다.[43,47]

레슬링은 이중 경기가 열리기도 하지만, 대부분의 주요 대회는 협회 토너먼트, 전국 선수권대회, 올림픽과 같은 토너먼트 형태로 진행된다. 따라서 토너먼트 환경에서의 생리학적 반응은 레슬링 선수의 경기력에 매우 중요하다. 체중의 6%를 감량한 후 2일간의 모의 토너먼트(전미대학체육협회 디비

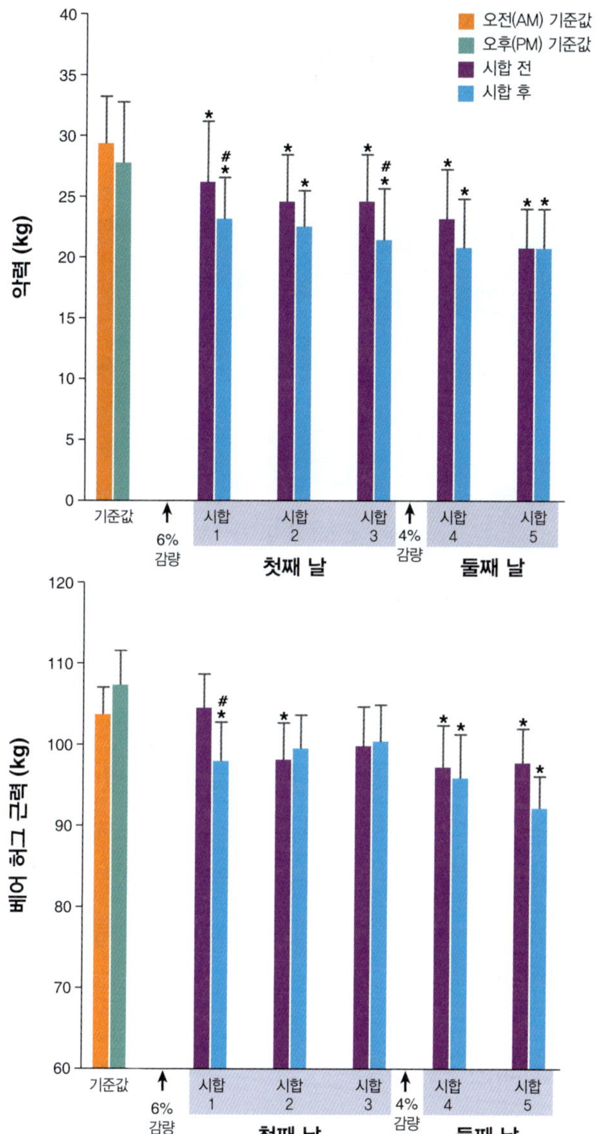

그림 11-4 체중 감량 후 모의 토너먼트 동안 레슬링 선수들의 근력 감소. 모의 토너먼트는 첫째 날 3경기, 둘째 날 2경기로 구성되었다. 기준 측정값은 토너먼트 전 주에 체중의 6%를 감량하기 전에 측정되었다. *기호는 아침 및 저녁 기준 측정값과 유의미하게 다른 값을 나타냄; #기호는 해당 시합 전 측정값과 유의미하게 다른 값을 나타냄. (Kraemer WJ, Fry AC, Rubin MR, et al. Physiological and performance responses to tournament wrestling. *Med Sci Sports Exerc.* 2001;33(8): 1367-1378에서 허가를 받아 수정함.)

전 I)에 참가한 대학 레슬링 선수들은 레슬링 능력과 관련된 일부 테스트에서 감소가 나타났으나 모든 능력이 감소한 것은 아니었다.[24] 선수들은 체중 감량 이후 시합 전 악력과 "베어 허그"(손을 맞잡아 껴안는 동작으로, 레슬링에서 상대를 들어올리는 동작을 모방) 근력이 기준 측정값에 비해 유의미하게 감소하였다(그림 11-4). 악력과 베어 허그 근력은 시합 1경기에서 5경기로 진행될수록 감소하는 경향도 보였다. 그러나 엉덩이 근력과 허리 근력, 전통적인 무릎 꿇은 자세에서 서 있는 자세로 전환하는 데 걸리는 시간은 기준값과 비교했을 때 5번의 시합 동안 큰 차이를 보이지 않았다. 다만, 시합 전과 시합 후에 측정된 값에서는 차이가 있었다. 전반적으로, 모의 토너먼트 동안 일부 생리학적 측정값에서 유의미한 감소가 나타났으나, 모든 측정값에서 감소가 나타난 것은 아니었다. 이러한 감소는 체중 감량, 탈수, 토너먼트 참여의 복합적인 결과로, 레슬링 선수가 토너먼트 기간 동안 신체적 수행 능력을 유지하는 데 영향을 미친 것으로 보인다.

실질적으로 중요한 점은 굴절계를 사용해 측정한 소변 비중(USG)의 값이 개별 선수의 혈청 또는 혈장 삼투질 농도와 상관관계가 없을 수 있다는 것이다.[6,49] 과거 연구에서는 레슬링 선수들이 체중을 감량하는 데 걸린 시간이 몇 시간인지 또는 며칠인지는 중요하지 않았으며, 엘리트 선수들은 급격한 체중 감량에 대비하여 시상하부 삼투압 조절 센터를 재조정하여 체내에 더 많은 수분을 유지할 수 있었다고 보고하였다.[52] 또한 레슬링 선수들은 탈수 또는 저수화를 나타내는 높은 혈장 삼투질 농도 값을 가지고 있는 경우가 많으며(글상자 11-3), 이는 USG 값으로는 반영되지 않을 수 있다.[6,24] 이러한 두 가지 측정치 간의 관계 부족은 스포츠 과학 및 의학에서의 "의사 결정자"들에게 중요한 우려 사항이다.[6] 특히 레슬링이나 체급별 스포츠, 체조와 같은 종목에서는 혈장 삼투질 농도를 수분 상태 평가의 바이오마커로 사용하는 것이 USG보다 훨씬 더 나은 선택으로 보인다.

단체 구기 종목: 농구와 축구

탈수는 실내 및 야외에서 이루어지는 단체 구기 종목의 경기력에 영향을 미칠 수 있다. 감소된 유산소성 능력은 경기 후반부에서 경기력을 저하시킬 수 있으며, 감소된 무산소성 능력은 전력 질주 능력을 감소시킬 수 있다. 또한 근력이나 파워의 감소는 점프 능력을 저하시킬 수 있으며, 이는 단체 구기 종목에서 중요한 모든 운동 능력에 영향을 미친다.

탈수는 단체 구기 종목에 필수적인 특정 기술과 활동의 수

글상자 11-3
학생들의 실제 질문

소변 비중(USG)과 혈장 삼투질 농도의 정상 범위는 무엇인가요?

- 혈장 삼투질 농도를 측정하는 것은 수분 상태를 평가하는 "골드 스탠다드"로 간주된다. 건강한 개인의 정상 범위는 280~285 mOsm·kg^{-1}이며, 이보다 높은 값은 탈수 또는 저수화 상태로 간주된다.
- 소변 비중(USG)이 1.020 g·cm^{-3} 이하인 값은 적절한 수분 상태를 나타내는 지표로 사용된다. 1.020 g·cm^{-3}를 초과하는 값은 탈수 또는 저수화 상태로 간주된다.

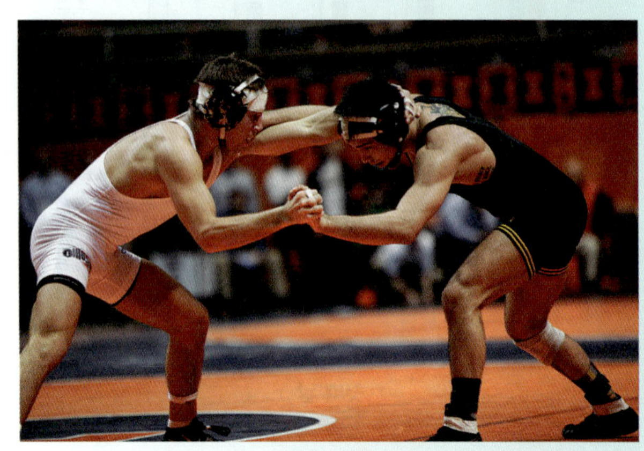

행력도 감소시킨다. 농구에서, 2시간의 연습 동안 체중의 2%에 해당하는 탈수는 정상 수분 상태를 물 섭취로 유지한 경우에 비해, 전체 슛 성공률(3점 슛 및 자유투)을 8%, 반복적인 왕복 질주 능력을 2%, 그리고 측면 이동 능력을 5% 감소시킨다.[13] 그러나 탄수화물-전해질 스포츠 음료를 이용하여 정상 수분 상태를 유지한 경우, 물을 섭취한 경우보다 이러한 기술들이 유의미하게 개선되었다. 농구 기술, 즉 슛팅 훈련, 모의 경기 중 슛 성공률, 측면 이동 능력은 체중의 1%에서 4%까지 탈수가 진행됨에 따라 점진적으로 감소하는 경향을 보였다.[3] 이러한 농구 기술 저하가 나타나는 임계점은 유산소성 능력 저하와 유사하게 체중의 2% 수분 손실 시 나타난다.[3] 모의 경기 중 체중의 1.9%에 해당하는 탈수 상태에서는 경기 전반에는 슛 성공률과 자유투 성공률의 유의미한 감소가 나타나지 않았으나, 경기 후반에는 자유투 성공률이 8% 감소하였다.[20]

축구 경기 중 선수들은 반복적으로 전력 질주를 하고 짧은 휴식 기간을 갖는다. 이러한 운동 형태는 "요요 간헐적 회복 테스트"로 재현되며, 이는 점점 증가하는 속도로 20미터를 달리고 10초 간 휴식하는 방식을 포함한다. 이 테스트는 축구 경기에서 수행되는 고강도 달리기의 양을 모방하며, 다양한 선수 능력의 차이를 구별하는 데 사용된다.[21] 축구 선수들이 체중의 1.5~2%에 해당하는 탈수를 경험한 후 요요 간헐적 회복 테스트 수행 능력은 약 15% 감소하였다. 이는 탈수가 축구 경기력 저하로 이어질 수 있음을 보여준다.[15] 단체 구기 종목에서 탈수를 예방하는 것은 일반적인 유산소 및 무산소성 능력을 유지할 뿐만 아니라, 스포츠에 특화된 기술 수행에도 도움을 준다.

탈수에 대한 감수성

다양한 요인이 개인이나 집단이 탈수에 취약하게 만드는 경향을 보인다. 이러한 요인 중 일부는 체온 조절 문제를 일으키는 요인과 유사하다(12장 참조). 예를 들어, 발한량이 높은 고온 다습한 환경에서는 탈수 가능성이 증가한다. 이러한 환경적 요인은 마라톤과 같은 장시간의 경기나 여러 날 연속되는 훈련, 하루에 두세 번씩 실시하는 훈련과 같이 신체 활동이 빈번한 상황에서 특히 문제가 된다. 유도, 복싱, 레슬링, 역도 선수들처럼 체급을 맞추기 위해 부분적으로 탈수를 유발하는 선수들도 탈수에 더 취약하다(그림 11-5).[8,33,48,51] 일부 스포츠에서는 보호 장비(예: 미식축구, 아이스하키)가 열 손실을 방해하고 발한량을 증가시켜 참여자들을 탈수 위험에 더 크게 노출시킨다.[5] 미식축구와 같은 스포츠에서는 보호 장비, 어두운 색의 유니폼, 높은 기온,

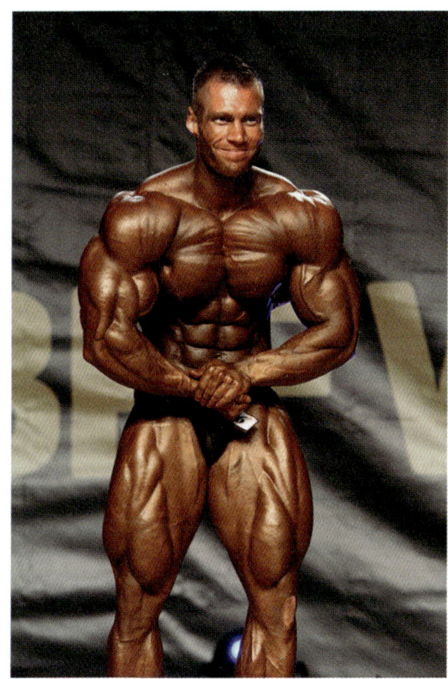

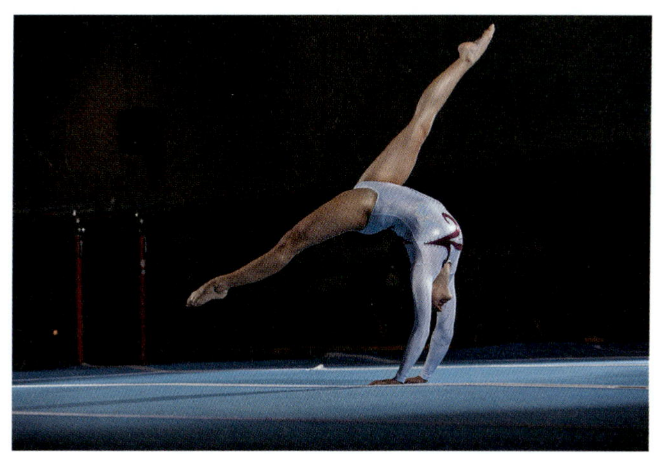

그림 11-5 **체중 관련 스포츠.** 체급별 스포츠나 신체 이미지 평가가 경기 조건의 일부인 스포츠는 탈수와 질병에 취약할 수 있으며, 이로 인해 경기력 잠재력이 감소할 수 있다.

높은 습도와 같은 요인들이 상호작용하여 탈수에 매우 민감한 상태를 유발할 수 있다.

스포츠 외에도, 발열이나 설사를 동반한 질병은 신체 활동 중 탈수의 가능성을 증가시킨다.[5] 또한 노인은 여러 요인으로 인해 탈수에 더 민감할 수 있다.[5,39] 나이가 들수록 세포 외액 손실에 따른 갈증 민감도가 감소하여 음료 섭취량이 줄어든다(글상자 11-4). 노인은 운동 중 적절한 혈장량과 삼투질 농도를 유지하는 능력이 감소하며, 수분 부족 이후 체내 수분 항상성을 복원하는 데 더 오랜 시간이 걸린다. 일반적으로 노인들은 적절한 수분 상태를 유지하고 있지만, 위의 요인들로 인해 운동 중이나 고온 다습한 환경에 노출될 때 탈수가 발생하기 쉽다. 탈수를 일으킬 수 있는 한 가지 이상의 요인이 존

글상자 11-4 알고 있습니까?

갈증 기전의 효율성

생리학자들은 인체의 경이로움에 대해 자주 언급하며, 심혈관계, 신경근계, 내분비계 등 인체의 많은 시스템이 운동에 적응하여 운동 수행 능력을 향상시킬 수 있다는 점을 강조한다. 체온 조절 시스템 역시 규칙적인 운동 훈련에 적응을 보이지만, 예외적으로 적응이 이루어지지 않는 것이 바로 인체의 갈증 기전이다. 적절한 수분 상태를 유지하기 위해 물을 섭취하도록 유도하는 인체의 갈증 감각, 즉 신체 전체 질량의 약 60%가 수분으로 구성되어 있어야 한다는 상태를 유지하도록 하는 기전은, 훈련된 사람과 비훈련된 사람 모두에서 놀라울 정도로 비효율적이다. 예를 들어, 사람이 갈증을 느끼는 시점에는 이미 어느 정도의 탈수가 발생한 이후인 경우가 많다. 또한 격렬한 발한으로 인해 체내 수분이 손실되는 속도는 음료 섭취를 통해 이를 보충할 수 있는 속도를 초과한다. 마지막으로, 인체는 전반적으로 열과 운동이라는 스트레스에 비교적 잘 적응하는데, 이는 체온 변화가 더 적은 상태에서 더 빠르게 발한을 시작하고, 염분 보존을 반영하는 보다 희석된 땀을 분비하는 방식으로 나타난다. 그러나 이러한 적응은 갈증 기전에는 나타나지 않는다. 즉, 고도로 훈련된 운동선수 역시 좌식 생활을 하는 사람과 마찬가지로, '너무 늦고, 너무 적은' 갈증 감각이라는 동일한 한계를 지니고 있다.

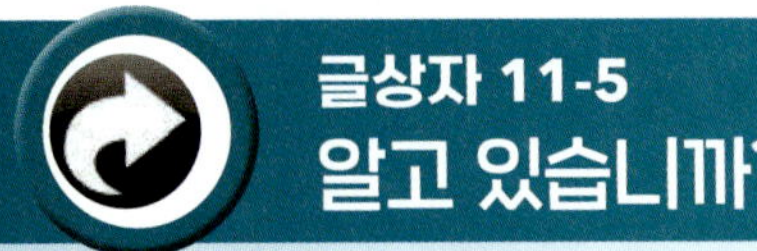

글상자 11-5 알고 있습니까?

아동의 탈수 위험

아동은 성인보다 탈수 및 이에 동반되는 고체온증의 위험이 더 크다는 사실은 잘 알려져 있다. 특히 영유아의 부모나 보호자는 이러한 위험을 충분히 인지하고 예방에 각별히 주의해야 하며, 이는 생명을 위협할 수 있기 때문이다. 아동이 더 높은 위험에 노출되는 이유 중 하나는, 아동의 경우 체중에서 수분이 차지하는 비율이 약 75%로, 성인의 약 60%보다 더 높기 때문이다. 또한 아동은 성인에 비해 비가시적 수분 손실, 즉 발한 없이 체표면으로 이동하여 증발되는 수분의 형태로 하루 동안 더 많은 수분을 손실한다. 더욱 문제가 되는 점은 아동의 체온조절 시스템이 성인보다 덜 발달되어 있어, 발한이 활성화되기 전까지 중심체온이 더 크게 상승할 수 있다는 것이다. 또한 발한이 활성화되더라도, 동일한 중심체온 변화에 대해 아동은 성인보다 발한량이 적다. 이는 부분적으로 아동의 땀샘 크기가 더 작기 때문이며, 동시에 신체 활동 중 발한을 자극하는 카테콜아민의 분비가 성인보다 적기 때문이기도 하다. 더 나아가, 아동의 갈증 기전은 성인보다도 더욱 비효율적이다. 아동이 스스로의 판단에 맡겨질 경우, 격렬한 놀이 활동 후에도 적절한 재수화를 위해 충분한 물을 섭취하지 않는 경향이 있다. 따라서 이러한 활동을 감독하는 성인은, 탈수와 고체온증을 예방하기 위해 아동이 주기적으로 놀이를 중단하고 충분한 양의 물을 섭취하도록 반드시 지도해야 한다. 아동에게는 과일 음료로 판매되는 고당류 음료보다 물을 마시는 것이 바람직하다. 영아(≤ 2세)의 경우, 탈수는 흔히 발열 및/또는 설사로 인해 발생하며, 이러한 상황에서는 Pedialyte와 같이 특별히 제조된 전해질 음료를 섭취하는 것이 가장 효과적인 치료 방법이다.

재할 경우, 수분 상태를 평가하고 적절한 수분 공급 계획을 마련하는 것이 필수적이다(글상자 11-5).

속성 검토

- 활동 중 탈수는 부분적으로 휴식에 비해 대사율이 증가하여 열을 발산하기 위한 발한이 나타나기 때문이다.
- 유산소성 운동 수행 감소는 체액 손실로 인한 심혈관계 부담 증가와 고체온증과 관련이 있다.
- 무산소성 운동 수행 감소는 체액 손실에 따라 나타나지만, 그 감소는 특정 무산소성 과제(예: 전력 질주, 근력 운동)에 따라 다르게 나타나며 일관되게 보고되지는 않는다.
- 탈수는 마라톤에서 올림픽 역도에 이르기까지, 그리고 유산소성 및 무산소성 능력을 모두 요구하는 레슬링과 단체 구기 종목과 같은 활동에서도 거의 모든 운동 수행을 감소시킬 수 있다.
- 탈수에 대한 감수성은 고온 다습한 환경, 하루 여러 번의 훈련, 체급별 스포츠 참여, 신체 이미지를 주관적으로 평가하는 스포츠, 열 손실을 방해하는 보호 장비, 어두운 색의 유니폼, 노화로 인한 갈증 민감도 감소와 같은 요인으로 인해 증가한다.

수분 상태 평가 방법

탈수가 운동 수행과 건강에 부정적인 영향을 미칠 수 있기 때문에 자신의 수분 상태를 아는 것이 중요하다. 운동선수와 피트니스 애호가의 수분 상태를 모니터링하는 가장 일반적인 현장 방법은 체중이나 소변 색깔을 평가하는 것이다. 이러한 방법들은 제한점이 있기는 하지만, 수분 상태를 쉽게 모니터링할 수 있는 비침습적인 방법이다.[33] 실험실에서 수분 상태를 평가하는 방법에는 소변량, 물의 밀도를 소변의 밀도와 비교한 **소변 비중(urine specific gravit)**, 혈장안 기질의 함량인 혈장 삼투질 농도, **소변 삼투질 농도(urine osmolality)**가 포함된다. 이러한 평가 방법들은 운동선수의 수분 상태를 모니터링하는 데 사용할 수 있으나, 적절한 장비와 교육이 필요하다.

현장에서의 수분 상태 평가 방법

운동 전의 기준값 대비 체질량이 ±1% 이내로 유지될 경우, 정상 수분 상태(euhydration)라고 판단할 수 있다.[8,33] 기준값은 정상 수분 상태에서 정확하게 측정된 체질량을 의미한다. 많은 운동선수는 훈련 세션을 부분적인 탈수 상태로 시작할 수 있으므로, 훈련 세션 전에 측정된 체질량을 정상 수분 상태를 나타내는 기준으로 사용하는 것은 정확하지 않다. 체질량이 기준값 대비 1% 이상 감소하면 탈수가 진행되

표 11-2 수분 상태: 체질량 변화와 소변 색 지표

수분 상태	체질량 변화 비율 (%)	소변 색깔
정상 수분 상태	±1	1 또는 2
경미한 탈수	−1~−3	3 또는 4
중등도 탈수	−3~−5	5 또는 6
심각한 탈수	> −5	> 6

출처: Casa DJ, Armstrong LE, Hillman SK, et al. National Athletic Trainers' Association position statement: fluid replacement for athletes. *J Athl Train* 2000;35(2):212-224. 사용할 수 있는 색상 차트는 본 논문에서 참조하시오.

고 있음을 나타낸다(표 11-2). 기준 체질량을 정확히 측정하기 위해서는 아침에 일어나 소변을 본 후, 전날 저녁 동안 자율적으로 음식과 음료를 섭취한 상태에서 알몸으로 최소 3회 연속으로 측정해야 한다. 그러나 여성의 경우, 생리주기 단계가 체수분에 영향을 미치기 때문에 3회 이상 측정이 필요할 수 있다.[39] 예를 들어, 생리주기의 황체기 동안에는 체수분량이 최대 2 kg까지 증가하여 체질량이 증가할 수 있다.[39] 운동 후 체질량은 땀을 닦아낸 후 가능한 한 알몸에 가까운 상태로 측정해야 한다. 체질량 감소 비율은 다음의 공식을 사용하여 계산한다. (기준 체질량 − 운동 후 체질량)/기준 체질량 × 100. 운동 중 체질량 감소는 운동 전 체질량을 회복하기 위해 섭취해야 하는 음료량을 계산하는 데도 사용할 수 있다(글상자 11-6). 이 방법의 한계로는 식습관의 변화, 구토, 배뇨 및 배변 활동 등이 총 체질량에 영향을 미칠 수 있다는 점이 있다.

소변 색깔 또한 수분 상태를 간단히 평가하는 지표로 사용될 수 있다(표 11-2 및 Casa et al.[8]의 색깔 차트 참조). 밝은 색의 소변은 적절한 수분 상태를 나타내며, 점점 어두워지는 소변 색은 탈수의 진행을 나타낸다. 그러나 소변 색깔을 이용한 수분 상태 평가에는 몇 가지 한계가 있다. 예를 들어, 비타민 보충제(특히 다량의 수용성 비타민을 포함한 제품)를 섭취하면 소변 색이 어두워질 수 있다. 운동 후 음료를 섭취하면 정상 수분 상태가 회복되기 전에도 소변 생산이 증가할 수 있다. 소변 색깔을 이용해 수분 상태를 평가하려면 아침에 배출된 첫 번째 소변 샘플 또는 운동 후 재수화된 상태의 소변 샘플을 사용하는 것이 추천된다. 체질량과 소변 색깔은 각각 수분 상태를 평가하는 데 한계가 있지만, 두 가지 방법을 결합하여 사용하면 수분 상태에 대한 유용한 정보를 제공할 수 있다.[39]

속성 검토

- 실험실에서의 수분 상태 평가 방법은 현장에서 사용하는 평가 방법보다 더 정확하지만, 많은 상황에서 접근성이 떨어지거나 실용적이지 않다.
- 활동 중 체질량 감소와 소변 색깔을 활용한 현장 수분 상태 평가 방법은 수분 상태에 대한 유용한 정보를 제공할 수 있다.
- 가장 일반적인 실험실 수분 상태 평가 방법은 소변 삼투질 농도(urine osmolality)와 소변 비중(urine specific gravity)이다.

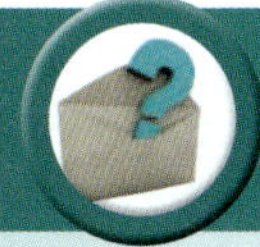

글상자 11-6 학생들의 실제 질문

운동 후 섭취해야 할 수분의 양은 어떻게 계산하나요?

운동 중에는 체중의 2 kg이 손실된다. 이는 활동 중 수분 보충을 제외한 2 kg의 체수분 손실을 의미한다. 다음 운동 세션 전에 수분 상태를 유지하기 위해 얼마나 많은 수분을 섭취해야 할까?

2 kg = 2,000 g = 2,000 mL = 2.0 L의 수분

(미터법에서 1 g = 1 mL이다.)

1컵 = 0.24 L이다.

2.0L ÷ 0.24 L/컵 = 8.3컵 = 2.1쿼트이다.

주의사항: 운동 세션 사이에 섭취한 수분 중 일부는 소변으로 배출된다. 따라서 계산된 양보다 더 많은 수분을 섭취해야 한다. 수분은 운동 직후부터 소량씩 꾸준히 섭취해야 한다.

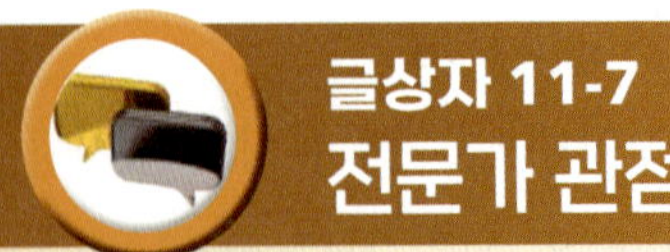

글상자 11-7 전문가 관점

수분 상태 평가

Lawrence E. Armstrong, PhD, FACSM
교수, 인체 수행 연구소
신체운동학과
코네티컷대학교
코네티컷주 스토스

건강한 소화, 대사, 최적의 운동 수행을 위해서는 탈수를 방지해야 한다. 예를 들어, 체중의 3~4% 손실은 근력을 약 2%, 근 파워를 약 3% 감소시킨다. 동일한 수준의 탈수는 고강도 지구력 운동(예: 장거리 달리기) 수행을 약 10% 감소시킨다.

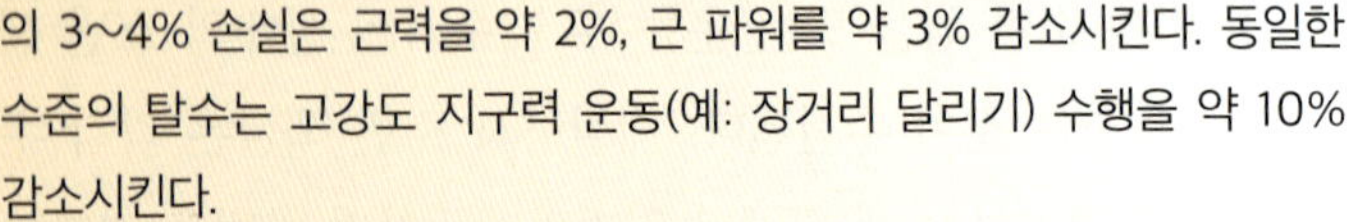

체액의 손실과 보충이 지속적으로 이루어지고 신체 체액 구획(예: 세포 내·외 체액, 순환하는 혈액)의 네트워크가 복잡하기 때문에, 단일 측정 방법으로 모든 상황에서의 수분 상태를 완벽히 대표할 수는 없다. 훈련이나 경기가 지속되면 체액 구획이 지속적으로 변하므로 단일 체액 측정만으로는 신체 총 체수분량 또는 체액 농도의 변화를 나타내기에 충분하지 않다.[1]

운동이나 신체 활동 중 수분 상태를 평가하고자 할 때, 가장 좋은 접근법은 두 가지 이상의 수분 상태 지표를 비교하는 것이다. 다음은 사용할 수 있는 다섯 가지 간단하고 유용한 평가 방법을 설명한다:

1. **체중 변화.** 체중 변화는 수분 상태 평가에 효과적인 방법이다. 특히 몇 시간 내에 발생하는 탈수를 측정하는 데 적합하다. 간단히 말해, 체중 감소는 체액 손실을 나타낸다(음료 및 음식 섭취, 배뇨 및 배변 손실을 보정한 경우).
2. **정확한 기준 체중 측정.** 운동 환경에서, 정확한 기준 체중 측정은 필수적이다. 놀랍게도, 이를 아는 사람은 거의 없다. 기준 체중을 정확히 측정하려면 아침에 일어나 소변을 본 후 다섯 번 이상 연속적으로 측정해야 한다. 서로 다른 아침에 측정한 세 개의 측정값이 0.5파운드(약 0.23 kg) 이내에 들어오면, 그 평균값이 정확한 기준 체중을 나타낸다.
3. **소변 농도와 소변량.** 탈수 상태일 때 소변은 농축되고 소변량이 줄어들며, 체내에 과도한 수분이 있을 때 소변은 희석되고 많아진다. 이러한 소변 특성의 변화는 수분 상태를 평가하기 위한 세 가지 선택지를 제공한다.
4. **24시간 소변량.** 깨끗한 플라스틱 용기에 하루 동안 배출되는 모든 소변을 수집한다. 건강한 여성은 하루에 평균 1.13 L(1.20쿼트)의 소변을 배출하며, 건강한 남성은 1.36 L(1.44쿼트)를 배출한다. 10~14세의 어린이는 매일 더 적은 소변을 배출하며, 90세 이상의 성인도 마찬가지이다.

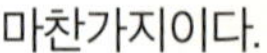

5. **소변 비중(USG).** 소변 비중 측정기는 소변 샘플의 밀도(질량/부피)를 물의 밀도와 비교하여 측정한다. 탈수 상태에서 소변 비중은 1.030을 초과하며, 과도한 물 섭취 시 값은 1.001~1.012 사이이다. 정상적인 소변 비중은 건강한 성인의 경우 1.013~1.029 범위에 있다.
6. **소변 색깔.** 소변 색깔은 일상 활동 중 수분 상태를 추정하는 데 유용한 지표이다. “창백한 노란색” 또는 “짚색”은 기준 체중의 1% 이내임을 나타내며(1번 항목 참조),[2] 짙은 색(예: 짙은 노란색, 황갈색)은 탈수의 진행을 나타낸다.
7. **갈증.** 체중의 1~2%만 감소해도 심박수와 체온이 크게 상승하는 생리적 부담이 발생한다. “약간의 갈증”이나 “보통의 갈증”을 느끼는 경우, 이는 체중의 1~2%가 감소했음을 의미한다. 그러나 갈증은 음료의 맛, 양, 내용물과 같은 다른 요인에 의해 영향을 받을 수 있다. 갈증은 탈수 정도를 추정하는 데 도움을 주지만, 더 많은 물을 마시라는 신호로 더 잘 사용된다.

최적의 접근법

일상적인 활동 중에는 체액 구획이 지속적으로 변동(식사, 소변 배출, 발한 등으로 인해)하기 때문에 단일 방법만으로 탈수에 대한 유효한 정보를 제공하지 못할 수 있다. 가장 좋은 접근법은 위의 두 가지 이상의 수분 상태 지표를 비교하는 것이다. 여러 방법이 일치할 경우, 그 정보에 신뢰를 가질 수 있다. 그러나 방법들이 일치하지 않는 경우, 더 많은 수분을 섭취하고 몇 시간 후에 측정을 반복하는 것이 현명하다. 단, 너무 많은 수분을 섭취하지 않아야 한다. 과도한 수분 섭취는 극단적인 경우 질병이나 심지어 사망으로 이어질 수 있다.

참고문헌

1. Armstrong LE, Johnson EC. Water intake, water balance, and the elusive daily water requirement. *Nutrients.* 2018;10(12). doi: 10.3390/nu10121928.
2. Armstrong LE. Assessing hydration status: the elusive gold standard. *J Am Coll Nutr.* 2007;26(5):575S-584S.
3. Armstrong LE, Herrera Soto JA, Hacker FT, et al. Urinary indices during dehydration, exercise, and rehydration. *Int J Sport Nutr Exerc Metab.* 1998;8:345-355.
4. Judelson DA, Maresh CM, Anderson JM, et al. Hydration and muscular performance. Does fluid balance affect strength, power and high-intensity endurance? *Sports Med.* 2007;37(10):907-921.

실험실에서의 수분 상태 평가 방법

혈장 삼투질 농도를 측정하여 총 체액량을 결정하는 희석법은 수분 상태를 평가하는 데 있어 가장 정확하고 유효하며 민감한 방법이다.[39] 그러나 이 방법은 대부분의 상황에서 실용적이지 않다. 소변량(빈번한 배뇨와 정상적인 정상 수분 상태의 소변량)은 수분 상태의 일반적인 지표로 사용될 수 있지만, 다소 주관적이며 음료 섭취와 기타 요인에 의해 혼동될 수 있다.[33,39] 소변 비중(USG)과 소변 삼투질 농도는 수분 상태를 평가하는 데 있어 가장 일반적으로 사용되는 지표이다. 이들은 정량적으로 측정 가능하며, 시설과 자격을 갖춘 전문가가 있는 경우 가장 자주 사용된다(글상자 11-7).[8,39]

저나트륨혈증

운동 중 체액 조절과 체온 조절에 대한 많은 우려는 체액 손실, 즉 탈수와 관련된 고체온증에 초점이 맞춰져 있다. 높은 온도와 습도와 같은 불리한 날씨 조건에서 장시간 운동 시 발생하는 체액 고갈과 체온 상승의 증상과 결과를 설명하는 여러 가이드라인과 권고안이 발표되어 왔다.[27,28,39] 이러한 문서들은 탈수를 방지하기 위해 장시간 지속되는 운동 및 경기 중과 그 이후에 무엇을 해야 하는지에 대한 명확한 지침도 제공하고 있다. 그러나 이와는 반대되면서도 동일하게 위험한 상태에 대해서는 상대적으로 덜 주목받아왔다. 이 상태는 운동 관련 **저나트륨혈증(hyponatremia, EAH)**으로 불리며, 1980년대 중반 울트라 지구력 경기를 통해 처음으로 발견되어 과학 문헌에 보고되었다.[16,30] 이 연구들은 탈수를 방지하려는 노력에서 과도하게 많은 양의 수분을 섭취한 엘리트 지구력 운동선수들의 사례를 기술했다. 이로 인해 과도한 수분 섭취는 "물 중독"으로 불리며, 과수화 상태를 초래했을 뿐만 아니라 혈중 나트륨 농도를 낮추어 저나트륨혈증을 유발했다. 이 상태는 수십 년 동안 간과되었으나, 21세기에 이르러 마라톤 주자들(울트라 지구력 운동선수뿐만 아니라)에 대한 사례가 과학 스포츠 저널에 보고되면서 주목받기 시작했다. 저나트륨혈증은 혈중 나트륨 농도가 $\leq 135\ \text{mmol}\cdot\text{L}^{-1}$일 때 발생하는 것으로 정의되며, 증상으로는 어지럼증, 복부 팽만감, 메스꺼움, 혼란, 두통이 포함되며, 심한 경우 뇌부종으로 인해 발작과 혼수상태를 초래할 수 있다.[21,23,32] 이 상태가 치료되지 않으면 사망에 이를 수 있다.

저나트륨혈증의 원인은 땀으로 인한 나트륨의 과도한 손실 또는 피부와 같은 삼투압 비활성 조직에서 혈류로 나트륨을 추가하지 못하는 데 있다고 설명되기도 한다.[18,31] 그러나 대부분의 증거는 저나트륨혈증의 주된 원인이 저장성 수분(물 또는 희석된 스포츠 음료)의 과도한 섭취에 있음을 시사한다.[18] 이러한 과도한 수분 섭취는 "가능한 한 많이 마셔라"라는 권고와 경기 경로를 따라 배치된 과도한 물 공급소로 인해 발생하는 경우가 많다.[12,23] 그러나 연구에 따르면 체중의 2~3%까지의 탈수는 건강이나 운동 수행에 위협을 주지 않고 잘 견딜 수 있다. 여성은 마라톤과 울트라마라톤 대회에서 남성보다 저나트륨혈증에 더 큰 위험에 처할 수 있다. 생리적, 심리적 요인이 여성의 위험 증가를 설명할 수 있지만, 정확한 원인은 명확히 밝혀지지 않았다.

저나트륨혈증의 발생에는 여러 생리적 요인이 작용할 수 있다. 예를 들어, 운동 중 에너지 기질로 사용되는 저장 글리코겐과 결합된 물이 방출된다. 근육에 저장된 글리코겐 1 g에는 약 3 g의 물이 포함되어 있다.[34] 또한 지구력 운동 중 근육 활동을 위해 필요한 유산소 대사에서 생화학적 반응이 일어나면서 물이 생성된다. 드물게, 저나트륨혈증와 관련된 과도한 수분 보유는 항이뇨호르몬(ADH)의 자연적인 효과를 악화시키는 내분비 기능 장애와 관련이 있을 수 있다.[31] 그러나 대부분의 전문가들은 저나트륨혈증의 주된 원인이 행동적 요인, 즉 운동선수들이 단순히 필요 이상으로 많은 물을 마시는 데 있다고 본다. 정확한 원인에 관계없이, 이 저나트륨혈증은 심각한 상태로 간주되어야 하며, 치료되지 않을 경우 사망에 이를 수 있다.

전문가들에 따르면, 저나트륨혈증을 예방하고 치료하는 가장 효과적인 방법은 자연스러운 갈증에 따라 언제 마실지와 얼마나 마실지를 결정하는 것이다.[23,44] 이는 탈수를 방지하기 위해 엄격한 수분 보충 계획을 따르라는 기존의 권고와는 직관적으로 반대되는 것처럼 보일 수 있다. 그러나 저나트륨혈증의 발생률 증가를 고려할 때, 생리학자와 임상의들은 저나트륨혈증이라는 동일하게 위험한 상태를 방지하기 위해 장거리 경기 중 수분 공급량을 줄이고 갈증 기전에 따라 물을 마시는 것을 권장하고 있다.

속성 검토

- 운동 관련 저나트륨혈증(EAH)은 혈중 나트륨 농도가 낮아지는 상태로, 체액이 뇌로 이동하여 뇌 부종을 일으키고 방향 감각 상실, 혼란, 일반적인 허약감, 강직성 간질 발작, 혼수상태, 심지어 사망에 이를 수 있다.
- 운동 관련 저나트륨혈증은 나트륨 함량이 낮은 음료를 과도하게 섭취하거나, 많은 양의 음료 섭취에 반응하여 나트륨 저장량을 충분히 동원하지 못하거나, 혈액 내 나트륨 저장소가 세포 내 구획으로 이동하지 못함으로써 혈중 나트륨 농도와 삼투압이 낮아져 발생할 수 있다.
- 여성은 남성보다 운동 관련 저나트륨혈증에 걸릴 위험이 더 높아 보이지만, 그 이유는 아직 명확히 밝혀지지 않았다.

수분 상태 유지

수분 상태를 유지하는 것은 신체 운동 수행력을 유지하는 데 매우 중요하다. 이는 운동 중 수분 상태를 유지하는 것뿐만 아니라, 운동 전과 운동 후에 음료를 섭취함으로써 연속적인 운동 세션에서 체수분 감소가 발생하지 않도록 하는 것을 포함한다. 수분 공급과 음료 섭취에 영향을 미칠 수 있는 여러 요인들 때문에, 개인 맞춤형 수분 공급 계획이 권장되며, 운동 중 체중의 2% 이상 손실되지 않도록 해야 한다(글상자 11-8).[39] 이러한 개별적인 수분 공급 계획에는 여러 요인이 포함될 수 있다. 예를 들어, 특정 체급에서 경쟁하기 위해 "체중 만들기"를 해야 한다는 압박감, 과거 탈수 경험으로 인한 탈수에 대한 민감성 증가, 그리고 운동 전, 중, 후의 재수화를 위한 음료 섭취 기회를 결정하는 것 등이 있다. 수분 공급 가이드라인이 개발되어 있으며, 이는 개별적인 수분 공급 계획을 세우는 데 있어 출발점으로 활용될 수 있다.

수분 공급 지침

수분 공급 지침은 신체 활동 중 건강한 수분 상태를 유지하는 데 관심을 가진 전문가 그룹에 의해 개발되었다. 표 11-3에 제시된 두 가지 지침 세트는 신체 활동 중 언제, 얼마나 많은 수분을 섭취해야 하는지에 대해 약간의 차이를 보여준다. 그러나 두 지침 모두 주요 원칙에 동의한다. 즉, 음료는 활동 전, 중, 후에 섭취해야 하며, 활동 후에는 체중 변화로 계산된 손실된 수분보다 더 많은 양의 수분을 섭취해야 반복적인 활동 수행이 가능하다는 것이다. 보편적인 지침을 개발하기는 어렵다. 이는 발한량이 다양한 요인에 의해 영

글상자 11-8
학생들의 실제 질문

정상 수분 상태(Euhydration)를 유지하는 데 도움이 되는 실질적인 단계는 무엇인가요?

1. 소변을 본 후와 자유롭게 음료 및 음식을 섭취한 후 최소 3일 연속으로 알몸 체중을 측정하여 운동 전 체중을 정확히 확인한다.
2. 운동 전 체중을 측정할 때, 소변 색깔(표 11-2)을 사용하여 수분 상태를 확인한다.
3. 소변 색깔이 정상 수분 상태를 나타내지 않는다면, 해당 체중을 평균 운동 전 체중 계산에 사용하지 않는다.
4. 운동 전, 운동 중, 운동 후 수분 공급 지침(표 11-3)을 사용하여 훈련과 경기를 통해 수분 상태를 유지한다.
5. 모든 땀을 닦은 후 알몸 상태로 운동 후 체중을 측정한다.
6. 다음 공식을 사용하여 체중 손실 비율을 계산한다: 운동 전 체중 − 운동 후 체중/운동 전 체중 × 100
7. 연속적인 운동 세션 중 체중 손실 비율이 1% 미만이 되도록 운동 전, 중, 후 음료 섭취를 조정한다.
8. 연속적인 운동 세션 전 체중과 소변 색깔을 사용하여 정상 수분 상태를 확인한다.
9. 운동 전, 중, 후 음료 섭취를 조정하여 운동 전 평균 체중의 1% 이내에서 체중을 유지하고, 정상 수분 상태를 나타내는 범위 내에서 소변 색깔을 유지한다.

표 11-3 수분 섭취를 위한 지침

미국스포츠의학회(ACSM)	미국선수트레이너협회(NATA)
운동 전: 경기 4시간 전에 천천히 5~7 mL·kg^{-1} 섭취. 만약 소변이 어둡거나 배뇨가 없을 경우, 경기 2시간 전에 3~5 L·h^{-1}를 섭취.	운동 전: 경기 23시간 전에 500~600 mL(17~20 fl oz) 섭취. 경기 10~20분 전에 200~300 mL(7~10 fl oz) 섭취.
운동 중: 개인 맞춤 계획이 가장 좋으며, 시작점으로는 격렬한 운동 중 0.4~0.8 L·h^{-1} 섭취가 권장됨.	운동 중: 10~20분마다 200~300 mL(7~10 fl oz) 섭취.
운동 後: 시간이 허락된다면, 정상적인 식사와 충분한 물 섭취로 정상 수분 상태를 회복. 적극적인 재수분을 위해 체중 1 kg당 약 1.5 L의 음료 섭취 권장.	운동 後: 이상적으로는 2시간 이내에 체중 감소량을 보충할 만큼 충분한 음료 섭취. 빠른 재수분을 위해 땀으로 손실된 양보다 25~50% 더 많은 수분을 섭취하여 재수화 중 배출된 소변을 보상.

향을 받기 때문이다. 예를 들어, 동일한 종류의 활동 중에도 개인별 발한량이 다르고, 활동 종류(예: 마라톤과 축구)에 따라 발한량이 달라질 수 있다. 또한 착용한 의류의 종류, 훈련 상태, 그리고 온도, 습도, 바람과 같은 환경적 요인도 발한량에 영향을 미친다.[8,39] 따라서 지침서는 특정 활동에 맞춘 개별화된 수분 공급 계획을 수립하기 위한 시작점으로 간주되어야 한다.[8,39] 활동 중 발한율에는 큰 개인차가 존재하며, 일부 운동선수의 경우 시간당 최대 4 L(4 L·h^{-1})에 이르는 매우 높은 땀 배출률을 보이기도 한다는 점에서, 개인 맞춤형 수분 섭취 계획의 필요성이 입증된다.

두 가지 지침 세트 모두 모든 사람이 정상 수분 상태에서 활동을 시작해야 하고, 활동 중 수분 상태를 유지하며, 활동 후에는 효과적으로 재수분을 해야 한다는 점에 동의한다. 또한 수분 공급 상태 유지를 위한 다른 중요한 측면도 일치한다. 첫째, 음료는 맛있고 시원해야 하며(10℃ [50℉]~15℃ [59℉][8] 또는 15℃ [59℉]~21℃ [69.8℉][39]), 전해질이 포함되어 있어야 한다. 그러나 많은 운동선수와 활동 참여자에게는 약간 짠 음식을 섭취하는 것만으로도 적절한 전해질 균형을 유지하기에 충분하다.활동 중 섭취해야 할 음료의 양은 활동 종류와 환경 조건에 따라 달라지지만, 음료는 모든 종류의 활동과 기후 조건에서 운동선수가 쉽게 접근할 수 있어야 한다.

수분 공급 계획의 개발

개별화된 수분 공급 계획은 훈련 및 시합 중 정상 수분 상태를 유지하기 위해 반드시 개발되어야 한다. 앞서 언급한 바와 같이, 수분 공급을 유지하기 위해서는 훈련 및 시합 전,

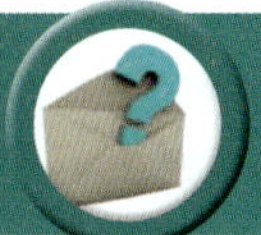

글상자 11-9 학생들의 실제 질문

왜 시즌 초반의 미식축구 경기에서 온도와 습도가 여전히 높은 상황에서 라인맨이 작은 선수들보다 수분 상태를 유지하는 데 더 어려움을 겪는 것일까요?

실제로, 선수들과 트레이닝 스태프는 시즌 초반 고온다습한 환경에서 큰 체격의 미식축구 선수들이 작은 체격의 선수들보다 수분 상태와 체온을 유지하기 위해 더 많은 노력을 기울여야 한다. 모든 선수들이 크기나 위치에 관계없이 동일한 날씨 조건에 노출되기 때문에, 이러한 현상은 이상하게 보일 수 있다. 이것이 사실이기는 하지만, 동시에 신체 크기가 운동 중 발생하는 높은 대사열을 발산하는 능력에 영향을 미친다는 점도 사실이다. 보다 구체적으로, 신체의 대사열 생산은 신체의 3차원적 부피(높이 × 너비 × 깊이)에 의해 결정된다. 그러나 신체가 열을 발산할 수 있도록 하는 것은 바로 이 2차원적 표면적(높이 × 너비)이다. 예를 들어, 키가 6피트(1.8 m)이고 몸무게가 185파운드(84 kg)인 와이드 리시버는 표면적 대 부피 비율이 더 유리하여 열을 더 잘 발산할 수 있어, 발한 속도를 보다 잘 조절할 수 있다. 반면, 그의 팀 동료인 키 6피트 5인치(2.0 m), 몸무게 300파운드(136.4 kg)인 오펜시브 태클 선수는 그렇지 못하다. 물론, 일반적으로 큰 체격의 라인맨이 지니고 있는 피하 지방은 단열재 역할을 하여 정상적인 체온과 발한 속도를 유지하는 것을 더욱 어렵게 만든다.

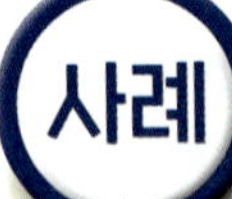

사례 연구

시나리오

당신은 미국 대학 미식축구팀의 운동 트레이너이다. 현재 8월이며, 팀은 하루 두 차례 훈련 세션을 포함하는 프리시즌 훈련을 시작할 준비를 하고 있다. 학교가 위치한 남부 지역의 뜨겁고 습한 날씨는 시즌 초반의 힘든 훈련 기간 동안 선수들이 많은 땀을 흘릴 수 있기 때문에 우려되는 요인이다. 탈수가 선수들의 경기력을 제한하고, 더 심각하게는 그들의 건강과 웰빙에 위협을 줄 수 있다는 것을 알고 있다. 탈수를 방지하기 위해 무엇을 할 수 있을까?

옵션

먼저 뜨겁고 습한 조건에서 갈증 기전이 비효율적이라는 점을 인지해야 한다. 선수들은 어느 정도 탈수가 진행된 후에야 음료를 마시고 싶은 욕구를 느끼게 된다. 그러나 탈수가 진행되었을 때 물을 마신다고 해도 선수들이 땀으로 배출되는 만큼의 수분을 보충할 수 있는 것은 아니다. 또한 음료가 위장관에서 혈류로 흡수되기까지 시간이 걸리기 때문에 수분 섭취와 흡수 간에 지연이 발생한다. 따라서 훈련이 시작되기 전에 선수들이 갈증을 느끼지 않더라도 음료를 마시도록 하는 것이 중요하다. 규칙적인 휴식 시간이 필요하며, 선수들이 충분한 음료를 섭취하고 있는지 확인해야 한다. 음료는 혈류로 더 빠르게 흡수될 수 있도록 적절한 온도로 유지하는 것이 좋으며, 맛을 좋게 하여 선수들이 더 쉽게 마실 수 있도록 해야 한다. 훈련 중 음료를 마시는 것은 약점으로 보이지 않아야 하며, 필수적인 행동으로 인식되어야 한다. 훈련 후에도 선수들은 체중 감소량을 기준으로 계산된 것보다 125~150% 더 많은 음료를 섭취하여 체내 수분을 보충해야 한다. 선수들이 충분히 수분을 섭취했는지 확인하기 위해 탈의실을 떠나기 전에 정상 수분 상태를 확인해야 한다. 이 작업은 선수들에게 소변 색깔 차트를 제공하여 소변 색이 밝은 노란색으로 유지되는지를 확인함으로써 쉽게 이루어질 수 있다. 정상 수분 상태가 확인된 후에만 선수들이 연습장으로 나갈 수 있도록 해야 한다.

시나리오

당신은 여름철 비교적 습도가 낮은 따뜻한 날씨 속에서 열리는 지역 마라톤 대회에서 자원봉사자로 활동하고 있다. 결승선에 가까워질수록 비틀거리며 걷는 주자를 발견했다. 그 선수는 매우 피곤해 보이며 혼란스러워하지만, 여전히 땀을 흘리고 있다. 결승선을 통과한 후 그를 의료 지원소로 데려갔다. 그의 체온을 측정해 보니 약간만 상승한 상태이다. 그 선수는 각 급수대에서 물을 마셨으며, 갈증을 거의 느끼지 않았다고 설명했다. 체중계에 올려보니 시합 동안 체중이 약간 증가한 것을 알 수 있었다.

질문

1. 이 선수는 탈수 상태인가?
2. 그를 효과적으로 치료하기 위해 무엇을 해야 하는가?

옵션

이 선수가 탈수 상태에 있는 것이 아니라, 오히려 반대인 운동 관련 저나트륨혈증(EAH) 상태에 있다고 판단할 수 있다. 날씨 조건이 극도로 덥거나 습하지 않고, 그가 갈증을 느끼지 않았다고 말한 점을 고려하면, 그가 이미 충분히 수분을 섭취한 상태일 가능성이 높다. 그가 시합 동안 땀으로 손실한 양보다 더 많은 수분을 섭취했다는 사실은 그가 체중 증가를 경험했다는 점으로도 뒷받침된다. 따라서 이 선수가 탈수가 아닌 EAH 상태에 있다고 판단할 수 있다. EAH는 마라톤과 같은 장거리 시합에서 흔히 발생하며, 과도한 수분 섭취로 인해 나타난다. 이 선수는 혼란, 비틀거림, 방향 감각 상실과 같은 EAH의 전형적인 증상을 보이고 있다. 이 상태가 치료되지 않으면 뇌부종으로 인해 심각한 손상을 입거나 혼수상태에 빠질 수 있다. 이런 상황에서 가장 효과적인 치료법은 3% NaCl 용액을 정맥 주사로 투여하는 것이다. 이 용액은 10분마다 100mL씩 투여해야 하며, 목표는 혈중 나트륨 농도를 135~145 mmol·L^{-1} 범위로 회복시키는 것이다. 현장에서 실험실 검사가 불가능한 경우, 소변 샘플을 채취하여 색상 차트와 비교해 정상 등삼투성 소변과 일치하는지를 확인해야 한다. 이 과정을 통해 선수의 상태를 평가한 후, 그가 안전하다고 판단되면 대회장 밖으로 나갈 수 있도록 안내해야 한다.

중, 후에 음료를 섭취하는 것이 포함되어야 한다(글상자 11-9). 제시된 단계에서는 수분 상태의 지표로 체중과 소변 색깔만을 사용하며, 이는 대부분의 상황에서 이용 가능한 측정 방법이다. 가능하다면, 수분 상태를 측정할 수 있는 보다 민감한 실험실 측정법을 개별화된 수분 공급 계획에 포함시킬 수 있다. 여기에 제공된 단계는 단지 개별화된 수분 공급 계획을 개발하기 위한 출발점으로 작용해야 한다. 계획은 수분 공급에 영향을 미치는 다양한 요인과 운동 및 스포츠 경기 중 음료 섭취 기회에 따라 수정되어야 한다. 또한 수분 공급 계획은 훈련 및 경쟁 시즌이 진행됨에 따라 수정될 필요가 있다. 예를 들어, 이른 봄부터 늦은 여름까지 진행되는 시즌에서는 온도와 습도가 점차 증가하기 때문에, 활동 전, 중, 후의 음료 섭취를 점진적으로 증가시켜야 할 필요가 있다.

속성 검토

- 수분 공급 지침은 신체 활동 전, 중, 후에 적절한 수분 섭취를 권장한다.
- 활동 후에는 신체 활동 중 체중 손실량을 계산한 수치보다 더 많은 음료를 섭취해야 한다.
- 개별화된 수분 공급 계획은 현장에서의 수분 상태 검사 방법을 포함해야 하며, 가능하다면 실험실 검사를 포함할 수도 있다. 이러한 계획은 훈련 및 시합 중 정상 수분 상태를 유지하기 위해 사용되어야 한다.

11장 요약

물과 전해질이 포함된 음료는 다양한 신체 기능에 필수적이다. 물은 체내에서 가장 풍부한 물질이며, 성인의 체중에서 약 60%를 차지하고 있다. 사람은 물을 충분히 섭취하지 않으면 며칠도 생존하기 어려울 것이다. 수분공급상태를 유지하기 위한 수분 균형은 땀, 대변, 소변 및 무의식적인 발한으로 인해 손실된 수분을 보충하는 것에 달려 있다.

체내 체액과 세포에는 전해질이 포함되어 있다. 전해질은 물에 녹아 이온으로 해리되는 물질이다. 전해질은 여러 신체 기능에 필요할 뿐만 아니라, 세포는 막을 통해 전해질의 이동을 조절하여 물의 이동을 제어하기 때문에 중요하다. 또한 전해질에 의해 생성된 삼투압은 세포와 세포외 공간에 물을 유지하는 데 중요한 역할을 한다. 전해질은 땀과 소변을 통해 손실되지만, 위장관을 통해 전해질 흡수를 증가시키거나 소변 내 전해질 농도를 조절함으로써 전해질 균형이 유지된다.

갈증 기전은 체내 수분이 손실되었을 때 활성화되지만, 갈증이 느껴질 때쯤이면 이미 약 2% 정도의 부분 탈수가 발생한 상태이다. 또한 사람의 갈증 기전은 정상 수분 상태를 빠르게 회복시키지 못한다. 따라서 정상 수분 상태를 회복하기 위해서는 갈증 기전이 요구하는 것보다 더 많은 음료를 섭취해야 한다.

체수분 손실이 총 체중의 2%에 불과하더라도, 심박수 증가와 혈장량 감소, 일회박출량 감소 및 심박출량 감소로 인해 심혈관계에 부담이 가중되면서 유산소성 능력이 감소될 수 있다. 또한 탈수가 심화되면 고체온증이 발생하여 유산소성 능력이 더욱 저하될 수 있다.

무산소성 능력인 근력, 근 파워 및 스프린트 능력에 미치는 탈수의 영향은 유산소성 능력에 비해 일관성이 떨어지지만, 총 체중의 3~5%에 해당하는 체수분 손실이 발생하면 무산소성 능력도 감소하게 된다. 탈수는 유산소 및 무산소성 수행력 모두를 감소시킬 뿐만 아니라 레슬링이나 단체 구기종목처럼 유산소 및 무산소성 대사가 모두 필요한 운동에서도 수행력을 저하시킬 수 있다.

수분공급상태를 평가하는 데 있어 실험실 검사는 더 정확하지만, 많은 상황에서 사용할 수 없다. 따라서 현장 검사인 체중 감소와 소변 색깔이 대부분의 실생활 상황에서 수분공급상태를 평가하는 데 사용된다.

저나트륨혈증은 혈중 나트륨 농도가 낮아지는 상태로, 뇌의 팽창을 유발할 수 있으며 울트라마라톤과 같은 장시간의 신체 활동 중에 발생할 수 있다. 저나트륨혈증은 생명을 위협할 수 있는 상태이며, 운동 중 저농도 나트륨 음료를 과도하게 섭취함으로써 발생할 수 있다. 또한 고온다습한 환경, 보호복장 및 장비 착용, 체급 종목 참가, 노화로 인한 갈증 기전의 감소 등 다양한 요인은 탈수에 대한 민감성을 증가시킨다. 탈수 위험 요인이 있는 경우, 적절한 수분 섭취를 통해 수분공급상태를 유지하는 것이 중요하다.

모든 신체 활동과 스포츠 중에는 전, 중, 후에 음료 섭취를 권장하는 수분공급 지침서를 준수함으로써 정상 수분 상태를 유지해야 한다. 이러한 수분공급 지침서는 개별화된 맞춤형 수분공급 계획을 개발하는 데 가장 잘 적용될 수 있다. 물은 필수 영양소로 간과되기 쉽지만, 탈수를 방지하기 위한 적절한 음료 섭취는 최적의 신체 수행력을 발휘하는 데 반드시 필요하다.

환경적 도전과 운동 수행력

Environmental Challenges and Exercise Performance

CHAPTER 12

이 장을 읽은 후에는 다음을 할 수 있어야 한다.

1. 고지대 스트레스의 기초를 설명하고 높은 고도에 의해 영향을 받는 도전, 반응 및 요인을 파악한다.
2. 고산병의 자연과 운동 수행력을 위한 고지대 훈련을 통합하는 전략을 설명한다.
3. 체온조절의 생리학적 기초와 목적을 설명한다.
4. 열 손실 메커니즘을 확인한다.
5. 발생 메커니즘과 신체에 미치는 영향, 발생 요인 및 메커니즘을 확인하여 열 질환의 다른 형태를 설명한다.
6. 열 환경에서 지구력과 및 무산소적인 결렬한 운동을 수행하는 데 있어서 체온조절의 고려사항을 설명한다.
7. 운동 수행 능력을 감소시키는 열 질환과 체온조절 관련 내용을 확인함으로써 원칙 요인들을 확인하고 설명한다.
8. 저온 스트레스의 생리학적 기초와 추위가 운동능력에 어떻게 영향을 미치는지를 설명한다.
9. 추운 환경에 적응하고 위험한 상황에서의 생존전략에 대한 의미를 확인한다.

환경 조건들은 인체에 생리학적 영향을 주는 중요한 요인 중 하나이며 극단적인 환경은 생존에 위협이 될 수 있다. 실제로, 환경과 같은 요소들은 운동에 대한 인체의 수행능력과 적응력에 중요한 역할을 한다. 운동경기에서 극적으로 작용할 수 있지만 운동 수행력에 있어서는 종종 다르게 영향을 준다. 예를 들어, 2,200 m(7,218 ft) 고지대에서 운동을 할 때, 10 km 경기 시간이 2분 정도 증가하지만 동일한 고도에서 400 m(1,312 ft) 경기 시간은 최소한의 영향을 받거나 오히려 약간 개선된다. 실제로, 400 m 경기 세계기록은 고지대에서 수립되었다. 다른 환경조건에서의 적절한 운동 훈련과 진행은 생리학적 스트레스와 운동 수행력 감소를 상쇄하는 데 도움을 줄 것이다. 도전을 이해하는 것은 사람이 직면한 다른 환경 조건이 생리학적 요구에 신체가 어떻게 적절히 준비하는지를 이해하는 데 매우 중요한 것이다.

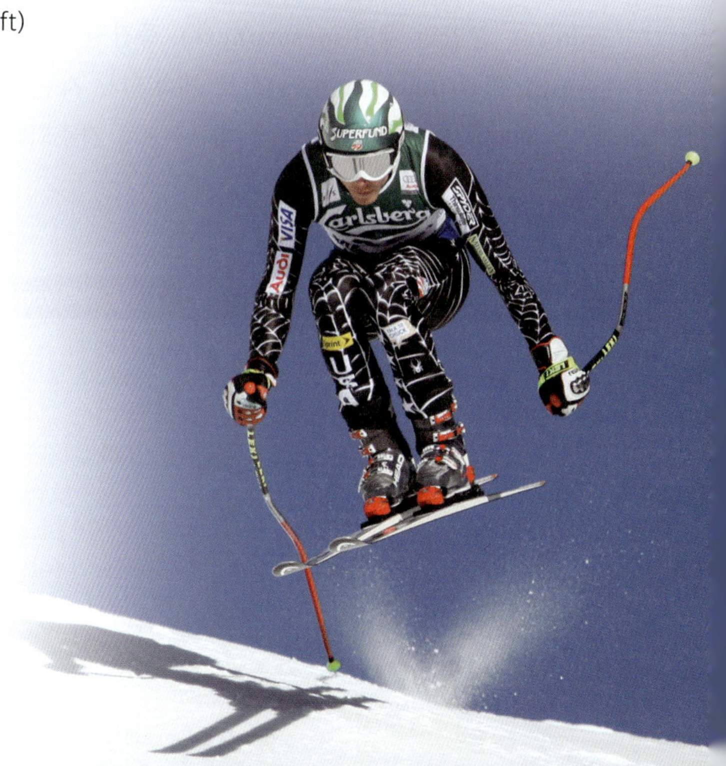

환경

몸과 그 기능에 미치는 환경의 생리적 영향을 이해하기 위해서는 대기(*atmosphere*)라고 알려진 외부 환경 시스템의 기본적인 이해가 필요하다. 지구에서 바라본 관점에서, 공통의 출발점 또는 우리의 지구존재의 근거성은 **해수면 대기조건(sea level atmospheric condition)**으로 알려져 있다. 기상조건을 정의하는데 사용되는 적절한 기후 변수는 **대기 또는 기압(atmospheric or barometric pressure)**, **온도(air temperature)**, 그리고 **공기포화도(air saturation)** 또는 **상대습도(relative humidity)**로 구성된다. 이 변수들은 환경의 일반적인 상태를 설명하며 지구상의 위치(예: 위도와 경도) 그리고 현재 기상조건과 결합된 고도에 따라 달라진다. **표준대기 조건(normobaric)**은 760 수은주 밀리미터(mmHg)(또는 1,013.2밀리바[mb]; 14평방인치당 14파운드[psi]; 29.92인치 Hg)의 해수면에서 기압 그리고 주변조건의 경우 15도의 온도로 정의된다. 이러한 표준 환경 조건들은 표 12-1에 제시된 공기 내에 공통 성분을 통해 더 정량화될 수 있다.

지구의 대기는 다양한 구분으로 더 상세히 설명될 수 있다(물리적 그리고 생리적 구간). 그림 12-1에 묘사된 것처럼 **대기의 물리적 구역(physical zones of the atmosphere)**은 **대류권(troposphere)**에서 시작하며 지구표면에서 상승하는 순서대로 **권계면 성층권(stratosphere)**, **성층권 계면(stratosphere)**, **중간권 계면(mesosphere)**, **중간권 계면(mesopause)**, **열권(thermosphere)**으로 계속된다. 지구표면에서 약 26,000에서 48,000피트까지 대류권으로 간주되며, 지구상 위치 때문에 고도영역에서 차이가 있다. 대기의 물리적 구역은 가장 북극과 남극에서 가장 얇고 적도에서 가장 두껍다. 대류권은 대부분의 날씨 패턴과 대기질량의 약 80%를 포함하고 있다. 권계면은 대류권과 성층권 사이의 전환이며 대부분의 민간항공사가 순환고도를 유지하여 엔진 효율을 향상시키는 데 기여하는 지역이다. 성층권은 권계면의 끝 경계부터 약 164,000피트 최고고도까지 확장되며 대기의 질량 99%는 대류권에서 성층권까지의 영역 내에 있다.

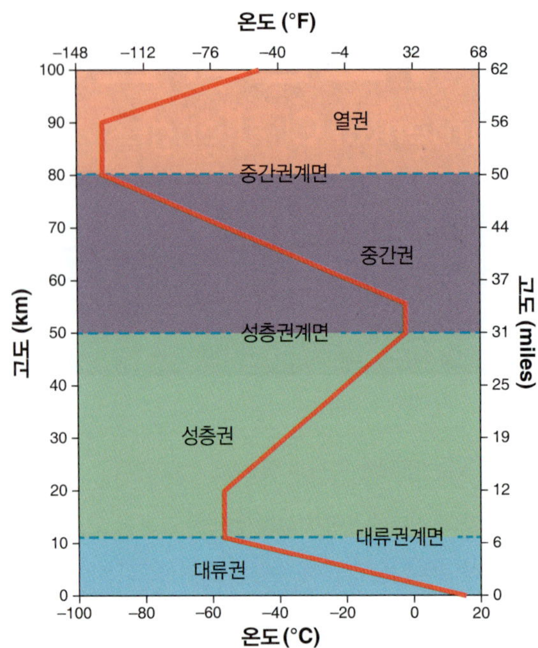

그림 12-1 대기권의 물리적 영역과 전 지구적 평균 대기 온도의 수직적 변화. 고도에 따라 온도가 변화하는 방식의 차이는 대기권이 여러 개의 층(layer)으로 구성되어 있음을 나타낸다. 이러한 변화는 고도에 따른 대기권의 화학적, 물리적 특성 변화로 인해 발생한다.

이 책의 목적으로 우리가 다룰 대기의 주요 영역은 사람이 일하고 거주하고 삶을 경험하는 널리 퍼져 있는 지역이다. 고도가 증가함에 따라(지구표면에서 더 멀리 상승) 표준 대기 조건에서 자연 변화가 있다는 사실은 분명하지 않다. 예를 들어 기압은 **고도(hypobaric)**가 올라갈수록 곡선형태로 감소하며 그림 12-2에 묘사된 것처럼 고도 18,000피트에서 해수면과 비교하여 단위 부피당 대기를 구성하는 분자의 약 50%가 있으므로 기압과 밀도는 거의 절반으로 줄어든다. 반대로 **기압(hydrostatic pressure)** 상승으로 인한 **고압증** 또는 **고압실(hyperbaric champer)**에서 기압 또는 스쿠버다이빙 정

표 12-1 지구의 표준 대기

기체	% 비율	부분 압력(mmHg)
질소	78.084	593.44
산소	20.948	159.20
아르곤	0.934	7.10
이산화탄소	0.031	0.24
기타 기체	0.003	0.02
합계	100.00	760.00

15℃(59℉)의 깨끗하고 건조한 공기, 해수면, 북위 15°~75° 사이에서 15° 간격으로 측정한 값들의 평균; 참고: U.S. Standard Atmosphere, 1962.

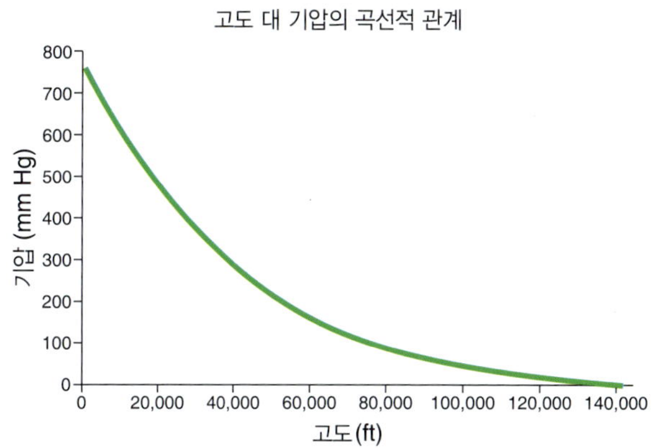

그림 12-2 고도 대 기압. 고도가 증가함에 따라 기압은 감소한다.

수압의 상승으로 인한 스쿠버 다이빙을 통해 경험할 수 있다. 예를 들어 해수면에서 33피트 수면 아래로 스쿠버 다이빙은 표준대기 1기압 또는 760 mmHg만큼 증가한다. 흥미롭게도 기온은 기압의 비슷한 패턴을 따른다. 즉, 고도가 상승함에 따라 주변 기온은 지구표면에서 35,000피트까지 1,000피트마다(**lapse rate[체감률]**이라고 함) 약 2도(3.5°F)씩 감소한다. 고려해야 할 마지막 주요 환경 변수인 상대습도는 날씨 패턴에 그리고 같은 고도에서 기압변화에 큰 영향을 받는다. 두 가지 좋은 예로는 공기 중 수분이 많은 하와이 열대 폭풍우가 기압을 증가시키는 예와 여름철 모하비 사망의 극심한 건조 조건을 비교할 수 있다.

물리적 환경(기압, 공기 그리고 관련된 상대습도)과 신체의 생리적 기능에 미치는 관계를 이해하기 위해서는 기체법칙의 실무적 지식이 있어야 한다. 초기 과학자들은 다음과 같은 과학적 원리들로 물리적 환경에 대한 이론적 설명을 제공했다: **달튼의 법칙(Dalton's law)**(7장) 그리고 **헨리의 법칙(Henry's law)**(7장).

호흡계를 다룬 7장에서 언급했듯이 기체법칙은 인간과 인간수행에 미치는 생리학적 영향을 자세히 설명한다. 과학적 원리의 적용된 예시는 고도에 생리학적 조정이 필요한 활동에서(등산, 스카이다이빙, 항공, 우주비행사) 예시가 되며 그리고 미 공군 연구소 특별 보고서 # AFRL-SAWP-SR-2011-0003에 대기의 생리학적 구분을 위한 표에서 포착되었다(표 12-2). 그래서 인간의 몸은 우리 주변에 물리 환경의 변화에 둔감하지 않으며 극한 대기 조건에서 인간수행을 고려할 때 이를 고려해야 한다.

환경에 대한 도전의 중요한 세 가지는 운동선수들이 직면한 고온, 저온 그리고 고도이다. 각각 특별한 신체의 생리학적 시스템을 필요로 한다. 이러한 환경 조건하에서 운동 수행력은 영향을 받는다. 게다가 각각의 환경 조건은 심각한 부상의 원인이 될 수도 있고 이러한 노출에 신체가 적절하게 준비되어 있지 못하면 죽음에 이를 수도 있다. 운동은 이러한 환경 조건에서 항상성 요구를 증가시켜 생리적 스트레스를 가중시킨다. 환경에 대한 도전을 극복하기 위해서는 적절한 훈

표 12-2 대기권의 생리학적 구분[a]

구분	고도와 기압[b]	문제점	해결책
생리적 영역	0~10,000 ft 0~3,048 m 760~523 mmHg	기압 변화 시 중이(中耳) 또는 부비동(sinus)에서 갇힌 기체의 팽창/수축이 발생하여 폐색을 일으킴; 비순응자 또는 운동 시 호흡 곤란, 어지러움, 두통, 메스꺼움 발생.	수행 능력 저하를 감수하거나 장기적인 순응을 시행.
생리적 결함 영역	10,000~50,000 ft 3,048~15,240 m 523~87 mmHg	기압 변화 시 중이 또는 부비동에서 갇힌 기체의 팽창/수축으로 인한 폐색; 비순응자 또는 운동 시 호흡 곤란, 어지러움, 두통, 메스꺼움 발생.	보충 산소(supplemental oxygen)는 약 35,000 ft까지는 양호한 수행 능력을 유지하게 하지만, 그 이상에서는 점진적으로 능력 저하가 발생함.
우주 등가 영역	50,000 ft 이상 >15,240 m <87 mmHg	생존을 위해서는 63,000 ft 이상에서 보조 양압 호흡(PBA)[c]이 필수이며, 최소140 mmHg의 O_2를 공급하기 위해 전신 여압복(full pressure suit)이 필요함.	가압된 객실(pressurized cabin) 또는 100% O_2를 사용하는 여압복(pressure suit)이 필요함.

[a] Handbook of Aerospace and Operational Physiology, Special Report AFRL-SA-WP-SR-2011-0003, Air Force Research Laboratory, 711th Human Performance Wing, USAF School of Aerospace Medicine, 2011년 8월 30일부 공개 승인.
[b] 주변 기압(ambient pressure) 또는 기압(barometric pressure)을 나타냄.
[c] 고도를 위한 "양압 호흡(positive pressure breathing, PBA)"을 나타냄.

련과 복장, 영양학적 순응 및 새로운 순응 전략에는 운동 수행력과 건강 및 안녕(well-being)이 필수적이다.

속성 검토

- 대기 조건을 결정하는 중요한 변수들은 기압, 기온 그리고 공기 포화도(습도)이다.
- 지구대기는 4가지 구역으로 나눌 수 있다. 지구표면에서 가장 가까운 곳에서 먼곳까지 대류권, 성층권, 중간권, 열권이다
- 고도가 높아짐에 따라 저산소증(낮은 산소 가용성) 그리고 저기압환경(낮은 기압)은 생리적 스트레스를 야기할 것이다.
- 고도에 관계없이 대기 중 산소의 비율은 20.9%이다 그러나 높은 고도에서 낮은 기압은 주어진 공기의 부피 내에서 전체 산소 분자비율의 총량은 결과적으로 더 낮아진다.

고도 스트레스

에베레스트산 규모에서의 성패는 높은 고지대의 도전과 요구사항들을 증명하는 것이다. 비슷하게, 스포츠 캐스터는 덴버에서 프로 축구 및 야구 경기가 있을 때 덴버의 해발고도 1,609 m(5,280 ft) 높이가 운동선수에게 미치는 큰 영향을 보도했다. 운동선수들이 요구하는 것은 무엇인가? 1,609 m에서의 운동 수행은 어떤 부정적인 영향이 있는가? 각각의 팀들은 특정 조건하에서 고지대의 장점 혹은 단점이 있는가?

유산소성 능력에 관한 연구들은 약 700 m(2,300 ft)의 낮은 고도에서 운동 수행력이 감소되고 1,524 m에서는 더 분명해지는 것으로 보고하였다. 그러나 운동 수행력에 대한 고지대의 더 확실한 영향이 나타나는 약 2,200 m를 역치로 볼 수 있다. 특히, 높은 고지대에서 나타나는 산소섭취의 더 큰 장애가 시작된다(글상자 12-1). 고도가 높아짐에 따라, 유산소 대사과정에 부정적인 영향은 곡선 형태로 계속 증가한다. 흥미롭게도, 몇몇 "높은 고도"의 겨울 스포츠와 산악 등반을 포함한 시합은 대부분 2,743 m(9,000 ft)보다 중간 고도 범

글상자 12-1
학생들의 실제 질문

해수면 높이의 학교에서 운동선수들의 시합이 있을 때 고교 및 대학의 장거리 운동선수들에게 고지대가 가진 장점이 있나요?

몇 년간 5,000 ft(1,524 m) 이상의 고지대에서 생활하고 훈련하였던, 뉴멕시코 주립 대학(4,900 ft[1,490 m]) 및 콜로라도 주립 대학과(4,982 ft[1,519 m]) 그리고 미군공군사관학교(USAFA)(7,258 ft[2,212 m]) 같은 학교의 장거리 운동선수들은 증가된 적혈구 양, 증가된 모세혈관 밀도 및 증가된 근섬유 내 미토콘드리아 밀도와 같은 생리적 적응을 경험한다. Brothers et al. (2007, 2010)의 두 연구에서는 중간 고도(moderate altitude, MA)와 해수면(SL)에서 훈련한 대학 남학생 간부 후보생들을 최대 2.5년 지켜보며 그들의 체력 테스트 결과 그리고 혈액학상의 변수들을 추적하였다. 연구 결과는 중간 고도의 훈련생도들이 미공군사관학교에서 유산소성 그리고 무산소성 체력 테스트 점수에서 더 잘 적응했으며 헤모글로빈(Hb) 수치도 더 높았다. 시간이 지나면서 해수면 후보생도들의 혈액학적 적응이 7달 후 중간 고지대 후보생들 수준에 도달하기 시작했지만 완전한 중간 고도 적응을 위해서는 15~17개월이 필요하였다. 이러한 적응은 운동 근육으로의 산소 운반을 증가시키는 것뿐만 아니라, 근섬유의 유산소성 대사과정을 통한 ATP 생산 능력도 증가한다. 이러한 결과로서, 운동선수는 주어진 속도를 유지하기 위해 필요한 ATP를 유산소성 대사과정을 통한 공급에 대하여 더 큰 규모로 의존하게 될 것이므로, 무산소성 대사과정과 산성화의 증가에 의한 피로 효과는 최소화될 것이다. 그러므로 높은 곳에 위치한 학교의 장거리 운동선수들의 이러한 생리적 적응은 해수면 수준에서 시합할 때 유리하게 작용할 것이다. 이는 시합에서 반드시 승리하는 것을 의미하는 것은 아니지만, 훈련 여부와 동기부여 및 타고난 능력 모두 선수의 운동 수행력에 영향을 미칠 것이다.

추가 참고문헌

1. Brothers MD, Doan BK, Zupan MF, et al. Hematological and physiological adaptations following 46 weeks of moderate-altitude residence. *High Alt Med Biol.* 2010;11(3):199-208.
2. Brothers MD, Wilber RL, Byrnes WC. Physical fitness and hematological changes during acclimatization to moderate altitude: a retrospective study. *High Alt Med Biol.* 2007;8:213-224.

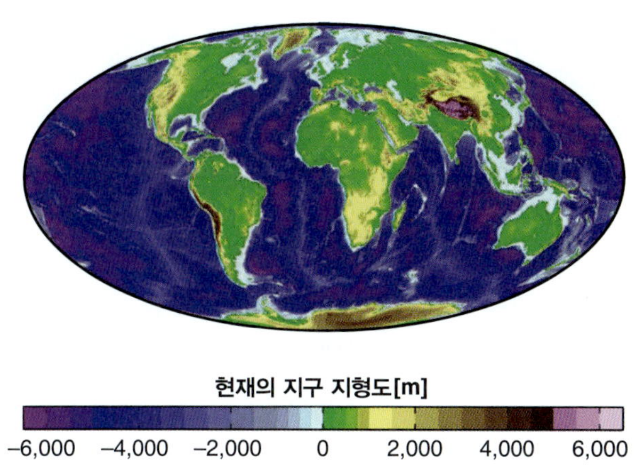

그림 12-3 지구의 고도 차이에 따른 세계 지도. 전 세계적으로 수많은 레크리에이션 및 스포츠 행사들이 약 2,000미터 이상의 중고도 지역에서 개최된다.

위 내에서 이루어진다(그림 12-3).

저산소증과 고도의 또 다른 도전과제

저산소증의 주제에 대해 논의할 때 **혈액감소상태 저산소증(hyphemic)**, **울혈성 저산소증(stagnant)**, **조직독성저산소증(histotoxic)**, **저산소성저산소(hypoxic)** 가지의 다른 유형이 있으며 각 유형에는 조직에 고유한 영향을 미친다는 것을 이해해야 한다(표 12-3). 고도가 높아짐에 따른 근본적인 문제는 저산소증의 원인이 되는 기압(barometric pressure)이 감소한다는 것이다. 공기의 무게는 환경 조건, 특히 고도에 의해 가장 크게 변하는 기압에 의해 결정된다. 목표 조직으로의 산소 운반 손상 혹은 **저산소증(hypoxia)**은 기압의 감소로 인한 산소 분압 감소로 인해 고지대의 수많은 부정적인 영향들의 주요 원인이 되고, 감소된 **산소 분압(partial pressure)**의 원인이 된다. 산소는 생리적 기능에 중요한 요인이기 때문에 선수와 스포츠 캐스터 모두 모든 문제 발생의 원인이 산소 부족이라고 생각한다. 그러나 이것은 진실이 아니다! 동일한 고도의 대기 중에는 산소(20.93%)뿐만 아니라 또 다른 가스(이산소화탄소, 0.03%, 질소, 79.04%)들이 동일하게 섞여 있다. 어떤 변화는 각각의 가스 분자가 발휘한 압력의 총합이다. 고도가 더 높아지면, 기압(mmHg)은 더 낮아지고, 이러한 압력은 산소를 신체 조직으로 보내는 주요 역할을 한다. 산소 압력, 혹은 산소 분압(Po_2)은 공기 중 산소가 차지하는 기압의 총합을 계산한 것이다(7장). 이는 고도가 증가할수록 산소 압력은 감소한다는 의미이다. 760 mmHg 수준인 해수면 높이의 기압에서는 1968년 올림픽이 개최되었던 멕시코시티의 596 mmHg의 기압보다 더 높은 산소 분압이 나타난다는 것을 쉽게 이해할 수 있다(글상자 12-2).

고도가 상승하여 신체에 스트레스가 발생하였다면, 신체 조직으로 산소를 운반하는 능력은 대부분 직접적으로 영향을 받는다. 그러므로 **저기압 환경(hypobaric environment)**이 조성된 고도에서 기압은 감소하고, 이러한 낮은 Po_2는 폐로부터 혈액 쪽으로 산소가 확산되는 가스 운반을 현저하게 감소시킨 다음 신체의 목표 조직 쪽으로의 이동도 감소시킨다. 이렇게 신체 조직으로 운반되는 산소의 양이 감소되는 것을

표 12-3 저산소증의 네 가지 물리적 및 생리학적 수준

O_2 운반의 4가지 주요 원칙[a]	저산소증의 4가지 기본 유형[b]
환기(Ventilation): 주변 공기로부터 폐포(alveoli)로 산소(O_2)를 운반	**저산소성(Hypoxic)**: 폐포 산소화의 결핍으로 정의되며, 환기-관류 불일치나 흡기 산소 부분 압력 감소로 인해 발생할 수 있음(고산병 저산소증으로도 알려짐)
혈액 확산(Blood Diffusion): 폐포로부터 폐 모세혈관 혈액으로 O_2가 확산되는 과정	**빈혈성(Hyphemic)**: 혈액의 산소 운반 능력 감소로, 빈혈이나 일산화탄소(CO) 중독으로 인해 발생할 수 있음. (**참고**: CO는 Hb에 산소보다 200배 더 강하게 결합하는 친화력을 가짐)
관류(Perfusion): 심혈관계 내에서 O_2를 폐로부터 근육으로 운반	**정체성(Stagnant)**: 전신적 또는 국소적 혈류 변화(즉, 혈류 공급 중단 또는 혈액 정체)이며, 쇼크, 말초 혈관 질환, 가속도 힘(G-forces) 등으로 인해 발생할 수 있음
조직 확산(Tissue Diffusion): 근육 조직 모세혈관층으로부터 미토콘드리아로 O_2가 확산되는 과정	**조직 독성(Histotoxic)**: 세포가 대사에 산소를 사용할 수 없는 능력(예: 시토크롬 산화효소 억제; 미토콘드리아 전자 전달계의 일부)이며, 시안화물, CO, 알코올 중독으로 인해 발생할 수 있음

[a]4 Basic Principles of O_2 transport: Wagner PD. The physiological basis of reduced Vo2max in Operation Everest II. *High Alt Med Biol.* 2010;11:209-215.
[b]4 Basic Types of Hypoxia: Davis JR, Johnson R, Stepanek J, et al. *Fundamentals of Aerospace Medicine.* 4th ed. Philadelphia, PA: Lippincott Williams & Wilkins, 2008.

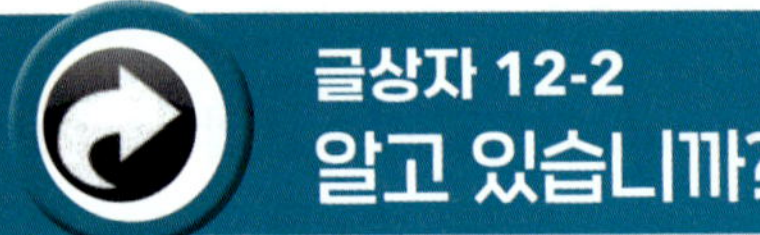

글상자 12-2
알고 있습니까?

1968년 하계 올림픽

멕시코시티의 일명 "옅은 공기"는 7,349 ft(2,240 m)의 고도 때문으로 생각되며, 1968년 하계 올림픽에서는 남녀 선수들의 각각 트랙과 필드 기록이 단축되는 데 도움이 되었다. 미국 멀리뛰기 선수인 밥 버몬(Bob Beamon)은 기존 기록을 거의 2 ft(6.1 cm)를 늘린 믿을 수 없는 금메달 기록인 29 ft 2½(8.9 m)이 나오는 데 역할을 했다. 앨 오터(Al Oerter)는 네 번 연속 원반던지기 타이틀을 차지하였고, 데비 미터(Debbie Meter)는 수영에서 3개의 금메달을, 딕 포스베리(Dick Fosbury)는 높이뛰기에서 "드러눕기" 동작의 획기적인 배면뛰기로 금메달을, 와이오미아 타이어스(Wyomia Tyus)는 100 m 경기에서 여성 최초로 연속 금메달을 확득하였다.

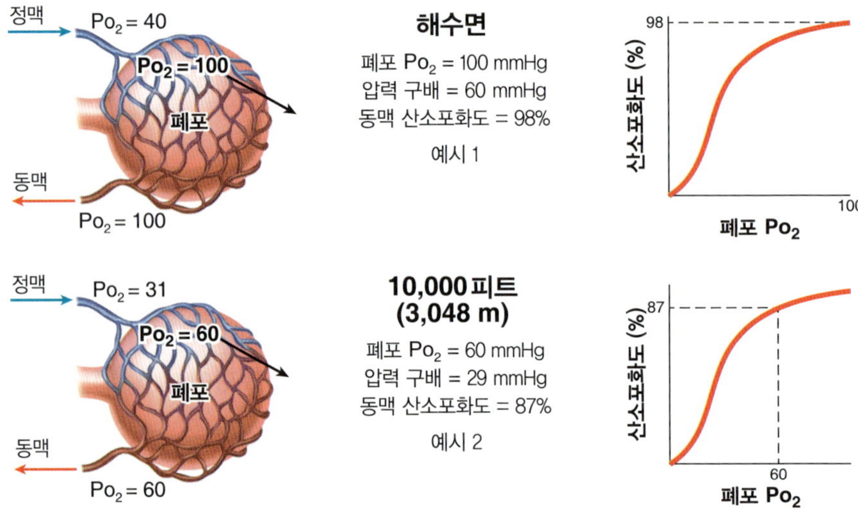

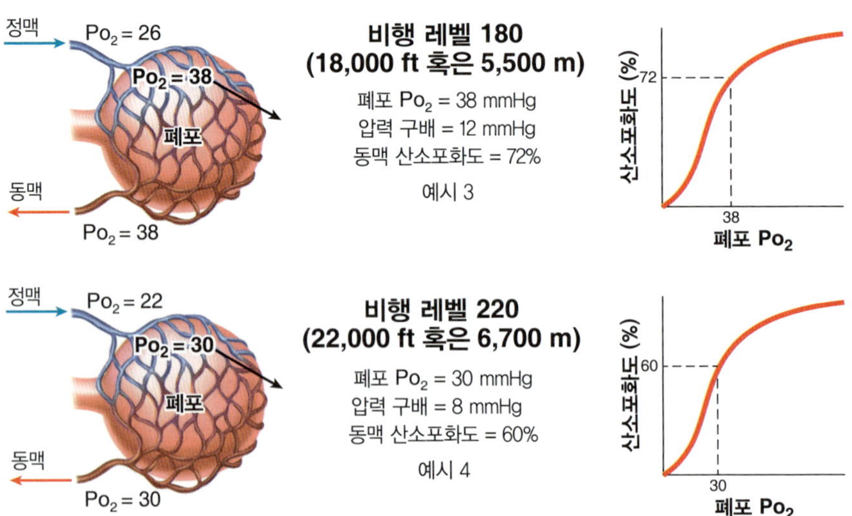

그림 12-4 **고도가 호흡 변수에 미치는 영향. 해수면, 10,000피트(3,048 m) 고도, 그리고 항공기 비행 시 두 가지 비행 레벨에서의 호흡 변수를 비교해 고도의 영향을 설명한다.** 기압 고도(기압을 피트 단위로 환산하고 이를 100으로 나눈 값)는 비행 레벨(flight level)이라고 부른다. 미국에서는 18,000피트(5,500 m) 이상의 전이 고도에서 비행 레벨을 사용하며, 이 구간을 상부 공역(upper space)이라고 한다. 항공기의 고도계가 표준 기압 설정 상태에서 18,000피트(5,500 m)를 가리키면 항공기는 '비행 레벨 180(FL 180)', 고도계가 22,000피트(6,700 m)를 가리키면 '비행 레벨 220(FL 220)' 에 있다고 표현한다.

저산소 영향(*hypoxic effect*)이라고 부른다(그림 12-4).

고도의 증가는 저산소증 외에 관련된 또 다른 문제가 있다. 세계에서 가장 높은 봉우리 중 일부의 정상에 도달하는 등반가의 많은 사진으로부터 알 수 있듯이, 추위는 고도가 높아지는 것과 관련이 있다. 에베레스트 봉우리에 도달하는 시간에 따라 온도는 –44°C(–48°F) 이하가 될 수 있다. 찬 공기는 더운 공기보다 낮은 수증기 수준이 유지되고, 신체로부터 주변 환경으로의 수분 손실에 대한 경사도는 탈수를 촉진한다. 이러한 신체로부터 더 많은 증발성 수분 손실이 생기는 것은 운동 중 호흡이 증가하기 때문에 더 격렬해진다(호흡 중 수증기가 호기됨을 기억하라). 이렇게 탈수를 촉진하는 요인들은 고도가 높아짐에 따라 증폭된다.

마침내, 고도가 높아짐에 따른 태양 복사량의 증가는 태양의 전자파 때문에 이동 거리가 더욱 짧아지고 대기는 얇아진다. 태양은 몇몇 종류의 자외선을 발사한다. 자외선 A(UVA), 자외선 B(UVB) 및 자외선 C(UVC). UVC 방사선은 대기 중의 오존층에 의해 흡수된다. UVA와 UVB 방사선만이 지구 표면에 도달하므로 시중에서 구입할 수 있는 자외선 차단 크림으로 보호될 수 있다. UVB에 노출되는 것이 피부에서 비타민 D 생산을 유발한다 할지라도 과한 노출은 직접적으로 DNA가 손상되고 화상을 입으며 피부암의 원인이 된다.

고도에 따른 생리적 반응

스포츠와 운동에서 고지대에 관심을 가진 첫 번째 이벤트가 1968년 멕시코시티(2,240 m, 7,349 ft)에서 개최된 하계 올림픽이다. 전 세계의 운동선수들은 세계 대회 사상 처음으로 높은 곳에서 경쟁하려 하였다. 많은 과학자들은 고지대가 특히 최대산소섭취량에 극적인 영향을 미치는 한계점이라고 토론하였다. 선수, 코치, 과학자 및 의학자들은 어떤 시합에서 어떤 영향이 있을지 심사숙고하였다. 산소의 분압이 떨어지게 되어 지구력 경기들은 우려되며, 1분 이내의 경기라면 환경 때문에 몇 초가 추가될 수 있다는 것을 고려하였다. 운동선수들이 시합 장소에 도착했을 때 이러한 환경에 기대하는 만큼 순응할 수 있는가? 시합 전 고도에 적응하는 데 얼마나 길게 걸릴 것인가? 이러한 중간 정도의 고도에서 고산병은 발생 가능한가? 1968년 하계 올림픽은 이러한 문제점들과 함께 모든 사람들에게 수많은 또 다른 섬뜩하고 도전적인 의문점을 제시하였다.

중간 정도의 고도로 상승하더라도 고도에 맞는 신체의 항상성을 유지하기 위하여 많은 생리적 조절이 일어나게 된다. 안정 시 심박수 및 혈압이 증가하고, 고도에 따른 모든 스트레스 신호인 카테콜라민이 증가한다. 신체는 저산소증의 문제에 직면하게 되고, 신체 조직으로의 산소 공급을 필요로 하게 된다.

폐 환기량

고지대 운동 중 **폐 환기량(pulmonary ventilation / $\dot{V}_E$)**은 동맥 혈액 내 산소포화도의 더 높은 요구에 따라 증가한다. 안정 시 환기량은 약 10,000 ft 혹은 3,048 m에 도달하기 전까지는 증가하지 않는다(그림 12-5). Po_2의 감소를 상쇄하기 위해 폐 환기량은 고지대 스트레스에 반응하여 변한다. 안정 상태에서 호흡의 속도 보다는 일반적으로 호흡량이 증가하거나 호흡의 깊이가 증가한다. 운동과 함께, 양과 속도 모두는 산소의 유용성을 보다 용이하게 하도록 증가한다. 그러나 고지대에서 최대 운동을 할 때 환기량은 해수면 수준과 비슷하다. 분명한 것은, 최대 강도의 운동 중 폐 환기량 상한치의 존재 여부와 관계없이 해수면 혹은 고지대에서 운동은 수행된다는 것이다. 그러나 고지대에서는 호흡이 증가하여 CO_2가 더 많이 제거되고 혈액의 pH가 7.4 이상이

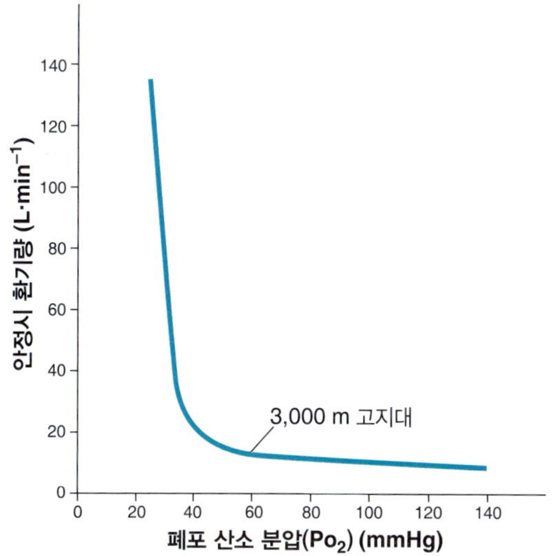

그림 12-5 안정시 폐 환기량과 혈액 내 폐 산소 분압의 농도 반응. 약 3,000미터 고도에 도달하기 전까지는 안정 시 환기량은 증가하지 않는다.

되어 신체는 더욱 알칼리성(염기성)을 띠게 된다. 시간이 지남에 따라, 신장이 중탄산염의 배설을 증가시키는 것에 의해 항상성 회복에 도움을 줌으로써, 혈액이 더 산성화되더라도 알칼리성 물질을 중화하는 데 도움을 주어 혈액의 pH가 7.3~7.4의 정상 범위로 되돌아 오게 된다. 고지대에서, 다양한 고도에 따라 폐 환기량의 반응은 눈에 띄게 차이가 날 수 있으며, 만성 적응의 결과로서 높은 고도에서 장기간의 거주는 증상이 적어지고 해수면 수준에서 사는 것과 비교해도 환기량의 큰 변화는 없게 된다.[22,31,49,56] 사람들 사이에 환기량의 변화와 차이는 고도에 따른 카테콜라민의 반응에 의해서도 나타날 수 있다.

산소섭취량

최대산소섭취량은 고도가 높아짐에 따라 감소하고 지구성 운동 수행력은 이에 비례하여 감소한다. 그러나 이러한 감소가 나타나는 고도에 대해 명확한 답을 할 수 없는 중요한 질문이 처음 관찰된다. 수많은 다른 요인들 중, 고지대 적응, 훈련 상태 및 테스트 요구사항과 같은 수많은 다른 요인들과 함께 높은 등급의 가변성이 존재한다. 그렇더라도, 약 2,200 m(7,217 ft)에서 감소가 시작된다는 일반적인 증거를 보여주며, 최대산소섭취량의 2~15% 정도 감소가 예상된다. 높은 등급의 변화는 많은 요인들이 저산소증에서 기인한 유산소성 파워의 감소에 기여한다는 것을 뜻한다.

대사산물, 헤모글로빈, 헤마토크리트

고지대 노출에 따른 변화 중 가장 주목할 만한 것은 혈중 헤모글로빈 농도와 헤마토크리트가 증가한다는 것이다. 급성으로, 이는 탈수에서 기인하고 혈장량이 감소하는 결과가 나타난다. 그러나 만성적인 노출과 함께 골수에서 적혈구 생산이 증가하고 헤모글로빈과 헤모토크리트의 양이 주로 증가하는 것은 적응과정의 일부이다(글상자 12-3). 급성 고지대 노출은 해당과정에 더욱 의존하게 되고, 혈중 젖산 농도가 증가하는 결과가 나타난다. 이는 고도에 대한 더 큰 카테콜라민 반응에 의해 주로 나타나는데, 구체적으로 말하면 에피네프린은 글리코겐 사용을 촉진한다. 그러나 중간 정도의 고도에 적응된 사람들은 적응되지 않은 사람들에 비해 최대하 강도 운동 시 지방 대사에 더욱 의존하게 된다.[44]

반응의 규모는 노출된 고도와 비례한다(예: 중간-높은 고도 또는 콜로라도 스프링스의 올림픽 트레이닝 센터에서의 운동, CO, 파이크스 피크의 꼭대기와 비교, CO). 지금도 기초가 되는 고지대의 저산소증에 대한 급성 반응들은 다음과 같다.

1. 화학수용기에 의해 감지된 낮은 Po_2에 대한 반응으로 심박수와 환기량이 증가한다.
2. 폐 확산은 유지된다.
3. 헤모글로빈과 산소 포화도가 낮아지기 때문에 산소 운반은 감소한다.
4. 안정 시 환기 호흡량은 증가되고 신체 활동을 하거나 더 높이 올라가면 호흡속도는 증가한다.
5. 증가된 호흡은 혈중 Po_2를 감소시키고, 혈중 pH를 7.4 이상으로 증가시킨다.
6. 이렇게 증가된 pH는 산화헤모글로빈 포화도 곡선을 왼쪽으로 옮기고 엄청난 허용 한계로부터 호흡을 유지하는 것에 도움을 주는 호흡성 알칼리혈증을 유발한다.
7. 산화 헤모글로빈 포화도 곡선이 왼쪽으로 이동하는 것은 헤모글로빈에 산소가 더 많이 결합되어 낮은 Po_2를 보상하는 데 도움을 준다.
8. 처음에는 감소된 일회박출량에 대한 보상으로 심박수가 증가되며, 최대 운동부하에서는 무산소성 해당과정에 더 크게 의존한다.
9. 해면 수준과 비교하여 고지대에서의 최대 운동은 더 낮은 일회박출량과 심박수를 유발하고, 심박출량과 산소섭취량은 감소하여 지구성 운동 수행력을 저하시킨다.

운동 수행력 반응

모든 고지대가 운동 수행력에 유사한 위험이 되는 것은 아니다. 에베레스트(8,850 m, 29,035 ft)의 정상에서 한걸음 움직이는 것은 2,195 m 혹은 7,200 ft에 있는 와이오밍주 래러미(Laramie)에서 크로스 컨트리를 뛰는 것과는 극적으

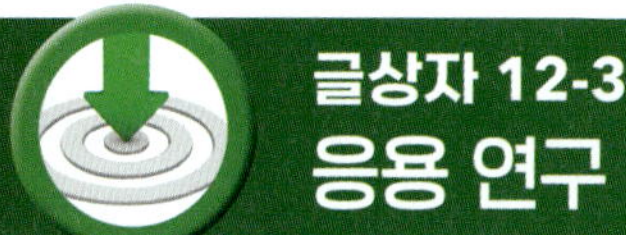

글상자 12-3
응용 연구

혈액 도핑에 대한 대안은 있는가?

혈액 도핑은 지구성 스포츠에서 여러 스캔들의 화제가 되어왔다. 2007년 뚜루드 프랑스가 한창일 때, 전문선수인 Alexandre Vinokourov는 수혈에 양성 반응을 보였다. 그후 검사는 2007년 12월에 그의 조기 은퇴로 이어졌다. 그의 은퇴는 혈액 도핑에 대한 복합적인 양성 반응과 Iban Mayo Diez와 같은 선수에 의해 사용된 **에리스로포이에틴(erythropoietin, EPO: 적혈구생성촉진인자)**를 포함해 2007년 경주를 둘러싼 논쟁의 한복판에 있었다.

혈액 도핑은 본래 체내로 적혈구를 주입하는 행위를 의미했다. 몇몇 운동선수들은 다른 사람의 혈액을 사용하기도 한다. 또 다른 선수들은 자신의 적혈구를 추출한 후, 자연 수준으로 회복될 때까지 기다리고 시합 전에 추출했던 적혈구를 재주입하기도 한다. 이는 적혈구 숫자를 자연 수준 이상으로 증가시킨다.

새로운 도핑 방법에는 EPO와 골수 내에서 적혈구 생산의 전구체로 작용하는 **글리코프로테인 호르몬(glycoprotein hormone)**이 포함된다. 글리코프로테인 호르몬은 신장의 부신피질에서 생산되며, 혈액 내에 낮은 산소 수준에서도 반응한다. 몇몇 선수들은 적혈구 생산을 촉진하기 위해 합성된 EPO 주입한다. EPO의 사용은 2~3개월 동안 혈액 내 적혈구의 비율(헤마토크리트 수준)을 높일 수 있다.

혈액 도핑의 목적은 혈액 내 철분이 풍부한 **적혈구(erythrocyte)**의 숫자를 증가시키는 것이다. 적혈구의 증가는 혈액의 산소 운반 능력의 증가를 유도하고, 에너지를 공급하기 위한 유산소성 호흡계의 능력을 증가시킨다. 높은 적혈구 수준은 혈액의 부산물을 더욱 효과적으로 처리할 수 있게 하고(중화 능력의 증가), **최대산소섭취량($\dot{V}O_{2max}$)**의 증가에 도움이 되며, 총 혈액량을 증가시켜 **체온조절(thermoregulation)** 능력을 향상시킨다. 젖산 중화에 도움이 되는 혈액 도핑으로 무산소성 스포츠 회복 능력에 도움이 되기도 한다.

그러나 도핑은 정상 수준 이상으로 혈액의 점도(탁함)를 증가시키는 위험성이 있다. 점도가 너무 높으면, 순환과정이 어려워지고 심장에 부담을 준다. 이는 산소 이용률과 $\dot{V}O_{2max}$를 감소시켜 부적절한 심장 박동으로 인해 돌연사할 수 있고, 일반적인 수면 중에 적혈구의 생산을 낮추는 EPO에 대한 항체로 인해 혈전과 심장마비가 생길 수 있으며, 신장 장애나 마비가 나타날 수 있다. 도핑은 과거 몇 년간 건강한 엘리트 선수들 일부를 사망하게 한 원인인 것으로 의심된다.

또한 혈액 도핑은 불편한 과정을 포함한다. 적혈구를 제거하거나 차후에 재주입하는 혈액 도핑은 일시적인 $\dot{V}O_{2max}$ 감소의 원인이 되고, 적혈구의 제거로 인해 빈혈의 원인이 된다. 만약 운동선수가 주입을 올바르게 하지 않았다면, 계속해서 빈혈 상태가 나타나거나 적혈구가 길게 운용되지 않게 된다. 그 과정의 타이밍에는 계획의 상당한 양과 종종 정교한 장비가 요구된다. 도핑은 일시적인 효과가 있을 뿐, 장기적으로 예정된 시합이든 운동이든 건강의 위험요소를 증가시킨다. 무산소성 운동선수들에 대한 효과는 극히 일부이고, 비용과 절차로 볼 때 최고의 엘리트 지구력 선수들 사이에서만 실용적으로 사용되어야 한다. 모든 종류의 혈액 도핑은 점점 더 정교한 검사로 발견할 수 있다.

근대 혈액 도핑이 운동선수의 건강과 경력에 유의한 위험을 내포하고 있지만, 적발했다면 혈액 도핑은 매우 안전하고 더 올바른 훈련(고지대 훈련)을 제안한 것에 대한 잘못을 인정할 때 발생한다.

높은 고지대일수록 산소의 분부 압력이 더 낮아지며, 호흡할 때마다 산소의 이용률이 떨어진다. 적응하는 동안 혈중 산소 농도는 감소하고 EPO의 분비가 유도된다. 작은 혈관들(모세혈관)의 수는 산소 분배에 도움을 주기 위해 증가한다. 근섬유도 운동 수행력이 향상되고 산소 추출 능력이 향상되는 적응이 일어난다.

산악인들은 에베레스트와 같은 높은 산을 오를 때 캠프에 머무르면서 적응한다. 이렇게 기다리는 기간은 너무 빠르게 올라감으로써 발생할 수 있는 고산병과 죽음을 방지해 주어 등반을 가능하게 해준다. 자기 스스로 노출에 덜 과감한 운동선수의 적응 시나리오는 산악인과 동일한 효과가 있으며, 그렇게 함으로써 운동 수행력이 향상된다.

고지대 훈련을 계획할 때, 산악인들에게 영향을 주는 동일한 고민거리가 있다. 매우 높은 고도에 노출되는 것은 운동 수행력을 현저하게 떨어뜨린다. 고도가 높아질수록 운동선수들은 그들의 전형적인 운동 강도에 도달할 수 없으며, 체력이 감소하게 된다. 지나친 고도는 고산병 시작의 원인이 되고 호흡에 부담이 되며, 훈련 과정은 지연된다. 특히 17,717 ft (5,400 m)를 넘어가면, 근육 역시 손상되기 시작하고, 이 정도의 고도에서는 훈련의 이점을 훨씬 능가하는 문제점이 생긴다. 그러나 합리적인 고도 수준과 적절한 훈련 기술을 이용하면 이런 문제는 발생하지 않는다.

고지대 훈련에 대한 초기 연구가 엇갈리기는 하지만, 최근 연구들은 낮은 고도가 보여주는 효과가 포함되어 있다. 이러한 연구의 근거로, 운동선수가 높은 고도(8,202 ft 또는 2,500 m)에서 생활하는 동안 낮은 고도(4,921 ft 또는 1,500 m)에서의 훈련이 제안된다. 낮은 고도에서의 훈련은 운동선수들의 노력을 지탱하도록 해준다. 고지대 훈련의 악영향은 **훈련중지(detraining)**를 함으로써 피할 수 있다. 이러한 "높은 데서 살고 낮은 데서 훈련하라" 방식은 적혈구 양을 약 10% 정도 증가시키는데, 이는 적혈구를 직접 주입하는 효과와 비슷하다.

고지대 훈련은 적혈구 수를 안전하고 혈액 도핑과 비슷한 수준으로 자연스럽게 증가시키고, 더욱 과감한 도핑 방법과 연관된 합병증, 건강 문제 그리고 비정상적인 혈액 반응을 방지한다. 제대로 실시되는 고지대 훈련은 혈액 도핑을 대신할 수 있는 안전하고 실용적인 방법으로 권장되며, 지구력 선수들의 운동 수행력을 향상시키는 것으로 해석할 수 있다.

추가 참고문헌

1. Associated Press. Kazakh cyclist Alexandre Vinokourov reportedly retiring after receiving doping ban. *USA Today*. December 7, 2007.
2. Boyer SJ. Weight loss and changes in body composition at high altitude. *J Appl Physiol*. 1984;57:1580-1585.
3. Cazzola M. Further concerns about the medical risks of blood doping. *Haematologica*. 2002;87:232.
4. Hackett PH. High-altitude illness. *N Engl J Med*. 2001;345:107-114.
5. Holden M. Doping news update. *Cycling Post*. January 20, 2008.
6. Jelkmann W. Erythropoietin: structure, control of production, and function. *Physiol Rev*. 1992;72:449-489.
7. Jones M. Blood doping—a literature review. *Br J Sports Med*. 1989; 23:84-88.
8. Levine BD, Stray-Gundersen J. "Living high-training low": effect of moderatealtitude acclimatization with low-altitude training on performance. *J Appl Physiol*. 1997;83:102-112.
9. Noakes TD. Tainted glory-doping and athletic performance. *N Engl J Med*. 2004;351:847-849.
10. Smith SL. Blood boosting. *Br J Sports Med*. 2004;38:99-101.
11. Terrados N. Effects of training at simulated altitude on performance and muscle metabolic capacity in competitive road cyclists. *Eur J Appl Physiol*. 1988;57:203-209.
12. Unal M. Gene doping in sports. *Sports Med*. 2004;34:357-362.

로 다르다. 이는 Po_2의 차이에서 기인된다. 실제로, 대부분의 운동 경기는 중간 정도 고도에서 열리며, 고도와 같은 문제는 많은 선수들과 팀들에게 매년 직면하는 현실이다. 일반적으로 등산가, 스키 및 스노우보드 매니아들은 높은 고도를 경험하게 된다.

단시간의 운동 수행력

수많은 세계 혹은 올림픽 기록들은 1968년 멕시코시티 올림픽 스프린트 및 도약 종목에서 세워진 기록이며, 수영 800 m(2,625 ft) 기록까지 새롭게 세워졌다. 이런 신화가 즉각적으로 만들어진 것은 "옅은 공기"(고도가 높아짐에 따라 공기 중 산소의 분압이 더욱 낮아지는 것을 뜻하는 통속적인 용어)는 야구의 타격에서부터 전력질주까지 무산소성 활동에 이점을 준다. 만약 스포츠나 신체 활동이 유산소성 대사과정에 의존하지 않는다면, 고도의 효과는 아주 적어진다. 그러나 병이 있거나 시합 장소에 대해 "흥분(psyched out)" 혹은 "들떠(psyched up)"있다면, 운동 수행력에 영향을 줄 수 있다. 고지대 장점을 알고 있기 때문에, 야구 선수들은 덴버의 쿠어스 필드에서 스윙을 참을 수 없고 NFL 키커들은 덴버 브롱코스 스타디움인 마일하이 인베스코 필드에서 킥 필드 골을 참을 수 없다고 생각된다. 반대로, 선수들은 1,609 m(5,280 ft)의 고도에서 운동할 때 산소탱크를 요구하고 문제를 호소한다. 그러므로 "옅은 공기"가 일부 역할을 할 수 있고, 준비, 집중 및 다른 심리적 요인들이 단시간의 운동 수행력을 잘 할 수 있게 해준다. 더구나, 많은 트랙과 수영장은 멕시코시티와 비슷한 고도에 고등학교, 대학 및 프로 경기장 등에 존재하며, 시합에서 세워진 기록들은 이러한 경기장에 제한을 받지 않는다. 달리기, 도약, 투척 등이 포함된 많은 무산소 및 파워 형태의 스포츠들은 운동 사이에 충분한 휴식을 제공하며, 그 결과 유산소성 시스템에 약간 의지하게 된다. 해당 시합에서 운동 수행력에 대한 부정적인 효과는 미미하다. 현재 NFL이 멕시코시티(2,240 m [7,349피트])에서 경기를 치를 예정이기 때문에 다양한 고도가 경기력에 미치는 영향을 파악하는 것이 중요하며 관심의 대상이 되고 있다.

장시간의 운동 수행력

Peronnet 등[51]은 400 m(1,321 ft)의 고도에서 시합을 할 때, 심혈관 지구력이 요구되는 달리기 시합에서 스피드는 극적으로 감소한다고 보고하였다. 그러므로 많은 코치들은 고도가 장거리 시합의 문제점과 유산소성 대사과정에 의존한다는 것을 이해하고 있어야 한다. 아직 산소를 운반하는 능력의 대부분은 고지대 노출에 향상되지 못했고(예: 헤모글로빈의 증가), 이는 "높은 곳에 살고 낮은 곳에서 훈련하라"라

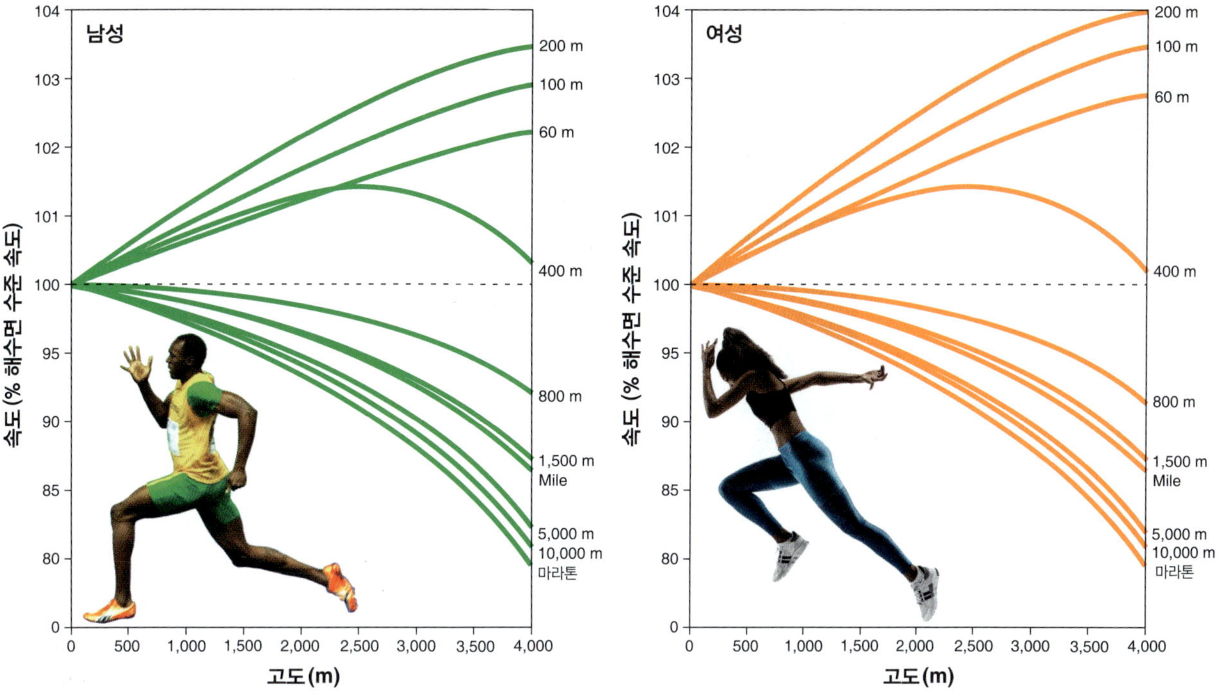

그림 12-6 다른 고도에서 달리기 운동 수행력의 예측. (미국 생리학회에서 허용한 조정.[51] 달리기 시합에서 거리가 길어질수록 속도에 대한 고도의 부정적인 영향이 나타난다. 그러나 고지대에서 단거리 스프린트의 운동 수행력은 향상된다.)

는 것처럼 지구력 선수들에게 필요한 고지대 훈련 개념으로 이어지고 높은 고도에서 사는 것에 의해 발생된 적응은 해수면 수준에서 운동 중 이점을 얻을 수 있다.[61,62] 그림 12-6은 달리기 운동에 대한 고도의 이론적인 효과를 보여주고 있다.

속성 검토

- 고지대에서 공기 중 감소된 산소 분압은 운동 수행력에 영향을 준다.
- 산소 분압의 감소는 신체 조직으로의 산소 공급 능력을 감소시킨다.
- 고지대 노출은 항상성을 유지하기 위해 일부 생리적인 조절이 나타난다.
- 고지대에서 운동 중 호흡량과 호흡속도는 증가된 산소 유용성의 증가를 가능하게 할 수도 있다.
- 고지대에서 최대산소섭취량, 심박출량, 최대심박수 및 일회박출량은 감소한다.
- 고지대 노출은 혈중 헤모글로빈과 헤마토크리트를 증가시키는 원인이 된다.
- 단시간의 운동 수행력은 방해 받지 않고 "옅은 공기" 때문에 고지대가 이점이 된다.
- 장시간의 운동 수행력은 고지대에 의해 방해를 받는다. 즉, 유산소성 대사과정에 의존하게 된다.

고지대에서의 시합을 위한 준비

중간 정도 높이의 고도에서 시합 혹은 여가활동을 할 때 부정적인 영향을 최소화하기 위해서는 몇 가지 준비를 해야 된다. 일반적으로, 이는 시합 혹은 여가활동 장소인 고지대에 대한 적응 혹은 순응이 필요하다는 의미이다. 중간 고도에 필요한, 일반적인 계획은 시합 1주 전에 그 장소에 도착을 하거나 대회 직후 떠남으로써 고지대 노출을 최소화하고 고지대의 부정적인 영향이 나타나는 것을 허용하지 않는 것이다. 높은 고도에 필요한 것은 적응을 위해 적당한 높이에서 준비를 성공적으로 하는 것이다.

고산병

Po_2가 감소하는 것이 원인이 되는 고산병은 낮은 곳보다 높은 고도에서 더욱 흔하며, 종종 의학적 치료가 필요한 병적

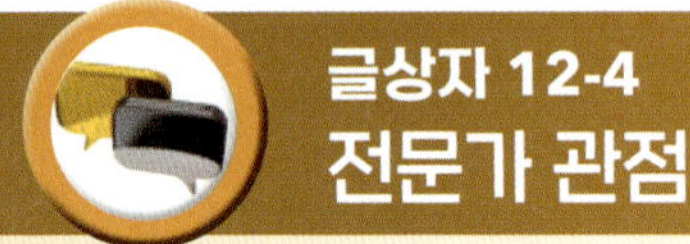

글상자 12-4
전문가 관점

급성 고산병

Carl M. Maresh, PhD, FACSM
교수
인간과학부
오하이오 주립대학교
오하이오주 콜럼버스

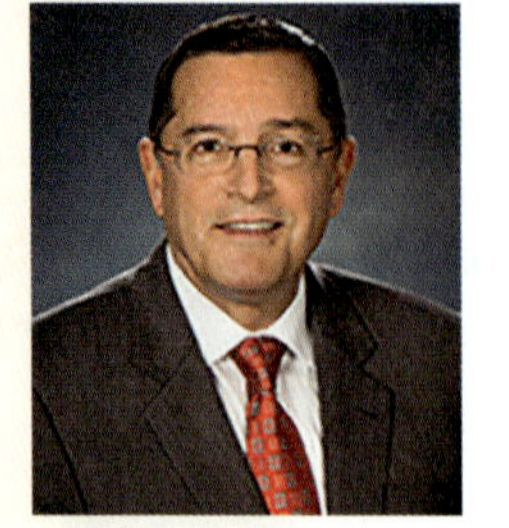

고지대 질환의 몇 가지 형태 중 **AMS(급성 고산병)**가 가장 흔하다. AMS는 2~7일 간 지속되고 낮은 지대에서 높은 지대(특히 2,500 m 이상)로 빠르게 여행한 사람에게 영향을 미칠 수 있는 잘 알려진 증상들로 구성된다. 가장 잘 알려진 증상들은 두통, 메스꺼움, 허약, 식욕 감퇴 및 짧은 호흡 등이 있다. 증상의 시작은 도착 후 수분에서 수시간(보통 6~24시간) 내에 나타날 수 있으며, 이러한 증상의 발생 빈도와 심각성은 여행한 고도와 속도에 의존한다. 흥미롭게도, AMS의 민감성은 낮은 지대에서 얻어진 측정치로는 예측할 수 없으나, AMS의 사전 병력은 미래 발생에 대한 가장 좋은 예측인자이다. AMS에 대한 내 관심은 대학원생으로서 페실베니아주 피츠버그에서 와이오밍주 래러미로 이동했을 때 시작되었다. 그때 나는 장거리 런너였고 저지대에서 2,200 m까지 이동하는 것은 내 훈련정도와 운동수행력이 이점으로 작용했을 것으로 생각하였다.

저지대 사람이 래러미(Laramie; 미국 와이오밍주 동남부 도시)까지 여행하는 동안 AMS와 같은 중간 고도의 영향을 경험했을 것이 분명하다. 예를 들어, 여름 동안 주 고속도로를 통해 래러미로 여행을 오는 많은 사람들이 두통, 허약, 짧은 호흡으로 지역병원 응급실을 방문한다. 어느 여름날, 파이크스 피크(Pike's Peak; 미국 콜로라도주 중부 록키산맥에 있는 산) 마라톤 후, 미 육군 환경의학연구소 소속 연구자들과 함께 피크에서 며칠 동안 일을 했다. 이 프로젝트는 매사추세츠(Massachusetts)에서 파이크스 피크(4,300 m)로 하룻밤 여행을 온 저지대 사람들이 참여하였다. AMS 증상은 매우 빠르게 나타났으며, 첫 48~72시간 동안 심각하게 나타났다. 여지 없이, 종종 구토를 동반한 두통이 가장 심한 증상이고, 거의 모든 대상자들이 심각한 불면증을 호소했다.

또 다른 경험 중에서, 이러한 관찰들은 내 박사학위 논문 주제 중 하나로 관심을 끌게 되었으며, 첫 번째 연구는 저지대 토착민(LN)과 중간고도(2,200 m) 토착민들(MANs)이 고지대(4,300 m, 저기압 챔버)에 빠르게 노출되었을 때 AMS 증상학과 관련되었었다. 두 그룹 모두 감압 6시간 후에 AMS 증상이 나타나기 시작했으나, 저지대 토착민들에게서 좀 더 심각한 두통, 메스꺼움 및 구토 증상이 나타났다. 중간고도 토착민에서 첫 24시간 동안 증상들이 최고조로 나타났으나, 저지대 토착민들에서는 감압 후 며칠 동안 내내 지속적으로 심각한 증상이 나타났다. 중간 고도 토착민 모두는 운동 검사를 실시한 3일 날 아침에는 증상이 없었다. 특히, 저지대 사람들 중 한 명은 검사를 수행하지 못할 정도로 매우 심각한 두통과 구토에 시달렸다. 쳄버를 떠난 지 2시간 후에 그에게서 이러한 증상들이 없어졌다.

분명히, 호흡 동작, 혈관수축이 나타나는 산소 분압이 감소하였으며, AMS 패러다임에 기여하는 체액 유지 기전이 나타났다. AMS의 부수현상이 줄어들지 않을 경우, **고지대 폐부종(high-altitude pulmonary edema)** 및 **고지대 뇌부종(high-altitude cerebral edema, HACE)**은 생명을 위협하는 상태로 발전할 수 있다. 고지대로 가는 사람들을 위해, 고지대 적응에 필요한 단계별 상승 과정을 장려하고 격렬한 신체 운동을 최소화 하는 것이 AMS 민감성을 감소하기 위한 최고의 방법이다. 적응 없이, **아세타졸아미드(acetazolamide)**와 탄산 탈수소효소 억제제로 예방하는 것은 AMS 증상들을 효과적으로 감소시킬 수는 있지만, 운동 수행력을 약화시키는 것으로 알려져 있다. 다음 참고문헌들은 내가 지금까지 제시한 주제에 대해 자세한 정보를 제공한다.

추가 참고문헌

1. Maresh CM, Kraemer WJ, Judelson DA, et al. The effects of high altitude and water deprivation on AVP release in man. *Am J Physiol Endocrinol Metab.* 2004;286:E20-E24.
2. Maresh CM, Kraemer WJ, Noble BJ, et al. Exercise responses after short- and long-term residence at 2,200 meters. *Aviat Space Environ Med.* 1988; 59:335-339.
3. Maresh CM, Noble BJ, Robertson KL, et al. Aldosterone, cortisol and electrolyte responses to hypobaric hypoxia in moderate-altitude natives. *Aviat Space Environ Med.* 1985;56:1078-1084.
4. Muza SR, Fulco CS, Cymerman A. *Altitude Acclimatization Guide.* USARIEM Technical Report No. TN04-05. Natick, MA: Thermal and Mountain Medicine Division, U.S. Army Research Institute of Environmental Medicine, 2004.

인 상태를 말한다. 특별히 주의할 것은 **급성 고산병(acute mountain sickness, AMS)**으로 호흡기 부종을 유발할 수 있다(글상자 12-4). 또한 **고지대 뇌 부종(high-altitude cerebral edema, HACE)**이 진행될 수 있다. 이는 생명을

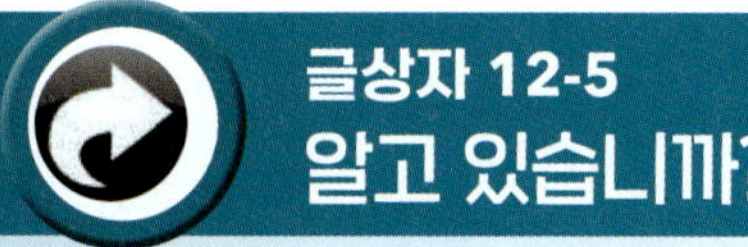

글상자 12-5 알고 있습니까?

고산병의 신호와 증상들

일반적인 신호와 증상들

- 식욕 부진
- 메스꺼움
- 구토
- 과도한 허약
- 현기증
- 몽롱
- 불면증
- 따끔따끔한 느낌
- 급성 호흡 곤란
- 지속적인 빠른 자극
- 졸음
- 일반 불쾌감
- 말초 부종(손,발 그리고 얼굴의 부종)

생명을 위협하는 고산병의 증상들

- 폐 부종(폐 내에 액체)
- 지속적인 마른 기침
- 발열
- 안정 시에도 호흡 곤란
- 뇌부종(뇌의 부종)
- 약에 반응하지 않은 부종
- 보행 시 운동 행동 문제
- 구토 증가
- 의식의 점진적 손실

더 위협하고 의학적 치료가 더욱 필요하다. 처치는 안정과 고도를 낮추는 것이다(글상자 12-5). 고산병의 오진으로 탈수가 나타날 수도 있으며, 음료섭취는 고지대에 적절하게 적응하는 데 도움을 주는 필수적인 요인이다. 아세타졸아미드의 복용이 대부분의 부작용을 예방하는 효과가 여러 번 있었다.

적응/순응

콜로라도 스프링과 같은 고지대에서 거주하는 **적응(acclimatization**/자연환경에 노출**)**과 저기압 또는 저산소 챔버를 이용한 **순응(acclimation**/ 인위적 환경에 노출**)** 모두에서 단기간 및 장기간의 이득이 있을 수 있다(글상자 12-6). 단기간 적응/순응은 1년 미만의 고지대 노출이 특징이다. 3~6주의 짧은 기간에 극적인 변화가 일어날 수 있고 지구력 시합을 준비하는 운동선수들은 이러한 변화의 이점을 얻을 수 있다. 장기간 적응/순응은 1년 이상 고지대에서 살아온 사람들에게서 전형적으로 나타난다. 그러나 높은 고도에 적응하는 속도와 효율이 나타나는 것은 일반적이지 않다. 연속체의 한쪽 끝에서 사람들은 중간 고도에서 높은 고도 사이에서 태어나 평생 그곳에서 산다(글상자 12-7). 왜냐하면 그들은 형성기, 성장기 동안 저산소증에 노출되어 왔으며, 이러한 사람들은 오히려 원활하게 적절한 생리적 적응을 한다. 연속체의 또 다른 끝은 정상적으로 성장하고 발달한 후 성인기 중에 도착한 사람이다. 따라서 그들의 생리적 시스템은 적은 적응력을 보이고, 고지대에 사는 저산소 및 저기압 환경에 완전하고 빠르게 적응하는 것을 더욱 어렵게 만든다.

다음 변경 사항은 단기간 및 장기간의 적응/순응으로 보일 수 있다. 그러나 높은 고도의 요구사항에 대처하기 위해 점진적으로 개선되는 동안 몇 가지 변수들을 기억해야 하지만, 해수면 수준에서처럼 인상적인 기능은 절대 없다. 예를 들어, 고도로 인한 최대산소섭취량의 감소와 장시간의 지구성 운동능력은 해수면 수준과 비교하여 더 낮은 변수들이 유지되는 적응/순응의 결과로서 점점 약화된다. 더구나, 신체가 변하는 경험들은 고도가 상승하는 것에 크게 의존한다. 그곳에서 발휘하는 기능과 중간 고도가 높은 고도에 비해 신체의 구조 및 기능에 지장을 덜 받게 된다. 예를 들어, 높은 고도에 6주간 노출되는 것은 근육의 크기와 기능을 감소시킬 수 있지만, 이러한 영향을 중간 고도에서는 볼 수 없다.

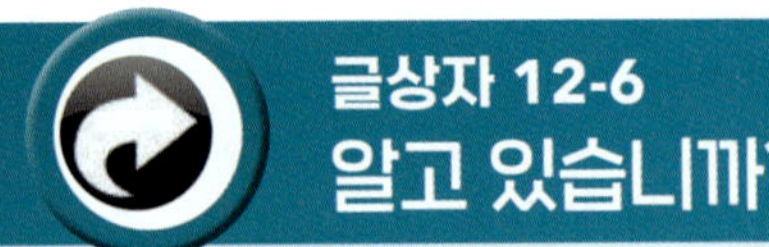

글상자 12-6
알고 있습니까?

저산소 텐트

저산소 텐트 또는 실내 공간(A)은 선수를 위한 합법적인 에르고겐성 보조제이지만 올림픽 경기장이나 다른 장소에는 반입할 수 없다. 이 장비는 공기 중 산소 농도를 변화시켜 호흡하는 공기에 저산소 환경을 조성하여 고도를 시뮬레이션한다. 고도와 달리 기압에는 변화가 없으며, 이는 환경 저기압실(B)을 사용해야만 생성할 수 있다.

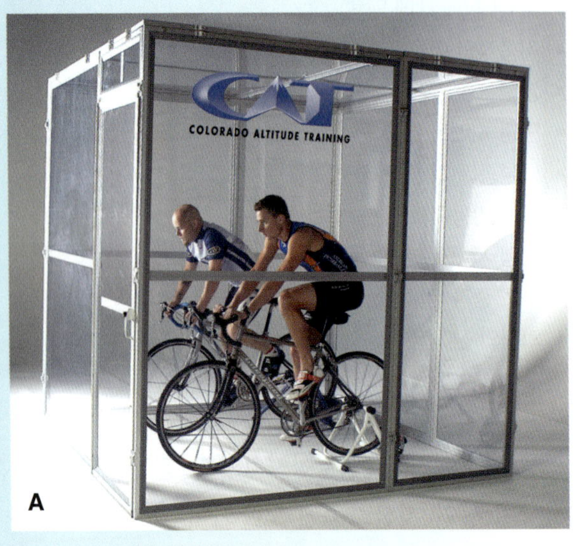

A

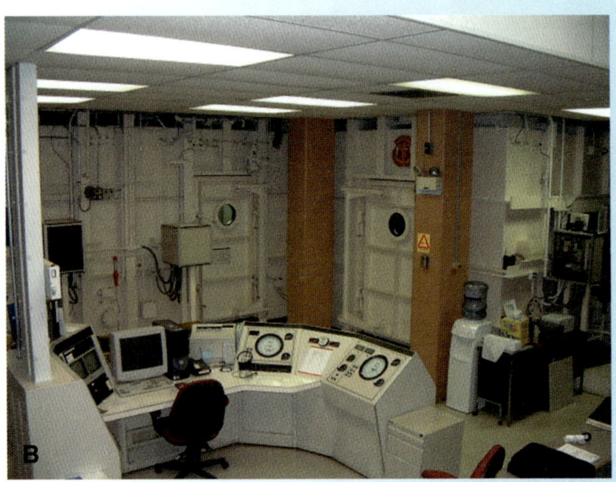
B

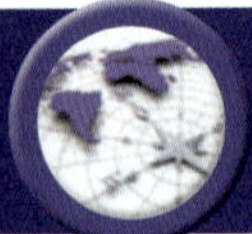

글상자 12-7
더 알아보기

고도 저산소증의 유전자형에서 표현형으로?

고도생리학에 대한 관심은 확장하고 있으며 특히 실버헛 탐험 같은 기초적 기원에서 고도에 저산소증 유도 적응의 탐구에서 고지대와 저지대 거주자의 유전형 분석까지 과학의 전반적인 관점을 고려해야 할 때 특히 그렇다. 잘 기록된 최초의 산악 탐험대 중 하나인 1954년 에베레스트 탐험대 활동에서 존 헌트 경은 군사작전의 조직과 풍부한 좋은 리더십과 의욕 외에도 원정 성공의 다른 근본적인 이유는 산소장치라고 일화적으로 언급했다. 존 경의 관찰에 대한 일반적인 관점은 고도 생리학 연구의 과학적 노력의 기초에 중요하며 아래 단락을 주의 깊게 읽고 그의 관찰에서 중요한 문장을 알아볼 수 있는지 확인해 보라.

> "리더십 그리고 팀워크 외에도 1953년 원정대의 성과에 큰 기여한 또 다른 요소는 산소장비의 역할이다. 존 헌트 경은 산소에 대한 그의 신뢰를 바탕으로 그의 계획을 세웠으며 산소 장치가 없었다면 성공을 거두웠을지 의문이다. 마지막 400피트의 어려움만으도 비산소 시도는 아마 불가능했었을 것이다. 산소의 사용 덕분이든 올해 제공된 옷과 부츠의 효율성 덕분이든 아마도 둘 다겠지만 단 한 건의 심각한 동상 사례가 없다는 것은 중요하다. 그렇더라도 산소의 사용과 관련된 몇 가지 난해한 특징이 있었다. 높은 고지로부터 내려오는 일행의 탈진은 초기 탐험보다 더 컸던 것처럼 보이며 산소의 도움도 예상했던 수준까지 극한 고도에서 짐꾼들의 수행에 개선하지 못한 것으로 보인다. 1953년에는 단 3명의 셰르파만이 26,000피트에서 사우스 콜을 넘는데 적합하고 1933년에는 러틀리지의 짐꾼 8명이 산소 없이 27,400피트까지 짐을 운반했으며 같은날 더 높이 갈 의향이 있다고 공언했다."

에베레스트 작전은 1960~1961년 히말라야 과학 그리고 산악 탐험대란(실버 헌트 탐험대라고 알려진) 진행 중인 프로젝트에 자극제였으며 인간 저지대 주민의 적응의 생리학적 측면을 연구하기 위한 구체적인 과학적 의도를 가지고 있었다. 선임과학자 Dr. Griffith Pugh는 순응된 대상자에서 고도가 운동에 미치는 영향과 대기에서 폐 동맥혈을 거쳐 조직까지 신체의 산소전달 시스템의 모든 단계에 미치는 고도 저산소증의 영향 두 가지 연구를 최우선으로 선정하였다. 현재 과학적 지식 기반과 기술적 능력을 기반으로 볼 때 되돌아보면 이 업적들은 미미한 것처럼 보일 수 있지만 2010년까지만 해도 고도 저산소증의 메커니즘은 여전히 중요한 논쟁의 대상이었다.

2003년 인간 유전체 프로젝트의 완성은 인간 생물학의 기본적인 유전 지식에 귀중한 도구를 과학계에 제공했으며 개개인의 표현형 생리학적 메커니즘을 밝힐 수 있는 방대한 연구 잠재력을 열어주었다. 가장 중요한 점은 두 사람 간에 그들의 DNA의 99.9%가 동일한 것을 인식하는 것이고 그러나 22,000~25,000 단백질 암호화된 유전자의 유전은 우리에게 표현의 개성을 제공하며 과학자들이 극한의 저산소 상태에서 인간 수행의 범위를 넘어 저산소증의 질병상태를 포함하여 그들의 연구에 더욱 집중할 수 있게 하였다(예: 폐 질환, 선천성 심질환, 혈관 질환, 혈전 뇌졸중, 빈혈). 그러나 인간 수행 최적화나 개인화된 의학의 발전 이전에 저산소증 분야에서 그 유전체의 기본적인 이해가 필요하다.

저지대와 고지대 사람들 사이에 뚜렷한 다른 점이 있다는 일화적 관측에 신빙성을 더하기 위해 최근 과학적 발견들은 특정 유전자의(즉, EPAS1, EGLN1) 중요성과 저지대 한족과 비교하여 고지대 티베트인에서 저산소 유도 인자(HIF)2α 그리고 HIF-1의 발현과 관련성을 밝혀냈으며 이는 고도 저산소증 노출에 인간의 만성 적응(연간 약 3,000)을 뒷받침한다. 고지대 표현형은 EPAS1 유전자형 그리고 헤모글로빈 사이의 연관성을 통해 환경적 저산소증의 영향을 완화하는 역할을 하며 저산소증에 둔화된 조혈의 반응과 유전의 만성적 적응을 나타낸다. 이러한 유전학적 발견은 급성 고도에 노출되었을 때 운동에 신경계 시스템 기능, 근육 생물에너지학의 대사 조절 근골격계 적응, 근육 단백질체 가소성 그리고 수축 그리고 고도가 지구력 훈련에 미치는 영향에 관한 과학적 연구로 이어졌다. 모든 것을 고려할 때 통합된 유전적 그리고 생리학적 경로의 복잡성과 중복성이 통합되어 인간의 성공적인 적응을 최종 목표로 하는 다양한 전략을 가능하게 한다는 점에 의심의 여지가 없다.

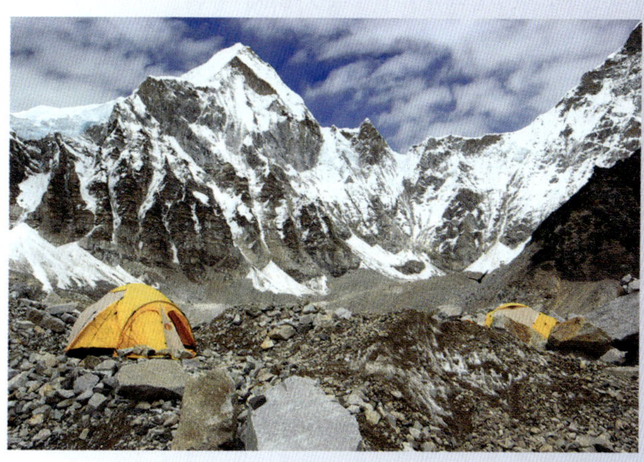

추가 참고문헌

1. Amann M, Kayser B. Nervous system function during exercise in hypoxia. *High Alt Med Biol.* 2009;10:149-164.
2. Calbet JL, Lundby C. Air to muscle O2 delivery during exercise at altitude. *High Alt Med Biol.* 2009;10:123-134.
3. Cerretelli P, Marzorati M, Marconi C. Muscle bioenergetics and metabolic control at altitude. *High Alt Med Biol.* 2009;10:165-174.
4. Flueck M. Plasticity of the muscle proteome to exercise at altitude. *High Alt Med Biol.* 2009;10:183-193.
5. Grocott M, Montgomery H. Genetophysiology: using genetic strategies to explore hypoxic adaptation. *High Alt Med Biol.* 2008;9:123-129.
6. MacInnis MJ, Rupert JL. 'ome on the range: altitude adaptation, positive selection, and Tibetan genomics. *High Alt Med Biol.* 2011;12:133-139.
7. Milledge JS. The Silver Hut Expedition, 1960-1961. *High Alt Med Biol.* 2010;11:93-101.
8. Mizuno M, Savard GK, Areskog NH, et al. Skeletal muscle adaptations to prolonged exposure to extreme altitude: a role of physical activity? *High Alt Med Biol.* 2008;9:311-317.
9. Norton EF. Operation Everest: review the ascent of Everest by John Hunt. *Geog J.* 1954;120(1):82-83.
10. Perrey S, Rupp T. Altitude-induced changes in muscle contractile properties. *High Alt Med Biol.* 2009;10:175-182.
11. Saunders PU, Pyne DB, Gore C. Endurance training at altitude. *High Alt Med Biol.* 2009;10:135-148.
12. Wagner PD. The physiological basis of reduced $\dot{V}O_{2max}$ in Operation Everest II. *High Alt Med Biol.* 2010;11:209-215.

단기간(3~6주) 효과

- 안정 및 운동 시 폐 환기량이 해수면 수준에 비해 증가됨
- 해수면 수준 이상으로 적혈구 생성을 자극하는 **적혈구 생성 촉진인자(erythropoietin, EPO)**가 신장으로부터 증가됨
- 헤모글로빈 농도가 해수면 수준에 비해 증가됨
- 헤마토크리트가 해수면 수준에 비해 증가됨
- 혈장량이 최초 고지대에 노출되었을 때보다 증가되지

만, 해수면 수준까지는 증가하지 못함

장기간(3개월 이상) 효과

- 미토콘드리아 밀도가 해수면 수준에 비해 증가됨
- 모세혈관 밀도가 해수면 수준에 비해 증가됨
- 폐 확산 능력이 최초 고지대에 노출되었을 때보다 증가되지만, 해수면 수준까지는 증가하지 못함
- 미토콘드리아 효소가 해수면 수준에 비해 증가됨
- 시토크롬의 그리고 크렙스회로 및 전자이동사슬효소의 수/밀도가 증가하여 전자이동사슬용량이 증가함
- 안정 시 심박출량이 최초 고지대에 노출되었을 때 이상으로 증가하여 해수면 수준 정도가 됨
- 최대운동 시 심박출량이 최초 고지대에 노출되었을 때보다 증가되지만, 해수면 수준까지는 증가하지 못함

고지대에 적응 또는 순응하는 것이 고지대에서 보다 좋은 운동 수행력을 발휘하는 것으로 여겨져 왔다. 그러나 최근에는 고지대 출신 및 고지대에 살고 있는 사람들에게 이점이 되는지에 대한 의문이 논쟁거리가 되고 있다. Brutsaert[11]는 다음과 같이 서술하였다.

> "… 고지대 토착민들은 저산소 상태에서 보다 높은 최대산소섭취량($\dot{V}o_{2max}$)을 나타내며 저산소 상태가 증가하더라도 $\dot{V}o_{2max}$가 보다 적게 감소한다는 문헌적 고찰 결과가 있다. 현재, 고지대 토착민들은 향상된 작업 절약 또는 큰 지구력을 가지고 있으며, 비록 사전 연구들이 있기는 했지만 결론을 내기에는 불충분하다."

그러므로 정상적인 고지대 적응 혹은 순응은 고지대 시합 및 노출에 대한 도전에 기본이 된다. 그러나 생리학적 적응처럼, 중간 혹은 고지대의 저산소 조건에서 지구성 운동능력은 적응되지 못한다.

고도의 생활과 저지대 훈련 이론

앞서 언급한 고도의 영향을 감안할 때, "높은 데서 살고 낮은 데서 훈련하라"로 알려진 이론을 제안할 수 있다. 이 방법에 따라, 고지대에 사는 사람은 저산소증의 이점을 얻을 수 있고, 산소 운반을 위한 헤마토크리트 및 헤모글로빈 농도가 자극된다. 그러나 낮은 곳에서 운동을 하는 것은 최대 수준에서의 심혈관계 능력을 자극하고 운동 수준을 유지하게 한다.[1,50,61] 그러므로 두 곳의 이점을 얻을 수 있다.

연습을 위한 이론

많은 코치와 선수들은 다양한 방법으로 이 이론을 시도한다. 예를 들어, 4,300 m(14,108 ft)의 고지대에서 휴식과 훈련을 포함한 7일간의 간헐적인 노출은 트라이얼 자전거 운동의 시간을 향상시키고, 동일한 고도에 더 만성적인 적응과 유사하게 생리학적으로 변화시킬 수 있다.[8] 중간 고도에 사는 사람들은 저지대에 사는 사람들보다 고지대에서 최대 운동과 관련하여 생리학적인 이점을 갖는 것으로 알려져 있다.[44,45] 이는 중간 고도에서 장기간 생활하는 것이 더 높은 고도에서 요구되는 생리학적 이점을 제공한다는 것을 나타낸다.[44,45]

시합 18~24시간 전에 도착하는 일부 팀들은 고도에 따른 반응에서 약간의 초기 생리학적 변화가 나타난다. 앞에서 언급한 바와 같이, 중간 고도에서 시합하는 선수들에 의해 이용되는 또 하나의 방법은 시합 당일 도착하여 시합하고 떠나는 것이다. 많은 미식축구팀들은 와이오밍 대학에서의 시합에 대비하여 저지대에서 연습하고 게임 당일 아침에 근처 저지대에서 차로 이동하여 시합하고 중간 고도 노출의 영향을 최소화하려고 바로 떠난다. 앞의 내용에서 보면, 감소된 Po_2는 무산소성 파워 운동에 초점이 맞춰진 미식축구 경기에 매우 큰 영향을 주지는 못하지만, 증상과 심리상태에는 영향을 미칠 수 있다. 그러므로 "높은 데서 살고 낮은 데서 훈련하라"는 이론은 여전히 미식축구 경기를 위한 전체적인 전략 중 일부분일 수 있다. 해수면 수준에서 온 크로스컨트리 선수들도 시합 전 중간 고도에서 머무르는 시간을 연장하는 무기력함 때문에 이러한 위의 두 가지 접근방법을 사용한다. 효과가 확실치는 않지만, 중간 고도에서 시합을 위한 실용적인 접근방법으로 고려할 수 있다.

세계반도핑단체(World Anti-Doping Agency)는 저산소

환경 텐트의 사용을 금지하고 있지는 않지만, 사용하는 것에 대해 논란과 우려를 하고 있으며, **혈액 도핑(blood doping)**과 유사한 것으로 간주하고 있다.[42] 여전히, 목적하는 반응을 이끌어 내기 위한 사용은 분명치 않다.[40,41,43,61] 텐트를 이용한 초기 데이터는 해수면 수준의 운동 수행력에 어떠한 영향도 미치지 않는 것으로 나타났으나, 후속 연구가 필요할 것으로 보인다.[33]

속성 검토

- 운동선수는 고지대 시합에 필요한 적응 혹은 순응에 대한 전략을 세우기 위해 준비한다.
- 고산병은 뇌부종(HACE)이 나타날 수 있는 Po_2가 감소되기 때문에 위험한 상태이다.
- "높은 데서 살고 낮은 데서 훈련하라" 이론은 훈련강도의 방해 없이 고지대의 산화적 이점이 허용된다.
- 몇몇 선수들은 모든 고도에 적응하려 하지 않는다. 오히려, 시합과 같은 날 도착하여 시합을 마친 후 바로 떠난다.

실제 응용

전체적인 표현(그림)이 고려된 환경적 도전을 평가할 때 필수적이다. 우리가 본 바와 같이, 고지대에서는 어떠한 열과 운동 없이도 탈수에 고통받을 수 있다. 혹은 추운 환경에서 너무 많은 옷을 착용하여 열 탈진에 힘들어 할 수 있다. 그러므로 수없이 다양한 환경적 스트레스 요인들과 수행된 특정한 운동의 진가는 시합이나 훈련을 계발하는 데 필요한 운동을 하거나 전략을 세울 때 필요하다.

열 스트레스

열 스트레스 또는 **고체온증(hyperthermia)**에 대한 도전에는 운동을 하는 동안 작업 근육에 의해 발생되는 상당한 열을 발산해야 한다는 사실이 존재한다. 이는 다음과 같은 사실에서 기인한다. 인체는 음식물에 포함된 에너지의 약 25~27% 정도 만을 사용가능한 **아데노신 3인산(ATP)**로 전환하여 작업 근육에 공급하고 나머지(75% 이상)는 안정 시 열로 방출한다. **체온조절(thermoregulation)**에 어려움이 생기거나 신체 내부의 온도를 일정하게 유지하는 능력에 문제가 생겼을 때 다양한 항온 메커니즘을 통해 과도한 열 에너지를 방출하여 해결한다(글상자 12-8).

온도와 습도가 높은 환경 조건은 더 극적인 도전을 만들어 낸다. 실제로 높은 온도와 습도는 신체로부터 열 방출을 방해함으로써 운동선수의 열 스트레스를 증가시키게 된다. 보통 약 37°C(98.6°F) 정도인 심부 온도는 격렬한 운동 시 위험한 수준인 41°C(105.8°F) 정도까지 빠르게 증가한다(글상자 12-9). 그러므로 열 상해를 방지하고 열 환경에서의 운동 수행력을 최적화하기 위해서는 이러한 환경적 스트레스 요인들을 이해하는 것이 중요하다.[1,30]

글상자 12-8
알고 있습니까?

땀: 티셔츠 착용 대 맨살

더운 곳에서 운동할 때 종종 티셔츠를 벗고 맨살로 운동을 하고 싶은 유혹에 빠질 것이다. 비록 언뜻 보면 센스 있는 것처럼 보일 수도 있지만, 다시 생각해 볼 필요가 있다. 땀은 체표면에 있는 동안은 증발성 냉각 현상을 통해 신체를 냉각시키는 데 도움을 주는 가장 유용한 것이다. 이러한 냉각은 피부로 흐르는 혈액에 영향을 미치며, 신체 내부로 혈액이 재순환되어 내부를 냉각시키는 데도 도움이 된다. 만약 증발 과정을 통한 순환이 나타나기 전에 피부 표면에서 땀이 떨어진다면, 신체의 중요한 냉각 효과가 줄어드는 것이다. 이는 특히 땀이 많이 나는 온도가 높은 곳에서 강도 높은 운동을 할 때 필요한 것이다. 흰색 또는 밝은색 티셔츠를 입거나 증발성 냉각에 필요한 적당한 땀을 유지해 주는 미세섬유로 만들어진 특수 셔츠(예: 언더 아머, 쿨맥스)를 입는 것이 유리하다. 게다가, 자외선 차단제 없이 전자 자외선에 피부를 노출시키는 것은 피부암을 유발할 가능성도 있다.

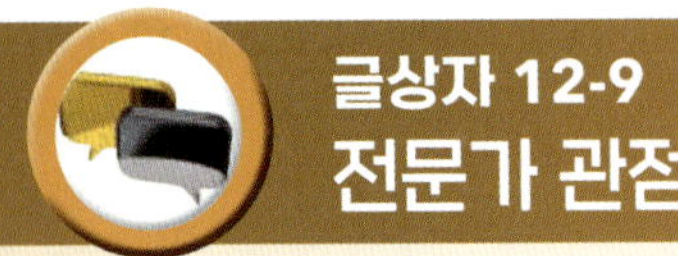

글상자 12-9
전문가 관점

운동성 열사병

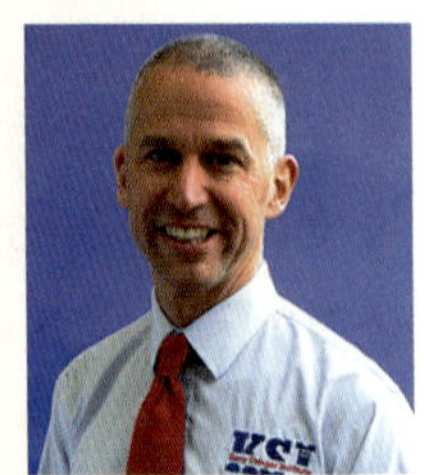

Douglas J. Casa, PhD, ATC, FNAK, FACSM, FNATA
운동과학부 교수
코레이 스트링거 연구소 대표이사
코네티컷 대학교
코네티컷주 스토어스

운동성 열사병(EHS)은 선수들이 덥거나 고온 환경에서 강도 높은 운동을 실시할 때 주로 나타나는 잠재적으로 치명적인 상태이다. 운동성 열사병이 생긴 선수들을 1년간 처지한 결과, 컨디션과 관련이 있는 것으로 보이며, 이러한 사례와 관련된 법적 서류를 검토하여 열사병을 인지하고 처치하는 조건의 원인과 일반적인 오류에서 일관성을 많이 발견하였다.

설정된 연습 중 EHS가 나타날 때, 다음과 같은 일반적인 원인들이 존재한다.

1. 대부분 연습 첫 주에, 첫 3일에 발생한다.
2. 운동선수는 종종 자신의 "정상" 능력 이상의 강도로 운동한다.
3. 운동선수는 반바지와 T 셔츠가 아닌 긴 복장을 하고 있다.
4. 작업과 휴식 정책은 환경 조건을 기반으로 하여 수정되지 않았다.
5. 연습/컨디션 조절 기간은 중간 휴식, 길이 및 수분공급의 요구 측면에서 조심스럽게 계획되지 않았다.
6. 운동선수는 연습 횟수, 연습 시간, 장비의 수량 등에 관한 "단계적-도입" 프로그램에 참여하지 않았다.
7. 운동선수는 순응 혹은 부분적으로 순응되지 못했다.
8. 운동선수는 종종 코치, 동료, 부모 또는 자기 스스로의 주목을 끌려고 한다.
9. 의료진이 종종 존재하지 않는다.
10. EHS에 관한 잘못된 방침과 절차가 존재한다.
11. 코치, 부모 및 선수의 교육은 구식이거나 전혀 존재하지 않는다.

도로 경주/철인 3종 경기 중에 EHS가 나타날 때, 다음과 같은 몇 가지 일반적인 특징이 있다.

1. 운동선수는 몇 가지 기준(보스턴에 필요한 자격, 개인 최고)을 충족하기 위해 노력하고 마지막 몇 마일에서 최선을 다한다.
2. 운동선수는 시원한 날씨 옷을 두껍게 입거나 따뜻한 날씨에 시합하는 데 필요한 제대로 된 순응이 되지 않는 것과 같이 환경에 필요한 계획을 제대로 세우지 않는다.
3. 운동선수는 종종 시합 시작 전에 낮은 수준의 열 때문에 질환을 겪는다.
4. 신입생이 전체 시합을 뛰지 않는 것에 의해 운동선수는 후반부 페이스 도움을 받는다.
5. 운동선수는 환경 조건 그리고 체력수준, 수분공급계획 등을 포함한 잘 연습된 계획을 가지고 있지 못한다.

운동성 열사병의 인식과 처치와 관련된 문제가 생겼을 때, 종종 두 가지 주제로 요약된다. 첫 번째 주제는 심부 체온과 중추신경계 기능의 빠르고 정확한 평가의 결여이다. 두 번째는 운동선수의 적극적인 냉각이 지연되는 것이다. 현장 상황에서 직장 온도의 평가는 체온을 정확하게 평가하는 유일한 방법이다. 정확한 온도의 확인이나 온도 측정이 지연되는 것은 열 환경에서 강도 높은 운동을 수행해 치명적인 결과가 나타난 운동선수에게는 적절하지 못하다. 운동성 열사병이 발생한 운동선수를 냉각시키는 과정은 반드시 가능한 한 빠르게 시작해야만 한다. 냉각이 지연(인식의 부족 또는 현장 상황에 대한 적절한 준비)되거나 냉각량보다 못한 냉각 방법이 사용될 때 문제가 발생한다. 찬물에 담그고 얼음과 젖은 수건으로 몸 전체를 닦는 방법 모두 좋은 냉각량을 제공해 주고 생존할 수 있는 가장 좋은 기회이다. 냉각수를 사용할 수 없는 경우 얼음/젖은 타월을 온몸에 직접 피부에 닿게 하거나 얼음과 물로 채워진 타코/부리토 방식을 사용하면 냉각 속도가 좋고 생존 가능성을 극대화할 수 있다. 극한의 온열 질환 발생 시간을 최소화하고 생존 가능성을 극대화하기 위해 EHS와 함께 첫 번째 냉각/두 번째 운송의 만트라 기법을 활용해야 한다.

추가 참고문헌

1. Belval LN, Casa DJ, Adams WM, et al. Consensus statement—prehospital care of exertional heat stroke. *Prehosp Emerg Care.* 2018; 22: 392-397.
2. Casa DJ, Hosokawa Y, Belval LN, et al. Preventing death from exertional heat stroke—the long road from evidence to policy. *Kinesiol Rev.* 2017;6: 99-109.

체온조절

신체가 원하는 심부 온도를 유지하기 위해 생리학적으로 반응한다는 것은 온도를 조절할 수 있다는 것이다. 온도의 증가와 감소를 감지하는 수용기들은 말초와 시상하부에 모두 존재한다.[19] 말초 수용기들은 피부 아래와 복강 내부에 위치하고 있다. 시상하부 이외에 중추신경계 내에 있는 수용기들은 뇌줄기와 척수에 위치하고 있다(그림 12-7).[10] 시상하부의 다양한 생리학적 기능 중에는 신체의 전반적인 반응을 조절함으로써 체온을 37°C(98.6°F)로 통합하고 조절하는 중추적인 역할이 있다. 다른 말로, 시상하부를 "온도조절장치(thermostat)"처럼 별도의 메커니즘을 이용하여 온도의 증가 및 감소 신호를 전송하는 것으로 알려져 있다(그림 12-8). 체온이 증가할 때, 체온감지 수용기뿐만 아니라 혈액 온도로 부터의 신호들은 시상하부에서 감지하게 되고, 심박수 및 심박출량의 증가, 혈관 확장의 증가, 발한율 가속과 같은 다수의 다른 생리학적 반응들이 나타난다.

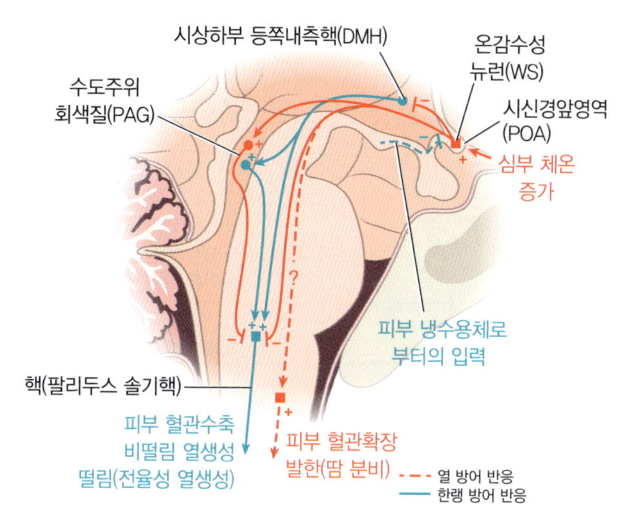

그림 12-7 시신경앞 시상하부(PO/AH)에 의한 체온조절의 음성 되먹임 조절. 여러 종류의 피드백 기전이 체온조절에 관여한다.

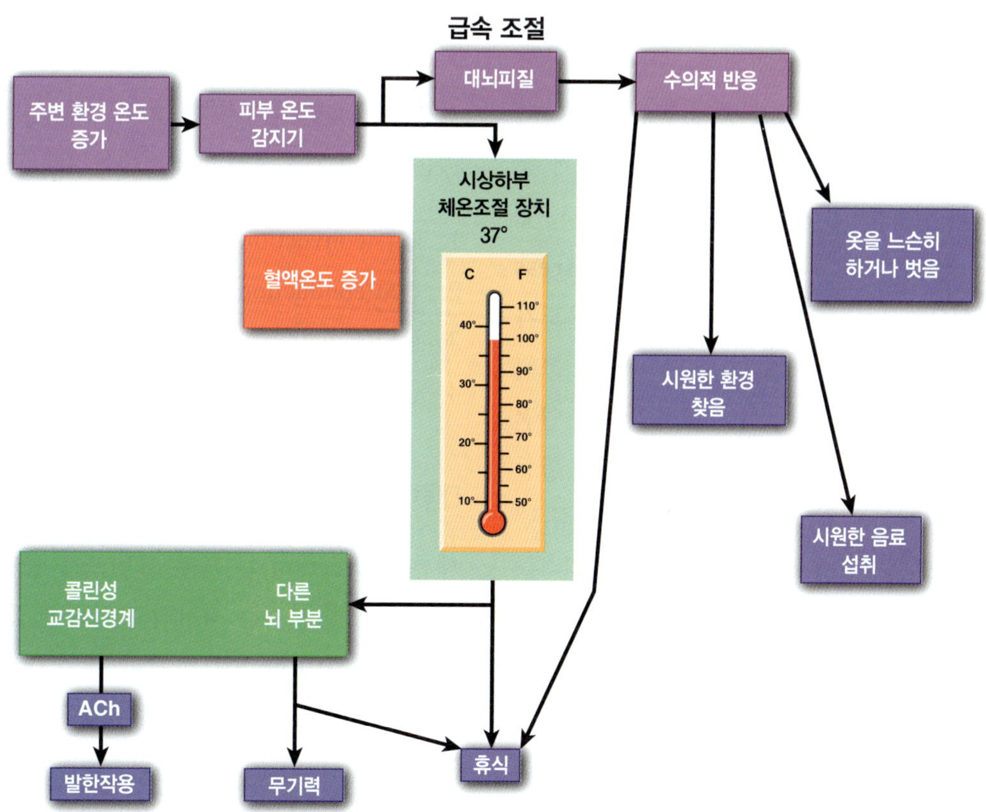

그림 12-8 시상하부가 심부 체온을 조절하고 유지하기 위해서는 다양한 정보의 통합이 필수적이다. 체온조절을 위해 시상하부는 여러 입력·출력 기전을 지속적으로 모니터링한다. 혈액 온도의 상승과 체온감수성 수용기로부터 들어오는 감각 정보는 시상하부로 전달되어 피부 혈관확장과 발한을 유도하게 된다.

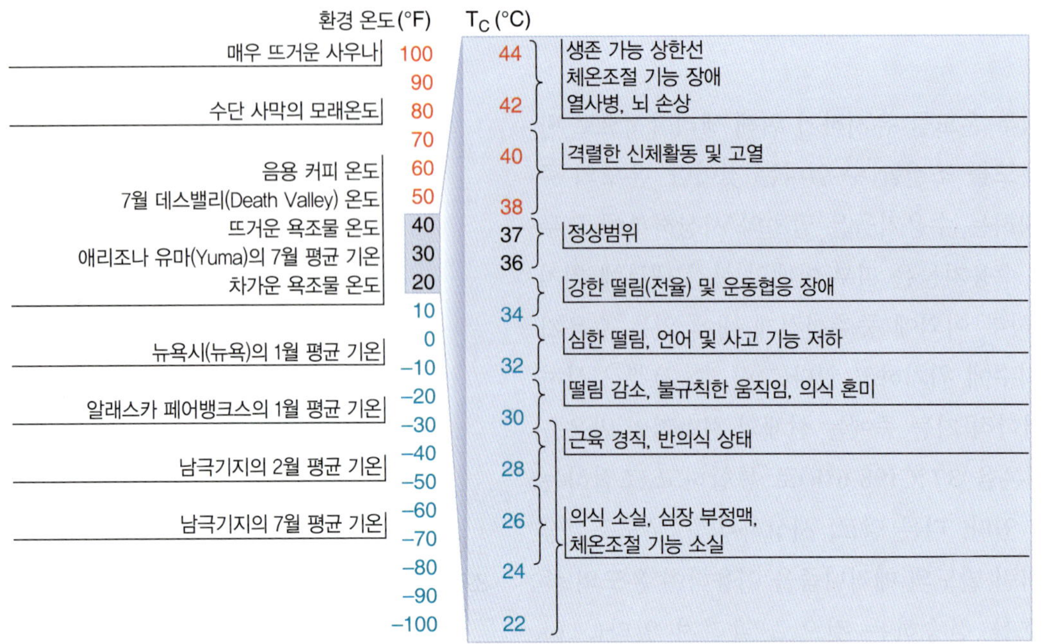

그림 12-9 환경 온도와 심부 체온의 비교. 환경 온도의 변화에 따라 서로 다른 생리적 반응이 나타난다.

신체에 부여되는 체온조절 스트레스를 결정하는 요인들에는 주변 온도, 상대습도 및 풍속 등이 있다. 상대습도(relative humidity)는 공기 중에 포함된 수증기의 백분율이다. 예를 들어, 상대습도가 30%라는 것은 공기 중에 함유된 수분이 30%라는 것이고, 상대습도가 90%라는 것은 주변 공기가 수분을 10% 정도만 더 함유할 수 있다는 뜻이다. 온도 32°C (90°F)에 상대습도 30%는 **열 스트레스 지수(heat stress index)**의 저-중 위험요인으로 등록된다. 반면에 주변 온도가 같을 때 상대습도가 90%라는 것은 열 스트레스 지수의 고위험 요인으로 등록된다. 첫 번째 경우에는 스포츠 활동을 안전하게 수행할 수는 있으나, 두 번째 경우는 다른 시간에 활동을 해야만 한다(후속 사례연구 참조). 풍속은 신체의 대류 냉각에 효과적으로 기여하고, 어느 정도의 열 스트레스 지수를 줄일 수 있다. 생물학적 관점에서 볼 때, 인간은 체온을 일정하게 유지할 수 있기 때문에 **항온동물(homeotherms)**에 속하며, 이 범주에 속하는 동물은 포유류와 조류이지만 양서류, 어류, 파충류는 포함되지 않는다. 이러한 동종 발열 능력, 즉 신체의 온도 설정값을 유지하기 때문에 환경과 비교적 독립적으로 기능할 수 있는 능력은 극한의 환경에서도 수행할 수 있게 해주었지만 신체에 상당히 부담이 될 수도 있다. 온도에 따라 다른 생리적 효과가 관찰된다(그림 12-9).

열 손실 메커니즘

신체는 적절한 심부 온도를 유지하고 열 손실을 촉진할 수 있는 4가지 기본적인 메커니즘을 가지고 있다.

1. 대류(convection)
2. 전도(conduction)
3. 복사(radiation)
4. 증발(evaporation)

대류

대류(convection)는 피부 표면으로 공기가 흐를 때 신체에 의해 더워진 공기는 제거되고 시원한 공기로 대체되는 것을 말한다. 1~10 mph로 바람이 부는 더운 여름날 밖에서 달리기를 할 때 느껴지는 것과는 다를 것으로 생각된다. 이는 냉각 팬 효과의 기초가 된다. 환경이 인공적인 것(팬)인지 자연적인 것(미풍)인지에 따라 대류에 의한 신체 열 손실에 도움을 효과적으로 줄 수 있다. 폭염 중일지라도 가정에 냉각을 촉진하기 위해 팬이 제대로 사용되는 경우(예: 신체에 지시)에는 사망 위험을 줄일 수 있다.[9] 대류 냉각에 의한 열 손실은 공기의 속도와 온도에 의존한다. 분명한 것은, 따뜻한 공기는 찬 공기에 비해 체표면의 공기층의 교체에 효과적이지 못하다는 것이다. 이것은 송풍 팬에서 나오는 따뜻한 바람과 창문에 설치된 에어컨 장치에서 나오는 시원한 바람 앞에 서 있어보면 쉽게 이해가 될 것이다. 흥미롭게도, 피부에 흐르는 물은 대류 열 손실의 요인이 될 수 있다. 물이 움직이는 속도 및 온도는 열 손실에 필요한 대류 효과에 영향을 미칠 것이다. 수영 대회 중 적절한 체온을 유지하는 것은 물이 신체를 지나가면서 대류에 의한 열의 손실에 크게 의존한다. 스포츠 이외에도 다양한 종류의 액체 냉각 옷과 머리 덮개류들은 산업적, 군사적 그리고 우주 응용실험을 통해 그 효과가 입증되었다.[52,63]

전도

전도(conduction)는 두 표면 사이에 물리적 접촉이 있을 때 나타나거나 열 흐름의 방향이 따뜻한 곳에서 찬 곳으로 흐를 때 나타난다. 위의 각 예마다, 피부 위로 흐르는 찬물은 더운 피부로부터 찬물로 열 전도를 촉진할 것이다. 반대로, 무릎 치료를 위해 더운 물 월풀 욕조를 사용하는 것은 물로부터 물에 잠긴 신체 부위로 열 전달을 촉진할 것이다. 이러한 전도 특성 때문에, 물과 공기의 온도가 동일하다면 시원한 물 욕조에 들어가는 것은 시원한 공기에 서 있는 것보다 체온을 보다 빠르고 효과적으로 낮출 수 있을 것이다. 또한 물체와 접촉하는 면적의 총합은 열 손실(찬물체로)과 획득(찬물체로부터 따뜻한 물체로)률에 영향을 미칠 것이다. 즉, 심부 온도가 높을 때 얼음물 욕조에 몸을 담그는 것은 신체 특정 부위에 얼음주머니를 대는 것보다 냉각효과가 훨씬 높을 것이다.

복사

복사(radiation)는 계속 이동하여 전자기파의 형태로 열을 발산되는 이동 분자를 포함한다. 약 75°F 또는 23.9°C의 일반적인 환경에서는 총 열 손실의 약 67% 정도가 복사에 의한 것이지만, 95°F 또는 35°C의 더운 환경에서는 신체의 열 손실 중 약 4%만이 복사에 의해서 이루어진다. 주변 온도가 체온보다 높을 때, 열은 실제로 신체에 의해 얻어질 수 있다. 주변 환경이 시원할수록 복사열의 보다 큰 흐름이 나타난다. 복사열 에너지는 가장 분명한 직사광선 및 반사광선과 방열기나 사우나 같은 다른 출처로부터 신체로 흡수된다. 그러므로 맑고 덥고 습한 날에 열리는 호주 오픈 테니스 시합은 높은 열 스트레스를 발생시키는 조건이라고 할 수 있다. 흥미롭게도, 고도가 높은 지역에서 태양으로부터 오는 복사열은 태양광선이 대기에 의해 잘 걸러지지 않기 때문에 바다에서보다 높고 이렇게 강도가 증가된 빛에 짧은 시간 노출되더라도 큰 영향을 받게 된다(예: 태양 화상).

증발

증발(evaporation)은 신체 피부 표면과 호흡기도에 위치한 물이 기체 상태(vaporization, 기화)로 변할 때 나타나고, 이렇게 하여 신체를 식혀주게 된다. 이러한 증발 형태는 존재하지만(체액이 체표면 쪽으로 계속 확산되고 호흡에 의해 호흡 기도로부터 지속적으로 열 손실이 일어난다) 우리는 이러한 현상을 의식하지 못하며, 이를 "무의식적 증발(*insensible evaporation*)"이라고 부른다. 운동을 할 때와 같이, 이러한 현상이 더 많이 더 자주 일어날 때 발한 메커니즘이 작동하게 된다. 발한은 신체의 수많은 곳에서 발견되는 땀샘으로부터 희석된 소금 용액이 분비되는 특별한 형태의 증발성 열 손실이다. 이러한 땀샘들은 교감신경계에 의해 자극이 활성화되어 저장성 용액을 피부 쪽으로 분비한다. 예를 들어, 가끔 당신이 신경 쓰이는 일은 불안에 대한 반응으로 손바닥에 땀이 나는 것이지 열에 대한 반응으로 땀이 나는 것 때문은 아닐 것이다. 열 발산과 신체 냉각은 열 신호가 땀을 분비하는 땀샘을 자극할 때 나타나며, 이는 열 적응, 기후, 다이어트, 유전적 요인에 의해 달라질 수 있다.[47]

신체는 따뜻하기 때문에 일부 표면 땀/물 분자들은 체온만큼 흡수되지 못한 또 다른 땀/물 분자들보다 더 큰 운동성 열 에너지를 가지고 있다. 물은 액체에서 기체 상태로 변환되는데 필요한 충분한 운동 에너지를 가지고 있기 때문에 빠르게 움직이는 분자가 증발한다. 이는 보다 적은 운동 에너지로 땀/물 분자들을 분비함으로써, 땀에 의해 온도를 낮추고 열이 발산되는 동안 피부의 증발성 냉각이 나타난다. 지속적으로 운동과 열이 생산되는 동안 이러한 분자 동력학의 발한 주기는 계속해서 반복되어 신체가 증발성 냉각의 혜택을 누릴 수 있도록 한다. 고온 다습한 환경에서 격렬한 운동 중에 배출되는 시간당 1~2리터(극한 경우는 시간당 4리터)의 땀에 의한 수분 손실에 따른 심각한 탈수가 나타날 수 있다. 복합적인 수동적 및 능동적 증발 과정에 의해 수분은 현저하게 낮아질 수 있으므로, 운동 중 적절한 수분 공급은 탈수증 및 탈수를 방지하는 데 매우 중요하다(11장).[53]

열 흡수와 열 손실의 균형

열 스트레스와 직면하거나 고온 환경에서 운동을 한다는 것은 열 흡수와 열 손실 사이의 균형을 적절히 유지하는 것이다(그림 12-10). 심부 온도가 허용 한계 내에서 유지되려면 매우 정확한 균형이 유지되어야만 한다. 이러한 균형이 루어지지 못하면, 조절되지 않는 고열이 나타나 죽음에 이를 수도 있을 것이다. 운동 강도 및 지속 시간, 근육 활성화의 총합, 호르몬의 영향, 음식의 발열 효과, 환경 조건, 수분 상태, 의류 및 기초 대사율 등은 각각 열 흡수를 초래하는 요인들로 작용한다. 불필요한 냉각 방법 및 수분 흡수 프로토콜 외에 또 다른 단면은 열 손실의 기전으로 먼저 언급된다. 이러한 많은 요인들의 통합은 신체가 이상 징후나 열 질환 없이 생리학적 허용 한계 내에서 심부 온도를 유지할 수 있는지의 여부를 결정짓는다.

열 스트레스에 대한 순환적, 대사적 반응

열에 대한 순환적 반응은 열 문제에 대한 생리학적 조절과 관련된 중요한 메커니즘의 또 다른 형태이다. 심지어 휴식 상태에서도, 열은 심박수와 심박출량을 증가시키고 순환량을 재분배시킨다. 본질적으로, 이렇게 증가된 심박출량과 함께 열을 식히고 혈액을 냉각할 수 있도록 신체가 혈액 흐름의 일부를 말초로 재분배한다. 열 환경에서는 말초 혈류량이 증가하기 때문에 앉아 있거나 운동 시 모두 피부는 붉어지고 안색은 상기된다. 이러한 현상은 발한량의 증가와 더불어 열을 발산하기 위한 신체의 반응이다.

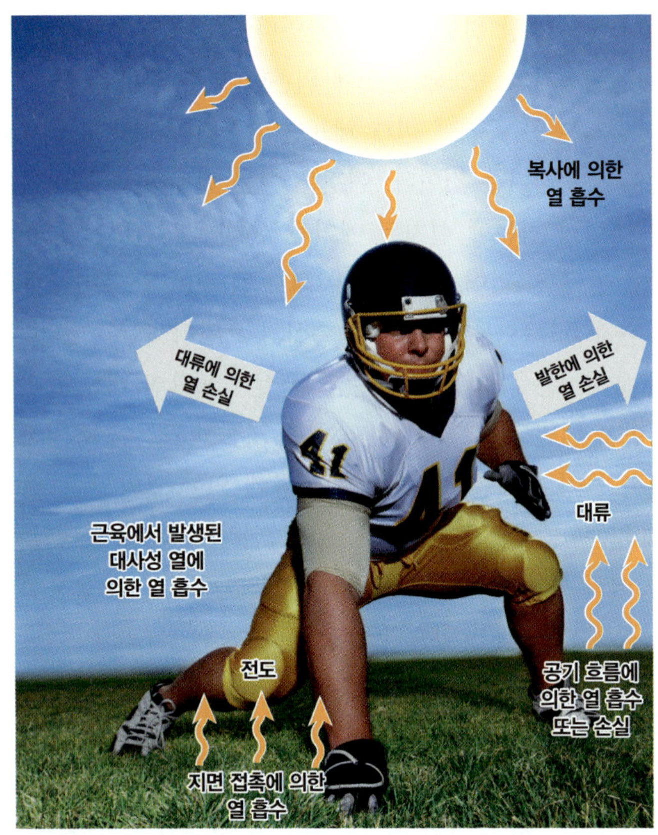

그림 12-10 열 손실과 흡수 방법. 운동 중 몸에서 발생하는 열은 근 수축에서 기인하고 모든 에너지를 활용하는 능률은 낮다. 열은 지면 접촉에 의한 전도, 대류, 복사에 의해 흡수된다. 열 손실은 일반적인 생리학적 기능 유지가 필수적이다. 말초 혈관 확장에 의한 혈액 순환 및 증발 냉각을 위한 발한 작용 등 대류가 열 손실에 도움이 된다

신체 조성과 체력 수준의 영향

신체 조성은 열 스트레스 민감성에 유효한 영향을 미칠 수 있다. 운동에 의한 열 발생은 개개인의 신체질량과 관련이 있으므로 체표면적당 열 축적은 큰 사람일수록 작은 사람에 비해 상대적으로 높아진다. 예를 들어, 신장 6′6″(1.98 m), 체중 360파운드(163.6 kg)인 미국 풋볼 리그(NFL) 소속 공격수 라인맨은 신장 6′(1.83 m), 체중 180파운드(81.8 kg)인 수비수에 비해 체표면적당 열 발생량이 높기 때문에 마이애미와 같은 더운 환경에서의 게임에서는 뚜렷한 약점을 보인다. 지방의 단열 효과가 열 손실을 더욱 어렵게 만들 수 있기 때문에 높은 비율의 체지방은 라인맨에게 더 나쁜 문제를 만들 것이다. 고온 환경에서 견디려면 체력도 중요하

다. 고온 환경에서, 심부로부터 말초로 혈액을 재분배하려면 열을 내리는 도움이 필요하다. 이는 일반적으로 운동 시 근육에 관한 것으로서, 당장 열이 발산될 수 있도록 피부 아래 말초 쪽으로 전송됨을 의미한다. 열 소멸이 충분치 못하다면 고체온증(심부 체온이 증가함)이 나타날 수 있다. 뿐만 아니라, 심부로부터 너무 많은 혈액이 나오게 되면, 혈류량이 줄어들기 때문에 강도 높은 근육 활동을 수행하는 데 어려움이 있을 수 있다. 따라서 열 감소를 위해 심박출량과 말초로 보내지는 비율 사이의 균형은 심부 기관이 요구하는 것보다 근육이 매우 예민하다. 그러므로 강도 있는 운동을 수행할 때, 두 가지 생리학적 기능 사이의 이러한 균형은 유지되지 못한다. 최대산소섭취량이 높은 사람은 심박출 능력도 높을 것이고, 낮은 체지방과 체표면적과 체질량의 좋은 비율과 결합될 때 고온에서 운동 시 뚜렷한 장점을 가질 것이다. 또한 신체적으로 건강한 사람은 부적합한 사람에 비해 심부 체온이 낮을수록 발한 반응이 자극 받는 것을 볼 수 있다. 요컨대, 발한 메커니즘은 신체 온도 상승에 더 민감해진다.

속성 검토

- 온도수용기는 체온을 감지하고 내부 온도를 일정하게 유지하기 위해 시상하부에 경고를 보낸다.
- 주변 온도, 상대 습도, 바람 속도는 신체-심부 온동에 영향을 미친다.
- 대류는 몸의 표면 위로 공기가 이동할 때 열을 소멸시킨다.
- 전도는 따뜻한 물체에서 차가운 물체로 열을 전달하는 것이다.
- 복사는 전자기파 형태의 열 손실이다.
- 증발은 물이나 땀이 증발 또는 기체 상태로 변환될 때 열 손실을 촉진한다.
- 폐는 무의식적인 땀을 통해 열을 발산한다.
- 말초로의 혈류량 증가는 열 발산을 가능하게 한다.
- 체력은 열 발산 기능을 향상시킨다.

열 질환

운동 시작과 함께, 열이 발생되고 신체는 크게 증가하는 열 부담에도 불구하고 심부 온도를 유지해야 하는 도전에 직면한다. 주변 온도가 높은 곳에서는 신체와 환경 사이의 온도 차이가 줄어들기 때문에 이러한 도전은 더욱 힘들어진다. 따라서 **열 질환(heat illness)**이 발생할 가능성이 높아진다. 열 질환의 기본 형태를 이해하고 인식하는 것은 운동 시 안전을 최적화하는 데 매우 중요하다.[1,2]

열 경련

운동 유발성 **열 경련(heat cramps)**은 열 환경에 노출될 때 근육 경련으로 나타나고, 나트륨 부족과 신경근 피로가 나타나는 탈수가 발생된다(그림 12-11). TV에서 다양한 스포츠를 관람할 때, 축구, 미식축구, 럭비, 라크로스의 많은 선

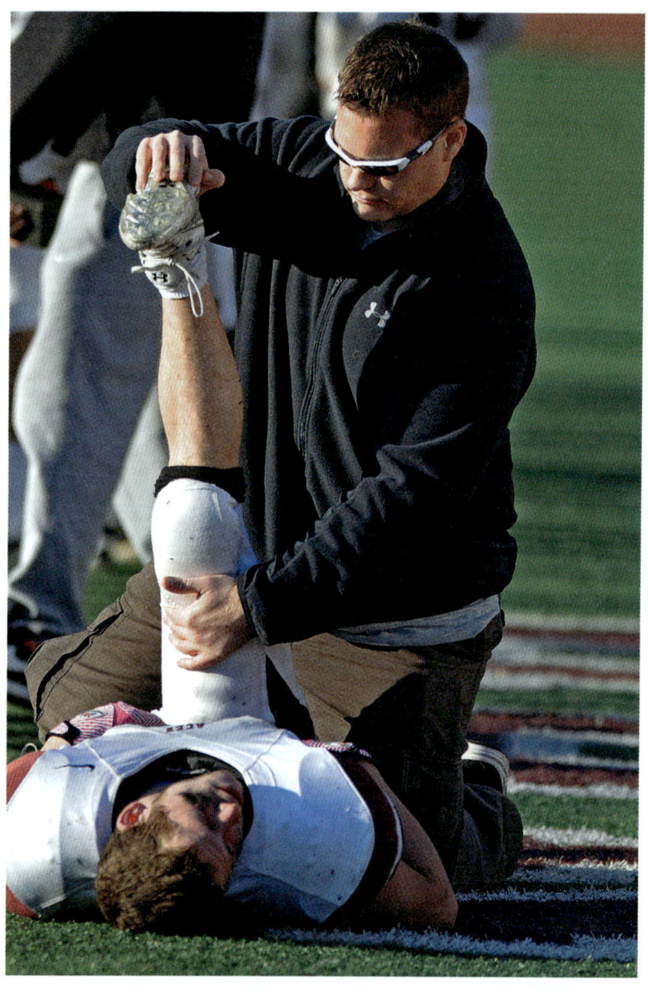

그림 12-11 열 경련. 열 경련은 탈수와 전해질 손실과 같은 문제가 나타나는 더운 환경에서 여가 활동 및 강한 운동이 포함된 스포츠를 실시할 때 가장 일반적으로 나타난다. 열 경련은 불수의근의 수축이 나타나고 큰 통증이 나타난다. 열 경련의 처치는 휴식 및 정리운동, 음료 및 전해질 섭취, 수행 가능 범위 내에서의 모션 스트레칭 및 부드러운 마사지가 근육군에 효과적이며, 1시간 내에 사라지지 않는다면 의사와 상담하는 것이 좋다.

수들이 몸을 구부려 허벅지나 종아리를 잡은 상태로 고통스러워하고 선수 트레이너들은 활동근육을 스트레칭하려는 장면을 볼 수 있다. 일반적으로, 이러한 경련들은 강도 높은 운동에 의해 발생되고 매우 아픈 것이 특징이며, 불수의근이 수축된다. 또한 근육 경련은 연습이나 운동이 끝난 후 휴식 시에 종종 나타나기도 한다. 요인들의 통합은 많은 연습으로부터 탈수, 전해질 불균형 및/또는 신경근 피로를 포함하여 열 경련에 기여할 수 있다. 종종 심부 온도가 정상 범위 내에 있을 때도 있기 때문에 **열 경련**이라는 용어는 부적절할 수도 있다. 흥미롭게, 하루 2회 실시되는 미식축구 훈련의 처음 3번째 주에서 열 경련은 열 질환의 가장 일반적인 형태로 나타난다.[18]

실신(졸도)

운동선수나 일반인이 고온 환경에서 장시간 앉아 있거나 서 있는 경우 또는 신체 활동을 할 때 열 **실신(syncope)** 혹은 졸도가 나타날 수 있다. 현기증이나 어지럼증은 고온 환경에서 과도한 말초혈관 팽창, 정맥 환류량 감소, 탈수, 심박출량 감소 또는 뇌 허혈 등에 의해 나타난다.[1,13] 이러한 열 질환은 고온 환경에 적응 또는 순응하지 못한 사람에게서 많이 나타난다.

열 탈진

운동 중 **열 탈진(heat exhaustion)**은 과도한 땀 배출, 탈수, 나트륨 손실 및 에너지 고갈 등의 많은 요인들에 의해 나타날 수 있다. 고온, 다습한 환경에서 일반적으로 나타나는데, 수많은 최고의 코치들도 진단하기 어렵다. 열 탈진은 다음과 같은 신호와 증상이 나타난다; 창백함, 지속적인 근육 경련, 무기력, 실신, 현기증, 두통, 과호흡, 구역질, 설사, 급성 섭식장애, 배뇨 감소, 심부 온도 36°C(97°F)~40°C(104°F).[1,13,20] 운동성 열 탈진은 운동성 열사병(EHS)과 구별하기 어렵다. 의심이 된다면, 열 탈진보다 사망과 같은 더 심각한 **열사병(heat stroke)** 증상들이 잠재적으로 건강에 영향을 줄 수 있기 때문에 열사병에 필요한 냉 처치를 해야 한다.

운동성 열사병

운동성 열사병(*exertional heat stroke, EHS*)은 진짜 응급 의료 사항이지만, 종종 열 탈진과 혼동된다. 빠르게 처치하지 않으면, 사망으로 이어질 수 있다.[12] 격렬하거나 장시간 운동 시 신체에서 생산되는 열 또는 열을 제거하는 체온조절계의 무력함이 나타나 열사병이 발생될 수 있다. 운동성 열사병에 의한 사망은 활동 부족의 비극이다. 적절한 운동은 효과적인 처치방법이다(그림 12-12). 열사병과 함께 심부 온도가 40°C(104°F) 이상으로 증가하게 되면 시상하부에 있는 체온조절 중추를 포함해 기관 및 조직 세포에 손상을 일으킨다. 그러므로 열 손실 메커니즘은 일반적으로 열사병이 심부 온도(심부 온도가 43°C 혹은 109.4°F 되면 사망할 수 있음)를 상승시키더라도 멈추게 한다. 심부 온도를 측정하는 많은 방법들을 이용할 수 있지만, 직장 온도를 측정하는 것이 가장 정확한 방법이다.[14] 열사병과 함께 다음과 같은 생리학적 변화가 나타난다. 젖산 산성증의 증가, 과도한 혈중 칼륨 농도, 급성 신부전증, **횡문근변성(rhabdomyolysis/** 근조직의 괴사로 인해 근육에서 발견되는 미오글로빈과 다른 단백질들이 혈액에서 발견됨**)**, 출혈성 질환 및 그 외 의학적 상태 등. 이러한 변화들이 동시에 일어나면 사망에 이를 수 있다. 열사병의 증상과 징후로는 심박수의 증가(심박급속증), 고혈압, 발한(피부 붕괴 시 건조할 수 있지만), 과호흡, 정신상태의 변화, 설사, 발작, 혼수상태 등이 있다. 운동성 열사병 처치가 많이 지연되었다면, 반드시 신체를 빠르게 냉각시켜야 하며, 그렇지 않을 경우 사망할 확률이 높아진다(그림 12-13).

열 질환에 영향을 미치는 요인들

체력 수준과 나이는 열 질환과 고온 및 습한 조건에 대한 반응에 민감한 영향을 미친다.[1,36] 반면에 성별은 약간의 영향만을 미친다.[37] 그러므로 신체 사이즈, 체력 수준, 체지방 및 적응 수준을 평가할 때 성별은 요인이 되지 못한다.[34,36] 이러한 사실에도 불구하고, 여성들은 운동을 할 때 발한작용이 지연되어 남성보다 심부 온도가 더 높게 상승하게 된다.

Journal of Strength and Conditioning Research, 2006, 20(3), 462
© 2006 National Strength & Conditioning Association

SURVIVAL STRATEGY: ACUTE TREATMENT OF EXERTIONAL HEAT STROKE

DOUGLAS J. CASA,[1] JEFFREY M. ANDERSON,[1] LAWRENCE E. ARMSTRONG,[1] AND CARL M. MARESH[1]

[1]Human Performance Laboratory, Department of Kinesiology, Neag School of Education, University of Connecticut, Storrs, Connecticut 06269.

When athletes perform intense exercise in the heat, the risk of exertional heat stroke (EHS) is ever present. Although all possible efforts should be made to minimize the risk of EHS (i.e., acclimatize athletes prior to onset of twice daily practices, optimize athletes' fitness, schedule practices during the cooler times of the day, maintain good hydration, modify practice schedules based on environmental conditions, apply appropriate work-to-rest ratios, increase gradually the amount of equipment and uniform items, progressively increase the duration and intensity of practices, etc.), even the best efforts of the most proactive medical and coaching staffs cannot prevent all cases of EHS. As the twice daily practices begin in August in a wide variety of sports and across many levels of competition, the sponsoring institutions and all health care professionals need to be certain that proper precautions are in place so that if EHS occurs, tragedy is averted.

The strategy relies on the prompt assessment and rapid treatment of EHS. Assessment involves two key components: a) identification of central nervous system (CNS) dysfunction and b) rapid and accurate determination of core body temperature. Signs of CNS dysfunction include irrational behavior, altered consciousness, convulsions, coma, dizziness, irritability, emotional instability, hysteria, apathy, feeling out-of-sorts, staggering, confusion, disorientation, and delirium. A temperature greater than 105°F (40.6°C) at the time of collapse indicates possible EHS. The ability to rapidly perform both portions of the assessment is critical because an athlete may have a brief (10–15 minutes) lucid interval during which he or she may be conscious, coherent, and conversant but likely feels out-of-sorts, and a coach or athletic trainer who knows the athlete well may recognize that something is amiss. The temperature assessment must be obtained rectally. Recent research has clearly shown that when athletes perform intense exercise in the heat, axillary, oral, aural, tympanic, and temporal temperature measurements are not valid because they are influenced by hyperventilation, ingestion of oral fluids, skin temperature changes, sweat, and other mitigating factors. Therefore, these other methods do not accurately reflect core temperature. An accurate temperature becomes even more vital if the athlete has a lucid interval because critical treatment time can be lost. If the athlete with suspected EHS has a core temperature greater than 105°F and/or CNS dysfunction is evident, whole-body cooling must begin immediately.

In treating EHS, the adage "cool first, transport second" should guide immediate care if proper medical staff is on site (i.e., athletic trainer or team physician). In addition to calling an ambulance when an EHS has been identified, the medical staff should have an emergency plan in place to cool the athlete until the rectal temperature reaches 102°F (39°C; in the absence of any other emergent issues) before the athlete is transported to the nearest medical facility. Even if medical personnel are not present, we recommend cooling until the ambulance arrives because rapid cooling is the key to surviving EHS.

Although an athlete should be cooled by any means available, the best cooling rates have been found with cold-water immersion (CWI). This can be easily done in a cold tub in an athletic training facility or with a sturdy Rubbermaid tub placed near the practice facility. (A bed sheet or towel placed under the athlete's armpits and held by an assistant behind the athlete ensures that the patient does not go underwater.) The tub should be half filled with water in the shade, and three or four coolers of ice should be positioned nearby for quickly reducing the water temperature as needed. The water temperature should be kept between 45°F and 58°F (7°C to 14°C). Except for the head, as much of the body should be immersed as possible. The water should be circulated during cooling, and the athlete's rectal temperature should be monitored during cooling. Once the athlete's temperature reaches 102°F (39°C), he or she can be removed from the water. Recruit teammates or other staff to assist with lifting the EHS patient in and out of the tub. If an uninterrupted rectal temperature assessment is not possible during CWI then we recommend an initial rectal temperature assessment followed by 10 minutes of CWI and then a re-check of rectal temperature. Cooling rates with CWI will be approximately .36°F·min^{-1} (.2°C·min^{-1}) and an educated guess can be made regarding core temperature changes if an initial rectal temperature is obtained and length of cooling is recorded. Although CWI is clearly the superior cooling method, if a tub is not available, other methods may be utilized, as follows: placing cold, wet towels on the body and replacing these frequently with fresh towels; splashing cold water on the body and directing fans at the athlete; placing the athlete in a cold shower; and covering the athlete with ice.

We believe that survival is optimized (and nearly guaranteed) when accurate assessment and CWI are immediately implemented. Institutional policies and procedures may need to be modified regarding EHS to reflect these recommendations, and the details should be discussed and practiced before an incident occurs. EHS is a constant risk for athletes participating in hot environments; the risk of death from EHS need not be.

ADDITIONAL RESOURCES

BINKLEY, H.M., J. BECKETT, D.J. CASA, D. KLEINER, AND P. PLUMMER. National Athletic Trainers Association position statement: Exertional heat illnesses. *J. Athl. Train.* 37:329–343. 2002.

CASA, D.J., AND L.E. ARMSTRONG. Exertional heatstroke: A medical emergency. In: *Exertional Heat Illnesses,* L.E. Armstrong (ed.). Champaign, IL: Human Kinetics, 2003. pp. 29–56, 230–234.

CASA, D.J., L.E. ARMSTRONG, M.S. GANIO, AND S.W. YEARGIN. Exertional heat stroke in competitive athletes. *Curr. Sports Med. Rep.* 4:309–317. 2005.

그림 12-12 열사병의 처치. (출처: Casa DJ, Anderson JM, Armstrong LE, et al. Survival strategy: acute treatment of exertional heat stroke. *J Strength Cond Res.* 2006;20(3):462. Copyright © 2006 National Strength and Conditioning Association. Reprinted with permission from the National Strength and Conditioning Association, Colorado Springs, CO, USA.)

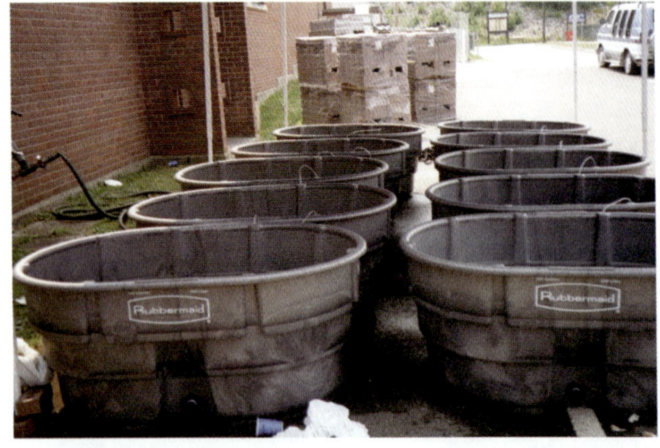

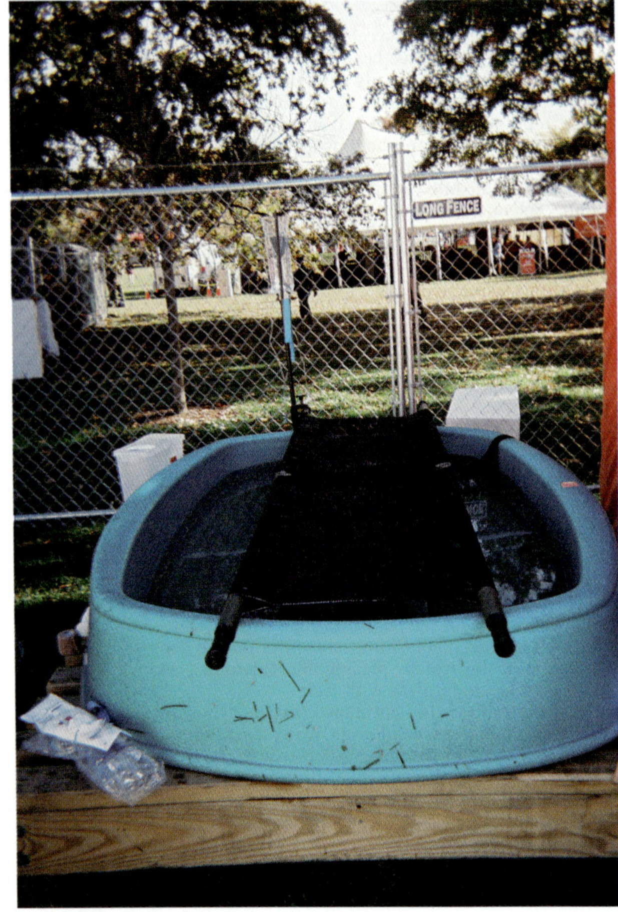

그림 12-13 열사병의 처치용으로 사용되는 욕조들. 열사병은 열 탈진으로 오진하여 치료가 지연되면 치명적일 수 있다. 열사병의 신속한 처치는 생존이 필수적이다. 시원한 물 또는 얼음 목욕은 매우 효과적인 방법이며, 열 질환이 발생할 가능성이 있는 모든 여가 및 시합 장소에 준비되어 있어야 한다.

체력 수준

체력 수준은 수정 가능한 위험 인자이기 때문에, 극한의 고온 환경에서의 신체 활동에 참여하기 전에 조심스럽게 고려되어야 한다. 심혈관 체력, 특히 열에 대한 반응을 향상시키고 열 질환을 감소시키기 위한 컨디셔닝 프로그램이 주된 관심사가 될 것이다.[1]

연령

나이가 들면 심혈관 기능이 감소한다.[15,32] 트레이닝은 이러한 기능 감소를 늦추는 데 도움이 되지만, 나이의 영향을 배제할 수는 없다. 연령에 따른 심박출량의 감소는 열 스트레스에 대처하는 노인의 능력을 감소시키는 데 주요 역할을 한다. 노인들은 젊은 사람들의 심박출량이 증가하는 것처럼 열에 반응하지 못한다. 따라서 작업 근육에 충분한 혈액을 일제히 제공하는 것과 말초에서의 열손실이 젊은이들보다 더 용이해야 한다는 것이다. 다행스럽게도, 젊은 사람들처럼, 노인들은 불리한 환경 조건에서 운동 능력을 향상시킬 수 있으므로 열에 순응할 수 있다.

열 환경에서의 운동 수행력

열 환경에서 운동을 준비하는 것은 많은 코치와 선수들에게 걱정거리이다. 특히, 그러한 환경 스트레스에 순응할 기회가 없었다면 더욱 그렇다. 예방책이 주어지지 않고 경고 신호를 무시했다면, 열 스트레스와 열 질환이 발생할 확률이 높기 때문에 열의 부정적인 영향을 제한하기 위한 심혈관계 체력이 필수적이다.[1,12]

속성 검토

- 열 경련, 실신, 열 탈진, 그리고 열사병은 열 환경에 노출됨으로써 나타날 수 있는 증상이다.
- 열사병은 치명적일 수 있기 때문에, 특히 열 탈진과 혼동되어 치료가 지연되는 경우 매우 위험하다.
- 심부 온도 측정은 열사병의 정확한 진단이다.
- 연령과 체력 수준은 열 질환에 대한 민감성에 영향을 미친다.

지구성 운동능력

고온 환경에서 최상의 지구성 운동능력을 발휘하려면 사전 적응, 적절한 수분공급, 신체적 조절이 이루어져야 한다.

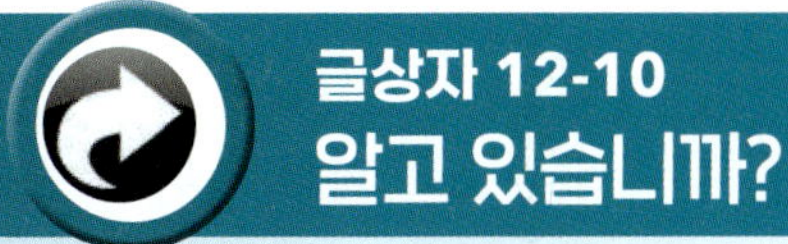

글상자 12-10
알고 있습니까?

건강한 성인을 위한 운동경기 또는 운동의 취소 또는 수정을 위한 WBGT(온열지수) 수준[a,b]

WBGT		지속적인 활동 또는 경기	훈련 및 비연속 활동	
°F		°C	비순응, 부적합, 고위험군 사람들[d]	순응된, 저위험군에 적합한 사람들[d,e]
≤ 50.0	≤ 10.0	일반적으로 안전함, 운동성 열사병(EHS) 개인요인들과 관련하여 발생할 수 있음	정상 활동	정상 활동
50.1~65.0	10.1~18.3	일반적으로 안전함, EHS 발생할 수 있음	정상 활동	정상 활동
65.1~72.0	18.4~22.2	EHS와 다른 열 질병의 위험이 증가하기 시작함. 고위험군은 모니터링하거나 경쟁해서는 안 됨	위험 증가. 휴식/일 비율 증가 활동의 총 지속시간 감소	정상 활동
72.1~78.0	22.3~25.6	모든 참가자 위험 증가	중등도 위험. 휴식/일 비율 증가, 활동의 전체 지속시간과 강도 감소	정상 활동. 수분섭취 모니터링
78.1-82.0	25.7~27.8	부적합하거나 비순응된 개인에 위험이 높음	중간에서 높은 위험. 휴식/일 비율 증가, 활동의 총 지속시간과 강도 감소	정상 활동. 수분섭취 모니터링
82.1~86.0	27.9~30.0	EHS 위험으로 인한 취소 수준	높은 위험.[f] 휴식/일의 비율을 1:1로 증가, 활동의 총 지속시간과 강도 감소, 강도 높은 운동 제한, 고위험군 사람들을 주위깊게 살펴보라	강도가 높거나 장기간 운동은 신중하게 계획하라. 고위험도 사람들은 주위깊게 살펴보라.
86.1~90.0	30.1~32.2		매우 높은 위험.[f] 연습과 경기를 취소하거나 중단하라	강도 높은 운동과 열과 습도에 하루 총 노출을 제한하라. 초기 징조와 증상을 살펴보라.
≥ 90.1	> 32.3		굉장히 높은 위험도.[f] 운동을 취소하라	운동을 취소하라. 모든 운동선수에게 보상할수 없는 열 스트레스[g]가 존재함[b]

[a] Kenney WL. A review of comparative responses of men and women to heat stress. Environ *Res.* 1985;37:1-11. Ref에서 허가를 받아 수정함.[38]
[b] 지역별 기후 차이와 개인별 열적응 상태에 따라 표에 제시된 수준보다 높은 강도의 활동이 가능할 수 있으나, 선수와 코치는 스포츠 의학 전문가와 상담하고 이러한 한계를 초과할 경우 주의해야 한다.
[c] 습구구체 온도.
[d] 반바지, 티셔츠, 양말, 운동화를 착용한 상태.
[e] 더위 속에서 훈련에 적응된 지 최소 3주 이상.
[f] 열사병 및 운동성 열탈진 위험.
[g] 체내 열생성이 열손실을 초과하여 체온이 지속적으로 상승하며 정점 없이 계속 증가함.
Armstrong LE, et al. Position Stand, American College of Sports Medicine: exertional heat illness in training and competition. *Med Sci Sports Exerc.* 2007;39(3):556-572.

McCann & Adams의 연구에 의하면,[46] 고온에서의 지구성 능력은 미대학선수협회 지침서에 나오는 **습구흑구온도지수 (wet-bulb globe temperature, WBGT)**에 따르면 지속적인 감소가 예상된다. 1,500 m, 3,000 m, 5,000 m 및 10,000 m 경기뿐만 아니라 3,000 m 장애물 경기와 10,000 m 경기에서도 통계적으로 유의한 선형적 관계가 관찰된다. 개인적인 차이는 있지만 WBGT와 지구성 달리기 능력 간의 선형적 관계가 모든 육상 경기에서 나타나지는 않는다. 가장 중요한 것은 WBGT 지침서를 충실히 따르는 동안 열 질환으로부터 보호받을 수 있다는 것이다(글상자 12-10).

무산소성 운동능력

일부 시합은 무산소성 대사과정에 완전히 의존하기는 하지만, 많은 단시간, 스프린트 형태의 운동은 무산소적으로 생산되는 ATP에 전적으로 의존한다. 그러나 이러한 모든 스프린트 경기에서 그렇긴 하지만, 시합 시간이 길어짐에 따라 무산소적으로 생산된 ATP의 기여도는 점차 줄어들게 된다. 트랙 경기인 100~800 m와 같은 무산소성 운동 시 열 환경에 노출 시간을 제한하는 것은 운동 수행에 방해가 되지 않겠지만, 1,500 m 시합과 같은 장시간의 경기에서는 고온 환경이 운동 수행력의 제약을 가져올 것이다. 그러므로 무산소성 운동에 미치는 열 노출의 영향은 경기 시간과 운동선수가 열 환경에 노출되는 시간 모두와 관련이 있다. 열 환경에 지속적으로 노출되는 상황에서 컨디션을 유지하고 고강도의 운동을 수행하려는 운동선수들은 지구성 경기를 수행할 때처럼 스피드가 감소하는 고통을 느낄 것이다. 더구나, 열 질환에 대한 감수성 또한 높아질 것이다. 그러므로 시합 시간, 냉각 방법, 수분공급 그리고 열환경 노출 제한 등은 성공적인 무산소성 운동능력의 근거가 될 수 있다.

근력

무산소성 기능으로서, 근력에 미치는 열 환경의 악영향은 열 노출 시간과 운동 시간의 함수로 정해진다. Judelson 등[35]은 열 노출에 의한 2~5%의 탈수증은 근력, 파워 및 근 지구력을 각각 약 2%, 3%, 10% 감소시킨다고 보고하였다. 고온 환경에서 운동을 하는 동안 흔히 나타나는 탈수증은 근육의 기능을 현저하게 감소시킨다고 하였다. 이러한 현상은 증가된 노력의 횟수, 증가된 훈련량 또는 열 환경에서 지낸 시간에 의해 더욱 악화될 것이다.

> **속성 검토**
>
> - 고온 환경에서 운동을 할 수 있는 능력은 사전 적응, 적절한 수분공급 그리고 신체적 조절이 필요한 복합적인 도전이다.
> - 열은 유산소성 운동 능력을 방해한다.
> - 무산소성 운동 능력에 미치는 더운 날씨의 영향은 탈 노출 시간, 시합 시간 및 운동선수의 수분공급 수준과 관계가 있다.
> - 열 환경에서 근력, 파워 및 고강도의 지구성 운동 능력은 열 노출 시간과 수분공급 수준에 의존한다.

예방 전략

열 스트레스와 관련된 운동 능력의 감소를 피하기 위해, 운동선수들은 예방 전략을 적절히 사용해야 한다. 여기에는 운동 전 순응과 적응 시간과 적절한 수분공급이 포함된다.

순응/적응

인위적으로 주어진 환경에 생리적 적응을 유도하는 것을 순응(*acclimation*)이라고 부른다. 예를 들어, 마이애미에서의 게임을 위해서는 12월에 미네소타 대학에 있는 실내 풋볼 연습 시설의 온도를 증가시켜 선수들을 열에 순응시켜야 한다. 반대로, 같은 선수들을 미시시피 대학의 실외 자연 환경과 같은 고온 환경에서 연습시키는 것은 마이애미에서 게임을 하는 데 필요한 적응(*acclimatization*)을 하는 것이다. 인공 환경은 "순응", 자연 환경은 "적응"이라고 할 수 있다.

적응의 시간 경과

열에 적응하거나 순응하는 것은 다른 속도로 다른 생리적 체계가 적응하는 과정이다. 더구나, 일시적인 과정이고 순응이 된 사람이라도 2주 반에서 한 달 정도 열 환경을 피해 있었다면 적응력은 떨어진다.[3,29] 예를 들어, 런너는 위스콘신의 여름 동안 열과 습도에 적응하면서 달렸더라도, 태국에서 3월에 열리는 10 K 시합 환경에 재적응 혹은 재순응을 해야만 한다. 열 적응은 14일 이내에 이루어진다.[3] 열 순응과 주요 조절의 일부는 아래에 설명되어 있다.

1~5일은 초기 적응 시기로서, 심혈관계의 개선된 조절과 제어가 일어난다. 여기에는 증가한 혈장량, 특정 활동량에서 감소된 심박수 및 활동 근육의 모세혈관으로 혈류를 재분배하는 데 도움이 되는 자율신경계의 개선 등이 포함된다.

5~8일은 치명적인 고체온증에 대비하는 데 필수적인 체온의 결정적인 조절이 개선되는 시기이다. 고온 다습한 환경과 고온 건조한 환경에 적응하는 것에 따라 다른 반응이 나타난다. 적응은 환경에 따른 증가된 발한량과 낮은 체온 증가에서의 발한 시점, 땀샘의 적응(더 희석된 땀) 등을 포함한다.

3~9일은 열에 적응하는 동안 **염화나트륨(NaCl)**의 보존

이 나타나는 시기이다. 땀과 소변으로의 NaCl 손실은 줄어들어 세포 외액량이 더 많아 질 것이다.

14일에는 변화의 대부분이 완료되고 다음을 포함한다.

- 발한이 시작되는 낮은 심부 온도
- 복사와 대류를 통해 증가된 열 손실(피부 혈류량)
- 증가된 혈장량
- 특정 운동부하에서 감소된 심박수
- 감소된 심부 온도
- 감소된 피부 온도
- 주어진 운동부하에서 감소된 산소섭취량
- 개선된 운동 효율성(소비된 산소 단위당 수행된 운동의 양)

수분공급작용

땀은 열 손실을 주도하는 신체의 증발 냉각에 기여한다. 그러나 신체의 물이 손실되는 탈수에도 기여한다. 많은 운동선수들은 물을 섭취하는 행동이 최상이 아니기 때문에 **탈수증(hypohydration)** 상태를 경험한다. 운동 중 심부 온도가 증가한 상태에서는 신체 질량의 최소 1%가 감소하기 때문에 탈수증은 운동선수들을 열 스트레스에 더욱 민감하게 만든다.[54] 심리적으로, 고열 없는 가벼운 탈수(대략 1.36%, 1.59%의 체중 감소)는 여성에게는 기분저하, 업무난이도 인식 증가, 집중력 저하, 두통증상을 유발하며 남성에서는 주의력과 업무기억에서 부정적인 변화를 유발하고 긴장/불안 그리고 피로도를 증가시킨다.[4,27] 그러므로 운동 전 수분공급은 특히 고온 환경에서 생리적인 요구에 최상으로 반응하는 데 중요한 것이다. Casa 등[13]은 고온 환경에서 운동 시 문제점들을 제거하거나 감소하는 데 중요한 적절한 수분공급 기술 및 연습에 필요한 광범위한 지침서를 제공하였다(11장, 글상자 11-2).

> **속성 검토**
>
> - 적응은 사람의 몸이 기후의 자연 변화에 적응하는 과정이다.
> - 순응은 적응을 만들 수 있는 인위적 기후 시뮬레이션을 사용한다.
> - 열 적응은 14일이 걸릴 수 있으며, 약 17일이 지속된다.
> - 신체가 수분을 손실하는 것으로서 땀은 탈수를 일으킬 수 있다.

추위 스트레스

온도 스펙트럼의 또 다른 면에는, 추운 환경에서 운동 중 직면하는 운동선수의 생리적 도전이 있다. 활강 스키, 크로스컨트리 스키, 스노우보드, 배낭여행, 설상차 운전(snowmobiling), 설상화 신고 걷기(snowshoeing) 그리고 아이스하키 등은 추운 환경에서 즐기는 인기 있는 대부분의 실외 운동들이다. 실외 온도가 내려가면, 여러 가지 체온조절 메커니즘들이 신체 내 온도를 유지하려고 바빠진다. 신체를 따뜻하게 하는 생리적 메커니즘들의 조절 과정을 시작할 수 있더라도, 추운 온도에서 견디려면 적절한 복장 혹은 피난처가 필요하다. 복장은 추운 날씨에 시합을 하거나 여가를 즐길 때 신체를 보호하는 데 필수적이다. 신체 일부가 보호 없이 추위에 노출되거나 부적절한 복장을 하는 것은 장시간의 운동 수행에 악영향을 미칠 수 있고 그전에 추위에 따른 부상에 노출되기 쉽다(글상자 12-11, 12-12).

역설적으로, 운동할 때 발생되는 대사성 열과 매우 효과적인 보호 의복을 너무 많이 겹쳐 입는 것으로 인해 추운 환경에서 열 질환을 경험하기도 한다. 보호 의복은 신체에 필요한 매우 다른 미세기후를 만들어 낼 수 있다.

추운 환경에서의 생리적 체온조절

추위 노출에 대한 생리적 반응에는 매우 다른 메커니즘들이 포함된다. 신체의 냉각 수용기들은 온도 감소의 변화 및 비율 모두를 감지하고 다른 반응들이 나타나는 것을 알려준다. 냉각 수용기들은 온열 수용기보다 숫자가 적고 피부, 복부 내장 및 척수에 존재한다.

신체는 심혈관계의 부분적인 적응과 열 발산을 위한 말초 피부 혈관의 수축이 시작되면서 체열에 대한 방어가 시작된다. 증발성 열 손실을 줄이기 위해 땀 분비도 정지된다. 수용기들은 신체의 온도조절장치, 시상하부로 신호를 보내고, 대사과정을 상향조절하고 열을 발생시키는 T-3 및 T-4 갑상선

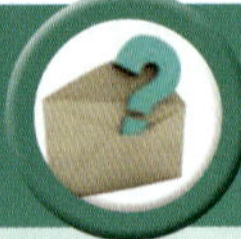

글상자 12-11 학생들의 실제 질문

추위에 어떻게 순응할 수 있을까요?

메인(Maine)주에 있는 고등학교 하키팀은 지금까지 훈련과 게임을 위해 온도가 적당히 추운, 즉 50~55°F(10~13°C) 정도인 실내 빙상 경기장을 사용해 왔다. 그러나 4주 동안 우리들은 주변 온도가 10~15°F(−12~−9°C)인 밤 시간에 실외 경기장에서 휴일 토너먼트 시합을 한다. 곧 있을 실외 하키 토너먼트 경기를 준비하면서 내 신체가 추위에 적응되도록 하는 데 문제는 없는가?

뜨거운 온도와는 달리, 신체는 추운 온도에 노출되는 것에 대한 부분적인 생리적 적응을 겪게 된다. 여전히, 추운 주변 온도는 선수의 운동 수행력, 특히 아이스하키에서 나타나는 전력질주와 같은 강한 운동에 부정적인 영향을 미칠 수 있다. 중요한 것은 가능한 한 적절한 복장을 갖추고 따뜻한 곳에서 쉼으로써 추위 노출로부터 신체를 보호하면서 운동 수행력을 유지하는 것이다. 게임을 진행하는 중에 보온성 속옷을 착용하고 "따뜻한 막사"에 들어가는 것은 추위에 대한 적응을 시도하는 것보다 추위를 다루는 가장 좋은 방법이다. 또한 너무 두껍게 옷을 입는 것도 조심해야 한다. 특히, 게임 중이거나 강도 높은 근육 활동으로 반드시 없애야 하는 과한 열이 발생되는 매우 활동적인 선수들 사이에서 과열을 초래할 수도 있다.

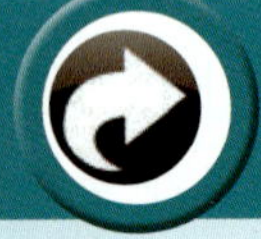

글상자 12-12 알고 있습니까?

추위 노출: 다양한 추위 환경 조건에서의 생존

날씨가 지속적이거나 계절적으로 추운 곳에서 살고 있다면, 추운 조건에서 신체 활동을 하는 것에 있어서 특별한 주의가 필요하다. 일반적으로 알고 있는 것과는 달리, 추운 환경에서 신체 활동의 안전한 측정이 결정되었을 때 온도가 유일한 고려사항은 아니다. 실제로, 다른 환경적 요인이 추위 노출의 잠재적 심각함에 큰 영향을 준다. 추운 온도와 관련된 위험요인들이 정해졌을 때, 건조함 대 습함, 바람(혹은 대류) 및 개인적인 문제의 영향을 고려해야 한다.

건조한 조건 대 습한 조건

환경이 저온 건조할 때, 보호성 의복은 신체를 단열하는 데 효과적이다. 왜냐하면, 단열재들은 신체로부터 대기로 발산되는 열 손실을 막아주기 때문이다. 열과 공기가 갇혀 있기 때문에, 신체 주변의 공기는 체온과 거의 동일하다. 그러므로 열 손실이 방지되고 체온은 계속 안정적이 된다.

저온 건조한 날씨에 비해, 차가운 물에 담그는 것과 함께 추운 환경에 노출되는 것은 생명을 빠르게 위협한다. 체열은 전형적으로 땅 위보다 물 속에서 빠르게 소실된다. 왜냐하면 물은 신체로부터 방사된 열을 빠르게 흡수하고 빠르게 체온과 동일하게 되지 않는다(공기와는 다름). 물 온도는 체온과 빠르게 동일해지지 않기 때문에, 내부와 외부 온도를 동일하게 하려는 헛된 시도 중에도 신체는 계속해서 열을 잃게 되고 체온은 빠르게 치명적으로 낮아진다.

체온이 가열될 수밖에 없는 상황에서 수분의 총량은 열 손실률에 큰 역할을 한다. 상대적으로 수분의 양이 많은 조건에서, 수영은 온도를 같게 할 희망도 없이 매우 빠르게 열 손실을 유도하므로, 침수 피해가 더욱 빠르게 나타난다.

물에 담그는 것과는 다를 수도 있지만, 열 손실률에 대한 물의 효과를 기억하는 것은 중요하다(땀이 뜨거운 물의 양에 얼마나 효과적인지를 생각하라). 만약 추운 환경에서 물 노출이 예상된다면, 알몸은 외부 환경이 필수적이다. 최악의 시나리오는 차가운 물에 노출된 피부를 방치함으로써 과도한 열 손실이 일어나는 것이다.

추위 대 추위 및 바람

공기는 쉽게 열을 얻거나 잃어버려 주변 환경과 같아지기 때문에, 공기가 피부를 스쳐가는 속도가 증가되면 열 손실을 크게 가속하게 된다. 추가적인 요인으로 바람이 부는 추운 환경에서 신체 활동을 할 때, 체온(특히, 피부 온도) 손실이 더욱 빠르게 나타나고 상해의 위험이 증가할 수 있기 때문에 특히 각별한 주의가 필요하다(바람 냉각 차트에 나와 있음).

만약 외부 환경이 춥고 바람이 분다면, 바람을 막을 수 있는 옷을 입어야 한다. 외부와 차단할 수 있는 재질로 된 폴리에스터 혹은 방수천이 가장 좋다. 또한 노출된 신체 모두를 덮을 수 있어야 하고, 특히 머리가 중요하며, 표면 혈류량(혹은 열)이 쉽게 손실될 수 있고 장소에 따라 바람(혹은 대류성 열 손실)의 위험성이 있기 때문에 신체 중심부의 중요 부분의 열 손실을 막을 수 있어야 한다.

추운 환경과 연령, 체질량 및 신체 활동

추운 환경에서 개개인의 상태는 체온조절에 대한 환경의 영향이 크게 작용한다. 노인들은 상대적으로 추운 환경에 내성이 떨어진다. 반대로, 젊은 사람들은 추운 환경과 관련된 상해에 대한 저항력이 상대적으로 높다. 젊은 사람들은 더운 기후에 부담감이 있는 반면에, 노인들은 비운동성-열사병이 나타나지 않는 범위 내에서 따뜻한 것을 선호(심리적 및 생리적 모두)하지만, 더운 것을 선호하는 것은 아니다.

더구나, 체질량의 양과 구성 또한 체온조절에 큰 영향을 준다. 신체의 일부 구조는 열을 차단하고, 일부는 열을 생산하는 기능을 가지고 있다. 예를 들어, 추운 곳(습기 없는)일수록 골격근이 많으면 열이 더 생산된다. 지방량은 단열의 필수 기관이고 추운 환경에서 신체의 심부 온도의 손실을 막아주는데, 이는 높은 지방량을 가진 사람들이 적은 지방량을 가진 사람들보다 더 그렇다.

추운 곳에서의 신체 활동은 잠재적으로 유익하거나 해로운 방법으로서 체온조절 상태에 유의한 영향을 미친다. 사지의 말초 쪽으로 혈류량이 증가하고 대사량이 증가하는 것은 추위 부상으로부터 신체를 보호하는 기능이 있다. 반대로, 활발한 신체 활동으로 땀이 나면 체열의 손실이 가속되고, 적절한 옷을 입거나 건조하거나, 무더운 온도가 다시 빠르게 나타나지 않는다면 실제 위험은 없다.

호르몬이 분비되도록 갑상선을 차례차례 자극하는 갑상선 호르몬의 분비를 자극한다. 더구나, 시상하부로부터의 통합된 신호는 골격근의 열 생산을 위해 "떨림" 현상이 일어나도록 운동 피질을 자극한다.

교감신경계는 대사과정을 증가시키는 부신수질의 에피네프린 분비를 자극하고 말초혈관의 혈관수축을 자극하는 노르에피네프린의 분비를 자극한다. 또 다른 변화는 절연제 역할을 하는 모발의 경직(모발이 곤두서도록 교감신경계는 모낭을 자극함)이 나타난다. 이러한 적응은 동물보다 사람에서 더 특징적으로 나타난다. 결국, 열을 발생시키는 자발적인 근육 활동이 증가하지 않는 한 골격근으로의 혈류량도 감소한다. 추위에 대한 또 다른 능동적 반응으로는 심부 온도를 보존하기 위해 웅크리거나 대피소나 따뜻한 장소(예: 불을 피움), 따듯한 음식을 찾거나 옷을 여러 겹 껴입는 것이다. 그림 12-14는 추위에 대한 중요한 생리적 반응들을 보여주고 있다. 또한 그림 12-14B는 체온 변동이 생존에 필수적인 심부 기관과 중추신경계의 보호와 어떤 관련이 있는지를 보여주는 **등온선(isotherm)**을 나타내고 있다.

만일 옷을 제대로 입지 않고 추위에 노출되면 여러 가지 상황이 발생한다(그림 12-15). **저체온증(hypothermia)**은 정상적인 생리적 기능이 손상되거나 불가능해질 정도로 체온이 감소되는 상태를 말한다. 사람의 정상적인 심부 온도는 약 37.0°C(98.6°F)이다.

신체의 생리적 시스템이 정상적인 심부 온도를 유지하는데 문제가 있을 때 나타나는 저체온증은 세 가지 다른 단계가 나타난다. 첫 번째 단계는 체온이 정상 체온보다 1~2°C 떨어졌을 때를 말하며, 복합적인 신체 활동 능력의 감소와 빠르고 얕은 호흡이 포함된 신체 기능의 첫 변화가 나타난다. 두 번째 단계는 체온이 정상 체온보다 2~4°C 떨어졌을 때이며, 신경전도 속도가 느려지고 혈류량이 감소함으로써 정상적인 신경근 활동에 영향을 미친다. 세 번째 단계는 체온이 32°C(89.6°F) 아래로 떨어졌을 때를 말하며, 대사과정 및 신경계 기능과 같은 생리적 시스템이 급격하게 감소하고 심장 기능 이상(예: 빈맥)이 나타나며, 기관 이상과 뇌사 상태가 나타난다. 그러므로 저체온증은 생에 주요한 위협이고, 그림 12-16에서 저체온 중증도와 관련된 생리적 감퇴가 나타나 있다.

체온이 29.4°C(85°F) 아래로 떨어지면, 체온조절이 시스템이 있는 시상하부가 추위 스트레스에 효과적으로 대처하지 못하기 때문에 신체는 더 빨리 차가워진다. 흥미롭게도, 어떤 사람은 체온이 13.9~15.6°C(57~60°F)로 떨어지고 호흡이 멈춰도 생존하는 믿기지 않는 일이 일어난다.

추위에 대한 운동 반응

실제로 이러한 잠재적이고 극적인 온도 손실이 있기 전에 정상적인 추위와 습기에서 레저 및 시합을 할 때도 사람들은 신경근 활동의 축소를 경험할 수 있다. Howard 등[34]은 45분 동안 12°C(53.6°F)의 차가운 물에 허벅지를 담갔을 때 **등속성 피크 토크(ioskinetic peak torque), 총 일량(total**

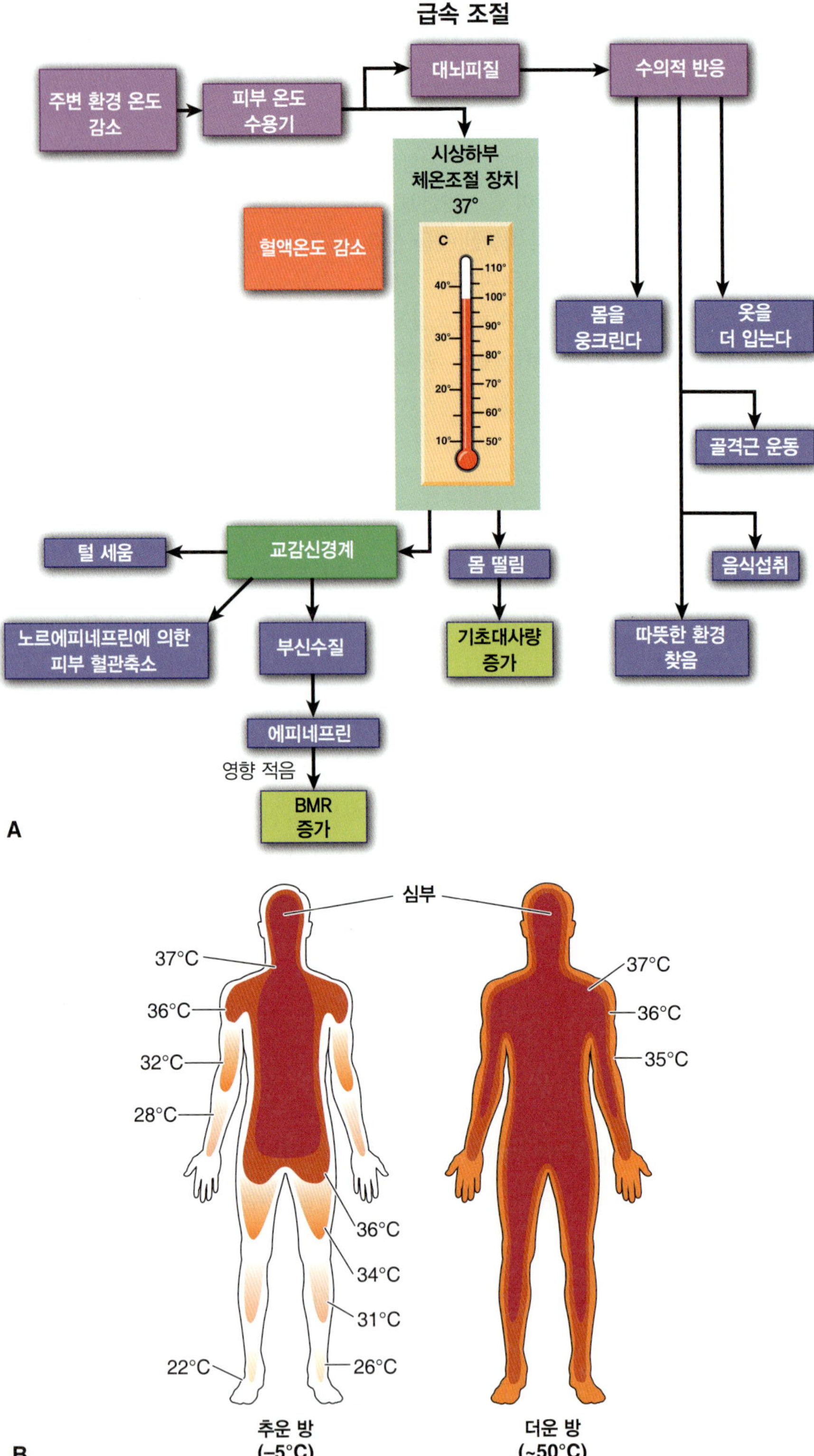

그림 12-14 추위 스트레스에 대한 생리적 반응들과 관련된 메커니즘. (A) 온도의 감소는 신체 내 냉각 수용기들의 첫 번째 반응이다. 냉각 수용기들에 의한 첫 번째 반응으로서 시상하부로 반복해서 보내는 신호이다. 시상하부는 신호를 통합하여 다음과 같은 곳으로 보낸다: (1) 운동 피질과 신경계는 골격근의 떨림 현상을 증가시킨다; (2) 교감신경계는 피부 혈관의 수축을 일으키고 부신수질에서의 카테콜라민 분비를 자극한다; (3) 뇌하수체 전엽으로 보내진 시상하부의 신호는 갑상선 호르몬과 글루코코르티코이드의 분비를 자극하여 대사성 에너지 생산을 향상시킨다. 이러한 모든 반응들은 신체 내부의 열 생산에 도움을 준다. **(B)** 온도 차이에 따라 신체 등온선에 의해 그려지는 체온 지도를 보여주는 것으로서, 조직의 막은 온도에 따라 변할 것이다. 온도가 상승하게 되면, 심부에서 말초까지 신체 조직의 온도는 감소하는 반면에 추운 환경에서는 필수 기관 및 중추신경계의 기능을 보호하기 위해 말초부터 심부까지 체온이 상승한다. 이는 피부와 같은 말초 조직들이 추위 부상(냉해)에 더 민감한지를 보여주는 것이다.

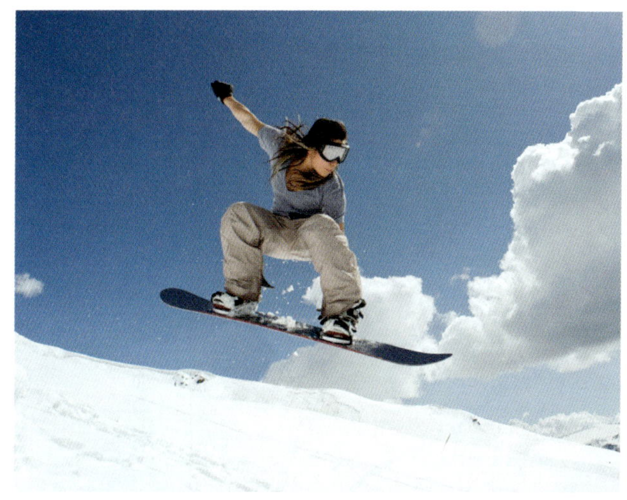

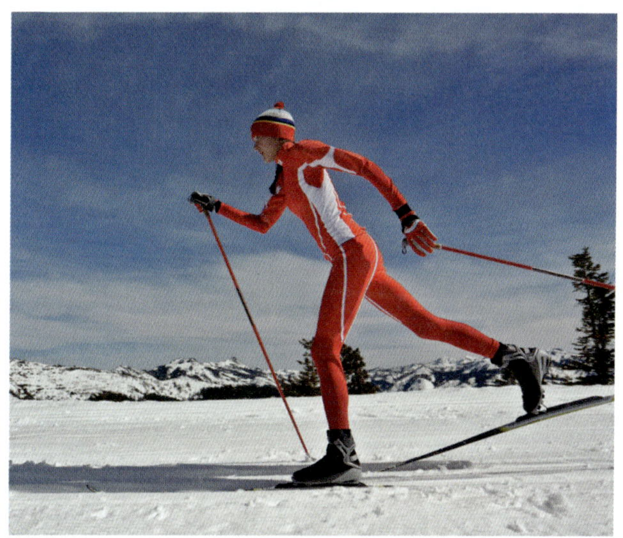

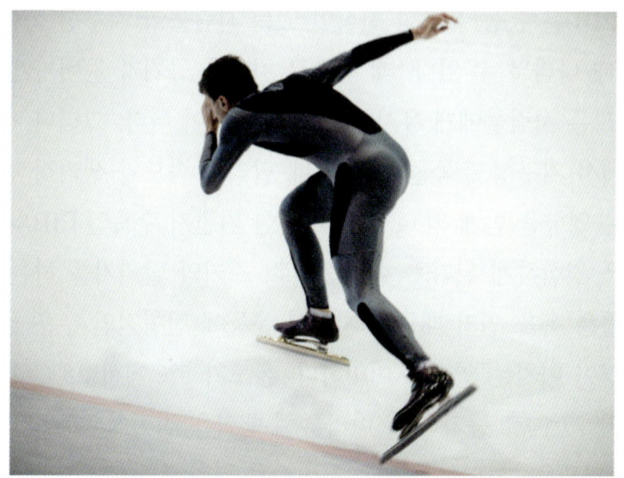

그림 12-15 스포츠에서의 일반적인 추운 환경. 여러 가지 다른 환경 조건은 여가활동 및 스포츠 시합에서 추위 노출로 이어질 수 있다. 그러므로 추위 노출에 대한 해결 전략은 신체의 생리적 메커니즘에 도움이 되어야만 한다.

work) 및 **파워(power)**의 감소가 나타났으며, 높은 역치 운동 단위의 신경 전달 속도가 느려지는 것이 나타났다고 보고하였다. 최근 연구(미 출간 데이터)에서, 만약 차가운 물에 담근 직후 운동을 한다면 준비 운동이 이러한 감소를 완화하는 것으로 나타났다.[21] 그러므로 추운 환경에 노출된 상태에서 신체 활동을 수행하는 것은 추위에 의한 신경근 기능 감소에 영향을 미칠 수도 있다는 것이다.

흥미롭게도, 예비냉각은 고온 환경에서 시합하기 전 스포츠 수행력을 강화하는 데 이용되어 왔다. 이러한 전략은 고온 환경에서의 시합 중 준비 구간으로서의 첫 10 km에서 예비냉각 방법을 이용함으로써 경기력을 최적화했었던 아테네 올림픽에 참여한 미국 마라톤 선수에게 사용되었다. 이는 무산소성 효소들이 제한 요인으로 작용하지 않는 시합 중 가장 효과적인 최대하 운동으로 보인다.[23]

힘 생산

신체가 추운 환경에 노출되면 근력 생산은 영향을 받을 수 있다. 대퇴사두근을 3분간 아이스 팩으로 냉각할 경우, 활동의 패턴 변화가 나타났다.[39] 더구나, 신체 심부 온도에 대한 어떠한 효과적인 냉각 조치가 없으면 말초 근육조직들의 힘 생산의 감소가 나타난다.[15] 그러므로 피부의 추위 노출은 신경근의 운동 수행력에 잠재적인 위협이 된다. 40분 동안 주변 환경 온도가 10°C(50°F) 혹은 그 이하일 때는 현저한 열 손실이 나타날 수 있고 힘 생산도 감소하는 것으로 보인다.[17] 흥미롭게도, 더 추운 온도에서 신장성 근육 활동은 근육 내 탄성 요소의 직렬 성분의 추가적인 단단함 때문에 향상되는 것으로 실제 나타날 수 있다.[6] 그럼에도 불구하고, 근육이 심하게 냉각됐을 때는 연관된 운동성 뉴런의 전기적 자극이 느려지기 때문에 힘 생산은 감소될 수 있다.[59] **신경 전도 속도(nerve conduction velocity)**는 신경자극(활동 전압)이 근섬유를 자극하는 운동성 뉴런의 축삭을 따라 전도되었을 때 빨라진다. 신경 전도 속도가 느려질 땐 근섬유 표면에 도달하는 신경 자극의 "가중"이 절충되고 따라서 근섬유의 힘 생산이 감소하게 된다. 이는 속근 운동 단위의 특징이다. 일부 사람들이 다른 사람들보다 추운 환경에 더욱 민

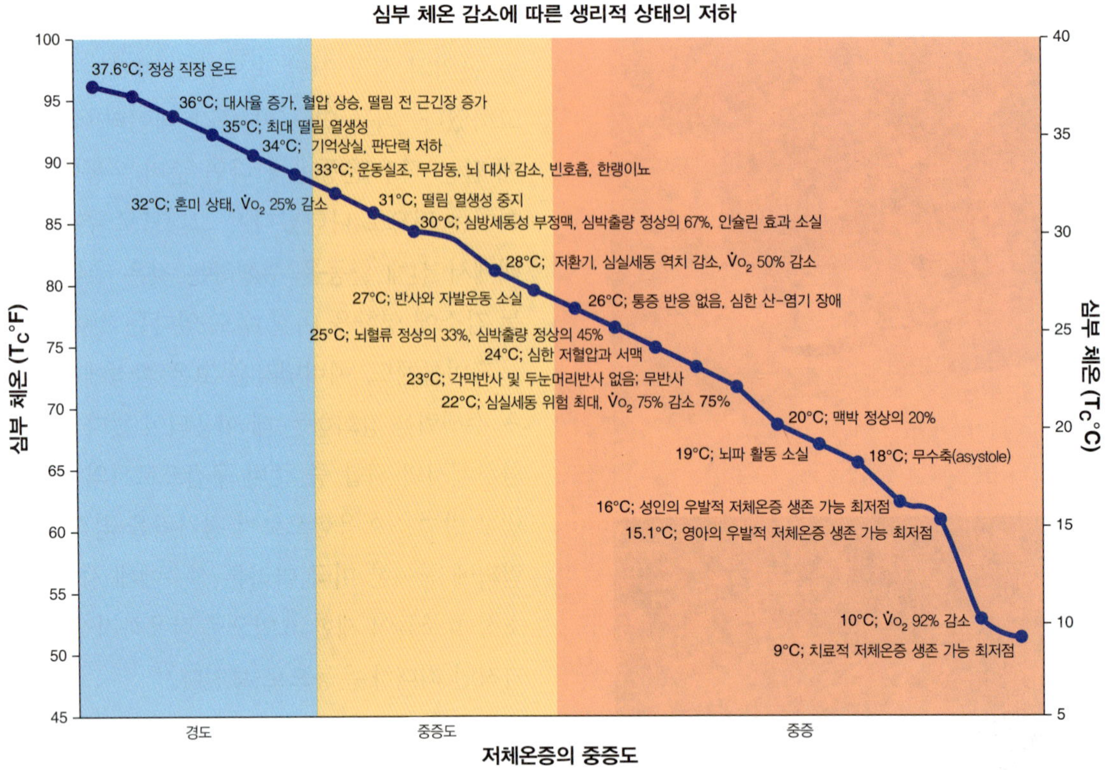

그림 12-16 심부 체온 감소에 따른 생리적 상태의 저하. 다양한 환경 노출로 인해 심부 체온이 낮아지면, 신체의 생리적 능력은 이를 보상하기 위해 부담이 커지게 된다.

감해지는 이유가 반영된 이전의 심한 추위로 인한 부상은 신경 전도 속도에도 영향을 미칠 수 있다.[5]

운동선수들이 실제로 마주치게 되는 환경 노출을 대신해 줄 수 있는 급성 냉수 침수(12°C 또는 53.6°F에 15분 동안)는 고도로 훈련된 사이클 선수들에서 특별한 운동부하 시 파워, 심박수 및 최대 파워 시간이 줄어든다.[55] 심지어 더 추운 환경에 매우 짧게 노출되더라도 최대 운동 수행력은 부정적으로 변하는 것과 함께 생리적 기능이 함께 감소하게 된다.

심혈관 및 지구성 운동 수행력

근 기능과는 다르게, 최대하 및 최대산소섭취량은 저체온증의 초기 신호가 나타나는 신체 심부 온도가 저하되지 않는 한 추운 온도에 대한 급성 노출에는 영향을 받지 않는다. 흥미롭게도, 폐조직에 유해한 영향이 있는 것은 −35°C(−31°F) 이하에서 운동을 했을 때라고 나와 있다.

추운 기후에서의 지구성 운동 수행은 잠재적인 **운동-유발성 기관지 수축(exercise-induced bronchoconstriction, EIB)** (예: 폐 속 세기관지의 지름 축소)을 증가시키는 것으로 생각되어 왔다. **기관지 수축(bronchoconstriction)**은 대부분 천식을 동반하는 특징이 있으며, 운동-유발성 기관지 수축(EIB)은 운동 유발성 천식이 있는 사람들이 지구성 운동을 할 때 나타날 수 있다. 폐 속으로 차가운 공기가 들어가게 되면 모든 사람들에게 유사한 결과의 원인이 된다. 그러나 추운 곳에서 지구성 운동을 수행할 때 달리는 속도와 생리적 변수들은 영향을 받게 되고, 앞에서 말한 기관지 수축인 EIB의 고통을 경험하게 된다.[57] 현실적으로, 스키와 달리기를 하는 사람들은 옷을 입기 때문에 지구성 운동에 전형적인 추운 날씨 환경이 미치는 영향은 미미하다. 온도가 5°C에서 25°C(41°F에서 77°F)로 증가하면, 마라톤 수행력은 점진적으로 느려지고, 저체온증보다는 고체온증이 주요 위협이 될 것이다.[24,48]

적응/순응

더위 상황과는 달리, 추위에 대한 적응(자연적 노출) 혹은 순응(인공적 노출)은 옷이나 의복을 적절히 겹쳐 입는 방법을 배우는 것처럼 행동 변화와 관련이 있다.[48] 심리학적 조절은 추운 날씨를 다르게 볼 수 있게 만들어 준다. 일부 스포츠팀은 특히 자신의 홈 구장 추위에서 플레이할 수 있는 능력에 자부심을 갖고 있다. 수십 년 동안, 미국 풋볼 리그 중 많은 따뜻한 기후조건의 팀들은 12월에 그린베이 팩커스의 구장인 전설적인 램보 필드에 가는 것을 싫어했다(그림 12-17). 추운 기후에 신경 쓰지 않는 심리적 이점이 강조되는 것은 패커스 선수들이 스타디움 주변의 눈 돌풍 소용돌이 보다 T 셔츠 차림이거나 옷을 더 입지 않고 시합 전 준비운동을 한다는 것이다. 그들은 이러한 팀의 강인함을 강조하고 더구나 상대방은 "정신이 혼미한" 상태에 빠진다.

추위에 대한 생리적 적응은 더위에 대한 적응보다 분명하지 않다. 적응이 나타나는지 밝히기 위해, 시간이 흐를수록 메커니즘들이 발전하는 것처럼 다양한 집단과 상황들을 고려해야 한다. 고도로 훈련된 산악인들은 대조군에 비해 만성적인 추위와 높은 고지대 노출에 대한 적응된 주변 유형과 관련하여, 높은 고도와 추위 노출에 대한 반응으로 추위에 의한 혈관 확장의 개선이 나타났다.[25] 이는 심해 어부가 추위에 노출되었을 때 비적응 대조군에 비해 손에 더 높은 혈액 흐름을 입증하는 초기 작업을 지원한다.[26] 추운 날씨의 주민들이자 혹독한 기상 조건을 극복해야 했던 에스키모인들은 추운 환경에 대한 인간의 적응 연구에 적합하다. 에스키모인들은 비에스키모인들에 비해 기초 대사량이 더 높은 것으로 알려져 있다(12~46%). 추위에 대한 적응은 유전적 요소로 보여지지만, 일부 지역에 대한 생리적 적응(사지로의 혈류량 증가) 및 심리적으로 허용되는 상황에서 추위에 노출되는 것에 의해서도 영향을 받을 수 있다.

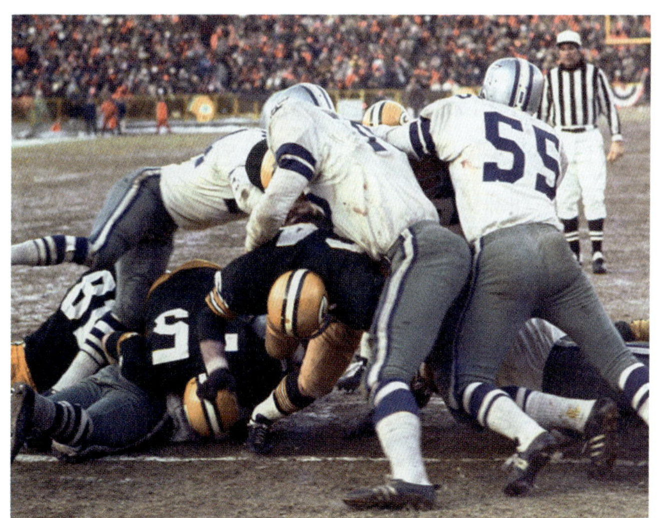

그림 12-17 위스콘신주 그린베이에서 벌어진 미국 풋볼리그 "Ice Bowl" 그린베이 패커스 대 달라스 카우보이스 시합. 이 시합은 아메리카 풋볼 참피언쉽 경기 중 가장 유명하며, 1967년 램보우 필드(Lambeau Field) −26.1℃(−15° F) 온도에서 벌어진 경기이다. 추위 속에서 경기를 치르며 여러 승리를 거둘 수 있었던 이 미식축구 팀의 능력은, NFL에서 "얼어붙은 툰드라(Frozen Tundra)"로 알려진 램보 필드에서 경기할 때 그린베이 패커스(Green Bay Packers)가 지닌 전설과 홈경기 우위를 형성하는 데 기여하였다.

속성 검토

- 냉각 수용기에 의해 신체 추위를 감시한다.
- 혈관 수축, 떨림, 발한량 감소 그리고 갑상선 및 부신의 자극은 체온 감소를 조절한다.
- 저체온증은 정상적인 생리적 기능이 손상되거나 불가능해지는 지점까지 체온이 감소된 것을 말한다.
- 습기와 추위에 노출되는 것은 신경 전도율의 감소를 유발하고 차후에 등속성 피크 토크, 총 일량 및 파워가 감소된다.
- 예비냉각은 더운 기후에서 스포츠 수행을 개선하기 위한 효과적인 기술이다.
- 심혈관 및 지구성 운동능력은 심부 체온이 감소한다면 추운 온도에 의해서만 영향을 받는다.
- 추위에 대한 적응은 커다란 유전적 요소를 가지고 있는 것으로 보이지만 지역에 대한 생리적 적응과 심리적 허용이 모두 존재하는 상황에서 추위 노출에 영향을 받을 수 있다.

적절한 의류와 쉼터와 같이 추운 날씨의 노출에 대비하여 준비할 필요가 있다. 운동선수가 추운 환경에서 사이드라인 주변에 서서 시합을 기다리고 있다면 준비운동은 필수적이다. 운동이 심부 온도의 감소를 상쇄하는 데 도움을 줄 수는 있지만, 피부 표면을 노출시켜 기본 근육을 냉각시키는 결과를 가져온다. 이는 스포츠 및 여가활동에 영향을 미칠 수 있는 힘 생산 능력을 축소시킬 수 있으며, 보호 및 준비가 추운 환경에서의 성공적인 운동을 위해 필수적이라는 것을 한번 더 입증하는 것이다.

극미 중력

인류가 우주를 계속 탐험하고 다른 행성 그리고 천체를 개척하는 것을 진지하게 고려함으로써 이러한 모험에서 마주치는 변경된 변화 상태의 영향을 반드시 고려되어야 한다. 어쨌든 인간은 지구의 표면에서 진화했으며, 우리의 생리학적, 형태학은 우리 고향 행성의 환경조건에 부합되게 적응되었다. 그러므로 극한의 추위 그리고 높은 수준의 방사선의 높은 레벨에 노출되는 것을 포함하여 우주의 개척 그리고 탐험은 인간의 몸에 독특한 챌린지를 보여줄 것이다. 이러한 챌린지에서 가장 분명한 것은 몸에 전해진 중력의 감소이다. 예를 들어 NASA를 포함하여 다양한 우주 기관의 메인 목표인 두 천체 달과 화성의 표면에서 중력은 지구 해수면에서 경험하는 중력의 17% 그리고 38% 불과하다. 1988년도에 발사되어 지구를 계속 도는 우주정거장에서 경험하는 중력이 지구 중력에 90% 달한다는 것을 알고 놀란다(그림 12-18). 그럼에도 불구하고, 우주정거장 직원들은 미세중력을 반드시 적응해야 하는데 그들과 우주정거장 내에 모든 물체는 지구의 중력에 반대되는 궤도의 원심력으로 인해 지속적인 자유낙하 상태에 있기 때문이다.

이러한 중력의 해로운 효과는 다양하며 골격근량 및 힘 감소, 심박출량 감소, 심장의 위축, 혈장 용량 감소, 골무기질 함량 그리고 골밀도 감소, 균형 유지에 문제를 초래하는 전정기관장애, 혈관의 경직 감소로 인한 저혈압이 포함된다.[58,60] 미세중력으로 유발되는 근섬유의 위축은 Type I(각각 21% vs 11%) 섬유질보다 Type II 근섬유에서 더 뚜렷하며 비복근과(빠른 연축 근섬유) 가자미근의 (느린 연축 근섬유) 전체 근육 부피의 감소에도 유사한 차이점으로 이어진다. 이러한 강력한 생리적 챌린지에도 불구하고, 우주 비행 승무원들은 임무에 특화된 과제를 수행하고 자신의 건강을 유지하려고 노력해야 하는 엄격한 신체적 작업을 담당하고 있다. 그래서 나사 과학자들은 수년 동안 미세중력에 대한 생리학적 부적응을 효과적으로 중화하기 위한 운동프로그램과 장비를 고안하는데 상당한 노력을 쏟았다. 초기 노력은 1970년대의 Skylab mission에서 cycle ergometer를 포함한 것이 특징이었다. 그러나 이러한 순환 노력은 제한된 성공만 거두웠고 그것조차도 근육 그리고 뼈질량을 거의 유지하지 못한채 심혈관계에 국한되었다.

다음 노력은 초기 2001년에 국제우주정거장에 **임시 저항운동장치(iRED)**를 배치하는 것이었다. 이 저항 훈련 장치는 미세중력의 부정적인 생리학적 영향을 약화하는데 어느 정도 효과를 증명했음에도 불구하고 운동하는 우주비행사들에게 적용할 수 있는 최대 저항의 양과 운동의 수에 따라서 훈련할 수 있는 근육군이 제한되었다. 이러한 단점들 때문에, iRED는 2011년에 폐기되었고 새로 개발된 **고급저항운동장치(ARED)**로 대체되었다. ARED 시스템은 지구에서 프리웨이트를 이용한 저항훈련을 더 충실히 모방하도록 설계되었다. 케이블운동과 바운동 둘 다 제공하며 110 kg와 270 kg의 최대 저항을 부여하는 동시에 iRED를 장치에서 이용할 수 있는 18가지 보다 많은 29가지 운동을 가능하게 한다. ARED는 iRED보다 미세중력으로 유발하는 근육크기 그리고 힘의 손실을 약화하는데 효과적인 것으로 입증되었지만 이것은 여전히 예방책으로써 부분적으로만 효과적이다. 반면 ARED는 iRED와 달리 골반과 엉덩이에서 뼈 질량과 뼈 무기질 함량의 손실을 효과적으로 예방하는 것으로 나타났다(그림 12-19).

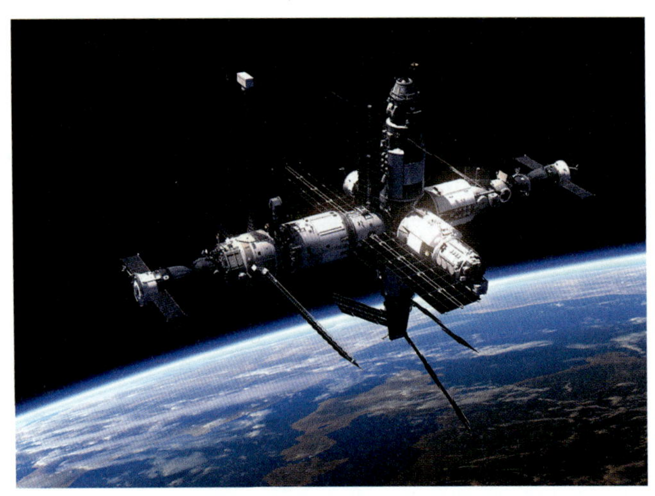

그림 12-18 지구 주위를 공전하는 국제우주정거장의 이미지.

심혈관계를 훈련하기 위해서는 ISS는 걷기/뛰기 운동을 가능하게 하는 트레드밀 운동기구도 구비되어 있다는 점을

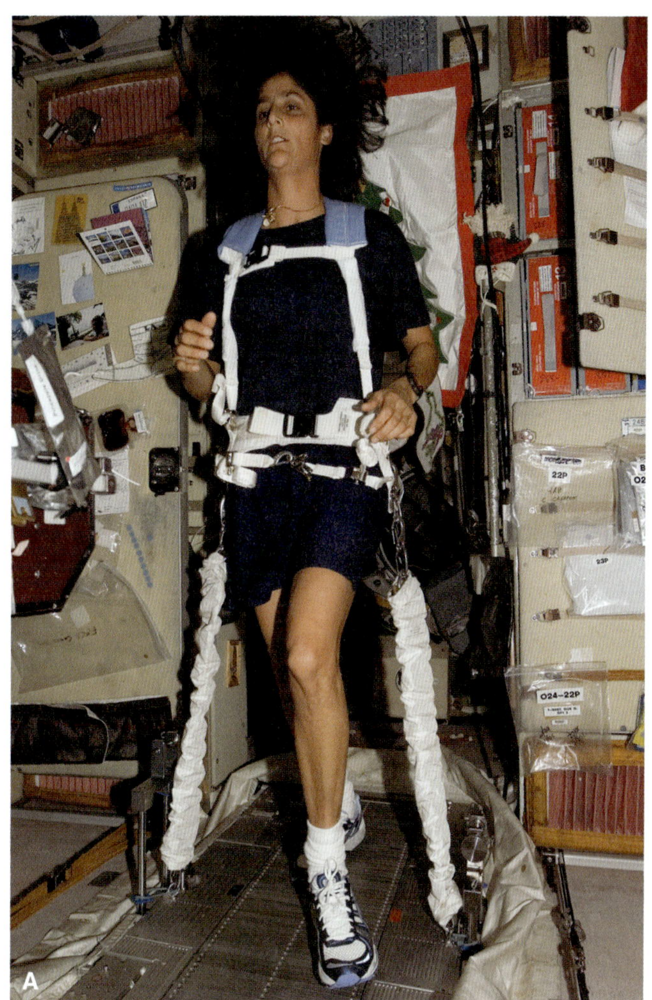
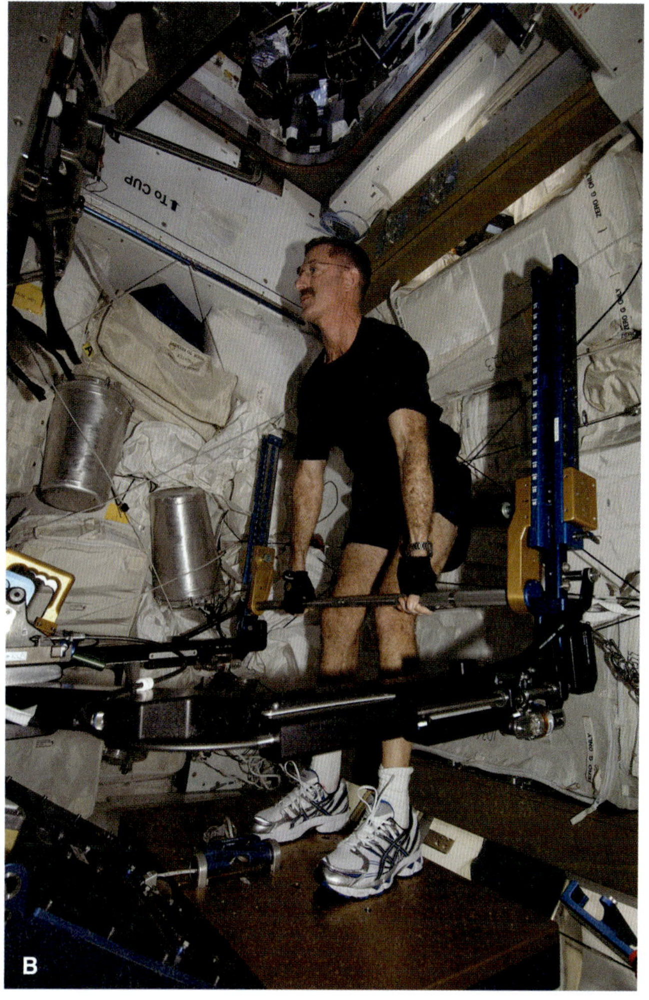

그림 12-19 우주비행사는 심혈관 운동과 저항성 운동을 모두 포함한 전신 컨디셔닝 프로그램을 수행해야 한다. 국제우주정거장에는 미세중력 환경에서 심혈관계, 근육, 결합조직 등 다양한 생리적 시스템을 유지할 수 있도록 두 종류의 운동 프로그램을 위한 장비가 모두 설치되어 있다. **(A)** 우주비행사가 러닝머신에서 운동하는 모습이며, 러닝머신 표면에 우주비행사를 고정하기 위해 사용되는 장치들이 눈에 띈다. **(B)** 우주비행사가 근력과 파워 향상을 위한 점진적 과부하 훈련을 수행하기 위해 저항성 운동 장비를 사용하고 있다.

주목해야 한다. 미세중력 조건에서는 유산소 운동이 중간강도의 지속적인 운동보다 고강도의 인터벌 훈련이 더 효과적이다. ISS에서 사용되는 트레드밀은 미세중력의 효과를 상쇄하기 위해 특별하게 맞추어져 운동하는 우주비행사가 정상적인 두발로 걷게 수행할 수 있도록 해준다. 그러나 이 사실은 NASA가 화성에 여행을 추진할 때 새로운 도전을 하게되며 이러한 여정은 약 7개월 정도 걸릴 것으로 예상된다. 이 새로운 운동 장비는 이전 장비에 비해 상당한 개선을 보여주지만 우주선 내에 상당한 공간을 차지함으로 훈련 장비의 수와 사이즈를 최소화하려는 시도가 이루어진다.

저항훈련운동 장비의 크기를 제한하려는 목표를 달성하기 위한 한 가지 전략은 BFR 훈련을 이용하는 것이다. 이러한 저항운동 방식은 사지에 착용된 커프를 부풀려 운동 중인 근육에 혈류를 차단한다. 이러한 방식의 훈련은 단일 반복 최대치(1 RM)의 30% 미만으로 사용하면서 근육량과 힘을 증가시키기 위해 일반적으로 권장되는 훨씬 높은 강도 훈련 요법과 비슷한 효과를 얻을 수 있다.[7] BFR 저항 훈련의 효과에 있어서 필수 요소는 젖산을 포함한 대사산물이 축적되어 운동하는 동안 Type I 섬유가 평소보다 더 빨리 피로를 느끼고 따라서 더 빨리 더 많은 제2근섬유의 동원이 필요하게 된다

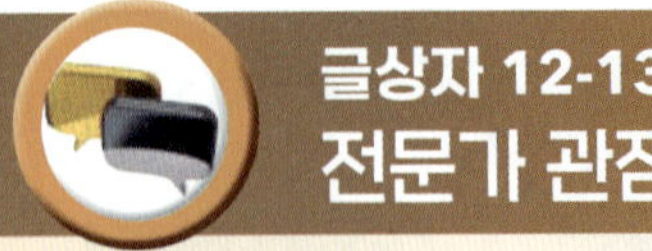

글상자 12-13 전문가 관점

우주비행 운동

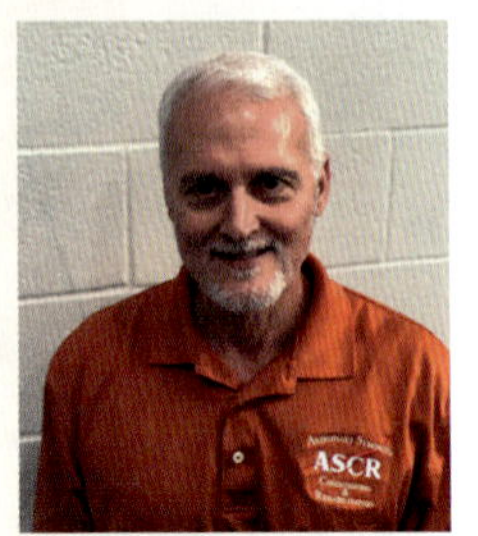

Mark Guilliams, MA, CSCS, RSCC*E, USAW
우주 비행사 근력 강화,
컨디셔닝 및 재활 전문가
텍사스주 휴스턴

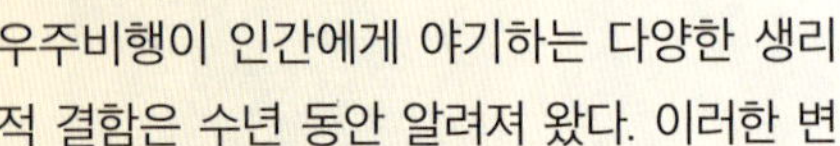

우주비행이 인간에게 야기하는 다양한 생리적 결함은 수년 동안 알려져 왔다. 이러한 변화에는 심혈관계의 탈조건화, 근육, 감각운동 그리고 뼈 시스템이 있고 여기에 국한되지 않는다. 운동은 우주비행사 신체단련 그리고 건강에 중요한 요소이다. 그리고 스카이랩(1973)부터 우주왕복선 프로그램(1981~2011)을 거쳐 오늘날 국제우주정거장(ISS)(2000에서 현재까지)에서도 지속되고 있다. 운동은 우주비행 동안 최상의 승무원 성과와 임무 성공을 위해 필수적이기 때문에 신체에 외부 부하를 가할 수 있는 유일한 방법이다. 이것은 우주비행사 힘, 훈련 그리고 재활프로그램의 간략한 개요가 될 것이다. 프로그램의 목적은 비행 전, 비행 중 그리고 비행후 기간 동아 체력훈련에 체계적인 접근을 제공하는 것이며, 필요한 신체 수행을 충족하고 우주비행 경력 전반에 최상의 건강을 유지할 수 있는 잘 훈련된 우주 비행사들을 양성하는 것이다. 이 프로그램의 목적은 승무원 건강 그리고 수행을 최적화하고 승무원 부상을 예방하며 우주비행의 상태 악화를 최소화하며 그리고 임무 후 신속하게 기능적 그리고 비행상태로 승무원을 복귀시키는 것이다. 이 프로그램은 3개의 메인 단계로 구성된다. 지정되지 않은 단계, 비행 전 단계, 비행 중 단계와 비행 후 단계.

비행 전 운동 프로그램

특정 우주비행 임무에 할당된 후, 우주비행사들은 우주비행사 체력, 훈련 그리고 **재활 전문가(ASCR)**의 감독하에 비행 전 운동 프로그램에 참여하도록 권장된다. 비행 전 프로그램은 각 우주비행사에게 **선외활동(EVA)** 같은 신체적으로 고된 미션 특정 작업을 준비할 수 있게 설계되며 개별 비행 운동 계획을 수립하게 필요한 정보를 제공하고 이뿐만 아니라 비행 후 리컨디셔닝을 위한 비행 전 기준을 마련한다. 비행 전 단계에서는 우주비행사들에게 비행 중 운동 장비에 특화되어 있는 **운동 카운터 측정 시스템 하드웨어(CMS)**의 올바른 사용방법에 대한 교육을 받는다. 비행 전 프로그램은 비행 기간, 비행 동안 가능한 운동 장비의 형태, 임무 관련 작업 그리고 개인의 필요에 맞추어진다. 프로그램의 설계에 대한 주기적 평가와 업데이트는 이 전체적인 교육 흐름에서 이루어진다.

비행 중 운동 프로그램

비행 중 프로그램은 ASCR 그리고 임무 항공 군의관이 관리한다. 이 프로그램은 사용가능한 비행 중 운동 자원, 기존 비행 규칙 그리고 공식적인 의료 정책을 고려한다. ASCR은 비행중인 우주비행사에게 운동 처방을 제공한다. 각 우주비행사는 주 6일 하루에 2.5시간씩 운동이 잡혀 있다. 각 운동 세션은 1시간의 심혈관계 건강을 위한(유산소 그리고 무산소), 그리고 1.5시간의 주기화된 저항운동 프로그램에 구성 요소가 포함한다. ISS를 위한 비행 중 하드웨어는 **고급저항 운동 장치(ARED)**, **트레드밀 진동 차단 시스템(TVIS)** 그리고 **사이클 진동 차단 시스템(CEVIS)**로 구성된다. ASCR은 비행중 지속적인 모니터링과 평가를 담당하며 비행사 또는 임무 요구를 충족하기 위해 비행중 운동 프로토콜 조정을 권장한다.

비행 후 리컨디셔닝 프로그램

리컨디셔닝 프로그램은 여러 단계로 나누어져 있으며 착륙 즉시 시작된다. 각 단계의 기간과 내용은 각 승무원의 회복에 따라 수정된다. 리컨디셔닝 활동은 최고의 효과를 위해 개별적으로 처방되고 관리된다. 초기 재적응 단계는 복귀 첫날(R+1)부터 시작하여 복귀후 약 7일(R+7)까지 지속되며 R+45일까지 계속된다. 세션은 매일 2시간씩 예정되어 있다. 첫 번째 단계의 목표는 대사, 근육 그리고 감각운동의 리컨디셔닝을 시작하는 것이다. 점진적인 리컨디셔닝 단계는 초기 재적은 단계가 끝난후 시작되어 R+45까지 계속된다. 점진전 리컨디셔닝 단계와 관련된 주요 활동은 비행상태 복귀 그리고 향후 임무에 대비하여 비행전 단계를 얻기 위해 신체 훈련을 늘리는 것이다. 이 기간 동안에는 유산소, 무산소 운동, 근력 개발 파워 그리고 체력 증가가 강조된다. 리컨디셔닝 프로그램은 R+45일에 종료된다.

운동 대책의 인정된 가치는 ISS 임무 중 정기적으로 운동할 수 있도록 요구하는 비행 규정 때문에 명백하다. 하지만 위의 단계들은 특정 조건에 맞게 변경될 수 있다. 승무원 건강 그리고 안전을 보호하기 위한 사전예방의 목표를 유지하기 위해 이러한 제약 내에서 모든 시도는 이루어진다. 더 많은 것을 배우고 우주비행이 달과 화성으로 계속되면 프로그램 그리고 하드웨어 또한 계속해서 발전할 것이다. 우주비행사 운동 프로그램에 대한 자세한 정보는 아래 참고문헌을 참조하자.

추천 참고문헌

1. Lee SMC, Schuring RA, Guilliams ME, et al. Physical performance, countermeasures, and post flight reconditioning. *Principles of Clinical Medicine for Space Flight*. Vol. 2 New York, NY: Springer, 2008.
2. Loehr JA, Guilliams ME, Petersen N, et al. Physical training for long-duration spaceflight. *Aerospace Med Hum Perform*. 2015; 86(12 Suppl.):A14-A23.
3. Wood SJ, Loehr JA, Guilliams ME. Sensorimotor reconditioning during and after spaceflight. *NeuroRehabilitation*. 2011;29(2):185-195.

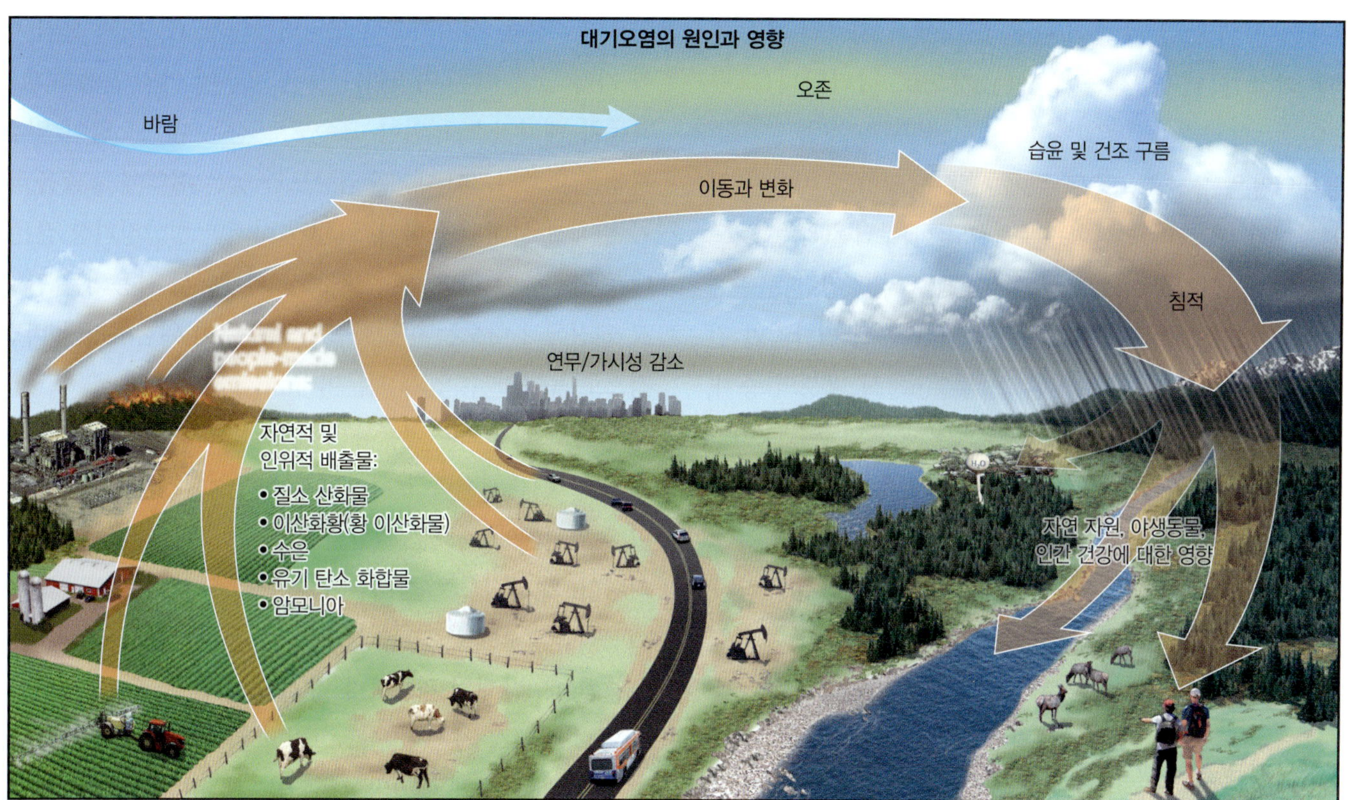

그림 12-20 대기오염의 원인과 지구에 미치는 영향을 나타내는 그림.

는 사실이다. 제2형 섬유가 더 큰 수축력 그리고 운동유발 비대 가능성을 보여준다는 점을 기억하라. 이러한 훈련이 미세중력에서 발생하는 뼈 흡수 과정을 억제함으로써 골밀도 유지하는 데 도움을 준다는 증거가 있다.[7]

특히 나사 목표에 의미가 있는 사실은 추가적인 연구를 통해 근골격계 시스템의 힘 그리고 질량을 유지하는 데 있어 BFR 훈련의 효능이 확인된다면 화성으로 이동하는 우주비행체의 공간을 저항훈련 장비를 보관하기 위한 공간을 훨씬 적게 할당해 된다는 점이다. 마찬가지로 중요한 사실은 1 RM의 30%라는 낮은 저항은 사용하기 때문에 운동 중 근긴장의 가능성이 줄어든다는 점이다. 대부분의 우주비행 요원들이 겪는 부상의 대부분이 고강도 저항운동과 관련되어 있기 때문에 이는 중요한 고려 사항이다. 우주비행사를 훈련시키는 것은 달로의 복귀 또는 화성비행이라는 궁극적인 목표를 준비하기 위해 우주 정거장에서의 비행임무 그리고 미세중력의 요구를 대비시키는 데 매우 중요하다(글상자 12-13).

공기 오염

인구통계학적 자료에 따르면 세계의 선진국에서 거의 80%의 사람들이 도시로 여겨지는 곳으로 살고 있다. 삶의 당황스러운 진실은 이러한 도시 중심에서 공기 오염이 가장 만연하고 심각하다는 것이다. 동시에 많은 사람들이 운동 훈련의 긍정적인 효과를 얻기 위해서 정기적으로 운동을 한다. 미세물질(엔진 그리고 공장배기), 일산화탄소 그리고 오존 포함하여 많은 형태의 대기오염이 존재한다.[28] 대기오염이 어떤 형태를 취하든 특히 산소성 대사를 강조하는 경우 운동 수행에 부정적인 영향을 미칠 수 있다. 주로 동일한 운동량이 주어지면 운동선수의 분당 환기량과 호흡률이 증가하는 반면, 일회호흡량과 호흡의 깊이는 감소하기 때문이다. 즉 호흡일은 증가하여 더 많은 산소를 소비하고, 운동을 수행하는 근육에 이용가능한 산소가 줄어든다. 이는 일반적으로 대기오염이 적은 도시에서 같은 과제를 수행할 때보다 대기오염이 더 높은 수준이 높은 도시에서 지구력 운동을 할 때 피로가 더 일찍 발생하는 것으로 나타난다(그림 12-20).

대기오염은 유산소운동 수행에 해로운 영향을 미치는 것 뿐만 아니라 폐 그리고 심혈관계에 심각한 부담을 주는 것으로 나타났다. 이러한 영향은 운동 수행 그리고 건강 모두에 저해할 수 있다. 대기오염에 장기노출과 관련된 일반적인 건강 위험은 폐 그리고 기도의 손상, 두통, 천식 발생의 증가, 기존 천식증상의 악화 그리고 다른 폐질환과 뇌졸중 그리고 심장마비 위험 증가가 포함된다.

건강한 사람들에게도 오염과 관련된 건강 위험이 있지만, 천식이나 만성 폐쇄성 폐질환 같은 기저 질환이 있는 사람들, 어린이와 노인들은 특히 높은 위험에 노출되어 있다. 이러한 입증된 위험에도 불구하고 증거의 우세는 정기적인 유산소 운동으로 얻는 건강 이점이 대기오염과 관계가 있는 잠재적인 건강위험 보다 더 크다고 시사한다. 이는 특히 운동 중 대기 오염의 위험을 최소하하기 위해 합리적이 예방조치를 취하는 경우에 더욱 그렇다. 여기에는 다음이 포함된다. (1) 대기오염 수준을 정기적으로 모니터링하기, (2) 대기 오염 수준이 가장 낮은 이른 아침이나 늦은 오후에 야외 운동하기, (3) 자동차 배기가스로 인한 고속도로 같은 대기오염이 밀집한 지역은 피하기, (4) 대기오염농도가 높은 지역에 노출을 피하기 위해서 실내 운동하기. 그렇긴 하지만 빙상경기장 같은 실내는 조심해야 한다. 얼음 재포장 기계에서 사용되는 탄소연료 엔진에서 나오는 이산화탄소의 수준이 위험하거나 비정상적으로 높아질 수 있기 때문이다.

대기오염원, 즉 오존, 이산화탄소 그리고 미세물질은 폐의 기능에 해를 끼친다고 나타났지만 규칙적인 운동은 폐 그리고 심혈관계에 해로운 영향을 완화시킬 수 있다는 것을 증명하였다. 결론적으로 상식을 적용하고 그리고 건강 전문가의 설명지침을 따르는 경우 정기적 운동의 이점이 대기 오염에 노출될 때 잠재점 위험보다 더 클 것이다.

열 스트레스 지수는 온도 그리고 상대 습도의 조합으로 인한 일사병의 위험을 파악할 수 있도록 한다(글상자 12-10). 이 장에 제시된 정보를 바탕으로 환경스트레스에 대한 다음 사례연구들에 대해 결정을 하자.

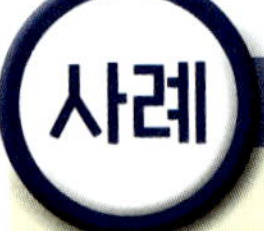

사례 연구

시나리오

당신은 메사추세스주 헤티즈버그에 있는 헤티즈버그 고등학교의 선수 트레이너이고, 축구팀은 새로운 스타디움에서 8월 초 오전 10시에 연습 스케줄이 잡혀 있다. 일주일에 하루는 셔츠와 헬멧 차림으로 연습을 했고 지금은 장비를 완전히 갖추고 연습을 하는 중이다. 신중하게 상대습도와 온도를 체크하고 90분이 넘는 연습 변화량도 평가하려고 노력하였다. 오전 9시 현재 상태는 온도가 29.4℃(85°F), 상대습도가 78%인 것으로 측정하였다. 당신은 수석 코치와 만나서 오늘 연습에 필요한 주의사항에 대해 준비를 하는 중이다.

질문

- 당신의 권고사항은 무엇인가?
- 첫 경기에 이르기까지의 여름 훈련을 위한 미리 계획된 실천 가능한 중단에 대한 감독의 우려를 어떻게 처리할 것인가?
- 각 선수의 안전을 보장하기 위해서는 무엇을 생각해야 하는가?

옵션

선수들이 연습 첫 주 동안 열에 생리학적으로 일부 적응할 것으로 기대할 수는 있지만, 적응은 다른 주 동안 완료되지 않을 것이다. 또한 선수들은 첫 주 동안 아직 완전한 장비(체열 감소를 막아 주는)를 갖추고 연습하지 않았고 열 스트레스는 더욱 증가할 것이다. 당신은 주변 상태에 대해서도 걱정을 할 것이다. 오전 9시, 이미 온도는 29.5℃(85°F)이고 습도도 꽤 높다. 이러한 상태는 신체를 식히기 위한 발한작용의 효과를 제한할 것이다. 첫째, 당신은 선수들이 연습 전 적절한 양의 전해질이 포함된 스포츠 음료를 섭취하여 반드시 수분공급을 잘하도록 해야 한다. 연습 중에는 선수들을 밀접하게 관찰해야 하고 일정한 간격으로 수분 공급을 해줘야 한다. 또한 연습은 60분으로 제한하고 90분이 넘지 않도록 조언해야 한다. 이러한 설명이 원했던 강도와 농도로 60분 동안 더 쉽게 유지될 수 있기 때문에 운동 수행력을 높이지는 못할지라도 선수들의 안전을 위한 것이다. 마지막으로, 선수들이 연습 시간 종료 후 충분한 수분 보충을 촉진하기 위해 알맞은 양의 음료를 확실히 섭취하도록 해야 한다.

시나리오

당신은 와이오밍주(WY) 샤이엔(Cheyenne)에 있는 동부 고등학교 여자 크로스컨트리 코치이다. 때는 8월 20일이고 시즌 첫 초청경기 전 팀 전체가 3일 동안 5 mile(8 km) 속도로 달리기를 계획하고 있다. 온도는 78°F 또는 25.6°C, 상대습도 39%, 풍속은 13 mph이다.

질문

- 연습과 환경 조건에 대해서 무엇이 우려되는가?
- 연습의 다른 측면에서의 걱정거리는 무엇인가?

옵션

오늘 날씨 상태는 꽤 양호하고 중간 온도, 낮은 습도 및 시원한 미풍이 부는 가운데 활동 근육에 의해 발생된 열은 효과적으로 소멸시킬 수 있을 것이다. 오늘은 과열과 탈수가 주된 걸림돌이 되지 않는다. 그러나 팀의 첫 번째 시합 전 3일 동안 5 mile 속도 달리기는 초청경기에서 경기력에 부정적인 영향을 줄 수 있는 근육 손상과 지속적인 피로의 원인이 될 수도 있다. 경기 전 3일간 매우 강하게 선수들을 밀어붙이는 것이 최선이 아니다. 중간 속도 상회하는 정도로 계획해야 한다.

시나리오

당신은 메디슨(Madison)에 있는 위스콘신(Wisconsin) 대학의 선수 트레이너이고, 8월 말에 애리조나주 템프(Temp)에 있는 애리조나 주립대학과 비공식 게임을 준비 중이다. 위스콘신의 꽤 덥고 습한 8월에 연습을 시작하였다. 팀 닥터와 수석코치는 당신에게 온도가 104°F(40°C)만큼 높아질 수 있는 곳에서 게임에 필요한 준비를 해줄 것을 원한다.

질문

- 열 질환으로부터 팀을 보호하는 데 필요한 것은 무엇인가?
- 안전하고 성공적인 운동 수행을 보장하기 위한 당신의 스포츠의학 팀 배치 계획은 무엇인가?
- 극한 환경에서의 시합을 통제할 규정은 무엇인가?
- 당신은 신체적 조절과 관련된 어떤 요인들을 해결하는가?

옵션

이를 위한 최선의 접근방법은 템프에서 마주치게 될 상황과 가능한 가깝게 흉내를 내는 것이다. 이는 매우 더운 것을 의미하지만 건조한 환경이 요구된다. 1년 중 이 시기에 위스콘신의 공기는 습해질 수 있기 때문이며 온도가 샌디에고(San Diego)에서 예상되는 온도와 다르기 때문에, 애리조나의 조건과 일치되게 공기는 건조하고 온도를 높일 수 있는 체육관 내부에서 팀 훈련을 하는 것이 최선이 될 수 있다. 게임 전 이러한 환경에서 5~7일간의 연습은 충분한 순응을 가능케 하고 고온 건조한 기후에서의 가혹한 시합을 위해 선수들을 생리학적으로 준비하게 한다. 연습 기간 동안과 게임을 하는 동안 훈련 스태프는 고온 건조한 조건이 땀을 통해 많은 수분 손실(이러한 환경 조건에서는 높은 비율의 증발이 나타날 것임)이 나타날 수 있다는 것을 인식하고 있어야 한다. 선수들, 특히 라인맨은 탈수 징후를 근접 관찰해야 하고, 모든 선수들은 필드를 나와야 할 만큼 물을 마셔야 한다. 또한 커다란 냉각팬은 게임 중 선수들을 지속적으로 식히는 데 도움이 된다.

시나리오

당신은 버지니아 대학의 축구 수석 코치이고 인디애나 대학과의 시합을 위해 여행을 가야 한다. 때는 늦가을이고 당신의 팀은 밤 경기를 할 예정이다. 경기 전, 당신은 필드를 걸었고 가을 폭우가 시작되는 것에 신경이 쓰였다. 오후 6시 현재, 온도는 지난 몇 시간 동안 약 46°F(7.8°C)에서 약 39°F(3.9°C)로 떨어졌다. 당신은 경기 전 준비운동과 훈련을 하기 전에 몇 가지 마지막 준비를 위해 라커룸으로 되돌아갔다.

질문

- 여행 전 준비해야 할 것은 무엇인가?
- 스포츠의학의 예상되는 결과는 무엇이 있는가?
- 경기 전 선수 준비 사항 중 중요한 것은 무엇인가?
- 경기 중 계속 증가하는 추위에 대비해 필요한 마지막 준비는 무엇인가?

옵션

당신은 버지니아 대학 선수들에게 익숙한 추운 조건에서 진행되는 인디애나에서의 이번 밤 경기를 기대했다. 당신은 경기를 위해 선수들에게 두둑하고 단열성 있는 온열 장비와 긴소매 셔츠를 반드시 준비시켜야 한다. 시합 동안, 선수들을 충분히 따뜻하게 해야 하지만, 사이드라인은 추울 수 있으므로 히터는 벤치에 계속 있도록 한다. 또한 게

(계속)

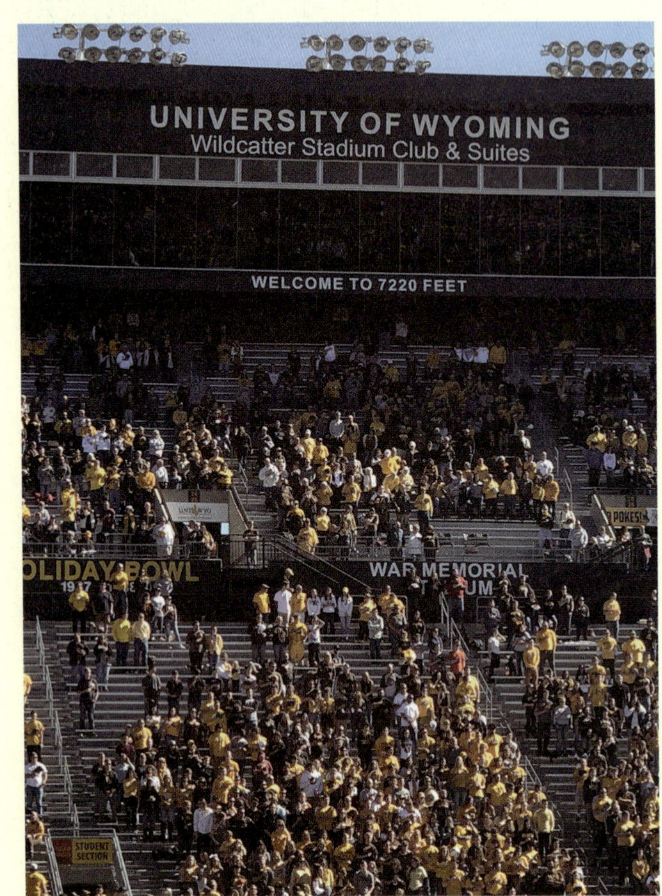

임 중 조금만 뛰는 골키퍼는 평상시보다 더 따뜻한 옷을 원할 수 있다. 경기 전, 준비 운동은 버지니아에서 하던 일반적인 중간 정도보다 더 많이 해야 한다. 그리고 경기 중간 휴식 때, 모든 팀은 야외 운동장에 있는 것보다 따뜻한 라커룸으로 들어가도록 하는 것이 현명하다.

시나리오

샌디애고 주립대학의 풋볼 수석 코치로서, 당신의 팀을 샌디애고에서 중간 고도에 위치한 와이오밍 대학으로 데려 갔는데, 그곳은 미국에서 가장 높은(2,184 m, 7,165 ft) 곳에 있는 디비전-1 미식축구 경기장이다.

질문

- 다음 주에 있을 이번 경기를 위해 당신 준비해야 할 것은 무엇인가?
- 왜 그런 전략을 선택해야 하는 건가?

옵션

일부 코치들은 선수들에게 고지대에서 나타나는 초기 생리학적 반응들을 위한 충분한 시간을 주기 위해 경기 18~24시간 전에 와이오밍에 도착할 수도 있지만, 풋볼 경기가 유산소성 에너지 시스템이 증가하지 않고 지속시간이 짧기 때문에 필수적인 것은 아니다. 풋볼 경기에서 유산소성 에너지 시스템은 부과되지 않기 때문에, 고지대 노출에 대한 유산소성 적응은 고지대가 운동 수행력에 영향을 주는 것과는 다를 것이다. 그러므로 풋볼에서는 경기 때까지 저지대에서 대기하면서 연습하다가 경기 직전에 와이오밍에 있는 경기장으로 이동하여 경기에 임하고 경기 후에 바로 저지대로 되돌아오는 것이 최고의 전략이 될 수도 있다. 이러한 전략은 중간 고도 노출의 충격을 제한할 것이다.

12장 요약

더위, 추위 그리고 고도와 같은 환경적인 조건들은 신체의 반응과 운동을 수행하는 능력에 영향을 미친다. 생리학적 스트레스와 운동 수행력의 손실을 훈련과 준비된 전략으로 약화시킬 수 있다.

고체온증은 신체가 과열된 것이다. 신체 사이즈, 연령, 건강, 온도, 습도, 풍속 모두는 고체온증에 영향을 줄 수 있다. 대류, 전도, 복사 및 증발은 모두 과도한 체열은 감소시키는 데 도움이 된다. 열경련, 졸도, 열피로 및 열사병은 열에 노출됨으로써 발생되는 상태이다. 이들 중에서 열피로와 자주 혼동되는 열사병은 가장 위험하며, 사망에 이를 수 있다.

더운 환경에서의 운동 수행력은 사전에 적응을 필요로 하며 적절한 수분공급과 신체적 상태가 포함된 변수가 많은 도전이다. 환경적인 도전에 반응하는 신체의 생리학적 변화 능력은 더운 날씨에 익숙해지는 데 도움이 된다.

저체온증은 정상적인 신체 기능이 장애가 있거나 가능하지 않은 지점으로 신체 온도가 감소한 상태를 말한다. 심각도 범위는 운동 수행 능력이 감소된 1단계부터 뇌사에 이를 수 있는 4단계까지 있다. 저체온증은 운동 능력, 특히 근력 생산을 감소시킬 수 있다.

고지대는 기압이 감소함으로써 저산소증을 유발한다. 고지대는 특히 유산소성 활동에 영향을 미친다. 이러한 상황에 적응하기 위한 다양한 전략은 고지대 시합을 위해 선수들이 준비하는 것에 의해 연습된다.

미세중력은 심혈관, 근육, 골격 및 감각운동 시스템의 기능 저하를 초래한다. 미세중력 노출 전, 중, 후의 신체 훈련은 미세중력의 영향을 완화할 수 있다. 대기 오염은 유산소 및 무산소 능력 모두에 부정적인 영향을 미치지만, 특히 유산소 능력을 감소시킨다. 이러한 영향을 최소화할 수 있는 조치에는 오염이 가장 낮은 시간에 신체 활동을 수행하고 실내에서 훈련하는 것이 포함된다.

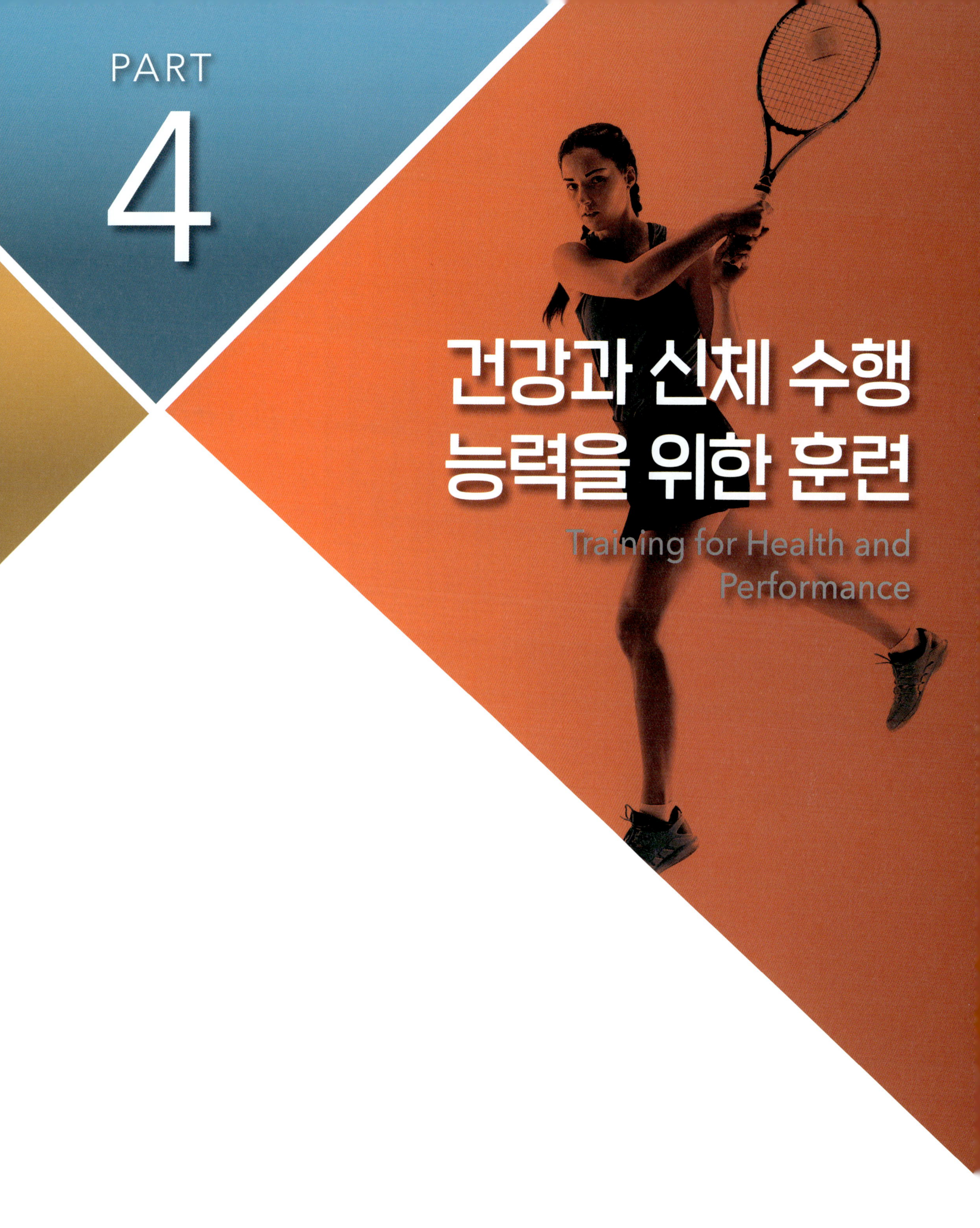

PART 4

건강과 신체 수행 능력을 위한 훈련

Training for Health and Performance

체성분의 이해와 개선

Understanding and Improving Body Composition

CHAPTER 13

이 장을 읽은 후에는 다음을 할 수 있어야 한다.

1. 비만 유행의 심각성을 설명하고, 그것이 건강 문제로 간주되는 이유를 논의한다.
2. 체성분을 정의하고, 그 구성 요소들을 설명한다.
3. 수중 체중 측정, 피하지방 측정, 공기 치환 체적측정법, 생체전기 임피던스, 이중 에너지 X선 흡수법(DEXA: dual-energy X-ray absorptiometry) 등 다양한 체성분 평가 방법의 원리와 유효성을 설명한다.
4. 필수 지방과 비필수 지방을 구분하여 설명한다.
5. 에너지 균형의 개념을 정의하고, 체지방률 변화에 영향을 미치는 조절 요인을 설명한다.
6. 식이, 운동, 에너지 균형 간의 상호작용을 설명한다.
7. 남성과 여성 운동선수 모두에서 과도한 체중 감소가 초래하는 위험을 설명한다.

오늘날 많은 미국인들은 식이요법과 운동을 통해 자신의 체성분(body composition)을 변화시키려는 노력을 지속하고 있다. 일반인의 경우, 건강 증진을 위해 체지방 감소를 목표로 체중 감량을 시도한다. 반면, 피트니스 향상에 관심이 있는 사람들은 근육량 증가와 체지방 감소를 통해 건강상의 이점, 체형 개선, 신체 수행 능력 향상을 추구한다.

코치와 운동선수 또한 신체 수행 능력(performance)에 영향을 미치는 체성분의 중요성을 인식하고 있다. 신장이나 팔다리 길이와 같은 신체적 특성은 운동 수행에 영향을 미치지만, 변화시키기 어렵다. 반면, 체중과 체성분은 식이 조절과 운동 요법을 통해 비교적 쉽게 변할 수 있다.

따라서 이 장의 주요 목적은 다음과 같다. 체성분이 어떻게 측정되고 결정되는지를 이해하고, 식이와 운동이 체성분에 미치는 영향을 살펴보며, 체성분과 신체 수행 능력 간의 관계를 과학적으로 이해하는 것이다.

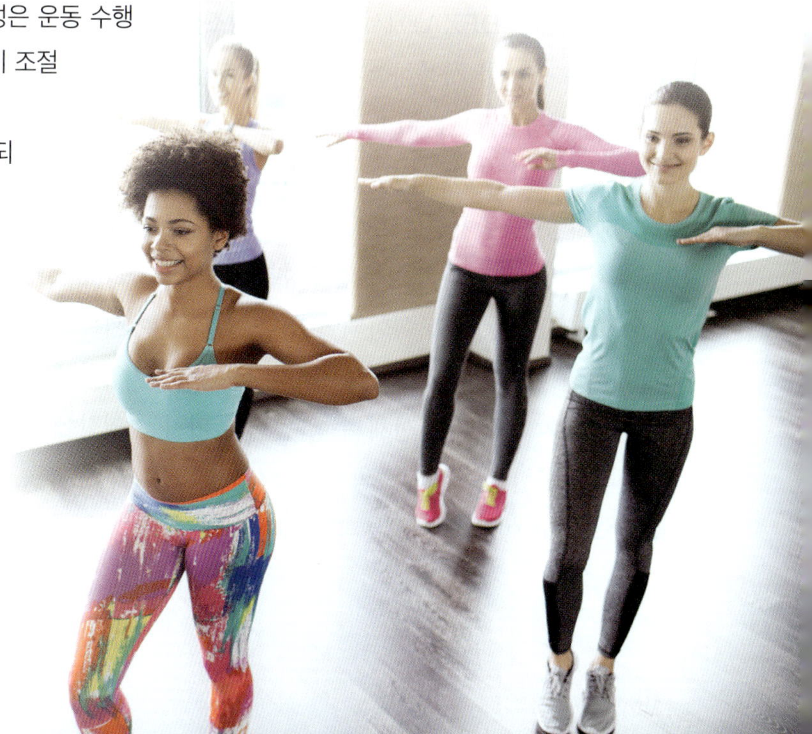

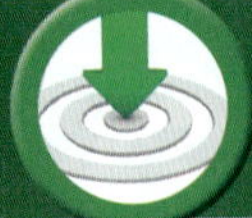

글상자 13-1 응용 연구

체성분의 기본 측정치 간의 관계

제지방량(FFM), 체지방량(FM), 체지방률(% fat)은 서로 밀접하게 연관되어 있으며, 이들 중 하나 이상의 값이 알려지면 나머지를 쉽게 계산할 수 있다. 예를 들어,

- 총 체중(total body mass, TBM) = 90 kg
- 체지방률(% fat) = 15%
- 체지방량(FM) = TBM × % fat
  = 90 kg × 0.15
  = 13.5 kg
- 제지방량(FFM) = TBM − FM
  = 90 kg − 13.5 kg
  = 76.5 kg

또한

- 제지방률(% FFM) = 100% − % fat
  = 100% − 15%
  = 85%

혹은

- % FFM = FFM/TBM × 100
  = 76.5 kg/90 kg × 100
  = 85%

체성분 개요

체성분(body composition)은 일반적으로 체내의 지방조직과 비지방조직의 절대적인 양 또는 지방이 총 체중(total body mass, TBM)에서 차지하는 비율을 의미한다. **지방량(fat mass, FM)**은 신체 내 모든 지방조직의 총량(kg)이며, **제지방량(fat-free mass, FFM)**은 체내의 지방을 제외한 모든 조직의 총량을 의미한다. 체성분을 측정하는 몇몇 기술들(예: 이중에너지 X선 흡수계측법, dual-energy x-ray absorptiometry, DEXA)에서는 **총 제지방조직**(*total lean tissue*)이라는 용어를 사용하는데, 이는 **제지방량**과 유사한 개념이다. **체지방률(percent body fat 또는 % fat)**은 총 체중(TBM) 대비 지방량(FM)의 비율(즉, FM ÷ TBM)이다. 지방량, 제지방량, 총체중(TBM) 간의 관계는 글상자 13-1과 그림 13-1에 나타난 체성분의 2성분 모델(two-compartment model)을 통해 도식화되어 있다. 이 단원에서는 먼저 미국에서의 비만 현황과 체성분이 건강에 미치는 영향에 대해 살펴본 후 체성분이 신체 수행 능력에 미치는 영향에 대해 다룬다. 또한 신체 크기 및 체질량지수(body mass index, BMI), 그리고 이들과 체성분의 관계에 대해 설명한다.

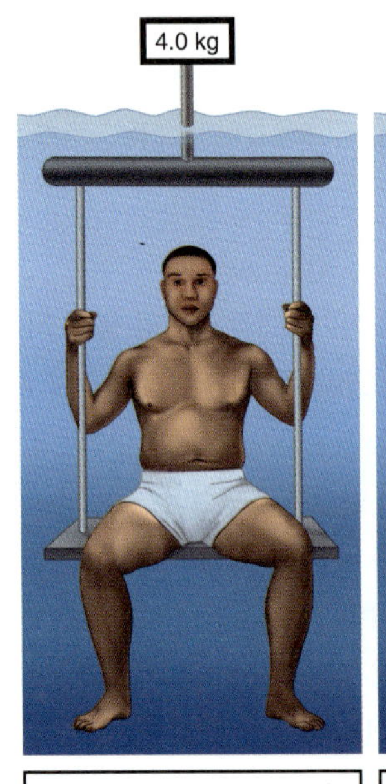

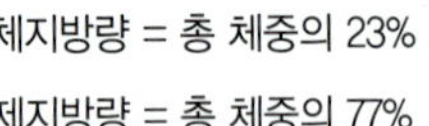

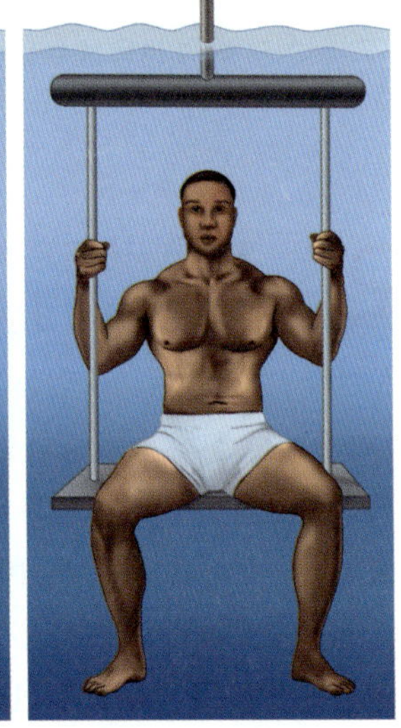

총 체중 = 90 kg	총 체중 = 90 kg
수중 체중 = 4.0 kg	수중 체중 = 6 kg
치환된 수량 = 86 kg 혹은 86 L	치환된 수량 = 84 kg 혹은 84 L
신체밀도 = 1.0465 g·mL^{-1}	신체밀도 = 1.0714 g·mL^{-1}
Siri 방정식 계산 체지방률 = 23%	Siri 방정식 계산 체지방률 = 12%
체지방량 = 20.7 kg	체지방량 = 10.8 kg
제지방량 = 67.4 kg	제지방량 = 79.2 kg

그림 13-1 동일한 체중을 가진 두 사람의 체성분 차이. 체지방률(% fat) 차이는 수중 체중, 신체 밀도, 체지방량(FM), 제지방량(FFM)의 차이를 초래한다.

비만, 건강, 체성분

미국에서는 건강한 식단과 운동에 대한 관심이 증가했음에도 불구하고, 비만은 현재 전염병 수준의 유행에 이르렀다.[43,48] 과체중은 체질량지수(BMI)가 25.0~29.9 사이인 경우를 의미하며, 비만은 BMI가 30.0 이상인 경우를 말한다(BMI 관련 내용은 아래 참조). 미국에서는 매년 약 30만 명이 비만 관련 질환으로 사망하는 것으로 추정되며, 이는 흡연에 이어 두 번째로 많은 예방 가능한 사망 원인이다.[64] 미국 성인의 약 70%는 과체중 또는 비만이며, 이 중 35% 이상이 비만이다.[48] 이는 현재 시점에도 여성의 45%, 남성의 30%가 체중 감량을 시도하고 있다는 점을 고려할 때 충격적인 수치이다.[114] 더욱 우려되는 점은 비만 유병률(prevalence of obesity)이 미국에서 급속히 증가하고 있다는 것이다(그림 13-2A 참조). 예를 들어, 1990년에는 비만 유병률이 15% 이상인 주가 단 한 곳도 없었으나, 2010년에는 비만 유병률이 20% 미만인 주가 없었고, 전체 주의 80%는 비만 유병률이 25% 이상, 그리고 12개 주는 30% 이상이었다. 더욱이, 미국 질병통제예방센터(CDC)의 Healthy People 2010 프로그램에서 설정한 비만 발생률 감소 목표를 달성한 주는 단 한 곳도 없었다. CDC의 최근 보고에 따르면, 2003년부터 2010년 사이 소아 비만율이 15.2%에서 14.9%로 소폭 감소했다고 하나, 동일한 자료에서는 6~11세 아동의 17%, 12~19세 청소년의 17.6%가 비만이라는 사실도 함께 보고되었다.[21] 비만은 매우 어린 연령대에서도 영향을 미치고 있으며, 미국의 유아 8명 중 1명이 이미 비만 상태이다. 또한 2011년 이후 성인의 비만율은 다시 증가하고 있다(그림 13-2B 참조). 식이 지침을 중심으로 한 공공 정책 노력 중 다수가 저지방·고탄수화물 식단의 홍보 실패로 인해 효과를 거두지 못한 것으로 보인다(자세한 내용은 10장 참조).[35,50]

일반 인구에서 비만에 대한 우려는 주로 비만이 사망률 증가 및 다양한 질병 위험과 연관되어 있기 때문에 발생한다.[17,18,38,39,57,63,79,85] 비만은 고혈압, 제2형 당뇨병, 관절염, 통풍, 생리 이상 등의 발생과 연관이 있는 것으로 보고되고 있다. 비만과 각 질병 간의 연관 정도는 다르지만, 비만은 다음과 같은 질병들과 연관되어 있다.

1. 심혈관 질환
2. 고혈압
3. 동맥경화증
4. 혈중 지질 수치 악화
5. 제2형 당뇨병
6. 수면 무호흡증(수면 중 호흡 정지)
7. 골관절염
8. 임신 및 수술 시 합병증
9. 특정 암(자궁암, 신장암, 대장암, 식도암)
10. 담낭 질환
11. 통풍

복부 부위에 지방이 축적되는 상태를 복부비만 또는 **중심성 비만(central obesity,** *android obesity***)**이라 하며, 이는 엉덩이 및 허벅지 부위에 지방이 축적되는 **말초 비만(peripheral obesity)** 또는 여성형 비만(*gynoid obesity*)보다 건강에 더 위험한 것으로 간주된다.[99,120] 복부 지방에 저장된 중성지방은 혈류 내로 유리지방산을 방출하여 혈류에 영향을 미치고 건강 문제를 유발할 수 있다.[96,120] 따라서 비만 자체가 여러 질병 상태와 관련될 뿐만 아니라, 체내 지방의 분포 위치 또한 건강에 중대한 영향을 미친다. 비만은 당뇨병이나 이상지질혈증과 같은 다른 질환과 단독으로 또는 함께 작용할 수 있으며, 이러한 이유로 비만 유행은 실제로 공중보건에 있어 심각한 문제이다. 미국에서 비만으로 인한 연간 총 비용은 현재 약 1,500억 달러에 달한다.[20]

비만이 전체 사망률 증가와 관련 있다는 증거는 부정할 수 없지만, 반대로 BMI가 18.5 미만인 저체중 상태 역시 전체 사망률의 증가와 관련될 수 있다. 비만이나 저체중의 위험성과는 달리, 과체중(BMI 25~30)인 경우에는 전체 사망률이 비만, 저체중, 그리고 정상 체중(BMI 18.5~24.9)인 사람들보다 오히려 낮은 경향을 보였다는 자료도 있다.[37] 이 다소 놀라운 결과는 "비만 역설(obesity paradox)"이라고 불린다.[4]

비만 역설의 또 다른 형태에서는 비만한 개인이라 하더라

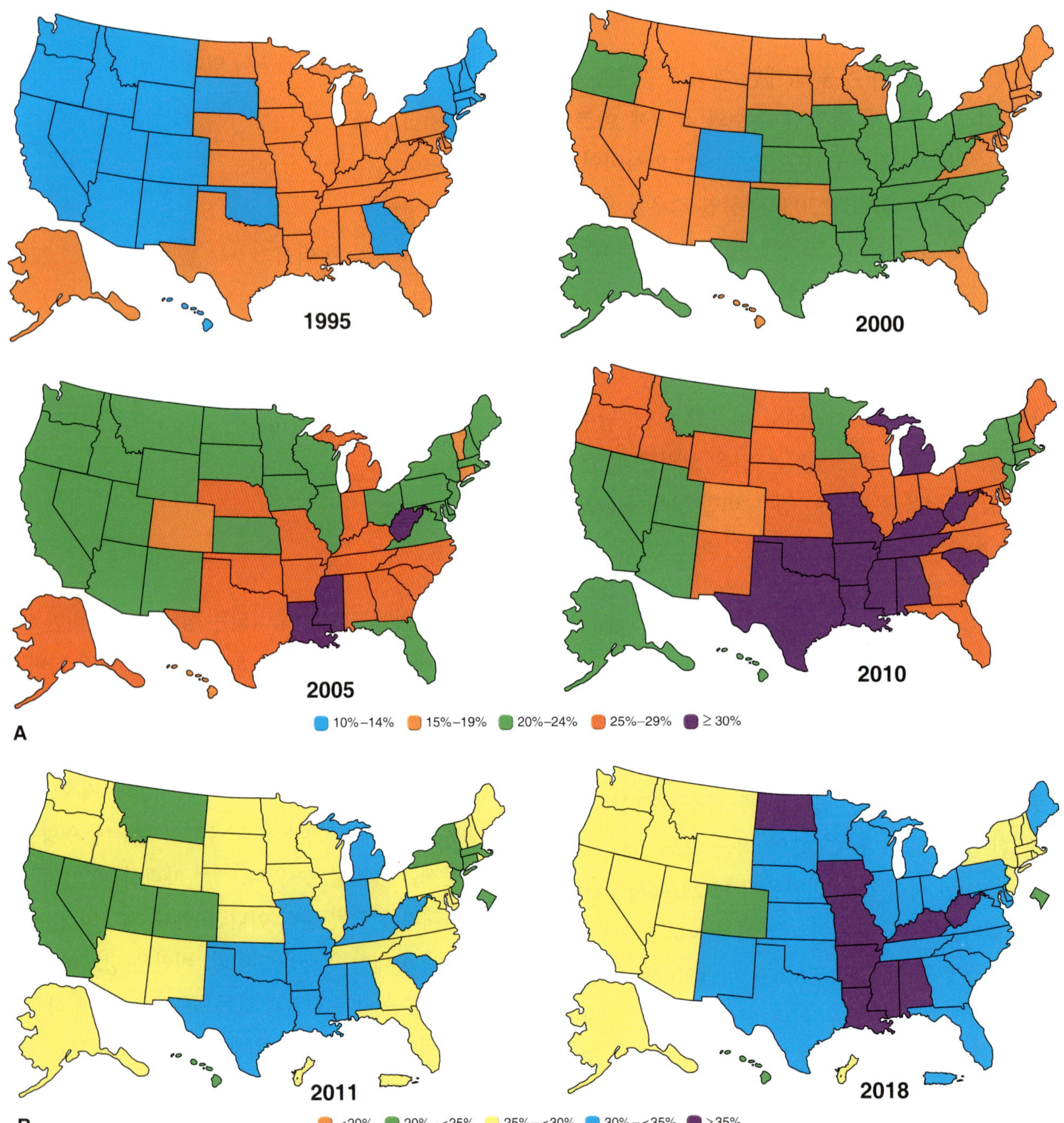

그림 13-2 **(A) 미국의 비만 유병률은 1995년부터 2010년까지 극적으로 증가하였다.** 1995년(*왼쪽 상단*)에는 절반 이상의 주에서 비만율이 15% 이상이었으나, 20% 이상인 주는 없었다. 2000년(*오른쪽 상단*)에는 15% 미만의 비만율을 가진 주는 콜로라도 단 한 곳뿐이었고, 절반에 가까운 주에서 비만율이 20% 이상이었으며, 25% 이상인 주는 없었다. 2005년(*왼쪽 하단*)에는 비만율이 20% 미만인 주는 4곳뿐이었고, 약 33%의 주가 비만율 25% 이상, 3개 주에서는 30% 이상이었다. 2010년(*오른쪽 하단*)에는 비만율이 20% 미만인 주는 하나도 없었고, 약 80%의 주에서 비만율이 25% 이상, 그리고 12개 주에서는 비만율이 30% 이상에 이르렀다. (출처: https://www.cdc.gov/obesity/data/databases.html) **(B)** CDC의 최신 자료에서도 비만 또는 과체중(overweight) 인구의 유병률이 여전히 놀라운 속도로 증가하고 있음을 알 수 있다. 이는 비만 유행(obesity epidemic)이 대부분의 사람들에게 이미 잘 알려진 이후에도 마찬가지이다.

* 2011년부터 다른 조사 방법이 사용되었기 때문에, 이 그림의 자료를 이전 다른 그림들과 직접 비교해서는 안 된다. (출처: https://www.cdc.gov/obesity/data/databases.html)

도 심폐 체력이 양호한 경우, 장기적인 건강 위험과 사망률 발생 가능성이 더 높지 않으며, 오히려 낮을 수도 있다는 주장이 제기된다. 실제로 비만하지만 체력이 좋은 사람들은 정상 체중이나 심폐 체력이 부족한 사람들보다 사망 위험이 더 낮은 것으로 보고되고 있다.[65]

이러한 결과들은 "체력(fit) 대 비만(fat)" 개념(fit vs. fat)으로 알려지게 되었다. 유사하게, 대사증후군을 가진 사람들의 사망률 역시 낮은 심폐 체력 수준으로 설명된다. 즉, 대사증후군을 가진 사람이라도 적절한 수준의 심폐 체력을 유지한다면, 조기 사망 위험은 대사증후군이 없는 사람과 큰 차이가 없다.[58] 결국, 비만 또는 대사증후군과 관련된 위험성은 적절한 수준의 심폐 체력을 보유함으로써 효과적으로 상쇄될 수 있다.

비만의 원인

사람들이 체지방을 과도하게 축적하게 되는 이유와, 이러한 사람이 증가하는 이유는 단순히 하나로 설명할 수 없다. 근본적인 원인은 섭취하는 총 칼로리가 소비하는 칼로리보다 많다는 것이다. 그러나 이 칼로리 균형에 영향을 미치는 상호 연관된 여러 요인들이 존재한다. 유전적 요인이 비만과 연관되어 있다는 사실은 잘 알려져 있다. 예를 들어, 일란성 쌍둥이 쌍이 체중 유지를 위해 필요한 열량보다 하루 1,000 kcal 더 섭취하도록 100일간 통제된 식단을 섭취했을 때, 유사한 체중 증가를 보였다.[11] 그러나 실제로 쌍둥이 쌍별로의 체중 증가는 9.5~29.3파운드(4.3~13.3 kg)까지 다양했으며, 이는 같은 총 열량을 섭취했음에도 쌍별로 체중 증가량에 상당한 차이가 있었다는 것을 보여준다. 인간에게는 드물지만, 지방세포가 렙틴을 생성하지 못하는 경우가 있다. 렙틴은 지방 저장량이 충분하다는 신호를 보내고 음의 에너지 균형을 촉진하는 호르몬 유사 물질이다. 렙틴을 생성하지 못하는 것은 렙틴 생산을 조절하는 ob 유전자의 결함으로 인해 발생한다. 이 장애를 가진 아이들은 혈중 렙틴 농도가 매우 낮고, 식욕 조절 능력이 거의 없어 다른 아이들보다 훨씬 더 많이 먹는다.[80] 식욕 조절 기능의 변화도 비만의 가능성을 높일 수 있다. 예를 들어, 정상 체중의 사람들은 식사 후 인슐린 반응이 식욕 감소와 연관되어 있다.[38] 그러나 과체중이나 비만인 사람들은 인슐린 반응이 식욕 변화와 관련이 없다. 이는 식사에 따른 인슐린 반응과 같은 정상적인 포만감 신호가 비만한 사람에게는 방해를 받아, 식사 후에도 정상적인 포만감을 느끼지 못하게 됨을 시사한다. 신체활동 부족도 비만에 기여한다. 텔레비전을 시청하거나 비디오 게임을 하는 것과 같은 좌식 활동에 더 많은 시간을 보낼수록, 과체중이 될 가능성이 커진다.[5,49] 어떤 이유로든 과식하는 것도 체중 증가의 한 가지 설명이 된다. 과식은 사회적·경제적 요인이나 잘못된 식습관으로 인한 문화적 편향일 수도 있다.[87,88,114] 오늘날에는 고칼로리·고지방 음식들이 넘쳐나며 쉽게 구할 수 있다. 이는 부분적으로 패스트푸드 때문이기도 하다. 또한 대용량 제공("슈퍼사이즈")되는 음식 선택은 더 많은 칼로리 섭취로 이어지며,[30] 거의 모든 음식과 음료의 1회 제공량이 지난 수십 년간 엄청나게 증가했다. 특히 패스트푸드점에서 그러하다.[78] 이처럼 비만 유행에는 여러 관련 요인이 복합적으로 작용하고 있다(글상자 13-2).

비만의 치료

비만 감소 노력에서 결정적인 전환점은 2013년 6월, 미국의사협회(American Medical Association, AMA)가 연례 회의에서 비만을 질병으로 공식 분류하기로 발표하면서 이루어졌다. 이 결정 이전까지 미국 의료계에서는 비만을 다른 질환과의 연관성으로 인해 단순한 '상태' 혹은 '동반질환' 으로 간주해 왔다. 그러나 AMA의 결정 이후, 1차 진료 의사들은 비만을 독립적인 치료 대상 질병으로 인식하게 되었고, 비만 환자에게 그 건강 결과를 설명하고 관리할 필요성이 커졌다.

전통적인 비만 치료 접근은 신체활동 증가와 칼로리 섭취 제한을 권장하는 것이었다. 그러나 여러 연구들은 식이요법 단독으로는 장기적인 체중 감량을 유지하기 어렵다는 사실을 반복적으로 입증하였다.[69] 일부 연구에서는 운동과 식이요법의 병행이 단독 식이요법보다 더 큰 체중 감량 효과를 보였다고 보고하였으나, 대부분의 사람들은 시간이 지나면서 감량

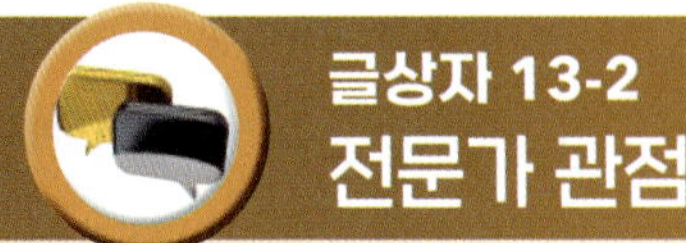

글상자 13-2 전문가 관점

비만 유행

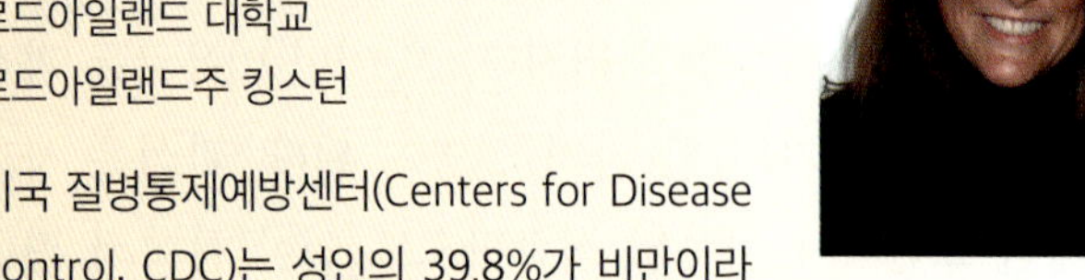

Disa L. Hatfield, PhD
조교수, 학과장
운동학과
로드아일랜드 대학교
로드아일랜드주 킹스턴

미국 질병통제예방센터(Centers for Disease Control, CDC)는 성인의 39.8%가 비만이라고 보고하고 있으며, 이 비만은 체질량지수가 30 이상인 상태로 정의된다. 또한 전체 성인의 절반 이상이 과체중이다.[3] 비만 유행은 막대한 비용을 수반한다. 비만한 미국인은 정상 체중(BMI 18.5~24.9)을 가진 사람보다 연간 평균 2,741달러 더 많은 의료비를 지출한다.[2,3] 미국의학협회(American Medical Association, AMA)는 이제 비만을 하나의 독립된 질병으로 간주하고 있지만, 비만은 여전히 심장병, 제2형 당뇨병, 암, 간 및 담낭 질환, 수면 무호흡증 및 호흡기 문제, 골관절염, 부인과 질환 등 다양한 동반질환과 관련되어 있다.[3]

과체중 및 비만의 유병률이 높다는 점을 고려할 때, 건강 및 체력 관련 분야의 코치와 트레이너들은 비만한 내담자를 만날 가능성이 크다. 안타깝게도, CDC와 언론은 비만 문제를 "덜 먹고/더 운동하라"는 단순한 해결책으로 묘사하곤 한다. 그러나 현실에서 성인기의 체중 감량은 복잡한 문제이며, 이는 다음과 같은 수정 가능한 요인(직장과 가족 간 균형, 교통이 불편한 농촌 환경 등의 생활환경 극복, 운동 시작에 대한 지식 부족 등)과 수정이 어려운 요인(유전, 운동 장비나 헬스장 이용 비용을 감당할 수 있는 재정 능력 등)을 모두 포함한다. 이러한 요인들 외에도, 비만한 개인은 호르몬 불균형과 같은 생리적 요인으로 인해, 운동과 칼로리 제한에도 불구하고 체중 감량이 어려운 경우가 많다. 그러나 수정 가능한 요인의 변화가 체중에 미치는 영향은 수정 불가능한 요인보다 더 클 수 있다. 예를 들어, 한 최근 리뷰 연구에서는 신체 활동이 비만 관련 형질의 유전성에 강력한 영향을 미친다고 보고했다. 운동을 하지 않은 핀란드 쌍둥이들의 경우 체지방량의 유전성은 90%에 달했으나, 운동을 하는 쌍둥이들은 단 20%로 나타났으며, 이는 규칙적인 신체 활동이 유전적 비만 소인을 긍정적으로 조절할 수 있음을 의미한다.[2]

미국스포츠의학회(American College of Sports Medicine, ACSM)의 최신 입장문에서도 건강 유지에 필요한 운동의 시간과 형태에 초점을 두고 있다.[4] 동시에, 이 입장문은 체중 감량과 운동 지속을 방해하는 수정 가능한 요인을 극복하기 위한 행동 전략의 중요성을 강조하고, 행동 상담을 체중 감량 프로그램의 일부로 제안하고 있다. 실제로, 일부 연구에서는 비만 치료의 첫 단계로 행동수정이 우선되어야 한다고 제시한다.[1]

코치, 퍼스널 트레이너, 건강/체력 전문가들이 체중 감량을 돕는 실질적인 방법들:

1. 비만의 위험성과 신체 활동의 이점을 교육하라. 많은 경우, 체중 감량에만 초점이 맞춰지지만, 단순히 신체 활동을 늘리는 것만으로도 제2형 당뇨병과 심혈관 질환과 같은 건강 위험을 줄일 수 있다. 또한 활동에 대한 현실적인 수행 목표를 설정하면, 내담자의 자기 동기가 향상되고, 이후 식이조절 목표 달성에도 긍정적 영향을 미칠 수 있다.
2. 인지된 장애를 고려해 계획을 세워라. 시간 부족, 가족 의무, 경제적 문제는 체중 감량을 방해하는 대표적인 세 가지 장벽이다. 단순히 "아침 일찍 일어나 산책하라"고 말하는 것으로는 부족하며, 오히려 파트너나 친구가 함께 운동하도록 유도하는 것이 운동 지속도를 높이는 데 효과적이다.
3. 식습관, 운동 루틴, 목표 설정에 있어 내담자가 자율성을 갖게 하라. 문제 해결책을 "제시"하기보다는, 내담자 스스로 해결 방법을 찾도록 유도하는 것이 효과적이다.

비만은 복잡하고 때로는 논쟁의 소지가 있는 문제다. 비만한 내담자와 전문가 자신에게 가장 중요한 것은 비만의 사회적, 심리적, 건강적 결과에 대해 지속적으로 정보를 습득하고, 건강한 생활 방식을 방해하는 장벽을 극복할 수 있는 창의적인 해결책을 모색하는 것이다.

참고 자료

- The National Weight Control Registry: www.nwcr.ws
- American Medical Association - Promoting Healthy Lifestyles: www.ama-assn.org/…/obesity.page
- American Academy of Pediatrics: www.Healthychildren.org
- Obesity Society: www.Obesity.org
- Shape Up America: www.Shapeup.org

참고문헌

1. Butryn ML, Webb V, Wadden TA. Behavioral treatment of obesity. *Psychiatr Clin North Am.* 2011;34(4):841-859.
2. Cawley J, Meyerhoefer C. The medical care costs of obesity: an instrumental variables approach. *J Health Econ.* 2012;31(1):219-230.
3. Centers for Disease Control. Overweight and Obesity. Available at: http://www.cdc.gov/obesity/data/databriefs/db288.pdf

4. Garber CE, Blissmer B, Deschenes MR, et al.; American College of Sports Medicine. American College of Sports Medicine position stand. Quantity and quality of exercise for developing and maintaining cardiorespiratory, musculoskeletal, and neuromotor fitness in apparently healthy adults: guidance for prescribing exercise. *Med Sci Sports Exerc.* 2011;43(7):1334-1351.
5. Waalen J. The genetics of human obesity. *Transl Res.* 2014; 164(4): 293-301.

한 체중을 유지하지 못하는 문제를 겪는 것으로 나타났다.[26] 최근 체중 감량 유지 전략을 검토한 메타분석에 따르면, 식이요법, 운동, 또는 이 두 가지를 결합한 중재 모두에서 저열량 식사 혹은 초저열량 식사로 유도된 체중 감량을 지속적으로 유지하는 데 실패한 것으로 보고되었다. 연구자들은 운동, 식이보조제, 또는 이 둘의 병합 방법 모두가 장기적인 체중 유지 효과를 입증하지 못했다고 결론지었다.[54]

비만에 영향을 미치는 생물학적 요인 및 내분비계 유사 물질(endocrine-like agents)의 역할에 대한 이해가 심화되면서, 이를 표적으로 하는 비만 치료 약물(antiobesity pharmaceuticals)의 개발도 활발히 이루어지고 있다. 특히, 비만이 질병으로 공식 분류된 이후, 이 분야의 연구는 더욱 가속화되고 있으며, 의료보험이 효과가 입증된 약물 치료를 보장하게 될 가능성이 커졌다. 앞서 언급한 메타분석에서도 운동과 식이요법만으로는 체중 감량 유지에 실패했지만, 비만 치료 약물은 체중 감량 유지에 효과적이었다는 결과가 보고되었다.

중증 비만(severe obesity), 즉 BMI ≥ 40, 혹은 BMI ≥ 35이면서 심각한 동반질환이 있는 경우에서는 최근 비만 수술이 점차 일반화되고 있다. 이 수술은 다양한 형태로 시행되지만, 공통적으로 위의 용적을 줄이는 시술이다. 비만 수술은 복잡하고 위험을 수반하는 절차이지만, 숙련된 외과의에 의해 수행될 경우 사망률과 이환율이 지난 20년간 유의하게 감소하였다.[22] 예를 들어, 미국의 한 주(State)에서는 가장 일반적인 수술법인 위우회술(gastric bypass surgery)의 입원 중 사망률이 1996년 11%에서 2007년 1%로 감소하였다.[24] 또한 병적 비만자(morbidly obese patient)를 대상으로 한 연구에서는 수술 후 6개월 이내 체중이 약 50% 감소, 제2형 당뇨병의 90%에서 완전 또는 부분적 호전, 그리고 약 80%에서 고지혈증이 개선된 것으로 보고되었다.[45] 비만 수술은 이처럼 체중 감량과 대사 질환 개선에 매우 효과적이지만, 합병증 발생률이 최대 23%에 이를 수 있으며, 시술당 비용이 4만 달러 이상으로 경제적 부담이 크다는 점도 고려해야 한다.[22,24]

운동 수행 능력과 신체 구성

짐작했겠지만, 신체 구성은 운동 수행 능력에 중요한 영향을 미친다. 예를 들어, 제지방량(fat-free mass, FFM)은 동일하지만 체지방률(percent fat, % fat)이나 체지방량(fat mass, FM)이 더 높은 사람은, 달리기나 점프와 같은 신체 활동 시 총체중(total body mass, TBM)을 더 많이 지니고 움직여야 하므로 운동 수행 능력이 감소하게 된다. 마찬가지로, 체지방률 또는 FM이 증가하면, 상대 최대 산소 섭취량(relative peak oxygen consumption, $mL \cdot kg^{-1} \cdot min^{-1}$)도 감소하게 되는데, 이는 절대 산소 섭취량(absolute oxygen consumption, $L \cdot min^{-1}$)이 더 큰 총체중량으로 나뉘기 때문이다. 반대로, FFM이 클수록, 예를 들어 1회 반복 최대 벤치프레스(one-repetition maximal bench press)와 같은 절대 근력 측정에서는 유리할 수 있다고 가정할 수 있다.

일반적인 체력 평가에서 체지방의 증가는 수행 능력과 음의 상관관계를 보이는 것으로 나타났지만,[8,71] TBM을 제외한 다른 신체 구성 지표들과 운동 수행 능력 사이에는 명확한 관계가 없었다는 보고도 있다.[105,106] 이처럼 신체 구성과 운동 수행 능력 간의 관계에서 일관된 결과가 나타나지 않는 이유는, 측정된 운동 수행의 유형과 연구 대상의 신체 구성 범위(예: 체지방률 10~15% 또는 10~25%)에 따라 설명될 수 있다. 이러한 요인들이 신체 구성과 운동 수행 능력의 관계에 영향을 미친다는 것은 여러 운동선수 대상 연구 결과를 통해 보인다.

예를 들어, 파워리프팅 선수의 FFM은 벤치프레스, 스쿼트, 데드리프트의 1회 반복 최대치와 강한 상관관계($r =$

표 13-1 미식축구 선수의 신체 구성과 운동 수행 과제 간의 상관관계

	9.1m 달리기	36.5m 달리기	민첩성[a]	수직 점프	벤치프레스
총체중	0.59*	0.64*	0.50*	−0.41*	0.40*
체지방률	0.57*	0.70*	0.52*	−0.59*	−0.03
체지방량	0.63*	0.74*	0.55*	−0.58*	0.10
제지방량	0.35*	0.32*	0.28*	−0.10	0.56*

* 유의한 상관관계 ($P \le 0.05$).
[a] 프로 애질리티 런(Pro agility run, 20yard 셔틀런).
TBM: 총체중(total body mass), % Fat: 체지방률(percent body fat), FM: 체지방량(fat mass), FFM: 제지방량(fat-free mass).
자료 출처: Stemple KJ, Katch FI, Petrie DE. Body composition relates poorly to performance tests in NCAA Division III football players. *J Strength Cond Res.* 2003;17:238-244.

0.86 – 0.95)를 나타냈다.[15] 대학 미식축구 선수(평균 체지방률 = 17.2 ± 5.4)의 경우, 신체 구성과 운동 수행 능력 지표들 간에 통계적으로 유의미하나 약한~중간 정도의 상관관계가 있었다(표 13-1). 마찬가지로, 대학 축구 선수(평균 체지방률 = 13.9 ± 5.8) 역시 유사한 수준의 상관관계를 보였다(표 13-2). 하지만 이들 상관관계는 다음과 같이 광범위한 양상을 보인다. 축구 선수의 FFM과 수직 점프, 미식축구 선수의 FM과 벤치프레스의 경우 유의한 관계가 나타나지 않았고, 미식축구 선수의 체지방률과 36.5 m 단거리 달리기, 축구 선수의 총 FM과 9.1 m 달리기의 경우 중간 정도로 유의미한 관계가 나타났다. 따라서 사용된 신체 구성 측정법과 수행된 운동 과제의 특성에 따라 상관관계의 정도는 달라진다.

예를 들어, 체지방률은 벤치프레스 1회 반복 최대치와는 거의 관련이 없다. 이는 해당 수행 과제에서는 증가된 체지방률에 따른 추가 체중을 이동시키거나 지탱할 필요가 없기 때문이다. 그러나 단거리 달리기(sprint)나 수직 점프 능력(vertical jump ability)에서는 체지방률이 유의미한 상관관계를 보인다. 또한 어떤 과제에서는 TBM이 운동 수행 능력과 양의 상관관계를 보이기도 하며, 이는 체격 자체(total body size)가 특정 과제의 수행에 영향을 미칠 수 있음을 시사한다.

TBM과 신체 구성 지표들 사이의 상호작용도 존재할 수 있다. 예를 들어, 두 사람이 동일한 체지방률을 가졌더라도, 한 사람이 더 큰 TBM을 가진다면, 이 사람은 더 큰 FFM을 가지게 된다. 이 경우, FFM이 더 큰 사람은 벤치프레스 1회 반복 최대치와 같은 운동 과제에서 유리할 수 있다. 추가적으로, 신체 구성만으로 설명되지 않는 근육 섬유 유형이나 신경 동원과 같은 다른 요인들도 신체 구성과 운동 과제 간 상관관계의 강도에 영향을 미칠 수 있다. 따라서 신체 구성과 움직임이 포함된 운동 수행 과제 간의 상관관계는, 어떤 신체 구성 지표와 어떤 수행 과제를 사용했는가에 따라 달라진다.[97,103]

표 13-2 축구 선수에서 신체 구성과 운동 수행 과제 간의 상관관계

	9.1m 달리기	36.5 m 달리기	수직 점프	추정 최대산소 섭취량 ($\dot{V}O_{2max}$)[a]
총체중	0.61*	0.53*	−0.48*	−0.50
체지방률	0.69*	0.61*	−0.55*	−0.65*
체지방량	0.62*	0.60*	0.54*	−0.67*
제지방조직 비율	−0.60*	−0.61*	0.55*	−0.65*
총 제지방량	0.38	0.28	0.24	−0.11

* 유의한 상관관계 ($P \le 0.05$).
[a] $\dot{V}O_{2max}$는 20 m Yo-Yo 지구력 테스트를 사용해 추정함.
TBM: 총체중(total body mass), FM: 체지방량(fat mass), % Fat: 체지방률(percent body fat).
자료 출처: Silvestre R, West C, Maresh CM, et al. Body composition and physical performance in men's soccer: a study of a National Collegiate Athletic Association Division I team. *J Strength Cond Res.* 2006;20:177-183.

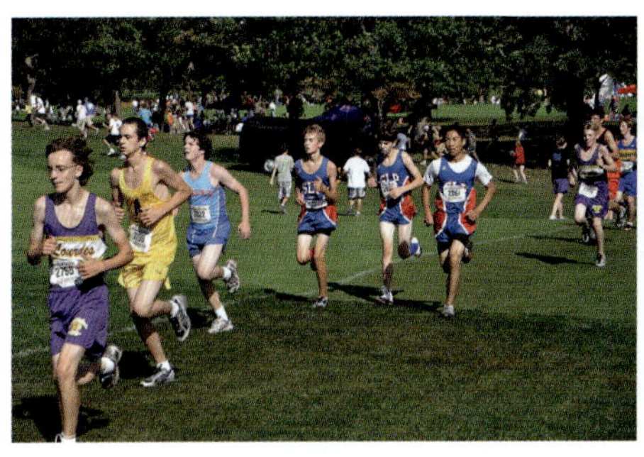
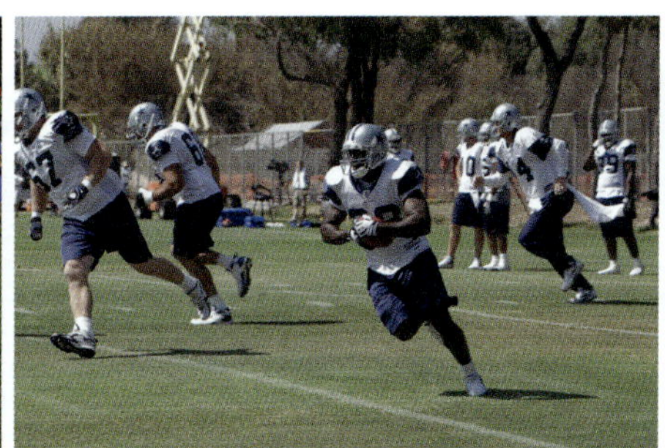
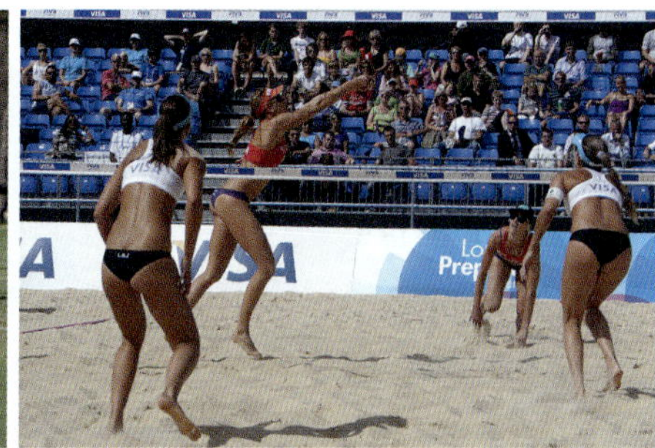

그림 13-3 신체 구성과 신체 크기의 차이점. 각 운동선수는 자신이 속한 종목에서 최적의 수행을 위해 고유한 신체 크기와 신체 구성을 지니고 있다.

신체 크기와 신체 구성

신체 크기와 신체 구성은 모두 여가 활동에의 참여 능력이나 다양한 스포츠에서의 성공 가능성에 영향을 미칠 수 있다(그림 13-3). 또한 신체 구성은 건강과 다양한 질병의 발병 위험에도 영향을 준다. 그러나 신체 크기와 신체 구성은 동일한 측정 지표가 아니다. 예를 들어, 총체중이 같은 두 사람이라도 체지방률과 같은 신체 구성은 매우 다를 수 있다.

인체계측학(anthropometry)은 신체 크기를 측정하고 연구하는 학문이다. 일반적으로 신체 크기는 총체중(TBM)과 신장(height 또는 stature)을 의미하지만, 인체계측학에는 신체 둘레, 골 폭, 사지 길이 등의 다양한 측정도 포함된다. 신체 크기는 특정 스포츠나 활동에서 성공하는 데 중요한 요소가 될 수 있다. 예를 들어, 농구 선수는 키가 클수록, 포환던지기 선수는 TBM이 클수록 유리하다.

실제로, 스포츠 종목 간은 물론, 한 종목 내에서도 포지션에 따라 신체 크기 지표는 크게 다르다. 예를 들어, 농구에서는 센터가 포워드보다 총체중, 신장, 팔 길이가 크며, 포워드가 가드보다 더 큰 경향이 있다.[2] 카약에서는 상완 둘레, 전완 둘레, 흉곽 둘레와 같은 여러 신체 측정값이 200 m 기록과 유의미한 상관관계를 보였다.[109] 스윕 조정 선수(sweep rowers)는 스컬 조정 선수(scull rowers)보다 TBM과 신장이 유의미하게 크며,[25] 세계 선수권 대회 결승에 진출한 청소년 조정 선수(junior rowers)들은 결승에 오르지 못한 선수들보다 체중과 키가 더 크고, 일반적으로 사지 길이와 골 폭도 더 큰 것으로 나타났다.[12] 이러한 모든 연구 결과들은, 신체 크기가 특정 스포츠나 활동에서 수행 능력에 영향을 줄 수 있다는 사실을 뒷받침한다.

체질량지수

신체 크기 또는 체지방량을 추정하기 위해 자주 사용되는 지표 중 하나는 **체질량지수(body mass index, BMI)**이다. BMI는 체중을 신장의 제곱으로 나눈 값으로 계산된다. 다음 공식을 통해 구할 수 있다.

$$\text{BMI}(\text{kg/m}^2) = \frac{\text{체중 (kg)}}{\text{신장}(\text{m}^2)} \quad \text{또는} \quad \frac{\text{체중(lb)} \times 703}{\text{신장}(\text{in}^2)}$$

예를 들어, 키가 5피트 6인치(66인치, 1.68 m)이고 체중이 136파운드(61.8 kg)인 개인의 BMI는 22이며, 이는 정상 범위에 해당한다. BMI가 정상 범위를 초과하면 과체중 또는 비만을 의미하고, BMI가 정상 범위보다 낮으면 저체중으로 간주된다(표 13-3). 미국에서는 지난 수십 년간 비만의 기준 측정치로 BMI의 사용이 증가해 왔다. 이 기준에 따르면,

표 13-3 체질량지수(BMI) 분류 기준

분류	BMI (kg/m²)
저체중	< 18.5
정상체중	18.5~24.9
과체중	25.0~29.9
비만 1단계	30.0~34.9
비만 2단계	35.0~39.9
비만 3단계	> 40.0

자료 출처: Expert Panel on the Identification, Evaluation, and Treatment of Overweight and Obesity in Adults. Executive summary of the clinical guidelines on the identification, evaluation, and treatment of overweight and obesity in adults. *Arch Intern Med*. 1998;158:1855-1867.

표 13-4 체질량지수(BMI) 분류 기준

BMI (kg/m^2)	건강 위험도	20~39세	40~59세	60~79세
남성				
< 18.5	상승	< 8%	< 11%	< 13%
18.6~24.9	평균	8~19%	11~21%	13~24%
25.0~29.9	상승	20~24%	22~27%	25~29%
> 30.0	높음	> 25%	> 28%	> 30%
여성				
< 18.5	상승	< 21%	< 23%	< 24%
18.6~24.9	평균	21~32%	23~33%	24~35%
25.0~29.9	상승	33~38%	34~39%	36~41%
> 30.0	높음	> 39%	> 40%	> 42%

자료 출처: Whaley MH, Brubaker PH, Otto RM, eds. *ACSM's Guidelines for Exercise Testing and Prescription.* 7th ed. Baltimore, MD: Lippincott Williams & Wilkins, 2006:59.

2004년 기준으로 미국 남성의 39%, 여성의 28%가 과체중(BMI = 25.0 − 29.9)이며, 남성의 31%, 여성의 33%가 비만(BMI ≥ 30)으로 분류되었다.[82] 이는 남성의 71%, 여성의 62%가 과체중 또는 비만 상태임을 의미한다.

BMI는 비만, 심각한 저체중 상태, 체지방률(% fat)과 관련된 건강 위험도의 일반적인 지표로 사용된다(표 13-4). BMI를 통한 체지방률 추정의 정확도는 실제 체지방률 대비 약 2.5%~4% 오차를 가진다. 하지만 BMI는 신체 구성을 직접적으로 반영하지는 않는다. 따라서 어떤 개인이나 운동선수는 BMI상 과체중 또는 비만으로 분류되더라도 실제로는 낮은 체지방률을 가질 수 있다.[81] 예를 들어, 대학 남녀 운동선수들 사이에서 BMI와 체지방률 간 상관계수는 남성 $r = 0.53 - 0.70$, 여성 $r = 0.58 - 0.90$으로 유의미한 상관관계가 나타났지만, 이러한 상관관계로 인해 체지방률이 정상인 남성 운동선수가 저체중 또는 과체중으로 분류되거나, 과체중인 여성 운동선수가 체지방률 기준상 정상으로 분류되는 경우와 같은 오분류(misclassification)가 발생하는 경우가 많다.[81] 이러한 오류는 BMI가 신체 구성을 직접 고려하지 않기 때문이다. 또한 노인의 경우 BMI가 낮더라도 근육량 감소(sarcopenia)로 인해 체지방률이 높을 수 있다. 반대로, 유전적 요인이나 장기간의 훈련으로 인해 총체중(TBM)에 비해 FFM이 비정상적으로 높은 개인이나 운동선수는 체중이 많지만 체지방률은 낮다. 이러한 낮은 체지방률과 높은 FFM을 동시에 요구하는 스포츠, 예를 들어 미식축구, 보디빌딩, 올림픽 역도 종목에서는 BMI가 높더라도 실제 체지방률은 낮은 경우가 흔하다. 실제로, NFL(National Football League)의 인디애나폴리스 콜츠(Indianapolis Colts) 팀에 대한 한 연구에서는, 모든 포지션의 선수들이 BMI 기준상 과체중 또는 비만으로 분류되었지만, 실제 체지방률은 공격 라인맨을 제외하고 모두 6.3~18.5% 범위였으며, 공격 라인맨만이 25%의 체지방률을 나타냈다.[60] 이처럼 BMI는 오해의 소지가 있는 지표가 될 수 있다. 반대로, 마라톤이나 도로 사이클로드 레이싱과 같은 스포츠에서는 엘리트 선수들이 낮은 BMI를 가지는 경향이 있다. 결론적으로, BMI는 비만의 일반적인 지표로 사용할 수 있지만, 근육량이 많고 웨이트 트레이닝을 많이 한 특정 운동선수 집단에서는 그 적용에 제한이 있다.

체형 분류

체형 분류(somatotype)는 1940년대 미국 심리학자 윌리엄 허버트 셸던(William Herbert Sheldon)이 개발한 분류학(taxonomy) 이론에서 유래된 용어로, 인체 체격(human physique)을 세 가지 기본 요소의 상대적 기여도에 따라 분

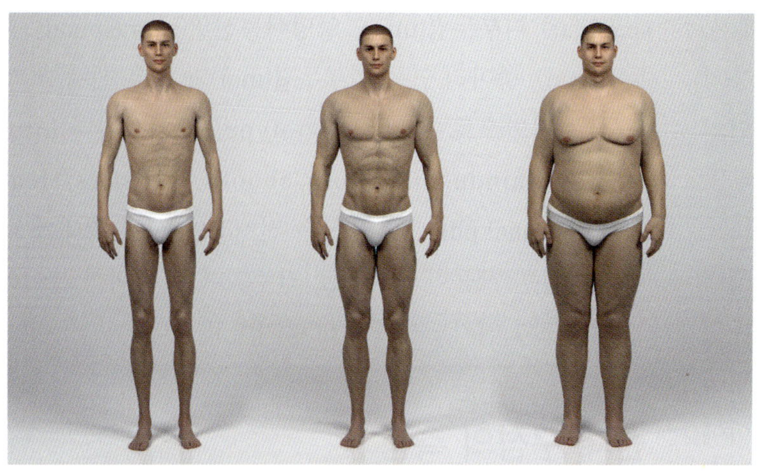

외배엽형 중배엽형 내배엽형 외배엽형 중배엽형 내배엽형

A 일반적인 체형 분류

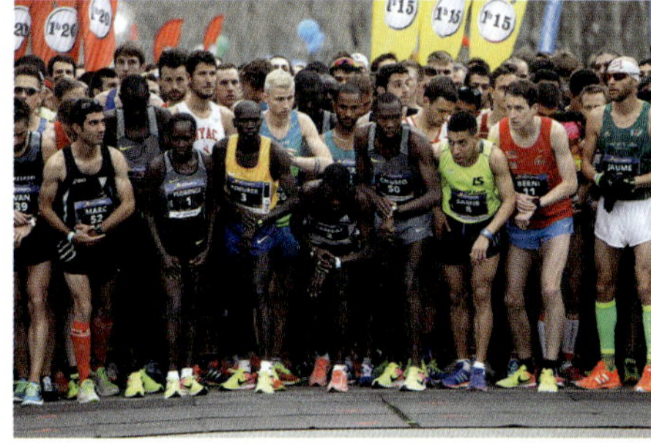

외배엽형

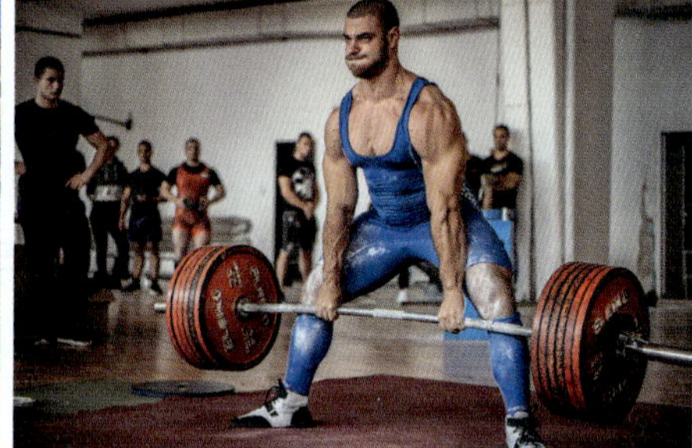

중배엽형

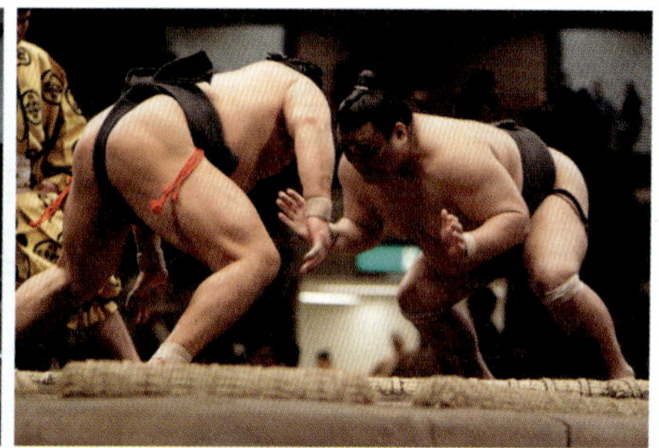

내배엽형

B 운동선수들은 일반적인 체형의 다양한 조합을 가지고 있다

그림 13-4 체형은 신체 구조를 나타내는 지표로, 세 가지 기본 구조(A)를 기반으로 한다. 분석을 통해, 개인은 서로 다른 체형 요소가 혼합된 조합형(B)으로 분류될 수 있으며, 특정 스포츠 종목의 운동선수들은 경기 수행력과 관련된 특정 체형을 반영하는 경우가 많다. 훈련과 식이는 체형, 특히 체지방과 근육 발달에 일정 부분 영향을 미칠 수 있다.

류하는 데 목적이 있다. 이후 연구들에 따르면, 셸던의 체형에 따른 심리적 특성 분류는 과학적 근거가 없으며 신뢰할 수 없는 것으로 판명되었지만, 신체 구조의 또 다른 지표로서 체형 분석은 일정 부분 유용성을 가지는 것으로 보인다. Heath-Carter 방법은 현재까지 체형을 분류하는 데 가장 효과적인 방법으로 알려져 있다.[19,44,100] 체형은 일반적으로 세 가지 유형으로 구분되며, 각각은 여러 방식으로 설명되어 왔고, 각 체형의 전반적인 특성은 다음과 같다(그림 13-4). 한 사람은 보통 세 가지 체형 중 하나로 분류되지만, 실제로는 여러 유전적 요소가 혼합된 조합 형태(예: 외-중형 ecto-meso)로 나타나는 경우가 많다.

세 가지 체형에서 공통적으로 나타나는 전반적 특성은 다음과 같다.[19,44]

- **외배엽형(ectomorph)**: 가벼운 체격, 근육량이 적고 마른 팔다리를 가진 체형. 어깨가 좁고 가늘며, 마르고 키가 크며, 연약하고 근육이 적으며, 가슴이 납작한(flat-chested) 특징을 보인다.
- **중배엽형(mesomorph)**: 평균 이상의 근육량을 가진 체형. 근육질의 몸, 운동선수형 체격, 발달된 근육을 지닌 사람이 여기에 속한다.
- **내배엽형(endomorph)**: 복부 비만 경향이 있으며, 체지방이 많고, 근육은 발달되지 않은 부드러운 몸이 특징이다.

체형 분류는 특정 체형이 어떤 스포츠 종목에 적합한지, 또는 운동 수행력과 어떻게 연결되는지를 파악하는 데 사용되어 왔다. 이를 통해 개인의 운동 수행 잠재력을 평가하거나 예측할 수 있으며, 특히 중배엽형은 근육량이 많기 때문에 저항 훈련에 더 큰 반응을 보이는 경향이 있어 트레이닝 반응성을 파악하는 데 활용되기도 한다. 이 오래된 기법을 개인의 훈련 적합성 분석에 어떻게 적용할 수 있을지는 여전히 더 많은 연구가 필요한 분야이다.

그러나 체형 분석은 운동 과학의 맥락에서, 운동 수행력 향상, 생체 정보, 잠재 능력 평가와 같은 영역과 연계될 수 있는 가능성을 가진다. 실제로, 다양한 연구 결과에서는 체형이 운동 수행력과 유의미한 관련성을 가지며, 운동 과학 분야에서 주목해야 할 중요한 분석 지표가 될 수 있음이 제시되고 있다.[6,16,41,56,93,95]

Heath-Carter 공식

1950~60년대에 과학자들에 의해 원래의 체형 모델이 수정·발전되면서, Heath-Carter 체형 분류 모델은 오늘날까지도 가장 실용적인 방법론으로 평가받고 있으며, 수많은 연구에서 활용되어 왔다.[19,44] 이 공식은 체중(kg), 신장(cm), 위팔 둘레(cm), 최대 종아리 둘레(cm), 넙다리뼈 폭(cm), 위팔뼈 폭(cm), 위팔세갈레근 피부두겹(mm), 어깨밑(subscapular) 피부두겹(mm), 엉덩뼈능선위(supraspinal) 피부두겹(mm), 종아리 안쪽 피부두겹(mm)과 같은 신체 계측 지표들을 기반으로 체형(somatotype)을 계산한다(http://www.mdthinducollege.org/ebooks/statistics/Heath-CarterManual.pdf). 이 공식은 전체적인 신체 형태를 나타내는 유용한 생물학적 지표로 간주되며, 운동과학 분야에서 그 활용도와 인기도가 꾸준히 증가하고 있다.

속성 검토

- 신체 구성의 기본 측정 항목은 체지방률, 체지방량, 제지방량이다.
- 비만 또는 높은 체지방률 및 FM 수치는 다양한 질병 상태와 연관되어 있다.
- 신체 구성은 운동 수행 능력과 연관되지만, 어떤 신체 구성 지표를 사용했는지와 어떤 수행 과제를 평가했는지에 따라 상관관계의 강도는 달라진다.
- 인체 계측학의 특정 신체 크기 지표는 일부 스포츠 종목에서의 성공과 관련이 있다.
- 체질량지수(BMI)는 과체중 또는 비만 여부를 평가하는 일반적 지표로 활용될 수 있다.
- 그러나 BMI는 운동선수와 같은 특정 집단에서 신체 구성을 판단하는 데 부적절할 수 있다.
- 체형 분류는 개인의 기본적인 체격과 구조를 세 가지 유형(외배엽형, 중배엽형, 내배엽형)으로 특징지을 수 있다.
- Heath-Carter 방법은 체형 평가에 있어 가장 널리 사용되는 방법으로 자리잡고 있다.

신체 구성의 측정

인체를 구성하는 주요 조직 유형은 근육, 뼈, 신경조직, 지방조직, 그리고 피부이다. 이러한 조직은 단백질, 지방, 탄수화물, 수분, 무기질 및 기타 물질들로 이루어져 있다. 하지만 일반적으로 신체 구성을 측정할 때는 두 구성 요소 모델이 사용되며, 이 모델은 체지방량과 제지방량만을 포함한다(그림 13-1 참조). 신체 밀도와 신체 구성 간의 관계를 이해하면, 신체 구성을 결정하기 위한 주요 개념과 방법론을 보다 잘 이해할 수 있다.

밀도 측정법

밀도 측정법(densitometry)은 신체 밀도를 통해 신체 구성을 측정하는 방법이다. 이 방법은 과거에 보다 정밀한 기술들(예: DEXA)이 개발되기 이전에 수많은 연구실에서 널리 사용되던 인기 있는 방법이며, 현재도 방사선 노출이 권장되지 않는 연구(예: 임신 관련 연구) 또는 다른 측정 장비가 없는 실험 환경에서 여전히 활용되고 있다.

신체 밀도(body density)는 다음과 같이 정의된다:

신체 밀도 = 총체중(TBM)/신체 부피(body volume)

신체 밀도는 여러 가지 방법으로 측정할 수 있으나, 가장 일반적인 방법은 **수중 체중 측정법(hydrostatic weighing)**이다. 이 방법은 수중 체중법(*underwater weighing*)이라고도 하며, 대상자를 물속에 완전히 잠기게 하여 측정한다(그림 13-5). 총체중(TBM)은 일반 저울로 쉽게 측정할 수 있다. 물속에 잠기면, 신체는 물에 밀린 부피만큼의 부력을 받아

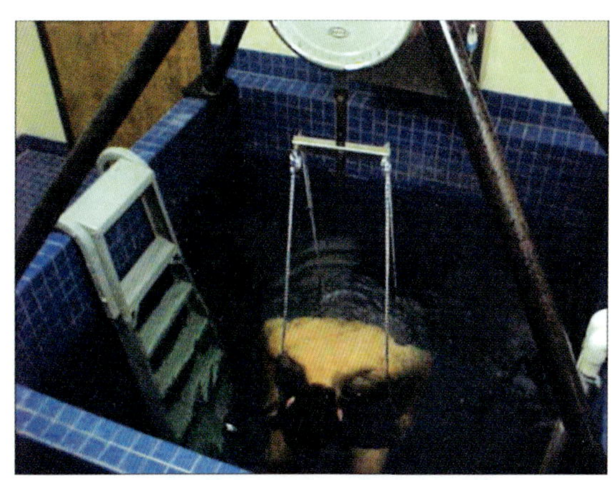

그림 13-5 수중 체중 측정법(hydrostatic weighing) 또는 밀도측정법(densitometry)을 수행할 때, 피험자는 물속으로 완전히 들어가야 한다. 체지방률이 증가할수록 신체 부피가 증가하여 물의 치환량이 커지고, 그 결과 수중 체중은 감소한다.

떠오르게 되므로, 수중 체중은 TBM보다 가볍게 측정된다. 신체 조직뿐 아니라 폐와 장에 있는 공기도 물을 밀어내므로, 정확한 신체 부피 계산을 위해 내부 공기량을 보정해야 한다. 폐 내 공기의 부피는 직접 측정하거나 추정할 수 있다. 일반적으로 수중 체중 측정을 수행할 때는, 대상자에게 가능한 한 최대한 숨을 내쉬도록 요청한다. 따라서 폐에 남아 있는 공기는 잔기용적(residual lung volume)으로 간주된다. 장(intestinal tract)에 갇힌 공기의 부피는 매우 작으며, 무시하거나 일정한 값(100 mL)으로 추정할 수 있다.[98] 물의 밀도는 온도나 무기질 함량(mineral content)에 따라 약간의 변화가 있을 수 있지만, 순수한 물 1 kg은 1 L의 부피를 가지며, 그 밀도는 1 kg·L^{-1} 또는 1 g·mL^{-1}이다. 따라서 신체 내 공기를 보정한 뒤의 신체 부피와 물의 밀도는 총체중(TBM)에서 수중체중을 빼서 간단히 계산할 수 있다(그림 13-1 참조).

이렇게 구한 신체 밀도를 이용하면 체지방률을 다음 공식을 통해 계산할 수 있다. 이 공식은 Siri 공식으로, 가장 널리 사용되는 방법이다.

$$\text{체지방률} = (495\ /\ \text{신체 밀도}) - 450$$

신체 밀도는 신체 구성에 따라 달라진다. 이러한 차이는 주로 체지방량과 제지방량이 신체 총질량에서 차지하는 비율이 다르기 때문이다. 지방조직(fat 또는 adipose tissue)은 물보다 밀도가 낮기 때문에 물에 뜨고, 제지방조직(FFM)은 물보다 밀도가 높아 가라앉는다. 따라서 동일한 체중을 가진 두 사람이 있을 때, 체지방률이 더 높은 사람은 신체 부피가 더 크고, 그로 인해 수중 체중은 더 작게 측정된다(그림 13-1 참조). 이는 결과적으로 더 낮은 신체 밀도로 이어진다.

밀도 측정법이 정확하게 수행되고, 신체 내 공기 및 물의 밀도에 대한 보정이 제대로 이루어진다면, 측정된 신체 밀도는 매우 정밀하다. 하지만 밀도 측정법에는 몇 가지 제한점이 존재하며, 이로 인해 체지방률 계산 시 오차가 발생할 수 있다. 예를 들어, 많은 사람들은 가능한 한 숨을 많이 내쉬는 것 또는 잔기용적까지 도달하는 데 어려움을 겪는다. 이로 인해 실제보다 체지방률이 높게 측정되는 경향이 있다. 또 다른 제한점은 신체 밀도에서 체지방률을 계산할 때(Siri 공식 또는 유사 식 사용) 발생한다. 이러한 공식들은 모든 사람에게서 체지방(FM)과 제지방량(FFM)의 밀도가 일정하다고 가정한다. 체지방의 밀도는 신체의 여러 부위에서 0.9007 g·mL^{-1}로 비교적 일정하며, 개인 간 차이가 크지 않다.[3] 반면, 제지방의 밀도는 일반적으로 1.099 g·mL^{-1}로 간주되지만, 실제로는 개인 간 1.072~1.114 g·mL^{-1} 사이의 변동성을 보인다.[113] 제지방 밀도를 결정하기 위해서는 다음과 같은 몇 가지 가정이 필요하다:

1. 제지방량(FFM)을 구성하는 각 조직의 밀도는 알려져 있어야 하며 일정해야 한다.
2. FFM을 구성하는 조직들은 항상 일정한 비율로 존재한다고 가정한다.

이러한 가정들로 인해 FFM 밀도에는 어느 정도의 오차가 개입될 수 있다. 예를 들어, 골밀도(bone density)는 FFM의 한 구성 요소이며, 일반적으로 노화에 따라 감소하고, 신체 활동 증가에 따라 증가할 수 있다. 이는 뼈 자체의 밀도가 변할 뿐만 아니라, FFM 내에서 뼈가 차지하는 비율 또한 변화한다는 것을 의미한다. 이와 같은 제한점에도 불구하고, 밀도측정법(densitometry)은 신체 구성을 상당히 정확하게 추정하는 방법으로 평가된다.

피부두겹 측정법

피부두겹 측정(skinfolds)은 신체 구성을 추정하는 방법 중 하나로, 특정 해부학적 부위에서 피부와 피하 지방을 집어 올려 두께를 측정하는 방식이다(그림 13-6). 측정에는 전용 캘리퍼가 사용된다. 이 방법은 편리하며, 신체 구성을 평가하는 가장 널리 사용되는 방법 중 하나이다. 피부두겹 측정이 신체 구성 예측에 사용되는 이유는, 피부두겹 두께의 변화가 신체 구성의 변화와 밀접한 관련이 있기 때문이다. 일반적으로 여러 해부학적 부위에서 피부두겹을 측정한 뒤, 그 측정값들을 특정 예측 공식에 대입하여 신체 밀도를 산출한다(글상자 13-3). 이렇게 구한 신체 밀도는 보통 Siri 공식을 사용하여 체지방률로 환산된다.

자격을 갖추고 충분히 훈련되고 숙련된 측정자가 피부두겹 측정을 수행할 경우, 이는 신체 구성을 비교적 정확하게 측정할 수 있는 방법이다. 그러나 피부두겹 측정법에는 몇 가지 제한점이 있다. 대부분의 피부두겹 예측 공식은 수중 체중 측정을 정확한 기준으로 삼아 개발되었기 때문에, 피부두겹을 이용한 체성분 예측은 수중 측정보다 더 정확할 수 없다. 또한 예측 공식 자체에 내재된 오차가 존재하므로, 피부두겹

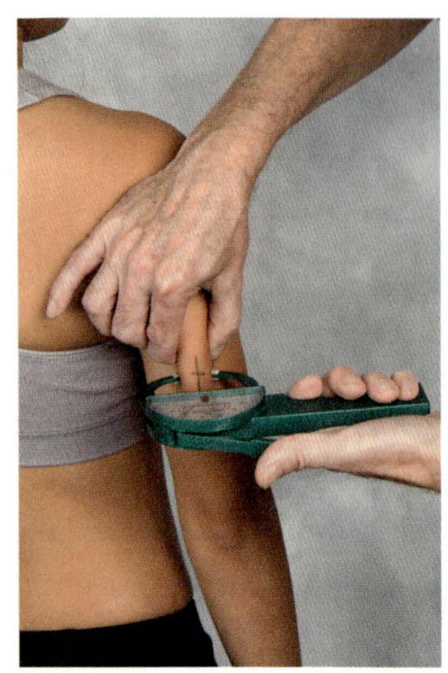

그림 13-6 피부두겹은 특정 해부학적 부위에서 전용 캘리퍼를 사용하여 측정한다. 이 그림은 위팔세갈래근 피부두겹을 측정하는 장면을 보여준다. (Thompson WR, ed. *ACSM's Resources for the Personal Trainer*, 3rd ed. Baltimore, MD: Lippincott Williams & Wilkins, 2010:286에서 허가를 받아 재인쇄함.)

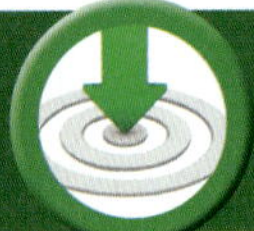

글상자 13-3 응용 연구

건강한 성인의 신체밀도 예측을 위한 일반화된 피부두겹 방정식

피부두겹 방정식은 일반적으로 여러 피부두겹 측정값을 사용하여 신체 밀도를 결정한다. 이 신체밀도는 다시 Siri 방정식 등의 수식을 통해 체지방률(% fat)을 예측하는 데 사용된다. 일반화된 방정식은 다양한 이질적인 사람들에게 적용할 수 있으나, 특정 집단에 대해 가장 정확한 체성분 예측을 원할 경우 해당 집단을 대상으로 개발된 피부두겹 방정식을 사용하는 것이 바람직하다. 여기 제시된 방정식은 Jackson과 Pollock[1], Jackson, Pollock, Ward[2]의 세 부위 측정 방정식으로 남성과 여성 각각에 해당한다. 이 방정식들은 남성과 여성 모두에 대해 약 ±3.6%, ±3.9%의 체지방률 오차범위(표준 오차)를 가진다.

남성

측정부위: 가슴, 복부, 넓적다리

신체 밀도 = 1.1125025 − (0.0013125 × 3부위 피부두겹의 합) + (0.0000055 × 3부위 피부두겹^2) − (0.000244 × 나이)

여성

측정부위: 넓적다리, 엉덩뼈능선, 위팔세갈래근

신체 밀도 = 1.089733 − (0.0009245 × 3부위 피부두겹의 합) + (0.0000025 × 3부위 피부두겹^2) − (0.0000979 × 나이)

참고문헌

1. Jackson AS, Pollock ML. Generalized equations for predicting body density of men. *Br J Nutr.* 1978;40:497-504.
2. Jackson AS, Pollock ML, Ward A. Generalized equations for predicting body density of women. *Med Sci Sports Exerc.* 1980;12:175-181.

기반 체지방률 예측은 실제로 수중 측정보다 덜 정확한 편이다. 비록 다양한 이질적 집단에 적용할 수 있는 일반화된 피부두겹 공식이 개발되어 있긴 하지만,[51,52] 많은 피부두겹 공식들은 특정 집단을 대상으로 만들어졌다. 이러한 인구 특이성의 대표적인 예는 남성과 여성, 그리고 연령대에 따른 차이이다. 일반화된 공식을 사용하여 어떤 집단의 신체 구성도 예측할 수는 있지만, 특정 집단(예: 운동선수 집단)의 신체 구성을 가장 정확하게 예측하려면, 그 집단을 위해 특별히 개발된 공식을 사용하는 것이 바람직하다. 예를 들어, 평균 연령 11.3세의 소년 레슬링 선수들을 위해 개발된 특정 공식은 수중 체중 측정으로 얻은 체지방률 값과 유의미한 차이를 보이지 않는다. 그러나 다른 공식들은 수중 체중 측정 결과와 유의한 차이를 보이는 경우가 있다.[47]

공기 치환 체적측정법

공기 치환 체적측정법(air-displacement plethysmography)은 밀도 측정 기법 중 하나로, 신체 체적을 결정할 때 수중 체중측정에서 사용하는 물의 치환 대신 공기의 치환을 사용하는 방식이다. 이 장비는 밀폐된 공기 차단 챔버로 구성되어 있다(그림 13-7). 챔버가 비어 있을 때의 공기 부피는 미리 알고 있다. 사람이 챔버 안에 들어가면, 자신의 체적만큼 공기를 밀어내게 되며, 그에 따라 챔버 안에 남은 공기 부피가 측정된다(이때 흉부 내 공기량은 보정함). 이때 개인의 신체 체적은, 챔버가 비어 있을 때의 공기 부피에서 사람이 들어갔을 때의 공기 부피를 뺀 차이로 계산된다. 신체 체적이 결정되면, 수중 체중측정에서 사용하는 것과 유사한 방정식을 통해 신체밀도 및 체지방률(% fat)을 계산할 수 있다. 공기 치환 체적측정법은 신체 체적을 측정하는 방식만 다를 뿐, 제지방량(FFM)의 밀도 추정 과정에서는 수중 체중측정과 동일한 한계점을 가진다.

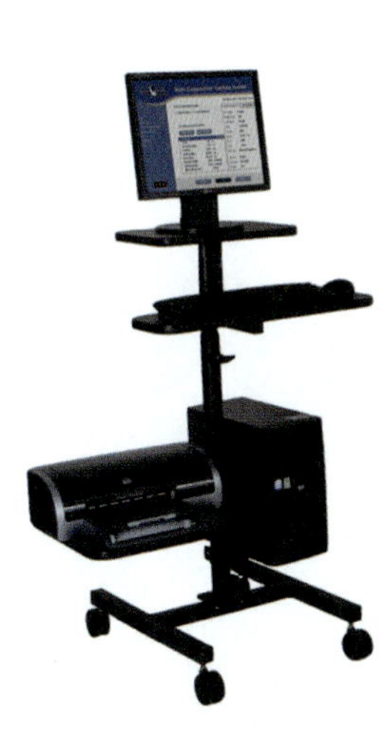
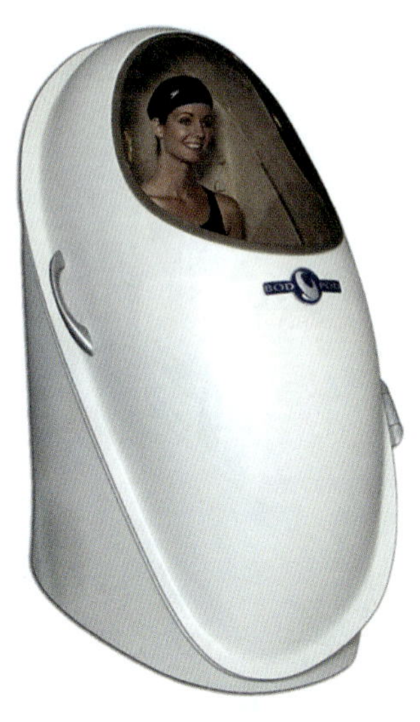

그림 13-7 공기 치환 체적측정법은 밀폐된 챔버(폐쇄 공간) 내 공기 부피의 차이를 이용해 신체 부피를 측정한다. 신체 부피가 결정되면, 수중 체중 측정에서 사용하는 공식과 유사한 공식을 사용하여 신체밀도 및 기타 체성분값을 계산한다. (사진 제공: COSMED USA, Inc., Concord, CA)

공기 치환 체적측정법으로 측정한 체성분은 수중 체중측정으로 측정한 값과 높고 유의미한 상관관계($r = 0.96$)를 보인다.[29,31] 레슬링 선수[31,108]와 같은 운동선수 집단에서도 두 방법 간에 유사한 체성분 결과가 보고되었으며, 중등도의 체중 감소에 따른 체성분 변화 추적에서도 두 방법 모두 정확한 추적이 가능한 것으로 나타났다.[117] 그러나 일부 연구에서는 공기 치환 체적측정법이 다음과 같은 한계점을 보이는 것으로 나타났다. 수중 체중측정법과 비교하였을 때 여대생(여성 대학 운동선수)의 경우 체지방률(% fat)을 과대평가하였고,[110] 30세 여성에게서 지방량(FM)을 과대평가하였다.[86] 30세 남성에게서는 체지방을 과소평가였고,[86] 10~18세 청소년 남녀에게서는 체지방률을 과소평가하였다.[68] 따라서 공기 치환 체적측정법은 일반적으로 비교적 정확한 방법이지만, 특정 인구 집단에서는 수중 체중측정법과 차이가 발생할 수 있음을 유의해야 한다.

생체전기 임피던스 분석법

생체전기 임피던스(bioelectrical impedance)를 이용한 체성분 측정은 신체의 두 지점 이상에 전극을 부착하고, 그 사이에 감지되지 않는 정도의 전류를 흐르게 하는 방식이다(그림 13-8). 제지방량(FFM)은 지방조직보다 수분 함량이 높기 때문에, 전기 전도율이 더 크고, 전류에 대한 저항(impedance 또는 resistance)은 더 낮다. 이러한 관계를 이용하여 지방량(FM), 제지방량(FFM), 총 체수분을 계산할 수 있다.

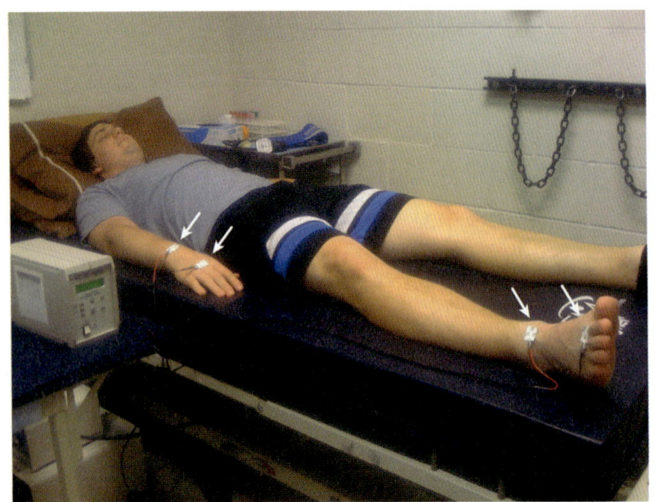

그림 13-8 **생체전기 임피던스는 신체의 특정 부위에 부착한 두 개의 전극 사이에 미약한 전류를 흘려보내어 체성분을 측정하는 방식이다.** 해당 그림에 표시된 장비는 손목과 발목에 전극을 부착하는 방식을 사용하며, *화살표*는 전극의 위치를 강조하고 있다.

시중에는 다양한 가격대의 생체전기 임피던스 장비가 존재하기 때문에, 신뢰도 및 정확도에 대한 일반화된 판단은 어렵다. 건강한 성인을 대상으로 발목과 손목에 전극을 부착하는 방식으로 측정한 체지방률은 수중 체중 측정(r = 0.857) 및 공기 치환 체적측정법(r = 0.859)으로 측정한 체지방률과 유의미한 상관관계를 보였다.[86] 남성과 여성 모두에서 세 방법 간 체지방률에는 통계적으로 유의한 차이가 없었다. 대학생 레슬링 선수를 대상으로 한 연구에서는, 다리-다리 방식(leg-to-leg) 생체전기 임피던스를 사용해 측정한 체지방률이 수중 체중 측정 결과와 유의미한 상관관계(r = 0.80)를 보였지만, 수중 체중 측정에 비해 체지방률을 유의하게 과소평가하였다.[31] 또한 다리-다리 방식은 피부두겹 측정법에 비해서도 체지방률을 과소평가했으나, 공기 치환 체적측정법과는 유의한 차이를 보이지 않았다. 따라서 생체전기 임피던스의 정확도는 그것이 어떤 기준 방법(예: DEXA)으로 검증되었는지, 그리고 검증 대상 인구집단(예: 운동선수 vs. 일반인)에 따라 달라질 수 있다. 또한 생체전기 임피던스는 수분 상태에 영향을 받기 때문에, 특히 훈련이나 체급 조절로 부분 탈수 상태에 있는 운동선수의 경우 측정값이 왜곡될 수 있다는 점도 주의해야 한다. 추가적으로, 일부 장비는 집단 특이적 공식을 사용하므로, 해당 집단(예: 특정 연령, 성별, 운동 수준)에 대해 보다 신뢰성 있는 측정이 가능할 수 있다.

이중에너지 X선 흡수법

이중에너지 X선 흡수법(dual-energy x-ray absorptiometry, DEXA)은 저에너지 X선 빔과 컴퓨터 소프트웨어를 이용하여 신체의 이미지를 생성하고, 이를 통해 체성분을 분석하는 방법이다. DEXA는 원래 골밀도 측정을 목적으로 개발되었지만, 현재는 **국소 부위 체성분(regional body composition)** 또는 팔, 다리, 몸통 등 신체의 특정 부위 구성을 평가하는 데에도 사용된다(그림 13-9). 일부 생체전기 임피던스 장비 역시 국소 부위 체성분을 추정하지만, 국소적 분석 능력은 DEXA의 큰 장점이다. 예를 들어, 여성들이 유산소 운동(예: 사이클링, 러닝)과 동일한 저항성 운동 프로그램을 수행했을 때, 상체의 제지방량 증가가 하체보다 더 큰 경향을 보인다는 연구 결과도 있다.[31] DEXA는 체성분 측정에 있어 매우 높은 신뢰도를 보이며,[36] 작은 변화에도 민감하게 반응하며,[48] 수중 체중 측정으로 구한 체성분 수치와도 강한 상관관계(r = 0.90)를 보인다. 또 다른 장점

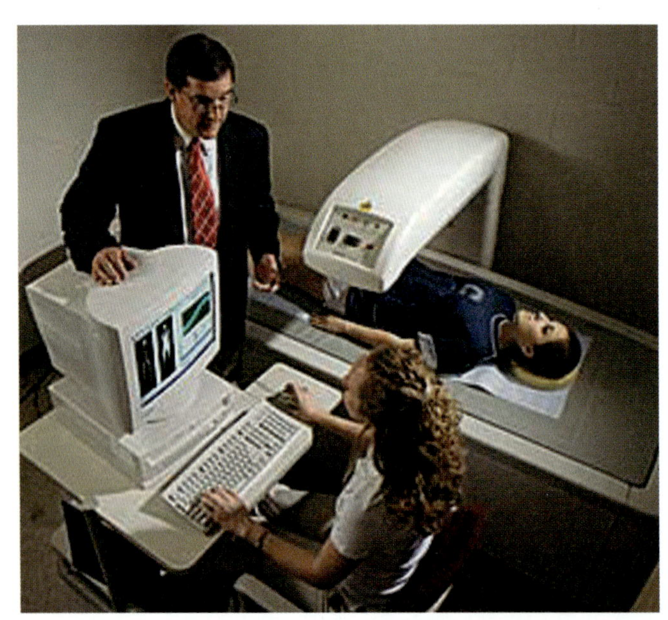

그림 13-9 **DEXA는 골밀도와 체성분을 측정하는 데 사용될 수 있다.** DEXA가 다른 체성분 측정 방법들과 비교해 가지는 주요 장점은 국소 부위 체성분과 골밀도를 동시에 측정할 수 있다는 점이다.

은, 전신뿐 아니라 특정 부위의 체성분도 함께 분석할 수 있다는 점이다.

어린이의 경우, DEXA로 측정한 체지방률은 공기 치환 기법으로 측정한 수치보다 2.9% 낮게 추정되었으나, 수중 체중 측정과는 유의미한 차이를 보이지 않았고, 다른 방법들과도 유의한 상관관계를 나타냈다(공기 치환 체적측정법과 $r = 0.94$, 수중 체중 측정법과 $r = 0.89$).[68] 성인 남성과 여성의 경우, DEXA로 측정한 체지방률은 공기 치환 기법과 매우 강한 상관관계($r = 0.98$)를 보였고, 두 방법 모두 체중 감량으로 인한 체성분의 미세한 변화를 잘 감지하였다.[117] 그러나 체지방률의 변화($r = 0.66$), 체지방량($r = 0.86$), 제지방량($r = 0.34$)의 변화에 대한 상관관계는 다소 낮은 편이었다. 현재 DEXA는 체성분 분석에서 가장 정확하고, 민감하며, 신뢰할 수 있는 방법 중 하나로 간주된다. 국소 부위 체성분을 분석할 수 있다는 점은 이 방법의 주요한 장점이며, 같은 스캔으로 골밀도까지 동시에 측정할 수 있다는 추가적인 이점도 제공한다.

기타 체성분 분석 방법들

앞서 소개한 방법들은 운동 과학자들이 체성분을 측정할 때 가장 자주 사용하는 방법들이다. 그러나 이 외에도 체성분을 측정할 수 있는 다양한 방법들이 존재한다. 총체수 측정(total body water measures) 방법은 총체수를 이용해 체성분을 추정할 수 있는데, 이는 제지방조직(lean tissue)이 지방조직보다 더 많은 수분을 포함하고 있기 때문이다. 총체수를 측정하기 위해 특정 동위원소를 포함한 수용액(^3H_2O, ^2H_2O, H_2O^{26} 등)을 섭취시키고, 약 4시간 후 그 표지자가 인체 내의 모든 수분 구획에 균일하게 희석되면 소변, 혈액, 타액 등의 시료에서 표지자의 농도를 측정하여, 희석 농도로부터 총체수를 계산할 수 있다. 이후 제지방조직과 지방조직의 수분 함량에 기반한 회귀분석을 통해 체지방을 추정한다.

자기공명영상(*magnetic resonance imaging*, MRI) 또는 핵자기공명영상(nuclear magnetic resonance imaging)이라고도 하는 MRI는 전자기파(electromagnetic wave)와 컴퓨터 기술을 이용해 인체 단면의 영상을 생성한다(그림 13-10). 전자기파는 수분 분자 및 다양한 조직에 포함된 수소 원자에 흡수되며, 이후 특정한 주파수에서 공명 형태로 다시 방출된다. 이 방출 에너지를 측정하여 조직의 상세한 영상 이미지를 생성할 수 있다. 이와 같은 신체 단면 영상을 이용하면 체성분 분석이 가능하다.

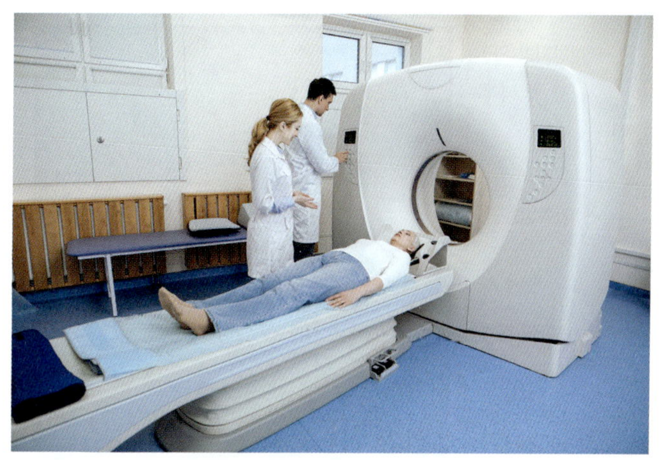

그림 13-10 자기공명영상(MRI). MRI 장비는 뼈, 힘줄, 근육을 포함한 다양한 해부학적 구조를 평가하는 데 사용될 수 있다. (사진 제공: Dmytro Zinkevych/Shutterstock.com)

초음파 기술은 고주파 음파를 신체 조직에 투과시킨다(그림 13-11). 음파는 다양한 조직을 다른 속도로 통과하고, 각 조직에서 다르게 반사된다. 음파가 통과하는 시간과 반사된 음파의 양(에코, echo)을 측정하면, 다양한 부위(예: 팔, 다리 등)의 조직 두께와 부피를 산출할 수 있다.

각 체성분 분석 방법은 고유의 장단점을 갖는다. 예를 들어, 피부두겹법은 간편하고 비용이 적게 들지만, DEXA는 매우 정확하지만 비용이 많이 든다. 체성분 분석 방법들 간의 상관관계는 존재하지만, 측정 결과에 유의미한 차이가 발생할 수 있기 때문에, 비교를 위해서는 동일한 방법을 사용할 필요가 있다. 예를 들어 두 집단의 체성분을 비교할 때는 반드시 같은 방법으로 측정해야 하며, 시간에 따른 체성분 변화(예: 운동, 다이어트 등)에 대한 분석 역시, 모든 시점에서 동일한 방법으로 측정해야 비교가 가능하다.

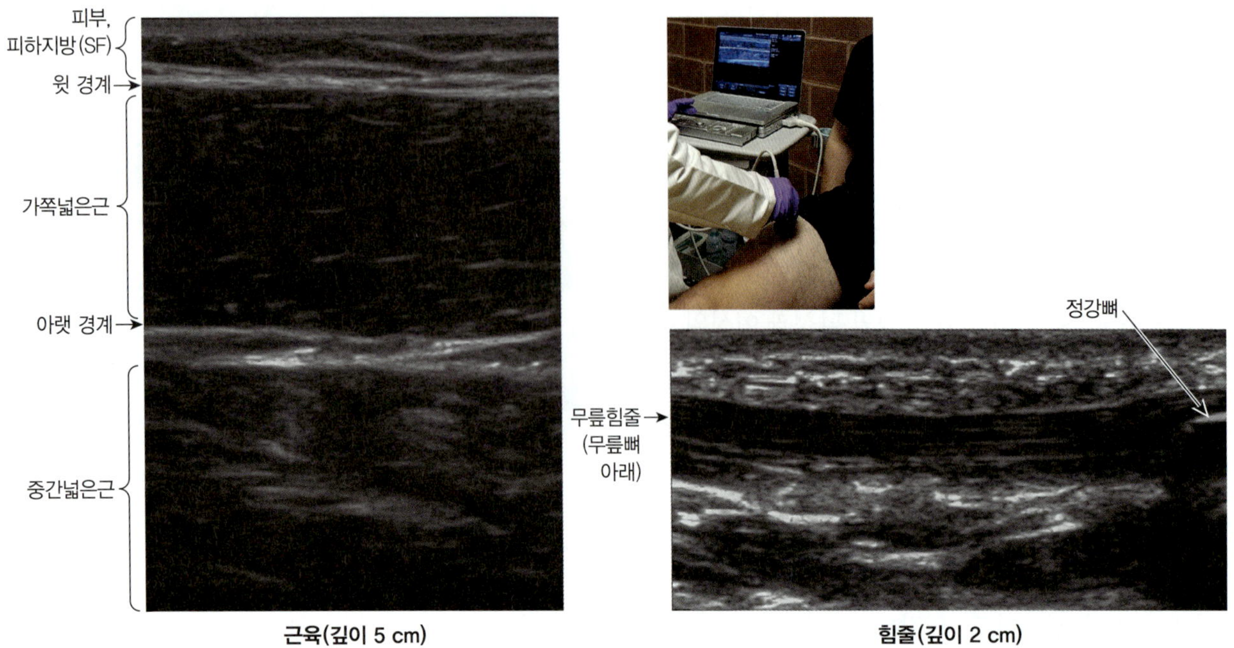

그림 13-11 초음파 영상. 초음파 영상은 근육과 힘줄의 두께, 그리고 근육, 기타 조직 및 기관 내에서의 다양한 초음파 변수를 분석하는 데 사용될 수 있다. (사진 제공: Dr. William Kraemer)

속성 검토

- 체지방량(FM)과 제지방량(FFM)의 이분 모델은 체성분을 결정할 때 가장 흔히 사용되는 모델이다.
- 밀도 측정을 통한 체성분 분석의 주요 가정은 다음과 같다.
  (1) FFM을 구성하는 각 조직의 밀도는 알려져 있고 일정하다.
  (2) FFM을 구성하는 조직들은 항상 일정한 구성 비율을 유지한다.
  (3) FM의 밀도는 알려져 있고 일정하다.
- 수중 체중 측정은 체성분을 결정하는 데 신체밀도를 사용하며, 신체밀도는 체중(TBM)을 신체부피로 나누어 계산할 수 있다.
- 피부두겹 측정 시 일반화된 방정식보다 특정 인구집단에 특화된 방정식이 더 정확하다.
- 공기 치환 체적 측정법은 신체밀도 측정을 통해 체성분을 결정하는 비교적 정확한 방법이다.
- 생체전기 임피던스 분석은 전류에 대한 저항이나 전도도 차이를 기반으로 체성분을 추정한다.
- DEXA(이중 에너지 X선 흡수법)는 전체 및 부위별 체성분을 측정할 수 있는 매우 정확하고 민감한 방법이다.
- 체성분 측정법 간 차이가 존재하므로, 서로 다른 인구집단 간 비교 또는 시간 경과에 따른 비교 시에는 항상 동일한 방법을 사용해야 한다.

체성분 변화

많은 사람들은 자신의 체성분을 변화시키기를 원하며, 이를 위해 식이요법과 운동을 시도한다. 일반적으로 사람들은 지방량 또는 체지방률을 줄이고, 제지방량을 증가시키고자 한다. 이러한 변화는 전반적인 건강 증진이나 여러 질병의 위험 감소와 관련되어 있기 때문이다. 한편, 운동선수의 경우에는 이러한 체성분 변화가 다양한 스포츠나 활동에서의 신체 수행 능력 향상과 관련이 있기 때문에 더욱 중요하다. 체성분의 변화를 유도하는 데 있어 식이요법과 운동은 모두 필수적인 요소이다.

운동선수의 체성분

지방량(FM)은 생리학적으로 몇 가지 기본적인 기능을 수행하며, 생존을 위해 필수적인 요소이기도 하다. 성별에 따른 지방 분포의 차이(여성은 가슴과 생식기 부위에 지방이 더 많음)로 인해, 건강 상태와 체력 수준이 유사한 남녀를 비교할 때 여성이 더 높은 체지방률을 보인다. 신체 기능을 정상적으로 유지하기 위한 최소 체지방률은 남성의 경우 약

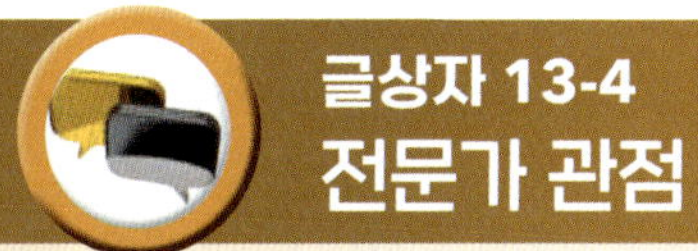

글상자 13-4
전문가 관점

대학 및 프로 미식축구 선수의 신체 구성

Donald R. Dengel, PhD
교수
신체운동학과
미네소타대학교
미네소타주 미니애폴리스

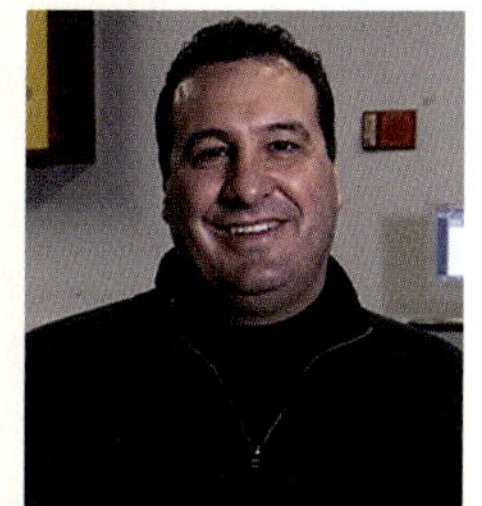

대학 및 프로 미식축구 선수의 신체 크기는 항상 논의의 대상이 되어왔다. 전반적으로 NFL(National Football League) 선수들은 과거 수십 년 전의 선수들보다 체격이 크고 지방을 더 많이 보유하고 있다는 인식이 있다. 이러한 주장 중 일부는 선수들을 신체질량지수(BMI), 즉 체중(kg)을 키의 제곱(m^2)으로 나눈 수치로만 평가할 경우 사실일 수 있다. 그러나 BMI는 운동선수 집단에서 지방조직과 근육조직을 구분하지 못한다는 단점이 있다. 그 결과, BMI는 운동선수를 과체중 혹은 경우에 따라 비만으로 잘못 분류하는 경향이 있다. 최근에는 신체 구성을 측정하는 기술이 발전함에 따라, 이 기술들이 운동선수 연구에 적용되고 있다. 현재까지의 대부분의 연구들은 이분법적 모델(two-compartment model), 즉 지방량과 제지방량으로 구성된 방법을 사용하여 전체 신체 구성을 분석하는 데에 집중해왔다.[9,11] 그러나 이중에너지 X선 흡수계측법(DXA)의 개발은 체내에서 세 가지 구획, 즉 체지방량, 제지방(근육)량, 골량을 각각 측정할 수 있는 신체구성 평가 방법을 가능하게 하였다. 이로 인해 신체 구성을 훨씬 더 정밀하게 측정할 수 있으며, DXA는 전신 체성분뿐만 아니라 국소 부위별 체성분—예를 들어 다리, 팔, 몸통 등—과 내장 지방(visceral adipose tissue)도 측정할 수 있다. 최근 우리 연구진은 DXA를 활용하여 프로 미식축구 선수들[2,4]과 대학 미식축구 선수들[3]의 전신 및 국소 체성분을 측정한 일련의 연구들을 발표하였다. 이들 연구는 스포츠 수행력과 관련한 체성분에 대한 더 깊은 통찰을 제공해 주고 있다.

초기 연구에서는 DXA를 활용하여 미식축구리그(NFL) 소속 선수 411명의 제지방량, 지방량, 그리고 골격량을 분석하였다.[4] 표본 크기가 충분히 컸기 때문에, 포지션에 따른 체성분 차이를 분석할 수 있었다. NFL 선수 집단의 BMI만을 기준으로 본다면, 대부분의 포지션 선수들의 평균 BMI는 이들이 과체중 혹은 비만 범주에 해당함을 나타낸다. 그러나 DXA로 측정한 체지방률을 살펴보면, 이들 대부분은 실제로는 체지방률이 낮은 편에 해당한다. 예외적인 경우는 공격 라인맨(offensive linemen)과 수비 라인맨(defensive linemen)으로, 이들조차 체지방률 기준으로 보았을 때 대부분의 경우 단지 과체중 수준으로 분류될 뿐이다.

흥미롭게도, 서로 대응되는 포지션들(예: 공격 라인맨 대 수비 라인맨)은 매우 유사한 체성분을 보였다. 공격 라인맨이 수비 라인맨보다 지방량은 더 많았지만, 총 제지방량 및 상·하지 제지방량은 유사하였다. 라인배커와 러닝백도 모든 지방 및 제지방 지표에서 유사한 경향을 보였다. 흥미로운 점은 타이트엔드 포지션으로, 이들은 지방량에서는 러닝백과 라인배커와 유사하였으나, 제지방량은 러닝백과 라인배커보다 많았고, 상체 제지방량은 공격 라인맨과 비슷한 수준을 보였다. 예상한 바와 같이, 모든 측정 부위에서 골무기질 밀도(bone mineral density)는 정상 범위에 있었다. DXA는 또한 좌우 팔과 다리 간의 제지방량(lean mass) 차이를 측정하여 대칭성 평가를 가능하게 하였다. 대부분의 대상자는 각 다리와 양팔의 총 제지방량이 유사했으나, 일부에서는 이상치(outlier)가 관찰되었으며, 이들은 손상 위험에 노출될 가능성이 있는 것으로 판단된다.

국소적인 체성분의 차이를 분석하는 것 외에도, DXA는 복부 영역 내에서 피하 지방(subcutaneous abdominal adipose tissue, SAAT)과 내장 지방(visceral adipose tissue, VAT)의 축적을 구분할 수 있게 해준다. 이 중 VAT는 심대사 질환 위험의 지표로 잘 확립되어 있다.[5,7,8] NFL 선수들을 대상으로 한 초기 연구의 후속으로, 우리는 371명의 NFL 선수들을 대상으로 복부 체성분과 VAT 축적을 분석하였다.[2] 그 결과, 포지션에 따라 복부 제지방량과 지방량 모두에서 유의한 차이가 나타났다. 그러나 이 차이는 제지방량보다는 지방량에서 훨씬 더 크게 나타났다.

또한 우리는 선수들의 체격이 커질수록, 총 제지방량보다 총 지방량이 더 많이 증가하며, 지방량이 복부에 더 많이 분포된다는 것을 관찰하였다. 이는 특정 포지션에서는 지방량의 증가가 경기 수행력에 부정적인 영향을 줄 수 있기 때문에 중요한 사실이다. 복부 지방 측정 증가와 관련해 관찰된 기준 수준은 주의 깊게 모니터링되어야 한다. 이는 최근의 연구에서 복부 비만이 하지 부상의 위험을 예측하고, VAT(내장 지방조직)이 심대사 질환 위험과 연관된 것이 확인되었기 때문이다.

프로 미식축구 선수에 대한 연구의 연장선으로, 우리는 미국 대학 디비전 1 소속 미식축구 선수 467명을 대상으로 DXA를 사용하여 체성분을 분석하였다.[3] 프로 선수들을 대상으로 한 기존 연구들[2,4]과 마찬가지로, 라인맨은 다른 포지션 선수들보다 더 높은 체지방량과 제지방량을 보였다. NFL 선수 연구와 유사하게, 서로 유사한 역할을 하는 포지션들은 체성분과 신체 비율에서 비슷한 양상을 보였다. 모든 포지션이 BMI 기준으로는 과체중 또는 비만으로 분류되었지만, 공격 라인맨과 수비 라인맨을 제외한 나머지 포지션의 선수들은 모두 건강한 수준의 체지방률과 낮은 수준의 내장 지방을 나타냈다.

요약: 이러한 미식축구 선수 대상 연구들은 전체 및 부위별 지방량, 제지방량, 골밀도에 대한 포지션별 기준을 제공한다. 프로 및 대학 미식축구 선수 모두에서 포지션은 체성분 지표에 유의미한 영향을 미쳤으며, 이는

실제 경기에서의 포지션별 역할 요구와 관련이 있을 가능성이 크다. 선수 건강의 관점에서 보면, 모든 포지션에서 BMI 수치는 비교적 높았지만, 대부분의 포지션에서는 체지방률과 내장 지방이 상대적으로 낮았으며, 이는 현역 시기뿐 아니라 은퇴 후에도 선수의 건강 유지에 중요한 요소이다.

실용적 적용. DXA는 코치나 스포츠 트레이너가 전체 체성분뿐만 아니라 부위별 체성분도 확인할 수 있게 해준다. 특히 근육의 좌우 대칭성의 차이는 부상 위험의 잠재적 선행 지표가 될 수 있다. 예를 들어, 양쪽 다리 간 제지방량의 큰 차이는 비접촉 손상의 위험을 증가시킬 수 있다. 여러 연구들에 따르면,[1,6,10] 근력 불균형은 비접촉성 부상 위험 증가와 연관이 있는 것으로 나타났다. DXA를 활용하여 전체 및 부위별 체성분을 측정하는 것은 다른 종목의 선수들에게도 도움이 될 수 있다. 또한 체중 분포의 특성이 근력, 파워, 속도에 어떤 영향을 미치는지, 그리고 표적화된 훈련이 이러한 분포 패턴에 어떤 변화를 줄 수 있는지에 대한 향후 연구가 필요하다.

참고문헌

1. Baumhauer JF, Alosa DM, Renstrom AF, et al. A prospective study of ankle injury risk factors. *Am J Sports Med.* 1995;23:564-570.
2. Bosch TA, Burruss TP, Weir NL, et al. Abdominal body composition difference in NFL football players. *J Strength Cond Res.* 2014; 28(12):3313-3319.
3. Bosch TA, Carbuhn A, Stanforth PR, et al. Body composition and bone mineral density of division 1 collegiate football players: a consortium of college athlete research study. *J Strength Cond Res.* 2019;33(5):1339-1346.
4. Dengel DR, Bosch TA, Burruss TP, et al. Body composition of National Football League players. *J Strength Cond Res.* 2014; 28(1):1-6.
5. Depres JP, Lemieux I, Bergeron J, et al. Abdominal obesity and the metabolic syndrome: contribution to global cardiometabolic risk. *Arterioscler Thromb Vasc Biol.* 2008;28:1039-1049.
6. Ekstrand J, Gillquist J. Soccer injuries and their mechanisms: a prospective study. *Med Sci Sports Exerc.* 1983;15:267-270.
7. Fox CS, Massaro JM, Hoffmann U, et al. Abdominal visceral and subcutaneous adipose tissue compartments: association with metabolic risk factors in the Framingham Heart study. *Circulation.* 2007;116:39-48.
8. Kaess BM, Pedley A, Massaro JM, et al. The ratio of visceral to subcutaneous fat, a metric of body fat distribution, is a unique correlate of cardiometabolic risk. *Diabetologia.* 2012;55:2622-2630.
9. Kraemer WJ, Torine JC, Silvestre R, et al. Body size and composition of National Football League players. *J Strength Cond Res.* 2005;19(3):485-489.
10. Soderman K, Alfredson H, Pietila T, et al. Risk factors for leg injuries in female soccer players: a prospective investigation during one out-door season. *Knee Surg Sports Traumatol Arthrosc.* 2001;9:313-321.
11. Wilmore JH, Haskell WL. Body composition and endurance capacity of professional football players. *J Appl Physiol.* 1972;5:564-567.

3~5%, 여성의 경우 약 12~14%로 추정된다.[46] 일반적으로 낮은 체지방률은 건강 지표와 긍정적으로 연관되지만, 지나치게 낮은 체지방률은 오히려 건강 위험 증가와 연관된다. 일부 특정 스포츠 및 활동에서는 체지방 감소가 경기력 향상에 기여하기도 한다. 예를 들어, 체지방률이 가장 낮은 여성 운동선수는 보통 16~20%, 동등한 수준의 남성 운동선수는 6~13% 정도의 체지방률을 가진다. 이러한 낮은 체지방률은 특정 스포츠, 특히 지속적인 지구력 운동에서의 높은 칼로리 소모량과, 마라톤 경기의 전 구간이나 체조 경기에서의 텀블링 및 공중회전처럼 장시간 동안 체중을 지탱해야 하는 운동에서의 체중 조절 필요성 때문인 경우가 많다. 또한 다양한 스포츠 집단(예: 미국 NFL 미식축구 선수들)에서 중요한 지표로 사용되기도 한다(글상자 13-4)[9,10,30,91](그림 13-12).

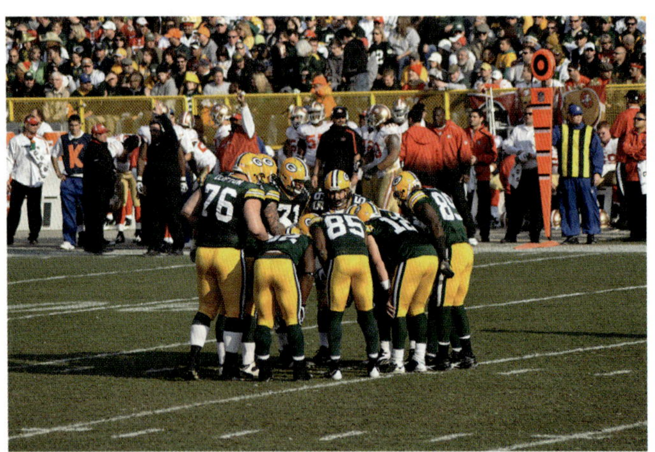

그림 13-12 그린베이 패커스(Green Bay Packers)는 선수들의 체성분(body composition)을 보다 잘 이해하기 위해 수년에 걸쳐 광범위한 DEXA 분석을 실시한 몇 안 되는 NFL 미식축구 팀 중 하나이다. (이미지 출처: Shutterstock.)

경쟁적인 스포츠에 참여하지 않는 일반인을 위한 건강한 체지방률의 범위는 여성의 경우 21~24%, 남성의 경우 14~17%이다. 체지방률이 여성 25~31%, 남성 18~25% 범위로 증가하면 건강 저하의 위험이 커진다. 여성의 체지방률이 32% 이상, 남성의 경우 25% 이상이면 비만으로 간주된다.

식이와 체성분 변화

충분한 다량영양소(macronutrient)와 미량영양소(micronutrient)의 섭취는 전반적인 건강 유지뿐만 아니라, 체중 감량을 위한 다이어트 중에도 건강을 유지하는 데 중요하다. 또한 다량·미량영양소는 운동 훈련의 양과 강도를 유지하고, 선수들이 원하는 훈련 적응(예: 제지방량 증가)을 이끌어내는 데도 필수적이다. 따라서 체성분의 변화를 원하는 모든 사람들은 충분한 영양소 섭취를 유지하는 것이 중요하다. 더불어, 일부 식이 전략(예를 들어 운동 전후 단백질 및 탄수화물 섭취)은 제지방량(FFM) 증가에 도움이 될 수 있다. 이러한 영양 관련 사항은 앞서 10장과 11장에서 다루었다. 여기서는 에너지 균형에 대한 식이의 영향, 일반적인 식이 오류, 그리고 과도한 체중 감량의 효과에 대해 중점적으로 다룰 것이다.

에너지 균형

에너지 균형(energy balance)은 섭취한 열량(칼로리)과 소비한 열량(칼로리)의 관계를 의미한다. 만약 일정 기간 동안 총 칼로리 소비량이 섭취량보다 많으면, 체중 감소가 발생하고, 반대로 총 칼로리 소비량이 섭취량보다 적으면, 체중 증가가 일어난다. 총 칼로리 소비량은 기초대사율(basal metabolic rate, BMR)과 신체 활동에 의한 칼로리 소비의 두 가지 요소를 포함한다. 여기서 BMR과 RMR(안정 시 대사율)은 정의상 약간의 차이가 있지만(자세한 내용은 3장 참조), 이 장에서는 동일한 의미로 사용된다. 신체 활동 중 칼로리 소비는, 운동이 체성분 변화에 영향을 미치는 중요한 기전 중 하나로 간주된다.

에너지 균형의 미세한 변화가 체성분 변화에 미치는 영향은 다음과 같은 예시를 통해 명확히 이해할 수 있다. 총 칼로리 소비량이 총 칼로리 섭취량보다 하루에 100 kcal만 많다 해도, 1년(365일)이 지나면 총 36,500 kcal의 열량 차이를 만들게 된다. 이를 3,500 kcal당 0.45 kg(또는 1 lb) 감량이라는 전제(3,500 kcal·0.45 kg^{-1} 또는 3,500 kcal·1 lb^{-1})로 환산하면, 1년간 약 4.7 kg(10.4 lb)의 체지방 감소가 일어나게 된다.

하지만 칼로리 섭취를 제한하게 되면, RMR(안정 시 대사율)이 감소하며 이는 전체 에너지 균형에 영향을 미친다. 신체 활동량이 적은 사람들(비활동적 집단)의 경우, RMR은 총 칼로리 소비의 약 60~75%를 차지하는데, 이는 대부분의 사람들이 하루 대부분의 시간을 안정 상태 또는 그에 가까운 상태에서 보내기 때문이다.[14,66,116] 칼로리 제한에 따른 RMR의 변화 폭은 최대 20%에 이를 수 있으며, 이러한 RMR 변화는 총 체중(TBM) 또는 지방량(FM) 감소에 직접적인 영향을 줄 수 있다. RMR 감소는 일반적으로 신체가 체중을 유지하려는 방어기전으로 해석되며, 반대로 칼로리 섭취가 제한된 후에 섭취량이 증가하면, RMR 역시 증가하게 되며, 이는 체중이 급격히 증가하지 않도록 방지하는 작용을 한다. 이러한 섭취량 변화에 대한 RMR의 보상 반응은 신체가 항상성을 유지하려는 대표적인 예(homeostasis, 항상성 유지 메커니즘)로 볼 수 있다.

기초대사율은 제지방량과 이를 구성하는 다양한 조직의 질량과 정(+)의 상관관계를 가진다(글상자 13-5). 여성과 아동은 일반적으로 동일 연령대의 남성에 비해 FFM이 낮기 때문에, 이로 인해 여성과 아동의 BMR도 낮은 편이다.[67,74,86] 그러나 RMR을 총 체중(TBM) 또는 FFM 기준으로 상대화하여 나타낼 경우, RMR·kg TBM^{-1} 또는 RMR·kg FFM^{-1}에는 성별 또는 연령에 따른 차이가 없다.[67,74,115] 이 관계는 운동 없이 다이어트를 진행할 경우 중요한 의미를 지닌다. 이런 상황에서는 체중 감량분 중 상당 부분이 제지방량 손실에서 기인할 수 있기 때문이다. 예를 들어, 12주 동안 식이조절로 9.1 kg(20 lb)을 감량한 남성의 경우, 총 체중 감량분의 약 31%가 FFM 손실에서 비롯된 것으로 나타났다.[62] 이러한 FFM 손실은 RMR을 감소시켜, 결과적으로 에너지 균형에도 영향을 줄 수 있다.

에너지 균형은 칼로리 섭취량을 급격히 줄였을 때 초기에 나타나는 상당한 체중 감소에도 중요한 역할을 한다. 많은 다이어트, 특히 저탄수화물 식이요법에서는 다이어트 첫 주 동

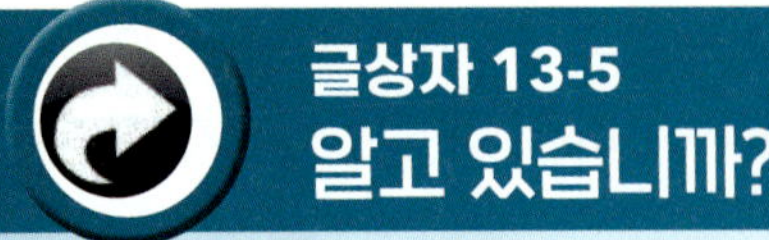

글상자 13-5
알고 있습니까?

FFM을 구성하는 모든 조직은 안정 시 에너지 소비에 영향을 미친다

기초대사율 또는 안정 시 에너지 소비는 총 제지방량과 연관되어 있다. 하지만 이 상관관계는 골격근뿐 아니라 대사적으로 활발한 다른 조직들과도 관련되어 있다. 예를 들어, 스모 선수와 운동을 하지 않는 대학생 사이의 비교에서는 안정 시 에너지 소비와 FFM 사이에 높은 상관관계($r = 0.93$ vs. 0.72)가 나타났다. 이 상관관계는 통계적으로 유의미했다. 스모 선수들은 대학생들보다 더 큰 총 체중(TBM) (109 kg vs. 62 kg), 더 많은 제지방량(78 kg vs. 53 kg), 더 높은 안정 시 에너지 소비량(2,286 vs. 1,545 $kcal \cdot d^{-1}$), 그리고 더 많은 골격근, 간, 심장, 신장 조직을 가지고 있었지만, 뇌 조직의 양은 두 집단 간 차이가 없었다. 이 모든 조직들은 대사적으로 활발하며 안정 시 에너지 소비에 기여한다. 안정 시 에너지 소비를 FFM으로 나누어($kcal \cdot FFM^{-1}$) 표현했을 때, 스모 선수와 대학생 간에 유의미한 차이는 없었다(29.1 vs. 29.2 $kcal \cdot d^{-1} \cdot kg\ FFM^{-1}$). 이는 골격근뿐 아니라 대사적으로 활발한 모든 조직이 FFM과 안정 시 에너지 소비 간의 상관관계에 기여한다는 것을 의미한다.

참고문헌

1. Midorikawa T, Masakatsu K, Beekley MD, et al. High REE in sumo wrestlers attributed to large organ-tissue mass. *Med Sci Sports Exerc.* 2007;39:688-693.

안 체내 글리코겐 저장량이 고갈된다. 이로 인해 상대적으로 큰 체중 감소가 나타나는데, 이는 글리코겐이 상당량의 수분과 함께 저장되기 때문이다(탄수화물 1 g당 2.6 g의 수분이 함께 저장됨). 글리코겐이 대사 과정에서 사용되면, 함께 저장되어 있던 수분도 방출되고, 결국 이 수분이 체외로 배출되면서 체중이 크게 감소하게 된다. 다이어트 중 기초대사율(BMR)이 에너지 균형에 미치는 영향을 최소화하면서, 지방량을 효과적으로 감량할 수 있도록 돕는 식이 전략도 존재한다.

다이어트와 체중 감량

어느 시점에서든 많은 미국 성인들이 체지방을 줄이기 위해 다이어트를 하고 있다는 점은, 체지방을 줄이고 이를 지속적으로 유지하려는 시도가 대체로 성공적이지 않다는 것을 보여준다. 다양한 접근 방식이 사용되어 왔으며, 저지방 식단보다 저탄수화물 식단이 체중 감량에 있어 더 효과적인 것으로 나타났다.[111,112] 그러나 어떤 접근 방식을 택하든, 다이어트를 할 때 모든 다량영양소 및 미량영양소를 충분히 섭취하는 것이 중요하다. 체지방을 줄이려는 시도에서 도움이 되는 몇 가지 다른 식이 지침들도 존재한다.

충분한 수분 섭취

수분은 음식(예: 수프) 속에 포함되어 있거나 물 자체로 섭취되는 방식 모두 포만감을 증가시켜 에너지 섭취량을 줄이는 데 도움을 준다.[92] 또한 수분은 정상적인 노폐물 배출을 위한 수분 균형을 유지하는 데 필수적이다. 만약 충분한 수분이 섭취되지 않으면, 총체중(TBM)은 감소할 수 있지만, 이 감량은 체지방(FM)이 아닌 수분 무게의 손실에 기인한다.

현명한 지방 섭취 선택하기

일정량의 식이 지방은 필수적이다(자세한 내용은 10장 참조). 그러나 전유(whole milk) 대신 저지방 또는 탈지 우유(low-fat or skim milk)를 선택하는 것처럼 총 지방 섭취량을 줄이기 위한 음식 선택이 가능하다. 지방은 포만감을 주는 효과가 약하기 때문에, 고지방 식사를 할 경우 총 칼로리 섭취량이 많아지는 경우가 흔하다.[119] 모든 건강한 식단과 마찬가지로 체지방(FM)을 줄이기 위한 다이어트를 할 때는, 건강 위험 증가와 연관된 포화지방(saturated fat)과 트랜스지방(trans fat)의 섭취를 최소화해야 한다.

빈 칼로리(empty calories) 최소화하기

열량은 높지만 그 외의 영양가는 거의 없는 식품에서 섭취되는 칼로리는 흔히 **빈 칼로리(empty calories)**라고 한다. 체지방(FM)을 줄이고 다량영양소 및 미량영양소를 충분히 포함한 식단을 유지하려는 경우, 지방, 설탕, 알코올에서 비롯된 빈 칼로리 섭취를 피해야 한다. 특히 혼합주나 크리미한 알코올 음료는 식단에 칼로리를 더할 뿐만 아니라, 식이조절 의지를 약화시킨다.

칼로리 섭취를 지나치게 줄이지 않기

일반적으로 체중 감량을 위한 식단은 하루 1,200~1,600 kcal를 제공한다.[61] 바람직한 권장사항은 신체 활동을 증가시키고 칼로리 섭취를 줄여 하루 500 kcal의 열량 적자(deficit)를 만드는 것이다. 이 방법은 필요한 미량영양소를 충분히 섭취하면서도 다이어트로 인한 제지방량 손실을 최소화할 수 있다. 반면, 칼로리 섭취를 지나치게 줄이면 폭식을 유발할 수 있고, 이 경우 대부분 공허한 열량 섭취가 증가하게 된다.

소량의 음식을 섭취하기

수년간 식사량은 극적으로 증가해왔으며, 미국인들은 외식이나 가정에서 큰 양(분량)의 식사를 기대하는 경향이 있다. 이런 대형 식사는 칼로리 섭취량을 증가시킨다. 칼로리 섭취를 줄이기 위해서는 적절한 영양 섭취를 유지하면서도 음식의 1회 섭취량(portion size)을 줄여야 한다.

위의 지침들과 더불어 적절한 다량영양소 섭취 가이드라인을 따르면, 체지방(FM)을 줄이는 동시에 제지방량(FFM) 손실을 최소화하는 데 도움이 된다. 또한 체지방 감량의 또 다른 핵심 요소는 신체 활동을 수행하여 칼로리 소비를 증가시키고 FFM 손실을 줄이는 것이다.

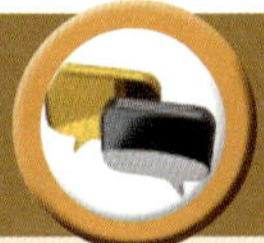

글상자 13-6 전문가 관점

운동을 통한 체성분 변화

N. Travis Triplett, PhD
교수
보건·여가·운동과학과
애팔래치안 주립대학교
노스캐롤라이나주 분

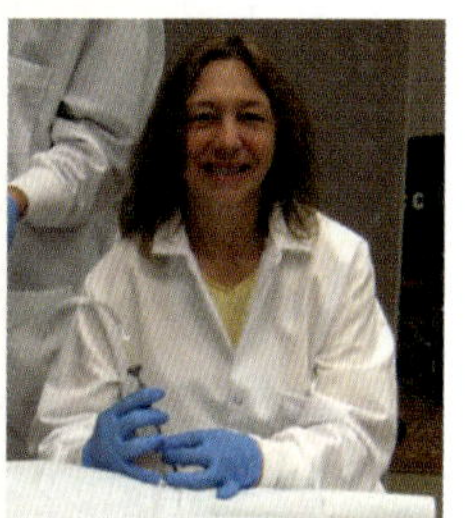

가장 주목받는 건강 및 피트니스 목표 중 하나는 자신의 체성분을 변화시키려는 욕구이며, 이는 피트니스 및 영양/영양보충 산업에 가장 큰 영향을 미치고 있다. 가장 흔한 초점은 전반적인 체지방을 줄임으로써 체중을 감량하는 것이지만, 근육량을 증가시키고자 하는 사람들도 많다. 전문가들은 이러한 목표가 운동과 식이 조절을 병행할 때 가장 효과적으로 달성된다고 인식하고 있다.[3,4] 그럼에도 불구하고 많은 기업과 개인들은 체성분 변화를 위한 방법으로 영양적 측면에만 집중하고 있으며, 이는 일반적으로 사람들이 정기적인 운동 프로그램에 참여하기보다는 식이 습관을 바꾸는 것에 더 쉽게 동의하기 때문이다. 그러나 운동은 원하는 체성분 변화를 달성하는 데 필요할 뿐만 아니라, 그 변화를 유지하기 위해서도 필수적이다.[3] 다양한 운동 유형은 체성분에 서로 다른 변화를 가져올 수 있으므로, 운동선택을 최적화하기 위해서는 그 기초를 이해하는 것이 중요하다.

유산소 운동은 체지방 감소를 촉진하는 데 매우 좋은 선택지이다. 이는 유산소 운동에 필요한 에너지를 제공하는 대사 경로가 주로 지방과 탄수화물을 주요 연료로 사용하기 때문이다. 엘리트 지구력 운동선수처럼 유산소 훈련을 많이 수행하는 사람들의 체성분을 살펴보면, 이들이 일반적으로 체지방량이 낮다는 사실을 쉽게 알 수 있다. 그러나 이들은 일반적으로 근육량이 많지는 않다. 반면에, 저항 운동을 많이 수행하는 사람들—예를 들어, 전문 역도 선수, 보디빌더, 근력/파워 종목 선수—을 살펴보면, 체지방이 상대적으로 적은 사람도 있지만, 가장 공통적인 특징은 근육량이 많다는 점이다. 따라서 저항 운동은 근육량 증가를 촉진하는 데 가장 효과적인 운동이다. 다만, 운동 선택과 전반적인 프로그램 설계에 따라 근육량 증가의 정도는 달라질 수 있다.

운동 코치와 퍼스널 트레이너는 선수와 고객에게 운동과 식이조절이 모두 체성분을 변화시키고 유지하는 데 필요하다는 점을 강조해야 한다. 핵심은 열량 균형에 있다. 섭취한 칼로리가 소비한 칼로리보다 많으면 체중 감량은 어렵다.[5] 반대로, 체중(이 경우에는 주로 제지방량)을 증가시키기 위해서는 충분한 칼로리를 섭취하지 않으면 어렵다.[3] 식이조절은 전체적인 그림의 일부이지만, 운동은 열량 소비 측면을 담당하므로, 아래와 같은 사항을 반드시 실천해야 한다:

현실적인 목표와 목표 달성 기간을 설정하라. 운동 전문가는 남성과 여성의 평균적인 체지방 수준과 운동선수 수준의 체지방 기준을 알아야 하며,[1] 일정 기간 동안 건강하게 감량하거나 증량할 수 있는 범위도 알고 있어야 한다. 예를 들어, 한 달에 20파운드(약 9 kg)를 감량하겠다는 목표는 현실적이지 않다. 권장되는 감량 속도는 주당 1~2파운드(약 0.5~0.9 kg)에 불과하다.[2] 마찬가지로, 빠른 체중 증가는 대부분 제지방량 증가보다는 체지방 증가로 이어지는 경우가 많다. 현재 권장되는 체중 증가 속도 역시 주당 1~2파운드 수준이다.[2]

목표에 가장 적합한 운동 유형을 선택하라. 대부분의 유산소 운동은 체지방 감소에 효과적이다. 운동에 더 많은 근육과 관절이 동원될수록 열량 소비가 높아진다. 특히, 체중 부하 운동은 그렇지 않은 운동보다 더 많은 열량을 소비하는 경향이 있다. 단, 운동은 대상자의 신체적 제한을 고려하여 선택해야 한다. 유산소 운동의 강도를 높이거나 저항 운동의 양을 증가시키는 것 또한 충분한 시간 동안 지속 가능하다면 열량 소비를 크게 늘릴 수 있다. 만약 근육량 증가가 목표라면, 저항 운동이 반드시 포함되어야 하며, 경우에 따라 저항 운동 중심으로 프로그램을 구성해야 한다.

결과를 극대화하기 위해 다양한 운동을 활용하라. 저항 운동은 근육량 증가를 유도하여 기초 대사량을 증가시키고, 이는 체지방 감소를 더욱 원활하게 만든다. 다양한 운동을 조합하는 것은 운동 프로그램에 대한 동기 유지에도 도움이 된다.

운동은 식이조절과 함께 체성분 변화를 위해 반드시 강조되어야 한다. 개인이 포괄적인 프로그램을 통해 성과를 체감하게 되면, 운동과 식이조절은 지속 가능한 생활 방식으로 자리 잡게 될 것이다.

참고문헌

1. Jeukendrup AE, Gleeson M. *Sport Nutrition*. 2nd ed. Champaign, IL: Human Kinetics, 2010:316.
2. Jeukendrup AE, Gleeson M. *Sport Nutrition*. 2nd ed. Champaign, IL: Human Kinetics, 2010:329-345.
3. Klem ML, Wing RR, McGuire MT, et al. A descriptive study of individuals successful at long-term maintenance of substantial weight loss. *Am J Clin Nutr*. 1997;66(2):239-246.
4. Kraemer WJ, Volek JS, Clark KL, et al. Influence of exercise training on physiological and performance changes with weight loss in men. *Med Sci Sports Exerc*. 1999;31(9):1320-1329.
5. Spano M. Nutrition strategies for maximizing performance. In: Haff GG, Triplett NT, eds. *Essentials of Strength Training and Conditioning*. 4th ed. Human Kinetics, Champaign, IL, USA. 2016:201-224.

운동이 체성분에 미치는 영향

신체 활동은 다양한 방식으로 체성분에 영향을 줄 수 있다(글상자 13-6). 운동으로 인한 열량 소비가 에너지 불균형(섭취 열량 < 소비 열량)을 유도할 경우, 체지방량은 시간이 지남에 따라 감소하게 된다. 신체 활동은 또한 제지방 질량을 증가시킬 수 있다. 체지방률은 FM의 감소, FFM의 증가, 또는 이 두 가지 요인이 복합적으로 작용하여 감소할 수 있다. 앞서 논의했듯이, FFM과 안정 시 대사율(resting metabolic rate, RMR) 사이에는 밀접한 관계가 존재하기 때문에, FFM을 증가시키는 신체 활동은 RMR을 증가시킨다. 만약 이로 인해 에너지 불균형(섭취 열량 < 소비 열량)이 유도된다면, FM은 시간이 지남에 따라 감소하게 된다.

어떤 형태의 신체 활동이라도 열량 소비를 증가시킨다. 그러나 운동 중 에너지 소비량을 정확하게 추정하는 것은 어렵다. 왜냐하면 여러 요인들이 영향을 미치기 때문이다. 예를 들어, 활동 중에 신체를 지탱하거나 이동시켜야 하는 경우, 체중은 열량 소비에 영향을 준다(글상자 13-7). 유산소 운동이나 저항성 운동에서 운동량과 강도와 관련된 모든 변수들 또한 총 에너지 소비에 영향을 준다. 예를 들어, 저항성 운동의 경우 다음과 같은 조건에서 운동 세션 동안 더 많은 에너지가 소비된다: 큰 근육군 운동 > 작은 근육군 운동, 전체 운동 세트 수가 많을수록, 10회 최대반복 세트(10RM) > 5회 최대반복 세트(5RM), 짧은 휴식 시간(30초) > 긴 휴식 시간(2, 3, 5분), 단, 5RM과 같은 고강도 저반복 운동에서는 휴식 시간 길이에 따라 열량 소비 차이가 발생하지만, 10RM에서는 그렇지 않음, 고강도(1RM의 80~90%) > 중강도(60~70%) > 저강도(20~50%) 순으로 에너지 소비량 증가.[90] 웨이트 트레이닝 중 운동 속도는 혼합된 연구 결과를 보였는데, 빠른 속도가 느린 속도보다 더 많은 열량을 소비한다는 결과와 그 반대의 결과가 모두 존재한다.[70, 90] 다음 절에서는 일반

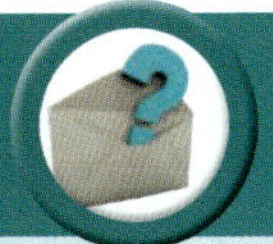

글상자 13-7 학생들의 실제 질문

걷기 또는 달리기의 칼로리 소비량은 얼마나 될까?

걷기와 달리기의 칼로리 소비량은 속도가 증가할수록, 그리고 체중이 증가할수록 높아진다. 이는 운동 시 자신의 체중을 이동시켜야 하기 때문이다. 오르막이나 내리막에서 걷거나 달리는 경우에도 칼로리 소비량은 달라질 수 있다. 평지에서 일정한 속도로 걷거나 달릴 때의 칼로리 소비량은 다음의 공식을 통해 추정할 수 있다.

칼로리 소비량 (kcal) = 체중(kg) × 특정 속도에서의 체중 1 kg당 칼로리 소비량 × 시간(분)

특정 속도에서 체중 1 kg당 분당 칼로리 소비량:

걷기 3.5 mph = 0.077 $kcal \cdot kg^{-1}$
걷기 4.5 mph = 0.106 $kcal \cdot kg^{-1}$
달리기 5 mph = 0.134 $kcal \cdot kg^{-1}$
달리기 6 mph = 0.163 $kcal \cdot kg^{-1}$
달리기 7.5 mph = 0.207 $kcal \cdot kg^{-1}$
달리기 9 mph = 0.227 $kcal \cdot kg^{-1}$
달리기 10 mph = 0.251 $kcal \cdot kg^{-1}$
달리기 11 mph = 0.288 $kcal \cdot kg^{-1}$ (1 kg = 2.2 lb)

한 사람이 체중 70 kg(154 lb)이고, 속도 6 mph(마일당 10분 페이스)로 30분간 달렸다면, 예상 칼로리 소비량은 다음과 같습니다:

칼로리 소비량 (kcal) = 70 kg × 0.163 $kcal \cdot kg^{-1}$ × 30분
칼로리 소비량 (kcal) = 342.3 kcal

Caloric expenditure data obtained from Ainsworth BE, Haskell WL, Leon AS, et al. Compendium of physical activities: classification of energy cost of human physical activities. Med Sci Sports Exerc. 1993;25:71-80.

적인 유산소 운동 및 웨이트 트레이닝 세션에서의 에너지 소비량에 대해 중점적으로 다룰 예정이다.

저항 운동과 유산소 운동의 칼로리 소비량

저항 운동과 유산소 운동 세션의 칼로리 소비량을 비교하는 것은 훈련량과 강도의 영향을 받기 때문에 쉽지 않다. 또한 단순히 운동 중 칼로리 소비량만을 측정해서는 안 되며, 운동 직후 발생하는 초과산소섭취(3장 참조)에 따른 칼로리 소비량까지 고려해야 한다. 그렇지 않으면 전체 칼로리 소비량이 과소평가될 수 있다. 몇몇 연구에서는 전형적인 운동 세션 동안의 칼로리 소비량을 추정하였다.

60분 동안 수행된 웨이트 트레이닝 세션(10가지 운동, 각 운동당 4세트, 세트당 8~12회 반복, 1회 최대 반복의 70~75% 부하)과, 60분 동안 최고 산소섭취량의 70~75% 강도로 달리기를 수행한 세션을 비교한 결과, 운동 후 10시간, 24시간, 48시간의 안정 시 에너지 소비량에 유의한 차이는 없었다.[53] 달리기는 운동 후 10시간 시점에서 24시간 안정 시 에너지 소비량이 유의하게 증가하여 2,150 kcal였고, 48시간 시점에서도 1,995 kcal로 증가했지만, 24시간 시점에서는 1,914 kcal로 차이를 보이지 않았다. 이는 휴식 시 에너지 소비량(1,862 kcal)과 비교한 것이다(글상자 13-6). 반면, 웨이트 트레이닝은 10시간 시점에서 2,124 kcal, 24시간 시점에서 2,081 kcal로 안정 시 에너지 소비량이 유의하게 증가했지만, 48시간 시점에서는 1,997 kcal로 차이를 보이지 않았다. 이는 휴식 시의 1,972 kcal와 비교한 수치이다. 두 가지 운동 세션 모두 안정 시 에너지 소비량에 유의한 차이를 유발했지만, 운동 유형 간에는 유의한 차이가 없었다. 두 운동 세션 모두 24시간 동안 지방 대사를 증가시켰으며, 지방 대사 측면에서도 운동 간 차이는 없었다. 이러한 결과는 동일한 길이와 동일한 강도로 수행된 웨이트 트레이닝과 유산소 운동 세션이 에너지 소비와 지방 대사 측면에서 동등한 효과를 보일 수 있음을 시사한다. 다만, 달리기와 웨이트 트레이닝을 동일한 강도(70~75%)에서 비교하는 것이 공정한 비교인지에 대해서는 논란의 여지가 있다.

사이클링 훈련 세션과 순환식 웨이트 트레이닝 세션을 비교한 연구에서도 칼로리 소비량에 유의한 차이는 나타나지

않았다.[72] 그러나 이 비교에서는 두 세션의 운동 시간이 동일하지 않았다. 최고 산소섭취량의 70% 강도로 49분간 사이클링을 수행한 경우, 세션 동안 546 kcal가 소모되었고, 24시간 총 에너지 소비량은 2,787 kcal였다. 반면, 70분 동안의 웨이트 트레이닝(10가지 운동, 3세트는 10회 반복, 4세트는 1회 최대 반복의 70% 무게로 실패 지점까지 수행)은 세션 중 448 kcal를 소모했고, 24시간 총 에너지 소비량은 2,730 kcal였다. 사이클링 중의 칼로리 소비량은 웨이트 트레이닝 중보다 유의하게 높았으나, 24시간 총 에너지 소비량에는 유의한 차이가 없었다.

유산소 훈련과 웨이트 트레이닝은 운동 중 칼로리 소비를 증가시키며, 운동 후 24시간 또는 48시간 동안 안정 시 에너지 소비량도 증가시킨다. 웨이트 트레이닝은 시간이 지남에 따라 제지방량을 증가시키며, 이로 인해 기초대사량도 증가하는 이점을 제공할 수 있다. 웨이트 트레이닝으로 인한 일반적인 FFM 증가는 약 0.66 $kg \cdot wk^{-1}$ (0.3 $lb \cdot wk^{-1}$)이다.[25] 체성분을 변화시키기 위해 다이어트와 함께 웨이트 트레이닝과 유산소 훈련을 병행하는 것이 유리할 수 있다.[62] 다이어트와 유산소 운동만을 수행하여 12주 동안 체중을 9.1 kg(20.4 lb) 감량한 남성들은 총 체중 감소량의 78%가 체지방(FM)에서 유래하였지만, 동일한 체중을 감량한 다른 남성 집단에서는 다이어트와 유산소 및 웨이트 트레이닝을 병행한 경우, 감량된 체중의 97%가 체지방에서 유래하였다. 따라서 다이어트와 유산소 운동 및 웨이트 트레이닝을 병행한 경우, 체지방 감소량은 더 많고, FFM 손실은 더 적은 효과를 나타냈다.

부위별 지방 감량

부위별 지방 감량(spot reduction)이란 특정 신체 부위 또는 근육군을 운동함으로써, 그 부위의 피하 지방(subcutaneous fat)이 신체의 다른 부위보다 더 많이 감소하는 현상을 말한다. 예를 들어, 윗몸일으키기를 수행할 때 부위별 감량이 일어난다면, 복부 부위의 지방이 다른 부위보다 더 많이 감소해야 한다. 그러나 대부분의 연구 결과에 따르면, 남성과 여성 모두에서 저항성 운동을 수행한다고 해서 특정 부위의 지방이 더 많이 줄어드는 부위별 감량 현상이 발생하지 않는다는 것이 입증되고 있다.[59,89] 다만, 유산소 운동을 30분 또는 120분간 수행했을 때, 운동한 근육과 인접한 부위의 근육에서 지방 대사율이 증가했다는 결과가 보고된 바 있으며, 이는 부위별 감량이 일어날 가능성을 시사하기도 한다.[101] 그럼에도 불구하고, 대다수의 연구 결과는 부위별 지방 감량은 발생하지 않는다는 결론을 지지하고 있다.

식욕과 운동

장기간에 걸친 고강도 또는 고량의 신체 훈련을 수행할 경우, 에너지 섭취량이 증가하지 않으면 총체중(TBM)과 궁극적으로 제지방량(FFM)이 감소하게 되어, 결국 신체 수행 능력에 저하가 발생한다. 이는 운동 훈련과 함께 식욕이 증가한다는 것을 시사하지만, 반드시 그렇지만은 않다. 실제로 대부분의 사람들에게서 운동 직후의 즉각적인 효과는 오히려 식욕의 감소이다.[119] 운동과 식욕 조절은 여러 요인의 영향을 받는다. 시상하부(hypothalamus)는 뇌에서 식욕과 **포만감(satiety**, 식후 만족감 및 추가 섭취를 억제하는 감각)을 주로 조절하는 부위이다. 운동 후 혈중 카테콜아민 농도(catecholamine concentration)의 상승 및 체온의 상승은 식욕을 감소시키는 작용을 할 수 있다. 뜨겁거나 차가운 환경 온도 역시 체온에 영향을 미쳐 각각 식욕을 감소시키거나 증가시킬 수 있다. 그렐린은 위에서 주로 분비되며, 식욕을 자극하고 에너지 저장을 촉진하는 호르몬이다.[107] 반면, 렙틴(leptin)은 지방 세포에서 생성되는 단백질로, 체내 지방 저장량이 충분할 때 분비되어 식욕을 억제하는 호르몬처럼 작용한다.[102] 또한 인슐린과 식사 후의 혈당 반응도 식욕에 영향을 준다.[38] 이러한 생리학적 식욕 조절 메커니즘은 아직 완전히 규명되지는 않았지만, 대부분의 사람들에게서 운동 후에는 일시적으로 식욕이 감소하나, 운동으로 인한 칼로리 소비를 보상하기 위해 전체적으로는 식욕이 증가하는 경향이 있는 것으로 보인다.

체중을 현명하게 감량하기

체중 감량을 원하는 대부분의 사람들, 그리고 운동선수를 포함한 많은 이들은 제지방량의 감소가 아닌 지방량의 감소를 원하며, 일단 감량한 체중을 지속적으로 유지하길 바란다. 이러한 두 가지 목표를 동시에 달성하기 위해서는 상대적으로 오랜 기간 동안 천천히 FM을 줄여나가는 것이 일반적으로 필요하다. FM 감량을 극대화하고 FFM 감량을 최소화하기 위해서는 식이요법과 운동을 병행하여 필요한 칼로리 적자(caloric deficit)를 만들어야 한다. 동일한 식이요법과 운동 프로그램을 실시하더라도, 모든 사람이 동일한 체중 감량 반응을 보이지는 않는다. 과거에는 특정 식단이나 운동을 따르고도 체중이 줄지 않으면 "제대로 따르지 않은 사람(noncomplier)"으로 간주되었으나, 현재는 기초대사율이나 운동 중 칼로리 소모량과 같은 개인차로 인해 감량 반응이 다를 수 있다는 것이 명확히 밝혀졌다. 따라서 체중 감량 프로그램에 낮은 반응을 보이더라도 실망하지 않고 계속 진행할 수 있도록 이해를 돕는 것이 중요하다.

FM 감량을 극대화하기 위해 일반적인 권장 속도는 주당 1~2파운드($lb \cdot wk^{-1}$), 즉 0.45~0.90 $kg \cdot wk^{-1}$ 정도이다. 이러한 감량 속도는 느려 보일 수 있으나, 1년간 지속하면 23.6~47.3 kg(52~104 lb)을 감량할 수 있다. 이와 같은 속도로 감량할 경우, 지방 위주로 감량이 이루어지며 제지방 손실이 최소화된다. FFM 감소는 기초대사율(BMR)을 낮추어 FM 감량을 어렵게 하고, 스포츠 및 다양한 활동에서의 신체수행 능력 저하로 이어질 수 있다. FM 감량을 위해서는 식이요법만이 아닌 운동도 반드시 병행되어야 한다. 운동은 FFM 손실을 줄이고, 지방 산화를 증가시키는 효과가 있다.[40] 지방 1파운드(0.45 kg)를 줄이기 위해서는 3,500 $kcal \cdot lb^{-1}$(또는 7,700 $kcal \cdot kg^{-1}$)의 칼로리 적자가 필요하므로, 1~2 $lb \cdot wk^{-1}$(0.45~0.90 $kg \cdot wk^{-1}$)의 감량을 위해서는 하루 500~1,000 kcal의 적자를 만드는 것이 이상적이다.

이 중 150~400 $kcal \cdot d^{-1}$은 신체 활동으로 소비하는 칼로리로 설정하는 것이 권장되며, 식이요법과 병행하여 총 500~1,000 kcal의 적자를 만드는 것이 바람직하다.[118] 이 중 하한선(150 kcal)은 이전에 운동을 거의 하지 않던 사람에게 적합하며, 상한선(400 kcal)은 체력이 좋은 사람이나 체력이 향상된 운동 초보자의 목표로 적절하다. 체중 감량 이후 유지를 위해서는 주당 2,000 kcal 이상을 신체 활동으로 소모하는 것이 권장된다.[118] 감량 후 체중을 성공적으로 유지하는 사람들의 공통적인 특징은 강도 높은 운동을 지속적으로 수행한다는 것이다. 이는 지방량 감량(FM loss), 제지방량 유지(FFM maintenance), 그리고 총체중 유지(TBM maintenance)에 있어서 운동의 중요성을 보여준다.

많은 사람들의 경우, 지방량 증가(FM gain)는 잘못된 식습관과 연관되어 있다. 일반적으로 체중 감량용 식단은 1,200~1,600 $kcal \cdot d^{-1}$의 칼로리를 제공해야 한다.[119] 이 범위는 필수 영양소[다량영양소(macronutrients), 미량영양소

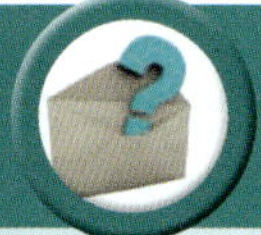

글상자 13-8 학생들의 실제 질문

체지방률이 더 낮아지면 내 몸무게는 얼마일까?

이 질문에 대한 계산은 비교적 단순하다. 하지만 이 계산은 제지방량(FFM)이 변하지 않는다고 가정한다는 점에 유의해야 한다. 어떤 식이요법이나 운동 프로그램을 통해 총체중(TBM)을 줄이는 과정에서는 일정량의 FFM 손실이 반드시 발생한다. 따라서 FFM이 유지된다는 가정은 오차를 유발할 수 있다.

새로운 체중(kg) = 현재의 FFM / 목표 제지방 비율(%)

예시:

현재 체중(TBM) = 88 kg

현재 FFM = 74.8 kg

현재 체지방률 = 15%

목표 체지방률 = 10%

목표 체중에서의 FFM 비율 = 100% − 10% = 90% = 0.90

새로운 체중 계산: 74.8 kg / 0.90 = 83.1 kg

감량해야 할 체중: 88 kg − 83.1 kg = 4.9 kg

따라서 목표 체지방률 10%를 달성하려면 4.9 kg (10.8 lb)을 감량해야 한다.

(micronutrients)]가 부족하지 않도록 하면서도 체중 감량에 적합한 칼로리 섭취를 보장한다. 운동과 식이요법을 병행하면, 하루 500~1,000 kcal 수준의 칼로리 적자를 통해 지방량 중심의 의미 있는 총체중 감소가 가능하다. 많은 사람들이 궁금해하는 질문 중 하나는 "현재 체지방률이 몇 %인데, 목표 체지방률을 달성하려면 몸무게가 얼마가 되어야 하는가?"이다. 이 질문은 글상자 13-8에서 설명되며, 이 계산은 FFM이 그대로 유지된다고 가정한 것이라는 점을 잊지 말아야 한다. 실제로 FFM 손실 없이 감량을 하는 것은 어렵지만, 저항 운동을 병행할 경우 FFM 손실을 줄일 수 있음이 입증되었다.[61,62]

평균 체지방률

체지방률은 신체 수행 능력에 미치는 영향과 다양한 건강 위험과의 연관성 때문에, 운동선수뿐만 아니라 일반적인 건강 및 체력에 관심 있는 사람들에게도 중요한 지표이다. 운동선수는 일반적으로 건강한 젊은 성인 남성과 여성의 평균값인 각각 약 15%와 25%에 비해 더 낮은 평균 체지방률을 가진다(표 13-5). 하지만 체지방률은 항상 전체적인 맥락에서 판단되어야 한다. 성인 남성의 최소 체지방률은 약 5%, 성인 여성은 약 12~14%로, 이는 정상적인 생리적 및 대사 기능을 유지하는 데 필요한 체지방의 하한선으로 간주된다.[46] 체지방률을 고려할 때 반드시 염두에 두어야 할 다른 요소들도 있다. 앞서 논의했듯이, 체성분을 측정하는 데 사용되는 기술에 따라 체지방률 값은 서로 다를 수 있으며, 개인차로 인해 모든 운동선수가 엘리트 선수의 체지방률에 도달했을 때 최적의 수행 능력을 발휘하는 것은 아니라는 점이다. 심지어 환경과 사회경제적 요인도 체지방 축적에 영

표 13-5 운동선수의 평균 체지방률

종목	지방률(%)	
	남성	여성
농구	13	15
보디빌딩	5	9
사이클	9	15
미식축구	12	–
체조	8	14
유도	11	16
조정	11	14
스키		
알파인	10	18
노르딕	8	14
수영	9	16
육상		
장거리 달리기	8	12
단거리 달리기	8	13
포환던지기	16	25
배구	12	18

자료 출처: Callister R, Callister RJ, Fleck SJ 외. Physiological and performance responses to overtraining in elite judo athletes. *Medicine and Science in Sports and Exercise*. 1990; 22:816-824; De Garay A. *Genetic and Anthropological Studies of Olympic Athletes*. New York: Academic Press, 1974; Fleck SJ. Body composition of elite American athletes. *American Journal of Sports Medicine*. 1983; 11:398-403; Fleck SJ, Kraemer WJ. *Designing Resistance Training Programs*. 3rd ed. Champaign, IL: Human Kinetics, 2004.

글상자 13-9 알고 있습니까?

환경 소음과 비만

최근 연구에 따르면, 개인이 노출되는 소음의 양이 비만의 발생에 영향을 미칠 수 있음이 입증되었다. 역학 연구에서는 한 사람이 가진 체지방량이 가정 내에서 경험하는 소음의 양과 관련이 있음을 밝혀냈다. 실제로 이 관계는 선형적으로 나타났으며, 이는 소음의 양이 증가할수록 체지방량도 증가한다는 것을 의미한다. 또한 수면 방해가 체지방 수준에 영향을 미치는 것으로 나타났다. 즉, 수면이 방해를 받을수록 체지방량도 증가하는 경향이 있었다. 이 두 관찰 결과 사이의 연관성은, 소음과 수면 방해가 교감신경계를 활성화시켜, 식욕을 조절에 중요한 역할을 하는 호르몬인 그렐린과 렙틴의 분비에 이상을 일으키기 때문인 것으로 보인다.

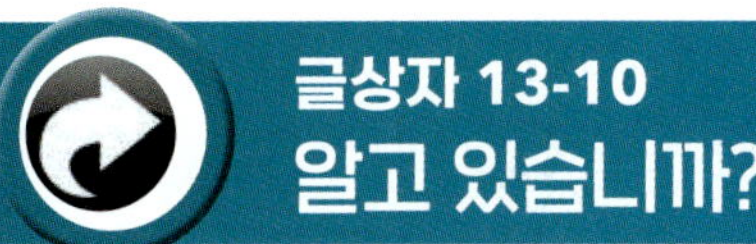

글상자 13-10
알고 있습니까?

비만과 사회경제적 지위

비만 유행은 미국 사회 전체에 영향을 미치고 있지만, 그 영향은 사회의 모든 계층에 동일하게 나타나지는 않는다. 예를 들어, 미국 질병통제예방센터(Centers for Disease Control and Prevention, CDC)가 수집한 역학 자료에 따르면, 가장 많은 소득을 올리는 사람들은 비만율이 가장 낮았으며(26%), 반대로 가장 적은 소득을 올리는 사람들은 비만율이 가장 높게 나타났다(35%). 마찬가지로, 교육 수준이 가장 높은 집단, 즉 대학 졸업자의 경우 비만 유병률이 가장 낮았고(23%), 고등학교 학위가 없는 사람들은 비만의 영향을 가장 많이 받았다(36%). 또한 중년층(45~54세)은 비만일 가능성이 가장 높은 연령대였으며(36%), 반면 가장 젊은 층(18~24세)과 가장 나이가 많은 층(65세 이상)은 비만율이 각각 28%와 29%로 가장 낮았다.

향을 줄 수 있다(글상자 13-9, 13-10). 동일한 종목 내에서도 포지션에 따라 체성분은 상당히 다를 수 있다. 예를 들어, 미국 대학(디비전 I) 미식축구에서 러닝백의 체지방률은 평균 8.8%인 반면, 오펜시브 라인맨은 평균 19.2%에 달한다. 따라서 체지방률은 하나의 추정치로 간주되어야 하며, 건강과 신체 수행 능력에 영향을 미치는 수많은 요인 중 하나로만 고려되어야 한다.

속성 검토

- 식이요법만을 이용한 체지방 감소 전략은 상당한 제지방량 손실을 초래할 수 있으며, 이는 기초대사량을 감소시킨다.
- 체지방을 줄이기 위해 다이어트를 할 때는 건강한 식이요법을 따라야 하며, 칼로리 섭취량은 일반적으로 1,200~1,600 $kcal \cdot d^{-1}$ 수준으로 유지되어야 한다. 이는 필수 다량 및 미량 영양소의 충분한 섭취를 보장하기 위함이다.
- 운동은 운동 중 칼로리 소모 증가와 기초대사량(BMR) 증가를 통해 체중 감량에 도움이 된다.
- 유산소 운동 또는 저항 운동(웨이트 트레이닝)은 다이어트 시 체지방 감소를 돕는다.
- 유산소 운동과 저항 운동을 병행할 경우, 체지방 감소는 가장 크고 제지방량 손실은 가장 적다.
- 운동 직후에는 식욕이 감소하지만, 운동으로 인한 칼로리 소모를 보상하기 위해 전체적인 식욕은 증가한다.
- 체지방을 효과적으로 줄이고 제지방량 손실을 최소화하려면, 500~1,000 $kcal \cdot d^{-1}$의 칼로리 적자를 목표로 식이요법과 운동을 병행해야 한다.

심각한 체중 감량

급속한 체중 감량은 "극단적 단기간 다이어트(crash diet)"를 하거나 체급에 맞추기 위해 체중을 줄이는 운동선수들 사이에서 주로 나타나며, 이는 부정적인 생리학적 결과를 초래한다. 레슬링이나 복싱과 같은 체급 종목의 운동선수들은 경쟁자들보다 유리한 위치를 점하기 위해 가능한 한 낮은 체급에서 경기에 출전하려 하며, 이를 위해 체중을 급격히 감량하는 경우가 많다. 이러한 급격한 체중 감소는 남녀 모두에게 있어 신체 능력뿐만 아니라 건강에도 악영향을 미친다.

탈수

금식이나 극단적인 열량 제한에 따른 급속한 체중 감량은 빠른 체중 감소를 유도하지만, 이러한 체중 감소는 대부분 탈수에 기인한다. 앞서 논의한 바와 같이, 체내의 글리코겐은 상당량의 수분(탄수화물 1 g당 2.6 g)과 함께 저장된다. 글리코겐이 대사에 사용되면 저장되어 있던 수분이 방출되고, 이는 결국 체외로 배출되어 체중이 유의하게 감소한다. 하지만 이러한 체중 감소는 대부분 체수분 손실로 인한 것이다. 운동선수의 경우, 글리코겐 저장량이 감소하면 이후 경기에서 유산소 또는 무산소 대사에 사용할 수 없게 되므로 특히 주의해야 한다.

체급을 맞추기 위해 수분 제한, 한증막 사용, 고무 옷을 착용하고 운동하는 등의 방법을 사용하는 운동선수들은 운동 수행 능력의 저하를 경험하는 것으로 나타났다. 총체중(TBM)의 3~4%에 해당하는 탈수는 유산소 능력의 유의한 저하를 유발한다(11장 참조). 동일한 수준의 탈수가 무산소 능력이나 근력에도 영향을 미치긴 하나, 급속한 탈수로 인해 항상 일관되게 나타나는 것은 아니다(11장 참조). 따라서 급속한 탈수로 인한 수행 능력 저하의 정도는 운동선수가 수행하는 종목의 특성에 따라 다를 수 있다.

여성 운동선수 3대 증후군

1980년대와 1990년대에 *The New England Journal of Medicine*[9]과 *Journal of the American Medical Association*[32,33]과 같은 권위 있는 의학 저널에 실린 획기적인 연구 논문들은 여성 운동선수들에게서 흔히 관찰되는 의학적 문제에 대한 주목을 이끌어냈다. 해당 논문들에서 저명한 운동생리학자인 Barbara Drinkwater 박사(PhD)는 골밀도 감소(osteoporosis) 및 이에 따른 스트레스 골절 위험 증가, 무월경(amenorrhea, 최소 3회 연속 생리 결손) 및 순환 중인 에스트로겐 농도의 감소 간의 명확한 연관성을 제시하였다. 에스트로겐은 조골세포에 의한 골 형성을 촉진하는 동시에 골흡수를 억제함으로써 뼈 건강에 중요한 역할을 하는 것으로 알려져 있다.[34,42] 또한 이러한 여성 운동선수들 중 다수는 식이장애를 겪으며 열량 섭취가 제한되고 체중이 비정상적으로 낮은 것으로 나타났다. 뼈 건강 저하, 생리 기능 장애, 부족한 에너지 섭취 간의 상호 연관성(그림 13-13)은 **여성 운동선수 3대 증후군(female athlete triad)**이라는 개념으로 정리되었으며, 이는 1992년 미국스포츠의학회(American College of Sports Medicine, ACSM) 산하 여성 문제 태스크포스(Task Force on Women's Issues)에 의해 처음 기술되었다. 1997년, ACSM은 이 3대 증후군에 대한 공식적인 입장을 발표하였고,[84] 이후 2007년에 이를 업데이트하였다.[77] 2007년 개정 문서에서는 여성 운동선수 3대 증후군을 다음 세 가지 요소 중 하나 이상이 나타나는 임상적 상태로 정의하였다. 즉, 세 가지 모두가 반드시 동시에 존재할 필요는 없었다. 구체적으로는, "가용 에너지량, 생리 기능, 골 건강 간의 상호 관련성"에 초점을 맞추었다. 또한 이 증후군은 단지 운동선수에게만 국한된 것이 아니라, 여성 군인에게서도 흔하게 나타나는 것으로 밝혀졌다.

특히 우려되는 점은 여성 청소년들 사이에서 여성 운동선수 3대 증후군의 유병률이 매우 높다는 것이다. 고등학교 여학생 운동선수의 78%가 이 3가지 구성 요소 중 적어도 하나 이상을 겪고 있다고 보고하였으며, 운동을 하지 않는 일반 여학생들 중에서도 65%가 이 증후군의 진단 기준을 충족하는 것으로 나타났다. 이는 심각한 문제로 간주되는데, 그 이유는 이 증후군이 여성의 골격 성장과 발달에 있어 골밀도를 축적

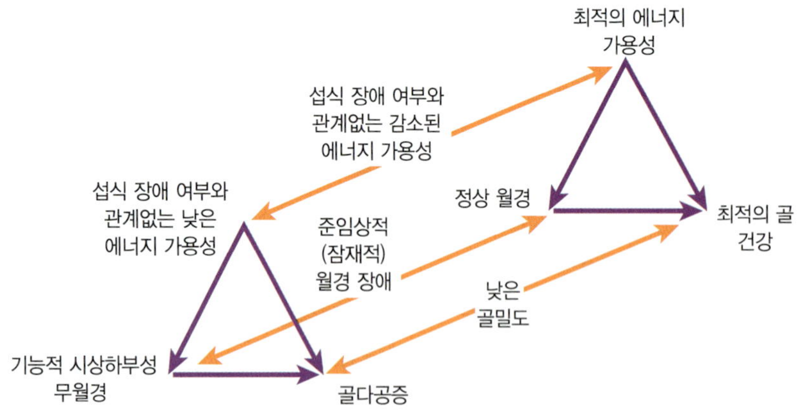

그림 13-13 여성 운동선수 3대 증후군을 구성하는 세 가지 요소인 에너지 가용성, 월경 기능, 골밀도 간의 상호 연관성을 보여주는 도식. 각 변수는 최상의 상태에서 최악의 상태까지 연속선상에 있으며, 한 요소의 악화는 다른 요소에도 영향을 미칠 수 있다. (Nattiv A, Loucks AB, Manore MM, 외. American College of Sports Medicine 공식 성명서. The female athlete triad. *Med Sci Sports Exerc.* 2007;39(10):1867-1882에서 허가를 받아 재인쇄함. Copyright ©2007 American College of Sports Medicine.)

하는 데 결정적인 시기에 발생하는 경우가 많기 때문이다.[7,83,94]

여러 근거들은 에스트로겐 수치 감소, 그리고 그에 따른 골밀도와 골건강 저하를 가장 직접적으로 설명하는 요인으로 불충분한 에너지 가용성, 즉 제지방량을 기준으로 한 칼로리 섭취와 소비 간의 상대적 차이를 지목하고 있다. 이를 고려할 때, 단순히 섭취 열량을 늘리거나 운동량을 줄여 칼로리 소비를 감소시켜 에너지 가용성을 증가시키는 것만으로도 건강을 쉽게 회복할 수 있을 것으로 보인다. 그러나 상황을 복잡하게 만드는 요소는 3대 증후군 증상을 보이는 많은 여성과 소녀들이 섭식장애를 동시에 겪고 있다는 점이다. 대표적인 예로, 섭취 열량을 의도적으로 제한하고 운동에 집착하는 **신경성 식욕부진(anorexia nervosa)**, 폭식 후 구토와 같은 방법으로 이를 배출하는 **신경성 대식증(bulimia nervosa)** 등이 있다. 이러한 섭식장애는 신체 건강상의 문제뿐 아니라, 왜곡된 신체 이미지를 형성하게 하여 당사자가 오히려 충분하고 건강한 칼로리 섭취를 더욱 꺼리게 만든다는 점에서도 심각한 문제를 야기한다.[7,73]

운동선수 3요소 증후군의 초기 개념이 정립된 이후, 추가적인 분석을 통해 이 증후군의 증상과 결과가 여성에게만 국한되지 않는다는 사실이 밝혀졌다. 실제로 체중이나 외형이 경기력에 영향을 미치는 체조, 보디빌딩, 레슬링과 같은 종목에 참여하는 남성 운동선수들 또한 이 증후군의 증상을 나타내는 경우가 보고되었다. 이들 역시 체지방이 적은 마른 체형을 선호하며, 섭식 장애와 관련된 낮은 에너지 가용성을 자주 경험한다.[13,23,104] 또한 남성과 여성 모두에서 이 증후군의 증상을 보이는 경우, 낮은 에너지 가용성과 관련된 여러 건강상 문제들이 자주 관찰되었다. 여기에는 에스트로겐(estrogen), 테스토스테론(testosterone), 코르티솔(cortisol) 수치의 변화와 같은 내분비계 이상, 그리고 면역계, 심혈관계, 위장관계, 대사계의 장애뿐만 아니라 우울, 불안 등의 심리적 문제도 포함된다.[1,75,76,104] 이처럼 증후군의 영향을 받는 대상이 남성과 여성 모두로 확대되고, 건강에 영향을 미치는 생리적 체계가 다양하게 밝혀짐에 따라, 특히 이들이 공통적으로 낮은 에너지 가용성과 연관되어 있다는 점에 근거하여, 이 복합적인 건강 및 경기력 장애를 새롭게 정의하려는 움직임이 일어났다(그림 13-14). 이에 따라, 국제올림픽위원회(IOC)는 2014년 이 증후군을 새롭게 정립하며 스포츠에서의 상대적 에너지 결핍(Relative Energy Deficiency in Sport, RED-S)이라는 용어로 명명하였고,[16] 이후 2018년에 이를 갱신하였다.[76] 비록 이 새로운 명칭과 정의가 아직 분야 내 전문가들 사이에서 완전히 합의된 것은 아니지만,[28] 불충분한 에너지 가용성은

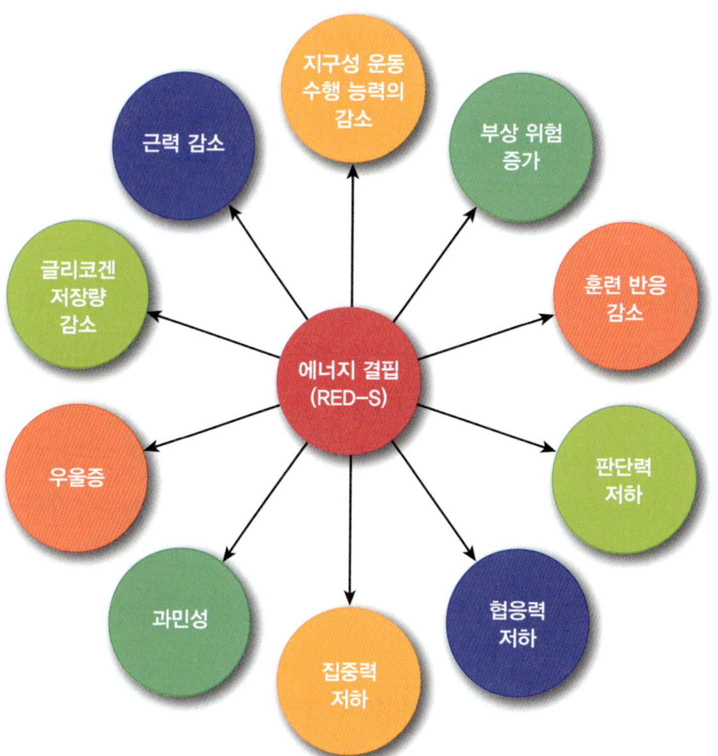

그림 13-14 스포츠에서의 상대적 에너지 결핍(RED-S). 에너지 가용성 부족이 건강과 운동 수행에 영향을 미칠 수 있는 다양한 생리적 및 심리적 변수들 간의 상호 연관성을 나타냄. (Mountjoy M, Sundgot-Borgen J, Burke L et al. The IOC relative energy deficiency in sport clinical assessment tool (RED-S CAT). *Br J Sports Med.* 2015;49(21): 1354에서 허가를 받아 재인쇄함; BMJ Publishing Group Ltd.의 허락을 받아 게재함.)

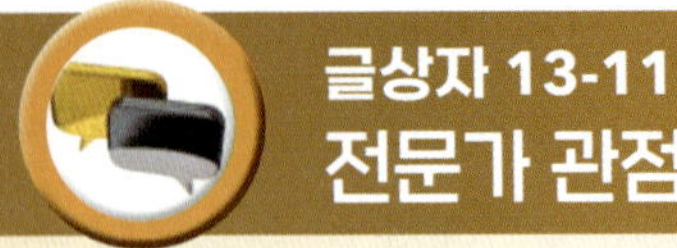

글상자 13-11 전문가 관점

변화의 과정 이해하기

Thomas Newman, BA
학생운동선수 혁신 및 퍼포먼스 디렉터
예일대학교
코네티컷주 뉴헤이븐

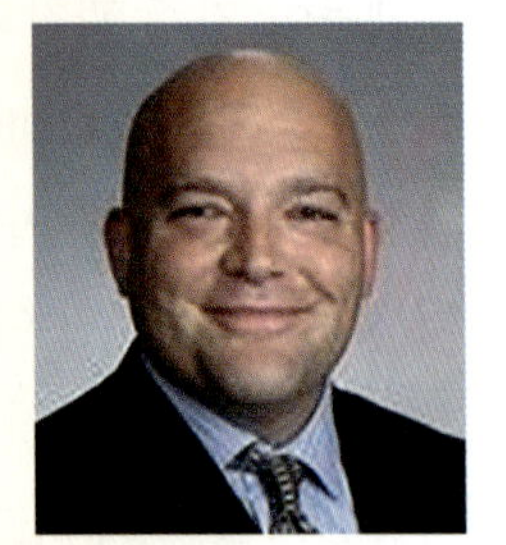

초기 선원들은 별자리를 보고 항해했고, 이들은 시대를 앞선 사람들로 평가받았다. 이후 나침반과 지도라는 진보된 기술이 등장했고, 1970년대 후반에는 GPS 시스템이 도입되어 항해의 정밀도가 더욱 향상되었다. 각 기술적 혁신이 등장할 때마다 항해의 '결과'는 동일했지만, 기술의 발전에 따라 배가 목적지에 도달할 가능성이 높아졌고, A지점에서 B지점까지 도달하는 데 걸리는 시간도 단축되었다. 이러한 효율성과 신뢰성의 향상은 거의 모든 전문 산업에서 반복되어 나타나는 현상이다.

이 글이 쓰이는 현재, 스포츠 퍼포먼스 분야는 거대한 르네상스를 맞이하고 있다. 이 직업 영역은 아직 성숙기에 이르지 않은 초기 단계에 있으며, 기술과 생리학, 경험이 교차하는 중대한 전환점에 서 있다. 기존에는 이 분야가 일종의 폐쇄적 네트워크에 기반하여 성장해왔지만, 앞으로는 표준화와 모범 사례의 채택, 그리고 의료계와 유사한 전문성 기준이 요구될 것이다. 새로운 세대의 퍼포먼스 코치는 생리학에 대한 해박한 이해와 기술적 감각, 그리고 운동선수와의 강한 신뢰 관계를 구축할 수 있는 능력을 겸비해야 한다. 단순히 팀을 훈련시키는 수준이 아닌, 감독이 신뢰할 수 있는 수준의 인물, 즉 빠른 생리학적 변화를 이끌어내고 업계 기준 이상의 성과를 창출할 수 있는 계획을 설계할 수 있는 인물이 되어야 한다.

현대의 체력 코치는 경기력 향상에 가장 큰 영향을 줄 수 있는 핵심 데이터 포인트와 측정 지표를 정확히 식별할 수 있어야 한다. 자신이 맡은 스포츠의 요구 특성을 철저히 이해하는 것이 선수의 성공뿐만 아니라 코치 자신의 전문성 성장을 위한 열쇠가 된다. 어떤 트레이닝 전략과 접근법을 채택하느냐에 따라 평균적인 코치가 될 수도, 차별화된 전문가가 될 수도 있다. 과학자로서 비판적 시각을 갖추고, SNS와 인터넷을 통해 무분별하게 확산되는 잘못된 정보의 홍수 속에서 옳고 그름을 구별할 수 있는 능력은 필수적이며, 이는 마치 별을 보고 항해하던 시절처럼 당신의 길을 안내하는 지침이 될 것이다. 수많은 시행착오를 겪으며 현장을 경험한 전문가들로 구성된 강력한 멘토 네트워크를 갖추는 능력은 당신의 나침반 역할을 할 것이다.

또한 훈련 기록 데이터를 되짚어 분석적으로 검토하고, 과거의 프로그램을 해석하는 능력은 최신 기술을 배우는 것만큼이나 중요하다. 데이터는 곧 명확성을 의미한다. 명확성이 높아지면, 전문가로서 더 빠른 통찰과 더 신속한 의사결정이 가능하며, 이는 팀의 성과에 결정적인 영향을 줄 수 있다. 이 점이 바로 오늘날의 GPS와도 같다. 앞으로 데이터와 분석 능력은 차세대 엘리트 코치를 정의하는 핵심 요소가 될 것이다. 이러한 코치들은 리쿠르팅 전략, 선수 개발을 위한 효과적인 훈련 계획 수립, 그리고 스포츠 코치와 협업하여 선수 부하를 관리하는 데 핵심 역할을 수행할 것이다. 업계의 흐름을 가장 먼저 파악하고, 과학을 활용하여 팀의 경쟁력을 극대화할 수 있도록 돕는 전문가들이야말로 스포츠 퍼포먼스 분야를 선도하게 될 것이다.

심각한 건강 손상을 초래할 수 있는 임상적으로 중요한 문제로 인식되고 있다. 이 증후군을 성공적으로 치료하기 위해서는, 최소 제지방량(FFM) 1 kg당 45 kcal 이상의 에너지 가용성을 확보할 수 있도록 열량 섭취를 증가시키고, 주당 한 번의 운동 세션을 줄이는 것이 권장된다.[27,55] 또한 운동량과 식이 섭취, 신체 이미지에 대한 행동 수정에 초점을 둔 비약물적 치료 접근법이 예방 및 치료에 가장 효과적인 방법으로 여겨진다.[27]

궁극적으로, 체성분의 변화와 경기력 향상을 이루기 위해서는, 스포츠 과학 내에서의 체계적인 체력훈련과 컨디셔닝의 역할에 대한 고도화된 이해가 요구된다(글상자 13-11).

13장 요약

체성분은 건강 및 운동 수행 능력과 밀접한 관련이 있으며, 대부분의 사람들은 체지방률(% fat)을 줄이고 제지방량(FFM)을 증가시키기를 원한다. 이 두 요소는 식이요법과 운동에 반응하므로 시간이 지남에 따라 변화시킬 수 있다. 반면, 신장이나 팔·다리 길이와 같은 신체 계측 지표는 특정 스포츠 수행과 연관되긴 하나, 정상적인 성장 이외에는 변

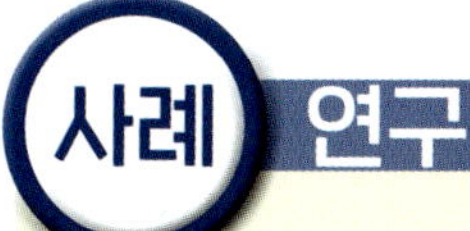

사례 연구

시나리오

근육질이지만, 미식축구 선수로서는 비교적 마른 체형인 한 풋볼 선수가 BMI가 26이라는 이유로 자신이 과체중이라고 느끼며 찾아온다. 그는 주전 자리를 잃지 않기 위해 체중을 줄이고 싶다고 건강 교사인 당신에게 조언을 구한다. 당신은 어떻게 대답하겠는가?

옵션

당신은 먼저 체질량지수(BMI)가 개인의 신장과 체중만을 고려한 수치이며, 체지방량(FM)이나 제지방량(FFM) 같은 체성분 구성 차이를 반영하지 않는다고 설명한다. 많은 운동선수들이 제지방량이 많아 총체중(TBM)이 크기 때문에 BMI가 높게 나올 수 있으며, 이는 과체중 또는 비만으로 잘못 분류될 수 있다는 점도 강조한다. 선수의 의구심을 완전히 해소하기 위해, 수중체중측정을 통해 체성분 분석을 시행한다. 그 결과 선수의 체지방률은 10%로, 성인 남성의 평균 체지방률(15%)보다 낮은 수치가 나온다. 이를 바탕으로 BMI 수치에 대해 과도하게 걱정할 필요가 없으며, 실제로 매우 마른 체형임을 알려준다. 또한 체중이 과하지 않더라도, 운동선수로서 건강한 식습관을 유지하는 것이 중요하다고 조언한다. 그의 포지션이 디펜시브 백(defensive back)으로 주로 전력 질주와 짧은 휴식을 반복하는 활동이 많기 때문에, 에너지원으로 탄수화물, 특히 복합 탄수화물 섭취가 중요하다고 설명한다. 복합 탄수화물은 과일, 채소, 곡류에 풍부하며, 사탕이나 탄산음료 같은 단순당은 피할 것을 권한다. 아울러, 근력을 유지하기 위해 웨이트 트레이닝도 병행하므로, 완전 단백질 섭취가 중요함을 강조한다. 완전 단백질이란 신체가 스스로 생성할 수 없는 필수 아미노산을 모두 포함한 단백질이며, 고기나 유제품에서 풍부하게 얻을 수 있다. 단백질 섭취량은 체중 1 kg당 약 1.1 g(즉, 체중 1파운드당 약 0.5 g)을 권장하며, 이 선수에게는 체중 2파운드당 1 g의 단백질 섭취가 적절하다고 안내한다.

시나리오

지역 고등학교의 여자 크로스컨트리 코치는 팀의 주요 선수 중 한 명이 여름 방학 후 작년보다 눈에 띄게 마른 모습으로 돌아온 것을 알아챘다. 시즌 초기 기록 측정에서 해당 선수의 기록도 지난 몇 년보다 느려졌음을 확인하였다. 예년과 마찬가지로, 시즌 시작에 맞춰 코치는 지역 대학에서 DEXA(이중에너지 X선 흡수법) 스캔을 통해 선수들의 체지방률과 골밀도를 정밀하게 측정하였다. 측정 결과, 해당 선수가 체지방과 골밀도 모두 감소한 상태였고, 이에 따라 코치는 훈련 후 직접 면담을 진행했다. 면담 중 선수는 최근 생리 불순이 지속되고 있으며, 무기력감을 자주 느낀다고 밝혔다. 더불어, 선수는 자신의 신체 이미지에 왜곡된 인식을 가지고 있으며, "너무 마른 건 없다"고 믿고 있음도 털어놓았다.

옵션

코치는 선수에게 이러한 증상들이 운동 수행 능력을 저해하고 있을 뿐만 아니라, 건강에 심각한 문제(예: 골다공증)를 유발하고 있다는 점을 설명한다. 선수의 훈련은 계속 허용하지만, 주간 훈련량을 줄이도록 조정한다. 동시에 영양사와 상담을 진행하여, 선수는 열량 부족 상태에서 벗어나도록 총 섭취 열량을 증가시키고, 건강한 체중 회복을 목표로 한다. 또한 코치는 선수가 학교 상담교사와 정기적으로 면담을 시작하도록 조치하여, 건강한 신체 이미지 인식을 회복할 수 있도록 돕는다. 상담교사와의 대화에서, 코치는 여학생, 특히 운동선수들 사이에서 신체 이미지 왜곡 문제가 드물지 않음을 알게 된다. 남자 크로스컨트리 코치 또한 RED-S(스포츠 상대적 에너지 결핍 증후군)의 증상(열량 섭취 부족, 신체 이미지 왜곡 등)을 보이는 남학생들이 있다는 사실을 공유한다. 결국, 두 코치는 영양사, 상담교사와 협력 체계를 구축하여, 선수들의 경기력뿐 아니라 전반적인 건강 보호를 위한 공동 대응을 하기로 결정한다.

화시킬 수 없다. 체성분을 변화시키려 할 때는, 식이요법과 유산소 운동 및 근력 운동의 병행을 통해 제지방(FFM) 손실을 최소화하고 체지방(FM) 손실을 최대화하는 방식으로 서서히 변화시켜야 한다. 급격한 체중 감소는 탈수, 제지방 손실, 운동 능력 저하를 초래하므로 일반적으로 피하는 것이 바람직하다. 체성분 측정에는 다양한 정밀하고 신뢰성 있는 측정 기법이 존재하나, 서로 다른 측정법 간 결과가 다를 수 있으므로 변화를 추적할 때는 항상 동일한 측정법을 사용하는 것이 중요하다. 다음 장에서는 체성분 변화가 아닌, 지구력 및 근력 훈련 프로그램의 개발과 그것이 건강 및 운동 수행 능력에 미치는 영향에 대해 다룬다.

건강과 수행력을 위한 유산소와 근력 운동 처방

Aerobic and Strength Training Prescription for Health and Performance

CHAPTER 14

이 장을 읽은 후에는 다음을 할 수 있어야 한다.

1. 운동 트레이닝이 건강에 미치는 이점을 논의한다.
2. 심혈관 질환의 유형을 설명하고 구분한다.
3. 관상동맥질환(CAD)의 위험 요인을 식별한다.
4. 신체 훈련을 시작하기 전에 의료 승인이 필요한 경우를 인식한다.
5. 건강상의 이점을 위한 유산소 운동 지침을 설명하고 적용한다.
6. 건강상의 이점을 위한 근력 운동 지침을 설명하고 적용한다.
7. 유산소 운동과 근력 운동을 포함한 건강 증진을 위한 훈련 세션을 설계한다.
8. 운동 중단(디트레이닝)의 영향을 논의한다.
9. 훈련 프로그램에 주기화 원칙을 적용한다.

운동선수들은 자신의 스포츠에서 수행 능력을 향상시키기 위해 훈련한다. 그러나 많은 사람들은 단순히 신체적 수행 능력을 향상시키기 위해서만이 아니라 신체 활동과 관련된 건강상의 이점을 위해서도 훈련한다. **피트니스 이점(fitness benefit)**은 운동 능력을 향상시키는 생리학적 적응을 의미하며, 젖산 역치 증가, 수직 점프 능력 향상, 최대 근력 증가가 해당된다. 이에 반해 **건강상의 이점(health benefit)**은 심혈관 질환이나 당뇨병과 같은 질병 발생 위험을 줄여주는 생리학적 적응을 의미하며, 안정 시 혈압 감소와 혈중 지질 프로파일 개선이 이에 해당된다. 일부 생리학적 적응은 피트니스 이점과 건강상의 이점을 동시에 가져올 수 있다. 예를 들어, 최대 산소 섭취량의 증가는 800 m 및 1500 m 달리기[51]와 같은 지구력 스포츠에서 수행 능력을 향상시키는 피트니스 이점과 관련이 있을 뿐만 아니라, 전체 사망률 감소와 같은 건강상의 이점과도 관련이 있다.[15,59,80,87] 이 장과 다음 장인 운동은 약이다를 읽으면서, 여러분은 운동이 건강과 신체 피트니스 향상에 얼마나 극적인 영향을 미칠 수 있는지를 이해하게 될 것이다.

운동 처방에는 몇 가지 기본 원칙이 있다. **운동 강도**

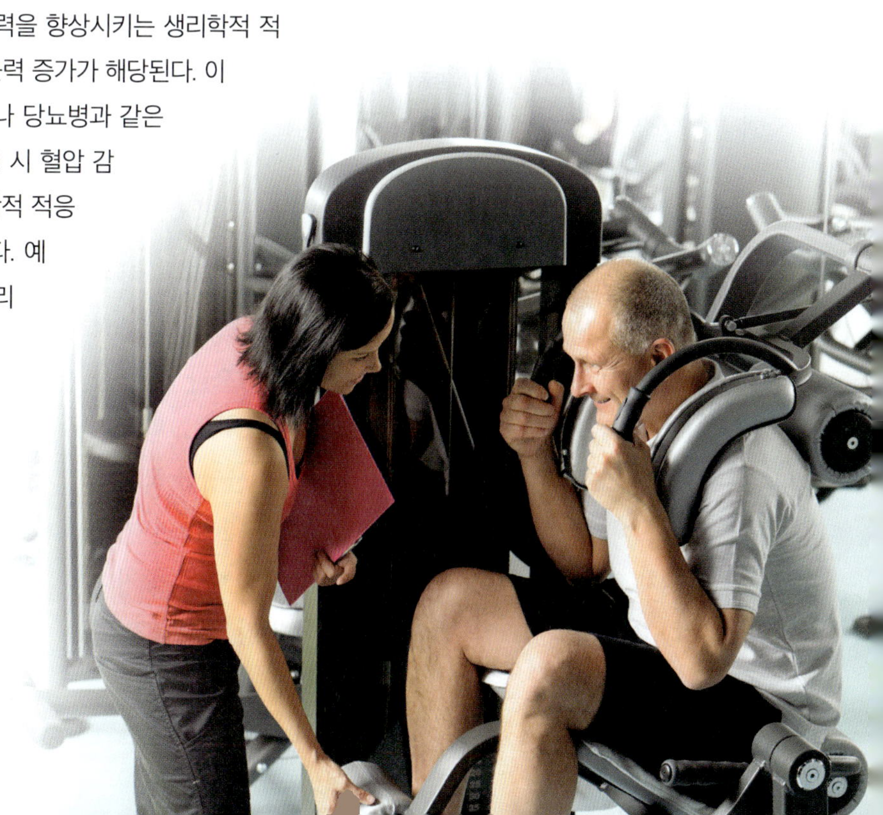

(intensity of exercise)는 운동이 얼마나 어려운지를 측정하는 지표이며, **운동량**(volume of training)은 얼마나 많은 운동이 수행되었는지를 측정하는 지표이다. 건강상의 이점을 가져오는 데 필요한 신체 훈련은 피트니스 이점을 가져오는 훈련보다 강도와 운동량이 낮다. 운동선수들은 스포츠 수행 능력을 향상시키기 위해 더 높은 수준의 특정 피트니스가 필요하기 때문에, 그들의 훈련 프로그램은 더욱 정교해진다. 그러나 동일한 기본 원칙이 일반적으로 적용된다. 스포츠 수행을 위해 필요한 훈련 강도와 운동량에서의 실수는 과훈련, 부상, 또는 질병에 대한 취약성을 초래할 수 있다.

이 장에서는 유산소 운동과 근력 운동 지침을 모두 다룰 것이다. 이러한 지침은 운동 처방의 기초를 이해하는 데 중요하다. 우리는 질병 예방(예: 심혈관 질환, 당뇨병 등)을 목표로 하는 사람들부터 더 높은 수준의 피트니스를 필요로 하는 운동선수들까지 다양한 개인을 위한 운동 처방을 살펴볼 것이다. 모든 인구에서의 건강 및 피트니스 이점은 올바른 운동 처방 원칙에 기반하며, 안전하고 효과적이며 개인화된 방식으로 최적의 훈련이 이루어져야 한다. 또한 이 장에서는 훈련과 관련된 몇 가지 중요한 주제들인 의료 승인, 훈련 세션의 구조, 운동 중단, 그리고 주기화에 대해 다룰 것이다.

운동과 심혈관 질환 예방

운동이 제공하는 가장 큰 건강상의 이점 중 하나는 운동선수와 일반인 모두에게 심혈관 질환 예방 효과가 있다는 점이다. 이 섹션에서는 미국 내 심혈관 질환의 유병률, 심혈관 질환의 유형, 그리고 신체 활동 부족을 포함한 심혈관 질환과 관련된 위험 요인에 대해 살펴볼 것이다.

심혈관 질환의 유병률

1970년대에 심혈관 질환은 미국에서 사망 원인 1위를 차지했으며, 전체 사망자의 50% 이상을 차지했다. 그러나 2004년에는 여전히 심혈관 질환이 사망 원인 1위였으나 전체 사망자의 36.3%를 차지하는 것으로 줄어들었다.[3,14] 그럼에도 불구하고 심혈관 질환은 여전히 미국과 기타 산업화 국가에서 주요한 이환 및 사망 요인으로 남아 있다. 2012년 기준으로, 18세 이상 성인의 61%가 건강 상태가 매우 좋거나 우수하다고 평가되었으나, 11%의 성인이 심장 질환을 앓고 있었고, 24%가 고혈압을 가진 상태였다.[14] 또한 2016년에는 심장 질환이 미국에서 여전히 사망 원인 1위를 차지했으며, 전체 사망자의 약 13%를 차지했다. 이는 40초마다 한 명이 사망하는 것에 해당한다.[10] 심혈관 질환으로 인한 사망률이 장기적으로 감소한 경향은 특정 요인 하나에 국한되지 않으며, 심혈관 질환 예방과 치료에 관련된 여러 요인이 상호작용한 결과로 볼 수 있다. 이러한 요인들은 다음과 같다.

- 개선된 생활습관 변화(예: 영양 개선, 금연, 규칙적인 운동)를 통해 심혈관 질환을 예방
- 의료 기술의 발전으로 더 빠르고 정확한 진단 가능
- 심장마비 및 뇌졸중 환자에 대한 응급 치료 및 처치의 향상
- 우수한 치료 기술 개발(예: 우회 수술, 혈관 성형술, 약물 코팅 스텐트)
- 장기 치료를 위한 약물의 개선

이러한 요인들이 심혈관 질환의 다양한 유형으로 인한 사망률 감소에 기여하고 있다.

심혈관 질환의 유형

여러 가지 심혈관 질환이 존재하며, 이 중 관상동맥 심장 질환이 심혈관 문제로 인한 사망의 50% 이상을 차지한다(그림 14-1). 이 절에서는 관상동맥 질환(CAD), 뇌졸중(stroke),

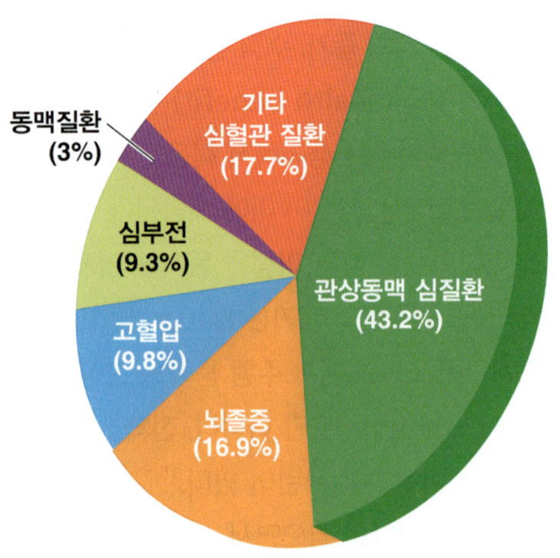

그림 14-1 2016년 미국에서 다양한 유형의 심혈관 질환으로 인한 사망 비율. 심부전은 실제로 근본적인 사망 원인이 아님에 유의해야 한다. (자료 출처: American Heart Association. Heart Disease and Stroke Statistics - 2019 At-a-Glance.)

심부전, 고혈압, 그리고 말초동맥질환(PAD)에 초점을 맞출 것이다. 이러한 모든 질환은 생활습관 선택에 의해 영향을 받는다.

관상동맥질환

관상동맥은 심장조직에 혈액을 공급한다. 만약 관상동맥이 막히면 해당 혈관이 혈액을 공급하는 심장조직은 필요한 산소와 영양분을 공급받지 못하게 된다. 관상동맥이 부분적으로 또는 경미하게 막힐 경우, 해당 동맥이 공급하는 조직에 **허혈(ischemia)**, 즉 불충분한 혈액 공급이 발생한다(그림 14-2). 허혈은 언제든지 발생할 수 있지만, 신체 활동 중이나 스트레스 상황과 같이 심장의 산소 요구량이 증가하는 상황에서 특히 심장조직이 허혈에 취약해진다. 허혈이 발생하면 심한 흉통을 동반할 수 있는데, 이를 **협심증(angina pectoris)**이라고 한다. 만약 관상동맥이 심하게 또는 완전히 막히면, 허혈이 심각해져 **심근경색(myocardial infarction)**으로 이어질 수 있다. 심근경색은 일반적으로 심장마비로 알려져 있다. 심근경색이 발생하면, 수 분간 혈액과 산소가 공급되지 않아 심근 세포가 죽거나 괴사하게 된다. 심근 세포의 괴사 범위에 따라 경미한, 중등도, 또는 심각한 장애가 발생할 수 있다. 경미한 심근경색의 경우, 환자가 자신이 심장마비를 겪었는지 몇 주 또는 몇 달 후에야 알게 되는 경우도 있다. 허혈이 지속되는 시간이 길수록 심근 괴사의 범위는 커지게 된다. 이러한 이유로, 심근경색을 겪는 환자는 가능한 한 빨리 의료적 처치를 받는 것이 중요하다.

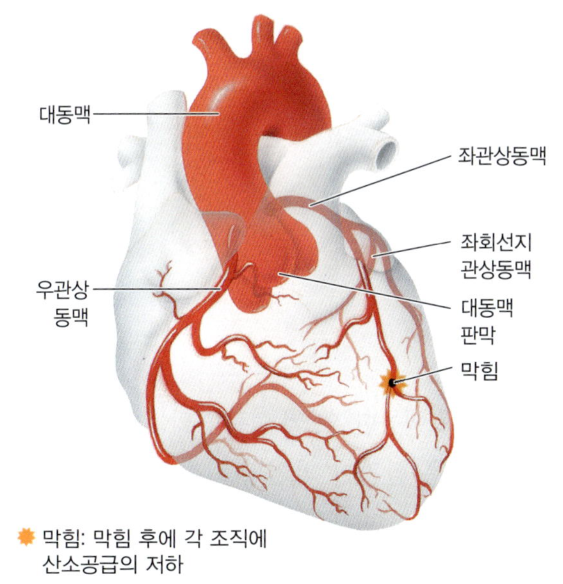

그림 14-2 관상동맥은 심장조직에 필요한 산소와 영양분을 공급한다. 동맥경화로 인해 관상동맥이 막히면, 막힌 부분 이후에 있는 심장조직으로 허혈이 발생하게 된다. (Anatomical Chart Co.에서 제공한 자료를 기반으로 제작됨.)

관상동맥질환(Coronary artery disease, CAD)은 앞서 논의한 것처럼 심장조직에 혈액을 공급하는 동맥이 막히고 경화되는 병적 과정을 의미한다. 이러한 막힘은 **동맥경화(atherosclerosis)**로 인해 발생하는데, 이는 동맥 내부 벽에 지방 플라크가 형성되면서 동맥이 점진적으로 좁아지는 것을 말한다. 동맥경화는 모든 혈관에서 발생할 수 있지만, 관상동맥에서 발생할 경우 이를 관상동맥질환이라고 부른다. 동맥이 좁아질수록 허혈의 정도도 심해지며, 심근경색의 위험이 커진다. 동맥경화와 **동맥경화증(arteriosclerosis)**은 모두 혈관 벽의 만성적인 저강도 염증으로 인해 발생한다. 동맥경화증은 동맥 벽이 두꺼워지고 탄력을 잃는 상태를 의미한다. 이러한 염증 과정으로 인해 동맥의 중간층에서 유래한 근육 세포, 혈중 지질, 그리고 결합조직으로 구성된 플라크가 동맥 내부 벽에 형성된다(글상자 14-1). 이 플라크의 축적은 동맥의 좁아짐(동맥경화)과 동시에 탄력 감소(동맥경화증)를 초래하는데, 이는 플라크가 정상적인 동맥 벽 조직보다 덜 탄성이 있기 때문이다. 또한 심혈관 질환이 있는 경우, **혈전(thrombus)** 또는 혈액 응고가 동맥을 부분적 또는 완전하게 막을 가능성이 높아진다.

뇌졸중

뇌졸중(stroke)은 뇌의 일부에 혈액 공급이 중단되는 상태로, 미국에서 장애의 주요 원인이다. 미국에서는 40초마다 한 사람이 뇌졸중을 겪으며, 2016년 기준으로 미국 내 사망 원인 중 19명 중 1명이 뇌졸중으로 인한 사망이었다.[10] 뇌졸중은 심근경색과 유사하게 뇌조직의 괴사를 초래한다. 뇌의 어느 부분이 손상되었는지에 따라 나타나는 증상이 달라진다. 뇌졸중은 감각 기능, 단기 및 장기 기억력, 언어 능력에 영향을 줄 수 있다. 또한 몸의 한쪽 마비는 뇌졸중의 일반적

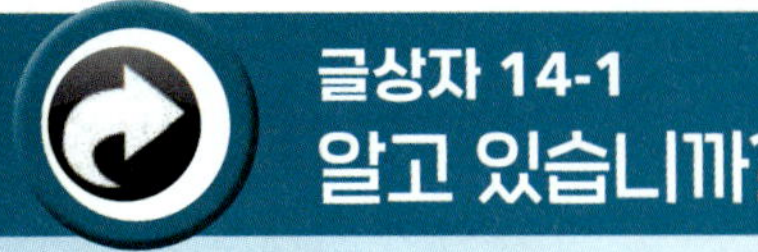

글상자 14-1
알고 있습니까?

플라크 형성

동맥경화와 동맥경화증을 유발하는 플라크 형성은 동맥 벽의 만성 저강도 감염에 의해 발생한다.[1,2] 이 과정은 백혈구의 일종인 단핵구와 T세포가 동맥 벽의 내피세포 사이 공간에 부착되면서 시작된다. 단핵구는 대식세포로 분화되며, 대식세포는 세포 물질을 효소적으로 분해할 수 있는 능력을 가진다. 대식세포는 산화된 저밀도 지단백 콜레스테롤(LDL-C)을 포획하며, 서서히 내피층 아래에서 거품 세포로 변한다. 대식세포와 T세포는 함께 지방 줄무늬를 형성한다.[1,3] 동맥 벽의 중간층에 있는 평활근 세포(smooth muscle cell)도 점차 내피층 아래로 축적된다. 시간이 지나면서 내피세포가 동맥 벽에서 벗겨지며, 그 결과 기저 결합조직이 노출된다. 이러한 노출된 동맥 벽 조직에 혈소판이 부착되며, LDL-C가 플라크 내에 축적된다.

플라크가 축적되면서 혈관 내부가 점차 좁아진다. 플라크는 섬유성 캡을 가지고 있는데, 이 캡의 상태에 따라 플라크가 안정적일 수도 있고, 파열되기 쉬운 상태가 될 수도 있다. 파열되기 쉬운 플라크는 얇은 섬유성 캡, 많은 양의 거품 세포, 그리고 낮은 밀도의 평활근 세포를 특징으로 한다. 플라크가 파열되면 단백분해 효소가 방출되어 세포 구조를 분해시키며, 이로 인해 혈전이 형성된다. 혈전이 충분히 커지면 동맥을 부분적으로 또는 완전히 막을 수 있다. 따라서 플라크 형성은 동맥이 좁아지는 동맥경화와 동맥이 탄력을 잃는 동맥경화증을 초래하며, 혈전 발생 가능성을 증가시킨다.

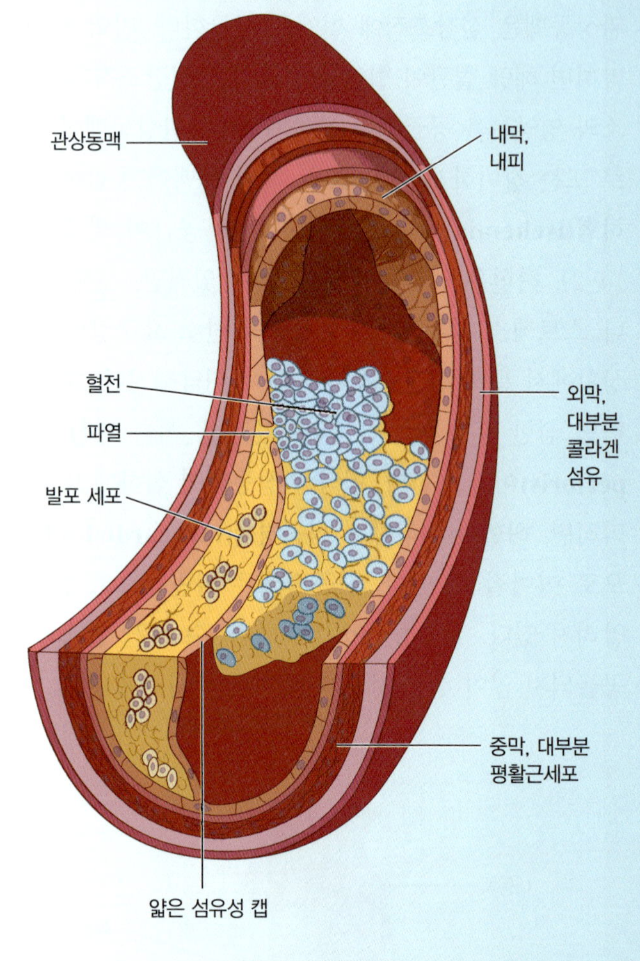

참고문헌

1. Libby P, Okamoto Y, Rocha VZ, et al. Inflammation in atherosclerosis. *Circ J.* 2010;74:213-220.
2. Romero FI, Khamashta MA, Hughe GRV. Lipoprotein(a) oxidation and autoantibodies: a new path in atherothrombosis. *Lupus.* 2000;9:206-209.
3. Ross R. Atherosclerosis—an inflammatory disease. *N Eng J Med.* 1999;340:115-126.

인 증상 중 하나이다.

허혈성 뇌졸중(*ichemic stroke*)은 심장 허혈과 유사하게 혈관 막힘으로 인해 특정 뇌 부위에 혈액 공급이 중단되는 것이다. 허혈성 뇌졸중은 뇌 혈관에서 혈전이 형성되는 뇌 혈전증으로 인해 발생할 수 있다. 혈전은 일반적으로 동맥경화가 이미 발생한 부위에서 형성되기 쉽다. 또한 뇌색전증은 지방 덩어리, 조직 파편 또는 혈전이 신체 다른 부위에서 떨어져 나와 혈류를 통해 뇌로 이동한 후, 뇌 혈관을 막는 것을 의미한다.

혈류의 중단은 혈관이 파열되는 **출혈성 뇌졸중**(*hemorrhagic stroke*)으로도 발생할 수 있다. 뇌 동맥이 파열되면 이를 **뇌출혈**(*cerebral hemorrhage*)이라고 하며, 뇌 표면의 **동맥**(*artery*)이 파열되면 이를 **지주막하 출혈**(*subarachnoid hemorrhage*)이라고 한다. 출혈은 단순히 뇌의 특정 부위로 가는 혈류를 차단할 뿐만 아니라, 두개강 내에 혈액이 축적되어 압력을 증가시키는 결과를 초래한다. 이 압력 증가는 뇌조직에 추가적인 손상을 줄 수 있다. 출혈의 소인 요인으로는 고혈압(혈압 증가)과 동맥경화로 인해 혈관 벽에 약한 부위가 형성되는 경우가 있다

심부전

심부전(heart failure)은 심실이 수축하는 능력이 손상되어 심박출량이 신체의 산소 요구량을 충족시키기에 부족한 상태를 의미한다. 급성 심부전은 독성 물질, 약물 또는 관상동맥의 막힘으로 인한 심장마비의 결과로 발생할 수 있다. 만성 심부전은 고혈압, 여러 번의 경미한 심장마비 또는 바이러스 감염과 같은 장기적인 영향으로 인해 심장 기능이 손상되는 상태를 의미한다.

만성 심부전으로 인한 심박출량의 점진적인 감소에 대한 반응 중 하나는 신장이 체액을 보유하여 혈액량이 증가하는 것이다. 중등도 심부전에서는 혈액량의 증가는 정상적인 심박출량을 유지하게 하지만, 더 높은 혈압에서 이루어진다. 이로 인해 심실이 심박출량을 유지하기 위해 수행해야 하는 작업량이 증가한다. 심실이 더 많은 작업을 해야 하는 상태는 심실 비대(6장)를 초래한다. 높은 혈압은 또한 체액 축적이나 부종을 일으킨다. 부종은 발목과 다리 또는 폐에서 흔히 발생하며, 폐에서의 체액 축적은 폐부종이라고 한다. 적절히 치료되지 않으면 만성 심부전은 점차 악화된다. 심실 비대와 혈액량 증가에도 불구하고 결국 심실은 충분한 수축력을 발휘하지 못하여 심박출량을 유지할 수 없게 된다.

고혈압

미국인의 약 46%가 **고혈압(hypertension)** 또는 안정 시 만성 고혈압을 앓고 있다.[10] 고혈압은 안정 시 수축기 혈압이 130 mmHg 이상이고 이완기 혈압이 80 mmHg 이상인 경우 또는 항고혈압제 복용이 필요한 경우로 정의된다. 혈압이 상승하면 심장이 온몸으로 혈액을 펌프질하기 위해 해야 하는 작업량이 증가하며, 그 결과 심장조직의 산소 요구량이 커지게 된다. 또한 만성 고혈압은 동맥과 세동맥에 가해지는 부담을 증가시킨다. 혈압이 높아지면 심부전, 동맥경화뿐만 아니라 말초혈관질환과 신부전의 위험도 커진다. 따라서 고혈압은 심혈관 건강에서 중요한 고려 사항이 되는 것은 당연하다. 성인의 고혈압을 정의하는 지침이 개발되었으며, 안정 시 혈압이 높아질수록 고혈압의 심각성에 대한 분류도 높아진다(표 14-1).

안정 시 혈압은 신체 크기에 따라 달라진다. 따라서 어린이와 청소년의 안정 시 혈압은 일반적으로 성인보다 낮다. 또한 고혈압 사례의 약 65%는 여성에게서, 약 75%는 남성에게서 과체중 또는 비만으로 인해 발생한다.[40] 고혈압은 많은 사람들에게 영향을 미치는 질환이다. 전체적으로, 미국 성인 3명 중 1명이 고혈압을 가지고 있다. 하지만 고혈압과 심장병은 미국 인구 내 특정 그룹에서 더 많이 발생한다. 예를 들어, 아프리카계 미국인(African Americans)은 멕시코계 미국인이나 백인 미국인보다 고혈압 발생률이 더 높다.[102] 그 결과, 아프리카계 미국인은 심장병, 치명적인 뇌졸중, 비치명적인 뇌졸중, 그리고 말기 신장 질환의 발생률이 더 높다.

표 14-1 성인 안정 시 혈압 분류

분류	수축기 혈압(mmHg)	이완기 혈압(mmHg)
정상	<120	<80
상승	120~139	<80
1단계 고혈압	130~139	80~89
2단계 고혈압	≥140	≥90

2017 ACC/AHA/AAAPA/ABC/ACPM/AGS/APhA/ASH/ASPC/NMA/PCNA Guideline for the Prevention, Detection, Evaluation, and Management of High Blood Pressure in Adults: A Report of the American College of Cardiology/American Heart Association Task Force on Clinical Practice Guidelines. *Hypertension*. 2018;71(6):e13-e115에서 허가를 받아 재인쇄함. Copyright © 2018 American Heart Association, Inc.

고혈압은 높은 유병률과 심각한 결과에도 불구하고 그 원인이 완전히 규명되지 않았다. 실제로, 고혈압 사례의 약 90%는 본태성 고혈압 또는 **특발성 고혈압(idiopathic hypertension)**으로 정의되며, 이는 혈압 상승의 정확한 원인이 알려져 있지 않다는 것을 의미한다.[19] 그럼에도 불구하고, 고혈압 발생과 관련된 알려진 위험 요인들이 있다.[19,102] 다음은 고혈압과 관련된 위험 요인 목록이다:

- 신체 활동 부족
- 과체중 및 비만
- 유전적 요인, 특히 인종적 배경
- 남성
- 노화
- 나트륨 민감성
- 담배 제품 사용
- 과도한 음주
- 심리적 스트레스
- 당뇨병
- 경구 피임약 사용
- 임신

말초동맥질환

말초동맥질환(Peripheral artery disease, PAD)은 말초 순환계의 동맥경화로 인해 혈류가 감소하는 상태를 의미한다. 말초동맥질환의 유병률은 연령이 증가함에 따라 높아지며,[11,94] 데이터에 따르면 말초동맥질환 환자는 그렇지 않은 사람보다 심혈관 질환으로 사망할 확률이 6.6배 더 높다.[94] 말초동맥질환의 발생 과정과 위험 요인은 관상동맥질환(CAD)과 유사하다. 간헐적 파행, 즉 운동 중에 발생하는 근육통은 PAD의 주요 증상이며, 관상동맥질환의 위험 요인이기도 하다. 종아리 근육이 주로 영향을 받지만, 다리 전체와 엉덩이 부위도 영향을 받을 수 있다. 말초동맥질환은 걷는 동안 한쪽 또는 양쪽 다리에 통증을 유발하지만, 휴식하면 통증이 감소하거나 사라진다. 그러나 일부 말초동맥질환 환자는 신체 활동이 너무 부족한 상태가 되어 집에 틀어박히는 상태가 되기도 하며, 심한 경우에는 휴식 시에도 허혈이 발생하여 수술이 필요하거나, 심각한 경우 절단이 필요하기도 한다. 말초 부위(다리 등)의 동맥경화 발생 기전이 관상동맥질환와 동일하기 때문에, 두 질환의 위험 요인이 유사한 것은 놀랍지 않다. 말초동맥질환 치료에는 운동 프로그램, 약물 치료, 그리고 운동과 약물이 효과가 없을 경우 말초 혈관 재개통 수술이 포함된다.[22,47,102] 말초동맥질환 치료의 운동 프로그램에는 유산소 운동과 저항 운동이 일반적으로 처방된다.[2]

속성 검토

- 심혈관 질환은 미국에서 사망 원인 1위이다.
- 관상혈관의 동맥경화와 동맥경화증은 허혈 반응, 심장마비, 뇌졸중 또는 말초동맥질환(PAD)을 초래할 수 있다.
- 고혈압은 동맥경화와 동맥경화증의 기여 요인이다.

관상동맥질환의 위험 요인

주요 또는 1차 위험 요인(major or primary risk factor)은 관상동맥질환과 강하게 연관된 요인을 의미한다. 미국심장협회(American Heart Association, www.americanheart.org)는 주요 위험 요인을 생활습관 변화로 개선할 수 있는 요인과 개선할 수 없는 요인의 두 가지 범주로 분류한다. 개선할 수 없는 주요 위험 요인으로는 나이 증가, 남성, 그리고 유전이 있다. 나이 증가는 위험 요인인 이유는 관상동맥질환 증상이 나타날 정도로 심각해지기까지 수년 또는 수십 년이 걸리기 때문이다. 따라서 관상동맥질환으로 사망하는 사람들의 약 82%가 65세 이상이다. 남성 또한 위험 요인인데, 일반적으로 남성은 여성보다 심장마비 위험이 더 높고, 더 이른 나이에 심장마비를 경험한다. 이는 여성들이 폐경을 겪은 이후에도 마찬가지로 나타난다. 폐경 이후 여성의 심장병 사망률이 증가하지만, 여전히 남성의 사망률보다는 낮다. 가족 중 관상동맥질환, 심장마비 또는 뇌졸중 병력이 있는 경우, 본인도 이러한 질환에 걸릴 위험이 더 크다. 따라서 유전은 위험 요인이다. 또한 앞서 논의한 바와 같이 특정 인종은 다른 인종보다 심장병과 고혈압 위험이 더 높기 때문에, 인종적 요인도 유전적 위험 요인에 포함된다. **개선할 수 있는 주요 위험 요인(controllable major risk factor)**은 바람직하지 않은 행동과 관련이 있으며, 다음과 같은 것들이 포함된다:

- 담배 흡연
- 불량한 혈중 지질 프로파
- 고혈압
- 비만 및 과체중
- 당뇨병
- 신체 활동 부족

이 외에도 관상동맥질환의 위험을 증가시키는 기타 개선 가능한 요인으로는 심리적 스트레스, 알코올 섭취 그리고 식단과 영양이 있다. 심리적 스트레스는 다른 위험 요인에 영향을 미칠 수 있기 때문에 관상동맥질환의 위험 요인이 될 수 있다. 예를 들어, 스트레스를 받는 사람들은 과식하여 체중이 증가할 수 있으며, 흡연자가 아닌 경우 흡연을 시작할 수도 있고, 이미 흡연자라면 흡연량이 증가할 수도 있다. 적당한 알코올 섭취는 여성의 경우 하루 한 잔(한 잔 = 와인 4온스 또는 맥주 12온스), 남성의 경우 하루 두 잔이 심혈관 위험을 줄일 수 있다. 하지만 과도한 알코올 섭취는 혈압을 상승시키고, 혈중 중성지방 수치를 높이며, 심부전의 원인이 될 수 있다. 또한 포화지방이 적고, 총 칼로리가 과도하지 않으며, 모든 필수 대량영양소 및 미량영양소를 공급하는 식단은 관상동맥질환의 위험을 줄이는 데 도움이 된다. 위에서 언급한 요인들(예: 스트레스, 과도한 음주, 잘못된 식단)은 관상동맥질환의 위험을 증가시키지만, 주요 위험 요인으로 간주되지는 않는다. 다음 섹션에서는 신체 활동으로 직접적으로 개선할 수 있는 주요 위험 요인에 초점을 맞출 것이다.

혈중 지질 프로파일

콜레스테롤과 중성지방을 포함한 지질은 혈액에 용해되지 않는다. 지질이 몸 전체로 운반될 수 있도록 혈액에서 용해되기 위해서는 단백질과 함께 클러스터(cluster)를 형성해야 한다. **지단백(lipoprotein)**은 혈액 내에서 발견되는 지질과 단백질의 클러스터를 의미한다. **저밀도 지단백 콜레스테롤(low-density lipoprotein cholesterol, LDL-C)**은 간(liver)에서 생성되며, 콜레스테롤과 중성지방을 신체 조직으로 운반하여 사용되도록 한다. 간은 또한 **고밀도 지단백 콜레스테롤(high-density lipoprotein cholesterol, HDL-C)**을 생성하지만, HDL-C의 목적은 신체 세포에서 간으로 지질을 운반하는 것이다. LDL-C와 HDL-C는 이름에서 알 수 있듯이 밀도가 다르다. 단백질(protein)은 지질(lipid)보다 밀도가 높다. LDL-C는 HDL-C보다 밀도가 낮은데, 그 이유는 LDL-C가 HDL-C보다 콜레스테롤과 중성지방의 양이 많고, 단백질의 양이 적기 때문이다. 하지만 콜레스테롤 분자 자체는 LDL-C와 HDL-C 사이에 차이가 없다.

이상지질혈증(dyslipidemia)은 혈중 지질 수치가 비정상적인 상태를 의미한다. 선진국에서는 이상지질혈증이 일반적으로 혈중 지질 수치가 위험할 정도로 높은 상태, 즉 고지혈증(hyperlipidemia)을 의미한다. 혈중 콜레스테롤 수치 증가, LDL-C 수치 증가, 그리고 HDL-C 수치 감소는 모두 관상동맥질환 위험 증가와 관련이 있다(표 14-2). 고농도의 콜레스테롤과 LDL-C는 동맥경화(atherosclerosis) 발생과 관련이 있다. 그 이유는 이들이 플라크 형성과 플라크 물질 축적에 관여하기 때문이다. 반면에 HDL-C는 플라크에 잘 축적되지 않으므로, HDL-C 수치가 높은 것은 동맥경화 발생과 관련이 없다. 초저밀도 지단백 콜레스테롤(VLDL-C)도 간에서 생성되며, 심혈관 위험 증가와 관련이 있다.

총 콜레스테롤과 HDL-C의 비율 또한 심혈관 위험의 지표로 사용된다. 낮은 비율은 심혈관 위험이 낮음을 나타내며, 이는 총 콜레스테롤 감소, HDL-C 증가, 또는 두 가지 모두의 결과일 수 있다. 총 콜레스테롤/HDL-C 비율이 3.0 이하일 경우 위험이 낮은 상태로 간주되며, 5.0 이상일 경우 위험이 높은 상태로 간주된다. 따라서 CAD 발생 위험을 평가할 때는 단순히 콜레스테롤과 HDL-C의 개별 수치뿐만 아니라, 이들의 비율 또한 중요한 지표가 된다.

고혈압

안정 시 고혈압은 말초 순환계로 혈액을 방출할 때 심장(즉,

표 14-2 선택된 위험 요인에 따른 관상동맥질환 위험 수준

위험 요인	낮은 위험	일부 위험	심각한 위험
혈중 지질 프로파일			
총 콜레스테롤($mg \cdot dL^{-1}$)	<200	200~239	≥240
저밀도 지단백 콜레스테롤($mg \cdot dL^{-1}$)	<130	130~159	≥160
고밀도 지단백 콜레스테롤($mg \cdot dL^{-1}$)	≥60	40~59	<40
중성지방($mg \cdot dL^{-1}$)	<150	150~199	≥200
안정 시 고혈압			
수축기혈압	<120	120~139	≥140
이완기혈압	<80	80~89	≥90
비만 및 과체중(BMI [$kg \cdot m^{-2}$])	<25	25~29.9	≥30
공복 혈장 포도당($mg \cdot dL^{-1}$)	<100	100~125	≥126
신체 활동(분/일; 대부분의 날 중 강도 운동)	30~60	15~29	<15

American Heart Association 2008 (www.americanheart.org)에서 허가를 받아 재인쇄함. 출처: CDC

좌심실)의 작업량과 산소 요구량을 증가시킨다. 고혈압은 또한 동맥경화의 발생과 관련이 있으며, 따라서 관상동맥질환의 발생과도 관련이 있다. 고혈압은 안정 시 심장의 산소 요구량을 증가시킬 뿐만 아니라, 운동 중 혈압을 더 높이고 심장의 산소 요구량을 더욱 증가시킨다. 고혈압은 또한 관상동맥질환과 관련이 있으며, 관상동맥질환은 심장조직으로의 산소 공급을 감소시킨다. 이러한 모든 요인은 심장마비 발생 가능성을 높인다. 따라서 고혈압은 심혈관 위험을 증가시키는 여러 요인들과 관련이 있다. 이러한 모든 요인들로 인해 안정 시 혈압이 증가하면 심혈관 질환 발생 위험도 증가한다(표 14-2).

비만과 과체중

2012년 기준으로 미국 성인의 35%가 과체중, 28%가 비만이었다.[14] 전 세계적으로 2013년 기준 남성의 36.9%, 여성의 38%가 과체중 또는 비만이었다.[2,10] 과도한 체지방(13장)으로 인한 비만 또는 과체중은 다른 위험 요인이 없더라도 심장마비나 뇌졸중의 위험을 증가시킨다. 과도한 체지방으로 인한 체중 증가는 심장의 작업량을 증가시키고, 혈압을 상승시키며, 콜레스테롤 수치를 높이고, HDL-C를 감소시키며, 당뇨병 발생 가능성을 높인다. 따라서 비만과 과체중은 주요 위험 요인들에 영향을 미쳐 전반적인 심혈관 위험과 관상동맥질환의 발생 위험을 증가시킨다. 비만(BMI ≥ 30 kg/m^2)과 과체중(BMI 25.0~29.9 kg/m^2)은 일반적으로 체질량지수(BMI)를 사용하여 정의할 수 있다. 그러나 BMI는 체성분을 고려하지 않기 때문에, 일부 개인의 경우 BMI 점수와 직접적인 체지방 평가 결과가 다를 수 있으며, 이는 비만 여부 또는 과체중 여부를 결정하는 데 영향을 미칠 수 있다(13장).

당뇨병

2013년에서 2016년 사이 미국 성인의 9.8%가 당뇨병을 앓고 있었다.[10] 당뇨병은 CAD 발생 위험과 심장마비 또는 뇌졸중 위험을 증가시킨다. 이 위험은 혈당 수치가 식이요법, 운동 또는 약물로 조절되더라도 여전히 존재한다. 만약 혈당 수치가 제대로 조절되지 않을 경우, 심혈관 위험은 더욱 증가한다. 당뇨병 진단을 받은 사람들의 최소 65%가 혈관 또는 심장질환으로 사망하는 이유가 바로 여기에 있다.

당뇨병에는 여러 유형이 있다. 90%는 2형 당뇨병이며, 5~10%는 1형 당뇨병, 나머지는 임신성 당뇨병이다.[20] 1형 당뇨병은 췌장이 인슐린을 생산하지 못할 때 발생한다. 2형 당뇨병은 골격근, 간, 그리고 지방조직에서의 인슐린 저항성

과 췌장의 불충분한 인슐린 생산이 결합하여 발생한다. 2형 당뇨병의 흔한 특징 중 하나는 상체 비만이다. **전당뇨(prediabete)**는 탄수화물 섭취 후 혈당 수치가 정상보다 높거나 공복 상태에서의 혈당 수치가 100~125 mg/dL인 상태로 정의된다.[4] 이 상태는 2형 당뇨병 발생 위험을 증가시킨다. 임신성 당뇨병은 임신 중 당뇨병이 발생하는 것을 의미하며, 이는 18장에서 논의된다. 모든 유형의 당뇨병은 심혈관 질환 위험을 증가시킨다. 미국스포츠의학회는 당뇨병 관리를 돕기 위해 유산소 운동과 낮은 저항 운동을 수행할 것을 권장한다. 유산소 운동[1,56]과 저항 운동[33,99] 모두 인슐린 감수성을 증가시키고, 공복 혈당 수치를 낮출 수 있다. 따라서 건강 전문가들은 혈당 수치를 조절하기 위해 유산소 운동과 저항 운동 모두를 권장하고 있다.

신체 비활동

신체 비활동은 관상동맥질환의 주요 위험 요인이다. 반면, 신체 활동은 관상동맥질환 위험을 감소시키며, 이는 관상동맥질환의 발생 및/또는 중증도를 조절하는 다양한 긍정적인 생리학적 적응을 유발하기 때문이다. 규칙적인 운동 훈련으로 인한 순환계 및 골격근의 생리학적 적응 중 많은 부분이 앞선 장에서 논의되었다. 여기에서는 주요 관상동맥질환 위험 요인에 영향을 미치는 적응에 초점을 맞출 것이다. 유산소 운동과 근력 운동 모두 관상동맥질환뿐만 아니라 전체 심혈관 위험을 감소시키는 데 기여한다. 예를 들어, 주당 1시간 이상 달리기를 하는 남성은 전체 심혈관 위험이 42% 감소하며, 주당 30분 이상 근력 운동을 하는 경우 23% 감소, 주당 1시간 이상 로잉 운동을 하는 경우 18% 감소하는 것으로 나타났다.[95]

유산소 운동과 근력 운동은 모두 혈중 지질 프로파일을 긍정적으로 변화시킬 수 있다. 유산소 운동으로 인해 가장 흔하게 나타나는 혈중 지질 변화(약 40%의 연구에서 관찰됨)는 HDL-C 수치가 약 5% 증가하는 것이다. LDL-C는 약 5.0%, 중성지방은 4%, 총 콜레스테롤은 1.0%(통계적으로 유의하지 않음) 감소하는 경향이 있다.[66] 근력 운동 프로그램 중 일부에서도 혈중 지질 프로파일이 개선될 수 있다.[34,83,88] 예를 들어, 27세 여성들이 14주간 근력 훈련을 수행한 결과, 총 콜레스테롤이 9%, LDL-C가 14%, 총 콜레스테롤과 HDL-C의 비율이 14% 감소했지만, HDL-C와 중성지방의 유의한 변화는 없었다.[83] 혈중 지질 프로파일의 변화는 훈련과 함께 식이 조절이 병행될 때 더 뚜렷하게 나타날 수 있다. 예를 들어, 총 지방 및 포화 지방 섭취를 줄이고 불포화 지방 섭취를 증가시키는 식이 상담이 함께 이루어질 경우 변화가 더 두드러지게 나타날 수 있다. 운동으로 인한 혈중 지질 프로파일의 변화가 일관되지 않은 이유는 초기 혈중 지질 수치(운동 시작 시 정상 범위일 경우 변화가 덜 두드러질 수 있음), 훈련 프로그램의 기간, 강도 및 운동량의 차이 때문일 수 있다. 모든 유산소 또는 근력 운동 프로그램에서 혈중 지질 프로파일의 변화가 나타나지는 않더라도, 두 가지 유형의 운동이 혈중 지질을 개선하고 관상동맥질환 위험을 줄이는 데 긍정적인 영향을 미칠 가능성이 높다는 것은 널리 받아들여지고 있다.

메타 분석에 따르면 유산소 운동 프로그램은 안정 시 수축기 혈압을 평균 2~4 mmHg, 이완기 혈압을 평균 2~3 mmHg 감소시키는 것으로 나타났다.[26,31,103] 마찬가지로, 메타 분석 결과 근력 운동 프로그램도 안정 시 수축기 및 이완기 혈압을 각각 약 2~3 mmHg 감소시키는 것으로 보고되었다.[25,26,57] 따라서 유산소 운동과 근력 운동 모두 안정 시 혈압을 낮출 수 있다. 미국스포츠의학회는 개인이 고혈압을 예방하고 치료하기 위해 주로 지구력 훈련을 수행하고, 이를 근력 훈련으로 보완해야 한다고 권장하고 있다.[80] 이러한 혈압 감소 효과는 훈련 프로그램 시작 시 고혈압이 있는 사람에게서 더 뚜렷하게 나타날 수 있다.

미국 인구에서 과체중 및 비만이 유행병 수준으로 확산되고 있다. 유산소 운동과 근력 운동 모두 운동 중 및 운동 후 칼로리 소모량을 증가시키며(13장), 두 가지 유형의 운동 모두 체지방률 감소와 무지방 체중 증가를 유발할 수 있다. 특히 근력 운동은 무지방 체중 증가 효과가 더 두드러지게 나타난다. 그러나 두 가지 유형의 운동 모두 주로 체지방을 줄임으로써 비만을 감소시킨다. 전반적으로, 연구 결과들은 신체 활동이 사실상 조절 가능한 모든 주요 관상동맥질환 위험 요인에 긍정적인 영향을 미칠 수 있음을 보여준다.

당뇨병은 관상동맥질환 발병 위험을 급격히 증가시킨다. 미국스포츠의학회는 당뇨병 조절을 돕기 위해 유산소 운동과 저강도 근력 운동의 수행을 권장하고 있다.[21] 유산소 운동[1,56]과 근력 운동[33,99] 모두 인슐린 감수성을 증가시키고, 공복 혈당 수치를 낮출 수 있다. 따라서 건강 전문가들은 혈당 조절을 위해 두 가지 유형의 운동을 모두 권장하고 있다. 전반적으로, 연구 결과들은 신체 활동이 사실상 조절 가능한 모든 주요 CAD 위험 요인에 긍정적인 영향을 미칠 수 있음을 보여준다.

속성 검토

- 조절할 수 없는 주요 심혈관 위험 요인은 고령, 남성, 그리고 유전적 요인이다.
- 조절 가능한 주요 심혈관 위험 요인은 흡연, 불량한 혈중 지질 프로파일, 고혈압, 비만, 당뇨병, 그리고 신체 비활동이다.
- 신체 활동은 다른 모든 조절 가능한 주요 심혈관 위험 요인에 긍정적인 영향을 미침으로써 심혈관 위험을 감소시킨다.

의료 승인

일부 사람들에게는 운동 프로그램을 시작하는 데 방해가 된다고 인식될 수 있지만, 운동 프로그램을 시작하기 전에 의료 승인을 받는 것이 권장된다. 특히 운동 금기 사항이 있는 사람들에게는 다음과 같은 이유로 의료 승인이 중요하다.

- 일부 사람들은 운동이 절대적으로 금기되는 심각한 의학적 상태를 가지고 있어 운동을 전혀 하면 안 된다.
- 일부 사람들은 나이, 증상, 또는 위험 요인으로 인해 심혈관 질환과 같은 질병의 위험이 증가할 수 있으며, 운동 프로그램을 시작하기 전에 운동 부하 검사를 받아야 한다.
- 일부 사람들은 특정 질환이 진단되었기 때문에 반드시 의료 감독하에 운동을 수행해야 한다.
- 의료 평가에서 얻은 정보는 적절한 운동 유형을 처방하는 데 유용하다.
- 혈압, 혈중 지질 프로파일, 체성분과 같은 임상적 측정치는 초기 건강 상태를 평가하고, 건강 상태의 향상을 확인하는 데 활용될 수 있다.
- 일부 사람들에게는 건강 상태에 대한 임상적 측정치가 운동 프로그램을 지속하는 동기 부여 요소가 될 수 있다.
- 정기적인 의료 검진은 심혈관 질환, 암, 당뇨병과 같은 질환을 조기에 진단하는 데 유용하며, 이때가 치료 성공 가능성이 가장 높은 시기이다.

의료 평가

운동 프로그램을 시작하기 전에 필요한 의료 평가의 필요성과 범위는 개인의 질병 위험 수준에 따라 결정된다.[2] 일반적으로, 건강해 보이는 좌식 생활을 하는 많은 사람들이 광범위한 의료 평가 없이 저강도에서 중강도의 운동 프로그램을 시작할 수 있는 것으로 받아들여지고 있다.[2] 미국심장협회 및 미국스포츠의학회의 건강/피트니스 시설 운동 참여 전 선별 설문지(PAR-Q)는 심혈관 질환의 위험을 평가하고, 개인이 운동 프로그램을 시작하기 전에 의사와 상담해야 하는지를 판단하는 초기 선별 도구로 활용될 수 있다(그림 14-3). 만약 개인이 PAR-Q에서 하나 이상의 질문에 "예"라고 답한 경우, 운동 프로그램을 시작하기 전에 의사와 상담해야 한다. 자격을 갖춘 건강/피트니스 전문가 또는 기타 의료 전문가는 표 14-3에 설명된 기타 위험 요인을 검토하여, 운동 시작 전에 건강 검진이 필요한지 여부를 판단해야 한다. 위험도가 낮은 것으로 간주되는 사람들(무증상이며 위험 요인이 두 개 이하인 사람)은 중강도 또는 고강도 운동 프로그램을 시작하기 전에 건강 검진을 받을 필요가 없다. 위험도가 중간 정도인 사람들(무증상이지만 위험 요인이 두 개 이상인 사람)은 중강도 운동 프로그램을 시작하기 전에 건강 검진을 받을 필요가 없지만, 고강도 운동 프로그램을 시작하기 전에 건강 검진을 받아야 한다. 고위험군(증상이 있거나 심혈관, 폐, 신장 또는 대사 질환이 있는 사람)은 중강도 또는 고강도 운동 프로그램을 시작하기 전에 반드시 건강 검진을 받아야 한다. 고위험군을 나타내는 심혈관, 폐

아래 문항 중 사실에 해당하는 모든 항목에 체크하십시오.

병력

귀하는 다음의 병력이 있습니까?

—— 심근경색(심장마비)
—— 심장 수술
—— 심장 카테터 삽입술
—— 관상동맥 성형술(PTCA)
—— 심박조율기/이식형 심장 제세동기/부정맥
—— 심장 판막 질환
—— 심부전
—— 심장 이식
—— 선천성 심장 질환

증상

—— 운동 시 흉부 불편감이 있다
—— 이유 없는 호흡 곤란을 경험한다
—— 어지럼증, 실신 또는 의식 소실을 경험한다
—— 발목 부종이 있다
—— 빠르거나 강한 심박동을 불쾌하게 인지한다
—— 심장 관련 약물을 복용하고 있다

이 항목 중 하나라도 표시했다면, 운동을 시작하기 전에 반드시 주치의 또는 적절한 의료 전문가와 상담하십시오. ***의료진****이 상주한 시설을 이용해야 할 수도 있습니다.*

기타 건강 문제

—— 당뇨병이 있다
—— 천식 또는 기타 폐 질환이 있다
—— 짧은 거리 보행 시 하지에 화끈거림 또는 경련이 발생한다
—— 신체 활동을 제한하는 근골격계 문제가 있다
—— 운동의 안전성에 대해 우려가 있다
—— 처방 약물을 복용하고 있다
—— 임신 중이다

심혈관계 위험 요인

—— 남성, 45세 이상
—— 여성, 55세 이상
—— 최근 6개월 이내에 흡연 중이거나 금연함
—— 혈압이 ≥140/90 mmHg
—— 본인의 혈압 수치를 모른다
—— 혈압 약을 복용하고 있다
—— 혈중 콜레스테롤 수치가 ≥200 $mg \cdot dL^{-1}$
—— 본인의 콜레스테롤 수치를 모른다
—— 가까운 혈족 중 심근경색 또는 심장 수술 병력이 있음
(부: 55세 이전, 형제: 65세 이전 / 모: 65세 이전, 자매: 65세 이전)
—— 신체 활동 부족 (주 3일 미만, 하루 30분 미만의 신체 활동)
—— 체질량지수(BMI) ≥ 30 $kg \cdot m^{-2}$
—— 전당뇨가 있다
—— 본인이 전당뇨인지 여부를 모른다

이 항목 중 두 개 이상을 표시했다면, 운동 프로그램의 일부로서 주치의 또는 적절한 의료 전문가와 상담해야 하며, 운동 강도는 점진적으로 증가시키는 것이 바람직합니다. ***전문적으로 자격을 갖춘 운동 지도 인력****이 있는 시설을 이용하면 도움이 될 수 있습니다.*

—— 위의 항목에 해당 없음

이 경우, 자가 운동 프로그램 또는 개인의 운동 요구를 충족하는 대부분의 운동 시설에서 주치의 또는 의료 전문가와의 사전 상담 없이도 안전하게 운동할 수 있습니다.

그림 14-3 **미국심장협회/미국스포츠의학회의 건강/피트니스 시설 운동 참여 전 선별 설문지 양식.** 이 설문지는 심혈관 질환의 초기 선별 방법으로 사용될 수 있다. (American College of Sports Medicine Position Stand and American Heart Association. Recommendations for cardiovascular screening, staffing, and emergency policies at health/fitness facilities. *Med Sci Sports Exerc*. 1998;30(6):1009-1018에서 허가를 받아 수정함.)

또는 대사 질환의 주요 징후 및 증상은 글상자 14-2에서 설명되어 있다. 또한 운동 시작 전 의료 평가 절차와 검진 항목에 대한 보다 상세한 설명은 미국스포츠의학회에서 출판한 자료에 기술되어 있으며, 이를 참고하여 누가 완전한 의료 평가를 받아야 하는지와 평가에 포함될 검진 항목을 결정할 수 있다.[2] 그러나 운동 시작 전 사전 의료 검진이 수행되었다고 하더라도, 운동과 관련된 의학적 위험을 감소시키는 효과가 있다는 확실한 증거는 아직 존재하지 않는다.

표 14-3 의료 승인의 필요성을 나타내는 CAD 위험 요인

긍적적 위험요인	기준
연령	남성 > 45세, 여성 > 55세
가족력	심근경색, 관상동맥 재혈관화, 또는 55세 이전의 아버지나 기타 남성 직계 가족, 65세 이전의 어머니나 기타 여성 직계 가족에서의 심장 돌연사
흡연	현재 흡연자이거나, 지난 6개월 이내에 금연한 사람 또는 환경적 담배 연기에 노출된 사람
신체 비활동	최소 주당 3일, 3개월 이상 중등도 강도(40~60% $\dot{V}O_2$ Reserve)의 신체 활동을 30분 이상 수행하지 않은 경우
고혈압	수축기 혈압 ≥140 mmHg 또는 이완기 혈압 ≥90 mmHg (두 번 이상 측정) 또는 항고혈압제 복용 중인 경우
이상지질혈증	LDL-C ≥ 130 mg/dL(3.37 mmol·L^{-1}) 또는 혈청 HDL-C < 40 mg/dL (1.04 mmol·L^{-1}) 또는 지질 저하제 복용 중인 경우. 총 혈청 콜레스테롤만 이용 가능한 경우, ≥200 mg/dL(5.18 mmol·L^{-1})일 때 적용
당뇨병	공복 혈장 포도당 ≥126 mg/dL(7.0 mmol·L^{-1}) 또는 경구 당부하 검사에서 2시간 혈장 포도당 ≥200 mg/dL(11.1 mmol·L^{-1}) 또는 당화혈색소(HbA1C) ≥6.5%
비만	BMI ≥30 kg/m^2 또는 허리둘레 남성 >102 cm, 여성 >88 cm
부정적 위험요인	**기준**
고 혈청 HDL-C	≥60 mg/dL(1.55 mmol·L^{-1})

참고 사항: 심혈관 질환 위험 요인의 존재 여부가 공개되지 않았거나 확인할 수 없는 경우, 해당 심혈관 질환 위험 요인은 위험 요인으로 간주되어야 한다. 단, 당뇨병 전단계는 예외이다. 당뇨병 전단계 기준이 누락되었거나 알 수 없는 경우, 45세 이상이면서 BMI ≥ 25 kg·m^{-2}이고 추가적인 당뇨병 전단계 관련 심혈관 질환 위험 요인을 가진 사람은 당뇨병 전단계를 위험 요인으로 간주해야 한다. 긍정적 위험 요인의 개수를 합산한다. 혈청 HDL이 높은 경우는 부정적 위험 요인으로 간주된다. 혈청 HDL이 높은 개인의 경우, 긍정적 위험 요인의 총합에서 한 개의 위험 요인을 차감해야 한다.
미국스포츠의학회의 허가를 받아 수정됨. *ACSM's Guidelines for Exercise Testing and Prescription*. 10th ed. Philadelphia, PA: Wolters Kluwer, 2018. Table 3.1.

심전도

심전도(electrocardiogram, ECG)는 심장의 전기적 전도를 측정하여 심장 리듬과 수축 및 이완을 평가하는 데 사용된다. 전기적 전도란 심장조직의 수축과 이완 동안 이온이 이동하는 과정을 의미한다(그림 14-4). 정상적인 ECG는 심방 수축(P파), 심실 수축(QRS 복합파), 그리고 심실 이완(T파)으로 구성된다. 심방의 이완은 심실 수축 동안 발생하므로 일반적으로 심전도에서 관찰되지 않는다. 파형의 높이와 길이(곡선 아래 면적)의 조합은 이온이 이동하는 총량, 즉 심장조직이 수축하거나 이완하는 총량을 나타낸다. 이러한 이유로, 심실 수축을 나타내는 QRS 복합파(더 많은 근육량을

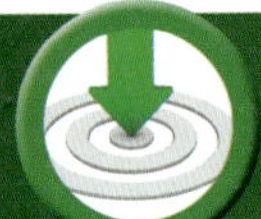

글상자 14-2
응용 연구

심혈관, 폐, 또는 대사 질환을 시사하는 주요 징후 및 증상

- 허혈로 인해 발생하는 가슴, 목, 팔 또는 기타 부위의 통증 또는 불편감(또는 기타 협심증 유사 증상)
- 안정 시 또는 가벼운 운동 시 호흡곤란
- 어지러움 또는 실신
- 기좌호흡(의자에 앉아 있거나 상체를 세운 자세에서 호흡이 완화되는 증상) 또는 발작성 야간 호흡곤란(수면 시작 후 일반적으로 2~5시간 후에 발생하며, 앉거나 침대에서 일어나면 완화됨)
- 발목 부종(부기)
- 심계항진(두근거림) 또는 빈맥(빠른 심박수)
- 간헐적 파행(보행 시 다리 통증, 휴식 시 완화됨)
- 확인된 심잡음(심장 잡음이 들리는 상태)
- 일상적인 활동 중 비정상적인 피로감 또는 호흡곤란

이러한 징후 및 증상은 심혈관, 폐, 또는 대사 질환에 특이적인 것은 아니므로, 나타나는 임상적 상황에서 해석되어야 한다.

Adapted with permission from American College of Sports Medicine. *ACSM's Guidelines for Exercise Testing and Prescription*. 9th ed. Philadelphia, PA: Lippincott Williams & Wilkins, 2014:21.

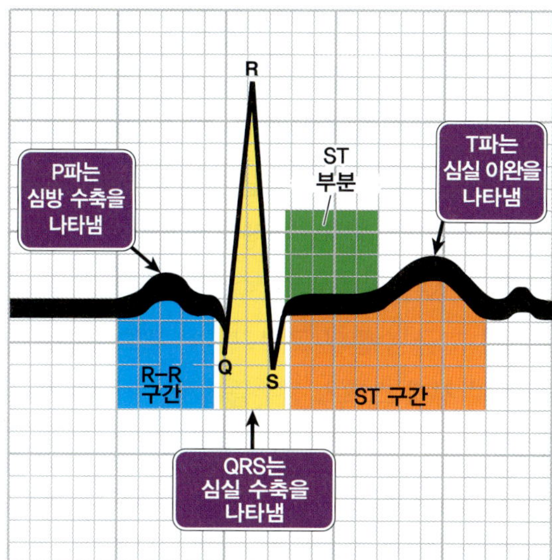

그림 14-4 심전도(ECG)의 파형은 심방과 심실의 수축 및 이완을 나타낸다. 파형의 높이와 길이(곡선 아래 면적)의 조합은 이온 이동의 총량을 의미하며, 이는 심장 근육이 수축하거나 이완하는 총량을 나타낸다. 수평 길이는 시간을 나타낸다. 일부 ECG의 구간에는 심방 수축, 심실 수축, 그리고 심실 이완을 나타내는 파형을 나타내는 문자들이 표기되어 있다. (*Nursing Procedures*. 4th ed. Ambler, PA: Lippincott Williams & Wilkins, 2004에서 수정함.)

포함)가 심방 수축을 나타내는 P파(더 적은 근육량을 포함)보다 높다. 또한 운동 훈련으로 인해 발생할 수 있는 심실 비대(6장)는 QRS 복합파가 더 커지는 결과를 초래할 수 있다. 심전도에서 파형의 수평 거리 또는 두 파형 사이의 수평 거리는 시간을 나타낸다. 정상적인 심전도에서는 심실 수축(QRS 복합파)이 심실 이완(T파)보다 시간이 짧게 걸리는 것을 확인할 수 있다. 또한 P파의 끝과 QRS 복합파의 시작 사이의 수평 거리는 심방 수축이 끝난 후 심실 수축이 시작되기까지 걸리는 시간을 나타낸다. 이 시간 간격은 방실결절(6장)에 의해 조절되며, 방실결절이 심실 수축을 위한 전기적 신호를 정상보다 짧거나 길게 유지하고 있는지를 나타낸다.

심전도는 점진적 운동 부하 검사(GXT)의 정상적인 일부이며, 이는 심혈관 질환(CVD) 고위험군을 위한 의료 평가의 일부로 권장된다(그림 14-5). 점진적 운동 부하 검사 동안 트레드밀의 속도 및 경사도 또는 자전거 에르고미터의 부하가 점진적으로 증가한다. 검사가 진행되는 동안 심전도와 혈압

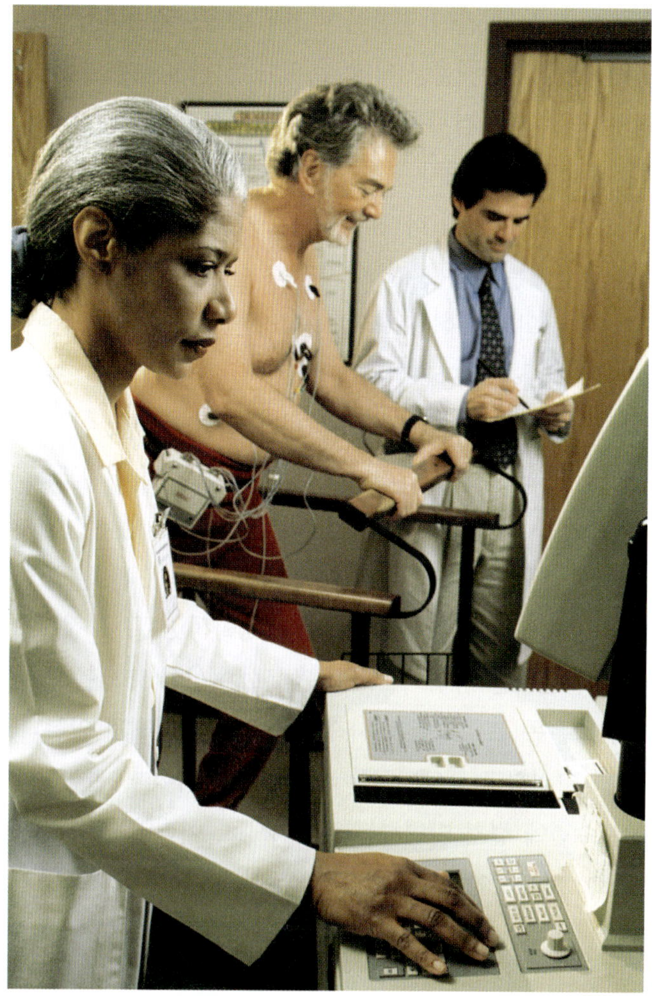

그림 14-5 점진적 운동 부하 검사 동안 심전도는 일반적으로 모니터링된다. 심전도에서 비정상적인 반응이 나타날 경우, 관상동맥질환의 존재 또는 심장 기능의 이상을 의미할 수 있다.

이 운동에 대한 비정상적인 반응을 보이는지 지속적으로 관찰된다.

ECG에서 관찰될 수 있는 가능한 이상 소견으로는 심장 부정맥(불규칙한 심장 리듬)과 ST분절 하강이 있으며, 이에 대한 자세한 설명은 6장에서 논의된다(그림 6-7). 간단히 말하면, ST분절은 정상적으로 평평하거나 수평을 이루어야 한다. 만약 ST분절 하강이 관찰되면, 심장조직으로의 혈액 공급이 불충분함을 의미하며, 이는 심근 허혈을 나타낸다. 나아가, 심근 허혈은 관상동맥질환의 존재를 의미한다.

모든 신체 활동 중에는 혈압이 증가하며, 이는 점진적 운동 부하 검사에서도 마찬가지이다(16장, 글상자 6-4). 그러

나 수축기 또는 이완기 혈압이 비정상적으로 증가하는 것은 관상동맥질환의 존재를 시사할 수 있다. 점진적 운동 부하 검사 동안, 의료진은 검사를 받는 사람과 지속적으로 대화하며, 심혈관계, 폐, 또는 대사 질환을 나타낼 수 있는 증상들이 운동 중 또는 운동 후에 나타나는지를 면밀히 관찰해야 한다. 이러한 증상에는 호흡 곤란, 어지러움, 협심증(가슴 통증), 또는 목, 턱, 팔의 통증이 포함된다. 이러한 증상들이 발생하면 운동 부하 검사가 중단될 수도 있다.

비록 심전도가 관상동맥질환을 나타낼 수 있지만, 이 검사가 100% 정확한 것은 아니다. 운동 중 심전도 검사 결과, 관상동맥질환을 가진 사람들의 약 66%가 정확하게 진단되지만, 실제로 관상동맥질환이 있는 사람들 중 약 34%는 질환이 없는 것으로 오진된다.[28] 이러한 부정확성 때문에, 점진적 운동 부하 검사는 남성이 45세를 넘고, 여성이 55세를 넘기 전까지는 운동 프로그램을 시작하기 전에 권장되지 않는다. 단, 질병 고위험군에 해당하는 경우에는 예외이다. 관상동맥질환은 수년에 걸쳐 발병하는 질환이므로, 이러한 연령 이후에 발생할 가능성이 훨씬 더 높다.

속성 검토

- 운동 프로그램을 시작하기 전에 의료 평가를 받는 것이 권장된다. 이는 45세 이상 남성, 55세 이상 여성, 그리고 심혈관 질환 또는 기타 질환의 징후와 증상을 가진 사람들에게 해당된다.
- ECG(심전도)는 심장조직의 전기적 전도를 나타내며, 심장 리듬 및 비정상적인 심장 기능을 평가하는 데 사용될 수 있다.

유산소 운동 지침

유산소 체력을 향상시키기 위한 훈련 지침은 체력과 건강을 개선하려는 사람들 중에서 지구력 운동 수행 경험이 거의 없거나 전혀 없는 사람들을 대상으로 개발되었다. 유산소 체력을 향상시키는 과정에서 심혈관 질환, 골다공증, 특정 암으로부터 보호하는 등의 건강상 이점 또한 얻을 수 있다는 점에 유의해야 한다. 실제로, 미국스포츠의학회 및 미국심장협회가 여러 만성 질환의 위험을 줄이기 위해 권장하는 지침에 따르면, 중등도 강도의 운동을 주 5일 동안 하루 30분씩 수행해야 한다. 이 운동은 한 번의 세션으로 완료할 수도 있고, 10분씩 세 번에 걸쳐 나누어 수행할 수도 있다. 또한 같은 수준의 질병 예방 효과를 얻으려면, 고강도 운동을 주 3일 동안 세션당 20분씩 수행하는 방법도 가능하다.[2] 그러나 이러한 지침은 이미 높은 수준의 유산소 체력을 보유하고 있어 더 고급 수준의 프로그램이 필요한 대부분의 레크리에이션 및 경쟁 스포츠 선수들에게는 적합하지 않다. 하지만 올림픽 역도 선수나 포환던지기 선수와 같은 근력 및 파워 운동선수들에게는 일부 적용될 수 있다. 이들은 일정 수준의 유산소 체력을 유지하고 체지방을 줄이는 것을 목표로 할 수 있으며, 이는 속도 감소나 수직 방향 파워 생성 저하와 같은 경기력에 부정적인 영향을 줄 수 있기 때문이다.

유산소 훈련 운동 처방은 네 가지 기본 구성 요소(핵심 요소)로 이루어진다.

1. 운동 유형
2. 각 운동 세션의 지속 시간
3. 훈련 빈도
4. 운동 강도

마지막 세 가지 요소(지속 시간, 빈도, 강도)의 하한선은 최소 역치를 정의하며, 이는 유산소 체력을 향상시키기 위해 반드시 도달해야 하는 가장 낮은 지속 시간, 빈도, 강도를 의미한다. 그러나 유산소 체력을 향상시키는 데 필요한 최소 역치는 개인마다 상당한 차이가 있을 수 있다. 따라서 일부 사람들은 여기에서 제시된 수준보다 적은 운동량으로도 유산소 체력이 향상될 수 있는 반면, 다른 사람들은 최소 역치를 초과해야 체력이 향상될 수 있다. 또한 유산소 체력이 향상됨에 따라 지속적인 유산소 체력 개선을 위해서는 제시된 최소 역치를 초과할 필요가 있을 가능성이 크다.

운동 유형

유산소 운동의 다양한 유형(모드)은 일반적으로 여러 개의 큰 근육군을 활용하며, 이들 모두는 유사한 유산소 체력 향상을 가져온다. 따라서 가장 흔히 처방되는 유산소 운동 유형은 다음과 같다.

- 조깅
- 달리기
- 자전거 타기
- 스피닝
- 일립티컬 머신
- 수영
- 에어로빅 댄스
- 로잉(노젓기)

선택하는 운동 유형은 즐겁게 수행할 수 있는 것이어야 한다. 운동을 즐길 경우, 운동을 지속적으로 수행할 가능성이 높아지며, 평생 동안 운동을 유지할 수 있다. 운동을 지속적으로 수행하는 것은 매우 중요하다. 나이에 관계없이 운동을 중단하면 체력과 건강상의 향상 효과가 감소하게 된다. 또한 추천되는 운동 유형은 초기 체력 수준 및 활동을 수행하는 데 필요한 기술 수준에 따라 달라질 수 있다. 걷기 또는 자전거 타기와 같이 최소한의 기술이 필요한 활동은 모든 성인에게 적합한 반면, 더 높은 수준의 기술이 필요하고 강도가 높은 활동은 더 높은 유산소 체력을 보유한 성인에게 추천된다(표 14-4). **교차 훈련(cross-training)**, 즉 훈련 프로그램에 여러 유형의 유산소 운동을 포함하는 방법 또한 유용하다. 교차 훈련은 운동에 대한 동기를 유지하는 데 도움이 되며, 과사용 부상의 위험을 줄이는 데 기여할 수 있다. 또한 계절적 기후 변화, 날씨 조건, 체육관까지의 이동 시간 등의 요인으로 인해 여러 유형의 활동을 병행하는 것이 운동 프로그램을 지속하는 데 도움이 될 수 있다.

훈련 지속 시간

유산소 체력 향상 효과는 단시간의 고강도 운동과 장시간의 저강도 운동 세션에서 유사하게 나타난다. 이는 훈련 빈도와 강도에 대한 최소 지침을 충족하는 한 동일한 효과를 얻을 수 있음을 의미한다. 따라서 10분짜리 운동 세션을 세 번 수행하는 것(총 30분)과 한 번의 30분 운동 세션을 수행하는 것은 유사한 체력 향상을 가져온다. 마찬가지로, 더 짧은 시간 동안 고강도로 운동하는 것도 비슷한 효과를 낼 수 있다. 그러나 대부분의 성인에게는 중강도 운동을 30~60분 동안 수행하는 것이 일반적으로 권장된다.[2] 이는 부분적으로 고강도 운동이 근골격계 부상의 위험을 증가시키고, 중강도 운동에 비해 훈련 지속률이 낮은 경향이 있기 때문이다.[56] 따라서 운동 강도에 따라 최소 지속 시간의 역치는 세션당 20~30분이다.

훈련 빈도

훈련 빈도와 훈련 강도는 밀접하게 관련되어 있다. 최대 산소 섭취량의 증가는 주당 3일의 빈도로 운동할 때 가장 많이 발생하며, 주 5일까지 빈도를 증가시키면 유산소 능력이 더욱 향상된다. 그러나 주 3일 운동하는 경우와 비교하여 최대 산소 섭취량이 약간 더 증가하는 효과를 얻기 위해 추가적인 시간을 투자하는 것이 모든 사람에게 중요한 것은

표 14-4 유산소 체력을 향상시키기 위한 유산소 운동 유형

운동 유형	추천 대상	예시
최소한의 기술 또는 체력이 요구되는 지구력 운동	모든 성인	걷기, 저강도 자전거 타기, 수중 에어로빅, 슬로우 댄스
고강도 지구력 운동 (최소한의 기술 요구됨)	습관적으로 신체 활동을 하는 성인 및/또는 평균 이상의 체력을 가진 성인	조깅, 달리기, 로잉, 에어로빅, 스피닝, 일립티컬 운동, 스텝 운동, 빠른 댄스
기술이 요구되는 지구력 운동	특정 기술을 습득했거나 평균 이상의 체력을 보유한 성인	수영, 크로스컨트리 스키, 스케이팅
레크리에이션 스포츠	정기적인 운동 프로그램을 수행하며 평균 이상의 체력을 가진 성인	라켓 스포츠, 농구, 축구, 활강 스키, 하이킹

미국스포츠의학회의 허가를 받아 수정함. *ACSM's Guidelines for Exercise Testing and Prescription*, 9th ed. Philadelphia, PA: Lippincott Williams & Wilkins, 2014.

아닐 수 있다. 또한 주 5일을 초과하는 빈도에서 유산소 체력 향상이 정체되며, 고강도 운동을 주 5일 이상 수행하면 근골격계 부상의 위험이 증가할 수 있다. 교차 훈련을 수행하거나 중강도 운동과 고강도 운동을 병행하는 경우, 운동 빈도를 더 늘리는 것도 가능할 수 있다.[2] 또한 몇 회의 고강도 세션을 더 낮은 강도의 세션과 조합하여 건강 및 체력 목표를 달성하는 방법도 사용할 수 있다. 체지방 감소가 주요 훈련 목표라면, 칼로리 소모를 증가시키기 위해 추가적인 훈련 세션을 수행하는 것이 유익할 수 있다. 따라서 훈련 강도와 목표에 따라 주 3~5회의 빈도가 건강한 성인에게 적절하다.[2]

운동 강도

운동의 강도 또는 부하 정도는 유산소 체력을 향상시키는 데 가장 중요한 훈련 변수이다.유산소 운동의 강도는 일반적으로 심박수를 기준으로 결정된다. 최대 심박수의 백분율 또는 심박수 예비율(HR reserve, 안정 시 심박수와 최대 심박수의 차이)의 백분율을 활용하는 것이 운동 강도를 결정하는 가장 실용적인 방법일 수 있다. 대부분의 건강한 성인에게는 중강도(40~59% HR 예비율 또는 40~59% $\dot{V}O_2$ 예비율)의 유산소 운동이 적절하다.[2] 유산소 체력이 낮은 사람들은 이 범위의 하한선 또는 그보다 낮은 강도(30~39% HR 예비율 또는 $\dot{V}O_2$ 예비율)의 운동에서도 체력 향상을 얻을 수 있다. 예상할 수 있듯이, 훈련된 운동선수들은 대부분의 건강한 성인보다 더 높은 운동 강도를 사용해야 유산소 체력 향상을 얻을 수 있다. 유산소 체력을 증가시키는 데 필요한 최소 강도는 개인마다 차이가 있으므로, 동일한 강도로 훈련하더라도 모든 성인이 동일한 수준의 유산소 체력 향상을 얻는 것은 아니다. 따라서 훈련 빈도와 마찬가지로, 훈련 목표와 초기 체력 수준에 따라 적절한 강도의 범위가 존재한다. 운동 강도를 결정하는 다양한 방법은 다음에서 논의된다.

운동 중 심박수

운동 또는 훈련 중 심박수(heart rate, HR)는 운동 강도를 결정하는 데 널리 사용된다. 심박수는 운동 부하 및 산소 소비량 증가와 선형적 관계를 가지며, 최대 산소 소비량($\dot{V}O_{2max}$)에서 심박수는 정체 상태에 도달한다(6장). 이러한 관계로 인해, 심박수 모니터를 통해 측정된 HR은 운동 강도를 결정하는 데 활용될 수 있다. 개인의 최대 심박수(HR_{max})를 결정하는 가장 정확한 방법은 운동 부하 검사 중 직접 심박수를 측정하는 것이다. 그러나 이는 항상 실용적인 방법은 아니다. 최대 심박수가 직접 측정되지 않는 경우, 이를 추정할 수 있다. 최대 심박수가 직접 측정되었든 추정되었든, 최대 심박수를 이용하여 특정 백분율을 적용하여 유산소 체력 향상을 위한 강도 범위를 계산할 수 있다. 가장 일반적으로 사용되는 최대 심박수 추정 공식은 다음과 같다.

$$HR_{max} = 220 - \text{나이(년)}$$

이 공식은 HR_{max}가 10년마다 약 5~7% 감소한다고 가정한다. 그러나 실제로 최대심박수는 10년마다 약 3~5% 감소한다. 따라서 이 공식은 최대심박수를 추정할 때 다소의 오류를 초래할 수 있다.[41] 이 공식은 최대심박수를 추정하는 데 유용하지만, 특정 집단의 최대심박수를 보다 정확하게 추정하기 위한 다른 공식도 개발되었다. 예를 들어, 다음 공식은 다양한 연령 및 체력 수준을 가진 성인 남성과 여성의 최대심박수를 보다 정확하게 추정할 수 있다.

$$HR_{max} = 207 - (0.7 \times \text{나이(년)})$$

이 두 번째 공식을 사용하여 20세 성인의 유산소 체력 향상을 위한 중강도 운동 강도 범위를 추정하면 다음과 같다.

$$HR_{max} = 207 - (0.7 \times 20) = 193\ \text{bpm}$$
$$HR_{max} = 193\ \text{분당심박수(bpm)}$$
$$64\%\ HR_{max} = 193\ \text{bpm} \times 0.64$$
$$64\%\ HR_{max} = 123.5\ \text{bpm}$$
$$76\%\ HR_{max} = 193\ \text{bpm} \times 0.76$$
$$76\%\ HR_{max} = 146.7\ \text{bpm}$$

따라서 대부분의 20세 성인에게 적절한 중강도 유산소 운동 심박수 범위는 123~147 bpm이다. 심박수는 산소 소비량

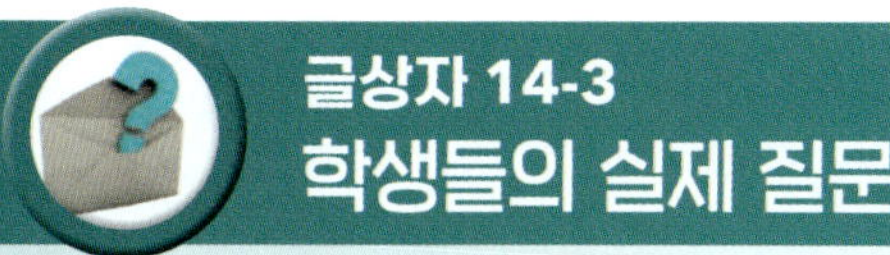

글상자 14-3 학생들의 실제 질문

HR_{max} 백분율과 최대 산소 소비량 백분율을 사용하여 유산소 운동 강도를 처방하는 것에 실제로 차이가 있는가요?

유산소 운동 강도를 결정하는 두 가지 방법은 모두 사용할 수 있다. 그러나 두 방법 간에는 차이가 있다는 점을 이해하는 것이 중요하다. 예를 들어, 20세 개인이 HR_{max} = 207 − (0.7 × 나이) 공식을 사용하면, 예상 HR_{max}는 약 193 bpm이다. 목표 훈련 강도가 HR_{max}의 60%라면, 훈련 심박수는 193 bpm × 0.6 = 116 bpm이 된다. 그러나 휴식 시 심박수(HR_{rest})가 70 bpm인 이 개인이 최대 산소 소비량의 60%에서 훈련할 경우, 심박수 예비율(HRR) 방법을 사용하면 상당히 다른 값이 도출된다. HRR은 193 bpm − 70 bpm = 123 bpm이며, 최대 산소 소비량의 60%에서 훈련하는 심박수는 70 bpm + (123 bpm × 0.6) = 144 bpm가 된다. 즉, HR_{max}의 60%에서 계산한 훈련 심박수는 116 bpm이며, 최대 산소 소비량의 60%에서 계산한 훈련 심박수는 144 bpm이다. 두 값 모두 유산소 운동 능력을 향상시키기 위한 권장 훈련 범위 내에 포함되지만, 차이가 상당히 크다.

과 좋은 상관관계를 가진다. 다른 연령대 및 최대심박수 백분율에 따른 훈련 구간은 유사한 방식으로 계산할 수 있다. 그러나 특정 최대심박수 백분율에서 운동을 수행할 때, 실제로는 최대 산소 소비량의 상당히 낮은 백분율에서 운동하고 있는 것이다(그림 14-6). 다음 절에서 설명할 심박수 예비율(HRR) 방법은 최대 산소 소비량의 특정 백분율에서 운동할 때의 심박수를 추정하는 방식으로, 단순히 최대심박수 백분율을 이용하여 운동하는 것과는 다른 훈련 심박수를 산출하게 된다(글상자 14-3).

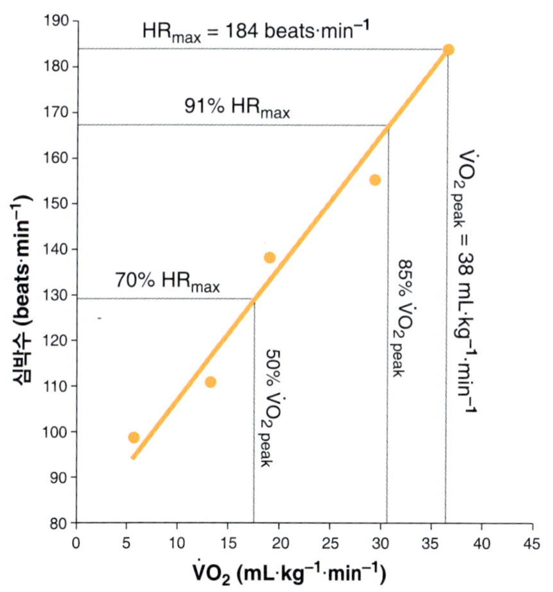

그림 14-6 최대 심박수 특정 백분율은 최대 산소 섭취량의 더 낮은 백분율을 나타낸다. 이 그림에서, 최대 심박수의 91%와 70%는 각각 최대 산소 섭취량($\dot{V}O_{2peak}$)의 85%와 50%에 해당한다. (American College of Sports Medicine. *ACSM's Guidelines for Exercise Testing and Prescription*. 10th ed. Philadelphia, PA: Wolters Kluwer, 2018:156. Figure 6.2에서 허가를 받아 수정함.)

심박수 예비율 방법

심박수 예비율(HRR) 방법 또는 카르보넨 방법은 최대 산소 섭취량의 특정 백분율로 운동할 때 필요한 심박수(HR)를 추정하는 데 사용할 수 있다. 중등도(40~59% HRR)에서 격렬한(60~89% HRR) 유산소 운동은 대부분의 건강한 성인에게 적절하다. 유산소 체력이 낮은 사람들은 이 범위의 하한선 또는 심지어 저강도(30~40% HRR) 운동으로도 체력 향상을 얻을 수 있다. 중간 수준으로 훈련된 운동선수(70~80% HRR)와 고도로 훈련된 운동선수(95~100% HRR)는 유산소 체력 향상을 위해 훨씬 더 높은 강도로 훈련해야 할 수 있다.[2]

앞서 언급한 바와 같이, HRR은 안정 시 심박수(HR_{rest})와 최대 심박수(HR_{max})의 차이를 의미한다. 목표 심박수(THR)는 최대 산소 섭취량의 특정 백분율로 운동할 때 필요한 심박수를 의미한다. 다음 방정식을 사용하여 최대 산소 섭취량의 임의의 백분율에서 THR을 추정할 수 있다. 다음 예시는 최대 산소 섭취량의 70%로 운동할 때 필요한 THR을 추정한 것이다.

글상자 14-4
학생들의 실제 질문

최대 산소 소비량 백분율을 유산소 훈련 처방에 사용할 수 있는가요?

개인의 최대 산소 소비량이 측정되었다면(예: 트레드밀 또는 자전거 산소 소비량 검사 중), 이를 이용하여 훈련 강도를 처방할 수 있다. HRR(심박수 예비율) 방법, 즉 Karvonen 방법과 마찬가지로, 산소 소비량을 이용한 훈련 강도 결정도 특정 백분율의 최대 산소 소비량을 기준으로 계산된다. 훈련 강도를 산소 소비량을 기준으로 결정하는 방법도 유사한 계산 과정을 거친다. 운동 강도에 대한 훈련 지침은 HRR 방법과 동일하며, 중강도 운동은 40%에서 <59%의 산소 소비량을 사용하고, 고강도 운동은 60%에서 <89%의 산소 소비량을 사용한다. 산소 소비 예비율($\dot{V}O_2$ reserve, $\dot{V}O_2$ R)을 이용하여 목표 산소 소비량($\dot{V}O_2$ target)을 계산하는 공식은 다음과 같다.

$$\text{타깃 } \dot{V}O_2(mL\cdot kg^{-1}\cdot min^{-1}) = (\dot{V}O_{2max} - \dot{V}O_{2rest}) \times (\text{운동 강도}) + \dot{V}O_{2rest}$$

$\dot{V}O_{2rest}$는 일반적으로 3.5 mL·kg^{-1}·min^{-1}(1 MET)로 가정된다. 만약 개인의 최대 산소 소비량이 50 mL·kg^{-1}·min^{-1}이라면, 훈련 구간을 40~89%로 설정할 때 계산식은 다음과 같다.

$$40\%\text{ 타깃 } \dot{V}O_2(mL\cdot kg^{-1}\cdot min^{-1}) = (50\ mL\cdot kg^{-1}\cdot min^{-1} - 3.5\ mL\cdot kg^{-1}\cdot min^{-1}) \times 0.40 + 3.5\ mL\cdot kg^{-1}\cdot min^{-1}$$

$$40\%\text{ 타깃 } \dot{V}O_2(mL\cdot kg^{-1}\cdot min^{-1}) = 22.1\ mL\cdot kg^{-1}\cdot min^{-1}$$

$$89\%\text{ 타깃 } \dot{V}O_2(mL\cdot kg^{-1}\cdot min^{-1}) = (50\ mL\cdot kg^{-1}\cdot min^{-1} - 3.5\ mL\cdot kg^{-1}\cdot min^{-1}) \times 0.89 + 3.5\ mL\cdot kg^{-1}\cdot min^{-1}$$

$$89\%\text{ 타깃 } \dot{V}O_2(mL\cdot kg^{-1}\cdot min^{-1}) = 44.9\ mL\cdot kg^{-1}\cdot min^{-1}$$

따라서 이 개인이 권장된 훈련 구간 내에서 운동을 수행하려면, 22.1~44.9 mL·kg^{-1}·min^{-1}의 산소 소비량을 유지해야 한다. 일반적으로 최대 산소 소비량을 결정하는 검사에서는, 달리기 속도와 같은 운동 부하를 점진적으로 증가시키면서 산소 소비량과 심박수를 지속적으로 모니터링한다. 최대 산소 소비량 검사에서 얻은 정보를 활용하면, 유산소 훈련을 위한 적절한 속도를 쉽게 결정할 수 있다. 또한 특정 훈련 구간 내에서 산소 소비량을 유지하는 데 필요한 심박수도 쉽게 확인할 수 있다. 그러나 이 방법과 다른 방법들의 한 가지 한계는 환경이나 지형의 유형과 같은 외부 요인들이 산소 소비량에 영향을 미칠 수 있다는 점이다.

$$HRR = HR_{max} - HR_{rest}$$

$$HRR = 190\ bpm - 75\ bpm$$

$$HRR = 115\ bpm$$

$$\text{THR at 70\% 최대 산소 섭취량} = HR_{rest} + 0.70(HRR)$$

$$\text{THR at 70\% 최대 산소 섭취량} = 75\ bpm + 0.70(115\ bpm)$$

$$\text{THR at 70\% 최대 산소 섭취량} = 155.5\ bpm$$

이 계산은 약 155 bpm의 THR이 최대 산소 섭취량의 70%로 운동하는 결과를 가져온다는 것을 추정한다. 최대 산소 섭취량의 다른 백분율에서 THR을 추정하거나 두 백분율 사이의 HR 범위를 구하려면, 단순히 원하는 백분율을 방정식에 대입하면 된다. HR_{max}의 백분율을 사용하거나 HRR 방법을 사용하여 운동 강도를 결정하더라도, 유산소 체력이 향상됨에 따라 동일한 심박수에서 더 많은 운동(조깅, 달리기, 또는 자전거 타기)을 수행할 수 있게 된다. 이는 유산소 체력이 향상될수록 일정한 작업 부하에서 심박수가 감소하고, 안정 시 심박수도 일반적으로 약간 감소하기 때문이다. 따라서 심박수를 강도의 추정치로 사용하는 것은 훈련을 통해 유산소 능력이 향상되는 것을 반영하는 데 도움이 된다. 유사한 계산 방법을 사용하여 최대 산소 섭취 예비율을 기준으로 훈련 강도를 계산할 수도 있다(글상자 14-4).

운동 자각도

운동 자각도(rating of perceived exertion, RPE)는 개인이 운동을 얼마나 힘들게 하고 있는지를 주관적으로 평가하는 방법이다. 고전적인 보그 RPE 척도(그림 14-7)는 6에서 시작하며, 첫 번째 설명적 기준은 7("매우 매우 약함")이고, 20까지 진행되며 마지막 설명적 기준은 19("매우 매우 힘듦")이다.[78] 유산소 운동에 따른 생리학적 적응과 관련된 평균 RPE는 12에서 16 사이이며, 이는 대략 120에서 160 bpm의 심박수에 해당한다.[2] 동일한 RPE가 항상 운동 세션 중 같은 강도를 나타내거나, 서로 다른 유형의 운동 간에 동일

RPE 수치	% $\dot{V}O_{2\,peak}$	% 최대심장수	% $\dot{V}O_{2\,peak}$ 여유심박수
6	휴식		
7 상당히 가벼움			
8			
9 매우 가벼움		<35%	<20%
10			
		35~54%	20~39%
11 적당히 가벼움	31~50%		
12			
	51~75%	55~69%	40~59%
13 어느 정도 힘이 듦			
14			
	76~85%		
15 힘듦		70~89%	60~84%
16	>85%		
17 매우 힘듦			
18		>90%	>85%
19 상당히 힘듦			
20	100%	100%	100%

그림 14-7 보고 척도는 유산소 운동 강도를 추정하는 데 사용될 수 있다. 다양한 운동 자각도(RPE)는 최대 산소 섭취량(VO_{2peak}), 최대 심박수, $\dot{V}O_{2peak}$ 예비율, 그리고 심박수 예비율(HRR)의 서로 다른 백분율과 상관관계를 가진다. (Borg GA. *Psychophysical bases of perceived exertion. Med Sci Sports Exerc.* 1982;14(5):377-381에서 허가를 받아 수정함. Copyright © 1982 American College of Sports Medicine; The recommended quantity and quality of exercise for developing and maintaining cardiorespiratory and muscular fitness, and flexibility in healthy adults. *Med Sci Sports Exerc.* 1998;30(6):975-991.)

한 강도를 나타내지는 않을 수 있다. 그러나 일반적으로 특정 RPE는 최대 산소 섭취량최대 심박수, 최대 산소 섭취량 예비율, 그리고 심박수 예비율의 특정 백분율을 반영한다.[2] OMNI 운동 자각도 척도(OMNI Perceived Exertion Scale, 그림 16-7) 또한 걷기, 달리기, 자전거 타기 운동에서 유산소 훈련 강도를 추정하는 정확한 방법으로 입증되었다.[85,101]

이러한 척도들은 유산소 체력 향상을 위해 필요한 운동 강도를 추정하는 데 활용될 수 있지만, 훈련 강도를 추정하는 주된 방법으로 사용되어서는 안 된다.[2]

대사당량

대사당량(metabolically equivalent task, MET)은 안정 시 산소 소비율에 해당하는 단위를 의미한다. MET 시스템에서는 특정 활동의 강도를 안정 시 산소 소비량의 몇 배에 해당하는지로 표현한다. 예를 들어, 한 활동이 3 METs에 해당한다면, 이 활동을 수행하기 위해서는 안정 시 산소 소비량의 3배가 필요하다는 것을 의미한다. 안정 시 산소 소비량은 일반적으로 $3.5\ mL \cdot kg^{-1} \cdot min^{-1}$로 간주되므로, 3 METs에 해당하는 활동은 $10.5\ mL \cdot kg^{-1} \cdot min^{-1}$(3 METs × $3.5\ mL \cdot kg^{-1} \cdot min^{-1}$)의 산소를 필요로 한다. MET 수치가 클수록 활동의 강도는 더 높아진다. 중등도 강도의 활동은 일반적으로 3에서 6 METs로 정의되며, 격렬한 활동은 6 METs를 초과하는 경우를 말한다(표 14-5).

MET를 활용하여 운동 강도를 결정하는 방법에는 몇 가지 한계가 있다.[2] 1 MET = $3.5\ mL \cdot kg^{-1} \cdot min^{-1}$이라는 표준값을 사용하는 것은 오류를 초래할 수 있는데, 이는 안정 시 산소 소비량이 1.6에서 $4.1\ mL \cdot kg^{-1} \cdot min^{-1}$ 사이로 개인차가 존재하기 때문이다. 또한 특정 활동의 MET 값은 활동을 수행하는 사람의 숙련도에 따라 상당히 달라질 수 있다. 활동의 MET 값은 환경 조건, 고도, 그리고 수분 상태에 따라서도 크게 변동될 수 있다. 따라서 MET를 이용하여 활동 강도를 결정하는 경우, 이 값은 절대적인 수치가 아닌 참고 지침으로 활용되어야 한다.

말하기 테스트

말하기 테스트는 유산소 체력 향상을 가져오는 최소 운동 강도를 결정하는 간단하고 편리한 방법이다. 이 테스트는 정상적인 대화를 유지하면서 운동할 수 있는 정도가 체력 향상을 위해 필요한 운동 강도의 하한선을 나타낸다는 개념에 기반한다.[37] 이 테스트는 일반적으로 유산소 체력 프로그

표 14-5 선택된 활동의 MET 값

활동	MET	활동	MET
가정 활동			
소파에 앉기	1.0	옷 입고 벗기	2.0
식사하기	1.0	손과 얼굴 씻기	2.0
대화하기	1.0	설거지	2.3
조용히 서 있기	1.2	식료품 정리하기	2.5
침대 정리하기	2.0	바닥 닦기	3.8
직업 활동			
책상에 앉아 있기	1.5	오렌지 농장 작업	4.5
타이핑	2.0	트럭 상하차	6.5
농사, 트랙터 운전	2.5	삽질 4.5~6.8 kg	7.0
일반 목공 작업	3.5	소방관이 호스를 끄는 작업	8.0
전기, 배관 작업	3.5	배수로 파기	8.5
스포츠 및 레크리에이션			
골프(카트 사용)	3.5	시속 5마일 달리기	8.0
해키색	4.0	경쟁 배구	8.0
저충격 에어로빅	5.0	조정 150W	8.5
복싱, 샌드백 치기	6.0	인라인 스케이팅	12.5
브룸볼	7.0	시속 10.9마일 달리기	18.0

자료 출처: Ainsworth BE, Haskell WL, Whitt MC, et al. Compendium of physical activities: an update of activity codes and MET intensities. *Med Sci Sports Exerc.* 2000;32: S498-S516.

램을 처음 시작하는 사람이나 최소한의 강도로 운동하고자 하는 사람들을 위한 강도 지침으로 사용된다. 운동 자각도(RPE)와 유사하게, 말하기 테스트는 훈련 강도를 추정하는 주된 방법으로 사용되어서는 안 된다.[2]

유산소 체력 훈련의 진행

유산소 훈련에서 지속적인 체력 향상을 원한다면 훈련 강도를 점진적으로 증가시키는 것이 필수적이다. 만약 개인이 일상생활, 여가 활동, 또는 스포츠 활동에 충분한 유산소 체력을 달성했다면, 유산소 훈련의 난이도를 더 이상 높일 필요는 없으며, 이 경우 유산소 체력은 일정 수준에서 정체될 것이다.

모든 유산소 체력 지침은 훈련의 점진적 증가를 허용한다. 원한다면 운동 유형을 저충격 운동(예: 걷기, 자전거 타기, 일립티컬 트레이닝)에서 고충격 운동(예: 조깅, 달리기)으로 변경할 수 있다. 이러한 형태의 진행은 훈련 프로그램을 처음 시작하는 사람이나 과체중인 사람들에게 특히 적절할 수 있다. 훈련 지속 시간 역시 최소 기준인 하루 20~30분에서 더 긴 시간으로 점진적으로 증가시킬 수 있다. 일반적으로 유산소 체력 향상을 위한 상한선은 하루 60분이다. 지속 시간을 늘리는 방법으로는 처음에는 짧은 운동 세션(하루에 10분씩 3회)을 더 자주 수행하여 하루 총 20~30분을 채운 후, 점차 하루 운동 횟수를 줄이고 각 세션의 시간을 늘리는 방법(하루 15분씩 2회 또는 하루 30분 1회 수행)이 있다. 훈련 프로그램의 초기 단계에서는 강도나 빈도를 늘리기보다는 지속 시간을 늘리는 것이 권장된다. 평균적인 성인의 경우, 훈련 초기 4~6주 동안 1~2주 간격으로 각 세션의 운동 시간을 5~10분씩 증가시키는 것이 적절하다.[2] 이후 훈련 강도를 낮은 수준에서 높은 수준으로 점진적으로 높일 수 있다. 훈련이 진행됨에 따라, 추가적인 체력 향상을 원한다면 훈련 세션의 난이도나 훈련량을 점진적으로 증가시킬 필요가 있다. 훈련 강도를 증가시킨 후에는 개인에게 부정적인 영향을 미치는 요소가 있는지 모니터링해야 한다. 훈련은 서서히 진행되어야 하며, 강도, 빈도, 또는 지속 시간의 급격한 증가는 피로, 부상, 과훈련의 위험을 최소화하기 위해 피해야 한다. 회복과 부상 위험 감소를 위해 이전보다 덜 강도 높은 훈련 세션이나

속성 검토

- 유산소 훈련 지침은 다음을 포함한다:
  - 운동 유형: 대근육군을 사용하는 활동
  - 운동 지속 시간: 하루 20~30분에서 최대 60분까지
  - 훈련 빈도: 주 3회에서 주 5회까지
  - 훈련 강도: 최대 심박수(HR_{max})의 64%에서 98% 또는 심박수 예비율(HRR)의 40%에서 89%
- 운동 자각도, METs, 그리고 말하기 테스트 또한 유산소 훈련 강도를 결정하는 데 사용할 수 있지만, 이러한 방법들은 강도를 결정하는 주된 수단으로 사용되어서는 안 된다.
- 유산소 체력이 향상됨에 따라, 추가적인 체력 향상을 위해 훈련을 어떤 방식으로든 점진적으로 증가시켜야 한다.

훈련 주간을 설정할 수 있다. 이러한 짧은 기간 동안의 낮은 강도의 훈련으로도 유산소 체력 향상 효과는 유지되며, 훈련 중단으로 인한 체력 감소는 최소화되거나 발생하지 않는다(훈련 중단에 대한 다음 섹션 참조). 그러나 체력 향상을 원한다면 일정한 형태의 점진적 증가가 중요하다.

저항 훈련 지침

저항 훈련은 21세기에 들어서면서 모든 연령대의 사람들 사이에서 큰 인기를 얻었다. 유산소 훈련과 마찬가지로 저항 또는 웨이트 트레이닝에 대한 지침도 개발되었다. 이러한 지침은 초보자에게 출발점을 제공하고, 훈련 목표를 달성한 후 신경근 체력을 더욱 향상시키고자 하는 사람들에게는 훈련 진행에 대한 아이디어를 제공한다.[1,3] 이 지침들은 건강과 체력 모두에 이점을 가져오는 것을 목표로 한다.

일반적으로, 유산소 훈련과 유사하게 저항 훈련의 운동 처방은 다음과 같은 몇 가지 기본 요소로 구성된다:

1. 운동 유형
2. 운동 세션당 작업량
3. 세트 및 운동 간 휴식 시간
4. 훈련 빈도
5. 운동 강도

저항 훈련 프로그램을 시작할 때, 일반적으로 처음 3~6개월 동안 저항 훈련 프로그램을 통해 기대할 수 있는 일반적인 목표에 대한 향상을 경험하게 된다. 이러한 향상에는 최대 근력, 최대 파워, 일부 근비대, 그리고 국소 근지구력의 개선이 포함된다. 또한 더 많은 작업량을 견딜 수 있는 능력도 향상된다. 저항 훈련이 진행됨에 따라 프로그램은 수정될 수 있으며, 한 가지 주요 생리학적 적응 목표를 다른 목표보다 더 강조할 수 있다.[91] 예를 들어, 근지구력보다 최대 근력 향상에 중점을 둘 수 있다.[3] 이러한 신경근 체력의 특정 특성에 대한 강조는 초보자에게는 반드시 필요하지 않을 수 있지만, 더 숙련된 근력 훈련자나 특정 운동선수는 스포츠 수행 능력을 향상시키기 위해 다양한 요소를 최적화할 필요가 있다.[91]

지침에는 운동 처방 권장 사항에 상당한 범위가 포함되어 있다. 유산소 훈련 지침과 유사하게, 저항 훈련 프로그램에 대한 개인의 반응은 상당히 다를 수 있다. 이는 초보자가 사용하는 프로그램이 숙련된 훈련자가 사용하는 고급 프로그램과 크게 다르기 때문이다. 숙련된 훈련자는 더 높은 강도와/또는 더 많은 작업량을 견딜 수 있는 능력이 향상되었기 때문에 훈련 진행을 위해 이러한 요소들이 필요하다. 중요하게도, 지침은 초보자가 초기 훈련 적응을 얻을 수 있도록 시간이 지나면서 안전하게 진행할 수 있는 출발점을 제공한다. 다시 말해, 유산소 훈련과 마찬가지로 모든 운동 프로그램은 개인화되어야 한다.

운동 유형

다양한 유형의 저항 훈련 운동 기구는 최대 근력과 근비대를 증가시킬 수 있다. 가장 자주 처방되는 저항 훈련 운동 유형은 다음과 같이 수행할 수 있다.

1. 프리 웨이트: 일반적으로 다양한 종류의 바벨과 덤벨을 포함
2. 다양한 저항 훈련 기구

현재 이용 가능한 다양한 장비로 인해 저항을 제공하는 여러 유형의 저항 훈련 운동이 존재한다. 이러한 장비에는 체중, 고무 밴드, 코드, 체인, 메디신 볼, 케틀벨, 서스펜션 코드, 샌드백, 타이어 등이 포함되며, 이 목록은 계속 확장된다. 모든 종류의 웨이트 머신과 다양한 형태의 전통적인 바벨 및 덤벨은 저항 훈련 운동에 사용 가능한 방대한 장비 범주를 구성한다(이 분야에 대한 광범위한 검토는 추천 도서인 Ratamess, 2021을 참조). 적절한 운동 처방을 통해 다양한 장비를 활용하여 특정 저항 훈련 적응을 유도할 수 있다.[1,3,35,62]

일반적인 건강 및 체력 프로그램은 일반적으로 신체의 각 주요 근육군을 대상으로 하는 최소한 하나의 운동을 포함한다. **다관절 운동(multi-muscle group exercises)**은 두 개 이상의 관절에서 움직임이 발생하고, 두 개 이상의 근육군이 힘을 발휘하는 운동을 의미한다. 예를 들어, 벤치 프레스, 레그 프레스, 스쿼트 등이 이에 해당한다. **단일 관절 운동(single-**

muscle group exercises)은 주로 하나의 관절에서 움직임이 발생하고, 하나의 근육군이 힘을 발휘하는 운동으로, 암 컬이나 레그 익스텐션이 이에 속한다. 다관절 운동은 주요 운동 또는 코어 운동으로도 불리며, 단일 관절 운동은 보조 운동으로 지칭된다. 근육 불균형을 방지하기 위해 저항 훈련 프로그램에는 주동근과 길항근을 모두 포함해야 한다. 예를 들어, 허리 근육과 복부 근육, 또는 이두근과 삼두근 모두를 포함하는 것이 중요하다.[3] 따라서 관절 주변, 상체와 하체 운동 간의 대칭을 유지하는 것이 최적의 신체 발달을 위해 필요하다.

저항 훈련 프로그램 설계에서 또 다른 변수는 운동 수행 순서이다. 대부분의 운동 세션, 특히 초보자의 경우, 운동은 큰 다관절 운동부터 시작하고, 그 후에 작은 단일 관절 운동을 수행하는 것이 권장된다. 이는 피로를 줄이고 운동 강도를 최적화하는 데 도움이 된다.[92]

운동 세션의 볼륨

훈련 볼륨은 특정 운동이나 전체 운동 세션에서 수행된 총 작업량을 측정하는 지표로, 여러 가지 방법으로 결정할 수 있다. 일반적으로 사용하는 방법은 다음과 같다: (1) 세트×반복 횟수, (2) 세트×반복 횟수×사용한 저항(중량). 이 두 가지 방법은 가장 널리 사용되며, 각 운동에 대해 계산한 후 전체 운동 세션의 총합을 구할 수 있다. 실제로는 힘×거리 = 일(J)이라는 기본 물리 공식에 따라 각 운동에 대한 정확한 생체역학적 분석이 필요하지만, 일반적인 상황에서는 위의 방법으로 충분하다.[60]

훈련 볼륨의 변화뿐만 아니라 다른 훈련 변수의 조정을 통해 최대 근력, 근비대, 파워 또는 국소 근지구력을 강조할 수 있다(표 14-6). 초보자의 경우 일반적으로 각 운동당 1세트로 시작하며, 훈련 경험이 쌓이면서 점차 각 운동당 여러 세트로 진행하게 된다. 각 근육군은 결국 훈련 세션당 2~4세트로 훈련하는 것이 바람직하다.[2,3] 이는 반드시 각 운동마다 2~4세트를 수행해야 한다는 의미는 아니다. 예를 들어, 레그 프레스 2세트와 무릎 익스텐션 2세트를 수행하는 경우, 대퇴사두근 근육군은 총 4세트의 운동을 수행한 것으로 간주된다. 초보자의 경우, 1회 최대 반복(1 RM)의 60~80% 저항으로 8~12회 반복하는 방식은 기본적인 근력 향상, 근육량 증가, 그리고 일정 부분 근지구력 향상에 도움이 된다. 그러나 세트당 반복 횟수는 강조하려는 적응 목표와 훈련 경험에 따라 달라진다. 일반적으로, 국소 근지구력을 강조할 때는 반복 횟수를 높이고 저항을 줄이며, 최대 근력과 근육 크기를 강조할 때는 무거운 저항으로 반복 횟수를 줄인다(4장 참조: 크기 원리)(표 14-6).

또한 훈련 경험이 증가함에 따라 다양한 훈련 목표를 강조하기 위해 사용하는 반복 범위도 확장된다. 경험이 쌓일수록 훈련의 변화를 줄 수 있는 폭이 커지며, 이는 경험 많은 훈련자들의 지속적인 체력 향상을 위해 중요한 요소로 보인다.[3,62] 특히, 고급 리프터나 많은 운동선수들의 경우, 1회 최대 반복(1RM)의 평균 85% 강도로 주 2회 훈련하고, 근육군당 평균 8세트를 수행했을 때 최대 근력 향상이 나타나는 것으로 보고되었다.[81] 따라서 예상할 수 있듯이, 고급 리프터와 많은 운동선수들의 훈련 프로그램은 초보자나 입문자에 비해 훈련 강도와 운동 볼륨 면에서 더 높은 요구를 한다(글상자 14-5). 이 장의 후반부에서 다루겠지만, 주기화 또는 훈련의 변화는 모든 개인이 운동으로부터 회복할 수 있도록 하는 데 필수적이다.

세트 및 운동 간 휴식 시간

세트 및 운동 간 휴식 시간이 길수록 무산소성 에너지 저장소(근육 내 아데노신 삼인산[ATP] 및 인산크레아틴[PC])의 생리학적 회복이 촉진되고, 혈액과 근육의 산성도 감소를 위한 시간이 더 많이 확보된다(3장). 휴식 시간이 짧으면 생리학적 회복 시간이 부족하게 되어, 훈련 세션이 진행될수록 피로 수준이 증가하게 된다. 또한 짧은 휴식 시간은 동화 호르몬 증가와 같은 급성 호르몬 반응을 유발하는데, 이는 세포 대사의 중요한 신호로 작용할 수 있으며, 장기적인 근비대에 영향을 줄 수 있다.[63] 긴 휴식 시간(2~3분)은 일반적으로 최대 근력 및 최대 파워를 강조할 때 사용된다. 이는 피로를 줄여 부하 최적화에 도움을 주며, 특히 다관절 운동 수행 시 유리하다(표 14-6). 반면, 짧은 휴식 시간(1~2분)

표 14-6 저항 운동 지침

주당 빈도	운동당 세트 수	세트당 반복 횟수	1RM의 강도 비율	세트 간 휴식 시간
최대 근력 강화 강조				
초보자 트레이너				
전신 운동 주 2~3회	1~3	8~12	60~70%	주요 운동: 2~3분 보조 운동: 1~2분
중급자 트레이너				
전신 운동 주 3회 및 분할 루틴 주 4회	여러 세트	8~12	60~70%	주요 운동: 2~3분 보조 운동: 1~2분
상급자 트레이너				
분할 루틴 주 4~6회	여러 세트	1~12	주기적으로 80~100%까지	주요 운동: 2~3분 보조 운동: 1~2분
근비대 강조				
초보자 트레이너				
전신 운동 주 2~3회	1~3	8~12	70~85%	1~2분
중급자 트레이너				
전신 운동 주 3회 및 분할 루틴 주 4회	1~3	8~12	70~85%	1~2분
상급자 트레이너				
분할 루틴 주 4~6회	3~6	1~12(대부분 6~12)	주기적으로 70~100%까지	주요 운동: 2~3분 보조 운동: 1~2분
파워 강조				
초보자 트레이너				
전신 운동 주 2~3회	최대 근력 훈련+1~3개 파워 유형 운동	3~6(실패 지점까지 수행하지 않음)	상체: 30~60% 하체: 0~60%	강도 높은 주요 운동: 2~3분 저강도 및 보조 운동: 1~2분
중급자 트레이너				
전신 또는 분할 루틴 주 3~4회	초보자+3~6개 파워 유형 운동 추가	초보자+1~6 반복 추가	초보자+85~100%로 진행	강도 높은 주요 운동: 2~3분 저강도 및 보조 운동: 1~2분
상급자 트레이너				
전신 또는 분할 루틴 주 4~5회	초보자+3~6개 파워 유형 운동 추가	초보자 +1~6 반복 추가	초보자+85~100%로 진행	강도 높은 주요 운동: 2~3분 저강도 및 보조 운동: 1~2분
국소 근지구력 강조				
초보자 트레이너				
전신 운동 주 2~3회	여러 세트	10~15	낮음	1분 이내
중급자 트레이너				
전신 운동 주 3회 및 분할 루틴 주 4회	여러 세트	10~15	낮음	1분 이내
고급자 트레이너				
분할 루틴 주 4~6회	여러 세트	10~25	다양한 강도 비율	10~15회 반복: 1분 이내 15~25회 반복: 1~2분

Ratamess NA, Alvar BA, Evetoch TK et al. Progression models in resistance training for healthy adults. *Med Sci Sports Exer* 2009;41(3):687-708에서 허가를 받아 수정함. Copyright © 2009 The American College of Sports Medicine.

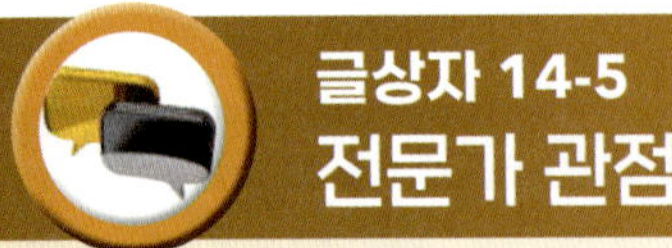

글상자 14-5
전문가 관점

고급 근력 훈련 프로그래밍: 사슬은 가장 약한 고리만큼만 강하다

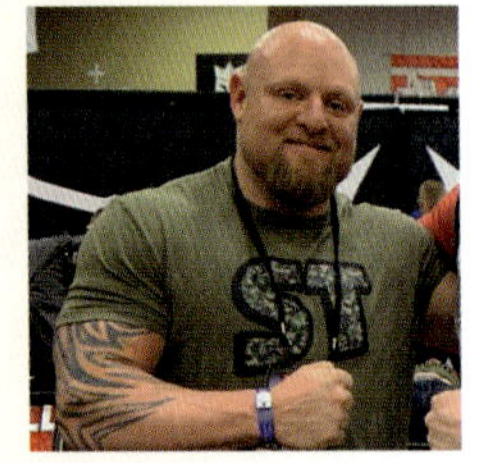

Matt Wenning, MS
파워리프팅 세계 기록 3회 보유자
Wenning Strength Depot, Inc. 대표
오하이오주 콜럼버스

근력 훈련의 인기가 증가함에 따라, 적절한 프로그램과 장비를 맞춤 설계하는 새로운 도전 과제가 등장하고 있다. 스포츠, 전술, 일반 피트니스, 노화 방지와 같은 다양한 집단은 서로 다른 요구를 가진다. 이러한 그룹의 요구는 매우 다를 수 있지만, 연구에 따르면 결과는 유사하다—근력 증가, 더 강한 뼈·인대·힘줄 밀도 증가, 그리고 부상의 발생률 감소.

나는 위에서 언급한 집단들과 함께 일하면서, 구조적으로 약한 부위를 찾아 해당 부위에 우선순위를 두는 것이 매우 유익하다는 점을 발견했다. 스쿼트, 벤치 프레스, 데드리프트와 같은 복합 운동에서 기술적 숙련도를 평가하는 것이 중요하며, 이를 통해 균형 잡힌 운동 계획과 방법을 활용하여 훈련 목표를 최적화하고, 개인이나 팀에게 불필요한 신체적 부담을 가하지 않으면서 성공을 달성할 수 있다. 개인 또는 팀의 요구 사항을 상세히 분석한 후에는, 이를 기반으로 훈련 프로그램을 설계할 수 있다. 내 경험에 따르면, 훈련 세션은 세 부분으로 구성된다. (A) 준비 운동, (B) 핵심 운동, (C) 보조 운동.

준비운동: 준비 운동은 단순한 몸풀기가 아니라, 신경계 활성화 및 **반복 노력법**의 일부로 볼 수 있다. 특정 스타일의 준비 운동은 세 가지 운동으로 구성되며, 그중 하나는 핵심 운동 패턴(스쿼트, 벤치 프레스, 데드리프트)을 낮은 강도로 수행하되 엄격한 형태를 유지하는 것이다. 나머지 두 운동은 예상되는 약점을 보완하는 데 초점을 맞춘다. 예를 들어, 대부분의 운동선수들에게 둔근 활성화와 햄스트링 기능은 퍼포먼스를 향상시키고 선수 생명을 연장하는 데 필수적이다. 이 단계에서 근비대와 전반적인 신체 준비(GPP)를 향상시킬 수도 있다.

핵심운동: 최대 노력법(Max Effort Method)/역동적 노력법(Dynamic Effort Method). 이 단계에서는 특정 동작의 힘 또는 폭발력을 극대화하는 것이 목표이다. 전술 훈련 및 일반 피트니스 집단의 경우, 한 가지 복합 운동을 메인 운동으로 수행하는 것이 일반적이다. 파워리프팅과 같이 리프팅 자체가 주된 목표인 스포츠의 경우, 하루에 스쿼트와 데드리프트를 함께 수행하는 등 여러 복합 운동을 포함해야 할 수도 있다. 또한 압축력(compressive load)의 총량을 관리하는 것이 중요하다. 미식축구, 럭비, 일부 육상 종목에서는 훈련뿐만 아니라 경기 중에도 높은 압축 부하가 가해진다. 따라서 훈련 시 압축 부하를 최소화할 수 있는 운동을 선택하는 것이 중요하다.

예제: 두 가지 유사한 운동을 비교해 보자. (1) 루마니안 데드리프트, 그리고 (2) 45도 백 익스텐션. 두 운동 모두 햄스트링, 둔근, 허리 근육을 활성화하지만, 루마니안 데드리프트는 압축 부하가 크다. 따라서 허리에 부담을 덜 주면서 비슷한 근육을 활용할 수 있는 45도 백 익스텐션을 선택하는 것이 더 나은 전략이 될 수 있다.

보조운동: 보조운동은 약점 보완을 위한 운동이지만, 강도는 훨씬 더 높다. 이 단계 역시 **반복 노력법**의 일부로 간주되며, 근육을 철저하게 피로시키고(종종 실패 지점까지 수행), 특정 근육군을 강화하는 데 초점을 맞춘다.

근력 훈련 방법론과 인체의 반응에 대한 이해는 계속해서 발전하는 분야이다. 효과적인 훈련을 위해서는 과거 및 최신 연구를 참고하는 것이 중요하다. 따라서 NSCA및 기타 공신력 있는 기관에서 발표한 연구 논문을 지속적으로 검토할 것을 권장한다.

추천도서

1. Kurz T. *Science of Sports Training: How to Plan and Control Training for Peak Performance.* Island Pond, Vermont: Stadion Publishing, 2016.
2. Medvedyev A. *A System of Multi-Year Weight Training.* Sportivny Press, Livonia, MI, 1989.
3. Verkhoshansky YV, Siff MC. *Supertraining 6th Ed,* ISBN-10: 8890403802.
4. Zatsiorsky VM, Kraemer WJ, Fry AC. *Science and Practice of Strength Training. 3rd ed.* Champaign, IL: Human Kinetics Publishers, In Press.

은 국소 근지구력을 강조하거나, 더 많은 작업량을 근육에 부과하여 추가적인 근비대 또는 근지구력 향상을 자극하고자 할 때 사용된다.

훈련 빈도

저항 훈련에서 훈련 빈도는 특정 근육군을 주당 몇 번 훈련하는지를 의미한다. 건강 및 체력 향상을 위한 프로그램에서는 각 근육군을 주 2~3회 훈련하는 것이 권장된다.[3] **전신 저항 훈련 프로그램(total body resistance training program)**에서는 모든 주요 근육군을 각 훈련 세션마다 모두 훈련하게 된다. 반면, **분할 루틴(split routine)**에서는 신체를 여러 부위로 나누어 각 부위를 개별적인 저항 훈련 세션으로 훈련한다. 예를 들어, 상체와 하체 분할 루틴에서는 상체와 하체를 두 개의 다른 훈련 세션으로 나누어 훈련한다. 또한 **부위별 프로그램(body part program)**에서는 다리나 등과 같은 특정 신체 부위를 개별 훈련 세션으로 집중 훈련하게 된다. 분할 루틴이나 부위별 루틴의 경우, 특정 근육군은 전체 훈련 세션 수보다 낮은 빈도로 훈련된다. 그러나 이러한 루틴에서는 특정 근육군에 대한 운동이 한 세션에서 더 많이 수행되므로, 전신 프로그램에 비해 한 세션당 해당 근육군의 훈련 볼륨이 더 많아진다. 일반적으로, 훈련 경험이 쌓일수록 주당 총 훈련 세션 수가 증가한다. 그러나 주당 총 훈련 세션 수가 증가하더라도, 근육군별 훈련 빈도는 이에 비례하지 않을 수 있다. 이는 특정 근육군을 집중적으로 훈련하는 대신, 훈련 볼륨을 조절하거나 회복 시간을 충분히 고려하기 때문이다.

운동 강도

저항 운동에서 운동 강도는 한 번의 완전한 반복(일반적으로 반복 동작의 동심성 부분)을 수행할 수 있는 최대 무게의 백분율로 나타낸다. 이를 **1회 반복 최대(one-repetition maximum, 1-RM)**라고 한다. 1-RM의 백분율이 높을수록, 한 세트에서 수행할 수 있는 반복 횟수는 줄어든다.

세트를 수행할 때 고려해야 할 또 다른 요소는 더 이상 반복이 불가능한 지점(즉, 순간적인 실패 또는 단순히 '실패')까지 세트를 수행하는지 여부이다. 실패는 일반적으로 반복 동작의 동심성 부분에서 발생한다. 피트니스 향상 효과는 실패 지점까지 수행한 경우와 그렇지 않은 경우 모두에서 보고된 바 있다.[3] 상급 리프터의 경우, 훈련 정체기를 극복하려 할 때 실패 지점까지의 훈련이 적절할 수 있다.[104] 그러나 실패 지점까지의 훈련은 과훈련을 유발하고 관절 스트레스를 증가시키는 것으로 보고되었다.[53] 또한 지속적으로 실패 지점까지 훈련할 경우, 최대 파워 향상에 부정적인 영향을 미칠 수도 있다.[53] 어떤 경우든, 일반적으로 세트는 실패에 가까운 지점까지 수행한다(즉, 한 세트에서 몇 회의 추가 반복이 가능할 정도로 수행). 최근 가벼운 중량을 사용하거나 저항 운동을 실패 지점까지 수행하는 방식이 인기를 끌고 있다. 그러나 가벼운 중량을 사용하여 100회 이상의 높은 반복을 수행할 경우, **운동 유발 횡문근융해증(exertional rhabdomyolysis)**(심각한 근육 손상으로 인해 신부전으로 이어질 수 있는 의학적 상태)이 발생할 수 있으므로 주의가 필요하다.[71]

저항 운동의 강도는 강조하는 생리학적 적응에 따라 달라지며, 훈련 지침(표 14-6)에서도 이를 반영하고 있다. 훈련 강도와 훈련량은 상호 연관되어 있다. 일반적으로 더 높은 훈련량을 수행하려면, 훈련 강도를 낮춰야 한다. 이러한 상호 관계는 최대 근력, 근비대, 파워, 국소 근지구력과 같은 다양한 훈련 목표를 강조할 때 핵심적인 요소가 된다.

저항 운동의 진행

훈련의 진행, 과거에는 "점진적 저항 운동"이라고도 불렸으며, 근력, 파워, 또는 국소 근지구력의 지속적인 향상을 유도하기 위해 신체에 가해지는 부하를 체계적으로 증가시키는 것을 의미한다.[98] 이 과정은 특히 훈련 경험이 많은 고급 훈련자 및 이미 초기 훈련 효과를 경험한 많은 운동선수들에게 더욱 중요하다. 훈련의 진행은 일반적으로 다음 요소 중 하나 이상을 점진적으로 증가시키는 방식으로 이루어진다: 훈련 강도 증가, 훈련량 증가, 또는 감소, 휴식 시간 조절(국소 근지구력 및 근비대를 강조하기 위해 단축하거나, 최대 근력과 파워를 강조하기 위해 연장). 가장 일반적인 진행 방법은, 근력, 국소 근지구력 또는 파워 능력이 증가함에 따라 특정 반복 횟수에 대해 사용하는 저항을 증가시키는 것이다. 훈련의 진행은 단순히 훈련 프로그램을 점진적으로 발전시키는 것뿐만 아니라, 전체 트레이닝 팀의 협력(글상자 14-6)이 필요하다.

훈련의 변화는 "주기화"라고 하며, 훈련 진행의 핵심 요소이다. 지속적인 체력 향상을 이루기 위해서는 장기적인 저항 운동 및 유산소 운동의 훈련 진행이 필수적이다.

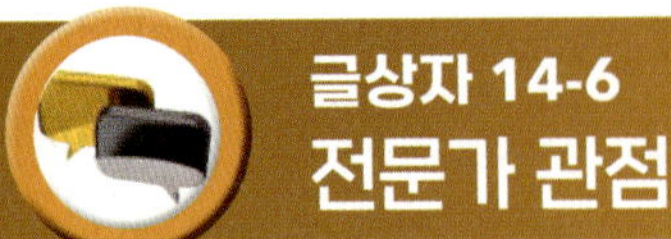

글상자 14-6 전문가 관점

농구에서의 연중 근력 훈련

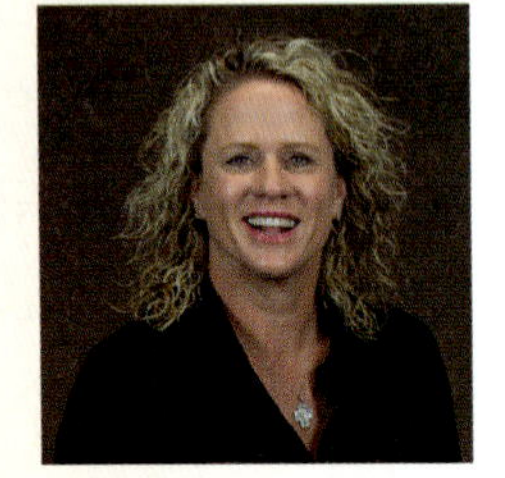

Andrea Hudy MA, MBA
체육부 남녀 농구팀
헤드 근력 및 컨디셔닝 코치
텍사스대학교 오스틴캠퍼스
텍사스주 오스틴

텍사스대학교는 풍부한 전통과 충성스러운 지지, 그리고 커뮤니티와 동문들의 지원으로 인해 미국 최고 수준의 시설에서 훈련할 수 있는 환경을 제공하고 있다. 선수들은 이전 세대의 발자취를 따라가기 위해 텍사스로 온다. 케빈 듀랜트(Kevin Durant), TJ 포드(TJ Ford), 라마커스 알드리지(LaMarcus Aldridge), 모 밤바(Mo Bamba)와 같은 농구 전설들이 오늘날 선수들을 위해 노력과 헌신의 기반을 다져 놓았다. 따라서 코치로서 우리는 훈련 프로그램에 이러한 특성을 주입하고, 연구와 기술이 제공하는 최고의 훈련 철학을 따르는 것이 중요하다.

근력 및 컨디셔닝 코치로서 나의 임무는 대학 간 운동 경기의 혹독함에 대비하여 학생-선수들을 신체적, 정신적으로 준비시키는 것이다. 우리 근력 및 컨디셔닝 프로그램의 두 가지 주요 목표는 다양한 훈련, 회복, 교육 기법을 통해 경기력을 향상시키고 건강과 웰빙을 증진하는 것이다.

나의 훈련 철학은 지면 기반 폭발성 저항 훈련으로 구성되어 있다. 여기에는 역도, 파워리프팅, 속도 기반 훈련, 플라이오메트릭 훈련, 그리고 가동성과 움직임 훈련이 포함된다.

대학 농구 시즌은 연중 지속되기 때문에, 우리 프로그램의 철학은 유연한 비선형 주기화를 따르고 있다. 웨이트룸은 연중 연습 문화의 일부가 되어 있으며, 우리는 일주일에 4~6회 훈련을 진행하며, 이는 연간 약 230회의 접촉으로 이어진다. 이러한 일관성 덕분에 우리는 연습 전에 강도가 다양한 세션을 가질 수 있다.

코트에서의 연습 강도가 낮은 경우, 예를 들어 슈팅 훈련일 때는 웨이트 트레이닝 세션에서 강하고 동기화된 활동으로 구성된 스트렝스/스피드 또는 스피드/스트렝스 세션을 진행한다. 대부분의 핵심 리프트는 특정 퍼센티지가 아닌 퍼센티지 범위를 가지고 있다. 시즌 중에는 속도 기반 훈련을 통해 부하를 조절한다.

속성 검토

- 저항 운동 지침은 최대 근력, 근비대, 국소 근지구력, 또는 파워를 강조하는지 여부와 리프터가 초보자, 중급자, 또는 상급자의 인지에 따라 달라진다.
- 최대 근력과 근비대를 강조하는 초보자 및 중급자 리프터를 위한 지침:
  - 모든 주요 근육군을 포함하는 최소한 하나의 운동 수행
  - 한 운동 세션당 운동량: 각 운동당 13세트, 근육군당 24세트, 세트당 8~12회 반복(단, 반복 횟수는 근력, 근비대, 국소 근지구력 중 어느 것을 강조하는지에 따라 다름)
  - 강도: 최대 근력을 강조할 경우 1-RM의 60~70%, 그리고 근비대를 강조할 경우 1-RM의 70~85%
  - 빈도: 근육군당 주 2~3회
- 피트니스 향상을 위해 세트를 반드시 실패 지점까지 수행할 필요는 없음
- 가벼운 중량을 사용하여 매우 높은 반복을 수행할 경우, 운동 유발 횡문근융해증의 위험이 있으므로 주의해야 함
- 훈련 경험이 증가함에 따라 지속적인 피트니스 향상을 위해 저항 운동의 진행을 적용해야 함

인터벌 트레이닝

인터벌 트레이닝(Interval training)은 1930년대부터 스프린트 및 지구력 운동선수들이 퍼포먼스를 향상시키기 위해 사용해왔다. 최근에는 농구, 배구, 축구와 같은 구기 종목 선수 및 기타 운동선수들도 인터벌 트레이닝을 활용하고 있다. 인터벌 트레이닝의 개념은 훈련 세션 중 휴식 시간을 적절히 배치하면 더 많은 고강도 훈련을 수행할 수 있으며, 이로 인해 더 큰 체력 향상을 얻을 수 있다는 것이다. 이러한 개념은 연구를 통해 입증되었다. 중등도 수준의 훈련을 받은 남성들(훈련 전 평균 최고 산소 섭취량 55~60 $mL{\cdot}kg^{-1}{\cdot}min^{-1}$)이 최대 심박수($HR_{max}$)의 70% 강도로 45분간 지속적으로 달리거나, 최대심박수의 85% 강도로 24분간 달리는 경우, 최대 산소 섭취량이 유의미하게 증가하지 않았다.[36] 반면, HR_{max}의 90~95% 강도로 15초 인터벌을 47회 반복(각 인터벌 사이 15초 휴식)하거나, HR_{max}의 90~95% 강도로 4분 인

터벌을 4회 수행(각 인터벌 사이 3분 휴식)한 그룹은 최고 산소 섭취량이 각각 5.5% 및 7.2% 유의미하게 증가했다. 또한 인터벌 트레이닝을 수행한 그룹에서는 좌심실 일회박출량이 유의미하게 증가한 반면, 지속적인 달리기 훈련을 수행한 두 그룹에서는 유의미한 변화가 없었다. 모든 그룹은 주 3회, 8주 동안 훈련을 수행하였으며, 각 훈련 유형에서 수행한 총 운동량은 동일하게 조정되었다.

인터벌 트레이닝은 역사적으로 운동선수들이 주로 사용해 왔으나, 최근에는 피트니스 애호가들 사이에서도 인기를 얻고 있다. 인터벌 트레이닝 프로그램은 수영, 러닝, 엘립티컬 트레이닝, 로잉 등 다양한 운동 방식으로 개발될 수 있지만, 일반적인 피트니스 목적의 인터벌 트레이닝에서는 러닝 프로그램이 가장 선호된다. 일반적인 피트니스 인터벌 트레이닝 세션의 예시는 표 14-7에 제시되어 있다. 인터벌 트레이닝에서 조절할 수 있는 훈련 변수는 인터벌 거리 또는 지속 시간, 훈련 강도, 인터벌 간 휴식 시간의 길이 및 유형, 세트당 인터벌 반복 횟수, 훈련 빈도를 포함한다. 이러한 훈련 변수들은 서로 영향을 미친다. 예를 들어, 스프린트 능력을 향상시키고자 하는 운동선수는 짧은 지속 시간의 고강도 인터벌을 수행하면서 비교적 긴 휴식 시간을 가질 수 있다. 그러나 앞서 언급한 연구 결과에 따르면, 짧은 지속 시간의 고강도 인터벌을 짧은 휴식 시간과 함께 수행하면 최고 산소 섭취량도 증가할 수 있다. 따라서 인터벌 트레이닝 프로그램의 세부적인 처방은 훈련 목표에 따라 결정되어야 한다.

훈련 강도

인터벌의 훈련 강도는 일반적으로 인터벌 거리에서의 최고 기록의 백분율 또는 최대 심박수(HR_{max})의 백분율로 정의된다. 짧은 거리의 인터벌에서는 강도를 최고 기록의 백분율이나 지정된 시간 내에 인터벌을 완료하는 방식으로 정의하는 것이 더 실용적이다. 예를 들어, 200 m를 30초 내에 달리는 것이 강도의 기준이 될 수 있다. 최대 스프린트 능력 또는 ATP-크레아틴인산(PCr) 에너지원 훈련을 위해서는 일반적으로 높은 강도의 훈련이 수행된다(예: 최고 기록 또는 최대 심박수의 90~100%). 무산소 해당과정 시스템 또는 중거리 스프린트(예: 400 m 달리기) 훈련에서는 역시 높은 강도가 주로 사용된다(예: 최고 기록의 80~95% 또는 최대 심박수의 85~100%). 반면, 유산소 시스템이나 지구력 능력 개발을 위한 훈련에서는 중등도에서 높은 강도의 훈련이 활용된다(최고 기록의 75~85% 또는 최대 심박수의 70~90%). 이러한 강도는 일반적인 지침으로 제공되는 것이며, 훈련자의 체력 수준과 훈련 목표에 맞게 조정되어야 한다. 위의 유산소 훈련 지침에서 논의된 바와 같이, 개인마다 훈련 강도에 대한 반응이 다를 수 있다. 훈련 강도는 또한 인터벌의 지속 시간과 한 세션에서 수행해야 하는 인터벌 횟수에 따라 달라질 수 있다.

인터벌 지속 시간

일반적으로 짧은 지속 시간(5~10초)의 인터벌은 단거리 스프린트 능력이나 ATP-크레아틴인산(PCr) 에너지원 훈련을

표 14-7 일반적인 피트니스 인터벌 트레이닝 세션

세션	초보자	중급자	상급자
고강도	5분 준비운동 5 × 1분(최대심박수의 70~75%) 2분 휴식(최대심박수의 50~60%) 5분 마무리운동	5분 준비운동 5 × 2분(최대심박수의 75~85%) 3분 휴식(최대심박수의 55~65%) 5분 마무리운동	10분 준비운동 5 × 2분(최대심박수의 85~90%) 3분 휴식(최대심박수의 60~65%) 10분 마무리운동
저강도	5분 준비운동 3 × 5분(최대심박수의 60~65%) 5분 걷기 휴식 5분 마무리운동	5분 준비운동 2 × 10분(최대심박수의 65~70%) 5분 걷기 휴식 5분 마무리운동	5분 준비운동 5 × 5분(최대심박수의 75~80%) 3분 휴식(최대심박수의 60~70%) 10분 마무리운동

위해 사용된다.[55] 30초에서 2분 정도의 더 긴 지속 시간의 인터벌은 무산소 해당과정 시스템이나 중거리 스프린트 능력을 훈련하는 데 사용되며, 2분을 초과하는 인터벌은 유산소 또는 지구력 능력을 향상시키는 데 활용된다. 그러나 인터벌의 길이는 훈련 세션의 목표에 따라 달라지기도 한다. 예를 들어, 농구 선수는 30 m의 짧은 인터벌을 활용하여 스프린트 속도를 증가시킬 수 있으며, 150~200 m의 인터벌은 국소 근지구력이나 무산소 해당과정 시스템의 능력을 향상시키는 데 사용될 수 있다. 마찬가지로, 40 m 인터벌 트레이닝은 단발성 스프린트 및 반복 스프린트 능력을 향상시키며,[80] 200 m와 50 m 인터벌을 혼합하여 수행하면 단발성 스프린트, 반복 스프린트, 최대 산소 섭취량이 증가할 수 있다.[73]

인터벌 횟수

인터벌 트레이닝에서 수행되는 총 인터벌 횟수는 한 세트에서 수행하는 인터벌 횟수(반복 횟수)와 수행하는 세트 수에 따라 결정된다. 또한 인터벌 훈련 프로그램에서는 세트마다 인터벌의 지속 시간이 다르게 설정될 수도 있다. 예를 들어, 스프린트 선수가 100 m 인터벌 6회로 구성된 한 세트를 수행한 후, 200 m 인터벌 3회로 구성된 또 다른 세트를 수행할 수 있다. 반면, 피트니스 목적의 훈련을 하는 사람은 트레드밀에서 1분 인터벌 5회를 수행한 후, 2분 인터벌 3회를 수행할 수도 있다. 한 세트에서 수행하는 총 인터벌 횟수와 세트 수는 훈련 목표와 개인의 체력 수준에 따라 달라진다.

일반적인 피트니스 훈련의 경우, 초보자 프로그램에서는 5~10초 동안의 고강도 인터벌을 5~10회 반복하는 방식이 포함될 수 있다.[55] 중등도 이상의 강도를 가진 30초에서 2분 지속 시간의 인터벌은 최소 3회 반복되며, 숙련자일 경우 6~8회 반복할 수 있다. 2분을 초과하는 장시간 인터벌의 경우, 최소 3~5회에서 최대 8~12회 반복하여 수행하는 것이 적절하다.

휴식 시간 길이

회복 심박수를 사용하여 인터벌 간 휴식 시간 길이를 결정할 수 있다. 이 방법을 사용할 경우, 심박수가 원하는 회복 심박수에 도달하거나 그 이하가 될 때까지 다음 인터벌을 시작하지 않는다. 권장 회복 심박수는 20~29세의 경우 140 bpm, 30~39세 130 bpm, 40~49세 120 bpm, 50~59세 115 bpm, 60~69세 105 bpm이다.[38]

휴식 시간 길이는 운동-휴식 비율을 기준으로도 결정할 수 있다. 예를 들어, 단기간의 고강도 인터벌의 경우, 운동-휴식 비율이 약 1:3~1:6으로 설정된다.[55] 이는 인터벌이 10초 동안 지속되었다면, 휴식 시간이 30~60초 사이가 된다는 의미이다. 인터벌이 30초~2분 동안 지속되는 경우, 일반적으로 운동-휴식 비율은 1:2 정도로 설정된다. 반면, 2분을 초과하는 인터벌에서는 운동-휴식 비율이 1:1에 가까워진다.

휴식 인터벌 유형

일반적으로 고강도, 단기간의 인터벌을 수행할 때는 수동적 휴식(또는 전혀 활동이 없는 휴식)이 사용된다.[55] 이는 근육 내 ATP-PCr의 재합성을 가능하게 하여 다음 고강도 인터벌을 수행할 수 있도록 준비하는 역할을 한다(3장, 운동 후 초과 산소 섭취량[EPOC]). 활동적인 회복(젖산 역치 이하의 강도)은 30초 이상의 인터벌과 함께 활용된다. 앞서 언급된 모든 권장 사항은 훈련 목표, 피트니스 수준, 그리고 인터벌 훈련을 수행하는 개인 또는 운동선수의 훈련 이력을 고려하여 적용해야 한다. 또한 운동선수가 시즌 중에 인터벌 훈련을 수행하는 경우, 기타 훈련 필요성, 팀 전략 또는 레이스 전략, 스포츠별 기술 훈련에 따른 컨디셔닝, 수행 중인 다른 유형의 훈련 등을 함께 고려해야 한다.

훈련 빈도

인터벌 트레이닝은 고강도 훈련 방식이다. 따라서 훈련 세션 사이의 회복을 고려하여 초기에는 낮은 빈도로 훈련을 시작한다. 일반적인 피트니스 목적으로는 초기에는 주 1~2회 인터벌 트레이닝 세션을 수행할 수 있다. 운동선수들이 인터벌 트레이닝을 전체 훈련 프로그램의 일부로 활용하는 경우, 일반적으로 주 2~4회 인터벌 트레이닝 세션을 수행한다. 그러나 일부 운동선수, 특히 수영 선수들은 거의 전적으로 인터벌 트레이닝을 활용하되, 인터벌의 지속 시간, 총 반복 횟수, 휴식 시간의 길이를 조절하면서 세션마다 변화를 준다. 이러한 변화는 훈련 세션마다 다를 수 있으며, 심지어 동일한 세션 내에서도 조정될 수 있다.

앞서 언급된 모든 지침은 인터벌 트레이닝을 수행하는 개인 또는 운동선수의 훈련 목표, 피트니스 수준, 훈련 이력을 고려하여 적용해야 한다. 다른 유형의 훈련과 마찬가지로, 모든 훈련 변수는 특정한 훈련 목표와 훈련자의 피트니스 수준에 맞게 조정되어야 한다.

속성 검토

- 인터벌 트레이닝은 운동선수와 피트니스 애호가들의 무산소 및 유산소 체력을 향상시키는 데 활용될 수 있다.
- 강도는 특정 거리를 이동하는 데 걸린 최고 기록의 백분율 또는 최대 심박수(HR_{max})의 백분율로 결정할 수 있다.
- 인터벌 지속 시간, 인터벌 횟수, 휴식 시간 길이, 훈련 빈도는 훈련 목표와 훈련자의 체력 수준에 맞게 조정되어야 한다.

훈련 세션의 구성

일반적으로 훈련 세션은 준비운동, 본 세션, 그리고 마무리운동으로 구성된다. 본 세션은 해당 훈련 세션에서 수행하는 실제 훈련을 의미한다. 준비운동이 퍼포먼스에 미치는 영향, 특히 유연성 훈련이나 스트레칭을 포함한 준비운동의 효과에 대해서는 많은 연구가 이루어져 있다. 반면, 훈련 세션 후 마무리운동이 가져올 수 있는 이점에 대해서는 상대적으로 알려진 바가 적다.

스트레칭

일반적으로 준비운동과 마무리운동에는 유연성 훈련 또는 스트레칭이 포함된다. 준비운동에 스트레칭을 포함하는 경우, 스트레칭은 체온이 약간 상승한 후 준비운동의 마지막 단계에서 수행해야 한다. 여러 가지 스트레칭 기법이 일반적으로 사용된다. **고유수용성 신경근 촉진법(proprioceptive neuromuscular facilitation, PNF)** 스트레칭 기법에는 여러 유형이 있으며, 스트레칭 전에 특정 근육 또는 그 길항근을 수축하는 방법을 포함한다. 근육을 수축하면 신장 반사에 의해 이완이 발생하여 더 큰 가동 범위를 확보할 수 있다. **탄성 스트레칭(ballistic stretching)**은 관절의 가동 범위 끝에서 반동성 동작을 수행하는 방식이다. 신체 부위의 운동 모멘텀을 이용하여 가동 범위 끝에서 근육을 신장시키는 것이 특징이다. 반면, **동적 스트레칭(dynamic stretching)**은 반동 없이 신체 부위를 전체 가동 범위에서 움직이며 수행된다. 가장 일반적으로 활용되는 유연성 훈련 방법은 **정적 스트레칭(static stretching)**이다. 정적 스트레칭은 근육을 천천히 가동 범위의 끝까지 움직여서 일정 시간 유지하는 방식으로 수행된다. 모든 형태의 스트레칭은 유연성을 증가시키는 것으로 보고되었다.[17,29,74,75] 그러나 메타 분석 결과, 특정 스트레칭 방식이 다른 방식보다 유연성을 더 효과적으로 증가시키는지에 대한 결론은 일관되지 않다. 예를 들어, 한 메타 분석에서는 다양한 스트레칭 방식 간 햄스트링 유연성 증가에 유의한 차이가 없었다고 보고되었다.[29] 반면, 또 다른 연구에서는 정적 스트레칭과 PNF 스트레칭이 발목 유연성을 향상시키는 데 탄성 스트레칭보다 더 효과적이라는 결과를 보였다.[75]

극단적인 가동 범위 또는 유연성이 일부 스포츠에서는 필수적이다. 예를 들어, 체조 및 허들 경기와 같은 종목에서는 유연성이 필수적이므로, 이러한 종목의 운동선수들은 반드시 유연성 훈련을 수행해야 한다. 스트레칭이 수행되는 또 다른 이유는 부상을 예방하기 위해서이다. 일부 연구에서는 관절 가동 범위 증가를 통해 특정 유형의 부상을 예방할 수 있다고 주장한다. 엉덩이, 대퇴사두근, 햄스트링 및 발목의 유연성이 증가하면 부상률 감소와 중등도의 연관성이 있는 것으로 보고되었다.[28] 그러나 한 메타 분석에서는 스트레칭이 부상 예방과 유의미한 관련성이 없다고 보고하였으며, 운동 전후 스트레칭이 경쟁적 또는 일반 운동선수들의 부상을 예방하는 데 효과적인지에 대한 충분한 증거가 없다고 결론지었다.[96] 또 다른 메타 분석 연구에서는 급성 및 만성 부상이 스트레칭으로 인해 감소하지 않는 것으로 나타났으며,[64] 군 훈련생을 대상으로 한 연구에서도 준비운동에 스트레칭을 포함하는 것이 부상 위험을 유의미하게 감소시키지 않는 것으로 나타났다.[82] 대부분의 상황에서 스트레칭이 부상 위험을 유의미하게 감소시킨다는 근거는 부족하다.

일반적인 통념과는 달리, 최대 근력 또는 파워 발휘 직전에 스트레칭을 수행하면 오히려 최대 힘 또는 파워가 감소할 수 있다.[7,67] 예를 들어, 무릎 신전근과 굴곡근에 대해 탄성 스트레칭을 10~25분 전에 5회 수행한 경우, 1-RM 측정 시 무릎 굴곡력은 7%, 무릎 신전력은 5% 감소하였다. 또한 정적 스트레칭을 4분 전에 수행한 경우, 60°/s 및 240°/s의 등속성 최대 토크가 각각 3% 감소하였다.[27] 럭비 선수들을 대상으로 한 연구에서는, 하체 정적 스트레칭과 탄성 스트레칭이 20 m 스프린트 성능에 미치는 영향을 비교했을 때, 정적 스트레칭은 스프린트 성능을 저하시킨 반면(3.24초 vs 3.27초), 탄성 스트레칭은 성능을 향상시켰다(3.24초 vs 3.18초).[36] 이는 정적 스트레칭이 스프린트 성능을 감소시키는 반면, 탄성 스트레칭은 스프린트 성능을 향상시킬 수 있음을 시사한다. 대학 육상 선수들을 대상으로 한 연구에서, 정적 스트레칭을 수행한 후 100 m 스프린트 기록이 증가(느려짐)하는 경향이 나타났으며,[106] 다른 연구에서도 대학 스프린터 및 점퍼들을 대상으로 한 실험에서 100 m 스프린트 시간이 0.06초 증가했으나, 통계적으로 유의미하지 않았다.[58] 한편, 충분한 휴식을 취한 후에는 스트레칭의 부정적인 영향이 크지 않을 수도 있다. 예를 들어, 대학 필드 종목 선수들을 대상으로 한 연구에서, 상체 투구 및 파워 테스트에서 스트레칭 후 10분 이상 휴식을 취하면 부정적인 영향이 줄어드는 것으로 나타났다.[100] 이러한 연구 결과를 종합하면, 일부 스트레칭 기법은 근력과 파워를 감소시키는 반면, 다른 기법들은 성능에 유의미한 영향을 미치지 않거나 오히려 긍정적인 영향을 줄 수도 있다. 메타 분석 연구에서는 정적 스트레칭과 PNF 스트레칭이 근력 성능을 감소시키는 반면, 탄성 스트레칭과 동적 스트레칭은 성능에 유의미한 영향을 미치지 않거나 오히려 긍정적인 영향을 미칠 수 있다는 결론을 내렸다.[7,67] 최대 근력 및 파워 감소는 신경근 활성 저하[8] 또는 중추신경계의 억제 기전에 의해 발생할 수 있다.[27]

모든 연구에서 일관되게 나타난 것은 아니지만, 다양한 과제에서 최대 근력 또는 파워 출력과 관련된 수행 능력이 스트레칭으로 인해 감소하는 현상은 비훈련자와 훈련자 모두에서 보고되었으며, 특히 정적 스트레칭에서 두드러지게 나타났다. 준비운동 후 첫 몇 분 이내에 높은 힘, 속도 또는 파워의 발휘가 요구되는 경우, 그리고 준비운동에 스트레칭이 포함된다면, 동적 스트레칭이나 탄성(발리스틱) 스트레칭을 수행하는 것이 바람직한 것으로 보인다.[9,67] 일부 연구에서는 장기적인 스트레칭이 근력 또는 파워에 미치는 영향이 크지 않음을 보고하였다. 예를 들어, PNF 스트레칭 프로그램을 별도의 세션으로 수행한 경우, 훈련과 관련된 근력, 파워, 또는 속도 성능에 부정적인 영향을 미치지 않았다.[49] 또한 고도로 훈련된 여성 육상 선수들을 대상으로 한 연구에서, 6주간 주 4회 정적 스트레칭을 수행했을 때, 파워 또는 속도 성능에 긍정적이거나 부정적인 영향을 미치지 않았다.[6]

최대 근력 및 파워 발휘 직전에 수행하는 정적 또는 PNF 스트레칭은 피하는 것이 바람직하다. 일반적인 건강 및 피트니스 훈련을 수행하는 사람들에게는 이러한 성능 저하가 크게 문제되지 않을 수도 있지만, 운동선수들에게는 중요한 요소가 될 수 있다. 따라서 최대 근력 및 파워 향상을 목표로 하는 사람들은 정적 또는 PNF 스트레칭을 훈련 또는 경기 직전에 수행하는 것을 피해야 한다. 반면, 즉각적인 근력 또는 파워 발휘가 필요한 상황에서 준비운동에 스트레칭을 포함할 경우, 동적 또는 탄성 스트레칭이 적절한 선택이 될 수 있다.

준비운동과 마무리운동의 효과

능동적 준비운동(active warm-up)은 훈련 전에 수행하는 신체 활동을 의미한다. 능동적 준비운동은 일반적으로 두 가지 유형으로 나뉜다. **일반적인 준비운동(general warm-up)**은 이후 수행할 운동이나 훈련과 직접적으로 관련되지 않은 활동으로 구성된다. 일반적인 준비운동은 가벼운~중등도 강도(30~59% $\dot{V}O_{2max}$)의 유산소 운동을 5~10분간 수행한 후, 10분간의 스트레칭을 포함할 수 있다. **운동 종목별 준비운동(sport-specific warm-up)**은 이후 수행할 운동이나 훈련과 직접적으로 관련된 활동을 포함한다. 예를 들어, 야구를 하기 전에 배트를 휘두르거나, 농구 경기 전에 슛을 연습하거나, 스프린트 테스트 전에 단거리 질주를 하는 것이 이에 해당한다. 운동선수들이 경기 직전에 수행하는 준비운동은 서브맥스 강도의 유산소 운동을 먼저 수행한 후, 느린 스트레칭 동작을 포함하며, 대근육군을 대상으로 한 동적 스트레칭과 운동 종목별 동적 활동으로 구성되어야 한다고 제안된 바 있다.[10]

준비운동이 퍼포먼스를 향상시키는 데 기여할 수 있는 여러 기전이 제안되었다.[12,13,30,70] 준비운동은 운동선수에게 다가올 경기나 훈련에 집중하고 정신적으로 준비할 시간을 제공할 수 있으며, 따라서 심리적 요인 또한 준비운동의 일부가 될 수 있다. 준비운동은 체온을 상승시키며, 이는 다음과 같은 이유로 퍼포먼스에 긍정적인 영향을 미칠 수 있다.

- 근육 및 힘줄의 강직 감소
- 신경 전도 속도 증가
- 근육의 힘-속도 관계 변화
- 무산소(해당과정) 에너지 이용 가능성 증가
- 근육 내 칼슘(Ca^{2+}) 순환 증가
- 근육 내 가교 교차 증가

그러나 준비운동으로 인해 체온이 상승하면 체온 조절 능력이 감소할 수 있으며, 특히 장시간 지속되는 운동에서 퍼포먼스를 저하시킬 수 있다. 체온과 무관한 생리적 기전 또한 퍼포먼스를 향상시키는 데 기여할 수 있다.

- 증가된 혈류로 인해 조직에 산소 공급 증가
- 사전 운동 시 산소 소비량 증가 → 무산소 에너지 의존도 감소
- 이전의 근육 활동으로 인해 힘 발휘 능력 증가(활성화 후 촉진)

이러한 다양한 기전들은 준비운동의 목적에 따라 퍼포먼스에 다른 방식으로 영향을 미칠 수 있다. 예를 들어, 근육 및 힘줄의 강직 감소와 신경 전도 속도 증가는 근력 및 파워 운동에서 중요하게 작용할 수 있다. 반면, 조직에 대한 산소 공급 증가와 체온 상승으로 인한 체온 조절 능력 저하는 장거리 지구력 경기에서 더 중요한 영향을 미칠 수 있다.

준비운동은 실제로 퍼포먼스를 향상시키는가? 연구 문헌을 검토한 결과, 이 질문에 대한 답은 "그렇다"이다.[12,70] 능동적 준비운동은 단시간, 고출력 운동에서 퍼포먼스를 향상시킨다. 예를 들어, 중등도 강도의 능동적 준비운동을 수행하면 수직 점프 퍼포먼스가 약 3~4% 증가하는 것으로 나타났다. 상체 근력 및 파워 측정에서, 저부하보다 고부하 준비운동이 퍼포먼스를 더 향상시키는 것으로 보고되었다.[70] 또한 활성화 후 촉진(PAP) 기법이 포함된 준비운동도 퍼포먼스를 증가시키는 것으로 나타났다.[43,70] 활성화 후 촉진(PAP) 활동은 소수의 반복으로 고중량 운동(예: 백스쿼트)을 수행한 후 짧은 휴식을 취하고, 이어서 폭발적인 파워 운동(예: 수직 점프)을 수행하는 방식이다. 그러나 준비운동이 너무 강도 높거나, 준비운동 후 회복 시간이 충분하지 않다면, 근육 내 인산(ATP 및 PC) 가용성이 감소하여 퍼포먼스가 저하될 수 있다. 능동적 준비운동은 10초~5분 지속 시간의 중간 길이 운동과 5분 이상 지속되는 장시간 운동에서도 퍼포먼스를 약간 향상시킬 수 있다. 단, 준비운동이 피로를 유발하지 않는 상태에서 산소 소비량이 증가한 상태로 경기를 시작할 수 있어야 한다. 따라서 이러한 유형의 운동을 위한 준비운동은 저강도로 수행되거나, 고강도로 수행되더라도 경기 시작 전 충분한 회복 시간이 확보되어야 한다. 결론적으로, 능동적 준비운동은 특

속성 검토

- 훈련 세션은 일반적으로 능동적인 준비운동, 본 세션, 그리고 마무리운동으로 구성되어 있다.
- 능동적인 준비운동은 신체 능력을 향상시킬 수 있다.
- 일반적인 준비운동은 이후의 과제나 훈련과 관련되지 않은 활동으로 구성된다.
- 스포츠 특정 준비운동은 이후의 과제나 훈련과 직접적으로 관련된 활동으로 구성된다.
- 스트레칭, 특히 정적 스트레칭은 신체 활동 직전에 수행할 경우 훈련된 사람과 훈련되지 않은 사람 모두에서 최대 근력과 파워를 감소시킬 수 있다.
- 만약 스트레칭이 파워형 움직임이 포함된 경기 직전에 준비운동에 포함되어야 한다면, 동적 또는 탄성 스트레칭이 되어야 한다.
- 준비운동에 고강도 부하(high-load)나 사전활성화 활동을 포함하면 퍼포먼스를 향상시킬 수 있다.

정 경기나 운동에 맞게 적절히 구성되었을 경우, 퍼포먼스를 약간 향상시킬 수 있다.

마무리운동은 가벼운~중등도 강도(30~59% 최대 산소 섭취량 또는 젖산 역치 이하)의 유산소 운동을 약 5~10분 수행한 후, 10분간의 스트레칭을 포함하는 방식으로 많은 훈련 세션에서 수행된다. 마무리운동의 주요 목표 중 하나는 혈액이 다리에서 정체되는 것을 방지하는 것이다. 혈액이 정체되면 훈련 후 어지러움, 현기증 또는 심한 경우 실신이 발생할 수 있다. 또한 마무리운동은 혈액 내 산성도를 낮추는 데 기여할 수 있다(3장, "회복 극대화" 섹션 참조). 마무리운동은 운동 후 근육통(DOMS)과 직접적인 관련이 없으나, 혈액 내 젖산 제거 및 혈액과 근육의 산성도를 낮추는 것은 훈련 직후 회복을 촉진하는 데 도움을 줄 수 있다.

비훈련

비훈련(detraining)이란 훈련을 완전히 중단하거나 훈련의 양 또는 강도가 감소함에 따라 발생하는 생리적 적응의 손실을 의미한다. 이러한 과정은 지구력, 저항력, 또는 유연성 훈련 후에 발생할 수 있다. 비훈련 동안 생리적 적응의 손실은 오프 시즌에 있는 운동선수나 2주간의 휴가를 떠나는 일반 운동 애호가에게 중요한 고려사항이다. 여기에서는 주로 비훈련 동안의 신체적 수행 능력의 변화를 중심으로 다룰 것이다. 하지만 비훈련으로 인해 건강상의 이점 또한 감소한다. 6개월간의 유산소 운동 후 지질단백질이 긍정적으로 변화한 경우, 15일간의 비활동 기간 동안 LDL-C는 증가하지만 HDL-C에는 유의미한 변화가 나타나지 않는다.[90] 이러한 LDL-C와 HDL-C 변화처럼, 비훈련 동안 다양한 적응은 서로 다른 변화 패턴을 따를 수 있다. 비훈련 동안의 생리적 적응 손실은 나이에 따라 영향을 받는데, 비훈련은 고령자에서 더 빠르게 발생하는 경향이 있다. 또한 비훈련 이전의 훈련 기간의 길이, 훈련의 양과 강도에 의해서도 영향을 받는다. 결국, 비훈련 동안 서로 다른 생리적 적응이 각기 다른 속도로 감소하더라도, 훈련으로 인해 이루어진 모든 생리적 적응은 시간이 지나면 감소하게 된다.

근력 훈련 중단

근력 훈련을 완전히 중단하면 근력과 파워가 모두 감소하지만, 그 감소 정도는 매우 다양할 수 있다.[35] Type I 근섬유의 단면적은 짧은 비훈련 기간(6주) 동안 유지될 수 있지만, Type II 근섬유의 면적은 유의미하게 감소한다.[93] 흥미롭게도, 광범위한 사전 훈련 이후의 재훈련은 초기 근섬유 비대보다 더 빠르게 근섬유 크기를 회복할 수 있으며, 이는 훈련 용어에서 흔히 사용되는 "근육 기억"이라는 용어를 뒷받침한다.[93] 일반적으로 비훈련 초기 몇 주 동안은 근력과 파워가 비교적 빠르게 감소하지만,[39,45,46] 초기 몇 주가 지난 후에는 비훈련 기간이 길어질수록 근력이 점진적으로 감소한다.

비훈련 기간이 30주에 이르면 근력은 훈련된 상태에서 크게 감소하지만, 여전히 훈련 이전 상태보다 유의미하게 높은 상태를 유지한다.[35,97] 예를 들어, 10주간의 훈련 후 14주간 비훈련을 했을 때, 동심성 및 편심성 무릎 신근의 최대 토크는 훈련된 상태에서 각각 6%와 11% 감소했지만, 여전히 훈련 이전 값보다 각각 14%와 18% 더 높은 상태를 유지했다.[16] 훈련 중 수행된 근육 작용의 종류는 비훈련 동안의 근력 손실에 영향을 미칠 수 있다. 예를 들어, 편심성 훈련만 수행한 경우는 6주간의 비훈련 동안 동심성 또는 동심성과 편심성을 모두 포함한 일반적인 훈련보다 근력을 더 효과적으로 유지했다.[24] 비훈련 동안 근력 손실의 속도와 규모는 근육 그룹과 근력을 측정하는 방식(예: 등속성, 등척성, 1-RM 테스트)에 따라 다르다.

최대 근력과 파워에 의해 부분적으로 결정되는 신체적 수행 능력도 비훈련 기간 동안 감소한다. 팀 핸드볼 선수들은 12주간의 훈련 동안 공 던지기 속도와 점프 능력이 유의미하게 증가했지만, 7주간의 비훈련 동안 공 던지기 속도는 2.6% 유의미하게 감소했고 점프 능력은 1.6% 비유의미하게 감소했다.[68] 이 연구에서는 동심성 및 편심성 최대 토크, 공 던지기 속도, 그리고 수직 점프 능력의 변화에서 나타난 차이처럼 근력 또는 파워를 결정하는 방식에 따라 비훈련 기간 동안의 변화율과 변화 정도가 달라질 수 있음을 보여준다. 그러나 일반적으로 근력보다 근육 파워가 훈련 중단 시 더 빠르게 감소

한다.[35,54]

나이는 비훈련 동안 근력 변화의 속도에 영향을 미치며, 고령자는 일반적으로 더 빠르게 감소한다.[65] 비훈련 31주 후, 고령(65~75세) 남성과 여성은 젊은층(20~30세) 남성과 여성에 비해 근력이 유의미하게 더 크게 감소했다(14% vs. 8%).[65] 훈련 강도 역시 비훈련 동안의 근력 손실 속도에 영향을 미칠 수 있다. 1-RM의 40%(저강도), 60%(중강도), 80%(고강도) 훈련 후 24주간 비훈련을 진행한 결과, 65~78세 남성들은 모두 유의미한 근력 감소를 경험했다.[32] 그러나 비훈련 동안 상체와 하체의 근력 손실은 훈련 강도와 관련이 있었다. 저강도 훈련은 가장 큰 감소(70~98%)를 보였으며, 중강도 훈련(44~50%)과 고강도 훈련(27~29%)이 그 뒤를 이었다. 또한 고령 여성은 남성보다 비훈련의 영향을 더 많이 받을 수 있다.[52] 많은 요인이 비훈련 동안 근력과 파워 변화의 속도와 규모에 영향을 미칠 수 있지만, 근력과 파워는 결국 근력 훈련을 중단하면 감소하게 된다.

근력 훈련 볼륨 감소

근력 훈련의 볼륨은 수행 세트 수, 세트당 반복 횟수, 그리고/또는 훈련 빈도를 줄임으로써 감소시킬 수 있다. 근력 훈련 볼륨 감소의 효과를 조사한 연구들은 대부분 훈련 빈도를 줄이는 것에 초점을 맞추고 있다. 12주간의 동심성 등속성 훈련 후, 주 1~2회의 훈련 빈도로 12주 동안 최대 근력을 유지할 수 있었다.[57] 21주 동안 주 2회의 훈련을 진행한 후, 2주에 3회만 훈련을 실시해도 최대 레그프레스 근력(1-RM)은 유의미한 감소를 보이지 않았다.[89] 실제로, 21주 비훈련 기간의 전반기에는 다리 근력이 추가로 5% 증가했으며, 후반기에는 약간 감소(2%)했다. 훈련 강도가 유지된다면, 높은 빈도로 훈련한 후 훈련 빈도를 주 1~2회로 줄이는 경우에도 근력 수준은 비교적 오랜 기간 유지될 수 있는 것으로 보인다.

훈련 볼륨 감소의 효과는 선수들의 시즌 중 프로그램에서도 중요하다. 앞서 언급된 정보와 유사하게, 훈련 강도가 유지된다면 주 1~2회의 근력 훈련 세션은 시즌 중에도 근력 수준을 비교적 오랜 기간 동안 유지할 수 있는 것으로 보인다.[68,35] 예를 들어, 축구 선수들의 경우 주 1회의 웨이트 트레이닝은 최대 근력과 단거리 스프린트 능력을 유지했지만, 2주에 1회로 줄인 경우 이러한 지표들이 유의미하게 감소했다.[86] 그러나 대학 농구 선수들은 20주 시즌 동안 웨이트 트레이닝을 전혀 하지 않았음에도 최대 근력과 수직 점프 능력에서 유의미한 감소를 보이지 않았다(−1%에서 +5%). 하지만 단거리 스프린트 능력은 3% 유의미하게 감소했다.[50] 비슷하게, 팀 핸드볼 선수들이 시즌 중 7주 동안 웨이트 트레이닝을 하지 않았을 때 반동 점프 능력은 2% 비유의미하게 감소했지만, 공 던지기 속도는 3% 유의미하게 감소했다.[68] 일부 선수들에서는 최대 근력과 운동 수행 능력이 웨이트 트레이닝 없이도 시즌 중에 유지될 수 있지만, 다른 선수들에서는 그렇지 않을 수 있다. 시즌 중 근력 훈련 볼륨 감소의 중요한 한 가지 측면은 다른 유형의 훈련이 수행된다는 점이며, 이는 최대 근력 또는 수행 수준의 감소를 줄이는 데 기여할 수 있다.

지구력 훈련 중단

지구력 훈련을 중단하면 최대 산소 섭취량($\dot{V}O_{2max}$)이 비교적 빠르게 감소한다. 시즌 종료 후 4주 동안 훈련을 중단한 남자 농구 선수들의 최대 산소 섭취량($mL \cdot kg^{-1} \cdot min^{-1}$)은 약 14% 감소하였으며, 5주 동안 훈련을 중단한 수영 선수들의 경우 8% 감소했다.[42,79] $\dot{V}O_{2max}$의 감소는 매우 다양할 수 있으며, 이는 부분적으로 훈련 중단 이전의 훈련 기간과 유산소 능력에 따라 달라진다. 훈련을 중단하기 전 높은 $\dot{V}O_{2max}$를 보인 고도로 훈련된 선수들은 훈련 중단 후 8주 이내에 $\dot{V}O_{2max}$가 4%에서 20%까지 감소하는 것으로 나타났다.[76] 반면, $\dot{V}O_{2max}$ 값이 낮거나 훈련 기간이 짧았던 경우(4~8주), 훈련 중단 후 2~4주 동안 $\dot{V}O_{2max}$의 감소는 0%에서 6%로 훨씬 적었다.[76] 그러나 두 경우 모두 $\dot{V}O_{2max}$는 비훈련 상태의 값보다 여전히 높은 수준을 유지했다.

지구력 능력 감소에는 여러 요인이 기여한다. 훈련을 5주 동안 중단한 수영 선수들은 체중과 체지방률이 모두 증가했으며, 이는 상대적 $\dot{V}O_{2max}$($mL \cdot kg^{-1} \cdot min^{-1}$)의 감소를 초래했다.[79] 그러나 생리학적 측면에서 $\dot{V}O_{2max}$의 초기 감소는 혈액량의 급격한 감소에 기인하며, 이는 운동 중 심박수(HR)

증가로도 보완되지 않는 박출량의 감소를 초래한다.[76] 이로 인해 최대 심박출량(심박출량 = 심박수 × 박출량)이 감소하며, 조직으로의 혈액 공급 및 산소 전달 능력이 감소하게 된다. 심장의 이완기말 용적도 감소하며, 이는 박출량 감소에 기여한다(박출량 = 이완기말 용적 – 수축기말 용적; 6장). 훈련 중단 시 좌심실 질량도 감소할 수 있다. 골격근에서의 유산소 효소 활동은 감소하지만, 특정 효소는 훈련 중단에 대해 다양한 반응을 보인다. 미토콘드리아 밀도는 감소하지만, 모세혈관 밀도는 변하지 않는다. 훈련 중단 3주 이내에 운동 중 $\dot{V}O_{2max}$의 60%에서 호흡교환율이 0.89에서 0.95로 증가하는데, 이는 대사 연료로 탄수화물 의존도가 증가했음을 나타낸다(3장). 탄수화물의 유산소 대사는 지방의 유산소 대사보다 산소 1 L당 더 많은 에너지(ATP)를 생성한다는 점을 기억해야 한다. 근육 글리코겐 저장량은 빠르게 감소하며(4주 이내 최대 20%), 인슐린 감수성도 감소하여 탄수화물을 대사 기질로 사용하는 능력이 손상된다.[76] 이러한 모든 요인은 유산소 대사 능력을 저하시켜 최대 유산소 활동 수행 능력을 감소시킨다.

지구력 훈련 볼륨 감소

지구력 훈련의 볼륨 감소는 훈련 세션에서 수행되는 훈련 볼륨을 줄이거나 훈련 빈도를 줄임으로써 이루어질 수 있다. 지구력 훈련 볼륨을 줄일 때 훈련 강도와 볼륨 간의 상호작용은 매우 중요하다. 훈련 강도가 감소하면, 훈련 빈도와 볼륨이 유지되더라도 유산소 능력이 감소한다. 이는 짧은 기간(10주) 동안 유산소 훈련을 한 사람들과 고도로 훈련된 운동선수들 모두에게서 관찰된다.[77] 훈련 볼륨이 감소하는 기간 동안 유산소 능력을 유지하려면 훈련 강도가 유지되어야 한다. 중간 수준의 유산소 훈련을 받은 사람들(10주간 훈련)은 훈련 강도가 유지될 경우 훈련 볼륨이 1/3 또는 2/3로 감소하더라도 최대 15주까지 지구력 능력을 유지할 수 있다.[48] 이와 비슷하게, 훈련된 운동선수들의 유산소 능력도 훈련 볼륨이 50%에서 70% 감소하더라도 짧은 기간 동안 유지될 수 있다.[77] 근력 능력 유지와 마찬가지로, 훈련 볼륨이 감소하는 상황에서도 유산소 능력을 유지하려면 훈련 강도가 반드시 유지되어야 한다.

속성 검토

- 비훈련은 생리적 적응의 손실을 초래하지만, 모든 적응이 동일한 속도로 감소하지는 않는다.
- 근력 또는 지구력 훈련 중단으로 인한 생리적 적응 손실은 다음과 같은 여러 요인에 따라 달라진다.
  - 고령자는 근력을 더 빠르게 잃을 수 있다.
  - 이전 훈련이 고강도였다면 근력 손실 속도가 더 느릴 수 있다.
  - 훈련된 운동선수는 훈련되지 않은 사람보다 $\dot{V}O_{2max}$ 감소가 더 크게 나타난다.
- 일반적으로 훈련 강도가 유지된다면, 몇 주 동안의 근력 및 지구력 볼륨 감소는 훈련 적응의 최소한의 손실로 이어진다.
- 일부 스포츠에서는 저항 훈련을 전혀 수행하지 않더라도 시즌 중 근력이 유지될 수 있지만, 다른 스포츠에서는 그렇지 않을 수 있다.

주기화

주기화(periodization)는 장기 훈련 기간 동안 신체적 수행 능력을 최적화하기 위해 계획된 훈련 변화를 의미한다. 지구력 및 근력-파워 운동선수와 일반 피트니스 애호가 모두 주기화된 훈련을 사용한다. 주기화된 프로그램은 훈련 볼륨, 강도, 운동 선택, 훈련 유형(저항 훈련, 유산소 훈련, 인터벌 훈련, 플라이오메트릭)을 변화시켜 훈련의 변화를 만든다. 운동선수의 경우, 기술 훈련과 경기 또는 이벤트 전략 훈련의 양도 경쟁 시즌 내내 다양하게 조정된다. 메타 분석 결과, 주기화된 저항 훈련이 비주기화된 프로그램에 비해 남녀 모두에서, 55세 미만과 55세 이상의 사람들 모두에서, 훈련 경험이 없는 사람과 훈련 경험이 있는 사람 모두에서 더 큰 근력 향상을 가져온다는 것이 밝혀졌다.[84] 또한 주기화가 비주기화된 프로그램에 비해 유의미하게 더 큰 근력 향상을 가져온다.[105] 실제로, 주기화된 근력 훈련은 훈련 경험이 없는 사람과 훈련 경험이 있는 사람 모두에게 추천되고 있다.[3] 주기화된 근력 훈련에 대한 상당한 양의 연구가 수행되었으며, 이는 근력 향상, 체성분 변화, 운동 수행 능력(단거리 스프린트, 최대 사이클링 파워, 수직 점프 능력)에서 비주기화된 프로그램보다 우수한 결과를 보였다. 주기화된 근력 훈련에 대한 자세한 논의는 추천 도서 목록의 Fleck and Kraemer (2014) 및 Kraemer and Fleck (2007)을 참조하라. 모든 유형의 훈련은 주기화될 수 있으며, 여기에서는 근력 및 유산소 훈련의 주기화 개념을 살펴볼 것이다.

고전적 근력-파워 주기화 훈련

고전적 근력-파워 또는 선형 주기화 근력 프로그램에서는 고볼륨, 저강도 훈련으로 시작해 저볼륨, 고강도 훈련으로 진행된다(표 14-8). 여러 훈련 단계가 전체 훈련 주기를 구성하며, 각 단계는 일반적으로 4~6주 동안 지속되고, 주요 훈련 목표가 다르다. 많은 프로그램에서는 마지막 훈련 단계 후에 1~2주의 활성 회복 단계를 포함하며, 이 단계는 가벼운 저항 훈련이나 저항 훈련을 하지 않는 것으로 구성된다. 또한 많은 프로그램에서는 다관절 운동만 주기화된 프로그램에 포함된다.

활성 회복 단계의 목표 중 하나는 이전 고강도 훈련으로부터 생리적 및 심리적 회복을 돕는 것이다. 훈련 볼륨과 강도는 주로 세트 수와 세트당 반복 횟수의 변화로 조정된다. 이 훈련 방식은 마지막 훈련 단계, 즉 피크 단계 후 최대 근력과 파워를 극대화하는 것을 목표로 한다. 활성 회복 단계 후에는 전체 훈련 주기가 반복된다. 이상적으로는 이전 훈련 주기로 인해 근력과 파워가 증가해 새로운 주기에서는 더 무거운 중량을 사용할 수 있다. 훈련 변화를 도입하기 위해 수행하는 저항 운동의 유형을 변경할 수도 있다. 일반적으로 초기 훈련 단계에서는 스쿼트와 데드리프트 같은 근력 운동을 수행함으로써 최대 근력에 더 큰 비중을 둔다. 그런 다음 훈련 주기 후반에는 파워 클린, 파워 스내치, 플라이오메트릭과 같은 파워 지향 운동으로 전환한다. 각 훈련 단계에서 세트와 반복 횟수의 범위는 주간 또는 훈련 세션 단위로 볼륨과 강도에 변화를 줄 수 있게 한다. 표 14-8에 제시된 지침은 다양한 훈련 결과를 강조하기 위해 사용할 수 있으며, 주기화된 저항 훈련 프로그램에서 훈련 세션을 설계하는 데 도움을 줄 수 있다.

표 14-8 고전적 근력-파워 주기화 근력 훈련

훈련 변수	훈련 단계			
	근비대	근력	파워	피크
세트	3~5	3~5	3~5	1~5
세트당 반복	8~12	2~6	2~3	1~3
볼륨	매우 높음	높음	중간	낮음
강도	낮음	중간	높음	매우 높음

비선형 주기화 훈련

비선형 주기화는 매우 다른 훈련 볼륨과 강도로 구성된 연속적인 훈련 세션을 반복적인 패턴으로 수행하는 것을 의미한다. 일반적인 훈련 패턴은 일주일에 3번 훈련 세션을 진행하며, 각 세션에서 운동당 2~3세트를 수행하고 세트당 4~6회, 8~10회, 또는 12~15회의 반복을 사용하는 것이다. 이는 주로 세트당 수행하는 반복 횟수의 변화로 인해 일주일 동안 훈련 볼륨과 강도가 크게 달라지게 한다. 세트당 반복 횟수의 변화 패턴은 주 단위로 반복된다. 일부 비선형 프로그램에서는 모든 운동이 비선형 패턴을 따르지만, 다른 프로그램에서는 다관절 운동만 비선형 패턴을 따른다. 비선형 주기화는 훈련되지 않은 사람들과 운동선수들 모두에서 근력 향상, 체성분 변화, 그리고 운동 수행 능력에서 비주기화 프로그램보다 우수한 결과를 보인 것으로 나타났다.[61,69] 메타 분석 결과, 비선형 주기화와 선형 주기화는 근력 향상에서 동등하게 효과적인 것으로 나타났다.[44] 저항 훈련 주기화에 대한 자세한 논의는 Fleck and Kraemer (2014)를 참조하라. 비선형 프로그램에서는 운동 선택을 변경하여 근력 또는 파워를 강조하거나, 기타 저항 훈련 변수에 변화를 줄 수도 있다. 한 달 또는 몇 달간의 훈련 후에는 활성 회복 단계를 거칠 수 있으며, 이후 비선형 주기화가 재개된다.

"유연한" 비선형 훈련은 훈련 세션 시작 시 수행되는 테스트, 또는 훈련 세션 내에서 운동선수의 피로 수준, 연습 요구, 경기 일정, 질병 등을 기반으로 훈련 세션의 요구 사항을 변경하는 것을 말한다. 이 변경은 해당 날에 가장 최적으로 수행할 수 있는 유형의 훈련과 일치한다. 유연한 비선형 훈련은 제한적인 웨이트 트레이닝 경험을 가진 사람들에서 하체 근

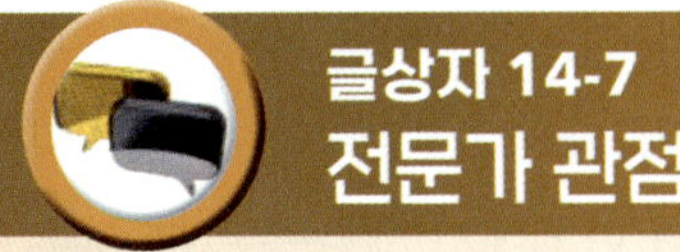

글상자 14-7 전문가 관점

대학 근력 및 컨디셔닝 코치가 되기 위해 필요한 모든 것

Mickey Marotti, MSCC, MA, MS
스포츠 퍼포먼스 체육부 부국장
오하이오 주립대학교
오하이오주 콜럼버스

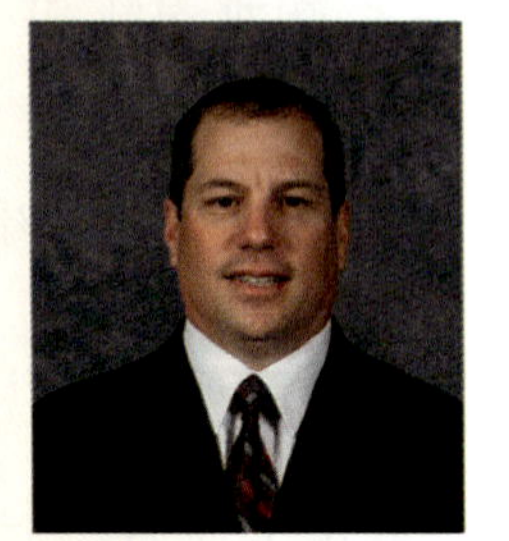

디비전 I 수준에서 근력 및 컨디셔닝 코치로 활동하는 것은 매우 요구가 많지만 매우 보람 있다. 나는 대학 환경에서 30년 이상 일해 왔다. 대학 졸업 후 유일한 직업은 근력 코치였다. 대학 근력 및 컨디셔닝 코치로서 나의 일상적인 책임을 다하는 데 많은 시간을 보낸다. 이 직업의 일상적인 요구 사항은 큰 시간적 투자와 헌신, 그리고 전문적으로 계속 배우고 성장하려는 능력, 또한 학생-선수들에게 헌신과 노력을 기울이는 것을 필요로 한다.

먼저, 근력 코치가 되고자 하는 젊은 전문가는 (1) 훈련에 대한 열정과 에너지가 있어야 하며, (2) 아마도 더 중요한 것은 젊은 운동선수의 삶에 영향을 미치고, 봉사하며, 코치하는 데 대한 열정과 욕구가 있어야 한다.

특히 이 수준의 학생-선수들은 캠퍼스에서 근력 코치와 가장 많은 시간을 보내는 경우가 많다. 근력 코치는 리더십, 멘토링, 그리고 지원을 제공할 의무와 책임이 있다. 근력 코치는 학생-선수들에게 작업 윤리를 심어주고, 학생-선수의 삶에 긍정적인 영향을 미치며, 다양한 방식으로 긍정적인 영향을 줄 수 있다. 이것은 대학 근력 및 컨디셔닝 분야를 추구하기로 선택하기 전에 잘 이해되어야 한다. 근력 코치의 가족 또한 이것이 단순한 직업이 아니라 삶의 방식이라는 점을 이해해야 한다. 모든 사람이 완전히 헌신해야 한다.

코치는 학생-선수를 육성하고, 교육하며, 동기를 부여한다. 학생-선수에게 가장 중요한 책임은 전반적인 개발이다. 이는 신체적으로, 정서적으로, 정신적으로, 그리고 교육적으로 완전한 개발을 의미한다. 코치는 이유, 방법, 내용, 그리고 장소를 제공해야 한다. 학생-선수의 유전적 및 운동 능력을 최대한 끌어내기 위해 매일 영감을 제공해야 한다. 대부분의 선수들은 코치만큼 훈련에 열정적이지 않다. 최고의 근력 코치는 선수가 신체적 강도, 속도, 지구력을 향상시켜 위대한 일을 이룰 수 있다고 믿게 만드는 방법을 알고 있다. 훈련에 대해 흥미와 에너지를 느끼게 하는 것이 매일의 우선 과제이다.

훈련과 준비는 다음 단계이다. 생리학, 운동학, 프로그램 작성, 그리고 스포츠 과학에 대한 깊은 이해는 성공에 필수적이다. 근력 코치는 대학이나 대학원 수준의 종합적인 운동 과학 프로그램에 참여해야 한다. 대부분의 체육부는 대학원 학위와 자격증을 요구한다. 최고의 자격증은 근력 코칭이 무엇인지 배우고 경험할 수 있는 인턴십을 필수로 한다. 인턴십은 신입 코치들에게 책임을 수행하는 데 필요한 기술을 제공한다. 나는 젊은 전문가들이 일상적인 책임과 시간적 요구를 경험하고, 그것이 정말 원하는 것인지 아닌지 판단할 수 있도록 인턴십을 강력히 권장한다. 젊은 전문가들은 실제로 어떤 환경인지 경험해야 한다. 근력 코치는 이른 아침, 긴 오후, 많은 시간 동안 서 있는 일, 그리고 항상 쉰 목소리 등 선수들 뒤에서 엄청난 시간을 투자한다. 젊은 전문가들은 또한 높은 수준의 감성 지능과 상식을 보여야 한다. 이러한 특성은 최고의, 가장 자격 있는 코치들이 지닌 훌륭한 특성들이다. 근력 코치는 매우 체계적이고 계속해서 배우려는 의욕이 있어야 하며, 지나치게 민감하지 않아야 한다. 근력 프로그램을 이끄는 것은 시간 관리, 높은 수준의 준수와 성실성, 그리고 지속적인 유연성과 변화를 요구한다.

근력 코치는 유능하고, 매력적이며, 사교적이고, 충성심이 있어야 한다. 에너지를 창의성과 결합할 수 있어야 한다. 궁극적으로 이 직업에는 많은 것이 요구된다. 전제 조건으로는 대학 학위, 인턴십, 자격증, 경험, 훈련과 코칭에 대한 열정, 이성적인 사고, 봉사 정신, 상식, 그리고 준비에 대한 사랑이 있다.

력 향상에 있어 일반 비선형 주기화보다 더 효과적이었으며, 중간 수준의 훈련을 받은 남성 파워리프터에서는 동일한 근력 향상 결과를 보였다.[23,72] 유연한 훈련은 모든 웨이트 트레이닝 프로그램에서 활용할 수 있다.

완전한 근력 및 컨디셔닝 프로그램을 개발하려면 모든 형태의 컨디셔닝을 포괄적으로 접근해야 하며, 다양한 스포츠에 속한 여러 그룹의 운동선수들을 다룰 수 있어야 한다(글상자 14-7).

유산소 훈련 주기화

유산소 훈련을 주기화하는 개념은 근력 훈련 주기화와 유사하다. 훈련 볼륨은 일반적으로 수영, 달리기, 또는 로잉으로 이동한 총 거리로 측정된다. 많은 프로그램에서는 최대 심박수(HR_{max})의 비율을 사용하여 훈련 강도를 결정하지만, 특정 거리를 커버하는 데 걸리는 최고 기록의 비율로 강도를 결정할 수도 있다. 대표적인 거리 주자를 위한 주기화 프로그램은 그림 14-8에 나타나 있다. 이 훈련 계획에서는 여러 주(1~6주, 8~10주, 12~14주)에 걸쳐 주간 훈련 볼륨이 점진적으로 증가하며, 이후 훈련 볼륨과 강도가 감소하는 1주간의 회복 기간이 포함된다. 훈련 강도는 매일 또는 훈련 세션 내에서도 다양하지만, 일반적으로 첫 10주 동안의 훈련에서는 최대 심박수의 비율로 나타난 강도가 젖산 역치 이하의 심박수에서 시작해 젖산 역치 이상으로 점진적으로 증가한다. 11주, 15주, 19주는 훈련 볼륨과 강도가 모두 감소하는 회복 주간이다. 몇 주(12주, 14주, 16주, 18주)의 훈련은 훈련 볼륨과 전반적인 강도가 모두 높은 상태를 유지하기 때문에 더 어렵다. 훈련의 마지막 몇 주(22~24주)에는 테이퍼를 적용하며, 훈련 볼륨과 강도가 모두 감소하지만, 강도는 볼륨보다 더 오랫동안 높은 수준으로 유지된다. 유산소 훈련 주기화에 대한 자세한 논의는 추천 도서 목록의 Reuter(2012)를 참조하라.

피트니스 유산소 훈련 계획도 주기화된 방식으로 변화를 주고 진행될 수 있으며, 유산소 피트니스 훈련의 가이드라인을 따르면서 진행된다. 이는 최대 심박수(HR_{max}) 비율을 점진적으로 증가시키고, 훈련 시간이나 거리를 다양화하며, 훈련 빈도를 증가시킴으로써 달성할 수 있다. 예를 들어, 유산소 피트니스가 향상됨에 따라 강도는 HR_{max}의 60%에서 80%로 점진적으로 증가할 수 있으며, 훈련 시간은 20분에서 60분으로, 훈련 빈도는 주 3회에서 주 5~6회로 점진적으로 늘릴 수 있다. 그러나 주기화된 계획에서 훈련 강도, 시간, 빈도가 항상 점진적으로 증가하여 훈련이 어려워질 필요는 없다. 예를 들어, 일주일 훈련 동안 강도가 높은 짧은 세션(80% HR_{max}, 20분 세션)과 강도가 낮으면서도 시간이 긴 세션(65% HR_{max}, 60분 세션)을 병행할 수 있다. 또한 그림 14-8에 나타난 것처럼 유산소 훈련 계획에서도 회복 주간을 포함할 수 있다. 피트니스 훈련 프로그램 내에서는 달리기, 사이클링, 일립티컬 운동과 같은 다양한 운동 형태를 세션 단위로 또는 다른 방식의 변화를 통해 통합하여 지루함을 방지하고 과사용 부상의 가능성을 줄일 수 있다. 훈련 변수를 조정하면 사실상 무한한 종류의 유산소 훈련 세션을 설계할 수 있다.

주기화된 훈련의 중요한 측면 중 하나는 특히 운동선수들에게 **테이퍼(taper)**이다. 테이퍼는 경기 전에 훈련 프로그램

속성 검토

- 주기화는 모든 유형의 훈련 프로그램에 적용될 수 있다.
- 고전적인 근력-파워 주기화는 저강도, 고볼륨 훈련에서 고강도, 저볼륨 훈련으로 진행하는 패턴을 따른다.
- 비선형 저항 훈련은 매우 다른 훈련 볼륨과 강도로 구성된 연속적인 훈련 세션을 반복적인 패턴으로 수행하는 것이다.
- 지구력 훈련도 주기화할 수 있으며, 저강도, 고볼륨 훈련에서 고강도, 저볼륨 훈련으로 진행한다.
- 테이퍼(taper)는 훈련 프로그램의 마지막 단계로 사용되어 수행능력을 극대화하거나 향상시키는 데 활용될 수 있다.

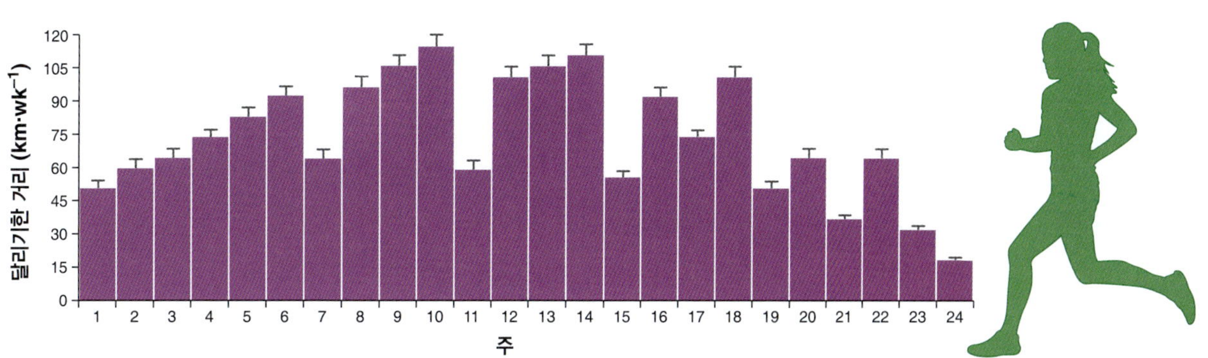

그림 14-8 유산소 훈련 주기화 훈련 계획. 훈련된 유산소 러너(68 mL $O_2 \cdot kg^{-1} \cdot min^{-1}$)의 훈련 볼륨이 24주 동안의 훈련 기간 동안 나타나 있다. 훈련 강도 역시 변화되었다(설명은 본문 참조). (그림 제공: Alejandro Lucia's laboratory, European University of Madrid.)

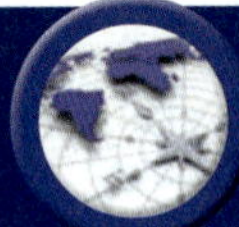

글상자 14-8
더 알아보기

테이퍼는 수행 능력을 향상시킬 수 있다

지구력 및 무산소 운동선수 모두 특정 경기에서 수행 능력을 극대화하기 위해 테이퍼(taper)를 사용한다. 훈련 볼륨 및/또는 강도를 짧은 기간 동안 감소시키면 이전 훈련으로부터 회복되고, 이상적으로는 초과보상 또는 수행 능력의 향상이 이루어진다. 테이퍼는 올림픽 역도 선수, 수영 선수, 철인3종 경기 선수, 러너, 사이클리스트를 포함한 많은 운동선수들이 사용한다. 테이퍼는 다음과 같은 향상을 가져올 수 있다.

- 사이클링 기준 경기 수행 능력 5~6% 향상
- 파워와 근력 최대 20% 향상
- 최대 산소 섭취량($\dot{V}O_{2peak}$) 1~9% 향상
- 적혈구 용적 15% 증가
- 혈청 테스토스테론 5% 증가
- 항염증 면역 세포 10% 증가
- 상위 및 하위 푸트 던지기(shot-put throw) 6% 향상
- 기분 상태 개선

이 모든 요소는 수행 능력 향상에 기여할 수 있다. 테이퍼로 인한 수행 향상은 상당히 다양할 수 있지만, 주요 대회에서는 작은 향상도 운동선수에게 중요한 의미를 가질 수 있다. 테이퍼는 일반적으로 7~30일 동안 지속되며, 훈련 강도를 유지하거나 약간 증가시키는 경우가 많다. 훈련 볼륨은 운동선수의 피로 수준, 선수 유형, 테이퍼 기간의 길이에 따라 보통 40%에서 최대 90%까지 감소한다. 테이퍼는 운동선수의 훈련 계획에서 중요한 부분이 될 수 있다. 테이퍼 계획과 그 효과에 대해 더 알고 싶다면 아래 참고 문헌을 참조하라.

추가 참고문헌

1. Bazyler CD, Mizuguchi S, Harrison AP, et al. Changes in muscle architecture, explosive ability, and track and field throwing performance throughout a competitive season and after a taper. *J Strength Cond Res.* 2017;31:2785-2793.
2. Chtourou H, Chaouachi A, Driss T, et al. The effects of training at the same time of day and tapering period on the diurnal variation of short exercise performances. *J Strength Cond Res.* 2012;26:697-708.
3. Papacosta E, Gleeson M, Nassis GP. Salivary hormones, IgA, and performance during intense training and tapering in judo athletes. *J Strength Cond Res.* 2013;27:2569-2580.
4. Izquierdo J, Ibanez J, Gonzalez-Badillo JJ, et al. Detraining and tapering effects on hormonal responses and strength performance. *J Strength Cond Res.* 2007;21:768-775.
5. Wilson JM, Wilson GJ. A practical approach to the taper. *Strength Cond J.* 2008;30:10-17.

의 마지막 단계에서 훈련 볼륨과 강도를 계획적으로 줄이는 것을 의미한다.[97,99] 그림 14-8에서는 훈련 볼륨 감소를 테이퍼로 나타내고 있다. 테이퍼로 인한 생리적 및 수행 변화는 글상자 14-8에 설명되어 있다.

14장 요약

심혈관 질환과 관련된 사망률은 감소하고 있지만, 심혈관 질환은 여전히 미국 내 주요 사망 원인이다. 심혈관 질환에는 관상동맥질환, 뇌졸중, 고혈압, 동맥 질환 등이 포함된다. 심혈관 질환과 관련된 비통제 위험 요인으로는 남성, 고령, 그리고 유전적 요인이 있다. 통제 가능한 위험 요인으로는 담배 흡연, 혈중 지질 수치, 고혈압, 비만, 당뇨병, 그리고 신체 활동이 포함된다. 이러한 요인들은 모두 상호 관련되어 있으며, 신체 활동은 사실상 모든 통제 가능한 위험 요인에 긍정적인 적응 효과를 가져온다. 운동 훈련이 긍정적인 영향을 미치는 기타 만성 질환으로는 제2형 당뇨병, 암, 비만, 우울증 등이 있다.

적절한 강도와 볼륨으로 수행되는 유산소 훈련과 근력 훈련은 심혈관 질환의 위험을 줄인다. 건강상의 이점을 얻기 위해 필요한 신체 활동의 강도와 볼륨은 체력 향상을 위해 필요한 수준보다 낮다. 그러나 체력 향상이 이루어진다면, 건강상의 이점도 함께 발생한다. 비훈련(detraining)은 훈련으로 인해 얻어진 생리적 적응의 손실을 초래하지만, 손실의 패턴과

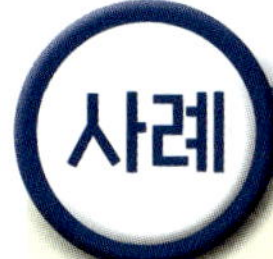

사례 연구

시나리오

다가오는 메이저 대회를 준비하는 투포환 선수를 위한 저항 훈련 프로그램을 설계하고 있다. 어떤 유형의 저항 훈련 프로그램을 설계할 것이며, 투포환 선수가 대회를 준비하는 과정에서 어떤 유형의 변화를 적용할 것인가?

옵션

나는 고전적인 근력-파워 주기화 저항 훈련 프로그램을 설계할 것이다. 따라서 훈련은 고볼륨, 저강도 훈련에서 저볼륨, 고강도 훈련으로 진행될 것이다. 근비대, 근력, 파워, 피크 훈련 단계는 각각 약 4주 동안 지속될 것이다. 이 단계들은 대회 직전에 피크 단계가 이루어지도록 계획될 것이다. 훈련이 진행됨에 따라, 훈련 볼륨을 줄이기 위해 단관절 운동의 수를 점진적으로 줄일 것이다. 또한 훈련 후반부에서는 파워 클린과 스내치 풀과 같은 파워 운동을 강조할 것이다. 정적 스트레칭은 저항 훈련 세션 이전의 워밍업에서 제외할 것이다. 이는 정적 스트레칭이 최대 근력과 파워를 감소시키는 것으로 나타났기 때문이다. 대신, 워밍업에는 동적 스트레칭을 포함할 것이다. 정적 스트레칭은 저항 훈련 세션 후 쿨다운 동안 포함할 것이다. 대회 직전에는 파워 개발을 극대화하기 위해 7~10일간의 피크 훈련 단계를 수행할 것이다.

시나리오

친구가 요청한 초급 유산소 훈련 프로그램에서 어떤 훈련 세션을 추천하고, 훈련 진행 시 어떤 유형의 변화를 적용할 것인가?

옵션

초기 훈련 세션은 최대 심박수(HR_{max})의 60~65% 강도로 20~30분 동안 운동하는 것으로 구성될 것이다. 훈련 빈도는 주 3회로 설정하고, 세션 간에는 최소 1일의 휴식을 권장할 것이다. 훈련이 진행됨에 따라, 강도는 점진적으로 HR_{max}의 약 90%까지 증가하고, 세션 지속 시간은 60분으로 늘어나며, 훈련 빈도는 주 5~6회로 증가할 것이다. 초기 단계에서는 동일한 세션 내에서 고강도와 고볼륨 훈련을 함께 포함하지 않을 것이다. 강도가 증가하는 세션에서는 볼륨을 증가시키지 않고, 볼륨이 증가하는 세션에서는 강도를 증가시키지 않을 것이다. 훈련 빈도가 증가함에 따라, 과사용 부상을 방지하기 위해 달리기, 일립티컬 트레이닝, 사이클링과 같은 다양한 운동 방식을 병행할 것을 권장할 것이다.

정도는 적응 유형에 따라 다르다. 따라서 운동선수뿐만 아니라 건강 또는 체력 향상에 관심 있는 사람들도 장기간의 비훈련을 피해야 한다. 비주기화 훈련도 체력을 향상시킬 수 있지만, 비주기화 훈련보다 주기화된 훈련이 체력 향상에 더 큰 효과를 나타내므로, 체력 애호가와 운동선수 모두에게 주기화 훈련이 추천된다.

운동은 약이다
Exercise Is Medicine

CHAPTER 15

이 장을 읽은 후에는 다음을 할 수 있어야 한다.

1. 20세기 말에 이르러 "운동은 약이다(Exercise is Medicine)"라는 개념으로 발전한 운동과학 분야의 주요 변화를 설명한다.
2. 적절하게 구성되고 수행된 신체 활동에 반응하는 다양한 만성 질환과 장애를 이해한다.
3. 건강 관련 운동 처방과 수행 능력 관련 운동 처방의 차이를 이해한다.
4. 운동이 만성 질환과 장애에 미치는 주요 이점을 설명하고, 이러한 이점을 얻기 위해 적용되는 기본적인 운동 처방 원칙을 이해한다.
5. **건강 관련 운동 처방(health-related exercise prescription)**에 대한 많은 지식이 축적되었지만, 더 많은 사람들이 규칙적인 신체 활동에 참여하도록 유도하는 방법은 여전히 해결해야 할 과제임을 이해한다.

1990년대에 들어 운동과학 분야는 중대한 초점의 변화를 겪었다. 이전까지 이 학문 분야의 초점은 주로 경쟁적인 운동선수나 군인을 대상으로 신체 및 운동 수행 능력을 향상시키는 데 맞추어져 있었다. 그러나 불과 몇 년이라는 짧은 기간 동안, 신체 건강 및 신체 활동이 공중보건과 관련하여 얼마나 중요한지를 설명하는 여러 중요한 출판물이 발표되었다. 간단히 말해, 신체 활동과 체력의 혜택을 받을 수 있는 대상의 범위가 급격히 확대되었으며, 연령, 성별, 운동 경험과 관계없이 건강을 개선하고 유지하는 데 관심이 있는 거의 모든 사람들이 포함되었다. 수년에 걸쳐 축적된 설득력 있는 건강 관련 데이터의 결과로, 규칙적인 신체 활동과 건강 간의 관계를 설명하는 여러 권위 있는 문서들이 곧 발표되었다. 또한 "빅 데이터(Big Data)" 개념이 이러한 연구에서 중요한 역할을 하였으며, 이는 대규모 인구 데이터베이스를 활용하여 다양한 집단의 건강 추세와 역학적 특성을 분석하는 데 활용되었다(글상자 15-1).

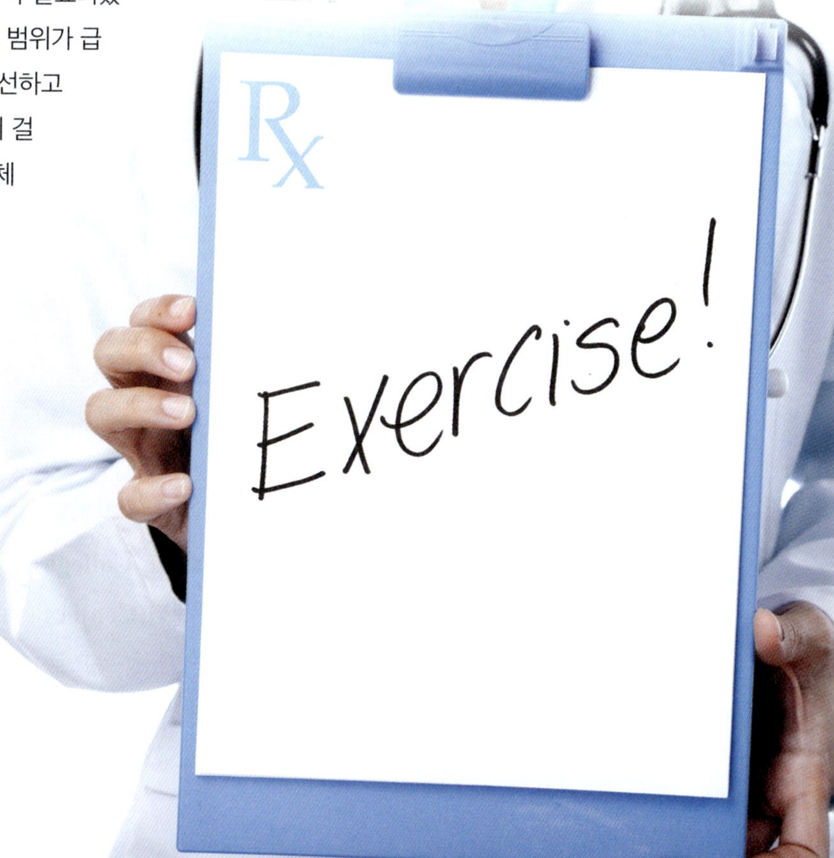

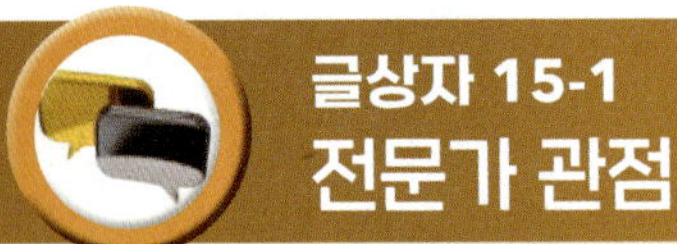

글상자 15-1
전문가 관점

빅 데이터가 건강과 피트니스 이해에 미치는 영향

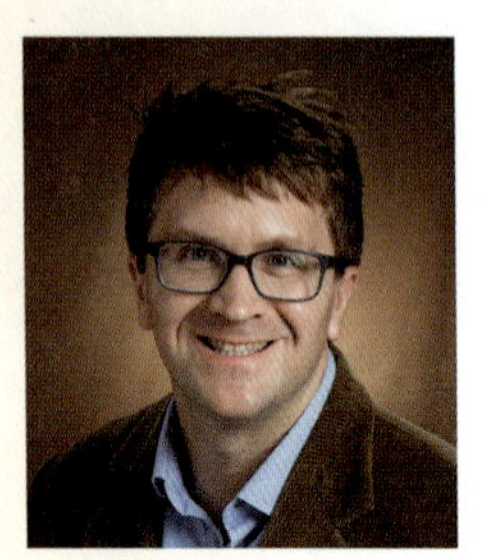

Ryan McGrath, PhD
조교수
노스다코타 주립대학교
보건, 영양 및 운동과학 학과
노스다코타주 파고

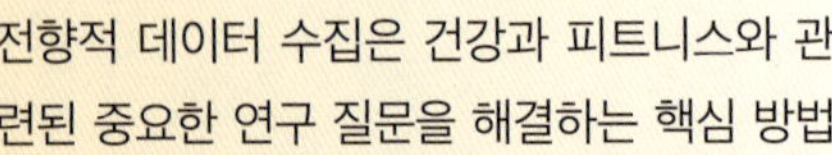

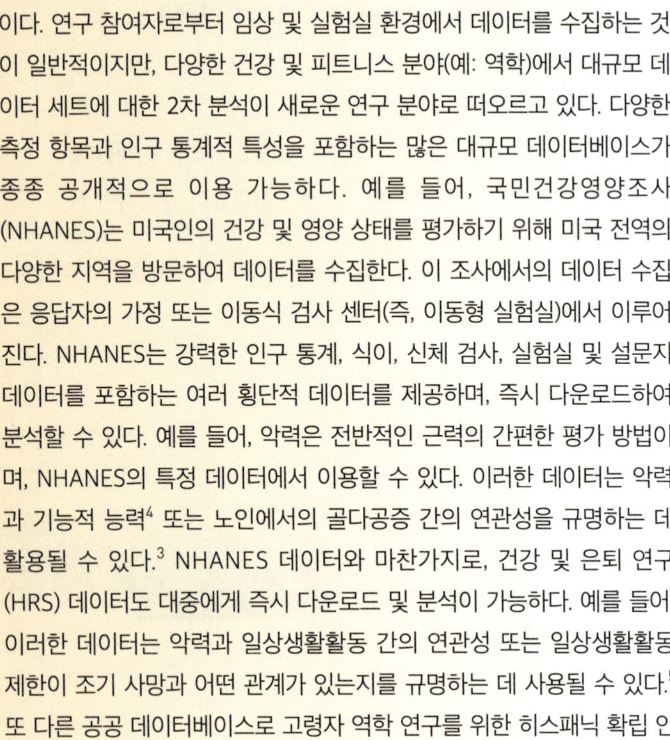

전향적 데이터 수집은 건강과 피트니스와 관련된 중요한 연구 질문을 해결하는 핵심 방법이다. 연구 참여자로부터 임상 및 실험실 환경에서 데이터를 수집하는 것이 일반적이지만, 다양한 건강 및 피트니스 분야(예: 역학)에서 대규모 데이터 세트에 대한 2차 분석이 새로운 연구 분야로 떠오르고 있다. 다양한 측정 항목과 인구 통계적 특성을 포함하는 많은 대규모 데이터베이스가 종종 공개적으로 이용 가능하다. 예를 들어, 국민건강영양조사(NHANES)는 미국인의 건강 및 영양 상태를 평가하기 위해 미국 전역의 다양한 지역을 방문하여 데이터를 수집한다. 이 조사에서의 데이터 수집은 응답자의 가정 또는 이동식 검사 센터(즉, 이동형 실험실)에서 이루어진다. NHANES는 강력한 인구 통계, 식이, 신체 검사, 실험실 및 설문지 데이터를 포함하는 여러 횡단적 데이터를 제공하며, 즉시 다운로드하여 분석할 수 있다. 예를 들어, 악력은 전반적인 근력의 간편한 평가 방법이며, NHANES의 특정 데이터에서 이용할 수 있다. 이러한 데이터는 악력과 기능적 능력[4] 또는 노인에서의 골다공증 간의 연관성을 규명하는 데 활용될 수 있다.[3] NHANES 데이터와 마찬가지로, 건강 및 은퇴 연구(HRS) 데이터도 대중에게 즉시 다운로드 및 분석이 가능하다. 예를 들어, 이러한 데이터는 악력과 일상생활활동 간의 연관성 또는 일상생활활동 제한이 조기 사망과 어떤 관계가 있는지를 규명하는 데 사용될 수 있다.[5] 또 다른 공공 데이터베이스로 고령자 역학 연구를 위한 히스패닉 확립 인구 데이터(H-EPESE)가 있으며, 이는 미국 남서부 지역에 거주하는 65세 이상의 멕시코계 미국인을 대상으로 한 장기 종단 연구이다. 이 데이터는 악력과 당뇨병 간의 연관성과 같은 연구 질문을 해결하는 데 활용될 수 있다.[2] 기타 연구를 수행하기 위해 데이터를 활용하는 방법으로는 메타 분석 및 데이터 조화가 있다. 또한 전자 의료 기록은 역학 및 의학 연구에서 중요한 요소로 자리 잡고 있다. 의료 시스템에서는 환자의 건강 관련 데이터를 저장하며, 이는 연구자들이 연구에 활용할 수 있다. 건강 및 피트니스 분야에서 **빅 데이터(Big Data)**의 역할과 이를 활용한 잠재적 경력 기회에 대해 학문적 지도자와 상담해보는 것이 좋다. 또한 빅 데이터 관련 분야를 독학할 수 있는 다양한 자료도 제공되고 있다.[1] 빅 데이터 연구는 성장하고 있으며, 수요가 많은 직업 경로 중 하나이므로 이를 고려해보는 것도 바람직하다.[5]

추가 참고문헌

1. CLDR. https://www.utmb.edu/cldr
2. McGrath R, Vincent BM, Al Snih S, et al. The association between muscle weakness and incident diabetes in older Mexican Americans. *J Am Med Dir Assoc.* 2017;18(5):452.e7-452.e12.
3. Mcgrath RP, Kraemer WJ, Vincent BM, et al. Muscle strength is protective against osteoporosis in an ethnically diverse sample of adults. *J Strength Cond Res.* 2017;31(9):2586-2589.
4. McGrath RP, Ottenbacher KJ, Vincent BM, et al. Muscle weakness and functional limitations in an ethnically diverse sample of older adults. *Ethn Health.* 2017:1-12.
5. McGrath RP, Vincent BM, Lee I-M, et al. Handgrip strength, function, and mortality in older adults: a time-varying approach. *Med Sci Sports Exerc.* 2018;50(11):2259-2266.

공식 성명: 미국 스포츠의학회(ACSM) 및 질병통제예방센터(CDC)

신체 활동과 체력이 건강에 미치는 중요성을 알리는 최초의 주요 문서는 1995년 **미국 스포츠의학회(American College of Sports Medicine, ACSM)**와 **질병통제예방센터(Centers for Disease Control and Prevention, CDC)**가 공동으로 발표하였으며, 이는 권위 있는 미국의학협회저널(JAMA)에 게재되었다. 이 논문은 "신체 활동과 공중보건(*Physical Activity and Public Health*)"이라는 제목으로 발표되었으며, CDC와 ACSM이 소집한 전문가 패널이 미국 국민을 괴롭히는 다양한 만성 질환(당뇨병, 심혈관 질환, 그리고 일부 암 종류 등)과 신체 활동 및 체력 간의 과학적 연관성을 조사한 결과를 종합한 것이다. 이 성명에서는 어떤 종류의 신체 활동을 해야 하는지, 얼마나 해야 하는지, 어느 정도의 **강도(intensity)**로 수행해야 하는지, 그리고 얼마나 자주 해야 하는지에 대한 권장 사항이 제시되었으며, 이러한 질병(종종 치명적인 질환)에 긍정적인 영향을 미칠 수 있는 방법이 논의되었다. 기본적으로, 이 문서는 운동 처방, 즉 운동을 약으로 활용하는 개념의 중요한 사례로 볼 수 있다. 즉, 과학적 근거를 바탕으로 **빈도(frequency)**, 강도, **지속 시간(duration)**, 그리고 신체 활동의 **유형(mode)**이라는 네 가지 핵심 요소가 제시되었다. 이러한 권장 사항이 필요하다는 점을 뒷받침하기 위해, 논문의 저자들은 매년 약 25만 명의 미국인이 규칙적인 신체 활동 부족으로 사망한다고 지적하였다. 그리고 이 성명의 목적이 특정 운동선수에게만 초점을 맞춘 것이 아니라 모든 사람에게 해당된다는 점을 강조하기 위해, "운동(*exercise*)"이라는 용어를 사용하지 않고 대신 "신체 활동(*physical activity*)"이라는 표현을 사용하였다. 요약하자면, 건강을 위한 신체 활동에 대한 권장 사항은 "모든 미국 성인은 주당 대부분의 날(가능하면 매일) 30분간 중등도 강도의 신체 활동을 누적해야 한다." 이때, 30분의 신체 활동은 연속적으로 수행할 필요가 없으며, 세 번의 10분 세션으로 나누어 수행해도 가능하다고 명시되었다. 이렇게 하면 하루 약 200 kcal의 에너지를 소비할 수 있다. 또한 정식 운동을 할 필요가 없으며, 잔디 깎기, 낙엽 긁기, 강아지 산책과 같은 일상적인 활동을 통해서도 신체 활동 권장량을 충족할 수 있음을 강조하였다. 이러한 합리적인 신체 활동 목표와 건강상 이점에도 불구하고, 성명에서는 당시 미국인의 약 22%만이 이러한 목표를 충족하고 있다고 밝혔다. 이에 따라, 신체 활동 참여율을 높이는 방법도 논의되었다. 성명에서는 규칙적인 신체 활동을 방해하는 장애 요인으로 친구나 가족의 격려 부족, 걷기 길(walking paths)이나 수영장 같은 공공시설이 부족한 환경, 그리고 안전하지 않은 거주 지역 등을 지적하며, 이러한 장애 요인을 해결할 수 있는 방법을 제시하였다.

공식 성명: 미국 공중보건국장 (U.S. Surgeon General)

ACSM 및 CDC의 신체 활동 권장 사항이 JAMA에 발표된 직후, **미국 공중보건국장실(U.S. Surgeon General's Office)**에서도 규칙적인 신체 활동과 건강 간의 관계에 대한 공식 보고서를 같은 저널을 통해 발표하였다.이 보고서는 미국 공중보건국장실이 발표한 세 번째 주요 건강 보고서로, 앞서 1964년의 흡연이 건강에 미치는 위협과 1988년의 영양 섭취가 건강에 미치는 영향에 대한 보고서에 이어 발표되었다. 이번 보고서에서도 규칙적인 신체 활동이 미국 국민을 괴롭히는 가장 흔하고 위험한 질병을 예방하는 효과적인 방법이라는 증거를 간략히 강조하며 시작되었다. 예를 들어, 심혈관 질환, 당뇨병, 그리고 유방암과 전립선암과 같은 일부 암에 대한 예방 효과가 언급되었다. 또한 이 성명에서는 미국인의 상당수가 여전히 중등도 강도의 신체 활동을 규칙적으로 수행하지 않고 있음을 다시 한번 강조하였다. ACSM/CDC 문서와 마찬가지로, 공중보건국장의 보고서에서도 매일 총 30분의 중등도 강도의 신체 활동을 권장하였지만, 이번에는 하루 150 kcal 소모(주당 총 1,000 kcal 소모)를 기준으로 제시하였다. 또한 더 많은 양의 신체 활동을 수행하거나 운동 강도를 높이면 추가적인 건강상의 이점을 얻을 수 있음이 명확하게 언급되었다. 비록 간략하게 언급되었지만, 공중보건국장의 보고서는 저항성 운동(즉, 웨이트 트레이닝)이 건강에 미치는 긍정적인 효과에 대해서도 다루었다. 또한 신체 활동이 불안과 **우울증(depression)**을 완화하여 정신 건강을 증진할 가능성이 있음을 시사하는 초기 연구 결과도 포함되었다.

운동은 약이다

이러한 획기적인 문서들의 영향으로 신체 활동이 건강에 미치는 이점에 대한 새로운 집중적인 관심이 생겨났으며, 이는 운동과학 분야에 새로운 신뢰성과 의료계 및 일반 대중의 지지를 부여하는 계기가 되었다(글상자 15-2). 더 나아가, 이러한 건강 관련 연구 결과의 축적 및 보고 과정에서 "운동은 약이다(Exercise is Medicine)"라는 용어가 탄생하게 되었다. 실제로, 이 용어는 2007년 미국 스포츠의학회(ACSM)에 의해 공식적으로 채택되었으며(그림 15-1), 그

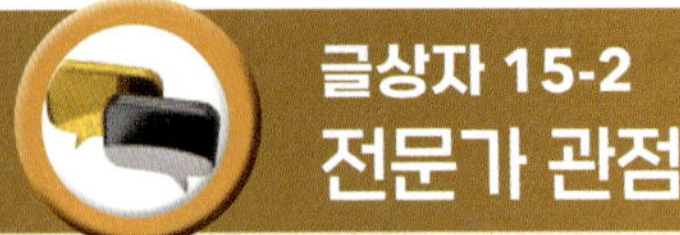

글상자 15-2
전문가 관점

운동은 약이다

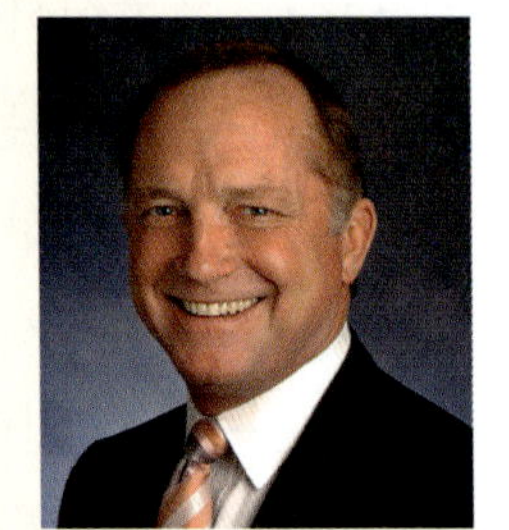

Walter R. Thompson, PhD, FACSM
석좌교수(Regents' Professor) 및 부학장
교육 및 인간발달 대학
조지아 주립대학교
조지아주 애틀랜타

미국 스포츠의학회(ACSM)의 "운동은 약이다(Exercise is Medicine)" 프로그램은 이제 전 세계적인 이니셔티브가 되었으며, 이를 통해 의사가 모든 환자에게, 모든 진료 방문 시, 의학적 전문 분야에 관계없이 운동 처방을 제공하도록 장려하고 있다. 그러나 문제는 대부분의 의사와 많은 의료 제공자가 운동과학에 대한 교육을 거의 받지 않았으며, 운동 검사 및 운동 처방에 대한 지식이 부족하다는 점이다. 이들은 종종 환자에게 단순히 "운동을 더 하세요"라고 말하는 데 그치며, 안전하고 효과적으로 운동하는 방법에 대한 구체적인 지침을 제공하지 못한다. 또한 환자들에게 신체 활동을 생활습관으로 정착시키고 유지하는 방법에 대한 행동 개입이 거의 제공되지 않는다.

현재 과학적 증거는 압도적이다. 신체 활동 부족으로 인해 사회에 상당한 건강 부담이 발생하고 있으며, 최근 세계보건기구(WHO, 2018)의 연구에서도 이러한 경향이 경제적으로 발전한 국가와 개발도상국 모두에서 나타나고 있음을 지적하고 있다. 오늘날, 운동이 만성 질환의 예방과 치료에 미치는 이점을 부정하거나 무시할 수 없다. 따라서 어떠한 환자도 신체 활동 평가 없이, 적절한 운동 프로그램 없이, 혹은 지역 내 전문 피트니스 전문가에 대한 의뢰 없이 진료실을 나서서는 안 된다.

이 프로그램은 2007~2008년 ACSM 회장이었던 밥 샐리스(Bob Sallis)가 주도하였으며, 그는 캘리포니아 폰타나에 있는 카이저 퍼머넌트(Kaiser Permanente)의 의사였다. "운동은 약이다" 프로그램은 단순히 의료 제공자가 환자에게 신체 활동을 권장하도록 요청하는 수준을 넘어 상당한 발전을 이루었다. 현재, 우리는 의사 진료실에서 지역 사회 자원으로 연결되는 강력하고 원활한 의뢰 시스템이 필요하다. 이러한 지역 사회 자원에는 운동과학 전문가 그룹이 포함된다. 전 세계의 운동과학 학위 과정은 상업적 피트니스 센터, 지역사회 건강 프로그램, 의료 피트니스 시설, 기업 건강 프로그램 등에서 활동하는 의료진을 위한 우수한 인력을 배출하고 있다. 그러나 첫 번째 문제는 이러한 전문가들이 해당 지역의 의료진과 어떻게 연결될 수 있는지이며, 두 번째 문제는 운동과학 프로그램 졸업생들이 안전하고 효과적인 운동 프로그램을 제공할 수 있는 역량을 갖추고 있는지 확인하는 것이다.

2004년, 연합 건강교육 프로그램 인증위원회(CAAHEP)는 운동과학 교육 프로그램의 인증을 위한 표준 및 가이드라인을 개발하기 위해 운동과학 인증위원회(CoAES)를 설립하였다. 이 기관은 학부 과정에서 운동과학, 대학원 및 고급 학위 과정에서 운동생리학 교육 프로그램을 인증하는 역할을 수행하였다. 또한 2007년에는 개인 피트니스 트레이너 인증 표준도 개발하였다. CAAHEP 인증을 지지하는 국가 교육 및 자격증 프로그램에는 미국 심혈관 및 폐 재활협회(AACVPR), 미국 스포츠의학회(ACSM), 미국 운동위원회(ACE), 미국 운동요법학회, 국립 스포츠의학 아카데미(NASM), 국립 근력 및 컨디셔닝 협회(NSCA), 쿠퍼 연구소 등이 포함된다. 현재, 수십 개의 학위 프로그램이 CAAHEP의 인증을 받고 있으며, 인증 표준은 해당 전문 분야로 진입하는 인력을 양성하기 위한 최소한의 품질 기준을 의미한다. 이러한 프로그램을 졸업한 학생들은 특정 교육 기준을 충족하며, 프로그램의 효과성은 매년 평가된다. 교육 과정은 국가 인증 시험의 주요 평가 영역을 충족해야 하며, 일반적으로 건강 및 피트니스 평가, 운동 처방 및 실행, 운동 상담 및 행동 수정, 위험 관리 및 전문적 책임을 포함한다. (출처: ACSM 인증 운동생리학자 직무 분석,

ExeRxcise
is Medicine®

그림 15-1 미국 스포츠 의학 대학의 운동은 의학이라는 이니셔티브(Exercise is Medicine®)를 위한 공식 엠블럼(미국 스포츠의학회의 허가를 받아 사용).

목표는 다음과 같다. "…신체 활동과 운동을 미국 내 질병 예방 및 치료의 표준 의료 패러다임의 일부로 만드는 것."[14] 이 이니셔티브를 이끄는 세 가지 원칙은 다음과 같다. (1) 운동과 신체 활동은 건강 유지 및 다양한 만성 질환의 예방과 치료에 중요하다. (2) 의료 환경에서 신체 활동과 운동을 다루는 노력이 더 강화되어야 한다. (3) 의료 환경에서 신체 활동과 운동에 대한 더 큰 관심을 유도하는 노력이 필요하다(글상자 15-3).

www.acsm.org)

현재, 의사가 지역 사회에서 자격을 갖춘 운동과학 및 건강 피트니스 전문가를 찾을 수 있는 두 가지 방법이 있다. 첫 번째는 ACSM ProFinder로, ACSM 웹사이트(www.ACSM.org)에 있는 검색 엔진을 이용하면 전 세계 어디에서든 ACSM 인증 전문가를 찾을 수 있다. 이름, 도시, 주, 우편번호, 국가 또는 인증 수준으로 검색할 수 있으며, 검색 후 이메일을 통해 해당 전문가와 연락을 주고받을 수 있다. 두 번째는 미국 운동 전문가 등록소(www.usreps.org)로, 운동 전문가 등록 연합(CREP) 회원 기관에서 인증한 전문가 목록을 포함한다. 포함된 기관으로는 미국 운동위원회(ACE), 미국 스포츠의학회(American ACSM), 국립 근력 및 컨디셔닝 협회(NSCA), 국립 스포츠 및 피트니스 위원회(NCSF), 필라테스 방법 연합, 대학 근력 및 컨디셔닝 코치 협회(CSCCa), 응용 개인 트레이닝 교육 아카데미(AAPTE) 등이 있다. 이름, 기관명, 자격증명, 도시, 주, 우편번호로 검색할 수 있지만, 이메일 등 직접 연락처는 제공되지 않는다.

"운동은 약이다" 프로그램은 운동과학 전공 학생과 졸업생에게 많은 기회를 제공하며, 특히 자격증을 취득하고 유지하는 경우 더욱 유리하다. 또한 Exercise is Medicine 자격증(www.exerciseismedicine.org)을 통해 자격을 갖춘 건강 피트니스 전문가가 될 수 있다. ACSM ProFinder 또는 USREPS 등록 서비스를 활용하면 전 세계적으로 더 많은 취업 기회를 얻을 수 있다.

추가 참고문헌

1. Guthold R, Stevens GA, Riley LM, et al. Worldwide trends in insufficient physical activity from 2001 to 2016: a pooled analysis of 358 population-based surveys with 1.9 million participants. *Lancet Glob Health*. 2018;6(10):1077-1086. doi: https://doi.org/10.1016/S2214-109X(18)30357-7

공식 성명: 미국 보건복지부

2007년에는 **미국 보건복지부(U.S. Department of Health and Human Services)**가 주관하여 1996년 이후 발표된 과학적 문헌을 검토하고 신체 활동에 대한 지침을 개발하기 위한 전문가 회의가 개최되었다. 이 회의의 결과로 2008년에 새로운 문서가 발표되었으며,[2] 이는 미국 공중보건국장의 보고서나 ACSM/CDC의 지침에는 포함되지 않았던 중요한 새로운 정보를 추가하였다. 이러한 새로운 근거 기반 연구 결과는 **미국 심장협회(American Heart Association, AHA)**와 미국 스포츠의학회(ACSM)가 공동으로 발표하였으며, 1995년(ACSM/CDC) 및 1996년(미국 공중보건국장실)의 초기 주요 성명서를 기반으로 내용을 강조, 업데이트 및 확장하였다. 이 새로운 공동 성명서에서는 신체 활동과 운동 처방에 대한 보다 구체적인 세부 사항이 제공되었으며, 미국 내 과체중/**비만(obesity)** 문제의 심각한 유병률(그림 15-2)과 함께 체중 증가를 제대로 관리하지 못할 경우 발생할 수 있는 건강 위험(특히 **제2형 당뇨병[Type 2 dia-**

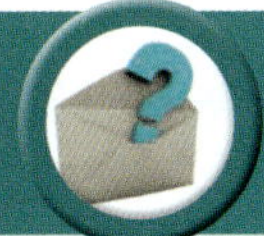

글상자 15-3
학생들의 실제 질문

"운동은 약이다" 이니셔티브는 운동과학자들이 더 이상 인간의 수행능력과 운동 역량에 대한 연구에 관심이 없다는 것을 의미하는가요?

이 질문에 대한 간단한 대답은 단호한 "아니오"이다. 인간의 수행능력은 과거에도 그랬고, 앞으로도 운동과학의 중심적인 연구 주제로 남을 것이다. "운동은 약이다(Exercise is Medicine)" 운동은 단순히 운동과학 분야에서 연구하는 주제에 중요한 방식으로 추가되는 개념일 뿐이다. 마치 운동과학 분야에서 일부 연구자들은 운동이 내분비계에 미치는 반응과 적응을 연구하고, 또 다른 연구자들은 운동이 신경계에 미치는 영향을 조사하는 것처럼, 많은 운동과학자들은 여전히 인체가 최상의 수행능력을 발휘하도록 하는 방법을 찾는 데 주된 관심을 두고 있다. 그러나 "운동은 약이다"를 통해 이제 운동이 운동선수가 아닌 일반 대중을 포함한 많은 사람들의 전반적인 건강과 웰빙에 미치는 긍정적인 효과를 밝히는 데 집중하는 과학자들도 등장하게 될 것이다.

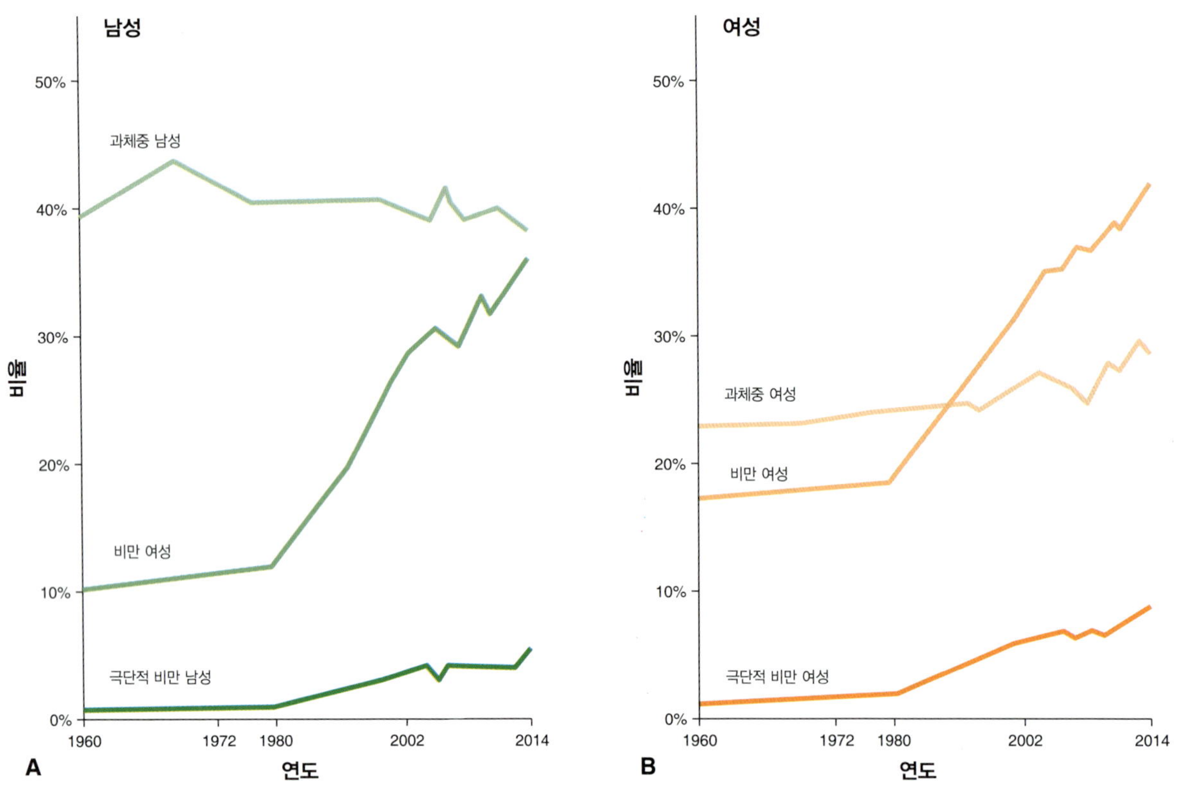

그림 15-2 (A 및 B) 1960년부터 2014년까지 과체중, 비만, 또는 극단적 비만인 미국 남성과 여성의 비율 증가를 나타내는 그래프. (자료 출처: 미국 질병통제예방센터)

betes], 그림 15-3)이 강조되었다. 또한 1995년 및 1996년 문서에서 직접적으로 다루지 않았던 좌식 생활과 조기 사망 위험 간의 연관성에 대한 경고도 포함되었다. 특히, 2007년 ACSM/AHA 보고서에서는 중등도 강도의 신체 활동뿐만 아니라 고강도 운동의 효과도 논의되었다. 새로운 권장 사항에 따르면, 중등도 강도의 활동을 주 5일, 하루 30분 수행, 고강도 운동을 주 3일, 하루 20분 수행, 또는 중등도 및 고강도 운동을 조합하여 수행하는 방식이 가능하다. 예를 들어, 주 2일 동안 빠르게 걷기(중등도 강도) 30분을 수행하고, 다른 2일은 조깅(고강도) 20분을 수행하는 방식이 가능하다. 또한 저자들은 이러한 운동이 일상적인 신체 활동에 추가로 이루어져야 하며, 일반적인 일상생활 활동만으로는 신체 활동 목표를 충족하기에 충분한 강도와 지속 시간을 확보하기 어려울 수 있음을 명확히 하였다.

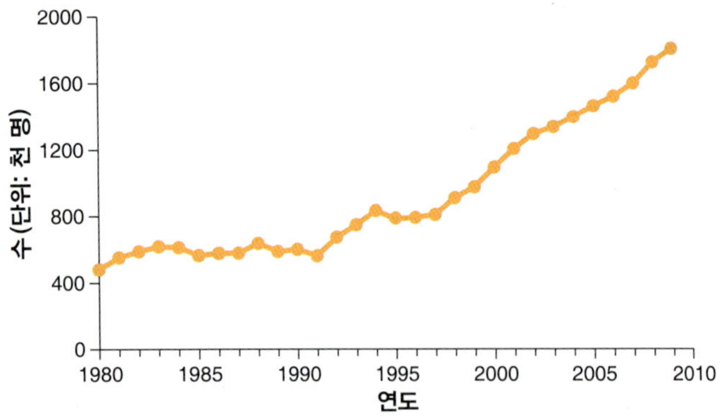

그림 15-3 1980년부터 2010년까지 미국에서 당뇨병 유병률 증가를 나타내는 그래프.

또한 1995년 및 1996년 성명서에서는 저항성 운동에 대해 간략히 언급하는 수준에 그쳤으나, 2007년 권장 사항에서는 건강과 관련된 저항성 운동이 어떻게 수행되어야 하는지에 대한 보다 구체적인 세부 사항이 포함되었다. 구체적으로, 비연속적인 두 개의 세션을 포함하여 주 2회 이상 수행해야 하며, 각 세션은 신체의 주요 근육군을 훈련할 수 있는 8~10가지 다양한 운동으로 구성해야 한다. 각 운동은 자발적 피로에 이를 때까지 8~12회 반복할 수 있는 적절한 중량을 사용

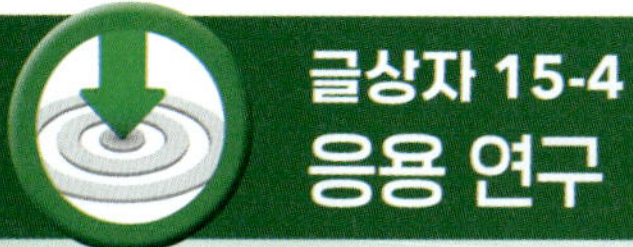

글상자 15-4 응용 연구

건강을 위해 필요한 신체 활동량은 얼마인가?

수많은 건강 관련 연구 결과와 주요 보건 기관의 공식 발표에 따르면, 모든 연령, 인종, 성별의 사람들에게 영향을 미치는 대부분의 만성 질환으로부터 건강을 개선하고 보호받을 수 있는 방법은 매우 적은 시간과 노력만 투자하면 가능하다는 것이 명확하게 밝혀졌다. 사실, 정식 운동 세션(formal workout sessions)을 반드시 수행할 필요도 없다. 단순히 집안일이나 정원 가꾸기와 같은 일상적인 활동만으로도 건강을 위한 신체 활동 권장량을 충족하는 경우가 많다. 결론적으로, 더 나은 삶을 살고, 어쩌면 더 오래 살기 위해 신체 활동을 해야 한다는 생각에 겁먹을 필요는 없다.

해야 하지만, 완전한 탈진에 이르지 않도록 해야 한다(글상자 15-4).

그리고 2007년 지침에서는 처음으로, 문서에서 제시된 최소 수준 이상의 총 운동량을 늘리거나 더 높은 강도로 운동을 수행하면 추가적인 건강상의 이점을 얻을 수 있음을 명확하게 기술하였다. 또한 신체 활동 관련 성명서에서는 처음으로 적절한 식단 관리가 체중 조절에 미치는 긍정적인 영향을 간략하게나마 언급하였다. 이 문서에서는 단순히 신체 활동을 증가시키는 것만으로는 상당한 체중 감량을 이루기가 어려울 수도 있지만, 적절한 식이요법과 운동을 병행하여 감량한 체중을 다시 증가하지 않도록 예방하는 데에는 신체 활동이 효과적일 수 있음을 강조하였다. 또한 성명서는 문서에서 제시된 신체 활동을 수행하는 것이 전반적으로 안전하다는 점을 강조하였으며, 단일 운동 세션을 처음 시작하거나 신체 활동 프로그램을 처음 시작할 때에는 일시적으로 부상의 위험이 증가할 수도 있음을 언급하였다.

공식 성명 업데이트: 미국 보건복지부

10년이 넘는 시간이 지난 후, 건강과 관련된 신체 활동에 대한 최신 지침이 발표되었다. 미국 보건복지부가 주관한 "2018 신체 활동 지침 자문위원회 과학 보고서"는 이전 보고서를 확장하고, 신체 활동과 건강상의 이점 간의 용량-반응 관계에 대한 최신 근거 기반 정보를 반영하고 있다. 이 문서는 단순히 건강상의 이점을 다루는 데 그치지 않고, 규칙적인 신체 활동이 사람들의 수면의 질을 높이고, 기분을 좋게 만들며, 신체적·정서적·인지적·심리적 기능을 향상시킬 수 있음을 보여주는 연구 결과도 포함하고 있다. 보다 구체적으로, 규칙적으로 신체 활동을 하는 사람들은 더 빨리 잠들고, 깊은 수면을 취하는 시간이 증가한다. 또한 연구 결과는 정기적인 신체 활동이 **불안(anxiety)**과 우울증의 발생률과 심각도를 감소시켜, 삶에 대한 보다 긍정적인 관점을 가질 수 있도록 도움을 준다는 점을 시사하고 있다. 신체 활동을 하는 사람들은 인지 기능이 향상되어 기억력, 집중력, 심지어 학업 성취도까지 개선될 수 있음이 보고되었다. 그리고 예상할 수 있듯이, 신체 활동을 하는 사람들은 신체적 수행 능력이 향상된다. 대부분의 성인에게 이는 일상생활 활동을 더 쉽게 수행할 수 있게 됨을 의미하며, 노인에게는 정기적인 신체 활동이 사고로 인한 낙상의 위험을 줄일 수 있음이 밝혀졌다.[28]

2018년 지침에서 새롭게 추가된 점은, 건강상의 이점 중 일부는 몇 주 또는 몇 달 동안의 장기적인 신체 활동을 통해서만 나타나는 것이 아니라, 단 한 번의 운동 후에도 즉각적으로 나타날 수 있음을 보여주는 연구 결과이다. 예를 들어, 단기적인 효과로는 수면의 질 향상, 안정 시 혈압 감소, 심리적 불안 및 스트레스 감소, 그리고 인지 기능 개선 등이 포함된다. 그러나 이러한 개선 효과는 추가적인 신체 활동이 이루어지지 않을 경우 수 시간(12~48시간) 이내에 사라질 수 있음을 명확히 할 필요가 있다. 또한 이전까지 밝혀졌던 신체 활동이 효과적으로 예방할 수 있는 질병 및 상태 외에도, 새로운 연구 결과는 규칙적인 신체 활동이 체중 증가(특히 건강하지 않은 체중 증가)를 예방하는 데 효과적이며, 심지어 임

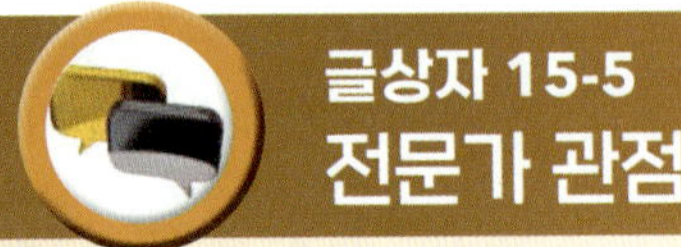

글상자 15-5 전문가 관점

운동을 약으로 활용하는 다양한 역할

Christopher A. Dawson, MD
중재적 통증 치료 전문의
타이드워터 의사 의료 그룹 중재적 통증 치료 센터
버지니아주 뉴포트 뉴스

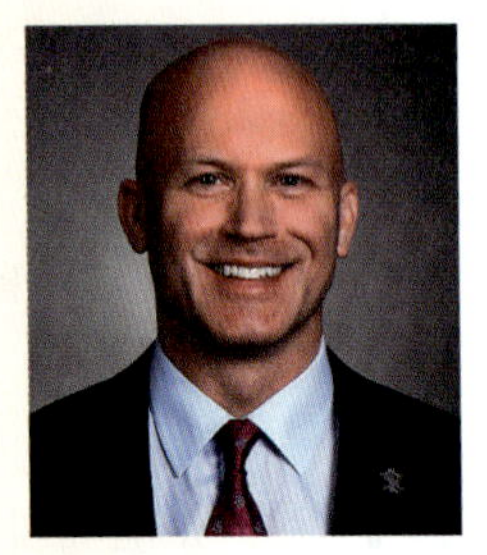

경쟁 스포츠를 떠난 지 20년이 지난 지금, 나는 과거의 운동 경험이 내 전문적인 업무에 어떤 영향을 미쳤는지 되돌아보게 된다. 중재적 통증 치료 전문의로서 나의 사명은 통증과 고통을 줄이고, 기능을 향상시키며, 진통제 사용의 필요성을 줄이는 것이다. 운동은 나에게 인생에서 가장 소중한 경험을 선사했으며, 경기장에서 뛰면서 소중한 인간관계를 형성할 수 있었다. 운동을 통해 교육을 받았고, 규율을 배웠으며, 역경을 극복하는 능력을 길렀다. 그리고 다행스럽게도, 나는 환자들에게 운동이 내게 제공한 혜택을 공유할 기회를 얻었다.

나는 80세 이상의 노인부터 현역 군인까지, 그리고 그 사이의 모든 연령층의 환자들을 치료하고 있다. 나는 환자들의 기능 수준을 평가하고, 운동을 통해 목표를 설정하고, 기능과 활동 수준을 향상시키도록 도전하는 것을 즐긴다. 의사가 환자의 금연 성공률을 높일 수 있다는 연구 결과와 마찬가지로,[5] 나는 운동을 처방하는 것이 환자의 전반적인 기능 수준에 미치는 영향이 가장 큰 임상적 결정 중 하나라고 생각한다. 이러한 운동 처방은 낙상 위험을 줄이고, 마린 코퍼스 마라톤을 완주하며, 정원을 가꾸고, 강아지와 함께 산책할 수 있도록 돕는다.

전국적인 오피오이드 위기 논쟁 속에서 간과된 중요한 요소는, 운동이 우리 통증 환자들의 삶에서 가질 수 있고, 가져야 하는 중요한 역할이다. 운동은 내 환자들의 내인성 오피오이드 생성을 증가시켜 통증을 감소시킨다. 나는 거의 활동을 제한하지 않는다. 대신, 개별 환자의 상태에 맞춰 생리학적 이점을 제공할 수 있는 운동 수준을 찾아내고, 이를 통해 엔케팔린과 베타 엔도르핀을 증가시키려 한다.[1] 수중 치료, 보조 기기, 그리고 중재적 시술은 환자의 통증을 줄이고, 운동과 신체 활동을 할 수 있도록 도울 수 있다. 이러한 통증 감소와 신체 활동 증가 간의 시너지 효과는 환자들이 더 높은 수준의 기능을 유지하며 생활할 수 있도록 한다.

올바른 영양만큼이나, 수면은 인간 건강에서 가장 과소평가된 요소 중 하나이다. 운동은 통증 환자들의 수면을 향상시킨다.[5] 단순히 통증 강도를 수치로만 평가하는 것이 아니라, 수면 상태도 통증의 심각도를 평가하는 기준으로 삼아야 한다. 운동을 촉진함으로써 나는 환자들의 수면을 개선하고, 회복을 돕고, 전반적인 삶의 질을 높일 수 있다.

불안(anxiety)은 통증의 흔한 구성 요소이다. 운동을 처방함으로써 나는 환자들의 불안을 줄이고 감정적 안정성을 유지하는 데 도움을 준다.[4] 운동을 통해 나는 환자들의 감성 지능을 강화하여, 삶의 스트레스 요인에 효과적으로 대응할 수 있도록 한다. 수면과 마찬가지로, 불안과 우울증 또한 통증 여부에 관계없이 1차적으로 운동을 통해 치료해야 한다.[2]

우리 모두에게는 환자들이 운동하도록 동기를 부여하고, 지도하며, 격려하고, 촉진하고, 지지하며, 최선을 다할 수 있도록 도울 기회가 있다. 테니슨이 율리시스에서 "노력하고, 추구하며, 발견하고, 결코 굴복하지 않는다."라고 말했듯이, 나는 이러한 원칙을 계속해서 실천하며 환자들의 통증을 줄이고, 수면을 향상시키며, 운동을 통해 심리적 건강을 개선할 것이다.

크리스토퍼 도슨 박사는 윌리엄 & 메리 대학교(College of William & Mary) 풋볼팀에서 플레이스키커(placekicker)와 펀터(punter)로 활약하며 올컨퍼런스(All-Conference) 명예를 받았다. 현재 그는 버지니아주 뉴포트 뉴스에서 중재적 통증 치료를 전문으로 진료하고 있다.

추가 참고문헌

1. Henry MS, Gendron L, Tremblay ME, et al. Enkephalins: endogenous analgesics with an emerging role in stress resilience. *Neural Plast.* 2017;2017:1546125.
2. Kandola A, Vancampfort D, Herring M, et al. Moving to beat anxiety: epidemiology and therapeutic issues with physical activity for anxiety. *Curr Psychiatry Rep.* 2018;20(8):63.
3. Lancaster T, Stead L, Silagy C, et al. Effectiveness of interventions to help people stop smoking: findings from the Cochrane Library. *BMJ.* 2000;321(7257):355-358.
4. Morita E, Imai M, Okawa M, et al. A before and after comparison of the effects of forest walking on the sleep of a community-based sample of people with sleep complaints. *Biopsychosoc Med.* 2011;5:13.
5. Vina J, Sanchis-Gomar F, Martinez-Bello V, et al. Exercise acts as a drug; the pharmacological benefits of exercise. *Br J Pharmacol.* 2012;167(1):1-12

신 중에도 그 효과를 발휘할 수 있음을 보여주었다. 임산부의 경우, 정기적인 신체 활동이 임신성 당뇨 예방에 도움이 되며, 출산 후 우울증 위험도 낮출 수 있음이 확인되었다(글상자 15-5).

규칙적인 신체 활동이 특정 집단에 미치는 영향을 확장하여, 2018년 지침에서는 정기적인 신체 활동이 노인의 치매 위험을 감소시킬 수 있음을 보고하였다. 또한 미국 보건복지부의 2018년 지침에서는 처음으로 아동에게도 규칙적인 신체 활동의 이점이 있음을 명확히 언급하였다. 또한 3세에서 5세 사이의 어린아이들조차도 신체 활동을 통해 뼈의 밀도와 건강을 증가시키고, 과도하거나 건강에 해로운 체중 증가 및 체지방 증가 가능성을 줄일 수 있음이 보고되었다. 그리고 2018년 지침에서 처음으로, 규칙적인 신체 활동이 각종 만성 질환을 예방하는 효과뿐만 아니라, 이미 존재하는 질환의 경우에도 진행 속도를 늦추거나 심지어 진행을 막을 수 있음이 강조되었다. 신체 활동이 긍정적인 영향을 미치는 추가적인 암 유형도 밝혀졌는데, 방광암, 자궁내막암, 신장암, 폐암, 위암 등이 포함되며, 신체 활동이 모든 원인에 의한 사망률을 낮추는 효과가 있음이 다시 한 번 강조되었다.

이번 보고서에서 새롭게 추가된 내용으로는 설정된 신체 활동 강도 및 운동량 목표를 충족하지 못하더라도 건강상의 이점을 얻을 수 있음이 명시되었다는 점이다. 보다 구체적으로, 저자들은 건강상의 이점을 얻기 위해 반드시 특정 기준치를 충족해야 하는 것은 아니며, 즉, 어떤 형태의 신체 활동이든 전혀 하지 않는 것보다 더 낫다는 점을 강조하였다.

실제로, 이번 보고서는 경도 강도의 신체 활동조차도 건강상 이점을 제공할 수 있으며, 이는 중등도나 고강도 운동에만 해당되는 것이 아님을 직접적으로 언급한 최초의 보고서이다. 또한 이전 보고서에서는 중등도 강도의 신체 활동을 하루 30분, 주 5일 수행해야 한다는 권장 사항을 제시하면서, 한 번의 운동 세션이 최소 10분 이상 지속되어야 한다고 명시했으나, 2018년 지침에서는 그러한 하한선이 존재하지 않음을 강조하였다. 즉, 하루 총 30분의 신체 활동을 달성하기 위해 2~3분간의 짧은 신체 활동도 합산할 수 있음이 명확하게 기술되었다. 신체 활동 참여율을 높이기 위한 방안으로, 신체 활동 모니터 및 전자 기기를 활용한 운동 세션(예: 스마트폰 또는 스마트워치 기반 운동 프로그램)이 효과적인 방법이 될 수 있음이 제안되었다.

비록 규칙적인 신체 활동의 건강상의 이점에 대한 이해가 과거보다 상당히 발전하였지만, 여전히 많은 것을 배워야 하며, 특히 일반 대중의 신체 활동 참여율을 증가시키는 방법에 대한 연구가 더 필요함이 강조되었다. 이는 1995년 첫 번째 보고서에서 규칙적인 신체 활동의 건강상 이점을 강조한 이후에도 큰 변화가 없다는 사실에서 잘 드러난다. 실제로, 2018년 미국 보건복지부의 보고서에서도 여전히 미국인의 25% 미만만이 근거 기반 지침에서 제시한 신체 활동 목표를 충족하고 있음을 보고하였다. 또한 미국 전역에서 신체 활동 참여율이 낮으며, 주(state)별로도 상당한 차이가 존재하는 것으로 나타났다(그림 15-4). 결과적으로, 신체 활동이 제공할 수 있는 잠재적인 건강상의 이점을 제대로 활용하지 못하고 있으며, 일반 대중의 건강과 생명을 위협하는 많은 질병의 예방 및 감소 기회를 놓치고 있다. 표 15-1에서는 이러한 만

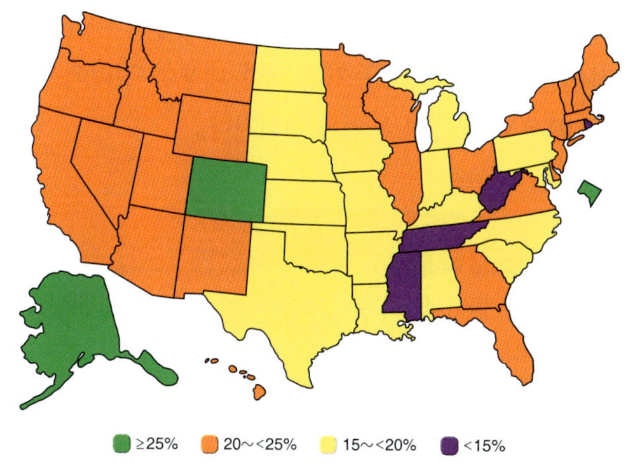

그림 15-4 색상 코딩을 통해 미국 각 주별 정기적인 신체 활동 참여율을 나타낸 지도.

표 15-1 주요 근섬유 분류 체계

- 암(유방암, 대장암, 간암, 신장암, 식도암, 방광암, 두경부암, 자궁내막암)
- 고혈압
- 알츠하이머병 및 기타 치매
- 뇌졸중
- 제2형 당뇨병
- 우울증과 불안
- 골관절염
- 심혈관 질환
- 비만
- 요통
- 사망률(↓20%)

출처: Exercise is Medicine fact sheet, https://www.exerciseismedicine. org/assets/page_documents/EIM%20Fact%20Sheet.pdf

성 질환 및 신체적 질환의 목록과, 신체 활동이 이를 어떻게 긍정적으로 개선할 수 있는지에 대한 내용이 정리되어 있으며, 본문에서 이에 대한 논의가 이어진다.

속성 검토

- 1990년대에 들어서면서 운동과학(exercise science) 분야는 임상의(clinicians) 및 건강 전문가(health specialists)와 더욱 긴밀하게 연계되기 시작했다. 그 결과, "운동은 약이다(Exercise is Medicine)" 운동이 탄생했으며, 규칙적으로 수행되고 적절하게 설계된 신체 활동이 심장병, 제2형 당뇨병, 특정 유형의 암과 같은 일반적인 만성 질환을 예방하고 치료하는 효과적인 방법으로 권장되었다.
- 만성 질환 예방 및 치료에 신체 활동이 효과적이라는 강력한 데이터가 발표됨에 따라, 신체 활동을 생활습관의 일부로 포함하는 것이 얼마나 중요한지, 그리고 어떤 유형의 운동을, 얼마나, 얼마나 자주, 어느 정도 강도로 수행해야 하는지에 대한 중요한 공식 문서들이 일반 대중에게 공개되었다. 이러한 공식적인 권장 사항은 미국 질병통제예방센터(CDC), 미국 보건복지부(U.S. Department of Health and Human Services), 미국 스포츠의학회(American College of Sports Medicine, ACSM) 등 주요 보건 기관에서 발표하였다.
- 중요한 점은, 이러한 건강상의 이점 대부분은 중등도 강도의 신체 활동과 적절한 지속 시간을 통해 얻을 수 있으며, 이는 일상생활에서 흔히 수행하는 활동(예: 잔디 깎기, 걷기, 정원 가꾸기)에서도 충분히 실현 가능하다.
- 그러나 이처럼 중등도 강도의 합리적인 건강 관련 신체 활동 권장 사항에도 불구하고, 여전히 미국인의 25% 미만만이 이러한 목표를 달성하고 있다.

신체 활동에 반응하는 질병 및 의학적 상태

대사성 질환

A. 비만: 오랫동안 비만은 여러 과학적 연구를 통해 건강상의 위험과 관련된 동반질환으로 간주되었으나, 2015년 미국의학협회는 과도한 체지방 축적으로 인해 발생하는 이 상태 자체를 하나의 질병로 공식적으로 인정하였다. 비만의 정의에 따르면, 비만의학협회는 이를 "만성적이고 재발하는, 다양한 요인이 결합된 신경행동성 질환으로, 체지방 증가가 지방조직의 기능 장애를 초래하며, 비정상적인 지방 질량이 물리적인 힘을 형성하여 대사적, 생체역학적, 그리고 심리사회적 건강에 부정적인 영향을 미치는 상태"라고 설명한다. 비만을 판단하는 일반적인 기준은 체질량지수(BMI) ≥30이며, 이는 급속히 증가하는 건강 문제로 대두되고 있다. 실제로, 미국 내 비만 유병률은 1990년 11%에서 2016년 30%로 증가하였다. 그러나 연구에 따르면 신체적 체력은 비만한 사람들의 질병 및 사망 위험에 상당한 영향을 미칠 수 있다. 역학적 연구에 따르면, 비만하지만 체력이 좋은 사람은 정상적인 BMI와 체력을 가진 사람들과 비교했을 때 사망 위험이 더 높지 않다는 결과가 보고되었다. 이러한 연구 결과는 "Fit vs. Fat 논쟁"을 촉발했으며, 체력이 높은 경우, 비만이 건강에 미치는 위험성을 상당 부분 상쇄할 수 있지만, 극단적인 수준의 비만(BMI ≥40 또는 이상적인 체중보다 100파운드[45.5 kg 이상 초과])에서는 이러한 보호 효과가 제한적이라는 점을 보여주었다. 또한 문헌에서는 신체 활동 증가만으로도 상당한 체중 감소 효과를 얻을 수 있지만, 칼로리 섭취 감소와 병행할 때 더욱 효과적이라는 점을 보여주었다.[11] 추가 연구에서는 규칙적인 신체 활동과 식이 제한을 병행하는 것이 단순한 식이 조절보다 체중 증가를 예방하는 데 더욱 효과적임이 입증되었다. 게다가, 식이 제한을 중단한 후에도 정기적인 신체 활동을 지속하는 것은 체중 감량을 유지하는 데 효과적인 방법으로 밝혀졌다.[19]

B. 제2형 당뇨병: 미국에서 제2형 당뇨병의 발생률이 급격히 증가한 것은 비만 유병률 증가와 밀접한 관련이 있다(그림 15-5). 성인 발병 당뇨(*adult-onset diabete*)라고도 불리는 이 질환은, 안정 시 혈당 농도 상승(고혈당)이 특징적이다. 이는 횡문근에서 인슐린 수용체의 둔감화로 인해 근육이 혈당을 효과적으로 흡수하지 못하고, 이와 동시에 췌장의 랑게르한스섬에서 인슐린 분비가 저하되는 현상과 함께 발생한다. 제2형 당뇨병에서는 고혈당 외에도 단백질, 지질, 탄수화물 대사 이상이 흔히 동반된다. 신체 활동은 제2형 당뇨병 관리에 매우 효과적인 방법으로 알려

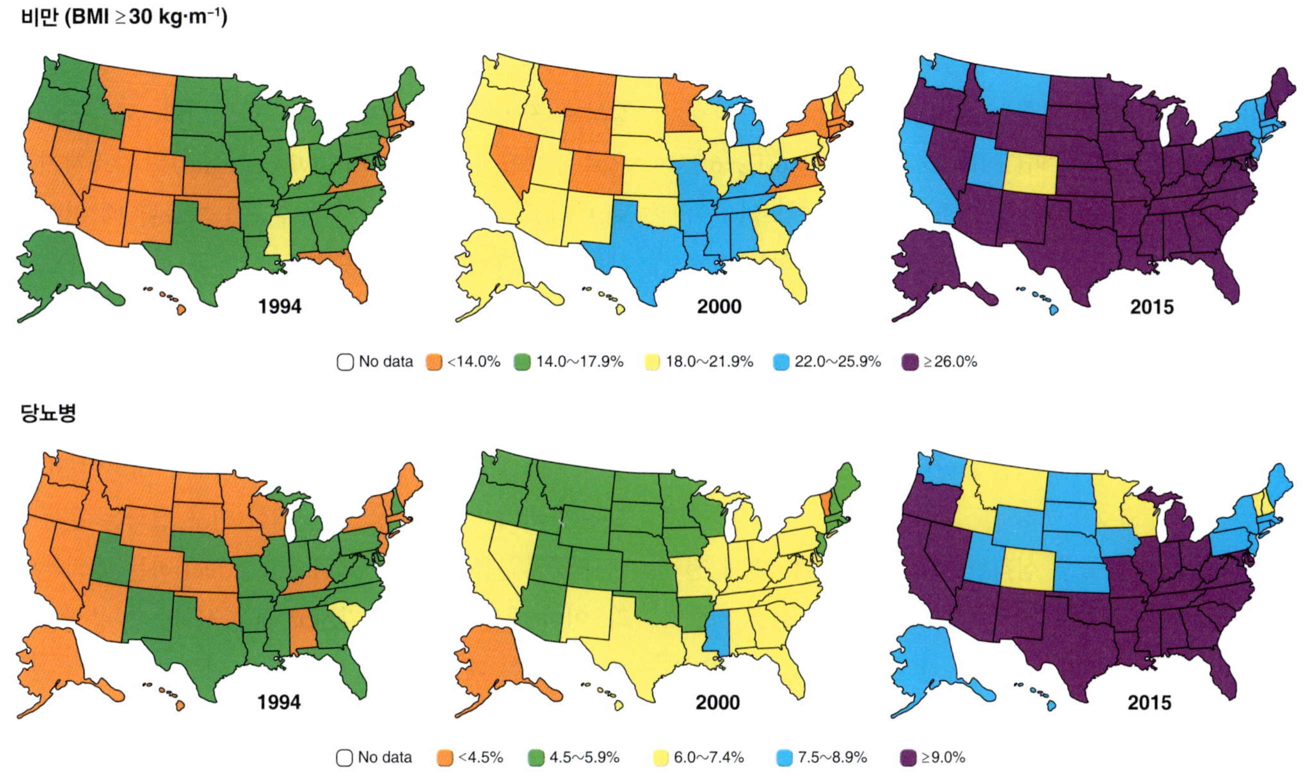

그림 15-5 미국 내 비만 인구 비율 증가(위)와 동일한 인구 집단에서 당뇨병 진단을 받은 비율 증가(아래)를 연도별로 비교한 지도.

져 있다. 이는 근육이 수축하는 과정에서 세포질 내에 존재하는 GLUT 4(glucose transporter 4) 운반체를 근섬유 표면(즉, 근초)으로 이동시키고, 이를 통해 혈중의 포도당이 근육으로 효과적으로 흡수될 수 있도록 하기 때문이다. 따라서 식이요법 및 약물 치료와 함께, 신체 운동은 제2형 당뇨병 관리에 있어 핵심적인 치료법으로 간주된다. 이는 유산소운동과 저항운동 모두에 해당한다. 특히, 저항운동은 근육량을 증가시켜 체내 당 저장 능력(즉, 글리코겐 저장)을 향상시킴으로써 혈당량을 낮추는 추가적인 이점을 제공한다. 이는 혈당이 높을 경우 미세혈관의 혈전 형성을 유발하여, 심장 허혈, **뇌졸중(stroke)**, 하지 허혈, 그리고 안구로의 혈류 감소를 초래할 수 있기 때문이다.[24] 이러한 결과는 결국 심장병, 하지 또는 손가락 절단(하퇴 및 수지 절단), 심지어 실명으로 이어질 수 있다. 따라서 제2형 당뇨병 예방 및 관리를 위해서는 유산소운동과 저항운동을 병행하는 것이 가장 효과적이며, 특히 매일 운동하는 것이 가장 바람직하다. 이러한 빈번하고 규칙적인 운동이 필요한 이유는, 운동에 의해 증가된 인슐린 감수성은 장기적인 적응 효과가 아니라 단기적인 반응으로 작용하며, 운동 후 약 48시간 동안만 지속되기 때문이다.[24] 결과적으로, 신체 활동이 제2형 당뇨병에 미치는 유익한 효과는 단기간 지속되는 일련의 급성 반응이며, 장기간의 운동 훈련 적응 효과는 아니다.

C. **대사 증후군(Metabolic syndrome)**: 대사 증후군은 여러 요인이 결합하여 심혈관 질환 또는 제2형 당뇨병 발생 위험을 증가시키는 상태를 의미한다. 이 용어는 G.M. Reaven 박사가 처음 "**증후군** X(*Syndrome X*)"라는 이름으로 정의했으며,[24] 이후 현재 **대사 증후군**이라는 명칭으로 더 널리 사용되고 있다. 이 질환을 구성하는 다섯 가지 주요 요소는 다음과 같다: 복부(내장) 비만, **고혈압(hypertension)**, 높은 혈중 중성지방 수치, 낮은 혈중 고밀도 지단백 수치 인슐린 저항성.[30] 하지만 이 다섯 가지 요인 중 세 가지 이상이 동시에 존재할 경우 대사 증후군으로 진단할 수 있다. 데이터 분석 결과, 복부(내장) 비만

이 대사 증후군을 예측하는 가장 강력한 단일 요인으로 밝혀졌다. 복부 비만의 위험성은 복부 지방세포의 크기가 증가함에 따라 이들이 염증성 상태로 전환되고, 이 과정에서 종양 괴사 인자 알파(TNF-α), 인터루킨-6(IL-6,), 그리고 C-반응 단백(CRP)과 같은 염증성 사이토카인이 분비되면서 제2형 당뇨병과 심혈관 질환을 유발하는 것으로 확인되었다.[25] 또한 비대해진 지방세포는 항염증 효과를 제공하는 아디포넥틴(*adiponectin*)의 분비를 감소시키며, 결과적으로 체내 전반적인 염증 상태(pro-inflammatory state)를 증가시키는 역할을 한다.[10]

대사 증후군의 발생률은 심각한 우려 대상이며, 현재 전 세계 인구의 20% 이상이 이 상태에 영향을 받고 있는 것으로 추정된다. 또한 미국 성인의 35%가 대사 증후군을 가지고 있다. 대사 증후군의 유병률은 노화 과정이 진행됨에 따라 증가하며, 남성보다 여성에서 더 흔하게 나타나는 것으로 보고되었다.[4,18] 하지만 중요한 점은, 비만으로 진단된 모든 사람이 대사 증후군을 동반하는 것은 아니며, 반대로 체질량지수(BMI) 기준상 비만이 아니더라도 대사 증후군을 가지고 있는 사람들도 존재한다는 것이다. 이러한 현상은 비만과 대사 증후군이 결합될 경우 심각한 건강상의 위험을 초래하는 핵심 요인이 "복부 비만"인지 여부에 의해 결정된다는 점으로 가장 잘 설명될 수 있다. 즉, 허리둘레가 남성의 경우 ≥40인치(102 cm), 여성의 경우 ≥35인치(88 cm) 이상이면 복부 비만으로 간주되며, 이는 대사 증후군과 강하게 연관되어 있다.

다행히도, 행동 변화, 특히 칼로리 제한과 운동이 대사 증후군의 발병을 예방하는 데 효과적인 것으로 나타났다. 특히, 규칙적인 신체 활동은 대사 증후군의 발생을 예방할 뿐만 아니라, 복부 비만을 감소시키고, 이를 통해 심혈관 질환 및 제2형 당뇨병의 위험을 줄이는 데 효과적인 것으로 보고되었다. 그러나 현재까지 복부 비만 감소를 위한 최적의 운동 처방에 대한 구체적인 연구는 제한적이며, 유산소운동과 저항운동 모두 일정한 영향을 미치는 것으로 보인다.[32,33] 특히, 저항운동은 근육량을 증가시켜 혈당 조절 능력을 향상시키며, 이를 통해 제2형 당뇨병 발생 위험을 낮추는 데 기여한다. (기억해야 할 점은, 혈중 과잉 포도당은 골격근 내 글리코겐 형태로 저장될 수 있다는 점이다). 또한 유산소운동은 중등도 강도로 지속적으로 수행할 때뿐만 아니라, 고강도로 간헐적으로 수행될 때도 내장 지방(visceral fat)을 감소시키는 것으로 나타났다.[8,16] 현재 대사 증후군을 치료할 때 일반적인 건강 관련 신체 활동 지침을 따르되, 운동 시간을 하루 30분에서 60분으로 연장하거나 운동 강도를 중등도에서 높은 강도로 증가시키는 것이 내장 지방 감소 효과를 더욱 극대화하는 방법으로 권장된다.[31] 실제로, 최근 연구에서는 12주 동안 변형된 운동 프로그램을 수행한 결과, 내장 지방이 30% 감소하는 효과가 나타났다.[26,27] 이러한 연구 결과는 운동 훈련이 대사 증후군을 예방(prophylactic effect)하는 효과뿐만 아니라, 이미 대사 증후군을 가지고 있는 사람들의 증상을 개선하고 치료하는 데도 활용될 수 있음을 입증하였다.[20]

심혈관계

A. **뇌졸중**: 뇌졸중(뇌출혈 또는 뇌졸중)의 가장 흔한 원인은 뇌로 가는 혈류의 부족이며, 이는 일반적으로 죽상경화증과 같은 혈관 폐색에 의해 발생한다. 연구에 따르면, 뇌졸중을 경험한 사람들은 신체 활동 수준이 낮은 경향이 있다.[5] 또한 뇌졸중을 겪은 사람들 중에서 신체 활동은 후속 뇌졸중의 발생 빈도와 중증도를 감소시키는 동시에, 걷기 속도 및 안정성 증가와 같은 발병 후 회복 속도와 효율성을 향상시키는 것으로 나타났다. 그러나 현재까지 정상적인 일상생활 수행 능력과 관련하여 저항운동이 아닌 유산소운동만이 뇌졸중 후 회복에 효과적인 것으로 입증되었다.[9]

B. **고혈압**: 고혈압(즉, 수축기혈압이 140 mmHg 이상이고 이완기혈압이 90 mmHg를 초과하는 상태, 14장 참조)은 뇌졸중, 심장마비, 심지어 사망의 중요한 위험 요인으로 확인되었다. 불행히도, 미국인 5명 중 약 1명이 고혈압을 가지고 있다. 고혈압을 가진 사람들의 혈압을 낮추면 심혈관 질환으로 인한 사망 위험 또한 감소하는데, 실제로 고혈압 환자의 경우 수축기혈압을 20 mmHg 낮추거나 이완기혈압을 10 mmHg 낮추면 심혈관 질환으로 인한

사망 위험이 50% 감소하는 것으로 보고되었다. 신체 활동의 증가는 수축기 및 이완기혈압을 감소시키는 데 효과적인 것으로 입증되었다.[22] 유산소운동 후 혈압 감소 효과는 정상 혈압을 가진 사람(정규혈압군)과 고혈압 환자 모두에게서 관찰되었으나, 후자의 경우 그 감소 폭이 더 컸다. 현재까지의 연구 데이터에 따르면, 고혈압 환자의 경우 유산소운동이 운동 후 혈압 감소 효과를 유도하는 데 더 효과적인 것으로 보이며, 저항운동은 정상 혈압을 가진 사람에게만 혈압 감소 효과를 나타내는 경향이 있다. 그러나 연구에 따르면, 저항운동도 혈압 감소에 효과적일 수 있으며, 고혈압을 관리하고 치료하기 위해 유산소운동과 함께 보완적으로 활용하는 것이 바람직하다. 운동이 혈압을 낮추는 누적적인 유익한 효과는 주로 카테콜아민(아드레날린) 분비 감소와 이에 따른 교감신경계 자극에 의한 혈관 수축 감소로 설명될 수 있다. 즉, 규칙적인 신체 활동을 통해 자율신경계의 교감신경 반응이 둔화되면서 혈압이 낮아지는 것이다. 특히 중요한 점은, 단 한 번의 운동만으로도 운동 종료 후 최대 10시간 동안 혈압이 감소하는 효과가 지속된다는 점이다. 특별한 금기사항이 없는 경우, 신체 활동의 증가는 고혈압 관리 계획의 정상적이고 효과적인 요소로 간주될 수 있다.

C. **관상동맥심장병**: 관상동맥심장병은 미국에서 가장 흔한 심혈관 질환이다. 뇌졸중과 마찬가지로, 관상동맥심장병(일명 관상동맥질환)은 일반적으로 혈류 공급 부족에 의해 발생하지만, 뇌졸중이 뇌로 가는 혈류 부족으로 인해 발생하는 것과 달리, 관상동맥심장병은 심장으로 가는 혈류 부족에 의해 발생한다. 일반적으로 죽상경화증, 즉 관상동맥 벽에 지방 물질이 축적되는 현상이 **심근경색(myocardial infarction)**, 즉, 심장마비의 주요 원인으로 작용한다(제14장 참조). 그러나 심근경색은 심장 내 판막 기능 이상, 심한 고혈압, 또는 관상동맥 경련으로 인해 발생할 수도 있다.

문헌에 따르면, 규칙적인 신체 활동은 관상동맥심장병을 예방하는 데 효과적이라는 것이 명확하게 입증되어 있다. 이는 관상동맥 내 지방성 플라크 침착을 방지하고 혈압을 유의미하게 감소시키는 데 기여하기 때문이다. 또한 정기적인 신체 활동은 심근경색이 발생했을 경우 생존 가능성을 향상시키는 중요한 역할을 한다. 심장마비 이후, 운동 훈련은 일반적으로 심장 재활 프로그램의 핵심 요소로 포함되며, 여기에는 영양 상담, 위험 요인 관리, 정신사회적 개입 등이 함께 이루어진다.

과거에는 심근경색을 예방하거나 효과적으로 회복하기 위해 장시간의 저강도에서 중강도 유산소운동을 지속적으로 수행하는 것이 중요하다고 여겨졌다. 그러나 최근에는 운동 처방이 확장되어, 단시간의 고강도 유산소운동 및 저항운동도 포함될 수 있음이 밝혀졌다. 실제로, 운동의 효율성과 정신적 피로를 방지하기 위해 유산소운동과 저항운동을 번갈아 수행하거나, 한 세션 내에서 짧은 시간 동안 두 가지를 결합하는 것이 효과적이라는 의견이 제시되고 있다. 그러나 운동 방식에 관계없이, 일반적으로 수축기혈압이 180 mmHg를 초과하거나 이완기혈압이 105 mmHg를 초과하는 경우에는 운동을 피해야 한다고 권장된다.[22]

암

심혈관 질환 다음으로, 암은 미국에서 조기 사망을 초래하는 가장 흔한 원인이다. 암은 제어되지 않는 세포 성장으로 인해 주변의 건강한 조직이 파괴되는 일련의 질환을 의미한다. 암세포는 혈액순환계 및/또는 림프계를 통해 이동하면서 신체의 다른 부위, 심지어 먼 장기까지 퍼질 수 있으며(전이), 이 과정에서 추가적인 세포 변성 및 사멸을 유발할 수 있다. 모든 형태의 암의 근본적인 원인은 유전적 돌연변이에 의해 조절되지 않는 세포 증식이 유발되는 것이다. 이러한 원초적 돌연변이는 흡연, 방사선 노출, 유해 화학물질 접촉, 병원체 감염 또는 유전적으로 결함이 있는 유전자 상속 등 다양한 요인에 의해 발생할 수 있다. 대부분의 암은 체중 감소, **악액질**(근육 소모), 만성 피로, 식욕 저하 및 신체 기능 저하를 초래한다. 그러나 정기적인 신체 활동이 여러 형태의 암으로부터 보호 효과를 제공하며, 규칙적으로 신체 활동을 하는 사람들은 암 생존율이 높고 삶의 질도 향상된다는 강력한 연구 결과가 존재한다.[6,13]. 또한 이미 암에 걸린 환자들도 정기적인 신체 활동을 하면 피로감이 감소하고, 근력과 유산소 체력이 증가하며, 삶의 질이 개선되는 효과를 경험할 수 있다. 이러한 긍정적인 효과는 유산소운동과 저항운동 모두에서 나타나는 것으로 보고되었다. 하지만, 화학요법(항암 치료) 또는 방사선 치료를 받는 환자는 운동 프로그램에 참여하는 것이 제한될 수 있다는 점을 유념해야 한다. 현재까지 정기적인 운동이 긍정적인 영향을 미치는 것으로 확인된 암의 유형에는 위암, 유방암, 전립선암, 대장암, 자궁내막암, 방광암, 간암, 신장암, 식도암 및 백혈병이 포함된다. 운동이 암 예방과 관리에 미치는 유익한 효과는 체내 내분비 환경 변화, 항염증 효과, 그리고 특히 복부 지방 조절과 관련이 있는 것으로 추정된다. 그러나 신체 활동이 암과 싸우는 기전에 대해서는 아직 더 많은 연구가 필요하다(글상자 15-6).

정신질환

A. **우울증**: 우울증은 유병률과 사망률을 증가시키는 주요 원인 중 하나이며, 지속적인 슬픔, 절망감, 흥미 상실, 그리고 낮은 자존감으로 특징지어진다.[15,29] 이러한 증상은 학교나 직장에서의 어려움, 대인관계 문제, 그리고 다양한 신체적 통증과 같은 증상으로까지 이어질 수 있다. 우울증은 일반적으로 경험하는 일시적인 부정적 감정이나 기분과는 다른 임상적 질환으로 간주되어야 한다. 연구에 따르면, 우울증과 신체 운동 능력 사이에는 역의 상관관계가 존재한다.[29] 즉, 신체적으로 더 활발한 사람일수록 우울증 위험이 낮을 가능성이 높다. 그러나 신체 활동이 우울증 치료에 효과적인지를 입증하는 실험 연구는 상대적으로 부족하다. 그럼에도 불구하고, 최근 연구에서는 운동이 인지행동치료 또는 항우울제 약물 치료만큼 우울증 증상을 완화하는 효과가 있을 수 있음이 밝혀졌다.[12] 특히 운동의 유형이 중요한 역할을 하며, 저항운동이 유산소운동보다 우울증 증상을 완화하는 데 더 효과적일 수 있음이 확인되었다. 이러한 효과는 운동이 부정적인 생각에서 주의를 돌리는 역할을 하며, 운동 목표를 성취하면서 성취감을 경험할 수 있기 때문으로 가설이 제기되었다. 또한 운동 중에 분비되는 β-엔도르핀 증가(8장 참조)가 기분을 상승시키는 데 기여할 가능성이 있다. 이러한 효과는 운동 중뿐만 아니라 운동 후 일정 시간 동안 지속될 수 있음이 보고되었다.

B. **불안**: 일시적으로 불안이나 긴장감을 느끼는 것은 정상적인 경험이지만, 불안 장애는 장기간 지속되는 두려움과 걱정이 시간이 지나면서 더욱 심화되는 심각한 의학적 질환이다. 불안 장애를 겪는 사람들은 학교, 직장, 그리고 대인관계에서 정상적인 기능을 수행하는 데 어려움을 겪게 된다. 일반 인구의 약 5%가 불안 장애를 앓고 있는 것으로 추정된다.[7] 불안 장애에는 여러 유형이 있으며, **범불안장애**, **공황장애**, 그리고 **사회불안장애** 등이 대표적이다. **범불안장애**(*generalized anxiety disorder*)를 겪는 사람들은 쉽게 짜증을 내고, 피로를 느끼며, 근육 긴장, 불면증, 안절부절 못하는 증상을 보인다. 한편, **공황장애**(*panic disorder*)는 갑작스럽고 강렬한 공포 발작이 특징이며, 다음 발작에 대한 극심한 걱정과 이전 발작이 발생했던 장소에 대한 두려움을 경험한다. 마지막으로, **사회불안장애**(*social anxiety disorder*)의 증상에는 타인과 함께 있는 것에 대한 심한 긴장감, 친구를 사귀는 데 어려움, 주변에 사람이 있을 때 과도한 발한, 그리고 타인을 불쾌하게 만드는 것에 대한 두려움이 포함된다. 이 주제에 대한 연구는 제한적이지만, 기존 연구에 따르면 신체 활동은 적어도 일시적으로 불안 증상을 완화하는 효과를 보일 수 있다. 지금까지 대부분의 연구는 유산소운동이 불안 감소에 미치는 영향을 조사해 왔으며, 특히 관상동맥심장병, 암, 다발성경화증, 섬유근육통과 같은 만성 질환과 관련된 불안을 완화하는 데 효과적인 것으로 밝혀졌다.

C. **스트레스**: 많은 사람들이 이를 구분하지 못하지만, 스트레스는 불안과 다르다. 스트레스는 특정 사건이나 스트레스 요인에 대한 일시적인 신체적·심리적 반응이며, 반면 불안은 스트레스 요인이 사라진 후에도 지속되는 상태로 정의된다. 스트레스는 분노, 좌절, 걱정을 유발하는

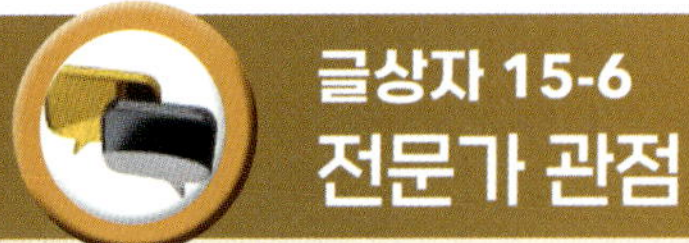

글상자 15-6
전문가 관점

전립선암 관리에서의 저항운동 적용

Robert U. Newton, PhD
운동의학 교수
운동의학 연구소
에디스 코완 대학교
호주 서호주 퍼스

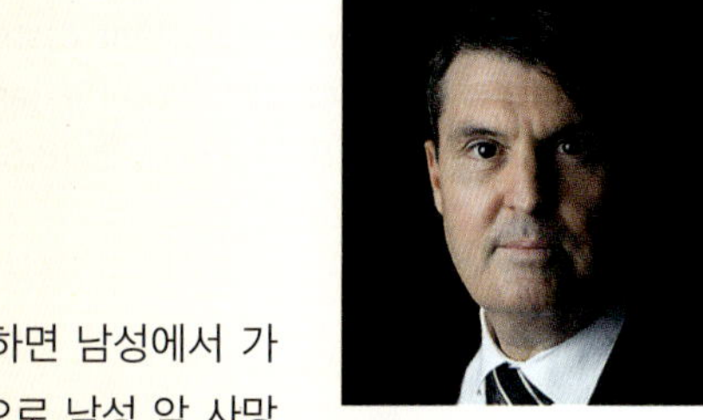

전립선암은 피부암을 제외하면 남성에서 가장 흔한 암이며, 폐암 다음으로 남성 암 사망의 두 번째 주요 원인이다. 전립선암의 5년 생존율은 비교적 높은 90%에 이르며, 이는 수술, 호르몬 요법, 화학요법 및 방사선 치료를 포함한 효과적인 치료법 덕분이다. 그러나 이러한 모든 치료법은 환자의 삶의 질에 상당한 영향을 미치는 부작용을 초래한다. 예를 들어, 안드로겐 차단 요법은 테스토스테론을 억제하여 종양의 성장을 막거나 늦추지만, 근육 및 골 손실, 지방 증가와 같은 심각한 부작용을 초래한다. 이러한 환자들에게 저항운동은 근육 손실을 늦추거나 심지어 되돌리는 데 매우 효과적인 것으로 입증되었다. 특히, 우리 연구팀(Newton et al., 2019)은 저항운동과 충격부하운동의 조합만이 전립선암 환자의 골 손실을 예방하는 데 효과적인 개입법이라는 점을 보고하였다. 이는 운동 처방의 높은 특이성을 보여주는 중요한 발견으로, 저항운동과 유산소운동의 조합은 효과적이지 않았으며, 즉 "잘못된 약"이었다. 현재까지 안드로겐 차단 요법을 받는 남성의 골 손실을 효과적으로 해결하는 약물 치료법은 존재하지 않으며, 이러한 환자에서 급속도로 진행되는 골다공증 문제는 매우 심각한 문제이다.

현재 근육계는 매우 큰 내분비 기관으로 작용하여 다양한 호르몬과 사이토카인을 생성하고, 이를 통해 신체의 다른 조직에 신호를 보낸다는 것이 밝혀졌다. 따라서 근육량을 유지하거나 증가시키는 것은 단순히 기능적인 측면뿐만 아니라 건강한 전신 환경을 유지하는 데 필수적이다. 더욱이, 근육계는 주기적으로 활성화되어야 하며, 주당 대부분의 날에 적절한 방식으로 자극을 받아야 한다. 이렇게 해야 근육이 생성하는 항암 "약물"이 신체에 지속적으로 공급될 수 있다. 전립선암 환자의 경우, 암 자체와 다양한 치료법으로 인해 근육 위축, 대사 장애 및 전신 염증이 발생하는데, 이는 다른 만성 질환을 악화시키고, 암 성장 및 전이를 촉진하는 환경을 조성한다. 이러한 부정적인 변화를 되돌리는 핵심 전략이 바로 근육 비대를 유도하는 저항운동이다. 모든 암 환자에게 있어서 근육 손실을 예방하거나 근육량을 증가시키는 것은 매우 중요하며, 예를 들어 화학요법을 받는 환자의 경우 근육량이 적으면 부작용이 증가하는 것으로 잘 알려져 있다.

전립선암 치료 및 회복의 모든 단계에서 저항운동이 권장된다. 진단을 받은 후 가능한 한 빠르게 구조화된 운동 프로그램을 시작해야 하며, 여기에는 저항운동이 반드시 포함되어야 한다. 암이 초기 단계이거나 진행 속도가 느린 경우, 환자들은 종종 능동적 감시(적극적인 치료 없이 정기적으로 상태를 모니터링하는 전략)를 추천받는다. 연구에 따르면, 능동적 감시를 받는 전립선암 환자들은 운동을 할 경우 종양 진행 속도가 느려지고, 수술이나 안드로겐 차단 요법을 선택하지 않은 것에 대한 심리적 불안이 감소하는 것으로 나타났다.

전립선 제거술은 일반적인 치료법이며, 최근 연구에 따르면 수술 전 몇 주 또는 몇 달 동안 모든 주요 근육군, 특히 골반 근육을 포함한 저항운동을 수행하는 것이 권장된다. 이는 수술 후 합병증을 줄이고, 특히 요실금 발생을 감소시키는 데 도움이 된다. 수술은 신체 운동 능력과 회복력을 감소시키므로, 환자가 수술 전에 신체적으로 강하고 건강한 상태를 유지하는 것이 중요하다. 이를 통해 수술 후 심각한 기능적 저하 및 신체 활동 감소를 방지할 수 있다.

전립선암을 포함한 모든 암 환자들은 화학요법 또는 방사선 치료를 받는 동안 운동을 지속하는 것이 권장된다. 운동은 치료의 부작용을 줄이며, 심지어 치료 효과를 향상시킬 가능성도 있다. 현재의 권장 사항은 환자들이 치료 세션 직전에 짧은 유산소 및 저항운동 프로그램을 수행하는 것인데, 이를 통해 치료 증진 효과를 극대화할 수 있다.

수술, 화학요법 또는 방사선 치료가 끝난 후, 전립선암 환자들은 근육량 감소와 지방 증가를 포함한 부정적인 신체 구성 변화를 경험하게 된다. 이로 인해 근력과 기능적 능력이 감소하며, 이에 대한 해결책으로 저항운동을 재활 치료로 지속하는 것이 필수적이다. 이를 통해 신체 조성, 건강 및 체력을 개선할 수 있다. 환자가 회복한 후에도 평생 동안 운동을 지속하는 것이 중요하며, 이는 암 재발 위험 감소 및 당뇨병이나 심혈관 질환과 같은 치료 후 만성 질환 발생 위험을 낮추는 것과 연관이 있다.

질병 및 치료 관련 피로(fatigue)는 암 환자들에게 가장 심각한 문제 중 하나이며, 저항운동은 근력과 근육량을 증가시켜 이러한 피로를 효과적으로 완화할 수 있다. 특히, 저강도 유산소운동보다 저항운동이 더 잘 받아들여지는 경향이 있다.

전립선암 치료는 남성의 남성성과 성 건강에 부정적인 영향을 미칠 수 있다. 현재까지의 연구 결과에 따르면, 저항운동은 이러한 문제를 심리적·생리적 기전을 통해 개선할 수 있는 가능성이 있는 것으로 보인다.

전립선암 환자에게 적용되는 저항운동의 방식, 용량, 강도, 그리고 시기는 질병의 진행 단계, 치료의 부작용, 치료 유형, 그리고 기존 건강 문제 및 질병 유발 위험 요소를 고려하여 맞춤 설계되어야 한다. 운동 생리학의 평가 및 처방 원칙을 적용하는 것이 필수적이며, 이를 통해 환자들에게 안전하고 효과적인 운동 프로그램을 제공할 수 있다.

추가 참고문헌

1. Galvão DA, Taaffe DR, Spry N, et al. Exercise preserves physical function in prostate cancer patients with bone metastases. *Med Sci Sports Exerc*. 2018;50(3):393-399.
2. Hayes SC, Newton RU, Spence RR, et al. The Exercise and Sports Science Australia position statement: exercise medicine in cancer management. *J Sci Med Sport*. 2019;22(11):1175-1199.
3. Newton RU, Galvao DA, Spry N, et al. Exercise mode specificity for preserving spine and hip BMD in prostate cancer patients. *Med Sci Sports Exerc*. 2019;51(4):607-614.
4. Newton RU, Kenfield SA, Hart NH, et al. Intense exercise for survival among men with metastatic castrate-resistant prostate cancer (INTERVALGAP4): a multicentre, randomised, controlled phase III study protocol. *BMJ Open*. 2018;8(5):e022899. doi: 10.1136/bmjopen-2018-022899.

사건, 환경, 혹은 사람에 대한 매우 흔하고 정상적인 반응이다. 일반적으로 일시적인 스트레스는 질병으로 간주되지 않지만, 지속적이고 장기적인 스트레스는 실제로 질병을 유발할 수 있다. 스트레스는 자율신경계의 교감신경계의 "투쟁-도피 반응"을 촉진하며, 이로 인해 심박수 증가, 혈압 상승, 골격근으로의 혈류 재분배, 호흡 빈도 및 깊이 증가, 그리고 코르티솔과 카테콜아민(8장 참조)의 혈중 농도 증가가 동반된다. 이러한 상태가 지속되면 심혈관 질환 발병 위험이 높아진다. 연구에 따르면, 규칙적인 신체 활동은 스트레스 요인에 대한 생리적·심리적 반응의 발생률과 중증도를 상당히 감소시키는 것으로 나타났다.[17] 아직 결론적으로 증명된 것은 아니지만, 유산소운동과 저항운동을 병행하는 것이 단독으로 유산소운동을 수행하는 것보다 스트레스의 생리적·심리적 증상을 완화하는 데 더 효과적일 가능성이 제기되고 있다.[12]

속성 검토

- 건강 관련 신체 활동과 운동 분야에서 더 많은 연구가 수행됨에 따라, 운동에 의해 긍정적인 영향을 받는 것으로 과학적으로 입증된 질환과 건강 문제가 점점 더 많아지고 있다. 예를 들어, 규칙적으로 신체 활동을 수행하는 사람들에서는 자궁내막암, 위암, 폐암뿐만 아니라 전체 사망률(all-cause mortality)까지도 감소하는 것으로 보고되고 있다.
- 현재는 건강상의 이점이 발생하기 위해 반드시 넘어야 하는 최소한의 신체 활동 역치가 존재하지 않는다는 사실이 알려져 있다. 즉, 신체 활동의 양이나 강도와 관계없이 어떠한 수준의 신체 활동이라도 건강에 유익한 효과를 제공한다.
- 최근에는 장기간의 운동 프로그램에 따른 장기적인 훈련 적응보다는, 일부 생리적 지표에서 나타나는 신체 활동의 유익한 반응이 운동 한 차례 이후 수 시간(예: 6~24시간)을 넘기지 않고 단기간에 소실된다는 근거가 제시되었다. 따라서 포도당 섭취 증가나 혈압 개선과 같은 일부 생리적 변인에서 건강상의 이점을 얻기 위해서는, 원하는 건강 효과를 확보하기 위해 신체 활동을 규칙적으로, 심지어 매일 수행해야 한다.
- 연구에 따르면, 암, 고혈압, 뇌졸중, 골관절염과 같이 이전부터 잘 알려진 질환에 대한 유익한 효과에 더해, 습관적으로 수행되는 신체 활동은 수면의 질을 향상시키고 인지 기능을 개선하는 데에도 도움이 되며, 불안과 스트레스와 같은 정신 질환의 발생률과 중증도를 감소시키는 효과를 제공하는 것으로 알려져 있다.

15장 요약

운동과학 분야에서는 20세기 후반에 중요한 전환점이 있었으며, 이를 통해 습관적인 신체 활동이 신체적, 심리적, 그리고 인지적 건강에 미치는 이점이 학문적 초점이 되었다. 이러한 변화는 질병통제예방센터, 미국 공중위생국, 미국심장협회, 그리고 미국스포츠의학회와 같은 주요 보건 기관이 발표한 공식 성명과 가이드라인에서 가장 명확하게 나타난다. 이러한 문서들은 규칙적인 신체 활동이 제공하는 다양한 건강상의 이점과 신체 활동과 건강 간의 용량-반응 관계에 대한 과학적 증거를 분명히 제시하고 있다. 특히, 2007

년 미국스포츠의학회(ACSM)는 “Exercise is Medicine”이라는 이니셔티브를 공식적으로 도입하여 올바른 운동 처방에 대한 지식을 더욱 효과적으로 보급하고 이를 실천할 수 있도록 장려하였다. 즉, 얼마나 많은 운동을 해야 하는지, 어느 정도의 강도로 해야 하는지, 얼마나 자주 해야 하는지, 그리고 어떤 유형의 운동을 해야 하는지에 대한 과학적 근거를 기반으로 한 운동 처방을 체계적으로 정립하였다. 이러한 노력은 적절한 시간과 에너지 투자로 최적의 건강 효과를 제공하는 운동 처방을 균형 있게 고려함으로써, 대다수의 사람들이 다양한 만성 질환으로부터 자신을 보호하고 조기 사망의 위험을 줄일 수 있도록 돕는 데 목적을 두었다. 앞으로의 연구는 현재까지 축적된 규칙적인 신체 활동의 건강상의 이점을 뒷받침하는 증거를 더욱 강화하는 동시에, 보다 중요한 과제로서 더 많은 사람들이 실제로 건강 관련 신체 활동 프로그램에 참여할 수 있도록 유도하는 방법을 찾아내는 데 집중될 것이다.

CHAPTER 16

건강, 체력, 스포츠 수행을 위한 운동검사

Exercise Testing for Health, Physical Fitness, and Sport Performance

이 장을 읽은 후에는 다음을 할 수 있어야 한다.

1. 경쟁적 운동선수뿐만 아니라 건강과 체력 향상에 관심이 있는 사람들에게 있어서, 체력과 생리적 기능 수행 능력 검사의 역할을 설명한다.
2. 검사해야 할 특정 체력 요소가 개인과 그들의 훈련 목표에 따라 어떻게 달라지는지 기술한다.
3. 개인의 체력 검사 결과를 평가할 때, 인구집단 특이적 규준을 선택하는 것이 왜 중요한지 논의한다.
4. 특정 인기 체력 검사들이 왜 수행되는지와 그 수행 방법을 이해하고 설명한다.
5. 다양한 검사에서 평가되는 생리적 시스템(physiological systems)을 설명하고, 특정 검사가 어떻게 특정 생리적 시스템을 평가하는지를 논의한다.

운동과학자, 운동트레이너, 퍼스널트레이너, 코치 등은 개인의 생리학적 반응 또는 능력을 평가하는 검사를 다양한 목적으로 수행한다. 이러한 목적에는 초기 체력 수준의 결정, 체력 수준의 변화 추적, 진단적 목적 등이 포함된다. 선택되는 검사 유형은 피검자 개인 혹은 피검 집단의 특성 및 평가하고자 하는 생리학적 특성에 크게 의존한다. 예를 들어, 파워클린 동작에서 1회 반복 최대 중량은 미식축구 선수나 투척 종목 선수와 같이 특정 유형의 운동선수에게는 훈련 진행 상황을 추적하는 데 중요할 수 있다. 그러나 일반적인 체력에 관심 있는 대부분의 사람들에게는 그 중요도가 낮을 것이다. 지구력 능력을 직접 측정하는 것(최대산소섭취량, 젖산 역치)은 지구력 운동선수의 훈련 진행도를 평가하는 데 있어 중요하다. 반면, 대부분의 일반 체력 향상 목적을 가진 사람들에게는 최대산소섭취량의 추정치만으로도 충분할 수 있다.

검사와 마찬가지로, 개인의 체력 수준을 평가하기 위해 사용되는 규준(norms) 역시 그 사람이 건강 증진을 목적으로 운동하는지, 아니면 최적의 운동 수행력을 추구하는지에 따라 선택되어야 한다. 실제로, 누구의 체력을 평가하든 그 사람의 연령, 성별, 건강 상태, 훈련 목표에 적합한 검사와 규준을 사용하는 것이 필수적이다. 예를 들어, 프로 운동선수의 체력을 평가하기 위해 선택되는 검사와 규준은 50세의 직장인을 위한 건강 관련 체력 프로그램의 성공 여부를 평가하는 데 사용되는 것보다 훨씬 더 엄격할 것이다.

더불어, 일부 검사들은 고유한 제한점을 갖고 있다는 점도 고려되어야 한다. 예를 들어, 최대산소섭취량을 추정하기 위해 사용되는 검사는 지구력 운동선수의 극히 높은 최대산소섭취량을 판별하는 데 사용되도록 검증된 바 없다. 따라서 이러한 검사를 사용하여 지구력 선수의 최대산소섭취량을 추정하는 경우에는 상당한 정도의 오차가 발생하게 된다. 또한 이들 검사는 지구력 운동선수의 연중 또는 시즌별 훈련 과정에서 나타나는 최대산소섭취량의 미세한 변화를 추적하기에는 정확도가 충분하지 않다. 획득되는 정보의 성격에 따라 특정 집단에 적합하지 않은 검사들도 존재한다. 외견상 건강한 경쟁 운동선수에게 심전도(electrocardiogram, ECG)를 포함한 운동 부하검사를 시행하는 것은 일반적으로 유의미한 정보를 제공하지 않는다. 반면, 흉통 병력이 있는 고령자에게는 ECG 검사가 적절할 수 있다. 모든 검사는 본질적으로 부상의 위험을 내포하고 있다는 점 또한 이해되어야 한다. 특히, 질병 위험이 높은 개인이나 이전의 부상에서 회복 중인 개인이 최대 노력을 요구하는 검사를 수행할 경우 그러한 위험은 더욱 증가한다. 따라서 부상 위험이 있는 개인을 포함하여 모든 사람에게 적절한 검사를 신중하게 선택해야 하며, 모든 신체 검사 과정에서 적절한 안전 조치를 취해야 한다. 특정 개인이나 집단을 대상으로 검사를 선택할 때에는 검사 선택에 관한 정보와 부상의 가능성에 대한 고려가 필요하다. 검사는 현재의 의학적 상태, 체력, 그리고 수행 능력을 평가하기 위해 모든 운동 훈련 프로그램에서 필수적인 구성요소이다. 검사를 통해 운동 시작 시점을 평가하고 추적할 수 있으며, 운동 훈련 프로그램의 성공 여부를 모니터링할 수 있다. 운동 프로그램의 목표 지표를 효과적으로 검사하고 추적하지 않는다면, 그 설계를 개인의 요구에 맞게 조정하거나 관리할 수 없다. 이 장의 목적은 본문에서 언급되는 검사들에 대해 정확한 검사 프로토콜이나 절차를 제시하는 것이 아니라, 일반적으로 수행되는 검사 유형과 그 결과 해석에 관한 정보를 제공하는 데 있다.

근육의 일과 파워

일(*work*)과 파워(*power*)라는 용어는 일반인뿐 아니라 운동선수나 코치들 사이에서도 종종 혼용되어 사용되지만, 이는 올바르지 않다.[28] 두 용어는 각각 골격근의 서로 다른 기능적 능력을 의미하며, 결과적으로 서로 다른 운동 수행 능력으로 이어질 수 있다.

일

'일(work)'이라는 용어는 힘이 일정한 거리 동안 작용하는 것으로 정의되며, 공식으로 나타내면 다음과 같다.

$$일 = 힘 \times 거리$$

따라서 일은 반드시 물체가 일정한 거리만큼 이동하는 운동을 포함한다. 이는 일반적으로 신체 부위가 운동 범위 내에서 움직이는 것을 의미한다. 기술적으로 보면, 거리를 통한 이동이 없는 경우에는 비록 에너지(ATP)가 소모되더라도 근육의 등척성 수축 동안에는 실제로 일이 수행되지 않는다. 즉, 물리학적으로는 일이 0이 된다(글상자 16-1).

일의 양을 정량화하는 데 사용되는 표준 단위는 줄(Joule, J)이다. 1줄(J)은 1뉴턴(N, 1 kg·m = 9.81 N이다)의 힘이 1미터(m)의 거리를 이동시킬 때의 일로 정의된다. 운동과학(exercise science)에서는 전통적으로 킬로폰드(kilopond, kp) 또는 킬로그램-미터(kilogram-meter, kg·m) 단위를 사용하는 경우가 많다. 이 단위는 오래전부터 기계식 사이클 에르고미터에서 운동 수행을 정량화하기 위해 사용되어 왔다. 일반적으로 이러한 사이클 에르고미터에서는 플라이휠의 한 바퀴 회전(revolution)이 6 m 거리를 이동하도록 설계되어 있다. 많은 사이클 에르고미터 검사는 분당 패달 회전수를 50회가 되도록 설정하여 실시하고 있다. 만약 1 kg의 저항이 플라이휠에 주어진다면, 1분 동안 생성되는 일은 300 $kg \cdot m \cdot min^{-1}$이 된다(즉, 50 rpm × 6 m × 1 kg). 이러한 일률(work rate) 300 $kg \cdot m \cdot min^{-1}$ 또는 300 kg·m에서 kg은 1킬로폰드(kp)로 환산된다. 그러나 이러한 단위들은 국제단위계(SI)에서 권장하는 표준 단위 체계와 일치하지 않는다. 따라서 다른 과학 분야와 마찬가지로 운동과학자들도 일을 줄(J) 단위로 표현하는 것이 바람직하다. 위의 예시에서, 300 $kg \cdot m \cdot min^{-1} \times 9.81\ J/kg \cdot m \cdot min^{-1} = 2{,}943\ J$이 되므로, 즉 수행된 일의 양은 2,943줄(J)이 된다.

파워

일과는 달리, **파워(power)**의 평가는 시간 요소를 포함한다. 따라서 일이 수행되는 속도가 바로 파워를 의미한다.[51] 파워는 다음과 같은 공식으로 정의된다.

$$파워 = \frac{힘 \times 거리}{시간} \quad 또는$$

$$파워 = 힘 \times 속도$$

즉, 같은 양의 일을 더 짧은 시간 안에 수행할수록, 더 큰 파워를 나타내게 된다. 국제단위계(SI)에 따르면, 파워의 단위

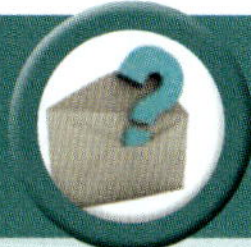

글상자 16-1

학생들의 실제 질문

무게를 들어올리거나 언덕을 뛰어오르는 것과 같은 물리적 과제를 수행할 때 일과 파워는 어떻게 계산되는가요?

일과 파워를 계산하기 위해서는 이동된 저항의 크기(힘), 저항이 이동한 거리, 그리고 작업 수행에 소요된 시간을 알아야 한다. 먼저, 한 개인이 20 kg(44파운드)의 무게를 수직으로 63 cm(0.63 m, 25인치) 들어올리는 팔 굽힘 동작(arm curl)을 3초 안에 수행할 때의 일과 파워를 계산해 보자. 이 계산에서는 팔뚝 자체의 질량은 무시한다.

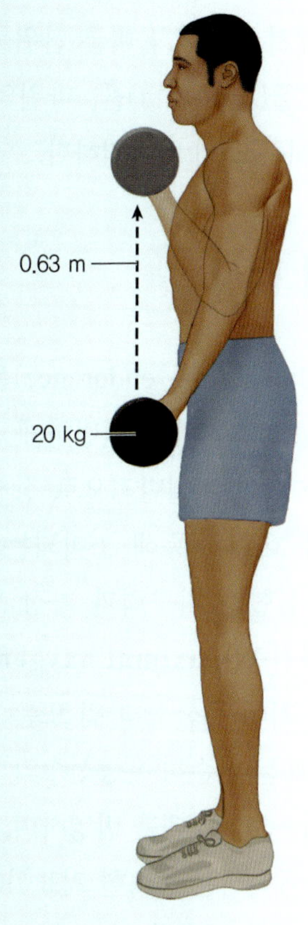

1 kgm = 9.81 joules (J)

일(work) = 힘 × 거리

일 = 20 kg × 0.63 m

일 = 12.6 kgm

일 = 12.6 kgm × 9.81 $J \cdot kg \cdot m^{-1}$

일 = 123.6 J

1와트(watt) = 1 $J \cdot s^{-1}$

$$파워 = \frac{힘 \times 거리}{시간} = \frac{일}{시간}$$

$$파워 = \frac{123.6\ J}{3초}$$

파워 = 41.2 W

어떤 사람이 언덕을 뛰어오를 때, 작용하는 힘은 자신의 체중과 동일하며, 이때는 신체 질량이 수직으로 상승한 거리가 필요하다. 예를 들어, 75 kg(165파운드)의 사람이 언덕을 뛰어올라 수직으로 3.67 m(4야드, 1 m = 1.09야드) 상승하고, 이에 10초가 소요되었다고 가정하면, 이때의 일과 파워는 다음과 같이 계산된다.

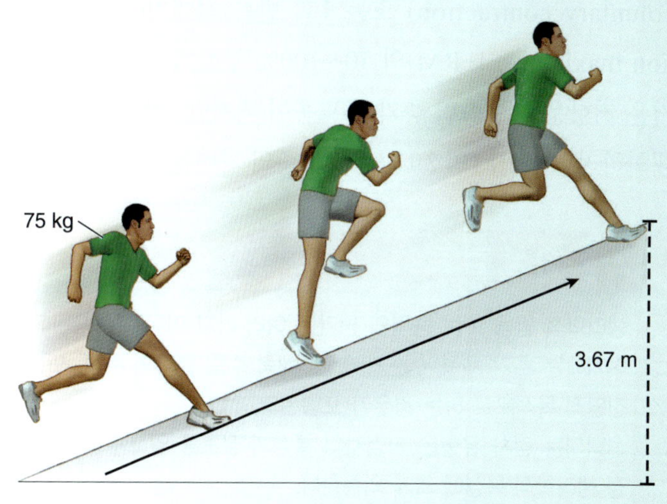

일 = 75 kg × 3.67 m

일 = 275.25 kgm

일 = 275.25 kgm × 9.81 $J \cdot kg \cdot m^{-1}$

일 = 2700.2 J

$$파워 = \frac{2700.2\ J}{10초}$$

파워 = 270.02 W

는 와트(Watt, W)이며, 1 W = 1 $J \cdot s^{-1}$로 정의된다.

일과 파워의 실제적 차이 예시는 다음과 같다. 두 사람이 동일한 무게를 같은 거리만큼 들어올렸다면, 그들이 수행한 일의 양은 동일하다. 그러나 한 사람이 그 일을 더 짧은 시간 안에 수행했다면, 그 사람은 더 높은 파워를 발휘한 것이다. 대부분의 스포츠 및 운동 경기에서, 파워는 근력이나 일을 수행하는 능력보다 성공에 더 결정적인 요소로 간주된다. 예를 들어, 포환던지기(shot put) 선수들은 모두 포환을 턱 아래에서 팔을 굽힌 자세로 시작해 팔을 완전히 펴며 포환을 던질 만큼의 근력을 가지고 있다. 그러나 같은 일을 더 빠르게 수행할 수 있는 선수, 즉 더 큰 파워를 가진 선수가 결국 포환을 더 멀리 던질 수 있다. 이러한 이유로, 파워는 때때로 '폭발적 근력'이라 불리며, 역동적 움직임이 중요한 스포츠나 활동에서는 근력보다 더욱 중요하게 평가된다.

파워의 일부 결정 요인은 유전적 요인에 의해 영향을 받는다. 예를 들어, 속근섬유(fast-twitch muscle fibers, type II)의 비율이 높은 사람은 더 뛰어난 파워형 선수가 되는 경향이 있다. 그러나 훈련을 통해서도 근육의 파워 생성 능력을 향상시킬 수 있다. 다만, 파워 향상을 위한 훈련은 근력 강화 훈련과는 다른 접근법이 필요하다. 최대수의적 수축(maximum voluntary contraction) 또는 1회 반복 최대치(one-repetition maximum, 1-RM)의 70~100% 부하를 들어올리는 무거운 저항운동은 파워 증가에 도움이 되지만, 최대 파워를 극대화하려면 1-RM의 30~60% 수준의 가벼운 부하를 사용하여 빠른 움직임을 수행해야 한다. 이때, 운동 범위의 마지막 구간에서 속도를 늦추기 위한 반대 수축이 일어나지 않도록 해야 한다. 따라서 적절한 운동을 통해 힘-속도 곡선(force-velocity relationship)의 전 구간에서 근육 수행능력을 고르게 발달시키는 훈련이 필요하다. 다시 강조하자면, 근육의 기능적 능력을 향상시키기 위해 수행 능력과 훈련 프로그램의 효과를 평가할 때는, 근육이 얼마나 많은 일을 수행할 수 있는가(work)와 얼마나 빠르게 수행할 수 있는가(power)를 명확히 구분하는 것이 중요하다. 또한 이러한 두 변수의 측정에는 국제단위계(SI)에서 규정한 올바른 단위를 사용해야 한다. 즉, 일의 단위로는 줄(Joules, J)을, 파워의 단위로는 와트(Watts, W)를 사용하는 것이 바람직하다.

속성 검토

- 생리학적 반응 또는 능력의 평가는 여러 가지 이유로 수행된다. 여기에는 초기 체력 수준의 확인, 체력 수준 변화의 추적, 또는 진단적 목적으로 하는 경우가 포함된다.
- 선택되는 검사 유형은 피검자의 특성과 정보를 얻고자 하는 특정 생리학적 특성에 크게 의존한다.
- 일과 파워라는 용어는 골격근의 서로 다른 기능적 역량을 나타내며, 이는 다양한 운동 수행 능력뿐 아니라 일상생활에서의 활동 수행 능력으로도 해석될 수 있다.
- 일은 힘이 일정한 거리 동안 작용한 것으로 정의되며, 공식으로는 다음과 같이 표현된다.

$$\text{일} = \text{힘} \times \text{거리}$$

- 파워의 평가는 시간 요소를 포함하며, 따라서 일이 시간당 수행되는 비율(rate)이 파워를 나타낸다. 파워를 정의하는 공식은 다음과 같다.

$$\text{파워} = \frac{\text{힘} \times \text{거리}}{\text{시간}}$$

또는,

$$\text{파워} = \text{힘} \times \text{속도}$$

심혈관 지구력 검사

심혈관 지구력(cardiovascular endurance)은 운동과학 분야에서 가장 오래되고, 또한 가장 빈번하게 측정되는 생리학적 변수 중 하나이다. 이는 일반적으로 장시간의 최대 운동 동안 미토콘드리아 호흡을 통해 소비되는 최대산소섭취량으로 정량화된다. 심혈관 지구력과 가장 밀접하게 관련된 지표는 **최대산소섭취량(maximal oxygen consumption, $\dot{V}O_{2max}$)**으로, 이는 최대 유산소 파워 또는 유산소 능력이라고도 불린다. 이 지표는 단순히 운동선수의 지구성 능력을 평가하는 것뿐 아니라, 건강 상태를 반영하며, 건강인과 질병군 모두에서 사망률을 예측하는 중요한 지표이다.[8,9,29,36] 예를 들어, 질환이 있는 개인의 경우 $\dot{V}O_{2max}$가 3.5 $mL \cdot kg^{-1} \cdot min^{-1}$ 감소할 때마다 생존율이 약 12% 감소하는 것으로 보고되었다.[36] 또한 독립적인 생활을 유지하기 위해서는 최소한 13 $mL \cdot kg^{-1} \cdot min^{-1}$의 $\dot{V}O_{2max}$가 필요한 것으로 나타났다.[48] 이처럼 $\dot{V}O_{2max}$는 운동 수행능력뿐만 아니라 사망률 및 독립적 생활 능력과도 밀접하게 관련되어 있기 때문에, 엘리트 지구성 선수부터 질병을 가진 집단, 그리고 노년층에 이르기까지 매우 다양한 집단에서 측정된다.

비록 $\dot{V}O_{2max}$가 심폐계의 최대 기능적 능력을 나타내기는 하지만, 그 외에도 심박수, 혈압, 심전도, 그리고 최대하 운동 부하에서의 산소 섭취량 역시 심폐 기능을 반영하는 지표로 활용된다. 따라서 이러한 지표들은 심폐 지구력을 평가할 때에도 함께 측정되는 경우가 많으며, 특히 심혈관 질환의 진단 또는 처치를 목적으로 검사가 수행되는 경우에 더욱 그러하다. 수행되는 검사 방법은 검사의 목적, 대상자, 그리고 사용 가능한 장비·시설·인력에 따라 달라진다.

실험실 환경에서는 **점증부하운동검사(graded exercise test, GXT)**가 $\dot{V}O_{2max}$뿐 아니라 다양한 심혈관 변수의 최대하 값들을 측정하는 데 가장 일반적으로 사용된다. 이 검사는 트레드밀 또는 사이클 에르고미터를 이용하여 운동 부하를 단계적으로 증가시키는 방식으로 수행된다(글상자 16-2). 또한 $\dot{V}O_{2max}$는 간접적 방법으로도 추정할 수 있다. 한편, 필드테스트는 필요 장비가 적고 비용이 훨씬 낮다는 장점이 있어 실험실 검사에 비해 간편하게 사용할 수 있다. 심혈관 지구력 검사의 결과는 기초 체력 수준 평가, 훈련 또는 질병 상태에 따른 체력 혹은 생리적 변화 모니터링, 운동 처방의 기초자료로 활용된다. 이후 내용에서는 실험실 검사 및 필드테스트 모두에서 심혈관 지구력을 평가할 때 사용되는 대표적 검사 프로토콜과 주요 측정 변인에 대해 다룬다.

실험실 검사

심혈관 지구력 또는 점증부하운동검사의 실험실 검사는 일반적으로 사이클 에르고미터 또는 전동 트레드밀을 이용하여 수행된다. 일반적으로 트레드밀 달리기 중 측정된 $\dot{V}O_{2max}$ 값은 사이클 에르고미터에 비해 약 5%에서 25% 정도 더 높다.[19,40]

특정 집단의 경우, 다른 형태의 장비가 사용될 수도 있다. 예를 들어, 조정선수와 수영선수는 각각 조정 에르고미터 또는 수영 수로(swim flume)를 사용하여 검사할 수 있다. 이러한 대체 장비를 사용하는 이유는, 특정 운동 방식으로 훈련된 사람은 해당 방식의 운동에서 다른 유형의 운동보다 더 높은 $\dot{V}O_{2max}$를 보이는 경향이 있기 때문이다. 또한 검사로부터 얻은 정보(예: 특정 부하에서의 심박수, 산소 섭취량, 혈중 젖산 농도)는 훈련 처방이나 종목 특이적 체력 평가에 활용되는데, 이 정보가 피검자의 익숙한 운동 형태를 이용하여 얻어질 때 더 정확한 결과를 제공한다.

또 다른 고려사항은 특정 유형의 운동에 대한 금기사항이다. 예를 들어, 고령자는 무릎 관절염과 같은 정형외과적 문제를 가지고 있어 트레드밀 운동이 금기일 수 있다. 이 경우 운동생리학자는 사이클 에르고미터를 선택할 수 있다. 만약 무릎 관절염이 매우 심각하다면, 피검자는 상지 에르고미터와 같은 형태의 운동을 수행할 수도 있다. 사이클 에르고미터는 또한 보행이나 달리기 시 자세 불안정을 보이거나, 신경근육 질환이 있는 사람에게 적합할 수 있다. 반면, 트레드밀 검사는 일반적으로 더 적절한데, 그 이유는 대부분의 사람들이 사이클 운동보다 걷기와 달리기에 더 익숙하기 때문이다. 게다가, 사이클링에 익숙하지 않거나 훈련되지 않은 사람은 이 형태의 운동을 수행할 때 심혈관계에 충분한 부하를 주기 전에 다리 근육의 국소 피로가 먼저 발생할 수 있다. 이 경우 $\dot{V}O_{2max}$에 도달하거나, 진단 목적을 위한 충분한 심혈관 스트레스를 유발하기 전에 검사가 종료될 수 있다.

점증부하운동검사(GXT)에서 수행할 운동의 종류 외에도, 운동 강도를 증가시키는 방식을 고려해야 한다. **연속형 프로토콜(continuous protocol)** 검사에서는 운동 강도가 단계별로 증가하지만, 각 단계 사이에 휴식이나 중단은 없다. 연속형 프로토콜은 가장 널리 사용되는 형태이다. 반면, **불연속형 프로토콜(discontinuous protocol)**에서는 운동 강도를 단계별로 증가시키되, 각 단계 사이에 짧은 휴식 시간을 둔다. 불연속형 프로토콜은 점진적으로 증가하는 강도를 지속적으로 견디기 어려운 환자 집단에게 유용하다. 그러나 피검자가 연속형 프로토콜을 견딜 수 있다면, 연속형 프로토콜이 우선적으로 선호된다.

연속형 또는 불연속형 프로토콜 중 어느 것을 사용하든, 초기 부하는 피검자의 특성에 따라 달라진다. 예를 들어, 심혈관 질환자의 최종 부하는 훈련된 운동선수의 초기 부하보다 낮을 수 있다. 연속형 또는 불연속형 프로토콜의 각 부하 단계는 일반적으로 2~3분 동안 지속된다. 이 시간은 가능한 경우 심혈관계가 안정 상태에 도달하기에 충분한 시간이다(6장 참조). 안정 상태의 달성은 해당 검사가 운동선수나 환자의 훈련 강도 처방에 사용될 경우 필수적이다. 그러나 검사의

글상자 16-2 학생들의 실제 질문

운동검사 없이 $\dot{V}O_{2max}$를 예측할 수 있을까요?

대학생의 $\dot{V}O_{2max}$는 운동검사 없이 신체활동 측정 설문지와 같은 비운동성 자료로 예측할 수 있다. 이는 대규모 집단을 선별할 때 유용하며, 다음 설문지를 작성한다.

A. 신체 활동 등급(PA-R)

지난 6개월 동안의 전반적인 신체활동 수준을 가장 잘 설명하는 번호를 선택하시오.

1. **비활동적:** 운동이나 힘든 활동을 피하고, 엘리베이터를 항상 이용하며, 가능한 한 걷는 대신 운전한다.
2. **가벼운 활동:** 여가를 위해 가볍게 걷거나 계단을 이용하고, 땀이 약간 날 정도의 활동을 가끔 수행한다.
3. **보통 활동:** 주당 10~60분 동안 중강도의 활동(예: 골프, 승마, 조정, 맨몸운동, 탁구, 볼링, 가벼운 역기 들기, 정원 가꾸기, 청소, 운동을 위한 걷기)을 한다.
4. **보통 활동:** 위의 중강도 활동을 매주 1시간 이상 수행한다.
5. **활발한 활동:** 달리기와 같은 격렬한 신체활동을 주당 1마일 미만 수행하거나, 달리기·조깅·자유형 수영·사이클링·로잉·에어로빅·줄넘기·제자리 달리기 또는 축구, 농구, 테니스, 라켓볼, 핸드볼과 같은 격렬한 유산소성 활동을 주당 30분 미만 수행한다.
6. **활발한 활동:** 달리기를 주당 1마일 이상 5마일 미만 수행하거나, 위에 제시된 격렬한 신체활동을 주당 30분 이상 60분 미만 수행한다.
7. **활발한 활동:** 달리기를 주당 5마일 이상 10마일 미만 수행하거나, 위에 제시된 격렬한 신체활동을 주당 1시간 이상 3시간 미만 수행한다.
8. **활발한 활동:** 달리기를 주당 10마일 이상 15마일 미만 수행하거나, 위에 제시된 격렬한 신체활동을 주당 3시간 이상 6시간 미만 수행한다.
9. **활발한 활동:** 달리기를 주당 15마일 이상 20마일 미만 수행하거나, 위에 제시된 격렬한 신체활동을 주당 6시간 이상 7시간 미만 수행한다.
10. **매우 활발한 활동:** 달리기를 주당 20~25마일 수행하거나, 위에 제시된 격렬한 신체활동을 주당 7시간 이상 8시간 미만 수행한다.
11. **매우 활발한 활동:** 달리기를 주당 25마일 초과 수행하거나, 위에 제시된 격렬한 신체활동을 주당 8시간 이상 수행한다.

B. 지각된 기능적 능력(PFA)

실내 트랙(1마일, 약 1.6 km)에서 연속적으로 달릴 때 너무 쉽지도, 너무 힘들지도 않게 느껴지는 자신에게 가장 적합한 운동 속도를 선택하시오.

1. 천천히 걷기(1마일 18분 이상)
2.
3. 중간 속도로 걷기(1마일 16분)
4.
5. 빠르게 걷기(1마일 14분)
6.
7. 느린 속도로 조깅하기(1마일 12분)
8.
9. 중간 속도로 조깅하기(1마일 10분)
10.
11. 빠른 속도로 조깅하기(1마일 8분)
12.
13. 매우 빠른 속도로 달리기(1마일 7분 이하)

3마일(약 4.8 km)을 쉬지 않고 완주할 때, 숨이 차거나 과도하게 피로하지 않게 완주할 수 있는 속도를 현실적으로 선택하시오.

1. 매우 느린 속도로 걷기(1마일 18분 이상)
2.
3. 중간 속도로 걷기(1마일 16분)
4.
5. 빠르게 걷기(1마일 14분)
6.
7. 느린 속도로 조깅하기(1마일 12분)
8.
9. 중간 속도로 조깅하기(1마일 10분)
10.
11. 빠른 속도로 조깅하기(1마일 8분)
12.
13. 빠른 속도로 달리기(1마일 7분 이하)

위의 질문 외에도 다음 정보를 기록한다.

- 성별(여성 = 0, 남성 = 1), 체질량지수(BMI) = 체중(kg) ÷ [신장(m)]^2

다음의 공식을 이용하여 $\dot{V}O_{2max}$를 예측할 수 있다.

$$\dot{V}O_{2max}(mL \cdot kg^{-1} \cdot min^{-1}) = 44.895 + (7.042 \times \text{성별}) - (0.823 \times BMI) + (0.738 \times PFA) + (0.688 \times PA\text{-}R)$$

예시: 남성(75 kg, 1.79 m, PA–R = 6, PFA = 18(9+9))의 경우

$$BMI = 75/(1.79 \times 1.79) = 23.4$$

$$\dot{V}O_{2max}(mL \cdot kg^{-1} \cdot min^{-1}) = 44.895 + (7.042 \times 1) - (0.823 \times 23.4) + (0.738 \times 18) + (0.688 \times 6)$$

$$\dot{V}O_{2max}(mL \cdot kg^{-1} \cdot min^{-1}) = 50.09\ mL \cdot kg^{-1} \cdot min^{-1}$$

출처: George JD, Stone WJ, Burkett LN. Nonexercise $\dot{V}O_{2max}$ estimation for physically active college students. *Med Sci Sports Exerc.* 1997;29:415-423.

주요 목적이 최대산소섭취량을 결정하는 것이라면, 최대하 부하에서 안정 상태에 도달할 필요는 없다.

검사 중 각 단계에서 부하를 얼마나 증가시킬 것인가도 중요한 고려사항이다. 건강한 개인이나 운동선수의 경우, 고령자, 질환자(예: 심혈관 질환자, 당뇨병 환자), 또는 심장재활 프로그램에 참여 중인 대상자보다 더 큰 폭으로 부하를 증가시킬 수 있다. 각 단계 또는 분당 부하 증가폭이 큰 경우 검사 시간이 짧은 단기 프로토콜이 되고, 부하 증가폭이 작은 경우 검사 시간이 긴 장기 프로토콜이 된다. 그러나 지속 시간이 8~12분인 중간 길이의 프로토콜과 비교할 때, 짧거나 긴 프로토콜 모두에서 $\dot{V}O_{2max}$가 낮게 측정될 수 있다. 짧은 프로토콜은 검사 후반 단계에서 큰 폭으로 증가하는 작업률을 견디기에 근력이 충분하지 않아 조기 종료되는 경향이 있다. 이로 인해 $\dot{V}O_{2max}$가 과소평가 될 수 있다.[14] 반면, 긴 프로토콜은 체온의 상승과 검사 지속에 대한 동기의 저하를 초래할 수 있다. 체온 상승은 활동근 대신 피부로의 혈류 재분배를 유발하며, 이러한 요인 역시 $\dot{V}O_{2max}$의 감소를 초래할 수 있다. 따라서 $\dot{V}O_{2max}$에 도달하게 하기 위한 검사는 8~12분 길이가 되어야 하며, 연구 결과에 따르면 사이클 에르고미터 검사에서 7~26분, 트레드밀 검사에서 5~26분의 지속시간은 유효한 $\dot{V}O_{2max}$ 측정을 할 수 있는 것으로 나타났다.[35] 단, 이 시간 범위에 대한 주의사항은 다음과 같다. 짧은 검사는 충분한 준비운동이 선행되어야 하며, 트레드밀의 경사도는 15%를 초과하지 않아야 한다.

최대하 또는 최대 심혈관 지구력 평가를 위한 운동 형태와 검사 프로토콜의 선택은 검사의 주요 목적에 따라 달라질 수 있다. 운동 형태와 프로토콜의 선택은 (심혈관 질환자, 운동선수 등과 같은) 피검자 집단, ($\dot{V}O_{2max}$ 측정, 심혈관 질환 진단 등과 같은) 검사 목적, 사용 가능한 장비, 검사 수행 인력을 기반으로 결정되어야 한다. 다음 절에서 가장 일반적으로 사용되는 두 가지 검사 유형, 즉 사이클 에르고미터 검사와 트레드밀 검사에 대한 전형적인 프로토콜을 설명한다.

트레드밀 프로토콜

다양한 집단을 대상으로 하는 여러 가지 트레드밀 프로토콜이 개발되어 왔다. 트레드밀 프로토콜은 속도, 경사도 또는 이 두 요인의 조합을 증가시킴으로써 부하를 점진적으로 높인다(그림 16-1). 점증 부하 달리기 검사는 가장 높은 최대산소섭취량($\dot{V}O_{2max}$) 값을 산출하며, 그 다음은 수평 달리기 검사, 그 다음은 걷기 검사 순이다. 달리기 트레드밀 검사 동안에는 혈압을 정확하게 측정하기 어렵고, 심전도 상의 잡음 발생 가능성이 높아진다. 이러한 요인들은 특정 진단 절차에서 달리기 검사의 사용을 제한한다. 또한 검사 중 손잡이를 잡는 행위는 허용되어서는 안 된다. 단, 균형 유지를 위해 반드시 필요한 경우는 예외이다. 손잡이를 잡으면 생리적 부하가 유의하게 감소하며, 이는 심박수의 현저한 감소로 나타난다.

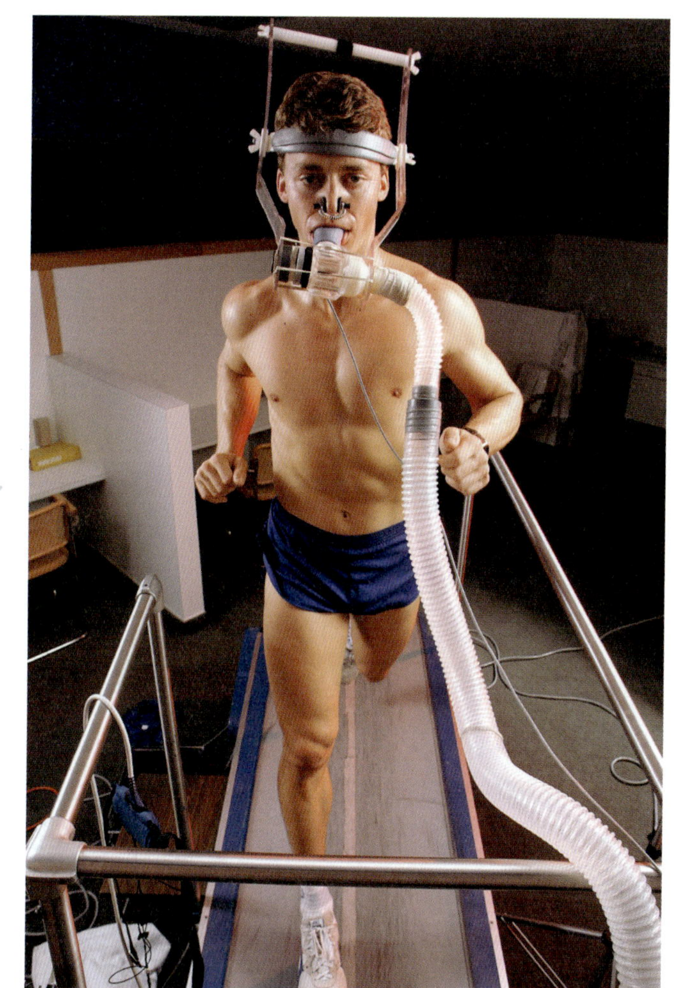

그림 16-1 트레드밀 프로토콜은 속도 또는 경사도를 증가시켜 작업 부하를 높인다. 부하의 증가량과 그 증가 속도는 검사 목적에 따라 달라진다.

Balke 프로토콜[5]은 임상 환경에서 특히 널리 사용되는 걷

표 16-1 Balke 트레드밀 프로토콜

단계	속도(mph)	속도(km/h)	경사도(%)	단계당 지속시간(분)
1	3.3	5.3	0	1
2	3.3	5.3	2	1
3~25	3.3	5.3	매 분마다 1% 증가	각 경사 단계당 1
26	3.5	5.62	25	1
27 이상	단계당 0.2 증가	단계당 0.32 증가	25	각 속도 단계당 1

기 기반 GXT이다(표 16-1). 이 프로토콜은 심혈관 및 기능적 능력이 낮은 환자들에게 적합하다. Balke 프로토콜이 임상 환경에서 인기를 얻은 이유는 초기 부하가 낮고, 부하 증가 속도가 완만하다는 점 때문이다. 속도는 시속 3.3마일(5.3 $km \cdot h^{-1}$)로 고정되어 있으며, 초기 경사도는 0%이다. 첫 1분 후 경사도를 2%로 증가시키고, 이후 2분마다 1%씩 증가하여 25% 경사도에 도달할 때까지 계속한다. 그 이후에는 경사도를 25%로 유지하면서, 속도를 매분 0.2마일(0.32 $km \cdot h^{-1}$)씩 증가시킨다. 이 프로토콜은 심혈관 체력이 낮은 사람들에게는 유효한 $\dot{V}O_{2max}$ 값을 제공하지만, 체력이 더 높은 사람들에게는 검사 시간이 지나치게 길어지는 단점이 있다. 또한 일부 피검자는 국소 근육 불편감(특히 하부 허리와 종아리 근육)을 호소하기도 하며, 이로 인해 실제 $\dot{V}O_{2max}$에 도달하지 못하는 경우가 있다.

또 다른 GXT인 Bruce 프로토콜은 미국에서 가장 널리 사용되는 트레드밀 검사 절차이다(표 16-2).[12,13] 이 프로토콜에서는 속도와 경사도가 모두 3분마다 변경(단계 1~7)된다. 이는 비교적 빠르고 큰 폭의 부하 증가를 초래하여, 짧은 시간 내에 자발적 피로에 도달하게 만든다. 그러나 상대적으로 높은 초기 부하와 빠른 부하 증가속도 때문에, 이 검사는 만성 질환자 등 심혈관 체력이 낮은 사람들에게 부적절하다. 이에 따라, 체력이 낮은 대상자에게 적합하도록 수정된 형태가 개발되었는데, 이는 더 낮은 초기 부하(단계 0 및 0.5)를 추가한 것이다. 두 가지 형태의 Bruce 프로토콜 모두 정상인, 건강한 사람, 또는 중간 체력을 가진 사람들에게 적절하다.

현재까지 많은 트레드밀 프로토콜이 개발되어 왔으며, 앞으로도 특정 집단과 특정 목적을 위해 더 많은 프로토콜이 개발될 것이다. 초기 부하, 부하 증가 폭, 그리고 부하 증가가 속도 또는 경사도의 변화로 달성되는지 여부는 피검자 집단과 검사의 목적에 따라 달라진다. 건강한 사람의 최대산소섭취량($\dot{V}O_{2max}$)을 측정하기 위해 일반적으로 사용되는 트레드밀 프로토콜은 표 16-3에 제시되어 있다. Balke 프로토콜(표 16-1)과 Bruce 프로토콜(표 16-2)의 초기 속도 차이에 주목할 필요가 있다.

표 16-2 Bruce 트레드밀 프로토콜

단계	속도(mph)	속도(km/h)	경사도(%)	단계당 지속시간(분)
0	1.7	2.7	0	3
0.5	1.7	2.7	5	3
1	1.7	2.7	10	3
2	2.5	4.0	12	3
3	3.4	5.4	14	3
4	4.2	6.7	16	3
5	5.0	8.0	18	3
6	5.5	8.8	20	3
7	6.0	9.6	22	3

단계 0과 0.5는 원래 프로토콜에 추가된 것으로, 수정된 브루스 트레드밀 프로토콜로 불린다.

사이클 에르고미터 프로토콜

사이클 에르고미터를 이용한 검사에서는 트레드밀 달리기에 비해 $\dot{V}O_{2max}$ 값이 일반적으로 약 5%에서 20% 낮게 측

표 16-3 건강한 젊은 성인의 최대산소섭취량($\dot{V}O_{2max}$) 평가를 위한 트레드밀 검사 프로토콜

시간(분)	경사도 (%)	속도(남성) (mph)	속도 (남성 러너) (mph)	속도(여성) (mph)	속도 (여성 러너) (mph)
0~2	0	8.0	8.5	7.0	7.5
2~4	2	8.0	8.5	7.0	7.5
4~6	4	8.0	8.5	7.0	7.5
6~8	6	8.0	8.5	7.0	7.5
8~10	8	8.0	8.5	7.0	7.5
10~12	10	8.0	8.5	7.0	7.5
12~14	12	8.0	8.5	7.0	7.5

정된다.[2] 따라서 문헌에서는 사이클 에르고미터가 사용될 때, 보통 이를 $\dot{V}O_{2peak}$라고 부른다. 이는 산소 섭취 곡선에서 최고점이 측정값으로 사용되기 때문이다. 사이클 에르고미터 검사에서는 트레드밀 검사에서와 같은 산소 섭취량의 안정된 고원 구간이 일반적으로 나타나지 않는다. 그러나 사이클 선수나 철인 3종 경기 선수의 경우, 검사의 목적이 종목 특이적 체력을 모니터링하거나 훈련 프로그램 설계를 지원하는 것이라면, 검사의 종목 특이성이 중요할 수 있다(그림 16-2). 또한 사이클 에르고미터는 자세 불안정이 있거나 트레드밀 운동이 금기인 사람(예: 하지 관절염 환자)에게 더 적합하다. 이외에도 사이클 에르고미터는 트레드밀 프로토콜보다 몇 가지 추가적인 장점을 제공하는데, 예를 들어, 혈압 측정이 용이하고, 비용이 낮으며, 심전도 잡음이 적고, 부하를 소폭으로 증가시킬 수 있다는 점이다.

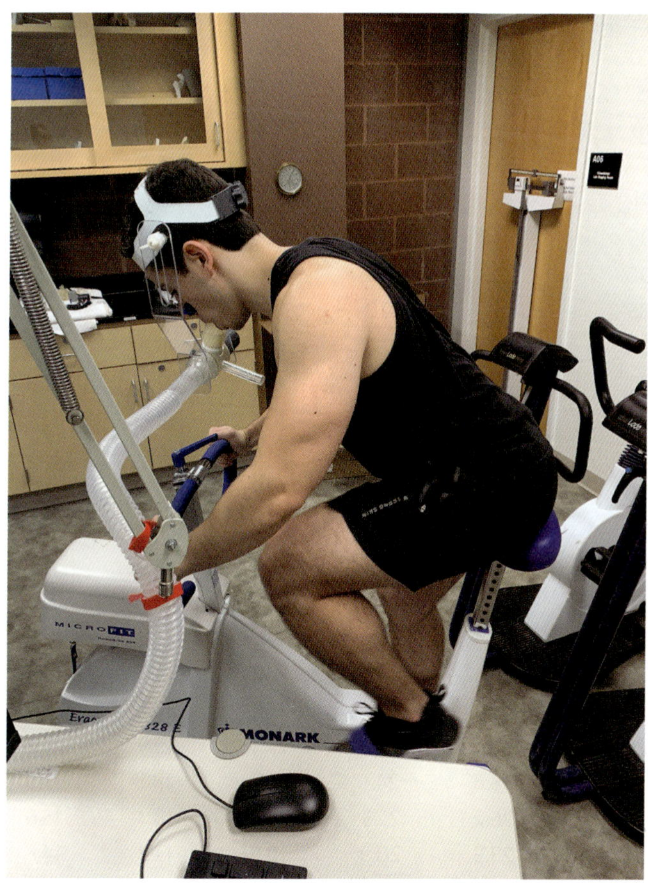

그림 16-2 사이클 에르고미터 운동은 일반적으로 트레드밀 운동보다 최대산소섭취량($\dot{V}O_{2max}$) 수치가 낮게 나타난다. 하지만 사이클 운동은 트레드밀 운동에 비해 몇 가지 장점을 제공한다. 예를 들어, 사이클 선수에게 더 특이적인 검사 수행이 가능하고, 부하(workload)를 미세하게 증가시킬 수 있으며, 자세 불안정성이 있는 사람들에게도 더 적합하다.

트레드밀 운동 중에는 피검자가 자신의 체중을 직접 지탱해야 하므로, 체중이 부하와 산소섭취량에 직접적인 영향을 미친다. 그러나 사이클 에르고미터에서는 부하가 페달 저항과 분당 회전수에 의해 결정되며, 체중과는 무관하다. 예를 들어, 특정 부하가 분당 산소 섭취량 2,000 mL($\dot{V}O_2$ = 2,000 mL · min^{-1})를 요구한다고 가정하면, 이는 체중이 50 kg인 사람에게는 $\dot{V}O_{2max}$ = 40 mL · kg^{-1} · min^{-1}, 75 kg인 사람에게는 26.6 mL · kg^{-1} · min^{-1}에 해당한다. 에르고미터 검사에서는 부하를 작은 단계로 점진적으로 증가시킬 수 있지만, 상대적으로 체력이 낮거나 체중이 가벼운 사람에게는 그 "작은 부하 증가"조차도 과도한 부담이 될 수 있다. 예를 들어, 부하를 25 W(150 kg · m · min^{-1}) 증가시킬 경우, 이는 산소 섭취량 270 mL · min^{-1}의 변화를 요구한다. 개인의 심혈관 체력 수준이 높을수록, 부하 증가에 적응하기 위해 필요한 심혈관계 조절의 폭은 작아진다. 반대로, 체력이 낮을수록, 같은 부하 증가에 적응하기 위해 요구되는 심혈관계 조절의 정도는 더 커진다.

비운동선수를 대상으로 하는 에르고미터 검사에서는 페달 속도를 일반적으로 50~60 rpm으로 유지하고, 2~3분마다 25 W(150 kg · m · min^{-1})씩 부하를 증가시킨다. 운동선수의 경우, rpm은 일반적으로 70~100으로 더 높으며, 부하 증가 폭도 더 클 수 있다. 기계식 에르고미터를 사용하는 경우, rpm은 항상 일정하게 유지되어야 한다. 반면, 전자식 제동 에르고미터를 사용하는 경우, 특정 부하에서 rpm이 변하더라도 저항이 자동으로 조절되어 총 부하가 일정하게 유지된다. 장애를 가지고 있어 하지 운동을 수행할 수 없는 사람은 상지 에르고미터를 이용한 검사를 수행할 수 있다. 상지 에르고미터 검사에서의 $\dot{V}O_{2max}$는 일반적으로 트레드밀 운동 시보다 20~30% 낮으며, 부하는 작게(12.5 W, 75 kg · m · min^{-1}) 증가시킨다. 이것은 상지 운동이 하지 운동에 비해 동원되는 근육량이 더 적기 때문이다.[40]

사이클 에르고미터는 최대하 및 최대 심혈관 반응과 기타 생리적 반응을 평가하는 데에도 사용될 수 있다. 트레드밀 프로토콜과 마찬가지로, 사이클 에르고미터 프로토콜도 다양한 대상 집단의 검사 요구에 맞게 설계될 수 있다. 또한 사이클

표 16-4 건강한 젊은 성인의 최대산소섭취량($\dot{V}O_{2max}$) 측정을 위한 사이클 에르고미터 검사 프로토콜

시간(분)	파워 출력(비훈련자)		파워 출력(훈련자)	
	kpm	W	kpm	W
0~2	300	50	600	100
2~4	600	100	900	150
4~6	900	150	1,200	200
6~8	1,100	180	1,500	250
8~10	1,300	215	1,800	300
10~12	1,500	250	2,100	350
12~14	1,700	280	2,400	400

에르고미터는 트레드밀 운동보다 더 안전하며, 부하를 세밀하게 조절할 수 있다는 장점이 있다. 이로 인해 일부 대상자에게는 보다 적합한 검사 방식이 된다. 표 16-4에는 사이클 에르고미터를 이용하여 최대산소섭취량을 측정하는 건강한 비훈련자 및 훈련자용 프로토콜이 제시되어 있다.

전형적인 최대산소섭취량($\dot{V}O_{2max}$) 수치

최대산소섭취량($\dot{V}O_{2max}$)은 일반적으로 체중(body mass)에 대한 상대값으로 표현된다(mL·kg^{-1}·min^{-1}). 체중에 대한 상대적 $\dot{V}O_{2max}$는 대부분의 운동선수에게 매우 중요하다. 그 이유는, 선수들이 훈련과 경기 동안 자신의 체중을 직접 지탱해야 하기 때문이다. 체중에 대해 상대화된 값으로 비교할 때, 국제 수준의 지구력 선수가 가장 높은 $\dot{V}O_{2max}$ 값을 가진다. 예를 들어, 엘리트 마라톤 선수나 크로스컨트리 스키 선수와 같은 국제 수준의 지구력 선수 중 여성 선수의 $\dot{V}O_{2max}$는 약 75 mL·kg^{-1}·min^{-1}, 남성 선수의 경우에는 약 85 mL·kg^{-1}·min^{-1}에 이를 수 있다. 또한 일부 남성 엘리트 지구력 선수의 경우 $\dot{V}O_{2max}$ 값이 94~96 mL·kg^{-1}·min^{-1}까지 도달하기도 한다. 20세에서 60세 사이의 남성과 여성의 $\dot{V}O_{2max}$ 규준값은 표 16-5에 제시되어 있다. 최소한의 $\dot{V}O_{2max}$ 유지는 건강을 위해 매우 중요하다. 왜냐하면 $\dot{V}O_{2max}$가 20번째 백분위수 이하인 경우, 이는 좌식 생활양식과 모든 원인에 의한 사망 위험 증가와 관련되어 있기 때문이다.[9] $\dot{V}O_{2max}$는 실험실 검사 또는 필드테스트를 통해 측정될 수 있으며(다음 절에서 논의됨), 그 측정값은 표 16-5의 규준값

표 16-5 최대 유산소 능력의 백분위수 기준치

백분위	나이대 별 $\dot{V}O_{2max}$ (mL·kg^{-1}·min^{-1})				
	20~29	30~39	40~49	50~59	60~69
남성					
95	66.3	59.8	55.6	50.7	43.0
90	61.8	56.5	52.1	45.6	40.3
85	59.3	54.2	49.3	43.2	38.2
80	57.1	51.6	46.7	41.2	36.1
75	55.2	49.2	45.0	39.7	34.5
70	53.7	48.0	43.9	38.2	32.9
65	52.1	46.6	42.1	36.3	31.6
60	50.1	45.2	40.3	35.1	30.5
55	49.0	43.8	38.9	33.3	29.1
50	48.0	42.4	37.8	32.6	28.2
45	46.5	41.3	36.7	31.6	27.2
40	44.9	39.6	35.7	30.7	26.6
35	43.5	38.5	34.6	29.5	25.7
30	41.9	37.4	33.3	28.4	24.6
25	40.1	35.9	31.9	27.1	23.7
20	38.1	34.1	30.5	26.1	22.4
15	35.4	32.7	29.0	24.4	21.2
10	34.6	33.0	31.4	29.9	26.7
5	29.0	37.2	24.2	20.9	17.4
여성					
95	56.0	45.8	41.7	35.9	29.4
90	51.3	41.4	38.4	32.0	27.0
85	48.3	39.3	36.0	30.2	25.6
80	46.5	37.5	34.0	28.6	24.6
75	44.7	36.1	32.4	27.6	23.8
70	43.2	34.6	31.1	26.8	23.1
65	41.6	33.5	30.0	26.0	23.1
60	40.6	32.2	28.7	25.2	21.2
55	38.9	31.2	27.7	24.4	20.5
50	37.6	30.2	26.7	23.4	20.0
45	35.9	29.3	25.9	22.7	19.6
40	34.6	28.2	24.9	21.8	18.9
35	33.6	27.4	24.1	21.2	18.4
30	32.0	26.4	23.3	20.6	17.9
25	30.5	25.3	22.1	19.9	17.2
20	28.6	24.1	21.3	19.1	16.5
15	26.2	22.5	20.0	18.3	15.6
10	23.9	20.9	18.8	17.3	14.6
5	21.7	19.0	17.0	16.0	13.4

Kaminsky LA, Arena R, Myers J. Reference standards for cardiorespiratory fitness measured with cardiopulmonary exercise testing: data from the Fitness Registry and the Importance of Exercise National Database. *Mayo Clinic Proceedings*. 2015; 90 (11):1515-1523에서 허가를 받아 수정함.
인용처: American College of Sports Medicine. *ACSM's Guidelines for Exercise Testing and Prescription*. 10th ed. Philadelphia, PA: Wolters Kluwer, 2018, Table 4.7.

과 비교하여 평가할 수 있다.

심박수 측정

심박수는 유산소 운동 강도의 지표로 널리 사용되며, 유산소 운동 처방을 수립하는 데 유용하게 활용된다(14장 참조). 심박수가 널리 사용되는 이유는 비침습적이고 편리하며, 특히 정확하고 신뢰할 수 있는 심박수 측정기기의 보급 덕분이다. 심박수는 생리학적 관점에서도 유산소 운동 강도 및 심폐 체력의 지표로서 유용하다. 그 이유는 다음과 같은 여러 관계에 근거한다.

- 유산소 체력이 향상되면, 안정 시 심박수와 절대적 최대하 부하에서의 심박수가 감소한다.
- 심박수는 산소섭취량($\dot{V}O_2$)과 일반적으로 선형 관계를 가진다.
- 심박수는 기계적 파워 출력, 부하, 운동 강도와도 일반적인 선형 관계를 가진다.

장기간의 유산소 훈련과 일부의 저항성 훈련은 안정 시 심박수를 감소시킨다(14장 참조). 낮은 안정 시 심박수 또는 훈련으로 인한 안정 시 심박수 감소는 일반적으로 유산소 체력 향상의 지표로 받아들여진다. 안정 시 심박수가 감소하면서도 심박출량이 유지되기 위해서는 일회박출량이 증가해야 한다(6장 참조). 이는 다음 관계식으로 설명된다. 심박출량 = 심박수 × 일회박출량. 따라서 심박수가 감소하더라도, 일회박출량의 증가로 인해 심박출량이 유지된다. 이로써 심박수 감소에도 불구하고 조직으로의 혈액 공급, 산소 및 영양소 전달, 그리고 노폐물 제거가 유지된다. 남성과 여성의 안정 시 심박수는 개인차가 크며(표 16-6), 마라톤 선수나 도로 사이클 선수와 같은 국제 수준의 유산소 운동선수에서는 약 35회/분까지 낮은 값을 보인다. 심폐 체력이 높을수록, 같은 절대 최대하 부하(같은 파워 출력)에서의 심박수는 낮다. 따라서 유산소 체력이 우수한 사람은 같은 절대 최대하 부하에서 체력이 낮은 사람보다 더 낮은 심박수를 보인다. 또한 유산소 훈련은 절대 최대하 부하에서의 심박수를 감소시킨다.

표 16-6 안정 시 심박수의 일반적인 분류

분류	안정 시 심박수(bpm)	
	남자	여자
낮음	35~56	39~58
적당히 낮음	57~61	59~63
평균 이하	62~65	64~67
평균	66~71	68~72
평균보다 높음	72~75	73~77
적당히 높음	76~81	78~83
높음	82~103	84~104

bpm = 분당 심박수.
자료 출처: Golding L. *YMCA Fitness Testing and Assessment Manual*. Champaign, IL: Human Kinetics Publishers; 2000.

심박수는 $\dot{V}O_2$, 기계적 파워 출력, 부하, 운동 강도와 선형적 관계를 가지므로, 이들 변수가 증가하면 심박수도 증가한다. 그러나 이러한 관계를 해석할 때 몇 가지 주의할 점이 있다. 심박수는 일반적으로 $\dot{V}O_2$와 운동 강도에 대해 선형적 관계를 보이지만, 운동 강도가 증가함에 따라 완벽히 직선적인 증가를 보이지는 않는다. 최대 운동 강도에 가까워질수록 심박수는 최대값에 접근하면서 증가가 둔화되어 고원 양상을 보인다. 심박수는 일반적으로 최대치의 45~50%에서 85~90% 범위에서 운동 강도 및 $\dot{V}O_2$와 가장 예측 가능하고 일관된 관계를 보인다.[7] 예를 들어, 점증적 탈진적 사이클 에르고미터 검사에서 심박수는 최대 부하에 근접할 때 고원 상태를 보인다. 심박수와 파워 출력의 관계는 약 145~180 bpm, 또는 최대 파워 출력의 40~80% 구간에서만 선형 관계를 갖는다(그림 16-3).

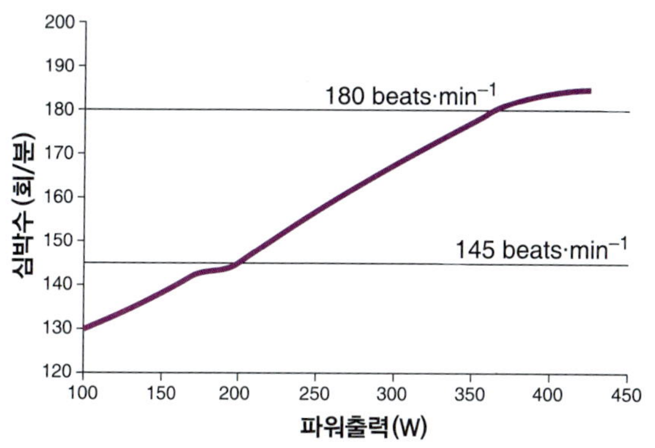

그림 16-3 심박수는 사이클 에르고미터 운동 중 약 145~180 bpm 또는 최대 파워 출력의 약 40~80% 범위에서만 파워 출력과 선형적인 관계를 가진다. 따라서 이 범위 내에서 심박수는 유산소 운동의 부하 또는 강도를 가장 잘 반영한다.

베타차단제와 같은 약물을 복용하는 심혈관 질환자의 경우, 심박수와 유산소 부하 또는 운동 강도 간의 비정상적 관계를 보일 수 있다. 베타차단제는 용량에 따라, 정상인에 비해 주어진 최대하 부하에서 심박수를 20~30% 감소시키며, 최대 심박수도 감소시킨다. 따라서 이러한 대상자에 대해서는 운동 강도-심박수 관계 해석 및 유산소 운동 처방 시 이 요인을 반드시 고려해야 한다.

심박수는 유산소 운동 강도의 좋은 지표이지만, 저항운동의 강도를 평가하기 위한 좋은 지표는 아니다. 저항운동의 강도는 일반적으로 1회 최대 반복(1-RM)의 최대 중량에 대한 백분율(%)로 표시된다(14장 참조). 1-RM(1회 최대 반복 가능 중량)을 들어올릴 때는, 1-RM의 50%에서 90% 정도의 중량을 사용해 **동심성 수축 실패(concentric failure)** 지점까지, 즉 더 이상 반복을 완성할 수 없을 때까지 운동하는 경우보다 심박수가 더 낮게 나타난다. 예를 들어, 비훈련자의 경우 1-RM보다 낮은 저항(50~90% 1-RM)에서 근수축 실패 시점까지 수행하면 1-RM을 한 번 드는 것보다 더 높은 심박수를 보인다(그림 16-4).

요약하면, 안정 시 심박수 및 절대 최대하 부하에서의 심박수는 유산소 체력의 지표로 사용될 수 있다. 심박수는 $\dot{V}O_2$ 및 운동 강도와의 선형 관계를 기반으로 유산소 체력의 지표로 활용될 수 있다. 그러나 심박수는 저항운동의 강도를 평가하기 위한 적절한 지표가 아니다.

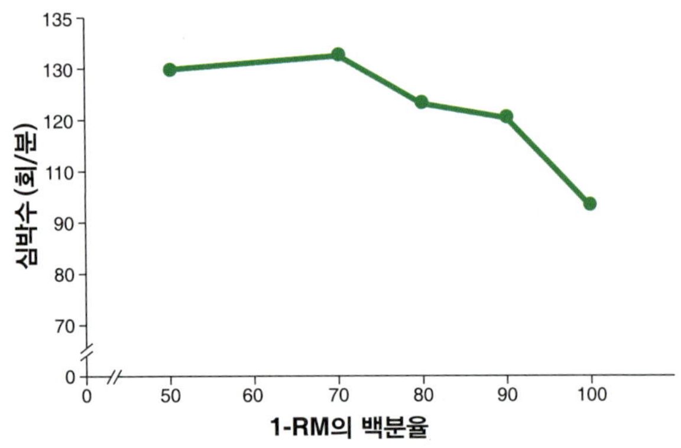

그림 16-4 무릎 펌 운동을 반복 수축 실패 지점까지 수행하는 동안의 최대 심박수와의 관계는, 심박수가 1회 최대 반복(1-RM)의 백분율로 표현된 웨이트 트레이닝 강도를 나타내는 좋은 지표가 아님을 보여준다. 실제로 1-RM의 100% 무게를 들어올릴 때의 심박수는, 더 낮은 무게를 사용할 때보다 더 낮은 것으로 나타났다. (자료 출처: Fleck SJ, Dean L. Previous resistance training experience and the pressor response during resistance exercise. *J Appl Physiol*. 1987;63: 116-120.)

혈압 측정

혈압은 심실의 수축기 동안과 이완기 동안 동맥벽에 작용하는 압력을 말한다. 일반적으로, 휴식기 또는 운동 중 혈압이라 함은 상대적으로 훨씬 낮은 폐순환혈압이 아니라, 체순환혈압, 즉 수축기혈압과 이완기혈압을 의미한다. 안정 시 혈압과 활동 중 혈압, 그리고 훈련이 혈압에 미치는 영향은 이미 6장에서 논의되었다. 다시 말해, 정상보다 높은 안정 시 혈압은 고혈압(*hypertension*)이라 부르며(자세한 내용은 글상자

글상자 16-3
알고 있습니까?

백의 고혈압은 무해하지 않다

백의 고혈압(white-coat hypertension)은 병원이나 진료실에서 혈압을 측정할 때만 혈압이 높게 나타나는 현상을 말한다. 일반적으로 이는 병원 환경에서 느끼는 긴장감이나 불안감 때문인 것으로 여겨진다. 이러한 긴장감이 일시적인 혈압 상승의 일부 원인이 될 수는 있지만, 백의 고혈압은 결코 무해한 상태가 아니다. 백의 고혈압을 보이는 사람들은 고혈압으로 발전할 위험이 더 크다. 실제로 백의 고혈압을 보였던 사람들은 10년 후 지속성 고혈압(24시간 혈압 모니터링 또는 가정 측정 시에도 높은 혈압)으로 발전할 가능성이 백의 고혈압이 없던 사람보다 2.5배 더 높았다.

추가 참고문헌

1. Mancia G, Bombelli M, Facchetti R, et al. Long-term risk of sustained hypertension in white-coat or masked hypertension. *Hypertension*. 2009; 54:226-232.

16-3 참조), 신체 훈련은 안정 시 혈압을 감소시키며, 혈압은 지구성 훈련과 근력 훈련 모두에서 상승하지만, 그 증가 폭은 저항운동 중에 더 크다.

혈압은 일반적으로 상완동맥에서 측정된다. 체순환 내에서 혈압은 부위마다 다르며, 대동맥에서 가장 높고, 정맥에서 가장 낮다. 혈압 측정은 일반적으로 **청진법(auscultation)**을 통해 이루어진다. 이는 장기나 조직에서 나는 소리를 청취하여 정상 혹은 비정상 기능을 진단하는 방법이다. 혈압의 청진법 측정은 압력계와 공기 주입식 커프로 구성된 **혈압계(sphygmomanometer)**와 청진기를 함께 사용하여 이루어진다(그림 16-5). 커프를 팽창시키면 상완동맥이 압박되어 혈류가 완전히 차단된다. 청진기는 혈류가 차단된 부위의 원위부(distal)에 위치시킨다. 혈류가 차단되면, 당연히 혈류음은 들리지 않는다. 이후 커프 내의 압력을 서서히 감소시키면, 혈류는 혈압이 가장 높은 수축기 동안에만 차단된 부위를 통과하게 된다. 이때 혈류는 난류 상태가 되어 날카로운 두드리는 소리가 들리는데, 이를 제1 **코로트코프음(Korotkoff sound)**이라 한다. 이 용어는 1905년 이 방법을 개발한 코로트코프(Korotkoff)의 이름에서 유래하였다. 커프의 압력이 더 낮아지면 난류가 감소하며, 소리가 약해지거나 부드럽게 들리는데, 이를 제4 코로트코프음이라 한다. 압력이 더 감소하면, 혈류가 수축기와 이완기 모두 동안 층류 상태가 되어 혈류음이 완전히 사라지며, 이를 제5 코로트코프음이라 한다. 정상 혈압 상태의 사람에서는, 제1, 제4, 제5 코로트코프음이 각각 약 120, 90, 80 mmHg에서 나타나며, 제1 코로트코프음은 수축기혈압(systolic BP)을, 제5 코로트코프음은 이완기혈압(diastolic BP)을 의미한다.

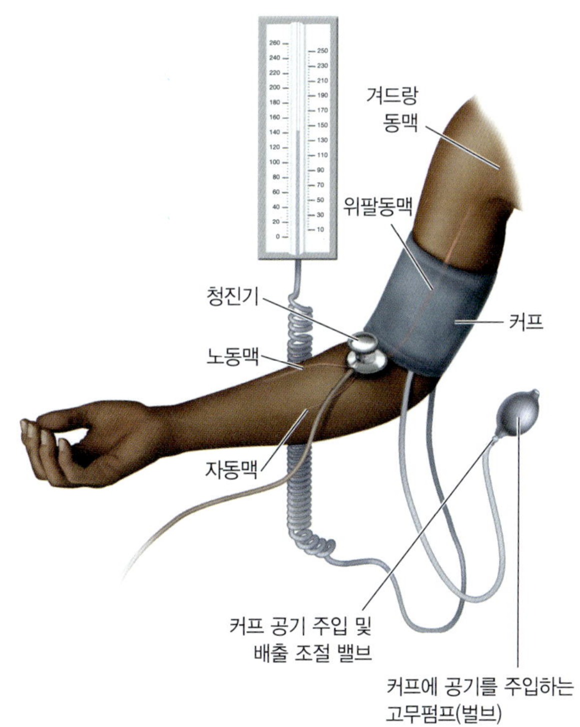

그림 16-5 아네로이드 혈압계를 사용한 청진법을 통해 혈압을 측정할 때 일반적으로 사용하는 장비 구성이 그림에 제시되어 있다. 커프(cuff)는 고무 펌프와 밸브를 이용하여 공기를 주입하거나 뺄 수 있다. 청진기는 코로트코프 음을 듣기 위해 사용된다.

혈압계는 여러 형태가 있다. 미국심장협회(American Heart Association, AHA)는 수은 혈압계를 가장 정확하고 타당한 측정기기로 인정한다.[41] 그러나 기계식 압력 게이지를 사용하는 아네로이드 혈압계와 자동 혈압계 또한 널리 사용된다. 자동 혈압계는 마이크로폰과 컴퓨터 프로그램을 이용하여 커프를 자동으로 팽창 및 수축시키고, 이를 통해 코로트코프음을 자동 감지한다.

혈압은 안정 시뿐 아니라, 부하검사 중과 회복기에도 자주 측정된다. 앞서 언급했듯이, 활동 중 혈압 측정은 트레드밀 검사보다는 사이클 에르고미터 검사에서 더 용이하다. 정상적인 혈압 반응은 운동 부하가 증가함에 따라 수축기혈압이 점진적으로 증가하고, 이완기혈압은 거의 변하지 않거나 변화가 매우 적은 것이다(그림 16-6). 사이클 에르고미터 검사 중에는 수축기혈압이 부하 50 W 증가당 6~9 mmHg 상승하는 것이 일반적이다.[45] 만약 수축기혈압의 상승이 과도하거나 이완기혈압이 현저히 상승한다면, 이는 운동에 대한 비정상 반응을 의미한다. 예를 들어, 정상 혈압을 가진 성인은 유산소 또는 지구성 운동 중 일반적으로 수축기혈압 180~190 mmHg에 도달한다. 그러나 수축기혈압이 250 mmHg를 초과하거나, 검사 전 안정 시 혈압보다 140 mmHg 이상 상승할 경우, 이는 고혈압에 대한 소인이 있음을 나타낸다. 또한 수축기혈압이 초기에 증가했다가 부하 증가에 따라 10 mmHg 이상 감소하거나, 검사 전 동일한 자세에서의 혈압보다 낮아진다면, 이는 심근 허혈 반응, 좌심실 기능 장애 혹은 심혈관 사건

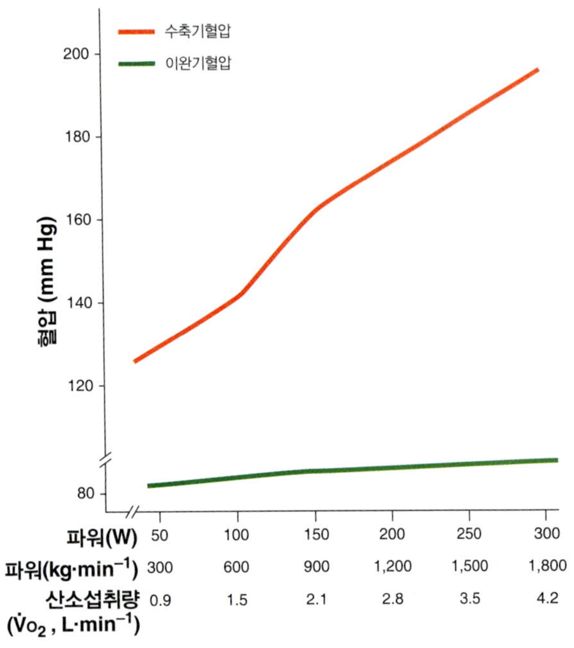

그림 16-6 사이클 에르고미터 운동에 대한 정상적인 혈압 반응을 나타낸 것이다. 수축기혈압(systolic blood pressure, *빨간 선*)은 운동 부하가 증가함에 따라 점진적으로 상승하는 반면, 이완기혈압(diastolic blood pressure, *초록 선*)은 거의 증가하지 않거나 전혀 증가하지 않는다.

의 위험 증가를 의미하므로 검사를 즉시 중단해야 한다.[2] 운동 종료 후, 혈압은 일반적으로 5~8분 이내에 운동 전 수준으로 돌아온다. 그러나 회복기 동안 일시적으로 수축기혈압이 운동 전보다 약간 낮아지는 경우도 드물지 않으며, 이를 **운동 후 저혈압(postexercise hypotension)**이라 한다.

운동검사 프로토콜과 혈압 측정은 진단 목적으로 사용되며, 이에 대한 연구는 매우 방대하다.[40,45] 휴식기, 운동 중, 그리고 회복기 동안의 혈압 측정의 주요 목적은 모두 진단적 평가에 있다. 운동 중 혹은 회복기에서의 비정상 혈압 반응은 다양한 심혈관계 이상을 시사한다. 예를 들어, 운동 중 심근허혈 반응 또는 고혈압 소인 등이 그 예이다.

심전도 측정

12유도 심전도(12-lead ECG)는 일반적으로 심혈관 질환의 징후나 증상을 보이거나, 심혈관 질환의 발생 위험이 정상보다 높은 것으로 판단되는 사람에게 운동부하검사를 시행할 때 측정된다. 심전도의 파형은 심장 내 방의 수축과 이완을 나타낸다. 파형의 높이, 폭, 간격, 형태는 심장의 기능이 정상인지 비정상인지를 평가하는 지표가 된다(6장 참조). 심혈관 질환의 위험이 높은 사람을 대상으로 운동부하검사를 시행할 때에는, 검사 전반에 걸쳐 ECG를 지속적으로 모니터링하여 심장 기능 이상의 징후를 확인한다. 예를 들어, ST 분절 하강(ST-segment depression)은 심근허혈을 의미한다(그림 6-7 참조).

ECG는 주로 심혈관 질환의 진단에 사용되지만, 일부 상황에서는 건강한 운동선수의 검사에서도 사용된다. 예를 들어, 신체 훈련의 한 가지 적응으로 좌심실 비대가 나타날 수 있다. 이는 ECG 상에서 QRS 파형의 높이가 증가하지만 형태는 정상으로 유지되는 양상으로 나타난다. QRS 복합파는 심실 수축을 나타내는 부분이다.

심박수는 일반적으로 분당 박동 수로 표현되지만, 각 심박 사이의 간격은 완전히 일정하지 않다. 즉, 심박수가 60 bpm이라고 하더라도, 박동이 정확히 1초마다 일어나는 것은 아니다. 이와 같이 심박 사이의 시간 간격에 존재하는 변화를 **심박수 변이도(heart rate variability, HRV)**라 한다. HRV는 QRS 복합파 사이의 시간 간격을 측정하여 산출할 수 있으며, 이는 진단적 목적으로 유용할 수 있다.[6,32] HRV는 나이가 증가함에 따라 감소하며, 낮은 HRV는 사망률 증가와 관련이 있을 수 있다. 또한 HRV는 훈련에 따라 변할 수 있다(글상자 16-4). 추가적으로, HRV의 변화는 과훈련을 진단하는 데도 도움이 된다. 즉, 심박수 변이도의 감소는 과훈련 상태를 시사한다. 따라서 심박수 변이도는 좌식 생활자와 운동선수 모두에서 진단적 가치가 있는 ECG의 한 요소라 할 수 있다.

운동 자각도 측정

운동 자각도(rating of perceived exertion, RPE)는 운동 강도를 평가하기 위한 정신생리학적 측정 지표이다. 이 척도는 스웨덴의 심리학자 군나르 보르그(Gunnar Borg)에 의해 개발되었으며, 미국 피츠버그 대학교의 교수이자 운동생리학자인 브루스 노블(Bruce Noble)에 의해 미국의 운동과학자들에게 소개되었다. 고전적인 RPE 6-20 척도는 운동 중의 신체적 노력에 대한 주관적이지만 유용하고 쉽게 얻을 수 있는 평가 수단을 제공하였다.[11] 이 6-20 척도는 측정된 숫자

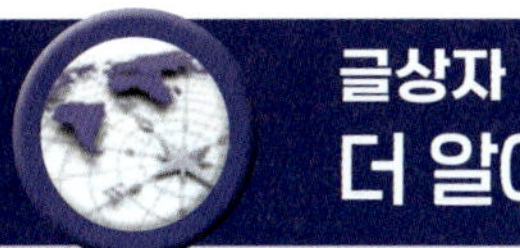

글상자 16-4
더 알아보기

심박수 변동성과 회복 심박수

심박수 변동성은 심전도(ECG)에서 QRS 파형의 정점 간 시간, 즉 R-R 간격의 변화를 정밀하게 측정하여 심박수의 변화를 평가하는 방법이다. HRV는 시간 성분으로 표현될 수 있으며, 이 경우 R-R 간격(밀리초)을 시간(초)에 따라 그래프로 나타내거나, 주파수 성분으로도 표현될 수 있다(즉, R-R 간격의 길이에 따라 주파수의 변화를 분석함). HRV는 교감신경 및 부교감신경의 자극 정도를 나타내는 지표로 사용될 수 있으며, 질병에 따라 변화할 수 있고, 운동선수의 심리 상태와 관련이 있을 수 있다. 일부 연구에서는 운동 훈련과 함께 HRV가 증가할 수 있다는 데이터를 보고하였으나, 이러한 결과는 일관되게 나타나지는 않았다. HRV는 또한 과훈련 상태에서도 변할 수 있다. 하지만 HRV를 측정하는 방법이나 사용되는 지표에 따라 결과가 달라질 수 있기 때문에 일관된 연구 결과가 부족하다. 예를 들어, HRV의 시간 성분 또는 주파수 성분은 휴식 시, 최대하 운동 중, 최대 운동 중, 그리고 운동 후 회복기 중 어느 시점에서 측정하느냐에 따라 달라질 수 있다. HRV는 훈련 상태를 평가하는 수단으로서 가능성을 보여주고 있으며, 운동선수가 과훈련 상태인지 여부를 판단하거나 예측하는 데에도 활용될 수 있다. 하지만 이를 확실히 뒷받침할 수 있는 결론에 도달하기 위해서는 추가적인 연구가 필요하다. 심박수 변동성에 대해 더 깊이 알아보고자 한다면, 아래의 참고문헌 목록을 참고하라.

추가 참고문헌

1. Borresen J, Lambert MI. Autonomic control of heart rate during and after exercise measurements and implications for monitoring training status. *Sports Med.* 2008;38:1633-1646.
2. Hellard P, Guimaraes F, Avalos M, et al. Modeling the association between hr variability and illness in elite swimmers. *Med Sci Sports Exerc.* 2011;43:1063-1070.
3. Le Meur Y, Pichon A, Schaal K, et al. Evidence of parasym[athetic] hyperactivity in functionally overreached athletes. *Med Sci Sports Exerc.* 2013;45:2061-2071.
4. Proietti R, di Fronso S, Pereira LA, et al. Heart rate variability discriminates competitive levels in professional soccer players. *J Strength Cond Res.* 2017;31:1719-1725.
5. Sartor F, Vailate E, Valsecchi V, et al. Heart rate variability reflects training load and psychological status in young elite gymnasts. *J Strength Cond Res.* 2013;27:2782-2790.
6. Tian Y, He Z-H, Zhao J-X, et al. Heart rate variability threshold values for earlywarning nonfunctional overreaching in elite female wrestlers. *J Strength Cond Res.* 2013;27:1511-1519.

에 10을 곱했을 때의 값이 심박수와 대략적으로 일치하도록 설계되었으며, 따라서 점증부하운동검사(GXT) 중의 산소섭취량과도 관련된다. 비록 RPE가 생리학적 지표는 아니지만, 연구 결과에 따르면 RPE는 신뢰할 수 있는 도구이며, 6-20 척도는 심혈관계 및 대사적 스트레스의 보다 정밀한 생리학적 지표들과 잘 대응되는 것으로 나타났다(표 16-7).

OMNI 척도(OMNI scales)는 최근에 개발된 새로운 형태의 RPE 척도이다(그림 16-7). 이 척도는 그림과 0~10 범위의 숫자 척도를 함께 사용하여 운동 중 느끼는 노력의 정도를 구분한다. 이 OMNI 척도는 최대산소섭취량과 같은 생리학적 측정값에 대해 타당도가 입증되었으며, 이는 아동[43,49]과 성인[44,50] 모두에게 해당한다. 점증부하운동검사(GXT) 중에는 각 단계 또는 부하의 마지막 15초 동안 피검자로부터 RPE 점수를 얻는 것이 바람직하다. 또한 RPE 척도의 효과적인 사용을 위해서는 피검자에게 척도 사용 방법에 관한 정확한 지침을 제공하는 것이 핵심이다. 어떤 형태의 RPE 척도를 사용하든, 특정 운동 강도로 피검자를 유도하기 위해서는 점증부하검사 중 척도에 대한 익숙함을 갖추고, 피검자에게 원하는 운동 수준이 척도 상에서 어떤 단계에 해당하는지 미리 알려주는 것이 중요하다.

운동검사 종료 기준

운동검사는 비정상적인 반응에 대한 임상적 징후가 나타나거나 혹은 건강한 사람이나 운동선수를 대상으로 한 검사에서 생리적 반응이 최대 노력에 도달했음을 나타낼 때 종료될 수 있다. 임상 환경에서 운동검사가 수행되는 경우, 검사는 운동 지속의 금기사항이 발생하거나 피검자 본인의 자발적 피로에 의해 종료될 수 있다. 점증부하운동검사(GXT)를

표 16-7 RPE 척도와 관련 생리적 반응

RPE 척도	최대 심박수 대비 백분율 (%)	최대산소섭취량 대비 백분율 (% $\dot{V}O_{2max}$)	혈중 젖산 농도 (mmol·L^{-1})
6			
7 매우 매우 가벼움			
8			
9 매우 가벼움			
10			
11 다소 가벼움	35~54	25~44	
12			
13 약간 힘듦	55~69	45~59	
14			
15 힘듦	70~89	60~84	2.5
16			
17 매우 힘듦	>90	≥85	
18			4.0
19 매우 매우 힘듦			
20	100	100	

Tipton CM, ed. *ACSM's Advanced Exercise Physiology*. Baltimore, MD: Lippincott Williams & Wilkins, 2006에서 허가를 받아 재인쇄함.

계속 수행하는 것이 금기되는 경우는 운동 스트레스에 대한 비정상 반응이 있을 때이며, 그 예시는 다음과 같다.

- 중등도 또는 중증 협심증 또는 심근허혈을 시사하는 흉통
- 비정상적인 혈압 반응(앞 절 참조)
- 비정상적인 심전도 반응(앞 절 참조)
- 과도한 혈압 상승: 수축기혈압 250 mmHg 초과 및/또는 이완기혈압 115 mmHg 초과
- 운동 강도 증가에도 심박수 증가가 없는 경우
- 사지(특히 하지)의 불편감 또는 통증—이는 간헐적 파행을 시사하며, 자세한 내용은 14장의 "말초동맥질환" 항목 참조
- **호흡곤란(dyspnea)**, 즉 호흡이 어렵거나 노력성 호흡이 나타나는 경우
- 어지러움 또는 **실신(syncope)**

건강한 사람이나 운동선수를 대상으로 한 많은 운동검사의 목적은 최대산소섭취량($\dot{V}O_{2max}$)을 결정하는 것이다. 이러한 유형의 검사에서 최대 산소섭취에 도달했음을 나타내는 주요 지표는 부하가 증가함에도 불구하고 산소섭취량($\dot{V}O_2$)이 고원 상태를 보이거나 소폭 감소하는 것이다.[7] 예를 들어, 달리기 속도가 1 km·h^{-1} 증가할 때 산소섭취량이 2.1 mL·kg^{-1}·min^{-1} 미만으로 증가한다면, 이는 $\dot{V}O_{2max}$에 달성되었음을 의미한다. 즉, 더 이상의 운동 수행을 지속하려면 무산소성 에너지 시스템에서 에너지를 얻어야 한다는 뜻이다. 주요 지표가 충족되지 않더라도, 다음의 부차적 기준을 만족할 경우 $\dot{V}O_{2max}$에 도달했다고 판단할 수 있다.

- 혈중 젖산 농도: 8~12 mmol·L^{-1}
- 호흡교환율(RER): 1.1 이상
- 심박수: 예측 최대심박수의 90% 이상(최대심박수 예측 공식은 14장 참조)
- 자발적 피로

운동검사는 임상적 금기가 존재하거나, 건강한 사람의 생

속성 검토

- 심혈관 지구력은 일반적으로 최대산소섭취량, 즉 최대 운동 중 미토콘드리아 호흡에서 소비되는 산소의 양으로 정량화된다.
- 심혈관 지구력은 점진적 운동 부하 검사를 통해 실험실에서 평가할 수 있다.
- 많은 프로토콜들이 점진적 운동 부하 검사를 실시하는 데 사용되며, 일반적으로 사이클 에르고미터나 모터 구동식 트레드밀을 활용한다.
- 심박수는 유산소 운동 강도의 지표로 널리 사용되며, 유산소 운동 처방에 유용하다.
- 혈압은 심혈관계의 비정상 반응을 확인하기 위해 운동 중 스트레스 검사에서 측정된다.
- 12유도 심전도(ECG)는 스트레스 검사 중 심혈관 질환의 징후나 증상이 있거나 심혈관 질환 위험이 높은 것으로 간주되는 사람들에게 일반적으로 시행된다.
- 자각적 운동 강도(RPE)는 최대 심박수 백분율, 최대산소섭취량 백분율, 혈중 젖산 농도와 같은 생리학적 변수들과의 관계로 인해 심혈관계 스트레스의 지표로 사용된다.
- 임상 환경에서 점진적 운동 부하 검사의 종료 기준은 운동 스트레스에 대한 비정상적인 반응을 의미하는 경우가 많다. 반면, 건강한 사람이나 운동선수의 경우 검사 종료는 일반적으로 최대산소섭취량에 도달했음을 의미한다.

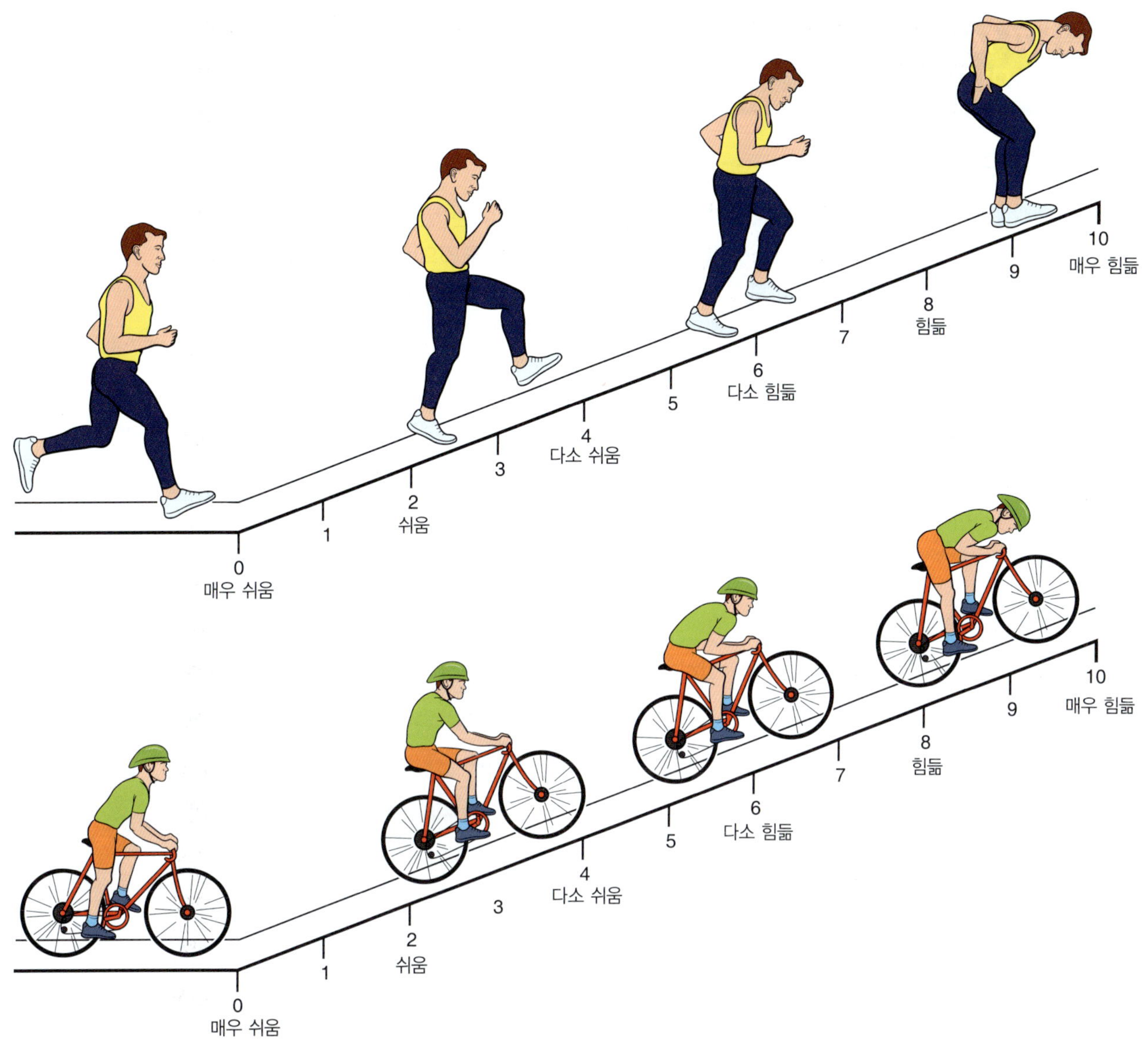

그림 16-7 **OMNI 척도는 그림과 숫자 척도를 함께 활용하여 운동 강도를 나타내는 RPE 척도이다.** 이러한 그림 척도는 특히 어린이들에게 유용하다.

리적 반응이 최대산소섭취 또는 최대 노력에 도달했을 때 종료할 수 있다. 따라서 운동검사의 종료 기준은 검사의 목적과 피검자의 건강 상태에 따라 달라진다. 또한 건강한 개인이 최대 노력을 다하여 $\dot{V}O_{2max}$에 도달했다는 기준을 충족하더라도, 그 측정에는 소폭의 변동이 존재한다(글상자 16-5).

심혈관 지구력 능력의 추정

어떤 검사 상황에서는, 예를 들어 단시간에 많은 인원을 검사해야 하는 경우나 지구력 능력을 직접 측정할 수 있는 실험실 장비가 없는 경우에는, 최대산소섭취량($\dot{V}O_{2max}$)의 추정값이 지구력 능력을 평가하는 지표로서 충분할 수 있다. $\dot{V}O_{2max}$의 추정은 보통 최대하 운동 중의 심박수 반응에 기반한다. 이 접근법은 다음과 같은 여러 가정에 근거하여 성립한다.

- 심박수, 부하 그리고 산소섭취량($\dot{V}O_2$) 사이에는 일반적인 선형 관계가 존재한다.
- 최대 부하에 도달하면 곧 최대산소섭취량($\dot{V}O_{2max}$)에 도달한 것으로 간주한다.
- 검사 중 각 최대하 부하에서 안정된 심박수에 도달되며,

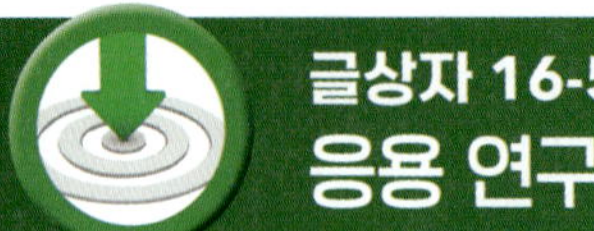

글상자 16-5 응용 연구

최대산소섭취량 측정의 오차

어떤 변수를 측정할 때, 예를 들어 $\dot{V}O_{2max}$와 같은 경우, 일반적으로 측정된 값이 정확하다고 가정한다. 올바른 장비가 사용되고 보정(calibration)되었다면, 이는 일반적으로 타당한 가정이다. 그러나 모든 측정에는 본질적인 오차가 존재한다. $\dot{V}O_{2max}$의 측정 오차는 기술적 또는 장비 오차이거나, 생리적 변동, 즉 하루하루의 생리 상태 변화로 인한 생물학적 변동에 기인할 수 있다. $\dot{V}O_{2max}$를 며칠 간격으로 측정했을 때의 변동 범위는 2.2%에서 5.6%로 보고된다. 이 변동성 중 90%는 생물학적 요인, 10%는 기술적 요인에 의한 것으로 추정된다. 따라서 $\dot{V}O_{2max}$의 측정값에는 분명 일정한 오차가 존재한다. 이러한 생물학적 변동은 운동선수에게 있어 흔히 말하는 "컨디션 좋은 날" 또는 "컨디션 나쁜 날"을 어느 정도 설명해 줄 수 있을 것으로 가정할 수 있다.

추가 참고문헌

1. Katch VL, Sady SS, Freedson P. Biological variability in maximum aerobic power. *Med Sci Sports Exerc.* 1982;14:21-25.
2. Wisen AGM, Wohlfaht B. Aerobic and functional capacity in a group of healthy women: reference values and repeatability. *Clin Physiol Funct Imaging.* 2004;24:341-351.

이 심박수는 날마다 일관성을 유지한다.

- 특정 연령에서의 최대심박수는 개인 간에 균일하다고 가정한다.
- 주어진 부하에서의 산소섭취량($\dot{V}O_2$), 즉 기계적 효율은 개인 간에 동일하다고 가정한다.
- 피검자는 심박수 반응을 변화시키는 약물을 복용하지 않는다.

이러한 가정들은 다양한 형태의 신체 활동에 적용되어 $\dot{V}O_{2max}$를 예측하는 데 사용될 수 있다. $\dot{V}O_{2max}$ 예측에 가장 흔히 사용되는 활동은 달리기, 걷기, 계단 오르내리기, 사이클링 등이다. 이러한 검사들은 각각의 장점과 단점을 가지며, $\dot{V}O_{2max}$ 예측을 위한 운동검사 선택 시 반드시 고려되어야 한다.

달리기 및 걷기 검사

달리기와 걷기 검사는 가장 널리 사용되는 유산소 또는 심혈관 필드테스트 방법이다. 이 검사는 대규모 인원에게 적용할 수 있으며, 최소한의 장비만 필요하다(그림 16-8). 여기서는 12분 달리기 검사, 1.5마일 달리기 검사, 20미터 셔틀런 검사, Rockport 1마일 체력 걷기 검사와 같은 네 가지 대표적인 검사를 다룬다.

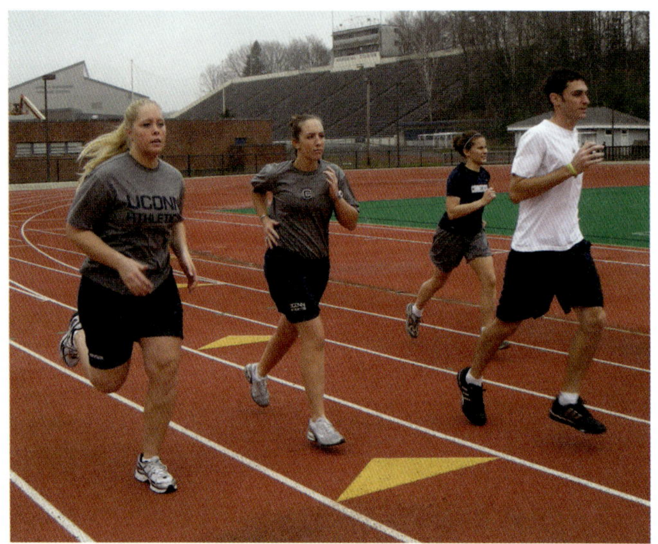

그림 16-8 최대산소섭취량을 추정하기 위한 달리기 및 걷기 검사는 400미터 트랙에서 수행될 수 있다. 이는 특정 거리를 주어진 시간 안에 주파한 거리 또는 소요 시간을 쉽게 측정할 수 있게 해주며, 최대산소섭취량을 추정하는 데 필요한 데이터를 제공한다.

12분 달리기 검사

이 검사는 12분 동안 가능한 한 멀리 달리기를 수행하는 것으로, 필요할 경우 걷기도 허용된다. 이 검사는 피검자가 겉보기에는 건강한 경우, 모든 연령대에서 최대산소섭취량($\dot{V}O_{2max}$)을 예측하는 데 사용할 수 있다. 이 검사의 단축형인 9분 달리기 검사[3]는 5세에서 12세의 아동의 $\dot{V}O_{2max}$ 예측에 사용할 수 있다. 검사를 수행하는 사람들은 주어진 시간 내에 최대한 멀리 달릴 수 있도록 자신의 페이스를 조절하는 것이 중요하다. 이 검사는 일반적으로 표준 400미터 트랙에서 수행된다. 달린 거리를 정확히 측정하는 것은 $\dot{V}O_{2max}$를 추정하는 데 매우 중요하다. 이를 위해 콘 또는 표식을 이용하여 트랙을 8등분(50미터 단위)으로 나누면 정확한 측정에 도움이 된다. 또한 400미터 거리는 가장 안쪽 주로에만 해당하므로, 피검자들은 가장 안쪽 주로에서 달리도록 안내해야 한다. 달린 거리는 $\dot{V}O_{2max}$와 높은 상관관계($r = 0.897$)를 가지며, 다음의 회귀식을 이용해 $\dot{V}O_{2max}$를 예측할 수 있다.[16]

$$\dot{V}O_2(mL \cdot kg^{-1} \cdot min^{-1}) = (0.0268 \times 12\text{분 동안 달린 거리[미터]}) - 11.3$$

예를 들어, 한 사람이 2,400미터(400미터 트랙 6바퀴)를 완주했다면, 추정 최대산소섭취량(estimated $\dot{V}O_{2max}$)은 다음과 같다.

$$\dot{V}O_{2max} = (0.0268 \times 2400) - 11.3 = 53.02\ mL \cdot kg^{-1} \cdot min^{-1}$$

1.5마일 달리기 검사

1.5마일(2.4 km) 달리기 검사는 12분 달리기 검사와 매우 유사하지만, 이 검사의 목표는 주어진 거리(1.5마일)를 가능한 한 짧은 시간에 완주하는 것이다. 이 검사는 겉보기에는 건강한 경우 모든 연령대에서 적합하다. 그러나 이 검사의 단축형인 1.0마일 달리기 검사(1.6 km)는 5세에서 12세의 아동의 최대산소섭취량($\dot{V}O_{2max}$)을 예측하는 데 사용할 수 있다.[1,2] 이 검사는 일반적으로 400미터 트랙에서 수행된다. 1.5마일을 완주하기 위해서는 6바퀴를 돌고 추가로 약 9.89야드(9.0미터)를 더 달려야 한다. 1.0마일 완주 시간은 최대산소섭취량과 높은 상관관계($r = 0.90$)를 가지며, 다음의 회귀식을 이용하여 $\dot{V}O_{2max}$를 추정할 수 있다.[16]

여성:

$$\dot{V}O_{2max}(mL \cdot kg^{-1} \cdot min^{-1}) = 88.020 - (0.1656 \times \text{체중[kg]}) - (2.767 \times \text{완주 시간[분]})$$

남성:

$$\dot{V}O_{2max}(mL \cdot kg^{-1} \cdot min^{-1}) = 91.736 - (0.1656 \times \text{체중[kg]}) - (2.767 \times \text{완주 시간[분]})$$

예를 들어, 한 남성과 한 여성이 각각 1.5마일을 13분에 완주했고, 체중이 모두 140파운드(63.6 kg)라고 가정하면, 예상되는 최대산소섭취량은 남성의 경우 45.23 $mL \cdot kg^{-1} \cdot min^{-1}$, 여성의 경우 41.52 $mL \cdot kg^{-1} \cdot min^{-1}$ 가 된다.

20미터 셔틀런 검사

20미터 셔틀런 검사는 다단계 체력검사, 요요 테스트, 페이서 테스트 또는 비프 테스트라고도 불린다.[42,46] 이 검사는 여러 변형이 존재하지만, 모든 변형의 기본 구조는 동일하다. 즉, 20미터 간격으로 표시된 두 라인 사이를 오가며 점점 증가하는 속도로 달리는 것을 반복하다가 자발적 피로에 도달할 때까지 수행한다. 검사는 음성 신호 또는 비프음을 이용하여 진행되며, 각 20미터 구간을 주어진 속도에 맞추어 달려야 한다. 이 검사의 원형은 21단계로 구성되어 있으며, 각 단계의 지속 시간은 약 1분이다. 각 단계에는 여러 개의 셔틀, 즉 20미터 구간이 포함된다. 예를 들어, 1단계(level 1)는 7회 셔틀로 구성되고, 21단계(level 21)는 16회 셔틀로 구성된다.

최상의 결과를 얻기 위해, 피검자는 각 20미터 구간을 제시된 속도보다 빠르지 않게 달려야 한다. 한 셔틀이 성공적으로 인정되기 위해서는 한쪽 발이 20미터 라인 위에 닿거나 그 라인을 넘어야 한다. 만약 피검자가 주어진 시간 내에 셔틀을 완료하지 못하면, 속도를 맞추도록 경고를 받는다. 피검자가 더 이상 20미터 셔틀의 속도를 유지하지 못할 경우 검사는 종료된다. 검사의 점수는 피검자가 마지막으로 성공적으로 완주한 단계와 셔틀 번호로 기록된다.[31]

완료한 단계와 셔틀 수는 지구력 능력의 추정값으로 활용되거나, 최대산소섭취량을 예측하는 데 사용할 수 있다($r = 0.92$).[36,38] 예를 들어, 5단계, 2번째 셔틀을 성공적으로 완료하면 예측 $\dot{V}O_{2max}$는 30.2 $mL \cdot kg^{-1} \cdot min^{-1}$이며, 14단계, 2번째 셔틀을 완료하면 예측 $\dot{V}O_{2max}$는 61.1 $mL \cdot kg^{-1} \cdot min^{-1}$이다.

Rockport 1마일 체력 걷기 검사

앞서 소개된 최대산소섭취량을 정확하게 추정하기 위해 최대운동 노력(maximal effort)을 요구하는 다양한 검사들과는 달리, Rockport 1마일 체력 걷기 검사는 노년층 및 심각하게 체력이 저하된 대상자에게 보다 적절한 평가 도구로 간주된다.[27] 본 검사는 최대 노력이 요구되지 않기 때문에, 위와 같은 인구 집단에서의 적용이 용이하다.[22] 이 검사는 1.5마일 달리기 검사와 유사하나, 1마일(1.6 km)을 400미터 트랙에서 가능한 한 빠르게 걷는다는 점에서 차이가 있다. 400미터 트랙에서 정확히 1마일을 완주하기 위해서는 총 4바퀴를 돌고, 추가로 9.89야드(약 9.0미터)를 더 이동해야 한다. 1마일 걷기 검사는 사망률 및 이환율을 독립적으로 예측할 수 있는 지표로서 기능한다(완주 시간이 길수록 사망률 및 이환율이 높게 나타남).[8] 특히, 운동 경험이 부족한 성인, 고령자, 또는 질병을 앓고 있는 집단과 같이 체력 수준이 낮은 개인에게는 달리기 검사보다 본 검사가 보다 적절하게 적용될 수 있다. 본 검사는 마지막 1분간의 심박수와 완주 시간을 결합하여 $\dot{V}O_{2max}$를 추정한다. 연령대에 따라 다음의 회귀 방정식을 활용하여 $\dot{V}O_{2max}$를 예측할 수 있으며, 이 방정식들은 실제 측정값과의 상관계수(r)가 0.59~0.88 범위로 보고된다.

여성(20~79세)[21,26]:

$$\dot{V}O_{2max}(mL \cdot kg^{-1} \cdot min^{-1}) = 132.853 - (0.3877 \times \text{나이[년]}) - (0.3722 \times \text{체중[kg]}) - (3.2649 \times \text{걷기 시간[분]}) - (0.1565 \times \text{심박수[bpm]})$$

남성(30~69세)[26]:

$$\dot{V}O_{2max}(mL \cdot kg^{-1} \cdot min^{-1}) = 139.168 - (0.3877 \times \text{나이[년]}) - (0.3722 \times \text{체중[kg]}) - (3.2649 \times \text{걷기 시간[분]}) - (0.1565 \times \text{심박수[bpm]})$$

예시: 30세 여성, 체중 65 kg, 1마일 걷기 시간 15분, 마지막 1분간의 심박수가 120 bpm인 경우, 예측된 $\dot{V}O_{2max}$는 35.6 $mL \cdot kg^{-1} \cdot min^{-1}$이다.

여성(18~29세)[20,23]:

$$\dot{V}O_{2max}(mL \cdot kg^{-1} \cdot min^{-1}) = 88.768 - (0.2105 \times \text{체중[kg]}) - (1.4537 \times \text{걷기 시간[분]}) - (0.1194 \times \text{심박수[bpm]})$$

남성(18~29세)[20,23]:

$$\dot{V}O_{2max}(mL \cdot kg^{-1} \cdot min^{-1}) = 97.660 - (0.2105 \times \text{체중[kg]}) - (1.4537 \times \text{걷기 시간[분]}) - (0.1194 \times \text{심박수[bpm]})$$

예시: 20세 남성, 체중 80 kg(176 lb), 1마일 걷기 시간 13분, 마지막 1분간 심박수 120 bpm일 경우, 예측된 $\dot{V}O_{2max}$는 47.59 $mL \cdot kg^{-1} \cdot min^{-1}$이다.

스텝 검사

최대산소섭취량($\dot{V}O_{2max}$)을 예측하기 위한 스텝 검사는 간편하고, 비용이 저렴하며, 한 번에 비교적 많은 인원을 검사할 수 있다는 장점이 있다. 그러나 균형 장애가 있는 사람에게는 특별한 주의가 필요할 수 있다. 또한 이 검사는 한쪽 다리를 이용해 벤치 위로 올라가고 내려와야 하기 때문에 일부 집단에서는 하지 근력이 제한 요인이 될 수도 있다(그림 16-9). 퀸즈칼리지 스텝 검사(Queens College Step Test)[34]는 3분 동안 "up-up-down-down"의 리듬으로 정해진 속도에 맞춰 계단을 오르내리는 검사이다. 여성의 경우 분당 22회의 완전한 스텝(분당 88회 발 움직임)을 하고, 남성의 경우 분당 24회의 완전한 스텝(분당 96회 발 움직임)을 수행한다. 스텝 높이는 41.28 cm(16.25 in)로 고정되어 있다. 검사가 끝난 직후(3분 완료 시점)에 즉시 심박수를 측정하며, 이 값을 다음의 회귀식에 대입하여 해당 피검자의 최대산소섭취량($\dot{V}O_{2max}$)을 예측할 수 있다($r = -0.75$; 역상관으로, 검사 직후 심박수가 낮을수록 $\dot{V}O_{2max}$가 높다).

대학생 여성:

$$\dot{V}O_{2max}(mL \cdot kg^{-1} \cdot min^{-1}) = 65.81 - (0.1847 \times \text{검사 직후 심박수})$$

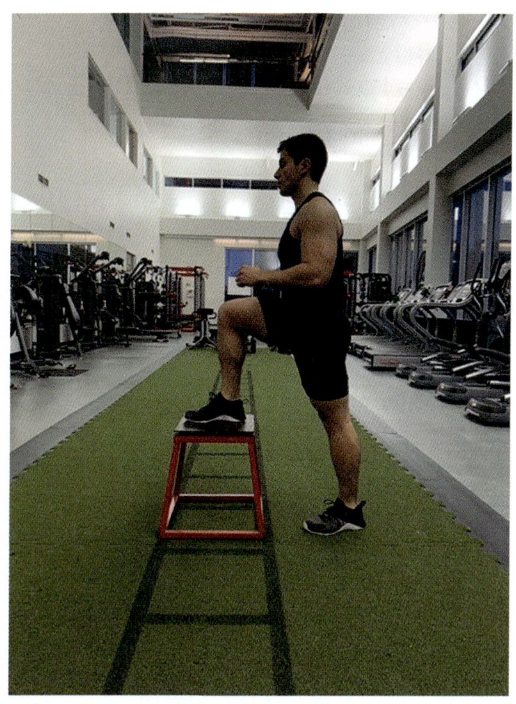

그림 16-9 최대산소섭취량을 예측하기 위한 스텝 검사는 비용이 적게 들고 수행하기 쉬운 검사이다. 그러나 균형에 어려움이 있는 사람에게는 주의가 필요하며, 일부 인구집단에서는 엉덩이 및 하지 근력의 제한으로 인해 검사 결과에 영향을 받을 수 있다.

대학생 남성:

$\dot{V}O_{2max}(mL \cdot kg^{-1} \cdot min^{-1}) = 111.33 - (0.42$
$\times$검사 직후 심박수)

검사 종료 후 5~15초 이내에 심박수를 측정하는 것이 중요하다. 운동 후 심박수가 회복된 상태에서 측정할 경우, $\dot{V}O_{2max}$가 실제보다 높게 추정되는 오류가 발생하기 때문이다. 예를 들어, 한 남성과 여성이 각각 검사 직후 심박수 160 bpm을 보였다면, 예상되는 $\dot{V}O_{2max}$는 다음과 같다.

- 남성: $111.33 - (0.42 \times 160) = 44.13\ mL \cdot kg^{-1} \cdot min^{-1}$
- 여성: $65.81 - (0.1847 \times 160) = 36.26\ mL \cdot kg^{-1} \cdot min^{-1}$

사이클 에르고미터 검사

최대산소섭취량($\dot{V}O_{2max}$ 또는 $\dot{V}O_{2peak}$)을 예측하기 위한 사이클 에르고미터 검사를 위해서는 일정한 부하를 유지할 수 있는 실험실용 사이클 에르고미터가 필요하다(그림 16-10). 사이클 에르고미터 운동 중의 운동 부하는 페달 저항과 페달 회전속도 모두에 의해 결정된다. 기계식 제동 에르고미터에서는 페달 저항이 일정하게 유지되므로, 일정 부하를 유지하려면 일정한 회전수를 유지해야 한다. 반면, 전자식 제동 에르고미터에서는 회전속도가 변하더라도 장치가 자동으로 페달 저항을 조절하여 일정한 작업률을 유지한다.

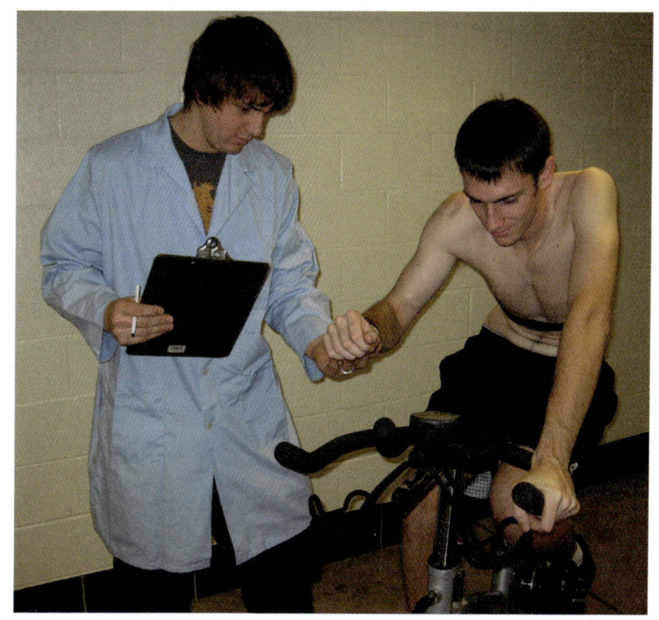

그림 16-10 최대산소섭취량을 예측하기 위한 사이클 에르고미터 검사에는 실험실 등급의 에르고미터가 필요하다. 최대산소섭취량을 정확하게 예측하려면 에르고미터가 운동 부하를 정밀하게 조절할 수 있어야 한다.

Astrand 사이클 검사(Astrand cycle test)[4]는 가장 널리 사용되는 사이클 에르고미터 검사 중 하나로, 유효한 $\dot{V}O_{2max}$ 예측값을 제공하는 것으로 입증되었다(오차 범위 10~15%). 검사는 다음과 같이 수행된다. 50 rpm의 일정한 회전 속도로 6분간 일정한 저항(10 $kg \cdot m \cdot min^{-1} \cdot kg$ 체중당)을 유지하며 페달을 밟는다. 이 부하는 검사 종료 시 심박수가 약 150 bpm에 도달하도록 설계되어 있다. 검사 중 매 1분마다 심박수를 측정한다. 검사 3분 시점에 심박수가 139 bpm 미만이거나 150 bpm 초과인 경우, 6분 종료 시점의 심박수가 약 150 bpm이 되도록 부하를 조정한다. 검사 마지막 30초 동안의 심박수는 다음의 두 가지 방정식을 이용하여 $\dot{V}O_{2max}$를 예측하는데 사용된다. 첫 번째 방정식은 검사 중 사용된 부하에서의 예측 산소섭취량을 계산하는 방식이며, 두 번째 방정식은 남성용과 여성용 버전으로 나뉘며, 분당 리터 단위($L \cdot min^{-1}$)의 예측 $\dot{V}O_{2max}$를 계산한다. 만약 검사 3분 시점에서 부하가 조정되었다면, 계산에는 조정된 부하를 사용해야 한다.

예측 산소섭취량 계산 공식은 다음과 같다.

$$\dot{V}O_2(L \cdot min^{-1}) = [(\text{부하}(kg \cdot m \cdot min^{-1})) \times 0.002] + 0.3$$

최대산소섭취량 예측하기 위한 남성과 여성의 공식은 아래와 같다.

남성:

예측 $\dot{V}O_{2max}(L \cdot min^{-1})$ = [검사 부하에서의 예측 산소섭취량$(L \cdot min^{-1})$] × (220 − 연령(age) − 61)/(검사 종료 시 심박수 − 61)

여성:

예측 $\dot{V}O_{2max}(L \cdot min^{-1})$ = [검사 부하에서의 예측 산소섭취량$(L \cdot min^{-1})$] × (220 − 연령(age) − 72)/(검사 종료 시 심박수 − 72)

예를 들어, 22세 여성이 체중 132파운드(60 kg)이고, 초기 부하로 600 $kg \cdot m \cdot min^{-1}$(100 W)을 사용했다고 가정한다. 검사 3분 후 부하가 조정되지 않았으며, 검사 종료 시 심박수가 152 bpm이었다면, 다음과 같이 계산할 수 있다.

검사 부하에서의 예측 산소섭취량:

$$\dot{V}O_2 = (600 \times 0.002) + 0.3 = 1.5\ L \cdot min^{-1}$$

예측 최대산소섭취량:

$$\dot{V}O_{2max} = 1.5 \times (220 - 22 - 72)/(152 - 72) = 2.36\ L \cdot min^{-1}$$

이를 체중(60 kg)으로 나누면, $\dot{V}O_{2max} = 39.3\ mL \cdot kg^{-1} \cdot min^{-1}$

속성 검토

- 여러 사람을 짧은 시간 내에 검사해야 하는 경우나, 지구력 능력을 직접 측정할 수 있는 실험실 장비가 없는 경우에는 최대산소섭취량($\dot{V}O_{2max}$)의 추정값이 지구력 능력을 평가하는 지표로 충분할 수 있다.
- $\dot{V}O_{2max}$의 추정은 일반적으로 최대하 운동 중의 심박수 반응을 기반으로 한다.
- $\dot{V}O_{2max}$는 사이클 에르고미터 또는 스텝 검사를 통해 예측할 수 있지만, 달리기와 걷기 검사가 가장 널리 사용되는 유산소 또는 심혈관 현장검사 유형이다.

젖산 역치

운동 강도가 증가함에 따라, 에너지 요구가 유산소 대사만으로 ATP를 공급할 수 있는 속도를 초과하게 되며, 이에 따라 추가적인 ATP의 요구량은 무산소 대사를 통해 충족되어야 한다. 젖산 역치(lactate threshold)란 점진적으로 강도가 증가하는 운동 중에 혈중 젖산 농도가 비선형적으로 급격히 상승하는 지점을 의미한다. 그림 16-11에서는 산소섭취량이 리터 단위$(L \cdot min^{-1})$로 나타나 있지만, 운동 강도는 체중당 산소섭취량$(mL \cdot kg^{-1} \cdot min^{-1})$, 심박수, 달리기 속도 또는 기타 운동 강도 지표로도 표현할 수 있다. 운동 강도가 점진적으로 증가함에 따라 산소섭취량은 일반적으로 작업부하의 증가와 직선적·선형적 증가를 보인다. 반면, 혈중 젖산 농도는 운동 초기에는 일정하게 유지되다가 운동 강도가 일정 수준 이상으로 증가하면 급격히 상승하는 패턴을 나타낸

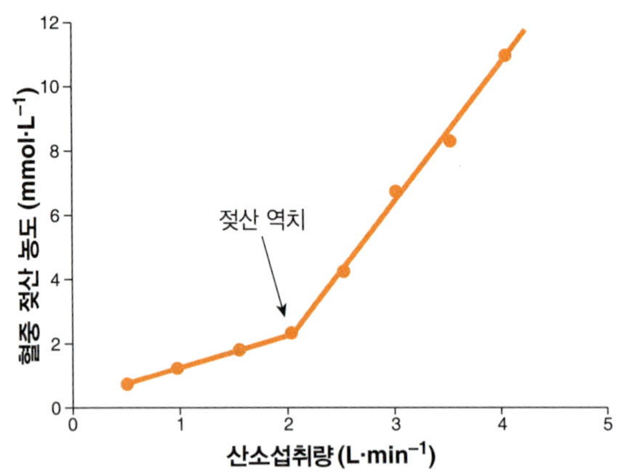

그림 16-11 젖산 역치는 산소섭취량 또는 운동 강도가 증가함에 따라 혈중 젖산 농도가 급격히 상승하는 시점에서 발생한다. 젖산 역치를 측정하기 위해서는 여러 수준의 운동 부하를 수행하면서 혈액 샘플을 채취해야 한다. (Springer: Faude O, Kindermann W, Meyer T. Lactate threshold concepts: How valid are they? *Sports Med.* 2009;39(6):469-490에서 허가를 받아 수정함. Copyright © 2012 Springer Nature.)

다. 비훈련자의 경우 이러한 상승은 일반적으로 최대산소섭취량의 50~60% 부근에서 나타난다. 그러나 훈련된 지구성 운동선수의 경우, 젖산 역치는 $\dot{V}O_{2max}$의 80~90% 수준까지 상승할 수 있다.

휴식 상태에서도 혈액 내에는 약 1 $mmol \cdot L^{-1}$의 젖산이 존재한다. 점진적으로 운동 강도가 증가하는 초기 단계에서 혈중 젖산 농도는 안정 상태를 유지한다. 이는 운동 중 근육이 더 많은 젖산을 생산하더라도, 심장, 간, 그리고 산화성 근섬유 등의 기관이 혈액으로부터 젖산을 흡수하여 에너지 기질로 산화하거나 포도당으로 전환시키기 때문이다. 그러나 일정 시점 이후에는 근육에서 생성되고 혈중으로 방출되는 젖산의 속도가 혈중 젖산의 제거 속도를 초과하게 되어, 결과적으로 순 젖산 증가가 나타난다. 이러한 과도한 젖산 방출의 원인은 복합적이며, 다음과 같은 요인들이 포함된다.

1. 지질보다 탄수화물에 대한 에너지 기실 의존 증가
2. **속근섬유의 동원**: 해당 섬유는 당분해 효소의 농도는 높지만 산화 능력이 낮아 무산소 대사에 더 의존하게 됨
3. **교감신경계의 자극**: 투쟁-도피 반응을 유발하여 당분해 대사경로를 촉진하지만 산화 대사경로는 증가시키지 않아 피루브산(pyruvate)의 축적을 초래하고, 에너지 생산을 지속하기 위해 피루브산이 젖산으로 전환되어야 함

운동선수에게 있어 혈중 젖산 축적의 세부 생리적 원인보다 중요한 것은 그것이 수행능력에 미치는 영향이다. 간단히 말해, 지구성 운동선수가 지속적으로 유지할 수 있는 페이스 또는 작업률은 그의 젖산 역치에 해당하는 수준이다. 예를 들어, 젖산 역치가 $\dot{V}O_{2max}$의 75%에서 발생한다면, 그 운동선수가 장시간 지속적으로 운동할 수 있는 강도("performance $\dot{V}O_2$"라 불리기도 함)는 바로 그 수준이 된다.[26] 이는 젖산, 보다 정확히는 젖산과 결합된 수소이온(H^+)이 세포 내 pH를 교란시켜 근피로를 초래하기 때문이다. 다행히도 지구성 선수의 경우, 젖산 역치는 $\dot{V}O_{2max}$보다 훈련에 대한 반응성이 더 크게 나타난다. 따라서 젖산 역치는 훈련을 통해 향상될 수 있으며, 그에 따라 지구성 경기 동안 유지할 수 있는 운동 속도 또한 개선될 수 있다.

표 16-8 지구성 운동선수를 위한 젖산 역치 측정용 트레드밀 프로토콜

단계	속도($m \cdot min^{-1}$)	속도($mile \cdot h^{-1}$)	지속 시간(min)
1	234	8.7	4
2	244	9.1	3
3	254	9.5	3
4	264	9.8	3
5	274	10.2	3
6	284	10.6	3
7	294	11.0	3
8	304	11.3	3

젖산 역치 또는 환기 역치를 결정하기 위해 다양한 트레드밀 프로토콜이 개발되어 있다(3장 및 7장 참조). 심혈관계 체력이 높은 사람을 위한 프로토콜은 일반적으로 준비 운동을 포함하며, 초기 부하가 낮은 체력 수준의 사람보다 높게 설정된다. 지구성 운동선수를 위한 젖산 역치 측정 프로토콜의 예시는 표 16-8에 제시되어 있다. 검사 동안 혈중 젖산 농도, 심박수, 산소섭취량($\dot{V}O_2$)이 지속적으로 측정되며, 이 값들은 젖산 역치 이전·이후의 페이스 및 심박수 설정에 활용된다. 이 검사는 10 km 평균 기록이 33분(평균 속도 284 $m \cdot min^{-1}$, 약 5분 40초/마일)인 운동선을 기준으로 개발되었다. 평균 경기 속도보다 낮은 속도 5단계가 각각 10 $m \cdot min^{-1}$ 간격으로 설정되며, 같은 간격으로 평균 속도보다 높은 속도도 설정된다. 트레드밀의 기울기는 0%로 유지되며, 부하는 오직 속도 증가를 통해서만 높아진다. 이는 평지 코스에서 치러지는 10 km 경기의 생리적 스트레스를 최대한 유사하게 재현하기 위함이다. 검사의 첫 단계는 4분이며, 그 이후의 각 단계는 3분으로 구성된다. 이 시간은 가능하다면 각 단계 말에 혈중 젖산 농도가 안정화되도록 설정된 것이다. 매 단계 종료 시, 소량의 혈액 샘플을 채취하여 즉시 분석하고, 혈중 젖산 농도 5.0 $mmol \cdot L^{-1}$을 초과하면 부하가 젖산 역치 이상임을 의미하므로 현재 부하를 완료한 후 검사를 종료한다. 만약 $\dot{V}O_{2max}$ 측정을 함께 실시할 경우, 10분간 휴식 후 트레드밀을 젖산 역치 결정 시 사용된 마지막에서 두 번째 부하로 설정하고, 매 1분마다 1%씩 기울기를 증가시키며 자발적 피로까지 실시한다.

표 16-9 지구성 운동선수를 위한 전자제동식 사이클 에르고미터 젖산 역치 측정 프로토콜

단계	남성(W)	여성(W)	지속 시간(min)
1	150	100	4
2	200	150	3
3	225	175	3
4	250	200	3
5	275	225	3
6	300	250	3
7	325	275	3
8	350	300	3

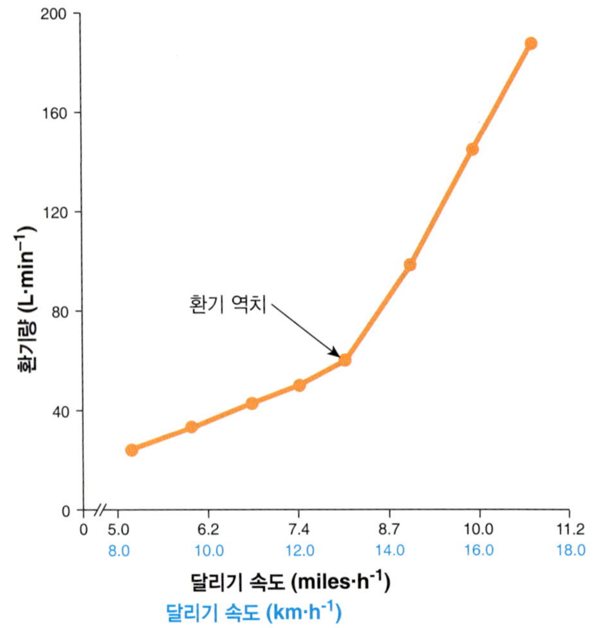

그림 16-12 환기 역치는 환기량($\dot{V}_E$)이 운동 강도에 비해 불균형적으로 증가하기 시작하는 시점의 작업 강도로 추정할 수 있다. 젖산 역치(lactate threshold)를 추정하기 위해 환기 역치를 사용하는 방법은 혈액 샘플을 채취할 필요가 없다.

표 16-9는 사이클 에르고미터를 이용한 젖산 역치 측정 프로토콜을 보여준다. 남성과 여성 모두에서 각 단계마다 부하를 150 $kg \cdot m \cdot min^{-1}$ (50 W)씩 증가시키며, 여성은 남성보다 낮은 부하에서 시작한다(여성 100 W, 남성 150 W). 각 부하의 종료 시점마다 혈액 샘플을 채취하여 혈중 젖산 농도를 즉시 분석한다. 혈중 젖산이 5.0 $mmol \cdot L^{-1}$ 이상으로 상승하면 젖산 역치가 초과되었음을 의미하므로 현재 부하를 완료한 후 검사를 종료한다. 검사 전 과정에서 심박수와 산소섭취량($\dot{V}O_2$)을 측정하며, 이를 바탕으로 훈련 속도를 설계한다. 만약 검사 후 $\dot{V}O_{2max}$ 결정을 원할 경우, 10분간 휴식 후 사이클 에르고미터를 마지막에서 두 번째 부하로 설정하고, 매 1분마다 75 $kg \cdot m \cdot min^{-1}$ (25 W)씩 증가시키며 자발적 피로에 도달할 때까지 진행한다.

환기 역치(*ventilatory threshold*)는 젖산 역치를 간접적으로 추정하기 위한 방법으로, 대사 측정 장비를 이용하여 환기 반응을 분석한다. 환기 역치 결정법은 산소($\dot{V}O_2$)와 이산화탄소($\dot{V}CO_2$)의 환기당량을 이용하는 방법으로 7장에서 이미 기술되었다(7장). 요약하면, 운동 강도가 점진적으로 증가하는 초기 단계에서는 분당 환기량($\dot{V}_E$)과 산소섭취량($\dot{V}O_2$)이 선형적이고 평행하게 증가한다. 그러나 일정 지점에서 운동 강도의 지속적 증가에 의해 $\dot{V}_E$와 VO_2 간의 상승 패턴이 분리되며, 이때 $\dot{V}_E$가 곡선적으로 급격히 증가한다(그림 7-13 참조). 이러한 불균형한 환기 증가는 젖산 또는 정확히는 젖산과 결합된 수소이온(H^+)의 완충 작용에 의해 이산화탄소(CO_2) 생성이 급격히 증가하기 때문이다. 젖산은 생리적 pH에서 즉시 젖산염(lactate)과 H^+로 해리되며, 혈류 내로 들어오면 중탄산염(HCO_3^-)과 결합하여 탄산(H_2CO_3)을 형성한다. 탄산은 탄산탈수효소(carbonic anhydrase)의 작용으로 물(H_2O)과 이산화탄소(CO_2)로 전환된다. 이때 생성된 비대사성 CO_2가 환기량 증가(↑$\dot{V}_E$)를 유도하지만, 산소섭취량($\dot{V}O_2$)에는 영향을 미치지 않는다. $\dot{V}_E$의 증가가 $\dot{V}O_2$의 증가를 초과하는 지점을 환기 역치라고 한다. 다른 방법으로는, $\dot{V}_E$를 작업부하에 대해 그래프로 나타내어 비례적 증가에서 벗어나는 지점을 환기 역치로 추정할 수도 있다. 그림 16-12에서는 달리기 속도가 작업부하의 지표로 사용되었지만, 사이클 속도, 수영 속도 등 다른 형태의 부하 지표로도 대체 가능하다. 이 방법에서, $\dot{V}_E$가 속도에 비해 불균형적으로 증가하는 지점이 환기 역치가 발생하는 시점으로 추정된다.

젖산 역치를 추정하는 환기 역치 방법은(온라인 대사 측정 시스템을 사용할 경우) 지속적으로 연속적인 수치로 정량화할 수 있으며, 혈액 채취가 필요하지 않다는 장점을 가진다. 그러나 일부 연구자들은 이 방법의 정확성에 대해 의문을 제

속성 검토

- 젖산 역치란, 점진적으로 운동 강도가 증가할 때 혈중 젖산 농도가 비선형적으로 급격히 상승하는 지점을 의미한다.
- 젖산 역치는 환기 측정을 통해 간접적으로 추정할 수 있다.
- 젖산 역치를 결정하기 위한 검사 동안, 심박수, 산소섭취량, 그리고 혈중 젖산 농도가 지속적으로 측정되며, 이 자료들은 젖산 역치에서의 속도와 심박수를 결정하는 데 사용된다. 이러한 정보는 이후 젖산 역치 이하 및 이상 강도에서의 훈련 속도를 설정하는 데 활용될 수 있다.

기하였다. 그 이유는 환기 반응의 변화가 혈중 젖산의 비선형적 상승이 나타나기 이전에 발생할 수 있음이 보고되었기 때문이다(18). 또한 다른 연구자들은 젖산과 수소이온(H^+)뿐만 아니라, 혈중 칼륨의 존재 역시 뇌의 환기 조절 중추를 자극하여, 운동이나 무산소 대사가 없는 상태에서도 분당 환기량($\dot{V}_E$)의 급격한 상승을 일으킬 수 있음을 보고하였다.[38, 52]

무산소성 능력

지구성 운동선수의 수행능력은 무산소적으로 생성된 ATP에 대한 과도한 의존으로 인해 젖산이 축적되고, 그에 따른 산성도가 증가함에 따라 저하될 수 있다. 반면, 일부 스포츠 종목의 수행능력은 근육이 무산소적으로 기능할 수 있는 능력, 즉 무산소성 능력에 직접적으로 의존한다. 예를 들어, 400 m 및 800 m 달리기와 같은 중·장거리 스프린트 경기에서는 운동선수가 ATP를 무산소적으로 합성하고 근육과 혈액의 높은 산성도를 견뎌내는 능력이 경기 성적에 큰 영향을 미친다. 즉, 30초에서 3분 정도 지속되는 고강도 운동은 대부분 무산소성(해당과정) 에너지 대사 경로에 의존한다. 해당과정(glycolysis)의 장점은 짧은 시간 동안 강하게 수축하는 근섬유의 요구를 충족시키기 위해 ATP를 매우 빠르게 생성할 수 있는 능력에 있다. 그러나 해당과정에서는 ATP와 동일한 속도로 피루브산도 생성된다. 피루브산은 생성 속도가 너무 빨라 미토콘드리아로 운반되어 산화되는 속도를 초과할 수 있다. 그 결과, 세포질 내 피루브산이 축적된다. 이때, 해당과정과 ATP 합성이 지속되려면 피루브산이 젖산으로 변환되어야 한다(2장 참조). 따라서 스프린트형 경기는 근육 내 ATP 및 인산크레아틴(PC) 저장량뿐만 아니라 해당과정과 그에 따른 젖산 생성에 크게 의존한다. 또한 운동선수의 근섬유 유형은 그들의 무산소성 능력에 영향을 미친다. 즉, 제II형 근섬유가 많은 사람일수록 짧은 시간의 고강도 활동에서 보다 큰 무산소성 능력을 발휘할 수 있으며, 이는 제I형 근섬유가 상대적으로 많은 사람보다 높다.

무산소성 능력 검사

무산소성 능력 검사는 특정 생리학적 지표나 표지를 직접 측정하기보다는 운동 중인 근육이 인산계와 해당과정을 통해 ATP를 합성하는 능력에 크게 의존하는 과제를 수행하면서 나타나는 수행능력을 정량화하는 방식으로 이루어진다. 가장 널리 사용되는 무산소성 파워 검사 중 하나는 **Wingate 검사(Wingate test)**로 이스라엘의 Wingate Institute에서 운동과학자들에 의해 개발되었다. 이 검사는 사이클 에르고미터를 사용하여 수행된다. 검사를 수행하는 사람은 최소한의 저항 상태에서 가능한 한 빠른 속도로 페달링을 시작한다. 최대 페달 속도에 도달하면, 체중 1 kg당 설정된 일정한 저항이 갑자기 부여되어 30초간의 스프린트 테스트가 시작된다. 비훈련 남성의 경우, 저항은 체중(kg)×0.090이고, 여성의 경우 체중(kg) ×0.086이다.[21] 이러한 저항은 비훈련자가 가장 높은 최대 파워를 발휘할 수 있도록 설정된 값이다. 훈련된 선수의 경우 저항을 더 높일 수 있으며, 노인이나 아동과 같은 다른 집단에서는 저항이 낮춰진다. 피검자는 30초의 전체 검사 동안 가능한 한 빠르게 페달링을 지속한다. 페달링 저항과 회전수를 이용하여 최대 무산소성 파워와 평균 무산소성 파워가 산출된다. 최대 파워는 가장 많은 회전수를 기록한 5초 구간을 기준으로 하며, 평균 파워는 전체 30초 동안의 회전수를 기준으로 한다. 비훈련 남성의 경우 체중 1 kg당 약 9.5 W의 최대 파워가 정상으로 간주되며, 평균 파워는 약 7.5 W·kg^{-1}이다.[25] 비훈련 여성의 경우 평균적으로 최대 파워는 약 8.5 W·kg^{-1}, 평균 파워는 약 5.7 W·kg^{-1}이다.[25] Wingate 검사를 통해 산출할 수 있는 다른 지표로는 30초 동안 수행된 총 일량과 최대 파워에서 최저 파워로 떨어지는 감소율을 나타내는 피로지수가 있다. 피로지수는 (최대 파워 – 최저 파워) ÷ 최대 파워×100으로 계산된다.

세련된 장비를 거의 사용하지 않고 무산소성 능력을 정량화할 수 있는 또 다른 방법은 **무산소 트레드밀 검사(anaerobic treadmill test)**이다.[17] 이 검사는 20%의 높은 경사도와 시속 8마일의 속도로 설정된 모터 구동 트레드밀 위에서 달리기를 통해 무산소성 파워를 평가한다. 피검자는 트레드밀의 벨트 양옆에 다리를 벌리고 서 있는 상태에서 시작한다. 벨트는 이미 설정된 경사도와 속도로 움직이고 있으며, 피검자는 준비가 되면 즉시 벨트 위로 올라서 달리기를 시작한다. 첫 발을 내딛는 순간부터 탈진에 이를 때까지의 시간이 측정된다. 피검자가 더 이상 속도를 유지할 수 없게 되면, 트레드밀의 손잡이를 잡고 벨트 양옆으로 다시 올라서며 검사는 종료된다. 안전을 위해 트레드밀 양쪽에 보조자가 서서 피검자가 탈진 시 안전하게 벨트 밖으로 이동하도록 돕는 것이 권장된다. 무산소성 능력은 탈진에 이를 때까지 달릴 수 있었던 시간(초)으로 정량화된다. 연구 결과에 따르면, 비훈련 남성의 평균 달리기 시간은 약 52초이며, 훈련된 성인 남성은 같은 경사도와 속도를 64초 동안 유지할 수 있는 것으로 보고되었다.[17]

가장 단순하고 널리 사용되는 하지 근육의 근력 측정 방법은 **수직 점프(vertical jump)** 검사이다. 이 검사는 단순히 수직 점프 높이를 측정하거나, 산출된 파워를 계산하는 방식으로 수행될 수 있다. 보다 정밀한 형태에서는 지면반력기(force platform)를 사용하여 점프 중에 발생하는 파워뿐 아니라 힘 발휘율(rate of force development) 등의 지표를 함께 측정할 수 있다. 보다 간단한 장비로는 Vertec 점프 측정 시스템(Vertec Inc., Pensacola, FL)이 자주 사용된다(그림 16-13). 이 장비는 미리 설정된 높이에 맞춰 조정할 수 있는 여러 개의 바를 가지고 있다. 피검자는 발을 엉덩이 너비 정도로 벌리고 선 자세에서, 주로 사용하는 팔을 들어 가능한 한 높은 바를 손끝으로 터치하여 닿을 수 있는 최대 높이를 기록한다. 이후 피검자는 바 아래에서 무릎을 약 90° 굽힌 자세로 2~3초간 머무른 후 점프한다. 점프 시에는 정상적인 팔 스윙을 사용하며, 점프 최고점에서 팔과 손가락을 완전히 펴서 가능한 한 많은 바를 옆으로 밀어낸다. 닿을 수 있는 높이와 점프 시 손끝이 닿은 최고 높이의 차이(cm)가 수직 점프 높이로 기록된다. 3회의 점프를 수행하며, 각 시도 사이에는

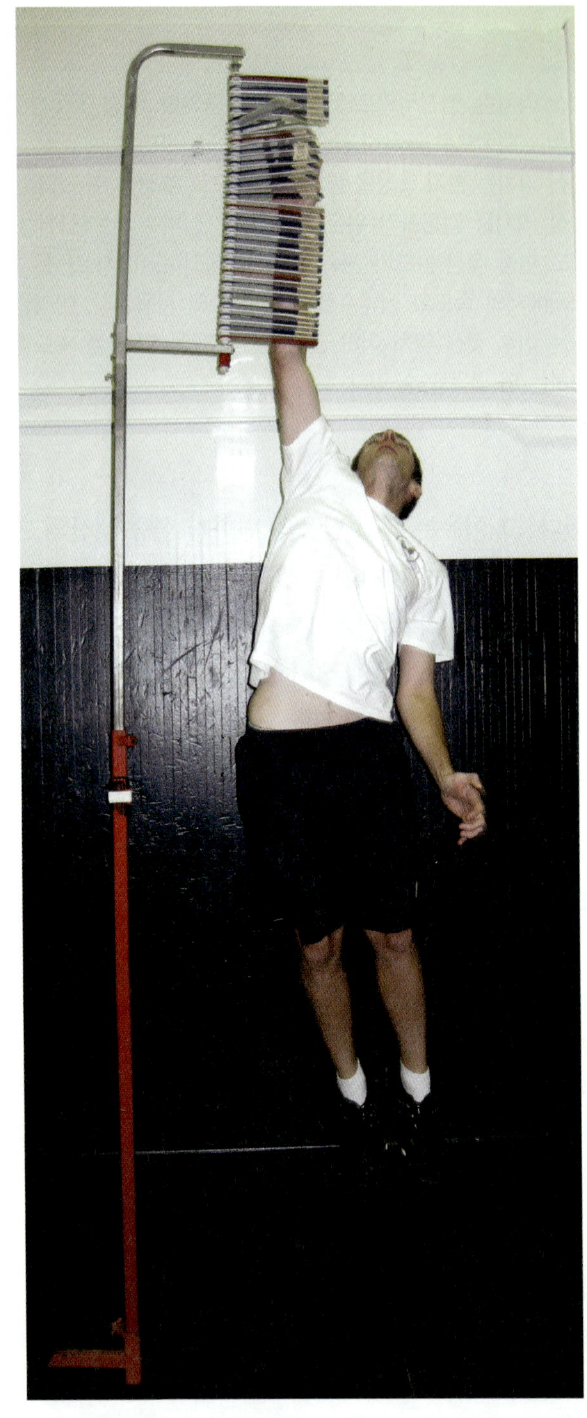

그림 16-13 이동식 바(vane)가 장착된 장비(Vertec)를 사용하여 점프 높이를 측정할 수 있다. 바의 높이는 개인의 신장과 점프 능력에 맞게 조절할 수 있도록 설계되어 있다.

1분의 휴식 시간을 둔다. 세 번의 점프 중 가장 높은 기록이 최종 점프로 사용된다. 일반적인 체력 평가에서는 반동을 사용하지 않는 비반동 점프(non-countermovement jump)나 반동을 이용한 점프(countermovement jump) 모두 사용 가능하다. 하지만 배구 공격수나 농구 선수와 같이 실제 경기 중 점프를 수행하는 선수의 경우, 반동 점프를 사용하는 것이 경기력에 보다 적합하다. 반동 점프의 경우, 무릎과 고관절의 굴곡이 즉시 신전으로 이어지며, 팔 스윙을 함께 이용하여 점프 높이를 극대화한다. 수직 점프 검사의 수행 결과는 단순히 점프 높이(cm)로 표현하거나, 점프 높이를 와트(W) 단위의 파워로 변환하는 공식으로 계산할 수 있다. 여러 공식이 개발되어 있으며, 대표적인 식은 다음과 같다.[15,47]

반동 점프 시 최대 파워 계산식[15]:

$$\text{피크 파워(W)} = 65.1 \times (\text{점프 높이 cm}) + 25.8 \times (\text{체중 kg}) - 1413.1$$

예를 들어, 41 kg의 12세 남아가 33 cm를 점프했다면,

$$1793.0\ \text{W} = 65.1 \times 33 + 25.8 \times 41 - 1413.1$$

이 결과는 표 16-10의 기준에 따라 점프 높이로는 75번째 백분위, 최대 파워로는 50번째 백분위보다 약간 높은 수준에 해당한다.

비반동 점프 시 최대 파워 계산식[39]:

$$\text{피크 파워(W)} = (60.7 \times \text{점프 높이 cm}) + (45.3 \times \text{체중 kg}) - 2055$$

예를 들어, 70 kg의 남성이 50 cm를 점프했다면,

$$4151\ \text{W} = (60.7 \times 50) + (45.3 \times 70) - 2055$$

가 된다. 어떤 형태의 점프 검사를 선택할지는 검사 목적에 따라 다르다. 일반적인 체력 평가를 위해서는 비반동 점프나 반동 점프 중 어느 쪽도 사용할 수 있다. 그러나 선수의 경우, 실제 경기에서 사용하는 점프 형태에 맞는 검사를 선택하는 것이 바람직하다.

속도와 무산소성 근파워를 평가하기 위해 흔히 사용되는 또 다른 방법은 전력 질주 검사이다. 이 검사는 전력으로 달려 특정 거리를 완주하는 데 걸리는 시간을 기록하는 방식이다. 40야드(36.7 m) 질주 테스트가 주로 사용되며, 이 거리는 지구력보다는 파워와 속도를 측정하기에 충분히 짧다. 모든 전력 질주 검사는 실험실이 아닌 야외에서도 수행할 수 있다. 필요한 것은 스톱워치 또는 전자식 타이밍 장치, 그리고 미끄럽지 않은 평탄한 트랙면뿐이다. 근육이 폭발적으로 수축하는 파워 테스트이므로, 검사 전에 반드시 충분한 준비운동을 실시해야 한다. 시작선과 결승선은 콘이나 마커로 표시하며, 검사자의 유형에 따라 다양한 출발 자세가 사용된다. 일반적인 스프린터는 손을 시작선에 두고 한쪽 다리를 구부려 가슴 아래에 두며, 다른 쪽 다리는 거의 완전히 신전된 스프린터 스타트 자세를 취한다. 축구나 농구 선수처럼 스탠딩 스타트 자세로 출발하는 것이 일반적인 경우, 이 자세가 더 적절하다. 미식축구의 공격 라인맨의 경우, 세 점 스타트가 사용된다. 어떤 자세이든 신체의 어떤 부위도 출발선을 넘어서는 안 된다. 스톱워치를 사용하는 경우, 검사자는 결승선에 서서 시계를 들고 출발 신호를 외친 후 피검자가 전력 질주하도록 한다. 결승선을 통과할 때까지의 시간이 측정되며, 보통 0.01초 단위로 기록된다. 피검자는 3회의 질주를 수행하며, 각 시도 사이에는 3~4분의 휴식 시간을 둔다. 세 번의 시도 중 가장 빠른 기록이 최종 점수로 사용된다. 16~18세 남성의 경우 40야드를 5.10초에 완주해야 50번째 백분위에 해당하며, 같은 연령대의 여성은 6.11초가 이에 해당한다.[24] 다양한 운동선수 집단에 대한 규준도 존재하며, 예를 들어 NCAA Division I 여자 배구 선수의 평균 기록은 5.62초, Division III 남자 축구 선수의 평균 기록은 4.73초이다.[24]

무산소성 파워 및 스피드 검사에 영향을 미치는 요인들

앞서 설명한 여러 검사들은 골격근이 무산소성 경로를 통해 파워를 발휘할 수 있는 능력을 정량화하도록 설계된 것이다. 그러나 개인 또는 운동선수의 수행능력은 타고난 신체적 특성 외에도 다양한 요인들의 영향을 받는다. 이 중 일부 요인은 심리적 요인일 수 있다. 예를 들어, 최상의 수행을 하려는 동기는 검사 결과에 큰 영향을 미친다. 또한 검사 동

표 16-10 10~15세 아동의 반동 수직 점프 검사 백분위 분류

	소년(세)						소녀(세)					
백분위	10	11	12	13	14	15	10	11	12	13	14	15
점프 높이(cm)												
95th	30	36	39	43	49	47	28	33	36	36	36	40
90th	29	34	37	40	44	44	27	32	33	34	34	39
75th	25	30	33	37	39	42	25	28	29	29	30	31
50th	21	27	30	32	36	37	22	25	27	26	28	28
25th	18	23	26	28	30	34	18	21	24	24	23	24
10th	16	20	23	23	26	29	15	19	21	21	21	21
최대 파워(W)												
95th	1,815	2,185	2,914	3,402	3,744	4,308	1,834	2,174	2,616	2,837	2,903	3,096
90th	1,625	2,046	2,571	2,947	3,583	3,918	1,499	2,037	2,501	2,537	2,725	2,927
75th	1,205	1,722	2,162	2,634	3,247	3,594	1,184	1,738	2,055	2,373	2,383	2,662
50th	915	1,456	1,787	2,258	2,698	3,185	938	1,425	1,677	1,954	2,054	2,223
25th	662	1,178	1,490	1,910	2,267	2,863	698	1,173	1,349	1,592	1,815	1,831
10th	474	931	1,226	1,496	1,875	2,438	525	972	1,148	1,372	1,597	1,654

출처: Taylor MJD, Cohen D, Voss C, et al. Vertical jumping and leg power normative data for English school children aged 10-15 years. *J Sports Sci.* 2010;28(8):867-872. Reprinted by permission of Taylor & Francis Ltd, http://www.tandfonline.com.

작을 수행하는 기술 수준 역시 결과를 변화시킬 수 있다. 이러한 영향은 특히 스프린트 검사에서 두드러진다. 스프린트에서는 출발선에서의 신체 자세, 그 자세에서 빠르게 이탈하여 전력 질주 속도로 전환하는 능력이 최적의 수행에 필수적이기 때문이다. 마찬가지로, 수직 점프 검사에서는 기록된 최대 높이가 도약 동작의 정점에서 나타나고 정확히 측정되도록 하기 위해 일정 수준의 신경근 조정 능력이 필요하다. 또 다른 중요한 요인은 근섬유 유형 구성이다. 파워는 근력이 폭발적·신속하게 발현되는 형태이므로, 특히 대퇴사두근에서 제II형 근섬유(type II fibers)의 비율이 높은 사람일수록 더 높은 파워를 보이는 경향이 있다.[25] 이러한 검사들 중 다수는 점프나 스프린트와 같이 신체 전체를 움직이는 동작을 요구하기 때문에, 체성분 또한 수행에 영향을 미친다. 즉, 근육이 아닌 체중을 더 많이 움직여야 할수록 수행 능력은 저하된다. 따라서 지방량에 대한 근육량의 비율이 높을수록 대부분의 파워 검사에서 더 우수한 결과를 보이는 것으로 알려져 있다.[30,33,37]

속성 검토

- 일부 스포츠 경기의 수행능력은 작용근이 무산소적으로 기능할 수 있는 능력에 직접적으로 관련되어 있다.
- 고강도이며 짧은 시간 동안 전력 또는 준전력으로 근육을 사용하는 모든 활동은 근육 내 ATP와 PC 및 해당과정 등 무산소성 경로를 통해 에너지를 생산하는 운동선수의 능력에 크게 의존한다.
- 무산소성 수행능력을 측정하기 위한 여러 검사가 있으며, 그 예로는 수직 점프 검사, Wingate 검사, 그리고 전력 질주 검사 등이 있다.
- 개인의 동기나 기술과 같은 다른 요인들도 무산소성 스피드 및 파워 검사의 수행 결과에 영향을 미칠 수 있다.

근력

간단히 정의하면, **근력(strength)**이란 단 한 번의 최대 노력 동안 발휘될 수 있는 최대 힘을 의미한다. 근력은 건강 관련 체력뿐 아니라 운동 수행 관련 체력의 주요 구성 요소이기 때문에, 아마도 가장 자주 평가되는 체력 변수일 것이다. 근

력은 근파워나 스피드와는 달리, 반드시 관절의 움직임이나 저항의 이동 거리를 수반하지는 않는다. 실제로 등척성 근수축(즉, 관절의 눈에 띄는 움직임이 없는 상태) 중 발생하는 힘을 측정하는 것은 근력을 정량화하는 일반적인 방법이다. 이때 단순한 구조의 장비라도 힘 센서가 부착되어 있으면 근수축 시 발휘되는 힘을 정확하게 측정할 수 있다. 대표적인 장비로는 악력계(handgrip dynamometer)와 장력계(tensiometer)가 있으며, 일부 등속성 근력계(isokinetic dynamometer) 역시 등척성 근력을 측정할 수 있다. 이들은 모두 등척성 수축 중의 근력을 평가하기 위해 사용된다.

그 외에도 근력 측정에는 특정 신체 부위를 일정 운동 범위 내에서 움직이게 하는 검사가 포함될 수 있다. 이러한 검사는 수축기(concentric, 단축성) 혹은 신장기(eccentric, 신장성) 수축 중의 힘을 측정하거나, 보다 일반적으로는 한 번의 완전한 반복 운동 동안 두 수축 형태의 조합으로 수행된다. 근력 측정을 위한 장비는 매우 다양하며, 가격대도 폭넓다. 예를 들어, 프리웨이트, 웨이트 스택 방식의 기계, 공압식 저항 장비(pneumatic resistance machines, 예: Keiser), 그리고 고가의 등속성 근력계(isokinetic dynamometers, 예: Biodex, Kin-Com) 등이 있다.

근력 측정에서 널리 사용되는 방법 중 하나는 **악력계 검사(grip dynamometer test)**이다. 이 검사는 등척성 수축 중 손가락 굴곡근이 생성하는 힘을 측정한다. 이 검사는 사용이 간편하고, 장비가 단순하며, 저렴하고, 시간이 적게 소요된다는 장점이 있다. 비록 이 검사는 전완 및 손 근육의 힘만 직접적으로 측정하지만, 연구 결과에 따르면 악력검사는 다른 근력 측정값들과도 유의한 상관관계를 보이는 것으로 나타났다(다만, 근육군에 따라 상관도의 차이는 존재한다).[10] 따라서 악력검사 결과는 일반적으로 상지 근력의 실용적이고 신뢰할 수 있는 지표로 활용된다.

검사 수행 절차는 다음과 같다. 악력계는 피검자의 손 크기에 맞게 조정되어야 하며, 손과 악력계가 건조한 상태를 유지해야 미끄러짐을 방지할 수 있다. 피검자는 허리를 약간 굽힌 자세에서, 팔을 몸 옆에 둔 상태에서(팔꿈치 각도 약 90~180도) 악력계를 잡는다(그림 16-14). 이때 팔은 신체의 다

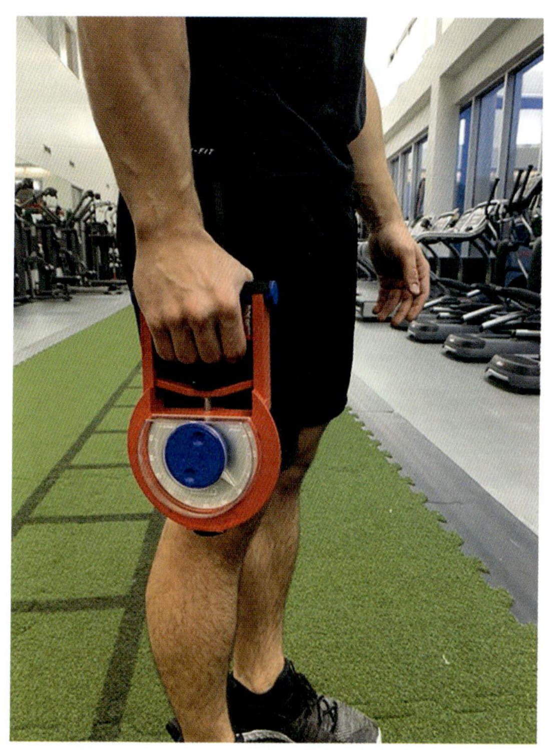

그림 16-14 악력계는 손가락 굴곡근의 등척성 근수축을 측정하는 데 사용된다. 양손에서 얻은 최대 수치를 합산하여 최종 점수로 제시할 수 있으며, 이 값은 규준치와 비교하여 평가된다.

른 부위나 다른 물체에 닿지 않아야 한다. 준비가 되면, 피검자는 몸과 팔을 고정한 채 최대의 힘으로 악력계를 쥔다. 양손 각각 세 번의 시도를 하며, 각 손의 최고 수치(kg)를 기록한다. 양손의 최고 수치를 합산한 값을 최종 점수로 사용할 수도 있다. 결과는 절대적 기준으로—즉, 생성된 총 힘(kg)으로 제시할 수도 있고, 혹은 상대적 기준으로—즉, 생성된 힘을 체중(kg)으로 나눈 값으로 표현할 수도 있다. 남성과 여성의 연령대별 평균 악력검사 결과는 표 16-11에 제시되어 있다.

근력을 정량화하는 또 다른 검사로는 1회 반복 최대(1-RM) 검사가 있다. 이는 특정 운동에서 단 한 번의 완전한 동작 동안 들어올릴 수 있는 최대 중량을 의미한다. 이 동적 근력평가는 상지 근력의 경우 벤치프레스, 하지 근력의 경우 레그프레스 또는 스쿼트 운동에 주로 사용된다. 검사 전 피검자는 해당 운동 동작에 익숙해져야 하며, 장비와 자세에 편안함을 느낄 때까지 충분한 연습이 필요하다. 그 후 가벼운 저항으로 워밍업을 실시한 다음, 점차 무게를 늘려가며 1-RM

표 16-11 연령대와 성별에 따른 오른손과 왼손의 평균 악력(kg)

	여성 평균 (95% 신뢰구간)		남성 평균 (95% 신뢰구간)	
연령대(y)	오른손(kg)	왼손(kg)	오른손(kg)	왼손(kg)
20~24	30.6 (26.7~34.3)	27.9 (23.1~32.6)	53.3 (45.2~61.5)	47.4 (38.8~56.1)
25~29	33.8 (29.5~38.1)	30.8 (27.2~34.5)	53.9 (44.3~63.6)	50.0 (41.1~58.9)
30~34	33.8 (28.9~38.6)	31.8 (29.0~34.4)	52.8 (44.1~61.5)	49.2 (40.4~57.9)
35~39	33.2 (28.6~37.8)	30.2 (25.8~34.5)	53.3 (44.0~62.6)	51.6 (44.0~59.3)
40~44	33.8 (28.0~37.6)	29.3 (24.5~34.0)	54.1 (47.1~61.2)	49.8 (42.5~57.1)
45~49	33.9 (28.9~39.0)	30.8 (25.8~35.7)	50.4 (42.5~58.3)	48.7 (40.3~57.2)
50~54	30.9 (26.7~35.2)	28.8 (24.0~33.5)	50.6 (44.1~56.9)	45.2 (39.4~51.1)
55~59	29.9 (26.4~33.6)	27.2 (24.6~29.5)	44.1 (36.7~51.4)	41.0 (33.7~48.4)
60~64	25.9 (22.2~29.6)	23.0 (18.6~27.3)	41.7 (36.8~46.7)	38.7 (33.4~44.0)
65~69	25.6 (22.5~28.8)	22.9 (19.6~26.2)	41.7 (35.4~47.9)	38.2 (32.0~44.4)
70~74	24.2 (20.7~27.8)	22.5 (19.1~25.8)	38.2 (32.0~44.5)	36.2 (30.3~42.1)
75+	18.0 (16.0~19.9)	16.4 (14.7~18.1)	28.0 (12.7~31.0)	29.8 (24.8~34.7)

출처: Perna FM, Coa K, Troiano RP, et al. Muscular grip strength estimates of the U.S. population from the National Health and Nutrition Examination Survey 2011-2012. *J Strength Cond Res.* 2016;30:867-874.

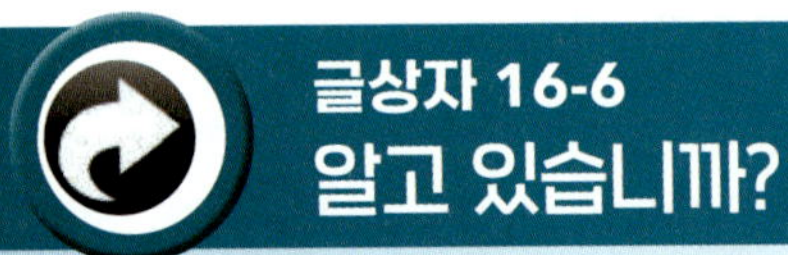

글상자 16-6

알고 있습니까?

1회 반복 최대(1-RM) 측정에는 특정한 절차가 필요하다

1회 반복 최대(one-repetition maximum, 1-RM) 검사는 비교적 단순해 보이지만, 타당하고 신뢰할 수 있는 결과를 얻기 위해서는 특정한 절차를 반드시 따라야 한다. 일반적으로, 검사-재검사 신뢰도 또는 반복 수행 중 검사 정확도를 확인하기 위해 검사는 두 번 이상 서로 다른 날에 실시된다. 검사에서 높은 신뢰도를 얻으려면, 연속된 검사 간의 변동이 거의 없어야 한다. 아래에 제시된 검사 절차는 남성과 여성 모두에서 높은 검사-재검사 신뢰도를 보인 것으로 나타났다.

1-RM을 결정하기 위한 운동의 종류가 무엇이든 간에, 검사 전에는 운동 및 모든 검사 절차에 대한 사전 적응이 있어야 한다. 검사 중에는 한 번의 반복 수행이 성공적으로 완료되었다고 간주하기 위해, 해당 동작은 정상적인 한 반복의 전 가동 범위로 수행되어야 하며, 이는 1-RM이 측정될 때마다 동일하게 유지되어야 한다. 모든 검사에서는 보조자를 포함한 모든 운동 안전수칙이 지켜져야 한다. 1-RM을 측정하기 위해 사용할 수 있는 절차는 다음과 같다.

1-RM 검사 절차:

1. 첫 번째 준비운동: 예상 1-RM의 40~60% 부하로 5~10회 반복 수행
2. 두 번째 준비운동: 예상 1-RM의 60~80% 부하로 3~5회 반복 수행
3. 예상 1-RM으로 시도
4. 만약 시도가 성공하면, 저항을 증가시키고 다시 시도
5. 만약 시도가 실패하면, 저항을 감소시키고 다시 시도
6. 4~5단계를 반복, 단 4회 이상 시도하지 않도록 제한
7. 1-RM이 결정되지 않았다면, 피검자는 다른 날 재검사
8. 준비운동 세트와 1-RM 시도는 3~5분의 휴식 간격을 둔다

처음으로 특정 운동에 대해 1회 반복 최대(1-RM) 검사를 수행할 때, 예상 1-RM은 이전의 훈련 자료 또는 검사자(tester)의 과거 경험을 바탕으로 추정할 수 있다. 초기 1-RM 검사가 완료된 후에는 예상 1-RM을 이전 검사 자료를 기반으로 설정된다.

추가 참고문헌

1. Kraemer WJ, Ratamess NA, Fry AC, et al. Strength training: development and evaluation of methodology. In: Maud P, Foster C, eds. *Physiological Assessment of Human Fitness.* 2nd ed. Champaign, IL: Human Kinetics; 2006:119-150.

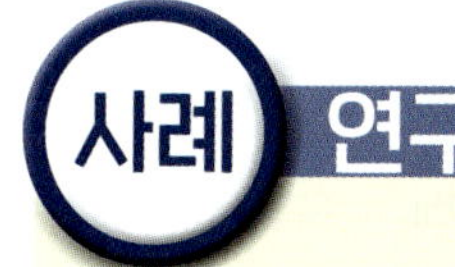

사례 연구

시나리오

당신은 중장거리 달리기 선수 그룹과 함께 일하는 스포츠 과학자이다. 현재 당신은 이들의 훈련 향상을 평가하고, 훈련 강도 구간을 설정하는 데 도움이 될 수 있는 테스트 배터리를 개발하도록 요청받았다. 어떤 종류의 검사와 측정을 사용할 것인가?

옵션

선수들은 트레드밀 러닝 테스트를 수행하여 최대산소섭취량($\dot{V}O_{2max}$)과 젖산 역치를 결정하게 된다. 러닝 테스트는 사이클링과 같은 다른 형태의 검사보다 심박수와 기타 생리학적 반응의 운동 형태 특이성이 높기 때문에 적합하다. 젖산 역치 검사는 먼저 수행되고, 이어서 $\dot{V}O_{2max}$ 검사가 수행된다.

젖산 역치 검사를 개별화하기 위해, 선수의 주요 경기 속도가 결정되어야 한다. 예를 들어, 10 km를 33분에 달성하는 선수의 평균 페이스는 284 m·min^{-1}(5분 40초/mile)이다. 불연속 트레드밀 테스트의 단계를 설정하기 위해, 평균 경기 속도보다 느린 5단계 속도와 그보다 빠른 여러 단계의 속도가 설정되며, 각 속도는 10 m·min^{-1} 간격으로 증가한다. 경사도는 평지 트랙에서 달리는 생리적 부담을 모사하기 위해 검사 전반에 걸쳐 0%로 유지된다. 각 단계는 3분간 지속되며, 단계 사이에는 짧은 휴식 시간이 주어진다. 매 단계의 마지막에, 혈중 젖산 농도가 안정화되었을 때 측정된다. 젖산 농도가 5.0 mmol·L^{-1}을 초과하면, 그 부하는 젖산 역치 이상으로 간주되며, 그 단계를 완료한 후 검사는 종료된다. 각 단계 동안 심박수와 산소섭취량($\dot{V}O_2$)이 측정된다. 이 데이터는 젖산 역치 부하에서의 페이스와 심박수를 결정하기 위해 사용된다. 이 정보는 훈련 강도 구간을 설정하는 데 사용된다. 젖산 역치 검사가 완료된 후, 피검자는 10분간 휴식을 취한다. 그 후, 이 $\dot{V}O_{2max}$ 검사는 젖산 역치 검사에서 도달한 마지막 이전 단계의 부하에서 시작된다. 트레드밀의 경사도는 매 1분마다 1%씩 증가하며, 피검자는 자발적 피로에 이를 때까지 달린다. 젖산 역치 검사에서와 $\dot{V}O_{2max}$ 검사에서 얻어진 데이터를 통해 훈련의 효과를 평가할 수 있다. 훈련을 통해 젖산 역치와 $\dot{V}O_{2max}$가 증가하고, 최대하 부하에서의 생리적 반응이 감소한다면, 이는 유산소성 체력이 향상되었음을 의미한다. 따라서 이러한 측정값들은 훈련으로 인한 유산소성 체력 향상과 훈련 프로그램이 의도한 결과를 가져왔는지를 평가하는 데 사용될 수 있다.

시나리오

균형 능력에 어려움이 있고 심혈관 위험 증가의 지표를 보이는 고령자에게는 어떤 형태의 점증적 운동검사를 사용할 수 있을까? 또한 검사를 수행하는 동안 어떤 지표들을 모니터링해야 하며, 어떤 생리적 변화를 관찰해야 할까?

옵션

이 고령자는 사이클 에르고미터에서 점증부하운동검사(GXT)를 수행하게 된다. 검사 중에는 혈압, 심박수, 심전도, 자각적 운동 강도, 산소섭취량($\dot{V}O_2$)이 지속적으로 모니터링된다. 트레드밀과 달리 사이클 에르고미터는 검사 수행 중 발생할 수 있는 균형 문제를 완화하기 위해 선택된다. 또한 이 운동 형태는 심전도 측정 시 움직임에 따른 잡음이 적고, 검사 중 혈압을 보다 용이하게 측정할 수 있기 때문에 사용된다. 검사 동안에는 운동 부하를 서서히 증가시켜, 혈압 반응과 심전도를 모니터링함으로써 심혈관계 문제를 시사하는 징후가 나타나는지를 확인하고, 필요 시 검사를 종료할 수 있도록 한다. 예를 들어, 검사 진행에 따라 수축기 혈압은 증가하는 것이 정상이지만, 이완기 혈압이 유의하게 증가할 경우 이는 비정상적인 심혈관계 반응을 의미한다. 심전도는 ST분절 하강과 같이 심장으로의 혈류 부족을 나타내는 비정상 반응이 있는지를 확인하기 위해 지속적으로 모니터링된다. 이러한 반응, 즉 이완기 혈압의 유의한 증가나 ST분절 하강이 관찰될 경우, 검사는 즉시 종료된다. 검사 중 측정된 자각적 운동 강도는 유산소성 훈련 강도 구간을 설정하는 데 활용되며, 심박수를 기준으로 훈련 구간을 설정하는 것이 제한되는 심혈관 문제가 있는 경우, 문제가 나타난 심박수보다 낮은 강도의 훈련 구간을 설정하는 데에도 사용된다. 또한 검사 중 측정된 산소섭취량($\dot{V}O_2$)은 유산소성 체력을 평가하는 데 사용될 뿐만 아니라, 시간에 따른 체력 변화의 지표로도 활용된다.

시도를 반복한다. 1-RM 검사는 단순해 보이지만, 정확하고 신뢰할 수 있는 결과를 얻기 위해서는 정해진 절차를 따라야 한다(글상자 16-6).

1-RM 프리웨이트 벤치프레스를 수행할 때는 다음과 같다. 피검자는 벤치에 등을 대고 눕고, 바벨은 지지대 위에 올려둔다. 팔을 곧게 펴서 어깨너비로 오버핸드 그립으로 바를 잡는다. 바벨을 지지대에서 들어올려, 천천히 가슴까지 내린 후, 다시 팔이 완전히 펴질 때까지 들어올려 한 반복을 완성한다. 이렇게 정확한 자세로 수행할 수 있는 최대 중량이 1-RM으로 간주된다. 프리웨이트를 사용할 경우, 항상 보조

자가 있어야 피검자의 안전을 확보할 수 있다. 대안으로, 중량 스택이 있는 벤치프레스 머신을 사용할 수도 있으며, 이 경우 보조자가 필요하지 않다.

하체 근력을 평가하기 위한 대표적인 검사로는 1-RM 머신 레그프레스 테스트가 있다. 피검자는 먼저 장비 사용에 익숙해져야 하며, 1-RM 시도에 앞서 가벼운 웜업 세트를 수행해야 한다. 레그프레스 동작을 수행하는 데 사용되는 다양한 기기들(예: 45도 각도의 레그프레스, 바로 누운 자세의 레그프레스)은 신체 관절의 위치를 서로 다른 각도로 유지하게 하므로, 수직 및 수평면에서의 다리 밀기 동작 각도가 달라진다. 이러한 차이는 한 번의 반복을 완수하기 위해 사용할 수 있는 저항의 크기에 영향을 미친다. 사용되는 장비의 종류와 관계없이, 피검자는 기계의 좌석에 부착된 손잡이를 잡고 자신의 자세를 안정시켜야 한다. 운동 범위는 무릎을 90도 구부린 각도에서 시작하여 무릎이 완전히 펴질 때까지로 설정한다. 발은 고관절 너비 정도로 벌리고 발판에 올려야 한다. 1-RM 벤치프레스와 레그프레스 모두 근력은 절대적인 수치(들어올린 총 중량)로 표현할 수도 있고, 들어올린 중량을 개인의 체중으로 나눈 상대적 지표로 표현할 수도 있다. 사용 장비의 종류에 따라 결과에 차이가 생기기 때문에, 1-RM의 표준을 설정하기는 어렵다. 그러나 머신 벤치프레스의 경우, 20~29세 남성과 여성의 1-RM 중간값(50th percentile)은 체중 대비 각각 1.06배(남성)와 0.40배(여성)이다. 레그프레스의 경우, 동일 연령대의 상대근력은 남성 1.91배, 여성 1.32배에 해당한다.[40]

1-RM 근력검사는 등속성 다이나모미터를 이용해 수행할 수도 있다. 이 장비는 정교하고 고가의 검사 및 재활 장비로, 일반적으로 운동과학 실험실이나 물리치료와 같은 임상 환경에서 사용된다. 등속성 장비는 외부 중량을 사용하지 않는다. 대신, 검사자가 장비를 설정하여 피검자가 일정한 속도로 정해진 운동 범위를 수행 할 수 있도록 한다. 즉, 자유중량이나 웨이트 스택 머신처럼 들어올릴 저항의 크기가 아니라, 운동 속도가 미리 설정된다. 운동 중 피검자가 발휘하는 힘은 힘 변환기를 통해 정량화되어 기록된다. 이 장비를 이용하면 대퇴사두근, 햄스트링, 종아리 근육, 어깨, 팔 등 다양한 근육군을 검사할 수 있다. 다만, 등속성 다이나모미터는 단일관절운동에 초점을 두기 때문에, 레그프레스나 벤치프레스와 같은 다관절 운동의 근력을 직접 측정하기는 어렵다. 그럼에도 불구하고, 등속성 다이나모미터는 자유중량이나 머신에서 요구되는 시행착오 과정을 제거한다는 장점이 있다. 검사자는 운동 속도를 미리 설정할 수 있으며, 속도를 0으로 설정하면 등척성 근수축을 검사할 수도 있다. 피검자는 장비에 익숙해진 후, 워밍업을 마치고 최대한의 노력을 발휘한다. 이때 장비는 매우 높은 정밀도와 정확도로 근력을 측정한다. 이러한 검사는 코치나 트레이너가 프로그램을 최적화하고 개인의 피트니스 목표를 달성하는 데 중요하다(글상자 16-7).

근력 및 컨디셔닝 전문가의 역할은 세월이 지나면서 변화해왔다. 그러나 남성과 여성 선수 모두의 프로그램을 평가하고 그 성공을 모니터링하는 것은 여전히 매우 중요하다. 이는 다양한 스포츠에서 제한된 시간 내에 효율적인 훈련 프로그램을 구성하기 위함이다(글상자 16-8). 또한 다음과 같은 말이 있다. "If you measure it, you need to manage it." 즉, 측정할 수 있다면 그것을 관리해야 한다는 뜻이다. 이는 곧, 효과적이고 시간 효율적인 검사 프로토콜을 선택하고 그 검사가 실제로 선수의 경기력 발달에 핵심 특성을 측정하고 있는지 확인해야 함을 의미한다. 따라서 다양한 검사 프로토콜들을 기반으로 운동선수 평가 템플릿이 만들어진다.

속성 검토

- 근력은 하나의 움직임에서 단 한 번의 시도 동안 발휘되는 최대의 힘을 의미한다.
- 악력계 검사는 근력을 평가하는 대표적인 검사 중 하나이다.
- 1-RM(Repetition Maximum) 검사는 근력을 수치화하기 위한 또 다른 방법으로, 주어진 동작에서 전 가동 범위를 통해 한 번만 들어올릴 수 있는 무게 또는 저항을 측정한다.

16장 요약

다양한 생리적 시스템의 기능적 수행 능력 최대 혹은 최대하 노력 수준의 운동 수행 중에 검사하는 것은 운동생리학,

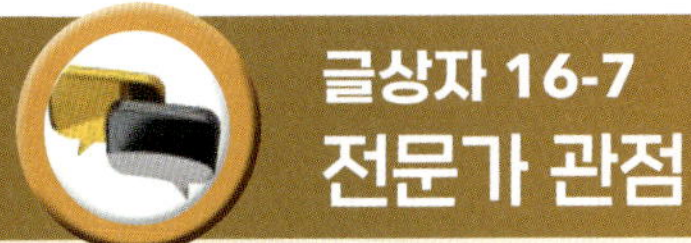

글상자 16-7
전문가 관점

검사의 중요성

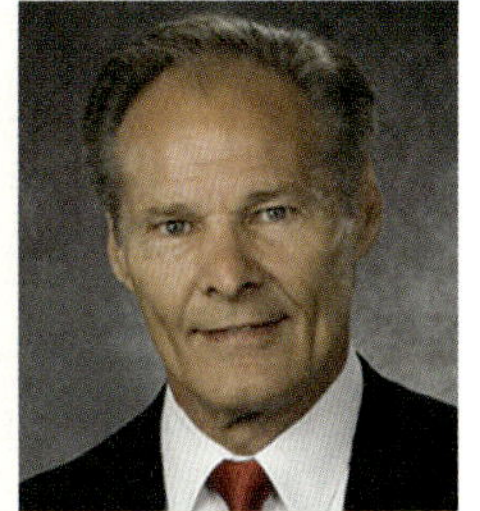

Boyd Epley, M.Ed., CSCS*D, MSCC, FNSCA, RSCC*E
부 체육국장
네브래스카 대학교
네브래스카주 링컨

왜 검사를 해야 하는가?

모든 체력훈련 프로그램은 각 참가자의 검사와 평가로부터 시작되어야 한다. 선수들의 강점과 약점을 파악함으로써, 훈련을 보다 효율적으로 설계하고 최대 결과를 달성하기가 훨씬 쉬워진다.

검사는 또한 프로그램이 목표에 맞게 진행되고 있는지, 그리고 무엇보다도 선수가 얼마나 발전하고 있는지를 판단하는 데 도움이 된다.

검사는 선수들에게 훌륭한 동기부여 수단이 되기도 한다. 많은 선수들, 특히 젊은 선수들은 최대의 결과를 얻기 위해 필요한 노력을 기울이기 전에, 스포츠 컨디셔닝이 자신에게 실제로 도움이 된다는 긍정적인 증거를 필요로 한다. 자신의 체력이 향상된 것을 확인하게 되면, 선수들은 보다 높은 목표를 설정하고 스스로를 더 강하게 밀어붙이게 된다. 코치의 입장에서 볼 때, 억지로 밀어야 하는 선수보다 오히려 제어할 필요가 있을 정도로 동기부여된 선수를 지도하는 것이 항상 더 바람직하다.

검사와 평가, 목표 설정에 노력을 기울이는 코치들은 문서로 남길 수 있는 결과를 확보할 수 있다. 일부 학교에서는 이와 같은 4단계 과정의 큰 이점을 간과한 채, 곧바로 웨이트 트레이닝이나 컨디셔닝을 시작하기도 한다.

타당도

각 검사는 반드시 그 검사가 측정하려는 구성요소를 정확히 측정해야 한다. 해당 검사가 선수의 종목과 관련된 잠재적 수행 능력을 평가할 수 있는가? 이를 반드시 확인해야 한다.

신뢰도

신뢰도는 코치가 검사 조건과 결과를 매번 일관되게 유지하느냐에 달려 있다. 검사를 한 번은 야외 잔디에서, 또 다음 번은 실내 농구 코트에서 실시한다면 결과는 달라질 것이다. 운동장의 상태, 시간대, 바람, 비, 온도 등의 요인은 모두 검사 결과에 영향을 미친다.

검사가 실시되는 순서(order) 또한 결과에 영향을 줄 수 있다. 따라서 검사 순서는 매번 동일해야 하며, 사용되는 검사 장비 역시 매번 동일해야 한다. 가능하다면 동일한 코치가 매 검사마다 같은 방식으로 검사를 시행해야 한다.

연간 수행검사 주기

검사 기간들의 조합은 "연간 테스트 주기"를 형성한다. 검사에 큰 비중을 두되, 1년에 3~4회로 제한해야 한다. 훈련 프로그램이 시작되기 직전 주, 그리고 각 컨디셔닝 사이클이 끝난 후에 검사 세션을 배치하라.

장비와 시설의 준비

사전 준비를 많이 할수록 테스트 당일은 더욱 원활하게 진행된다. 검사에 필요한 장비와 시설을 미리 파악하고 준비하라. 시설 사용 허가를 받고, 모든 장비가 정상 작동하며 보정되어 있는지 확인해야 한다. 검사 구역의 배치도를 작성하여 각 검사 스테이션이 어떻게 구성될지를 결정하라. 또한 참가자들이 한 검사 구역에서 다른 구역으로 이동할 때의 이동 동선을 계획하고, 이 계획을 코치와 선수 모두에게 공유하여 모두가 절차를 이해하도록 해야 한다.

데이터 수집 카드 개발

모든 선수들은 각 검사 스테이션마다 코치가 검사 결과를 기록할 수 있는 데이터 수집 카드를 지참해야 한다. 이 카드에는 코치가 검사 결과를 기록할 수 있어야 하며, 수행되는 모든 검사 항목과 선수의 개인 정보(이름, 날짜 등)가 포함되어야 한다. 검사 항목들은 실시 순서에 따라 카드에 기재되어야 하며, 이로써 혼란 없이 검사가 진행될 수 있다.

체력 훈련, 코칭, 그리고 컨디셔닝에 있어 매우 중요한 역할을 할 수 있다. 서로 다른 생리적 시스템들이 얼마나 잘 기능을 수행하는지를 평가함으로써, 선수와 코치 모두에게 각 개인이 어떤 종목이나 포지션에 가장 적합한지를 판단하는 데 도움을 줄 수 있다. 코치나 트레이너, 컨디셔닝 전문가들은 훈련 프로그램의 효과를 확인하기 위해 정기적으로 선수나 체력 관리 대상자를 테스트 하기도 한다. 또한 이러한 테스트 결과는 선수와 코치에게 동기 부여의 역할을 할 수도 있다.

임상 환경에서는 이러한 검사가 고도로 훈련된 선수가 아

글상자 16-8
전문가 관점

선수들과 함께 일하기: 도전과 보람

Amanda Kimball, M.Ed., RSCC, LMT
스포츠 퍼포먼스 디렉터-여자 농구팀
코네티컷대학교
코네티컷주 스토어스

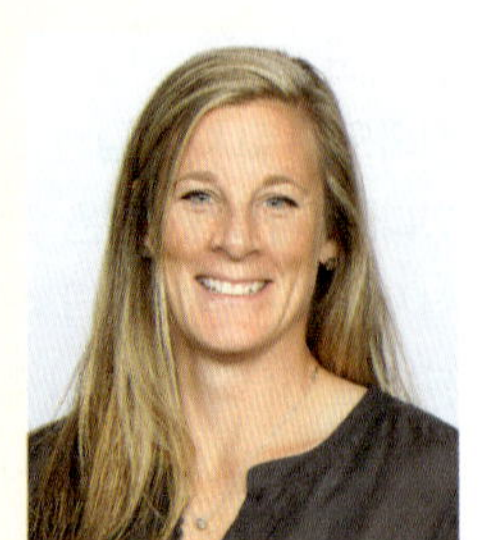

오늘날의 선수들과 함께 일하는 체력 코치로서, 나는 나의 코칭 스타일을 조정하고 재고할 필요가 있었다. 퍼포먼스 트레이닝, 검사, 그리고 신체적 준비에는 시간과 일관성이 요구된다. 오늘날의 선수들은 장기적인 헌신에 어려움을 느끼며, 빠르고 손쉬운 결과를 기대하는 경향이 있다. 또한 현대의 선수들은 수많은 주의 분산 요인에 직면해 있으며, 이런 것들을 스스로 다루어야 하는 시대에 살고 있다. 오늘날의 선수들은 과거와 다르다. 기술이 그들의 삶의 대부분을 차지하게 되면서, 정보는 즉각적이고 즉시적인 형태로 주어지게 되었다. 그 결과, 사람 간의 상호작용은 점점 제한되고 있다. 이제는 직접 질문을 하기보다 휴대전화를 통해 즉시 답을 얻는 것이 훨씬 더 보편적이다. 나의 선수들은 이제 더 이상 나에게 단순히 답을 구하러 오지 않는다. 그들은 나를 연결과 지지를 제공할 수 있는 사람으로서 찾아온다. 리더십의 위치에 있는 사람으로서, 나는 선수들이 내적 통제감을 갖도록 돕는 것이, 즉 자신이 주변에서 일어나는 일에 영향을 미칠 수 있다고 인식하도록 하는 것이 가장 강력한 성과 향상의 방법임을 깨달았다. 이는 곧 선수들이 자신의 주변에서 일어나는 일들에 영향을 미칠 수 있는 능력을 갖게 된다는 뜻이다. 그들은 자신들의 강도, 노력, 태도를 스스로 통제할 책임을 지닌 존재이다.

사실을 직시하자면, 체력 및 컨디셔닝 전문가는 경기 시간을 통제하지 못한다. 그리고 이 선수들은 학교에 웨이트 트레이닝을 하러 온 것이 아니라, 농구를 하기 위해 왔다. 따라서 이들에게 필요한 동기부여는 외부의 자극이 아니라, 웨이트룸 안에서 스스로 일어나는 내적 자극에서 나와야 한다. 훈련 환경에 들어오는 선수들 중 "해야 해서(해야만 하기 때문에)" 오는 선수들은 훈련을 기회로 여기며 더 나아지고 새로운 기술을 배우려는 선수들과는 매우 다르다. 우리가 훈련 환경에서 선수들에게 심어주고자 하는 가장 강력한 기술 중 일부는 회복력, 투지, 그리고 강인함이다. 이러한 자질들은 단시간에 만들어지지 않으며, 노력과 실패를 통한 경험을 통해서만 발전한다. 실패 후에 다시 일어설 수 있는 능력은 회복력을 길러준다. 오랜 기간 동안 힘든 훈련을 꾸준히 밀어붙이는 정신적 끈기는 투지를 발전시킨다. 그리고 강인함은 중요한 순간에 최고의 수행을 해내는 능력이다. 나는 선수들을 이런 기술들을 연습하고 체득할 수 있는 상황 속에 두는 것을 무엇보다도 중요하게 생각한다. 그러나 이런 모든 것은 선수들이 나를 신뢰하지 않는다면, 즉, 어려운 순간에도 그들을 지지해줄 사람으로 나를 보지 않는다면 결코 이뤄질 수 없다. 따라서 만약 선수들이 스스로 세운 기준(standards)에 책임을 지지 않을 때는 그들과 솔직하게 이야기 해야 한다.

근력과 컨디셔닝의 생리학적·기술적 측면을 이해하는 것은 하나의 덕목이며, 오랜 세월 동안 선수들을 테스트하고 과학적이고 발전적인 방식으로 훈련시켜 얻은 지식과 지혜는 그 무엇으로도 대체될 수 없다. 이 분야의 기술은 끊임없이 변화하며 환경 자체를 급격히 확장·변화시키고 있어, 때로는 너무 복잡하고 혼란스러워질 수 있다. 따라서 우리는 프로그램을 최적화하고 그 효과를 평가함으로써 긍정적인 변화를 이끌어내야 한다. 다만, 우리가 절대 잊지 말아야 할 것은 우리가 다루는 대상이 사람이라는 사실이다. 숫자와 데이터에만 몰두하다 보면, 우리는 선수들과의 진정한 연결을 잃게 된다. 마야 안젤루(Maya Angelou)는 이렇게 말했다. "사람들은 당신이 한 말을 잊을 것이고, 사람들이 당신이 한 행동도 잊을 것이다. 하지만 당신이 그들에게 어떤 느낌을 주었는지는 결코 잊지 않을 것이다."

니라, 의료적 처치나 질병에서 회복 중인 다양한 연령대의 사람들을 대상으로 수행되며, 단순히 건강 상태를 평가하기 위한 목적으로도 사용된다. 체력 평가는 종종 공공 안전 관련 직업 선발이나 군대에서의 계급 및 급여 등급 승진을 위한 종합 평가 배터리의 일부로 포함되기도 한다. 이처럼 생리적 기능의 평가는 매우 보편적이며, 모든 연령층과 다양한 직업군의 사람들에게 필수적인 정보를 제공한다. 따라서 이러한 검사를 선정하고 수행하는 사람은 실험실과 현장 모두에서의 적절한 전문성을 갖추고, 검사 결과의 해석 능력에도 숙련되어야 한다.

운동과 스포츠에서의 운동능력 향상 보조제

Ergogenics in Exercise and Sport

CHAPTER 17

이 장을 읽은 후에는 다음을 할 수 있어야 한다.

1. 운동능력 향상 보조제 연구를 기술하고 비판적으로 평가한다.
2. 산소 전달 보조제의 생리학적 기초를 설명한다.
3. 다양한 유형의 산소 전달 보조제를 논의하고 비교한다.
4. 피로를 지연시키기 위해 사용되는 보충제의 제안된 작용 기전을 설명한다.
5. 운동선수들이 흔히 사용하는 호르몬 보충제가 신체 수행 능력에 미치는 잠재적 영향을 설명한다.
6. 여성 운동선수의 경구피임약 사용과 수행 능력에 미치는 잠재적 영향을 논의한다.
7. 전구호르몬의 작용과 관련된 기저 생리학적 기전을 설명하고, 운동선수들이 이를 사용하는 이유를 이해한다.
8. 약물이 수행 능력에 미치는 효과를 비판적으로 평가한다.
9. 운동선수들이 사용하는 다양한 약물의 유형과, 그것들이 수행 능력을 향상시키는 이론적 근거를 논의한다.
10. 운동선수들의 영양 보충제 사용을 논의하고, 그 유형과 수행 능력 향상에 대한 근거를 설명한다.
11. 부유 제한 환경 자극 요법(flotation)이 회복 과정에 미치는 역할을 이해한다.
12. 최적의 신체 수행을 위해 충분한 수면의 중요성을 이해한다.

운동 수행 능력 향상, 신체 발달, 회복을 추구하는 과정에서 **운동능력 향상 보조제(ergogenic aids)**는 수천 년에 걸쳐 개발되고 확산되어 왔다. 이들의 발전은 불법/금지된 방식과 합법/승인된 방식, 물질, 장비 등 양쪽 모두를 포함해왔다. 일반적으로 운동능력 향상 보조제는 약물이나 화학 물질에 초점을 맞추는 경우가 많지만, 수영복의 종류, 골프 클럽과 라켓의 형태, 역도복의 종류와 같은 장비 또한 다양한 스포츠 규제 기관에 의해 규제되어 왔다. 따라서 운동능력 향상 보조제는 신체 수행 능력을 향상시킬 수 있는 물질, 훈련 방식, 장비 또는 현상으로 매우 포괄적으로 정의될 수 있다. 올림픽 경기나 특정 종목의 세계선수권대회에서는 금메달, 은메달, 동메달을 따는 선수와 상위 5위에서 10위권에 드는 선수 간의 경기력 차이가 불과 1~2%에 지나지 않을 수 있다. 예를 들어, 스프린트 사이클링에서는 1위와 10위의 차이가 페달 한 바퀴의 1/4도 안 될 수 있다. 그러므로 운동능력 향상 약물은 엘리트 수준의 운동선수에게 아주

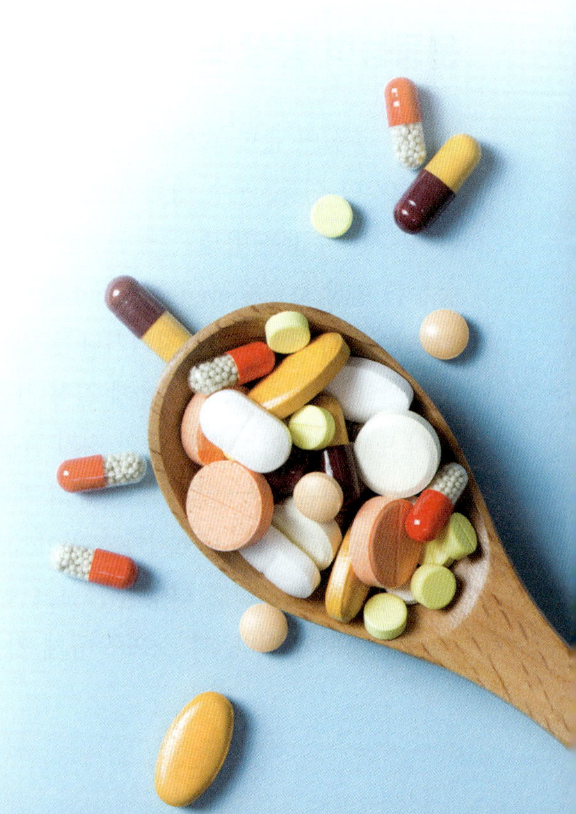

약간의 향상만 주더라도 매우 효과적인 것으로 간주된다. 엘리트 운동선수들에게 명성과 경제적 보상이 걸려 있음을 고려하면, 운동능력 향상 보조제가 매력적인 요소가 되는 것은 당연하다. 흥미롭게도 일부 운동능력 향상 보조제는 피트니스 애호가들 사이에서도 체형 개선이나 여가 활동에서의 수행 능력 향상을 위해 인기를 얻고 있다. 일부 보조제는 전문 운동선수 및 국제 대회 참가자들에게 사용이 금지되어 있다. 또한 미국의 전미 대학 체육 협회(National Collegiate Athletic Association, NCAA)와 같은 학술 및 대학 체육 관련 규제 기관도 금지 약물 목록을 운영하고 있다. 그러나 모든 운동능력 향상 보조제가 불법은 아니며, 수행 능력을 향상시키는 동시에 부작용이 있는 많은 물질들은 다양한 규제 기관에 의해 금지되어 있다. 올림픽, 팬아메리칸 게임, 패럴림픽에서 특정 약물이나 보충제의 사용 여부를 확인하고자 한다면, 미국 반도핑기구(U.S. Anti-Doping Agency, USADA)의 웹사이트(http://www.usada.org/dro/)를 참조하면 된다.

운동능력 향상 보조제의 범위는 매우 넓으며 영양소, 약물, 워밍업(warm-up)이나 고지훈련(altitude training) 같은 훈련 방법, 수영 시 저항을 줄여주는 수영복과 같은 생체역학적 보조 도구 등도 포함된다. 일부 보조제의 효과는 이미 앞 장들에서 다루었다(10, 11, 12, 14장). 본 장에서는 널리 사용되고 있으며 충분한 연구를 통해 그 효과에 대한 결론을 도출할 수 있는 추가적인 운동능력 향상 보조제들을 논의할 것이다. 이들 보조제는 일반적으로 지구력, 근력, 파워, 회복 또는 체성분에 영향을 미쳐 수행 능력을 향상시키는 방식으로 작용한다.

운동능력 향상 보조제 연구

스포츠 중심의 문화 속에서 기록 수립, 프로 계약, 광고 계약, 고수익 연봉, 선수 경력의 연장, 그리고 명성을 추구하는 욕구는 수많은 유명 운동선수들이 불법 또는 금지된 운동능력 향상 보조제(ergogenic aid)를 사용하게 하는 원동력이 되어왔다. 이러한 금지되거나 불법적인 운동능력 향상 보조제의 사용은 운동선수에게 일정 기간 동안의 경기 출전 금지 또는 심지어는 평생 동안 경기 출전을 금지당함으로써 직업적 경력을 모두 잃게 되는 등의 제재 위험을 초래한다. 많은 운동능력 향상 보조제가 불법이지만, 일부는 법적으로는 불법이 아니더라도 다양한 스포츠 규제 기관에 의해 사용이 금지되어 있다. 각 스포츠 규제 기관의 금지 목록에는 유사점이 존재하지만, 반드시 일치하지는 않는다. 예를 들어, 특정 운동능력 향상 보조제가 미국반도핑기구(USADA)에서는 금지되지만 메이저리그(MLB)에서는 금지되지 않기도 하다. 따라서 운동선수는 자신이 소속된 스포츠 규제 기관의 금지 목록에 어떤 보조제가 포함되어 있는지를 반드시 인지해야 한다. 그러나 어떤 스포츠에서 금지된 보조제라 하더라도 일반적인 피트니스 참여자에게는 합법적으로 사용될 수 있다. 운동능력 향상 보조제의 법적 불법 여부, 그 효과, 그리고 알려진 부작용에 대해 이해하는 것이 필요하다.

금지되었거나 금지되지 않은 많은 운동능력 향상 보조제는 특정 종목의 엘리트 운동선수들이 사용하는 것으로 알려지면서 인기를 얻게 된다. 이로 인해 여러 스포츠 종목에서는 특정한 형태의 합법적 혹은 불법적인 운동능력 향상 보조제 사용이 당연하게 여겨지는 문화가 형성되었으며, 성공을 위해서는 반드시 이러한 보조제를 사용해야 한다는 인식이 자리 잡았다. 예를 들어, 지구력 스포츠에서는 탄수화물 적재(carbohydrate loading), 보디빌딩에서는 아나볼릭 스테로이드(anabolic steroid)의 사용이 그 예이다. 일부 운동능력 향상 물질은 한때 합법이었거나 스포츠에서 금지되지 않았으나 이후 금지 또는 불법으로 분류되기도 하였다. 몇몇 운동선수들은 이러한 금지 물질의 사용을 계속했지만, 더욱 정교해진 도핑 검사 시스템에 의해 적발되어 제재를 받기도 하였다. 예컨대, 스테로이드 사용으로 인해 올림픽 메달이 박탈되거나, 일정 기간 해당 종목에서 출전 금지를 당한 사례가 있다. 운동능력 향상 보조제에 대한 검사, 교육, 처벌 등의 제도가 강화되면서 스포츠 문화에도 변화가 생겼으나, 금지 물질과 관련된 규정은 여전히 변화하고 발전 중이다. 적발되지 않기 위한 보다 정교한 운동능력 향상 보조제 사용 방식이나 '부정행위'는, 이에 대응하는 검사 절차의 정교화와 함께 진화해 왔다. 따라서 매년 새로운 운동능력 향상 보조제가 개발되고, 부정행위 방법이 점점 더 정교해짐에 따라, 많은 스포츠 종목에서는 "약물 없는(drug-free)" 환경으로의 전환 과정이 계속되고 있다. 실제로, 운동능력 향상 보조제를 사용하려는 운동선수들의 선택을 검사 절차가 따라잡기까지는 시간이 필요하다.[22, 38, 46]

연구 적용과 관련된 요인들

많은 운동능력 향상 보조제가 금지 목록에 포함되어 있기 때문에, 건강한 청년 운동선수를 연구 참여자로 사용하는 연구는 윤리적, 도덕적 한계로 인해 실험실에서 수행이 불가능한 경우가 많다(예: 일부 근력-파워 종목에서 운동선수들이 사용하는 용량의 아나볼릭 스테로이드 투여). 따라서 일부 약물 형태의 운동능력 향상 보조제에 대한 이점과 위험성에 대한 이해는, 의사의 처방 하에 특정 임상적 용도로 사용하도록 합법적으로 승인된(예: 미국 식품의약국[FDA]) 통제된 임상시험에 기반하여 형성되어 왔다. 그러나 일부 운동선수와 일반 사용자가 남용하는 약물의 용량은 임상시험에서 연구된 수준을 훨씬 초과한다.

연구가 가능한 다른 많은 운동능력 향상 보조제의 경우에도, 특정 보조제의 효과에 대한 결론을 도출하는 것은 쉽지 않다. 연구 결과를 실제 경기 상황에 적용할 수 있는지 여부는 실험실 환경과 실제 운동 경기 환경 간의 유사성에 일정 부분 달려 있다. 실험실 환경과 실제 경기의 환경적 조건이 다를 수 있기 때문이다. 그러나 특정 보조제가 근력 생성(force production) 또는 지구력에 전반적인 효과를 미친다면, 경기 수행력으로의 전환은 보다 명확히 이해될 수 있다(예: 크레아틴과 최대 근력 생성). 그러나 다음과 같은 여러 요인과 고려사항들이 연구 결과의 실제 스포츠 경기 적용 가능성에 영향을 미칠 수 있다.

- 검사 특이성(*testing specificity*): 보조제의 효과를 평가하기 위해 사용된 실험실 검사가 실제 경기 수행력을 정확히 반영하지 않을 수 있다. 예를 들어, 어떤 보조제가 단거리 수행력을 향상시키는지를 확인하기 위해 최대 30초간의 스프린트 사이클링 테스트를 사용한다. 그러나 이러한 사이클링 테스트 결과가 실제 트랙에서의 달리기 또는 미식축구나 축구와 같은 경기 중의 스프린트 수행력을 대표하는지는 의문이 제기될 수 있다. 따라서 실제 스포츠 상황과 유사한 방식(예: 등속성 무릎 신전 운동 대신 실제로 공을 차는 동작)을 이용한 평가는 스포츠 수행으로의 일반화를 위해 중요하다.
- 과제 특이성(*task specificity*): 어떤 운동능력 향상 보조제는 올림픽 역도와 같은 매우 단시간 고강도 무산소 운동에서는 수행력을 향상시킬 수 있으나, 200미터 단거리 달리기나 지구력 경기 등 장시간 고강도 종목에서는 효과가 없을 수 있다. 따라서 특정 보조제의 효과에 대한 결론은 특정 검사와 과제 유형에 한정되어야 한다.
- 피험자 특성(*subjects*): 대부분의 연구는 훈련을 받지 않았거나 중등도 수준의 훈련을 받은 피험자를 대상으로 하기 때문에, 그 결과가 운동선수 특히 엘리트 운동선수에게도 적용될 수 있는지는 의문일 수 있다. 보조제가 훈련을 받지 않은 사람에게는 효과를 보일 수 있으나, 이미 훈련을 통해 생리적 적응이 이루어진 운동선수에게는 효과 크기가 달라질 수 있다. 따라서 연구 대상자의 체력 수준은 운동능력 향상 보조제에 의한 효과의 크기와 성격에 영향을 미칠 수 있다.
- 투여량(*dosage*): 너무 적거나 과도한 보조제 투여는 수행력에 아무런 영향을 주지 않을 수 있으며, 과도한 투여는 오히려 수행력이나 건강에 부정적인 영향을 미칠 수 있다. 일부 운동선수와 코치들은 "조금이 좋다면, 많이는 더 좋다"는 생각을 갖고 있어, 실제 사용되는 보조제의 용량이 실험실 환경에서 재현할 수 없을 정도로 많아지기도 한다. 이는 건강과 안전상의 문제를 야기할 수 있다.
- 급성 대 만성 사용(*acute versus chronic use*): 특정 보조제를 처음 사용하는 경우, 단기적으로는 긍정적인 효과가 있을 수 있으나, 장기 사용 시에는 순응으로 인해 효과가 감소할 수 있다.
- 통계적 유의성(*statistical significance*): 과학자들은 연구 결과가 통계적으로 유의한 차이 혹은 변화를 보이는지를 기준으로 평가한다. 그러나 0.5%의 수행력 향상은 통계적으로는 유의하지 않을 수 있으나, 실제 경기에서는 승패를 결정짓는 중요한 차이가 될 수 있다. 또한 검사-재검사 신뢰도의 한계 때문에, 수행력에 유의미한 작은 효과를 탐지하지 못해, 실제로 효과가 있는 보조제를 "효과 없음"으로 판단할 가능성도 있다.
- 반응자와 비반응자(*responder versus nonresponder*): 반

응자는 보조제에 대해 긍정적인 큰 반응을 보이는 사람이며, 비반응자는 같은 물질에 대해 반응이 거의 없거나 전혀 없는 사람이다. 예를 들어, 일반적으로 크레아틴 섭취는 최대 근력과 파워를 증가시키지만, 일부 사람에게는 이러한 효과가 나타나지 않는다. 따라서 개별 운동선수 또는 피트니스 참여자가 반응자이냐 비반응자이냐에 따라 보조제가 실제 수행력에 영향을 미칠 수 있는지 여부는 달라질 수 있다.

이러한 모든 요인은 특정 검사항목, 과제, 대상 집단(훈련 여부), 보조제 투여량, 그리고 효과의 급성 또는 만성 여부에 따라 운동능력 향상 보조제의 효과에 대한 논평을 신중히 한정해야 함을 의미한다. 따라서 운동과 스포츠 과학자는 보조제의 효과를 검토하는 연구를 신중히 설계하고, 연구 결과를 해석함에 있어서도 각 요소들을 면밀히 고려해야 한다.

위약 효과

연구에 참여한 피험자나 운동선수가 특정 운동능력 향상 보조제가 자신의 수행력을 향상시킬 것이라고 믿을 경우, 실제로 수행력이 향상될 가능성이 높다. 이러한 경우, 수행력 향상의 원인은 해당 보조제의 생리학적 효과가 아니라, 그 보조제가 효과가 있을 것이라는 믿음에서 기인한 심리적 효과일 수 있으며, 이를 **위약 효과**(*placebo effect*)라 한다. 따라서 연구에서는 심리적 영향을 고려하기 위해, 생리학적 효과는 없지만 외형상 유사한 물질이나 처치를 **위약(placebo)**으로 포함시키는 것이 필요하다.

또한 연구자가 해당 보조제가 수행력에 긍정적인 영향을 미칠 것이라고 믿거나, 혹은 아무런 영향을 미치지 않을 것이라고 믿는 경우에도 문제가 발생할 수 있다. 이는 연구자가 실험 과정 중 무의식적으로 피험자에게 약간 더 많은 격려를 제공하는 등, 연구 결과에 영향을 줄 수 있는 행동으로 이어질 수 있다. 이러한 문제는 **이중맹검 연구 설계(double-blind research design)**를 통해 통제된다. 이 설계에서는 연구자와 피험자 모두가 누가 실제 보조제를 받고 있고 누가 위약을 받고 있는지 알지 못하도록 한다. 이러한 연구 설계에서는 피험자들이 A 또는 B 처치군에 무작위로 배정되며, 각 처치군은 위약 또는 운동능력 향상 보조제를 의미한다. 연구자와 피험자는 어느 처치군이 실제 보조제인지 전혀 알지 못한 상태에서 실험을 진행하게 된다. 연구가 완료되고 통계 분석을 통해 보조제가 효과가 있는지를 판단한 이후에야, 연구자에게 A 또는 B 중 어느 것이 실제 보조제였는지가 알려진다. 이러한 연구 설계는 복잡하고 수행하기 어렵지만, 피험자와 연구자 모두에게서 발생할 수 있는 위약 효과를 줄이기 위해 필수적이다. (운동과 스포츠 과학에서 과학이 어떻게 지식을 생성하는지에 대해서는 1장을 참조할 것.)

속성 검토

- 운동능력 향상 보조제의 사용은 각 스포츠 종목마다 시간에 따라 변화해왔으며, 금지 또는 비금지 물질로서의 법적 지위 변화와 스포츠 단체들의 규제 변화로 인해, 특정 종목의 선수나 일반 운동 참여자들이 사용할 수 있는 보조제의 종류에도 변화가 발생하였다.
- 운동능력 향상 보조제에 대한 연구는 시험의 특이성, 과제의 특이성, 훈련되지 않았거나 중간 수준의 훈련을 받은 피험자의 사용, 용량 특이적 효과, 급성 사용과 만성 사용의 차이, 반응자와 비반응자 간의 차이, 통계적 유의성과 실제적 유의성 간의 차이 등 다양한 요인으로 인해 실제 운동경기나 현장에 적용하기 어렵다.
- 위약 효과는 운동능력 향상 보조제에 관한 연구에 영향을 미칠 수 있다.
- 위약 효과를 통제하기 위해, 연구자들은 이중맹검 연구 설계와 같은 적절한 연구 설계를 사용해야 한다.

산소 전달 보조제

산소는 유산소 대사와 무산소성 운동 후 회복(EPOC; 3장 참조)에 필수적이다. 산소 전달 보조제는 활동 중이거나 활동 후 회복 중 대사에 사용될 수 있는 산소의 가용성을 증가시키는 역할을 한다. 활동 중 산소의 가용성이 증가하면 특히 유산소성 혹은 지구력 활동에서 수행 능력이 향상될 수 있다. 또한 활동 이후 회복기 동안 산소 가용성이 증가하면 회복 속도가 촉진되고, 연속적인 활동 수행 능력이 향상될 수 있다. 이 절에서는 활동 중 혹은 활동 후 산소 가용성을 증가시키는 몇 가지 방법, 즉 혈액 도핑(blood doping), 에리트로포이에틴(erythropoietin, EPO), 산소 보충(oxygen supplementation) 등에 대해 살펴본다. 현재 개발 중인 다른 보조제들은 쉽게 탐지될 수 있기 때문에 운동선수들에게 사용되지 않을 가능성이 크지만, 대신 질병 치료 목적으로 사용될 가능성이 있는 기타 보조제들은 본문에서 심도 있게 다루지는 않으나, 다음과 같은 사례들이 있다.[21]

- 헤마타이드(*Hematide*): 적혈구 생성 촉진을 위해 에리트로포이에틴 수용체(EPO receptor)에 결합하는 합성 단백질
- 유전자 도핑(*Gene doping*): 적혈구 생성을 촉진하거나 유산소 능력에 관련된 요소(예: 유산소 효소)를 증가시키기 위한 유전자 조절 기술
- 혈중 산소 증강제(*blood oxygen enhancer*): 혈액 내에서 산소를 운반하는 인공 물질로, 헤모글로빈 기반 산소 운반체(hemoglobin-based oxygen carriers), 퍼플루오로카본 유제(perfluorocarbon emulsions) 등이 있음
- 헤모글로빈 조절제(*modulators of hemoglobin*): 헤모글로빈의 산소 친화도를 감소시켜 조직으로의 산소 방출을 증가시키는 물질로, 클로피브레이트(clofibrate), 베자피브레이트(bezafibrate) 등이 이에 해당함

혈액 도핑

혈액 도핑(blood doping)은 전체 혈액량 또는 적혈구 질량을 정상 수준 이상으로 증가시키는 모든 수단을 의미한다. 모든 형태의 혈액 도핑은 1984년 올림픽 대회에서 사용이 금지되었다. 혈액 도핑의 초기 방식은 혈류 내로 적혈구를 주입하여 적혈구 질량을 증가시키는 것이었다. 이는 **자가 수혈(autologous transfusion)**, 즉 이전에 동일 인물로부터 채혈한 적혈구를 주입하는 방법 또는 **동종 수혈(homologous transfusion)**, 즉 다른 사람에게서 얻은 적혈구를 주입하는 방법을 통해 수행되었다. 두 방식 모두 혈액량과 적혈구 수의 증가를 초래한다. 선수들이 혈액 도핑을 활용하는 주된 목적은 적혈구 질량을 증가시켜 근육조직으로의 산소 운반 및 전달 능력을 향상시키는 것이다. 혈액 도핑은 주로 지구력 수행능력에 영향을 미치며, 웨이트 트레이닝이나 단거리 스프린트와 같은 무산소성 수행능력에는 영향을 미치지 않는다.

이미 1972년의 연구에서는 800~1,200 ml의 적혈구를 채혈한 후 이를 4주간 냉장 보관하고 다시 주입했을 때 지구력 수행 지표가 상당히 향상된다는 결과를 보고하였다.[41] 적혈구의 재주입은 트레드밀에서의 $\dot{V}O_{2max}$를 9% 증가시켰고, 운동 지속 시간(performance time)은 23% 증가시켰다. 이후 1972년 이후의 여러 연구들은 혈액 도핑이 지구력 수행능력에 미치는 효과에 대해 일관되지 않은 결과를 보여주었는데, 일부는 효과가 없다고 보고했고, 일부는 유의미한 향상을 보고하였다. 1980년, 자가 수혈을 사용한 한 연구는 왜 혈액 도핑이 지구력 수행능력에 대해 일관되지 않은 결과를 보였는지에 대한 설명을 제공하기 시작했다.[26] 이 연구는 고훈련 장거리 주자들을 대상으로 다음과 같은 시점에서 검사를 실시하였다.

1. 채혈 이전
2. 채혈 직후(체내에서 적혈구가 정상적으로 회복되기 전)
3. 채혈 이후 생리식염수(placebo)를 주입한 경우
4. 냉동 보관한 900 ml 혈액을 재주입한 경우
5. 혈액 재주입 후 적혈구 수가 정상 수준으로 돌아간 시점

트레드밀 $\dot{V}O_{2max}$와 탈진 시점까지의 달리기 시간은 그림 17-1에 제시되어 있다. 결과에 따르면 생리식염수의 위약 주입은 거의 효과가 없었으며, 적혈구 수혈 후 $\dot{V}O_{2max}$는 최대 16주까지 상승된 상태를 유지하였다. 탈진까지의 달리기 시간 역시 수혈 후 16주까지 상승된 상태였으나, 수혈 1일 후부터 점차 감소하는 양상을 보였다.

이러한 연구 결과는 1970년대 혈액 도핑과 지구력 수행력 간 결과의 불일치를 설명하기 시작한 계기가 되었다. 1970년대의 일부 연구는 충분한 양의 혈액을 주입하지 않았으며, 채혈 후 너무 이른 시점에 혈액을 주입하였다.[53] 최소한 900 ml 이상의 혈액을 재주입하고, 채혈 후 적어도 5~6주, 가능하다

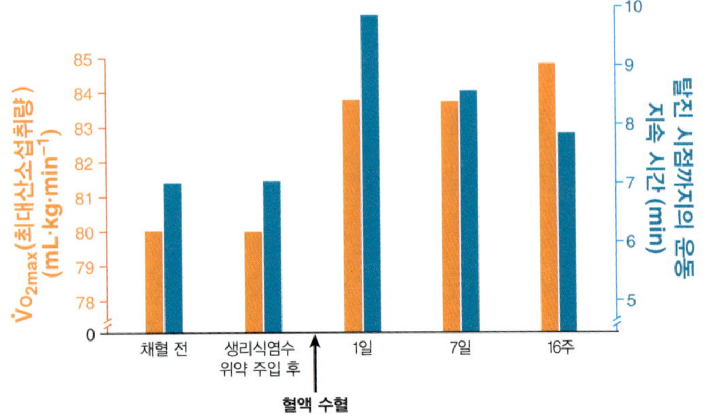

그림 17-1 혈액 재주입을 이용한 혈액 도핑의 효과. 혈액 재주입은 $\dot{V}o_{2max}$와 탈진 시점까지의 운동 지속 시간을 증가시킨다. *주황색* 막대: $\dot{V}o_{2max}$, *파란색* 막대: 탈진 시점까지의 운동 시간. (Buick FJ, Gledhill N, Froese AB et al. Effect of induced erythrocythemia on aerobic work capacity. *J Appl Physiol*. 1980;48(4):636-642에서 허가를 받아 수정함. Copyright © 1980 the American Physiological Society. All rights reserved.)

면 10주 이상의 시간이 경과해야 체내 혈액량이 정상적으로 회복되어 재주입된 혈액이 정상 수준 이상의 적혈구 수를 초래할 수 있다. 이 두 조건이 충족되지 않는다면 $\dot{V}o_{2max}$나 지구력 수행능력은 거의 증가하지 않는다. 또한 중요한 요소는 혈액이 재주입되기 전에 어떻게 보관되었는가이다. 1972년 연구(효과 없음)와 1980년 연구(효과 있음)는 모두 자가 수혈을 사용했으나, 전자는 냉장 보관을, 후자는 냉동 보관을 택했다. 혈액을 냉장 보관하면 약 40%의 적혈구가 파괴되며, 보관 가능 기간도 약 5주에 불과하다. 반면, 냉동 보관 시 적혈구 파괴율은 약 15%로 낮고, 장기간 보관이 가능하다. 따라서 냉장 보관된 혈액을 사용한 연구는 지구력 향상을 보이지 않았으나, 냉동 보관한 혈액을 사용한 연구는 지구력 수행능력의 향상을 보여주었다. 혈액 도핑이 올바르게 수행될 경우, $\dot{V}o_{2max}$ 및 지구력 수행능력의 향상이 가능하다.

그렇다면 혈액 도핑을 통해 어느 정도의 수행능력 향상이 가능한가? 경험 많은 장거리 주자에게 920 ml의 혈액을 자가 수혈한 결과, 트레드밀에서의 5마일(8 km) 모의 달리기 시간이 생리식염수 위약 주입 대비 51초, 즉 2.7% 단축되었다.[144] 이 중 2.5마일(4 km) 구간에서의 시간 감소는 33초, 즉 3.7%로 가장 컸다. 이러한 결과는 혈액 도핑으로 인한 수행능력 향상이 전체 혈액량의 증가보다는 적혈구 수의 증가에 주로 기인함을 시사한다.

혈액 도핑은 특히 동종 수혈(homologous transfusion)을 이용할 경우 몇 가지 본질적인 위험을 수반한다. 적혈구 수의 증가는 혈액의 점도를 높여 혈전 형성, 심부전, 또는 뇌졸중을 초래할 수 있다. 동종 수혈은 자가 수혈에 비해 추가적인 위험을 수반하는데, 기증자와 수혜자의 혈액형 불일치로 인한 알레르기 반응, B형간염, 인간 면역결핍 바이러스(HIV) 등 혈액 매개 감염의 위험이 존재한다. 혈액 도핑은 지구력 수행능력을 향상시키지만, 운동 경기에서는 금지되어 있다. 혈액 도핑의 새로운 형태로 호르몬인 에리트로포이에틴(EPO)을 사용하는 방식은 다음 절에서 논의한다.

에리스로포이에틴

에리스로포이에틴(erythropoietin, EPO)은 골수에서 적혈구 생성을 자극하는 자연적으로 존재하는 호르몬이다(12장). 혈액 내 산소가 부족한 상태(저산소증, hypoxia)가 신장의 화학수용체(chemoreceptor)에 의해 감지되면 EPO가 생성되어 혈류로 방출된다. 소량의 EPO는 간에서도 생성되며(전체 양의 10% 미만), 뇌에서도 아주 미량이 생성된다.[21,116] EPO는 혈류를 통해 골수로 이동하여 특정 수용체에 결합해 적혈구 생성(erythropoiesis)을 자극하고, 적혈구 모세포(erythroblast)의 표면에 결합하여 이들의 생존과 성숙을 촉진한다. 성숙한 적혈구(erythrocyte)는 혈액으로 방출되어 전체 적혈구 수가 증가하며, 이는 EPO를 생성한 조직뿐 아니라 다른 조직으로의 산소 전달 능력을 향상시킨다. 저산소 자극이 사라지면 신장, 간, 뇌에서의 EPO 생성은 중단된다.

재조합 인간 EPO(rHuEPO)는 1985년에 사용 가능해졌으며, 1990년 국제올림픽위원회(IOC) 의학위원회에 의해 사용이 금지되었다. 그러나 지구성 운동 선수들은 지구력 향상을 위해 계속해서 EPO 사용을 시도해왔다. rHuEPO는 원래 빈혈이나 암과 같은 다양한 질환을 치료하기 위해 개발되었으나, 1991년에는 건강한 사람에게 주사했을 때의 효과가 보고되었다.[40] rHuEPO의 투여는 훈련을 받지 않은 사람[128]과 지구성 훈련을 받은 사람[17] 모두에서 $\dot{V}O_{2max}$와 지구성 운동 능력을 확실히 향상시키는 것으로 나타났다. 한 연구에서, 중등도에서 고도의 훈련을 받은 피험자에게 저용량의 피하 주사를 6주간 투여한 결과는 다음과 같았다.

- $\dot{V}O_{2max}$가 6~8% 증가
- 트레드밀 최대 운동 지속 시간이 13~17% 증가
- 혈중 헤모글로빈 농도와 헤마토크릿이 약 10% 증가

또 다른 연구에서는 고도로 훈련된 남성 지구성 선수에게 rHuEPO를 주 3회, 30일간 혹은 헤마토크릿이 50%에 도달할 때까지 투여한 결과 다음과 같은 변화가 있었다.

- 헤마토크릿이 18.9% 증가(42.7% → 50.8%)
- 사이클링 최대 운동 지속 시간이 9.4% 증가(12.8분 → 14.0분)
- 사이클링 $\dot{V}O_{2max}$가 7% 증가(63.8 → 68.1 $mL \cdot kg^{-1} \cdot min^{-1}$)

이 연구에서는 헤마토크릿이 50%에 도달하면 rHuEPO 투여를 중단하였다. 그러나 rHuEPO 투여 시 헤마토크릿 수치는 이 수준을 크게 초과할 수 있으며, 이와 관련된 다양한 부작용이 발생할 수 있다.

1980년대 후반, 최대 18명의 경쟁 사이클 선수 사망이 rHuEPO 사용과 관련된 것으로 보고되었다.[117] 모든 호르몬과 마찬가지로 인위적으로 주입된 호르몬은 그 결과를 통제하거나 예측하기 어렵다. rHuEPO 투여와 관련된 부작용으로는 다음과 같은 것들이 있다.

- 혈액 점도 증가
- 혈소판 응집 증가
- 혈소판 수 증가
- 동맥성 고혈압
- 두통
- 근육 경련
- 상기도 감염
- 치료 후 빈혈
- 경련
- 적혈구 불완전 발달

이러한 부작용은 rHuEPO를 사용하는 운동선수를 심장마비, 뇌졸중 및 기타 순환기 질환의 상당한 위험에 노출시킨다.

rHuEPO가 지구성 능력을 향상시키는 주요 기전은 적혈구 질량의 증가이지만, EPO의 다른 작용 또한 지구력 향상에 기여할 수 있다. 예를 들어, 쥐를 대상으로 한 연구에서 EPO 투여 단독 혹은 트레드밀 운동과 병행했을 때, 헤마토크릿이 증가했을 뿐 아니라 다음과 같은 변화가 나타났다.

- 대사 효소 농도 증가(시토크롬 c 산화효소, 시트르산 합성효소, 포스포프럭토키나아제)
- 근수축 특성 변화(1형 근섬유와 연관된 느린 미오신 중쇄 증가)[31]

EPO 투여와 지구성 훈련은 이러한 요인들에 대해 상가(additive) 효과를 나타냈다. 즉, 운동을 하지 않은 쥐에게 EPO를 투여했을 때도 위의 모든 요인에서 긍정적인 변화가 나타났으며, EPO를 투여하고 운동까지 한 경우 훨씬 더 큰 변화가 나타났다. 그러나 제17회 유럽임상혈액류학 및 미세순환학회(European Society for Clinical Hemorheology and Microcirculation)에서 열린 과학자 원탁회의에서는 "순환 헤모글로빈 농도의 증가가 운동 능력 향상의 단순한 열쇠"라는 일반적인 인식에 의문을 제기했다.[57] 따라서 EPO의 다른 작용, 예를 들어 근육 내 효소 농도 변화나 스트레스 내성과 관련된 신경영양 인자로서의 역할이 성능 향상에 중요한 요소가 될 수 있다.

산소 보충

산소 보충(oxygen supplementation)은 들이마시는 공기의 산소 함량이나 기압을 증가시켜 산소의 분압을 높이는 것을 의미한다. 산소의 분압이 증가하면 혈액이 운반할 수 있는 산소의 양이 증가하고, 결과적으로 유산소 대사에 사용 가능한 산소의 양이 증가할 수 있다. 산소 보충은 운동 직전, 운동 중, 또는 운동 직후에 사용할 수 있다. 일부 프로 운동선수들, 예를 들어 미국 미식축구 선수들은 경기 중 산소 보충

이 경기력 향상 또는 회복에 도움이 된다고 믿고 사용한다.

운동 수행 직전에 산소를 보충하는 것은 혈류 내 산소량을 증가시킴으로써 수행능력 향상에 도움이 될 수 있으며, 이는 활동 시작 시 무산소성 에너지원에 대한 의존도를 감소시킬 가능성이 있다. 그러나 산소해모글로빈 해리 곡선(7장)에 따르면, 해수면에 가까운 고도에서는 적혈구가 산소로 거의 100% 포화되어 있기 때문에 이 조건에서는 산소 보충이 해모글로빈의 산소 포화도를 증가시키는 데 거의 도움이 되지 않는다. 산소 보충은 혈장에 녹아 있는 산소의 양을 약간 증가시킬 수는 있으나, 혈장에 용해되는 산소의 양 자체가 매우 적기 때문에 전체적인 산소 이용 가능성 증가는 매우 제한적이다.

운동 직후에 산소를 보충하면 회복기 동안 유산소 대사를 위한 산소 이용 가능성을 높여 회복(EPOC; 운동 후 초과 산소 소비)을 도울 수 있다(3장). 하지만 여러 연구 결과는 해수면 고도에서 운동 직전에 산소 보충이 미치는 효과처럼, 운동 직후 산소 보충 역시 유산소 대사에 미치는 효과가 미미하다는 점을 보여준다. 약 6분간의 트레드밀 달리기 후 100% 산소 또는 일반 공기를 4분간 흡입한 결과, 혈중 젖산 농도에 유의미한 차이가 없었으며, 이는 회복 속도에 차이가 없음을 의미한다.[146] 또한 회복 후 두 번째 최대 달리기 수행 시간(약 2분)에도 차이가 없어, 100% 산소를 흡입해도 다음 운동 수행에 도움이 되지 않음을 나타낸다.

운동 중 산소 보충이 수행 능력을 향상시킨다는 사실은 오래전부터 알려져 왔다. 1954년, 로저 배니스터(Roger Bannister)가 1마일을 4분 미만에 주파한 최초의 인물이 된 바로 그 해, 이 운동선수이자 의사이며 뛰어난 과학자이기도 했던 그는, 흡입 공기 중 산소 농도를 일반적인 21%보다 높이면 탈진 시점까지의 러닝 시간이 증가한다는 사실을 입증하였다.[6] 훈련이 잘된 도로 사이클 선수, 산악 사이클 선수, 트라이애슬론 선수들에게 있어서도, 중간 고도(1,860미터)에서 흡입 공기 중 산소 농도를 증가시키면 수행 능력이 향상된다.[141,142] 이들은 일정한 일량(100 kJ)을 완수하는 방식으로 6회의 사이클 인터벌을 수행하였으며, 가능한 한 빠르게 해당 인터벌을 마치는 것이 목표였다. 21% 산소를 흡입했을 때 6회 인터벌을 수행하는 데 걸린 평균 총 시간은 6분 17초였다. 반면, 26%와 60% 산소를 흡입했을 때는 총 시간이 각각 5%와 8% 감소하였다. 흥미로운 점은, 26% 산소는 해당 인터벌이 수행된 고도에서 산소 분압(기압×산소 농도)이 해수면과 동일하다는 것이다.

일부 선수들은 중간 고도 이상에서 장기간 거주하며 훈련할 경우, 말초 및 신경근 적응의 상실로 인해 해수면에서의 레이스 페이스를 유지하는 능력을 잃게 된다. 이러한 능력 손실을 보완하고 고도에서의 훈련 이후 해수면에서의 경기력을 향상시키기 위해, 중간 고도에서의 훈련 세션 중 보조 산소를 사용할 수 있다.[141,142] 실제로 고도에서의 훈련 중 보조 산소를 사용하는 것이 엘리트 조정 선수,[100] 지구력 운동 선수,[107] 그리고 육상 단거리 선수[102]들의 해수면 경기력 향상에 도움이 되는 것으로 나타났다. 따라서 운동 전이나 후의 보조 산소 사용은 수행 능력에 큰 변화를 주지 않을 수 있지만, 고도에서의 훈련 중 보조 산소를 사용하는 것은 해수면으로 복귀한 이후의 경기력 향상에 실질적인 가치를 지니는 것으로 보인다.

속성 검토

- 산소 전달 보조제는 활동 중 또는 회복 과정에서 유산소 대사에 이용 가능한 산소를 잠재적으로 증가시킬 수 있다.
- 혈액이 적절히 저장된 상태에서 충분한 양의 적혈구를 수혈할 경우, 적혈구 수와 혈액량이 증가하여 유산소 능력과 운동 수행 능력을 유의미하게 향상시킨다.
- 에리스로포이에틴(EPO)은 적혈구 수, 유산소 능력, 지구력 향상을 가져올 수 있으나, 동시에 심각한 부작용을 초래할 수 있다.
- 운동 간 산소 보충은 회복이나 이후 운동 수행을 돕는 데에는 효과가 거의 없는 것으로 보인다. 그러나 고지에서 훈련 강도를 유지하는 데는 유용하며, 이는 해수면으로 돌아왔을 때 지구력 향상에 도움이 된다.

피로를 지연시키는 보충제

피로를 줄이고 운동 수행 능력을 향상시키기 위해 다양한 유형의 보충제가 사용되어 왔으며, 그 효과는 운동 스트레스의 구체적인 조건에 따라 달라진다. 이러한 종류의 보충제는 일반적으로 대사로 인해 발생하는 산성도를 완충(buffer)하여 피로를 지연시킬 수 있다. 이 보충제들은 복잡한 피로 과정에서 피로를 유발하는 기전에 미치는 구체적인 영향에 따라 어떤 상황에서는 효과를 보일 수 있고, 다른 상황에서는 효과가 없을 수도 있다.[124]

일산화질소

일산화질소(nitric oxide, NO)는 혈관 확장, 혈류 조절, 미토콘드리아 호흡, 근수축 등 다양한 생리적 과정에 영향을 미치는 신호전달 분자이다.[16,125] NO 생성을 증가시키는 보충제의 주요 목적은 근조직으로의 혈류 및 산소, 영양소, 기타 물질의 전달을 증가시키는 데 있다. NO 보충제는 혈압 감소와 같은 건강상의 이점을 포함할 수 있다. NO 생합성을 위한 경로는 적어도 두 가지가 존재한다. 일산화질소 산화효소(nitric oxide synthase, NOS) 경로와 NOS 비의존성(NOS-independent) 경로가 그것이다. NOS 경로에서는 L-아르기닌(L-arginine)이 다양한 NOS 효소들에 의해 산화되어 NO를 생성한다.[125] 반면, NOS 비의존성 경로에서는 질산염이 아질산염으로 환원되고, 이어서 아질산염이 NO로 전환된다. 이 두 경로에 따라, NO 생성을 증가시키는 것으로 알려진 식이 보충제는 두 가지 유형으로 나뉜다. L-시트룰린(L-citrulline) 및 L-아르기닌 보충제는 NOS 경로를 통해 작용하고, 식이 질산염 보충제는 NOS 비의존성 경로를 통해 작용한다.

L-시트룰린은 비필수 아미노산(nonessential amino acid)이며 아르기닌 생합성의 전구체이다. L-시트룰린 보충이 혈장 아르기닌 농도를 증가시키는 데 있어 L-아르기닌 보충보다 더 효과적일 수 있다고 여겨진다.[58] 그러나 L-시트룰린 보충이 NO 생합성이나 운동 수행능을 향상시킨다는 명확한 근거는 거의 없다.[126] 실제로, L-시트룰린 보충은 탈진 시점까지의 시간을 감소시키는 것으로 나타났으며, 이는 운동 수행 저하를 시사한다.

조건부 필수 아미노산(conditionally essential amino acid, 즉 내인적 합성 능력을 초과하는 수요가 있을 경우 필수 아미노산이 되는)인 L-아르기닌은 NOS에 의해 산화되어 NO를 생성한다. 이러한 이유로, L-아르기닌 보충이 유산소 및 무산소 운동 수행에 미치는 영향을 조사한 수많은 연구들이 수행되어 왔다. 현재까지의 결과는 대부분 상반되며, 일부 연구에서는 운동 능력 향상 효과가 나타났으나, 다른 연구에서는 그러한 효과가 없었다.[16] 최근의 NO 보충제에 대한 종합 리뷰에 따르면, L-아르기닌이 유산소 및 무산소 운동 수행능을 향상시킬 수 있다는 일부 근거가 있으나, 이는 훈련을 받지 않았거나 중간 정도로 훈련된 대상자에게 해당되며, 고도로 훈련된 운동선수에게서는 성과 향상 효과에 대한 근거가 부족하다.[16]

식이 질산염(dietary nitrate)은 천연적으로 적근무, 시금치, 셀러리, 루꼴라와 같은 채소에 존재하며, 이 또한 NO 생성을 증가시킨다. 섭취 후, 질산염은 장-타액 순환계(entero-salivary circulation)에 들어가 침샘에 집중된다. 이후 입안의 박테리아가 질산염을 아질산염으로 환원시키며, 이 아질산염은 침과 함께 삼켜진다. 위에서 아질산염은 산성 환경과 반응하여 아질산(nitrous acid)을 생성하고, 이 아질산은 다시 분해되어 NO를 생성한다.[75] 혈장 내 질산염 농도는 일반적으로 섭취 후 약 1.5시간 후에 최고에 도달하며,[130] 아질산염 농도는 약 3시간 후에 최고치를 기록한다.[72] 섭취한 질산염의 양은 반응 시간에 영향을 주며, 더 많은 양을 섭취할수록 최고치에 도달하는 데 시간이 더 오래 걸린다. 따라서 활동 전 1.5~3시간 전에 보충하는 것이 가장 적절할 수 있다.[147]

현재까지의 대부분의 연구는 식이 질산염의 공급원으로 농축된 비트주스를 사용하였으며, 보통 5~10 mmol의 질산염을 하루에 섭취하였다.[131] 만성적 혹은 급성 섭취 이후, 유산소 및 무산소 운동 모두에서 수행 능력 향상이 나타났다.

질산염 보충은 안정 시와 지구성 운동 중 혈압 감소, 특정 작업 부하에서의 산소 소비량 감소, 무기 인산 축적 감소, 운동 능력 증가, 근수축 효율 증가에 따른 ATP 소비량 감소와 연관되어 있다.[7,8,84] 더욱이, 질산염 보충은 저산소증이 운동 능력에 미치는 부정적 영향을 완화시킬 수 있는 것으로 나타났다.[82] 질산염 보충의 에르고제닉 효과는 다양한 시간의 사이클링, 조정, 달리기 및 반복 스프린트 테스트에서 운동 수행 향상으로 이어졌다.[18,83,98,148] 동물 실험에서는 근육 내 칼슘 처리가 향상되어 수축력이 증가된 것으로 보고되었다.[60] 따라서 질산염 보충과 NO 보충 모두 유산소 및 무산소 운동 수행 능력을 향상시키는 것으로 나타났다.

혈액 완충 작용

인체는 혈액의 pH를 매우 엄격하게 조절하지만, 피로 상황이나 격렬한 운동 중에는 정상적인 pH 범위인 7.35에서 7.45에서 벗어나 혈액 pH가 감소한다. 운동은 혈액 pH를 감소시키며, 격렬한 운동은 약 7.1까지 pH를 낮출 수 있다(근육의 경우 pH가 6.4까지도 하강할 수 있음). 일부 고강도 무산소성 운동에 익숙한 운동선수의 경우, 혈액 pH는 이보다 더 낮아질 수 있다. pH의 감소는 수소이온 및 젖산, 피루브산, 아세트산과 같은 기타 산의 대사적 생성 때문이며, 산성도(acidity)의 증가는 단순히 산의 생성뿐만 아니라, 완충 체계 또는 **혈액 완충제(blood buffer)**의 작용에 따라 달라진다.[114] 혈액 내에서 가장 중요한 완충 체계는 중탄산 완충 체계이며, 일정한 pH 유지를 돕는다. 혈액 및 체액에서 중탄산 완충 작용에 관여하는 주요 화학물질은 중탄산나트륨이다.

혈액 pH에 영향을 미치는 중탄산이온과 관련된 다양한 반응은 다음과 같다.

1. 중탄산이온(HCO_3^-)은 사실상 탄산(carbonic acid)의 짝염기(conjugate base)이다.

$$H^+ + HCO_3^- \leftrightarrow [H_2CO_3];\ pKa = 6.14$$

[비효소적 산염기 반응]

2. 그러나 탄산(H_2CO_3)은 탄산탈수효소(carbonic anhydrase)에 의해 매우 빠르게 이산화탄소(CO_2)와 물로 전환되며, 결과적으로 탄산은 생리적으로 무해한 형태가 된다.

$$[H_2CO_3] \leftrightarrow CO_2 + H_2O;\ pKa = 6.14$$

[효소 반응]

3. 탄산탈수효소 반응의 생성물인 물과 이산화탄소는 생리적으로 무해하다. 물은 체내 시스템에 흡수될 수 있으며, CO_2는 호흡을 통해 배출될 수 있다.
4. HCO_3^-와 H^+는 신장에서 작용하는 생리적 기전에 의해 조절될 수 있다.

중탄산나트륨(sodium bicarbonate)을 운동능력 향상 보조제로 사용하여 운동이 혈액 pH에 미치는 급격한 영향을 완충하고, 이로 인한 수행능력 향상을 유도할 수 있는 기초에 대해 포괄적인 리뷰가 수행되었다.[92] 일반적으로 체중 1 kg당 0.3 g($0.3\ g \cdot kg^{-1}$)의 용량이 사용된다. 이보다 높은 용량은 설사와 같은 다양한 부작용을 유발할 수 있어 실용성이 떨어진다.[124] 해당 리뷰에서는, 수행에 대한 효과는 복용 용량, 섭취 시점, 개인의 내약성에 따라 결정된다고 지적하였다. 약 10%의 피험자는 중탄산 보충에 대해 내약성이 없다고 보고되었다. 또한 탈수 및 이로 인한 열 스트레스의 민감성도 고려해야 할 요소이다. 그러나 중탄산나트륨 보충은 혈액 pH의 감소가 피로 과정과 연관된 다양한 형태의 수행능력 향상에 효과적일 수 있다.[27,92] 중탄산이 수행능력에 미치는 영향은 작을 수 있으나, 유의미한 수준일 수 있다. 표 17-1은 다양한 유형의 활동에서의 일반적인 반응을 보여준다. 고강도 운동 수행능력은 중탄산 섭취에 의해 향상되는 것으로 보이며, 최근의 메타분석에서는 약 1.7% 정도의 향상이 관찰되었다. 이는 엘리트 수준의 경기에서 수백분의 일 초 또는 수천분의 일 초 단위로 승부가 결정되는 종목에서 매우 중요한 차이를 만들 수 있다.[28] 중탄산 섭취는 수행능력에 영향을 미치는 다른 생리적 체계에도 영향을 미치며, 다양한 환자군에서 치료적 용도로 사용될 가능성도 있으나, 부작용(글상자 17-1)을 동반할 수 있다.

인산염 적재

무기 인산염(inorganic phosphate)은 골격근 내에서 pH 완충(pH buffer) 작용에 있어서 미미한 수준의 역할만 하지만, 완충 기전(buffering mechanisms)에 기여하는 것으로 알려져 있다. 골격근 내의 다른 완충제들로는 아미노산 히스티딘(histidine)과 카르노신(carnosine)이 있다. 세포외 및 세

표 17-1 중탄산나트륨이 수행능력에 미치는 효과에 대한 대표적인 사례들

저자	운동 형태 또는 종목별 운동	투여 용량 (g/ 체중1kg)	운동 전 로딩 시간	보고된 운동수행 향상 효과
1회성 운동				
Hobson 외, 2014	2,000 m 조정 에르고미터 기록 시험	0.3	시험 전	3번째 및 4번째 500 m 구간에서 더 빠름
Siegler 외, 2013	최대 파워의 120%에서 30초 수행	0.3	운동 직전 급성 투여, 시험 90~30분 전 다회 복용	힘 발휘율(rate of force development, RFD) 증가
Driller 외, 2013	2,000 m 조정 시간, 최대 파워 출력, 4 mmol·L 젖산 역치에서의 파워	0.3	조정부 훈련과 함께 4주간, 운동 60분 전	위약군 대비 유의한 차이 없음
Carr 외, 2013	고강도 저항운동 프로토콜	0.3	운동 60분 전	반복 횟수 및 수행 작업량 증가
Wu 외, 2010	시뮬레이션 테니스 경기에서 포핸드 스트로크 일관성	0.3	경기 전 및 세 번째 게임 후 0.1 g·kg^{-1} 추가 투여	테니스 스트로크의 일관성 저하 없음
Lindh 외, 2008	200 m 자유형 수영	0.3	운동 60~90분 전	$NaHCO_3$ 조건에서 평균 수행시간 단축 (약 1초)
Siegler 외, 2007	최대 PPO의 120%에서 탈진까지 사이클	0.3	운동 60분 전	TTE(탈진시간) 변화 없음
Robergs 외, 2005	최대 PPO의 110%에서 탈진까지 사이클	0.2 $NaHCO_3$ + 0.2 NaCitrate	운동 60분 전	TTE 차이 없음
Van Montfoort 외, 2004	탈진까지 달리기 (속도 범위 19~23 km·h^{-1})	0.3 $NaHCO_3$ 또는 0.525 NaCitrate 또는 0.4 NaLactate	운동 90분 전	$NaHCO_3$ 조건에서 ↑ (~2.7%), NaCitrate ↑ (~2.2%), NaLactate ↑ (~1.0%)
Raymer 외, 2004	팔 운동 피로 시험	0.3	운동 90분 전	$NaHCO_3$ 조건에서 TTE 및 PPO 향상 (~12%)
Gordon 외, 1994	체중 1 kg당 0.05 kg 부하에서 90초 Wingate 테스트	0.3	운동 45분 전	차이 없음
반복 운동				
Saunders 외, 2014	6초 반복 질주 5회 × 3세트	0.3	4주간 매일	효과 없음
Mueller 외, 2013	최대 지속 파워에서 5일 연속 자발적 탈진까지 고정부하 사이클링	0.3	매일 운동 전	탈진 시간 23.5% 증가
Matsuura 외, 2007	수동 회복(30~360초)과 교대로 10초 반복 질주 10회	0.3(10분마다 6회로 나누어 복용)	운동 60분 전	최고 및 평균 파워 출력에 차이 없음
Artioli 외, 2007	유도 동작 시뮬레이션(던지기 횟수로 평가)	0.3	운동 120분 전	$NaHCO_3$ 조건에서 던지기 횟수 5.1% 증가, 상지 Wingate 검사에서 평균 파워 증가
Mero 외, 2004	간격 수영(100 m × 2, 간격 사이 10분 수동 휴식)	0.3	운동 60분 전	$NaHCO_3$ 조건에서 두 번째 수영 시간 단축(~0.9초 감소)
Bishop 외, 2004	6초 반복 질주(RS) 5회 세트 (작업: 휴식 비율 = 4:1)	0.3	90분 전	전체 작업량 증가 및 3~5회차 질주에서 작업량 및 파워 출력(PO) 증가
Aschenbach 외, 2000	최대 전완 운동 15초 × 8회 (세트 간 20초 능동 회복)	0.3	90분 및 60분에 동일한 용량으로 분할 복용	차이 없음

(계속)

지구성 운동				
Bishop and Claudius, 2005	간헐적 필드하키 특화 활동 36분 × 2회	0.2 × 2회	90분 및 20분 전 분할 섭취	72분 동안 총 작업량에는 차이 없음. 18초간 스프린트 중 7회에서 작업 증가
Price 외, 2003	30분 간헐적 사이클링 2회	0.3	60분 전	최대 스프린트 수행 중 평균 관련 파워 출력 증가
Stephens 외, 2002	$\dot{V}O_{2max}$의 약 70%로 30분 지속 사이클링 + 수행 측정 라이딩(469 ± 21 kJ 작업량 기준)	0.3(섭취 시간 60분)	90분 전	수행능력 차이 없음
만성 부하				
Douroudos 외, 2006	30초 Wingate 테스트(체중 1 kg 당 0.075 kg)	0.5(5일간), 0.3(5일간)	실험 당일 섭취 없음	0.5 g $NaHCO_3$ 복용 시 평균 파워 증가
Edge 외, 2006	LT의 140%~170% 강도로 2분 사이클 인터벌 6~12회(기존 트레이닝 병행)	0.2 × 2회	90분 및 30분 전	8주간 $NaHCO_3$ 훈련 후 LT에서의 수행능력 향상

크레아틴(Cr, creatine) 보충제가 추가로 사용되었으나, 해당 방법론에는 크레아틴 단독 투여 실험은 포함되지 않음.
PPO: 최대 파워 출력, PO: 파워 출력, TTE: 탈진 시점까지의 시간, RS: 반복 질주, LT: 젖산역치.
McNaughton LR, Siegler J, Midgley A. Ergogenic effects of sodium bicarbonate. *Current Sports Medicine Reports*. 2008;7(4):230-236에서 허가를 받아 수정·활용함.

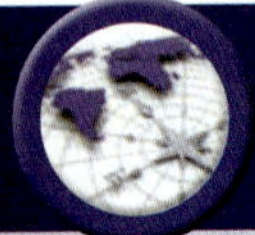

글상자 17-1 더 알아보기

중탄산나트륨 보충제의 기호성

중탄산나트륨 보충제의 사용은 근골격근 내 ATP 수준 유지와 관련된 피로의 주요 원인, 즉 산증(acidosis)을 완화할 수 있다는 점에서 매력적으로 여겨져 왔다. 그러나 더 나은 기호성을 갖춘 중탄산나트륨 보충제가 필요하다는 문제점이 존재한다. 보충제로서 중탄산나트륨을 사용하는 경우의 부작용은 간과되어서는 안 된다. 예를 들어, 중탄산나트륨의 명백한 공급원인 베이킹 소다를 물에 혼합해 섭취하는 것은 대부분의 사람들에게 매우 기호성이 떨어지며, 이로 인해 메스꺼움과 심한 위장 장애를 유발할 수 있다. 위장관 관련 불편 증상으로는 메스꺼움, 복통, 구토 등이 있으며, 이러한 증상은 개인에 따라 다양한 정도로 나타날 수 있다. 이러한 부작용을 완화하기 위해, 캡슐 형태로 제조되거나 향료를 첨가한 적절한 양의 물에 혼합하여 섭취하는 방식이 다양한 연구에서 사용되어 왔다. 중탄산나트륨 섭취와 동시에 음식 섭취를 병행하는 방법 역시 증상을 완화하기 위한 전략으로 사용되어 왔다. 이 보충제는 종종 총 90~150분 동안 소량씩 나누어 섭취되며, 이는 위장관이 적응할 수 있도록 하기 위한 것이다. 또한 2~5일에 걸쳐 보충제를 점진적으로 도입하는 방식 역시, 보충제 사용에 대한 적응을 돕기 위해 사용되어 왔다. 복수의 시합이 있는 경기 일정의 경우, 중탄산나트륨의 반복 섭취는 단일 섭취에서는 나타나지 않았던 부작용을 유발할 수 있다. 또한 베타알라닌(beta-alanine)과 관련된 일부 연구를 제외하면, 여러 보충제나 합법적 약물을 동시에 사용할 때 발생할 수 있는 복합적인 부작용에 대해서는 충분히 연구되지 않았다. 중탄산나트륨 보충제는 단기적인 고강도 운동 수행 능력을 향상시킬 수 있지만, 성능에 영향을 미치는 부작용이 동반될 수 있다는 점을 간과해서는 안 된다.

참고문헌

1. Cameron SL, McLay-Cooke RT, Brown RC, et al. Increased blood pH but not performance with sodium bicarbonate supplementation in elite rugby union players. *Int J Sport Nutr Exerc Metab*. 2010;20(4):307-321.
2. Carr AJ, Slater GJ, Gore CJ, et al. Effect of sodium bicarbonate ion [HCO_3^-], pH, and gastrointestinal symptoms. *Int J Sport Nutr Exerc Metab*. 2011;21(3):189-194.
3. Tobias G, Benatti FB, de Salles Painelli V, et al. Additive effects of betaalanine and sodium bicarbonate on upper-body intermittent performance. *Amino Acids*. 2013;45(2):309-317.

포 내의 무기 인산염 농도가 증가하면, 더 많은 인산염이 유산소 대사 및 완충제(bicarbonate처럼)로 사용될 수 있게 된다(유산소적 ATP[adenosine triphosphate]. ATP의 유산소적 생성 과정에서는 수소이온을 소비하므로 산도를 감소시킨다는 점을 기억하라.) 이러한 기전을 기반으로 인산염(Pi)이 포함된 보충제를 사용하여 이러한 과정을 강화하려는 개념이 등장하였다. 그러나 이와 관련된 보충제에 대한 자료는 거의 없으며, 그러한 식이 보충제의 효과는 신장에서 무기 인산염이 매우 정밀하게 조절된다는 점에서 제한된다. Kraemer 등의 연구에서는 고도로 훈련된 도로 사이클 선수들이 2분 간격으로 30초 동안의 사이클 스프린트 테스트를 네 차례 수행하였다. 이때 주로 무기 인산염, 중탄산염, 카르노신을 포함한 다중 완충제 보충제를 섭취한 경우와 그렇지 않은 경우를 비교하였다.[77] 주요 결과는, 이 보충제가 산-염기 균형에 영향을 미치지 않았으며, Wingate 테스트 수행에도 개선 효과를 보이지 않았다는 것이다. 다만, 스프린트 간 회복 지표 중 일부에서는 긍정적인 영향을 보였다(운동 후 2,3-DPG 및 2,3-DPG/Hb 비율 증가). 따라서 인산염 적재는 고강도 운동 수행을 향상시키는 데 있어서 매우 효과적인 전략은 아닌 것으로 보인다.

베타알라닌

베타알라닌(beta-alanine)은 비필수적, 비단백질성 아미노산으로, 카르노신 및 기타 히스티딘 함유 이펩타이드(histidine-containing dipeptides, HCDs)의 합성 전구체로 작용한다.[29] 카르노신은 베타알라닌과 히스티딘으로 구성된 이펩타이드로서, 근육과 뇌 조직에 고농도로 존재한다. 카르노신은 혈중에서 카르노신분해효소에 의해 빠르게 분해되기 때문에 직접 보충되지 않는다.[29] 베타알라닌 자체는 거의 또는 전혀 운동능력 향상 효과를 보이지 않지만, 근육 내 카르노신 농도를 증가시켜 수소이온(H^+) 완충 능력을 향상시킬 수 있다.[67] 그 결과, 베타알라닌 보충은 대사성 산증의 발생을 지연시켜 작업 용량을 증가시킬 수 있다.

베타알라닌은 간에서 티민(thymine), 사이토신(cytosine), 유라실(uracil)과 같은 피리미딘(pyrimidine)으로부터 내인성(endogenously)으로 생성되어 혈액으로 방출된다.[29] 베타알라닌은 혈류를 따라 근육으로 운반되어, 그곳에서 L-히스티딘(L-histidine)과 결합하여 카르노신을 형성한다. 근육 내 카르노신 합성은 혈중 베타알라닌의 가용성에 의해 제한되며, 이는 세포 내 L-히스티딘과 카르노신 합성효소 농도가 상대적으로 높기 때문이다.[29,67] 결과적으로, 베타알라닌 보충은 10주간 최대 80%까지 근육 내 카르노신 농도를 증가시킨 것으로 보고되었다.[61]

카르노신의 운동능력 향상 효과는 히스티딘 고리의 완충 능력에 기인한다.[29] 근육세포의 pH는 안정 시 7.1에서 격렬한 운동 시 약 6.4까지 감소할 수 있으며,[59] 이때 결합된 히스티딘은 H^+ 이온 축적에 대한 효과적인 완충제로 작용하여 수행능력 저하를 방지한다.

베타알라닌의 이상적인 투여량(ideal dosing)은 아직 명확히 규명되지 않았으며, 이는 초기 세포 내 카르노신 농도 및 체질량에 따라 달라질 수 있다. 1.2 $g \cdot day^{-1}$의 용량에서도 카르노신 증가가 관찰되었으나, 대부분의 연구에서는 하루 총량을 나누어 섭취하는 4~6 $g \cdot day^{-1}$의 용량에서 수행능력 향상 효과가 나타났다. 그러나 6.4 $g \cdot day^{-1}$을 초과한 용량을 사용한 연구는 존재하지 않는다.[29,67]

한 메타분석은 베타알라닌이 60~240초(1~4분) 동안 지속되는 운동에서 수행능력을 유의미하게 향상시킨다고 결론지었다. 이 메타분석에 포함된 연구들은 대부분 점증부하 사이클 에르고미터(graded cycle ergometry) 및 반복 사이클 스프린트 테스트를 사용하였으며, 평균 수행시간이 약 3% 향상되었고, 운동 용량의 증가는 최대 12%까지 보고되었다. 그러나 60초 미만의 운동에서는 유의한 운동능력 향상 효과는 나타나지 않았다.[62]

한 연구에서는 베타알라닌 보충이 저항 운동 수행에 미치는 영향을 조사하였다. 대상자들은 스쿼트 1-RM의 70%로 12회씩 6세트를 수행하도록 하였으며, 베타알라닌 보충 전후 수행 능력을 비교하였다. 베타알라닌을 섭취한 집단은 반복 횟수가 41.7 ± 8.5회에서 51.3 ± 9.5회로 유의미하게 증가하였으나, 대조군은 41.7 ± 7.3회에서 42.0 ± 4.1회로 변화가 없었다.[65] 지구성 운동에서는 대사성 산증이 수행 제한 요인이 되는 경우가 드물기 때문에 운동능력 향상 효과는 나타나지 않았다. 그러나 일부 지구성 운동의 마지막 구간에서의 "킥(kick)"을 향상시킬 수 있을 것이라는 가설은 존재한다. 종합하자면, 베타알라닌의 완충 능력 덕분에 이는 무산소성 활동에서는 효과적인 운동능력 향상 보조제가 되지만, 유산소성 활동에서는 효과가 거의 없거나 아예 없다.

속성 검토

- 일산화질소는 혈관 확장, 혈류 조절, 미토콘드리아 호흡, 근수축을 포함한 다양한 생리학적 과정에 영향을 미치는 신호전달 분자로, 지구성 운동과 반복 사이클 스프린트 운동에서 수행 능력 향상을 매개하는 것으로 보인다.
- 중탄산나트륨(sodium bicarbonate)은 완충제로 작용하며, 작지만 의미 있는 수행 능력 향상을 유도할 수 있다.
- 인산염 보충은 완충제로 작용하지만, 고강도 운동 수행 능력에 영향을 미치지는 않는 것으로 보인다.
- 베타알라닌은 완충제로 작용하며, 1~4분 사이에 지속되는 운동에서 수행 능력을 향상시킬 수 있다.

호르몬

호르몬은 체내에서 자연적으로 생성되는 물질이다. 일부 호르몬은 근육 단백질 합성과 대사 기질 이용에 영향을 미치며, 이로 인해 근육량 증가가 발생할 수 있다. 증가된 근육량은 최대 근력의 증가로 이어질 가능성이 있으며, 이는 일부 호르몬이 운동선수들에게 잠재적인 경기력 향상 물질로 매력적으로 여겨지는 이유가 된다. 또한 호르몬 섭취는 월경주기를 조절하는 데 사용되며, 이는 신체적 수행능력에도 영향을 미칠 수 있다. 호르몬이 인체 기능에 영향을 미치는 방식에 대해서는 앞서 8장에서 논의된 바 있으며, 이 장에서는 이에 대해 자세히 다루지 않는다. 운동선수들이 가장 흔히 사용하는 호르몬이 신체 수행능력에 미칠 수 있는 영향에 대해서는 다음 절(글상자 17-2)에서 논의한다.

스테로이드

아나볼릭 스테로이드(anabolic steroid)와 성장호르몬(growth hormone, GH)의 사용에 대한 종합적 검토는 전미 근력 및 컨디셔닝 협회(National Strength and Conditioning Association, NSCA)에 의해 입장문으로 발표되었다.[66] 테스토스테론은 안드로겐 작용(이차 성징 유도)과 아나볼릭 작용(성장 촉진)을 모두 지닌다. 운동선수들이 남용하는 대부분의 합성 스테로이드는 남성 호르몬인 테스토스테론의 다양한 형태이다(그림 17-2). 현재 테스토스테론의 다양한 변형이 존재하므로, 이를 지칭할 때는 "안드로겐 사용 또는 남용"이라는 용어가 사용된다(글상자 17-3). 안드로겐이란 남성의 성적 특징을 자극하거나 조절하는 물질을 말한다. 8장에서 자세히 논의된 바와 같이, 테스토스테론은 사춘기 동안 남성의 이차 성징을 유도하며, 운동 훈련 시 동화작용 반응을 신호화(signaling)하는 주요 호르몬이다. 테스토스테론은 세포 DNA의 조절 요소에 존재하는 안드로겐 수용체를 통해 아나볼릭 효과를 유도한다. 여성에서 테스토스테론의 농도는 남성보다 20~30배 낮다. 이처럼 낮은 농도에도 불구하고 작용 메커니즘은 동일하나, 그 역할은 여성에서 덜 두드러진다. 여성의 테스토스테론 농도가 낮다는 점은, 여성이 스테로이드를 사용하지 않고 자연적으로 훈련할 경우 과도하게 근육이 커질 것을 걱정하지 않아도 되는 이유 중 하나이다. 그러나 체내 테스토스테론 농도가 낮기 때문에, 합성 안드로겐의 사용은 여성에서 매우 강력하게 작용하여, 신체 조직에 비가역적인 변화(예: 이차 성징의 변화)를 초래할 수 있다. 따라서 여성의 안드로겐 사용은 심각한 결과를 유발할 수 있다.

합성 안드로겐을 저항성 운동 프로그램과 병행하면 근력, 근파워, 근육 크기 등이 극적으로 향상된다. 또한 운동 및 경기 스트레스로부터의 회복 속도도 향상된다. 이러한 이점의 조합은 코치들과 선수들에게 널리 알려져 있으며, 수년간 이러한 아나볼릭 약물의 사용을 유혹적으로 만들어왔다.[66] 안드로겐 사용에 따른 건강 이외의 위험성도 잘 알려져 있으며, 일정 기간의 출전 정지, 영구 제명, 스포츠계에서의 명예 상실(예: 명예의 전당 제외, 메달 및 타이틀 박탈, 광고 수익 손실 등)을 포함한다. 그러나 테트라하이드로게스트리논(tetrahydrogestrinone, THG)과 같은 새로운 디자이너 안드로겐

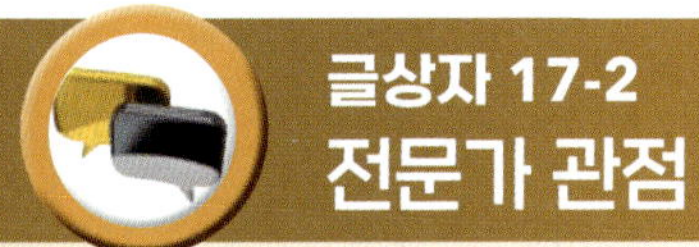

글상자 17-2 전문가 관점

운동선수의 아나볼릭 스테로이드 관련 화합물 및 성장호르몬 사용

Nicholas A. Ratamess, PhD, FNSCA, CSCS*D
교수
보건운동과학과
뉴저지 주립대학교
뉴저지주 유잉

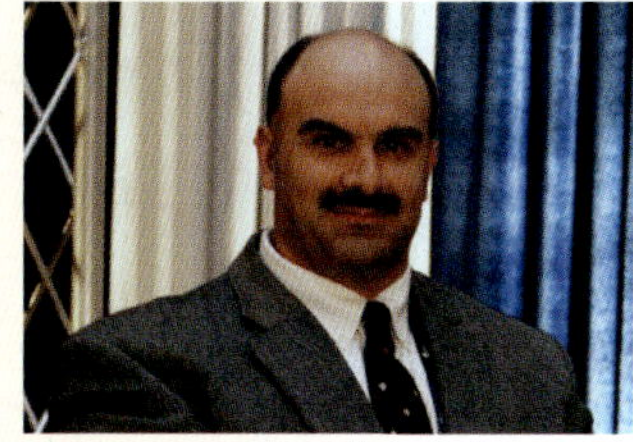

많은 운동선수들은 아나볼릭-안드로제닉 스테로이드(anabolic-androgenic steroid, AAS), 테스토스테론 화합물(testosterone compound, TC), 디자이너 약물, 전구호르몬/스테로이드(prohormone/steroid), 선택적 안드로겐 수용체 조절제(selective androgen receptor modulators, SARMs) 등을 다양한 형태로 경기력 향상을 위해 사용해 왔다.[1,3,6] 이러한 약물은 금지된 물질이지만, 여전히 일부 운동선수들에 의해 불법적으로 사용되고 남용되고 있다.[1,5] 역사적으로는 근력 및 파워 운동선수들이 이러한 약물을 주로 사용해 왔지만,[1] 근력 훈련 및 체력 강화 훈련이 발전하면서 다양한 종목의 운동선수들이 이러한 아나볼릭 제제를 실험적으로 사용하는 사례가 보고되고 있다.

AAS는 테스토스테론의 합성 유도체로서, TC는 반감기, 전신 동역학, 효능 등을 연장시키기 위해 호르몬의 변형을 포함한다. 테스토스테론은 주사제, 크림제, 점막제, 젤제, 경피제, 이식제 등 다양한 제형으로 존재한다. 전구호르몬/스테로이드는 테스토스테론 또는 다른 스테로이드 합성의 전구체로 작용하며, 대부분의 전구호르몬/스테로이드는 현재 일반 판매가 금지되어 있으며 불법적으로 분류된다(예: 안드로스테네디온, 안드로스테네디올, 그리고 관련 화합물). 그러나 이러한 추세 속에서 안드로겐의 인기와 시장성을 고려할 때, 새로운 보충제들이 계속 등장하고 있다.

안드로겐성 효과는 테스토스테론이 이차 성징의 발달과 생식계 형성에 관여하는 역할과 관련된다. 많은 운동선수들은 이러한 효과를 줄이기 위해 화학적으로 변형된 스테로이드, 주사제, 기타 약물을 사용한다. 아나볼릭 스테로이드는 여러 가지 경기력 향상 특성을 지니며, 다음의 요소들을 증가시킨다. (1) 근비대, 지구력, 파워 및 근력 증가, (2) 지방분해(lipolysis) 증가, (3) 심장 조직량 증가, (4) 운동 세션 간 회복 능력 향상, (5) 골밀도 증가, (6) 글리코겐 저장 능력 증가, (7) 신경 구동(neural drive) 및 수초화(myelinization) 증가, (8) 적혈구 생성(erythropoiesis) 증가, (9) 통증 내성 증가, (10) 공격성 증가.[1] 이러한 약물 사용으로 인해 발생 가능한 부작용은 다음과 같다.[1,2,6] 생식기 기능 이상, 여성형 유방(gynecomastia), 여드름, 탈모, 체액 저류, 성욕 증가, 고혈압 및 LDL 증가, HDL 감소, 우울, 기분 변화, 장기 손상 및 이상, 결합조직 약화, "스테로이드 분노" 또는 공격적이고 폭력적인 행동, 혈중 에스트로겐 농도 증가, 목소리 저음화, 심혈관계 이상 등.

AAS 검사는 일반적으로 가스 및 액체 크로마토그래피-질량분석법과 고분해능 질량분석기를 이용한 소변 분석을 통해 이루어지며, AAS 대사산물이 소변에서 발견되면 검사 실패로 간주된다. 테스토스테론 사용 여부는 T:E 비율(테스토스테론 : 에피테스토스테론 비율)을 통해 확인할 수 있으며, 이 비율이 4:1(평균은 1:1)을 초과하면 일반적으로 도핑으로 간주된다. 운동선수들은 이 T:E 비율을 "속이기" 위해 다양한 방법을 사용하는데, 예를 들어 소변 희석, 오염, 마스킹제 사용, 검사 일정이 알려진 경우 AAS 사용량을 점진적으로 감량하거나 중단하는 방법, 검출 기간이 짧은 스테로이드를 사용하는 방법, 에피테스토스테론 투여, 다른 사람 소변 대체 등이 있다. 공식적으로 입증된 바는 없으나, 다수의 선수들이 이러한 관행을 인식하고 있는 것으로 보이며, 그 결과 도핑 양성 판정 건수가 매우 낮게 나타났을 가능성이 크다.[4,5]

참고문헌

1. Hoffman JR, Kraemer WJ, Bhasin S, et al. Position stand on androgen and human growth hormone use. *J Strength Cond Res.* 2009;23(5 suppl): S1-S59.
2. Hoffman JR, Ratamess NA. Medical issues of anabolic steroids: are they over-exaggerated? *J Sports Sci Med.* 2006;5:182-193.
3. Kraemer WJ, Dunn-Lewis C, Comstock BA, et al. Growth hormone, exercise, and athletic performance: a continued evolution of complexity. *Curr Sports Med Rep.* 2010;9(4):242-252.
4. Parkinson AB, Evans NA. Anabolic androgenic steroids: a survey of 500 users. *Med Sci Sports Exerc.* 2006;38:644-651.
5. Perry PJ, Lund BC, Deninger MJ, et al. Anabolic steroid use in weightlifters and bodybuilders: an internet survey of drug utilization. *Clin J Sport Med.* 2005;15:326-330.
6. Ratamess NA. *Coaches Guide to Performance-Enhancing Supplements.* Monterey, CA: Coaches Choice Books, 2006.

은 기존의 약물 검사에서는 양성 반응을 보이지 않으며, 약물 검사 기관이 해당 물질을 인지하고 분석하기 전까지는 이미 일부 선수들이 이를 사용한 상태인 경우가 있다. 아울러, 약물 검출을 회피하기 위한 새로운 전략들도 계속 연구되고 있

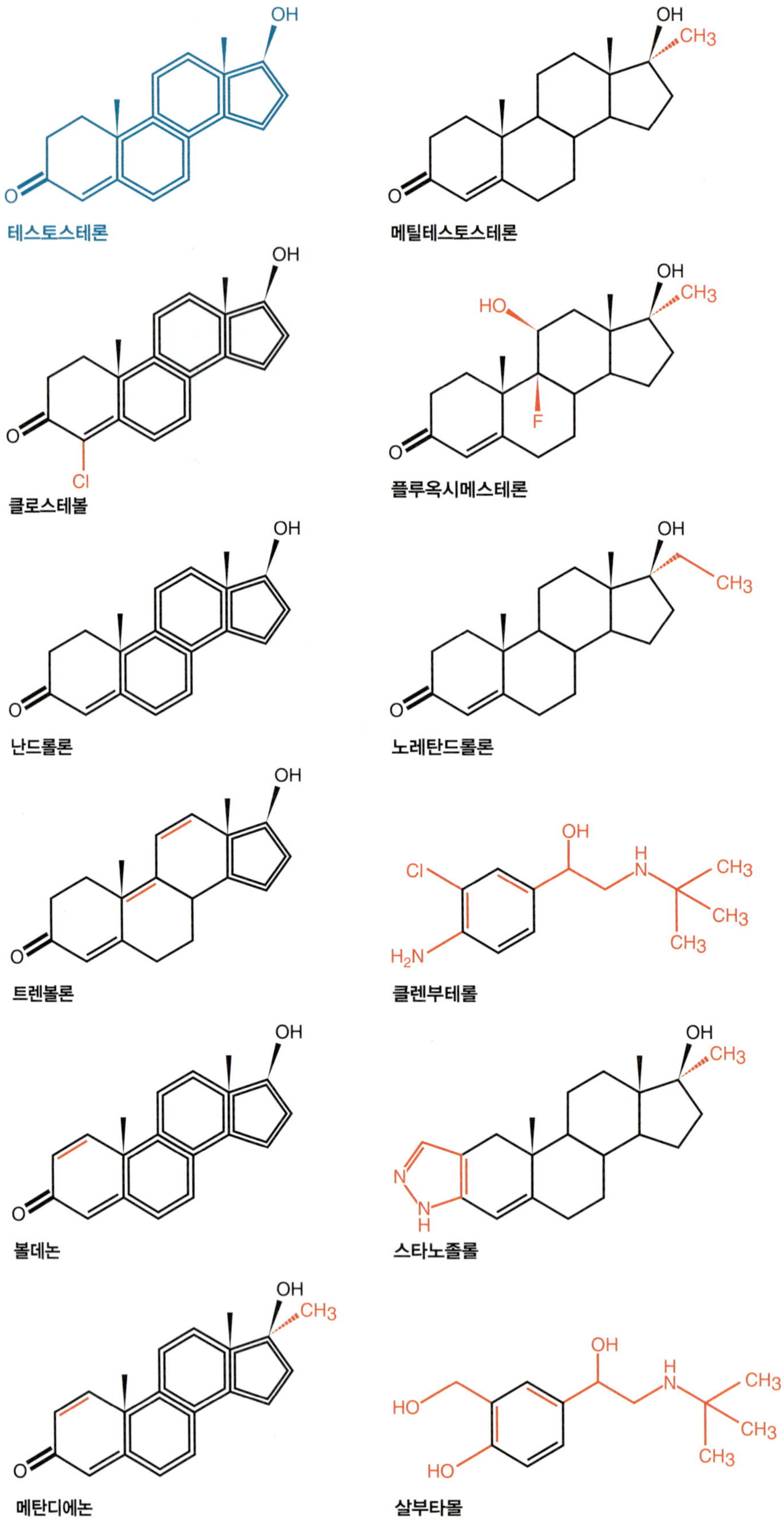

테스토스테론

메틸테스토스테론

클로스테볼

플루옥시메스테론

난드롤론

노레탄드롤론

트렌볼론

클렌부테롤

볼데논

스타노졸롤

메탄디에논

살부타몰

그림 17-2 남성 성호르몬 테스토스테론(왼쪽 위)의 구조는 다양한 방식으로 변형되어 왔다. 이러한 변형은 일반적으로 테스토스테론의 기본 고리 구조를 유지하며, 그 생리학적 작용을 모방하도록 설계되어 있다.

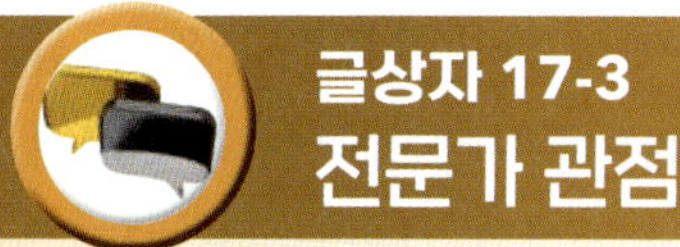

글상자 17-3
전문가 관점

단백동화 스테로이드 유행에 대한 임상의 관점

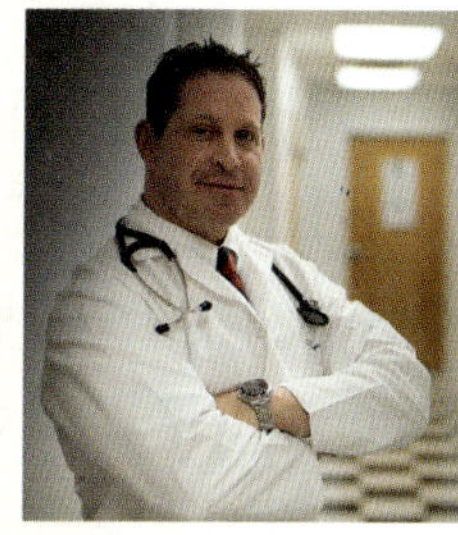

Thomas O'Connor, MD
테스토스테로놀로지, LLC
코네티컷주 에식스
미국 내과학회 인증 전문의
의학 임상강사
코네티컷 대학교 의과대학
코네티컷주 파밍턴

2003년, 내과 레지던트 2년 차 시절 나는 '아나볼릭 닥터'가 되었다. 그때부터 나는 아나볼릭/안드로제닉 스테로이드(anabolic/androgenic steroid, AAS)를 사용하는 사람들이 왜 사용하고, 어떤 일이 발생하는지를 이해하는 데 의료 경력을 집중해 왔다. 나는 AAS의 강력한 효과에 놀라움을 느꼈으며, 그리고 여러분 중 일부가 내 발자취를 따르기를 바란다. AAS 사용의 발생률은 계속 증가하고 있다. 점점 더 많은 젊은이들이 AAS 및 기타 운동 능력 향상 약물(performance enhancing drugs, PEDs)을 사용하고 있으며, 이로 인한 건강상의 잠재적 결과를 인지하지 못한 채 사용하고 있다. AAS와 기타 PEDs가 극단적인 근육 증강을 가속하는 수단으로 인식되어 왔으며, 이러한 인식은 널리 퍼져 있다. 그러나 전 세계 수백만 명의 평균 남성과 여성 중 70%는 근육이나 지구력 향상 목적 외에도 미용적인 이유로 이러한 약물을 사용한다. 목표가 무엇이든, 모든 사용자는 이러한 약물이 갖는 위험성과 이점을 공유한다. 개인의 결과는 사용자 개별 요인, 예를 들어 성별, 사용된 합법·불법 약물의 종류와 양, 복용 방식[사이클링(cycling), 스태킹(stacking), 사이클 후 요법(post-cycle therapy)] 그리고 유전적 요인과 건강 상태 등의 특성에 따라 달라진다.

AAS는 근육을 키우는 아나볼릭 작용 외에도, 안드로제닉 작용을 갖는다. 즉, 체내에서 대사 과정을 거쳐 강력한 호르몬성 대사산물로 전환될 수 있으며 안드로겐 수용체가 위치한 신체 전반의 다양한 시스템에 영향을 미칠 수 있다. 예를 들면, 중추신경계, 심혈관계, 생식계, 호르몬계(에스트로겐으로의 방향화 반응), 지질계, 골·관절계 등이 해당된다. 잘 기술된, 그리고 때로는 되돌릴 수 없는 심각한 질환으로는 다음과 같다: 아나볼릭 스테로이드 유도 성선 기능 저하증(anabolic steroid induced hypogonadism, ASIH), 조기 관상동맥 심장질환, 조기 울혈성 심부전 — 이는 대부분 AAS 사용자, 특히 아마추어 및 프로 운동선수에게서 나타나는 좌심실비대의 가속화로 인해 발생한다. 또한 고응고성 상태(정맥 또는 동맥 내 혈전 형성 위험 증가)는 폐색전증을 유발할 수 있으며, 장기적이고 조절되지 않은 고혈압, LDL/HDL 지질 이상, 폐쇄성 수면 무호흡증, 적혈구 과다증(즉 적혈구의 과도 생성—"iron overload") 등은 심장병, 뇌졸중, 간 손상, 역설적으로 고환 기능 부전으로 이어질 수 있다. AAS의 또 다른 일반적인 부작용은 여성형 유방증으로, 통증을 동반한 유방 비대가 발생하며 이는 수술이 필요할 수 있는 영구적 반흔을 유발한다. 이러한 생리적 시스템 외에도, AAS는 중추신경계에도 영향을 미쳐 이 약물의 독특한 중독 가능성과 관련된다. "쾌감"이 없음에도 불구하고, 사용자 중 15~30%는 금단 증상의 심각성으로 인해 반복적 사용의 사이클에 갇히게 된다. AAS 사용과 "로이드 분노" 간의 연관성은 아직 신뢰할 만하게 입증되지 않았지만, 일부 남성에서는 정서적 불안정이 나타나는 것으로 보인다.

의료계는 AAS를 사용하는 인구의 규모와 그들이 겪는 고통을 인식하는 데 시간이 걸렸다. 전 세계 인구의 최대 5%가 AAS/PEDS를 사용해 본 적이 있는 것으로 여겨진다. 이러한 약물들이 신체에 미치는 거의 보편적인 영향을 고려할 때, 남성 AAS 사용자에게 가장 중요한 의학적 이슈는 아나볼릭 스테로이드 유도 성선 기능 저하증(anabolic steroid induced hypogonadism, ASIH)이다. ASIH는 시상하부/고환 축(hypothalamic/testicular system, HPT)의 억제를 나타내는 안드로겐 결핍의 독특한 형태로, 성욕 저하, 발기부전, 우울한 기분 등으로 특징지어진다. 이것이 바로 내가 임상에서 매일 다루는 문제이다. 현재 AAS를 사용 중이거나 과거에 사용한 이들을 치료하는 데에는, 이러한 약물이 신체 시스템에 미치는 영향을 충분히 이해하고 있는 의료 전문가의 지식이 필요하다. 그러나 현재까지도 많은 의료 전문가는 AAS 사용자에 대한 대응법을 알지 못하며, 이는 충분한 근거 기반 연구가 존재함에도 불구하고 그렇다. 치료를 거부하거나 지연시키는 것은, ASIH에서 시작하여 고환 기능의 영구적 중단과 비가역적 2차성 성선 기능 저하증으로 이어질 수 있는 호르몬 붕괴의 위험을 방치하는 일이다. 치료는 반드시 증상이 호전될 때까지 지속되어야 한다. 남성의 AAS 중단을 안전하게 유도할 수 있는 철통 같은 의학적 치료법은 존재하지 않기에, AAS를 단 한 번만 사용하더라도 발생할 수 있는 결과에 대해 예비 사용자에게 교육하는 방법을 모색해야 한다. 부디 나의 여정에 함께하여, 윤리적이며 의학적으로 타당한 조언을 전하는 데 동참해 주기 바란다.

추가 참고문헌

1. O'Connor, T. America on Steroids: A Time to Heal. 1st Edition, Google Books, 2018.

다. 따라서 스포츠 현장에서 불법 약물 사용을 통제하는 일은 여전히 각 스포츠 규제 기관들에게 도전 과제이다. 안드로겐의 부작용은 남용된 합성 안드로겐의 종류에 따라 다양한 형태로 나타나는 것으로 보고되었다.[66]

미국 국립 약물 남용 연구소(National Institute of Drug Abuse)는 합성 안드로겐 사용에 따른 주요 부정적 영향들을 다음과 같이 정리하였다.

- 스테로이드 남용은 심각하거나 비가역적인 건강 문제를 유발할 수 있음. 가장 위험한 영향에는 간 손상, 황달(jaundice; 피부, 조직 및 체액의 황색 변색), 체액 저류, 고혈압, LDL 콜레스테롤 증가 및 HDL 콜레스테롤 감소 등이 포함된다. 기타 보고된 부작용으로는 신부전, 중증 여드름, 근육 떨림 등이 있다. 추가적으로 성별 및 연령에 따른 특이적 부작용은 다음과 같다.
  - **남성**: 고환 축소, 정자 수 감소, 불임, 탈모, 여성형 유방, 전립선암 위험 증가
  - **여성**: 얼굴에 털이 자람, 남성형 탈모, 생리 주기 변화 또는 무월경, 음핵 비대, 목소리 저음화
  - **청소년**: 골격 조기 성숙 및 사춘기 가속화로 인한 성장 저해. 청소년기 성장 급증 전에 아나볼릭 스테로이드를 사용할 경우, 기대 신장에 도달하지 못할 수 있음
- 또한 아나볼릭 스테로이드를 주사로 투여할 경우, 혈액매개 감염(예: HIV/acquired immunodeficiency syndrome[AIDS], 간염 등)의 감염 또는 전파 위험이 있으며, 이는 간에 심각한 손상을 유발할 수 있음.

인간 성장 호르몬

성장 호르몬(Growth hormone, GH)은 보충제로 언급될 때 흔히 인간 성장 호르몬(human growth hormone, HGH)이라 불리며, 지난 몇 년간 운동선수들 사이에서 큰 주목을 받아왔다.[68] 합성 안드로겐 사용에 대한 검사 기술이 정교해짐에 따라, HGH는 일부 운동선수들이 약물 검사에서 양성 반응을 피하면서도 아나볼릭 약물의 이점을 얻기 위해 선택하는 약물이 되었다. 그러나 이제는 GH 사용에 대한 검사법이 개발되어 스포츠 관련 기구에서 사용되고 있다(8장). 많은 코치와 운동선수들이 HGH는 주사로만 투여 가능하며, 냉장 보관하지 않으면 분해되어 효과가 사라진다는 사실을 모른다. GH의 생리학적 역할은 성장판에서의 작용과 조골세포의 분화 작용을 통해 아동기 동안 선형 골 성장을 유도하고, 아나볼릭 대사(조직 생성)를 촉진하여 신체 구성을 변화시키는 것이다. GH의 작용에는 간 및 국소 부위에서의 주된 매개체인 인슐린 유사 성장 인자 I(insulin-like growth factor-I, IGF-I)의 합성과 분비가 포함된다. GH는 일부 작용을 IGF-I과 공유하며, 이는 GH의 직접적인 효과와/또는 국소적으로 생성된 IGF-I이 모두 최적의 성장에 필요함을 의미한다. 8장에서 논의했듯이 GH는 단일 호르몬이 아니라 폴리펩타이드(polypeptide) 계열에 속한다. 그러나 DNA에 의해 생성되며, 제약 회사들이 임상용으로 제조 및 변형하는 형태는 22-kD, 191개의 아미노산으로 구성된 형태이다. GH의 많은 생리학적 작용은 GH의 변형체 또는 결합 단백질과의 복합체에 기인할 수 있기 때문에, 분석적·법적 관점에서 GH 사용 검사는 어려움을 동반한다. 그러나 8장에서 언급했듯이, 세계 반도핑 기구(World Anti-Doping Agency)에 의해 새로운 GH 도핑 검사법이 도입되었으며, 이는 운동선수의 GH 사용을 탐지하는 데 사용되고 있다.[79]

일반적인 용량에서, HGH는 젊은 사람들에게 효과적인 아나볼릭 물질로 작용하거나 노인에게 노화 방지제로 작용하지 않는 것으로 나타났으며, 이는 그것의 운동 수행 향상 보조제로서의 사용을 의심하게 한다.[87,88] 그러나 Graham 등의 연구[54]에서는 훈련받지 않은 사람에게 6일간 급성 투여한 결과, 근력 생성 및 단백질 대사에서 단기적인 향상이 나타났음을 보여주었다. Meinhardt 등의 연구[94]에서는 남성과 여성을 대상으로 하루 2 mg의 HGH를 피하 주사로 6주간 보충한 결과를 조사하였다. 다른 연구에서는 동일한 저자들이 남성 피험자만을 대상으로 GH 또는 테스토스테론(주당 250 mg, 근육내 주사[intramuscular injection]) 혹은 이 둘의 병합 투여 효과를 비교하였다. 연구자들은 다음과 같이 서술하였다: "첫째, 기초 상태에서의 체세포량은 모든 신체 능력 측정치와 상관이 있었다. 둘째, GH는 지방량을 유의미하게 감소시켰고,

세포외 수분의 증가를 통해 제지방량을 증가시켰으며, 테스토스테론과 병합 투여 시 체세포량을 증가시켰다. 셋째, GH는 남녀 혼합군에서 단거리 질주 능력의 통계적으로 유의미한 향상을 유도하였으며, 이는 6주간의 휴약 기간 후에는 유지되지 않았다. 단, 남성에게 GH와 테스토스테론을 병합 투여했을 때 향상이 더 컸다. 마지막으로, 체세포량의 변화는 GH와 테스토스테론 병합 투여 시를 제외하면 단거리 질주 능력 향상과 상관되지 않았다." 운동선수들이 HGH를 사용하는 정도와 사용량은 명확하게 파악하기 어렵다.[79] 효과는 여전히 명확하지 않으며, 특히 진정한 효과가 테스토스테론과의 병용 투여 시에 나타난다는 점을 고려하면, 관련 부작용의 위험을 감수할 만큼의 가치가 있는지도 의문이다. HGH, 특히 고용량 사용 시 나타나는 부작용은 다음과 같다.

- 말단비대증(*acromegaly*): 비정상적인 골 성장과 거대증(gigantism)을 유발하는 질환. 일부 보디빌더, 특히 여성은 해부학적 변화를 교정하기 위해 성형수술을 필요로 한다(예: 귀, 코 수술). 이 질환과 관련된 부작용에는 다음이 포함된다.
    - 거칠고, 기름지고, 두꺼워진 피부
    - 과도한 발한 및 체취
    - 피부 태그(skin tags, 피부에 생기는 작은 돌기)
    - 피로감 및 근력 약화
    - 성대 및 부비강 확장에 의한 목소리 변화(굵고 쉰 목소리)
    - 상기도 폐색에 의한 심한 코골이
    - 시야 장애 및 두통
    - 혀 비대
    - 관절 통증 및 가동성 감소
    - 여성의 경우, 생리주기 불규칙
    - 간, 심장, 신장, 비장 및 기타 장기의 비대
    - 흉곽 확장(barrel chest)
- 저혈당증(*hypoglycemia*): 혈당 농도 저하. 일부 저혈당증 환자는 인슐린이 과다하게 분비되어 포도당이 세포 내로 과도하게 이동한다. GH는 췌장에서 인슐린 분비를 자극하며, 인슐린은 포도당을 세포 내로 유입시켜 혈중 농도를 낮춘다.
- 복부 팽창(*belly distension*): 내부 장기의 성장에 기인
- 손목터널증후군(*carpal tunnel syndrome*): 손목의 신경 압박에 의해 발생하는 통증으로, 뼈 성장 유도에 의해 유발됨
- 관절통(*joint pain*): 관절 내 결합조직에서의 성장 촉진 작용으로 인해 발생할 수 있음

인슐린

8장에서 논의한 바와 같이, 인슐린은 췌장에서 인슐린을 생성하지 못하는 환자(제1형 당뇨병) 또는 인슐린 저항성을 가진 환자(제2형 당뇨병)의 호르몬 대체 요법에 있어 중요한 역할을 한다. 운동선수들은 인슐린을 체성분이나 수행능력을 개선하기 위한 시도로 사용하며, 이는 인슐린이 식사나 운동에 반응하여 분비되는 자연 호르몬으로서 성장 촉진 속성을 지니기 때문이다. 이 호르몬의 주요 역할은 혈당의 엄격한 조절이며, 이 기능은 길항 호르몬인 글루카곤의 보조를 받는다. 그러나 인슐린은 아나볼릭 약물로도 간주되어 왔으나, 이러한 목적에서의 사용을 뒷받침할 수 있는 데이터는 거의 없다. 세포 내 단백질 합성에 대한 매개 효과는 수용체 매개 신호 전달 시스템에 의한 단백질 합성과 포도당 흡수 자극을 통해 발생한다. 이 호르몬이 약물로서 가지는 효능은 여전히 불분명한데, 이는 인슐린이 포도당 대사에 미치는 극적인 효과와, 인슐린만큼 엄격하게 조절되지 않는 다른 아나볼릭 호르몬들과의 중복성에 기인한다. 부작용은 심각할 수 있으며, 지속적인 저혈당증, 인슐린 쇼크에 의한 사망, 뇌 손상 등을 포함한다.

인슐린 유사 성장 인자

성장호르몬(growth hormone, GH)과 유사하게, 인슐린 유사 성장 인자-I(insulin-like growth factor-I, IGF-I)은 근육조직의 동화작용에 있어 알려진 역할에 기반하여 운동 수행능 향상 보조제로 여겨져 왔다.[10] 8장에서 언급된 바와 같이, 다양한 표적조직에서의 복합적 역할로 인해 IGF-I의 부

작용은 암(cancers)과 같은 중대한 결과를 초래할 가능성이 있다. GH와의 관계로 인해 IGF-I를 보충하게 되면 정상적인 GH의 분비 및 기능이 저해된다.[51] 현재로서는 운동선수에게 있어 IGF-I 보충의 효능을 평가할 수 있는 실험적 자료는 거의 없거나 전무하다.

경구피임약

경구피임약(OCPs)의 사용은 여성 운동선수들 사이에서 점차 보편화되었으며, 현재는 운동선수 집단에서의 사용률이 일반 인구 집단과 유사한 수준인 것으로 추정된다.[15] 이러한 인기는 외인성의 에스트로겐과 프로게스테론의 용량 및 종류에 있어 정밀한 개선이 이루어진 결과이다. 일반적으로, 현재 사용되는 용량은 초기 OCPs 도입 시보다 훨씬 낮기 때문에, 이에 따른 부차적 효과도 덜 두드러진다. OCP에 포함된 성호르몬의 용량과 그 최고치가 나타나는 시점에 따라 OCPs는 대체로 단상(monophasic), 이상(biphasic), 삼상(triphasic) 제제로 분류된다. 이 중 단상과 삼상 제형이 오늘날 가장 널리 처방되는 형태이다. **단상 OCPs(monophasic oral contraceptive pills)**는 28일 생리 주기 동안 에스트로겐과 프로게스토겐의 농도를 일정하게 유지하도록 설계되어 있다. 이에 반해 **삼상 OCPs(triphasic oral contraceptive pills)**는 28일 주기 동안 에스트로겐과 대개 프로게스테론의 세 가지 다른 용량을 제공하며, 이에 따라 혈중 스테로이드 호르몬의 농도도 4주간 변화하게 된다. 여성은 특정 유형의 OCPs에 대해 매우 다양하게 반응할 수 있고, 단상 및 삼상 제형 모두에 수많은 변형이 존재하므로 OCPs가 운동수행에 미치는 영향을 포괄적으로 결론짓기는 어렵다.

OCPs를 복용하는 여성들의 주요한 관심사 중 하나는 수분 저류로 인한 체중 증가이다. 실제로, 복부 팽만감을 호소하는 사례는 단상과 삼상 OCPs 복용에 관계없이 운동선수와 일반인 모두에게서 공통적으로 보고된다. 이러한 불편감에 대한 보고는 일관적이나, 실제 체중 증가 여부는 훈련 상태에 따라 달라질 수 있다는 연구 결과도 존재한다. 구체적으로 제한된 연구에서는 훈련된 여성의 경우 6개월 동안 최대 2 kg(4.4파운드)의 유의미한 체중 증가가 관찰되었으나, 훈련되지 않은 여성에게서는 체중 변화가 없었다.[101] 나아가, OCPs 복용은 체성분 변화와도 관련이 있을 수 있다. 특히, 삼상 OCPs는 4개월 이상 복용할 경우 체지방률 증가와 연관되어 있으며,[30,85] 이 증가폭은 일반적으로 3~10%이다. 이는 장거리 달리기나 체조와 같이 체지방이 적을수록 유리한 종목에서는 문제가 될 수 있다.

내인성 프로게스테론조차도 중심 체온 조절에 영향을 주는 것으로 알려져 있기 때문에, OCPs에 포함된 합성 유사체인 프로게스토겐 또한 중심 체온에 영향을 미치는 것은 놀라운 일이 아니다. 실제로, 28일 주기 중 프로게스토겐 농도가 가장 높은 시기에 중심 체온도 가장 높게 나타난다. 이 현상은 프로게스토겐 용량이 주기적으로 변하는 삼상 OCPs에서 가장 두드러지게 나타나며, 단상 OCPs의 경우 용량이 일정하므로 체온도 일정하지만, 비복용자보다 항상 높게 유지된다. 달리기나 축구와 같이 체온 조절이 운동 수행에 필수적인 종목에서는 OCPs에 의한 체온 상승이 부정적 영향을 미칠 수 있다. 그러나 일부 연구는 이러한 가정을 반박하기도 한다. Armstrong 등의 연구[3]는 OCPs를 복용하는 여성이 그렇지 않은 여성과 마찬가지로 지구성 훈련과 열순응 스트레스에 적응하였음을 보고하였다.

체온 조절 외에도, OCPs는 기질 사용에도 상당한 영향을 미치는 것으로 보인다. 훈련된 여성과 훈련되지 않은 여성을 막론하고, OCPs 복용자는 안정 시와 운동 중 모두 ATP 생산을 위해 지방을 더 많이 활용하고, 이에 따라 글리코겐 절약 효과를 보인다.[21,93] 이 효과는 마라톤과 같은 장시간 지속되는 운동에서 유리할 수 있으나, 과학적으로 아직 그 유효성이 입증되지는 않았다.

성호르몬의 내분비 상태가 28일 주기 내내 일정하게 유지되는 단상 OCPs 복용 여성의 경우, $\dot{V}O_{2max}$에 대한 영향은 연구 결과가 상충된다. 6개월 동안 최고 유산소 능력을 조사한 한 연구에서는 $\dot{V}O_{2max}$가 약 8% 감소하였다고 보고되었으며,[101] 반면 다른 연구에서는 3주간의 단상형 OCPs 단기 복용 후 유산소 능력에 변화가 없었다고 한다.[89] 또한 OCPs 사용 기간의 차이 외에도, 유산소 체력이 감소한 여성들은 신체적으로 활동적인 반면, 변화가 없었던 여성들은 훈련되지 않은 상태였다는 점도 주목할 필요가 있다.

단상 OCPs와 달리, 삼상 OCPs가 최대 유산소 능력에 미치는 영향은 명확하다. 연구에 따르면 삼상 OCPs를 복용한 여성은 $\dot{V}O_{2max}$에서 유의미한 감소를 보였다.[30] 두 번의 OCP 주기를 거치는 동안 최고 유산소 능력은 약 5% 감소하였으며, 여섯 주기를 거친 후에는 약 15%까지 감소하였다. 이러한 데이터를 바탕으로, 단상 OCPs가 지구성 종목에 참여하는 여성 운동선수에게 보다 적합할 것으로 보인다.

단상 OCPs는 무산소성 운동 능력에 영향을 미치지 않는 반면, 삼상 제형의 경우 28일 주기 중 에스트로겐과 프로게스테론 농도가 가장 낮을 때, 단기간 고강도 전력 운동 수행이 가장 우수하게 나타났다는 일부 근거가 있다.[110] 이러한 무산소성 운동 능력 향상이 수축 중인 근육에서의 완충능력 증가 및 pH 조절과 관련이 있다는 가설도 제기되었다.

무산소성 수행능과는 달리, 근력과 OCPs의 상관관계에 대한 문헌은 일관적이다. 단상 및 삼상 OCPs 모두 근육의 최대 힘 생성에 영향을 미치지 않으며,[99] 이는 여성 운동선수뿐만 아니라 훈련되지 않은 여성에게도 동일하게 적용된다.

속성 검토

- 테스토스테론을 저항성 훈련 프로그램과 병행하여 사용할 경우, 근력, 파워, 근육량 증가에 도움이 될 수 있으나 심각한 부작용을 초래할 가능성도 있다.
- 제한된 자료에 따르면, 인간 성장호르몬(HGH)은 운동선수에게 어느 정도의 아나볼릭 효과를 가질 수 있으나 심각한 부작용이 동반된다.
- 인슐린 및 인슐린유사성장인자(IGFs)를 아나볼릭 약물로 사용하는 것을 뒷받침하는 데이터는 거의 없다.
- 경구피임약(OCPs)의 종류가 매우 다양하여 신체 수행능력에 대한 결론을 내리기 어렵다. 그러나 다음과 같은 결과들이 보고되었다:
  - 생리 주기 중 OCPs에 의해 유발된 호르몬 변화는 근력에 영향을 미치지 않는 것으로 보인다.
  - 삼상 OCPs는 무산소성 운동 수행능력에 영향을 미칠 수 있으며, 성 스테로이드 농도가 가장 낮을 때 수행능력이 최고 수준에 이르는 것으로 나타난다.
  - 삼상 OCPs를 사용할 경우 유산소성 운동 능력은 감소한다.

이처럼 OCPs의 종류가 매우 다양하기 때문에, 이들이 운동 수행에 미치는 영향을 명확하게 결론짓기란 어렵다. 그러나 현재까지 가장 일관되게 보고된 내용은 다음과 같다.

- 근력은 OCPs로 인한 호르몬 변화에 민감하게 반응하지 않는다.
- 무산소성 운동 수행능은 삼상 OCPs의 경우 28일 주기 중 성호르몬 농도가 가장 낮을 때 향상될 수 있으며, 단상 OCPs에서는 이러한 변화가 나타나지 않는다.
- 삼상 OCPs를 사용할 경우 유산소성 운동 능력은 감소한다.

전구호르몬

테스토스테론은 강력한 근육 형성 효과를 지닌 호르몬이며, 인체 내에서 자연적으로 생성되는 생합성 경로를 통해 생성된다. 이 과정에서 여러 중간 산물이 존재하며, 각 중간 산물 또는 물질은 **전구호르몬(prohormone)**이라 불린다. 이러한 자연 발생적 스테로이드 전구체들은 궁극적으로 다양한 효소에 의해 테스토스테론으로 전환되기 때문에, 많은 운동선수들이 합성된 전구호르몬을 섭취한다. 이들은 체내에 투여되면 스테로이드 합성 경로에 제대로 개입하여 내인성 테스토스테론 분비를 증가시킬 것이라 가정한다. 2005년까지 이러한 물질들은 영양 보충제라는 합법적 형태로, 처방전 없이 영양 보충 전문 매장에서 구매할 수 있었다. 그러나 2005년, 미국 식품의약국(FDA)은 가장 일반적으로 사용되던 전구호르몬들을 규제 약물 목록에 포함시켰으며, 현재는 의사의 처방이 있어야만 판매가 가능하다.

DHEA

테스토스테론의 전구체인 **디하이드로에피안드로스테론(dehydroepiandrosterone, DHEA)**은 체내에서 자연적으로 생성되며, 주로 부신에 의해 분비된다. DHEA는 테스토스테론 합성 경로에서 중요한 중간 물질로 간주된다. 이에 따라 DHEA는 근육량과 근력을 증가시키는 효과적인 경기력 향상 물질로 시판되어 왔다. 이론적으로는 인위적으로 합성된 DHEA를 외부에서 투여하면 내인성 테스토스테론 수치를 증가시켜 동화 작용(근육 형성 효과)을 유도할 것으로 보일 수 있다. 그러나 이러한 가설을 뒷받침하는 연구 결과는 보고되지 않았다. 실제로 여러 연구에서 순환 테스토스테론 농도에 변화가 관찰되지 않았으며, 다량의 DHEA(예: 1,600 mg·day^{-1})를 경구 섭취했을 때에만 그 자체의 혈중 농도가 급격히 상승하는 것으로 나타났다. 이에 따라, 하루에 많은 양의 DHEA를 4주간 섭취했을 때에도 체중, 제지방량, 또는 체성분에 변화가 없었다는 결과가 도출되었다.[140] 또한 장기간의 DHEA 보충이 강도 높은 저항 운동 프로그램과 병행되었음에도, DHEA를 섭취하지 않고 동일한 훈련을 수행한 집단과 비교했을 때 근력 및 근육량의 증가가 더 크지 않았다.[25] 전반적으로, DHEA 보충제를 통한 근육량 및 근력 증가 효과에 대한 과학적 검증에서는 뚜렷한 경기력 향상 효과가 보고되지 않았다. DHEA는 테스토스테론뿐만 아니라 에스트로겐 생성에도 관여하는 중간 물질이며, 일부 연구에서는 남성이 DHEA를 섭취할 경우 에스트로겐 수치가 증가하는 결과도 보고된 바 있다.

안드로스테네디온

근력 훈련을 수행하는 운동선수들 사이에서 가장 널리 사용된 전구호르몬 보충제 중 하나는 **안드로스테네디온(androstenedione)**이다. DHEA와 마찬가지로, 이 물질은 체내 스테로이드 합성 경로에서 자연적으로 생성되며, 궁극적으로 테스토스테론 생성으로 이어진다. 일반적으로 "안드로(Andro)"라는 이름으로 알려진 이 스테로이드 중간체는 1998년, 메이저리그 야구 선수 마크 맥과이어(Mark McGwire)가 단일 시즌 홈런 기록(당시 기준 61개)을 넘어서기 위해 이 보충제를 사용했다고 밝히면서 대중적으로 유명해졌다(그는 최종적으로 70개의 홈런을 기록하였다). 당시에는 안드로스테네디온이 시중에서 구매 가능한 상태였다. 그러나 안드로스테네디온의 효과에 대한 통제된 실험들은, 이 보충제가 근육량 증가와 그에 따른 근력 향상에 도움이 된다는 개인적 경험의 보고와는 상반된 결과를 보여주었다. 제조사에서 권장하는 용량대로 섭취할 경우, 안드로스테네디온 보충제는 순환 테스토스테론 수치를 증가시키지 않는 것으로 나타났다. 더불어, 저항 훈련 프로그램을 안드로스테네디온과 병행했을 때에도, 위약과 병행한 동일한 훈련 프로그램과 비교해 근육량이나 근력 증가 면에서 차별적인 효과는 나타나지 않았다.[73] 이러한 결과는 이후 진행된 다른 최신 연구들에서도 일관되게 재현되었으며, 안드로스테네디온은 혈중 테스토스테론 수치를 증가시키거나 근육량 및 근력을 향상시키는 데 효과적이지 않다는 결론에 이르렀다.

종합적으로 볼 때, DHEA와 안드로스테네디온 모두 경기력 향상 효과를 나타내지 않는다는 증거가 명확하다. 중요한 점은, 이들 전구호르몬은 현재 의사의 처방 없이는 불법으로 간주되며, IOC(국제올림픽위원회)를 비롯한 대부분의 스포츠 단체들에 의해 금지 약물로 지정되어 있어, 사용이 적발될 경우 선수 자격 정지 등의 제재를 받을 수 있다는 점이다.

속성 검토

- 전구호르몬은 테스토스테론 수치를 증가시킴으로써 근육량과 수행능력을 향상시킬 가능성이 있다.
- 그러나 안드로스테네디온과 DHEA는 주목할 만한 경기력 향상 효과가 있는 것으로 보이지 않는다.

약물

많은 약물들이 잠재적인 경기력 향상 능력을 제공한다. 그러나 이들 대부분은 IOC(국제올림픽위원회) 및 기타 관련 단체들에 의해, 프로 및 대학 운동선수들의 사용이 금지되어 있다. 일부 약물은 특정 의학적 질환을 치료하기 위한 목적으로, 의사가 정해진 용량으로 처방하는 경우에 한해 운동선수에게 사용이 허용되기도 한다(글상자 17-4).

약물이 경기력을 향상시키는지에 대한 결론을 도출하는 것은 여러 가지 요인으로 인해 어려울 수 있다. 약물의 용량과 약물 복용 후 경기력이 측정되는 시점의 타이밍은, 실제로 경기력 향상이 일어나는지를 좌우할 수 있다. 또한 많은 약물들은 효과에 있어서 개인 간 변이가 크기 때문에, 동일한 용량에서도 어떤 사람에게는 경기력이 향상될 수 있고, 다른 사

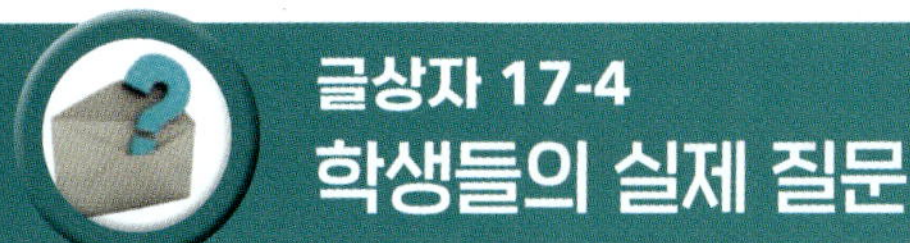

글상자 17-4

학생들의 실제 질문

대학 운동선수의 사용이 금지된 생리적 기능 향상 물질(Ergogenic Substances)은 무엇인가요?

NCAA는 웹사이트(www.NSCA.org/health-safety)를 통해 대학 운동선수들에게 금지된 물질 목록을 제공하고 있다. NCAA는 또한 일부 영양보충제 및 식이보충제가 금지 물질을 포함하고 있을 수 있으므로 주의할 것을 경고한다. 아래는 NCAA에 의해 대학 운동선수들의 사용이 금지된 약물 분류와 그 예시 목록이다.

동화작용제

- 안드로스텐디온(Androstenedione)
- 볼데논(Boldenone)
- DHEA
- 난드롤론(Nandrolone)
- 테스토스테론(Testosterone)
- THG
- 19-노란드로스텐디온(19-Norandrostenedione)

자극제

- 코카인(Cocaine)
- 에페드린(Ephedrine, Ma Huang)
- 메스암페타민(Methamphetamine)
- 시네프린(Synephrine)

불법 약물

- 헤로인(Heroin)
- 마리화나(Marijuana)
- 테트라하이드로칸나비놀(Tetrahydrocannabinol, THC)

이뇨제 및 소변 조작제

- 부메타나이드(Bumetanide)
- 프로베네시드(Probenecid)
- 피나스테라이드(Finasteride)

펩타이드 호르몬 및 유사체

- 에리트로포이에틴(EPO)
- 인체 성장호르몬(Human Growth Hormone, HGH)

항에스트로겐제

- 클로미펜(Clomiphene, 상품명: Clomid)
- 타목시펜(Tamoxifen)

금지 물질을 포함하나, 의사의 처방 시 예외 허용(의료 목적)

- 애더럴(Adderall)
- 아나드롤(Anadrol)
- 안드로겔(Androgel)
- 실렛(Cylert)
- 덱세드린(Dexedrine)
- 에포젠(Epogen)
- 라식스(Lasix)
- 옥산드린(Oxandrin)
- 리탈린(Ritalin)
- 테스토덤(Testoderm)

일반의약품(비처방 약물)

- 브롱케이드(Bronkaid, 에페드린 함유)
- 프라이메틴 정제(Primatene tablets, 에페드린 함유)

람에게는 변화가 없을 수도 있다. 이중 맹검 위약 통제 연구를 통해 효과를 검증하더라도, 약물이 쉽게 인지 가능한 효과(예: 심박수 증가)를 유발하는 경우, 피험자가 자신이 약물을 복용했는지 혹은 위약을 복용했는지를 알아차릴 수 있기 때문에 위약 효과를 통제하는 데 어려움이 따른다. 이 장에서는 운동선수들이 사용하는 약물들 중, 경기력 향상 특성을 지닌 것으로 알려진 몇 가지 약물에 대해 다룰 것이다.

암페타민

암페타민(amphetamine)은 도파민 방출을 증가시켜 중추신경계를 자극하며, 카테콜아민의 작용을 모방하는 **교감신경 유사작용 아민 약물(sympathomimetic amine drug)**이기도 하다. 암페타민은 흔히 "스피드(speed)"나 "각성제(pep pills)"로 알려져 있다. 이 약물은 소장에서 쉽게 흡수되며,

복용 후 30분 이내에 효과가 나타나고, 2~3시간 후에 최고치에 달하나, 그 효과는 최대 24시간까지 지속될 수 있다. 혈류 내에 도달하면, 암페타민은 에피네프린과 노르에피네프린의 수용체(알파 및 베타 아드레날린 수용체)에 결합하여 이들 호르몬의 작용을 모방함으로써 혈압, 심박수, 대사율, 혈장 유리지방산 농도를 증가시킨다. 또한 암페타민은 각성, 자신감, 근력을 증가시키고 피로를 감춤으로써 작업 수행 능력을 향상시킬 수 있다고 여겨진다. 이러한 효과들로 인해 암페타민은 다양한 종목의 스포츠 및 신체 활동에서 수행 능력을 향상시킬 수 있는 약물로 간주된다.

암페타민은 카테콜아민의 작용을 통해 유리지방산의 동원을 유도하여 근글리코겐을 절약하거나, 피로를 가리는 작용을 통해 수행 능력을 향상시킬 수 있다. 이 약물은 실제로 통증이나 피로를 감추고 일부 사람들의 수행 능력을 향상시키는 것으로 나타난다.[35] 그러나 수행이 약물 복용 후 언제 이루어지는가 하는 시점이 중요할 수 있다. 일부 수행 향상이 나타나지 않은 연구들은 약물 복용 30~60분 사이에 수행을 측정하였고, 반면에 수행 향상이 나타난 다른 연구들은 복용 후 2~3시간 후에 측정하였다.[35] 모든 약물과 마찬가지로, 복용량 또한 중요할 수 있다. 낮은 용량을 사용한 연구에서는 수행 향상이 나타나지 않았으나, 더 높은 용량을 사용한 연구에서는 수행 향상이 나타났다.[35] 또한 암페타민의 효과는 훈련받은 운동선수에서 비훈련자보다 더욱 두드러질 수 있다는 보고도 있다.[35]

한 이중맹검 위약 대조 연구에서는, 암페타민을 복용한 후 2~3시간 후에 수행을 측정한 결과, 달리기 선수의 73%, 중량 투척 선수의 85%, 수영선수의 67~93%가 위약 복용 시보다 더 나은 수행을 보였다.[122] 이때 수행 향상의 폭은 0.6%에서 4% 사이였다. 또 다른 이중맹검 위약 대조 연구에서는, 현재는 훈련을 하지 않는 전직 고등학교 운동선수들이 암페타민 또는 위약을 복용한 후 2시간 후에 다양한 테스트를 받은 결과도 긍정적인 수행 향상을 보여주었다.[32] 이 피험자들은 위약 복용 후 세 번, 암페타민 복용 후 세 번 테스트를 진행했으며, 평균적으로 다음과 같은 유의한 향상이 나타났다.

- 등척성 무릎 신전력: 22.6% 증가
- 300야드(27.3미터) 전력 질주 가속도: 3.8% 증가
- 러닝머신 최대 지구력 시간: 4.4% 증가
- 혈장 젖산 최대치: 8.3% 증가
- 최대 심박수: 2.1% 증가

그러나 다음의 수행 지표에서는 암페타민 복용 후 향상은 있었으나 위약 대비 통계적으로 유의하지 않았다.

- 자전거 타기 시 하지 최대 파워: 3.0% 증가
- 등척성 팔꿈치 굴곡력: 6.3% 증가
- 최대 산소 섭취량($L \cdot min^{-1}$): 0.3% 증가

암페타민 복용에 따른 수행 능력 향상은 다음과 같은 잠재적으로 위험한 부작용을 동반할 수 있다.

- 통증이나 피로를 감추어 부상을 유발할 수 있음
- 통증 마스킹으로 인해 특히 덥고 습한 환경에서 열 관련 손상의 위험 증가
- 장기 복용 시 감정적 또는 생리적 약물 의존 발생 가능성
- 장기간 복용 시 복용량의 증가가 필요하게 되어, 부작용 발생 가능성이 더 커짐
- 일반적인 부작용으로는 흥분, 혼란, 두통, 어지러움 등이 있음

결론적으로, 적절한 복용량과 복용 후 수행 측정 시점이 일치할 경우, 암페타민은 많은 사람들의 다양한 신체 수행 지표를 향상시킬 수 있는 것으로 보인다.[35] 그러나 개인별 반응 차이가 크며, 부작용은 위험할 수 있고, 특히 흥분과 혼란 등의 심리적 영향은 경기 중 빠른 판단이 요구되는 스포츠에서 수행 능력을 오히려 저해할 수 있다.

에페드린

에페드린(ephedrine)은 교감신경 유사작용 아민(sympathomimetic amine) 약물이자 중추신경계 자극제(central nervous stimulant)이다. 이 약물은 여러 종류의 천식 치료제와 감기 또는 기침약에서 정제, 알약, 흡입기 형태로 발견된다. 또한 에페드린은 마황(Ma Huang)이라 불리는 중국산 마황

(Chinese ephedra) 또는 한방 에페드린(herbal ephedrine)을 포함하는 건강 보조 식품이나 허브차에서도 발견된다. 에페드린은 화학 구조상 암페타민과 유사하며, 에피네프린 및 노르에피네프린의 수용체(α 및 β 아드레날린 수용체)를 자극한다. 따라서 심혈관계와 대사계에 미치는 영향이 암페타민과 유사하다. 이 약물은 식욕을 억제하고 대사율을 증가시키는 것으로 알려져 체중 감량 목적에도 사용된다. 특히 아스피린 또는 카페인과 병용할 경우, 비만 환자에게서 체중 감소 효과를 나타내는 것으로 보인다. 그러나 마른 사람에게는 지방 연소 효과가 없기 때문에, 운동선수에게 있어서 체지방 감소를 촉진하는 데에는 거의 가치가 없다.[35]

1990년대 후반의 문헌 고찰 결과에 따르면, 에페드린은 신체 수행능력에 영향을 주지 않는 것으로 나타났다.[35,143] 그러나 최근의 이중맹검 위약 대조 연구들은 에페드린이 일부 유형의 신체 수행능력을 증가시킬 수 있음을 보여준다. 한 연구에서는, 에페드린을 1회 반복최대(1-RM)의 80% 강도로 시행하는 레그프레스와 70% 강도로 시행하는 벤치프레스를 탈진에 이를 때까지 3세트 수행하기 2시간 전에 섭취하였다. 그 결과, 벤치프레스 첫 세트에서의 반복 횟수(13.3회 vs. 12.3회), 레그프레스 첫 세트에서의 반복 횟수(16.3회 vs. 12.5회)가 위약에 비해 유의하게 증가하였다. 그러나 두 번째 및 세 번째 세트에서는 유의한 차이가 나타나지 않았다.[69] 또 다른 연구에서는, 30초 동안 최대 강도로 수행하는 사이클링 테스트의 처음 10초 동안의 파워 출력이, 에페드린을 수행 1.5시간 전에 섭취한 경우 약 1% 유의하게 증가하였다.[13] 이 두 연구는 모두 에페드린 섭취가 파워 능력 및/또는 국소 근지구력 향상과 관련이 있음을 시사한다.

한편, 또 다른 이중맹검 연구에서는 에페드린을 사이클링 탈진 테스트 1.5시간 전에 섭취하였으나, 위약과 비교했을 때 탈진 시간의 유의한 증가는 관찰되지 않았다.[12] 그러나 10 km(6.25마일) 시뮬레이션 달리기에서 에페드린을 1.5시간 전에 섭취한 경우, 위약 대비 기록이 유의하게 단축되었으며(45.5분 vs. 46.8분), 이는 에페드린이 지구력 기반 운동에서 수행능력을 향상시킬 수 있음을 시사한다.[14] 이러한 최근 연구들 중 일부에서는 안정시 심박수와 안정시 혈압이 증가하는 것으로 보고되었다. 따라서 수행능력 증가가 나타날 경우, 이는 중추신경계 자극과 심혈관 및 대사계에 대한 영향에 기인하는 것으로 해석된다.

에페드린은 암페타민과 유사하게 두통, 초조, 위장장애 등의 부작용을 유발할 수 있다.[143] 또한 암페타민과 마찬가지로, 에페드린 섭취에 대한 반응과 부작용 모두에서 개인 간의 차이가 크게 나타난다. 에페드린은 국제올림픽위원회(IOC) 및 기타 스포츠 관리 기구에 의해 금지 약물로 지정되어 있다.

슈도에페드린

슈도에페드린(pseudoephedrine)은 일반의약품으로 판매되는 감기약, 부비동염(sinusitis), 알레르기 비염(allergic rhinitis) 등과 관련된 부비동 및 비강 혼잡(sinus and nasal congestion) 치료에 사용되는 교감신경 유사작용 아민(sympathomimetic amine)이다. 다른 교감신경 유사작용 아민들과 마찬가지로, 이 약물의 작용은 노르에피네프린(norepinephrine)과 에피네프린(epinephrine)의 수용체, 주로 알파 아드레날린 수용체에 결합함으로써 나타난다. 슈도에페드린의 부작용으로는 불면, 신경과민, 과민반응, 현기증, 심박수 증가, 혈압 상승 등이 있다.

운동선수가 슈도에페드린을 일반 용량 또는 그 두 배의 용량으로 테스트 1~2시간 전에 섭취한 경우, 사이클링 탈진 시간, 40 km 타임 트라이얼 성능, 최대 등척성 근력 또는 파워, 최대 30초 사이클링 테스트 중 수행되는 작업량에는 유의한 차이가 나타나지 않았다.[52,127] 훈련된 주자에게 36시간 동안 6회에 걸쳐 일반 용량을 섭취하게 한 경우에도 $\dot{V}O_{2max}$나 5,000미터(3.12마일) 달리기 시간에는 유의한 변화가 관찰되지 않았다.[34] 그러나 훈련된 운동선수가 일반 용량의 세 배를 테스트 70분 전에 섭취한 경우, 1,500미터(0.93마일) 달리기 기록이 2.1% 향상되는 결과가 나타났다.[63] 따라서 슈도에페드린이 정상 치료 용량을 초과할 경우, 수행능력을 향상시킬 수 있다는 일부 근거가 존재한다. 에페드린과 유사하게, 신체 수행 이전 섭취 시점 또한 중요한 요인일 수 있다. 슈도에페드린의 작용은 섭취 후 약 1시간부터 시작되며, 혈장 내 최고 농도는 섭취 후 2시간경에 나타난다.

이뇨제

이뇨제(diuretics)는 소변 생성을 증가시켜 체중 감소를 유도하는 약물이다. 이뇨제는 본래 고혈압 등 특정 병리학적 상태를 치료하기 위해 개발되었다. 그러나 이 약물은 복싱, 레슬링, 역도 등 체급 종목의 선수들과, 체중 감소가 경기력에 이점을 줄 수 있는 체조와 같은 종목에서도 사용된다. 이뇨제는 올림픽, 팬아메리칸 게임, 패럴림픽에서 사용이 금지되어 있다. 모든 이뇨제는 소변 배출량과 함께 일부 전해질의 손실을 유발한다. 주요한 이뇨제는 세 가지 유형으로 분류된다.

- 티아지드계 이뇨제(*thiazide diuretics*): 신장의 네프론 원위세뇨관에서 나트륨의 재흡수를 차단하며, 나트륨, 염화물, 칼륨의 배출을 증가시킨다.
- 루프 이뇨제(*loop diuretics*): 헨레고리 상행지에서 나트륨-염화물의 수송을 억제하여, 나트륨, 염화물, 칼륨의 손실을 증가시킨다.
- 칼륨 보존성 이뇨제(*potassium-sparing diuretics*): 신장의 원위세뇨관에서 나트륨과 염화물의 손실을 유도하지만 칼륨 손실은 발생시키지 않는다.

이뇨제가 체내 수분 손실을 통해 체중 감소를 유도한다는 점은 명확하다. 이뇨제를 사용할 경우 24시간 이내에 전체 체중의 약 3~4%까지 감소시킬 수 있다.[35] 이뇨제를 사용하는 주요 목적 중 하나는 전체 체중을 줄여 상대적인 근력 또는 파워를 증가시키는 것으로, 이는 일부 스포츠에서 유리하게 작용할 수 있다. 예를 들어, 단거리 달리기나 수직 점프와 같이 가속을 요구하는 종목에서는 체중이 적을수록 유리할 수 있다. 실제로 이뇨제로 인한 체중 감소 후 수직 점프 높이가 증가했다는 보고는 이러한 개념을 뒷받침한다.[132] 그러나 수분 손실이 과도할 경우, 혈장 용적 감소, 고체온증, 해당작용 능력 저하, 대사 과정에서 생성된 수소이온을 완충하는 능력의 감소(11장 참조)로 인해 유산소성(aerobic) 및 무산소성(anaerobic) 수행 능력이 저하된다. 다만, 이뇨제 사용에 따른 체중 감소가 경기력에 미치는 영향은 논란의 여지가 있으며, 해당 스포츠의 특성에 따라 달라질 수 있다.

육상(track-and-field) 선수들이 이뇨제로 인해 전체 체중의 약 2%를 감소시켰을 때, 1,500미터, 5,000미터, 10,000미터 경기 기록이 각각 약 3%, 7%, 7% 증가하여 경기력이 저하되었다.[2] 이 중 1,500미터 경기에서의 성능 저하는 통계적으로 유의하지 않았으며, 긴 거리일수록 성능 저하가 더 뚜렷하게 나타났다. 반면, 전직 단거리 선수들이 이뇨제로 인해 약 2%의 체중을 감소시켰을 경우, 50미터, 200미터, 400미터 달리기 시간이나 수직 점프 높이에는 유의한 변화가 나타나지 않았다.[139]

이뇨제 사용은 유산소성 활동에서 무산소성 활동이나 최대 근력 및 파워에 의존하는 활동보다 더 큰 성능 저하를 보일 수 있다. 이러한 차이는 체중의 2~3% 정도의 탈수가 유산소 능력에 영향을 미치지만, 무산소성 능력을 저하시킬 정도의 영향은 5%의 체중 손실이 필요하기 때문으로 보인다(10장 참조). 이뇨제가 수행에 미치는 영향을 결정짓는 또 다른 요소는 선수의 계체량 이후 실제 경기가 시작되기까지의 시간이다. 예를 들어, 레슬링과 같은 종목에서는 계체량 이후 5시간에서 20시간 정도의 시간적 여유가 주어지며, 그 사이 수분 섭취 및 재수화가 가능하다.

이뇨제는 다양한 부작용을 유발할 수 있다. 어지럼증, 체내 칼륨 감소로 인한 신경계 문제, 근육 약화, 경련, 탈수로 인한 체온 조절 장애가 그것이다. 특히 고온다습한 환경에서 이들 부작용은 더욱 심각해질 수 있다. 실제로 이뇨제를 사용하는 보디빌더들 사이에서는 저혈압, 고칼륨혈증, 근육 약화 및 경련이 보고된 바 있다.[35] 결론적으로, 이뇨제가 특정 종목에서 일부 선수의 경기력을 향상시킬 수 있는 가능성은 존재하지만, 이 약물은 올림픽, 팬아메리칸 게임, 패럴림픽에서의 사용이 금지되어 있다.

카페인

카페인(caffeine)은 전 세계적으로 가장 널리 소비되는 물질 중 하나로, 약리학적 및 정신작용적 효과를 지닌다. 카페인은 잔틴 알칼로이드(xanthine alkaloid)에 해당하며, 커피콩, 찻잎, 초콜릿, 코코아 등 다양한 식품에서 농도 차이를 보이며 존재한다. 따라서 우리는 탄산음료(37~71 mg)부터 진통제(예: 엑세드린 엑스트라 스트렝스 2정, 130 mg)에 이르기까지 다양한 경로를 통해 카페인을 섭취하고 있다. 오늘날과 같이 고에너지 사회에서는 흔히 '에너지 폭발'을 추구하며, 이는 대부분 카페인을 이용한 것이다.

식품 속 카페인 농도는 조리법에 따라 크게 달라진다. 커피, 차, 콜라(즉, 탄산음료)는 각각 컵당 약 60~150 mg, 40~60 mg, 40~50 mg의 카페인을 함유하고 있다.[123] 미국 식품의약국(FDA)은 콜라 및 기타 탄산음료의 카페인 함량을 12온스당 71 mg 이하로 제한하고 있다.

카페인은 영양학적 가치는 없지만, 합법적인 운동능력 향상 보조물질로서 경쟁 스포츠 선수들과 일반 운동애호가들에게 주목을 받아왔다. 지구력 선수들은 1970년대 후반 선구적 연구들이 지구력 향상을 보여주면서 카페인에 관심을 가지게 되었다.[36,68] 카페인은 운동 전 에너지 및 기분 상태를 최적화하기 위한 다성분 보충제에 자주 포함된다.[78]

카페인의 작용 기전은 다양하며, 이는 수행되는 운동의 특성에 따라 달라진다(그림 17-3). 카페인은 중추신경계에 대한 영향뿐 아니라 인지 기능에도 영향을 미친다. 또한 안정시 및 운동 중 호르몬, 대사, 근육, 심혈관계, 폐기능, 신장기능에 영향을 미친다. 예를 들어, 카페인은 폐포의 기관지 확장, 혈관 확장, 근수축의 신경 활성화, 신장에서의 혈액 여과, 카테콜아민 분비, 지방분해를 촉진한다. 이러한 대사적, 생리적, 호르몬적 작용은 호흡교환비, 말초 피로, 자각운동강도, 운동 유발 코르티솔(cortisol) 및 베타-엔도르핀(β-endorphin) 분비 역치를 감소시킨다. 동시에 산소섭취량, 심박출량, 환기량, 혈중 에피네프린 농도, 대사율, 지질 산화를 증가시킨다.[123] 흥미롭게도, 카페인이 탈수를 유발한다는 오랜 신화는 사실이 아니다.[4]

한 문헌 고찰에 따르면, 카페인은 매우 다양한 활동에서 수퍼센트까지 수행 능력을 유의하게 향상시킬 수 있다.[123] 지구력 운동과 관련된 카페인 연구는 작업량 증가와 탈진 시점까지의 시간 증가를 보고하였다. 또한 카페인은 약 5분 정도의

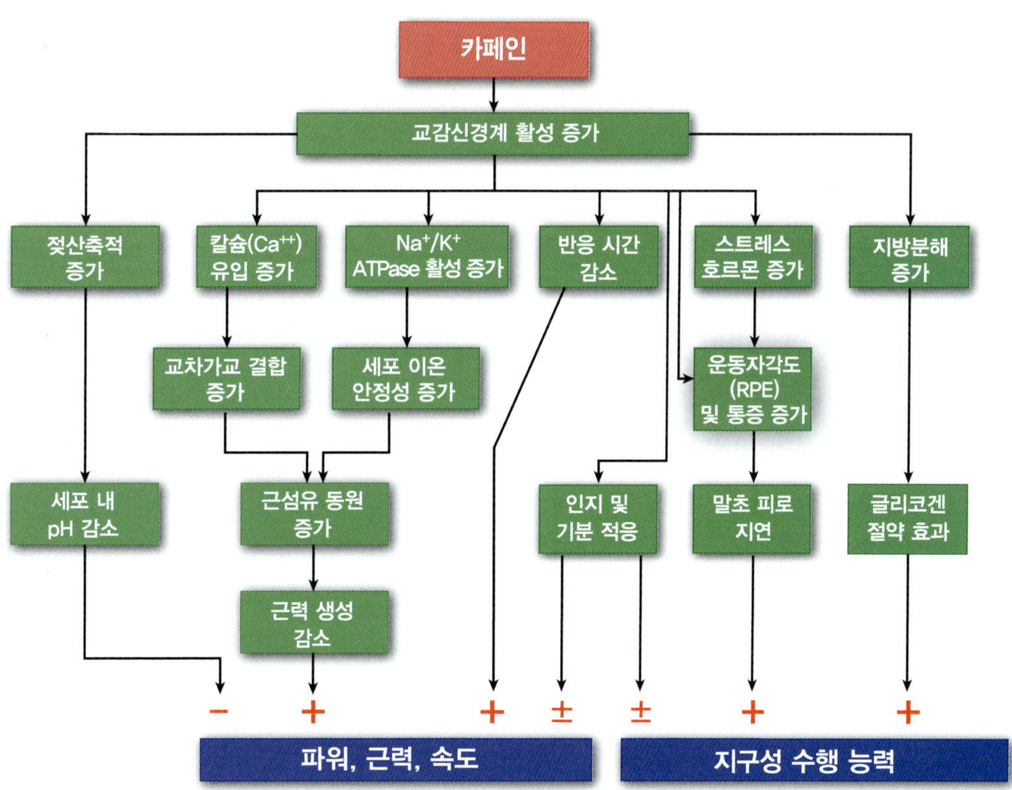

그림 17-3 **카페인은 수행 능력에 영향을 미치는 다양한 작용 기전을 가지고 있다.** 이러한 다양한 작용들은 여러 형태의 신체 활동에서 수행 능력을 향상시키는 결과로 이어질 수 있다. (Sökmen B, Armstrong LE, Kraemer WJ, et al. Caffeine use in sports: considerations for the athlete. *J Strength Cond Res.* 2008;22(3):978-986에서 허가를 받아 재인쇄함. Copyright © 2008 National Strength and Conditioning Association.)

강도 높은 단기 사이클링과 달리기 운동 수행을 향상시킨다.

그러나 3분 미만의 스프린트 및 파워 운동에서는 긍정적인 향상 효과가 일관되지 않았으며, 이는 제한된 연구 수 및 다양한 연구 설계 때문일 수 있다. 주로 인산계에 의존하는 스프린트 및 파워 종목(≤10초)에서는 최대 파워 출력, 속도, 등속성 근력이 향상되었지만, 해당작용에 많이 의존하는 운동(15초~3분)에서는 향상 효과가 없었으며, 오히려 반복 운동 시 수행 저하를 유발할 가능성도 있었다.

또한 다양한 용량의 카페인 섭취는 15회 반복으로 수행한 등속성 근력 테스트에서 최대 근력 및 근지구력에 대한 향상 효과를 보이지 않았다. 집중력과 기술이 요구되는 개인 스포츠인 테니스에서는, 카페인이 타구 정확도, 주행 속도, 민첩성, 전반적인 경기 성공도를 향상시켰으며, 이는 반응속도와 정신적 각성의 향상에 기인한 것으로 보인다. 테니스 선수들은 경기 후반부에 에너지 구동력이 증가했다고 보고하였다.[123] 다음은 카페인의 실제 적용에 관한 제언이다.[123]

1. 카페인을 사용하지 않던 운동선수는 카페인의 인지적 및 생리적 효과에 익숙하지 않기 때문에, 훈련이나 경기에서 카페인 전략을 실행하기 전 반드시 효과를 시험해 보아야 한다.
2. 카페인 섭취 중단은 운동 수행력을 감소시키므로, 카페인에 익숙한 운동선수는 금단 증상을 피하기 위해 3 mg·kg^{-1} 이하의 저용량을 섭취하는 것이 권장된다. 실제로 낮은 용량도 동일한 효과를 낼 수 있다.
3. 카페인의 경기 중 효능을 극대화하기 위해 대회 전 섭취를 중단하고자 하는 운동선수는 최소 1주일 전부터 카페인 섭취를 줄여야 하며, 갑작스러운 중단보다는 3~4일에 걸쳐 점진적으로 용량을 줄이는 것이 바람직하다. 경기 당일 카페인을 재섭취하면 비사용자와 같은 효과를 얻을 수 있다.
4. 카페인 섭취는 고용량 또는 고강도 지구력 훈련에 유익할 수 있다. 연속 3~4일간 저용량 카페인 섭취는 대회 준비 기간 동안 유효한 보조제로 작용할 수 있다.
5. 카페인의 반감기는 약 4~6시간이며, 혈장 농도는 섭취 후 30~60분 사이에 최고치를 나타낸다. 따라서 단시간 지구력 경기 전에는 최소한 3시간 전에, 장시간 지구력 경기 전에는 1시간 전에 섭취해야 한다.
6. 카페인을 급하게 재복용하는 것(acute redosing)은 반드시 수행 능력을 향상시키는 것은 아니지만, 경기 간격이 6시간 이상일 경우에는 효과가 있을 수 있다.
7. 카페인은 혈장 젖산(plasma lactate) 농도를 증가시키고 세포 내 pH를 감소시키므로, 30초에서 3분 지속되는 스프린트 종목의 운동선수에게는 금기일 수 있다. 이에 대해서는 추가 연구가 필요하다.

β-차단제

자율신경계의 교감신경계는 널리 알려진 투쟁-도피 반응을 유발하는 역할을 담당한다. 이 반응은 심박수, 혈압, 심박출량의 증가와 더불어, 땀 분비율 증가, 골격근으로의 혈류 증가, 골격근에 이용 가능한 기질 증가 등의 말초 반응을 특징으로 한다. 교감신경계는 이러한 전반적인 흥분 반응을 신경전달물질(노르에피네프린)의 분비와 부신을 자극하여 호르몬(에피네프린)을 분비시키는 방식으로 달성한다. 이 두 리간드는 심장, 폐, 혈관, 골격근의 표적세포에 위치한 β-아드레날린 수용체(β-adrenergic receptor)와 상호작용한다.[37] 약리학적 제제인 **β-차단제(β-blocker)**는 교감신경계 기능 이상을 가진 환자들의 과도하게 빠른 심박수와 상승된 심박출량을 조절하는 임상 치료에서 일반적으로 사용된다. 그러나 일부 운동선수들은 이러한 길항제(antagonist)를 일반적인 진정 효과를 얻기 위해, 특히 미세한 근수축의 조절 및 손의 떨림을 억제하여 손의 정밀한 움직임을 향상시키기 위해 사용하기도 한다. 이는 양궁이나 권총 및 소총 사격과 같은 스포츠에서 유용할 수 있다. 실제로, 해당 스포츠에서 사격 정확도가 β-차단제 섭취 이후 향상될 수 있다는 것이 연구를 통해 입증되었다. 따라서 국제올림픽위원회(IOC) 및 미국 대학 체육 협회(NCAA)와 같은 운동 단체들은 이 약물의 사용을 금지하고 있다.

알코올

생리적 억제제로 작용하여 신체에 전반적인 진정 효과를 유도하는 또 다른 물질은 알코올, 보다 정확히는 에탄올이다. 에탄올은 일반적으로 음료나 주류에 포함되어 있는 형태의 알코올이다. 사격 스포츠의 일부 선수들은 알코올이 근육 떨림을 중화하는 것으로 추정되는 효과를 근거로, 알코올이 일종의 퍼포먼스 향상 효과를 제공할 수 있다고 주장해왔다. 그러나 이러한 주장에 대한 실증적 증거는 존재하지 않는다.

수년간 일부 스포츠 종목에서는 경기 직전 소량의 알코올을 섭취하면 "긴장을 완화"시켜 경기력을 향상시킬 수 있다고 주장되어 왔다. 그러나 통제된 연구들에 따르면, 알코올은 경기력을 향상시키기보다는 오히려 경기 수행을 저해하는 효과를 나타낸다고 보고된다. 이러한 부정적인 효과는 특히 유산소 능력에 의존하는 스포츠에서 뚜렷하게 나타나는데, 이는 알코올이 크렙스 회로의 기능을 저해하고 젖산 생성을 증가시키기 때문이다. 게다가 알코올은 잘 알려진 이뇨 작용을 지니고 있으며, 장시간 지속되는 지구성 운동 중에는 탈수를 유발할 수 있다. 탈수는 결과적으로 체온 조절 이상을 야기하여 경기력을 더욱 저해할 수 있다. 미국스포츠의학회(American College of Sports Medicine)가 최근 발표한 성명서에 따르면, 저용량에서 중등도의 알코올 섭취는 퍼포먼스를 향상시키는 이점이 전혀 없으며, 오히려 반응 시간 지연, 손-눈 협응 저해, 균형감각 손상, 근력 감소 등의 부정적인 영향을 미칠 수 있다고 결론지었다. 이 성명서의 주요 내용은 글상자 17-5에 제시되어 있다.

속성 검토

- 약물이 인체 수행능력에 영향을 미치는지 여부는 복용량, 섭취 후 수행 측정까지의 시간, 그리고 개인 간 반응의 차이 때문에 판단이 어려울 수 있다.
- 암페타민은 다양한 활동에서 수행 능력을 향상시킬 수 있으나, 잠재적으로 위험한 부작용이 존재한다.
- 과거 연구들은 에페드린이 수행 능력을 증가시키지 않는다고 보고하였다. 그러나 최근 연구들은 근력과 지구력 지표에서 작지만 유의미한 증가를 보고하고 있다.
- 정상 용량의 슈도에페드린은 수행 능력을 증가시키지 않지만, 정상 용량보다 높은 복용 시 일부 유형의 신체 수행을 증가시킬 수 있다.
- 이뇨제는 소변 배출량 증가를 통해 체중 감소를 유도하며, 유산소 및 무산소성 활동 모두에서 수행 능력을 향상시킬 수 있다.
- 카페인은 생리적 및 심리적 효과 모두를 가지며, 단거리 고강도 활동에서 장시간 지구성 활동에 이르기까지 다양한 과제에서 수행 능력을 향상시킬 수 있다. 그러나 해당작용에 크게 의존하는 활동에서는 효과가 미미할 수 있다.
- β-차단제는 심박수를 낮추고 진정 효과를 유도하기 위해 일부 운동선수들이 사용하며, 정교한 운동 조절이 요구되는 스포츠에서 수행 향상을 유도할 수 있다.
- 알코올은 저용량에서는 진정 효과를 나타낼 수 있으나, 수행 향상 효과는 없으며 대부분의 신체 활동에 부정적인 영향을 미친다.

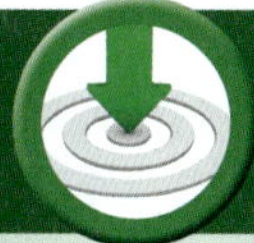

글상자 17-5
응용 연구

미국스포츠의학회의 최근 성명 "알코올과 운동 수행"에서 제시된 주요 요점

1. 낮은 농도의 혈중 알코올($0.02\sim0.05\ g\cdot dL^{-1}$)은 떨림 감소와 균형 및 투척 정확도 향상에 기여할 수 있으나, 중등도의 혈중 알코올 농도($0.06\sim0.10\ g\cdot dL^{-1}$)에서는 이러한 지표에 대해 부정적인 효과가 관찰된다. 낮거나 중등도의 혈중 알코올 농도에서는 반응 시간 지연 및 눈-손 협응 저하가 일관되게 나타난다.
2. 근력 및 파워에 관하여, 낮거나 중등도의 혈중 알코올 농도는 악력, 수직 점프 높이, 200미터 및 400미터 단거리 달리기 능력에 부정적인 영향을 미치는 것으로 나타났다. 일부 근육군의 근력, 근지구력, 또는 100미터 달리기 수행에 대해서는 뚜렷한 효과가 관찰되지 않았다.
3. 유산소 운동 능력에 관해서는, 낮거나 중등도의 혈중 알코올 농도가 800미터 및 1,500미터 달리기 수행을 저하시킬 수 있음이 보고되었다. 또한 알코올은 강력한 이뇨제로 작용하기 때문에 탈수를 유발할 수 있으며, 특히 덥고 습한 환경에서 장시간 지속되는 지구성 운동 수행을 방해할 수 있다.

영양 보충제

영양 보충제(nutritional supplement)란 일반적인 식단에서 발견되는 물질로, ergogenic 효과(운동 수행 향상 효과)가 있을 것으로 제안된 물질을 의미한다. 여러 영양 보충제는 상당한 주목을 받았으며, ergogenic 보조제로서 포함될 만한 충분한 연구가 이루어졌다. 단백질과 탄수화물의 ergogenic 효과는 이미 앞서 10장에서 논의되었다. 여기에서는 ergogenic 효과가 있을 가능성이 있으며, 그 효능을 판단할 수 있을 정도로 충분한 연구가 수행된 기타 영양 보충제들에 대해 다룰 것이다.

크레아틴

크레아틴은 오늘날 시중에 나와 있는 영양 보충제 중에서 가장 성공적이며(근력과 파워를 향상시키기 때문), 동시에 가장 오해받고 있는 보충제 중 하나이다(예: 스테로이드나 아미노산이 아님). 크레아틴은 1835년 프랑스의 과학자이자 철학자인 미셸 외젠 슈브롤(Michel Eugéne Chevreul)에 의해 발견되었으며, 거의 두 세기에 걸쳐 알려져 온 물질이다. **크레아틴(creatine, methylguanidino acetic acid)**은 필수 영양소는 아니며, 간에서 아르기닌, 글라이신, 메티오닌이라는 세 가지 아미노산으로부터 합성되는, 자연적으로 존

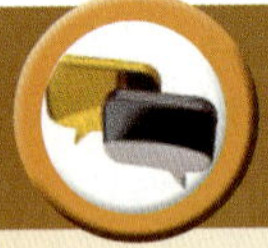

글상자 17-6
전문가 관점

크레아틴 보충제

Jeffrey R. Stout, PhD, FNSCA, FISSN
교수 및 학과장
운동학 및 물리치료학부
센트럴플로리다 대학교
플로리다주 올랜도

크레아틴은 350건 이상의 인체 연구가 수행된, 가장 많이 연구된 운동능력 향상 보조제 중 하나이다. 불행히도 크레아틴 보충제의 안전성과 효능에 대해 많은 오해가 존재해 왔다. 발표된 과학적 근거와는 반대로, 언론에서는 "크레아틴 보충제는 간과 신장에 해로우며 탈수와 근경련을 유발할 수 있다"고 주장해 왔다. 그러나 실제로 크레아틴은 에너지 대사, 수행, 훈련 적응과 밀접하게 관련되어 있는 물질이다.

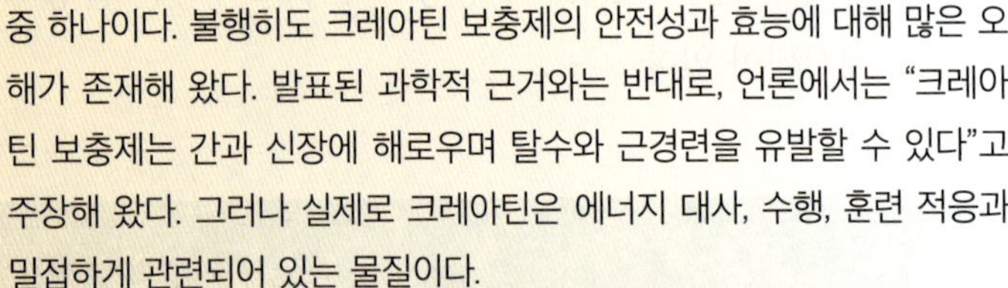

크레아틴은 아르기닌, 메티오닌, 글라이신이라는 아미노산으로부터 체내에서 합성되는 에너지 화합물이다. 또한 생선이나 소고기와 같은 음식 섭취를 통해서도 얻을 수 있다. 골격근 내 크레아틴 수준을 증가시키는 보충은 세포 내 수분 상태, 단백질 합성, 운동 수행, 훈련 강도, 지근 및 속근 섬유의 근비대, 근육량 등을 향상시키는 것으로 여러 연구에서 입증되었다.[1]

크레아틴 보충제에 대한 동료 평가 과학 논문들을 검토할 때, 과학적 근거를 바탕으로 다음과 같은 사실을 단언할 수 있다.[2]

- 크레아틴 모노하이드레이트(creatine monohydrate)는 고강도 운동능력과 훈련 중 제지방 체중을 증가시키는 측면에서, 현재 운동선수들이 사용할 수 있는 가장 효과적인 운동능력 향상 영양 보충제이다.

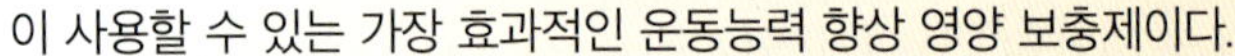

- 크레아틴 모노하이드레이트 보충은 안전할 뿐만 아니라, 권장 지침 내에서 사용될 경우 손상 예방 혹은 특정 질환 관리에 있어 잠재적인 유익성이 있는 것으로 나타났다.
- 건강한 사람에서 단기간 혹은 장기간 크레아틴 모노하이드레이트를 사용하는 것이 해롭다는 증거는 없다.
- 현재 크레아틴 모노하이드레이트는 근육 흡수와 고강도 운동능력 향상 측면에서 가장 광범위하게 연구되고, 임상적으로 효과가 입증된 크레아틴 형태이다.
- 근육 내 크레아틴 저장량을 빠르게 증가시키는 가장 효과적인 방법은, 3일 이상 동안 체중 1 kg당 약 0.3 g·day^{-1}의 크레아틴 모노하이드레이트를 섭취한 후, 그 이후에는 3~5 g·day^{-1}로 유지하는 것이다. 상대적으로 적은 양(예: 2~3 g·day^{-1})의 크레아틴을 섭취하는 방법도 3~4주에 걸쳐 크레아틴 저장량을 증가시킬 수 있으나, 이 방법의 수행 효과에 대한 근거는 다소 부족하다.

참고문헌

1. Buford TW, Kreider RB, Stout JR, 외. International Society of Sports Nutrition position stand: creatine supplementation and exercise [published online ahead of print August 30, 2007]. *J Int Soc Sports Nutr*. 2007;4:6.
2. Stout JR, Antonio J, Kalman D, eds. *Essentials of Creatine in Sports and Health*. Totowa, NJ: Humana Press, 2007.

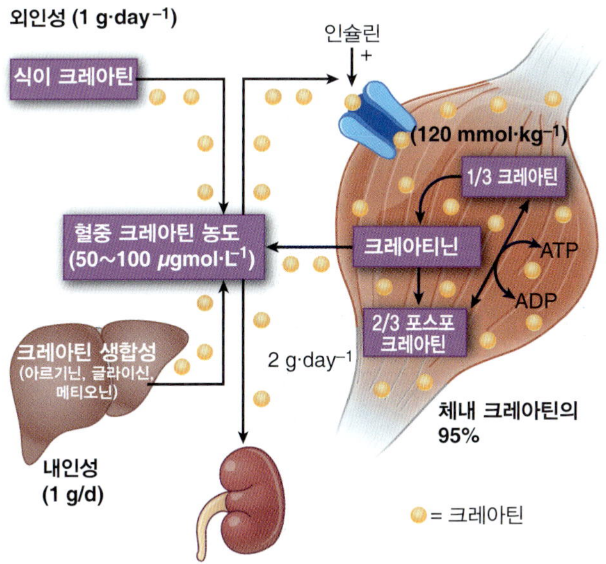

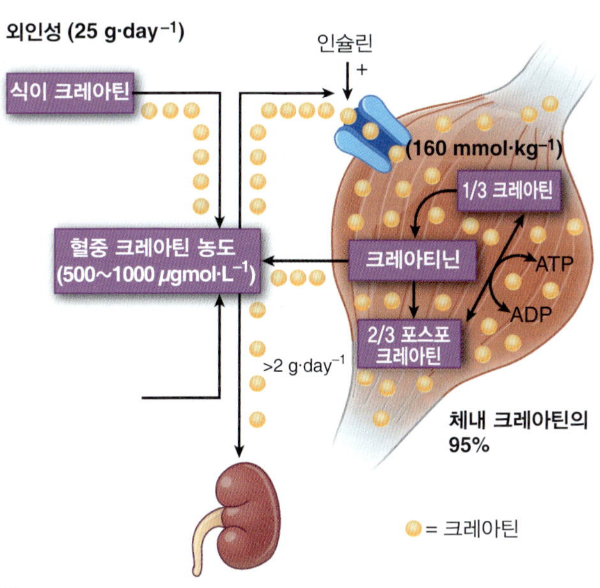

그림 17-4 그림 A에서 볼 수 있듯이, 크레아틴 약 1 g·day^{-1}은 일반적인 외인성 식이 섭취(예: 붉은 고기와 생선)를 통해 얻어지며, 간에 의한 내인성 생성 역시 약 1 g·day^{-1}이다. 그러나 그림 B에서 나타나듯이, 골격근 내 크레아틴 저장량을 증가시키기 위해서는 하루 약 25 g의 외인성 크레아틴 섭취가 필요하다. (그림 제공: Dr. Jeff Volek, The Ohio State University.)

재하는 유기질소 화합물이다. 체내 크레아틴의 95% 이상은 골격근에 저장되므로, 크레아틴 보충의 주요 대상은 골격근이며, 특히 운동 수행 향상이 목표일 때 그러하다(글상자 17-6). 그림 17-4는 일반 식단 조건 하에서의 크레아틴 대사(A 패널)와 보충제를 사용할 경우의 대사(B 패널)를 보여준다.

일반적으로 하루 약 1 g의 크레아틴이 식이를 통해 섭취되며(예: 붉은 고기나 생선), 이러한 식품 섭취를 늘려 크레아틴 섭취량을 높일 수는 있으나, 근육 내 농도를 높일 만큼의 충분한 양을 섭취하기는 어렵다. 근육 내 크레아틴 농도는 빠른 로딩 프로토콜(5일간 하루 4회, 회당 5 g 복용)이나 느린 로딩 프로토콜(30일간 하루 2회, 회당 5 g 복용)을 통해 증가시킬 수 있다. 일반적으로 로딩 이후에는 유지 용량(3~5 g·day^{-1})을 복용하여 증가한 근육 내 크레아틴 농도를 지속한다.

크레아틴이 신체 수행에 긍정적인 영향을 미치는 정확한 기전은 여전히 연구 대상이지만, 주요한 작용 기전은 인산원계(ATP-PCr)를 지원하여 ATP 생성에 기여하는 것으로 보인다(2장). 크레아틴 풀은 사용 가능한 인산크레아틴(phosphocreatine, PCr)의 양에 영향을 미치며, 이는 크레아틴과 인산염으로 분해될 수 있다. 이 과정에서 에너지가 생성되며, 이는 아데노신이인산(ADP)에 인산기를 붙여 아데노신삼인산(ATP)을 형성하는 데 사용된다. ATP는 근수축에 필요한 에너지원이므로, 크레아틴 보충제가 에너지 생성에 미치는 영향은 골격근 내 크레아틴 농도가 증가하여 운동 수행에 영향을 미치는 주요 기전 중 하나로 보인다. 그림 17-5는 이러한 보충 메커니즘이 수행 능력에 미치는 영향을 나타낸다.

연구 결과에 따르면, 크레아틴은 근력과 파워 향상에 있어 안전하고 효과적인 보충제로 간주된다.[133,134] 초기 연구에서는 크레아틴이 근경련을 유발한다는 의혹이 제기되었으나, 적절한 수분 섭취가 이루어지면 경련이나 내열성 측면에서 위약 조건과 차이를 보이지 않는 것으로 나타났다.[137] 로딩 이후 일반적으로 2~3파운드(0.9~1.4 kg)의 체중 증가가 발생하는데, 이는 근육 내 삼투 농도 유지에 필요한 체수분 증가로 설명된다. 이러한 체중 증가와 함께 근력, 파워, 국소 근지구력의 향상도 발생한다. 이로 인해 연구자, 코치, 운동선수들은 크레아틴 보충제를 통해 훈련의 질을 향상시킬 수 있다고 결론지었다.[133,135,136] 심지어 노년층 남녀에서도 신체 수행의 향상이 보고된 바 있다.

크레아틴 보충제를 통해 중량 운동 시 더 큰 중량을 들거나 훈련의 질이 향상되면, 저항 운동을 통한 근력 및 파워 향상이 보다 빠르게 나타날 수 있다.[136] 일반적으로 보충제 복

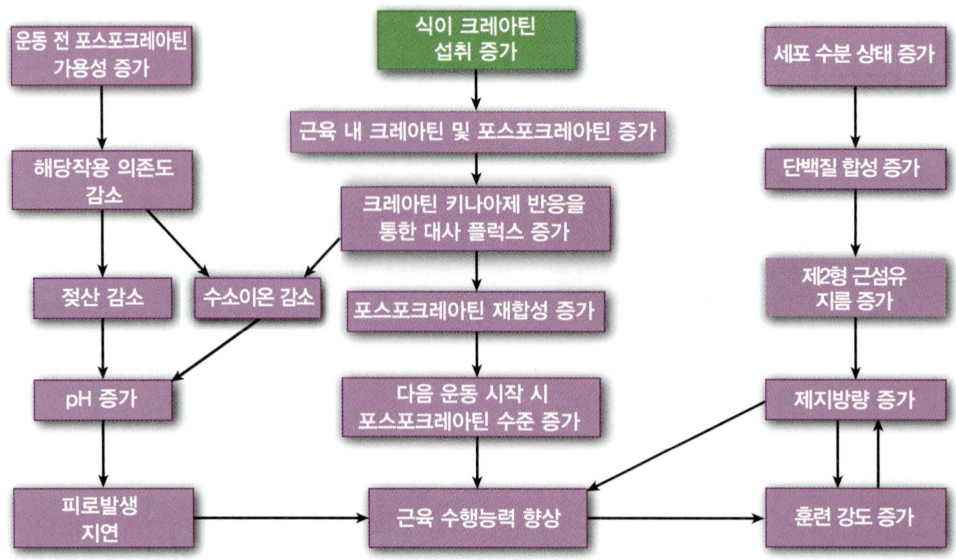

그림 17-5 크레아틴 보충이 신체 수행능력을 향상시키는 기전. 근육 내 크레아틴 농도가 증가하면 최대 근력과 웨이트 트레이닝 세션의 질이 향상된다. 이러한 변화는 시간이 지남에 따라 제지방량의 증가로 이어지며, 이는 다시 최대 근력의 향상을 가져온다.

용은 근력과 파워 향상을 가져오지만, 개인의 골격근 내 휴지기 크레아틴 농도 차이로 인해 반응은 다양하다. 휴지기 근육 크레아틴 농도가 높은 사람은 보충제 복용 시 근육 크레아틴 농도나 체중 증가에 큰 변화가 없으며, 이들은 보충제에 반응하지 않는 집단이다. 크레아틴 보충제를 복용하며 저항 운동을 수행한 경우의 근력 증가 평균치는 위약을 복용한 경우보다 약 8% 더 높았다(20% vs. 12%).[109] 그러나 그 향상 폭은 매우 다양하다. 예를 들어, 벤치프레스 1-RM의 향상은 3%에서 45%까지 보고된 바 있다. 이는 크레아틴 보충제가 건강한 사람들의 근력을 향상시킬 수 있음을 명확히 보여준다. 흥미롭게도, 크레아틴 보충제가 뇌 기능에 영향을 줄 수 있다는 보고도 있다.[106]

그러나 크레아틴 보충제가 가져오는 수행상의 이점은 특정 유형의 근육 활동에 국한된다는 점을 명심해야 한다. 즉, PCr이 가수분해되며 ADP를 ATP로 다시 인산화(rephosphorylation)하는 역할을 고려할 때, 크레아틴 보충의 이점은 고강도, 스프린트 유형의 활동, 특히 반복 수행이 요구되는 활동에서 가장 뚜렷하게 나타난다. 마찬가지로, 저항 운동 중 반복 세트와 다회 반복이 요구되는 운동에서 그 효과가 드러난다. 반면, 단일 반복의 저항 운동이나, 포환던지기처럼 단발적이고 짧은 전력 활동에서는 근육 내 ATP가 이미 충분히 존재하므로 크레아틴 보충에 따른 직접적인 향상은 기대하기 어렵다. 그러나 보충제 섭취로 훈련량이 증가함에 따라 장기적으로는 개선이 나타날 수 있다. 반면, 유산소 대사에 의존하는 운동선수에게는 크레아틴 섭취가 장점이 없으며, 장기적으로도 이점이 없을 수 있다. 지구성 운동선수에게 있어 크레아틴의 역할은 아직 명확하지 않다. 단거리 스프린트나 고강도 인터벌 훈련에서는 도움이 될 수 있으나, 삼투 조절 기전에 부정적 영향을 주어 땀을 통한 체온 조절을 방해할 수 있으며, 이는 장시간 지속되는 경기나 장거리 훈련에서는 불리할 수 있다.

베타-하이드록시 베타-메틸뷰티레이트

베타-하이드록시 베타-메틸뷰티레이트(beta-hydroxy beta-methylbutyrate, HMB)는 인체 내에서 합성되며, 아미노산 류신(leucine)과 그 케토산인 알파-케토이소카프로산(alpha-ketoisocaproate)의 대사산물이다. HMB는 영양 보충제로서 약 20년 전 워싱턴 DC에서 열린 실험생물학 회의에서 알려지게 되었다. 제안된 HMB의 운동 수행 향상(ergogenic) 효과는 근육량 증가 및 근육 이화작용(catabolism) 감소에 있었다.[71] 자몽이나 메기(catfish)와 같이 HMB의 좋은 공급원으로 간주되는 식품들조차도 실제로는 극히 적은 양의 HMB만을 함유하고 있으므로, 상당한 양을 섭취하기 위해서는 보충제를 통한 섭취가 가장 효율적인 방법으로 보인다. HMB는 1.5~6 g·day^{-1} 범위 내의 일반적인 연구 용량에서 안전한 것으로 보인다. Wilson 등[145]의 포괄적이고 비판적인 문헌 고찰에 따르면, 근육량 증가 및 근육 손실 감소에 기여하는 주요 작용 기전은 다음과 관련되어 있는 것으로 보인다.

1. HMG-CoA 환원효소(HMG-CoA reductase)로의 전환에 의한 근세포막 안정성 증가
2. mTOR(mammalian target of rapamycin) 경로 자극에 의한 근육 단백질 합성 증가
3. 유비퀴틴 경로 억제를 통한 근육 단백질 분해 감소

이러한 각각의 작용은 근육 단백질 소모를 감소시키고 단백질 합성을 촉진함으로써 장기적으로 근육량 증가에 기여할 수 있다.

HMB의 운동 수행 향상 보조제로서의 효능을 평가한 연구들은 상반된 결과를 보여 왔다. 이러한 상반된 결과는 실험 설계 및 사용된 용량의 차이에서 일부 기인한 것으로 보인다.[143] 지금까지의 연구는 대부분 3~9주 사이의 단기 연구였으나, Kraemer 등[80]은 12주에 걸친 보충 연구를 수행하였다(글상자 17-7). 대개 3~9주의 기간 동안에는 근력 향상에 있어 신경 적응이 주요 요인으로 작용하기 때문에, 저항 훈련에 따른 단백질 합성 증가의 역할을 명확히 해석하기는 어렵다. 그럼에도 불구하고, 일부 연구에서는 위약과 비교하여 근력 측정치가 15~20% 향상되고, 제지방량이 2.6~6.6파운드(1.2~3 kg) 증가하는 결과를 보여주었다. 이러한 결과는 HMB가 근육량 증가 및 근육 분해 감소라는 본래의 목적에 부합하는 효과를 가지고 있음을 뒷받침한다. HMB는 고도로 훈련된 운동선수보다, 근육량 및 근력 향상의 잠재력이 더 큰 훈련되지 않은 사람들에게 더욱 효과적일 가능성이 있다.[64,103,105,143] 따라서 훈련되지 않은 사람들과 노인들은 HMB 보충으로부터 보다 큰 이점을 얻을 수 있을 것으로 보인다.[47] 더 나아가, 암, AIDS, 외상성 손상(injury trauma)과

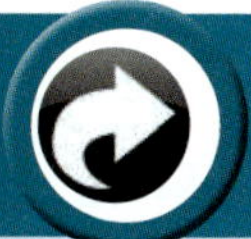

글상자 17-7 알고 있습니까?

저항 훈련과 HMB 보충

HMB는 정상적인 단백질, 탄수화물, 지방 섭취를 하는 남성들이 주기화된 고강도 저항 훈련 프로그램을 수행할 때 근비대(hypertrophy)에 긍정적인 영향을 줄 수 있다. Kraemer와 동료들의 연구에 따르면, HMB는 체중 저항 훈련에 따른 적응을 촉진할 수 있음이 밝혀졌다. 무작위, 이중맹검, 위약 대조 설계의 연구에서, 한 집단은 Muscle Armor™(MA, Abbott Laboratories)를 섭취하였고, 다른 집단은 등열량성 보충제(isonitrogenous control)를 섭취하였다. 이들은 12주간의 저항 훈련 프로그램을 수행하였다. 두 집단 모두에서 제지방량, 근력, 근파워가 유의미하게 향상되었으나, MA 보충제를 섭취한 집단은 대조군에 비해 이러한 반응이 더욱 뚜렷하게 향상되었다. 보충제 섭취는 안정 시 및 운동에 의해 분비되는 테스토스테론(testosterone)과 안정 시 성장호르몬(growth hormone, GH) 농도의 증가를 유도하였다. 또한 MA는 운동 전 코르티솔(cortisol) 농도를 감소시켰다. 훈련 기간 동안, MA는 대조군과 비교하여 크레아틴키나아제(creatine kinase)와 말론디알데하이드(malondialdehyde) 농도를 감소시켰는데, 이는 MA가 근손상을 줄였을 가능성을 시사한다. 연구 기간 동안 부작용은 보고되지 않았다. 결론적으로, 이 보충제는 저항 훈련에 의해 유도된 제지방량, 근력, 근파워 향상뿐만 아니라, 호르몬 반응 및 손상의 생화학적 지표에 긍정적인 영향을 미치는 것으로 나타났다. 특히 HMB 함량을 제외하고는 성분이 동일한 등열량성 보충제와 비교하였을 때, 12주간의 저항 훈련에 대한 반응이 더 큰 것으로 확인되었다.

참고문헌

1. Kraemer WJ, Hatfield DL, Volek JS, et al. Effects of amino acids supplementation on physiological adaptations to resistance training. *Med Sci Sports Exerc.* 2009;41(5):1111-1121.

같은 다양한 소모성 병리 상태에서도, 단백질 합성 최적화 또는 단백질 손실 최소화가 요구되기 때문에, HMB 보충이 긍정적인 반응을 유도할 수 있다.[81]

항산화제

화학적 관점에서 자유 라디칼은 최소한 하나의 짝을 이루지 않은 전자를 포함하는 분자로, 이로 인해 해당 분자는 전기적 전하를 띠게 된다. 이로 인해 자유 라디칼은 매우 불안정하며 다른 물질과의 반응성이 매우 높다. 이는 짝을 이루지 않은 전자가 반대 전하를 띤 다른 입자에 끌리며 반응하려 하기 때문이다. 인간을 포함한 생명체 내에서는 이러한 자유 라디칼이 산소가 물로 환원되는 과정에서 형성되며, 이를 활성산소종(reactive oxygen species, ROS)이라 한다.[35] 특히 ROS는 미토콘드리아 내에서의 호기성 호흡 혹은 산화적 인산화 중에 생성된다. 따라서 호기성 호흡이 증가하면 ROS의 생성도 증가한다. 이는 중요한 문제인데, ROS는 다른 물질과의 높은 반응성으로 인해 생물학적 세포의 필수 구성 요소인 단백질, 세포막, DNA에 구조적 손상을 야기하고, 그로 인해 기능적 손상까지 초래하기 때문이다.

연구에 따르면 운동 중—특히, 반드시 그런 것은 아니지만 주로 호기성 운동 중에—수축 중인 근육은 ROS 수치가 상승하는 것으로 나타났다. 또한 미토콘드리아 함량이 높은 제1형 근섬유(type I muscle fibers)는 제2형 근섬유(type II fibers)보다 더 뚜렷한 ROS 농도를 보인다. 이처럼 운동으로 인해 ROS가 증가하면 근섬유는 수축 단백질(미오신과 액틴)의 손상, 미토콘드리아 및 세포 수준에서의 막 손상, DNA 돌연변이 등 여러 분자 및 세포 수준의 교란을 겪게 된다. 이러한 변화는 근육 피로와 통증을 동반하며, 요약하자면 ROS의 생성은 운동 수행력 저하에 직접적으로 기여할 수 있다.[45]

ROS로 인한 손상 효과로부터 신체를 보호하기 위해, 인체는 강력한 항산화 방어 시스템을 보유하고 있다. 이 시스템은 내인성(endogenous) 및 외인성(exogenous) **항산화제(antioxidant)**로 구성되며, 이들은 자유 라디칼을 중화시킬 수 있는 물질들이다. 내인성 항산화제는 근육, 간, 기타 장기에서 합성되는 효소들이다. 외인성 항산화제는 일반적으로 미량영양소(micronutrient)나 비타민 형태로 식이를 통해 섭취된다. 예를 들어, 토코페롤(비타민 E), 아스코르빈산(비타민 C), 레티놀(비타민 A)은 잘 알려진 항산화제이며, 아연, 구리, 셀레늄, 철과 같은 미네랄 또한 항산화 역할을 한다. 인간과 동물 모두에게 있어서, 이러한 주요 식이 성분들은 항산화 효과를 발휘하며, 적절한 양을 섭취할 경우 ROS로 인한 손상을 효과적으로 줄일 수 있음이 입증되었다.

훈련이 잘된 운동선수는 내인성 항산화제로 작용하는 효소들이 훈련을 받지 않은 대조군에 비해 더 높은 수준으로 발현된다. 더불어, 앉아서 지내던 사람들도 유산소성 훈련 프로그램에 참여하면, 프로그램 종료 시점에는 항산화 효소 함량이 증가한 것으로 나타났다. 이러한 결과는 규칙적인 운동 훈련이 호기성 대사를 증가시켜 ROS 생성을 증폭시키더라도, 훈련된 근육은 내인성 항산화 방어 시스템이 강화되어 ROS로 인한 손상을 예방하는 데 더 효과적이라는 것을 의미한다. 그러나 지나치게 고강도의 훈련 기간에는 ROS 생성이 과도해져 신체의 항산화 방어 기전을 압도할 수 있으며, 이로 인해 근육 손상, 근육통, 수행능력 저하가 발생할 수 있다. 실제로, 신체의 ROS 생성과 항산화 방어 능력 간의 이러한 불균형이 과훈련 상태의 중심적 원인일 수 있다는 주장도 제기되어 왔다.[45]

ROS의 부정적인 영향을 방지하기 위해 많은 운동선수들은 미네랄과 비타민 보충제를 규칙적으로 섭취하고 있다. 이러한 보충제들은 체내 항산화제의 양을 증가시키고 산화 스트레스의 지표를 낮추는 데 효과적이긴 하지만, 대부분의 연구 결과에 따르면 이러한 보충제가 운동 수행력을 유의미하

속성 검토

- 크레아틴 보충은 많은 사람들에게서 근육 내 크레아틴 농도와 최대 근력을 증가시킨다.
- HMB는 최대 근력 및 근육량 증가에 효과적일 수 있으며, 훈련된 사람들보다 훈련받지 않은 사람들에게 더 효과적일 수 있다.
- 항산화제는 ROS 또는 자유 라디칼을 중화시키는 역할을 한다. 그러나 영양 상태가 적절한 사람의 경우, 항산화 보충은 운동 수행 향상에 도움이 되지 않는 것으로 보인다.

게 향상시키지는 않는다. 그럼에도 불구하고, 운동선수들이 식이를 통해 이러한 미량 영양소와 비타민을 충분히 섭취하는 것이 건강을 유지하고, 최적의 운동 수행을 위한 고강도 훈련을 견딜 수 있도록 도와준다는 제안이 있다. 반면, 항산화 보충제를 과도하게 섭취할 경우에는 오히려 최대 수행 능력을 저해할 수 있다.[45]

부유 제한 환경 자극 요법

운동, 생활 스트레스, 심리적 요인, 손상, 병리적 상태 및/또는 군사 작전과 관련된 교감신경계의 스트레스를 완화하기 위한 방법으로서, **부유-제한 환경 자극 요법(flotation-restricted environmental stimulation therapy, flotation-REST)** 캡슐, 탱크, 방의 사용은 최근 몇 년 동안 대중적으로 확대되었다.[5,9,20,42,43,48,70,74,138] 과거 문헌에서는 이를 감각 차단 요법이라 불렀으나, 현재는 flotation-REST라는 용어가 일반적으로 사용된다. 생리학적 기전을 기반으로 한 flotation-REST는 이미 오랜 기간 존재해 왔음에도 불구하고, 운동 수행 향상 보조제로서의 연구는 아직 초기 단계에 있다. 일반인, 운동선수, 군사 환경 등에서 두드러지게 활용되고 있기 때문에, 이것이 무엇이며 어떻게 작용하는지에 대해 이해하는 것이 중요하다(글상자 17-8). 회복 연구에서 교감신경계와 부교감신경계의 균형은 주요 관심사이며, 이는 flotation-REST 요법이 활용되는 주된 이유 중 하나이다. 이 요법에 익숙해진 경우, flotation-REST는 깊은 이완 상태를 가장 빠르게 유도하는 방법으로 보인다. 이 기법의 핵심은 뇌로 전달되는 구심성 자극을 감소시킴으로써 외부 자극을 제거하고, 이를 통해 깊은 이완 상태를 유도하는 것이다(그림 17-6). 이 요법을 이용한 사람들의 경우, 부유는 내면 성찰과 정신적 명료성을 제공하여 진정되고 편안한 경험을 제공하며, 신선한 느낌을 남긴다고 보고한다. 자기보고 지표에 따르면, 이 기법은 일상생활에서도 지속되는 정신적·신체적 이점을 나타낸다. 구체적으로는 피로 감소, 근육 긴장 및 통증의 완화, 수면 질 개선, 불안 및 우울과 관련된 기분 상태의 향상 등이 보고되었다. 이 기법은 다양한 방식으로 사용되며, 개인의 상황에 맞게 요법을 어떻게 구성할 것인지(예: 사전 적응, 부유 시간, 주당 빈도, 환경 조건-완전 암실 또는 부분 암실, 음악 유무 등)에 대한 보다 명확한 정립이 필요하다. 경험적으로 보았을 때 그 가능성은 매우 커 보이지만, 부적절한 방법 또는 목표와 맞지 않는 적용 방식으로 인한 오용은 향후 더 많은 연구를 통해 구체적 효과와 처방 기준이 정립되기 전까지는 여전히 문제로 남을 수 있다. 그럼에도 불구하고, 현재까지 이 요법의 사용은 뚜렷한 부정적 효과를 보이지 않는 것으로 나타나고 있다.

이완 휴식에 대한 주요 연구 결과는 다음과 같다.

- 심박수 감소(↓heart rate)
- 심박 변이도 증가(↑heart rate variability)
- 혈압 감소(↓blood pressure)
- 코르티솔 감소(↓cortisol)
- 부신피질자극호르몬 감소(↓ACTH)
- 카테콜아민 감소(↓catecholamines)

수면

수면은 일반적으로 전반적인 건강 및 웰빙 루틴의 필수 요소로 간주된다. 그러나 점점 더 많은 증거에 따르면, 증가하는 수의 미국인들(최대 40%)이 매일 밤 수면을 충분히 취하지 못하고 있음이 밝혀지고 있다.[55,76] 또한 우리 사회에서 수면이 부족한 사람들의 수가 증가하고 있으며, 수면 부족은 정상적인 생리 기능을 저해하고 결과적으로 최적의 운동 수행을 저하시킬 수 있다는 강력한 증거도 존재한다.[104,120] 이에 따라, 최소한 충분한 양과 질을 갖춘 수면은 바람직한 운동 수행을 도모하는 운동능력 향상 보조제로 점차 인식되고 있다.[75,113,115] 이러한 개념은 여러 연구에 의해 뒷받침되며, 이들 연구에서는 수면 부족과는 대조적으로, 수면 연장 즉, 평소보다 더 많은 수면을 취할 경우 수행 능력이 실제로 향상된다는 결과를 제시하였다.[19,113,119]

수면의 중요성은 건강 및 운동 분야 전반에 걸쳐 인식되고

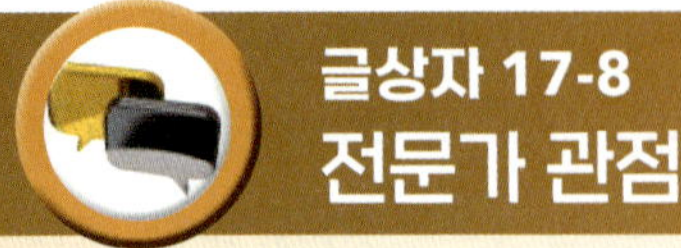

글상자 17-8 전문가 관점

부유-제한 환경 자극 요법: 만성 스트레스 완화

Lydia K. Caldwell, PhD
조교수
응용생리학 실험실
운동학, 건강증진, 레크리에이션학과
노스텍사스 대학교
텍사스주 덴튼

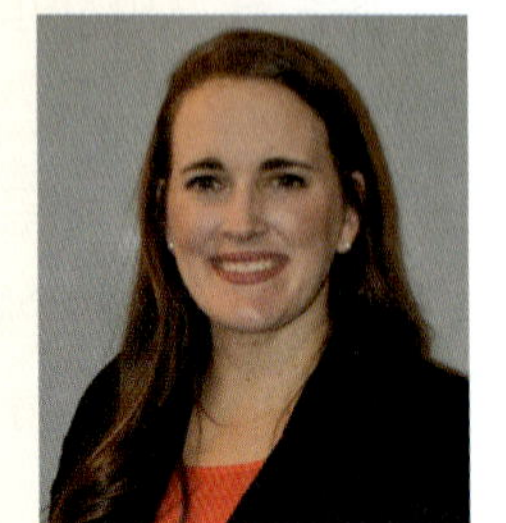

정신적, 신체적 도전이 누적되면 스트레스 반응이 시작된다. 스트레스 반응은 항상성을 유지하려는 과정에서 신경계, 내분비계, 면역계를 활성화시키는 것을 포함한다. 이러한 급성 보상 반응은 보호적인 것으로 간주되지만, 글루코코르티코이드(glucocorticoids) 및 카테콜아민(catecholamines)의 지속적인 상승은 신체 조절 체계의 기능 이상을 나타낸다. 이 상태는 스트레스 유발 자극이 없음에도 불구하고 신체가 여전히 스트레스 상태에 머무르는 것을 의미한다. 만성 스트레스는 자가면역 질환, 고혈압, 우울증을 포함한 다양한 병리적 상태와 연관되어 있다. 주요 건강 문제 외에도, 만성 스트레스는 인지 및 신체 수행 능력 저하, 근골격계 손상 위험 증가와도 관련된다. 만성 스트레스에 의해 영향을 받는 사람들의 수가 증가함에 따라, 비정상적 신호 전달을 완화하고 회복탄력성을 촉진하는 전략을 식별하는 것이 긴급히 요구된다. 최근 주목받는 한 가지 기법은 부유-제한 환경 자극 요법이다.

Flotation-REST는 외부 감각 정보를 차단함으로써 깊은 이완 상태를 유도한다. 시판되는 부유 탱크는 다양한 형태와 크기로 제작되며, 내부에는 35°C로 유지되는 멸균수와 엡솜 소금이 채워져 있다. 이 수온은 체온과 비슷하여 체표 감각 경계를 흐릿하게 만들고 체온 조절 요구를 감소시킨다. 엡솜 염분 용액의 비중은 1.25~1.28 $g \cdot cm^{-3}$로 유지되며, 이는 자연적인 부력을 제공하여 개인이 누운 상태에서 눈, 코, 입은 수면 위에 놓이도록 부상할 수 있게 한다. 물의 완전한 지지는 중력의 압축력을 줄여주어 근육 이완을 유도한다. 또한 시각적·청각적·촉각적·중력 자극을 제거함으로써 자극이 최소화된 환경이 조성된다.

자극을 줄여 뇌로 향하는 구심성 자극을 감소시키는 것은 기본적인 음성 피드백 루프(negative feedback loop)의 기능 이상을 바로잡는 데 도움이 되며, 개인이 환경 자극에 보다 적절히 반응하도록 도울 수 있다고 가정된다. 명상, 마음챙김, 요가 등과 같은 기타 개입 방법과 달리, flotation-REST는 거의 연습이나 지도 없이도 이완을 유도할 수 있다. 초기 연구에서는 시상하부-뇌하수체 축과 교감신경-부신 수질계에서 각각 하나의 flotation-REST 노출 후 활성이 감소한 것으로 나타났음을 보여주었다. 본 연구실의 예비 연구에서는 flotation-REST가 심박 변이도 특성에 따라 개별적인 효과를 보일 수 있음을 확인하였다. 예상할 수 있듯이, flotation-REST는 높은 각성 기준선을 가진 사람에게 진정 효과를 나타냈다. 반면, 낮은 각성 기준선을 가진 사람들은 교감신경 활성의 증가를 보였다. 이는 flotation-REST가 교감-부교감 균형의 양방향 조절에 효과가 있을 수 있으며, 다양한 건강 상태에 긍정적인 영향을 줄 수 있음을 시사한다.

Flotation-REST 치료에서 가장 일관된 발견 중 하나는 지각된 통증의 감소이다. 서술적 평가와 사례 보고에서는 섬유근육통, 편타성 손상(whiplash), 긴장성 두통, 만성적인 목과 허리 통증을 포함한 다양한 통증 상태에서 개선이 나타났다고 보고되었다. 혈류량의 증가와 근육 긴장의 감소는 이러한 진통 효과를 설명하는 데 기여할 수 있다. 추가적으로, flotation-REST 개입은 정서 조절 및 전반적인 기분 상태의 개선 효과를 보여주었으며, 특히 긴장, 불안, 우울, 피로 등 스트레스 관련 증상에서 가장 큰 개선이 보고되었다.

이러한 효과를 입증하기 위해 보다 엄격한 연구 설계와 지침이 요구되기는 하나, 현재까지의 문헌은 flotation-REST가 치료적 개입으로서 사용될 수 있는 가능성을 뒷받침하고 있다.

있음에도 불구하고, 모든 연령, 종목, 경쟁 수준의 운동선수들이 만성적인 수면 부족 상태에 있다는 것이 밝혀졌다.[56] 실제로, National Sleep Foundation(국립 수면 재단)과 같은 수면 관련 과학 단체들은 운동선수들이 매일 밤 9~10시간의 수면을 취할 것을 권장하는 반면(비운동선수의 경우 7~9시간), 실제 연구에 따르면 운동선수들은 평균 6~6.5시간의 수면만을 취하고 있는 것으로 나타났다.[44,90] 문제는 이뿐만이 아니다. 일반적으로 운동선수들이 경험하는 수면의 질 또한 낮기 때문에,[90] 이들은 하루 종일 졸림 상태에 놓이게 된다. 수면 전문가들은 양질의 수면의 기준으로는 밤에 침대에서 시간을 보낼 때 최소 85% 이상을 실제로 자고 있는 것, 30분 이내에 잠드는 것, 그리고 한밤중에 1회 이상 깨지 않으며, 깨어 있는 시간이 20분을 넘기지 않는 것 등을 제시한다(National Sleep Foundation, https://www.sleepfoundation.org).

야간 수면의 질과 양 부족을 보완하기 위해 많은 운동선수

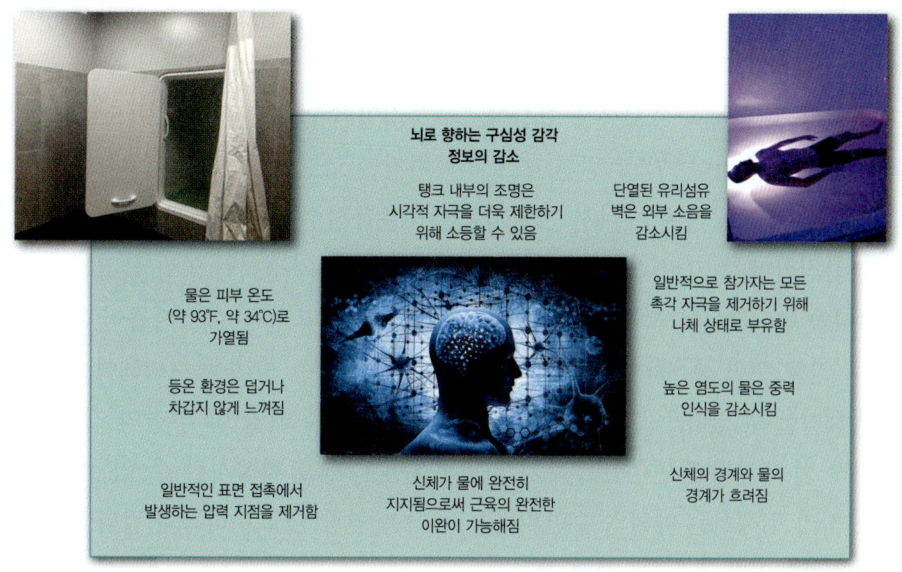

그림 17-6 부유-제한 환경 자극 요법이 뇌로 향하는 구심성 자극을 제거함으로써 심층 이완 상태를 유도하고 회복 및 재생 과정을 가능하게 하는 기전.

들은 주말 동안 '수면 보충(catch up)'을 시도한다. 평일 동안 여러 가지 시간적 제약이 있는 상황을 고려하면 이는 논리적인 전략처럼 보일 수 있지만, 실제로는 효과적인 방법이 아니라는 증거가 있다(Sleep.org. https://www.sleep.org/articles/catching-up-on-sleep/). 반면, 하루 중 이른 오후 또는 중간 오후에 30분 이하의 낮잠을 취하는 것은 야간 수면 부족을 어느 정도 보완할 수 있는 것으로 나타났다.[24]

일반 인구의 수면 부족은 미국 질병통제예방센터(Centers for Disease Control and Prevention)에 의해 공중 보건 문제로 간주되지만, 경쟁 운동선수의 경우에는 스포츠 수행 문제로도 이어진다. 과학적 연구는 수면 부족이 다양한 스포츠와 신체 활동 수행에 부정적인 영향을 미친다는 것을 입증하였다.[50,120] 그러나 수면 부족의 가장 두드러진 영향은 인지 기능 및 집행기능이 강조되는 종목에서 나타난다. 반대로, 숙련된 운동 패턴이 요구되지 않으며 집행기능에 의존하지 않는 단순한 신체 과제는 수면 제한, 즉 수면 시간 및/또는 질의 감소에 상대적으로 영향을 덜 받는다. 예를 들어, 테니스 서브와 같은 숙련된 복합 움직임은 단 하룻밤의 가벼운 수면 제한(5시간) 후 수행 정확도가 최대 53%까지 저하된 것으로 나타났다.[112] 반면, 자전거 에르고미터에서 수행되는 비교적 비숙련된 파워 과제, 즉 Wingate Power Test의 수행은 비슷한 수준의 수면 손실에도 영향을 받지 않았다.[97] 수면 손실이 운동 수행 유형별로 다르게 작용하는 이러한 대조적인 결과는 Fullagar 등[50]에 의해 보고된 바와 같이 타 연구자들에 의해서도 입증되었다. 심지어 저항성 훈련, 즉 웨이트 트레이닝에서도 수면 부족은 수행되는 움직임의 복잡성에 따라 다른 영향을 미칠 수 있다. 예컨대, 여러 근육군이 관여되는 복합 리프팅 과제는 수면 제한에 의해 부정적인 영향을 받는 반면, 하나 또는 두 개의 근육군만을 사용하는 단순한 움직임은 수면 부족의 영향을 잘 받지 않는 것으로 보인다.[75]

수면 부족이 운동 수행에 부정적인 영향을 미치는 주요 이유 중 하나는 수면이 정상적인 생리 기능을 유지하는 데 중요한 역할을 하기 때문이다. 주목할 점은 정상적인 수면이 신체가 건강한 항상성을 유지하는 능력에 필수적이라는 사실이다. 예를 들어, 낮 시간 동안(또는 깨어 있는 시간)에는 신체 활동과 대사율이 증가함에 따라 에너지 저장소가 감소하게 된다. 이 분야 전문가들은 수면이 중요한 주된 이유 중 하나가 바로 동화 작용을 통해 고갈된 글리코겐과 트리글리세리드와 같은 에너지 저장소를 회복시킬 뿐만 아니라, 낮 시간의 신체 활동 중 손상된 근육 단백질 등을 복구할 수 있는 기회를 제공하기 때문이라고 본다.[1,121] 이러한 과정은 성장호르몬, 테스토스테론, IGF-1(Insulin-like Growth Factor-1),

그리고 코르티솔과 같은 주요 동화 및 이화 호르몬의 정상적인 일주기 리듬과 일치한다. 조직 회복과 성장을 유도하는 성장호르몬, IGF-1, 테스토스테론 등의 동화 호르몬은 야간에서 이른 아침 사이에 자연스럽게 상승한다.[23,33,86] 반면, 코르티솔은 야간에 최저 수준(nadir)에 도달하여 에너지 기질의 동화 회복 및 보충 과정을 촉진한다.[86] 그러나 짧은 시간의 수면 제한조차도 혈중 코르티솔 농도를 상승시켜 전체적으로 이화 상태를 유도하며, 이로 인해 수면 중 에너지 저장소 회복과 단백질 복구 과정이 방해받을 수 있다.[50]

흥미롭게도, 다양한 생리적 및 내분비계 변수의 일주기 리듬은 신체가 최상의 수행을 하기 위해서는 매일의 수면/기상 주기와 동기화되어야 함이 입증되었다.[23,111,118] 수면 부족은 이러한 생리 변수와 수면/기상 주기의 정상적인 동기화를 깨뜨리며, 이로 인해 직접적으로 비효율적이고 저하된 운동 수행으로 이어질 수 있다.[11,19,39] 연구에 따르면 수면 부족 상태의 운동선수는 특정 신체 과제를 수행하는 데 요구되는 대사 비용이 정상적인 수면 상태보다 훨씬 더 크다는 것이 입증되었다.[49,108] 실제로, 수면 부족 상태에서 한 가지 신체 활동을 수행하는 데 더 큰 대사적 요구가 발생하는 점은 수면 박탈 시 운동 수행이 저하되는 원인을 부분적으로 설명해준다. 예를 들어, 단지 3시간의 수면 손실조차도 심폐계에 더 큰 스트레스를 유발하였으며, 그 결과 아급성 사이클링 운동 수행 시 심박수와 분당 환기량이 유의미하게 증가하였다.[96] 유사한 결과, 즉 수면 제한에 따른 수행 저하는 아급성 웨이트 리프팅 과제를 수행할 때도 나타났다.[111] 최근의 연구는 수면 부족이 운동 수행을 저해할 뿐 아니라 경기 중 부상 위험도 증가시킨다는 점을 보여준다. Milewski 등[95]은 매일 밤 8시간 미만의 수면을 취하는 운동선수들이, 매일 8시간 이상의 수면을 취하는 운동선수들에 비해 부상을 입을 확률이 1.7배 더 높다는 사실을 발견하였다.

또한 수면 부족은 운동 강도에 대한 주관적 인식에도 영향을 미치는 것으로 보인다. 여러 연구는 수면이 부족한 상태에서 신체 과제를 수행할 때 운동 자각도가 유의하게 더 높다고 보고하였다. 이와 더불어, 수면 부족 상태에서 사이클링 운동의 탈진까지의 시간이 20% 감소하였으며, 이에 대해 연구자들은 심리적 스트레스가 생리적 수행 저하에 기여한다고 결론지었다.[91] 그러나 이러한 수행 저하는 일시적인 것이며, 정상적인 수면 습관을 회복함으로써 운동 수행 능력과 운동 시 자각 피로도 또한 회복되었다.

운동선수들 사이에서 수면 부족의 유병률과 그것이 수행에 미치는 부정적인 영향을 고려할 때, 운동선수 및 코치들은 운동선수 및 운동 애호가들이 경험하는 수면의 양과 질을 개선할 수 있는 방법을 모색해야 할 것으로 보인다(그림 17-7). 전문가들은 매일 밤 수면의 질과 양을 개선하고, 이를 통해 운동 수행을 향상시킬 수 있는 몇 가지 방법을 제시한다. 이러한 권장 사항은 다음과 같다.

- 일정한 수면 루틴을 유지할 것(즉, 취침 및 기상 시간 고정)
- 취침 30분 전부터는 컴퓨터, TV, 밝은 빛을 피할 것
- 수면 시간 동안 실내 온도를 화씨 60도에서 67도(섭씨 약 15.5~19.5도)로 유지할 것
- 취침 전 2~4시간 동안은 카페인과 운동을 피할 것
- 수면 공간 주변을 조용하게 유지할 것
- 편안한 매트리스와 베개를 사용할 것
- 낮 시간에 낮잠을 취할 수는 있으나, 오후 중반 이후에는 피할 것(정상적인 야간 수면 방해 방지 목적)

중요하게도, 수면 부족은 운동 수행뿐 아니라 학업 수행에도 부정적인 영향을 미칠 수 있다. 최근의 한 연구에서는 8,000명 이상의 대학 운동선수들을 대상으로 수집한 데이터를 회귀 분석한 결과, 수면의 질이 낮을수록 전반적인 학업 수행이 나쁘고 성적도 낮다는 결과가 도출되었다.[129] 또한 해당 연구의 저자들은 낮잠이나 수면 연장과 같은 기존의 수면 개선 전략들이 스포츠, 학업, 개인 생활 등으로 인한 독특한 생활 양식을 가진 학생 운동선수들에게는 효과적이지 않을 수 있다고 제안하였다. 더욱 걱정스러운 점은, 대부분의 학생 운동선수들이 스스로 충분한 양질의 수면을 취하고 있지 않다고 인식하고 있으며, 이러한 인식 자체가 학업 수행 저하에 기여할 수 있다는 점이다.

요약하자면, 매일 밤 충분한 양과 질의 수면은 정상적인

수면의 질 향상과 관련된 요인

- 일정한 수면 루틴을 유지할 것(즉, 취침 및 기상 시간을 일정하게 유지)
- 취침 최소 30분 전부터는 컴퓨터, TV, 밝은 빛의 사용을 피할 것
- 수면 시간 동안 실내 온도를 화씨 60~67도(섭씨 약 15.5~19.5도)로 낮출 것
- 취침 2~4시간 전에는 카페인 섭취 및 운동을 피할 것
- 수면 공간 주변을 조용하게 유지할 것
- 편안한 매트리스와 베개를 사용할 것
- 낮 시간에 낮잠을 활용하되, 정상적인 취침 시간을 방해하지 않도록 오후 중반 이전까지만 취할 것

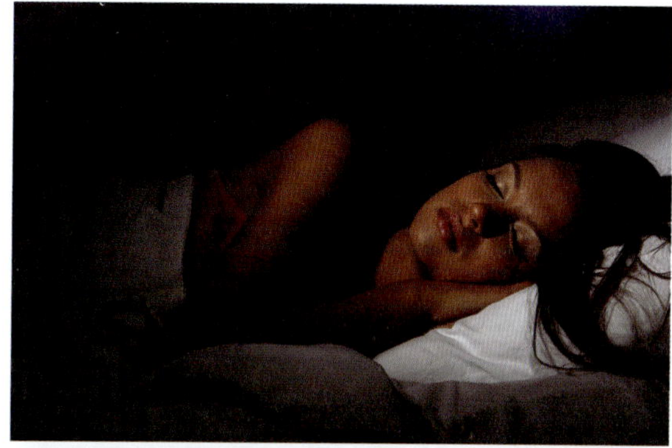

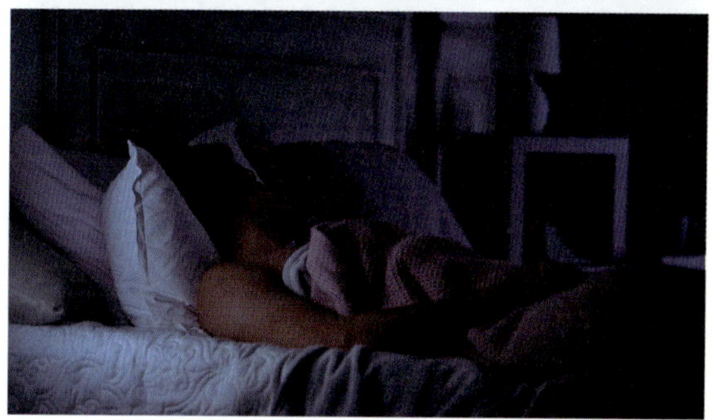

그림 17-7 회복과 재생 과정을 위한 양질의 수면을 확보하는 데 도움이 되는 다양한 조건에 대한 개요.

생리 기능, 학업 수행, 심리적 스트레스의 효과적인 관리, 건강한 면역 체계 유지를 위해 필수적이다(글상자 17-9). 수면 중에는 낮 시간 동안의 신체 활동으로 인해 소모된 에너지 기질의 저장소가 보충된다. 또한 수면은 과도한 감정 기복, 혼란, 집중력 저하, 전반적인 짜증 등을 방지하기 위해서도 필요하다. 안타깝게도, 연구에 따르면 운동선수들은 자주 수면 부족 상태에 놓이며, 이로 인해 신체 수행이 저하되고 부상 위험이 증가한다. 그러나 정상적인 수면 주기를 회복함으로써 운동 수행은 향상되며 부상 위험 또한 감소할 수 있다. 코치와 운동선수 모두는 이러한 중요한 요소를 전체 훈련/컨디셔닝 프로그램의 핵심 구성 요소로서 더 깊이 고려해야 한다.

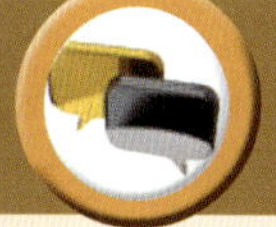

글상자 17-9 전문가 관점

운동선수를 위한 건강한 수면의 중요성

Michael A. Grandner, PhD, MTR, CBSM, FAASM
수면 및 건강 연구 프로그램 소장
의과대학 의학과 부교수
애리조나 대학교 의과대학
애리조나주 투손

운동선수들 사이에서 수면 문제는 흔하게 나타난다. 연구들은 일관되게, 운동선수의 절반 이상이 권장 수면 시간보다 적은 수면을 취한다고 보고하며, 18%에서 26%에 이르는 운동선수들이 수면 시작이나 유지에 중대한 문제를 경험한다고 보고한다.[3,4,7,10] 수면 부족 및 수면의 질 저하 외에도, 운동선수들은 종종 다음과 같은 수면 관련 장애를 경험한다. 수면 장애(예: 불면증, 수면 무호흡증), 일주기 리듬 이상(예: 불규칙한 리듬, 시차), 과도한 주간 졸림증(즉, 낮 동안 각성을 유지하지 못함) 및/또는 수면 관련 피로 등이다.

이러한 현상은 우려할 만하다. 수면 문제는 운동선수들에게 중요한 다양한 부정적 결과들과 관련이 있다. 수면 문제는 신체적 수행 능력을 저

하시킨다. 이는 근력, 속도, 협응력, 지구력 등의 감소가 여러 연구에서 보고되었다. 수면 장애는 또한 정신적 수행 능력에도 영향을 준다. 이는 다양한 영역에서의 기능 저하로 나타날 수 있으며, 여기에는 정신운동 속도 저하, 반응 시간 지연, 집중력이나 경계심 유지의 어려움, 주의력 결함, 학습 및 기억 기능 저하, 창의성 감소, 의사결정 능력 문제 등이 포함된다. 중요하게도, 카페인과 같은 각성제는 속도 및 집중에 대한 일부 영향을 완화시킬 수 있음이 밝혀졌지만, 의사결정에는 영향을 주지 못한다.[8] 수면 장애는 또한 심혈관 기능, 신진대사, 염증, 면역 기능, 그리고 다양한 장기계통의 기능과 관련된 건강 문제와도 연관되어 있다. 이러한 이유로, 장기간에 걸친 양질의 수면 부족은 비만 및 심대사 질환의 주요 위험 인자로 확인되었다.[5] 수면은 정신 건강에도 중요한 역할을 한다. 수면 부족은 우울증(depression), 불안 장애(anxiety disorder), 물질 사용 장애(substance use disorder) 등을 포함한 광범위한 신경정신학적 질환의 발생과 경험에 대한 주요 위험 인자이다.[6] 더불어, 수면은 부상 위험 및 회복에도 영향을 미친다. 예를 들어, 불면증과 주간 졸림증은 성별, 종목, 과거 뇌진탕 병력보다 뇌진탕 발생을 더 잘 예측할 수 있는 지표일 수 있다.[9]

스포츠 현장에서 수면을 개선하기 위해서는 개인, 팀, 시스템 수준의 전략이 필요하다. 시스템 수준에서는 수면 시간 및 이동 시간을 경기 일정 및 올림픽 선수촌 등의 시설 설계 시 점점 더 많이 반영되고 있다.[10] 팀 및 프로그램 수준에서는, 선수와 코칭 스태프를 위한 체계적인 수면 건강 교육이 중요하며, 수면 관련 고려사항을 바탕으로 한 선별 및 평가, 중재 우선순위 분류 및 전문기관 의뢰, 의사결정 과정도 포함되어야 한다.[3,7,10] 개인 수준에서는, 상황에 따라 적절한 조치를 취하는 것이 중요하다.

수면 장애가 의심되는 운동선수는 적절히 선별, 진단, 치료되어야 하며, 치료되지 않은 수면 장애의 존재는 다른 수면 최적화 전략의 효과를 제한할 수 있다. 수면을 개선하고자 하는 운동선수는 수면에 방해가 되는 명확한 요인을 피하고 양질의 수면 위생을 유지하기 위해 주의해야 한다. 다음은 좋은 수면 습관을 유지하기 위한 주요 전략들이다. (1) 가능한 한 규칙적이고 예측 가능한 수면 일정을 유지하기, (2) 주간에는 빛을 충분히 받고 야간에는 피하기, (3) 카페인, 니코틴, 알코올과 같은 수면 방해 물질을 특히 취침 직전에 피하기, (4) 잠자리에 들기 전 미디어나 화면 사용을 피하기, (5) 과식이나 과도한 수분 섭취 등 수면을 방해할 수 있는 음식이나 음료를 피하기, (6) 너무 길거나 너무 늦은 시간대의 낮잠을 피하기, (7) 침대에서 강한 정서적·인지적 활동(예: 걱정, 논쟁 등)을 피하기, (8) 시계를 보는 행동을 피하기(이로 인해 각성이 유발될 수 있음). 이러한 권장사항 외에도, 자극 조절을 잘 유지하는 사람은 수면을 더 잘 조절할 수 있다. 자극 조절이란 침대에서의 비수면 활동을 최소화하여 침대 자체가 수면과 연관된 조건 자극으로 작용하게끔 하는 것이다. 이는 수면과 무관하거나, 더 나아가 각성을 유발하는 자극을 피하는 데 중점을 둔다.[2] 마지막으로, 일주기 리듬에 문제가 발생하는 경우에는 문제를 최소화하고 시간대 및 스케줄에 적응할 수 있는 전략을 적용해야 한다. 이는 특히 빛 노출의 시기 조절 및 신체 활동을 통해 낮/밤의 신호를 명확히 전달하는 데 도움이 될 수 있다.[1]

수면은 생리적·심리적 기능의 중요한 부분이다. 그러나 많은 운동선수들이 건강한 수면을 유지하는 데 어려움을 겪고 있다. 이러한 이유로, 국제올림픽위원회 및 미국대학스포츠협회(NCAA)는 수면의 건강, 정신 건강, 운동 수행에 대한 중요성을 강조하는 합의 성명을 발표하였다.[7,10]

참고문헌

1. Bin YS, Postnova S, Cistulli PA. What works for jetlag? A systematic review of non-pharmacological interventions. *Sleep Med Rev.* 2019;43:47-59.
2. Brasure M, Fuchs E, MacDonald R, et al. Psychological and behavioral interventions for managing insomnia disorder: an evidence report for a clinical practice guideline by the American College of Physicians. *Ann Intern Med.* 2016;165(2):113-124.
3. Brauer AA, Athey AB, Ross MJ, et al. Sleep and health among collegiate student athletes. *Chest.* 2019;156(6):1234-1245.
4. Gouttebarge V, Castaldelli-Maia JM, Gorczynski P, et al. Occurrence of mental health symptoms and disorders in current and former elite athletes: a systematic review and meta-analysis. *Br J Sports Med.* 2019; 53(11):700-706.
5. Grandner MA. Sleep and obesity risk in adults: possible mechanisms; contextual factors; and implications for research, intervention, and policy. *Sleep Health.* 2017;3(5):393-400.
6. Hertenstein E, Feige B, Gmeiner T, et al. Insomnia as a predictor of mental disorders: a systematic review and meta-analysis. *Sleep Med Rev.* 2019;43:96-105.
7. Kroshus E, Wagner J, Wyrick D, et al. Wake up call for collegiate athlete sleep: narrative review and consensus recommendations from the NCAA Interassociation Task Force on Sleep and Wellness. *Br J Sports Med.* 2019;53(12):731-736.
8. Killgore WD, Grugle NL, Balkin TJ. Gambling when sleep deprived:don't bet on stimulants. *Chronobiol Int.* 2012;29(1):43-54.
9. Raikes AC, Athey A, Alfonso-Miller P, et al. Insomnia and daytime sleepiness: risk factors for sports-related concussion. *Sleep Med.* 2019;58:66-74.
10. Reardon CL, Hainline B, Aron CM, et al. Mental health in elite athletes: International Olympic Committee consensus statement (2019). *Br J Sports Med.* 2019;53(11):667-699.

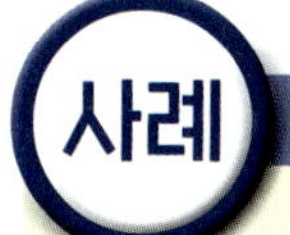

사례 연구

시나리오

당신은 성공적인 고등학교 미식축구 팀의 선수 트레이너이다. 팀 감독은 당신에게 다가와, 최근 대학 경기를 관람하던 중 몇몇 선수가 긴 거리 러닝 플레이 후에 사이드라인에서 산소 마스크를 착용하는 것을 보았다고 말한다. 감독은 이번 토요일 경기 때 사용할 수 있도록 산소통과 마스크를 준비해줄 수 있는지 묻는다. 감독은 긴 달리기 후 선수들이 숨이 찰 때 산소를 보충해 주면, 더 빠르게 회복하여 신속하게 경기에 복귀할 수 있을 것이라 믿고 있다.

질문

- 감독이 선수들의 경기력을 향상시키기 위해 사이드라인에 산소통을 배치하려는 생각은 옳은가?
- 경기 중 사이드라인에 산소를 배치할 만한 이유가 있는가?

옵션

감독에게 다음과 같이 설명한다. 일부 선수에게는 플라시보 효과를 줄 수 있지만, 운동 중 회복을 위한 산소 보충은 실제 생리적 이점은 거의 없다는 것이다. 젊고 건강한 운동선수들은 정상적인 호흡기 기능을 가지고 있으며, 동맥혈은 이미 산소로 거의 포화되어 있다. 즉, 적혈구는 이미 가능한 한 많은 산소를 운반하고 있다. 따라서 휴식 중인 선수에게 산소를 보충하는 것은 의미가 없다. 왜냐하면 이미 호흡을 통해 충분한 산소가 근육으로 공급되고 있기 때문이다. 산소통을 사이드라인에 두는 것이 생리적으로 필요하지는 않지만, 선수들에게 심리적인 도움이 된다면 고려할 수 있으며, 특별한 위험은 거의 없다.

시나리오

대학 육상팀의 신입생 창던지기 선수는 자신의 경기력을 향상시키기 위해 몇 파운드의 근육을 증가시킬 수 있다면 도움이 될 것이라고 믿고 있다. 그래서 그는 크레아틴 보충제를 고려하고 있으며, 팀의 근력 및 컨디셔닝 코치로서 당신의 의견을 묻는다.

질문

- 크레아틴 보충제가 이 젊은 운동선수에게 도움이 될 것이라는 근거가 있는가?
- 이 선수가 크레아틴을 ergogenic aid(운동능력 향상 보조제)로 사용할 때 알고 있어야 할 다른 정보는 무엇인가?

옵션

크레아틴 보충제가 근력/파워 선수에게 유익할 수 있다는 근거는 존재하지만, 그 사용에는 몇 가지 한계가 있다. 먼저, 크레아틴 보충제를 섭취할 때 초기에 나타날 수 있는 체중 증가는 근육 비대(hypertrophy)보다는 수분 저류(water retention)에 의한 것일 가능성이 더 크다는 점을 지적할 필요가 있다(크레아틴은 삼투활성을 지니며, 물을 끌어당긴다). 또한 선수는 크레아틴 섭취만으로 근육 크기와 근력이 증가하지는 않는다는 점을 이해해야 한다. 즉, 크레아틴 섭취는 적절하게 설계된 저항성 훈련 프로그램과 결합되어야 한다. 그리고 크레아틴 자체는 근육 크기의 증가를 자극하지 않는다(이는 동화작용 물질이 아니다). 그러나 크레아틴의 생물에너지적 특성은 웨이트 트레이닝 중 세트당 몇 회의 추가 반복을 가능하게 할 수 있다. 이는 더 강력한 훈련 자극을 초래하며, 결과적으로 근육량과 근력의 증가를 중간 정도 수준으로 향상시킬 것이다.

17장 요약

요약하자면, 본 장에서 논의된 많은 운동능력 향상 보조제들은 실제로 신체 능력을 향상시키는 데 효과적이다. 그러나 이들 중 다수는 IOC(국제올림픽위원회) 및 NCAA(전미대학체육협회)에 의해 선수의 사용이 금지되어 있다. 따라서 본 장에서 다룬 운동능력 향상 보조제 중에서 운동 수행 향상에 효과적이면서도 사용이 금지되지 않은 보조제는 상대적으로 제한적이다. 특정 조건하에서 효과적인 운동능력 향상 보조제는 경구피임약(OCPs), 카페인(caffeine), 크레아틴(creatine), 인산염(phosphate) 및 중탄산염(bicarbonate) 보충제, HMB(beta-hydroxy beta-methylbutyrate), NO(nitric oxide), 베타알라닌(beta-alanine), 그리고 항산화제(antioxidant) 등이 될 수 있다. 운동선수는 일부 일반의약품(over-the-counter) 스포츠 보충제가 제조 과정상의 부정확한 제형, 생산, 혹은 가공 과정으로 인해 금지 물질을 포함하고 있을 수 있음을 인지해야 한다. 각 규제 기관에서 명시하듯이, 도핑 테스트 결과에 나타난 성분에 대해 책임지는 주체는 운동선수 자신이다. 따라서 운동선수 및 피트니스 애호가에게 있어, 어떤 보충제가 수행 능력과 훈련 효과를 향상시키는 데 도움이 되는지를 판단할 때, 합법성, 부작용의 제한성, 그리고 실현 가능한 수행/피트니스/건강 목표 달성에 효과적인지를 신중히 고려해야 한다. 여러 가지 보충제를 단독으로 혹은 합법적인 약물과 함께 사용하는 경우, 상호작용의 조합은 사실상 무한하며, 이들이 수행능력과 부작용에 미치는 영향은 대부분 아직 알려지지 않았다. 보충제 세계에서 "지니(genie)"는 이미 병에서 나왔지만, 여전히 이들의 사용을 결정함에 있어 법적 허용 여부, 순도, 효과성, 그리고 사용의 목적에 대한 신중한 평가가 반드시 이루어져야 한다. 마지막으로, 최적의 건강과 더불어 운동 수행 능력은 야간 수면의 충분한 양과 질에 달려 있다. 이는 수면 중에 신체의 회복과 재충전 과정이 대부분 이루어지기 때문이다.

특정 집단의 트레이닝 시 고려사항

CHAPTER 18

Training Considerations or Special Populations

이 장을 읽은 후에는 다음을 할 수 있어야 한다.

1. 왜 모든 사람들에게 같은 형태의 운동 프로그램과 운동자극, 예를 들어 운동강도, 빈도, 지속 기간, 방법을 제공하지 말아야 하는지를 설명한다.
2. 어떤 형태의 운동요법이 생리적인 조건들 또는 건강문제들이 다른 특정 집단이나 개인들에게 맞춤 형태로 적용이 필요한지를 설명한다.
3. 어떻게 운동이 정상적 일반일들보다 일부 특수 인원들에게 더 효과적인지를 설명한다.
4. 임신이 여성들의 운동 안전에 미칠 수 있는 제한적 요소들에 대하여 설명한다.
5. 어린이들과 노인들을 위한 운동 프로그램 디자인에 있어서 고려되어야 할 요소들을 설명한다.
6. 천식과 당뇨병과 같은 특정 질환들을 가진 인원들을 위하여 운동이 어떻게 적용되어야 하는지 설명한다.
7. 어떻게 운동이 허리통증 치료에 기여할 수 있는지를 설명한다.
8. 주의력 결핍 과잉 행동 장애(ADHD)의 증상에 대한 인식과 운동이 이러한 증상에 끼칠 수 있는 긍정적 역할에 대하여 이해한다.
9. 다른 여러 형태의 인지, 지적 장애에 대하여 설명하고, 운동이 어떻게 이들에게 신체적 발달 요구에 순기능적 도움을 주는지를 이해한다.

비록 건강전문가들이 거의 모든 사람에게 규칙적인 운동 훈련 프로그램을 권장할지라도, 운동할 때 그들이 어떻게 운동에 반응하며, 운동요법을 어떻게 설계해야 하는지에 대한 특별한 고려사항들이 요구되는 사람들이 있다. 이 장에서는 특별히 여성, 어린이, 노인, 그리고 임상적 병리학 증상인 비만, 관절염, 만성 폐쇄성 폐질환, 인지/지적 장애, 특수 유전적 장애를 가진 환자들을 대상으로 기술되었다. 먼저 여성과 훈련에 과한 요소들에 대한 논의로 시작한다.

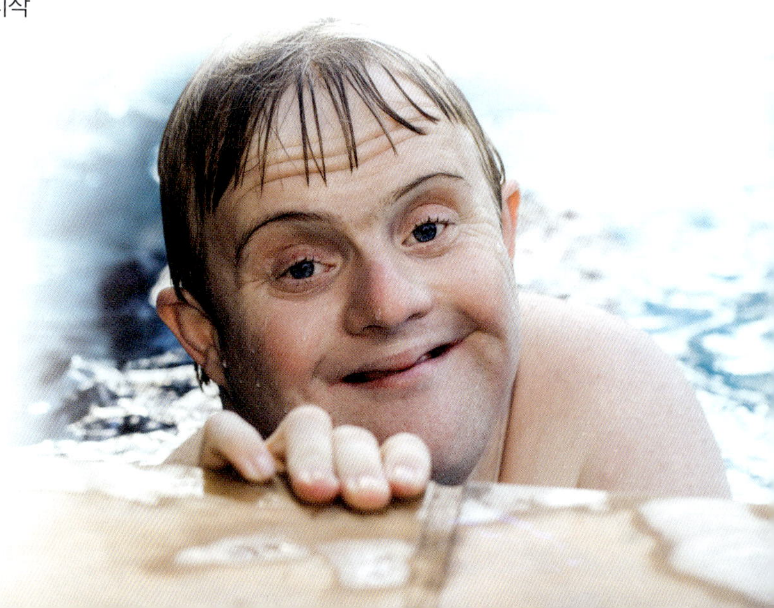

여성과 운동

지난 20년에서 30년 동안, 여성들은 운동경기와 운동 트레이닝에 점증적으로 참여해 왔다. 1972년 "Title IX"의 법안 통과는 여성에게 더 폭넓은 스포츠 참여의 기회뿐만 아니라 개인적인 체력 훈련 프로그램에 더 많이 관심을 갖게 하는 데 많은 영향을 끼쳤다. 비록 여성들이 지구성 운동과 저항성 운동에 있어 남성과 비슷하게 운동에 대한 긍정적인 생리적 적응능력을 보여주었다 하더라도, 여성들에 대한 운동 효과를 검토할 때는 성별에 따른 해부학적 및 생리학적 요소들이 고려되어야 한다.

남성과 여성 사이의 고유한 해부학적 구조 및 생리학적 차이

비록 남성과 여성 간의 운동을 통한 생리학적 적응현상들에 있어 비슷한 점이 많을지라도, 역시나 타고난 해부학 및 생리학적인 차이들이 존재한다. 이 차이들은 신체 구성(body composition), 근력(strength), 지구력(endurance), 그리고 유산소성 능력(aerobic capacity)과 관련된 것들이다.

신체구성 측면에서, 여성들은 전형적으로 전체 근육량이 남성들보다 낮으며, 그림 18-1에서 보여주는 바와 같이 남성들보다 높은 체지방은 보인다. 여성들에게서 언급되는 근육량이 적은 것은 남성들에 비하여 주로 근섬유의 크기가 작기 때문이고, 이것은 성인의 골격근에서 나타나는 3가지 주요 근섬유 타입(I, IIA, IIX)으로부터 입증되고 있다. 비록 남성과 여성이 비슷한 근섬유 타입의 조성을 나타낸다 하더라도, 이것은 적어도 대퇴부위 근육에서 일반 여성들의 경우 타입 I 근섬유가 근육량의 더 큰 비율을 차지하는 반면에, 일반 남성들은 타입 IIA 근섬유가 근육량의 대부분을 차지하고 있다. 하지만 근력 훈련을 통하여 이것은 변화할 수 있고, 그 결과 여성의 II형 섬유의 크기는 I형 섬유의 크기보다 크지는 않지만 증대될 수 있다. 그럼에도 불구하고, 만약 두 성비 간에 같은 형태의 훈련이라면(즉, 남녀 모두 훈련된 상태 혹은 모두 훈련되지 않은 상태), 여성들의 타입 II 근섬유의 크기는 같은 근섬유 형태의 남성들보다 여전히 작다.[173]

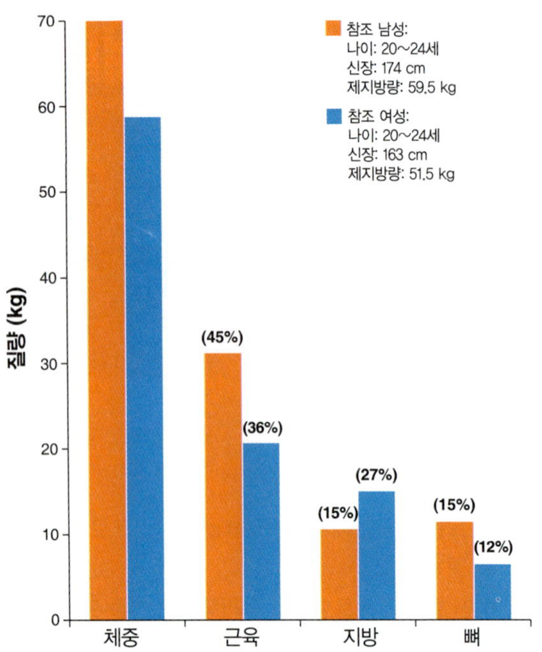

그림 18-1 남녀 간의 인체계측학적 차이. (수정된 출처: Behnke AR, Wilmore JH. *Evaluation and Regulation of Body Building and Composition*. Englewood Cliffs, NJ: Prentice-Hall, 1974.)

훈련 상태와는 관계없이, 여성들의 절대적 힘이 남성들에 비하여 떨어지는 이유는 전체 근육량이 상대적으로 적은 이유로 설명이 가능하고, 특히나 상체의 경우 여성들이 남성들에 비하여 대략 50%가 약하다. 그러나 근력을 근육의 상대적 크기나 근량으로 나타내면, 성별에 따른 차이는 최소화되거나 없어지게 될 것이다. 실제로, 근생검법에 의하여 국소부위에서 채취된 근섬유의 수축 특성을 비교한 최근의 연구에서 특정의 장력—근섬유의 횡단면적당 발생하는 힘—은 젊은 남성과 여성 간에서 차이가 나지 않았다.[199]

근기능의 다른 두 가지의 지표로써 파워와 지구력에 있어서는 성별이 미치는 영향이 상반적인 것으로 나타났다. 즉, 여성들은 확실히 남성들보다 더 근지구력에서 일관되게 우수하였던 반면에, 남성들은 전형적으로 여성들보다 더 큰 근파워를 보였다.[27,54,74]

유산소성 운동 또한 성별의 영향을 받는다. 제지방량의 차이를 보정한 이후, 여성의 최대산소섭취량($\dot{V}O_{2max}$)은 남성들보다 5%에서 15%가량 적게 나타난다.[24] 이는 여성의 골격근은 남성과 동일한 모세혈관을 가지고 있을 뿐만 아니라 유사한 미토콘드리아 함유량과 유산소성 효소의 활성을 지니고 있기 때문에,[140,152,180] 여성에게서 관찰된 남성보다 낮은 $\dot{V}O_{2max}$는 활성화된 근육에 산소를 운반하는 능력이 떨어지는 것과 관계가 있다.

실제로 비슷한 체격의 남성과 비교했을 때, 여성에서 관측된 최대 일회박출량(S.V; 1회 심박동으로 방출되는 혈액의 양)과 심박출량(C.O; 분당 박출량)은 남성보다 상대적으로 적다.[141,195] 고강도의 지구성 운동 중에 일회박출량과 심박출량이 적은 것은 여성들의 더 적은 혈액량에 따른 것이다. 더구나 헤마토크릿(Hct)은 여성이 남성들보다 낮다(42% 대 45%). 따라서 여성들은 산소를 운반하는 헤모글로빈의 용량도 적게 된다.[24] 이것은 또 다시 여성들의 테스토스테론 호르몬이 차지하는 비율이 더 낮아진다는 것을 의미한다. **테스토스테론(testosterone)**은 자주 언급되는 남성의 성 호르몬으로, 동화 작용을 하며 남성의 2차 성징의 발달(안드로겐)을 촉진시킨다(8장 참조). 이것은 또한 골수에서 적혈구 생성을 촉진시키는 호르몬인 적혈구생성촉진인자호르몬(erythropoietin)을 활성화시킨다.

앞서 설명된 성별에 따른 선천적인 차이는 남성과 여성 간의 지구성 능력의 격차로 해석된다. 마라톤의 완주시간 뿐만 아니라, 최대하 운동강도에서 탈진까지의 시간에 있어서,[159] 여성들은 최소 6%에서 최대 15% 취약한 것으로 나타났다.[25,137] 그림 18-2에 표시된 바와 같이, 이러한 차이는 고도로 훈련된 엘리트 운동선수들에 있어서도 여성들의 경기기록은 남성 경쟁자만큼 우수하지 못하다.

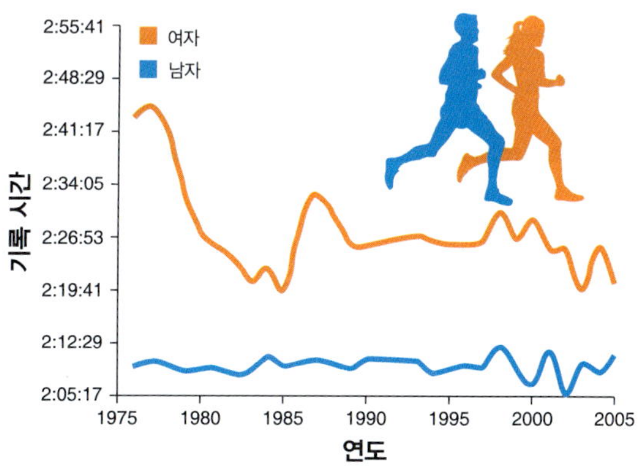

그림 18-2 1976에서 2005년까지 미국 남녀 마라톤 최고기록의 비교. (Springer: Pate RR, O'Neill JR. American women in the marathon. *Sports Med.* 2007;37(4-5):294-298에서 허가를 받아 수정함. Copyright © 2012 Springer Nature.)

운동 훈련 적응

남성과 여성들 간의 타고난 해부학적 및 생리학적 차이에도 불구하고, 운동과 훈련의 적응력은 성별에 크게 영향을 받는 것으로 보이지는 않는다. 즉, 똑같은 운동강도, 빈도 및 지속시간의 운동자극을 제공할 때, 남성과 여성 모두 유사한 기능적 향상을 보이며, 역도나 체력 훈련 같은 저항성 트레이닝과 지구성 트레이닝 모두에서 입증되고 있다.

여성의 저항성 트레이닝에 대한 적응

비록 여성들에게 저항성 트레이닝을 권장한 지 25년에서 40년 정도 밖에 되지 않았지만, 이것은 과학적으로 여성들도 비슷하게 훈련된 남성들로부터 관측되는 것과 마찬가지로 근력향상이 이루어질 수 있다는 것이 입증되어 왔다. 여성들의 초기 근력수준이 낮다는 사실에도 불구하고, 상대적 근력의 향상 정도는 남성들에서 나타난 것들과 비교해서 다르지 않다는 것이다. 더구나 일부 근육들 에서는 두 배 이상의 향상이 있었다.[100,173] 이러한 근력의 향상과 동반되는 것은 전체 근육에 근섬유의 비대 반응인데, 이것은 성별에 따라 특이적이지는 않았다. 여성이 근력과 근육 크기에서 남성과 같은 상대적 증가를 보여주기 때문에 저항성 트레이닝 프로그램의 처방은 남성이나 여성이나 구분할 필요 없이 남녀 모두에게 동일한 웨이트 트레이닝을 권장할 수 있다.

여성의 유산소성 트레이닝에 대한 적응

저항성 트레이닝과 마찬가지로 지구성 트레이닝에도 성별에 따른 특이적인 적응이 나타나지는 않는다. 적절하게 비슷한 훈련을 시키면, 남성이나 여성 모두 심혈관 능력($\dot{V}O_{2max}$)의 20% 향상을 기대할 수 있다. 남녀 모두에게 이러한 향상은 일회박출량(S.V)과 심박출량(C.O)의 증가와 함께, 운동하는 근육에 보내지는 혈액에서의 산소 추출 능력(즉, a-vO_2; 동정맥 산소의 차이) 향상에 기인하는 것이다. 그러나 흥미로운 것은 장시간 동안 최대하 운동을 할 때, 여성들이 에너지 기질로서 지방대사에 더 의존하는 데 반하여, 남성들은 에너지원으로서 탄수화물의 이용률이 더 크다는 사실이다.[180] 이러한 현상은 훈련된 남성이나 여성, 또한 주로 의자에 앉아서 생활하는 여성이나 남성 모두에서 유사하다. 결과적으로, 남성과 여성 모두가 지구력 훈련에 따른 유사한 상대적 적응효과를 경험하기 때문에 심폐지구력 향상을 위한 운동처방 지침은 남녀 모두에게 적용될 수 있다.

운동 수행에 미치는 생리주기의 영향

보통 28일 주기에 걸쳐 발생하는 생리적 변화들 때문에, 한동안 여성들의 운동능력도 이러한 변화에 따라 달라진다고 여겼다. 실제로, 많은 연구들이 생리주기 단계(배란 후 생리주기의 모낭 부분 또는 황체화 초기 부분)가 여성의 운동능력에 영향을 미치는지 여부를 확인하기 위하여 노력해왔다. 일반적으로 가장 엄밀하게 통제된 연구에서 신체적인 수행능력은 생리주기와는 독립적인 것으로 보고되었으며, 따라서 훈련이나 대회 일정을 생리주기에 맞추어 조정할 필요가 없다고 하였다. 예를 들어, 근력이나 근지구력도 생리주기에 따라 변화되지 않았으며, 근기능과 혈중 **프로게스테론(progesterone)** 농도 간에도 아무런 상관이 나타나지 않았다. 프로게스테론은 난소에서 생성된 여성 호르몬으로 생리주기의 황체화와 여성의 난소 호르몬인 **에스트로겐(estrogen)** 분비를 촉진시킨다.[82] 이 두 가지의 여성 스테로이드 호르몬은 생리주기 중에 급격한 변동을 보인다. 그러나 일부 스포츠에서는 경기력이 월경에 영향을 받을 수 있다는 몇 가지 증거가 있고, 그 실례로 대학 테니스 선수들이 배란기에 서브의 정확도와 속도가 감소한 연구가 보고되었다.[133]

또한 선행연구에 따르면, $\dot{V}o_{2max}$는 생리주기 전반에 걸쳐 일정하게 유지되었다. 비교적 단시간(8~12분)의 고강도 검사를 통하여 얻어진 최대산소섭취량은 여성의 성호르몬 변동과 무관하였음에도 불구하고, 장시간 중강도의 지구성 운동은 생리주기의 변동에 따라 영향을 받을 수 있다는 일부 인식이 있다. 안정 시의 체온은 황체기에 약 0.5°C(0.9°F) 상승된다. 또한 황체기 동안, 지구성 운동은 점차적인 온도 증가를 유발하며, 그에 따라 다른 생리주기 때보다 더 높은 체온을 유도하게 된다.[92] 결과적으로, 땀이나 혈장량의 감소, 그리고 다량의 혈액을 피부 쪽으로 이동을 시키는 것을 포함한 체온조절은 황체기에 심혈관계에서는 커다란 도전적 과제이다. 지나친 혈장량의 감소로 인하여, 심혈관계는 운동 중인 근육에서 요구하는 혈액을 더 보내야 하는 부담을 받아야 한다.[139] 이 현상은 특히 일반적이지 않은 환경(즉, 고온, 다습)에서 오랜 시간 지구성 운동을 할 때 두드러진다. 그렇지만 황체기 중에 실제로 지구력 운동이 약화된다는 것은 아직 확인되지 않았다(글상자 18-1).

글상자 18-1 응용 연구

생리주기와 운동

많은 여자 운동선수들과 그들의 코치들은 생리주기가 운동수행능력에 미칠 수 있는 영향을 우려하고 있다. 특히, 그들은 다른 주기 때 발생하는 호르몬 변동이 운동 수행력의 작은 변화에 대한 원인인지 의문을 가진다. 여성의 성 호르몬인 에스트로겐과 프로게스테론이 체온, 에너지 기질 이용과 같은 많은 생리적 변수들에 영향을 미치기 때문에 그것은 합리적인 걱정으로 보인다. 하지만 생리주기 단계로 인하여 운동 경기력이 변화되었다는 일부 보고가 있었지만, 그것에 대한 과학적 증거가 그 주장을 뒷받침하지 못하였다. 운동 과학자들은 유산소성 수행능력, 무산소성 수행능력, 그리고 근력이 생리주기에 따라 일관되게 또는 유의하게 달라지지 않았다는 것에 동의하였다. 따라서 코치와 선수들은 운동 경기가 운동선수의 생리주기 동안 열리는 것으로 인하여, 운동 수행력이 저하된다 거나 강화되지 않는다고 염려할 필요가 없다. 물론 생리나 혈액 손실이 통증과 경련을 유발하는 경우, 경기수행에 지장을 줄 수 있을 것이다.

스포츠에서 여성 운동선수들의 3가지 특징적 징후와 상대적 에너지 결핍(RED-S)

대부분의 연구들이 생리주기가 운동 수행력을 변화시키지 않는다고 결론 내렸지만, 많은 양의 지구성 트레이닝은 사실 생리주기에 영향을 받을 수 있다. 그림 18-3에 나타낸 바와 같이, 여자 지구성 운동선수에게서 주행 거리와 **생리불순(amenorrhea)** 또는 생리 중단의 빈도발생 간에 상관이 있는 것으로 보인다.

13장에서 논의되었던 **여성 운동선수의 3가지 특징적 징후와 상대적 에너지 결핍(female athlete triad** or **relative energy deficiency in sport[RED-A])**은 지나친 에너지 소비, 부적절한 음식 섭취, 또는 두 요소의 조합으로 발생에 의하여 비효율적인 에너지 가용을 불러온다. 불규칙적인 생리 기능은 하나의 발현 가능한 증상으로써, 여자 운동선수의 3가지 특징적 증후(female athlete triad)와 상대적 에너지 결핍으로 일컬어지고 있다(그림 13-13과 13-14 참조). 이 3가지 증후는 여성과 불규칙적인 식습관(영양부족), 생리불순, 골다공증에 주목하는 반면, 상대적 에너지 결핍은 남녀 모두에게서 나타나는 생리학적인 요인과 경기력 발현에 이르는 넓은 부분에 걸쳐져 있다. 그러나 이 두 가지 모두는 달리기나 발레와 같이 지나친 체중-부하 운동들과 연결되어 생리불순으로 이어질 수 있고, 부적절한 에너지 섭취에 따른 생리불순은 황체형성호르몬과 여포자극호르몬의 생산을 감소시킨다. 이 호르몬들은 정상적인 생리 기능의 유지와 난소에 의한 에스트로겐의 생산에 필수적인 것이다. 생리불순 동안, 에스트로겐 호르몬이 부족하면 골밀도를 감소시키게 되며, 심한 경우 폐경 후에 여성들은 전형적으로 **골다공증(osteoporosis)**을 겪을 수도 있다. 매년 2%에서 6% 정도로 골밀도가 감소하게 되면, 그로 인하여 피로골절 발생률이 증가한다. 이것은 골밀도가 상당히 낮은 여자 선수들에게서 잘 확인되어 왔다. 특히, 날씬함을 강조하는 여자 스포츠 종목에서 선수들의 불충분한 에너지 섭취량과 생리불순, 그리고 골밀도의 감소에 관한 상관관계가 제시되고 있다.

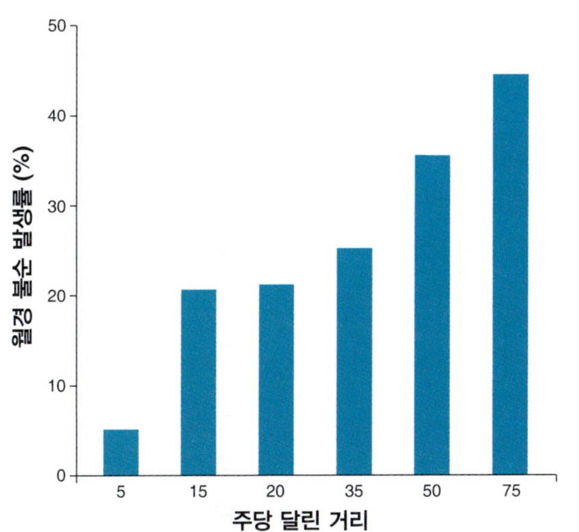

그림 18-3 여성의 주당 달린 거리와 월경불순 발생빈도 간의 관계. (GA, Fahey TD, Baldwin KM. Exercise Physiology: *Human Bioenergetics and Its Applications*. 4th ed. Boston, MA: McGraw Hill, 2005에서 허가를 받아 수정함. Copyright © George A. Brooks, Ph.D., FACSM, FAPS.)

미국스포츠의학회(ACSM; American College of Sports Medicine)와 국제 올림픽 위원회 합의 성명의 여성 운동선수들의 3가지 특징적 증후와 상대적 에너지 결핍에 관한 보고에 따르면, 그러한 증후들에 대한 주요 처치로서 에너지 섭취량 증가 및/또는 훈련량의 감소를 제안하고 있으며, 그 결과 충분한 에너지가 보충되면 정상적인 생리기능과 여성 성 호르몬의 합성이 이루어질 것이라 하였다.[35,121]

임신과 운동

불과 몇 년 전까지도, 여성들은 운동이 그들이 원하는 시기의 임신에 대한 가능성을 낮추고, 임신 중 태아의 정상적인 성장을 방해하거나 또는 출산 도중 난산의 위험을 높일 가능성이 있다는 우려 때문에 운동을 기피해 왔었다. 그러나 지난 25년에서 35년 동안 운동을 바라보는 관점은 완전히 긍정적인 측면들로 바뀌었다. 한 연구에서는 운동 습관의 여성들이 좌식 생활습관의 여성들보다 더 임신에 대한 어려움이 적은 것으로 나타났다. 더구나, 임신 중의 운동은 엄마에게 유익한 효과를 제공하며, 심지어 태아의 사망률 발생을 줄일 수 있다.[1,11] 사실, 이 자료에 대한 확실한 근거를 바탕으로 미국 대학의 산부인과 전문의들은 임신한 여성에게 30분 이상의 중강도 정도의 운동을 거의 매일 하도록 권장하고 있다. 마찬가지로, 미국 스포츠의학회(ACSM)에서는 매주 75분씩 격렬한 강도의 꾸준한 운동을 권장하고 있다.[4]

기본적으로, 미국 스포츠의학회(ACSM)와 질병통제예방센터(CDC)에 의해 명시된 공동 서명에는 모든 건강한 남녀 성인들을 위한 운동 권장사항이 임산부들에게도 적용 가능함을 제시한다. 또한 ACSM은 임신한 여성들에게 모든 주요 근육군들을 훈련하는 저항성 트레이닝을 권장하고, 방법으로는 초급단계는 각 운동 1세트, 중급단계는 2~3 세트, 상급단계는 8~10회 또는 12~15회 중등 강도로 반복해주고 한 주에 연속적이지 않게 2~3일 훈련할 것을 제시하고 있다.[4] 저항성 트레이닝을 실시할 때는 Valsalva 기동 (흉곽 내 혈압의 급격한 상승)을 항상 피하고, 반듯이 누운 자세에서의 저항성 훈련은 역시 혈압에 영향을 미칠 수 있기 때문에, 임신 후 첫 16주 이후에는 피해야만 한다.[4] 유연성 훈련은 정적 스트레칭을 빽빽하고 조금 불편한 정도의 신체 부위를 10에서 30초 정도로 유지하며, 매일 훈련이 가장 효과적으로 주 2에서 3일 정도로 수행해 주어야 한다.[4] 일반적으로, 신체 활동은 정상 분만의 경우 출산 후 4~6주 이후에 점진적으로 재개 하는 것이 좋고, 제왕절개의 경우에는 8~10주 이후에 의학적 치료와 함께 병행하여 실시하는 것이 좋다.[4]

임신 중 운동의 주요 장점은 **임신성 당뇨병(gestational diabetes mellitus, GDM)**—임신 중에 인슐린 저항성—과 **임신중독증(preeclampsia)**—일부 임신 여성들에게서 나타나는 고혈압—발생 등을 감소시키는 것이다. 임신 중, 대부분의 여성들은 혈당을 적절히 조절하는 데 어려움을 느끼게 하는 인슐린 저항성을 경험한다. 일부 여성들에게는 증가된 인슐린의 저항성이 심각한 GDM의 발병을 초래하게 된다. 미국의 임신 여성 중 약 7%가 아이(황달, 출생 외상, 그리고 저혈당)와 산모(감염, 과도한 체중 증가, 산후 출혈)에게 건강문제를 초래할 수 있는 GDM으로부터 고통을 받고 있다. 일부의 연구에 따르면 임신 전이나 임신 중에 수행하는 적당한 운동은 GDM의 위험을 상당히 낮추어 준다.[34,36,37] 1,000명의 임산부들을 대상으로 한 연구에서 임신 전 최소한의 운동을 수행했던 임산부들은 약 56%의 GDM 감소가 나타났으나, 임신 전 적어도 일주일에 4시간 정도, 적당한 강도로 운동한 임산부들은 대략 76%의 GDM 감소를 보고하였다.[37]

임신중독증은 임산부들의 약 7%에서 나타나며, 임산부들을 괴롭히는 또 다른 일반적인 증상이다. 이것은 산모의 간기능 부전, 신부전, 혈전 및 대뇌 출혈과 연관되는 고혈압성 질환들이다. 그 결과, 임신중독증은 미국의 모든 산모들의 사망요인 중 15%를 차지하고 있다. 연구에 따르면 운동이 이 잠재적이고 치명적인 상황을 관리하는 데 매우 효과적인 방법이라는 것이 인식되었다. 임신되고 나서 20주 동안 매일 신체 활동으로 소비한 에너지의 양에 따라, 임신중독증의 위험성을 40%에서 70% 정도까지 감소시킬 수 있다고 보고하였다.[111,158] 매년 규칙적으로 신체 활동을 하는 여성들은 비슷한 보호 혜택을 누릴 것으로 시사되었다.[169]

임신 전이나 임신 중에 산모의 건강을 위한 운동 효과뿐만 아니라 태아를 위한 산모의 운동 효과도 있다. 일반적으로 이러한 결과는 출생 시 체중, 분만 시간 및 출산 형태에서 나타난다. 임신 첫 2주기(6개월) 동안 열성적으로 유산소성 운동을 수행하였던 산모들의 아기 체중은 운동을 하지 않은 산모가 낳은 아기의 체중보다 많지도 적지도 않은 적정 수준이었다.[168] 그러나 임신 3주기 차까지 격렬한 지구성 운동을 한 산모들은 운동을 하지 않은 산모의 아기들보다 약 200 g에서 400 g 정도 더 적은 체중의 아기를 출산하였다고 시사되었다. 임신 동안 격렬히 운동하였던 산모들에 대한 식이 섭취량에 대한 평가는 이루어지지 않았었다. 즉, 식이 섭취량의 증가를 통하여 격렬히 운동하는 산모들의 저 체중 아기의 출산을 보정할 수 있는 것으로 인식되고 있다.[98]

또 다른 중요한 결과는 그들의 아이들이 태어날 때 산모가 얼마나 산통을 겪는지와 관련이 있다. 연구에 따르면 임신 2주기 차까지 운동을 지속한 산모들에 있어서 조기산통(preterm labor), 또는 출산아의 임신주령(gestational age), 심지어 조기 출산율(early birth)에 있어서 차이는 나타나지 않았다.[51,89,99]

마지막으로, 임신 중에 비활동적인 산모와 격렬한 운동에 참여한 산모의 자연분만이나 제왕절개와 같은 출산형태의 비교는 또 다른 흥미로운 결과이다. 근래의 가장 신뢰받는 정보로는, 임신 중 열심히 운동을 하였던 산모들은 제왕절개에 의한 출산율이 줄었다고 보고되었다(글상자 18-2).[69]

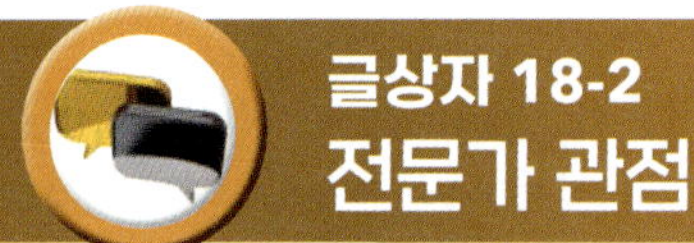

글상자 18-2
전문가 관점

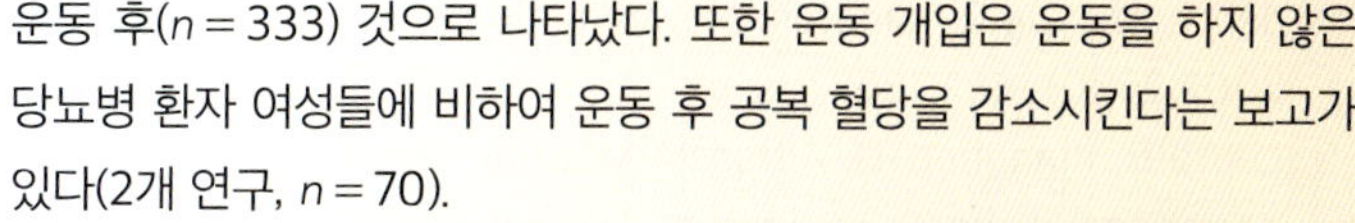

임신성 당뇨와 운동

Michelle F. Mottola, PhD, FACSM
교수, 운동과 임신 연구실(생리학 학과) 책임자
보건과학부 운동학부
슐리히 의학·치의학대학 해부학 및 세포생물학과
아동 건강 연구소 과학자
캐나다 온타리오주 런던 웨스턴 온타리오 대학교

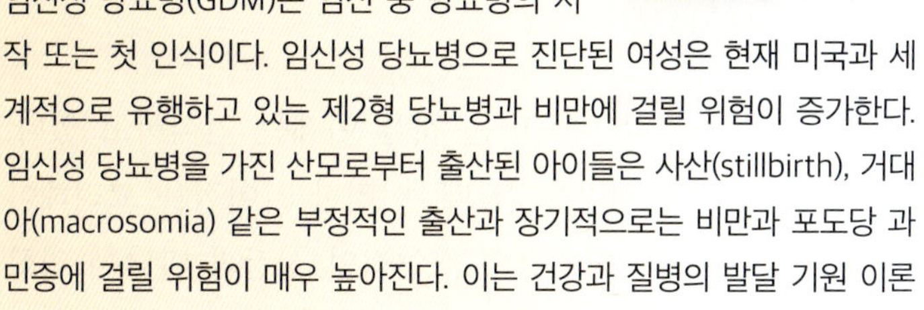

임신성 당뇨병(GDM)은 임신 중 당뇨병의 시작 또는 첫 인식이다. 임신성 당뇨병으로 진단된 여성은 현재 미국과 세계적으로 유행하고 있는 제2형 당뇨병과 비만에 걸릴 위험이 증가한다. 임신성 당뇨병을 가진 산모로부터 출산된 아이들은 사산(stillbirth), 거대아(macrosomia) 같은 부정적인 출산과 장기적으로는 비만과 포도당 과민증에 걸릴 위험이 매우 높아진다. 이는 건강과 질병의 발달 기원 이론(DOHaD)에 근거를 둔다.

운동과 GDM의 예방

미국대학산부인과협회는 의료적 및 부인과 적인 합병증이 없는 임산부들에게 거의 매일 30분 정도 적당한 강도로 신체 활동(예를 들어, 부지런히 걷기)을 권장하고 있다. 역학 연구에 따르면, 임신 전에 운동을 했던 여성들은 GDM의 위험성이 낮았다. 또한 최근의 문헌 고찰 연구에서 임신 중 운동이 GDM 발생률을 약 38%로 감소시킨다고 보고하고 있다(RCTs, $n = 6{,}934$).

게다가 메타-회기 분석 연구에서 GDM 발생률을 25%까지 감소시키기 위해, 임신 여성들의 중등도 강도의 운동(예: 140분 빠르게 걷기, 아쿠아 에어로빅, 고정된 자전거 타기, 또는 저항성 운동)을 일주일에 최소 600 MET-분 지속할 것을 권고하고 있다. 이 운동들은 회차마다 최소 25분을 지속하고 일주일에 3일 정도의 빈도를 유지하도록 한다. 또한 누적된 주당 600 MET-분의 운동량은 GDM 발병률을 더욱 낮추는데 관련성이 있었다.

정리하면, 새로운 검증된 GDM을 위한 운동 예방 프로그램들이 확립되고 있다. 하지만 앞으로 이 분야의 지속적이고, 잘 구성된 중재 연구 결과들이 GDM 위험에 처한 여성들의 질병 발생 예방을 위해 여전히 필요하다.

운동과 GDM의 조절

최근의 문헌 분석 연구에서는 일회성 속성 운동이 혈당저하에 관련이 있고, 이는 당뇨병을 가진 여성들이 속성 운동을 진행한 후 그렇지 않은 여성들과 비교하여 큰 폭의 혈당 저하를 운동 전후(6개 연구, $n = 123$)와 운동 후($n = 333$) 것으로 나타났다. 또한 운동 개입은 운동을 하지 않은 당뇨병 환자 여성들에 비하여 운동 후 공복 혈당을 감소시킨다는 보고가 있다(2개 연구, $n = 70$).

더군다나 최근의 실험에서는 효과적인 걷기 운동이 GDM을 가진 여성들에게 유익하다는 것이 나타났다. 예를 들면, 중강도의 운동이 GDM을 가진 산모의 혈당 수준을 낮추는 데 효과적이었다고 보고되었다. 요약하면, 추가적인 임상 실험연구들이 더 필요하다. 그것은 잘 구성된 운동 프로그램의 효과를 검정하고, 적절한 운동의 형태, 운동기간, 운동강도를 확인하는 데 요구되기 때문이다.

결론

장기적인 후속 추적연구들에 따르면 GDM을 지닌 여성들의 대부분은 출산 후 당뇨질환으로 이환되었는데, 출산 후 1년 이내에 빠른 양상을 보여준다. 이에 운동은 당뇨병의 예방과 관리를 위한 임상적 치료 전략에 중요한 혈당 조절에 예방과 도움을 줄 수 있을 것이다. 즉, 임신한 여성들은 더 즉각적으로 의료 케어를 받도록 하게 되었으며, 임신을 단기적 또는 장기적 행동수정을 위한 결정적인 기회로 만들 수 있는 건강한 생활습관을 구축하는 데 아주 좋은 동기유발 계기로 이용하게 될 것이다.

추가 참고문헌

1. ACOG Committee Obstetric Practice. ACOG Committee opinion. Number 267, January 2002: exercise during pregnancy and the postpartum period. *Obstet Gynecol.* 2002;99(1):171-173.
2. Colberg SR, Sigal RJ, Fernhall B, et al. Exercise and type 2 diabetes: the American College of Sports Medicine and the American Diabetes Association: joint position statement. *Diabetes Care.* 2010;33(12):e147-e167.
3. Cordero Y, Mottola MF, Vargas J, et al. Exercise is associated with a reduction in gestational diabetes mellitus. *Med Sci Sports Exerc.* 2015;47(7): 1328-1333.
4. Davenport MH, Ruchat S-M, Poitras VJ, et al. Prenatal exercise for the prevention of gestational diabetes mellitus and hypertensive disorders of pregnancy: a systematic review and meta-analysis. *Br J Sports Med.* 2018;52: 1367-1375.
5. Davenport MH, Sobierajski F, Mottola MF, et al. Glucose responses to acute and chronic exercise during pregnancy: a systematic review and meta-analysis. *Br J Sports Med.* 2018;52:1357-1366.
6. Fall CHD, Kumaran K. Metabolic programming in early life in humans. *Philos Trans R Soc Lond B Biol Sci.* 2019;374(1770):

20180123. doi: 10.1098/rstb.2018.0123.
7. Hayashi A, Oguchi H, Kozawa Y, et al. Daily walking is effective for the management of pregnant women with gestational diabetes mellitus. *J Obstet Gynaecol Res.* 2018;44(9):1731-1738.
8. Kim C, Newton KM, Knopp RH. Gestational diabetes and the incidence of type 2 diabetes: a systematic review. *Diabetes Care.* 2002;25(10):1862-1868.
9. Luoto R, Kinnunen TI, Aittasalo M, et al. Primary prevention of gestational diabetes mellitus and large-for-gestational-age newborns by lifestyle counseling: a cluster-randomized controlled trial. *PLoS Med.* 2011;8(5): e1001036.
10. Oostdam N, van Poppel MN, Wouters MG, et al. No effect of the FitFor2 exercise programme on blood glucose, insulin sensitivity, and birthweight in pregnant women who were overweight and at risk for gestational diabetes: results of a randomised controlled trial. *BJOG.* 2012;119(9): 1098-1107.
11. Ruchat SM, Mottola MF. The important role of physical activity in the prevention and management of gestational diabetes mellitus. *Diabetes Metab Res Rev.* 2013;29(5):334-346.
12. Stafne SN, Salvesen KA, Romundstad PR, et al. Regular exercise during pregnancy to prevent gestational diabetes: a randomized controlled trial. *Obstet Gynecol.* 2012;119(1):29-36.

속성 검토

- 여성들은 적은 근육량, 작은 근섬유 크기, 높은 체지방량 등으로 남성들과는 다른 인체계측학적 특성을 나타낸다.
- 근육량을 상대적 단위(예: 특정 장력)로 나타낼 때, 남성과 여성 간의 근력 차이는 없다.
- 여성의 유산소성 능력이나 $\dot{V}O_{2max}$는 상대적 값(mL/kg/min)으로 비교할 때 남성보다 5%에서 15% 정도 적다.
- 여성은 남성보다 낮은 헤마토크릿 수준을 지니고 있는데, 이것은 산소운반 능력의 감소에 기여하게 된다.
- 마라톤 같은 지구성 운동능력은 여성이 남성보다 낮다.
- 동일한 운동강도와 지속 시간의 저항성 트레이닝을 수행한 경우, 남성과 여성 간의 상대적인 근력 향상 또는 근 비대에는 차이가 없었다.
- 남녀 모두 상대적인 동일의 운동강도와 지속시간으로 지구력 운동을 수행하면, 심폐지구력($\dot{V}O_{2max}$)은 비슷하게 향상된다.
- 근력이나 근 지구력은 여성의 28일 생리주기의 과정에 따라 달라지지 않는다.
- 임신 중에 운동을 하는 건강한 여성들은 임신성 당뇨병과 임신중독증의 발생 위험을 낮춘다.
- 임신 중 운동은 태아에 거의 영향을 미치지 않는다.

아동과 운동

수 세대 동안, 아동은 단순히 성인의 축소판으로 여겨졌다. 우리는 아동의 생리 또는 그들의 일회성 운동에 대한 반응뿐만 아니라 트레이닝 처방에 대한 적응양식이 여러 가지 측면에서 성인들과 다르다는 것을 이제는 인식하고 있다. 아동을 위한 운동처방을 할 때, 이러한 차이점을 고려해야 한다. 또한 운동은 아이들의 자연적인 성장과 발달에 영향을 줄 수 있는 방법으로 고려되어야 한다. 미국 보건복지부는 신체 활동이 청소년들의 건강증진에 있어서 가장 중요한 조항으로 인식하고, 유산소 운동과 저항성 훈련을 어린이들과 청소년들에게 권장한다(U.S. Department of Health and Human Services, 2018). 하지만 미국에서 이러한 권장사항에도 불고하고, 6~17세 사이 청소년들의 24% 정도만 매일 60분 정도 중등에서 고강도 운동에 참여하고 있으며, 나이와 함께 활동량이 줄어들고 있는 실정이다.[59,86]

운동이 성장에 미치는 효과

유아기(infancy)는 출생부터 출생 후 첫 1년까지를 포함한다. 이 기간 동안, 신생아의 몸통과 다리의 상당한 성장 발달은 성인과 비슷한 머리-몸 비율을 초래한다. **아동기(childhood)**는 유아기의 끝에서부터 청소년기의 시작 때까지이다. **청소년기(adolescence)**는 **사춘기(puberty)**의 시작 때부터 신체적 성숙이 시작될 때 까지이다. 아동기 동안, 남자아이와 여자아이 모두에게 비슷한 비율로 신체적으로 많은 변화가 생긴다. 사실, 일차적인 성 특징의 명백한 차이(즉, 생식선) 외에, 이 단계에서 남자아이와 여자아이 사이에는 사실상 신체적인 차이는 없으며, 평균적으로, 그들은 신장, 체중, 근육량, 체지방에서 거의 동일하다. 따라서 아동기에는 남자아이와 여자아이가 함께 노는 것이 권장되고, 심지어 운동 경기에서 서로 경쟁도 가능하다.

아동기는 사춘기와 청소년기의 시작으로 끝나게 된다. 일반적으로 사춘기는 여자아이 약 8~13세 정도에 시작하며, 남자아이는 대략 9~14세에 시작한다. 신장과 골격 성장 비율의 급격한 증가는 사춘기 동안 일어나며, 12세와 14세에 정점에 도달한다. 아동기의 끝-청소년기의 시작시점에서 미국의 평균 남자아이의 신장은 69.5인치(111.2 cm), 여자아이 평균 신장은 64인치(102.4 cm)이다. 그리고 청소년기의 호르몬 순환의 급격한 변화로 여자보다 남자의 근육량이 크게 성장하는 것을 볼 수 있다. 이 주기 끝에는 남자의 골격근은 체중에 40%를 차지하고, 여자의 골격근은 체중의 32%를 차지한다. 대조적으로, 체지방은 남자보다 여자가 월등히 증가한다. 성인기에 접어 들면, 체지방은 여성의 체중에서 대략 25%를 차지하는 반면, 젊은 남성은 전체 몸무게의 약 15%를 차지한다. 근육량의 축적, 그 결과로 인한 근력의 차이 때문에 청소년기의 남녀는 운동에서 공정한 경쟁을 할 수 없게 되며, 남성 운동팀과 여성 운동팀으로 분리된다. 청소년기가 대부분 여성은 19세, 남성은 22세에 끝나고, 성인기(adulthood)가 시작된다.

입증되지 않은 보고서들에 따르면, 운동 트레이닝이 아이들의 자연스러운 성장을 늦추며, 심지어 어쩌면 사춘기 발생을 지연시킬 수 있다는 우려를 표명하였다. 규칙적이고 엄격한 훈련에 참여하는 젊은 여자 운동선수들은 성인이 되어서 작은 키를 가지며, 일반적으로 사춘기 발생 후 약 2년 후에 시작되는 **초경(menarche)**(즉, 첫 번째 생리)이 일반적인 여성들보다 늦어진다는 보고가 있다. 그러나 문헌의 철저한 검토로부터 아마도 심한 훈련이 아니라 유전요소가 키가 작거나 생리가 늦어지는 것에 대한 주된 요인이라고 결론하였다. 이러한 운동선수들의 어머니들 역시 작아지는 경향이 나타나고, 그들 스스로도 초경이 늦어지는 하였다고 한다.[110] 또 다른 운동에 관한 연구는 남녀 운동선수 모두 비 운동선수들과 비교해서 신장과 체중의 성장이 동일한 비율을 나타내는 것으로 확인되었다.[109] 그러나 자연 성장율은 일부 운동 종목선수들, 특히나 여자 선수들에게서 감쇠 될 수 있다. 이는 비정상적으로 낮은 체중과 체지방 함량을 유지하기 위해 열량 섭취를 제한하기 때문이다. 전문가들은 적절한 성장과 성적 발달을 보장하기 위해서는 사춘기와 사춘기 운동선수에 있어 적절한 칼로리 섭취가 유지되어야 한다고 결론 내렸다.[151]

선수들 사이에서 컨디셔닝 기술의 하나로서 저항성 트레이닝, 혹은 웨이트 리프팅에 대한 인기가 높아짐에 따라, 어린이와 청소년들에 대한 그러한 트레이닝 형태의 효과와 안전성에 대하여 걱정을 하는 목소리들이 있다. 학교에서 정확하고 전문적으로 검증과정을 거쳐 자리잡은 프로그램들은 이러한 과정을 통하여 효과적일 수 있다(글상자 18-3). 선행연구에서 비록 아이들의 근육 비대가 성인들보다는 적지만, 사춘기에 접어들면서 근비대에 큰 향상과 함께 효과적인 저항훈련의 결과로 근력을 증가시킬 수 있다고 보고하였다. 성인들과 마찬가지로, 어린이들도 근력 트레이닝으로 유도된 근력 향상의 대부분은 근조직을 동원하거나 활성화시키는 신경계 기능의 향상에 따른 것이다.

현재 아이들이 전 세대의 아이들에 비하여 약하다는 중요한 사실에 입각하여,[47] 근력이 향상됨에 따라서 어린이들과 청소년들 사이의 저항성 트레이닝은 아동과 청소년들의 뼈의 밀도와 건강을 향상시키는 것으로 입증되어 왔다. 저항성 훈련이 아동에게 부상을 입힐 것이라는 우려에 대해서, 적절히 지시와 감독이 이루어진다면, 부상의 발생 빈도는 참가자 100시간당 한 명 정도로 최소화되었으며, 재난 수준의 부상은 없었다. 실제로, 미국의 소아과와 NSCA(미국운동협회)는 적절한 기술을 사용하는 경우, 저항성 트레이닝이 건강한 어린이와 청소년들에게 안전하다고 결론 내렸다.[117] 실제로 미국 소아과 협회와 미국 근력 및 컨디셔닝 협회는 적절한 기술을 사용할 때 저항성 훈련이 건강한 아이들과 청소년들에게 안전하다고 결론 내렸다.[5,46] 국제적으로도 어린이와 청소년들을 위한 신체 활동 프로그램의 일환으로써, 저항성 훈련의 효과와 중요성에 대한 동일한 권고가 뒷받침되어 왔다.[104]아동과 청소년들을 위한 안전하고 효과적인 저항성 훈련을 위한 권장사항은 글상자 18-4에 제시되었다.

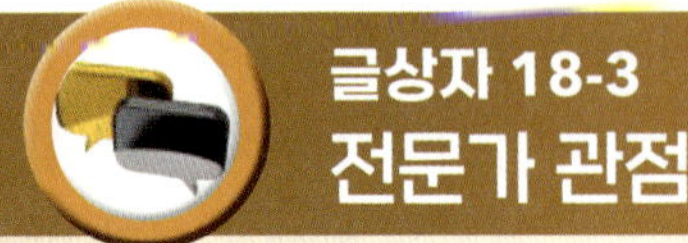

글상자 18-3
전문가 관점

고등학교 체력 훈련 코치

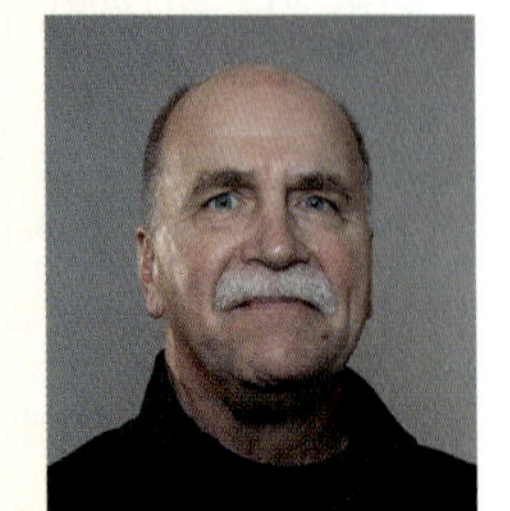

Mike Nitka, MS, CSCS*D, RSCC*E, FNSCA, USAW
에메리티재단 휴먼 퍼포먼스 센터 창업자, 근력 및 컨디셔닝 책임자, 위스콘신주 머스키고에 있는 머스키고 고등학교 체육 교육 강사

고등학교에서 운동부 선수들과 일하고 싶다는 것은 아주 보람된 일일 수 있지만, 항상 오랜 관습처럼 "원하는 것을 조심하라"고 반복한다. 축하한다, 당신은 막 학교의 체력 및 컨디셔닝 책임 코치로 계약서에 서명을 했다. 당신은 학교가 제공하는 모든 운동 종목의 선수들을 훈련시킬 책임을 가질 것이다. 당신은 4년이라는 시간 동안 학생들에게 존경을 받을 것이고, 남은 당신의 경력에 "코치"라는 호칭을 가지게 될 것이다.

문제없다, 당신은 저항성 훈련의 기본 원칙에 대하여 공부해왔고, 이 원칙들을 적용하고 학생들이 수업과 훈련에 참여하는 4년 동안 어떻게 적응하고 있는지 측정할 준비가 되어 있다. 어떤 사람들은 이를 LTAD 또는 장기간 참여자 개발이라고 지칭하고, 나는 이것이 고급 체육 수업이라고 알아왔다. 나는 영화 타이탄의 한 줄 대사를 수정하였다. 한 코치가 다른 누군가에게 기본 과학적 원칙을 사용한 선수 훈련은 Novocain(국부 마취제)을 적용하는 것과 같다고 말한다; 시간을 준다면 그것은 효과가 있을 것이다.

힘과 컨디셔닝의 기본 원칙들은 나에게 "상자 안"에 있는 것으로 인식된다. 당신의 새로운 프로그램에 그 상자 안의 것에 대한 확고한 이해가 바탕이 되기를 바란다. 이 기본 지식은 과학적 기초들을 공부하면서 배워야 하는 부분으로, 당신의 학생들을 지도하거나 실습 경험에 있어서 적용될 것이다.

당신의 커리어를 시작하면서 "상자의 바깥"의 경향에 빠지지 말기를 바란다. 당신은 이 새로운 직업을 가질 준비가 되었나? 그렇다, 당신은 준비가 되었다, 당신은 이러한 기본기들로 안전하게 선수 운동 발달을 시작할 것이기 때문이다.

당신은 자격을 갖추었나? 그렇다, 당신은 자격을 갖추었다. 당신은 교사 혹은 인턴으로 프로그램을 설계하는 방법과 개인과 팀에 적용하는 방법을 위한 충분한 시간을 보냈다.

코치, 왜 당신은 우리가 준비가 되었고, 자격이 있다고 생각하나? 왜냐하면 만약 내가 고등학교 운동선수들의 훈련에 대한 현재의 철학이 무엇인지 당신에게 물어본다면, 당신은 기본적인 질문에 대한 답을 할 수 있고, 그 질문이 그 이유이다. 왜 당신은 프로그램을 지금처럼 설계했나? 그 이유는 현재 연구에 근거한 것인지, 아니면 당신은 대답을 할 것인가 왜냐하면 내가 느끼기에…?

자신이 타고났거나 향상하고자 하는 의지가 반영된 체력과 컨디셔닝 훈련은 자기 스스로에 대한 반영이다. 당신은 코치와 운동선수들로부터 당신의 프로그램에서 무엇을 견딜 것인가? 그 웨이트 룸은 당신의 영역이며; 확고하지만 공정하게 운영하라.

당신은 체력 및 컨디셔닝 전용 프로그램을 운영할 것인가, 아니면 관심을 가지는 모든 학생들을 훈련시킬 것인가?

나는 학생들이 불평을 할 수 있지만 책임감을 가지는 것을 좋아한다는 것을 발견하였다. 특히나 혼란스러운 가정 출신의 선수라면 더욱 그런 경향이 있어 보인다. 대부분의 선수들은 그러한 엄격한 훈육에 대하여 당신에게 감사할 것이다.

당신의 이유는 확고하다; 이제 당신은 코치들, 운동선수들, 그리고 부모들로부터 인정을 받아야 한다. 어떻게? 소통이 핵심이다. 각 종목의 코치들은 어떻게 당신과 소통할 것인가? 당신은 어떻게 당신 학교 운동선수들에게 그들의 운동 능력을 증진시키는 체력 훈련 프로그램이 존재한다는 것을 알릴 것인가? 모든 코치들과 소통을 잘하라. 그 코치들이 운동선수들로부터 인정을 받을 수 있도록 도울 것이다.

당신은 현재의 운동 능력 수준을 알아보기 위한 시작을 할 준비가 되었다. 당신은 몇 가지 테스트를 제안했고, 코칭 스태프들은 당신의 의견에 따를 것을 동의했다. 이것은 성과물이 될 것이다. 당신은 시간대에 맞춰서 체육관/필드 하우스를 안배했을 것이고, 당신의 테스트 계획에 지원될 기자재들과 스태프들을 확보하게 될 것이다. 만약 당신이 이 테스트를 계획하는데 주의를 기울였다면, 아마도 순조로울 것이고; 코치들과 운동선수들도 기뻐할 것이고, 결과로써 개인과 팀의 강점과 약점에 대하여 알고 싶어할 것이다. 코치들에게 있어서, 만약 테스트를 거치지 않는다면, 당신은 단지 추측할 뿐이다.

향후의 프로그램은 몇 주 동안 약점을 개선하기 위하여 설계될 예정이다. 다음 시즌이 시작되기 전에 훈련이 가능한 남은 시간을 얼마나 되나? 공식적으로 다음 시즌이 시작될 때까지 다시 계산을 해보라. 훈련 일수를 파악하고 가장 기초적인 주기화 단계에 따라서 테스트의 결과는 당신에게 그룹을 얼마나 훈련 단계에 오래 머무르게 할 수 있는지를 알려줄 것이다. 그룹이 준비 단계에서 얼마나 오랜 시간을 머물러야 하나? 당신은 운동선수들을 준비시키기 위해 체중이나 기계들을 사용할 것인가? 당신은 언제 그룹을 강화 단계로 진행할 것인가? 당신은 스쿼트, 밴치프레스, 그리고 데드리프트를 지도하기 위해 어떤 진행방식을 사용할 것인가? 그룹의 체력이 증진된 이후에 당신은 언제 전력 구성 요소를 도입할 예정인가? 당신은 올림픽 리프트를 사용할 것인지 아니면 전력 개발을 위해 다른 수단을 사용할 것인가?

나는 12주 이내로 그룹을 진보시킬 수 있고 13주차에 그들을 다시 테스트할 수 있다는 것을 발견했다. 결과를 평가하고 필요한 조정 절차를 거치고 지속한다.

고등학교 체력 및 컨디셔닝 코치가 된 것을 환영한다. 어느 신입생들이나 당신이 자랑스러워 할 수 있는 선배가 될 것이므로 포기하지 마라.

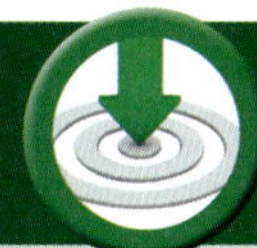

글상자 18-4 응용 연구

어린이와 청소년의 저항성 트레이닝에 대한 미국 소아과협회의 가이드라인

1. 아동과 청소년을 위한 근력 트레이닝 프로그램은 적절한 저항성 훈련 기술과 안전주의 사항을 준수한다면 효과적이고 안전하게 할 수 있다. 근력 프로그램을 시작하기 전에 이러한 프로그램을 시작하는 것이 필요한지 또는 적절한지, 그리고 어린이들이 이미 스포츠 활동에서 어느 정도의 숙련도에 도달했는지 확인해야 한다.
2. 청소년 전기와 청소년기의 아이들은 육체적 및 골격적으로 성숙할 때까지 경쟁적인 역도, 파워 리프팅, 보디빌딩, 그리고 최대 중량 리프트들은 피해야 한다.
3. AAP가 이미 시작된 것과 같이, 운동선수들은 경기력 향상 물질이나 스테로이드를 사용해서는 안 된다. 근력 강화 운동 프로그램에 참여하는 운동선수들은 이러한 물질 사용 위험에 관한 교육을 받아야 한다.
4. 소아과 의사들은 어린이와 청소년을 위한 체력 훈련 프로그램에 대하여 추천 또는 평가를 요청받는 경우, 다음과 같은 문제들을 고려하여야 한다.
   a. 공식적인 체력 훈련 프로그램을 시작하기 전에, 소아과 의사에 의한 의료 검사가 수행되어야 한다. 조절되지 않은 고혈압, 발작이 있는 청소년 또는 소아암 및 화학 요법 병력은 지속적 추가 치료 혹은 평가 전까지 참여가 보류되어야 한다. 만일 의심된다면, 다양한 강도의 훈련 방법뿐만 아니라 아동과 청소년들의 위험성과 효과에 대하여 잘 알고 있는 운동의학전문의에게 확인을 요청한다.
   b. 복합 선천성 심장 질환(심근병증, 폐동맥 고혈압 또는 마르판 증후군)을 앓고 있는 어린이는 근력 운동 프로그램을 시작하기 전에 소아 심장 전문의와 상담해야 한다.
   c. 전반적인 건강이 목적이라면, 유산소성 컨디셔닝은 저항성 운동과 함께 병행되어야 한다.
   d. 근력 트레이닝 프로그램은 10분에서 15분 가량 워밍업과 쿨-다운 요소를 포함해야 한다.
   e 운동선수들은 적절한 수분 섭취와 적절한 영양 섭취가 있어야 하는데, 이는 근육 에너지 저장, 회복 및 경기력 유지에 매우 중요하기 때문이다.
   f. 특정의 트레이닝 운동은 기본적으로 부하(저항) 없는 상태에서 우선 학습되어야 한다. 운동 기술이 숙달되면 체중 또는 기타 형태의 저항을 사용하여 점진적인 부하를 추가할 수 있다. 근력 운동은 매주 2~3회(8~15회) 더 높은 반복 횟수를 2~3회 이상 유지해야 하며, 최소한 8주 이상 지속되어야 한다.
   g. 일반적인 강화 프로그램은 코어를 포함한 모든 주요 근육 그룹을 다루고 전체적 관절가동범위를 통해 운동을 진행한다. 더 많은 스포츠 관련 영역은 후속적으로 다룰 것이다.
   h. 근력 트레이닝으로 인한 부상 또는 증상들은 문제의 운동을 계속하기 전에 전방위로 평가되어야 한다.
   i. 강사 또는 개인 트레이너는 소아 근력 운동에 특정 자격을 반영한 자격증을 소지해야 한다.
   j. 자격을 갖춘 강사의 적절한 기술과 엄격한 감독은 유소년 및 청소년과 관련된 근력 훈련 프로그램에서 중요한 안전 요소이다.

1. Committee on Sports Medicine and Fitness, American Academy of Pediatrics. Strength training by children and adolescents. *Pediatrics.* 2008;121:835-840에서 허가를 받아 재인쇄함.

심혈관 능력과 운동반응

아동은 체격이 작기 때문에, 어른들보다 작은 심장과 적은 혈액량을 지니게 된다. 결과적으로, 아이들의 최대 심박출량, 일회박출량, 산소섭취량은 성인들의 것보다 적을 수밖에 없다.[127,186] 그러나 아이들의 체표면적(BSA)이 작기 때문에 최대 일회박출량과 심박출량이 어린이와 어른 간의 차이를 만든다고는 더 이상 말할 수 없다.[187] 즉, 최대산소섭취량을 체중당(즉, $mL \cdot kg^{-1} \cdot min^{-1}$)으로 표시하는 경우, 성인, 청소년, 아동들 사이에 두드러진 차이는 없다.

안정 시 뿐만 아니라 모든 강도의 유산소성 운동 시에 심박수는 아동들이 성인들보다 더 높게 나타났다.[186] 앞서 말했듯, 더 높은 심박수는 적은 일회박출량을 보충하는 것이다. 또한 활동하는 근육에 공급되는 혈액으로부터 더 효율적으로 산소를 추출하여 이용하기 위하여, 아동들은 더 철저하게 활동 근육에 혈액을 보낸다. 안정 시와 어떤 주어진 운동 강도에서 혈압은 아동들이 성인들보다 낮은 것으로 나타났다.[90,185] 그러나 아동이 성장하고 체격이 커지면서, 안정 시와 유산소성 운동 중에 심박수는 감소하며, 혈압은 상승하는 것이 명확히 나타났다.

고강도의 지구력 훈련에 참가할 때, 아동들에서 관찰된 최대산소섭취량($mL \cdot kg^{-1} \cdot min^{-1}$)의 증가량은 약 10%이었다. 그러나 성인들은 일반적으로 20~25% 정도까지 최대 유산소성 파워가 향상되었다. 이러한 트레이닝에 따른 성과 차이는 주로 아동들의 특성인 작은 심장 크기와 혈액량의 부족에 기인하는 것이다. 지구성 능력 측면에서 달리기 할 때, 어떤 주어진 속도에서도 아동들이 소비한 산소량(즉, $mL \cdot kg^{-1} \cdot min^{-1}$)은 성인들 것보다 상당히 높았다. 이러한 청소년들에서 나타난 "런닝의 경제성" 부족은 그들의 다리와 보폭 길이가 성인보다 짧다는 사실로 잘 설명될 수 있다. 따라서 성인과 동일한 주행 속도를 유지하기 위해서 훨씬 더 많은 스텝을 밟아야 하고, 더 빈번한 근육 수축에 따라 산소 소비를 더 많이 해야 하는 것이다.

무산소성 능력과 운동 반응

선행연구에 의하면, 성인들과 비교했을 때, 무산소성 운동을 수행할 수 있는 아동들의 잠재력은 제한적이라는 것이 입증되었다. 심지어 이것은 무산소성 파워를 상대적인 체중값으로 나타내는 경우에도 마찬가지이다. 30초 최대 저항성 스프린트 사이클(즉, 윈게이트 테스트)과 마가리아 스텝 테스트 둘 다에서 어린이들의 무산소성 파워는 성인들보다 모두 낮았다.[14,71] 더구나, 아동들은 최대하 및 최대 강도의 지구성 운동 중에 혈중 및 근 내의 젖산 농도가 성인들의 값보다 더 낮았다. 이것은 다시 말하면, 어린이들의 무산소성 대사활동이 성인들보다 적다는 것을 의미하는 것이다. 이러한 차이점들은 어린이들의 근육조직에서 감소된 해당 효소 활성에 따라서 그들의 근육에서 확인되는 글리코겐 함유량의 감소와 관련하여 확인될 수 있다.

체온 조절

아동들의 땀선은 체온 상승에 대하여 반응이 미약하고, 땀 분비도 적기 때문에, 어린들의 땀 분비 메커니즘은 성인들만큼 효율적이지 못하다. 따라서 아동들은 운동이나 신체 활동 중에 **고열(hyperthermia)**이나 **열병(heat illness)**에 취약하다는 우려를 많이 하게 된다. 그렇지만 아동들은 체격이 더 작기 때문에, 체중대비 체표면적의 비율은 성인들보다 더 크다. 이것은 냉각을 촉진시키고, 주변 환경으로 땀을 증발시키므로 열을 방출하는 능력이 더 유리한 것이다. 운동 시 어린이들은 어른들보다 피부에 더 많은 혈류량을 지니고 있는데, 그것이 어린이들의 운동하는 근조직으로부터 외부대기에로 열 손실을 크게 만든다.[164]

주변 환경으로의 열 손실량은 환경과 체온 간의 온도경사에 따라 직접적으로 연관된다. 따라서 고온 다습한 좋지 않은 주변 환경에서 운동할 때, 특별히 대기 온도가 체온을 초과하는 경우 실제로 고열의 위험성을 증가시킬 수 있다. 주변 환경으로 열을 발산시키는 것이 아니라 오히려 얻게 된다면 위험은 더 증가할 것이다. 어린이들은 모든 연령대의 사람들과 같이 고온 환경에서 운동을 하는 경우에 야기되는 위험성을 인식해야 하며, 충분한 수분섭취를 보장하고 운동 강도와 지속 시간을 줄이는 등 적절한 예방 조치가 이루어져야 한다.

비만

미국을 포함한 서구 사회에서 관측되는 **비만(obesity)**의 유행은 성인뿐만 아니라 아동들에게서도 뚜렷이 나타난다. 실제로, 미국 질병통제 및 예방센터(CDC)에서 수집한 데이터에 따르면 2012년에 비만으로 여겨지는 미국 아동과 청소년의 비율은 17%까지 증가했다고 보고하였다. 이러한 현상은 점점 더 증가하고 있다(그림 18-4). 그러나 어린아이들, 즉 2~5세 사이에서 해당 연령대의 비만율이 2003년부터 2004년까지 14%에서 2011년부터 2012년까지 8.4%로 감소했다는 고무적인 소식이 있다. 2018년에는 10세에서 17세 사이의 어린이 중 약 480만 명(15%)이 비만이었으며, 이는 2012년보다 낮았지만 2016년부터 2018년까지 이 비만율은 안정적이었다.

소아 비만의 증가는 주요 건강 문제인데, 특히 소아 당뇨 또는 성인 발병의 제2형 당뇨의 발생률과 비슷하게 비만 상승이 나타나기 때문이다. 비만과 관련된 또 다른 질환들은 고혈압, 호흡기 질환, 심장 질환, 심지어 우울증이 포함된다. 미국질병통제 및 예방센터(CDC)에 따르면, 어린이들의 급격한 비만증가 현상은 주로 앉아서 하는 여가활동의 증가와 체계적 또는 비체계적인 모든 신체 활동의 감소에 기인한다. 최근 미국 소아과 협회는 정책적으로 아이들이 정기적으로 학교에서의 신체 활동과 방과 후 프로그램, 그리고 지역 사회의 다양한 신체 활동 프로그램에 참여와 함께 아이들과 부모들이 건강한 식이 형태를 결정하도록 더 많은 기회를 제공하도록 하여야 한다고 강력히 촉구하였다.[94]

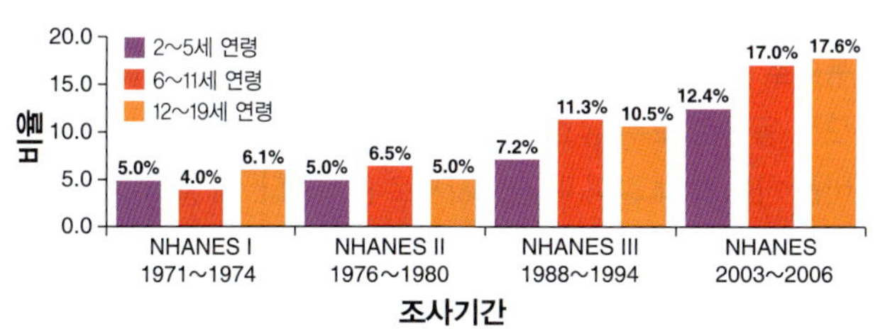

그림 18-4 1971년부터 2006년까지 미국청소년들의 과체중 발생률. 미국건강영양상태조사(NHANES)는 미국건강통계센터에서 수행하며, 미국 성인과 어린이들의 건강 여양상태를 평가하고, 시간경과에 따라 그 변화를 추적하는 것이 목적이다. (From Centers for Disease Control and Protection. *Trends in Childhood Obesity*. Atlanta, GA: Centers for Disease Control and Protection. Available at http://www.cdc.gov/nchs/nhanes.htm.)

마지막으로, 성숙 과정에서 발달 및 운동적 측면이 발달함에 따라서 모든 연령대의 어린이들을 마치 어린 성인으로서 취급하지 않는 것이 중요하다(글상자 18-5).

속성 검토

- 적절한 칼로리 섭취가 유지되는 한, 스포츠와 운동 트레이닝에 참여하는 것은 남녀 청소년의 신체적인 성장과 성숙에 부정적인 영향을 미치지 않는다.
- 정확한 기술을 강조하며 적절히 설계된 저항성 트레이닝 프로그램은 청소년에서 큰 부상의 위험 없이 약간의 근육 비대와 함께 근력 향상이 일어난다.
- 상대적 값(즉, $mL \cdot kg^{-1} \cdot min^{-1}$)으로 비교하는 경우, 아동의 최대 유산소능력, 또는 $\dot{V}o_{2max}$는 성인에 비하여 유의한 차이는 없다.
- 동일한 운동강도의 지구력 운동을 하는 동안, 아동의 심박수는 성인보다 높지만, 운동하는 근육으로 전달되는 혈액에서 산소를 추출하는 능력은 더 효율적이다.
- 동일한 운동강도와 지속 시간의 지구력 트레이닝 프로그램에 참여하는 경우에도, $\dot{V}o_{2max}$의 향상 정도는 주로 심장의 크기와 혈액량의 차이 때문에, 성인에 비해 아동이 낮다.
- 아동의 무산소성 운동능력은 성인의 경우보다 작다. 이는 아동의 근육에 글리코겐의 낮은 함량과 당원분해 효소의 차이에 기인된다.

고령자와 운동

노인은 65세 이상의 개인들과 그리고 50~64세의 개인들로, 임상적으로 중요한 질환을 가졌거나 체력, 신체 활동 또는 움직임에 제한을 가진 사람들을 의미한다. 인구 통계학적 자료에 따르면 분명히 미국을 포함한 전 세계 국가들에서 인구의 고령화가 나타나고 있다(그림 18-5). 미국인구조사국에 따르면, 대략 2050년경, 미국의 노인 인구(예를 들어, 적어도 65세 이상)는 약 9,00만 명이 될 것으로 추정되었다. 이에 비하여, 2000년에는 4,000만 명 미만이 노인 인구로 보고되었다. 증가하는 노년층 인구들에 대한 건강을 증진시

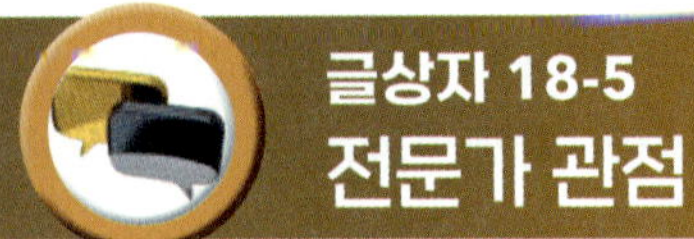

글상자 18-5 전문가 관점

아이들은 작은 성인이 아니다

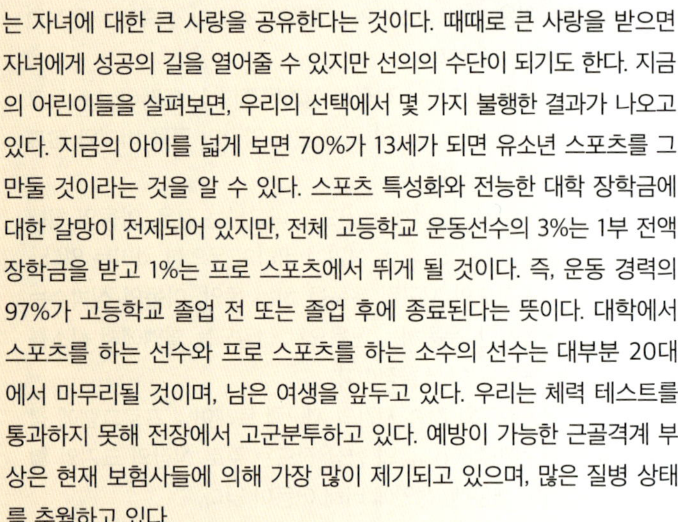

Jon Torine, BS
설립자 겸 코치
린 인 코칭
전 미국미식축구리그(NFL) 근력 및 컨디셔닝 코치

부모, 코치, 교사, 어느 수준에서든 자녀와 함께 일하든 한 가지 확실하다. 우리 모두는 자녀에 대한 큰 사랑을 공유한다는 것이다. 때때로 큰 사랑을 받으면 자녀에게 성공의 길을 열어줄 수 있지만 선의의 수단이 되기도 한다. 지금의 어린이들을 살펴보면, 우리의 선택에서 몇 가지 불행한 결과가 나오고 있다. 지금의 아이를 넓게 보면 70%가 13세가 되면 유소년 스포츠를 그만둘 것이라는 것을 알 수 있다. 스포츠 특성화와 전능한 대학 장학금에 대한 갈망이 전제되어 있지만, 전체 고등학교 운동선수의 3%는 1부 전액 장학금을 받고 1%는 프로 스포츠에서 뛰게 될 것이다. 즉, 운동 경력의 97%가 고등학교 졸업 전 또는 졸업 후에 종료된다는 뜻이다. 대학에서 스포츠를 하는 선수와 프로 스포츠를 하는 소수의 선수는 대부분 20대에서 마무리될 것이며, 남은 여생을 앞두고 있다. 우리는 체력 테스트를 통과하지 못해 전장에서 고군분투하고 있다. 예방이 가능한 근골격계 부상은 현재 보험사들에 의해 가장 많이 제기되고 있으며, 많은 질병 상태를 추월하고 있다.

오늘날의 세계에는 최첨단 의사, 놀라운 재활 전문가, 근력 및 컨디셔닝 코치, 웰빙 및 라이프스타일 코치 등이 최전선에 있지만, 아이들이 더 많은 교육 세션에 참석하는 동안 부상률이 급증하고 있다. 코치로서 이것이 얼마나 골칫거리가 되었는지 명확히 설명할 수 없다. 무슨 일이 있었나? 어떻게 해야 할까?

가장 충격적인 요인 중 하나는 근본적인 운동 인식과 신체적 소양을 중심으로 한 학교 기반 체육 교육 커리큘럼의 감소라고 생각한다. 오늘날 우리의 많은 체육 교육 프로그램은 스포츠를 기반으로 하며, 어린이가 움직임의 느낌과 모습을 파악할 수 있도록 허용하지 않는다. 스포츠는 기본적인 동작 기술을 가르치지 않는다. 유리 베르코샨스키 박사는 “스포츠 경쟁의 본질은 신체의 움직임에 있다. 스포츠는 운동을 통해 필요한 해결책을 도출하는 문제 해결 활동이 된다.”라고 말했다. 어쩌면 어린 지미와 어린 수지가 차세대 유명 스포츠 선수가 되어 훈련을 받기 위해 순서가 어긋난 것일 수도 있다. 즉, 특정 스포츠 기술의 역량보다 기본 동작의 역량을 먼저 확보해야 한다. 무술, 요가, 체조 등 오랜 세월을 견뎌온 활동은 다른 사람이나 사물을 조작하기 전에 먼저 자신의 신체적, 정신적 능력을 달성해야 하는 활동이다.

체육 교육은 안타깝게도 실수로 의자에 앉아 표준화된 테스트를 연습하는 데 시간을 낭비하고 있다. 더 나쁜 것은 움직임과 신체 활동이 뇌를 활성화하고 교실에서 학업, 행동, 주의력, 집중력을 향상시킨다는 것을 알고 있지만, 이러한 지식을 적용하지 않고 있다는 것이다.

기본적인 이해, 간단한 프레임워크, 약간의 창의력으로 움직임과 신체적 지식의 세계는 활짝 열려 있다. 수업 중, 체육 수업 중 또는 모든 스포츠 연습에서 워밍업 또는 기술 정착지 일부로 수행할 수 있다.

인식해야 할 중요한 개념은 자기 결정 이론이다. 이것은 보편적이고 선천적인 세 가지 심리적 요구, 즉 역량, 자율성, 관련성을 다루는 동기 및 성격 이론이다. 역량은 과제에 대한 숙달을 얻는 경험에 적합하다. 자율성은 아이들이 독립적이고 통제할 수 있는 것을 통제할 수 있도록 선택의 공간을 허용한다. 관련성은 타인과의 연결의 필요성을 말해준다. 리더로서 선택, 학습, 연결을 움직임에 가져올 수 있다면 성장, 학습, 재미의 조화로운 세션을 갖게 될 것이다.

기본적인 움직임과 신체적 지식은 단순히 즉각적인 구현과 적용을 위해 세분화될 수 있다. 기본 동작을 자세와 패턴으로 생각해보라. 자세는 뇌와 신체의 정적인 도전으로 볼 수 있지만, 패턴은 단순히 조정과 통제를 통해 자세를 움직이는 것이다. 예를 들어, 효율적이고 효과적인 반 무릎 자세를 취하려면 귀, 어깨, 엉덩이, 무릎이 중립 골반과 정렬되어 있어야 한다. 왼쪽과 오른쪽이 모두 동일하게 실행되어야 한다. 여기서부터의 패턴은 런지나 스플릿 스쿼트에서처럼 단순히 위아래로 움직이는 것이다.

자세와 패턴에 대한 간단하고 효과적인 진행은 이미 우리는 알고 있다. 건강한 아기가 태어날 때부터 걸을 때까지 성장하고 발달하는 방식을 살펴보라. 이러한 자세와 패턴을 따르면 우리는 이미 평생에 필요한 움직임을 만들어냈지만 꽤 오랫동안 먼지를 털어내지 못했을지도 모른다. 아기는 등으로 시작하여 앞으로 굴러간다. 뒷면, 측면 또는 전면에서 수행되는 모든 동작은 모두 유효하다. 다음 동작에서는 척추가 네 발로 기어갈 준비를 하는 것과 같이 매달린 자세로 움직인다. 네 발로 하는 모든 자세나 패턴은 다음 단계로 적합하다. 그 후 척추는 앉거나 무릎을 꿇은 모든 자세로 수직으로 고정된다. 스쿼트는 정적 자세와 동적 자세 모두에서 더 기능적인 자세로 이동한다. 다음으로 다리는 분할 자세로, 마지막으로 한쪽 다리의 균형에 도전하는 단일 다리 자세로 자세를 취할 수 있다. 일단 발달 중인 아기는 이를 달성한 후에는 출발과 함께 뛰기 시작하고 속도를 늦추기 어렵다.

아기가 출발하고 달릴 때 어떤 일이 일어날까? 이것이 바로 신체적 이해력이다. 이것이 바로 학습이다. 아이들은 달리기, 오르기, 뛰어내리기, 물건 운반하기, 물건 던지기와 잡기를 좋아하고 통나무 위를 걷는 것과 같은 균형과 통제에 끊임없이 도전한다. 신체적 이해력 기술과 연습에 대한 몇 가지 리소스가 있지만, 이 아이디어를 구별할 수 있고 유용한 두 가지로 세분화해 보면: 운동과 조작. 운동은 스스로 움직이는 것이다. 이는 기거나, 걷거나, 건너뛰거나, 깡충깡충 뛰고, 질주하는 모습에서 볼 수 있다. 조작은 물체, 도구 또는 다른 사람을 움직이는 것이다. 공차기, 공 던지기, 줄넘기, 훌라후프, 체조, 암벽 등반, 인디언 클럽 사용, 장애물 코스 등의 활동이 될 수 있다.

이제 자세, 패턴, 운동, 조작에 대한 개념이 생겼으니 체육이나 스포츠 등 일상생활에 이를 구현을 시작할 수 있다. 이렇게 하면 건강 관리 위기, 아동 비만, 스포츠 중도 탈락률, 예방 가능한 근골격계 부상, 학교에서의 학업, 주의력 및 행동 개선에 대한 해결책과 전환점의 일부가 될 것이다. 이 모든 것은 어린이들이 움직임과 신체적 이해를 갖춘 뇌와 신체적 움직임만으로도 달성될 수 있다.

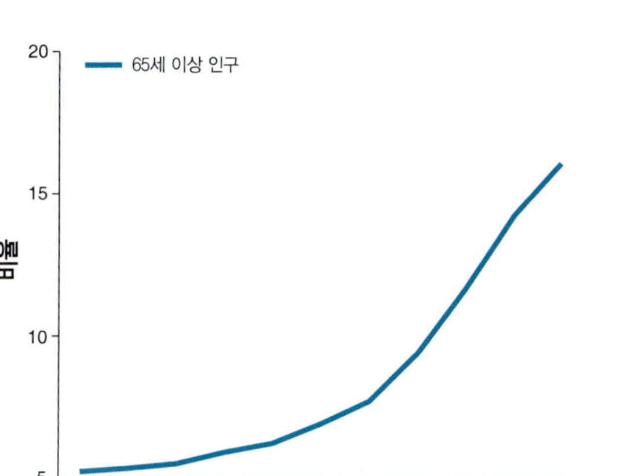

그림 18-5 전 세계 인구에서 65세 이상 고령자의 수가 계속 증가하고 있다. (출처: The Centers for Disease Control and Protection. *Young Children and Older People as Percentage of Global Population.* Atlanta, GA: Centers for Disease Control and Protection. Available at http://www.nia.nih.gov/NR/rdonlyres/9E91407ECFE8-4903-9875 D5AA75BD1D50/0/WPAM_finalpdftorose3_9.pdf.)

키고, 의료 비용을 절감하기 위하여 미국스포츠의학회(ACSM)와 미국질병통제 및 예방센터(CDC), 미국 외과의사협회를 포함한 주요 건강관련 기관들은 고령자들이 규칙적으로 신체 활동과 운동에 참여할 것을 권장하고 있다. 시니어들의 숫자가 증가함에 따라, 시니어 운동선수들의 출전 기회도 증가하고 있다(글상자 18-6).

노화의 생리학적 영향

노화 과정은 온몸의 생리적 기능에 영향을 미친다. 여기서 우리는 심혈관계, 골격 근육 및 골격계에 미치는 영향을 다룰 것이다.

심혈관 계통

비신체 활동적인 사람들로부터 노화에 따른 영향을 분리시키기 어려울 수 있지만, 고령자들에 대한 일부의 변화들이 일관되게 관측되고 있다. 예를 들어, 심폐지구력은 통상적으로 최대산소섭취량($\dot{V}O_{2max}$; $mL \cdot kg^{-1} \cdot min^{-1}$)으로 표시되는데, 대략 25세 경에 최고값에 이르고 난 후에 노화에 따라 10년당 8%에서 10%씩 감소를 나타낸다. 노화를 동반한 근육조직의 손실과 늘어난 체지방량은 $\dot{V}O_{2max}$의 감소의 요인이지만, 심지어 최대 유산소성 파워를 제지방량에 따라 상대적 값으로 비교해도 젊은 사람들보다 고령자들에게서 더 낮게 나타났다.[142] $\dot{V}O_{2max}$ 감소의 주요인은 최대 심박출량의 감소 요인과 비슷하다.[84,129] 20대에서부터 시작되는 피할 수 없이 점진적으로 발생하는 최대 심박출량의 주된 감소 요인은 일회박출량의 감소 때문으로 인식되었다.[129] 고령자들에게서 확인된 최대 일회박출량의 감소는 좌심실의 수축력 감소와 관련이 있으며, 그에 따라 박출되어 나가는 혈액의 양도 적어지는 것에 기인한다. 동맥혈관 벽의 강직도는 고령자들에게서 더 높았는데, 이것은 고령자들의 최대 강도 또는 중강도의 운동 중에 나타나는 높은 평균 동맥압 발생을 유도하게 된다. 이것은 확장기 및 수축기 혈압의 상승을 초래한다.[112] 실제로 미국에서는 65세 이상 인구의 71%가 고혈압 환자이다.[117] 운동 중에 혈압의 증가에 따라서 활동근육으로 보내는 혈류의 재분배 능력이 감소하기 때문에 고령자들의 경우 수축하는 근육으로 전달되는 혈액의 양이 줄어들게 된다.[143]

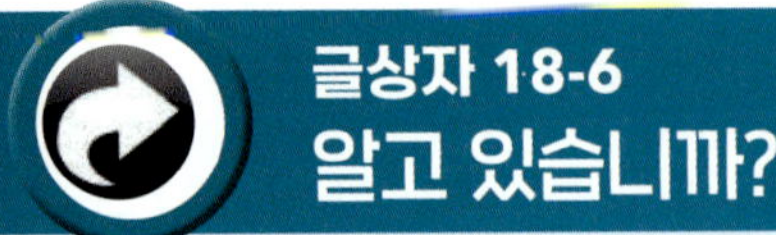

글상자 18-6 알고 있습니까?

전국 시니어 게임

1987년 제1회 전국 시니어 게임은 2,500명의 선수만 참가하여 열렸다. 2019년에는 약 14,000명의 선수들이 경쟁하였다. 이러한 대회에 참가를 위해서는 50세 이상이어야 했고, 선수들은 연령대별로 경쟁하며, 연령대별 기록은 100세 이상의 연령대가 끝이다. 모든 팀 스포츠는 남녀를 구분하고, 연령별로 50세 이상, 60세 이상, 65세 이상, 70세 이상, 그리고 75세 이상으로 구성되었다. 또한 농구에서는 80세 이상 및 85세 이상의 연령대별 시합으로 구성된다. 선수와 팀은 전국 시니어 게임에 출전할 자격을 얻어야 하며, 자격 기준이 최소한인 종목이 많다.

연령에 따른 심혈관 기능의 불리한 점과 함께, 최대로 산소를 소비하는 신체의 능력과 관련된 기타의 메커니즘들은 노화로 인하여 저해된다. 즉, 근육으로 전달된 혈액으로부터 산소를 추출 이용할 수 있는 근육조직의 수용력은 감소되는데, 이것이 고령자들의 동정맥 산소차(a-vO_2)가 줄어들게 하는 요인이 된다. 또한 고령자들에서 골격근에서 나타나는 모세혈관과 미토콘드리아의 낮은 밀도가 동정맥 산소차를 감소시키는 데 기여한다. 폐와 갈비뼈 골격 구조는 나이가 들면서 탄력이 떨어지고, 이는 유산소 용량 감소에도 기여한다. 이러한 모든 요인은 신진대사에서 산소를 전달하고 활용하는 능력을 감소시킨다.

골격근

고령자들에게서 드러난 심혈관 용량의 감소와 마찬가지로, 골격근 근력 또한 매 10년마다 대략 10%의 비율로 감소된다. 그러나 골격근 감소는 $\dot{V}o_{2max}$의 감소보다 이른 중장년기(50세)에 시작된다. 노화와 함께 나타나는 골격근의 손실은 60대 이후 가속화되며, 대략 10년당 약 15%에 이를 정도의 감소를 보인다. 실제로, 동일인을 종적 연구한 최근의 자료에 따르면, 60세 이후 골격근은 매년 3%에서 5%로 빠르게 감소한다고 시사되었다.[9,53] 나이에 따른 근 파워나 순발력의 감소는 약 40세에 시작하는데 일반적으로 근력보다 더 빠르게 감소한다. 이것이 더 관심사항이다. 왜냐하면 고령자들의 낙상 위험과 상해 발생이 근력보다는 근 파워의 감소와 더 관련이 높기 때문이다.[166] 낙상을 경험하는 사람들은 특히나 발생률과 사망률이 더 크고 이후 낙상 가능성이 훨씬 높기 때문에 낙상을 경험하는 것이 특히 우려된다.[61]

근력 감소증(dynapenia), 연령과 관련된 근력과 근 파워의 감소는 주로 근육량 손실과 근육에서 주로 지근섬유(slow type)가 차지하는 부분이 많아지는 것 때문으로 설명된다. **근감소증(sarcopenia)**이라는 용어는 노화를 동반하는 근육조직의 감퇴를 의미한다. 이러한 근육조직의 손실은 전체 근육과 그 구성 근섬유에서 확인 가능하다. 근육량 감소의 비율은 노화로 인한 근력 감소가 반영된 것이다. 근력처럼, 근육조직은 정점인 20대 중반에서 50대까지 잘 유지된다. 이 시기 동안, 근육의 위축(atrophy)은 총 10% 정도이다. 그러나 50세가 넘어가면, 근육의 위축은 10년마다 10%의 비율로 나타난다.[101] 근육량 손실은 근육의 근섬유 수의 감소뿐만 아니라 가장 영향을 많이 받는 속근섬유(fast twitch; type II) 각각의 근 섬유의 위축에 기인한다. 실제로, 근감소증은 주로 근섬유 감소를 의미한다.[101]

근섬유 혹은 세포의 사멸 또는 **세포자살(apoptosis)**은 중추신경계 내에서 시작되는 노화와 관련된 신경제거 과정에 의해서 활성화된다는 확실한 증거가 제시되었다. 운동신경이 괴사되거나 그들이 지배하는 근섬유들로부터 신경제거(denervation; 절단)가 되면, 이때 버려진 근섬유들은 반드시 주변에 있는 건강한 운동신경들에 의하여 재지배를 받지 못한다면, 결국 그 근섬유는 위축되고 죽게 될 것이다. 이 과정은 근육당 더 적은 숫자의 운동 단위를 지니게 한다. 그러나 고령자들의 그 외의 근육에 남아 있는 것은 운동단위들이 더

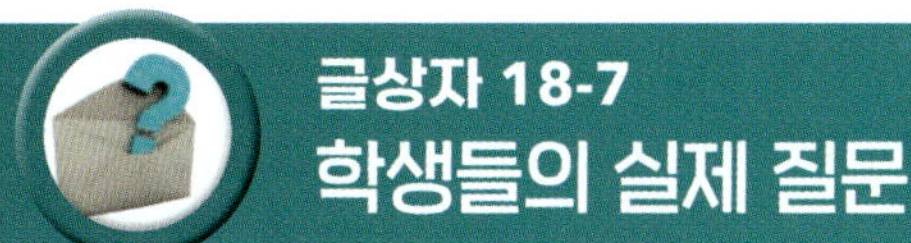

글상자 18-7
학생들의 실제 질문

고령자들에게 운동을 권장할 만큼 안전한가? 만일 그렇다면, 그것은 효과적일 것인가?

정형외과적 그리고 심혈관계적으로 문제가 있지 않다면, 고령자들에게 운동을 권장하는 것은 안전할 뿐만 아니라, 효과적이다. 실제로, 주요 건강과 노인성 기관 단체들에서는 고령자들이 적절하게 설계된 신체 건강 프로그램에 참여할 것을 권장하고 있다. 다수의 연구에서 고령자들은 동일한 운동강도, 빈도 그리고 지속기간의 지구력 트레이닝에 참여할 때, 상대적으로 젊은 사람들과 비슷한 정도로 심폐지구력이 향상됨을 입증하였다. 또한 현재는 고령자들이 규칙적인 저항성 운동에 참가해야 하며, 할 수 있다고 인식하고 있다. 심폐지구력 운동과 비슷하게, 고령자들이 적절한 운동강도, 빈도, 지속기간의 저항성 트레이닝을 수행할 때, 그들은 젊은 성인들에게서 나타나는 것과 크게 다르지 않은 근력과 근체력을 얻게 될 것으로 인식되었다. 고령자들을 위한 적절한 운동 프로그램은 심폐지구력 프로그램을 병행해야 한다. 그래야만 심혈관 질환이나 뇌졸중의 위험성을 줄일 수 있다. 저항성 운동은 제2형 당뇨병의 위험을 감소시키고, 뼈의 건강과 체성분을 개선시켜 준다.

크다(즉, 운동신경당 더 많은 근섬유를 지니고 있음).[96] 이러한 신경제거 과정은 타입 I 섬유나 타입 II 섬유 모두에서 똑같이 발생하게 되므로 섬유 타입의 구성비(각 섬유 타입에 비율)가 노화에 의해 바뀌지 않도록 만든다. 그러나 타입 II 섬유의 선택적 위축현상이 노화된 근육에서 발견되는데, 결국에는 전체의 근육에서 타입 I 섬유가 대부분을 차지하게 된다.

골격계통

노화와 관련된 또 다른 중요한 건강 문제는 충분히 입증된 골밀도와 그에 따른 뼈 강도의 손실이다. 골밀도의 손실은 10년에 25~30%에 달하며, 이는 골격근 손실보다 훨씬 빠르다.[78] 이 노화와 관련된 골밀도 감소는 비록 남성에게서는 덜 분명하지만 여성에서는 가장 확연하다. 뼈 손실은 여성 3명 중 1명, 남성 6명 중 1명의 골절을 유발한다. 사실, 뼈의 취약성을 초래하는 골밀도 손실과 구조적 악화를 특징으로 하는 퇴행성 질환인 골다공증은 50세 이상 미국 시민들의 10% 정도가 고통받고 있다. 골다공증으로 인한 골절과 관련된 미국의 의료 비용은 연간 200억 달러로 상당히 큰 금액으로 추정된다.[59] 노화와 관련된 골밀도의 감소는 노화 도중 발견되는 근육량과 근력의 손실에 따른 것으로 나타났다. 이 관계는 노인학자와 운동 생리학자들이 "강한 뼈는 강한 근육과 같다"라고 말하는 것으로 대변된다. 따라서 그들은 근육뿐만 아니라 근육이 붙어 있는 뼈를 효과적으로 강화하기 위한 체중 부하(weight-bearing) 운동뿐만 아니라 저항성 운동을 권장하고 있다.

운동 트레이닝에 대한 적응

다행히, 고령자들은 유산소성 운동과 저항성 트레이닝을 통해 이전에 언급된 노화성 손실들에 대하여 상당히 대응할 수 있다. 유산소 운동과 저항성 운동은 노인에게 안전한 활동이라는 점에 주목하는 것이 중요하다(글상자 18-7). 이 부분에서 우리는 고령자들이 운동에 의한 심혈관계, 근육, 골격의 적응성을 생각해 보고자 한다.

심혈관계

젊은 성인들과 같은 운동강도, 빈도, 지속 시간의 지구력 트레이닝 프로그램을 수행할 때, 고령자들은 젊은 사람들에게서 나타나는 20%에서 25%의 최대산소섭취량의 증가(운동 전 베이스 라인으로부터 비중 증가)와 크게 다르지 않은 운동 결과를 나타낸다.[91,160] 그 향상은 남녀 모두에서 발생하지만, 고령자들의 운동효과는 각기 다른 측면에서 기인되어 나타나는 것으로 인식된다. 즉, 고령 남성의 경우, 트레이닝에 의한 $\dot{V}O_{2max}$의 증가는 주로 유의하게 더 많은 심박출량의 적응에 따른 것이다. 그러나 고령 여성의 경우, 활동하는 골격근의 산소 추출능력의 향상에 따른 말초적인 적응 변화가 최대산소섭취량의 요인으로 설명된다.[170] 모든 남성과 여성의 경우, 지구력 훈련은 안정 시와 최대하 운동 시에 심박수와 평균 혈압의 감소효과가 나타났다.[30,65] 그리고 젊은 사람들처럼, 몇 개월 지속된 지구력 트레이닝 프로그램으로 체지방이 3 kg 감소되거나, 체중의 약 4% 정도 감소되었다.

골격근

메타 분석에 따르면 신체 활동이 근감소증 발병에 대한 보호 효과가 있어 노년기 근감소증 발병 가능성을 줄인다고 한다.[174] 대부분의 연구에 따르면 젊은 성인에게 적용되는 것과 동일한 강도, 빈도, 지속 시간을 특징으로 하는 저항성 훈련 프로그램을 이수하는 노인은 근력, 힘, 근육 비대가 크게 증가하는 것으로 나타난다.[52] 몇 가지 예외적인 연구들에도 불구하고, 사용 가능한 대부분의 연구자료들에 따르면, 동일한 저항성 트레이닝 자극을 부여했을 때, 고령자들은 젊은이에게서 나타나는 것과 같은 인상적인 근력 증가를 경험한다고 시사하였다.[52,66,67,120,193] 사용된 검사 방법을 바탕으로, 적용된 근수축 유형(예를 들어, 등장성, 등척성, 등속성), 적용된 근육들, 저항성 트레이닝 프로그램의 기간에 따라서 향상도는 폭 넓게 9%에서 178%로 보고되었다.[52]

근력에 관한 연구들처럼, 노년층의 근육 비대에 대한 저항훈련의 효과에 대한 조사에 따르면, 일반적으로 긍정적인 결과를 보이지만,[52] 젊은 성인에 비해 비대의 양은 측정 방법에 따라 다르다고 보고하고 있다. 전체 근육의 부피 증가로 근비대를 평가할 때, 비슷하게 훈련된 젊은이와 고령자 모두 유사한 비대의 정도를 나타내었다.[22,81] 반대로, 전체 근육 또는 그 구성 섬유의 크기와 단면적의 변화 요인이 근 비대를 측정하는 단위로 적용했을 때, 결과에 따르면 비록 고령자들이 유의한 비대가 나타났음에도 불구하고, 젊은이들에게서 나타난 것보다 다소 부족한 듯하다.[66,93,193] 지구력 훈련과 유사하게 저항성 운동은 다른 메커니즘 임에도 불구하고, 고령자들의 신체 구성 또한 크게 개선시키는 것으로 나타났다. 지구력 훈련은 **제지방(LBM)**에 대한 약간의 변화와 함께 지방량을 감소시켰으나, 반면에 저항성 트레이닝은 제지방량은 증가시키고, 지방량은 명확하게 감소하였다(글상자 18-8).

글상자 18-8 전문가 관점

저항성 운동: 노화로부터 근력, 기능, 독립성을 유지하는 비밀

Maren S. Fragala, PhD, CSCS*D
과학업무담당 이사
퀘스트 다이아그노스틱스
뉴저지주 세코커스

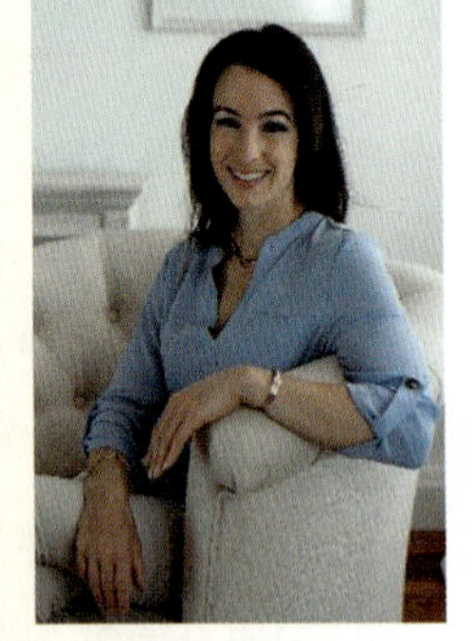

노화는 골격근 질량, 근력 및 기능의 감소로 이어지는 다양한 생물학적 변화와 관련이 있다. 이러한 연령 관련 손실은 의료계에서 근감소증이라는 이름을 붙일 정도로 심각하다. 근감소증은 65세 이상 성인의 약 4분의 1에서 발생하며, 연령이 증가함에 따라 유병률이 증가한다. 근감소증은 의자에서 일어나거나 계단을 오르거나 목욕하거나 옷을 입는 등 일상적인 활동을 독립적으로 수행할 수 없을 뿐만 아니라 생리적 취약성 또는 쇠약과도 관련이 있다. 쇠약은 갑작스러운 체중 감소, 신체적 피로, 근력 약화, 느린 보행 속도, 낮은 신체 활동으로 인해 노인이 낙상, 질병, 입원과 같은 치명적인 사건에 취약해지는 특징을 가진다.

나이가 들면서 근력이 감소하는 비율은 근육 크기가 감소하는 비율보다 2~5배 더 크다. 따라서 근력은 "노화의 생체지표"로 지칭되어 왔다. 전반적 임상 관련 근력 약화(악력 남성 26 kg 미만, 여성 16 kg 미만)는 연령 관련 장애 및 조기 사망의 생체지표로 확립되어 왔다. 질병이 없더라도, 근감소증과 쇠약은 신체 장애, 거동 장애, 낙상, 그리고 독립성 및 삶의 질의 저하와 관련이 있다.

다행히, 근육량의 감소와 허약함의 진행은 지연될 수 있으며, 장애의 발전도 적절한 중재로 지연될 수 있다. 성공적인 중재 전략은 저항성 운동을 포함한다. 근감소증과 쇠약에 대한 가장 성공적인 중재 전략 중 하나는 저항 운동이다. 몇몇의 연구에서 고령자를 위한 저항성 운동프로그램들의 장점은 근력과 근육량을 증가시킬 뿐만 아니라 기능성 능력과 삶의 질 요소를 개선하며, 노쇠의 위험을 줄인다는 것이 입증되었다. 또한 저항성 운동은 전체 지방과 내장지방을 감소시키고, 골밀도를 유지시키며, 근육의 질을 증가시키면서, 통증과 인슐린 저항성을 낮추어 줌으로써 비만, 골다공증, 골관절염 및 당뇨병과 같은 만성 질환의 관리에 유익한 것으로 시사되었다.

치매, 심혈관 질환, 골다공증, 균형 문제, 약물 치료의 부작용과 같은 여러 가지의 건강 문제들을 지닌 노인들을 위한 저항성 트레이닝을 하는 데 있어 특별한 고려사항들이 있다 할지라도, 고령자를 저항성 트레이닝시키는 것은 세계적인 선수를 트레이닝시키는 것과 같다. 두 훈련 모두 수준이 엄청나게 다른 운동수행능력을 극대화하려는 것이 목표이다(즉, 나르듯 계단 오르기와 40야드 스프린트를 1초에 주파하기). 그러므로 비슷한 원칙과 고려사항의 적용은 개인에게 초점이 맞춰진다. 훈련하는 운동선수처럼, 노인을 위한 운동 프로그램은 체력 수준, 경험, 상해, 건강 문제, 목표, 접근성, 동기 부여, 장애물 등을 면밀히 고려한 분석을 기반으로 맞춰져야 한다.

- 처방된 운동은 개인의 목표에 특이적이어야 한다. 만약 계단 오르기와 의자에서 일어나는 것이 도전이라면, 스텝 업(다양한 높이와 균형 도움의 수준)이나 변형 스쿼트(의자 위) 같은 근육 활동을 모방하며, 같은 근육과 관절을 포함시키는 운동이 중요하다.
- 운동은 모든 주요 근육들(상체, 하체, 몸통)을 운동시켜야 하고, 주된 근육 활동(밀기, 당기기, 올리기, 도달, 회전)이 포함되어야 한다.
- 어떤 운동에 대한 변형은 다양한 수준에 따라 수용할 수 있어야 한다. 예를 들어, 몇몇의 노인은 바닥에서 푸쉬 업을 수행하는 게 편안할 수 있는 반면, 또 다른 노인은 서 있거나 벽에 손을 대고 푸쉬 업을 하는 것을 선호할 수 있다.
- 운동의 범위는 통증을 느끼지 않는 동작 범위에 수행되어야 한다. 사용되는 부하 또는 저항은 적절한 형태와 기술을 확보하고 나서 불필요한 통증을 줄이기 위하여 신중하게 선택해야 한다.
- 운동진행은 개별적인 향상에 기반하여 점진적이어야 하며, 일부 과제는 자극을 주고 적응을 유도하기 위해 요구된다는 것을 고려한다.

젊은 성인들과 다르게, 고령자들은 운동을 하는 데 있어서 대부분의 주된 장애물이 건강 문제라고 조사되었다. 또한 어떤 개인이 어떠한 위험 요소를 가질 때(관상동맥 심장 질환, 당뇨병, 조절되지 않는 고혈압, 낮은 신체 기능 능력[4 MET 미만], 근골격계 제한 또는 이식형 심박동기와 같은 질환), 저항성 운동을 하기 전에 의사의 지시를 받을 필요가 있다. 따라서 의사의 도움은 안전을 보장하고 한계를 설정하며, 고령자가 "내 건강은 운동을 하기에 너무 형편없다"는 일반적인 개념을 완화시키기 위해 필요하다. 그러므로 더 많은 노인들이 저항성 운동의 혜택을 얻을 수 있을 것이다.

고령자들은 삶의 질, 복지, 독립성을 극대화하기 위하여 기본적인 질병의 문제들에 대한 저항성 운동의 기능적 혜택을 논의하기 위해 그들의 주치의 및 의료 서비스 제공자들과 주의 깊게 소통하여야 한다. 올바르게 적용된 저항 운동(신체 기능, 삶의 질, 웰빙, 그리고 독립성의 향상)의 이점은 기저 건강 질환의 위험보다 더 큰 경우가 많다(하지만 의사가 궁극적인 결정을 제시해야 한다). 따라서 저항성 운동은 노화되는 근육을 젊게 유지시키고 노인의 기능적이고 독립적인 노화 과정의 비밀이 될 수 있다. 적절한 격려와 함께, 고령자들은 미래에 향상된 삶의 질을 성취하기 위한 중요한 치료로써 안전하고, 편안하고, 개인적이고, 즐거운 저항성 운동에 규칙적으로 참여해야 한다.

참고문헌

1. Alley DE, Shardell MD, Peters KW, et al. Grip strength cutpoints for the identification of clinically relevant weakness. *J Gerontol A Biol Sci Med Sci.* 2014;69(5):559-566.
2. Correa-de-Araujo R, Harris-Love MO, Miljkovic I, et al. The need for standardized assessment of muscle quality in skeletal muscle function deficit and other aging-related muscle dysfunctions: a symposium report. *Front Physiol.* 2017;8:87.
3. Delmonico MJ, Harris TB, Visser M, et al. Longitudinal study of muscle strength, quality, and adipose tissue infiltration. *Am J Clin Nutr.* 2009;90(6):1579-1585.
4. Fragala MS, Dam TT, Barber V, et al. Strength and function response to clinical interventions of older women categorized by weakness and low lean mass using classifications from the Foundation for the National Institute of Health sarcopenia project. *J Gerontol A Biol Sci Med Sci.* 2015;70(2):202-209.
5. Fragala MS, Kenny AM, Kuchel GA. Muscle quality in aging: a multi-dimensional approach to muscle functioning with applications for treatment. *Sports Med.* 2015;45(5):641-658.
6. Fragala MS, Alley DE, Shardell MD, et al. Comparison of handgrip and leg extension strength in predicting slow gait speed in older adults. *J Am Geriatr Soc.* 2016;64(1):144-150.
7. Fragala MS, Cadore EL, Dorgo S, et al. Resistance training for older adults: position statement from the National Strength and Conditioning Association. *J Strength Cond Res.* 2019;33(8):2019-2052.
8. Fried LP, Tangen CM, Walston J, et al. Frailty in older adults: evidence for a phenotype. *J Gerontol A Biol Sci Med Sci.* 2001;56:M146-M156.
9. Frontera WR, Hughes VA, Lutz KJ, et al. A cross-sectional study of muscle strength and mass in 45- to 78-yr-old men and women. *J Appl Physiol.* 1991;71:644-650.
10. Larsson L, Grimby G, Karlsson J. Muscle strength and speed of movement in relation to age and muscle morphology. *J Appl Physiol.* 1979;46:451-456.
11. Lexell J. Human aging, muscle mass, and fiber type composition. *J Gerontol A Biol Sci Med Sci.* 1995;50:11-16.
12. Sayer AA, Kirkwood TB. Grip strength and mortality: a biomarker of ageing? *Lancet.* 2015;386(9990):226-227.
13. Webber SC, Porter MM, Menec VH. Mobility in older adults: a comprehensive framework. *Gerontologist.* 2010;50(4):443-450.

골격계

골다공증이 남성들보다 여성들에게서 발생할 가능성이 높기 때문에, 골밀도와 건강을 증진시키기 위한 운동 트레이닝의 가능성을 확인하려는 대부분의 연구들은 폐경 후 여성들을 대상으로 진행되어 왔다. 일반적으로, 이러한 연구들은 지구성 운동들이 골밀도를 유의하게 향상시킨다고 하지만, 이러한 개선은 체중 부하가 이루어지는 하체의 골격과 관절들에서만 관측되었다. 예를 들어, 메타 분석에 따르면 점진적 고강도 저항 훈련이 요추 골밀도에 긍정적인 영향을 미쳤지만 폐경 전 여성의 대퇴 경부 골밀도에는 영향을 미치지 않는 것으로 나타났다.[113] 비록 저항성 트레이닝이 유도하는 골밀도의 증가가 지구성 운동으로 나타나는 골밀도의 증가(즉, 1%에서 3%)보다 그렇게 인상적으로 높지는 않았지만, 의미가 있는 것은 골밀도의 개선이 척추를 포함한 몸 전체에 더 많은 골격에서 나타났다는 것이다.[42,113~115,177]

위에서 설명한 신체 활동에 대한 생리적 적응은 다른 유익한 결과를 초래한다는 점에 유의하는 것이 중요하다. 여기에는 활동성 개선, 신체 기능 향상, 일상 생활 수행 능력 향상, 독립 생활 보장, 부상 및 낙상과 같은 치명적인 사건에 대한 대응 등이 포함된다.[52]

운동처방

대부분의 문헌에서 입증되었듯이, 운동 전 낮은 체력수준이라 할지라도, 고령자들은 젊은 성인들에게 권장되는 것과 같은 운동처방 가이드라인을 따라야 한다.[4] 심혈관계 건강을 향상시킬 목적으로 구성된 지구력 훈련뿐만 아니라 저항성 훈련 또한 근골격계 건강을 향상시키는 것이 사실이다. 물론, 운동훈련이 제한되거나 심지어는 이전부터 운동을 하지 못하는 의학적 질환을 지닌 경우이라면 여기에서 제외된다. 또한 신체적으로 약하게 여겨지는 고령자들을 위한 운동처방 지침이 수정됨으로 인해서 운동강도나 총량은 조절될 수 있다. 더군다나, 장기간 운동프로그램의 진행은 고령자들에게 더 적절할 수 있다. 심혈관과 근골격 기능의 향상을 위한 지구성 운동과 저항성 운동으로 인한 결과에 따라서 고령자들은 일상활동들(가령 의자에서 일어나기, 계단 오르기, 식료품 봉투 들기)에 대하여 스트레스를 덜 받게 된다.

노년층을 위한 훈련 프로그램은 일반적으로 젊은 성인을 위한 운동 처방 지침을 따르지만 몇 가지 차이점이 있다. 유산소 운동과 웨이트 트레이닝 강도는 모두 0~10의 척도로 처방되는 경우가 많으며, 중등도 강도는 5~6, 중등도에서 격렬한 강도는 7~8이다.[4] 예를 들어, 미국 스포츠의학회(ACSM) 웨이트 트레이닝 가이드라인은 초보자를 위한 가벼운 강도(40~50% 1RM) 또는 10점 척도의 5~6단계와 중등도에서 격렬한 강도(60~80% 1RM)로 진행하는, 모든 주요 근육군이 포함된 8~10단계의 10점 척도의 7~8단계, 세트당 8~12회 반복하는 1~3세트의 방법을 제시하고 있다.[52] 국가 근력 및 컨디셔닝 협회(NSCA)의 가이드라인은 표 18-1에 제기되고 있다. 고령자들을 위한 운동처방의 특징 중 하나는 균형, 협응성, 유연성을 향상시키기 위해 특별히 설계된 운동들로 주당 이틀 이상 운동 권장을 포함하고 있다. 노화에 따른 운동 범위 감소를 방지하기 위해 유연성 운동이 포함되어 있으며, 노년층에서 우발적으로 넘어지는 빈도가 높고 뼈가 약해지고 골절 및 기타 유병률이 높아져 균형 및 조정 훈

속성 검토

- 65세 이상의 고령자들은 미국 인구에서 가장 빠르게 증가하는 인구분포를 나타낸다.
- 유산소성 능력 또는 $\dot{V}O_{2max}$는 약 25세 경에 최고치에 이르며, 이후 매 10년당 8~10%의 감소가 나타난다. 이러한 감소의 주된 요인은 최대 일회박출량(sv)의 감소 때문이다.
- 근력의 감소는 50세부터 시작되고 대략 10년에 10% 정도의 비율로 진행된다.
- 근력과 마찬가지로 근육량 또한 10년에 10% 정도 비율로 감소된다.
- 나이와 관련된 근위축은 지근섬유보다 속근섬유에 더 영향을 미친다.
- 비슷한 강도와 기간의 지구성 트레이닝 프로그램에 참가하면, 고령자들도 심혈관 건강에 있어서 젊은 사람들과 비슷한 향상(20~25%)을 나타낸다.
- 고령자들은 동일의 저항성 운동을 수행했을 때, 젊은이들과 상대적으로 유사한 정도의 근력과 근육 크기의 증가를 보인다.

표 18-1 국가 근력 및 컨디셔닝 협회 건강한 성인 노인을 위한 웨이트 트레이닝 가이드 라인

프로그램 변수	권장사항[a]	세부내용
세트	근육군당 1~3세트	초보자 및 허약한 고령자는 1세트로 시작하여 점차 여러 세트(2~3세트)로 증가
반복수	8~12회 또는 10~15회	건강한 고령자의 근력 향상을 위한 6~12회 반복 초보자는 낮은 상대 강도로 10~15회 반복
강도	1RM의 70~85%	개인이 감당 가능한 무게에서 시작하여 주기화 과정을 통해 1RM의 70~85%까지 증가. 초보자, 허약한 고령자, 심혈관 질환/골다공증 등 특수 고려 대상자는 더 가벼운 중량 권장. 관절 스트레스를 줄이기 위해 실패 지점까지 가지 않는 반복 범위에서 수행
운동 선택	8~10 가지 운동	다관절 운동을 통해 주요 근육군을 포함(예: 벤치프레스, 숄더프레스, 삼두 신전, 이두 컬, 풀다운, 로우, 허리 신전, 복근 크런치/컬업, 대퇴사두근 신전 또는 레그프레스, 레그컬, 종아리 운동 등)
운동 형태	프리웨이트 또는 머신 기반 운동	초보자, 허약한 고령자, 기능적 제한이 있는 개인은 기계 기반 저항운동이 도움이 됨(셀렉터라이즈드 기구 또는 공압식 저항 장비). 밴드, 아이소메트릭도 사용 가능. 기능 수준이 높은 고령자는 프리웨이트(바벨, 덤벨, 케틀벨, 메디신볼)로 추가 이득 가능
빈도	주당 2~3일	주당 2~3일 비연속적인 날에 수행하면 적응, 향상 또는 유지에 도움이 됨
파워/폭발력 훈련	1RM의 40~60%	수축기(concentric phase) 동안 고속 움직임이 이루어지는 파워/폭발성 운동을 중간 강도(1RM의 40~60%)에서 포함하여 근육의 파워, 근력, 크기 및 기능적 수행능력을 향상시킨다.
기능적 움직임	일상생활을 모방하는 운동	건강하고 기능 수준이 높은 고령자는 지지 기저면이나 신체 자세의 변화를 포함한 다관절·복합·동적 움직임을 포함함으로써 이점을 얻는다.

[a] 일반적인 지침이 제공된다. 저항 훈련 프로그램은 강도와 프로그램 변수의 변화를 포함해야 한다. 근력 향상을 최적화하기 위해, 병행하여 훈련할 때에는 근력운동을 지구력운동보다 먼저 수행해야 한다.
The National Strength and Conditioning Association. Resistance training for older adults: position statement from the national strength and conditioning association. *J Strength Cond Res.* 2019에서 허가를 받아 재인쇄함.

련이 포함되어 있다. 엉덩이뼈 골절은 고령자들의 특별한 걱정거리이다. 자료에 따르면, 이 골절로 인하여 1년이내에 사망률이 20%가 넘는 것으로 나타났다.[68] 유연성 훈련에 대한 구체적인 지침은 없지만 유연성 훈련 지침은 일반적인 성인용 가이드 라인과 유사하다.[4]

천식과 운동

천식(asthma)은 무리한 호흡, 천명, 흉부압박감으로 특징되는 질환이다. 이러한 증상은 세기관지망을 둘러싸고 있는 평활근의 수축으로 인하여 유발되는 것이다. 이러한 기관지 수축은 전형적으로 기관지 표면에 위치하고 있는 비만세포(mast cell)가 염증반응을 일으키는 환경성 알러지원에 노출되어 히스타민(histamine), 프로스타글란딘(prostaglandin), 그리고 류코트리엔(lesukotriens)을 분비시킬 때 촉발되게 된다. 천식은 모든 연령대의 사람들에게 나타날 수 있지만 일반적으로는 어린이와 청소년들에게서 나타난다. 그들은 알러지 발생 원인들과 접촉될 수 있는 환경에 더 일반적으로 노출되기 때문이다. 이러한 환경요인은 실외 활동이나 스포츠 활동을 포함하는 것뿐만 아니라, 수영장이나 아이스 스케이트 링크 같은 곳에서의 노출이 염소나 빙판 균질 화학품, 기체 발산 등에 알러지 반응을 촉진시킬 수 있는 것이다.

비알러지성 원인들

천식환자들의 증가가 지난 30~40년 동안 소아비만의 급격한 증가와 동시적으로 나타났기 때문에, 비만이 천식의 발병 원인이 될 수도 있다고 가정되고 있다.[20,175] 이것은 또한 기도(airways)의 적절한 공간을 유지시키는 데 필요한 심호흡을 제한하므로 비만인 사람들이 숨을 쉬는 데 비만은 커다란 장애물이 된다. 시간이 지날수록, 기도는 그 직경을 감소시키므로 환기통로(ventilator pathways)를 이용한 공기의 흐름에 저항이 높아지게 된다. 하지만 또 한편으로는, 비만과는 관계없이, 20세기 중반 아이들 중에서 관측되는 신

제 활동의 지속적인 감소는 아마도 이 시기에 가장 강력한 천식의 증가 원인이 되었을 것이다.[79,149] 비만과 함께, 주로 앉아서 생활하는 습관과 동반되는 규칙적인 심호흡의 부족 또한 천식의 증상을 유발하는 호흡기 통로의 크기를 감소시키게 된다.

운동의 효과

분당 환기량을 몇 배 증가시키게 되는 운동의 자극이 천식을 지니고 있는 사람들의 천명(wheezing), 호흡곤란(dyspea), 기침과 같은 증상들을 유발시킬 수 있기 때문에, 역사적으로 천식환자들은 신체 활동을 피하라고 권장되어 왔었다. 그러나 최근에 들어서 운동 트레이닝이 천식환자들에게도 이롭다는 것이 증명되었다. 유산소성 운동은 천식(공격)의 발생 정도나 격렬한 천식이 일어났을 때 이를 통제할 수 있게 해준다. 그러나 유산소 운동 및 삶의 질 측정(예: 병원 방문, 직장 또는 학교 결근)은 운동 훈련 후 심리적 웰빙(예: 자신감 향상)과 함께 개선된다는 것이 지속적으로 입증되었다. 또한 지속적으로 유산소성 운동이나 그 효과성은 운동 트레이닝과 함께 심리적인 개선과 함께 향상된다는 것이 입증되었다. 중요한 사실은, 운동 트레이닝의 증가와 함께 신체적인 활동을 억제시키는 환기통로의 자극은 약화된다. 이것이 그 자체로 중요한 운동 혜택이다.

천식환자들에게 운동을 권장하지 않기보다는, 이 분야의 전문가들은 이제 유산소 운동을 전반적인 치료 프로그램에 포함시킬 것을 지지하고 있다. 실제, 미국스포츠의학회(ACSM)와 미국흉부학회(ATS)는 천식환자들이 흡입 코르티코스테로이드와 같은 약물 처방으로 그들의 발병을 조절할 수 있다는 가정하에서 규칙적이고 역동적인 신체 활동을 권장한다고 하였다. 천식환자를 위한 유산소 운동 훈련 지침은 주당 2~3일의 훈련 빈도로, 약 20~30분 동안 환기 혐기성 임계치 또는 최대산소섭취량의 60%의 훈련 강도를 권장한다.[4] 웨이트 트레이닝과 유연성 훈련에 대한 가이드라인은 건강한 성인과 동일하다. 소아학회(AAP)의 천식을 가진 아이들의 운동을 위한 가이드라인은 글상자 18-9에 요약되어 있다.

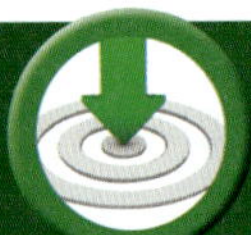

글상자 18-9 응용 연구

천식인 아이들을 위한 운동처방의 가이드라인

미국소아학회에서 정한 어린이들의 운동 참가에 대한 가이드라인은 아래와 같다. "아주 심각한 천식을 지닌 운동선수들은 반드시 적절한 약물치료와 교육을 통해서 그들의 스포츠활동 참여를 조정하는 것이 필요하다."

운동 시작 전 지침

준비운동(Warm up): 낮은 수준에서 적절한 수준까지의 강도를 유지한다. 75% 미만의 심장 박동수를 수분 간 유지하고, 간헐적인 스프린팅은 하지 않도록 한다.

약물처치(Premedication): 200 μg의 기관지확장제(salbutamol)를 복용, 또는 유사 약물을 적어도 준비운동을 시작하기 10분 전에 섭취한다. 지속적으로 작용하는 기관지확장제는 계획적으로 운동시간이 잡혀 있지 않은 아이들에게 효과적일 수도 있다.

권장되는 운동형태

- 수영, 사이클링, 워킹
- 기타 유산소성 운동들(런닝, 놀이운동)
- 경쟁적인 스포츠(축구나 농구)

관찰

- 아이들에게 그들의 몸의 반응을 살피도록 권유하고, 스스로 심장박동수를 조절하는 방법을 알도록 해서 숨이 너무 헐떡거리거나 천식의 징후를 미리 살필 수 있도록 해야 한다.
- 구조 약물을 스스로 사용할 수 있어야 한다.
- 아이들은 고강도의 경쟁 스포츠를 할 때 중간휴식을 적절히 취해야 한다.

금기사항들

열, 두통에 대한 일반적인 금기사항들은 동일하다. 그러나 호흡계 감염은 운동 금기사항이다.

1. Welsh L, Kemp JG, Roberts RGD. Effects of physical conditioning on children and adolescents with asthma. *Sports Med.* 2005;35:127-141에서 허가를 받아 재인쇄함.

운동유발성 천식(EIA)

넓게 보면, 천식환자들에게 운동을 피하라고 권장하는 원인은, 전문가들에게 수년 전에 지지를 받은 입장인 '환기부하(ventilator load)의 급격한 증가를 요구하는 신체 활동들은 천식증상을 유발시키는 작용을 하기 때문이었다' 라는 것이다. 실제로, 천식으로 진단받은 사람들 중 90%가 **운동유발성 천식**(*exercise-induced asthma, EIA*)으로 불리는 이 천식을 경험하였다.[147] 그러나 천식환자가 아닌 사람들도 EIA를 경험한다.[3] 천식증상을 보이지 않는 사람들 중에서 약 13%의 사람은 EIA와 관련된 기침, 천명, 호흡곤란과 같은 기관지 확장증으로 인하여 고통을 받았다.[157] 특히 런닝, 사이클링, 수영과 같은 지구성 트레이닝들이 특히 EIA를 유발시키는 것으로 나타났다. 그렇지만 최대산소섭취량의 80% 이상을 요구하는 고강도의 운동은 그 어떤 형태의 운동이든 EIA에 취약한 사람들에게서 EIA를 일으킬 수 있을 것이다. 특히 위험한 사람들은, 수영장의 물을 정화시키기 위해 사용하는 염소에 알러지 반응이 있는 수영선수들이나, 빙질관리 장비의 배기가스에 민감한 빙상 스포츠 선수들이다.

병인학

전형적으로, 기관지 경련은 운동을 시작하고 10분에서 15분 정도에 일어난다. 이렇게 지연이 되는 이유는 기관지의 평활근의 수축에 따른 염증반응이 완전히 활성화되는 데까지 시간이 걸리기 때문이다. 운동이 시작되고 호흡이 증가되면서, 내부의 공기를 촉촉하게 하는 수분이 빠른 속도로 기도의 표면에 건조화되면서 냉각효과를 가져온다. 환기량의 증가가 커지면 커질수록, 기도표면의 건조와 냉각이 더 커지게 된다. 기도의 벽에 위치한 비만세포(mast cell)가 기도가 메마르고 고장성(hypertonic) 상태가 되면, 그들은 폐를 통한 공기의 흐름을 지연시키기 위하여 염증반응과 기관지수축 반응을 유발하는 류코트리엔(leukotriene)과 히스타민(histamine)을 방출시킨다.[7] 차가운 공기는 건조하기 때문에, 겨울스포츠의 실외 종목 선수들은 특히나 EIA에 취약하다. 이러한 위험은 운동선수들이 공기 중으로 빠져나가는 수분을 잡아주는 마스크를 착용하면 찬 공기가 모세기관지에 닿기 전에 촉촉함과 따뜻함을 유지할 수 있기 때문에 아주 많이 감소된다.

예방적 조치들

약물적인 방법과 비약물적인 방법들 모두 EIA를 예방하는데 도움을 줄 수 있다. 이러한 사항들에 대하여 소개하도록 한다.

약물적 방법들

천식 진단을 받은 운동선수는 기도의 염증 반응을 억제하는 흡입 코르티코스테로이드를 EIA에 대한 첫 번째 방어선으로 고려해야 한다. 글루코코르티코스테로이드의 항염증 효과는 상당히 오래 지속되므로 운동 몇 시간 전(또는 일반적인 일일 투여량에 따라)에 복용할 수 있으며 경증 천식환자의 운동 중에도 효과가 유지된다.

특히, 실제적으로 대부분의 EIA의 고통을 받고 있는 천식성 및 비천식성 모든(약 95%) 운동선수들은 **단시간에 작용하는 베타작용제**(*short-acting β-agonist*)군이다. 이 약들은 흡입될 수 있고 기관 확장제로 3시간 이상의 효과를 제공하고, 15분에서 60분까지 최대효과를 볼 수 있다.[17] 따라서 EIA 증상을 예방하기 위해서는 운동을 시작하기 15분 전에 복용해야 한다. 더 최근에는 흡수한 후 9~12시간 동안 기관지를 확장하는 효과를 제공해 주는 장기적인 베타작용제가 개발되어 왔다.[17]

끝으로, 류코트리엔(leukotriene)억제제는 장기적이거나 만성적인 천식을 제어하는 데 한계가 있지만, EIA의 초기 발병을 막는 데 효과적인 것으로 알려져 왔다. 여기에는 주의사항이 있다. 앞에서 언급하였던 여러 약물 중의 일부는 잠재적인 에르고제닉 효과 때문에 스포츠 도핑 관리위원회로부터 금지되었다. 경쟁적인 스포츠 종목 선수들은 그들의 코치, 의사와 함께 불법적인 것을 가려내야 하고, 천식 처방전 약물 때문에 대회참가 자격을 박탈당하지 않도록 주의해야 한다.

비약물적 방법들

운동 그 자체는 기관지확장제로 작용하기 때문에, EIA에 영향을 받은 사람들은 시합을 하기 전에 적절한 준비운동을 하는 것이 중요하다. 단시간 고강도의 운동은 기관지 확장을 유발시키는 카테콜아민을 분비시키기 때문에 준비운동에 포함시켜야 한다. EIA의 증상이 나타나 운동을 중지했을 때는 정리운동을 점진적으로 수행해야 한다. 선수들이 운동하거나 시합하는 환경을 잘 조절하는 것 역시 효과적인 EIA 예방에 기여할 수 있다. 공기 중에 있는 천식유발 물질 또는 대기오염물질에 반응을 일으키는 사람들은 간단히 그것들을 피해서 신선한 공기를 마시는 것으로도 도움이 된다. 사실 비록 따뜻하고 습한 공기의 실내수영장은 EIA 공격의 기회를 감소시킬 수도 있지만, 수영장 물을 정화하기 위해 사용되는 염소에 취약한 사람들은 그것이 얼마나 사용되었고 시간이 얼마나 경과되었는지를 고려해야 한다. 추운 날씨에 운동하는 운동선수를 위해, 마스크는 따뜻하고 들이쉬는 숨을 습기 있게 만들어 주는 데 도움을 준다. 실내 아이스 스케이트 링크장에서 운동하는 선수들은 빙질관리용 장비사용을 확인해야 한다. 전동식으로 된 장비들은 알러지를 유발하는 유독가스를 배출한다.

운동 트레이닝 그 자체가 EIA 처치에 도움을 줄 수 있다. 비록 유산소성 운동이 EIA를 치료할 수는 없어도 EIA 공격을 유발시킬 수 있는 기회를 감소시켜 준다. 구체적인 근거 기반 교육 지침은 제공되지 않지만 약물 요법으로 천식을 성공적으로 관리한 사람과 유발 요인을 제거한 사람에게는 운동이 아주 적절하다.[4] 천식이 있는 사람은 일반인을 대상으로 한 운동 권장 사항을 환자 능력에 맞게 조정하여 준수되어야 한다. 적절 한 치료법으로, 약물적, 비 약물적인 것들을 모두 포함해서 적절한 처치 전략을 통하여, 전문의들은 EIA 증상을 보였던 사람들 중 90% 정도는 역동적인 신체 활동과 스포츠에 참여할 수 있다고 시사하였다.[119]

속성 검토

- 천식은 폐로 이어지는 세기관지 통로에 분포하고 있는 평활근 조직의 수축에 의해서 발생한다.
- 공기 중에 퍼져 있는 특정한 알러지 요인들이 천식을 유발한다.
- 구체적인 운동지침은 유효하지 않지만, 운동은 건강상의 이점으로 적정하고 권장된다.
- EIA는 천식으로 진단받지 않은 사람에게조차도 피해를 입힐 수 있다. 특히, 지구성 운동은 천명, 기침, 호흡곤란 증상을 초래할 수 있다.
- EIA는 알러지 요인들이 만연한 실외활동, 실내 스케이트 링크장 그리고 실내수영장과 같은 장소에서 자주 일어나는 경향이 있다.

당뇨병과 운동

당뇨병(diabetes)은 대부분 서구 사회에서 노화와 함께 급증적으로 나타나고 있다. 당뇨병은 혈당치를 정상범위 내에서 유지하지 못하는 것을 특징적으로 나타낸다. 미국에서는 1980년 이후로 당뇨병의 발생이 2배 이상의 증가를 나타내었다(그림 18-6). CDC는 약 3천만 명의 미국인이 당뇨병 환자로 간주될 수 있다고 추정하고 있다. 당뇨병은 직접 의료 비용으로 인해 미국 의료 시스템에 연간 2,370억 달러의 상당한 재정적 부담을 주고 있으며, 미국 당뇨병 협회는 생산성 감소로 인해 900억 달러의 손실이 더 발생할 것으로 예상하고 있다.

당뇨병의 뚜렷한 특징은 정상 범위 내에서 혈당치를 유지시키지 못하는 질환이다. 췌장에서 인슐린을 생산해서 혈중으로 분비하지 못하는 것을 **제1형 당뇨병(type 1 diabetes)** 혹은 인슐린 의존성 당뇨병이라고 한다. 또한 인슐린 호르몬에 대한 목표조직(간, 근육)의 민감성(sensitivity)이 떨어져 나타나는 것을 **제2형 당뇨병(type 2 diabetes)** 혹은 비인슐린 의존성 당뇨병이라고 말한다. 두 당뇨 모두, 섭취한 탄수화물을 나중에 대사요구량이 증가되었을 때 에너지원으로서 이용할 수 있도록 하거나 혈당수준이 낮아졌을 때 혈중으로 당을 분비할 수 있도록 목표조직에 저장 수용하는 신체의 기능이 저하된 것이다. 당뇨병이 방치될 경우, 심장병, 뇌졸중, 고혈압, 신장병, 신경계 질환, 구강 질병과 같은 심각한 합병증을 초래하게 될 것이다. 매해 미국에서 발생하는 하지 절단의 60%가 당뇨의 합병증으로부터 오는 혈관질환이다.

제1형 당뇨병

현재, 인슐린의존성 당뇨병(제1형)은 미국 당뇨질환 중 10%에서 15%를 차지하고 있다. 비록 이 당뇨는 모든 연령층에

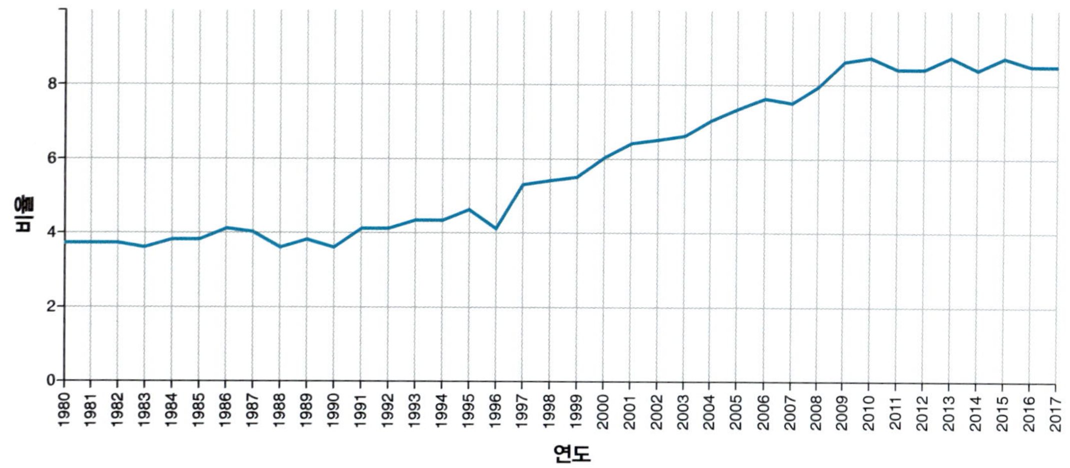

그림 18-6 1980년부터 2017년까지 미국인의 당뇨병 비율과 환자 수. (출처: The Centers for Disease Control Diabetes Translation. United States Diabetes Surveillance System. Available at http://www.cdc.gov/diabetes/data.)

서 발생이 가능하지만 전형적으로 더 젊은 세대에서 빈발하기 때문에 소아발생 당뇨라고 때때로 언급된다. 제2형 당뇨의 증상이 나타나는 어린이들이 증가하는 추세임에도 불구하고, 매년 어린이와 청소년들 중에 진단되는 당뇨병의 85%는 제1형 형태를 나타낸다.[62,103] 이들의 증상은 식사를 하고 난 후 과도한 소변생산(다뇨증, polyuria), 소변에 포함된 당, 지속적인 갈증, 증가된 혈당(hyperglycemia)을 포함하고 있다. 일반적으로, 인슐린을 합성하는 췌장의 베타세포의 이상은 자가면역성 결과이다. 자가면역계는 자신의 세포를 외부물질로 잘못 인식하고 그것을 스스로 파괴시키는 것이다. 결과적으로, 외부에서 인슐린은 정기적으로 투입되어야만 한다. 인슐린 치료 외에도, 제1형 당뇨병을 지니고 있는 사람들은 식습관을 조절하는 데 신경을 써야 한다. 탄수화물이 하루 동안 규칙적으로 섭취되어야 하기 때문이다. 적당히 자동화된 혈당 모니터링 장치의 개발로 환자들은 이제 주기적으로 자신의 혈당치를 스스로 확인하여 필요할 때마다 인슐린 요법과 식이 섭취를 조절 관리할 수 있게 되었다.

운동으로 작용 근육에서 포도당 사용이 증가되면서 저 혈당증이 나타나게 되면, 혼수, 조절력의 상실, 의식상실과 같은 중추신경계에 영향을 미치게 된다. 이러한 이유 때문에, 대부분의 제1형 당뇨환자들은 스포츠와 운동을 피하는 경향이 있다. 그러나 운동이 지나치게 혈당을 낮출 수 있다는 개연성에도 불구하고, 운동은 계속해서 당뇨병을 지닌 사람들을 처방할 때 중요한 치료요법의 하나로서 여겨져 왔다. 이 문제에 대한 가장 최근의 미국 당뇨협회의 입장은 "레저 활동, 동아리 스포츠, 경쟁 스포츠를 포함한 모든 수준의 신체 활동이 합병증들을 가지고 있지 않고, 혈당 조절이 잘 되는 제1형 당뇨를 지닌 사람들에게서 무난히 실행될 수 있다" 고 시사하였다.[63]

모든 형태의 신체 활동들이 권장된다 할지라도, 다양한 스포츠 종목들의 각기 다른 에너지 요구량은 그들 각 종목에 맞게 조절되는 혈당 조절을 위하여 취해진 조치들이 필요할 것이다. 예를 들어, 중저강도의 지구성 형태의 운동들인 런닝, 사이클링, 수영 같은 운동을 하는 동안 정상 혈당을 유지하기 위해서는 운동 전에 인슐린 복용량을 줄여야 하며, 또한 운동 전에 탄수화물을 섭취해야 한다. 이것은 운동 중에 혈당이 감소하는 현상을 최소화하기 위한 것이다. 운동한 다음 혈당량을 살펴보는 것 또한 중요하다. 만약 필요로 하다면, 추가적인 탄수화물을 섭취하고, 운동 3시간 후까지 제1형 당뇨병 사람들은 낮은 혈당을 유지할 수 있도록 해야 한다.[106] 반면에, 고강도(최대 산소 섭취량의 80% 이상)의 단시간 운동을 수행할 때 인슐린 의존성 당뇨병을 지닌 운동선수들은 혈당이 증가하는 것을 경험한다. 이때 고혈당증(hyperglycemia)은 심각한 문제인데, 이것은 고강도의 운동 시에 동반되는 카테콜아민과 코르티솔의 증가에 의하여 자극받은 간이 포도당 생산을 증가시키고, 분비시킨 결과이다.[145] 이러한 고혈당증은 근육이 더 이상 많은 비율의 포도당을 사용하지 않고 있는 운동 후에 가장 분명하게 나타난다. 이것은 운동 후라도 혈중에 높은 카테콜아민과 코르티솔이 혈중으로 정상 이상의 당을 계속 분비하도록 여전히 영향을 미치고 있다는 것이다. 이런 상태인 경우에, 운동 후 소량의 인슐린을 투여하고, 그 시간에 탄수화물 섭취를 피하는 것이 바람직하다.[64]

아이들의 지속적인 놀이처럼, 청소년과 젊은 성인들에 의해 수행되는 대부분의 스포츠는 중저강도로 장시간 진행되며, 중간중간 최대 순발력을 발휘하는 형태들이다. 이러한 간헐적 고강도의 운동들은 축구, 농구, 라켓볼 등과 같이 인기종목들이다. 결과적으로, 적절한 강도의 운동에 비해 간헐적이며, 이러한 형태의 운동들이 혈당 수준을 어떻게 바꿀지에 관하여 비교적 알려진 바가 없다. 그렇지만 일부 활용 할만한 자료들에 따르면, 고강도 운동 중에 분비되는 혈당방출호르몬들(카테콜아민, 코르티솔, 글루카곤)의 영향 때문에, 운동 중 및 운동 후에 염려할 바는 아닌 것 같다.[63] 결과적으로, 중저강도의 운동과 비교해서, 운동 전 인슐린 복용량을 바꾸거나, 간헐적 고강도 운동 중 및 후에 적절한 혈당을 유지시키기 위하여 탄수화물 섭취를 조절할 필요까지는 없다고 인식되었다.[64] 그러나 각 운동선수들은 그들의 주치의나 코치와 상담을 해야 하며, 운동 중 및 운동 후에 바람직한 혈당 유지를 위해 어떤 조치를 취해야 하는 지는 경험을 통해서 배워야 한다.

제1형 당뇨병을 가지고 있는 사람들은 운동을 통하여 개선된 혈중지질 성분, 혈압강하, 심폐지구력 증가, 심지어 정신적 행복감을 포함한 여러 결과들로 많은 건강의 유익을 얻을 수 있다. 그러나 운동은 신체의 당조절 능력을 직접 향상시켜주지는 않는다. 즉, 운동상태에 상관없이 제1형 당뇨병은 항상 외인성 인슐린을 주사하는 것이 필요하고, 음식을 섭취할 때 주의를 기울여야 하며, 그들의 혈당 수치를 감시하는 것이 필요하다. 미국 당뇨 협회는 신체적으로 활동적인 사람들을 위한 혈당조절 가이드라인을 글상자 18-10에 제시하였다.

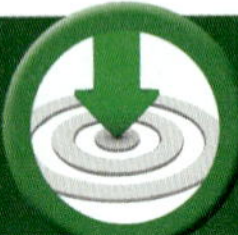

글상자 18-10
응용 연구

제1형 당뇨병을 지닌 사람이 신체 활동을 할 때 당 대사 반응을 조절하는 데 도움이 되는 가이드라인

제1형 당뇨병 환자에게 운동 시작 시 혈당 수치에 따른 탄수화물 섭취 또는 기타 조치 권장사항

- 운동을 시작하기 전에 혈당을 항상 확인한다.
- 혈당이 90 mg·dL^{-1} 미만인 경우(5.0 mmol·L^{-1})
  운동 시작 전에 개인 및 의도한 활동의 크기에 따라 15~30 g의 속성 탄수화물을 섭취하며, 지속 시간(30분 미만)이 짧거나 강도가 매우 높은 활동(체중 훈련, 간격 훈련 등)은 추가 탄수화물 섭취가 필요하지 않을 수 있다. 적당한 강도로 장시간 활동하려면 혈당 검사 결과에 따라 필요에 따라 탄수화물을 추가로 섭취한다(운동량의 0.5~1.0 g·kg^{-1} 체중·h^{-1}).
- 혈당이 90~150 mg·dL^{-1} (5.0~8.3 mmol·L^{-1}) 운동 유형과 활성 인슐린의 양에 따라 대부분의 운동(운동량의 약 0.5~1.0 g·kg^{-1} 체중·h^{-1})이 시작될 때 탄수화물을 섭취하기 시작한다.
- 혈당이 150~250 mg·dL^{-1}(8.3~13.9 mmol·L^{-1})인 경우 운동을 시작하고 혈당 수치가 150 mg·dL^{-1} 미만(8.3 mmol·L^{-1})이 될 때까지 탄수화물 섭취를 지연시킨다.
- 혈당이 250~350 mg·dL^{-1}(13.9~19.4 mmol·L^{-1})인 경우 케톤증 검사를 실시한다. 중·고등 양의 케톤증이 발견되는 경우 운동을 삼가하고, 경·중등 강도의 운동으로 시작한다. 격렬한 운동은 고혈당을 유발할 수 있으므로 혈당 수치가 250 mg/dL^{-1} 미만이 될 때까지 운동을 미루어야 한다.
- 혈당이 350 mg·dL^{-1} 이상인 경우(≥ 19.4 mmol·L^{-1}) 케톤증을 검사한다. 중·고등 양의 케톤증이 발견되는 경우 운동을 삼가한다. 운동 전 활성 인슐린 상태에 따라서 케톤의 양이 음성(또는 미량)인 경우 보존적 인슐린 조절(예: 50% 조정)을 고려해야 한다. 경·중등 강도의 운동을 시작하고 포도당 수치가 감소할 때가지 고강도의 운동을 삼가한다.

1. Physical Activity/Exercise and Diabetes: A position statement of the American Diabetes Association. *Diabetes Care*. 2016;39(11):2065-2079에서 허가를 받아 수정함.

제2형 당뇨병

이 당뇨병의 형태는 주로 골격근과 간조직의 인슐린 감수성의 감소가 확실한 특징이다. 또한 인슐린을 배출하는 췌장의 손상된 능력이 나타난다. 제2형 당뇨병은 매년 미국에서 진단되는 전체 당뇨질환 중의 85~90% 정도로 추정된다. 전통적으로, 비 인슐린 의존적인 당뇨병은 또한 '성인기 발생' 당뇨병으로 인식되어 왔다. 왜냐하면 대부분의 환자가 적어도 18세 이상에서 진단을 받기 때문이다. 비록 20~35년 전에 제2형 당뇨병이 아이들과 청소년들에게서 급증하는 추세가 있었지만, 이 연령대에서 임상적으로 진단된 당뇨의 85%는 여전히 제1형 당뇨병이다.[103]

지난 20~30년 동안 미국과 전 세계에서의 제2형 당뇨병의 급격한 증가는 "전염병"으로 불릴 정도였으며, 또한 의료 및 건강 전문가들에 의하여 경고되어 왔다. 2025년까지, 전 세계적으로 3억 명이 넘는 사람들이 제2형 당뇨병에 걸릴 것이라고 전망된다. 이것은 사망률과 심각한 유병률, 실명, 신부전증, 신경병증, 심혈관 질환을 유발할 수 있는 혈관성 합병증과 같은 심각한 유병률과 사망률의 증가와 연관되기 때문에 크게 염려가 되는 것이다(글상자 18-11).[70]

위험인자로서 비만

제2형 당뇨병의 만연한 증가는 현대의, 산업화된 국가시민들의 비만과 평행구조를 이룬다. 실제 비만은 만병 발생의 확실한 위험요소로 간주되어 왔다. 특히, 인슐린을 생산하고 방출하는 췌장의 기능 감퇴에 있어서 비만의 영향이 크다. 지방조직, 특히 내장지방은 인슐린을 합성하는 췌장의 베타세포를 파괴하는 염증 사이토카인(cytokine; TNF-α, IL-6, IL-8)을 배출한다. 인체의 베타세포의 반 이상은 환자들이 제2형 당뇨병을 진단받았을 때, 이미 파손된 것으로 추론되었다.[18]

인슐린 생산의 감소와 더불어, 제2형 당뇨병을 가진 사람들은 순환하는 혈중 인슐린에 대한 목표조직들의 감수성이 저하된 것이 나타났다. 특히, 탄수화물을 저장하는 주요한 2곳인 간과 골격근에서 그렇다. 비만, 특히 남성형 비만은 "배(pear)"모양이 아니라 "사과(apple)"모양을 나타내는 비만형태는 또한 인슐린 저항성에 주요 요소이다. 내장지방 조직에서 혈중으로 분비된 높은 유리지방산 때문에, 그 지방산의 일부가 간세포(hepatocyte) 또는 골격근 세포(myocyte)에 저장 축적되게 된다. 이것이 조직 세포 내 신호 통로를 방해해서, 그러한 장기들에서 인슐린에 대한 반응을 무디게 만드는 것이다.[108,161] 체지방의 감소는 이 인슐린 저항성을 약화시키는 것으로 연구들에서 입증되었다. 한 연구에 따르면, 제2형 당뇨병을 가지고 있는 비만인 사람들은 단지 7%의 몸무게를 줄였는 데도 인슐린 감수성이 50% 이상 향상된 것으로 나타났다.[183] 물론 다른 연구에서는 이 같은 현저한 변화는 인식되지 않았다. 그러므로 비만은 목표조직의 인슐린 감수성 감소와 제2형 당뇨병에서 특징지어지는 췌장의 인슐린 생산의 제한을 일으키는 데 하나의 요인이라는 것이다. 또한 지방량

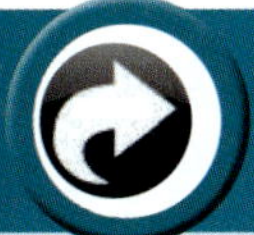

글상자 18-11
알고 있습니까?

조절 안된 제2형 당뇨병의 연쇄적 결과들

조절되지 않는 제2형의 당뇨병의 결과는 아주 심각하고 때로는 치명적인 사태를 초래할 수 있다. 예를 들어, 실명, 감각의 상실, 괴사와 사지의 절단, 심장마비, 뇌졸중 등은 조절되지 않는 제2형 당뇨병의 결과로 인해 나타나는 증상들이다. 어떻게 다른 것처럼 보이는 수많은 질병이 같은 근본 원인 질환으로 인해 발생할 수 있는 것일까? 만일 혈당이 장기간 동안 고농도 수준을 유지한다면, 혈관계와 신경들에 손상을 줄 수 있다는 것이 문제이다. 적절한 혈액공급과 신경전달에 의존하는 조직 또는 기관들은 혈관과 신경들이 차단되므로 인하여 손상을 받게 되고, 기능이 상실될 수 있다.

의 감소는 특히 내장지방, 증가하는 주요 질환들의 치료와 예방에 있어 효과적인 비약물적 처치라는 것 또한 확실하다.

위험요인으로서 신체 활동 부족

신체 활동의 부족은 제2형 당뇨병 발생의 두 번째 주요 위험 요소이다. 제1형 과는 다르게 서서히 시간이 지나면서 발병된다. 비만과 함께, 비 인슐린 의존성 당뇨병의 증가 추세는 하루 일상생활에서 점진적이고 상당한 신체 활동량을 감소시킨 것과 일치한다. 이 관계는 다음에 기초한다. 즉, 인슐린처럼, 근 수축 활성은 당 수송체(GLUT 4)를 근섬유 막으로 동원시켜서, 혈중에서 활동 근육으로 혈당의 흡수를 촉진시키게 한다. 실제로, 혈당 흡수에 대한 근수축의 작용은 운동을 중단한 후 48시간까지 효과가 지속된다.[118] 게다가, 장기간 운동 훈련은 근섬유 내 분포하는 당 수송체의 총 수를 증가시킨다. 이것은 일과성 운동 중에 근세포 막으로의 당 수송체 동원을 증가시키고, 그로 인하여 운동 중 또는 운동 후에 혈당의 총섭취량을 높여 주게 된다.[60] 더 최근에, 지구성 운동과 마찬가지로 저항성 운동 또한 근육수축에 의한 혈당 섭취량을 효과적으로 증가시키는 것으로 나타났다.[50] 근 수축 활동에 의해 유도된 인슐린의 감수성 향상으로 인하여, 운동은 또한 적절한 혈당수치를 유지시키기 위하여 췌장에서 인슐린을 분비해야 하는 베타세포의 부담을 완화시켜 주게 된다.

기타 위험 요인들

비만이나 비신체 활동 이외에도, 기타 중요한 위험 요인들 또한 사람들로 하여금 제2형 당뇨병에 잘 걸리게 할 수 있다. 예를 들어, 당뇨로 어려움을 겪고 있는 사람들 중의 80%는 그의 직계 가족 내에서 적어도 한 명은 당뇨로 고통을 받고 있기 때문에, 가족력은 바꿀 수 없는 위험요소로 인식되었다.[116] 비록 가족구성원의 생활습관의 공통된 점도 당뇨 발생의 부분적인 원인이 될 수 있겠지만, 강력한 유전적 소인이 행동이나 생활습관과 무관하게 영향을 미치는 것으로 생각되고 있다.

인종 또한 비 인슐린 의존성 당뇨의 발병에 원인이 된다. 당뇨의 위험이 특히 높은 인종은 본토 미국인, 다음 아프리칸 미국인, 그리고 히스패닉 미국인 순으로 나타났다.[116] 그러나 이 당뇨병은 백인과 아시아계 미국인을 포함해서 모든 인종군에서 나타난다.

자료에 따르면, 성인 당뇨에 있어서 성별은 당뇨 발병률에 아무런 영향을 미치지 않았다. 즉, 18~79세 사이의 모든 연령군에서 성별에 따른 차이가 없는 것으로 인식되었다. 그러나 미성년자에서는, 남자보다 여자가 제2형 당뇨의 유병률이 더 높았다. 그리고 성인 및 일부 소수집단에서는 나이가 들어감에 따라 당뇨 유병률이 점진적으로 증가하는 것으로 나타났다.

운동과 당뇨병

심혈관계 능력을 극대화시키는 것은 두 가지 유형의 당뇨병의 핵심 요소이다. 운동을 통해서는 단지 당뇨를 관리할 수 밖에 없는 제1형 당뇨병과는 다르게, 제2형 당뇨병은 운동만으로 치료와 예방을 동시에 할 수 있다.[184] 당뇨병 환자를 위한 운동 프로그램은 일반적으로 건강한 성인을 위한 지침을 따를 수 있다. 앞에서 언급했듯이, 운동은 목표조직의 감수성을 증가시킴으로써 혈당의 섭취량을 증가시킬 수 있다. 제1형 당뇨병 환자의 운동 수행으로 인한 인슐린 민감도 증가는 췌장 기능에 거의 영향을 미치지 않지만 외인성 인슐린에 대한 요구 사항을 낮출 수 있다.[4] 그러나 제2형 당뇨병 환자의 경우 운동으로 인한 인슐린 감수성 증가는 인슐린 저항성을 보상하기 위해 과도한 양의 인슐린을 생성하기 위해 췌장에 가해지는 스트레스를 줄여준다. 운동의 또 다른 장점은 일반적으로 제2형 당뇨병과 관련이 있는 심혈관 질환의 위험요소와 연관성이다. 규칙적인 유산소성 운동은 제2형 당뇨병에서 전형적으로 나타나는 고혈압, 좋지 않은 혈중지질들(고콜레스테롤 및 중성지방)과 좋지 않은 신체 구성을 지니고 있는 사람들에게 매우 유익하다. 실제로, 당뇨 환자들은 심혈관 질환과 합병증으로 사망할 위험성이 일반인들보다 4배가 더 높은 것으로 나타났다.[17] 건강한 일상생활의 일부인 규칙적인 신체 활동이 이러한 위험성을 50% 이상 감소시킨다고 보고되었다.[132]

당뇨병을 가진 사람들에게 어떤 운동 프로그램을 권장해야 하는가? 혈압과 혈중지질을 효과적으로 조절할 수 있으며, 또한 체중과 신체 구성을 잘 유지할 수 있는 유산소성 운동이 필수적인 요소이다. 반복적인 근 수축 운동은 혈당 수송체(GLUT-4)를 운동 후 약 48시간 동안 근세포 막으로 동원시키기 때문에, 지구성 운동은 2일 이상 거르지 않고 규칙적으로 수행되어야 한다. 종종 제2형 당뇨병과 함께 동반되는 신경병증(neuropathy)이 발의 감각을 손상시키기 때문에, 수영이나 사이클링과 같은 체중을 부하하지 않는(non-weight bearing) 운동을 포함하는 것이 현명하다. 미국 스포츠의학회(ACSM)[4]는 시작 단계의 프로그램에 최대 산소 소비량의 40~59%의 강도를 권장한다. 그러나 심혈관 피트니스가 진행됨에 따라 운동 강도는 최대 산소의 60~89%까지 점진적으로 증가할 수 있다.[4] 제1형 당뇨병 환자는 주당 150분의 중등도 또는 주당 75분의 격렬한 강도 운동 또는 중등도 및 격렬한 강도 운동의 조합을 수행해야 한다.[4] 제2형 당뇨병 환자는 주당 150분 동안 중등도에서 격렬한 강도의 운동을 해야 한다.[4]

저항성 운동은 혈당 수송체(GLUT-4)를 효과적으로 동원시켜서, 혈당의 섭취량을 증가시켜 주는 것으로 보고되어 왔기 때문에 운동프로그램에 포함시켜야 한다. 더구나, 저항성 운동은 근육량과 탄수화물 저장 수용능력을 향상시켜서 혈당 조절 능력을 개선시켜 준다. 최근 메타 분석에 따르면 저항 운동은 심혈관 위험 지표에 미치는 영향이나 제2형 당뇨병 환자의 안전성에 있어 유산소 운동과 비교했을 때 차이가 없는 것으로 나타났다. 따라서 한 가지 형태의 운동보다는 복합적 형태의 운동이 더 효과적이다. 유산소 운동과 저항 운동을 모두 수행할 때 추가적인 이점이 있을 수 있다는 몇 가지 증거들이 있다.[4] 이러한 추가 혜택은 총 에너지 소비 증가와 관련이 있거나 두 가지 유형의 운동을 모두 수행할 때 데 확실할 수 있다. 미국 스포츠의학회(ACSM)는 당뇨병을 가진 사람들에게 저항성 운동을 적어도 일주일에 2회 이상하도록 권장하고 있다. 또한 각 웨이트 트레이닝 운동은 모든 주요 근육 그룹을 포함하는 8~10개의 운동으로 구성하며, 운동 당 최소 1~3세트는 10~15회 반복으로 구성되며, 운동 당 8~10회 반복으로 운동 당 1~3세트의 무거운 체중으로 진행되는 것을 권장한다.[4] 미국 당뇨병 협회의 권고 사항은 주 2회 훈련 횟수를 최소화하고, 가급적 주 3회 훈련 빈도로 진행하는 것을 추천한다. 저항성 훈련은 제2형 당뇨병 환자의 혈당 조절 및 인슐린 저항성을 개선할 수 있다. 저항성 훈련이 제1형 당뇨병 환자의 혈당 조절을 어떻게 개선하는지는 불명확하지만 운동으로 인한 저혈당 위험을 최소화하는 데 도움이 되는 것으로 보고 있다. 두 기관 모두 유연성 및 균형 훈련은 특히 고령의 당뇨병 환자들에게도 적용할 것을 제안하고 있다.

속성 검토

- 당뇨는 미국 인구의 거의 8% 정도에서 유병 상태이다.
- 당뇨의 주된 특징은 적절한 혈당 수준을 유지시키지 못하는 기능 이상이다.
- 제1형의 당뇨병은 인슐린을 생산하는 췌장의 선천적 이상 때문에 발생한다.
- 제2형의 당뇨병은 정상적으로 혈당을 섭취하고 글리코겐으로 저장하는 조직이 인슐린에 대한 감수성이 떨어져서 발생하는 질환이다.
- 의학전문가들은 제1형 당뇨병이나 제2형 당뇨병을 지닌 사람들 모두 운동이 주는 다양한 건강상 장점들이 있기 때문에 운동프로그램에 참여하기를 권장하고 있다.
- 제2형 당뇨병의 발생은 20~30년 전에 비하여 기하급수적으로 증가하였고, 이는 비만의 증가율과 유사한 증가 형태이다.
- 비만과 같이, 신체 활동의 부족이 제2형 당뇨병 발생의 주요 위험요소이다.
- 제1형 당뇨병을 지닌 사람들은 당뇨병 관리를 위해서 운동을 해야 한다. 그러나 제2형 당뇨병 환자들은 운동으로 실제로 당뇨병을 예방과 치료할 수 있다.

대사성 증후군

제2형 당뇨병과 밀접한 관련이 있는 질환인 비만(예: 넓은 허리 둘레), 고혈압, 이상지질혈증, 인슐린 저항성 등 상호연관 위험 요소의 군집을 포함하고 있는 **대사 증후군(metabolic syndrome, MetSyn)**이라고 한다.[4] 이러한 질환 중 적어도 세 가지 이상이 있으면 대사 증후군으로 진단된다. 이러한 요인이 축적되면 결국 심혈관 질환 및/또는 제2형 당뇨병에 걸릴 위험이 증가한다. 실제로 통계에 따르면 대사성 증후군이 있는 남성과 여성은 그렇지 않은 남성보다 심혈관 질환으로 사망할 확률이 두 배 이상 높게 나타난다.[77] 그리고 대사성 증후군은 제2형 당뇨병에 걸릴 확률을 9배 이상 높인다.[95] 대사성 증후군의 발병률은 지난 20~30년 동안 빠르게 확대되었으며, 유럽에서는 남성(15.7%)이 여성(14.2%)보다 약간 높은 것으로 추정된다.[77] 흥미롭게도 미국에 거주하는 사람의 34%가 대사성 증후군의 기준을 충족하고 있다.[43]

병인학

대사성 증후군의 보유자 증가는 같은 기간 동안 비만의 증가와 함께 간다. 사실상, 비만은 대사성 증후군의 가장 주된 위험요소로 여겨진다. 특히, 피하지방에 비해 내장 지방이 높은 중심성 비만은 대사성 증후군 발생에 매우 큰 영향을 미친다.[105] 내장 지방조직은 인슐린의 감수성을 떨어뜨리면서 간(liver)에 영향을 미치는 유리지방산을 혈중으로 분비하는 특성을 나타낸다. 더구나, 간이나 골격근에서의 인슐린 저항성이 일반적으로 대사성 증후군의 원인이 되고 있다.

대사성 증후군 발생의 기타 위험요소에는 나이와 비신체 활동이 포함된다. 그 이외에도, 고당질식은 또한 이 증후군에 영향을 준다.[190] 사실 탄수화물의 절제는 대사성 증후군을 해결하기 위한 계획에서 매우 효과적인 접근 방식이다.[2,80,189,191] 대사성 증후군 발생은 나이가 들수록 증가한다는 것이 자료에 의해서 명확하게 나타났다. 비록 이 질환이 5% 미만의 청소년들에게서 나타나지만, 20~29세 사이에서는 7%가, 60세 정도에서는 40% 이상이 나타나고 있다. 최근 종단적 연구에 따르면, 대사성 증후군의 발생은 신체적으로 활동적이지 않은 사람들이 활동적인 사람들보다 2배 이상 더 높은 것으로 나타났다.[197]

대사성 증후군의 관리

비만과 비신체 활동은 대사성 증후군 발생에 대한 강력한 두 가지 예측변수이기 때문에, 전문가들은 생활습관 개선이 가장 효과적인 치료 방법이라고 말한다. 체중 감량은 1년 안에 5~10%의 체중 감량을 달성하기 위해 에너지 섭취량을 적당히 줄이면 안전하고 효과적으로 달성할 수 있다.[4] 총 칼로리 섭취량을 줄이는 것과 함께, 심혈관 질환의 위험성을 줄이기 위해 식단을 단당류 섭취는 줄이고, 단백질을 증가시키며, 그리고 포화지방 섭취를 줄인다.[4] 다시 한번, 최근 연구에 따르면, 탄수화물 제한이 대사성 증후군을 관리하는 데 매우 효과적이라고 언급되고 있다.[49,80,188,190]

규칙적인 운동은 특히 유산소성 운동은, 대사성 증후군의 각 위험요소들을 관리하는 데 효과적인 것으로 나타났다. 즉, 운동을 통한 다이어트는 비만, 고혈압, 인슐린 저항성 그리고 혈중지질에 좋은 영향을 미친다. 운동처방 지침은 심혈관계 질환을 치료하고 예방하기 위한 권장 내용과 유사해야 하며, 워킹, 조깅, 사이클링, 수영과 같은 지구성 운동을 1회 30분 이상 유지 가능한 적절한 운동강도에 초점을 둬야 한다.[4,41,182] 대사성 증후군을 앓고 있는 사람들을 위하여 **미국스포츠의학회(ACSM)**는 유산소, 저항성 훈련 및 유연성 운동을 건강한 성인들을 위한 운동 가이드라인과 동일하게 유지할 필요성에 대하여 권고하고 있다.[4]

속성 검토

- 대사성 증후군은 고혈압, 비만, 지질이상증, 인슐린 저항성과 관련되어 나타나는 증상이다.
- 대사성 증후군의 발생은 심혈관 질환과 제2형 당뇨병의 발생 위험률을 높인다.
- 노화와 정적인 생활습관이 대사성 증후군의 더 큰 위험 요인으로 자리잡아오고 있다.
- 지구성 운동은 대사성 증후군을 관리하는 데 효과적일 수 있다.
- 대사성 증후군 환자의 유산소성, 저항성, 유연성에 대한 운동 지침은 건강한 성인을 위한 가이드라인을 따라야 한다.

HIV/AIDS와 운동

HIV/AIDS의 질환은 현재 상태가 AIDS의 단계로 진행되었는지에 상관없이 HIV 감염이 확인되었을 때로 미국질병통제 및 예방센터(CDC)에서는 정의하고 있다. CDC에 따르면, 매년 약 56,000명이 미국에서 HIV에 감염되는 것으로 나타났다.[26,176] 2006년까지 미국에서 누적된 에이즈 인구는 백만 명을 넘었다. 항리트로바이러스요법(ART)의 개발로 인하여, HIV/AIDS로 고통을 받고 있는 사람들의 평균 수명이 상당이 증가되고 있다. 따라서 이제는 이 질환을 생명을 치명적으로 위협하는 급성의 것으로 보지 않고, 장기적인 만성질환으로 인식하고 있으며, HIV 양성 환자들의 기대 수명도 정상인들과 다르지 않게 보고 있다. 그러나 이러한 새로운 치료법의 부정적인 면으로서, 환자들은 신경병, 심폐질환, 체지방 증가, 근육병과 같은 여러 가지 장애를 수반하는, 만성적인 질병의 진행 형태를 겪게 된다. 또한 분명한 점은 근육 쇠약과 근력의 저하에 따라서 일상활동들을 더 힘들게 하는 피로의 증가이다. 더군다나, 연구에 따르면 최대산소섭취량으로 수량화되는 심폐지구력은 이 질환을 겪고 있지 않는 사람들보다 약 40% 이상 낮은 것으로 보고되었다.[19,89] 전반적으로 HIV/AIDS환자들에게서 나타나는 최대산소섭취량의 저하는 골격근의 미토콘드리아의 손상으로 설명될 수 있다. 이러한 결과는 혈액으로부터 산소를 추출하고, 산화경로를 통하여 ATP를 생산하는 운동근육의 손상에 따른 것이다. HIV/AIDS 환자들의 유산소성 운동에 대한 참여 부족은 일상활동을 하는 동안 그들의 삶의 질을 향상시키는 취미활동들을 할 수 있는 능력을 제한하게 한다. 따라서 과학자들은 이러한 환자들이 운동으로 그들의 체력을 향상시킬 수 있는지 의문을 품어 왔다. 여러 연구들에서 보고된 바와 같이, HIV/AIDS로 진단받은 사람들도 실제로 적절하게 고안된 지구성 운동프로그램을 할 수 있으며, 질병이 없는 사람들과 비슷하게 최대산소섭취량의 향상(20~25%)이 나타난다.[128,176] HIV/AIDS 환자들이 유산소성 운동을 하는 것은 어떠한 건강상의 위험도 따르지 않는다는 것을 아는 것이 중요하다. 즉, 트레이닝으로 인하여 바이러스나 면역세포(CD4) 모두 다 변화되지 않는다는 것이다. 더구나 지구성 운동 후에 심리적 안정감(예: 만족감 증가, 우울증 감소)은 향상되었다.[26]

심폐지구력의 감소 이외에도, HIV/AIDS는 종종 '소모성(wasting)'이라고 불리는 상황들과 연관이 있는데, 이것은 심지어 항리트로바이러스요법(ART)으로 치료받고 있는 사람들 중에도 나타나는 것이다. 이 '소모성'은 12개월 동안 최소 10%의 체중이 감량되는 것으로 특징된다. 이러한 체중—대부분은 골격근—의 감소뿐만 아니라, 기능적 능력도 감소된다. 선행연구에 따르면, 소모성과 사망에 이르게 하는 질환의 진행 간에는 강력한 상관이 있는 것으로 나타났다. 여러 가지 접근 방법들이 이러한 근육 소모성을 차단하기 위하여 실험되어 왔다. 즉, 영양상담과 중재요법, 호르몬 치료, 약물 처방들이 시도되었다. 그러나 이 모든 방법들은 구토와 고비용과 같은 상당한 어려움이 나타났기 때문에 대량으로 사용하는 것은 비현실적인 것으로 인식되었다.[40] 성공적인 방법으로 입증되었으나, 경우에 따라 약간의 부작용을 나타내었던 한 가지 처치법이 저항성 트레이닝이다. 많은 연구들에서 HIV/AIDS로 진단받은 사람들도 이러한 질환이 없으며 좌식생활을 하는 사람들에서 관측되는 것과 유사한 근기능의 향상과 근량의 증가가 나타날 수 있다고 시사하였다.[4] 예를 들면, Roubenoff 등[155]은 1RM의 50~80%의 부하를 이용하여 3세트, 8회 반복, 8주간 저항성 트레이닝 후에 이루어진 평가에서 모든 근육의 근력이 31~50% 증가한 것으로 나타났으며, 제지방량이 유의하게 증가하였다. 이후의 연구에서 소모성 HIV/AIDS 환자들은 점진적인 저항 운동의 결과 근력이 60% 증가하고 제지방량이 5% 증가하는 것으로 나타났다. 이들 환자들은 또한 평상시 일상생활에서 신체적 기능성 능력이 저항성 트레이닝 후에 그 결과로 유의한 증가가 나타났다.[156] 저항성 훈련은 또한 장기적인 **항리트로바이러스요법(ART)**으로 인해 골감소증의 진행을 늦출 수 있는 것으로 보고 있다.[4] 또한 유산소성, 저항성, 유연성 훈련으로 구성된 훈련 프로그램이 이러한 훈련 유형을 동시에 수행할 때 유산소성, 근력 및 유연성 능력을 향상시켰다는 고무적인 사실도 보고되었다.[48] 유산소성 트레이닝과 함께, 저항성 트레이닝의 참가는 HIV/AIDS 환자들의 건강이나 퇴행속도를 가속화시키는 것과 관련이 없었다. 그러므로 이러한 운동프로그램은 안전하고 효과적인 것으로 입증되었다.[4,16,48]

속성 검토

- 미국에서만 대략 56,000명의 사람들이 매년 HIV에 감염된다.
- HIV는 일상적인 생활을 더욱 어렵게 만드는 근육의 쇠퇴와 약화를 초래한다.
- HIV 환자들에게서 유산소성 능력($\dot{V}o_{2Max}$)의 40% 정도의 감소가 나타난다. 이것은 주로 근육의 미토콘드리아의 손상 때문인 것으로 인식된다.
- 연구에 따르면, HIV 환자들은 적절히 구성된 지구성 운동프로그램에 참여를 통하여 HIV 질병이 없는 사람들처럼 어느 정도 수준(20~25%)까지 최대산소섭취량을 증가시킬 수 있다.
- 저항성 트레이닝은 AIDS 환자들에게 어떤 부작용 없이 유의하게 근육량과 근력을 증가시키는 것으로 나타났다.

뇌전증과 운동

뇌전증은 미국에서 300만 명 이상의 사람들에게 영향을 미치는 질환이다. 뇌전증의 가장 큰 특징은 반복적인 발작 증상이 있다는 것이다. 한 번의 발작을 일으킨다고 해서 뇌전증 진단이 되는 것은 아니라는 점에 유의하는 것이 중요하다.

병인학

모든 뇌전증의 사례를 설명할 수 있는 하나의 원인은 없다. 실제로, 대부분의 발작은 원인을 알지 못한다. 간단히 말해서, 뇌에 있는 뉴런 다발의 활동 항진으로 나타나는 결과를 하나의 간질 원인으로 볼 수 있다. 그렇지만 이러한 당혹스러운 질병에 대한 연구에서 과학자들은 뇌전증 발생에 영향을 미치는 여러 가지 요인들을 확인하였다. 예를 들어, 뇌신경세포의 이온 채널의 손상을 발현시키는 유전적 요인들이 비정상적으로 세포막의 흥분성을 높이고 자극 역치는 낮추는 것이 뇌전증을 일으킬 수 있다.

종양, 알코올 남용, 마약중독, 외상성 두뇌손상으로부터 유발된 뇌 손상 또한 뇌전증의 발생과 관계가 있다. 더구나, 뇌의 적절한 산소공급의 차단에 따라 발생된 어떤 문제 또는 상태들이 또한 뇌전증의 원인이 될 수도 있다. 실제로, 성인에서 뇌전증으로 새롭게 진단받은 사람의 3분의 1은 뇌혈관 질환을 지니고 있었다. 이 뇌혈관 질환은 뇌로 가는 혈류를 방해하게 된다. 특히, 어린아이들에게서는 높은 수치의 납이나 일산화탄소의 노출과 같은 요인들이 기타 발작 원인들로 인식되었다. 결국 에이즈, 뇌 수막염, 뇌염과 같은 감염성 질환은 뇌신경의 지나친 활성과 뇌전증을 유발할 수 있다.

뇌전증의 증상을 조절할 수 있는 약품의 효력에도 불구하고, 여전히 이 질환을 지닌 사람들은 고통스러운 발작을 겪을 가능성이 존재한다. 이러한 뇌전증 발작을 일으키게 하는 요인은 무엇일까? 비록 뇌전증이 있는 환자들이 다양한 자극에 대하여 민감성이 다르지만, 피로, 알코올 섭취, 부드럽게 깜빡 꺼리는 불빛들, 담배연기, 그리고 수면박탈과 같은 것들이 가장 흔한 유발 요소들이다. 그러나 아마도 대부분의 뇌전증 발작요인으로 보고된 가장 흔한 요인은 스트레스이다. 스트레스 관리에 효과적이라고 입증된 운동이 뇌전증으로 진단받은 사람들의 많은 발작을 감소시키는 것으로 보고되었다(글상자 18-12).

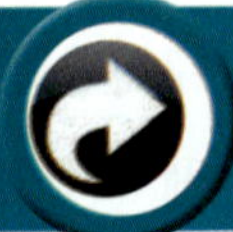

글상자 18-12
알고 있습니까?

뇌전증과 성취

비록 정신적 장애를 가진 일부의 사람들이 뇌전증을 지니고 있다 할지라도, 두 가지 상태가 반드시 연관되어 있는 건 아니다. 실제로, 잘 알려져 있으며 지능도 상당히 높고 성취수준도 높았던 사람들 중에도 뇌전증으로 고통을 받은 경우가 있다. 즉, 줄리어스 카이저, 소크라테스, 나폴레옹 보나파르테, 아이작 뉴턴, 미켈란젤로, 그리고 레오나르도 다빈치, 배우 데니 글로버, 마고 헤밍웨이, 가수 닐 영, 레퍼 릴리 웨인, 전 미식축구 선수 티키 바버, 그리고 올림픽 육상 선수인 플로렌스 그리피 조이너 등이 그러한 사례들이다.

운동과 뇌전증

뇌전증을 지니고 있는 대부분의 사람들은 일반적으로 체력도 안 좋고 건강하지 않다. 그것은 그들이 격렬한 신체운동으로부터 오는 스트레스가 발작을 유발시킨다고 믿기 때문이다. 이것은 운동이나 스포츠에 참가함으로써 발작을 경험한 환자가 10% 정도 있는 것으로 보아 타당한 염려일 수도 있다.[123] 그러나 간질 환자의 약 40% 경우 규칙적인 운동을 하고 있기 때문에 그러한 발작 경험을 하는 것은 일반적이지 않다. 간질 발작에 대한 운동이 미치는 서로 상반적인 효과를 설명할 수 있는 많은 요인들이 있다. 고강도 또는 탈진적인 운동을 하면 발작의 가능성이 높아진다. 특히나 고강도의 운동에 익숙하지 않거나 체력이 좋지 않은 경우에 그렇다. 또 다른 설명으로는, 운동으로 발작이 생기는 것은 신체 활동과 함께 동반되는 심리적인 스트레스가 원인이 될 수도 있다는 것이다. 이러한 심리적 스트레스 단독으로도 뇌 내의 전기활동을 증가시킬 수 있다. 간질환자의 특정 뇌 부위에 있는 뇌신경세포들이 기본적으로 과잉의 흥분상태와 자극에 대한 낮은 역치 수준을 지님과 함께 심리적 스트레스에의 노출은 통제할 수 없는 신경세포들의 자극과 발작을 유도하게 된다. 그러므로 운동 전과 운동 중에 환자들이 겪은 많은 심리적인 스트레스는 운동이 발작을 증가시키는지 아니면 감소시키는지를 판단하는 데 결정적인 것이다. 규칙적으로 운동을 해 온 간질환자들은 그들이 운동에 익숙하고, 심리적으로 스트레스를 많이 받지 않는다고 생각하기 때문에, 운동하거나 레크리에이션 스포츠를 하는 동안 발작을 일으킬 가능성이 적다. 규칙적인 운동을 하는 사람들은 심리학적으로 교감신경계의 반응이 감쇠되며, 스트레스 호르몬인 코르티솔의 분비도 감소한다.[39] 뇌로 전달되는 코르티솔의 양이 감소되면 또한 운동 유발성 발작의 발생도 감소된다. 또한 베타 오피오이드와 같이 진정 효과를 지닌 베타 엔돌핀의 분비로 인하여 발작의 원인이 되는 뉴런의 활동을 억제시켜 주는 것으로 인식되었다.[3] 운동이나 스포츠 활동 중에 요구되는 고도의 집중력 또한 발작의 원인이 되는 뇌의 특정 부분을 진정시키는 효과를 줄 수 있다고 시사하였다. 운동이 발작 빈도에 미치는 영향은 개별적이며 신체 활동 수준이 증가하면 발작 빈도가 감소와 연관이 있다.[10]

뇌전증 재단은 운동으로 과도하게 피로하지 않는 한 일반적으로 발작을 유발하지 않기 때문에 신체 활동과 운동을 권장한다. 정기적으로 중등 강도의 운동을 하면 뇌전증 환자에게 스트레스가 줄어드는 효과가 나타나고 그에 따라 발작 발생률이 감소한다. 더구나 뇌전증으로 고통을 겪고 있는 사람들은 운동으로부터 얻을 수 있는 다른 장점들을 즐길 수 있을 것이고, 그로 인해 삶의 질이 향상될 것이다. 그러나 운동이나 스포츠 활동에 참여하는 사람들은 충분한 수면을 취하고, 적절히 수분을 섭취하면서 또한 적절한 전해질 수준을 유지하고, 머리 손상이 발생될 수 있는 스포츠는 피하는 것이 중요하다. 또한 뇌전증을 치료하기 위해 복용되는 약물들이 피로와 시력 약화를 유발할 수 있으며, 또한 골질량도 감소시킬 수 있다는 것을 인식해야 한다(글상자 18-13).

속성 검토

- 미국에서만 뇌전증으로 인해 300만 명 이상이 고통받고 있다.
- 뇌전증은 반복되는 발작으로 특징된다.
- 스트레스를 포함한 몇몇의 요소들이 뇌전증 발작을 유발시킨다.
- 운동을 통한 다이어트 같은 적절한 유산소성 운동은 간질 뇌전증을 감소시킨다.

고혈압과 운동

고혈압은 아주 흔한 건강 문제인데, 특히 서구사회에서 보편적으로 나타나는 문제이다. 실제로, 미국에서만 7,790만 명이 넘는 성인들이 고혈압을 경험하고 있다. 이것은 최대혈압이 140 mmHg 이상 혹은 이완기 혈압이 최소 90 mmHg 이상이거나 혈압을 조절하기 위하여 항고혈압제를 복용하고 있음을 의미한다.[4] 이것은 뇌졸중, 심장질환, 말초동맥질환, 신장질환 그리고 모든 원인이 되는 심혈관 질환의 유발 가능성이 유의하게 관련되기 때문에 매우 염려스럽다.[138] 고혈

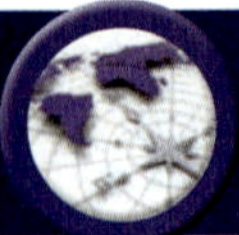

글상자 18-13 더 알아보기

운동선수들과 뇌전증

뇌전증은 미국에서만 약 200만 명에게 영향을 미치는 만성 신경 질환이다. 갑작스럽고 예측할 수 없는 발작으로 인해 발작을 경험하는 사람뿐만 아니라 근처에 있는 사람들을 놀라게 할 수도 있다. 완전하게 밝혀지지는 않았지만, 뇌의 특정 부위에서 전기적 활동이 무질서하게 폭주하면서 발작이 발생한다. 조절되지 않는 신경 활동을 수용하는 뇌의 영역에 따라 무질서한 생각, 언어, 기억력, 언어 또는 신체 활동에서부터 경련이나 무의식에 이르기까지 다양한 결과가 발생할 수 있다. 적절한 약물을 복용하더라도 뇌전증 환자의 약 30%는 여전히 발작을 경험할 것이다.

수년 동안 뇌전증 진단을 받은 사람들은 스트레스가 발작을 유발하는 것으로 보이기 때문에 운동과 신체 활동을 피하는 것이 권고되었다. 그러나 운동이 정서적, 심리적 스트레스에 미치는 영향은 복잡하며 종종 운동이 실제로 만성 스트레스를 감소시킬 수 있다. 실제로 연구에 따르면 운동 훈련은 뇌전증 운동선수가 경험하는 발작의 발생을 제한하는 작용에 대한 보고가 있다. 운동 중 필요한 정신적 집중이 발작을 일으키는 뇌의 신경 파열의 강도와 빈도를 약화시킬 수 있다는 주장이 제기되어왔다. 한편, 경쟁이 치열한 상황에서의 정신적 스트레스가 뇌의 조절되지 않는 신경 활동을 일으켜 발작을 일으킬 수 있다는 주장도 제기되어왔다. 현재 이용 가능한 상대적으로 빈약한 과학적 증거는 운동이 뇌전증 환자에게 이점을 제공한다는 개념을 뒷받침하거나 반박하지 않지만, 대부분의 의료 기관은 더 이상 뇌전증 환자의 운동 참여를 막지는 않고 있다. 오히려 임상 전문가들은 일반적으로 뇌전증을 앓고 있는 사람이 운동이나 스포츠를 선택하는 경우 특정 예방 조치를 취해야 한다고 권장한다. 이러한 권장사항에는 선수들이 경기 중 수분 공급을 잘 유지하는 것에 대해 특히 주의해야 하며, 경기 중 전해질 구성과 혈당 수치, 운동 후 회복에 방해가 되지 않도록 적절한 영양 섭취를 해야 한다는 내용이 포함되어 있다. 수중 스포츠의 경우에는 특히 갑작스러운 발작으로 익사로 인한 사망에 대한 우려가 있다. 따라서 수영이 피트니스 애호가가 선호하는 운동 형태이거나 뇌전증을 앓고 있는 수영 선수인 경우, 자격과 뇌전증 발작에 대응하는 방법을 숙지하고 있는 인력(예: 인명 구조원)이 항상 상주하고 있어야 한다. 그리고 모든 유형의 스포츠 또는 신체 활동에서 뇌전증이 있는 운동선수는 발작을 유발할 수 있으므로 과도한 운동과 피로에 유의하는 것이 중요하다. 또한 진통제는 골 밀도 감소로 이어질 수 있으므로 뇌전증이 있는 사람의 운동에는 걷기 또는 달리기와 같은 체중을 견디는 운동과 저항성 운동 또는 웨이트 리프팅이 포함되어야 하며, 이러한 활동은 골밀도와 근력을 촉진하는 것으로 밝혀졌다.

추가 참고문헌

1. Arida RM, Scorza FA, Terra VC, et al. Physical exercise in epilepsy: what kind of stressor is it? *Epilepsy Behav.* 2009;16:381-387.
2. Epps SA, Kahn AB, Holmes PV, et al. Antidepressant and anticonvulsant effects of exercise in a rat model of epilepsy and depression comorbidity. *Epilepsy Behav.* 2013;29:47-52.
3. Gordon KE, Dooley JM, Brna PM. Epilepsy and activity—a population-based study. *Epilepsia.* 2010;51:2254-2259.
4. Jacobs PL, Ed. *NSC'As Essentials of Training Special Populations.* Champaign, IL: Human Kinetics, 2018.
5. Nyberg J, Aberg MA, Toren K, et al. Cardiovascular fitness and later risk of epilepsy: a Swedish population-based cohort study. *Neurology.* 2013;81:1051-1057.
6. Vancini RL, de Lira CA, Arida RM. Physical exercise as a coping strategy for people with epilepsy and depression. *Epilepsy Behav.* 2013;29(2):431.

압을 관리하는 효과적인 방법들이 있지만, 항고혈압제의 사용이나 생활습관 개선이 가장 중요하다. 생활습관 개선 중 하나는 운동이다. 운동은 경증 고혈압에서부터 약간의 중증 고혈압 정도까지 관리할 수 있는 효과적인 방법이다.

운동과 안정혈압

수년 동안, 운동은 고혈압자들의 안정 시 혈압에 긍정적인 영향을 주는 것으로 인식되어 왔다. 연구결과가 보여주듯이, 비슷한 고혈압 증상을 보이는 남자와 여자에게 다 적용되는 것이었다. 고혈압을 치료하는 가장 효과적인 운동 방법은 워킹, 조깅, 사이클링, 수영과 같은 유산소성 운동 형태의 지구성 운동이다. 대부분의 연구에서 입증되었듯이, 이러한 운동들이 30분에서 60분 정도 수주간, 적절한 운동강도(최대산소섭취량의 70% 이하)로 실행되었을 때, 고혈압 환자들의 안정 시 혈압과 이완기 혈압이 7.4에서 5.8 mmHg까지 떨어지는 것으로 나타났다.[44] 이러한 변화들은 정상 안정기혈압을 가진 사람들이 동일한 운동 루틴을 수행할 때 경험하는 변화보다 훨씬 더 큰 것으로 나타났다.

저항성 운동의 인기가 증가함에 따라, 중량 운동이 또한 고혈압을 가진 사람들에 있어서 안정 시 혈압을 조절할 수 있는지를 검토해 왔다. 메타 분석에 따르면 저항성 훈련은 수축기 및 이완기 혈압(각각 2~4.55 mmHg 및 3~3.79 mmHg)을 모두 유의하게 감소시키거나[31,32,87] 수축기 혈압을 유의하게 감소시키지 않을 수(3.2 mmHg) 있다고 보고하고 있다.[41,45] 그 결과 수축기 및 이완기 혈압이 약 2~4% 감소한다. 이러한 혈압 감소는 고혈압 환자에서 더 클 것이다. 그러므로 저항성 운동이 안정 시 혈압을 낮추어 주기는 하지만, 유산소성 운동에 따른 감소량보다는 미약하다는 것이 입증되었다. 그러나 저항 훈련으로 나타난 크기의 감소는 임상적으로 관련이 있으며 고혈압 환자의 뇌졸중 및 심장질환 발생률을 14%까지 낮출 수 있다.

운동과 급성 및 운동 후 반응

일부 연구에서 운동이 운동 중의 혈압에 영향을 얼마나 주었는지 분석하였으며, 몇 가지 중요한 결과들이 나타났다. 일반적으로, 고혈압을 가진 사람들이 몇 주간 지구성 운동 프로그램을 마쳤을 때, 중강도의 유산소성 운동에서 급성 혈압 반응은 약 7 mmHg 정도 감소된 것으로 나타났는데, 이때 심박수도 분당 6회 감소되었다.[57] 이를 통해 고혈압 환자들에게 건강이 향상된다는 것을 암시할 뿐만 아니라 심혈관 질환의 위험성 또한 감소시켜 준다는 것이 인식되었다.

정상 혈압인과 마찬가지로, 고혈압 환자들 중에서 운동 후 혈압이 유의하게 감소가 되었으며, 심지어 정상인보다 더 큰 감소도 있었다. 두 그룹은 중강도의 유산소성 운동 후에 '**운동 후 저혈압**(*postexercise hypotension*)' 혹은 수축기 및 이완기 혈압의 강하라는 것이 운동 후 22시간에 이르기까지 유지되었다. 중요하게도, 운동 후 저혈압이 반복해서 일어나면 누적 효과가 나타나며, 고혈압자와 정상인 모두 트레이닝으로 유도된 안정 시 혈압의 감소인 것으로 설명될 수 있다고 일부 전문가들은 해석하고 있다.

전체적으로 운동은, 특히 유산소성 운동과 같이 큰 근육이 참여하는 운동을 적절한 강도로 규칙적으로 하게 되면, 고혈압 초중기 증상으로 진단된 환자들의 경우 안정 시 또는 운동 중 모두 유의하게 혈압을 낮춰주는 효과가 있는 것으로 나타났다. 이것은 인종에 상관없이 모든 연령대의 남성과 여성들에게서 동일하였다. 이러한 환자들에게 적절한 운동 처방은 일반 성인에게 권장되는 것과 매우 유사하며, 30분 이상의 지속 시간 동안 중등도 강도의 지구력 운동을 강조하는 것이 전부는 아니더라도 주일의 거의 대부분의 시간을 할당하며, 건강한 성인을 위한 지침에 따라 주일에 이틀에서 삼일 정도의 중등도 강도 저항 운동과 유연성 훈련으로 보충될 수 있다.[4]

속성 검토

- 고혈압은 대부분의 서구사회에 큰 영향을 미치고 있다.
- 몇 주간 적절한 강도의 지구성 운동은 고혈압 환자이든 아니든 안정 시의 수축기 및 이완기 혈압을 효과적으로 낮추어 준다.
- 저항성 트레이닝 또한 고혈압 환자의 안정 시 혈압을 감소시켜 주지만, 지구성 트레이닝보다는 덜 효과적이다.
- 운동은 운동 중과 운동 후의 혈압을 수 시간 동안 감소시켜 준다.

주의력 결핍 및 과잉 행동 장애

주의력 결핍 과잉 행동 장애 또는 ADHD로 알려진 이 질환은 미국 전체 취학 아동의 최대 7%에 달하며 연간 약 430억 달러의 비용이 드는 의료 문제이다.[13] 이러한 정량적 추정치는 ADHD가 이 질환으로 고통받는 사람들과 해당 개인의 친구 및 가족에게 미칠 수 있는 삶의 질에 대한 해로운 영향을 고려하지도 않은 것이다(글상자 18-14). ADHD의 증상은 잘 알려져 있다시피 부주의, 공격성, 파괴적 행동, 과잉 행동, 학업 성취도 저하, 연령에 따라 부적절한 충동성 등이 있다(글상자 18-15). 이 질환은 항상 어린 시절에 나타나지만 종종 성인이 될 때까지 지속되며 여학생보다 남학생에게 더 흔하다. 그러나 ADHD는 성인기에 처음 발생하는 것은 아니다. 증상을 고려할 때 예상할 수 있듯이 이러한 어린이들은 학업 및 사회성에서 기대 이하로 좋지 않은 경우가 많다.

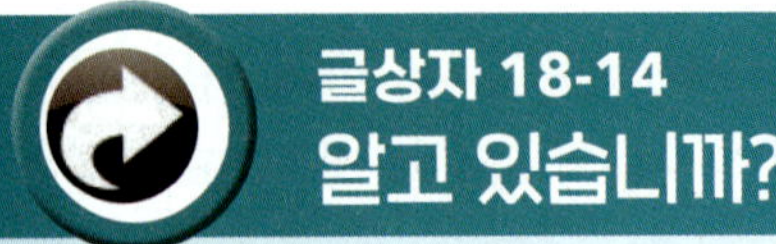

글상자 18-14
알고 있습니까?

주의력 결핍 과잉 행동 장애(ADHD)에 관한 흥미로운 사실들

- ADHD 진단 사례의 비율은 연구되는 대상 국가마다 비슷하며, 이 질환을 진단받을 확률은 대부분 이 질환을 식별하는 데 사용되는 기준에 따라 달라진다.
- ADHD 진단을 받을 확률은 남학생이 여학생보다 3배 더 높다.
- ADHD 진단을 받은 어린이의 약 50%가 사회 부적격을 경험하는 반면, 이 질환을 진단받지 않은 어린이는 10~15%에 불과하다.
- 완전히 알려지지는 않았지만 ADHD는 유전적 요인과 환경적 요인이 복합적으로 작용한 것으로 사료된다. 쌍둥이를 조사한 연구에 따르면 유전학적 요인은 전체 ADHD 진단 사례의 약 4분의 3을 차지한다.
- ADHD는 만성적으로 스트레스를 받거나 불안증이 있는 어머니를 둔 어린이들 사이에서 더 자주 발생한다.
- 조사에 따르면 전체 메이저리그 야구 선수의 8%가 ADHD 진단을 받은 것으로 나타났다.
- 미국 인구의 28%가 대학 학위를 취득하는 반면, ADHD 진단을 받은 사람의 5% 미만이 대학 학위를 취득한다.
- '정신적 불안'이라고 불리는 질환은 1798년 문헌에 처음 보고되었지만, ADHD는 1902년에 처음 정확하고 명확하게 설명되었다.

병인학

ADHD의 병인은 인지 기능과 관련된 뇌의 피질 영역 발달 지연에 그 원인을 두고 있다. 일반적으로 이러한 뇌 영역의 발달은 영향을 받지 않은 어린이의 뇌 영역과 동일한 뇌 영역을 2~3년 정도 견인한다.[163] 이러한 뇌 영역은 적절한 세포 간 커뮤니케이션과 뇌 기능을 위해 카테콜아민성 신경전달물질에 의존하는 것으로 알려져 있다. 따라서 정신 자극제, 일반적으로 리탈린 또는 애더럴은 ADHD의 영향을 받는 사람들에게 처방되며 일반적으로 긍정적인 결과를 가져온다.[56] 종종 이러한 약물은 행동 치료와 함께 처방되기 때문에 ADHD 증상 관리와 관련하여 훨씬 더 큰 이점을 얻을 수 있다.

ADHD의 원인은 대뇌에서 적절한 발달이나 성장이 부족하기 때문이며, 이 부위가 적절한 기능을 위해 카테콜아민 주도의 신경전달물질에 의존하고 운동이 카테콜아민을 혈류로 방출하는 데 자극 효과가 있을 뿐만 아니라 ADHD의 영향을 받는 사람들의 발달이 지연되는 뇌의 동일한 피질 부위로의 혈류에도 영향을 미친다는 점은 주목할 만하다. 운동은 카테콜아민의 순환 농도와 ADHD를 담당하는 뇌 부위로의 혈류를 증가시키는 것 외에도, 적어도 동물에서 운동은 뇌의 성장을 촉진하고 뇌 대뇌를 구성하는 뉴런의 성장과 발달을 촉진하는 것으로 알려진 **뇌 유래 신경영양인자(brain-derived neurotrophic factor, BDNF)**, **인슐린 유사 성장인자(insulin-like growth factor, IGF)**, 신경트로핀과 같은 특정 분자

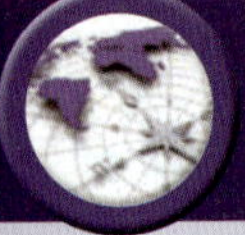

글상자 18-15
더 알아보기

주의력 결핍 과잉 행동 장애의 일반적인 증상

- 부족한 주의력
- 새로운 환경에서의 과도한 집중
- 위험 감수성의 증가
- 차례를 기다리는 어려움
- 효과적 시간관리에의 어려움
- 쉽게 좌절감을 느낌
- 조직화 기술의 부족

동반되는 질환으로는 불안, 우울증, 폭력적 행동, 학습장애, 그리고 약물 남용 등이 있다.

의 생성을 향상시키는 것으로 밝혀졌다.[56] 운동이 ADHD의 치료 또는 관리에 효과적일 수 있다고 합리적으로 가정되어 온 이유이다.[15]

운동과 주의력 결핍 과잉 행동 장애

운동은 대부분 ADHD 환자의 인지, 행동 및 신체 증상을 완화하는 데 도움이 된다.[85,126,178] 전형적으로 운동과 스포츠는 보다 효과적인 치료 개입을 유도하기 위해 보다 전통적인 치료, 즉 정신 자극제 및 행동 수정과 함께 사용된다.[56] 또한 운동요법이 고혈압, 녹내장, 갑상선 기능 항진증, 심혈관 질환과 같은 심각한 건강 문제를 유발할 수 있는 향정신성 자극제보다 장기적으로 더 나은 예후를 제공할 수 있다는 점은 고무적이다.[146] 이러한 위험은 운동과 관련이 없으며 규칙적인 신체 활동에 의해 완화될 수도 있다. 따라서 ADHD의 영향을 받는 사람들의 운동을 통해 신체 건강과 정신 건강에 대한 이점을 얻을 수 있다. 그러나 ADHD 환자에게 가장 적합한 운동 프로그램을 설명하기 위해서는 보다 엄격하게 통제된 실험 연구가 수행되어야 한다.[126]

심박수와 혈압을 높이는 경향의 전통적인 운동 형태보다는 고도의 정신 훈련이 포함된 요가나 태극권과 같은 전통적인 운동 형태가 ADHD 환자에게 도움이 될 수 있다고 제안되고 있다.[51,72] 이러한 주장은 주로 부드럽고 리드미컬한 신체적 움직임을 동시에 집중하면서 조절하는 데 중점을 두기 때문이다. 일부 연구에 따르면 요가와 태극권 트레이닝 모두 집중력 향상, 과잉 활동 감소, ADHD 증상의 전반적인 완화와 같은 특정 이점을 ADHD 아동에게 제공을 제안하고 있다.[72] 이러한 연구 결과는 긍정적이지만 ADHD 치료 및 관리에 있어 요가와 태극권의 효능을 정확하게 평가하기 위해 추가 연구와 함께 후속 연구가 수행되어야 한다.

ADHD와 그 치료가 운동선수에게 미치는 영향

조직적인 스포츠를 하는 많은 젊은 운동선수들이 ADHD 치료를 받고 있으며, 이러한 치료에는 정신 자극제가 포함될 수 있다. 이 약물은 자연적으로 생성된 카테콜아민과 동일한 생리학적 효과를 신체에 부여한다. 이러한 효과에는 심박수 상승, 심박수 증가, 혈압 상승, 심부 체온 상승과 정신 집중력 향상이 포함된다. 따라서 이러한 각성제는 에르고제닉 효과를 유발하는 것으로 밝혀졌으며, 그 결과 미국 대학 스포츠 협회(NCAA), 국제올림픽 위원회(IOC), 세계반 도핑기구(WADA)를 비롯한 수많은 운동 단체에서 금지하고 있다. 이는 ADHD를 앓고 있는 운동선수와 이들을 감독하는 의료진에게 딜레마를 안겨준다. 현재 NCAA는 ADHD를 앓고 있는 선수가 임상적으로 이 질환을 진단받았다는 문서와 환자가 처방된 약물을 계속 복용해야 한다는 의학적 진술을 제공할 수 있다는 가정하에 ADHD를 앓고 있는 선수가 약물을 계속 복용할 수 있도록 허용하고 있다. 또한 해당 선수는 매년 임상 평가를 받고 해당 평가의 최종 보고서 사본을 제출해야 경기 시즌 내내 각성제를 계속 복용할 수 있는 허가를 받을 수 있다.

스포츠 참여의 위험성

각성제 복용에는 운동선수와 의료 감독 관계자 모두가 고려해야 하는 알려진 위험이 있다. 여기에는 과도한 운동으로 인한 근골격계 부상으로 이어질 수 있는 통증 반응 둔화, 체중 유지에 문제를 일으키고 여성 운동선수의 생리 기능 장애를 유발하는 식욕 억제 등이 포함된다. 각성제 복용과 관련된 심박수와 혈압의 가속화는 운동선수에게 갑작스러운 심장 사망 위험을 더 높이는 것으로 보이지만, 통계 데이터

속성 검토

- 주의력 결핍 장애 과잉 행동 장애(ADHD)는 미국 전체 취학 아동의 최대 7%에 영향을 미치며 남학생이 여학생보다 더 흔하게 발생한다.
- ADHD는 대뇌의 특정 부위의 성장과 발달이 지연되어 발생한다.
- ADHD의 증상으로는 부주의, 공격성, 과잉 행동, 학업 성취도 저하 등이 있다.
- ADHD는 성인이 되어서도 지속될 수 있지만 성인이 되어서 처음 나타나지 않는다.
- 일반적으로 ADHD 치료에는 행동 수정과 리탈린 또는 애더럴과 같은 정신 자극 약물의 조합이 포함된다.
- 연구에 따르면 운동은 ADHD 증상 관리에 도움이 될 수 있다.

를 면밀히 검토한 결과 처방된 각성제를 복용하는 운동선수의 갑작스러운 심장 사망 발생률이 다른 경쟁 운동선수보다 높았다고 볼 수는 없다.[83] ADHD 치료를 위해 향정신성 자극제를 복용하는 운동선수의 부상에 대한 가장 심각한 우려는 아마도 이러한 약물로 인한 심부 체온 상승과 관련이 있을 것이다. 팀 의사와 트레이너는 경기 중 핵심 체온을 지속적으로 모니터링하고 온열 질환의 첫 징후에 효과적으로 치료할 수 있도록 준비해야 한다.[146]

허리통증

요통(low back pain, LBP)은 다리 통증 유무에 관계없이 갈비뼈 가장자리 아래와 하연골 주름 위의 통증, 근육 긴장 또는 경직으로 정의된다. 이는 선진국에서 가장 영향을 많이 미치는 건강 문제 중 하나로, 성인의 최대 84%가 일생의 어느 시점에 척추의 요추 하부 및 천골 부위에 어느 정도 통증을 경험하는 것으로 보고되고 있다.[4,167] 그러나 저개발 국가와 선진국을 모두 포함할 경우, 데이터에 따르면 전 세계에서 LBP 발생률이 39%에 가까워 부유하거나 좌식 상태인 국가가 LBP로 고통받는 경향이 더 높다는 것을 알 수 있다.[76,181] 일반적으로 LBP의 빈도에는 성별 편견이 없다고 보고되지만, 한 메타 분석에 따르면 재발성 LBP의 경우 남성보다 여성이 영향을 받을 가능성이 더 높은 것으로 나타났다.[73] 연구에 따르면 이미 요부 부상과 통증을 겪은 남성과 여성 모두 원래 부상을 입은 남성보다 이후 LBP에 걸릴 위험이 두 배나 높다.[107]

병인학

경우에 따라 LBP는 암이나 척추 디스크 탈출과 같이 특정하고 식별 가능한 의학적 상태의 결과이지만, LBP 사례의 약 85%가 비특이적으로 진단되어 발병이 알려진 단일 요인에 기인할 수 없음을 나타낸다. 실제로 LBP는 가장 일반적으로 다차원적인 현상으로 설명된다. 연구에 따르면 비 특이적 LBP의 증상과 잠재적 원인을 분석할 때 통계적 절차가 발병에 대한 매우 정확한 예측 변수 또는 위험 요인을 식별하지 못하는 것으로 나타났다. 그러나 데이터에 따르면 LBP의 발병률은 연령이 증가함에 따라 증가하는 것으로 나타났다.[76,167]

흥미롭게도 LBP의 발달과 관련된 가장 강력한 기여 요인 중 하나는 좌식 생활 방식이다.[167] 실제로 연령에 관계없이 일상적인 신체 활동이 낮으면 LBP를 경험할 가능성과 부상과 관련된 통증의 강도가 높아지는 것으로 나타났다. 동시에 LBP가 시작되면 영향을 받는 사람들은 신체 활동과 운동에 참여할 가능성이 낮다. 결과적으로 영향을 받는 사람은 근력과 유연성이 저하되어 허리 부위가 후속 요추 부상과 통증에 더 취약해지는 반면, 더 활동적이면 재발성 LBP의 가능성이 낮아진다.[181] 그러나 통증 평가의 주관적인 특성으로 인해 신체적으로 더 활동적이면 실제로 하반신 부상이 발생했을 때 통증의 심각성이 감소하는지, 아니면 신체적으로 더 활동적인 사람들 사이에서 통증에 대한 인식이 감소하는지 현재로서는 판단할 수 없다. 그러나 증거 기반 치료 지침에 따르면 신체 활동은 LBP 관리의 핵심 요소이다.[4]

과체중 또는 비만 범주에서 체질량 지수(BMI)가 높은 사람이 LBP에 걸리기 쉽다. 11년 동안 동일한 개인을 대상으로 한 종단 연구에서 높은 BMI와 LBP 사이의 관계에는 연관성뿐만 아니라 개연성도 있는 것으로 확인되었다. 즉, 연구 첫해에 허리가 불편했다고 해서 연구가 끝날 때까지 과체중/비만이 될 것이라고 정확하게 예측되지는 않았다. 반면, 연구 시작 당시 BMI가 높았던 사람들은 연구 종료 시점에 LBP를 경험할 가능성이 훨씬 더 높았다. 실제로 과체중에서 비만 범위의 BMI를 갖는 것은 결국 LBP 발병의 위험 요소로 작용했지만 그 반대는 그렇지 않았다.[73]

운동과 허리통증

LBP 사례의 최대 85%[4]는 비특이적이다. 신체의 코어 안정성을 개선하기 위한 운동에 집중하는 것이 요통을 몇 주 동안 감소시키는 데 효과적인 것으로 보이지만, 장기적인 통증 예방과 관련하여 전신 근육을 사용하는 일반적인 운동도 마찬가지로 효과적이다.[192] 근육 불균형으로 인해 LBP가 발생하는 경우가 많기 때문에 척추 길이를 따라 정렬된 한 쌍의 근육과 함께 척추 굴곡근과 신근을 모두 포함하도록 LBP 관리 및 예방을 위한 운동 요법을 설계할 때는 중요하다. 건강한 일반인을 위한 운동 처방에 관한 지침은 LBP 증상을 관리하거나 예방하기 위해 운동할 때 적용해야 하며 유산소 운동, 스트레칭, 근력 강화 운동이 포함되어야 한다. 운동을 하는 사람들은 운동 훈련을 소홀히 하는 사람들보다 LBP가 재발할 가능성이 절반에 불과하기 때문에 연구 결과는 이러한 운동 요법에 참여할 수 있는 강력한 증거를 제공한다.

호흡과 함께 코어의 안정성, 근력, 유연성을 향상시키는 것을 목표로 하는 심신 운동에 중점을 두고 있기 때문에 필라테스 트레이닝은 LBP 치료에 대한 연구대상이 되고 있다. 일반적으로 메타 분석에서 도출된 결론은 보고된 데이터가 LBP와 관련된 필라테스 훈련의 효능을 뒷받침하거나 반박할 수 없다는 것이다. 주로 이것은 지금까지 수행된 개별 연구에서 사용된 정의와 교육 절차의 상당한 불일치로 인해 발생한다.[194] LBP 치료에서 필라테스의 효능에 대한 확실한 결론을 내리기 위해서는 보다 엄격하게 통제된 연구가 필요하다.

속성 검토

- LBP는 암이나 척추 디스크 미끄러짐과 같이 특정하고 식별 가능한 의학적 질환의 결과일 수 있지만, LBP 사례의 약 85%가 비특이적으로 진단되어 발병이 알려진 단일 요인에 기인하지 않음을 알 수 있다.
- LBP의 발달과 관련된 가장 강력한 기여 요인 중 하나는 좌식 생활 방식이다.
- 과체중 또는 비만 범주의 체질량 지수(BMI)가 있는 개인은 LBP로 고통받기 쉽다.
- 신체의 코어 안정성을 개선하기 위한 운동은 몇 주 동안 요통을 줄이는 데 효과적이다.
- 필라테스의 LBP 치료 효능에 대한 확실한 결론을 내리기 위해서는 보다 엄격하게 통제된 연구가 필요하다.

인지 장애

인지 장애(cognitive disorder)는 크게 두 가지 범주로 나눌 수 있다: (1) 발달 장애 (2) 신경 퇴행성 질환. 진단 가능한 방대한 발달 장애 목록에서 자폐 스펙트럼 장애(autism spectrum disorder, ASD), 다운 증후군(Down syndrome, 삼출술 21) 및 기타 지적 장애(intellectual disability, ID)에 대해 논의하려고 한다. 이러한 장애는 미국 일반 인구에서 발병률이 증가하고 있는 것으로 나타나고 있다. 정신 지체(*mental retardation*)라는 용어는 이제 이러한 장애에 대한 언급을 피하기 시작했으며, 많은 경우가 자연적으로 손상된 것으로 본다. 2013년 8월 연방 등기부에 아래와 같이 명시한다.

> 우리는 사회보장법(법) 제2조 및 제16조 및 기타 적절한 규칙 섹션에서 성인 및 아동의 정신 장애와 관련된 클레임을 평가하는 데 사용하는 장애 목록(목록)에서 '정신 지체'라는 용어를 '지적 장애'로 대체한다. 이러한 변화는 의회, 정부 기관, 다양한 공공 및 민간 단체에서 '지적 장애'라는 용어가 널리 채택되고 있음을 반영한다.

또한 확인된 다양한 병리 및 장애를 고려할 때, 이제 그 사람을 묘사하는 형용사보다는 그 사람 다음에 나타나는 병리 또는 도전을 명시하는 것이 더 적절하다는 점에 유의하는 것이 중요하다. 따라서 당뇨병 소녀가 아니라 당뇨병을 앓고 있는 소녀이거나, 혹은 다운 증후군을 앓고 있는 어린 소년이 아니라 다운 증후군을 가진 소년이며, 이는 먼저 사람으로서 인지하고 그나 그녀의 건강상태 자체로 그 사람을 정의하지 않음을 의미한다.

일반적인 운동처방 고려사항

인지 장애가 있는 사람은 어린이와 청소년, 건강한 성인, 노인을 위한 ACSM의 수정 운동 가이드라인을 참고하여 체력 관리를 해야 한다. 이러한 수정에는 종종 더 낮은 빈도 또는 강도를 사용해야 한다. 또한 한 번의 운동 지속 시간이 가혹하거나, 즐기기 어렵거나, 실용적이지 않다면 하루의 시간을 분할한 훈련량으로 훈련하는 것이 더 효과적이다. 인지 장애가 없는 집단에서 흔히 그렇듯이 운동 경험을 더 즐겁게 만들기 위해서는 음악, 춤, 물 운동 등의 양식적 대안과 환경적 변화가 필요한 경우가 많다. 이러한 집단 내에서 신체 활동을 할 수 있는 기회를 제시하여 좌식 생활의 증가보다 건강과 삶의 질 개선의 혜택을 누릴 수 있도록 훈련의 유연성이 필요하다.

다양한 수준의 증상과 이와 관련된 인지 불안정 및 신체 장애를 가진 다양한 인지 장애가 확인되었다. 각 장애에서 나타나는 변화와 심각성은 영향을 받는 집단 내 개인의 차이에 기반을 둔다. 운동은 이러한 다양한 집단에 혜택을 제공하는 것으로 나타났지만, 이러한 혜택의 정도는 인지 장애 수준과 운동 수행 능력에 달려 있다. 미국에서는 모든 연령대와 인지 기능 수준에 관계없이 과체중 또는 비만으로 판명되는 개인의 수가 증가하고 있다. 일반인들과 마찬가지로 이러한 추세는 신체 활동 기회가 감소하고 좌식 활동이 급격히 증가했기 때문일 가능성이 높다. 인지 장애인을 위한 운동 프로그램을 효과적으로 유지하면서 개별화하는 방법에 대한 지식이 부족하다는 점도 주요 문제이다.[102,135]

모든 운동 프로그램의 설계는 항상 진행 가능상태를 유지해야 하며, 운동을 견딜 수 있고 완료할 수 있어야 한다. 또한 활용되는 프로그램은 운동의 관점에서 프로그램 설계와 일치하는 능력이 필수적이기 때문에 포함된 운동을 안전하게 학습하고 수행할 수 있는 개인의 능력이 고려되어야 한다. 이러한 운동 프로그램을 견딜 수 있는 능력은 다양한 장애 각각의 고유한 특성에 따라 감소할 수 있을 것이다. 공립학교 특수교육 프로그램 내에서 장애인 교육법은 공립학교가 21세까지 장애 학생에게 조기 착수, 특수교육 및 관련 서비스를 제공하도록 보장할 것이다.

자폐 스펙트럼 장애

미국 질병통제예방센터(CDC)는 미국에서 자폐 스펙트럼 장애(ASD)의 발병률이 2000년 출생자 1,000명 중 약 6.7명에서 2010년 출생자 1,000명 중 약 14.7명으로 증가했다고 보고했다. 이 추정치에 따르면 68명 중 약 1명의 어린이가 어떤 형태로든 ASD 진단을 받게 될 것으로 예상된다. 이러한 ASD 증가는 실제 발생이 증가했거나 진단 기준이 확대되었기 때문일 수 있다.[6] 이와 관련하여 미국정신의학회 진단 매뉴얼의 이전 버전에는 ASD 질환 중 아스퍼거 증후군이나 만연한 발달 장애(PDD-NOS)가 포함되지 않았으며, 달리 명시되지 않았다는 점에 유의해야 한다. 이 두 가지 장애를 ASD 진단 매뉴얼에 포함시킴으로써 이전 추정치는 ASD의 발병률을 과소평가했을 수 있다.[55,58,148] 또한 발병률의 증가가 부분적으로 있을 수 있다는 점도 이해해야 한다.[55,58,148]

ASD는 행동적으로 정의되고 다양한 수준의 중증도를 가진 여러 가지 질병을 가진 복합적 질환 그룹이다.[55] 일반적으로 ASD는 사회적 커뮤니케이션 결함과 선천적으로 제한적이고 반복적인 행동으로 특징지어진다. ASD에 포함된 질환은 전반적 발달장애(PDD-NOS), 소아 붕괴 장애(CDD), 아스퍼거 장애 및 전통적 자폐증이다.[6] 전통적 형태의 자폐증은 약간 중증이거나(고기능) 매우 중증일수 있다(저기능).[6] 아스퍼거 증후군에 있어서, 사람들은 주로 사회적 상호 작용에서 장애를 보이지만 정상에서 평균 이상의 인지 기능을 가지고 있다. 아동기 붕괴 장애(헬러 증후군이라고도 함)는 언어 능력, 사회적 기술 및 다양한 운동 능력에 발달 지연을 보인다. 수 배에 달하도록 감지가 어려운 ASD의 형태는 PDDNOS이다. ASD는 일반적으로 생후 14개월에서 3년 사이에 진단되며 성인으로 이어진다.[136] 초기의 강도 높은 행동 및 인지 개입 전략은 언어와 사회적 기능을 향상시키는 것으로 나타났다.[58] 의사소통 및 사회적 상호작용의 장애, 반복적이거나 전형적인 행동적 표출은 ASD 환자가 직면한 문제의 핵심이다.[75,125,148] 감각 신호에 대한 반응성이 높아지는 것도 자폐증 아동과 청소년의 행동에 중요한 요소이다.[75,136] 그 결과, ASD를 앓고 있는 어린이와 청소년은 자신과 타인에게 신체적 피해를 줄 수 있는 폭주를 일으킬 수 있다. 이는 갑작스러운 변화가 강요되거나 다른 사람들과 효과적으로 소통하지 못해 좌절감이 쌓이는 등의 스트레스 상황에서 나타날 수 있다.[75,125,148]

운동 및 프로그램 설계를 위한 특별 고려사항

자폐증 아동과 청소년의 비만율 증가는 정상범의 청소년들과 마찬가지로 분명히 우려되는 부분이다. 부분적으로는 나이가 들면서 신체 활동이 지속적으로 감소하기 때문일 수 있다.[33,130] 그 이유는 조직적인 학교 활동(예: 체육)이 부족하거나 재정적이고 유능한 지도자의 부재와 건강/피트니스 클럽 또는 기타 커뮤니티 센터에서 일률단편적 운동 프로그램 때문일 수 있다. TV, 비디오 플레이어, 비디오 게임 등에 대한 집중도가 높아지면서 좌식생활의 라이프스타일이 신체 활동을 대체할 수도 있을 것이다.[130]

운동이 ASD 아동에게 미치는 영향에 대한 발표된 데이터는 제한적이지만, 유용한 데이터에 따르면 중재로서 운동이 긍정적인 역할을 하는 것으로 보인다.[171] 일정 수준의 운동 후 ASD를 앓고 있는 어린이와 청소년의 인지 기능과 학습 활동 시간이 개선되며, 전형적인 행동의 감소는 운동의 긍정적인 효과와 관련이 있는 것으로 보인다.[88,144] 다시 말해, 신체 활동이 증가하면 불안과 스트레스에의 반응이 감소하기 때문에 결국 학업 참여도가 증가한다.[144] 또한 일정 형태의 복합적 운동은 이 집단에서 전형적 행동이 더 증가하고 오래 지속되는 것으로 알려져 있다.[88] 습관적인 신체 활동으로의 발전은 체중 조절이 개선되어 고혈압, 비만, 당뇨병과 같은 비활동과 관련된 건강 문제의 위험을 줄일 수 있다.[12,33] 이러한 건강 문제의 증가 추세가 이 인구 집단에 존재하기 때문에 ASD를 앓고 있는 청소년의 신체 활동량을 늘리는 것이 건강 및 웰빙 전문가들의 주요 목표가 될 것이다. 학교의 체육 교사(이상적으로 특수 체육 교육을 받은) 또는 커뮤니티 체육관이나 피트니스 시설의 개인 트레이너가 ASD 환자에게 전달하는 운동 지침은 감정적으로 중립적이어야 하며(위와 아래 억양이 없어야 하며), 전문 용어 사용을 자제하고 비꼬거나 잘난 척을 하지 말아야 한다.[154,200] 자폐성 장애를 가진 청소년이나 개인이 이미 존재하는 이러한 과정에서의 어려움을 느끼지 않으려면 단순성과 명확성이 중요하다. 이것은 좌절감과 폭주의 가능성을 최소화할 수 있을 것 이므로, 신체 활동의 성과가 더 크게 향상시킬 수 있다.[154,200] 또한 부정적 감각 자극을 더욱 최소화하기 위해 실내 공간과 의상은 최대한 자연스러움을 유지하는 것이 좋다.[200] 운동 프로그램은 ACSM에서 개발한 일반적인 가이드라인을 따를 수 있지만, 적절한 기술, 강도 및 지속 시간을 수정하거나 개별화하는 것을 허용해야 한다. 때때로 이 작업은 양식과 정황을 적절히 선택하여 수행할 수 있다(예: 단순히 그냥 걷거나 음악에 따라 춤을 추거나 악기를 연주하고 행진하는 것이 아니라).

다운 증후군

다운 증후군(Down syndrome, DS)은 21번째 염색체의 다양한 이상으로 인한 유전 질환이다. 이 질환에 대한 전체 진단의 92%에서 21번째 인간 염색체의 3염색체성(3개 염색체)이 존재하며, 전체 진단의 3~4%는 21번째 염색체와 14번 염색체가 연결되어 있으며, 2~4%의 DS의 경우는 21번째 염색체의 모자이크 형상이 특징이다. 이러한 유전적 기원의 가장 일반적 원인은 산모의 난소 내에서 난자(배우자의 감수분열)가 형성되는 동안 발생한다.[177,196] 역사적으로 DS의 발병은 산모의 나이(35세 이상) 또는 흡연이 심한 젊은 산모와 관련이 있다.[21] 그러나 아래에 표시된 새로운 통계에 따르면 나이가 유일한 결정 요인은 아니다.

다운 증후군에 관한 몇 가지 사실들(전국 다운 증후군 학회, 2019):

- 다운 증후군은 개인이 21번 염색체의 전체 또는 부분적으로 여분의 염색체를 가지고 있을 때 발생한다. 이 추가 유전 물질은 발달 과정을 변경하고 다운 증후군과 관련된 특성을 유발한다.
- 다운 증후군에는 세 가지 유형이 있다: 3염색체성 21(불분리)이 95%, 전좌가 약 4%, 모자이크 현상이 약 1%를 차지한다.
- 다운 증후군은 가장 흔하게 발생하는 염색체 질환이다. 미국에서는 700명 중 약 1명의 아기가 다운 증후군을 앓고 있으며, 매년 약 6,000명의 다운 증후군이 태어난다.
- 다운 증후군은 모든 인종과 경제 발달 수준의 사람들에게 발생한다.
- 다운 증후군 아동의 출생률은 산모의 연령에 따라 증가한다. 그러나 젊은 여성의 출산율 증가로 인해 다운 증후군 아동의 80%는 35세 미만의 여성에게서 태어난다.
- 다운 증후군 환자는 선천성 심장 결함, 호흡기 및 청력 문제, 알츠하이머병, 소아 백혈병, 갑상선 질환과 같은

특정 질환에 걸릴 위험이 증가한다. 이러한 질환 중 상당수는 현재 치료가 가능하기 때문에 다운 증후군을 앓고 있는 대부분의 사람들은 건강한 삶을 살고 있다.

- 다운 증후군의 일반적인 신체적 특징 중 몇 가지는 근육의 볼륨이 작고 키가 작으며 눈이 위로 기울어져 있으며 손바닥 중앙에 깊은 주름이 하나 있다. 다운 증후군을 앓고 있는 모든 사람은 독특한 개인이며 이러한 특성을 정도에 따라 가지고 있거나 전혀 가지고 있지 않을 수 있다.
- 다운 증후군 환자의 기대 수명은 1983년 25세에서 현재 60세로 최근 수십 년 동안 급격히 증가했다.
- 다운 증후군을 가진 사람들은 학교에 다니고, 일하고, 그들에게 영향을 미치는 결정에 참여하고, 의미 있는 관계를 맺고, 투표하고, 여러 가지 멋진 방식으로 사회에 기여한다.
- 다운 증후군을 가진 모든 사람은 인지적 지연을 경험하지만, 그 효과는 보통 경미하거나 중간 정도이며 각 개인이 가진 많은 강점과 재능이 드러나지 않는 경향이 있다.
- 양질의 교육 프로그램, 자극적인 가정 환경, 좋은 의료 서비스, 가족, 친구, 지역사회의 긍정적인 지원을 통해 다운 증후군 환자들은 만족스럽고 생산적인 삶을 영위할 수 있다.

또한 다운 증후군 학회에 따르면 다음과 같은 언어를 사용해야 한다.

- 다운 증후군과 다운 증후군을 가진 사람들을 지칭할 때 이 언어를 사용하라.
- 다운 증후군이 있는 사람은 항상 먼저 사람으로 불려야 한다.
- "다운 증후군 아동" 대신 "다운 증후군을 가진 아동"이어야 한다. 또한 "다운의 아동"을 피하고 "그는 다운 증후군이 있다"의 상태를 "다운의"으로 설명하지 말아야 한다.
- 다운 증후군은 질병이 아닌 질환 또는 증후군이다.
- 다운 증후군을 "가진" 사람들; 그들은 "~부터 고통을 겪다"가 아니며 "~의하여 피해를 입다"가 아니다.
- "전형적인 발달" 또는 "전형적"은 "정상"보다 우선된다.
- "지적 장애" 또는 "인지 장애"가 "정신 지체"를 적절한 용어로 대체되었다.
- 다운 증후군 협회(NDSS)는 모든 경멸적 맥락의 "지체"라는 단어를 사용하는 것을 강력히 비난한다. 이 단어를 사용하는 것은 상처를 주고 장애인들이 유능하지 않다는 것을 암시한다.

다운 대 다운의

- NDSS는 다운의 증후군 대신 다운 증후군을 선호하는 철자법으로 사용한다.
- 다운 증후군은 이 질환을 특정했지만 증상을 가지지는 않았던 영국 의사 존 랭던 다운의 이름을 따서 명명되었다. "소유격 부호"는 소유 혹은 함유를 의미한다.
- 다운 증후군은 많은 사전에 널리 사용되는 철자(소유격 부호 유무)와 함께 나열되어 있지만, 미국에서 선호되는 철자는 다운 증후군이다. AP 스타일북에서도 "다운 증후군"으로 사용할 것을 권장한다.

다운 증후군을 앓고 있는 개인은 정신적, 신체적 발달 지연을 포함하여 경미한 증상부터 심각한 증상까지 다양한 증상을 보인다.[21,38,196] 다운 증후군을 앓고 있는 개인의 전형적 특성으로 인해 초기 유아기의 운동 패턴과 아동기와 성인기에 걸쳐 일반화된 사회적 및 자기 관리 기술을 모두 학습하는 데 어려움을 겪는 경우가 많다.[196]

운동 및 프로그램 설계를 위한 특별 고려사항

모든 인지 장애와 마찬가지로 우리는 이제 막 다양한 운동 프로그램이 다운 증후군을 가진 사람들에게 미치는 영향과 중요성을 이해하기 시작했다(글상자 18-16). 복합성은 인지 장애를 가진 개인의 기능적 범위와 운동 프로그램을 이해하고 수행하는 능력을 기반으로 한다. 연령 스펙트럼에 걸쳐 다운 증후군을 가진 개인도 마찬가지이지만, 수정된 프로그램을 사용하면 이 집단의 운동 반응에 영향을 미치는 모든 요인을 더 잘 이해해야 함에도 불구하고 신체 활동이 가능하고 유익하다.[8,102,165]

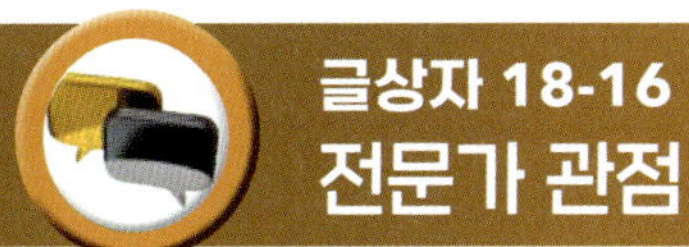

글상자 18-16
전문가 관점

다운 증후군 환자 개인을 위한 운동 효과 및 처방

Emily Post-Phillips, PhD, CSCS
조교수
운동과학학과
오하이오 도미니칸 대학교
오하이오주 콜럼버스

다운 증후군은 매년 미국에서 태어난 아기 691명 중 1명꼴로 발생하는 염색체 유전 질환으로, 미국에서 진단되는 가장 흔한 염색체 질환이다. 가장 흔한 신체적 특성 중 일부는 더 복잡한 대사 및 운동 기능 문제를 유발하여 기능 저하로 이어질 수 있는 문제를 일으킬 수 있다. 가장 큰 신체적 합병증은 저혈압, 심장 이상, 스트레스 시 비정상적인 열 조절, 근골격계 이상, 호흡기 합병증, 운동 기능 저하, 과도한 피로로 인해 발생한다. 이러한 유형의 비정상적인 증상 중 상당수는 다운 증후군을 앓고 있는 사람들이 앉아서 생활하는 생활 방식에서 발생하는 비만과 대사 합병증에 걸릴 위험이 더 높다. 다운 증후군 환자는 일반적으로 일반인보다 심혈관 건강도, 운동 조절력 감소, 근력 감소, 비만 수치가 높다. 운동은 비활동과 관련된 대사 및 기타 위험 요소를 감소시키고 삶의 질을 개선하며 인지 발달 지연이 있는 개인의 수명을 증가시키는 것으로 나타났다. 이로 인해 운동이 다운 증후군 환자의 삶의 질 향상에 어떻게 기여할 수 있는지에 대한 연구가 급증하고 있다.

유산소 운동과 저항 운동 모두 다운 증후군 환자에게 안전하고 유익한 것으로 나타났다. 많은 프로그램에서 전반적인 심혈관 건강과 근지구력이 증가하여 일상 생활 활동 중 피로를 줄이는 데 도움이 될 수 있는 것으로 나타났다. 근력 프로그램은 균형과 안정성을 높이고 기능성을 높이며 전반적인 독립성을 높이는 데도 도움이 되는 것으로 나타났다. 유산소 운동과 저항 운동을 모두 구현하는 운동 프로그램은 복합 운동 프로그램이 대사 금기를 낮추고 일상생활 활동과 삶의 질에 긍정적인 영향을 미쳐 다운 증후군 환자에게 도움이 되는 것으로 나타났기 때문에 권장된다.

현재 다운 증후군 환자에게 권장되는 운동으로는 주당 3일, 15~30분의 유산소 운동, 고기능 환자에게는 최고산소섭취량의 50~70% 강도가 권장된다. 저항 훈련은 주당 2~3일, 세션당 45분 이내로 하며 모든 주요 근육 그룹을 포함하면서 전반적인 근력과 기능을 강화하는 데 중점을 두어야 한다. 이 집단에 대한 모든 저항 훈련은 표준 기계 및 체중 전용 저항 훈련으로 시작해야 한다. 그런 다음 저항 훈련 중에 운동 조정과 운동에 대한 친숙도를 기반으로 개별적으로 수행되는 부하의 진행이 있어야 한다. 유산소 훈련과 저항 훈련 모두 운동 중 적절한 자세와 균형을 유지하고 부상 위험을 줄일 수 있도록 해야 한다. 유산소 운동과 저항 운동을 모두 병행하는 것이 전반적인 권장사항이다.

다운 증후군 환자를 치료할 때는 특별히 고려해야 할 사항이 있다. 이 집단은 일반적으로 대사 합병증과 비정상적인 땀샘을 가지고 있으며, 이로 인해 신체가 일반 집단만큼 빠르고 효율적으로 심부 체온을 조절할 수 없다. 또한 평균 인구보다 빠르게 과도한 피로가 나타나는 경향이 있다. 따라서 운동 세션 전후, 도중, 후 수분 공급과 함께 운동 세트 사이의 휴식 시간을 늘리는 것이 중요하다. 따라서 각 운동 세션은 45~60분을 초

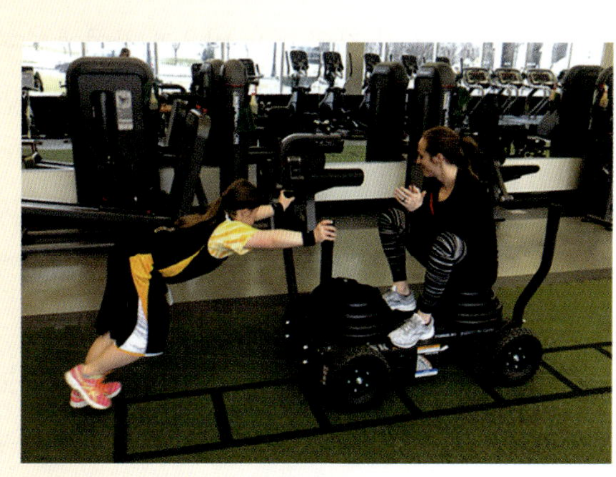

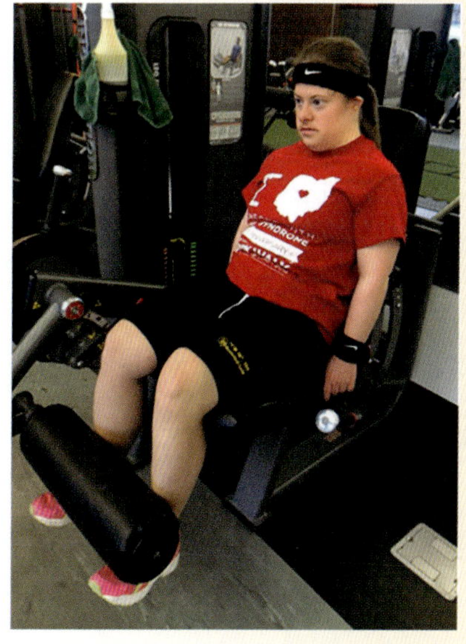

과해서는 안 된다. 이 집단을 대상으로 교육하는 개인 트레이너는 다운 증후군을 앓고 있는 일반인이 운동의 시각적 신호를 어떻게 인식하는지, 고객별로 프로그램을 어떻게 인식하는지 개별화하는 방법(즉, 적응된 체육/운동)을 적절히 교육받아야 한다. 운동 세션의 안전성과 효과를 모니터링하려면 참가자 대비 개인 트레이너 비율이 높은 것이 좋다. 또한 많은 연구자들이 운동 프로그램과 세션, 특히 운동 세션에 포함된 강도, 운동 모드, 색상 및 음악을 개별화할 것을 제안하고 있다.

마지막으로, 다운 증후군 환자의 가족과 보호자를 교육하는 것이 중요하다. 부모와 보호자는 일반적으로 신체 활동의 필요성과 직접적인 이점에 대하여 이해한다. 건강한 라이프스타일을 위한 운동을 하지만 이들 중 상당수는 이 전문 분야에 익숙하지 않다. 따라서 자녀를 위한 환경과 기회를 가장 안전하고 효과적인 방법으로 만드는 방법을 잘 모른다. 다운 증후군을 가진 사람들이 평생 동안 운동 프로그램의 혜택을 받을 수 있도록 교육, 실행 및 기회 창출을 통해 안전한 환경을 조성할 수 있다.

추가 참고문헌

1. Cowley PM, Ploutz-Snyder LL, Baynard T, et al. The effect of progressive resistance training on leg strength, aerobic capacity and functional tasks of daily living in persons with Down syndrome. *Disabil Rehabil*. 2011;33:2229-2236.
2. Dodd KJ, Shields N. A systematic review of the outcomes of cardiovascular exercise programs for people with Down syndrome. *Arch Phys Med Rehabil*. 2005;86:2051-2058.
3. Gupta S, Rao BK, Kumaran S. Effect of strength and balance training in children with Down's syndrome—a randomized controlled trial. *Clin Rehabil*. 2011;25:425-432.
4. Kraemer WJ, Comstock BA, Clark JE. *NSCA's Essentials of Training Special Populations*. Human Kinetics, Champaign, Illinois, 2018.
5. Mahy J, Shields N, Taylor NF, et al. Identifying facilitators and barriers to physical activity for adults with Down syndrome. *J Intellect Disabil Res*. 2010;54:795-805.
6. Mendonca GV, Pereira FD, Fernhall B. Effects of combined aerobic and resistance exercise training in adults with and without Down syndrome. *Arch Phys Med Rehabil*. 2011;92:37-45.
7. Shields N, Dodd K. A systematic review on the effects of exercise programmes designed to improve strength for people with Down syndrome. *Phys Ther Rev*. 2013;9:109-115.
8. Shields N, Taylor N, Fernhall B. A study protocol of a randomised controlled trial to investigate if a community based strength training programme improves work task performance in young adults with Down syndrome. *BMC Pediatrics*. 2010:10;17.
9. Weber R, French R. Down's syndrome adolescents and strength training. *Clin Kinesiol*. 1988;42:13-21.

일반적으로 DS를 앓고 있는 사람은 근육 약화, 심혈관 건강 저하, 운동 조정 장애를 보이며, 모든 운동 개입은 이러한 운동 기능 장애를 약화시키는 데 집중되어야 한다. 따라서 운동 요법은 기능 및 건강 결과를 향상시키는 데 큰 가치가 있다. 주요 과제는 다운 증후군과 관련된 인지 지연으로 인해 올바른 기술 난이도의 방향성을 이해하고 운동을 수행하게 하는 것이다. 따라서 운동을 댄스 동작, 수상 운동, 게임으로 이해하는 것은 운동 강도와 지속 시간을 조절하는 효과적인 수단이 될 수 있다. 인지 기능의 범위가 매우 낮은 기능부터 매우 높은 기능까지 다양하기 때문에, 건강 개선 결과에 효과적인 활동을 위해 효과적인 운동 자극을 제시하는 데 필요한 요구 사항을 염두에 두고 운동 프로그램을 개인에게 맞게 조정해야 한다.[153,179] 요가형태의 운동, 수상 활동, 사이클링, 저항 훈련, 걷기를 활용한 프로그램은 다양하게 다운 증후군 환자에게 긍정적인 영향을 미친다.[150,162]

다운 증후군을 앓고 있는 개인을 위한 운동 프로그램에는 여러 가지 운동 방식이 포함되어야 하지만, 이 프로그램의 초점은 심혈관 체력과 지구력을 높이고 근력을 개선하는 데 맞춰야 한다.[6,28,165] 심혈관 건강 증진과 근력이 향상됨으로써, 운동의 효율이 증가하고 피로에 대한 저항이 증가하게 되면서 기능적 독립성이 높아 질 것이다.[28,165] 그러나 인지 장애로 기인한 성공적인 운동 프로그램에는 프로그램 설계에 다음과 같은 수정사항이 있다는 점을 이해해야 한다: 강사와 운동 참가자 간의 높은 비율과 참여에 대한 다양한 보상 인센티브의 활용.[165] 지구력 훈련을 활용하려면 적절한 운동 강도를 결정할 때 최고산소섭취량($\dot{V}O_{2peak}$)이 최대산소섭취량($\dot{V}O_{2peak}$)보다 더 중요해야 한다고 권장되었다.[28] 기능이 높은 사람에게는 최고산소섭취량의 50~70% 강도를 사용하는 것이 권장된다. 유산소 댄스와 음악 반주는 운동 순응도를 높이기 위해 운동에 대한 외적 동기를 부여하고 운동 경험에 중요한 사회적 요소를 더할 수 있다. 저항 훈련을 위해서는 적절한 웨이트 머신(예: 벤치 프레스, 레그 프레스 또는 스쿼트,

암 컬, 레그 컬, 밀리터리 프레스, 싯업, 카프 레이즈, 슬랫 풀 다운, 니 익스텐션, 시티드 로우)을 활용하는 점진적인 전신 운동 루틴이 선호된다. 특정 운동에 필요한 운동 능력을 염두에 두어야 하며, 경우에 따라 웨이트 머신은 균형 및 제어 문제를 줄이고 근력을 더 빠르게 개발하는 데 도움이 될 수 있다. 실질적 필요성과 더 관련된 운동 능력을 개발하려면 프리 웨이트 운동을 조합하는 것이 중요하다. 머신으로 훈련하든 프리 웨이트로 훈련하든 프로그램의 진행, 주기화 및 개별화가 권장된다. 프리 웨이트나 머신을 포함한 다양한 운동을 사용할 수 있지만, 운동은 각 신체 부위를 다루고 몇 가지 다중 관절 운동을 포함해야 한다. 그러나 웨이트 머신을 사용할 때 적절한 장비 사용과 마찬가지로 움직임을 제대로 이해하고 수행하는 능력이 중요하다. 신진대사적 요구는 근력을 향상시키기 위함으로 회복기를 제공하기 위해 적절한 휴식 기간을 유의하여 설정되어야 하고 근원적 목표로써 과도한 피로 증상을 줄여야 한다.

기타 지적 장애

기타 지적 장애는 일반 인지 장애라고도 하며 일반적으로 아동이 18세가 되기 전에 발생한다.[122] 이러한 지적 장애는 인지적(정신적) 성숙이 지연되어 정신 능력 또는 지능 테스트에서 평균 이하의 점수를 받는 것이 특징이며, 일상 생활 영역에서 기능하는 능력, 즉 의사소통 능력, 자기 관리 활동 수행 능력, 사회적 상황(학교 활동 포함) 내에서 적절하게 행동하는 능력의 한계가 더 특징이다.[122] 정신적 성숙이 지연되더라도 이러한 지적 장애를 가진 개인은 새로운 기술을 배울 수 있고 배울 수 있지만, 평균적인 지능과 적응 능력을 가진 어린이보다 훨씬 느린 속도로 이러한 기술을 개발할 수 있다.[122] 다운 증후군 외의 다른 지적 장애는 임신 중 부상, 질병 또는 뇌 이상으로 인해 발생할 수 있으며, 가장 흔한 원인은 다음과 같다.[23]

1. 태아 알코올 증후군
2. 취약성 X 증후군
3. 유전적 질환(즉, 크리 두 챗 및/또는 프라더-윌리 증후군)
4. 감염(즉, 선천성 거대세포바이러스)
5. 뇌에 영향을 미치는 선천적 결함(즉, 수두증 또는 피질 위축)
6. 출산 중 질식
7. 페닐케톤뇨증(PKU), 갈락토오스혈증, 선천성 갑상선 기능 저하증과 같은 대사 질환

운동을 위한 적응형 프로그램은 각 개인의 특정 요구를 해결하고 신체 활동이 개인의 라이프스타일의 일부가 될 수 있도록 해야 한다. 유산소 훈련(내구력)과 근력 운동은 모두 다양한 지적 장애를 가진 개인에게 유익한 것으로 나타났다.[134] 또한 균형 훈련은 신체 기능과 일상적인 움직임을 확장하는 보행 및 균형 능력 개발에도 도움이 될 수 있다.[97] 그러나 최근 메타 분석에 따르면 운동은 많은 잠재력을 보여주었지만, 지적 장애인을 위한 운동 프로그램 최적화에 대한 더 많은 연

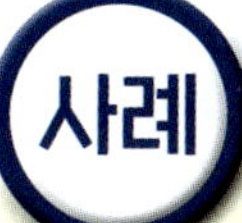

연구

시나리오

당신은 25살의 여자이며, 막 임신한 사실을 알게 되었다. 이 사실에 기뻐했지만 고등학교 이후부터 쭉 활동성이 부족했고, 최근에 운동프로그램을 시작했기 때문에 곧 운동을 그만 둬야 하는지 걱정이다. 어떻게 할 것인가?

옵션

당신은 다음 약속에 의사와 상담을 할 필요가 있다. 의사는 임신을 한 것을 고려해도(이전에 질 출혈이나 조기산통의 병력이 없다면) 운동을 그만둬야 할 필요가 없다고 말할 것이다. 실제로, 의사는 임신했을 때 운동하는 것이 안전할 뿐만 아니라 실제로 산모와 아기 모두에게 건강에 이로움을 준다고 말한다. 당신은 임신과 관련된 임신성 당뇨

병 혹은 임신 중독증이 실제로 임신 중 규칙적으로 운동한 여성에게서는 덜 나타나는 것을 알 수 있을 것이다. 또한 자료에 따르면 임신 중에 운동을 한 여성들이 조기분만이나 제왕절개와 같은 위험들이 더 낮은 것으로 나타났다. 의사는 적절한 강도의 워킹, 수영 혹은 사이클링과 같은 지구성 운동을 30분 동안, 주일 내내 하는 것도 권장한다. 또한 그녀는 모든 주요 근육 그룹에 대해 중간 정도의 피로가 있을 때까지 12~15회 반복하는 저항 운동을 할 것을 권장하지만, 항상 발살바 동작을 피해야 하며 임신 첫 16주 이후에는 반듯이 누운 자세로 운동하는 것을 피해야 한다. 그녀는 이 운동 요법을 임신 3개월까지 계속할 수 있지만, 충격이 큰 운동이나 뜀뛰기 활동을 피해야 한다고 말한다.

시나리오

당신은 이번 가을에 중학교 풋볼팀에 지원을 하려고 하는 12살 남자 아이의 아버지이다. 그가 당신에게 와서 근육량과 크기를 다가오는 시즌에 준비하기 위해 늘리기 위해, 리프트 웨이트 트레이닝을 시작할 수 있는지 물어본다. 당신은 어떻게 할 것인가?

옵션

당신은 스스로 약간의 연구를 할 것이고 저항성 훈련에 참여하는 것은 아이에게 안전하다는 것을 찾아낼 수 있을 것이다. 또한 그 아이의 나이와 신체 성숙도 때문에 저항성 훈련으로 근육량의 많은 증가를 보기 어렵다는 것을 알 것이다. 그러나 적절하게 계획된 저항성 훈련을 실행한다면 근력이 증가하는 것은 가능하다. 당신의 아들이 저항성 훈련에 대한 적절한 코칭과 충고를 받기를 원한다면, YMCA 지역 센터 같은 지역 피트니스 센터에 그들을 데리고 가서 등록하고 전문가에게 트레이닝을 받도록 도와준다.

시나리오

당신의 50세의 어머니는 요통을 자주 호소하는데, 귀하가 대학 운동선수이자 체육학 전공자이기 때문에 어머니의 문제 해결을 도와줄 수 있는지 묻는다.

옵션

당신은 요통을 앓고 있는 분들에게는 일반적으로 운동이 처방된다고 어머니에게 말한다. 현재 당신의 어머니께서 어제 신발을 신으려고 허리를 구부렸을 때 겪은 급성 통증을 호소하고 계시므로 허리와 몸통 부위에 위치한 근육을 강화하고 지구력을 높이기 위해 어떤 운동을 할 수 있는지 조언해 드린다. 당신은 그녀에게 같은 근육을 스트레치해야 한다고 상기시킨다. 현재 요통 증상에서 회복되면 요통 재발을 예방하는 가장 좋은 방법이기 때문에 허리와 몸통 부위를 위한 운동과 함께 전신 근육의 체력(강도, 지구력, 유연성)을 향상시키기 위한 운동을 계속해야 한다는 사실을 알려야 한다.

구가 더 많이 필요하다는 것을 시사한다.[131]

18장 요약

운동의 장점은 실제로 모든 사람들에게 적용된다. 그러나 특정 집단은 운동에 참가할 때 특정의 우선순위나 권장되는 처방사항을 고려해야 한다. 여성들은 확실하게 남성과 같은 상대적 운동강도와 빈도로 운동할 수 있으며, 또한 적응할 수 있는 능력을 지니고 있다. 문헌에 따르면, 육상경기 능력에 있어서 여성의 월경주기가 경기력에 영향을 미치지 않는 것으로 보고되어 왔다. 마찬가지로, 운동하는 것에 대하여 의학적으로 금기사항이 없으며, 건강한 상태라면 임신 기간 동안 운동을 하는 것은 임산부의 건강에 유익한 것으로 인식되었다. 매일 운동활동을 하는 것은 어린이들에게 권장되며, 청소년기에 잘 짜여진 운동을 통한 다이어트를 하는 것이 권장되어진다. 노인들에게 운동은 건강상의 중요한 이익을 가져다 준다. 저항성 훈련 또한 중요하다. 적절한 의료적 감시체계가 있다면, 천식이나 당뇨병을 가진 그러한 사람들에 있어서도 규칙적으로 운동에 참여하도록 촉구된다. HIV/AIDS로 진단받은 환자들은 운동을 통해서 상당한 유익을 얻을 수 있다. 특히, 근육이 쇠퇴되는 것을 막을 수 있는 저항성 훈련이 권장된다. 간질을 지닌 대부분의 사람들은 운동을 안전하게 할 수 있다. 그리고 그들은 스트레스의 감소에 따라 발작의 빈도가 감소하는 것을 인식할 수 있다. 연구에 따르면 경증에서 중등도의 고혈압 환자는 주로 유산소형 활동에 초점을 맞춘 운동 훈련 프로그램에 참여하여 효과적으로 상태를 관리할 수 있으며. 선진국에서 요통의 높은 발병률에도 불구하고 특정 원인이 잘못 정의되는 경우가 많으며, 이 질환은 여러 요인이 혼재하여 발생하는 것으로 간주되고 있다. 이 비특이적 유형의 요통은 운동이 매우 효과적이며 통증을 치료할 뿐만 아니라 재발을 방지한다. 주의력 결핍 과잉 행동 장애(ADHD)의 상태는 집중력 부족, 충동적 행동, 공격성, 학업 성취도 저하로 특징지어진다. 일반적으로 향정신성 약물과 행동 요법으로 치료하지만 점점 더 많은 치료에 운동이 활용된다. 인지/지적 장애가 있는 개인을 위한 운동 프로그램 설계는 개별화의 필요성이 대두된다. 운동이 무엇인지 또는 운동이 어떻게 건강과 웰빙을 개선하는지 이해하지 못하는 경우, 운동은 놀이로 전달되거나 활동적인 라이프스타일을 달성하는 데 도움이 되는 다양한 레크리에이션 맥락에서 전달될 수 있다. 무엇보다도 운동은 인지/지적 장애로 진단된 광범위한 개인을 다루는 데 중요한 도구라는 점을 명심해야 한다.

국문 찾아보기

ㄹ

ㅁ

ㅂ

ㅅ

ㅇ

ㅈ

기타

영문 찾아보기

A

B

C

D

E

F

N

O

P

R

S

T

U

W

Z